医院感染学

主编 王力红 朱士俊

人民卫生出版社

图书在版编目（CIP）数据

医院感染学/王力红，朱士俊主编. 一北京：人民卫生出版社，2014

ISBN 978-7-117-18950-7

Ⅰ. ①医… Ⅱ. ①王… ②朱… Ⅲ. ①医院一感染 Ⅳ. ①R197. 323

中国版本图书馆 CIP 数据核字(2014)第 081557 号

人卫社官网	**www. pmph. com**	**出版物查询，在线购书**
人卫医学网	**www. ipmph. com**	**医学考试辅导，医学数据库服务，医学教育资源，大众健康资讯**

医院感染学

主　　编：王力红　朱士俊
出版发行：人民卫生出版社（中继线 010-59780011）
地　　址：北京市朝阳区潘家园南里 19 号
邮　　编：100021
E - mail：pmph @ pmph. com
购书热线：010-59787592　010-59787584　010-65264830
印　　刷：三河市宏达印刷有限公司
经　　销：新华书店
开　　本：787×1092　1/16　　**印张**：66. 5
字　　数：1631 千字
版　　次：2014 年 9 月第 1 版　2014 年 9 月第 1 版第 1 次印刷
标准书号：ISBN 978-7-117-18950-7/R・18951
定　　价：158. 00 元
打击盗版举报电话：010-59787491　E-mail：WQ @ pmph. com
（凡属印装质量问题请与本社市场营销中心联系退换）

编委（以姓氏笔画为序）

马小军　北京协和医院
马文晖　首都医科大学宣武医院
王　睿　中国人民解放军总医院
王力红　首都医科大学宣武医院
王凯戎　北京市言采律师事务所
王　瑾　中国人民解放军总医院
白　艳　中国人民解放军总医院
邓　敏　华中科技大学同济医学院附属协和医院
邓明卓　首都医科大学附属北京友谊医院
付陈超　中南大学湘雅医院
巩玉秀　卫生部医院管理研究所
朱士俊　中国人民解放军总医院
刘　坤　首都医科大学附属北京朝阳医院
刘运喜　中国人民解放军总医院
刘翠梅　北京大学口腔医院
孙宏莉　北京协和医院
杨　芸　山西医学科学院　山西大医院
杨雪松　北京大学第三医院
李卫光　山东省立医院
李六亿　北京大学第一医院
李春辉　中南大学湘雅医院
李素英　首都医科大学附属北京佑安医院
李新武　中国疾病预防控制中心环境与健康相关产品安全所
吴安华　中南大学湘雅医院
吴红曼　中南大学湘雅医院
张京利　首都医科大学宣武医院
张越巍　首都医科大学附属北京天坛医院
陈　辉　北京积水潭医院
武迎宏　北京大学人民医院
胡国庆　浙江省疾病预防控制中心
赵　霞　首都医科大学宣武医院
赵　锐　北京电力医院
钟秀玲　煤炭总医院
秦小平　首都儿科研究所附属儿童医院
索　瑶　西安交通大学第二附属医院
索继江　中国人民解放军总医院
袁晓宁　北京大学第三医院
倪安平　北京协和医院
倪语星　上海复旦大学附属瑞金医院
徐英春　北京协和医院
高广颖　首都医科大学卫生管理与教育学院
曹晋桂　中国人民空军总医院
童德军　中南大学湘雅二医院
蔡　芸　中国人民解放军总医院
熊　薇　华中科技大学同济医学院附属同济医院

学术秘书　马文晖

编者名单（以姓氏笔画为序）

马文杰　中国人民空军总医院

王东欣　湖南省第二人民医院

白　楠　中国人民解放军总医院

邢玉斌　中国人民解放军总医院

伊　洁　北京协和医院

刘亚丽　北京协和医院

刘珍如　中南大学湘雅医院

刘　浩　中国人民解放军总医院

杜明梅　中国人民解放军总医院

李　洁　中南大学湘雅医院

李凤容　湖南省人民医院

吴艳艳　华中科技大学同济医学院附属协和医院

汶　柯　中国人民解放军总医院

沈雪莲　煤炭总医院

张　宇　卫生部医院管理研究所

周　炯　北京协和医院

陈兰兰　北京协和医院

范　欣　北京协和医院

苑　鑫　中国人民解放军 307 医院

姚　希　北京大学第一医院

郎耀雄　山西医学科学院　山西大医院

钱慧军　北京大学人民医院

栾　伟　中国人民解放军总医院

黄　昕　中南大学湘雅医院

曹　江　中国人民解放军总医院

梁　潇　中国人民解放军总医院

梅和坤　中国人民解放军总医院

韩建华　湖南省长沙市第四医院

程敬伟　北京协和医院

谢　迁　首都医科大学附属北京朝阳医院

窦红涛　北京协和医院

颜　霞　北京大学人民医院

前言

我国有组织地开展医院感染研究和管理工作始于20世纪80年代中期，近30年来，我国医院感染管理工作在完善组织结构建设、建章立制、开展监测、专业研究、学术交流和人员培训等方面取得了快速的发展。

随着医学技术的发展，医院感染防控工作面临着越来越多的新挑战。新的病原体的出现、多重耐药菌感染的不断增多、侵入性诊疗技术的广泛应用、抗菌药物使用导致微生物耐药的增加等因素，都使得医院感染防控工作更加艰巨。

繁重的医疗卫生工作任务也给医院感染管理工作带来了严峻的考验。据统计，2012年1～11月，全国医疗卫生机构总诊疗人次达59.3亿人次。入院治疗人数达到1.5亿。与2011年11月底比较，全国医疗卫生机构增加近1.4万个。面对如此规模的医疗任务，广大的医院感染管理者在减少医院感染发生、提高医疗质量方面担负着重要责任，也面临着工作能力和专业技能的挑战。面对挑战，医院感染管理专/兼职人员人才队伍亟待稳定和加强，医院感染管理人员的整体素质亟待提升。

本书不仅力邀长期从事医院感染防控、科研及教学工作的专家教授，还邀请了检验学界、临床药理学界、消毒界、卫生经济学界、卫生法学界等著名专家学者参与编写相关章节，力求不仅体现我国在该领域的研究现状，还向广大读者介绍当今该技术领先国家的研究进展。希望能够帮助各位医院感染管理的专/兼职人员更全面地了解医院感染管理工作的内涵和外延，科学地开展各项医院感染管理工作。

本书编写时间仓促，若有不当之处，恳请各位读者指正。

本书由各位专家从日常医疗、教学、研究的繁忙工作中拨冗著成，倾注了他们大量心血，融入了多年以来的工作经验和心得体会，在此代表广大读者表示衷心感谢！

编写委员会

2014.3

目 录

第一篇 总论

第一章 医院感染的概念

第一节 医院感染的定义

一、医院感染定义

1. 广义定义　任何人员在医院活动期间遭受病原体侵袭而引起的感染，均称为医院感染（healthcare-associated infection）。

2. 狭义定义　指住院患者在医院内获得的感染，包括在住院期间发生的感染和在医院内获得出院后发生的感染，但不包括入院前已存在或者入院时已处于潜伏期的感染。医院工作人员在医院内获得的感染也属医院感染。

二、医院感染定义的内涵

1. 医院感染的对象　从广义上讲，医院感染的对象应涵盖在医院这一特定范围内和在医院期间这一特定时间段内的所有人员，包括住院患者、门诊患者、探视者、陪护、家属、医院各类工作人员等。但是，由于门诊患者、探视者、陪护家属及其他流动人员在医院内停留时间短暂，院外感染因素较多，其感染常常难于确定是否来自于医院。因此，医院感染的对象主要指住院患者和医院工作人员。实际上，医院工作人员与医院外的接触也较为频繁，很难除外医院外感染，因此通常在医院感染统计时，对象往往只限于住院患者。目前，由于管理和技术等方面的原因，在应用广义定义时尚不能做到统计全面，因此在实际操作时，只使用狭义定义，即只针对住院患者进行医院感染发病率的统计。

2. 医院感染的时间界限　医院感染的"感染"是指患者在住院期间和出院后不久发生的感染，不包括患者在入院前已开始或在入院时已处于潜伏期的感染。虽然规定了"在住院期间发生的感染和在医院内获得出院后发生的感染"，均为医院感染，但实际上当患者出院后（48小时内）才发病的医院感染，在统计时一般都没有计入。若患者这次住院前和入院后的感染是在前次住院期间所得，亦列为医院感染。

三、几种不同的医院感染定义

（一）名词演变

"医院感染"这个名词，在国外先后有各种表述：如 hospital associated infection、

hospital acquired infection、hospital infection、nosocomial infection、healthcare-associated infection 等，国内称之为“医源性感染”、“医院获得性感染”、“医院内感染”（亦简称“院内感染”），近年来逐渐统一称为“医院感染”，体现出其准确性和简洁性。

（二）几种不同的医院感染定义

世界卫生组织在 1987 年哥本哈根会议上的医院感染定义：凡住院患者、陪护或医院工作人员因医疗、护理工作而被感染所引起的任何临床显示症状的微生物性疾病，不管受害对象在医院期间是否出现症状，均视为医院感染。

1.《流行病学词典》（Last J. M. 主编，1983 年版）中的医院感染定义　在医疗机构中获得的感染，如某患者进入某个医院或其他卫生保健机构时，未患某病，也不处于该病的潜伏期，但却在该院或机构中新感染了这种疾病，即为医源性感染。医院感染既包括在医院内获得的但出院后才显示的感染，也包括医务人员中的这种感染。

2. 美国疾病控制中心（CDC）1980 年的医院感染定义　医院感染是指住院患者发生的感染，而在其入院时尚未发生此感染，也未处于此感染的潜伏期。对潜伏期不明的感染，凡发生于入院后皆可列为医院感染。若患者入院时已发生的感染直接与上次住院有关，亦列为医院感染。

3. 我国国家原卫生部 2001 年的定义　医院感染是指住院患者在医院内获得的感染，包括在住院期间发生的感染和在医院内获得出院后发生的感染，但不包括入院前已开始或入院时已处于潜伏期的感染。医院工作人员在医院内获得的感染也属医院感染。医院感染按临床诊断报告，力求作出病原学诊断。

（1）以下情况属于医院感染：

1）无明确潜伏期的感染，规定入院 48 小时后发生的感染为医院感染；有明确潜伏期的感染，自入院时起超过平均潜伏期后发生的感染为医院感染。

2）本次感染直接与上次住院有关。

3）在原有感染基础上出现其他部位新的感染（除外脓毒血症迁徙灶），或在原感染已知病原体基础上又分离出新的病原体（排除污染和原来的混合感染）的感染。

4）新生儿在分娩过程中和产后获得的感染。

5）由于诊疗措施激活的潜在性感染，如疱疹病毒、结核分枝杆菌等的感染。

6）医务人员在医院工作期间获得的感染。

（2）下列情况不属于医院感染：

1）皮肤黏膜开放性伤口只有细菌定植而无炎症表现。

2）由于创伤或非生物性因子刺激而产生的炎症表现。

3）新生儿经胎盘获得（出生后 48 小时内发病）的感染，如单纯疱疹、弓形体病、水痘等。

4）患者原有的慢性感染在医院内急性发作。

4. 近年来，对医院感染的定义又从另一个侧面有了新的诠释，如 2007 年美国医疗机构评审国际联合委员会编著的《医院评审标准（第 3 版）》将“医疗相关的”（health care-associated ）替换了“院内的”（nosocomial），引入了“医疗相关感染”［ health care-associated infection（s），HAI ］：指个人在医疗机构接受治疗或服务时获得的任何感染。常见的医疗相关感染有泌尿系感染、手术部位感染、肺炎和血液感染。包括一切与医院或医疗活动相关的感染，不局限于医院内感染，也包括社区感染，不再强调“医院获得”。又如“医疗护理相关感染”，除医院外，还包括各种提供医疗护理服务的机构如老年护理院、救护车等。

（三）医院感染与医源性感染

医院感染是指住院患者在医院内获得的感染，包括在住院期间发生的感染和在医院内获得出院后发生的感染，但不包括入院前已开始或者入院时已处于潜伏期的感染。医院工作人员在医院内获得的感染也属医院感染。

医源性感染是指在医学服务中，因病原体传播引起的感染。

医院感染和医源性感染既有相同点，也有不同点，前者强调的是在医院这个场所发生的感染，后者所强调的是患者接受医疗服务过程中由病原体所致的感染。在医院感染中，感染发生的场所局限于有住院患者的医院，而在医源性感染中，场所包括了所有从事医学诊疗活动的医疗机构，如：门诊部（所）、社区卫生服务机构等。在对医院感染管理内涵的界定中，已包含了医院感染和医源性感染。

（四）医院感染管理的意义

医院感染的发生可引起如下不良后果：

1. 医院感染会给患者增加痛苦。医院感染常影响患者预后，严重影响医疗质量。全球每年有数以万计的患者由于接受医疗服务时发生感染而使其治疗、护理变得更加复杂，导致一些患者病情加重，有些患者出现长期残疾，还有些患者因此而死亡。

2. 医院感染会延长住院时间，加重医疗护理工作的负担，影响床位周转使用，降低医疗工作效率。薛凌波等于2010年采用1∶1病例对照配对方法对某三甲医院调查显示，医院感染组患者平均住院时间为21.3天，对照组平均为9.7天，因医院感染而致每例感染患者延长住院11.6天。

3. 医院感染会增加个人及国家的经济负担，造成卫生资源的浪费。据统计，美国每年约200万人发生医院感染，造成近10万人死亡，经济负担每年达45亿～60亿美元；我国医院感染发生率6%～8%，每年400多万人感染，经济损失近200亿元人民币。

4. 医院感染也是妨碍许多现代先进技术的应用和进一步发展的重要原因。任何一项诊疗技术的应用，都面临医院感染问题。心脏外科、颅脑外科、器官移植等治疗技术面临的最大问题之一是感染。

5. 医院感染会造成医院经济损失和影响医院的社会形象和信誉。医院感染监测、控制、管理水平是衡量一个医院管理水平、技术水平和整体形象的重要指标之一，医院感染的发生，特别是医院感染暴发事件的发生会给医院带来严重的后果，影响医院的社会形象和声誉，相关医院领导受到撤职处分。

6. 医院感染会使医院蒙受巨大的经济损失。美国联邦医疗保险与医疗救助服务中心自2008年10月开始，拒绝支付部分医院感染造成的费用支出，即在出院的患者中，如果出现导尿管相关尿路感染、中央导管相关血流感染、手术部位感染中冠状动脉搭桥术后的纵隔炎等所造成的费用被拒绝支付。这是迄今最具有冲击力的政策改变，也是医院感染与经济效益最直接关联的事例。医院无法从患者那里收取治疗医院感染的费用，就意味着将由医院自己来承担这部分费用。我国原卫生部正在大力推行临床路径和单病种付费，未来我国医院也将面临对患者医院感染治疗无法收费的问题。

因此，完善医院感染管理的制度建设，加强医院感染管理工作，提高医务人员防控医院感染的意识，在医疗实践中通过一系列制度和措施的落实和执行，降低医院感染发病率，对于提高医疗质量、减少不必要的医疗护理负担、节约卫生资源、确保医疗安全、促进医学的发展都有着极为重要的作用。

第二节 医院感染的分类

医院感染可按病原体来源、感染部位、感染的病原体种类等方法进行分类。

一、按病原体来源分类

医院感染按其病原体来源分类，可分为内源性医院感染和外源性医院感染两大类。

（一）内源性医院感染

内源性医院感染（endogenous nosocomial infection）也称自身医院感染（autogenous nosocomial infection），是指在医院内由于各种原因，患者遭受其本身固有细菌侵袭而发生的感染。

病原体来自患者自身的体内或体表，大多数为在人体定植、寄生的正常菌群或条件致病菌，在正常情况下对人体无致病性；当它们与人体之间的平衡在一定条件下被打破时，造成各种内源性感染。一般有下列几种情况：①寄居部位的改变：例如大肠埃希菌离开肠道进入泌尿道，或手术时通过切口进入腹腔、血流等；②宿主的局部或全身免疫功能下降：局部者如行扁桃体摘除术后，寄居的甲型链球菌可经血流使原有心瓣膜畸形者引起亚急性细菌性心内膜炎。全身者如应用大量肾上腺皮质激素、抗肿瘤药物、放射治疗等，可造成全身性免疫功能降低，一些正常菌群可引起自身感染而出现各种疾病，有的甚至导致脓毒症而死亡；③菌群失调：是机体某个部位正常菌群中各菌间的比例发生较大幅度变化超出正常范围的现象。由此导致的一系列临床表现，称为菌群失调症或菌群交替症。二重感染（super infection）：是一种菌群失调严重的表现，即在抗菌药物治疗原有感染性疾病过程中产生的一种新感染。长期应用广谱抗菌药物后，体内正常菌群因受到不同抑制作用而发生平衡上的变化，未被抑制者或外来耐药菌乘机大量繁殖而致病。引起二重感染的菌以金黄色葡萄球菌、革兰阴性杆菌和白色念珠菌等为多见。临床表现为消化道感染（鹅口疮、肠炎等）、肺炎、尿路感染或脓毒症等。若发生二重感染，除停用原来抗菌药物外，对采集的标本培养过程中过多繁殖的菌类须进行药敏试验，以选用合适药物。同时要采取扶植正常菌群措施。

（二）外源性医院感染

外源性医院感染（exogenous nosocomial infection）也称交叉感染（cross infection），是指患者遭受医院内非本人自身存在的各种病原体侵袭而发生的感染。

这种感染包括从患者到患者、从患者到医院职工和从医院职工到患者的直接接触感染，或通过物品对人体的间接接触感染。病原体来自患者身体以外的地方，如其他患者、外环境等。

主要的感染源有：①患者：大部分感染是通过人与人之间的传播。患者在疾病的潜伏期一直到病后一段恢复期内，都有可能将病原体传播给周围其他人。若能对患者及早作出诊断并采取治疗措施，是控制和消灭传染源的一项根本措施；②带菌者：有些健康人可携带某病原菌但不产生临床症状，也有些传染病患者恢复后，在一定时间内仍可继续排菌。这些健康带菌者和恢复期带菌者是很重要的传染源，因其不出现临床症状，不易被人们察觉，故危害性有时甚于患者。脑膜炎球菌、白喉杆菌等可有健康带菌者，伤寒杆菌、痢疾杆菌等可有恢复期带菌者。

二、按感染部位分类

根据医院感染发生的部位，可分为以下各类（详见《医院感染诊断标准》）：呼吸系统感染，心血管系统感染，血液系统感染，腹部和消化系统感染，中枢神经系统感染，泌尿系统感染，手术部位感染，皮肤和软组织感染，骨、关节感染，生殖道感染，口腔感染，其他部位感染（见表 1-1）。

表 1-1　医院感染分类（按部位分）

医院感染分类	细　　目
呼吸系统医院感染	上呼吸道感染
	气管炎、气管支气管炎
	肺炎
	呼吸系统其他感染
泌尿系统医院感染	有症状的泌尿道感染
	无症状菌尿症
	泌尿系其他感染（肾、输尿管、膀胱、尿道等）
消化系统医院感染	胃肠炎
	胃肠道感染（食管、胃、大小肠、直肠）
	肝炎
	腹腔内感染（胆囊、胆道、肝、脾、腹膜、膈下组织或其他腹腔内组织）
	婴儿坏死性肠炎
骨和关节医院感染	骨髓炎
	关节或滑囊感染
	椎间盘感染
中枢神经系统医院感染	颅内感染（脑脓肿、硬膜下/外感染、脑炎等）
	脑膜炎或脑室炎
	无脑膜炎性椎管内脓肿
心血管系统医院感染	动、静脉感染
	心内膜炎
	心肌炎或心包炎
	纵隔感染
血液医院感染	经实验室证实的血液感染
	临床菌血症
生殖系统医院感染	子宫、附件、盆腔感染
	外阴切口感染
	阴道壁感染
	生殖器其他感染（附睾、睾丸、前列腺等）

续表

医院感染分类	细 目
皮肤和软组织医院感染	皮肤感染
	软组织感染（坏死性筋膜炎、感染性坏疽、坏死性蜂窝组织、淋巴结/管炎、感染性肌炎）
	褥疮（浅层和深部组织感染）
	烧伤组织感染
	乳腺脓肿或乳腺炎
	脐炎
	婴儿脓疱病
手术部位医院感染	外科切口感染
	外科切口的深部组织感染
耳、鼻、咽、喉、口腔和眼的医院感染	耳感染（外耳炎、中耳炎、内耳炎、乳突炎）
	副鼻窦炎
	咽炎、喉炎
	口腔部位感染
	结膜炎球内感染

三、按感染的病原体种类分类

病原体包括细菌（革兰阴性杆菌、革兰阳性球菌等）、真菌、病毒、支原体、衣原体、立克次体、放线菌、螺旋体等8类医学微生物，还包括寄生虫、藻类等。根据感染的病原体不同，而将医院感染分为不同的类别。

第三节 医院感染学的定义及主要研究范畴

一、医院感染学的定义

1. 医院感染学的概念 医院感染学（nosocomiology）是研究在医院发生的一切感染的发生、发展和控制管理的一门学科。其专业范围是：研究医院感染病原体特征、研究医院感染流行病学特征、研究和评价医院感染各种控制措施、研究医院感染的临床特点和诊断方法、研究建立医院感染管理制度等。医院感染学概念首先由中国有关专家提出，目前已成为一门新兴的交叉学科，其相关学科包括基础医学、临床医学、预防医学、流行病学、微生物学等。

2. 医院感染管理的概念 医院感染管理（hospital infection administration）就是针对在医疗、护理活动过程中不断出现的感染情况，运用有关的理论和方法，总结医院感染发生规律，并为减少医院感染而进行的有组织、有计划的控制活动。医院感染管理是医院管理中的重要组成部分。

二、医院感染学主要研究范畴

医院感染学主要研究范畴包括以下几个方面：

(一) 医院感染主要危险因素的研究

在不同基础疾病人群、不同的科室、不同的医院和国家，医院感染的危险因素也会有所区别。总的来说，国内外研究比较一致的医院感染的主要危险因素包括：

1. 病原体的特性　如耐药性，目前半数以上的医院感染由耐药菌引起。

2. 患者的易感性　如婴幼儿、老人、患有免疫力低下疾病和慢性病的患者、营养不良者、皮肤黏膜受损者等均是医院感染的高危人群。

3. 接受介入性诊断和治疗，插管或机械通气时间的长短等。

4. 手术。

5. 使用抗菌药物治疗或预防，特别是联合用药和静脉途径用药。

6. 使用细胞毒性和免疫抑制药物。

7. 住院总天数。

8. 卫生设施等环境因素。

9. 是否做好清洁、消毒等卫生措施。

10. 入住 ICU。

医院感染爆发的危险因素则主要与隔离措施、医疗仪器污染、环境污染、工作人员作为传染源、药品和食物污染等有关。

(二) 医院感染流行病学特征的研究

医院感染流行病学的三要素（传染源、传播途径、易感人群）其特征与一般传染病不同，其区别如下：

1. 传染源

(1) 内源性感染：其病原体是由机体正常菌群引起，因此，在判定感染时常常有一定难度，因为即使在感染部位分离到某种正常细菌，也不能轻易下结论，还要结合临床进行分析，才能判定。内源性感染在免疫功能降低或减弱的患者中是突出的问题，确有许多问题需要研究。

(2) 外源性感染：因患者本身抵抗力低，若遭受外源性感染，其病原体进入机体会增加毒力和耐药性，使感染更加严重，且治疗困难。

2. 传播途径　传播途径可由单一因素组成，如金黄色葡萄球菌可经接触感染；也可由多个因素组成，如鼠伤寒沙门菌可经接触、共同媒介或生物媒介感染。医院中被病原体污染的环境物品如仪器设备、患者的日常用品等则称为感染因素。医院感染的传播途径主要有以下几种：

(1) 接触感染：为医院感染最常见也是最重要的感染方式之一。包括直接接触感染和间接接触感染。直接接触感染指病原体从感染源直接传播给接触者，如患者之间、医务人员与患者之间、医务人员之间，都可通过手的直接接触而感染病原体；患者的自身感染也可认为是自身直接接触感染，如病原体从已感染的切口传播至身体其他部位，粪便中的革兰阴性杆菌传播到鼻咽部等。间接接触感染是指病原体自感染源排出后，经过某种或某些感染媒介或医务人员手、医疗仪器设备、病室内的物品等传播给易感者。在间接接触感染中，医务人员的手在传播病原体上起着重要作用。因为手经常接触各种感染性物质及其污染物品，很容易再经接触将病原体传播给其他医务人员、患者或物品。目前，由于我国手卫生设施差，医务人员手卫生意识不强，知识不足，因此医务人员的手在接触感染中起着重要作用。我国原卫生部已经颁布了“医务人员手卫生规范”，并在 2009 年 12 月 1 日正式实施，这必将对加强我国医务人员的手卫生、防控医院感染起到至关重要的作用。

(2) 经飞沫感染：是指咳嗽、打喷嚏或谈话时排出病原体导致患者发生感染，如 2003 年春夏流行的传染性非典型性肺炎（SARS）即为经飞沫感染。因飞沫在空气中悬浮时间短，播散距离一般小于 1m，所以不需空气隔离或消毒。

(3) 空气传播：是以空气为媒介，在空气中带有病原微生物的微粒子，随气流流动，当患者吸入这种带微生物的气溶胶后而发生感染。空气传播在结核分枝杆菌感染等呼吸道疾病的传播中起着重要的作用。

(4) 医源性感染：因各种诊疗活动所致的医院感染。常经污染的诊疗器械和设备、血液及血制品而传播。

3. 易感人群 病原体传播到宿主后，是否引起感染取决于病原体的毒力和宿主的易感性。医院感染的易感人群主要有：

(1) 机体免疫功能严重受损者：如各种造血系统疾病、恶性肿瘤、糖尿病、慢性肾病及肝病等，这些疾病对人体体液免疫、细胞吞噬能力等均有明显影响，使患者对病原微生物易感。

(2) 婴幼儿及老年人：因婴幼儿免疫功能的发育尚未成熟，而老年人生理防御功能减退。

(3) 接受各种免疫制剂治疗者：如抗癌药物、皮质激素、放疗等，均可损伤患者的免疫功能。

(4) 长期使用广谱抗菌药物者：长期使用广谱高效抗菌药物，可使患者产生菌群失调和细菌产生耐药性，从而对病原微生物易感，因此临床上应加强抗菌药物的合理使用及其管理。

(5) 接受各种侵入性操作的患者：各种侵入性操作可直接损伤机体皮肤与黏膜的屏障作用，给病原微生物的侵入提供了有利的途径。同时，如果无菌操作不严格或器械污染，则可直接将病原体带入患者机体内而导致感染。

(6) 住院时间长者：住院时间越长，病原微生物在患者体内定植的机会就越大，患者发生医院感染的危险性就越大，因此缩短平均住院日，有利于降低医院感染发生。

(7) 手术时间长者：手术时间越长，手术切口部位感染的危险性越高。因随着手术时间的延长，手术切口部位组织受损加重、局部及全身抵抗力下降、切口中污染的微生物数量增加以及术者疲劳手术操作准确性降低等，这些均使患者对病原微生物易感。

(8) 营养不良者：患者营养不良，会影响皮肤黏膜的防御功能、抗体生成能力以及粒细胞的吞噬能力，从而使患者易发生医院感染。

(三) 医院感染病原体特征的研究

医院感染的病原体种类包括细菌、真菌、病毒、支原体、衣原体、立克次体、螺旋体、放线菌、原虫等。而当前引起医院感染的病原体以细菌和真菌为主。目前医院感染病原体的主要特点为：

1. 导致医院感染的病原体越来越多，其构成也在不断变化。许多以前不易致病的人体正常菌或条件致病菌也开始成为流行株，如不动杆菌、阴沟肠杆菌、枸橼酸杆菌、嗜麦芽窄食单胞菌、洋葱假单胞杆菌、粘质沙雷菌、凝固酶阴性葡萄球菌等。还有一些新发现的病原体，如嗜肺军团菌等。

2. 医院感染的优势菌不断变迁。我国目前医院感染的病原菌仍以革兰阴性杆菌为主，约占分离到的病原菌的50%，主要有大肠埃希菌、铜绿假单胞菌、克雷伯菌和肠杆菌属细菌，除铜绿假单胞菌外的其他非发酵菌的比例也逐年增多；革兰阳性菌约占25%，真菌约占15%～25%，以白色念珠菌为主。

3. 医院感染的病原菌大多数具有不同程度耐药性，平均耐药率超过50%，而且耐药的程度还在不断增加。在我国，MRSA、VRE、耐青霉素的肺炎链球菌（PRSP）、产超广谱β-内酰胺酶（ESBL）的肠杆菌科细菌、产AmpC酶的革兰阴性杆菌、产金属酶的铜绿假单胞菌以及鲍曼不动杆菌、嗜麦芽窄食单胞菌、耐氟康唑的念珠菌等检出率逐年上升。多重耐药的形势也日趋严峻。

4. 由白色念珠菌和其他真菌引起的感染日趋严重。据全国医院感染监控网调查结果发现，医院内真菌感染2000年后较1999年增长近50%，其中以白色念珠菌为主。

5. 医院感染暴发的病原体主要由细菌引起，其次为病毒。

（四）医院感染临床特征的研究

医院感染的临床特征有两个方面：一是在原发病的基础上又发生新的感染，临床症状比较复杂；二是免疫力低下的患者发生再感染后其反应不典型等，给临床诊断带来困难。

（五）医务人员职业安全管理研究

医院工作人员，尤其是医务人员，接触医院感染病原体的机会很多，如患者排泄物、血液及很多不易消毒或消毒不彻底的精密医疗仪器等，另外还有环境、空气的污染等。因此，对医院工作人员的职业安全研究，确实应该引起重视，也是今后的一项重要任务。

（六）医院感染的预防控制措施研究

医院感染监测、管理的最终目标是预防和控制医院感染的发生，因此如何预防和控制医院感染就成为近年医院感染研究的重要课题，如美国研究制订了预防与呼吸机应用相关的呼吸机相关肺炎的综合措施、预防手术切口感染的综合措施、预防与中心静脉插管相关的血流感染措施等，这些措施对预防患者发生医院感染、提高医疗质量、保障患者安全起到了重要作用。

（朱士俊）

第二章 医院感染发展史、现状及展望

第一节 医院感染发展史

作为一种相对特殊状态的感染和疾病发生形式，医院感染是伴随着医院的产生和发展而产生和发展的。而从科学的角度来全面认识医院感染、认识预防医院感染重要性、对医院感染进行监控和管理以及进行与之相关的研究实践活动，则是随着医学科学的发展逐步开展起来的。以抗菌药物的发现和应用为标志，可将其分为抗菌药物前时代和抗菌药物（现代医学）时代。

一、抗菌药物前时代

最初作为医疗场所的医院出现时，条件很差，传染病在其间暴发、流行，医院感染非常严重。在我国，对传染性疾病可以相互传染很早就有论述。《本草纲目》中有对患者穿过的衣服进行消毒的记载，但只是根据实践经验。近代医院开始于“文艺复兴”之后，医院成为社会医疗的主要形式，在医院发展的过程中，医院感染问题逐渐被认识。当时的情况是，交叉感染在医院里横行肆虐，患者遭受着巨大痛苦，造成了大量的死亡，而医务工作者最多只能看到一些现象，却不知所措。

19 世纪早期，英国成立了“发热患者专科医院”（即传染病院），对发热患者进行隔离治疗，效果很明显。对于医院感染的研究开始于产褥热。Holmes 根据大量观察，采取了一些预防措施降低了产褥热的发病率，并于 1843 年在英国首先提出了自己的看法。之后，奥地利的 Semmelweis（1818～1865 年）对产褥热进行了系统研究，为控制产褥热作出了很大贡献。1847 年，他提出一项规定：所有做完尸检的医生或医学生，要在漂白粉溶液中刷洗手，至手上的尸体味消失为止。这项措施收到了显著效果。Semmelweis 的研究成果《产褥热的病原学观点和预防》于 1861 年发表，但尚未认识到疾病的发生是由于微生物在患者之间传播的结果。

在预防外科术后感染方面，Lister 作出了划时代的贡献。Lister 在寻找防止术后感染方法的探索中，指出术后切口化脓是微生物作用的结果，杀死微生物，感染可以得到控制和预防。其著名的外科无菌操作制度的论文于 1867 年发表。Halstead 首先在手术中使用了橡胶手套。外科无菌操作制度和橡胶手套一直沿用至今。之后，无菌术和消毒开始在医院中大量应用，有效地降低了术后感染的发病率。

近代护理学创始人英国的南丁格尔（Florence Nightingale，1820～1910 年）强调医院卫生条件在减少患者死亡中的作用，建立了医院管理制度，加强护理，做好清洁卫生，采取隔离传染患者、病房通风等措施。她还建议建立病房护士应负责记录医院死亡病例和进行上报的制度。南丁格尔所做的工作开创了护士负责医院感染监测工作的先河。

在造成不同医院感染的各种危险因素的调查研究中，有两项工作值得一提。Simpson 证明了医院规模越大，截肢患者感染死亡率越高，医院感染发生的机会也越多。Cuthbert Dukes 提出了根据尿中白细胞数来判定尿路感染的诊断方法和标准。

二、抗菌药物时代（现代医学时代）

1928 年，英国弗莱明在实验中发现了青霉素。1940 年，青霉素在英国应用于第一个患者，肯定了其疗效，之后投入市场大量使用，从此开始抗菌药物时代。其后一系列抗菌药物的发现，为预防和治疗各种感染症提供了有力的武器，一度缓解了医院感染问题，也一度削弱了对无菌技术的重视。抗菌药物长期使用的结果，细菌产生了耐药性，疗效降低，用药后仍继续发生感染。在寻找和使用新的抗菌药物的过程中，人们发现每种抗菌药物，无论开始应用时多么强有力，不久总有耐药菌株产生；实际上，几乎没有一种细菌对常用的抗菌药物不产生耐药性。在此期间，医院感染的菌株也发生显著变化。20 世纪 40 年代前的医院感染几乎都是革兰阳性球菌；进入 20 世纪 50 年代，人们发现革兰阳性球菌已对许多抗菌药物（如青霉素、链霉素等）具有耐药性；从 20 世纪 60 年代起，革兰阳性球菌作为医院感染的主要病原体地位逐渐下降，并被革兰阴性杆菌、肠球菌及其他菌所代替。人们还从耐药问题研究中发现，细菌的耐药质粒（plasmid）具有传递耐药性的功能，并因此形成特殊的医院耐药性菌株。

在现代阶段，对医院感染起到很大促进作用的就是 20 世纪 50 年代在欧美首先发生的耐甲氧西林金黄色葡萄球菌（MRSA）感染。这种感染很快席卷了全球，形成世界大流行。1958 年，在美国疾病控制中心（CDC）召开了关于 MRSA 感染的学术会议。这次会议从微生物学和流行病学监测、控制措施到医院感染管理都建立了雏形，从此揭开了现代医院感染管理研究的序幕。广大医务人员再次把注意力转向无菌技术和其他各种措施上来，并且和抗菌药物治疗相结合来解决医院感染问题。

在 MRSA 医院感染得到控制后，免疫抑制剂应用和侵入性操作等危险因素在医院感染中产生的巨大影响也引起了人们的关注。在 20 世纪 70 年代后期免疫抑制剂出现后，使器官移植有了长足进展，但同时由于机体免疫功能受到严重抑制，条件致病菌引起各种感染，成为十分棘手的问题。为诊断和治疗目的而采用的各种侵入性操作，如各种插管和内镜等，损伤了机体防御系统，增加了病原体的侵入途径，也就大大增加了医院感染的机会。此外，其他各种危险因素不同程度地影响着医院感染的变化特点。

为了全面地控制医院感染的发生，世界各国，首先是在西方发达国家开始有组织地开展医院感染监测活动。美国于 1963 年召开医院感染学术会议，建议用流行病学方法建立医院感染监测系统，并强调了对医护人员教育的重要性。20 世纪 60 年代末，CDC 组织了 8 所医院参加的医院感染监测试点，雇佣了专职的医院感染控制护士。取得基本经验后，于 1970 年召开了第一次医院感染国际会议，重点探讨医院感染监测的重要性。1974 年，美国疾病控制与预防中心（CDC）主持开发了国家医院感染监测（NNIS）系统，以监测医院感染的发生及相关的危险因素和病原体。NNIS系统一直致力于应用统一的医院感染病例的收集方法和感染率的计算方法，建立全国医院感染发病率的数据库，用于衡量医院内各专业科室及不同医院间医院感染水平。2005年，美国CDC将NNIS系统与透析监测网（DSN）、国家医务人员监测网（NaSH）3个监测系统进行整合，形成了国家医疗安全网（NHSN），参与医院感染监测的医疗机构也从20世纪70年代的10余所医院增加到2007年的923所。20世纪90年代，法国、英国、德国、加拿大、澳大利亚等发达国家分别在美国之后建立了各自的医院感染监测系统，在医院感染的预防与控制工作中发挥了积极、有效的作用。

为了评价医院感染监测及干预措施对医院感染控制的效果，美国于1974年开始的“医院感染控制效果的研究（SENIC）”，该研究结果证实了医院感染监测本身就是一个有效的干预过程，不仅是降低医院感染发病率的过程，也是对临床及相关工作人员医院感染知识进行持续培训的过程。

全院医院感染监测在占用大量的时间和资源的同时，却无法对所有影响因素进行危险度分层或调整，不能实现医院、区域或国家间医院感染水平的比较。鉴于此，在已经了解全国医院感染发病率和危险因素的前提下，部分专家于20世纪80年代提出了选择性地进行全院综合性医院感染监测，部分医疗机构由于自身资源限制和监测重点等问题，不再进行全院综合性医院感染监测。1999年，NNIS系统取消了全院医院感染监测模块，将监测的重点转移到ICU和抗菌药物应用与耐药性（antimicrobial use and resistance）监测等目标监测上。

成立于2000年的ICNet公司组织研发的医院感染案例管理与监控软件，受到英国国民保健署（NHS）推荐，英国已有>80个医疗机构参与其中。该监控软件包括了患者基本信息、感染控制过程、感染病原体、疫情、感染控制医师信息、感染场所历史记录和手术切口部位监控，共7个模块。1995年，德国在NNIS的基础上建立了第一个国家医院感染监测系统（KISS），包括ICU、新生儿ICU、手术患者及骨髓/造血干细胞移植患者4个监测内容，医疗机构自愿参与该系统。澳大利亚医院感染标准化监测（HISS）系统与医院信息系统建立了良好的连接，直接通过网络收集医院感染的资料，在实现实时监控的同时节省了大量人力资源。

近些年来，医院感染已成为全球医学界的研究课题，医院感染管理研究工作发展很快，管理研究队伍不断扩大。很多国家成立了相应的学会，如英国和日本的“医院感染学会”、美国的“医院感染工作者协会”、我国的“中国医院协会医院感染管理专业委员会”等。1958年，美国的医院感染协会就建议每所医院均应设立感染管理委员会，并提出了其职能和成员职责等要求。不少国家成立有专门的管理研究机构，国际上有“国际医院感染联合会”，美国有“疾病控制中心”及“医院评审联合委员会（JCAH）”。它们制定了分析医院感染的各项原则，还拟定了医务人员操作规范和医疗保健机构的各种管理条例，采取有效措施来监测管理医院感染。很多国家在医学院校都开设了医院感染课程，美国JCAH在1985年制定了“医院感染控制标准”，并把它列为评价医院的标准之一。不少国家出版了专著及杂志，如美国的《医院感染管理》、《综合医院隔离技术的应用》、《美国感染控制杂志》、《感染控制》，英国的《医院感染杂志》，我国的《医院感染学》、《现代医院感染学》、《医院感染管理学》、《中华医院感染学杂志》等。世界卫生组织非常关注医院感染问题，编印了有关预防医院感染的书籍，制定了《医院感染预防和监测指南》、《医院感染检验方法指南》等，还推荐美国 CDC 的《医院感染的制定和分类标准》供各国参考，举办了许多培训班。世界患者安全联盟 2005～2006 年的安全目标：清洁的医疗是更安全的医疗（Clean Care is Safer Care）。其目的在于加强会员国对处理卫生保健相关感染问题的承诺。为实现这一目标，该行动在开展血液安全、注射和免疫接种安全、临床操作安全、安全饮水、卫生设施和废弃物处理行动的同时，推出新制定的《WHO 卫生保健中手部卫生准则（最新草案)》。

第二节　我国医院感染管理现状

一、国家出台了一系列法律、法规、规范、指南和标准

我国国家原卫生部于 2001 年颁布了新的《医院感染诊断标准》和《医院感染管理规范（试行)》。在我国 2003 年突如其来的 SARS 疫情中，众多医务人员在医疗活动中受到感染，甚至牺牲了生命，血的教训使人们对现代社会的传染病防治和医院感染预防与控制有了新的认识，国家加大了疾病预防与控制的投入，各级医院也增加了传染病的医疗救治力量投入，医院感染管理工作得到了应有的重视和新的发展机遇。

国家相继出台了一系列法律、法规、规范、指南和标准，如重新修订《中华人民共和国传染病防治法》，制定了《医疗废物管理条例》及其配套文件，发布了《内镜清洗消毒技术操作规范（2004 年版)》、《抗菌药物临床应用指导原则》、《公共卫生突发事件应急处理条例》、《病原微生物实验室生物安全管理条例》。特别是 2006 年原卫生部发布施行《医院感染管理办法》，这是我国医院感染管理的一个纲领性文件。2009 年发布实施了《医院消毒供应中心管理规范》等 3 个规范，《医院隔离技术规范》、《医院感染监测规范》、《医务人员手卫生规范》等 6 项卫生行业标准和《医院感染暴发报告及处置管理规范》。2010 年发布了《医疗机构血液透析室管理规范》。2012 年发布了《医疗机构消毒技术规范》、《医院空气净化管理规范》。

原卫生部于 2006 年还成立了医院感染管理标准委员会。各地相继成立了医院感染管理质量控制中心，在当地卫生行政部门的直接领导下，进行行业内部的管理与督导；中国医院感染管理网站等多个网站、论坛的建立，信息技术在医院感染监测、预防、控制方面的应用，极大地提高了医院感染管理专兼职人员相互沟通和交流；原卫生部的“医院管理年”活动中，医院感染管理专家参与其中，同时，对医院感染暴发事件的问责，也提高了医院感染在医院管理中的重要地位。2008 年编制的《医院管理评价指南》以及目前正在开展的医院等级评审内容中，医院感染管理均为其重要内容之一，促使医院管理者提高了对医院感染管理工作的重视和支持；各地根据国家法规、指南和标准等制定了本地的医院感染管理质量考核评价实施细则，规定了医院感染管理者及医务人员明晰的责任和检查标准，促进了医院感染管理知识的普及和防控措施的实施。我国医院感染管理事业的发展迎来了快速发展的大好时机，也使我国医院感染管理水平得到了很大的提升。

现代医学模式已由单纯生物医学模式转变为生物-心理-社会医学模式，从而使医院的医疗服务由个体扩大到群体，由生理扩大到心理，由单纯医疗服务扩大到预防、医疗、保健、康复等有机结合的综合医疗服务。医疗模式从医疗救治向预防转变，也促进了医院感染预防与控制的发展。但我们也要看到，医院感染管理具有复杂性和艰巨性，可以说有医院，就会有医院感染。在现代医学时代，在同医院感染做不懈斗争的过程中，必将能找到更新的方法，采用更有效的措施，控制医院感染，并使医院感染管理研究不断向前发展。

二、医疗机构成立了感染管理组织、制定了各项规章制度

（一）各级医疗机构建立了医院感染管理组织

我国从开始医院感染管理工作至今，大部分医疗机构均成立了医院感染管理组织，医院感染管理专业人员队伍也已形成，但由于各地区的差异、医疗机构级别的差异、管理者的水平差异，所以人们对此项工作的认识也存在较大差异。不少地方的工作仅靠少数医院感染管理专职人员，因此工作开展不深入，严重的医院感染事件屡有发生。

医院感染的预防与控制是个系统工程，需要全院的统一协调的管理，领导重视是做好医院感染管理工作的前提，各职能部门的配合支持关系到医院感染控制系统是否能正常运转，专职人员的水平决定着医院感染管理工作的成效。为此，建立医院感染管理责任制就成为医疗机构在预防医院感染管理工作中组织管理的第一要务。在医院管理系统中，各级行政领导应各有分工，院长及主管副院长应当在管理中承担领导责任，医院感染管理委员会、医院感染管理部门及专兼职人员、其他部门也应各司其责。

《医院感染管理办法》规定，医院感染管理委员会由医院感染管理部门、医务部门、护理部门、临床科室、消毒供应室、手术室、临床检验部门、药事管理部门、设备管理部门、后勤管理部门及其他有关部门的主要负责人组成，主任委员由医院院长或者主管医疗工作的副院长担任。医院感染管理部门、分管部门及医院感染管理专（兼）职人员具体负责医院感染预防与控制方面的管理和业务工作。

（二）制定各项医院感染管理的规章制度

制度是管理的基础与保证，医院感染管理工作更是如此。近年来，随着医院感染管理工作的深入开展，各地区在医院感染的预防与控制工作中均积累了丰富的经验，特别是在建章立制方面做了很多工作，各地区的医院感染管理规章与制度也在陆续完善，不少医院将医院感染管理制度装订成册，便于使用和查阅。但是，由于医院感染管理工作在我国开始时间不长，可借鉴的经验也有限，有些医院存在互相抄袭制度，只注重形式不注重内容的现象，也有些医院的医院感染管理制度与实际情况脱节，使制度表面化、形式化。因此，加强医院感染管理的制度建设是有效开展工作的保证。一般情况下，医院感染的管理规章制度应包括以下几个方面：

1. 医院感染管理制度　是根据国家相关的法规及规范，结合医院的具体情况，在医院感染管理方面建立制度。如医院感染管理委员会的例会制度、医院感染管理相关部门及人员职责、医院感染管理质量考核制度、医院感染管理三级网络制度、医院感染管理监控制度等。

2. 医院感染防控工作制度　是根据医院感染管理制度结合各临床科室的具体情况就工作内容制定的制度。常用的制度包括医院感染知识培训制度、医院感染监测制度、医院

感染暴发报告及处置管理制度、重点部门医院感染管理制度（ICU、感染疾病科病房、母婴室、新生儿病房、手术室、产房、消毒供应中心、内镜室、口腔科、输血科、血液透析室、检验科与实验室）、医院环境卫生制度、消毒灭菌与隔离制度、医务人员手卫生制度、消毒药械和一次性使用医疗用品管理制度、抗菌药物临床应用管理制度、医务人员职业卫生防护制度、医疗废物管理制度、传染病和突发公卫事件应急预案等。

（三）编写医院感染防控的标准操作规程

1. 标准操作规程简介　标准操作规程（standard operation procedures，SOP）是企业界常用的一种作业方法，近年来被借鉴到其他广泛领域，在医院感染防控工作中也逐步得到应用。SOP精髓是将细节进行量化，也就是对某一程序中的关键控制点和要求进行细化、量化和优化。SOP是对一个过程进行描述的程序，是流程下面某个程序中关于控制点如何来规范的程序。SOP是一种标准的作业程序，是操作层面的程序。如果结合ISO9000体系的标准，SOP是属于三级文件，即作业性文件。所谓标准，在这里有最优化的概念，即不是随便写出来的操作程序都可以称作SOP，而一定是经过不断实践总结出来的在当前条件下可以实现的最优化的操作程序设计。就是尽可能地将相关操作步骤进行细化、量化和优化，细化、量化和优化的度就是在正常条件下大家都能理解又不会产生歧义。同时，从宏观层次上讲，SOP也是一个体系，尤其从管理角度来看，SOP不可能只是单个的，必然是一个整体和体系。

SOP的优点在于：一是按规程执行可以避免操作人员的主观随意性，减少不必要的无效劳动，实现规范管理；二是将工作过程以流程的形式分解为一系列具体的步骤，使整个工作流程透明化，实现有效监督；三是流程可以把个体的智慧以流程的形式记录下来，写出具体的步骤，在其他人员学习和执行的过程中，使个体智慧变为集体智慧；四是流程使复杂的问题简单化，变得容易执行，可操作性强，从而提高工作人员的执行力。

2. 与医院感染预防与控制相关的标准操作规程　具体到医院感染预防与控制，应根据国家发布的与医院感染管理相关的法律、法规、规范、标准、指南，依据预防与控制医院感染的原则和医院感染管理制度，结合具体的工作过程，制定相应的标准操作规程。

与医院感染预防与控制相关的标准操作规程包括以下方面：医院感染预防与控制基本方法的标准操作规程、重点部位医院感染预防与控制的标准操作规程、重点部门医院感染预防与控制的标准操作规程、医院感染病例监测的标准操作规程、医院感染暴发与处置的标准操作规程、职业防护与生物安全的标准操作规程、临床微生物检验标本采集与运送的标准操作规程、抗菌药物临床应用管理的标准操作规程、耐药菌监测与防控的标准操作规程、消毒药械和一次性使用医疗器械器具管理的标准操作规程、医院环境清洁消毒与监测的标准操作规程、医疗废物与污水管理的标准操作规程等。

三、初步开展医院感染防控工作并不断持续质量改进

（一）建立了全国医院感染监控网

在原卫生部医政司的领导下，1986年成立了全国医院感染监控网，9省（市）16所医院参加了医院感染监控工作。1990年监控网扩大到全国28个省、市、自治区的103所医院，1994年扩大到134所医院。1998年6月，原卫生部委托中南大学湘雅医院负责全国医院感染监控网的业务管理工作。为了解我国医院感染的基本特征，全国医院感染监控

管理培训基地每年组织全国医院感染监控网医院，进行医院感染现患率的调查。

（二）初步开展了医院感染的预防与控制工作

我国医院感染的预防与控制工作主要包括以下几个方面：

1. 重点开展医院感染知识培训　我国目前没有将医院感染管理学纳入医学院校的教学，医院感染防控对于广大医务人员来说是一个崭新的领域，因此，我国绝大多数医疗机构十分重视对医务人员的培训。采用举办各类学习班、讲座、知识问答、医院感染管理简讯等不同形式，对各类人员采取有针对性的培训，及时总结经验和方法，做到全员培训与骨干培训相结合。不断强化全体工作人员对预防医院感染的认识，把医院感染的预防和控制工作始终贯穿于医疗活动中。

2. 高度重视消毒灭菌与隔离工作　一些基础工作不断改善，如与下呼吸道感染密切相关的氧气湿化瓶及呼吸机螺纹管的消毒已得到规范；治疗室布局合理，分区明确；诊疗操作前后手的清洁与消毒已得到广大医务人员的广泛认同与重视。手的消毒已基本取消消毒剂泡手，快速、有效、易干的速干手消毒剂已在全国的医院广泛开始使用；消毒供应中心（室）的条件明显改善，高危医疗器械普遍采用物理方法消毒与灭菌；一些大型医院开始引进高度自动化的双开门式预真空或脉动真空压力蒸汽灭菌器，以保证灭菌效果更安全可靠；不少医院还购买了低温灭菌设备如过氧化氢低温等离子体灭菌器、环氧乙烷低温灭菌器等，以解决不耐热物品的灭菌；各种自动清洗消毒机、冲洗消毒机也开始进入我国的大型医院，既保证了物品灭菌前的高洁净度，同时又避免了操作者的锐器伤，提高了工作效率。一些新的消毒灭菌方法和消毒灭菌剂的研制，对医院感染的预防和控制起到了很好的促进作用。

3. 积极参与抗菌药物合理应用管理　我国政府十分重视抗菌药物的合理使用，2004年8月，原卫生部颁布实施了《抗菌药物临床应用指导原则》，对抗菌药物实行分级管理。国家食品药品监督管理局于2004年6月制订了《实施处方药与非处方药分类管理2004—2005年工作规划》，规定从2004年7月1日起，未列入非处方药药品目录的各种抗菌药物，在全国范围内所有零售药店必须凭执业医师处方才能销售。2008年3月，原卫生部办公厅颁发了《关于进一步加强抗菌药物临床应用管理的通知》。这些规范或措施发布以来，对促进临床合理应用抗菌药物产生了深远的影响。有报道通过对抗菌药物的应用实施干预，患者平均药费尤其是抗菌药物费用明显降低，平均住院天数缩短，但医院的总收入却并未减少。原卫生部全国抽样调查表明，抗菌药物合理应用的管理已初见成效，有研究表明，抗菌药物使用率下降了10%，临床医师根据药敏选药的比例上升29%，这充分说明近年来在医院感染控制中不断强调抗菌药物的合理应用已逐渐被广大的医院管理工作者和医务人员所接受。

4. 重视多重耐药细菌的监测与控制　为贯彻实施《抗菌药物临床应用指导原则》，指导临床合理使用抗菌药物，原卫生部、国家中医药管理局、总后卫生部已在全国范围内建立“细菌耐药监测网络”，监测从住院、门诊患者分离的细菌耐药状况。监测工作由两大部分组成，第一部分为初级监测网，第二部分为中心监测网，两部分共同构成“卫生部细菌耐药监测网（MOH national antimicrobial resistance investigation net，Mohnarin）”。通过加强细菌耐药性的监测，了解我国细菌耐药情况，对合理使用抗菌药物起到了良好的促进作用。为加强多重耐药菌的医院感染管理，有效预防和控制多重耐药菌在医院内的传

播，原卫生部于2008年6月下发了130号文件“关于加强多重耐药菌医院感染控制工作的通知”。目前，多重耐药菌的预防和控制已经成为医院感染管理工作的一项重要内容。

5. 加强一次性使用无菌医疗用品的管理　感染管理科对一次性使用无菌医疗用品从产品的资质审核、查证、进货、储存、发放、使用和用后处理的全过程进行监督和管理，以杜绝因产品质量问题或使用不当导致患者发生医院感染。

6. 加强国内外医院感染的学术交流　随着医院感染管理工作的开展和深入，一些学术组织相继成立，如1991年成立的医院感染控制学会和1994年成立的中华医院管理学会医院感染管理专业委员会，这些学术团体每年都召开学术年会，组织专题讲座，开展培训等。这些活动不但对活跃全国学术气氛、加强学术交流、开阔思路及提高医院感染防控的研究水平起到了很大的推动作用，而且还协助卫生行政部门对全国医院感染工作进行宏观管理。与此同时，还出版了专业杂志如《中华医院感染学杂志》、《中国感染控制杂志》等。在开展国内各类学术活动的同时，也积极与国际同仁开展交流，如同美国、日本、瑞典、中国香港、中国台湾省等国家和地区开展了多种形式的学术交流，开阔了视野，促进了医院感染的控制。

（三）引入了持续质量改进理念、不断提高医院感染管理水平

持续质量改进（continuous quality improvement，CQI）是基于全面质量管理（total quality management，TQM），强调“保证高质量服务过程的管理过程”和“质量改进程序或过程”的现代管理的先进方法。医院感染是医学发展的必然产物，只要有医疗活动，医院感染就不可能完全避免，医院感染管理就是要将人为因素或者医源性因素降低到可以接受的水平或是最大限度地控制它的发生。为此，需要我们通过有效的监测，不断寻找易感因素、易感环节、易感染部位，采取有效的干预措施，这就是持续质量改进的过程。近年来，我国医疗机构主要从以下几个方面开展医院感染管理持续质量改进：

1. 建立制度　认真贯彻医院感染管理方面的法律、法规、规章及技术规范、标准，根据相关法规，制定适合本医院实际的感染管理预防和控制的规章制度，并积极组织监督、检查和指导。

2. 合理建筑布局　根据预防医院感染和卫生学要求，对医院的建筑设计、布局、重点科室建设及改扩建的基本标准、基本设施和工作流程提出改进意见。医院建筑应当符合《综合医院建筑设计规范》，严格掌握人流、物流、水流、气流的流向是否合理，医疗废物及污水处理符合有关规定。

3. 感染性疾病监测与报告　落实感染性疾病病例、暴发事件、重大疫情的监测、调查分析和报告制度，研究并制定医院发生医院感染暴发及出现传染病或特殊病原体感染病例等事件的应急监控和现场处置方案，提出控制措施并指导实施。及时追踪国内外传染病疫情和医院感染暴发事件，并提出预警方案。及时向主管领导和医院感染管理委员会上报传染病疫情和医院感染控制的动态，并向全院通报。

4. 医院感染危险因素监测　以目标监测为主，针对医院感染病例、医院卫生学、消毒、灭菌效果、耐药菌株等医院感染相关危险因素进行监测、分析和反馈，针对发现问题提出改进措施，并指导实施。做好重点部门的空气质量监测和督查（发热门诊、隔离病房、层流病房、层流手术间、负压病房等）。

5. 一次性医疗用品的监督　对购入消毒药械、一次性使用医疗、卫生用品进行审核，对其储存、使用及用后处理进行监督。

6. 职业安全防护 指导医务人员预防职业暴露，做好职业卫生安全防护，建立标准预防的观念，特别是预防呼吸道传染病以及针对医务人员锐器伤所引起的血源性感染。制定职业暴露事件的紧急处置程序、方法、上报、记录及治疗方案，提供心理指导等，确保有效防治措施及时应用，最大限度地保护医务人员。

7. 无菌观念 感染管理人员对医务人员进行监督和指导，使其严格执行无菌技术操作、消毒隔离技术、手部卫生等。感染患者与非感染患者分开，特殊患者单独安置。追踪消毒隔离的新技术，及时改进技术方法。

8. 加强重点科室的监测与控制，推行精细化管理。包括感染性疾病科、急诊科、口腔科、输血科、重症监护室、新生儿病房、产房、手术室、消毒供应室、内镜室、血液透析室、导管室、临床检验部门和营养室、洗衣房等。

四、开展了对医院感染预控效果的检查评估

医院感染管理的制度是否落实，管理措施是否有效，必须对预防和控制的效果进行评价。因此，各级医院感染管理部门应当能够定期对所制定的医院感染管理制度、所采取的控制措施、开展的监测方法、医院感染知识培训等工作进行效果评估，以便于及时改进工作，避免无效工作。近年来，国家和地方各级卫生行政部门以及各级各类医疗机构都对医院感染管理质量加大了考核评价力度。

（一）医院感染管理质量控制的机构与组织

1. 县级以上地方人民政府卫生行政部门 《医院感染管理办法》第五章“监督管理”规定，县级以上地方人民政府卫生行政部门应当按照有关法律法规和本办法的规定，对所辖区域的医疗机构进行监督检查。对医疗机构监督检查的主要内容是：

（1）医院感染管理的规章制度及落实情况。

（2）针对医院感染危险因素的各项工作和控制措施。

（3）消毒灭菌与隔离、医疗废物管理及医务人员职业卫生防护工作状况。

（4）医院感染病例和医院感染暴发的监测工作情况。

（5）现场检查。

2. 医院感染管理质量控制中心 2002年前后，国内大部分省份（如北京、上海、天津、重庆、福建、浙江、辽宁等）相继成立了“医院感染管理质量控制中心”，隶属于各省市卫生厅、局医政处，进行行业内的质量控制。几年来的实践证明，质量控制中心已成为卫生行政部门的有力“抓手”和得力“助手”。在应对医院感染事件、落实原卫生部检查要求、保障医患安全、提高医疗质量、促进医院感染管理事业进步等方面起到了非常大的作用。国家原卫生部组织的历次医院管理检查中，负责医院感染管理方面检查的专家均来自于各省质量控制中心。全军医院感染管理质量控制中心也于2010年成立。

省级医院感染管理质量控制中心主要职能和工作如下：

（1）在卫生厅医政处的直接领导下，结合本省实际情况，进行医院感染管理的策略研究，提供咨询意见。

（2）根据国家有关医院感染管理的政策法规和规章制度，制定全省医院感染管理质量控制的指标体系、控制标准和评价方法。

(3) 对全省医院感染管理情况进行督促检查和考核评价。

(4) 对全省医院感染的质量管理情况组织交流，接受各医院的咨询，帮助指导全省各级医院的质量管理工作。

(5) 协助对本省发生的医院感染事件进行调查、分析，提出处理建议；制订突发医院感染暴发流行处理预案，担负应急处理任务。

(6) 对本省医院感染管理的相关课题进行研究；对将引入的新技术、新方法进行医院感染质量控制的论证，提出引入标准。

(7) 对全省医院感染专职人员和相关人员进行必要的专业技术培训。

(8) 建立健全本省医院感染监控网络，收集分析资料，为制定措施提供依据。

(9) 完成省卫生厅医政处交给的其他相关任务。

3. 医院范围内的医院感染管理质量控制组织　《医院感染管理办法》规定，医院感染管理委员会的职责之一是研究并确定本医院的医院感染管理工作计划，并对计划的实施进行考核和评价；规定医院感染管理部门对有关预防和控制医院感染管理规章制度的落实情况进行检查和指导。实际实施过程中以后者为主。

（二）医院感染管理质量考核评价标准

根据国家发布的与医院感染管理相关的法律、法规、规范、标准、指南，借鉴国际成功的经验，国家原卫生部于2006年组织相关专家编写了《医院感染控制质量管理评价标准（征求意见稿）》，各级卫生行政部门、各省医院感染管理质量控制中心和医院编写了不同层面的《医院感染管理质量考核评价标准》，逐步形成了医院感染管理质量控制体系。考评标准一般包括质控项目（即考评内容，含标准值）、考评方法、评分方法等。

《医院管理评价指南（2008年版）》中规定了与医院感染防控相关的三级综合医院评价指标参考值：①法定传染病报告率100%；②清洁手术切口甲级愈合率≥97%；③清洁手术切口感染率≤1.5%；④医院感染现患率≤10%；⑤医院感染现患调查实查率≥96%；⑥医疗器械消毒灭菌合格率100%。

（三）医院感染管理质量考核评价的实施

1. 现场检查　由医院感染管理专业人员组成检查组，制作统一的现场考评表，经过集中培训后到现场进行检查、考评。包括实地查看（文件资料、设施设备、布局流程、演练操作等）、询问相关人员（防控知识、技术方法等）。可携带考评表，检查的同时即时评分，再统一汇总、分析。此方法的优点是结果客观，真实可靠，能够实现边检查边督导，易于实现质量改进；缺点是耗费人力和时间。

2. 问卷调查与远程上报　属于被动考评方法。根据医院感染管理质量考核评价标准，设计科学合理的问卷（或考卷）、制作方便实用的调查软件，对相关医院或科室进行定向发放，回收后进行统计、分析，也可得到相应的考评结果。相对现场检查，此方法的优点是节省人力和时间，缺点是主观影响因素较大，结果欠客观，无法实现及时督导、及时改进。

第三节　医院感染管理进展和展望

医院感染已成为影响患者安全、医疗质量和增加医疗费用的重要原因，也是医疗高新技术开展的主要障碍之一。

随着医疗技术的不断发展，医院感染的预防与控制面临着更多的持久战，大量介入性诊断、治疗技术普遍应用于临床，放疗、化疗以及抗菌药物广泛应用，加之疾病谱的变化和人口老龄化程度的不断提高，使得医院感染在传染源、传播途径和易感人群等方面都发生了很大变化。在病原学方面，医院感染病原体的复杂性、多样性及其新的演变趋势给医院感染管理和临床诊疗工作提出了许多新的课题，原已被控制的一些传染病存在死灰复燃、卷土重来的可能，不能掉以轻心；同时，新的传染病陆续出现，在我国已经发现十余种新发传染病，如艾滋病、莱姆病、SARS、人禽流感、诺如病毒引起的腹泻、甲型H1N1流感等。随着病原体的变异和抗菌药物的推陈出新，导致了微生物的耐药性，并在医院内传播，目前，肺炎球菌、葡萄球菌、肠球菌和结核分枝杆菌对许多曾经有效的抗菌药物耐药，耐甲氧西林金黄色葡萄球菌（MRSA）、耐万古霉素金黄色葡萄球菌（VRA）及多重耐药菌株不断增加，如多重耐药的铜绿假单胞菌、鲍曼不动杆菌等。在感染宿主方面，由慢性非传染性疾病患者、老年人口以及儿童构成的易感人群队伍在迅速增加。医院感染的问题愈来愈突出，管理的难度逐步加大，对医院感染管理和专业人员的专业技术水平提出了更高要求。

在过去的几十年中，许多发达国家已将医院感染管理作为一门专业，针对在医疗、护理、检验活动过程中不断出现的感染情况，研究分析导致医院感染的各种危险因素，运用有关的理论和方法，总结医院感染发生规律，并为减少医院感染和降低医院感染入侵人体的危险性而实施了有组织、有计划的预防和控制措施。我国有组织地开展医院感染和管理工作起始于1986年，虽然起步较晚，但二十余年来我国医院感染管理在组织建设、建章立制、开展监测、学术研究和交流、专业人员培训方面都取得了迅速发展，使我国医院感染管理工作步入规范化管理轨道。但是，目前我国医院感染管理工作仍然存在许多问题，主要表现在：部分医院没有明确和落实对预防和控制医院感染、保证患者安全应负有的责任，一味追求高精诊疗技术的发展，忽视感染预防措施的同步实施；部分医院对医院感染预防与控制工作重视不够，认为该项工作“只花钱，不挣钱”，在人力、物力、财力方面投入不足或者根本不投入，特别是医院在侵入性诊疗器械的消毒灭菌、医务人员手卫生等基础性工作方面存在着诸多隐患；各级卫生行政部门对医院的监管力度不够，存在着对医院的问题、隐患失察，以及发现问题未予坚决纠正的问题；医院感染管理专业人员的知识和技术水平需要提高，医务人员预防和控制医院感染的意识需要增强等。

一、医院感染的新发展与新理念

（一）现代医学模式更加重视疾病的预防

现代医学模式已由单纯生物医学模式转变为生物-心理-社会医学模式，从而使医院的医疗服务由个体扩大到群体，由生理扩大到心理，由单纯医疗服务扩大到预防、医疗、保健、康复等有机结合的综合医疗服务。医疗模式从医疗救治向预防转变，也促进了医院感染预防与控制的发展，但我们也要看到，医院感染管理具有复杂性和艰巨性，可以说有医院，就会有医院感染。同时，随着人们生活水平的提高，知识的进步，法律意识的增强，对疾病知识的掌握、对治疗方法的了解、医院运作模式的熟悉和对自身的关爱程度的提高，促使患者和家属对医疗过程和医疗安全也会越来越关注，医院感染问题也会越来越受到医务人员、患者、患者家属和全社会的重视，医院感染需要将监测与预防的关口前移，需要对住院患者的全过程的监督，需要与社区医疗体系进行联合预防耐药菌的播散。

（二）医院感染定义在内涵上有扩展的趋势

在概述中有关医院感染定义中，我们讲到了引入医疗相关感染的概念，它包括了一切与医院或医疗活动相关的感染，不局限于医院内感染，也包括社区感染，不再强调“医院获得”。因为，医院感染与社区感染的界线有时并不十分清晰，且不少发病机制、诊治和预防控制具有共性。因此，近年来，国外趋向用范围更广的“感染控制”概念，而不是“医院感染控制”，也是新的提法。

（三）医院感染专职人员向感染预防专家（infection preventionist，IP）**转变**

医院感染管理部门是一个兼有业务职能和管理职能的科室，要求专职人员既要有感染防控的业务能力，还要具备一定的管理能力。

在业务上，努力成为感染预防专家。做感控（感染控制）人易，做感控行家难，原因是感染管理是综合性的交叉学科，涉及学科知识多，感染防控新理论、新技术不断涌现，只有充分掌握和不断更新自己的知识和技能，才能更好地指导临床；掌握应用循证医学理论推选有效的感染预防方法，制订与实施感染预防控制计划项目，增加培训医务人员和患者的能力，将感染预防关口前移；严格执行预防手术切口感染、呼吸机相关性肺炎、导管相关性血流感染及泌尿系感染等一揽子（bundle）感染防控方案，重视感染防控过程和结果监控结合，努力使自己成为受人尊重的感染防控的“杂家”。

在管理上，努力学习现代的管理知识，学会开发领导和与人沟通的技巧，树立科学发展、以患者为中心和“医院不能给患者带来伤害”的理念，应深入理解和提倡医院感染零宽容（zero tolerance）。准确掌握医院感染管理方面的法律法规，树立依法管理，科学防控的思想，才能在工作中得心应手。将管理学知识融入医院感染预防与控制，如将持续质量改进（continuous quality improvement，CQI）、ISO9001质量体系、六西格玛管理方法等应用到医院感染管理中，会收到事半功倍的效果。将医院感染管理与医院发展建设挂钩，必须建立良好的医院感染管理质量评价体系与指标，定期反馈和公布感染信息。与医院文化建设挂钩，提倡团队精神，在医院文化建设中构建自己的未来，规划自己职业生涯，运用自己专业知识和综合素质使自己成为感染防控工作流程中的关键，与其他成员保持良好的沟通与协调，关注工作细节，最大限度地调动自己的积极性、主动性和创造性，高效率地完成自己的工作，充满自信和快乐地为降低医院感染率、确保医患安全贡献力量。医院感染管理感染的发生原因多，途径复杂，涉及人员面广，感控人员少，需要与医院管理部门及临床科室人员相互协调与配合，才能做好感染控制工作，多学科协作规范化决策模式——MDT（multi-disciplinary team）应在感染管理有很好的应用。在工作中，树立服务与保障意识，采取换位思维，主动与临床科室沟通，建立彼此间的信任关系，转变感控人员就是检查的、扣分的形象，了解科室开展新技术新业务的情况，协助解决具体问题，通过每一次感染事件的处理和防控督导，交一批临床朋友，使科室从不欢迎感控人员来转变到问一下感控人员这样做行不行最后到请感控人员来帮忙的良性循环。

（四）医院建筑学方面融入感染预防的理念

根据环境卫生学和感染预防的隔离传染源的要求，在医院建筑新建改建中，按照医院感染预防与控制流程进行设计和改造，正如美国医疗机构评审国际联合委员会编著《医院评审标准（第三版）》的要求，医疗机构降低拆除、建设、装修场所的感染风险。在计划拆除、建筑或装修时，医疗机构使用风险标准，包括装修或建筑对空气质量的影响要求、感染控制、公用设施的需求、噪音、振动和紧急情况处理程序等。

（五）感染控制的“零宽容”理念

“零宽容”是指我们对待每一个医院感染都要当作它永远都不该发生那样去追根溯源。每一个医务人员，特别是医院感染管理专职人员应该有追求可预防感染的“零宽容”目标的愿望。“零宽容”是一个目标、方向、承诺、态度、文化。“零宽容”不仅意味着降低“感染率”，更在于尽可能避免每个可预防感染案例的发生，意味着发生了可预防的感染案例，不再是“可接受”，仅仅低于国家平均感染水平并不足够好；“零宽容”并不意味着惩罚那些发生了无法预防的医院感染（HAIs）的医疗机构或 ICP，并不意味着惩罚那些因条件所限而无法遵从感染控制措施的医疗团队。

（六）医疗安全与职业暴露与防护受到重视

患者和医务人员的安全成为全球关注的重点。医院感染影响医疗质量，直接影响到患者的安全，患者安全是世界各国所面临的共同问题，“患者安全国际联盟”提出了 21 世纪医疗系统质量改进的目标：安全（safe）、有效（effective）、以患者为中心（patient-centered）、及时（timely）、效率（efficient）、公平（equitable）。“安全”是医疗质量的首要问题和最基本的要求。2005～2006 年“全球患者安全挑战”以“清洁保健，增进安全（Clean Care is Safer Care）”为主题，其目的在于加强会员国对处理卫生保健相关感染问题的承诺，为实现这一目标，该行动在开展血液安全、注射和免疫接种安全、临床操作安全、安全饮水、卫生设施和废弃物处理行动的同时，推出新制定的《WHO 卫生保健中手部卫生准则（最新草案）》。

2007 年底我国“全球患者安全倡议活动”启动仪式暨“医院感染与患者安全”会议上，黄洁夫副部长在会上宣读“中国卫生部支持预防和控制医院感染、保障患者安全”的声明，宣示我国加入“全球患者安全联盟倡议”。

（七）手卫生更加受到重视和执行

随着国际上对手卫生的重视和研究，经手接触传播细菌是医院感染的最主要传播途径，约 80%的感染是经手传播的，因此，手卫生成为了国际最关注的感控措施，洗手和手消毒被认为是预防医院感染最基本、最有效、最经济、最简单的预防措施，甚至提出了手卫生能够挽救生命。许多具体加强手卫生的措施，如手卫生设施设置在走廊，快速手消毒液的应用、非接触式水龙头的广泛使用，干手用纸巾的应用等，也在我国各级医院得到了实施。针对手卫生依从率的调查和督查，加入到医院感染督查中。我国 2009 年出台了国家手卫生标准《医务人员手卫生规范》，规范的宣传和执行，提高了我国医务人员对手卫生的重视程度和依从性，重视手部卫生正逐渐成为医务人员的意识和行动，影响医务人员医疗过程中的行为。

（八）关注医院感染与经济效益的关系

医院感染专职人员要使医院领导改变感染防控只投入、无产出的错误认识，了解医院感染管理与医院效益密切相关。据美国医院感染控制效果研究显示：感染控制成本 8 亿美元/年，医院感染控制节约资金 24 亿美元/年，成本效益比为 1∶3。医院感染暴发事件的发生，给医院造成的名誉损失和经济损失是显而易见的，但散发病例所造成的损失也逐渐清晰起来，美国联邦医疗保险与医疗救助服务中心从 2008 年 10 月开始，拒绝支付部分医院感染造成的费用支出，即在出院的患者中，如果出现导尿管相关尿路感染、中央导管相关血流感染、手术部位感染（如冠状动脉搭桥术后的纵隔炎）等所造成的费用被拒绝支付。目前，正在论证停止支付费用的部分，如全膝关节置换术后的手术感染、军团菌病、呼吸机相关肺炎、金葡菌脓毒症、艰难梭菌病等。这是迄今最具有冲击力的政策改变，也是医院感染与经济效益最直接的关联事例。医院不能收回为患者感染进行治疗的费用，就意味着医院自己来支付患者这方面的费用。这些政策对医院感染防控带来了巨大的冲击力，让医院领导和临床医务人员普遍感受压力，必将导致对医院感染预防与控制的真正重视，使预防医院感染转为自觉行动。同样，我国原卫生部正在大力推行临床路径和单病种付费，未来我国医院也将面临患者部分感染治疗费用收不回来的问题。

二、医院感染目标性监测和信息化技术利用

（一）医院感染监测方法的转变

除了应用信息技术提高感染监测效率，从监测方式上也从原来的综合性监测向目标性监测转变。美国已经停止开展全面综合性监测，原因是已经了解医院感染发病率本底与危险因素，全面综合性监测花费人力太大，减少了感染管理专职人员进行干预的时间，不同医院和科室的综合监测结果缺乏可比性，而目标性监测具有针对性，省时省力。目前开展的目标性监测有：①ICU 监测；②HAP 监测；③外科手术部位感染监测；④细菌耐药性监测；⑤抗菌药物使用监测。各医院可以结合各自的综合性监测资料基础上发现的问题或在目标性监测基础上发现的新问题做进一步的目标性监测，目标性监测应包括对干预措施效果的评价等，如采取某项感染控制措施或技术后对某些感染率的影响等。我国于 2009 年公布的《医院感染监测规范》规定，新增的医院或未全面监测及小型医院，还是要进行 2 年的综合性监测。

目标性监测的优点：集中有限的资源用在高危部门监测；聚焦于已知有控制措施的医院感染监测；能确定有效的标准；灵活性，能结合其他策略进行监控；提高监测的效率；节省时间，使感控人员开展其他感控活动。目标性监测的缺点：收集的资料限于目标人群或危险因素，可能会遗漏非监测部门或人群的感染暴发。

（二）医院感染管理的信息化建设飞速发展

加强医院感染信息化建设，不仅能够提高医院感染信息的及时性、与其他部门沟通的速率和感控工作的效率，提高医院感染预防与控制措施的实施效果，而且可以实现对住院患者全过程监控，如解放军总医院研发的基于 HIS 的医院感染实时监测预警系统，能够从多个资源点对感染相关因素进行主动、连续和系统的监测分析，提示医院感染相关事件，简化目标性监测，分析抗菌药物合理应用及病原菌的耐药性，提升了感染监控效率和质量，密切与临床人员的沟通，也使感控人员对临床感染病例的及时干预得以实现。同

时，国家和地区的医院感染监测网络、耐药菌监测系统相继建立，对提高我国医院感染监测的整体水平，起到了促进作用。

在感染控制方面，应用网上挂号、电话预约服务、电脑自助挂号机、气动物流传输系统、视频系统与门禁系统等，减少了患者在医院停留时间或来院次数，解决了患者家属探视时与患者相互沟通和了解患者病情的需要，从而减少被污染或感染的机会，避免了微生物的相互污染和传播，也可减缓医院中的耐药菌向社区扩散的速度，减少扩散的机会。

通过感染专业网站，如中华人民共和国卫生部（www.moh.gov.cn）、中国医院感染管理网（www.nimc.org.cn）、中国医院感染网（www.yygr.cn）、上海国际医院感染控制论坛（www.icchina.org.cn）、中国疾病预防控制中心（www.chinacdc.net.cn）和国外的感染相关网站，及时追踪和收集国内外医院感染信息和传染病疫情，新的预防控制措施，新的标准、规范，用以指导医院感染控制和传染病防控工作。利用远程医学网和院内闭路电视、院内办公网，进行网络教育、授课和宣讲。充分利用医院内部网络，定期或不定期发布医院感染监控信息和传染病疫情及防治信息，为全院人员及时了解医院感染控制、传染病疫情及防控信息，做好预防提供支持。

（三）微生物实验室在监测预警中的作用受到更大的重视

微生物实验室是把医院感染控制和研究工作引向深入的基础和前提，感染防控或流行病学调查效果取决于正确鉴定病原菌的能力、快速分析致病菌的数据以及结果的通报；特别是在病原微生物的检验和耐药细菌的筛选等方面对临床感染控制的支持上。因此，感染管理专职人员应加强与临床微生物实验室的沟通和联系。大力支持和积极参与医院感染控制工作，也是临床微生物实验室责无旁贷的工作职责。感染管理科建立自己的实验室也是目前感染控制学科发展的一种趋势，有的医院将医院感染控制办公室设立于临床微生物科或临床微生物室设立于医院感染控制科，以此加强感染管理与实验室之间的沟通与联系。

实验室人员所参与的感染控制工作：①正确鉴定医院感染中涉及的病原微生物；②医院内各种环境标本的细菌学监测；③精确进行抗菌药物敏感试验；④定期通报实验室数据；⑤对医务人员的医学微生物学知识的教育培训；⑥做好实验室内的感染管理与生物安全；⑦参加医院感染管理委员会及感控工作；⑧加强与临床医务人员及感染管理人员的协作沟通。

三、医院感染管理更加规范化、科学化、精细化

（一）医院感染管理制度建设走向规范化、科学化

我国2003年突如其来的SARS疫情，促使我国全社会更加重视疾病预防与控制工作，特别在传染病防治和医院感染预防与控制有了新的认识，医院感染管理工作得到了应有的重视，迎来了新的发展机遇。相继出台了一系列法律、法规、规范、指南和标准（参见本章第二节），原卫生部于2006年成立了医院感染管理标准委员会，每年将会有3～5个医院感染方面的规范和标准出台，标准的制定过程参考国外的法规与指南，借鉴以往的成功经验，以循证医学为基础，结合医院的实际情况，进行科学、严谨的调研论证，避免执行过程过于繁琐的现象，使制度制定过程更加科学合理，新的规范和标准的操作性、实用性更强。

卫生行政部门也加大制度执行的督查，各级医院在如何帮助医务人员更好地做好感控

工作上下工夫，将感染防控过程和各种制度进行仔细分析分解，制定各种 SOP，实行精细化管理，加大制度的执行力度；同时，采取持续改进的管理理念，采用 PDCA 循环方法，开展制度体系效能性评估，量化具体的考核机制，发现不足，及时修改，不断提高感控管理的质量和效率。

（二）行业内部管理得到了加强

各地相继成立了医院感染管理质量控制中心，在当地卫生行政部门的直接领导下，进行行业内部的管理与督导、检查工作；各地根据国家法规、指南和标准等制定了本地的医院感染管理质量考核评价实施细则，给医院感染管理者及医务人员指出了明晰的责任和检查标准，促进了医院感染管理知识的普及和防控措施的实施；同时，加强了地区内医院感染的监测工作，特别是近年来，各地开展的手术切口感染的目标监测，多中心同时开展大样本的调查，不仅掌握了各医院的基本情况，而且还进行了医院间的横向比较，提升了医院开展感染控制压力和动力。

（三）医院感染管理成为医院等级评审和医院管理质量考核评价中的重要内容

原卫生部的“医院管理年”活动中，医院感染管理专家参与其中，医院感染管理内容成为“医院管理年”活动的九项内容之一，极大地提高了医院感染管理在医院管理中的作用和地位，随后的各级各类医院管理监督检查中，医院感染管理均为重要检查内容之一，所占比重也有逐年增加的趋势。2008 年的《医院管理评价指南》以及目前正在开展的医院等级评审内容中，医院感染管理也成为其重要内容之一，促使医院管理者提高了对医院感染管理工作的重视和支持。

（四）医院感染监督与检查趋向量化、精细化

在医院感染管理督导检查过程中，督查的内容也在逐渐具体化，对制度的落实和防控措施是否实施向量化和精细化方向发展，如有本院特色的医院感染管理的规章制度；有独立的医院感染管理科，职责明确，配备的人员能满足开展工作的需要；开展了医院感染的监测，资料有分析、反馈；有根据监测发现问题的改进措施；医院感染的报告符合要求。

（五）医院感染培训增加了新的内容和观念

除强调对感染管理专职人员和医务人员以及全院员工的感染预防与控制知识培训外，增加了对患者、陪住家属、探视人员的培训，采用宣传栏、科普书、张贴画、知识卡和入院须知等多种形式，对他们进行预防和控制医院感染的宣传教育，增强清洁、卫生观念，配合落实医院消毒隔离制度、探视及陪住制度，规范他们在医院的行为。更为重要的是，患者及家属了解了医院感染防控措施和做法，可以督促和监督医护人员，可以提升医务人员的执行力，落实医院感染预防与控制措施。

（六）加强了医院感染事件的问责

医院感染监测、控制、管理水平是衡量一个医院管理水平、技术水平和整体形象的标志，医院感染的发生，特别是医院感染暴发事件的发生会给医院带来严重的后果，甚至患者及家属生命、财产损失巨大，影响医院在社会的形象和信誉，会造成大量患者流失，经济赔付数额巨大，甚至造成医院领导的问责，2008 年以来，原卫生部对公布的医院感染暴发事件均进行了问责，发生医院感染暴发的医院，从医院院长、副院长、护理部主任、医务处（科）长，到发生暴发感染事件的科室领导、护士长，感染管理科主任和具体医务人员均被撤职、免职或其他处分，在医院管理者中造成了极大的震撼，也促使他们更加关注医院感染的预防与控制。

四、加强合理使用抗菌药物管理和耐药菌的预防与控制

（一）加强合理使用抗菌药物管理

目前，抗菌药物不合理使用现象变得较为普遍，主要表现为预防用药太多、使用时间过长、用药档次过高、联合用药过多。抗菌药物合理使用是医院感染管理的难点和重点，抗菌药物不合理使用已造成了严重的危害，引起了耐药菌株不断增加、细菌变异、菌群失调、多重耐药菌株的出现等，给患者带来了很大的痛苦和经济负担，延长住院时间，消耗了社会医疗资源。为此，国家出台了《抗菌药物临床应用指导原则》。

对抗菌药物实行分级管理。将抗菌药物分为非限制使用、限制使用与特殊使用三类进行分级管理。临床选用抗菌药物应遵循本《指导原则》，根据感染部位、严重程度、致病菌种类以及细菌耐药情况、患者病理生理特点、药物价格等因素加以综合分析考虑，参照“各类细菌性感染的治疗原则及病原治疗”，一般对轻度与局部感染患者应首先选用非限制使用抗菌药物进行治疗；严重感染、免疫功能低下者合并感染或病原菌只对限制使用抗菌药物敏感时，可选用限制使用抗菌药物治疗；特殊使用抗菌药物的选用应从严控制。临床医师可根据诊断和患者病情开具非限制使用抗菌药物处方；患者需要应用限制使用抗菌药物治疗时，应经具有主治医师以上专业技术职务任职资格的医师同意并签名；患者病情需要应用特殊使用抗菌药物，应具有严格临床用药指征或确凿依据，经抗感染或有关专家会诊同意，处方需经具有高级专业技术职务任职资格医师签名。紧急情况下，临床医师可以越级使用高于权限的抗菌药物，但仅限于1天用量。

抗菌药物合理使用的管理，一方面应加大宣传教育力度，使各级医生了解抗菌药物不合理使用的危害；另一方面要制定合理使用抗菌药物规章制度，使临床医生了解抗菌药物合理使用的原则和方法，管理部门定期对临床科室进行考评，监测抗菌药物使用情况，及时分析、反馈存在的问题，提出改进措施。

在抗菌药物临床应用管理方面，提出以严格控制Ⅰ类切口手术预防用药为重点，进一步加强围术期抗菌药物预防性应用的管理；严格控制氟喹诺酮类药物临床应用；严格执行抗菌药物分级管理制度，明确指定了“特殊使用”的抗菌药物种类：①第四代头孢菌素：头孢吡肟、头孢匹罗、头孢噻利等；②碳青霉烯类抗菌药物：亚胺培南/西司他丁、美罗培南、帕尼培南/倍他米隆、比阿培南等；③多肽类与其他抗菌药物：万古霉素、去甲万古霉素、替考拉宁、利奈唑胺等；④抗真菌药物：卡泊芬净、米卡芬净、伊曲康唑（口服液、注射剂）、伏立康唑（口服剂、注射剂）、两性霉素B含脂制剂等。同时规定，“特殊使用”抗菌药物须经由医疗机构药事管理委员会认定、具有抗感染临床经验的感染或相关专业专家会诊同意，由具有高级专业技术职务任职资格的医师开具处方后方可使用。医师在临床使用“特殊使用”抗菌药物时要严格掌握适应证，药师要严格审核处方。紧急情况下未经会诊同意或需越级使用的，处方量不得超过1天用量，并做好相关病历记录。

（二）耐药菌及多重耐药菌更受关注

2008年，原卫生部颁发关于加强耐药菌管理的文件，要求重视和加强耐药菌及多重耐药菌的医院感染管理，建立和完善对多重耐药菌的监测，包括MRSA、VRE、产ES-BLs的细菌、多重耐药的鲍曼不动杆菌、铜绿假单胞菌等；预防和控制多重耐药菌的传

播，加强医务人员的手卫生，严格实施隔离措施，切实遵守无菌技术操作规程，重视医院环境卫生管理，加强抗菌药物的合理应用和对医务人员的教育和培训，注重对医疗机构的监管。

加强临床微生物检测与细菌耐药监测工作，建立抗菌药物临床应用预警机制，建立了全国医院细菌耐药监测网络，约 900 余所医院参加。要根据全国和本地区细菌耐药监测结果，结合本机构实际情况，并采取相应的干预措施：①对主要目标细菌耐药率超过 30%的抗菌药物，应及时将预警信息通报本机构医务人员；②对主要目标细菌耐药率超过 40%的抗菌药物，应慎重经验用药；③对主要目标细菌耐药率超过 50%的抗菌药物，应参照药敏试验结果选用；④对主要目标细菌耐药率超过 75%的抗菌药物，应暂停该类抗菌药物的临床应用，根据追踪细菌耐药监测结果，再决定是否恢复临床应用。

国际上也提出了预防抗菌药物耐药的 12 项措施。在预防感染方面：①接种疫苗；②拔除导管。在有效的诊断和治疗过程中：①针对性病原治疗；②控制抗菌药物应用。在合理应用抗菌药物过程中：①应用当地资料；②专家会诊；③治疗感染，而非污染；④治疗感染，而非寄殖；⑤严格掌握万古霉素应用指征；⑥及时停用抗菌药物。在预防疾病传播方面：①隔离患者；②遏制医务工作者传播。

总之，医院感染防控是一项系统工程，关键需要领导重视，医护人员认真负责，广泛开展教育、培训，制定制度去约束影响医护人员及其他职工的行为。不同医院由于患者构成、环境、医护人员行为、治疗、可利用资源不同而需要不同的感染监控措施。医院感染监控措施的评估，要根据医院的需要而定，较大医院所采取的一些医院感染监控措施，在方法和程序上并非金标准，只是针对某些问题制定的，并未经过严格的评价。因此，需要医院感染管理专职人员对本院的医院感染防控措施有一个持续改进的过程，提高医务人员和自身的执行力，确保医患安全和医疗质量。

（朱士俊）

参考文献

1. 王羽．医院感染管理办法释义及适用指南．北京：中国法制出版社，2006
2. 朱士俊．医院感染管理与持续质量改进．中国医院，2006，10（5）：1-4
3. 董军，陈世平，代伟，等．医院感染持续质量管理模式研究．中华医院管理杂志，2000，16（1）：45-46
4. 胡必杰，郭燕红，高光明，等．医院感染预防与控制标准操作规程（参考版）．上海：上海科学技术出版社，2010
5. 陈同鉴，王羽，周简，等，译．美国医疗机构评审国际联合委员会．医院评审标准．第 3 版．北京：中国协和医科大学出版社，2008
6. 索继江，李六亿，巩玉秀，等．如何提高医院感染管理的执行力．中国医护管理，2010，10（6）：76-78
7. 刘殿荣，索继江，邢玉斌，等．信息技术在我院医院感染管理中的应用．中国医院，2010，9：78-79

第二篇 医院感染管理

第三章 医院感染管理的组织建设

组织一词可以分为动词与名词来解释，当作为名词时，是指一个有效的工作集体，如古典组织理论的研究者詹姆斯·D·穆尼认为，组织是每一种人群联合起来为达到某种共同的目标形式。美国管理学家切斯特·巴纳德认为，组织就是有意识地协调两个或者两个以上的人的活动力量的协作系统，该定义强调了组织是由个体或者群体集合而成的系统。而作为动词的组织则决定执行什么任务，谁去做，任务怎样组合，谁向谁报告，决策在哪里作出。我国一些研究组织也对组织下了一些定义。郑海航认为：“组织是由两个人以上的群体组成的有机体，是一个围绕共同目标、内部成员形成一定的关系结构和共同规范的力量协调系统。”刘巨钦认为：“所谓的组织，是指为了实现一定的共同目标而按照一定的规则、程序所构成的一种权责结构安排和人事安排，其目的在于确保以最高效率使目标得以实现。”

由于研究视角的不同，对组织的定义也不完全相同。美国斯坦福大学教授 W·理查德·斯格特从三种视角对组织概念进行了界定，他从理性系统视角出发为组织下的定义是：“组织是意图寻求具体目标并且结构形式化程度较高的社会结构集合体”。该定义的基本思想包括：①组织有一个共同的目标，组织之所以存在，只能是因为它执行一定的功能，否则就失去了其存在的理由。而组织能够存在并发展下去，就是因为它执行一定的目标；②组织是实现目标的工具，组织目标是否实现，就要看组织内各要素之间的协调、配合程度，其中很重要的一个方面就是看组织是否合理有效；③组织包括不同层次的分工协作。组织为达到目标和效率，就必须进行分工协作，把组织上下左右联系起来，形成一个有机体。该定义的基本思想正诠释了医院感染管理组织在医院感染管理工作中的地位和作用。

医院具有多种专科和技术人员，医院感染管理是医院管理的重要组成部分，贯穿于医疗活动的全过程，涉及全体医护、医技人员及后勤人员，医院感染管理活动，应针对医院所有部分，以预防医院感染为目标，形成一个系统的管理体系。医院感染管理组织是完成医院感染管理活动的基础和工具，医院感染管理组织是否能完成预防医院感染这一组织目标，是检验组织是否合理有效的标准。完成组织目标需要靠组织内各要素之间的协调、配合，医院感染管理组织的不同层次应分工协作，形成一个有机体，行使管理职能，共同完成预防医院感染这一组织目标。

世界各国的医院感染管理组织的名称、规模等虽各不相同，但基本上都是在医院的领导管理层设立一个专业委员会，其成员来自各种专业的技术人员和管理人员。我国医院感染管理组织机构的建立起步较晚，1988 年 11 月 30 日，我国原卫生部颁发《建立健全医院感染管理组织的暂行办法》，办法规定 300 张床以上的医院设医院感染管理委员会，300 张床以下的医院设医院感染管理小组，在院长领导下，全面负责医院感染的监控管理工作，并对委员会（小组）的任务和职责及组成人员等作出明确规定，第一次使医院感染管理工作有了组织保证。1994 年，原卫生部组织调查组对我国具有代表性的省市（北京、云南、广西、浙江、黑龙江、吉林等）128 所医院的医院感染管理工作进行专题调查和考核，已有 98%的医院建立医院感染管理委员会（或感染管理小组），并制定有工作任务、职责和计划；94%的医院成立了医院感染管理科，并配备了专职人员。至此，我国的医院感染管理组织体系基本建立。

当前，我国医院感染组织建设及业务管理工作已全面走上法制化、正规化轨道。我国政府和卫生行政部门十分重视医院感染管理工作，修订与颁布了一系列的法律、法规和规章，为医院感染法制化管理提供了依据，使医院感染管理在组织结构、人员配备上有了政策保障。2000 年 11 月 30 日，我国原卫生部颁布的《医院感染管理规范（试行）》（卫医发［2000］431 号）中进一步对医院感染管理的各级卫生行政部门及医疗机构中的医院感染管理组织作出明确规定。《规范》规定原卫生部成立医院感染管理专家咨询委员会，各级各类医院必须成立医院感染管理委员会；300 张床位以上的医院设医院感染管理科，300 张床位以下的医院应配备医院感染管理专职人员；临床科室应建立医院感染管理小组；并对各级管理组织的人员组成及职责作出详细规定。本《规范》的颁布对加强医院感染管理组织建设起到了明显的推动作用。随后，在原卫生部于 2006 年 6 月 15 日发布的《医院感染管理办法》中，将需要设置独立的医院感染管理部门的医院的标准改为 100 张住院床位以上。可见，随着医院的发展，医院感染管理涉及的工作越来越多，医院感染管理组织建设也随之加强，形成了以医院感染管理委员会、医院感染管理科、临床医院感染管理小组为主要医院感染管理组织的三级网管理模式。

第一节　医院感染管理委员会

医院感染管理委员会是医疗机构中医院感染管理的最高组织机构和决策机构，负责制订本医疗机构医院感染管理计划及医院感染防控总体方案，并对医院感染管理工作进行监督和评价。

一、医院感染管理委员会的成员构成

医院感染管理委员会应设主任委员和副主任委员。主任委员直接由医院院长或者主管医疗工作的副院长担任，以便于统筹和协调医院感染管理与医院整体医疗和护理管理工作。副主任委员应具有必要的医院感染管理与防控知识，负责委员会主要工作的落实。由于医院感染防控贯穿于医疗工作的全过程，医院感染管理工作涉及医疗、护理、后勤等多方面，穿插于整个医院管理工作之中，为便于部门间的沟通与协调，委员会的一般成员应包括医院感染管理部门、医务部门、护理部门、临床科室、消毒供应室、手术室、临床检验部门、药事管理部门、设备管理部门、后勤管理部门及其他有关部门的主要负责人。一

项对全国 6 个省市 36 所综合医院进行的医院感染管理现状调查的研究表明，36 所医院均有医院感染管理委员会，80.6%由副院长担任主任委员。72.2%的医院至少每 6 个月召开一次感染管理委员会会议，出现问题时随时召开。

二、医院感染管理委员会的职责

1. 认真贯彻医院感染管理方面的法律法规及技术规范、标准，制定本医院预防和控制医院感染的规章制度、医院感染诊断标准并监督实施。

医院感染管理制度是医院感染管理工作的指南针，是医院感染管理工作的根基。我国的医院感染防控工作起步较晚，医院在感染控制制度的建设、落实方面仍然存在很多问题，包括制度不健全、已有的制度老化、未及时更新等。近几年，从 SARS 到新生儿医院感染暴发，从人工晶体植入术后感染导致的眼球摘除到透析患者丙肝的暴发，我国频发的医院感染不良事件已经为我国的卫生行政部门敲响了警钟，原卫生部相继出台了多项医院感染管理相关规范和标准。医院感染管理方面的法律法规及技术规范、标准是规范医疗机构感染管理工作的指南，医院应该及时全面地掌握与深入领会国家医院感染管理相关制度，保障其时效性。医院应按照制度的要求，通过各种方式规范医护人员的行为，提高临床医护人员医院感染防控观念，从根本上保障其操作的规范性，防范医院感染的发生。

国家规范及标准是面向全国各级各类、具有不同专业特征的医疗机构而制定的最低统一标准。医疗机构要落实这些国家规范及标准，就应根据本机构的特点，制定本机构的相关制度。医院感染管理委员会的职责之一就是根据国家的医院感染管理方面的法律法规及技术规范、标准，结合本医院特点和具体情况，制定本医院预防和控制医院感染的规章制度，并使之成为本医院医护人员在工作中必须遵守的准则，直接约束医护人员的行为。

制度落实得好坏很大程度上依赖于监管的力度，监管严格制度就执行得好，监管松懈制度执行得就差。也就是说，制度的执行多数是来自于医护人员对于监管惩罚的畏惧，而不是主观上的自觉遵从。要想从根本上改变医护人员的行为，就必须在医院建立起安全文化。让医护人员真正认识到医院感染防控的重要性，树立医院感染防护理念和安全观，在医院形成自觉遵守规程、制度的良好风气。而这种文化和风气的形成基于最初的科学的监管，这也正是医院感染管理委员会的重要职责之一。

2. 根据预防医院感染和卫生学要求，对本医院的建筑设计、重点科室建设的基本标准、基本设施和工作流程进行审查并提出意见。

医院建筑作为医疗活动最主要的载体，必然对医院感染的发生、发展和预防、控制起到十分重要的作用。因此，保证医院建筑规划设计的科学性、合理性、有效性、安全性，以最大限度地预防控制医院感染，已成为衡量医院管理水平的重要标志之一。医院建筑要求功能齐全、部门繁多，是民用建筑中功能要求最复杂的类型，要求适应医院医疗、教学、科研、保健等活动，符合预防医学和卫生学的特殊功能，因而具有功能复杂、建筑多变、环境特殊、设备制约等特点。在此条件下如何预防、控制医院感染是医院建筑设计面临的巨大挑战。医院建筑是患者和医院工作人员集中活动的区域，从感染传播环节的角度讲，患者既是感染源，也是易感人群，医院建筑本身和相关因素是重要的传播媒介之一。就诊路线不合理、建筑隔离不到位、通风系统不科学、卫生设施不完善等，都会大大增加感染传播的机会。所以，在医院建筑规划设计阶段，就必须从预防医院感染角度进行合理化论证。

预防医院感染是医院建筑规划的基本原则之一。国内外医院的建筑标准和规范里，都特别强调要预防医院感染（或交叉感染），这是医院建筑与其他建筑区别最明显的特点之一，是包含在标准和规范中的最基本原则之一。在医院新建、改建及扩建医疗用房的时候，必须牢记这一原则。我国已有多项国家标准和规范规定了医院感染相关的建筑要求，如《医院消毒供应中心管理规范》（WS310.1—2009）、《重症医学科建设与管理指南（试行）》、《医院洁净手术部建筑技术规范》（GB50333—2002）等。

医院建筑直接影响到各重点部门的布局分区和工作流程，与医院感染预防控制工作息息相关，没有合理的布局就不会有合理的流程，布局、流程不合理的直接结果就是给医院感染防控造成更大的困难与障碍，甚至无法防控。合理的建筑布局和流程是减少医院感染发生的重要因素，新建、扩建、改建的项目都必须符合医院感染管理的要求，否则，建成后的建筑再改动，不但造成浪费，更将给医疗工作带来不便，甚至埋下安全隐患，因而，医院感染管理部门如何在医院建筑中发挥作用非常重要。医院建筑的规划与设计是建筑学、医学、预防医学、环境保护学、医疗设备工程学、信息科学、医院管理学等多学科、多领域应用成果的综合，而医院感染管理委员会成员包括医院各相关部门负责人，并在医院院长的直接领导下开展工作，因此有能力也应该承担这一职责。

3. 研究并确定本医院的医院感染管理工作计划，并对计划的实施进行考核和评价。

科学的管理应该在明确目标的基础上，有计划地逐步推进，最终达到目标。医院感染的防控贯穿于所有医疗工作中，涉及医院医疗、护理、后勤、管理等多个方面，所以，医院感染管理工作是一项复杂的系统工程。这个系统工程中任一环节出现问题，都会影响整体工作，造成整个医院的感染管理链断裂，严重者出现医院感染暴发事件，使整个医院系统运行故障。故医院感染管理必须在统筹考虑医院各方面工作的前提下，制订合理的工作计划，按照计划各司其责，协调统一，各部门团结协作，才能共同做好这一系统工程。医院感染管理委员会是医院感染管理的最高组织机构，应该科学地制订合理的医院感染管理工作计划，并对计划的实施进行考核和评价，以保证计划的落实，并根据考核和评价结果，不断完善下一步工作计划，使医院感染管理水平不断提升。

4. 研究并确定本医院的医院感染重点部门、重点环节、重点流程、危险因素以及采取的干预措施，明确各有关部门、人员在预防和控制医院感染工作中的责任。

重症监护病房（ICU）、手术室、供应室、新生儿室、血液净化室、产房、口腔科、内镜室等部门，各种插管、注射、手术、内镜诊疗操作等重点环节，因为医院感染易感人群集中，又存在较多的医院感染危险因素，通常为医院感染防控的重点部门和重点环节。医疗机构的等级及特点不同，其医院感染的重点科室也不完全相同。医院感染管理委员会应根据本医院特点确定本医院的感染防控重点部门，并针对重点部门开展目标性监测或医院感染调查研究，发现本部门医院感染危险因素。根据本部门医院感染的危险因素，制定相应的防控措施进行干预，使医院感染防控的重点环节及流程趋于合理，降低医院感染发生风险，减少医院感染的发生，保障重点部门的医疗安全。

5. 研究并制定本医院发生医院感染暴发及出现不明原因传染性疾病或者特殊病原体感染病例等事件时的控制预案。

医院感染暴发是对医疗安全构成巨大威胁的不良事件，医院感染暴发的预防和控制是医院感染防控的工作重点之一。一个医院感染暴发事件可能仅影响局部病区/医院和人群，但一些局部的医院感染暴发事件如处理不好，可引发全国性甚至国际危机，SARS的暴发和流行就是一个典型案例。医院管理者和临床医护人员应时刻警惕，早期识别医院感染暴发的迹象，实施控制措施，将其扼杀于萌芽状态，保障医患医疗安全。

医院感染暴发具有不确定性、应急性、可预防性等特征。暴发事件演变迅速，无论是产生的原因、事态发展的结果，还是事件变化的影响因素都具有高度的不确定性，同时，暴发的初期还存在着管理者对暴发的各种信息了解不完全、不准确或者是危机信息报告和反馈不及时等情况。因此，在整个医院感染暴发事件的发生过程中充满着风险性、震撼性、爆炸性的特征。因此，医院感染管理委员会应针对医院感染暴发事件的特点，结合本医院曾经发生过的具体暴发事件的控制过程和经验，制订并不断完善医院感染暴发应急防控预案，及时有效地控制医院感染暴发事件。

不明原因传染性疾病或者特殊病原体感染，因其各种不确定性，如病原体不确定、传播途径不确定、诊治方法不确定等，其造成暴发的危险性成倍增加。因此，此类事件更应该引起医院感染管理者的重视，对此类事件的应急防控预案应更加完整和严密，以最大程度地控制感染的蔓延。

6. 根据本医院病原体特点和耐药现状，配合药事管理委员会提出合理使用抗菌药物的指导意见。

抗生素的发现是感染治疗里程中的一次飞跃，它挽救了无数人的生命，是医学领域的宝贵资源。自人类发现抗生素以来，抗菌药物的种类迅速增加，其抗菌谱也越来越广。我国是抗菌药物使用大国，目前使用量、销售量列在前15位的药品中有10种是抗菌药物。随着广谱抗菌药物的广泛应用，细菌耐药率呈快速增长趋势，耐药菌株的迅速增加已在国际上引起关注。近年来，多重耐药菌感染暴发事件时有发生。多重耐药菌感染治疗困难，患者预后差，一旦引起暴发或流行，常常难以控制。抗菌药物的不合理使用是造成细菌耐药的重要原因，如果再不有所行动，人类将重新进入“无抗生素时代”。加强抗菌药物管理，合理使用抗菌药物成为卫生行政部门及各级医疗机构迫在眉睫的任务。为加强抗菌药物合理使用的管理，我国原卫生部已连续发布了《抗菌药物应用临床指导原则》、《卫生部关于抗菌药物临床应用管理有关问题的通知》、《抗菌药物临床应用管理办法》等刚性文件，并于2011年和2012年连续两年进行了全国抗菌药物临床应用专项整治活动。

7. 建立会议制度，定期研究、协调和解决有关医院感染管理方面的问题。

医院感染管理相关问题贯穿于整个临床实践过程，往往涉及多部门工作。例如，要做好多重耐药菌防控的管理需要检验科微生物室、药剂科、临床科室、医务处、护理部、医院感染管理科等多部门的协作；医务人员手卫生的管理涉及医院感染管理科、医务处、护理部、门诊部、临床科室、医技科室以及后勤部门。故医院感染相关问题的发现与解决均需要多部门协调完成，医院感染管理委员会应建立会议制度，定期分析和研究医院感染相关问题，与相关部门沟通、协调，解决相关问题。

第二节　医院感染管理科

《医院感染管理办法》中明确指出，住院床位总数在100张以上的医院应当设立独立的医院感染管理部门；住院床位总数在100张以下的医院应当指定分管医院感染管理工作的部门；其他医疗机构应当有医院感染管理专（兼）职人员。医院感染管理科是医疗机构中医院感染管理三级网的中坚力量，是医院感染管理的组织者与实施者，在医院感染管理工作中起着承上启下的重要作用。医院感染管理科既在院领导和医院感染管理委员会的领导下，在医疗行政部门的指导下行使管理和监督职能，又具有对医疗机构中医院感染相关事件的处理进行专业技术指导的业务职能，是肩负管理和专业技术指导双重职责的职能科室。

医院感染管理科作为医院质量管理的职能科室，应落实本医疗机构医院感染管理工作计划和质量改进措施，完成医院感染管理委员会制定的各项工作目标，不断完善和落实医院感染管理规章制度，逐渐完善一套科学的医院感染管理体系，对医院感染实行系统化、科学化的现代化管理，全面提高医疗质量。

另一方面，医院感染管理科作为一个专业的业务科室，还承担着处理医院感染相关事件的专业技术指导任务，如医院感染暴发的控制、消毒隔离、医疗废物处置等。其专职人员应掌握先进的专业理论与方法，熟知法律法规，具备优良的专业素质，才能做到秉公办事、以理服人，对临床科室多指导、多帮助、少指责，与科室操作人员共同分析、研究对策，使我们提出的各项预防与控制医院感染措施既符合政策要求，又具有较强的可操作性和实用性，全面提高医院感染管理质量。

在对全国6个省市36所综合医院进行的医院感染管理现状调查的研究中，88.9％的医院设立了医院感染管理科，80.6％的医院内医院感染管理科为一级科室，直接上级为主管医疗的副院长。医院感染管理科工作性质，69.4％为管理兼业务，27.8％为管理，2.8％为业务。医院感染管理部门负责人参与医院医疗质量管理决策的占到86.1％。

一、医院感染管理科成员构成

医院感染管理是一个涉及管理学和多学科相互交叉渗透的综合性的学科领域，医院感染管理科人员配置应满足其管理和专业的双重职能要求。《医院感染管理办法》中明确指出，医院感染管理部门、分管部门及医院感染管理专（兼）职人员具体负责医院感染预防与控制方面的管理和业务工作。2011年，我国原卫生部《三级综合医院评审标准》中也明确要求，医院应有医院感染管理部门，配备专兼职人员，负责医院感染管理工作，负责人为副高及以上专业技术职称，人员配置满足临床需要。

2004年，一项研究调查了全国39所综合医院，累计床位12 832张。调查结果显示，所调查的医院共配备专、兼职人员85人，人均床位数150.96张，300张以上床位的医院均成立了医院感染管理科。在科室设置和人员配备均达到了原卫生部《医院感染管理规范(试行)》的要求。在85名医院感染管理专、兼职人员中，不同级别的医院，护理专业人员均明显高于医疗专业人员，39所医院中共有护理专业人员63人，占总人数的

74.12%，医疗专业人员 22 人，占 25.88%；不同级别医院的高、中、初级职称分布不同，医院级别越高，高级职称人员越多，二级乙等医院无高级职称人员，39 所医院中共有高级职称 18 人、中级 45 人、初级 22 人，分别占 21.18%、52.94%、25.88%；不同级别医院中均以 40～49 岁之间人数最多，共 48 人，占总人数的 56.47%，30～39 岁之间人数次之，共 30 人，占总人数的 35.29%，50 岁以上 4 人；不同级别医院，医院感染管理专、兼职人员工作年限均以 5 年以下、5～10 年之间的人数为多，5 年以下的共 39 人，5～10 年的 32 人，分别占总人数的 45.88%和 37.65%。39 所医院的感染管理科均未配备独立的实验室，由医院的实验室负责医院感染管理的各种监测工作。与之相比较，2009 年对全国 36 所综合医院的调查结果显示，在调查的 36 所医院中＞1000 张病床的医院平均 316 张病床配备一名专职人员，多数二级医院感染管理人员更是身兼多职；医院感染管理科专职人员中医疗专业占 30%，护理专业占 52.4%，医疗与护理的比例较 2004 年有所提高，但专职人员专业的比例差异较大，有近 1/2 的二级医院只配备护士，但多数医院认为医师与护士的比例以 1∶2 较为合适；在所调查的 36 位科主任中，本科以上学历占 69.4%，从事医院感染管理工作的年限＞5 年者占 66.4%，医师占 52.8%，具有高级职称者接近 70.0%，护理人员占 55.3%，47.7%为中级职称。

以上研究结果表明，医院感染管理专业人员的专业、职称、年龄结构均较合理，年富力强的医护人员充实到了医院感染管理的队伍里来，必将对医院感染工作的进一步深入开展起到重要的作用。同时，工作时间在 5 年以下的工作人员较多，说明近几年来专业人员不断增加，同时也反映了专业队伍不够稳定，专业知识和管理经验急需加强。因此，稳定现有队伍，吸引高层次的人才，提高医院感染队伍的整体素质，会使医院感染管理工作更加科学、规范。美国医院感染评价研究（SENIC）表明，成功的感染控制计划需要由经过培训的专业医师领导，每 250 张床位配备一名专职护士。感染管理科的人员编制应能满足医院感染控制的需要，规模大、接诊患者数量多、病情重的医院感染控制工作任务更重，需要配备的人员应相对增多。

二、医院感染管理科职责

1. 对有关预防和控制医院感染管理规章制度的落实情况进行检查和指导。

规章制度一定要有其执行者进行落实才有存在的意义，否则再好的制度也只是形同虚设。一项制度的落实必须在主管部门的监督下才能有更好的执行力，才能使制度不折不扣地落到实处。医院感染管理科应对临床科室规章制度的落实情况进行检查督导，了解制度落实的实际情况，同时发现落实过程中出现的问题，以便进一步优化方案，完善流程。随着医药体制改革的深化，我国的医院管理越来越趋于科学化、精细化，越来越多的管理工具被引入到医院管理中来，PDCA 循环管理的模式已经在多家医院被应用到医院感染管理实践中，并取得了良好成效。2011 年，我国原卫生部重新启动医院等级评审工作，对评审方法进行了革命性的改革，将追踪方法学作为基本方法，将 PDCA 循环管理作为考核医院某项工作的工具。所谓 PDCA 循环，是美国质量管理专家戴明博士首先提出的，它是全面质量管理所应遵循的科学程序，包括计划阶段 Plan（研究当前状况、收集与分析数据、界定问题、制订改进计划等）、实行阶段 Do（以试验方式执行改善或解决方案）、检查阶段 Check（研究试行方案是否达到预期的目的或效果）、行动 Action（进行必要的调整或执行、完善有关改善方案，确保改进措施符合标准)，这四个阶段不断循环，解决一些问题，未解决的问题又进入下一个循环，这样周而复始地进行，不断发现，不断整改，是持续性改进、不断提高的阶梯式上升的管理过程。医院感染管理科的重要职责之一就是完成检查阶段的工作，从而推动 PDCA 循环圈不停地循环，达到质量的持续改进。

2. 对医院感染及其相关危险因素进行监测、分析和反馈，针对问题提出控制措施并指导实施。

医院感染是影响医疗质量的一个重要方面，感染是导致重症患者抢救最终失败的最重要原因，也是医疗费用激增、有限医疗资源大量消耗的重要因素。因此，医院感染防重于治，有效预防医院感染的发生，不但可以降低死亡率，还可减少医疗资源的浪费。要预防医院感染的发生就要了解其危险因素，针对其危险因素进行有目的的防控，做到有的放矢，科学防控。要把有限的人力物力用在可以改善和减少的危险因素上来，使有限的力量达到效益最大化，尽可能避免人力物力的浪费。监测是发现问题的最直接、最有效的方法，医院感染管理科应对医院感染及其危险因素进行监测和分析，从中发现异常状况和问题的根源，从而针对问题提出控制措施。研究报道医院感染的危险因素有原发病、营养状况、血制品、广谱抗菌药物、大剂量激素、使用呼吸机、中心静脉插管、留置导尿、手术、昏迷等，医院感染管理科应针对这些问题，有重点地进行监测和分析，从而实施干预措施，降低医院感染的发生率。

3. 对医院感染发生状况进行调查、统计分析，并向医院感染管理委员会或者医疗机构负责人报告。

完善的监测系统和全面的统计分析是了解医院感染发生状况的有力工具，是医院感染控制的重要基础。医疗机构通过开展医院感染全面综合性监测和目标性监测，可以准确掌握本院的医院感染发病率、发病特点，长期、系统、连续地收集、分析医院感染在一定人群中的发生、分布及其影响因素，可以了解本医院医院感染的基线水平和发生趋势，有利于及时发现异常状况，对控制医院感染暴发和流行具有重要意义。因此，医院感染管理科应对本院的医院感染发生情况进行系统的监测和统计分析，并将监测结果报送和反馈给医院感染管理委员会或医疗机构负责人，为医院感染的预防、控制和管理提供科学依据。

4. 对医院的清洁、消毒灭菌与隔离、无菌操作技术、医疗废物管理等工作提供指导。

医院感染管理科除具有管理职能外，还应是具有专业技术知识的业务科室，清洁、消毒灭菌与隔离、无菌操作技术、医疗废物处置等工作都与医院感染和患者安全密切相关，以上各项工作一旦出现问题，将会造成病原体的医源性传播，从而造成医院的某个局部甚至全院的感染聚集性发生，甚至酿成影响医院整体运行的不良事件。医院感染管理专职人员应认真学习相关规范和指南，熟知各种清洁与消毒方法，了解消毒剂的种类、对其敏感的病原体及使用方法，了解各类感染性疾病的隔离措施，熟悉医疗废物分类及处置方法，对临床科室及相关医技和后勤科室涉及的清洁、消毒、隔离等工作进行技术指导。

5. 对传染病的医院感染控制工作提供指导。

传染性疾病暴发或流行时，患者往往最先就诊于各医院的门（急）诊，这使医院成为最早感知传染病的机构，且全过程参与传染病防治。医院在控制 21 世纪最严重的呼吸道传染病 SARS 疫情过程中作出了巨大贡献，但也暴露出许多缺陷：主要表现在对传染病暴发流行程度认识不足、责任不明确、疫情信息与报告途径不畅通、预警机制匮乏；医院建筑设计和布局不尽合理，就医流程不合理，应急物资无储备等诸多因素。这些因素与医院感染管理密切相关，也是导致医院对传染病的防控能力不强、作用不充分的重要因素。从传染病预防控制的功能上来讲，医院感染管理科是疾病预防控制中心等部门在医院的延伸和补充，也应当是医院传染病预防控制和应急处理的技术机构，发挥着确保全院医疗质量和医疗安全的重要职能。

《中华人民共和国传染病防治法》规定：医疗机构必须严格执行有关的管理制度、操作规范，防止传染病的医源性感染和医院感染。医疗机构应当确定专门的部门或者人员，承担传染病疫情报告和本单位的传染病预防、控制以及责任区域内的传染病预防工作，包括责任区域内的传染病监测、预测、流行病学调查、疫情报告以及其他预防、控制工作。承担医疗活动中与医院感染有关的危险因素监测、安全防护、消毒、隔离和医疗废物处置工作，切断传染病在医疗机构的传播途径。这些工作中大部分属感染管理科的工作任务。《医院感染管理办法》中也明确规定，医院感染管理科应承担对传染病的医院感染控制工作提供指导的职责。因此，医院感染管理科应熟悉各类传染病的病原体及其传播途径，据此，对临床工作中各类传染病的消毒、隔离、医疗废物处置及诊治过程中医务人员防护等进行技术指导。

6. 对医务人员有关预防医院感染的职业卫生安全防护工作提供指导。

《医院感染管理办法》中对医院感染的定义明确指出，医院工作人员在医院内获得的感染也属医院感染。做好职业防护是切断病原体传播，防止工作人员发生医院感染的最重要、最直接的措施。做好职业防护的对策包括知识培训、标准预防、计划免疫等多个层面。医院感染管理科应根据医院内各类工作人员的工作性质，有针对性地进行分层分类培训，包括医生、护士、各类医技人员、保洁人员、护理人员等。医院各类工作人员在日常工作中均应强调标准预防，并有相应的主管部门进行督查，以增强执行力。医院感染管理科应指导医院总务部门，为工作人员提供充足的、合格的、在有效期内的各类防护用品。

7. 对医院感染暴发事件进行报告和调查分析，提出控制措施并协调、组织有关部门进行处理。

医院感染暴发作为医院风险与危机的一种形式是医院运营中不可回避的。SARS 暴发就是一个典型的案例，它是一次对全球造成重大影响的医院感染暴发。我国原卫生部、国家中医药管理局于 2009 年印发的《医院感染暴发报告及处置管理规范》（卫医政发 12009273 号）中规定，医院应当建立医院感染暴发报告管理责任制，明确法定代表人为第一责任人，制订并落实医院感染暴发报告的规章制度、工作程序和处置工作预案，有效控制医院感染暴发；医院应当明确医院感染管理委员会、医院感染管理部门、医院感染管理专（兼）职人员及相关部门医务人员在医院感染暴发报告及处置工作中的职责，做到分工明确、反应快速、管理规范。

医院感染暴发事件的确认与控制要求医疗机构的反应迅速，组织及时有力，否则易造成大范围的传播乃至难以控制的局面。而且，医院感染暴发事件的控制往往涉及多部门的配合，包括当事的临床科室、医务处、护理部、门诊部、后勤保障部门等。因此，医院感染管理科作为责任科室必须反应迅速，立即进行现场的流行病学调查，及时对暴发事件作出初步判定，分析造成暴发的可能原因，为下一步暴发的控制提供线索。同时，为保证暴发事件的及时控制，医院感染管理科应及时向医院主管领导报告事件进展情况，必要时组织启动医院感染暴发应急预案，提出控制措施，全力控制感染的蔓延，尽早控制暴发。必要时按规定上报上级卫生行政部门，请求协助调查控制。

8. 对医务人员进行预防和控制医院感染的培训工作。

近年来，随着医疗机构规模的快速发展，医院业务量及人员都大幅增加，对医院感染控制质量和医院感染管理工作是一个很大的挑战。为了保证医院感染预防与控制措施有效实施，医院感染管理科必须对医院的各级各类专业技术人员、管理人员、后勤人员等进行有目的、有针对性的分层。对全体工作人员进行医院感染相关法律法规、行业标准、专业技术知识的培训，使医护人员了解与本职工作相关的医院感染预防与控制工作的重要性、必要性及专业知识，落实医院感染管理规章制度、工作规范和要求；对后勤、保洁、器械清洗等人员进行有关预防和控制医院感染的基础卫生学和消毒隔离知识进行培训，并使之在工作中正确运用。对进修、实习、新上岗人员进行岗前培训；对在医院感染管理科检查中发现的共性问题进行专项培训等。

9. 参与抗菌药物临床应用的管理工作。

抗菌药物不合理使用是造成细菌耐药的重要原因，还会造成患者菌群失调导致的二重感染。因此，医院感染管理科应参与抗菌药物临床应用的管理工作，加强多重耐药菌感染的防控，减少因抗菌药物不合理使用造成的菌群失调，降低抗菌药物相关性腹泻的发病率以及因抗菌药物过度使用筛选出的真菌感染。抗菌药物的管理包括围术期预防性应用抗菌药物和治疗性使用抗菌药物。医院感染管理科应参与指导与监管临床围术期抗菌药物的合理使用，包括选药品种、用药时机、给药途径及方法、用药疗程等方面。对于治疗性使用抗菌药物，医院感染管理科应指导临床用药前及时送检，根据病原学证据和抗菌药物的抗菌谱针对性地、有目的地使用抗菌药物，减少盲目使用广谱抗菌药，保护有限的抗菌药物资源，减少细菌耐药。医院感染管理科还应定期向临床反馈本医院医院感染常见病原体耐药情况，以指导临床经验性选药。

10. 对消毒药械和一次性使用医疗器械、器具的相关证件进行审核。

消毒药械包括消毒剂和消毒器械。消毒、灭菌是预防和控制医院感染的重要措施。我国曾发生过因消毒药械使用不当造成医院感染暴发的惨痛教训。因此，正确选择、合理使用、做好消毒药械的管理是预防控制医院感染、保证医疗质量和医疗安全的重要措施。《医疗器械监督管理条例》中明确规定，医疗器械经营企业和医疗机构应当从取得《医疗器械生产企业许可证》的生产企业或者取得《医疗器械经营企业许可证》的经营企业购进合格的医疗器械，并查验产品合格证明。医疗器械经营企业不得经营未经注册、无合格证明、过期、失效或者淘汰的医疗器械。医疗机构不得使用未经注册、无合格证明、过期、失效或者淘汰的医疗器械。医院感染管理科应根据国务院《医疗器械监督管理条例》、原卫生部《医院感染管理规范》、《消毒管理办法》和《消毒技术规范》的要求，强化消毒药械的规范管理，使医疗机构合理使用消毒药械，从而确保医疗安全。这就需要相应的责任科室严格查验进入医院的消毒药械各种证件，包括省级以上卫生行政部门批准的生产许可证、产品注册证、产品合格证、消毒产品企业卫生许可证及近三个月内产地市级以上卫生监督机构出具的检验合格证及产品说明书等。严格拒绝伪劣消毒产品进入医院，对消毒药械进行有效的监督，将对减少医院感染和医疗事故的发生起到积极的作用。

购入消毒药械前，医院感染管理部门应根据消毒药械的类别，审核相关证件并查验其分类与产品性质、审批机构是否相符，并签署审核意见。采购部门应根据临床需要、医院感染管理部门的审核意见以及产品招标意见统一采购，使用科室不应擅自采购。消毒剂应具备如下证件的复印件：生产企业所在地省卫生厅发放的卫生许可证（进口产品无）；原卫生部颁发的国产（进口）消毒药剂卫生许可批件及附件，另有文件注明的，如75%单方乙醇、次氯酸钠、戊二醛、紫外线灯、压力容器灭菌器等，不需索要卫生许可批件。消毒器械应具备如下证件的复印件：生产企业所在地省卫生厅发放的卫生许可证（进口产品无）；原卫生部颁布的国产（进口）消毒药剂卫生许可批件及附件；食品药品监督管理局颁发的医疗器械生产企业许可证（进口产品无）；食品药品监督管理局颁发的医疗器械产品注册证及附件，另有文件注明不再按照医疗器械实施行政许可的，如医用室内空气消毒设备，不需索要医疗器械产品注册证；食品药品监督管理局颁发的医疗器械经营企业许可证（一般指第三类和部分第二类医疗器械）。医疗机构还应索要的其他证件包括：生产企业与经营企业的营业执照副本；中国计量认证的消毒产品检验机构出具的检验报告；各级授权委托书原件；销售人员身份证复印件及联系方式。各种证件审核的主要内容包括：证件是否在有效期内；产品是否在证件所批的生产（经营）许可范围内；证件复印件是否加盖原证持有者印章；证件的法人、厂址等信息是否一致；各级授权书的内容是否齐全，包括授权销售产品范围、销售地范围及有效时间、法人签名等。

11. 组织开展医院感染预防与控制方面的科研工作。

近些年，随着医院感染管理工作的全方位推进，我国医院感染的科学研究无论在数量上还是质量上均有了长足发展。每年至少有数以百计的科研论文在相关学术刊物上发表或学术会议上交流，研究内容涉及从医院感染横断面调查与分析、简单的病例分析或环境微生物调查，到分子生物学基础研究、感染的病因发病机制和诊断、治疗和预防等诸多领域，并且在一定程度上促进了临床微生物学、抗菌药物学、医院消毒学和医院流行病学等相关学科的发展。同时，还应该看到目前的研究中有相当比例属于临床流行病学方面的研究，而且医院感染学科性质决定临床类型的科研在今后感染控制中仍占据十分重要的地位。随着医疗技术和医疗改革的发展，信息技术在医院感染管理中发挥了越来越重要的作用。信息技术在医院感染控制的应用研究中悄然兴起，加强信息技术在医院感染管理工作中的研究和软件开发具有巨大的潜力和应用价值。

第三节　临床医院感染管理小组

临床医院感染管理小组是医疗机构中医院感染管理三级组织的“基层”组织，也是医院感染防控的“一线”力量，是各种医院感染管理和控制制度的实践者，是医院感染控制措施的实施者。医院感染管理工作要靠全体医务人员的努力和协作才能共同完成，所以，广大医护人员是医院感染管理的基石，作为“基层”组织的医院感染管理小组，是践行医院感染管理各项规章制度的中坚力量。医院感染管理小组工作职责履行的是否到位，直接决定了整个医院感染控制工作完成情况。

一、临床医院感染管理小组的成员组成

临床医院感染管理小组是制度和措施的实施者，所以，其成员组成在很大程度上决定其执行力。另一方面，医院感染控制工作需要长期坚持，不断巩固和完善，是一项系统工作。因此，本科室的医院感染管理小组的兼职人员应具有一定的稳定性，流动性强的岗位工作人员不适宜兼任小组成员。第三，医院感染控制工作既涉及医疗，也与护理工作密切相关，为了顺利开展工作，小组成员应包括医生和护理人员。为了提高执行力，更好地完成医院感染控制工作，小组成员应由科主任或主管副主任、护士长及病房医师组长组成，在科主任领导下开展工作。

二、临床医院感染管理小组的职责

1. 全面负责本科室医院感染管理的各项工作，制定本科室医院感染管理制度。医院感染管理小组应根据本科室医院感染的特点，制定相关制度、流程和实施细则。例如，外科科室的手术部位感染防控制度和措施；ICU 导管相关性血流感染、导尿管相关尿路感染、呼吸机相关肺炎的防控制度和措施及多重耐药菌防控措施等；内科科室的下呼吸道感染的防控制度和措施等；内镜室的内镜清洗与消毒规范等；消毒供应中心器械清洗与消毒相关制度等；手术室医院感染防控制度和实施细则等。

2. 组织实施医院和本科室医院感染相关制度和规范。医院感染管理小组应对本科室人员进行医院和本科室医院感染防控相关制度、流程和实施细则的培训和考核，做好培训和考核记录，并组织实施。为使规章制度落到实处，本科室医院感染管理小组还应对本科室医院感染防控相关制度的落实情况进行自查，不断发现问题，做到持续改进，并做好记录。

3. 组织本科室人员参加医院预防、控制医院感染知识的培训。为使临床医护人员真正了解医院感染防控的意义和相关知识，医院感染管理小组应组织人员参加培训。为提高培训的参与率和培训效果，小组成员应做好记录，从而督促本科室人员参与培训，更好地了解医院感染防控相关知识，提高防控措施落实的执行力。

4. 对本科室医院感染病例及感染环节进行监测，并定期对监测数据进行分析。根据分析结果，针对性地采取有效措施，降低本科室医院感染发生率。

5. 制订本科室医院感染暴发应急处置方案，并进行培训，使本科室所有医护人员了解医院感染暴发的定义，能及时发现暴发迹象，并知晓处置和报告流程。发现有医院感染暴发流行趋势时，及时报告医院感染管理科和业务主管部门，并积极协助调查，配合控制。

6. 监督本科室人员执行手卫生、无菌操作、消毒隔离制度等医院感染防控基本措施，并进行自查和改进，做好记录。

7. 做好对本科室流动人员，包括实习人员、进修人员、卫生员、护理员、配膳员等的岗前医院感染相关知识培训和考核，保证本科室所有工作人员对医院感染防控制度和措施的落实。

8. 做好对患者、陪住者及探视者的医院感染相关知识和防控措施的宣教，使之配合医院做好医院感染防控工作。

9. 定期召开小组会议，讨论本科室医院感染相关事宜，对发现问题提出解决方案，做到医院感染管理质量持续改进，并做好记录。

第四节　其他科室和医务人员在医院感染管理工作中的职责

医院感染管理工作是一项涉及多领域、多学科，需要多部门合作完成的系统工作，因此，医疗机构中相关职能部门、医技科室有义务配合医院感染管理委员会和医院感染管理科，共同做好本医院的医院感染防控工作，提高总体医疗质量，保障患者安全。

一、医务处、门诊部在医院感染管理工作中的职责

1. 协助教育处和医院感染管理科组织全院医、技人员参与预防、控制医院感染知识的培训，使广大医务人员更好地了解和掌握必要的医院感染防控知识和技能，应用于临床工作，降低医院感染的发生率。

2. 配合医院感染管理部门，监督检查医、技人员对手卫生、消毒隔离、无菌操作规则、抗菌药物合理使用、一次性使用医疗及卫生用品管理、医疗废物处置等有关医院感染管理规章制度的执行情况。

3. 发生医院感染暴发或有流行趋势时，统筹协调医院感染管理科、相关临床和医技科室等相关部门开展医院感染调查与控制工作，根据需要进行医师人力调配，组织积极治疗和抢救患者，并对患者进行善后处理。

二、护理部在医院感染管理工作中的职责

1. 协助教育处和医院感染管理科组织全院护士参与预防、控制医院感染知识的培训，使护理人员了解和掌握必要的医院感染防控知识和技能，尤其是临床工作中由护士完成的相关消毒隔离工作的知识、技能和操作流程。另一方面，护理人员与患者接触频率较高，应重视其与患者接触过程中相应的防护技能和措施，使之能按照正确的流程在完成对患者的护理工作的同时，保护患者和自己免受医源性感染。

2. 配合医院感染管理部门，监督检查护士对手卫生、无菌技术操作规则、消毒隔离、预防利器伤等职业防护、医疗废物处置等有关医院感染管理规章制度的执行情况。

3. 发生医院感染暴发或有流行趋势时，配合医院感染管理部门和当事临床科室，根据需要统筹协调护士的人力调配。

三、药剂科在医院感染管理工作中的职责

1. 临床药师应配合临床对感染病例进行会诊，为临床抗菌药的正确使用提供理论知识和应用指导，提高抗菌药物临床应用的合理率。

2. 监测医院抗菌药物使用情况，定期分析医院及各科室抗菌药物压力，与检验科微生物室合作，结合细菌药敏情况，分析细菌耐药趋势，及时为临床提供抗菌药物相关信息，指导临床科室经验性选用抗菌药物。

3. 参与制定医院《抗菌药物合理使用管理制度》，并监督临床医务人员对《抗菌药物

合理使用管理制度》的执行情况，定期督查并记录，并将督查结果反馈临床，使其持续改进。

4. 为相关管理部门提供本院抗菌药物使用量及DDD值信息，为管理部门制定和改进管理制度和方法提供依据。

四、检验科在医院感染管理工作中的职责

1. 负责医院环境卫生学常规监测的标本检测工作，为临床科室和管理部门提供相关检测数据。

2. 开展医院感染病原微生物的培养、分离鉴定、药敏试验及多重耐药菌的监测，并对稀有标本及重要菌种进行保留，以备必要时复检及对其流行趋势进行回顾性流行病学分析，配合医院感染暴发或流行的确定。对病原微生物监测结果定期总结、分析，向有关管理部门及临床科室进行反馈，以指导临床科室经验性抗感染治疗，为管理部门制定和改进管理制度提供依据。

3. 发生医院感染暴发或流行时，承担相关患者标本和环境卫生学采样标本的检测工作，并尽快为相关部门和科室提供检测结果，以便尽早控制暴发或流行。

五、教育处在医院感染管理工作中的职责

组织全院各级各类人员进行医院感染防控知识与技能的培训与考核，并做好记录，保存培训和考核相关资料。医院感染管理科应配合教育处，负责培训和考核内容的制定，并派专职人员进行理论知识和操作技能的专业培训。

六、总务处在医院感染管理工作中的职责

1. 按照医院相关制度和规定，负责管理全院的日常清洁及消毒工作，并在医院感染暴发或流行期间，配合相关科室调配卫生清洁人力。

2. 按照医院医疗废物处置相关规定，负责管理医院废弃物的收集、运送及无害化处理工作。

3. 按照国家及医院相关规定，负责管理污水的处理、排放工作，使其符合《医疗机构污水排放要求》国家标准。

4. 负责监督医院职工食堂的卫生管理工作，使其符合《中华人民共和国食品卫生法》的要求，做好餐具的清洗消毒工作。

5. 对洗衣房的工作进行监督管理，使其符合医院感染防控要求。

6. 对太平间的工作进行监督管理，使其符合医院感染防控要求。

7. 按照相关国家标准和医院相关规定，配合医院相关科室，为医护人员提供充足的、符合标准的、在有效期内的防护用品和清洁用品。

七、基建处在医院感染管理工作中的职责

使医院新建、改建及扩建工程符合医院感染防控要求。医院新建、改建及扩建工程设计图纸应由医院感染管理科审核，确定符合医院感染防控要求后，方可按照图纸施工。

八、医务人员在医院感染管理工作中的职责

1. 在临床工作过程中，严格执行手卫生、无菌操作规则及医院感染管理的各项规章制度。

2. 参加预防、控制医院感染知识与技能的培训，了解和掌握必要的医院感染防控知识和技能，并应用于临床实践。

3. 医务人员自身发生感染性疾病时，应积极治疗，并采取措施防止将感染传播给其他医务人员和患者。

4. 严格执行医院《抗菌药物合理使用管理制度》，合理使用抗菌药物。

5. 在临床实践中采取标准预防，严格执行操作规范，根据需要使用防护用品，预防利器伤及传染病病原体的职业暴露。

6. 掌握医院感染诊断标准。

7. 发现疑似医院感染病例，及时送病原学检查及药敏试验，查找感染源、感染途径，控制蔓延，积极治疗患者；按要求及时、准确上报医院感染病例；发现有医院感染暴发流行趋势时，及时报告医院感染管理科和业务主管部门，并协助调查，配合控制。发现法定传染病，按《中华人民共和国传染病防治法》的规定报告相关主管部门。

8. 严格执行《多重耐药菌监控方案》，减少多重耐药菌感染和定植，积极治疗感染患者，防止其病原体在医院内蔓延，造成医院多重耐药菌感染。

9. 严格执行《医务人员手卫生规范》，提高手卫生依从性和正确率，防止病原体通过医务人员手作为传播媒介在医院内传播。

（赵　霞）

参考文献

1. 罗珉．组织管理学．成都：西南财经大学出版社，2003
2. 任浩．公共组织行为学．上海：同济大学出版社，2006
3. 郑海航．企业组织学导论．北京：中国劳动出版社，1990
4. 刘巨钦．企业组织设计原理与实务．北京：企业管理出版社，1996
5. W·理查德·斯格特．组织理论：理性、自然和开发系统．北京：华夏出版社，2001
6. 邢玉斌，刘运喜，魏华，等．医院建筑的科学设计与使用．中华医院感染学杂志，2009，19（21）：2942-2944
7. Liu Y，Cao B，Gu L， et al. Successful control of vancomycin-resistant Enterococcus faecium nosocomial outbreak in a teaching hospital in China. Am J Infect Control，2011，（10）：29 [Epub ahead of print]
8. 鲁怀伟，戴媛媛，马筱玲．ICU 多药耐药鲍氏不动杆菌感染暴发分子流行病学与碳青酶烯耐药基因分析．中华医院感染学杂志，2010，20（18）：2732-2734
9. 王力红，赵霞，张京利，等．多部门联动对抗菌药物的管理．中国医院管理，2012，32（9）：69-70
10. 李六亿，贾会学，朱其凤，等．综合医院感染管理科设置现状的调查分析．中华医院感染学杂志，2009，19（11）：1386-1387
11. 杜斌．医院获得性感染的预防及细菌耐药的控制．中华急诊医学杂志，2003，12（10）：719-720
12. 肖秀丽．PDCA 循环圈在医院感染管理中的应用．中华医院感染学杂志，2010，20（11）：1621
13. 张西英，纪瑞许．530 例医院感染患者的营养状况分析．中国临床营养杂志，2002，10（2）：96-98

14. 张片红，吴悦 . 246 例医院感染患者的营养状况的调查 . 中国临床营养杂志，2000，8（1）：65-66
15. Corwin HL，Surgenor SD，Gettinger A. Transfusion practice in the critically ill. Crit Care Med，2003，31：S668-671
16. 李晓娣，黄象娟，陈飞宇，等 . 输血对脑外伤患者术后感染的影响 . 临床输血与检验，2005，7（7）：257-258
17. 李双玲，王东信，吴新民，等 . 外科重症监护病房医院感染和相关死亡危险因素 . 中华医院感染学杂志，2006，16（5）：503-507
18. 王雪文，顾克菊，沈永红，等 . ICU 患者医院感染目标性监测及其相关危险因素分析 . 解放军护理杂志，2007，24（12）：11-13
19. 舒明蓉，陈敏，刘承飞，等 . 医院感染危险因素的病例对照研究 . 现代预防医学，2006，33（2）：149-152
20. 齐晓红，区少珍 . ICU 患者医院感染危险因素监测分析 . 中国感染控制杂志，2005，4（2）：142-144
21. 中华人民共和国国务院 . 传染病防治法 . 北京：中华人民共和国国务院，2004：3-15
22. 医疗器械监督管理条例 .（国务院令第 276 号）. 2000
23. 卫生部关于调整消毒产品监管和许可范围的通知 . 2005

第四章 医院感染管理的制度建设

第一节 抗菌药物临床应用管理制度

《抗菌药物临床应用管理制度》是医疗机构保障医疗质量和医疗安全工作中所必备的一个非常重要的管理制度。各医疗机构在制定《抗菌药物临床应用管理制度》时需注意其条款应符合国家相关法规、标准、规范、导则及专业学会及协会相关指南的要求。截至2014年5月，我国现行的相关文件主要包括：《抗菌药物临床应用指导原则》（卫医发〔2004〕285号），《抗菌药物在围术期的预防应用指南》（中华医学会外科学分会2006年在《中华外科杂志》刊发），《抗菌药物临床应用管理办法》（卫生部令第84号，2012年8月1日起施行），各省级卫生行政部门制定的《抗菌药物分级管理目录》，《2013年全国抗菌药物临床应用专项整治活动方案》，《国家抗微生物治疗指南》（人民卫生出版社，2012年12月，第1版）。该制度制定主责部门应密切关注各级卫生行政部门发布的新的与抗菌药物临床合理应用相关的文件，并视具体情况及时修订本单位的《抗菌药物临床应用管理制度》。

由于抗菌药物合理使用工作内涵极为丰富，因此《抗菌药物临床应用管理制度》应有若干与之配套的制度和技术性文件，特别是《抗菌药物临床应用管理制度实施细则》更是不可或缺，因为《细则》的主要功能是分解任务、细化工作及责任到部门，其对制度能否真正落实并发挥效力起着决定性作用。在实际建章立制工作中，本土化是另一个要注意的问题，医疗机构必须根据自身的药学及抗感染专业力量、日常管理模式及运作习惯等实际情况，因地制宜地制定具有法规严肃性和临床可行性的《抗菌药物临床应用管理制度》。

一、总　　则

1. 为贯彻落实原卫生部《抗菌药物临床应用管理办法》（卫生部令第84号），制定本制度。本制度自某年某月某日起施行。

2. 本制度配套制度及技术性文件包括：《抗菌药物采购管理规定》、《抗菌药物分级管理制度》、《抗菌药物处方及医嘱点评制度》、《抗菌药物围术期预防性应用规定》、《抗菌药物不合理使用处罚规定》、《抗菌药物临床应用管理制度实施细则》、《抗菌药物供应目录》、《抗菌药物分级管理目录》（附件1～8）。

3."抗菌药物"是指治疗细菌、真菌、支原体、衣原体、立克次体、螺旋体等病原微生物所致感染性疾病病原的药物，不包括治疗结核病、寄生虫病和各种病毒所致感染性疾病的药物以及具有抗菌作用的中药制剂。

4.医疗机构法定代表人为医院抗菌药物临床应用管理的第一责任人。

5.以原卫生部2004版《抗菌药物临床使用指导原则》及原卫生部2012版《国家抗微生物治疗指南》为主要专业依据，同时结合临床实际情况合理使用抗菌药物。

6.抗菌药物临床应用实行分级管理。根据安全性、疗效、细菌耐药性、价格等因素，将抗菌药物分为三级：非限制使用级、限制使用级与特殊使用级。

7.抗菌药物合理应用纳入临床科室绩效考核指标体系。

8.临床医师和药师必须参加本院抗菌药物临床应用知识和规范化管理的培训，并经考核合格后方能获得抗菌药物处方权或者抗菌药物调剂资格。

9.抗菌药物由药剂科按照医院《抗菌药物供应目录》统一采购供应，其他科室或者部门不得从事抗菌药物的采购、调剂活动。临床上不得使用非药学部门采购供应的抗菌药物。

10.对违反本制度的科室和个人，医院将视情节轻重进行相应的处理。

二、组织结构

医院药事管理及药物治疗学委员会下设抗菌药物管理工作组，该工作组由医疗主管院长、医务处、门诊部、护理部、教育处、医院感染管理科、药剂科、检验科、感染性疾病科、麻醉科等部门负责人和临床抗感染专家组成（成员名单见附件9），具体负责抗菌药物管理工作。工作组办公室设在医务处。抗菌药物管理工作组下设"特殊使用级"抗菌药物会诊专家组（成员名单见附件10）。各临床科室质量管理小组负责本科室抗菌药物管理工作。

三、各部门职责

（一）药事管理及药物治疗学委员会职责

1.审定批准抗菌药物临床应用相关制度及规定。

2.审定批准抗菌药物品种的遴选及更换报告。

3.审定批准《抗菌药物供应目录》及《抗菌药物分级管理目录》。

4.督导抗菌药物管理工作组的工作。

（二）抗菌药物管理工作组职责

1.贯彻执行国家抗菌药物管理相关的法律、法规、规章，制定及修订医院《抗菌药物临床应用管理制度》及配套制度，提交药事管理及药物治疗学委员会审定批准并组织实施。

2.按照国家相关规定，制定医院《抗菌药物供应目录》及《抗菌药物分级管理目录》等技术性文件，提交药事管理及药物治疗学委员会审定批准并组织实施。

3.组织开展对医院抗菌药物临床应用与细菌耐药情况进行监测，定期分析、评估、上报监测数据并发布相关信息，提出干预和改进措施。

4.组织开展对医务人员进行抗菌药物管理相关法律、法规、规章制度和技术规范培训，组织对患者合理使用抗菌药物的宣传教育。

（三）“特殊使用级”抗菌药物会诊专家组职责

1. 承担需要使用“特殊使用级”抗菌药物感染患者的会诊。

2. 参与重症感染患者病例讨论。

（四）医务处职责

1. 将医院抗菌药物临床应用相关信息向核发其《医疗机构执业许可证》的卫生行政部门报告及备案。

2. 组织召开抗菌药物管理工作组会议。

3. 定期汇总各类抗菌药物临床应用监测监督信息及细菌耐药监测信息，分类反馈及发布，对违反本制度的科室及个人视情节轻重进行相应的处理。

（五）门诊部职责

1. 定期组织抽查及点评门、急诊处方抗菌药物使用情况。

2. 对门、急诊系统违反本制度的科室及个人视情节轻重进行相应的处理。

（六）护理部职责

指导、监督、检查全院护士抗菌药物使用医嘱及标本留取送检医嘱执行情况。

（七）教育处职责

组织对全院职工抗菌药物合理使用相关规章制度及知识的培训，医务处、医院感染管理科、药剂科、感染性疾病科及检验科等部门提供专业支持。

（八）医院感染管理科职责

1. 承担或参与抗菌药物临床应用管理相关规章制度草拟工作。

2. 对培训工作提供专业支持，参与抗菌药物临床应用管理工作。

3. 定期抽查住院患者抗菌药物使用情况并按时上报医务处。

（九）药剂科职责

1. 向临床医务人员提供抗菌药物相关信息，对抗菌药物临床应用提供技术支持，指导患者合理使用抗菌药物，参与抗菌药物临床应用管理工作。

2. 对抗菌药物处方及医嘱进行点评及审核，并将相关情况按时上报门诊部及医务处。

3. 对抗菌药物使用量、使用品种及不良事件实施动态监测及超常预警。

4. 定期抽查住院患者抗菌药物使用情况并按时上报医务处。

（十）感染性疾病科职责

对临床科室抗菌药物应用进行技术指导，参与抗菌药物临床应用管理工作。

（十一）检验科职责

1. 承担微生物培养、分离、鉴定和药物敏感试验等工作，提供病原学诊断和细菌耐药性判断技术支持，参与抗菌药物临床应用管理工作。

2. 定期向临床科室及相关部门提供医院病原菌种类、细菌耐药及多重耐药菌检出及分布情况，为临床合理选用抗菌药物提供专业支持。

3. 建立细菌耐药及多重耐药菌预警机制，实施动态监测及预警。

（十二）临床科室职责

1. 科主任为本科室抗菌药物临床应用管理的第一责任人。

2. 临床科室质量管理小组应将抗菌药物合理使用作为医疗质量管理重点内容之一，

常抓不懈。

3. 科主任应采取措施保证本科室医务人员参加医院组织的有关抗菌药物合理使用规章制度及专业知识的培训与考核。

4. 医师职责

（1）按要求参加抗菌药物合理使用相关规章及知识的培训及考核，持证上岗。

（2）严格掌握抗菌药物治疗使用、联合使用和预防使用的指征，合理使用药物。

（3）用药前及时留取和送检标本；制定个体化的给药方案，注意剂量、疗程和合理的给药方法、间隔时间及给药途径。

（4）临床微生物标本检测结果未出具前，可根据临床诊断并结合本地区、本院及本病区细菌耐药监测情况经验选用抗菌药物，临床微生物标本检测结果出具后，根据检测结果及临床治疗反应进行相应调整。

（5）密切观察患者有无菌群失调，及时调整抗菌药物的使用。

（6）注重药物经济学，降低患者抗菌药物费用支出。

（7）及时上报抗菌药物相关不良反应。

5. 护士职责

（1）根据各种抗菌药物的药理作用、配伍禁忌和配制要求，准确执行医嘱。

（2）配合医师做好各种标本的留取和送检工作。

（3）及时上报抗菌药物相关不良反应。

附件 1：

抗菌药物采购管理规定

一、《抗菌药物供应目录》原则上每两年调整一次，最短不得少于 1 年，并于调整后 15 个工作日内由医务处向核发其《医疗机构执业许可证》的卫生行政部门备案。

二、遴选和新引进抗菌药物品种，由临床科室向药剂科提交申请报告，经药剂科提出意见后，由抗菌药物管理工作组审议。抗菌药物管理工作组 2/3 以上成员审议同意，提交药事管理与药物治疗学委员会审批，经药事管理与药物治疗学委员会 2/3 以上委员审核同意后方可列入《抗菌药物供应目录》。

三、抗菌药物品种或者品规存在安全隐患、疗效不确定、耐药率高、性价比差或者违规使用等情况时，临床科室及药剂科可以向抗菌药物管理工作组提出清退或者更换意见。清退意见经抗菌药物管理工作组 1/2 以上成员同意后执行，同时报药事管理与药物治疗学委员会备案。更换意见经药事管理与药物治疗学委员会 2/3 以上委员同意后执行。

四、清退或者更换的抗菌药物品种或者品规原则上 12 个月内不得重新进入列入《抗菌药物供应目录》。

五、抗菌药物临时采购规定：

（一）因特殊治疗需要，需使用《抗菌药物供应目录》以外抗菌药物时，由临床科室向药剂科提出申请，说明申请购入抗菌药物的名称、剂型、规格、数量、使用对象和使用理由，药剂科专业评估后提请医务处审核。具体流程如下：

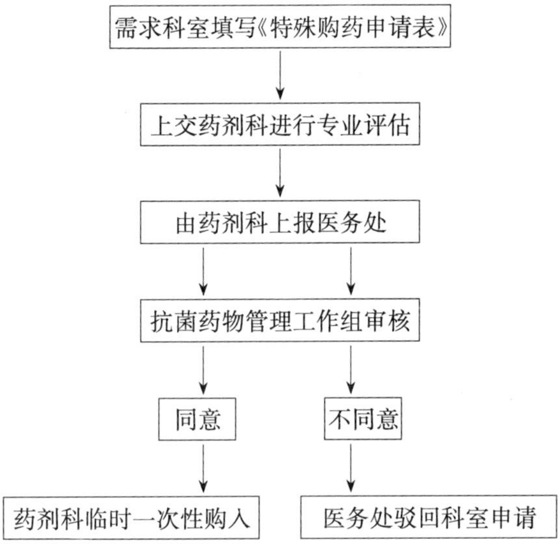

图 4-1　抗菌药物临时采购流程图

（二）同一通用名抗菌药物品种启动临时采购程序原则上每年不得超过 5 例次。如果超过 5 例次，应当讨论是否列入医院抗菌药物供应目录，调整后的抗菌药物供应目录总品种数不得增加。

（三）每半年由医务处将抗菌药物临时采购情况向核发其《医疗机构执业许可证》的卫生行政部门备案。

附件 2：

抗菌药物分级管理制度

一、医院抗菌药物临床应用实行分级管理。根据安全性、疗效、细菌耐药性、价格等因素，将抗菌药物分为三级：非限制使用级、限制使用级与特殊使用级。具体划分标准如下：

（一）非限制使用级抗菌药物是指经长期临床应用证明安全、有效，对细菌耐药性影响较小，价格相对较低的抗菌药物；

具有初级专业技术职务任职资格并经培训考核合格的医师，具有非限制使用级抗菌药物处方权。

（二）限制使用级抗菌药物是指经长期临床应用证明安全、有效，对细菌耐药性影响较大，或者价格相对较高的抗菌药物；

具有中级以上专业技术职务任职资格并经培训考核合格的医师，具有限制使用级抗菌药物处方权。

（三）特殊使用级抗菌药物是指具有以下情形之一的抗菌药物：

1. 具有明显或者严重不良反应，不宜随意使用的抗菌药物；
2. 需要严格控制使用，避免细菌过快产生耐药的抗菌药物；
3. 疗效、安全性方面的临床资料较少的抗菌药物；
4. 价格昂贵的抗菌药物。

具有高级专业技术职务任职资格并经培训考核合格的医师，具有特殊使用级抗菌药物处方权。

二、预防感染、治疗轻度或者局部感染应当首选非限制使用级抗菌药物；严重感染、免疫功能低下合并感染或者病原菌只对限制使用级抗菌药物敏感时，方可选用限制使用级抗菌药物。

三、特殊使用级抗菌药物临床应用规定：

1. 通常情况下必须经特殊使用级抗菌药物会诊专家组成员会诊同意后，方可由具有相应处方权医师开具处方；

2. 特殊使用级抗菌药物不得在门诊使用。

四、因抢救生命垂危的患者等紧急情况，医师可以越级使用抗菌药物，但仅限于1天用量。越级使用抗菌药物应当详细记录用药指征，并应当于24小时内补办越级使用抗菌药物的必要手续。

五、医院《抗菌药物分级管理目录》按照本省/自治区/直辖市卫生行政部门发布的《抗菌药物分级管理目录》制定。

附件3：

抗菌药物处方及医嘱点评制度

一、门、急诊处方和住院医嘱点评工作分别由门诊部、医务处组织进行，具体由药剂科承担。

二、每个月对25%的具有抗菌药物处方权医师所开具的处方及医嘱进行点评，每名医师不少于50份（条）处方及医嘱。

三、点评内容包括：

（一）用法用量、配伍禁忌、溶媒选择、皮试情况、适应证、禁忌证等；

（二）科室及个人不适宜处方（医嘱）数和百分比；

（三）科室及个人超常处方（医嘱）数和百分比；

（四）抗菌药物处方数和百分比。

四、点评结果通过门、急诊例会及医疗质量分析例会进行公示，要求整改。

五、对于问题严重的科室或个人，门诊部及医务处将按相关规定予以处罚。

注：

有下列情况之一，判定为不适宜处方：

1. 适应证不适宜的；

2. 遴选的药品不适宜的；

3. 药品剂型或给药途径不适宜的；

4. 无正当理由不首选国家基本药物的；

5. 用法、用量不适宜的；

6. 联合用药不适宜的；

7. 重复给药的；

8. 有配伍禁忌或者不良相互作用的；

9. 其他用药不适宜情况的。

有下列情况之一，判定为超常处方：

1. 无适应证用药；
2. 无正当理由开具高价药的；
3. 无正当理由超说明书用药的；
4. 无正当理由为同一患者同时开具2种以上药理作用相同药物的。

附件4：

抗菌药物围术期预防性应用规定

一、清洁手术：

手术野为人体无菌部位，局部无炎症、无损伤，也不涉及呼吸道、消化道、泌尿生殖道等人体与外界相通的器官。手术野无污染，通常不需预防用抗菌药物，仅在下列情况时可考虑预防用药：

（一）手术范围大、时间长、污染机会增加；

（二）手术涉及重要脏器，一旦发生感染将造成严重后果者，如头颅手术、心脏手术、眼内手术等；

（三）异物植入手术，如人工心瓣膜植入、永久性心脏起搏器放置、人工关节置换等；

（四）高龄或免疫缺陷者等高危人群。

二、清洁-污染手术：

上、下呼吸道，上、下消化道，泌尿生殖道手术，或经以上器官的手术，如经口咽部大手术、经阴道子宫切除术、经直肠前列腺手术，以及开放性骨折或创伤手术。由于手术部位存在大量人体寄殖菌群，手术时可能污染手术野引致感染，故此类手术需预防用抗菌药物。

三、污染手术：

由于胃肠道、尿路、胆道体液大量溢出或开放性创伤未经扩创等已造成手术野严重污染的手术。此类手术需预防用抗菌药物。

四、外科预防用抗菌药物的选择及给药方法：

（一）抗菌药物品种的选择视预防目的而定（参见《国家抗微生物治疗指南》1-11）

1. 为预防术后切口感染，应针对金黄色葡萄球菌选用药物。
2. 预防手术部位感染或全身性感染，则需依据手术野污染或可能的污染菌种类选用，如结肠或直肠手术前应选用对大肠埃希菌和脆弱拟杆菌有效的抗菌药物。选用的抗菌药物必须是疗效肯定、安全、使用方便及价格相对较低的品种。

（二）给药方法：

1. 接受清洁手术者，在术前0.5～2小时内给药，或麻醉开始时给药，使手术切口暴露时局部组织中已达到足以杀灭手术过程中入侵切口细菌的药物浓度。抗菌药物的有效覆盖时间应包括整个手术过程和手术结束后4小时，总的预防用药时间不超过24小时，个别情况可延长至48小时。手术时间较短（＜2小时）的清洁手术，术前用药一次即可。
2. 接受清洁-污染手术者的手术时预防用药时间亦为24小时，必要时延长至48小时。
3. 污染手术可依据患者情况酌量延长。
4. 如果手术时间超过3小时，或失血量＞1500ml，应在术中给予第2剂。

注：患者围术期使用的抗菌药物品种在手术室应有备用。对于首剂用药，可由临床开写嘱托医嘱，在手术室给药。

附件5：

抗菌药物不合理使用处罚规定

一、对抗菌药物使用存在严重问题的科室按绩效考核指标进行处罚；

二、对抗菌药物使用存在严重问题的个人予以内部公示、诫勉谈话，必要时予以通报及处罚；

三、对出现抗菌药物超常处方3次以上且无正当理由的医师提出警告，限制其特殊使用级和限制使用级抗菌药物处方权。

四、医师出现下列情形之一的，取消其处方权至少6个月：

（一）抗菌药物考核不合格的；

（二）限制处方权后，仍出现超常处方且无正当理由的；

（三）未按照规定开具抗菌药物处方，造成严重后果的；

（四）未按照规定使用抗菌药物，造成严重后果的；

（五）开具抗菌药物处方牟取不正当利益的。

五、药师未按照规定审核抗菌药物处方与用药医嘱，造成严重后果的，或者发现处方不适宜、超常处方等情况未进行干预且无正当理由的，取消其药物调剂资格至少6个月。

附件6：

抗菌药物临床应用管理制度实施细则

	工作项目	目标值	主责部门	协助部门	结果上报/发布/反馈频率	结果上报/发布/反馈方式
住院患者	住院患者抗菌药物使用率	依据国家相关规定及本院情况确定	医务处	药剂科 信息技术科 临床科室	1次/月	医务处汇总上报卫生行政部门； 经OA按科组汇总反馈临床科室
	抗菌药物使用强度					
	抗菌药物治疗住院患者微生物样本送检率					
	接受限制使用级抗菌药物治疗的住院患者抗菌药物使用前微生物检验样本送检率					
	接受特殊使用级抗菌药物治疗的住院患者抗菌药物使用前微生物送检率					
	运用信息化手段，每个月组织对25%的具有抗菌药物处方权医师所开具的医嘱进行点评					
	住院患者手术预防使用抗菌药物时间在术前30分钟～2小时（剖宫产手术除外）的比例					
	Ⅰ类切口手术患者预防使用抗菌药物比例					

续表

	工作项目	目标值	主责部门	协助部门	结果上报/发布/反馈频率	结果上报/发布/反馈方式
住院患者	腹股沟疝修补术（包括补片修补术）、甲状腺疾病手术、乳腺疾病手术、关节镜检查手术、颈动脉内膜剥脱手术、颅骨肿物切除手术和经血管途径介入诊断手术预防性使用抗菌药物比例	依据国家相关规定及本院情况确定	医务处	药剂科 信息技术科 临床科室	1次/月	医务处汇总上报卫生行政部门； 经OA按科组汇总反馈临床科室
	Ⅰ类切口手术患者预防使用抗菌药物时间≤24小时的比例					
	重点抽查感染科、外科、呼吸科、重症医学科以及Ⅰ类切口手术和血管介入诊疗病例	如实记录	医务处	院感科 药剂科	1次/月	每月按科组反馈临床，每季度汇总在质量分析例会上发布
	每月至少查住院病历30份，发现问题，及时整改					
门急诊患者	门诊患者抗菌药物处方比例	依据国家相关规定及本院情况确定	门诊部	药剂科	1次/月	每月反馈临床
	急诊患者抗菌药物处方比例					
	门、急诊处方100张	如实记录				
	信息化手段，每月组织对25%的具有抗菌药物处方权医师所开具的处方进行点评，每名医师不少于50份处方	如实记录				
细菌耐药预警		主要目标细菌耐药率： >30%的抗菌药物，应当及时将预警信息通报本机构医务人员； >40%的抗菌药物，应当慎重经验用药； >50%的抗菌药物，应当参照药敏试验结果选用； >75%的抗菌药物，应当暂停针对此目标细菌的临床应用，根据追踪细菌耐药监测结果，再决定是否恢复临床应用	医务处	微生物室：提供主要目标细菌及药敏报表 药剂科：书写细菌耐药监测预警报告	1次/季度	细菌药敏报表反馈在医生工作站，细菌耐药预警报告反馈在院OA
细菌药敏结果		—		微生物室		
多重耐药菌变化趋势及科室分布情况		—		微生物室		
多重耐药菌院内感染比例		—		院感科		

续表

工作项目	目标值	主责部门	协助部门	结果上报/发布/反馈频率	结果上报/发布/反馈方式
临床治疗性使用抗菌药物的微生物送检率年度统计分析	—	医务处：分析报告	药剂科 信息技术	1次/年	医务处备案，每月反馈临床
临床治疗性使用抗菌药物种类与微生物检测种类年度统计分析	微生物室根据年度分析调整药敏板	院感科：分析报告	药剂科：抗菌药物种类 微生物室：微生物种类和药敏报表 信息技术科	1次/年	院感科备案
感染专业医师、微生物检验专业技术人员和临床药师能够提供抗菌药物临床应用技术支持	联席会记录、多科会诊记录、临床药师会诊记录、运行病历抽查记录	医务处	药剂科 院感科	随时	医务处备案
定期开展抗菌药物临床应用监测与评估，按细菌耐药的信息调整抗菌药物使用	根据联席会资料，提请抗菌药物管理工作组，调整抗菌药物使用	抗菌药物管理工作组	院感科 药剂科 微生物室 临床科室	有问题随时处理	抗菌药物管理工作组备案
抗菌药物合理应用知识培训	全员	教育处	医务处 药剂科 院感科	至少每年一次	医务处备案
抗菌药物使用情况考核	责任书	医务处	—	1次/年	医务处备案
	纳入各科绩效管理	人事处	医务处	1次/月	
全国抗菌药物临床应用监测网	上报数据	医务处	药剂科	1次/月	药剂科备案
全国细菌耐药监测网	上报数据	医务处	微生物室	1次/月	微生物室备案
对以下抗菌药物临床应用异常情况开展调查，并根据不同情况做出处理： ① 使用量异常增长的抗菌药物； ② 半年内使用量始终居于前列的抗菌药物； ③ 经常超适应证、超剂量使用的抗菌药物； ④ 企业违规销售的抗菌药物； ⑤ 频繁发生严重不良事件的抗菌药物。	如实记录	抗菌药物管理工作组	药剂科	有问题随时处理	医务处备案

附件7：

抗菌药物供应目录

（依据国家相关规定及医院实际情况自行确定）

附件 8：

抗菌药物分级管理目录

（按照本省/自治区/直辖市卫生行政部门发布的《抗菌药物分级管理目录》确定。）

附件 9：

抗菌药物管理工作组成员名单

组　长：医疗主管院长

副组长：医务处负责人

组　员：门诊部负责人　护理部负责人　教育处负责人　医院感染管理科负责人

　　　　药剂科负责人　检验科负责人　麻醉科负责人　临床抗感染专家

日常办公机构：管理工作小组办公室设在医务处，由医务处副主任兼任秘书。

附件 10：

特殊使用级抗菌药物会诊专家组成员名单

（依据国家相关规定及医院实际情况自行确定）

第二节　消毒药械管理制度

消毒与灭菌是医疗机构做好感染防控的重要技术手段，《消毒药械管理制度》是医疗机构保障医疗质量和医疗安全工作中非常重要的管理制度之一，各医疗机构应依法依规制定《消毒药械管理制度》。我国现行的与消毒药械管理相关的卫生法律、法规、规章及规范性文件主要包括：《消毒管理办法》（中华人民共和国卫生部令第 27 号），《医院感染管理办法》（中华人民共和国卫生部令第 48 号），《医疗器械监督管理条例》（中华人民共和国国务院令第 650 号），《医疗器械临床使用安全管理规范（试行）》（卫医管发［2010］4 号），《医疗器械生产监督管理办法》（国家食品药品监督管理局令第 12 号），《医疗器械说明书、标签和包装标识管理规定》（国家食品药品监督管理局令第 10 号），《消毒产品标签说明书管理规范》（卫监督发［2005］426 号），《医院消毒卫生标准》（GB 15982—2012），《医疗机构消毒技术规范》（WS/T367—2012）。制定《消毒药械管理制度》的主责部门，应密切关注国家新发布的与消毒药械管理相关的规定，并视具体情况及时修订。

一、总　则

1. 为加强医疗机构内消毒药械的应用管理，保障医疗质量和医疗安全，根据相关卫生法律法规、规章及规范性文件，制定本制度。

2. 消毒药械准入前，须由相关部门进行专业审核把关，并经相关的院级管理委员会审定通过后由相关业务部门统一购入。试用产品必须按采购绿色通道流程经审批同意后方可试用。任何科室、部门及个人均不得自行购入、使用或试用未经审批的消毒药械。

3. 同类产品更换名称或品牌时需重新申请。

4. 对违反本制度的科室和个人，医疗机构将视情节轻重进行相应处理。

5. 本制度配套附件为《消毒药械管理制度实施细则》(附件 1)、《消毒剂购入申请表》(附件 2) 及《消毒器械购入申请表》(附件 3)。

6. 本制度于××年××月××日开始施行，并将根据国家相关卫生法律法规、规章及规范性文件的变化随时修订。

二、组织结构与职责

(一) 组织结构

医疗机构的医院感染管理委员会总体负责消毒剂管理工作，医疗器械管理委员会总体负责消毒器械管理工作。具体工作由医院感染管理部门、药事部门、器材管理部门（医学装备管理部门）分工协作。各临床科室医院感染管理小组负责本科室消毒药械管理工作，科室兼职的医院感染管理质量控制人员（感控干事）负责相关工作的具体落实。

(二) 各部门职责

1. 医院感染管理委员会职责

(1) 认真贯彻消毒药械管理方面的法律法规及技术规范、标准，制定本单位消毒药械管理制度并监督实施。

(2) 审定消毒剂的准入申请。

2. 医疗器械管理委员会职责

(1) 认真贯彻消毒器械管理方面的法律法规及技术规范、标准。

(2) 审定消毒器械的准入申请。

3. 医院感染管埋部门职责

(1) 负责起草《消毒药械管理制度》。

(2) 审核拟购入的消毒药械的各类法律证明文书并记录存档。

(3) 指导使用部门对准入的消毒器械正式投入使用前的消毒灭菌效果监测。

(4) 监督检查消毒药械的使用是否符合相关要求。

(5) 负责组织消毒剂正确使用的培训。

4. 药事部门职责

(1) 审核拟购入的消毒剂的各类法律证明文书并记录存档。

(2) 负责经医院感染管理委员会审定同意的消毒剂的采购、验收、保管、发放、不良事件监测等工作的管理和具体实施。

5. 器材管理部门职责

(1) 审核拟购入的消毒器械的各类法律证明文书并记录存档。

(2) 负责经医疗器械管理委员会审定同意的消毒器械的采购、验收、维护、报废、不良事件监测等工作的管理和具体实施。

(3) 负责组织消毒器械正确使用的培训。

三、购入管理规定

(一) 准入审批流程

1. 消毒剂审批流程　需求科室申请 [填写申请表格 (附件 2)，一式两份；拟购消毒剂的各种法律证明文书；最小包装样品] →医院感染管理部门审批→药事部门审批→主管院长审批→医院感染管理委员会审定→药事部门购入。

2. 消毒器械审批流程　需求科室申请［填写申请表格（附件3），一式两份；拟购消毒器械的各种法律证明文书］→医院感染管理部门审批→器材管理部门审批→医疗器械管理委员会办公室审批→医疗器械管理委员会审定→器材管理部门购入。

（二）日常购入管理

药事部门及器材管理部门按采购计划购入，到货验收，做好相关记录，妥善储存，保障供应。

四、使用管理规定

1. 按照消毒药械使用说明书使用。
2. 按规定做好消毒剂浓度及消毒效果监测并记录存档3年以上。
3. 按规定做好消毒器械的工艺监测、化学监测及生物监测并记录存档5年以上。
4. 发生消毒剂使用不良事件时及时上报药事部门与医院感染管理部门。
5. 发生消毒器械使用不良事件时及时上报器材管理部门及医院感染管理部门。

附件1：

医疗机构消毒药械管理制度实施细则

本细则是对《医疗机构消毒药械管理制度》部分内容的具体说明。《制度》中已有明确规定的，本细则不再说明。

一、消毒剂管理

（一）关于本制度中消毒剂概念的说明

本制度中所指的消毒剂是广义概念的消毒剂，包括灭菌剂和狭义概念的消毒剂。

灭菌剂：是指能杀灭一切微生物（包括细菌芽孢），并达到灭菌要求的制剂。

狭义概念的消毒剂：是指能杀灭传播媒介上的病原微生物并达到消毒要求的制剂，包括高效消毒剂、中效消毒剂和低效消毒剂三个级别：

高效消毒剂：是指能杀灭一切细菌繁殖体（包括分枝杆菌）、病毒、真菌及其孢子等，对细菌芽孢也有一定杀灭作用的消毒制剂。

中效消毒剂：是指能杀灭分枝杆菌、真菌、病毒及细菌繁殖体等微生物的消毒制剂。

低效消毒剂：是指能杀灭细菌繁殖体和亲脂病毒的消毒制剂。

（二）消毒剂的法定管理规定

1. 按照2002年发布实施的《消毒管理办法》的规定，消毒剂的生产企业应当取得所在地省级卫生行政部门发放的《消毒产品生产企业卫生许可证》后，方可从事消毒产品的生产。许可证的有效期为四年，每年复核一次。

2. 按照2002年发布实施的《消毒管理办法》的规定，生产消毒剂应当取得原卫生部颁发的《消毒剂卫生许可批件》，但原卫生部于2007年组织制定了《次氯酸钠类消毒剂卫生质量技术规范》和《戊二醛类消毒剂卫生质量技术规范》，规定自2007年11月1日起，次氯酸钠类消毒剂和戊二醛类消毒剂不再需要申报《消毒剂卫生许可批件》，按照《规范》组织生产即可。原卫生部2010年1月1日发布实施的《消毒产品卫生安全评价规定》中指出：75%单方乙醇消毒液、次氯酸钠类消毒剂、戊二醛类消毒剂及抗（抑）菌制剂，不再需要申报《消毒剂卫生许可批件》，产品责任单位应按《消毒产品卫生安全评价规定》要求进行卫生安全评价，形成《卫生安全评价报告》，并对评价结果负责。

（三）医院感染管理部门审批消毒剂时需查验留档的内容（加盖原件持有者印章的复印件）

1. 消毒产品生产企业卫生许可证；

2. 消毒剂卫生许可批件（75%单方乙醇消毒液、次氯酸钠类及戊二醛类消毒剂不需要）；

3. 消毒剂《卫生安全评价报告》（75%单方乙醇消毒液、次氯酸钠类及戊二醛类消毒剂需要）；

4. 消毒剂检验机构资质；

5. 产品说明书及标签是否符合相关规范的要求。

（四）药事部门审批消毒剂时需查验留档的内容（加盖原件持有者印章的复印件）

1. 生产企业组织机构代码证；

2. 外国（地区）企业常驻代表机构登记证；

3. 生产企业营业执照副本；

4. 经营企业组织机构代码证；

5. 各级经营企业的营业执照副本、经营许可证；

6. 各级经销商及业务员的授权书；

7. 经销商银行开户许可证；

8. 报关单（进口且非中标产品需要）；

9. 出厂报价单（国产产品需要）；

10. 经销商报价单（中标产品需标明中标号）；

11. 业务员身份证复印件及联系方式。

二、消毒器械管理

（一）关于本制度中消毒器械概念的说明

本制度的消毒器械是广义的概念，包括消毒器械和灭菌器械两大类。消毒、灭菌设备和器具主要包括辐射灭菌设备（医用伽马射线灭菌器）、压力蒸汽灭菌设备（各种压力蒸汽灭菌器）、干热灭菌设备（干热灭菌器、微波灭菌柜等）、化学气体灭菌设备（环氧乙烷灭菌器、低温甲醛蒸汽灭菌器等）、过氧化氢低温等离子体灭菌器、臭氧消毒机、电热煮沸消毒器、自动清洗消毒设备、酸性氧化电位水生成设备、各类内镜清洗消毒机、空气消毒净化设备、紫外线消毒灯等。

（二）消毒器械的法定管理规定

消毒器械既属于医疗器械，又属于消毒产品，因此应按照国家医疗器械及消毒产品的相关法律法规、规章和规范性文件进行管理。

国家食品药品监督管理局2009年9月10日发布582号文件指出：医用室内空气消毒设备不再按照医疗器械实施行政许可。

原卫生部2010年1月1日起施行的《消毒产品卫生安全评价规定》中指出：压力蒸汽灭菌器、食具消毒柜及紫外线消毒灯不需要进行产品的卫生许可，产品责任单位应按《消毒产品卫生安全评价规定》要求进行卫生安全评价，形成《卫生安全评价报告》，并对评价结果负责。

（三）医院感染管理部门审批消毒器械时需查验留档的内容（加盖原件持有者印章的复印件）

1. 消毒产品生产企业卫生许可证；
2. 消毒器械卫生许可批件（压力蒸汽灭菌器、食具消毒柜和紫外线消毒灯不需要）；
3. 消毒器械《卫生安全评价报告》（压力蒸汽灭菌器、食具消毒柜和紫外线消毒灯需要）；
4. 消毒器械检验机构资质；
5. 产品说明书及标签是否符合规范。

（四）器材管理部门审批消毒器械时需查验留档的内容（加盖原件持有者印章的复印件）

1. 生产企业组织机构代码证；
2. 外国（地区）企业常驻代表机构登记证；
3. 医疗器械注册证及登记表（医用室内空气消毒设备不需要）；
4. 医疗器械生产企业许可证（第一类医疗器械及进口产品不需要）；
5. 各级经营企业的营业执照副本、经营许可证（第三类医疗器械需要）；
6. 各级经销商及业务员的授权书；
7. 经销商银行开户许可证；
8. 报关单（进口且非中标产品需要）；
9. 出厂报价单（国产产品需要）；
10. 经销商报价单（中标产品需标明中标号）；
11. 业务员身份证复印件及联系方式。

附件 2：

消毒剂购入申请表

（正面）

申请科室填写

<table>
<tr><td>申请科室</td><td></td><td>申请人</td><td></td><td>申请时间</td><td></td><td>电话</td><td></td></tr>
<tr><td colspan="2" rowspan="2">产品名称</td><td colspan="6">（中文）</td></tr>
<tr><td colspan="6">（英文）</td></tr>
<tr><td colspan="2">主要成分及含量</td><td colspan="6"></td></tr>
<tr><td colspan="2">剂型及规格</td><td colspan="6"></td></tr>
<tr><td colspan="2">产品用途</td><td colspan="6"></td></tr>
<tr><td colspan="2">申请理由</td><td colspan="6"></td></tr>
<tr><td colspan="2">生产企业名称</td><td colspan="6"></td></tr>
<tr><td colspan="2">经销商名称</td><td colspan="6"></td></tr>
<tr><td colspan="2">零售价（单位：元）</td><td colspan="6"></td></tr>
<tr><td colspan="2">申请科室主任签字</td><td colspan="6"></td></tr>
</table>

感染管理部门审批

消毒产品生产企业卫生许可证号		许可证失效日期	
消毒剂卫生许可批件批准文号		许可批件失效日期	
消毒剂《卫生安全评价报告》	有　　无	评价时间	
消毒剂检验机构		检验时间	
产品说明书及标签是否符合规范	是　　否		
审批意见： 审批人签字：　　　　　　日期：			

消毒剂购入申请表

（反面）

药事部门审批

生产企业组织机构代码		代码证副本失效日期	
生产企业营业执照副本注册号		营业执照失效日期	
外国（地区）企业常驻代表机构登记证注册号		注册证失效日期	
经营企业组织机构代码		代码证副本失效日期	
经营企业营业执照副本注册号		营业执照失效日期	
报关单（进口非中标产品需要）	有　　无	报价单（国产品）	有　　无
生产企业为经营企业出具的授权委托书有效期			
推销员姓名		推销员身份证号	
推销员联系电话		推销员授权书失效日期	
审批意见： 审批人签字：　　　　　　日期：			

主管院长审批

主管院长意见：
主管院长签字：　　　　　　日期：

备注：1. 此表一式两份，医疗机构感染管理科与药剂科各备案一份。
2. 审批通过的项目由医院感染管理科提交医院感染管理委员会审定。

附件 3：

消毒器械购入申请表

（正面）

申请科室填写　　　　　　　　　　　　　　　　年　　月　　日

申请科室		申请人	
产品名称	（中文）	规格及型号	
	（英文）	规格及型号	
产品用途、特点及申请理由			
现有同类产品情况，更换或增加新产品理由			
生产厂名称			
推荐的经销商名称			
零售价（单位：元）		日用量	
医用耗材管理员签字		联系电话	
申请科室主任签字			

器材管理部门审批

产品注册证号		注册证失效日期	
生产企业营业执照副本注册号		营业执照失效日期	
生产许可证号		许可证失效日期	
消毒产品生产企业卫生许可证号		许可证失效日期	
消毒器械卫生许可批件批准文号		许可批件失效日期	
经营企业的授权书	有□　　无□	授权失效日期	
经营企业营业执照副本		营业执照失效日期	
医疗器械经营企业许可证号		许可证失效日期	
报关单（进口非中标产品需要）	有□　　无□	出厂报价单（国产）	有□无□
推销员姓名		推销员授权书失效日期	
推销员身份证号		推销员联系电话	
药监局网站上查询	有□　　无□	小包装产品提交	有□无□
审批意见： 审批人签字：　　　　　　　　日期：			

消毒器械购入申请表

（反面）

医院感染管理部门审批

产品注册证号		注册证失效日期	
消毒产品生产企业卫生许可证号		许可证失效日期	
消毒器械卫生许可批件批准文号		许可证失效日期	
灭菌方法			
产品小包装是否合格			
审批意见： 审批人签字：　　　　　　　　日期：			

物价组审批

审批意见： 审批人签字：　　　　　　　　日期：

医疗器械管理委员会办公室审批

审批意见： 办公室主任签字：　　　　　　　　日期

备注：1. 此表需正反面打印，一式两份，器材管理部门及医院感染管理部门各留档一份。

2. 审批通过的项目由器材管理部门提交医疗器械管理委员会审定。

第三节　一次性使用医疗用品及卫生用品管理制度

一次性使用医疗用品及卫生用品属于医用耗材范畴，总体应纳入医疗机构医用耗材管理，但因其管理与感控相关，故在其管理方面存在着有别于其他类别医用耗材的特殊性，需单独制定《一次性使用医疗用品及卫生用品管理制度》。《一次性使用医疗用品及卫生用品管理制度》是医疗机构保障医疗质量和医疗安全工作中非常重要的管理制度之一，各医疗机构应依法依规制定。我国现行的与一次性使用医疗用品及卫生用品管理相关的卫生法律、法规、规章及规范性文件主要包括：《中华人民共和国产品质量法》（中华人民共和国主席令第 33 号），《医疗器械监督管理条例》（中华人民共和国国务院令第 650 号），《医疗器械临床使用安全管理规范（试行）》（卫医管发［2010］4 号），《一次性使用无菌医疗器械监督管理办法》（国家药监局令第 4 号），《医疗器械生产监督管理办法》（国家食品药品监督管理局令第 12 号），《医疗器械说明书、标签和包装标识管理规定》（国家食品药品监督管理局令第 10 号），《医院感染管理办法》（中华人民共和国卫生部令第 48 号），《消毒管理办法》（中华人民共和国卫生部令第 27 号），《一次性使用医疗用品卫生标准》（GB 15980—1995），《一次性使用卫生用品卫生标准》（GB 15979—2002），《医院消毒卫生标准》（GB 15982—2012），《医疗机构消毒技术规范》（WS/T367—2012）。制定《一次性使用医疗用品及卫生用品管理制度》的主责部门，应密切关注国家新发布的与一次性使用医疗用品及卫生用品管理相关的规定，并视具体情况及时修订。

一、总　　则

1. 为加强一次性使用医疗用品及卫生用品的临床应用管理，保障医疗质量和医疗安全，根据相关卫生法律法规、规章及规范性文件，制定本制度。

2. 一次性使用医疗用品及卫生用品准入前，须由相关部门进行专业审核把关，并经医用耗材管理委员会审定通过后由医用耗材管理部门统一购入。试用产品必须按采购绿色通道流程经审批同意后方可试用。任何科室、部门及个人均不得自行购入、使用或试用未经审批的一次性使用医疗用品及卫生用品。

3. 同类产品更换名称或品牌时需重新申请。

4. 一次性使用医疗用品及卫生用品不得重复使用。

5. 对违反本制度的科室和个人，医疗机构将视情节轻重进行相应处理。

6. 本制度配套附件为《一次性使用医疗用品及卫生用品管理制度实施细则》（附件 1）、《一次性使用医疗用品申请表》（附件 2）、《一次性使用卫生用品申请表》（附件 3）。

7. 本制度于××年××月××日开始施行，并将根据国家相关卫生法律法规、规章及规范性文件的变化随时修订。

二、组织结构与职责

（一）组织结构

医疗机构成立医用耗材管理委员会，由医学装备管理部门（医学工程科或医学工程处）、医务管理部门、护理管理部门、纪检监察部门、财务管理部门、医院感染管理部门、临床科室及其他有关部门的主要负责人组成，主任委员由医疗机构院长/常务副院长担任，主管医疗工作及主管医学装备的副院长担任副主任委员。委员会办公室设在医学装备管理部门。医学装备管理部门领导兼任办公室主任，医学装备管理部门的医用耗材管理组组长兼任秘书。各临床科室主任为本科室医用耗材管理第一责任人，并应设立一名兼职医用耗材管理员负责相关工作的具体落实。

（二）各部门职责

1. 医用耗材管理委员会职责

（1）认真贯彻一次性使用医疗用品及卫生用品管理方面的法律、法规、规章及规范性文件，制定本单位一次性使用医疗用品及卫生用品管理制度并监督实施。

（2）建立会议制度，定期审批临床科室有关一次性使用医疗用品及卫生用品的申请，在审批过程中综合考虑临床需求、费用管理、品规管理等多方面因素，决定产品的纳入及剔除。

（3）分析、论证本院一次性使用医疗用品及卫生用品使用情况，并提出淘汰品种。

（4）医用耗材管理委员会审批产品会议每年不少于一次，应有会议记录留档五年以上。

2. 医学装备管理部门职责

（1）负责筹备医用耗材管理委员会会议。

（2）医学装备管理部门专设医用耗材管理组负责医用耗材的具体管理工作。

（3）负责经医用耗材管理委员会审定同意的医用耗材的采购、验收、保管、发放、不良事件监测、质量控制等工作的管理和具体实施。

（4）根据临床申请，依照国家相关法律法规要求审核供应商资质及法律证明文书，认真做好医用耗材及供应商的资质档案和医疗机构采购审批等文件资料管理工作。

（5）上传下达医用耗材的相关政策信息和上级管理要求，并积极开展政策法规及相关知识技能的学习培训。

3. 纪检监察部门职责

（1）对医用耗材审批、招标、定价、采购等部门及环节进行监察。

（2）对原卫生部、省级卫生行政部门集中采购以外的医用耗材的采购价格谈判进行监察。

（3）会同审计部门及财务处定期或不定期对高值一次性使用医疗用品的账目进行联合检查。

4. 医务管理部门职责　监督检查医、技人员对《一次性使用医疗用品及卫生用品管理制度》执行情况。

5. 护理管理部门职责　监督检查一次性使用医疗用品及卫生用品的临床储存、使用及用后处理是否符合相关要求。

6. 医院感染管理部门职责

（1）负责起草《一次性使用医疗用品及卫生用品管理制度》。

（2）审核拟购入的一次性使用医疗用品及卫生用品的卫生许可方面的法律证明文书及消毒灭菌方法并记录存档。

（3）监督检查一次性使用医疗用品及卫生用品的储存、使用及用后处理是否符合感控要求。

7. 财务管理部门职责

（1）依据国家相关规定审核各类医用耗材可否收费、收费项目归类以及收费加价的幅度。

（2）监督检查各科使用医用耗材的收费情况。

（3）负责新增医疗服务项目价格立项的申报。

8. 临床科室职责

（1）按规定提交一次性使用医疗用品及卫生用品准入申请。

（2）及时上报及处理一次性使用医疗用品及卫生用品临床应用时发生的不良事件。

（3）按规定进行一次性使用医疗用品及卫生用品的储存、使用及用后处理。

三、购入管理规定

（一）准入审批流程

需求科室申请（填写申请表格，一式两份；拟购物品的各种法律证明文书；最小包装样品）→医学装备管理部门审批→医院感染管理部门审批→财务管理部门审批→医用耗材管理委员会办公室审批→医用耗材管理委员会审定→医学装备管理部门购入。

（二）临时采购绿色通道审批流程

需求科室申请（填写申请表格，一式两份；拟购物品的各种法律证明文书；最小包装样品）→医学装备管理部门审批→医院感染管理部门审批→财务管理部门审批→医用耗材管理委员会办公室审批→医学装备管理部门临时购入一次。

（三）日常购入管理

医学装备管理部门按采购计划购入，到货验收，做好相关记录，妥善储存，保障供应。

四、使用管理规定

1. 使用一次性使用医疗用品及卫生用品前，应检查小包装有无破损、产品有效期和有无不洁净等。

2. 发现不合格或质量可疑产品时，以及使用时发生不良反应时，须立即停止使用并封存该产品，按规定详细记录，并立即电话报告医学装备管理部门及医务管理部门，同时填写《可疑医疗器械不良事件报告表》（国家食品药品监督管理局监制）报医学装备管理部门。医学装备管理部门应当会同医务管理部门至当事科室进行现场调查。怀疑不良反应可能与感染有关时应同时上报医院感染管理部门。

五、用后处理规定

用后的一次性使用医疗用品及卫生用品均属于医疗废物，按国家《医疗废物管理条例》及《医疗卫生机构医疗废物管理办法》的规定进行处理。

附件1：

医疗机构一次性使用医疗用品及卫生用品管理制度实施细则

本细则是对《医疗机构一次性使用医疗用品及卫生用品管理制度》部分内容的具体说明，《制度》中已有明确规定的，本细则不再涉及。

一、一次性使用医疗用品管理相关规定

（一）原卫生部在2003年第24号公告中指出：一次性使用医疗用品不再纳入《消毒管理办法》管理，因此一次性使用医疗用品不再属于消毒产品，其管理全部按照医疗器械管理执行。医疗机构对其进行管理时应符合《中华人民共和国产品质量法》、《医疗器械监督管理条例》、《医疗器械生产监督管理办法》、《医疗器械说明书、标签和包装标识管理规定》、《医疗器械临床使用安全管理规范（试行）》、《一次性使用无菌医疗器械监督管理办法》及《一次性使用医疗用品卫生标准》的相关要求。

（二）一次性使用医疗用品包括灭菌的、消毒的和清洁的三大类

1. 灭菌的一次性使用医疗用品：是指进入人体无菌组织，无菌、无热源、无溶血反应和无异常毒性检验合格，出厂前必须经灭菌处理的可直接使用的一次性使用医疗用品。

2. 消毒的一次性使用医疗用品：是指接触皮肤、黏膜，无毒害，检验合格，出厂前必须经过消毒处理可直接使用的一次性使用医疗用品。

3. 清洁的一次性使用医疗用品：是指产品未经消毒灭菌处理，但对其生产环境有一定卫生要求的一次性使用医疗用品。

（三）国家对医疗器械实行分类管理

第一类医疗器械是指通过常规管理足以保证其安全性、有效性的医疗器械。第二类医疗器械是指对其安全性、有效性应当加以控制的医疗器械。第三类医疗器械是指植入人体；用于支持、维持生命；对人体具有潜在危险，对其安全性、有效性必须严格控制的医疗器械。

医疗器械分类目录由原卫生部食品药品监督管理局依据医疗器械分类规则制定、调整及公布。

（四）国家对医疗器械实行分类注册管理

境内第一类医疗器械由设区的市级食品药品监督管理机构审查，批准后发给医疗器械注册证书。境内第二类医疗器械由省、自治区、直辖市食品药品监督管理部门审查，批准后发给医疗器械注册证书。境内第三类医疗器械由国家食品药品监督管理局审查，批准后发给医疗器械注册证书。境外医疗器械由国家食品药品监督管理局审查，批准后发给医疗器械注册证书。台湾、香港、澳门地区医疗器械的注册，除本办法另有规定外，参照境外医疗器械办理。医疗器械注册证书有效期 4 年。医疗器械注册证书附有《医疗器械注册登记表》，与医疗器械注册证书同时使用。

（五）国家对医疗器械生产企业实行专项管理

开办第一类医疗器械生产企业，应当填写《第一类医疗器械生产企业登记表》在所在地省、自治区、直辖市（食品）药品监督管理部门备案。开办第二类、第三类医疗器械生产企业，应持有省、自治区、直辖市（食品）药品监督管理部门发放的《医疗器械生产企业许可证》。

二、一次性使用卫生用品管理相关规定

一次性使用卫生用品属于消毒产品，应按照《消毒管理办法》的规定进行管理。一次性使用卫生用品包括普通一次性手套、口罩、帽子、尿布、巾、单等用品，分为普通级和消毒级，进入医疗机构的一次性使用卫生用品要求为消毒级。消毒级产品最终消毒必须采用环氧乙烷、电离辐射或压力蒸汽等有效消毒方法。消毒后的微生物指标应达到《一次性使用卫生用品卫生标准》（GB15979—2002）的要求。需要指出的是：医用一次性防护服、医用防护口罩及医用外科口罩属于第二类医疗器械；手术衣、手术帽、手术垫单及手术洞巾等手术用品属于第一类医疗器械，均不属于一次性使用卫生用品。

三、产品包装标识的要求

产品包装上的标识必须真实，并符合下列基本要求：

（一）有产品质量检验合格证明。

（二）有中文标明的产品名称、生产厂厂名和厂址。

（三）根据产品的特点和使用要求，需要标明产品规格、型号、等级、所含主要成分的名称和含量的，用中文相应予以标明。

（四）限期使用的产品，应当在显著位置清晰地标明生产日期或者批（编）号、安全使用期或者失效日期。

（五）使用不当，容易造成产品本身损坏或者可能危及人身、财产安全的产品，应当有警示标志或者中文警示说明。

（六）生产企业应在产品或其说明、包装上注明所执行标准［我国现行标准分四级，即国家标准（GB）、行业标准（HB）、地方标准（DB）、企业标准（QB）］的代号、编号、名称。

（七）灭菌的和消毒的一次性使用医疗用品的包装及标识，除要满足产品包装标识的基本要求外，还要符合下列特殊要求：

1. 包装密闭性及包装材料符合阻菌要求；

2. 有医疗器械注册证书编号；

3. 有“一次性使用”字样或者符号；

4. 有灭菌方法；

5. 有“已灭菌”字样或者标记。

（八）消毒级一次性使用卫生用品除要满足产品包装标识的基本要求外，还要符合下列特殊要求：

1. 应在销售包装上注明“消毒级”字样以及消毒日期和有效期或消毒批号和限定使用日期。

2. 应在运输包装上标明“消毒级”字样以及消毒单位地址、消毒方法、消毒日期和有效期或消毒批号和限定使用日期。

四、医学装备管理部门在审批一次性使用医疗用品及卫生用品时需查验留档的内容（加盖原件持有者印章的复印件）

（一）医疗器械注册证及注册登记表（第二、三类医疗器械需要）；

（二）卫生许可证（一次性使用卫生用品需要）；

（三）生产企业营业执照副本；

（四）医疗器械生产企业许可证（第二、三类医疗器械需要）；

（五）各级经营企业的营业执照副本，经营许可证（第三类医疗器械需要）；

（六）各级经销商及业务员的授权书；

（七）经销商银行开户许可证；

（八）报关单（进口且非中标产品需要）；

（九）出厂报价单（国内产品不需要）；

（十）经销商报价单（中标产品需标明中标号）；

（十一）业务员身份证复印件、联系方式。

五、医院感染管理部门审批一次性使用医疗用品及卫生用品时需查验的内容（加盖原件持有者印章的复印件）

（一）医疗器械注册证及注册登记表（一次性使用医疗用品需要）；

（二）卫生许可证（一次性使用卫生用品需要）；

（三）产品小包装及包装标识是否符合要求。

六、医院感染管理部门审批一次性使用医疗用品及卫生用品消毒灭菌方法时的依据

在《医疗机构消毒技术规范》（2012版）中，根据医用物品污染后使用所致感染的危险性大小及在患者使用之间的消毒或灭菌要求，将医用物品分为三类，即高度危险性物品、中度危险性物品和低度危险性物品。《医疗机构消毒卫生标准》（GB15982—2012）中对不同危险性物品的消毒作用水平进行了规定。

（一）高度危险物品是指进入人体无菌组织、器官、脉管系统，或有无菌体液从中流过的物品，或接触破损皮肤、破损黏膜的物品，一旦被微生物污染，具有极高感染风险，如手术器械、穿刺针、腹腔镜、活检钳、心脏导管、植入物、输血器材、输液器材、注射用药物和液体、透析器、血液和血液制品等。高度危险性物品使用前应灭菌。

（二）中度危险物品是指与完整黏膜相接触，而不进入人体无菌组织、气管和血流，也不接触破损皮肤、破损黏膜的物品，如胃肠道内镜、气管镜、喉镜、呼吸机管道、麻醉机管道、压舌板、口表、肛表、肛门直肠压力测量导管等。中度危险物品使用前应选择高水平消毒。

（三）低度危险性物品是指仅直接或间接与完整皮肤接触而不与黏膜接触的物品，如听诊器、血压计袖带；病床围栏、床面及床头柜、被褥；墙面、地面；痰盂（杯）及便器等。低度危险性物品使用前可视具体情况选择中、低水平消毒或保持清洁。

七、医学装备管理部门验货具体要求

（一）验收项目应包括：

1. 外包装是否完好，无污损；

2. 包装上标识信息是否齐全，包括产品名称、生产厂、规格型号、包装数量、生产批号、灭菌批号、产品有效期、《医疗器械注册证》号等，进口产品应有中文标识；

3. 供应商出库单内容项目是否齐全，包括供应商名称、产品名称、规格型号、产品数量、生产批号、灭菌批号、产品有效期等；

4. 实物信息与出库单信息是否一致；

5. 注射器、输液器、输血器、导尿包等国产一次性使用无菌医疗用品，应提供该批次出厂检验报告；

6. 拆开大包装时，还需查验包装内有无检验合格证，包装内实物数量、规格与标识信息是否一致。

（二）购置记录应包括：

每次到货的时间、生产或经营企业名称、产品名称和规格、产品数量和单价、生产批号、灭菌批号、出厂日期、失效期、供需双方经办人姓名以及该产品是否与相关医疗器械（仪器、设备）配套使用等。医工科应保留原始订货合同，以备出现产品质量问题时追查。

八、一次性使用医疗用品及卫生用品储存要求

库房应切实做好防火、防盗、防潮、防虫、防鼠等“五防”工作。

（一）库房实行分类管理，分设医用耗材大库、无菌耗材库和医疗杂品库。大包装耗材存放于医用耗材大库；无菌耗材须拆除大包装后方可放入无菌耗材库；医疗杂品库存放各种非无菌耗材。

（二）各库房内实行分区管理，耗材码放位置固定，有对应标识。

（三）仓库内应配备充足、有效的消防器材。库管员应会正确使用消防器材。

（四）库管员应经常检查门窗的严密性、牢固性。下班前应关窗锁门。

（五）库房内部应整洁，通风良好，门窗严密，顶棚、墙壁无脱落物，地面平整光洁。

（六）库房内设置地拍、货架，耗材存放距地面高度 20～25cm，离墙 5～10cm，距天花板 50cm。

（七）库房内应设有温湿度计对温湿度进行监测，每日登记。要求室内温度在 18～24℃之间，相对湿度在 35％～70％之间，必要时应使用除湿设备控制温湿度。

（八）无菌耗材库房每个工作日 12:00～13:00 进行紫外线消毒。

（九）配备灭鼠、灭蟑设备或药物。

（十）对储存条件有特殊要求的耗材（如低温保存等）另行保存。

（十一）耗材应按效期顺序码放，出库做到先进先出、近效先出、按批次出库。

（十二）库管员每天在医疗机构物资设备管理系统中查询耗材效期报警提示，处理近效期耗材。

附件 2：

一次性使用医疗用品申请表

（正面）

申请科室填写　　　　　　　　　　　　　　　　年　　月　　日

申请科室		申请人	
产品名称	（中文）	规格及型号	
	（英文）	规格及型号	
产品用途、特点及申请理由			
现有同类产品情况，更换或增加新产品理由			
生产厂名称			
推荐的经销商名称			
零售价（单位：元）		日用量	
医用耗材管理员签字		联系电话	
申请科室主任签字			

医学装备管理部门审批

产品注册证号		注册证失效日期	
生产企业营业执照副本注册号		营业执照失效日期	
生产许可证号		许可证失效日期	
经营企业的授权书	有□ 无□	授权失效日期	
经营企业营业执照副本		营业执照失效日期	
经营许可证号		许可证失效日期	
报关单（进口非中标产品需要）	有□ 无□	出厂报价单（国产）	有□ 无□
业务员姓名		业务员授权失效日期	
业务员身份证号		业务员联系电话	
药监局网站上查询	有□ 无□	小包装产品提交	有□ 无□
审批意见： 审批人签字： 日期：			

一次性使用医疗用品申请表

（反面）

医院感染管理部门审批

产品注册证号		注册证失效日期	
灭菌方法			
产品小包装是否合格			
审批意见： 审批人签字： 日期：			

物价组审批

审批意见： 审批人签字： 日期：

医用耗材管理委员会办公室审批

审批意见：
办公室主任签字：　　　　　　　　　　　　　　日期

备注：1. 此表需正反面打印，一式两份，医学装备管理部门及医院感染管理部门各留档一份。
　　　2. 审批通过的项目由医学装备管理部门提交医用耗材管理委员会审定。

附件 3：

一次性使用卫生用品申请表

（正面）

申请科室填写　　　　　　　　　　　　　　　　　　年　　月　　日

申请科室		申请人	
产品名称	（中文）	规格及型号	
	（英文）	规格及型号	
产品用途、特点及申请理由			
现有同类产品情况，更换或增加新产品理由			
生产厂名称			
推荐的经销商名称			
零售价（单位：元）		日用量	
医用耗材管理员签字		联系电话	
申请科室主任签字			

医学装备管理部门审批

卫生许可证号		许可证失效日期	
生产企业营业执照副本注册号		营业执照失效日期	
生产企业许可证号		许可证失效日期	
经营企业的授权书	有□　　无□	授权失效日期	
经营企业营业执照副本注册号		营业执照失效日期	
经营许可证号		许可证失效日期	
业务员姓名		业务员授权失效日期	
业务员身份证号		业务员联系电话	
小包装产品提交	是□　　否□		
审批意见： 审批人签字：　　　　　　　　　　日期：			

一次性使用卫生用品申请表

（反面）

医院感染管理部门审批

卫生许可证号		许可证失效日期	
消毒方法			
产品小包装是否合格			
审批意见： 审批人签字：　　　　　　　　　　日期：			

物价组审批

审批意见： 审批人签字：　　　　　　　　　　日期：

医用耗材管理委员会办公室审批

审批意见： 主任签字：　　　　　　　　　　日期

备注：1. 此表需正反面打印，一式两份，医学装备管理部门及医院感染管理部门各留档一份。
2. 审批通过的项目由医学装备管理部门提交医用耗材管理委员会审定。

第四节　呼吸机临床应用管理制度

呼吸机相关性肺炎（VAP）首先严重影响原发病的治疗效果，增加患者及其家属的痛苦和经济负担，甚至会引发纠纷和诉讼；其次会导致患者住院时间延长，增加医务人员的工作量，影响病床周转，造成大量宝贵医疗资源的浪费；此外，在某些情形下，医保中心及保险公司还可能会拒报 VAP 费用，从而造成医院经济损失。

鉴于呼吸机相关性肺炎发病率是医疗质量评价体系中的一个重要指标，医院对此种器械相关医院感染需给予充分重视，应按照《医疗器械监督管理条例》、《医疗器械临床使用安全管理规范（试行）》及行业标准《呼吸机临床应用》（WS392—2012）的相关要求，结合本院实际情况，制定切实可行的《呼吸机临床应用管理制度》，制定预防 VAP 标准操作规程（SOP），降低呼吸机相关性肺炎的发病率。

《呼吸机临床应用管理制度》应对呼吸机的采购，日常维护，操作人员资质，使用环境要求，使用前、中、后的管理及清洗消毒等诸多方面进行规定。制定该制度的主责部门应密切关注国家新发布的与医疗器械管理，特别是呼吸机管理相关的法规、规章及规范性文件，并视具体情况及时修订本单位的《呼吸机临床应用管理制度》。

一、总　　则

1. 为保障呼吸机临床应用的安全性与及时性，制定本制度。本制度自××年××月××日起施行。

2. 有条件的医疗机构宜成立呼吸机管理中心，负责全院呼吸机的统一调配、消毒及测试。呼吸机管理中心的职能管理归口医学装备管理部门处。

3. 本制度配套制度及技术性文件包括：《呼吸机使用人员及使用单位的基本要求》、《呼吸机相关性肺炎预防措施》、《呼吸机及其管路清洗消毒制度》、《呼吸机管理中心工作制度》、《呼吸机消毒效果监测规定》、《呼吸机使用流程》、《呼吸机租借规定》、《呼吸机租借流程》、《呼吸机归还流程》、《呼吸机管路更换消毒流程》（附件1～10）。

4. 为应对公共卫生突发事件，医院需在日常使用量的基数上保证若干台呼吸机处于备用状态。

5. 呼吸机操作属高风险诊疗技术，临床医师必须经过相关知识与技能的培训并考核合格后，方可独立操作呼吸机。

6. 临床医护人员应参加预防呼吸机相关性肺炎标准操作规程的培训。

7. 呼吸机购入前须进行采购论证及技术评估，确保采购的呼吸机符合临床需求。

8. 呼吸机的采购应当遵循国家相关管理规定执行，确保采购规范、渠道合法、手续齐全。同时按照院务公开等有关规定，将呼吸机采购情况及时做好对内公开。

9. 呼吸机的验收应当由器材科与相关的临床科室共同完成。

10. 对呼吸机采购、评价、验收等过程中形成的报告、合同、评价记录等文件进行建档和妥善保存，保存期限为医疗器械使用寿命周期结束后5年以上。

11. 临床使用呼吸机时应当严格遵照产品使用说明书、技术操作规范和规程，对产品禁忌证及注意事项应当严格遵守，需向患者说明的事项应当如实告知。

12. 发生呼吸机临床使用安全事件或者医疗器械出现故障，科室应当立即停止使用，并通知医学工程科按规定进行检修；经检修达不到临床使用安全标准的呼吸机不得再用于临床。

13. 从事呼吸机使用、维护及消毒相关工作的技术人员，应当具备相应的专业学历、技术职称或者经过相关技术培训，并获得国家认可的执业技术水平资格。

14. 对在用呼吸机要定期进行预防性维护和检测、校准工作。并对所进行的预防性维护、检测与校准、临床应用效果等信息进行分析与风险评估，以保证在用呼吸机处于完好与待用状态，保障所获临床信息的质量。

15. 呼吸机由器材科统一购入，其他部门不得从事呼吸机的采购活动。临床上不得使用非器材科采购供应的呼吸机。

16. 对违反本制度的科室和个人，医院将进行相应的处理。

17. 本制度制定主责部门应密切关注国家新发布的与医疗器械管理相关的法规、规章及规范性文件，并视具体情况及时修订本制度。

二、管理组织结构

医院医疗器械管理委员会及医疗器械临床使用安全管理委员会负责指导呼吸机临床应用管理工作。日常工作由医务处协调器材科及呼吸机管理中心共同完成。

三、各部门职责

（一）医疗器械管理委员会职责

1. 负责制定应用呼吸机的发展规划、年度购置计划、配置原则和配置标准等。

2. 对医院计划购买的呼吸机进行论证，论证的内容包括：购置的必要性和可行性、资金来源、性能价格比、经济效益与社会效益等。

3. 参与呼吸机购置过程中的价格调查和价格谈判，对呼吸机购置的全过程行使监督职能。

（二）医疗器械临床使用安全管理委员会职责

1. 负责对呼吸机临床应用进行全方位管理，包括呼吸机质量与安全、操作人员的资质与技能、操作使用技术规范、各环节的制度制定与落实情况、呼吸机使用环境、配套设施等方面。

2. 针对呼吸机全生命周期的各个阶段：购置阶段，安装、调试、验收阶段，使用阶段（含质量、技术保障工作内容），报废阶段的具体特点及要求，进行呼吸机临床安全管理和监测工作，以保证呼吸机在整个生命周期里的安全、有效。

3. 负责对全院呼吸机临床使用安全管理工作进行监督检查与评价，发现问题，限期整改，并制定严格的奖惩措施。

（三）医务处职责

对呼吸机操作人员的资质进行管理。

（四）护理部职责

督导呼吸机消毒及呼吸机相关性肺炎预防措施的落实情况。

（五）器材科职责

1. 负责《呼吸机临床应用管理制度》的起草工作。

2. 负责呼吸机的购置、验收、技术保障（质控）、维护、维修、档案管理、应用分析和处置等全过程管理。

（六）医院感染管理科职责

1. 负责制定《呼吸机及其管路清洗消毒制度》、《呼吸机消毒效果监测规定》及《呼吸机相关性肺炎预防措施》。

2. 督导呼吸机消毒及呼吸机相关性肺炎预防措施的落实情况。

（七）临床科室职责

1. 严格执行本院《呼吸机临床应用管理制度》。

2. 严格遵循呼吸机相关性肺炎预防与控制标准操作规程（SOP）。

3. 配合器材科实施呼吸机的管理工作，服从医院对呼吸机的应急调配。

4. 做好呼吸机的保管、日常保养和使用安全等工作，避免发生意外事故。

5. 严格按照使用说明书、技术操作规范和规程进行操作。

6. 按规定上报呼吸机相关不良事件。

（张京利）

参考文献

1. 中华人民共和国产品质量法．中华人民共和国主席令第 33 号
2. 医疗器械监督管理条例．中华人民共和国国务院令第 650 号
3. 医疗器械临床使用安全管理规范（试行）．卫医管发［2010］4 号
4. 一次性使用无菌医疗器械监督管理办法．国家药监局令第 4 号
5. 医疗器械生产监督管理办法．国家食品药品监督管理局令第 12 号
6. 医疗器械说明书、标签和包装标识管理规定．国家食品药品监督管理局令第 10 号
7. 消毒管理办法．中华人民共和国卫生部令第 27 号
8. 医院感染管理办法．中华人民共和国卫生部令第 48 号
9. 一次性使用医疗用品卫生标准．GB 15980—1995
10. 一次性使用卫生用品卫生标准．GB 15979—2002
11. 医院消毒卫生标准．GB 15982—2012
12. 医疗机构消毒技术规范．WS/T367—2012
13. 医疗器械监督管理条例．中华人民共和国国务院令第 276 号
14. 医疗器械临床使用安全管理规范（试行）．卫医管发［2010］4 号
15. 北京市呼吸机清洗、消毒指南．京卫医字［2006］25 号
16. 抗菌药物临床应用指导原则．卫医发［2004］285 号
17. 抗菌药物临床应用管理办法．中华人民共和国卫生部令第 84 号
18. 卫生部办公厅关于做好全国抗菌药物临床应用专项整治活动的通知．卫办医政发［2011］56 号

附件 1：

呼吸机使用人员及使用单位的基本要求

一、呼吸机使用人员的基本要求

符合下列要求的执业医师及注册护士具备使用呼吸机的资格：

1. 掌握呼吸系统解剖、呼吸生理、呼吸衰竭的病理生理变化；
2. 掌握所用呼吸机的工作原理、性能特点及常用机械通气模式和参数的设定；
3. 掌握常用呼吸和循环监测指标的临床意义及判定方法；
4. 掌握所用呼吸机日常维护、消毒方法；
5. 能对所用呼吸机的工作状态进行判断并做出相应处理。

二、呼吸机使用单位的基本要求

呼吸机使用单位应具备下列条件：

1. 具有满足“呼吸机使用人员基本要求”的医护人员；
2. 具有生命体征的监测设备；
3. 具有监测常用呼吸指标的条件；
4. 具有氧源及痰液吸引设备；
5. 具有抢救设备和人员；

6. 具有呼吸机基本维护和消毒能力；

7. 具备能满足呼吸机及其相关设备运行的供电设施与技术条件。

附件 2：

呼吸机相关性肺炎预防措施

一、基础预防措施

1. 无禁忌证者应将床头抬高（30～45°）。

2. 使用含氯己定的含漱液进行口腔护理，4 次/天。

3. 定时翻身、拍背及震动排痰（有栓塞可能时禁用，癫痫患者需减少震动频率）。

4. 按需吸痰，根据痰液的性质选择适当的气道湿化方式。

5. 避免使用质子泵抑制剂预防消化道应激性溃疡。

6. 不使用抗菌药物预防下呼吸道感染。

7. 优先选择肠内营养，胃液残留量控制在 100ml 以下。

8. 改善患者营养状况并将血糖控制在正常范围。

9. 预防下肢静脉血栓。

二、围呼吸机使用预防措施

1. 严格掌握气管插管或切开指征，优先考虑无创通气。

2. 进行与气道有关的操作时严格遵守无菌操作规程。

3. 优先选择经口气管插管。

4. 每天 3 次监测套囊压，维持套囊压力为 25～30cmH_2O。

5. 选择声门下可吸引气切套管。

6. 湿化液使用无菌水。

7. 呼吸机外管路及湿化器每周更换，有明显分泌物污染时随时更换。换下的管路送消毒供应室集中清洗消毒。

8. 螺纹管冷凝水收集瓶应处于整个管路系统的最低位置以防止反流。及时倾倒冷凝水，冷凝水倒入 2000mg/L 含氯消毒液中。

9. 按规定做好雾化器、氧气湿化瓶及雾化、呼吸管路的消毒与灭菌。

10. 呼吸机外管路更换频率为：每周更换，但若有可见污物则随时更换。

三、医护操作预防措施

1. 吸痰时戴手套，戴手套前及摘手套后均应洗手/卫生手消毒。

2. 医务人员应做好手卫生。查房时先检查无感染患者，再检查感染隔离患者。

3. 每天评估镇静剂和肌松剂使用的必要性，及早停药。

4. 每天评估使用呼吸机及气管插管的必要性，及早脱机和拔管。

5. 拔管时做好医护配合，防止气囊上方积液进入下呼吸道。

四、其他措施

对相关医务人员定期进行上述预防措施的培训与考核。

附件3：

呼吸机及其管路清洗消毒制度

一、使用中的呼吸机外表面（包括界面、操作面板、键盘、万向臂架、电源线、高压气源管路等）由使用科室用湿润的清洁擦布每日擦拭一次；遇污染随时擦拭；污染严重及呼吸机每患用毕消毒时，须用75%乙醇或1000～2000mg/L季铵盐类消毒液擦拭（液晶屏不使用消毒剂擦拭，只能用潮湿的清洁擦布擦拭）；传染病患者及特殊感染患者（如结核分枝杆菌、HIV、HBV、MRSA及MRSE等病毒/耐药菌株感染）用毕须用2000mg/L含氯消毒液擦拭消毒。使用中的呼吸机主机的空气过滤网由使用单位每日清洗一次。

二、呼吸机外置管路及附件一人一用一消毒（必要时灭菌），使用中的呼吸机外置管路及附件每7天更换一次，其清洗消毒及统一调配工作由供应室承担。

三、呼吸机购置宜首选其内置管路不需消毒的型号。对于一般患者，推荐在呼吸机吸气端安装细菌病毒过滤器。传染病患者及特殊感染患者（如结核分枝杆菌、HIV、HBV、MRSA及MRSE等病毒/耐药菌株感染）使用呼吸机应在吸气端和呼气端均安装过滤器。吸气端和呼气端均安装过滤器的呼吸机内置管路不需要常规清洗消毒。呼吸机内置管路由工程师定期保养维护，时间按厂商的要求而定，定期更换呼吸机的皮囊、皮垫、细菌过滤器等，呼吸机每工作1000小时，应全面进行检修及消耗品的更换，并将每一次更换的消耗品名称和更换时间进行登记，建立档案，以备核查。呼吸机内置管路的消毒处理应根据不同呼吸机的特点，按厂家说明书执行。

四、清洗前需将管路的各部件拆卸完全；若管路上有血渍、痰痂等污物，应预先加酶浸泡初洗，再放入自动清洗消毒机内处理。工作人员手工处理呼吸机管路时须进行必要的职业防护，应穿工作服，戴帽子、口罩、手套及防水围裙，必要时戴护目镜或防护面罩。

五、传染病患者及特殊感染患者（如结核分枝杆菌、HIV、HBV、MRSA及MRSE等病毒/耐药菌株感染）建议使用一次性呼吸机管路。重复使用的呼吸机管路，用后须由使用科室在原包装外加套一层黄色垃圾袋，送供应室单独特殊清洗及消毒处理。

六、清洗消毒烘干后的呼吸机管路及附件放入一次性使用的白色塑料袋（灭菌处理后的）内或大无菌巾严密包裹干燥保存备用，保存时间为1周，袋外由供应室标识失效期。长期备用的呼吸机管路采用环氧乙烷灭菌。

七、经过消毒、装机、检测、校正后的呼吸机处于完好的备用状态，需套上防尘罩，并在显著位置挂上标明“备用状态”字样的标牌，放置在清洁、整齐、通风的房间内。防尘罩每月换洗。

八、呼吸机使用过程中应采取防感染措施，包括湿化液须为无菌水，湿化罐中的湿化液每24小时彻底更换一次；集水杯应垂直向下，位于管路最低处；冷凝水倒入2000mg/L含氯消毒液中按污物消毒处理（消毒液桶须加盖，且倒入的冷凝水总量不得超过消毒液的总量，以确保被冷凝水稀释后的消毒液浓度始终不低于1000mg/L）。

九、从事呼吸机清洗消毒工作的医务人员，须接受相关知识的培训，并做好相关记录留档3年备查。

十、呼吸机管理中心专职人员负责每季度对呼吸机的清洗消毒效果进行抽样监测，监测方法按《消毒技术规范》物体表面采样方法进行，结果判定以≤20cfu/m^2为消毒合格。

监测结果留档3年备查。

十一、医院感染管理科负责《呼吸机及其管路清洗消毒制度》及《呼吸机相关性肺炎预防措施》落实情况的监督检查，并进行相关的技术指导。

附件4：

呼吸机管理中心工作制度

一、了解呼吸机临床使用情况。

二、负责呼吸机终末消毒、测试，保证备用状态。

三、对呼吸机定期做细菌培养监测，结果备案，粘贴存档。

四、做好借、还呼吸机登记。

五、做好呼吸机管理中心日常登记。

六、负责呼吸机使用过程中的监督、指导。

七、负责呼吸机使用过程中的故障排除，定期保养。

八、工作时间呼吸机管理中心保证有人值守/专用随身电话畅通。

九、中心工作人员岗位职责：

（一）中心主任职责：负责中心统筹管理，提供呼吸机使用过程中专业技术咨询。

（二）工程师职责：负责呼吸机定期保养，测试，故障检修。

（三）护师职责：呼吸机相关的日常工作。

附件5：

呼吸机消毒效果监测规定

一、监测频率：每季度一次 。

二、采样对象：随机抽取呼吸机管理中心1～2台备用状态的呼吸机。

三、采样部位：共六处（呼吸机出气口、湿化器进气口、湿化器出气口、湿化罐内壁表面、与气管插管相连接的螺纹管、呼吸机面板）。

四、采样时间：呼吸机使用前。共两次（第一次：不启动呼吸机的静态采样；第二次：启动呼吸机5分钟后停机采样）。

五、采样方法：按《消毒技术规范》物体表面采样方法。

六、监测方法：涂抹法进行活菌计数。

七、合格标准：各采样部位检测的细菌菌落总数均应≤20cfu/m^2。

八、化验单标明：科室、采样时间、静态/启动5分钟、采样部位。

九、化验单留档3年备查。

十、如检测不合格，分析原因，改进工作，并重新采样检测直至合格。

附件6：

呼吸机使用流程

呼吸机使用宜采用下列流程：

1. 确定患者是否有机械通气的指征。
2. 判断患者是否有机械通气的相对禁忌证，并进行必要的处理。

3. 呼吸机使用前应签署知情同意书。

4. 进行呼吸机使用前检查。

5. 选择使用无创通气或有创通气。

6. 确定初始机械通气模式。

7. 确定初始机械通气参数。

8. 确定报警限和气道压安全值。

9. 调节温、湿化器温度。

10. 调节后备通气模式及参数设定。

11. 使用呼吸机后，根据患者病情及监测指标的变化，调节呼吸机模式及参数。应常规监测下列指标：

（1）生命体征；

（2）常规氧合指标；

（3）呼吸力学常规指标；

（4）血流动力学基本指标。

12. 动态监测患者呼吸功能的变化，及早开始对撤机可能性进行评估。

附件7：

呼吸机租借规定

一、借用呼吸机时须填写《呼吸机租借登记》。内容包含患者姓名、性别、年龄、病案号、诊断、上机指征。

二、禁止拆卸消毒后待用呼吸机的配件。

三、呼吸机属精密医疗器械，推挪及上下电梯时需避免磕碰。

四、借、还呼吸机工作需本院医护人员完成。

五、使用完毕后及时归还，以便消毒备用。

六、呼吸机在使用中或使用后发生的非正常损坏、丢失，需填写《呼吸机及其配件遗失、损坏登记》，并按照原价进行赔偿。

七、使用状态的呼吸机，病房应指定专人负责，做好保持机器的清洁及维护，防止非正常使用损坏。

附件8：

呼吸机租借流程

租借时间：

工作日 8:00～17:00 通知呼吸机管理中心；

节假日及工作日 17:00～ 次日 8:00 通知行政值班。

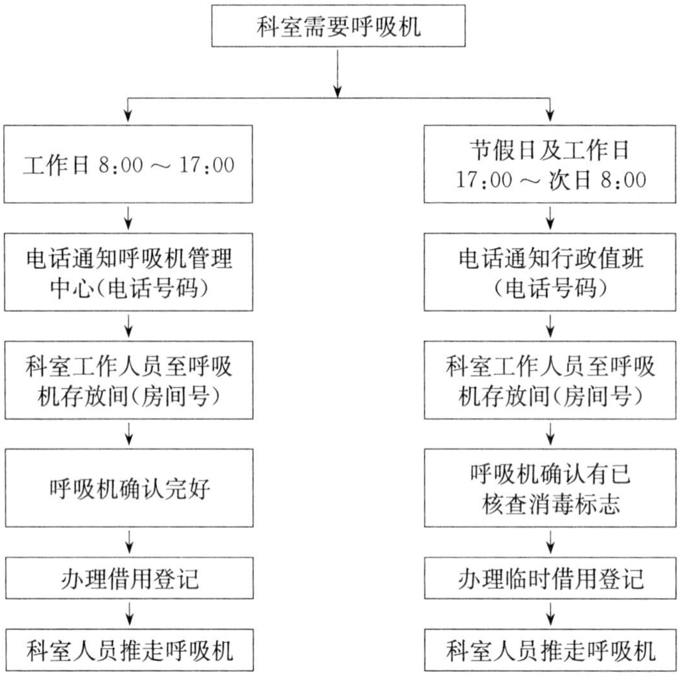

图 4-2　呼吸机租借流程图

附件 9：

呼吸机归还流程

归还时间：工作日 8:00～17:00。

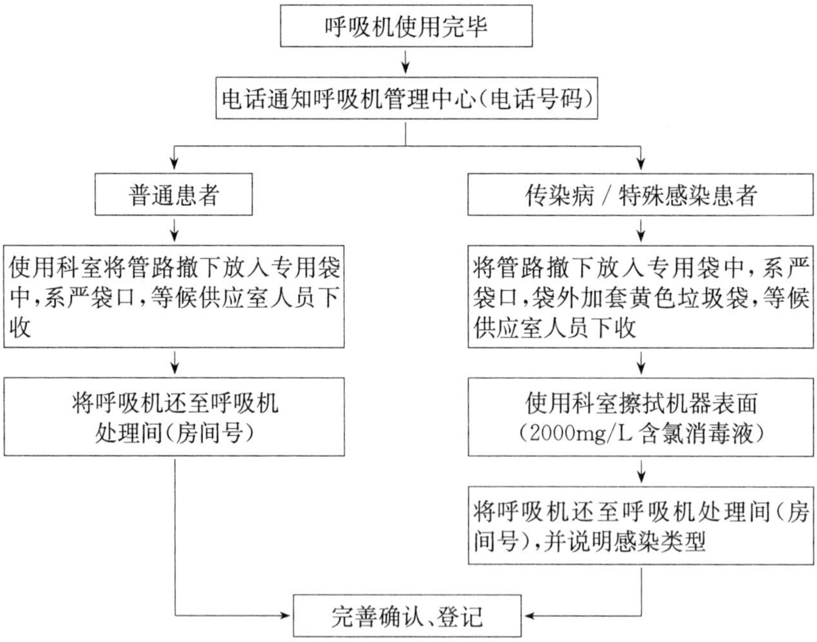

图 4-3　呼吸机归还流程图

附件 10：

临床呼吸机管路更换消毒流程

消毒时间：工作日 8：00～17：00。

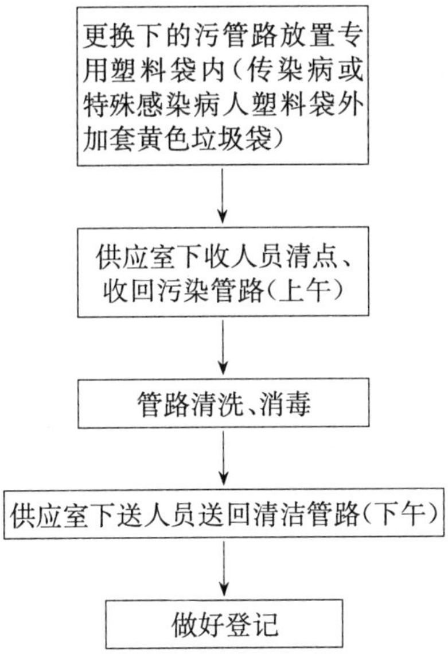

图 4-4　临床呼吸机管路更换消毒流程

第五章 医院感染管理的卫生经济学分析与评价

医院感染管理中的卫生经济学分析与评价是利用卫生经济学分析与评价的方法，对医院感染管理所投入的成本，所取得的效果、效益、效用进行分析与评价的一种方法。它是卫生经济分析与评价的方法在医院感染管理中的具体应用。医院感染不仅给患者带来身体上的痛苦，也使医院遭受经济上与名誉上的双重损失。据有关研究数据显示，每例院内感染患者平均住院时间延长 14 天，人均花费增加 6542 元。因此，医院感染管理越来越受到各家医院的重视。通过卫生经济学方法的分析与评价，合理筹集、分配、使用卫生资源，使医院感染管理的效益最大化是感染管理的核心。无论从患者还是医院的角度出发，进行医院感染的卫生经济分析与评价都是十分重要的。

第一节 卫生经济学评价的发展和现状

一、国外卫生经济分析与评价方法的产生与发展

卫生经济分析与评价方法是由国外发展起来的，主要分为三个阶段：

（一）早期阶段

卫生经济学分析与评价方法的产生可以追溯到 17 世纪中期，英国著名古典经济学家和统计学家威廉·配第（William Pretty）试图计量人的生命价值，并认为评价一个人的价值应根据这个人对国民生产的贡献。根据这个思想，他计算拯救生命的支出，并认为这些支出是很好的健康投资，因为被拯救的生命给国家产生的效益远远大于拯救生命所投入的成本。这就是经济学家最早用成本-效益方法进行的卫生经济学评价。

19 世纪 50 年代，英国的威廉·法尔（William Farr）在其著作中，计算了人的生命的经济价值，并运用他对人的价值的估计来处理公共政策问题。

英国爱德文·查特维克（Edwin Chadwick）认为，对人的投资应该看成是对资本的投资。他认为预防疾病所获得的效益大于医院治疗疾病得到的效益。

美国政治经济学家欧文·费雪尔（Irving Fisher），运用疾病成本的概念研究了结核病、钩虫病、伤寒病、疟疾和天花的经济成本。

奴赖·桑得于 1948 年在他所著的《人口经济学》一书中列举了疾病造成的经济损失的具体事例，如法国的工伤、结核病、乙醇中毒以及巴拿马运河区消灭蚊子预防疟疾以使

运河开凿成功的例子等。

这个阶段是卫生经济学评价方法产生的早期阶段，出现了有关成本-效益分析方法思想的萌芽以及发展，提出了人的生命的价值问题，并试图加以计量分析；把劳动者看成是资本，对人的投资就是对资本的投资；认为对疾病的预防所带来的效益比治疗有更好的经济效益。这些思想对以后卫生经济学分析与评价的发展具有重要的指导作用。

（二）形成和发展阶段

20 世纪 50 年代后期，成本效益和成本效果评价的理论和方法逐步形成和发展起来。美国政府咨询委员会委员西尔曼·莫希金（Selma J Mushkin）于 1958 年在华盛顿出版了《公共卫生报告》一书，书上发表的文章中讨论了健康投资的作用。在评价健康投资的经济效益时，他详细讨论了三种评价方法：发育成本法（即培养费用法）、期望效益法和经济贡献法。

20 世纪 60 年代初，美国卫生经济学家艾贝尔·史密斯对卫生费用进行了分类和比较分析。将卫生费用分为投资性费用和经常性费用；直接费用和间接费用；医疗费用、公共卫生费用、培训费用和研究费用。

美国的赖斯于 1966 年发表了《计算疾病成本》，1967 年又与柯柏合作发表了《人类生命的经济价值》，总结了计算疾病经济负担的人力资本计算方法。

前苏联卫生经济学家巴格图里夫和罗兹曼发表了《防治疾病经济效益的研究方法》一书。到了 20 世纪 70 年代，成本-效益和成本-效果分析的方法被许多国家所接受，并广泛应用到医疗、预防、计划生育、医疗器械和药品等各个方面，作为评价卫生计划和决策的工具。

（三）完善和成熟阶段

20 世纪 80 年代以来，卫生经济学评价有了一种新的方法，即成本-效用的方法。该方法是对成本-效果分析方法的一种发展，通过比较项目投入成本量和经质量调整的健康效益产出量，来衡量卫生项目治疗措施的效率。在评价时不仅注意健康状况，而且注重生命质量。采用一些合成指标如质量调整生命年（QALYs）、失能调整生命年（DALYs）等。IS Kristiansen 等用成本-效用方法对挪威降低人群胆固醇规划的经济评价研究发现：人群干预措施降低胆固醇获得一个 QALY 花费 10 英镑，进行个体饮食干预获得一个 QALY 花费 100 456 英镑，进行个体饮食干预和药物治疗获得一个 QALY 花费 125 860 英镑，表明人群干预措施的效率最高。目前，成本-效用分析已广泛应用在卫生保健项目的经济评价中。该方法的出现，使卫生经济学分析与评价的方法体系更加完善，推动了该方法的发展和成熟。

二、卫生经济分析与评价方法在我国的应用

卫生经济学分析与评价方法应用于我国卫生领域的时间很短。1981 年，中美合作在上海县进行家庭卫生服务抽样调查，用成本-效益分析和成本-效果分析的方法分析了上海县防治丝虫病、麻疹疫苗接种和饮食行业体检的效果和经济效益。1982 年，江苏省昆山县对血吸虫病防治工作的成本-效益进行了分析和评价。1992 年，原卫生部卫生监督司对山东省高密县防氟改水工程进行成本-效用分析研究。目前，这些评价的原理和方法已被应用于我国卫生服务的各个领域。概括起来主要有四个方面：

1. 论证卫生政策的经济效果　制定各种卫生政策，例如筹资政策、税收政策、价格政策、资源配置政策等，都需要利用卫生经济评价方法，论证其经济效益，使政策的可信度得以充分的发挥。如通过投入-产出分析评价妇幼卫生资源利用的效益。

2. 论证卫生规划实施方案的经济效果　为了实现卫生政策目标、达到规划目的，往往可以采取多种实施方案。有限的资源究竟投入哪一方案？通过对比各种方案的成本、效果，进行经济评价是一种很好的选择。

3. 论证卫生技术措施的经济效果　在给定的情况下选择何种临床治疗方案，如对肾衰竭患者是选择肾移植还是肾透析等，应用卫生经济分析与评价可以帮助论证其在经济上是否可行。目前，这方面的评价得到了广泛的发展和应用。

4. 对医学科学研究成果进行综合评价　医学科研本身是多因素的复杂过程，当科研成果形成了新技术，并应用于实际中计算其经济效益，进行经济评价，提供相应的经济信息，有助于医学科研成果的综合评价。

三、国内医院感染管理经济学评价

近几年来，我国的医院感染率总体呈上升趋势，且医院等级越高，危重患者越集中，发生医院感染的可能性越大，医院感染率越高。据相关资料统计：目前，我国医院感染的发病率为7%～11%，平均9.7%。各科室医院感染情况尤以ICU、神经外科、神经内科、泌尿科较为严重。医院感染以下呼吸道、上呼吸道和泌尿道感染为主，其中下呼吸道感染的发病率最高，居医院感染之首。

2003年SARS疫情暴露了我国医院感染管理方面的缺陷。近年来，随着微生物新物种的出现以及对抗生素的耐药性增强，医院感染管理也面临着挑战，医院对于医院感染管理越来越重视。相继制定了一系列相关规章制度，使得医院的感染管理逐步走向制度化、规范化、标准化。

我国开展公立医院改革以来，回归公益性是医药卫生体制改革的重要内容之一，政府增加了对医院的投入。因此，对财政资金投入使用效果也成为社会各界关注的焦点之一。同时，近年来，我国医院抗生素滥用现象严重，从而增加了医院感染的几率。医院感染不仅给患者造成生理上的痛苦，更是增加了患者的经济负担，同时也给医院带来了经济上和名誉上的损失。因此，无论从患者还是医院的角度出发，进行医院感染管理都是十分重要的。但是这方面的研究起步很晚，应用也不多。从国内文献来看，医院感染管理的经济学评价一般包括医院感染损失的经济学评价与医院感染管理的成本-效益分析两个方面。

（一）医院感染损失的经济学评价

医院感染不仅会引发患者的痛苦，增加患者的病死率，还会造成医疗费用的额外增加，患者住院时间延长，即医院感染的经济学损失。进行医院感染管理的经济学评价是十分必要的，因为这将直接决定着控制医院感染所要投入的费用。

现阶段医院感染损失的经济学评价　主要包括以下几个方面：

1. 由医院感染所造成的直接经济损失：包括某种疾病医院感染患者与非感染患者人均住院费用的差异和人均住院天数的差异。

2. 不同科室的医院感染所造成的经济损失：由于不同疾病发生医院感染的概率不同，诊疗费用不同，不同疾病所造成的医院感染经济损失不同。据有关资料表明，多数医院内科发生的医院感染经济损失最高，外科和妇科次之。

3. 医院感染部位不同所造成的经济损失：医院感染经济损失最大的为下呼吸道、泌尿道，医院可以有针对性地加强医院感染的预防与控制。如加强对泌尿外科、呼吸内科的感染管理。

4. 不同医疗保健制度下医院感染造成的经济损失：公费医疗制度下所造成的医院感染经济损失最大；基本医疗保险制度下所造成的经济损失次之；自费医疗情况下，医院感染所造成的经济损失最小。

例如：刘一新等人采取了病例对照的研究方法，通过回顾性调查，按照原卫生部医政司制订的医院感染诊断标准，将 1999 年 7 月～2001 年 9 月在该院确诊的 78 例医院感染患者作为感染组，同期住院未感染的患者为对照组，按 1∶1 比例，按照年龄相差±5 岁，入院日期相近，性别、出院诊断、疾病严重程度、医疗制度等方面进行配对研究。研究结果表明：感染组与对照组平均医疗费分别为 8950 元、5608 元，平均每例感染患者多支出 3342 元，两者之间存在显著性差异（$P<0.01$）。费用的增加主要为药费和治疗费，平均每例增加 2254 元（$P<0.01$）、784 元（$P<0.001$）；不同专业组医院感染经济损失、各专业组之间医院感染经济损失存在很大差异，呼吸内科医院感染经济损失最高，达到了 11 414 元（$P<0.05$），其次为普通外科，平均每例增加 3157 元（$P<0.001$）；医院感染所造成的经济损失因感染部位不同也存在着差异。下呼吸道感染所造成的经济损失占首位，达到了 7491 元（$P<0.05$），其次为手术伤口感染 3368 元（$P<0.01$）、泌尿道感染 2648 元（$P<0.01$）。

（二）医院感染损失的卫生经济学评价方法

医院感染的控制、预防和管理研究工作越来越受到人们的重视，已有学者就医院感染的经济学进行了探索性研究。

1. 从研究方法的时间上划分　主要包括三种方法：

（1）回顾性研究：在医院感染经济损失的调查与分析中，主要是利用流行病学和统计学的原理与方法，这些研究中采用回顾性调查的方法居多，也有一些研究以性别、年龄、职业、经济状况、病种、病情等为配对条件，采用配对病例对照研究方法，配对比较其经济消耗的情况。

回顾性流行病学调查，即采用随机抽样的方法在医院中抽取部分医院感染病例，在同一医院中抽选与感染病例同一科室，性别相同，年龄相似，所患疾病与疾病严重程度相同，医疗制度相同的非感染病例进行 1∶1 配对。其中医院感染者为病例组，非感染者为对照组。统计病例组与对照组的住院费用与住院天数。计算因医院感染而增加的费用与因医院感染而延长的住院天数，其中增加的费用包括因医院感染而造成的直接医疗费用、误工费和伙食费等间接费用，然后检验差异是否具有统计学上的意义。有些回顾性调查研究在上述方法的基础上，进一步从不同的角度和层面（如感染部位、科室、医院、医疗保健制度等），调查发生医院感染与未发生感染对象的医疗费用，通过对比分析，继而从医院感染造成医疗费用增加或损失的角度论证积极开展医院感染研究及防治工作的重要性。

（2）前瞻性调查：就是从患者入院即被列入调查对象，由病房医生或监控医生（护士）随访观察，发生医院感染后，即填写医院感染个案调查表，同时记录因医院感染所耗费的超额开支，包括因本次感染所引起的全部直接、间接费用。

（3）混合性调查方法：是上述前瞻性和回顾性两种方法的结合。

2. 从研究的具体内容来讲主要包括三种方法　进行医院感染的预防和控制也需要投入一定的费用，将医院感染管理投入的费用与获得的收益进行比较，以确定此控制医院感染的方法是否具有可行性。在进行医院感染管理中，最常用的分析方法包括：

（1）成本分析法：主要包括成本-效果分析、成本-效益分析和成本-效用分析。

（2）价值分析法：在医院感染管理中，价值分析法对于降低医院感染管理的成本是至关重要的，价值分析的公式为：价值＝治愈率/成本系数。在医院感染管理所致的治愈率相同的情况下，医院感染管理方法所用的成本越小，价值越大。

（3）投资回收法：投资回收法在购置大型医疗器械时使用，如在购买大型消毒器械时，先估算投资的预期现金流量与预期现金流量的风险。确定资本成本的一般水平与投资的净现值，运用内含报酬率等贴现指标与投资收益率等非贴现指标进行评价，确定用于医院感染管理的大型医疗器械是否应当引进。

（4）规模效益分析法：在卫生经济学中，产品数量和效益有一定比例关系。产量增加时，效益也增加，达一定量时，产量和效益均达到最大化，如果产量超过这个数量，效益则会降低。因此，产量和效益均为最大量，便成为最佳规模效益。在医院感染管理中，同样可以运用规模效益分析法。如医院在考虑是选择使用一次性物品，还是选择反复使用消毒物品时，选择的关键在于医院所使用该物品数量的多少。也就是说，要根据医院所使用的数量（规模），进行规模效益分析，以确定使用哪种消毒物品更为合算。

（三）医院感染相关经济学的应用与研究现状的局限性

在医院感染管理的成本-效益分析中，主要是从经济学角度分析和评价医院某种感染监控方法或防治措施的效益与可行性。由于成本-效益分析方法只是经济学分析方法之一，在医院感染管理中实际应用尚不广泛，与之相关的文献报道亦不多。综合分析目前我国医院感染相关经济学的应用与研究，虽然已有众多学者涉入该领域，但仍存在着一定程度的局限性，主要表现在：

1. 缺乏完成的理论研究体系　目前，医院感染相关经济学的研究多是将流行病学、管理学、统计学的原理与方法，应用于医院感染管理，这些研究在原理上是相似的，但在形式上、方法上各不相同。医院感染经济学的整个理论研究工作尚处于探索阶段，缺乏完整的理论体系。

2. 研究方法单一、多以流行病学研究为主　医院感染相关经济学研究的方法以流行病学研究的回顾性调查以及统计学和管理学的方法最为常见，不同之处是以费用成本作为比较分析的对象，多采用成本费用的分析方法，其内容因分析的层次不同而异。

3. 理论与实践脱节　医院感染的经济学评价，大多是医院感染发生后再进行经济学分析与信息反馈，是滞后的经济监控，无法有效地降低医院感染发生率。由于现有的医院感染经济学研究没有和医院感染管理的实践有效地结合起来，其理论研究尚缺乏从医院感染管理实践中的总结和提炼，无法发挥对医院感染管理的指导作用。

第二节　卫生经济分析与评价的基本概念与基本步骤

一、基本概念

(一) 成本的概念与分类

1. 成本（cost）的概念　从消费者的角度，成本是其购买一件商品或者接受一项服务所支付的价格。从经济学角度，医疗服务成本是指医疗服务机构或者提供者为了产出一定的医疗服务所消耗的卫生资源的货币总和。在成本测算时，由于成本核算对象的不同，成本的分类不同，不同的分类方法成本概念不同。

2. 成本的分类

(1) 按成本的可追踪性（cost traceability）分类：在所有的成本分类方法中，根据成本可追踪性分类是最基本的方法。根据成本的可追踪性，成本可分成直接成本和间接成本。

1) 直接成本（direct cost）：是指能够明确地追踪到某一既定成本对象的成本，或者说是直接用于生产某产品或提供某服务的成本。例如，医院感染科室人员的工资和材料消耗就是感染科提供医疗服务的直接成本。开展某些感染控制所必须投入的药品支出等也是直接成本。

2) 间接成本（indirect cost）：是指为生产或者提供服务发生了消耗，但是不能直接追踪到某既定的成本对象的成本。比如，医院行政和后勤管理人员是为医院正常运行服务的，感染科所提供的医疗服务离不开行政后勤人员的劳动，但是，这部分消耗（工资）却不能直接记录在感染科室的消耗中，必须通过一定的分摊方法才能体现到产品或服务中。

3) 直接成本和间接成本的相对性：直接成本和间接成本是相对的，关键看成本核算的对象是什么。如果要核算医院管理部门的成本，则医院管理部门人员的工资就是直接成本了。因此，在大多数情况下，直接和间接成本的划分取决于成本核算的对象。

4) 直接和间接成本的构成：如果以一个医院科室作为成本核算对象，该科室的直接成本一般情况下主要包括：①该科室人员的工资；②该科室使用的药品、卫生材料支出等；③该科室专用设备的折旧费；④该科室直接消耗的购置费、交通费、租赁费等；⑤其他与该科室有关的支出。

间接成本主要包括：①通用设备的折旧费；②行政后勤人员工资分摊到该科室的费用；③其他科室分摊到该科室的成本。

(2) 按成本行为（cost behavior）分类：根据成本与产出量之间的变化关系即成本习性，可以将成本划分为变动成本、固定成本、半固定成本和半变动成本。

1) 变动成本（variable cost）：指随着医疗服务产出数量的变化成比例发生变化的成本。例如，患者增加，药品也增加，而且每个服务单位的产出都发生相应的成本增加。

2) 固定成本（fixed cost）：指在一定时期和一定产出量范围内，不随医疗服务产出量变化而变化的成本。例如仪器设备的折旧、行政管理人员的工资等。在一定时间内，这部分成本是固定的，无论产出多少，都会发生一定的成本。

3）半固定成本（semi-fixed cost）：是指随医疗服务产出量变化而发生变化，但变化并不按照一定比例的成本。根据其相对于产量变化而变化的程度，半固定成本可被看做变动成本或固定成本。例如办公费用等。

4）半变动成本（semi-variable cost）：是指在某个时间内（月或年）既包括固定成本元素，也包括变动成本元素的成本。比如，医院住院病房的照明，正常情况下，在每单位时间（如月、年）内是固定的。但是，如果服务量（住院人次数）增加，照明时间增加，成本也会上升。

（二）效果、效益、效用的概念和分类

1. 效果（effectiveness）　广义的效果指卫生服务产出的一切结果。这里主要指狭义的效果，即有用的效果，是满足人们各种需要的属性。在成本-效果分析中，效果更多的指因为疾病防治所带来的各种卫生方面的直接结果指标，如发病率、死亡率降低，治愈率、好转率的提高，人群期望寿命延长等。在感染管理中，可以用感染率的变化来反映效果。

2. 效益（benefit）　是有用效果的货币表现，即用货币表示卫生服务的有用效果。效益一般可分为直接效益、间接效益和无形效益。

（1）直接效益（direct benefit）：指实行某项目之后所节省的卫生资源。如发病率的降低，就减少了诊断、治疗、住院、手术或药品费用的支出，减少了人力、物力资源的消耗，这种比原来节省的支出或减少的消耗就是该项目的直接效益。在感染管理中，由于采取了有效的控制手段，使得患者减少了感染的几率，从而减少了住院天数，直接效益可以用减少的住院天数所创造的价值来体现。例如，实施感染管理后，某患者减少了住院天数5天，如果每天创造的价值是300元的话，那么实施感染管理后所产生的直接社会效益就是1500元。这个方法理论上可行，但是由于每人每天当量价值难以估算，所以一般应用不多。因此，在实际应用中，一般利用住院日的减少、住院费用的减低来反映效益变化。

（2）间接效益（indirect benefit）：指实行某项目后所减少的其他方面的经济损失。如由于发病率的降低或住院人数和天数的减少，避免患者及陪同家属的工资、奖金的损失等。

（3）无形效益（intangible benefit）：指实行某项目后减轻或避免了患者肉体和精神上的痛苦，以及康复后带来的舒适和愉快等。

3. 效用（utility）　效用指人们对不同健康水平和生活质量的满意程度。效用常用表示生命质量的指标如质量调整生命年（quality adjusted life years，QALYs）和失能调整生命年（disability adjusted life years，DALYs）等来反映。

（1）质量调整生命年（QALY）：指由于实施某项措施或方案挽救了人的生命，不同程度地延长了人的寿命。但不同的人其延长的生命质量不同，将不同生活质量的生存年数换算成相当于完全健康人的生存年数。

（2）失能调整生命年（DALYs）：指从发病到死亡所损失的全部健康寿命年，包括因早逝所致的寿命损失年（years of life lost，YLL）和疾病所致失能引起的健康寿命损失年（years lived with disability，YLD）两部分。该指标是对疾病引起的非致死性健康结果与早逝的复合评价指标，用来衡量人们健康的改善和疾病的经济负担。例如，某人生存了70岁，但是从50岁开始生病卧床不能自理，那么按照QALY量表系数调整，他的质量调整生命年应该小于70岁。

二、卫生经济学分析与评价的基本内容

卫生经济分析与评价，就是应用技术经济分析与评价方法，对某项目或方案的制订、实施过程或产生的结果，从卫生资源的投入量（卫生服务成本）和卫生资源的产出（效果或效益）两个方面，进行科学的分析，为决策部门开展项目决策和实施以及实现程度提出评价和决策的依据，以减少和避免资源浪费，使有限的卫生资源得到合理配置和有效利用。简而言之，即通过分析项目或措施的经济效果（成本、效果或投入、产出），对备选方案进行评价和选优。

采用哪种经济学评价方法取决于评价所涉及的问题是什么。经济学评价分为部分评价和全面评价两类。所谓经济学的全面评价具有两个特征：第一，评价时既考虑被评价项目的投入（成本），又考虑项目的结果（效益）；第二，同时要在两个或两个以上方案之间进行比较。不具备上述两个特征的评价，即只进行成本评价或结果评价，都是属于经济学的部分评价（表 5-1）。

表 5-1　不同特征的卫生项目评价

		是否同时检查各种方案的成本与结果		
		否		是
		只检查结果	只检查成本	
是否对两个或以上方案进行比较	否	1. 部分评价 2. 结果描述	成本描述	1. 部分评价 成本效果描述 2. 全面经济评价
	是	部分评价 效果、效益评价	成本评价	成本最小化分析 成本效果分析 成本效用分析 成本效益分析

全面的卫生经济分析与评价要求从成本和结果两个方面，对不同的备选方案进行分析比较，其最基本任务就是要确认、衡量、比较和评价各备选方案的成本和结果，解决技术方案的选优问题。测算成本时，要包括直接成本、间接成本和社会成本，充分考虑方案的机会成本、边际成本；评价结果时，需依据不同的目的将不同方案产生的结果划分为效果、效益和效用并分别进行测量（图 5-1）。

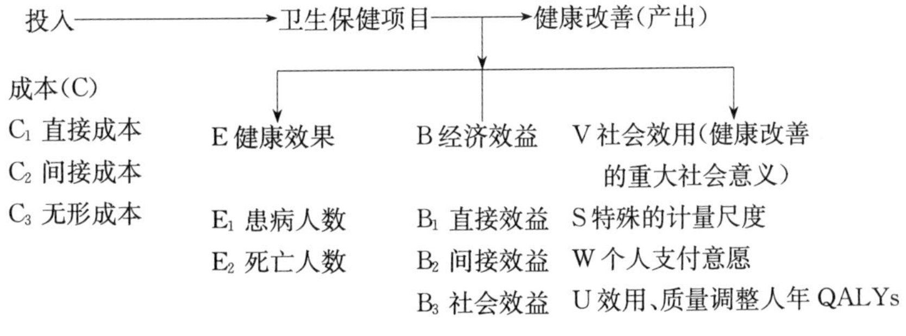

图 5-1　卫生经济分析和评价示意图

三、卫生经济学分析与评价的基本步骤

（一）确定评价的目的和分析的角度

作为评价者首先必须明确所要研究的目的和问题。研究的问题可以分为几个层次。研究目的不同，采用的评价方法也不同，根据相应的情况可选择是做部分评价或全面评价。

经济学评价可以从不同的角度进行分析，分析角度的不同会测算出不同的成本和结果，从什么观点进行分析对理解一项研究结果非常重要。

（二）确定各种备选方案

要实现某一规划预期目标，可以采用不同的实施方案及具体措施。那么，一定的卫生资源究竟该用于哪一种方案更有效，评价者应该考虑到一切可能的方案并对每个方案有一个全面的认识，提出各方案最佳的实施措施以供比较，这是卫生经济分析评价工作的前提；备选方案的确定，对于合理配置资源，作出准确评价和决策都具有重要意义。

（三）排除明显不可行的方案

在多方案选择时，应该遵循以下几条标准：①在政治上能得到支持或承诺的方案，如医改要求必须实施的某些方案；②对若干相似方案进行归类，选择有代表性的方案进行评价；③对具有高度成本效益的方案应该优先予以考虑，反之则予以排除；④具有严重约束条件，不具有操作性的方案应予以排除。

（四）方案的效益与效果的测量

所有可预见的效益和效果应明确，并且尽可能地度量出来，效益与效果的测量取决于能否用货币值来表示，大部分项目可带来多种效益，主要分为直接或间接的社会效益和经济效益。评价过程中如果很难取得最后结果的信息，可以用中间结果的信息。

（五）管理方案或措施的成本估计

成本的组成包括直接成本和间接成本，前者为卫生服务的成本，后者为社会成本。评价应该主要立足于社会，从整个社会角度来分析评价，不能单纯从卫生部门或机构狭隘的立场上，要通盘考虑项目、计划和干预活动整个周期的成本，这样才能客观比较。

（六）贴现和贴现率

某些方案的实施往往不止一年，不同年份的货币时间价值是不同的。贴现（discount）是将不同时间所发生的成本和效益，分别按相同的利率换算成同一时点上的成本和效益的过程。贴现使用的利率称为贴现率（discount rate）。对方案的成本和效益进行贴现便于各方案之间进行合理的比较。

（七）敏感性分析

有些建立成本及效益的资料是不肯定的。敏感性分析是审慎地分析这些不肯定因素，用决策原则去检验它们对评价结果的影响程度，主要变量重点分析，以判定其对结果的影响。如果最终结论不受不确定因素估计值的影响，那么这个因素就是决策相对自信因素；如果受不确定因素影响很大，那么在推荐这一项目时需要审慎考虑。

（八）分析与评价

应用相应的卫生经济分析与评价方法对不同方案进行比较、分析和评价，并结合可行性分析和政策分析作出科学的决策。

第三节　卫生经济分析与评价的基本方法①

一、成本-效果分析

（一）成本-效果分析的定义

成本-效果分析（cost-effectiveness analysis，CEA）主要评价使用一定量的卫生资源（成本）后的个人健康产出，这些产出表现为健康的结果，用非货币单位表示，如发病率的下降、延长的生命年等，也可采用一些中间指标，如免疫抗体水平的升高等。感染管理的效果是指医院感染管理目标的实现程度。

成本-效果分析的指导思想是以最低的成本去实现确定的计划目标。任何达到计划目标的方案其效果越好消耗一定卫生资源所获得的服务效果最大，其成本效果就好，即从成本和效果两方面对备选方案之间的经济效果进行评价。当方案之间成本相同或接近，选择效果较好的方案；当方案之间的效果相同或接近，选择成本较低的方案。

成本-效果分析一般用于相同目标、同类指标的比较上，如果目标是单一的，则可以采用成本效果法，即把成本与医院管理目标的实现程度进行比较。如果目标不同，效果指标就难以比较，即使比较也没有什么实际意义。例如，某感染管理措施是为了减低患者医疗费用，某感染管理措施是为了减低科室成本，两个措施目的不同，不能比较。

（二）成本-效果分析中的指标选择

成本-效果分析是采用相对效果指标（如糖尿病患者发现率、控制率等）和绝对效果指标（如发现人数、治疗人数等）作为产出或效果的衡量单位。感染管理中常采用感染率、感染人次数的变化来分析产出或者效果。反映效果的指标必须符合有效性、数量化、客观性、灵敏性以及特异性的要求。

在实际分析应用中，大多数的文献都采用单位效果的成本作为不同干预措施的比较指标。如发现一例患者的成本、治疗一例患者的成本、控制一例患者感染的成本等。

成本-效果分析既可以用综合效果，也可以用单项效果进行比较分析。只要能以最简捷的方法对不同干预措施进行比较，从而作出选择，就基本达到了成本-效果分析的目的。

（三）成本-效果分析与评价的方法

1. 应用成本-效果分析的条件

（1）目标必须明确：决策者必须有明确的目标，即想要得到的结果。卫生规划的目标可以是服务水平、行为的改变，或是对健康的影响等，它们常同时存在。因此，必须确定一个最主要的目标，使评价人员对效果的评价有确切的范围，以便选择合适的效果指标。

（2）备选方案必须明确：成本-效果分析是一种比较技术分析方法，所以必须至少存在两个明确的备选方案才能进行相互比较，备选方案总数没有上限。

（3）备选方案必须具有可比性：一是确保不同备选方案的目标一致；二是如果某方案有许多目标，确保不同方案对这些目标的实现程度大致相同。

---

① 由于难以找到医院感染方面的经典案例，本章仍然采用常用的案例介绍卫生经济分析与评价的方法。

（4）每个备选方案的成本和效果都是可以测量的：成本以货币表现；效果以数量测量，如果不能定量，至少应该定性，如治疗效果以“有效、无效、恶化”等表示，感染程度以“重度、中度、轻度”等表示。再把定性指标转化为分级定量指标进行比较。

2. 成本-效果分析的三种方法

（1）当各方案的成本基本相同时，比较各方案效果的大小，效果最大的方案为优选方案。

（2）当各方案的效果基本相同时，比较各方案成本的高低（即成本最小化分析），成本最小的方案为优选方案。

（3）当某方案不受预算约束时，成本可多可少，效果也随之变化。这时往往是在已存在低成本方案的基础上追加投资，可通过计算增量成本和增量效果的比率，将其与预期标准相比较，若增量成本和增量效果的比率低于标准，表明追加的投资经济效益好，该方案在经济上是可行的。

例如，某医院采取 A、B、C 三个方案进行感染控制的管理，各方案投入的成本和效果如表 5-2 所示。如果管理者认为控制一例患者感染的成本最高上限为 1500 元，试评价分析三个方案的经济效果，以供选择。

表 5-2　感染管理不同方案的成本和效果

方　案	投入总成本（元）	控制患者感染数（例）	每控制一例患者感染的成本（元）
A	270 000	300	900
B	400 000	400	1000
C	495 000	450	1100

从 A 到 C 随着方案成本的增加，控制感染患者数依次增加，控制一例患者的成本也依次增加。C 方案每例成本最高（1100 元），但仍低于管理者认定的最低成本（1500 元），故通常会选择 C 方案。

若在原来存在 A 方案的前提下，转而实施 B 或 C 方案时，就应考虑增量成本与增量效果的比率。若 C 为成本，E 为效果，则

$$增量成本效果之比为\frac{\Delta C}{\Delta E}=\frac{C_2-C_1}{E_2-E_1}$$

B 方案比 A 方案多控制 100 例患者感染，共多追加了 130 000 元，平均额外控制一例患者的成本为 1300 元；C 方案比 B 方案多查出 50 例患者，多花 95 000 元，平均多发现一个患者的成本是 1900 元。对三个方案的正确选择如表 5-3。

表 5-3　由增量成本效果比率确定的方案选择表

每控制一例患者感染的成本（元）	选择方案
＜900	—
900～1300	A
1300～1900	B
＞1900	C

根据这种分析方法，因管理者认为控制一例患者的成本为 1500 元，则在三个方案中就应选择方案 B 而不是方案 C 实施。

3. 多个效果指标的处理方法　预期目标方案的效果指标有时不止一个，而是有多个，尤其是卫生规划或卫生服务计划方案的效果指标更是不止一个。当比较的效果指标有多个时，不同方案之间的比较就显得困难了。在这种情况下，需要采取适当的办法简化效果指标，使成本-效果分析能够对方案作出确切的评价。

（1）预期方案的目标尽量单一：将某预期方案中实际工作中难以实现的目标去掉；对不能协调的目标权衡之后放弃一个；有从属关系的目标，去掉从属的目标；将方向基本一致的目标进行合并。

（2）精选效果指标：去掉满足效果指标条件较差的指标；将对预期方案重点内容评价的指标作为效果指标；将较次要的指标作为约束条件对待。

（3）综合效果指标：当效果指标较多时，可以采用综合评分法，对各效果指标根据其数值给以一定的分数，并根据效果指标对方案评价的重要程度给以一定权重，经过计算使各效果指标换算成一个综合性指标，作为方案总效果的代表值，用于不同方案之间的比较和评价。各方案的成本相同时，比较各方案效果指标的综合得分，当各方案的成本不相同时，可以将成本也看作一个指标即负的效果指标给以评分，然后比较各方案的综合得分。

成本-效果分析主要应用于具有相同目标的不同方案间的比较与评价，即对不同方案结果的鉴别主要取决于管理者认为最重要的方面，其他的结果则忽略不计；选用的效果指标也常是一些自然的、物理的、生理的单位，如发现的患者数、治愈的人数、控制感染的患者数等。但这些指标都是卫生服务中间产品的指标，故成本-效果分析的应用存在一定的局限性。

二、成本-效益分析

（一）成本-效益分析的定义

成本-效益分析（cost-benefit analysis，CBA）是通过比较不同备选方案的全部预期成本和全部预期效益来评价备选方案，为管理者选择计划方案和决策提供参考依据，即研究方案的效益是否超过它的资源消耗的机会成本，只有效益不低于机会成本的方案才是可行的方案。其决策标准比较简单，总的来说，只要方案的净社会效益大于零——即效益大于成本，这个方案在经济上就是可行的。

与成本-效果分析不同的是，成本-效益分析不仅要求成本货币化，而且产出指标也要用货币单位来测量。从理论上讲，成本-效益分析是将投入与产出用可直接比较的统一的货币单位来估算，这是卫生项目经济学评价的最高境界，但同时也是最难于操作的一种方法。因为这种分析方法要求将投入和产出均用货币单位来表示，要求不仅项目间要用精确的货币单位换算来比较优劣，而且项目自身也要比较投入与产出收益大小，可是在实际操作上很难。

对于效益的衡量，一般情况下，能用货币形式表示主要是那些容易确定的效益，如生产的收益或资源的节省。因而，在进行卫生经济分析与评价时，重要的是找到合适的方法能够使用货币形式来反映医疗卫生服务的效果。

（二）成本-效益分析与评价的方法

1. 不同类型方案分析方法的选择　在实际工作中，供选择的方案会有多种形式，管理者需要综合分析各种方案间的关系，以确定选用正确的成本-效益分析方法进行方案的评价、决策。方案之间的相互关系一般有三种情况，即相互独立的方案、相互排斥的方案以及相互依赖性方案。

（1）相互独立方案：如果对某个方案的选择不影响对其他方案的选择，这些方案就是相互独立的方案。相互独立的方案之间无需互相比较和选择，某个方案能否被接受或采纳，只取决于方案自身的经济效益是否满足管理者所提出的标准，而与其他方案的优劣无关。对相互独立的一组方案，可根据决策标准选择全部接受或部分接受，也可以全部不接受。当资金有限时，常用效益成本比率法并结合净现值法来选择最优的方案组合。

（2）相互排斥方案：当选择其中任何一个方案之后就不能再选择其他方案。这些方案就是互相排斥的方案。在有预算约束的情况下，这类方案的选择以内部收益率（IRR）最大的方案为优；没有预算约束的情况下，常采用增量内部收益率分析来评价和决策，以增量 IRR 最大的方案为最优。

（3）相互依赖性方案的选择：一般是把它们合并作为一个方案来考虑，再研究它与其他的方案是相互依赖的，还是互相排斥的。

2. 几种常用的成本-效益分析方法　根据是否考虑货币资金的时间价值，成本-效益分析包括静态分析法和动态分析法。

（1）静态分析法：不考虑货币的时间价值，即不计利息，不计贴现率，直接利用成本和效益的流转额，以增量原则计算方案投资在正常年度能带来多少净收益。常用指标有四种：

1）投资回收期：指以投资项目的各年现金净流量来收回该项目原投资额所需要的时间。计算公式如下：

若各年现金流量相等时，根据下列公式计算：

$$投资回收期=\frac{原投资额}{平均每年现金净流量}$$

若各年现金流量不相等时，根据下列公式计算：

$$投资回收期=已回收年份+\frac{年末尚未收回的投资余额}{各年末累计现金净流量}$$

其中：现金净流量＝营业收入－营运成本，

或：现金净流量＝营业净利＋折旧

实际工作中，各年现金流入主要是开展医疗服务活动的收入，而现金流出主要是医疗服务的成本。

投资回收期是确定方案是否可行的一种决策分析法，如实际投资回收期比要求的回收期短，风险程度就比较小，则方案可行；反之，方案不可行。这种方法的优点是计算简便，容易理解。其缺点有三：①没有考察方案的整个寿命周期，未考虑回收期后的成本效益情况，即忽略了方案投资的长远利益；②只反映方案投资的回收速度，不能直接评价方案的收益能力；③没有考虑货币的时间价值。故应避免片面依靠该指标作决策。

2）简单收益率：指达到设计产量的年份（即正常年度）所取得的现金净流量与原投

资额之比。

$$简单收益率=\frac{平均每年现金净流量}{原始投资额}$$

使用简单收益率评价方案时，要将其与标准简单收益率进行对比，若大于标准，则该方案在经济上可行；反之不可行。简单收益率一般只能用于判别项目方案是否可行，用来比较方案时，不能反映追加投资以及全部可用资本的投资效果，此时应采用追加收益率的方法。

3）追加收益率：指两个方案现金净流量之差与原投资额之差之比，即单位追加投资所带来的年现金净流量的增值。其计算公式如下：

$$追加收益率=\frac{方案\ 2\ 的现金净流量-方案\ 1\ 的现金净流量}{方案\ 2\ 的原始投资额-方案的原始投资额}$$

将追加收益率与标准收益率作比较，若追加收益率大于标准收益率，则表明追加投资的方案可行；反之，追加投资方案不可行。该方法适用于两个方案的比较，不适用于多个方案的比较。多个方案比较时，可以采用折算费用的方法来确定。折算费用最小的方案为最优。

$$折算费用=年营运成本+标准收益率\times原始投资额$$

以上四个指标的测算对方案的评价、决策有一定的参考价值，但都存在局限性，即未考虑货币资本的时间价值。

（2）动态分析法：既要考虑货币的时间价值，把不同时点发生的成本和效益折算到同一时间进行比较，又要考虑成本和效益在整个寿命周期内的变化情况。常用方法有以下四种：

1）净现值法①：净现值（net present value，NPV）是根据货币时间价值的原理，消除货币时间因素的影响，计算计划期内方案各年效益的现值总和与成本现值总和之差的一种方法。是反映各方案在计算期内获利能力的动态评价指标。计算公式为：

$$净现值=\sum（年现金净流量\times对应年份的贴现率）$$

$$NPV=\sum_{t=0}^{n}\frac{B_t-C_t}{(1+i)^t}$$

式中，B 为效益；C 为成本；i 为贴现率；t 为年限。

由于不同年份的资金具有不同的价值，不能直接计算比较。为了使不同年份的货币值可以加总或比较，就要选定某一个时点，以此为基准点来计算各年效益和成本的价值。通常把方案第一年年初作为计算现值时间的基准点，不同方案的时间基准点应该是同一年份。对于初始投资相同或相近的几个互斥方案的比较时，以净现值高的方案为优选方案。

在没有预算约束的条件下，几个互斥的对比性方案的选择，一般采用净现值指标来进行评价和决策。

但净现值法有一定的局限，它要求不同方案的实施周期和初始投资要求相同或相近，否则，用净现值进行比较时不能准确反映各方面的差别。因为净现值的大小受实施周期和

① 货币时间价值的计算方法，请参见《财务管理》教材中的内容，本章不做详细介绍

初始投资额的影响，实施周期越长则累计净现值就越大；初始投资额大其相应的净现值也往往较大。

2）内部收益率法：内部收益率（internal rate of return，IRR）指方案在实施周期内使其净现值等于零时的贴现率。其公式如下：

$$NPV=\sum_{t=0}^{n}\frac{B_t-C_t}{(1+i)^t}=0$$

从公式中可以看出，在计划期 n 及每年净现金流量不变的情况下，一个方案的净效益 NPV 只与其使用的贴现率 i 有关，NPV 随 i 的增大而减小，故必然存在一个 i 值使得 NPV 正好等于零，那么这个使方案净现值为零的贴现率就是该方案的内部收益率。

计算 IRR 时可用以下两种方法：①试差法：用不同的贴现率反复试算备选方案的净现值，直至试算出净现值等于零，此时的贴现率即为方案的内部收益率。②插入法：在使用两个不同贴现率试算方案净现值得到正负两个相反的结果时，运用插入法来换算内部收益率的方法。计算公式如下：

$$IRR=I_1+(I_2-I_1)\left(\frac{NPV_1-NPV}{NPV_1-NPV_2}\right)$$

式中，I_1、NPV_1 分别表示偏低的贴现率和相应为正的净现值；I_2、NPV_2 分别表示较高的贴现率和相应为负的净现值。

内部收益率代表着方案的确切盈利率，它只是以投资的现金流量为依据，而不考虑其他外部因素的影响，故称其为内部的收益率。内部收益率法就是根据各备选方案的内部收益率是否高于平均收益率或标准收益率，来判断方案是否可行的决策方法。如果方案的 IRR 大于标准收益率，则该方案可行，反之方案不可行。

对于相互独立的方案的选择，在无预算约束的条件下，凡是 IRR 大于所要求收益率的方案都是可行的方案，反之则是不可行的方案。在有预算约束的条件下，IRR 较大的那个方案或一组方案是较好的方案。

对于两个及两个以上互斥方案的选择，在有预算约束的条件下，以 IRR 大者为优。在没有预算约束的条件下，几个互斥方案的选择需进行方案之间的增量内部收益率来评价和决策。

3）年当量净效益法：年当量净效益（net equivalent annual benefit）即将方案各年实际发生的净效益折算为每年的平均净效益值。它是净现值考虑贴现率时的年平均值。

$$A=CR\times NPV$$

式中，A 为年当量净效益；NPV 为各年净现值之和；CR 为资金回收系数（可查复利系数表）。

年当量净效益法就是应用年当量净效益对方案进行评价和决策。一般对于不同计划期限的互斥方案采用该法进行比较、评价和决策。当各方案年当量净效益都为正值时，选用当量净效益高者为优。

4）效益成本比率法：效益-成本比率（benefit-cost ratio）是方案的效益现值总额与

成本现值总额之比。其计算公式为：

$$\frac{B}{C}=\frac{\sum_{t=0}^{n}\frac{B_t}{(1+i)^t}}{\sum_{t=0}^{n}\frac{C_t}{(1+i)^t}}$$

式中，B为效益；C为成本；i为贴现率；t为年限。

效益成本比率方法适合于在有预算约束的条件下，要从一组卫生服务项目中，选择能够收益最大的项目进行实施，使一定量有限资源的分配获得最大的总效益。

当方案的效益大于其成本时，接受该方案，因此只有效益成本比率大于1的方案才是使得有限的资源获得较大效益的方案，多个方案比较时，按照效益-成本比率大小顺序排列，比率高的方案为优选方案。

在成本-效益分析中，由于方案的成本和效益可能出现正值，也可能出现负值，效益成本比率就可能出现四种情况，评价和选择标准见表5-4。

表5-4　效益成本比率四种情况的方案选择

方案种类	效益现值（B）	成本现值（C）	选　择
Ⅰ	＋	＋	B/C大者为优
Ⅱ	－	＋	放弃
Ⅲ	＋	－	选用
Ⅳ	－	－	B/C小者为优

（三）案例分析

效益分析方法是个比较复杂的计算过程，本章通过一个案例，对该方法进行粗略的介绍。

［案例1］：某院以1993年8～10月份普外、骨科、泌尿外、胸科、神经外、耳鼻喉、眼科、肿瘤科、妇科、心脏外科出院的确诊为手术后发生医院感染的患者为研究对象，开展卫生经济分析与评价①。分析过程如下：

1. 配对实验组和对照组　选择一个感染患者和同期出院相应科室未发生医院感染的患者构成对照组分析。配对条件为：出院诊断（ICD-9）、科室、术后非医院感染并发症、术后化疗、术后放疗。比较感染组和对照组术后住院日几何均数的差值为术后延长住院日。

2. 计算直接经济损失　直接经济损失指由于感染所需要支出的额外经济支出。包括额外日常费用和额外附加费用。①额外日常费用指为诊治医院感染所特别支出的检查、治疗及处治等费用及术后延长住院日期间的住院床费（延长日乘以每日平均床位费）。手术额外附加费用是指诊治医院感染所特别支出的检查、治疗及处置费用。术后延长住院日是

① 该案例的时间是同年不同月，所以不需要进行资金的折算

指由于发生了医院感染而延长的术后住院时间；②在临床实践中，可以采取医生估计的方法来确定由于感染所产生的额外附加费用。根据住院病历、回顾性调查因医院感染所特别支出的检查、治疗及处置费用。如细菌培养等化验检查、应用抗生素、特别护理处置等。

3. 计算疾病间接经济损失　疾病间接经济损失主要指额外日常费用。额外日常费用为因医院感染发生、患者住院时间延长在此期间不做任何检查、治疗及处置所支出的日常费用。主要指由于感染所延长了住院天数从而不能开展正常的工作所带来的经济损失。例如，某患者是从事餐饮业工作，收入按日计酬。该患者由于感染而延长了 5 个工作日，如果每天收入 500 元，那么，感染所产生的疾病间接经济损失为 2500 元。此外，疾病间接经济负担还包括由于感染延长的住院期间所花费的伙食、住宿、交通等费用。例如，该患者延长的 5 个住院日之间，共花费伙食费 500 元（含家属），家属多住宿 4 天，每天宿费 130 元，家属来往于医院住宿两地所花费的交通费用 100 元，其他在住院期间应该花费费用 100 元。那么该患者由于感染多延长 5 天住院日的疾病间接经济费用总计为：（500＋130×4＋100＋100）＋2500 元＝3720 元。

以上几部分合计即为归因于医院感染的直接经济损失。

4. 确定效果指标　本案例中将感染组和对照组术后住院日几何均数的差值为效果。

5. 明确研究结果

（1）感染人次数：某院 1993 年 8～10 月份共出院 1328 人，发生医院感染 77 例，医院感染率 5.80%，例次率 6.83%。感染病人分别在不同科室，各科室医院感染率见表 5-5。发现，神经外科感染率最高，为 10.20%，眼科和心脏外科感染率最低，分别为 1.53%和 1.85%。

表 5-5　不同科室医院感染率

科　室	出院人数（人）	感染率（%）
普　外	404	6.44
骨　科	164	6.71
妇　科	99	5.05
胸　科	98	6.94
眼　科	131	1.53
心脏外科	54	1.85
泌尿外科	68	2.94
肿瘤科	96	9.38
神经外科	98	10.20
耳鼻喉科	118	5.08

（2）术后延长住院日：如表 5-6 所示，应用配对比较方法计算，归因医院感染术后延长住院日为 18.28 天。

（3）直接经济损失：综合配对比较方法和回顾性调查方法计算结果，归因于医院感染的直接经济损失，平均每人为 2413.95 元。其中额外日常费用为 255.92 元，额外附加费用为 2158.03 元（药费：1864.51 元，检查费用：40.65 元，治疗处置费：252.27 元）。

表 5-6　归因于医院感染直接经济损失和术后延长住院日

估计项目	医生估计		配对比较	
	感染组	对照组	差值	*P* 值
总住院日（天）	48.76±1.96	26.33±1.94	22.43	<0.01
术后住院日（天）	35.51±2.03	17.23±1.89	18.28	<0.01
额外日常费用（元）	255.92			
额外附加费用（元）	2158.03			
直接经济损失（元）	2413.95			
单一部位感染				
总住院日（天）	46.53±1.88	25.87±1.97	20.66	<0.01
术后住院日（天）	33.25±1.94	17.64±1.84	15.61	<0.01
额外日常费用（元）	218.54			
额外附加费用（元）	1997.46			
直接经济损失（元）	2216			
多个部位感染				
总住院日（天）	66.68±2.44	29.61±1.76	37.07	<0.01
术后住院日（天）	55.15±2.41	14.73±2.27	40.42	<0.01
额外日常费用（元）	565.88			
额外附加费用（元）	3233.84			
直接经济损失（元）	3799.72			

三、成本-效用分析

成本-效用分析（cost utility analysis，CUA）是近 30 年发展起来的一种卫生经济评价方法，是制定卫生政策的决策工具之一。

（一）成本-效用分析的定义

成本-效用分析是比较项目投入成本量和经质量调整的健康效益产出量，来衡量卫生项目或治疗措施效率的一种经济学评价方法。它是成本效果分析的一种发展。

其优点在于只需要采用单一的成本指标（货币）和单一的效用指标（如 QALY），使其可被广泛地用于所有健康干预。它的特点在于效用指标是人工制定的，使用卫生服务最终产品指标把获得的生命数量和生命质量结合到一起，反映了同一健康效果价值的不同。进行成本-效果分析时，比较的是每增加一年寿命的成本。如果考虑到生命质量则进行成本-效用分析，先计算不同方案或预防措施增加的 QALYs 或挽回的 DALYs，然后再比较每增加一个 QALYs 或者挽回一个 DALYs 的成本的多少，进行方案的优选和决策——选择成本效用比率较低的方案或措施，以求采用最佳方案来防治重点疾病，使有限的资源发挥更大的挽回健康寿命年的效果。

（二）成本-效用分析的应用条件

1. 当生命的质量是最重要的预期结果时　比如在比较治疗糖尿病的不同方案时，预期结果不是治疗对死亡率的影响，而是不同方案对患者的生理功能、心理状态和社会适应能力的改善情况——即生命质量的改善。

2. 当生命质量是重要的结果之一时　例如，要对低体重出生婴儿实行监护保健，评价备选方案的效果时，除了婴儿存活率这一重要指标外，对其存活质量的评价也很关键。

3. 当备选方案同时影响死亡率和患病率，即生命的数量和质量，而管理者希望将两种效果用同一指标反映时。例如，用雌激素治疗疾病时，可以消除这些症状带来的不舒适感，提高患者的生命质量；同时也会增加一些副作用，这时适合采用效用指标进行分析。

4. 备选方案有各种类型的预期结果而需要评价人员用同一指标进行比较时。比如现有 3 个需要投资的方案：开展低体重出生婴儿监护保健、筛检、治疗高血压和对 Rh 免疫型妊娠妇女进行营养缺乏的预防，要对它们进行比较时，由于其预期结果各异不能使用相同的自然单位指标，缺乏可比性。这时候成本-效用分析是一个好的选择。

（三）效用的测量与计算

成本-效用分析中的成本用货币单位表示，效用为项目获得的质量调整生命年。质量调整生命年是用生活质量效用值为权重调整的生命年数。

1. 质量调整生命年　成本效用分析中涉及的“效用”、“生活质量效用值”、“质量调整生命年”是经济学、社会医学研究领域内几个既相互联系，又有区别的概念。对个体来说，效用由两部分组成，即生活年数和生活质量。生活年数是人从出生到死亡的时间数量，例如，某人活了 60 岁，生活年数为 60；生活质量是人在生与死之间每一时点上的质量，用生活质量效用值表示。生活质量效用值是反映个人健康状况的综合指数，取值范围在 0～1 之间，0 代表死亡，1 代表完全健康。例如，某人生活年数为 60 岁，其中 20 年因患某种疾病而导致卧床不能行走，那么这个人没有死亡，但也不是完全健康，根据他卧床的程度不同，他的生活质量就在 0～1 之间。

CUA 分析通过计算每一项目或者方案的成本效用比来比较各项目或者方案获得每单位的 QALY 所消耗或增加的成本，从而对不同项目的效率作出评价。

成本-效用分析的评价指标是成本效用比（cost utility ratio，CUR）。它表示项目获得每个单位的 QALY 所消耗或增加的成本量。成本效用比值越高，表示项目效率越低，反之成本效用比值越低，表示项目效率越高。

成本-效用分析中常用的确定健康状态效用值（或失能权重）的方法有三种：

（1）评价法：挑选相关专家根据经验进行评价，估计健康效用值或其可能的范围，然后进行敏感性分析以探究评价的可靠性，是最简单方便的方法。

（2）文献法：直接利用现有文献中使用的效用值指标，但要注意其是否和自己的研究相匹配（包括其确定的健康状态、评价对象和评价手段的适用性）。

（3）抽样调查法：自己设计方案进行调查研究获得需要的效用值，这是最精确的方法。通常采用等级衡量法（rating scale）、标准博弈法（standard gamble）时间权衡法（time trade-off）衡量健康状态的基数效用。

对于质量调整生命年，其重点在于确定和选择健康状况的质量权重。如对患者的生理或心理功能进行评分调查，按价值（效用）给分，完全健康为 1.0，死亡者为 0，获得生命质量的权重值。另外，也可以按残疾和痛苦等级分类后对不同生存期给予质量权重，如世界银行经济发展学院的 Ross 所制的按残疾和痛苦等级分类后的质量调整生命年评价表。

表 5-7 给出了国际上研究得出的一些不同健康状况的效用值。

表 5-7　不同健康状况的效用值

健康状况	效用值	健康状况	效用值
健康	1.00	盲、聋、哑	0.39
绝经期综合征	0.99	长期住院	0.23
轻度心绞痛	0.90	义肢、失去听力	0.31
中度心绞痛	0.70	死亡	0.0
严重心绞痛	0.50	失去知觉	<0
焦虑、孤独	0.45	四肢瘫痪	<0

注：引自 Torrance，1987

2. 失能调整生命年　其重点是失能权重的确定和选择。若能力受限主观认定为减少了 50%或更多的能力，则将完全健康（未失能）定为 1.0，死亡者（完全失能）定为 0，两者之间确定 6 个失能等级（表 5-8）。

表 5-8　失能权重的定义

等级	描　　述	失能
一级	在下列领域内至少有一项活动受限：娱乐、教育、生育、就业	0.096
二级	在下列领域内有一项大部分活动受限：娱乐、教育、生育、就业	0.220
三级	在下列领域内有两项或两项以上活动受限：娱乐、教育、生育、就业	0.400
四级	下列所有领域内大部分活动受限：娱乐、教育、生育、就业	0.600
五级	日常活动如做饭、做家务均需借助工具的帮助	0.810
六级	日常活动如吃饭、个人卫生及大小便需别人的帮助	0.920

同时确定不同年龄组人群由于不同疾病损伤而发生失能的比重及严重程度分级，以及由于失能或过早死亡引起的标准期望寿命及相应的 DALYs 的损失。

成本-效用分析使用质量调整生命年做项目健康产出单位，克服了将项目健康产出简单地货币价值化带来的问题，也可以比较具有不同种类健康产出项目的经济效益，因而其使用范围较为广泛，特别适合于进行卫生保健项目经济评价。

（四）案例分析

[案例 2]：某一项措施对控制手术后患者所采取的两种感染治疗方法（例如，A 方案：采取某种药物方法；B 方案：采取某种仪器方法）进行经济学评价，用成本分析法对两种疾病手术后医院进行感染治疗的成本测算，以生命质量得分作为效用指标，进行两种感染治疗方法的成本效用分析。分别测算二种疾病的感染管理所投入的成本，两种方案对患者生存质量的影响程度及效益值的大小，开展成本效用分析，成本效用比以成本数值除以效用指标即生命质量得分来表示，生命质量得分采取常用的评价量表来反映（可根据研究目的选择适宜的生命量表），收集 2 种疾病开展感染管理的成本和患者生命质量得分，如表 5-9。

表 5-9　2 种方案开展疾病感染管理的成本效用分析

分组	A 方案			B 方案		
	成本	效用	成本-效用比	成本	效用	成本-效用比
第一种疾病	33337.2	49.37	675.25	37112.23	62.66	592.28
第二种疾病	45402.24	55.81	813.51	43237.17	68.34	632.68

成本-效用分析是通过同时对几个项目的成本和效用的比较来判别何种项目更具经济价值，成本-效用比值即反映了其价值的大小，成本-效用比越小表示成本低效用好，成本效用比越大表示成本高效用差，从以上结果可以看出 B 方案的成本效用比均低于 A 方案，2 种疾病之间进行比较，第一种疾病的成本效用比明显低于第二种疾病。如果管理者没有其他的预算条件，根据成本效用比的结果来看，B 方案的成本效用比值最低，是可选择的方案。

成本-效用分析在卫生领域中有着十分广泛的应用前景，但近年来学术界不断对 QALYs 和 DALYs 等指标提出质疑，比如它们仍然是以患病率、发病率、疾病严重程度等为基础的单纯生物医学模式指标，不符合当前医学模式的转变，尤其在计算 QALYs 或 DALYs 时，许多权重系数都是由经验得到，影响其科学性，故对成本-效用分析本身方法的进一步深入研究也是十分有必要的。

四、成本最小化分析

成本最小化分析（cost-minimization analysis，CMA）是指在项目的产出或效果、效益和效用没有差别的情况下（如某项目的治愈人数或成功手术的人数完全相同）来比较不同措施的成本，选择成本最小的措施优先考虑，这是一种特例。成本测算则根据分析角度不同而包括不同的测算内容。

[案例 3]：小儿肺炎两种抗菌药物治疗方案最小成本分析

本研究选择临床常用的头孢类抗生素（头孢曲松和头孢克肟）作为治疗药物，对头孢曲松＋头孢克肟“静脉转口服”的序贯疗法治疗小儿肺炎的临床效果及经济学效果进行前瞻性研究，将患儿随机分成 A、B 两组，A 组采用头孢曲松静脉滴注，50～80mg/(kg・d)，每天 1 次，5～7 天后如果病情好转则继续用药，总疗程为 10～14 天；B 组先采用头孢曲松静脉滴注，50～80mg/（kg・d），每天 1 次，5～7 天后如果病情好转则改用头孢克肟口服，8mg/（kg・d），再用 5～7 天。

1. 治疗成本的计算　治疗成本 ＝ 直接成本＋间接成本。

（1）直接成本：床位费（含住院诊疗费）、护理费、化验费、放射费、抗生素费用和其他药费（仅指与治疗肺炎有关的药物，如止咳药、祛痰药）、注射费、相关治疗费（如雾化、吸氧等）及治疗药品不良反应的费用。

（2）间接成本：主要指因患者住院及家属陪床等所造成的工资收入方面的损失。因患者全部为儿童，均需家属看护，本研究对此部分费用不做比较。

2. 结果　两组的平均疗程、平均住院时间、临床疗效及不良反应发生率比较见表 5-10。两组的痊愈率、总有效率及不良反应发生率经 χ^2 检验无显著性差异（$P>0.05$）；两组的平均疗程、平均住院时间经 t 检验无显著性差异（$P>0.05$）。

表 5-10　两组平均疗程、平均住院时间、临床疗效及不良反应发生率比较

项　目	A 组	B 组
平均疗程（d）	10.8±1.42	11.2±1.62
头孢曲松用药时间（d）	10.8±1.42	5.2±1.1
头孢克肟用药时间（d）	0	6.0±1.3
平均住院时间（d）	11.6±1.65	12.2±1.9
痊愈	37	39
显效	7	9
有效	3	4
无效	2	2
痊愈率（%）	75.6	72.2
总有效率（%）	89.8	88.9
不良反应发生率（%）	5.1（2）	3.7（2）

由于两组的治疗效果无显著性差异，故采用药物经济学中的最小成本分析法，即在两种或多种药物治疗方案的效果相同或接近时，以成本最低的方案为优选方案（表 5-11）。

表 5-11　两组医疗费用比较（$x\pm S$，元）

项　目	A 组	B 组
医疗总费用	2905.41±399.5	2234.03±302.99
抗生素费用	1347.84±141.32	709.89±78.43
其他药费	84.56±11.69	88.94±13.34
注射药费	168.55±52.45	145.28±35.72
相关治疗费	335.68±151.24	298.75±129.15
床位费	333.5±34.52	350.75±37.38
护理费	80.04±8.28	84.18±8.97
化验费	438.02±0	438.02±0
放射检查费	118.22±0	118.22±0

经 t 检验，两组在总费用及抗生素费用方面有显著性差异（$P<0.001$），A 组明显高于 B 组。故选择 B 方案为优选方案。

五、卫生经济分析与评价方法总结

以上介绍的卫生经济学分析与评价方法各有联系和区别，先利用表 5-12 进行总结如下：

表 5-12　主要经济学评价方法的比较

	成本-效果分析	成本-效用分析	成本-效益分析
成本的单位	货币值	货币值	货币值
结果的单位	自然单位	QALYs	货币值
成本结果的比较	比值	比值	比值
比较的项目数	2 个以上	2 个以上	1 个以上
评价的目标数	1 个以上	1 个以上	1 个以上
产出数据的要求	非货币化的健康结果指标	使用人工整理的计量单位	产出货币化
可比性	差	较强	较强

以上各种方法具有不同的使用条件。而且，不同研究内容，所采用的方法也不完全相同。例如，成本-效益分析时，计算直接成本和间接成本，一定要围绕成本核算的单位来归集费用，而成本核算单位的确定，取决于所研究的目标。另外，各种方案要综合分析取舍来确定最优方案。经过成本-效果分析评价测算后，具体取决于哪一个方案，不仅要看计算结果，也要看研究的最终目标。例如，针对减低死亡率的方案，如果某方案成本效益好，但是死亡率高，也不是优选的方案，而应该优先选择死亡率低的方案。

六、医院感染相关经济学研究应注意的问题

1. 建立健全医院感染相关经济学理论体系　经济学的本质就是研究如何进行选择，以决定如何使用稀缺和有限的资源。这个原理同样适用于医院感染管理领域，如何利用有限的卫生资源来达到最小限度的医院感染发生率，是感染管理领域相关经济学研究的根本任务和最终目标。因此，在研究过程中，应该将相关经济学原理全面、综合、立体地运用到医院感染管理中，实现感染管理效益最大化。

2. 不断修改、完善提高医院感染相关经济学方法　医院感染管理中所用的各种经济学方法灵活多变，在计算过程中，各种费用的收集可能因为数据的原因导致结果不尽相同，这些方法和数据需要在实际研究过程中不断充实、修改、完善，才能够不断提高分析方法的准确性。而且，经济评价不应仅限于费用比较、经济损失评估等单一的层面，还可以将多种经济学方法和相关学科的方法互为补充地运用到医院感染管理中，才能使医院感染管理更科学、更有效。

3. 方法灵活、具体问题具体分析　在医院感染管理方法的卫生经济学评价中，要注重经济学理论的活学活用。如在实际工作中，计算医院感染的经济学损失时，间接损失（如误工费、伙食费）由于患者经济水平不同很难精确计算，因此通常只计算医院感染的直接经济损失。在选择效果指标的时候，要尽量选择能够反映该疾病特点的指标来反映。例如各种感染率、住院天数、抗生素的使用次数、数量等。要结合实际情况选择一种或者多种指标，但指标之间尽量保持独立性。

4. 将经济学有关理论和方法与医院感染实践有机结合起来　在应用经济学方法时，还应考虑感染管理本身所涉及的社会效益，将经济学的方法与感染管理的实践紧密结合起来。例如，如果对医院感染管理的事后控制进行评价和分析，只能计算感染管理效益的大小，而无法控制效益的大小。而医院感染管理很重要的两个环节是事前预防和事中监控，

因此，可采用标准成本的方法，对医院感染管理进行全过程的经济监控。只有根据医院感染管理的实际需要，选择应用最适合的经济学原理和方法，才能实现医院感染管理经济效益和社会效益的最大化。

总之，医院感染管理的经济学分析与评价是一个探索性的课题，由于医疗服务的不确定性和差异性，每个患者的治疗方案、生命体征、临床用药等不完全相同，所以规范的卫生经济分析与评价的核算方法难以统一。要根据研究内容和研究目的，在实践中不断摸索、完善和提高，从而促进医院感染管理经济学分析方法理论体系的提高。

（高广颖）

参考文献

1. 冯琼．医院感染的现状与发展趋势．中华医学研究杂志，2011，11（7）：819-822
2. 任丽娟，宋暖，秦平，等．医院感染管理的现状分析．中华医院感染学杂志，2006，16（11）：1261-1263
3. 邓华，栾琰，颜彬，等．“五个转变”在医院感染管理中的应用．解放军医药杂志，2011，23（4）：197-323
4. 庄丽敏，于俊丽．从医院感染的控制谈抗生素的合理应用．医药产业资讯，2006，3（5）：58-59
5. 谢伟斌，陶琳，李信春．医院感染相关的经济学分析与研究．中华医院感染学杂志，2002，12（5）：321-323
6. 赵晶，王爽，韦学花．医院感染的直接经济损失及术后延长住院日评估．中华医院感染学杂志，1997，7（1）：1-3
7. 刘一新，孔萍，孙代艳．综合性医院医院感染经济损失病例对照研究．中华医院感染学杂志，2002，12（9）：660-661
8. Askarian M，Gooran NR. National nosocomial infection surveillance system-based study in Iran：additional hospital stay attributable to nosocomial infections. Am J Infect Contorl，2003，31（8）：465-468
9. Daschner F. Cost-effectiveness in hospital infection control-lessons for the 1990s. J Hosp Infect，1989，13：325-336
10. Askarian M，Gooran NR . National nosocomial infection surveillance system-based study in Iran：additional hospital stay at-tribuable to nosocomial infections. Am J Infect Control，2003，31（8）：465-468
11. 程晓明，罗五金．卫生经济学．第2版．北京：人民卫生出版社，2007

第六章　医院感染的法律责任

第一节　法 律 责 任

一、法律责任的定义

法律责任是指由特定法律事实所引起的对损害予以补偿、强制履行或接受惩罚的特殊义务。

二、法律责任的特点

法律责任有这样的一些特点：

1. 法律责任首先表示一种因违反法律上的义务（包括违约等）关系而形成的责任关系，它是以法律义务的存在为前提的。

2. 法律责任还表示为一种责任方式，即承担不利后果。

3. 法律责任具有内在逻辑性，即存在前因与后果的逻辑关系。

4. 法律责任的追究是由国家强制力实施或者作为潜在保证的。

三、法律责任的分类

法律责任有不同的分类方法和分类标准。例如，根据违法行为所违反的法律的性质分类，根据主观过错在法律责任中的地位分类，根据行为主体的名义分类，根据责任承担的内容分类等。

1. 根据违法行为所违反的法律的性质，可以把法律责任分为刑事责任、行政责任、民事责任、经济法责任、违宪责任和国家赔偿责任。

（1）刑事责任是指行为人因其犯罪行为所必须承受的、由司法机关代表国家所确定的否定性法律后果。

（2）行政责任是指因违反行政法规定或因行政法规定而应承担的法律责任。

（3）民事责任是指由于违反民事法律、违约或者由于民法规定所应承担的一种法律责任。

（4）违宪责任是指由于有关国家机关制定的某种法律和法规、规章，或有关国家机关、社会组织或公民从事了与宪法规定相抵触的活动而产生的法律责任。

（5）国家赔偿责任是指在国家机关行使公权力时由于国家机关及其工作人员违法行使职权所引起的由国家作为承担主体的赔偿责任。

2. 根据主观过错在法律责任中的地位，可以把法律责任分为过错责任、过错推定责任、无过错责任和公平责任，一般用于民事责任的划分。

（1）过错责任原则：是指当事人的主观过错是构成侵权行为的必备要件的归责原则。过错是行为人决定其行动的一种故意或过失的主观心理状态。适用过错责任的意义在于：

1）在一般侵权中，只要行为人尽到了应有的合理的注意义务，即使发生损害也不负赔偿责任。

2）在过错责任下，对一般侵权责任实行“谁主张谁举证”的原则。

3）适用过错责任原则时，第三人或受害人的过错对责任承担有重要影响。

（2）过错推定责任原则：是指在侵权诉讼中不是由受害人举证证明，而是从损害事实本身推定加害人有过错，并据此确定加害人侵权责任的归责原则。

（3）无过错责任原则（又称为无过失责任原则）：是指没有过错造成他人损害的，依法律规定应由与造成损害原因有关的人承担民事责任的原则。英美法称之为“严格责任”。

（4）公平责任原则：公平责任原则作为一种责任分配原则，其责任分配的依据既不是行为，也不是特定事故原因，而是一种抽象的价值理念——公平。一般说来，在法律规范的结构中，价值理念不具有直接的可操作性，把一种价值理念作为调整具体社会关系的操作工具，是一种特殊的法律现象。

3. 根据行为主体的名义，可以把法律责任分为职务责任和个人责任。

（1）职务责任是指行为人在执行职务时，因不当职务行为产生的法律责任，可能由单位独立承担或者行为人和其代表的单位承担连带责任。所谓不当职务行为，是指法人或者其他组织（单位）的法定代表人、负责人或者其他工作人员（行为人）不恰当地实施的与其本职工作或者单位指派的工作有关的行为。

（2）个人责任是指行为人单独承担的法律责任。

4. 根据责任承担的内容，可以把法律责任分为财产责任和非财产责任。

（1）财产责任是指直接以一定的财产为内容的责任。是由民事违法行为人承担财产上的不利后果，使受害人得到财产上补偿的民事责任，如损害赔偿责任。

（2）非财产责任是指不直接具有财产内容的责任，是为防止或消除损害后果、使受损害的非财产权利得到恢复的民事责任，如消除影响、赔礼道歉等。

四、法律责任的构成

法律责任的构成要件是指构成法律责任必须具备的各种条件或必须符合的标准，它是国家机关要求行为人承担法律责任时进行分析、判断的标准。根据违法行为的特点，一般把法律责任的构成要件概括为：主体、过错、违法行为、损害事实和因果关系五个方面。

（一）主体

法律责任主体，是指违法主体或者承担法律责任的主体，但责任主体不完全等同于违法主体。

（二）过错

过错即承担法律责任的主观故意或者过失。

（三）违法行为

违法行为是指违反法律所规定的义务、超越权利的界限行使权利以及侵权行为的总称，一般认为违法行为包括犯罪行为和一般违法行为。

（四）损害事实

损害事实即受到的损失和伤害的事实，包括对人身、对财产、对精神（或者三方面兼有的）的损失和伤害。

（五）因果关系

因果关系即行为与损害之间的因果关系，它是存在于自然界和人类社会中的各种因果关系的特殊形式。

五、归责与免责

法律责任的认定和归结简称“归责”，它是指对违法行为所引起的法律责任进行判断、确认、归结、缓减以及免除的活动。

（一）归责原则

归责原则体现了立法者的价值取向，是责任立法的指导方针，也是指导法律适用的基本准则。归责一般必须遵循以下原则：

1. 责任法定原则　其含义包括：

（1）违法行为发生后应当按照法律事先规定的性质、范围、程度、期限、方式追究违法者的责任。作为一种否定性法律后果，它应当由法律规范预先规定。

（2）排除无法律依据的责任，以避免责任擅断和“非法责罚”。

（3）在一般情况下，要排除对行为人有害的既往追溯。

2. 因果联系原则　其含义包括：

（1）在认定行为人违法责任之前，应当首先确认行为与危害或损害结果之间的因果联系，这是认定法律责任的重要事实依据。

（2）在认定行为人的违法责任之前，应当首先确认意志、思想等主观方面因素与外部行为之间的因果联系，有时这也是区分有责任与无责任的重要因素。

（3）在认定行为人的违法责任之前，应当区分这种因果联系是必然的还是偶然的，直接的还是间接的。

3. 责任相称原则　其含义包括：

（1）法律责任的性质应当与违法行为性质相适应。

（2）法律责任的轻重和种类应当与违法行为的危害或者损害后果相适应。

（3）法律责任的轻重和种类还应当与行为人主观恶性相适应。

4. 责任自负原则　其含义包括：

（1）违法行为人应当对自己的违法行为负责。

（2）不能让没有违法行为的人承担法律责任，即反对株连或变相株连。

（3）要保证责任人受到法律追究，也要保证无责任者不受法律追究，做到不枉不纵。

（二）免责

免责是指行为人实施了违法行为，应当承担法律责任，但由于法律的特别规定，可以部分或全部免除其法律责任，即不实际承担法律责任。

免责的条件和方式可以分为：

1. 时效免责　法律责任经过一定的法定期限后被免除。

2. 不诉免责　在允许自诉的情况下，如果受害人或有关当事人不向法院起诉要求追究行为人的法律责任，行为人的法律责任就实际上被免除。

3. 自首、立功免责。

4. 有效补救免责　即对于那些实施违法行为，造成一定损害，但在国家机关归责之前采取及时补救措施的人，免除其部分或全部责任。

5. 协议免责或意定免责　这是指双方当事人在法律允许的范围内通过协商所达成的免责，即所谓“私了”。

6. 自助免责　自助免责是对自助行为所引起的法律责任的减轻或免除。所谓自助行为是指权利人为保护自己的权利，在情势紧迫而又不能及时请求国家机关予以救助的情况下，对他人的财产或自由施加扣押、拘束或其他相应措施，而为法律或公共道德所认可的行为。

7. 人道主义免责　在权利相对人没有能力履行责任或全部责任的情况下，有关的国家机关或权利主体可以出于人道主义考虑，免除或部分免除有责主体的法律责任。

（三）惩罚性责任与补偿性责任

根据追究责任的目的分为补偿性责任和惩罚性责任。

1. 惩罚性责任　即法律制裁，是国家以法律的道义性为基础，通过强制对责任主体的人身和精神实施制裁的责任方式。

2. 补偿性责任　是国家以功利性为基础，通过强制力或当事人要求责任主体以作为或不作为形式弥补或赔偿所造成损失的责任方式。

第二节　医院感染法律责任

一、医院感染法律责任概述

（一）医院感染法律责任的定义

医院感染法律责任，是指卫生行政部门、医疗机构及其工作人员，以及其他有关人员未履行与医院感染有关的职责和义务所应当承担的法律责任。

（二）承担医院感染法律责任的主体

医院感染法律责任的承担者（责任主体）主要是卫生行政部门、医疗机构及其工作人员。

（三）医院感染法律责任的分类

医院感染依法进行管理，调整医院感染管理行为的主要法律有刑法、行政法规、民法通则和侵权责任法等，因此，医院感染的法律责任主要是刑事责任、行政责任和民事责任。

二、医院感染的刑事责任

规定医院感染刑事责任的主要法律是《中华人民共和国刑法》（以下简称“《刑法》”）。1997 年修订的《中华人民共和国刑法》第 3 条规定：“法律明文规定为犯罪行为的，依照法律定罪处刑；法律没有明文规定为犯罪行为的，不得定罪处刑。”也就是说，我国刑事立法的基本原则是“罪刑法定”。因此，《中华人民共和国传染病防治法》（以下简称“《传染病防治法》”）等其他法律法规中规定的医院感染的法律责任涉及刑事责任的，都必须在刑法中明确规定，否则不能定罪处刑。

《刑法》分则第五节是“危害公共卫生罪”。其中第三百三十条、第三百三十一条、第三百三十四条和第三百三十五条与医院感染的刑事责任有关。

（一）传染病传播罪

《刑法》第三百三十条：“违反传染病防治法的规定，有下列情形之一，引起甲类传染病传播或者有传播严重危险的，处三年以下有期徒刑或者拘役；后果特别严重的，处三年以上七年以下有期徒刑：

1. 供水单位供应的饮用水不符合国家规定的卫生标准的。

2. 拒绝按照卫生防疫机构提出的卫生要求，对传染病病原体污染的污水、污物、粪便进行消毒处理的。

3. 准许或者纵容传染病患者、病原携带者和疑似传染病患者从事国务院卫生行政部门规定禁止从事的易使该传染病扩散的工作的。

4. 拒绝执行卫生防疫机构依照传染病防治法提出的预防、控制措施的。

单位犯前款罪的，对单位判处罚金，并对其直接负责的主管人员和其他直接责任人员，依照前款的规定处罚。

甲类传染病的范围，依照《中华人民共和国传染病防治法》和国务院有关规定确定。”

（二）传染病菌种、毒种扩散罪

《刑法》第三百三十一条：“从事实验、保藏、携带、运输传染病菌种、毒种的人员，违反国务院卫生行政的有关规定，造成传染病菌种、毒种扩散，后果严重的，处三年以下有期徒刑或者拘役；后果特别严重的，处三年以上七年以下有期徒刑。”

（三）非法采供血液罪

《刑法》第三百三十四条：“非法采集、供应血液或者制作、供应血液制品，不符合国家规定的标准，足以危害人体健康的，处五年以下有期徒刑或者拘役，并处罚金；对人体健康造成严重危害的，处五年以上十年以下有期徒刑，并处罚金；造成特别严重后果的，处十年以上有期徒刑或者无期徒刑，并处罚金或者没收财产。

经国家主管部门批准采集、供应血液或者制作、供应血液制品的部门，不依照规定进行检测或者违背其他操作规定，造成危害他人身体健康后果的，对单位判处罚金，并对其直接负责的主管人员和其他直接责任人员，处五年以下有期徒刑或者拘役。”

（四）医疗责任事故罪

《刑法》第三百三十五条：“医务人员由于严重不负责任，造成就诊人死亡或者严重损害就诊人身体健康的，处三年以下有期徒刑或者拘役。”

三、医院感染的行政法律责任

行政法律责任包括行政处罚和行政处分。

（一）行政处罚

行政法律责任首先表现为行政处罚。

1. 行政处罚的设定　行政处罚应由法律和行政法规予以规定。部门规章对于有关行政处罚的设定必须依据《中华人民共和国行政处罚法》（以下简称“《行政处罚法》”）。《行政处罚法》规定：“国务院部、委员会制定的规章可以在法律、行政法规规定的给予行政处罚的行为、种类和幅度的范围内做出具体规定。尚未制定法律、行政法规的，前款规定的国务院部、委员会制定的规章对违反行政管理秩序的行为，可以设定警告或者一定数量罚款的行政处罚。罚款的限额由国务院规定。国务院可以授权具有行政处罚权的直属机构依照本条第一款、第二款的规定，规定行政处罚。”

例如，《医院感染管理办法》不属于法律和行政法规，是国务院卫生行政部门（原卫生部）制定的部门规章，因此，在罚则部分的处罚设定一方面是依据《传染病防治法》，另一方面则根据《行政处罚法》的规定，在行政处罚权限范围内设定了处罚规定。

2. 行政处罚的种类　行政处罚一般分为 4 类：①人身自由罚：包括行政拘留和劳动教养；②行为罚：主要形式有责令停产停业，吊销许可证、执照等；③财产罚：主要形式有罚款、没收财物（没收非法财物和违法所得）；④声誉罚：主要形式有警告、责令具结悔过、通报批评等。

根据《行政处罚法》第八条的规定，行政处罚有以下 7 种：

（1）警告：是国家对行政违法行为人的谴责和告诫，是国家对行为人违法行为所作的正式否定评价。从国家方面说，警告是国家行政机关的正式意思表示，会对相对一方产生不利影响，应当纳入法律约束的范围；对被处罚人来说，警告的制裁作用，主要是对当事人形成心理压力、不利的社会舆论环境。适用警告处罚的重要目的，是使被处罚人认识其行为的违法性和对社会的危害，纠正违法行为并不再继续违法。

（2）罚款：罚款是行政机关对行政违法行为人强制收取一定数量金钱，剥夺一定财产权利的制裁方法。适用于对多种行政违法行为的制裁。

（3）没收违法所得、没收非法财物：没收违法所得，是行政机关将行政违法行为人占有的，通过违法途径和方法取得的财产收归国有的制裁方法；没收非法财物，是行政机关将行政违法行为人非法占有的财产和物品收归国有的制裁方法。

（4）责令停产停业：责令停产停业是行政机关强制命令行政违法行为人暂时或永久地停止生产经营和其他业务活动的制裁方法。

（5）暂扣或者吊销许可证、暂扣或者吊销执照：是行政机关暂时或者永久地撤销行政违法行为人拥有的国家准许其享有某些权利或从事某些活动资格的文件，使其丧失权利和活动资格的制裁方法。

（6）行政拘留：是治安行政管理机关（公安机关）对违反治安管理的人短期剥夺其人身自由的制裁方法。

（7）法律、行政法规规定的其他行政处罚。

（二）行政处分

行政处分与行政处罚不同，一般由部门规章规定。行政处分是指行政机关对公务员的违法、违纪、失职行为所进行的惩戒措施。行政处分包括警告、记过、记大过、降级、撤职、开除。公务员法对行政处分的期间、待遇等问题作出了明确规定。

行政处分的形式有 6 种：

1. 警告　是行政处分中最轻的一种形式，适用于违反纪律经教育后不改正的公务员，或者国家机关任命的其他人员。警告处分是一种应记入本人档案的批评。

2. 记过　是一种将公务员的过错记入其本人档案的行政处分形式。

3. 记大过　是一种将监察对象的严重过错在其档案材料中加以登记的行政处分。

4. 降级　指对违反纪律的公务员及国家机关任命的人员，给予降低行政及工资级别的处分。

5. 撤职　是对犯有严重错误或者有严重违法乱纪行为，不适宜担任现任职务的公务员及国家行政机关任命的人员，解除其现任职务的处分形式。

6. 开除　是一种最重的行政处分形式。指对犯有严重错误，违法失职，而又屡教不改的人员的一种解除其在国家行政机关任职资格的处分决定。

（三）《传染病防治法》规定的行政法律责任

《传染病防治法》和一些涉及医院感染管理的行政法规中规定了医院感染的行政法律责任。该法第八章为“法律责任”。其中第六十五条、第六十六条、第六十七条、第六十九条、第七十条、第七十三条和第七十四条与医院感染的法律责任有关。

1. 第六十五条　“地方各级人民政府未依照本法的规定履行报告职责，或者隐瞒、谎报、缓报传染病疫情，或者在传染病暴发、流行时，未及时组织救治、采取控制措施的，由上级人民政府责令改正，通报批评；造成传染病传播、流行或者其他严重后果的，对负有责任的主管人员，依法给予行政处分；构成犯罪的，依法追究刑事责任。”

2. 第六十六条　“县级以上人民政府卫生行政部门违反本法规定，有下列情形之一的，由本级人民政府、上级人民政府卫生行政部门责令改正，通报批评；造成传染病传播、流行或者其他严重后果的，对负有责任的主管人员和其他直接责任人员，依法给予行政处分；构成犯罪的，依法追究刑事责任：

（1）未依法履行传染病疫情通报、报告或者公布职责，或者隐瞒、谎报、缓报传染病疫情的。

（2）发生或者可能发生传染病传播时未及时采取预防、控制措施的。

（3）未依法履行监督检查职责，或者发现违法行为不及时查处的。

（4）未及时调查、处理单位和个人对下级卫生行政部门不履行传染病防治职责的举报的。

（5）违反本法的其他失职、渎职行为。”

3. 第六十七条　“县级以上人民政府有关部门未依照本法的规定履行传染病防治和保障职责的，由本级人民政府或者上级人民政府有关部门责令改正，通报批评；造成传染病传播、流行或者其他严重后果的，对负有责任的主管人员和其他直接责任人员，依法给予行政处分；构成犯罪的，依法追究刑事责任。”

4. 第六十九条　“医疗机构违反本法规定，有下列情形之一的，由县级以上人民政府卫生行政部门责令改正，通报批评，给予警告；造成传染病传播、流行或者其他严重后果的，对负有责任的主管人员和其他直接责任人员，依法给予降级、撤职、开除的处分，并可以依法吊销有关责任人员的执业证书；构成犯罪的，依法追究刑事责任：

（1）未按照规定承担本单位的传染病预防、控制工作，医院感染控制任务和责任区域内的传染病预防工作的。

（2）未按照规定报告传染病疫情，或者隐瞒、谎报、缓报传染病疫情的。

（3）发现传染病疫情时，未按照规定对传染病患者、疑似传染病患者提供医疗救护、现场救援、接诊、转诊的，或者拒绝接受转诊的。

（4）未按照规定对本单位内被传染病病原体污染的场所、物品以及医疗废物实施消毒或者无害化处置的。

（5）未按照规定对医疗器械进行消毒，或者对按照规定一次使用的医疗器具未予销毁，再次使用的。

（6）在医疗救治过程中未按照规定保管医学记录资料的。

（7）故意泄露传染病患者、病原携带者、疑似传染病患者、密切接触者涉及个人隐私的有关信息、资料的。”

5. 第七十条　“采供血机构未按照规定报告传染病疫情，或者隐瞒、谎报、缓报传染病疫情，或者未执行国家有关规定，导致因输入血液引起经血液传播疾病发生的，由县级以上人民政府卫生行政部门责令改正，通报批评，给予警告；造成传染病传播、流行或者其他严重后果的，对负有责任的主管人员和其他直接责任人员，依法给予降级、撤职、开除的处分，并可以依法吊销采供血机构的执业许可证；构成犯罪的，依法追究刑事责任。

非法采集血液或者组织他人出卖血液的，由县级以上人民政府卫生行政部门予以取缔，没收违法所得，可以并处十万元以下的罚款；构成犯罪的，依法追究刑事责任。”

6. 第七十三条　“违反本法规定，有下列情形之一，导致或者可能导致传染病传播、流行的，由县级以上人民政府卫生行政部门责令限期改正，没收违法所得，可以并处五万元以下的罚款；已取得许可证的，原发证部门可以依法暂扣或者吊销许可证；构成犯罪的，依法追究刑事责任：

（1）饮用水供水单位供应的饮用水不符合国家卫生标准和卫生规范的。

（2）涉及饮用水卫生安全的产品不符合国家卫生标准和卫生规范的。

（3）用于传染病防治的消毒产品不符合国家卫生标准和卫生规范的。

（4）出售、运输疫区中被传染病病原体污染或者可能被传染病病原体污染的物品，未进行消毒处理的。

（5）生物制品生产单位生产的血液制品不符合国家质量标准的。”

7. 第七十四条　“违反本法规定，有下列情形之一的，由县级以上地方人民政府卫生行政部门责令改正，通报批评，给予警告，已取得许可证的，可以依法暂扣或者吊销许可证；造成传染病传播、流行以及其他严重后果的，对负有责任的主管人员和其他直接责任人员，依法给予降级、撤职、开除的处分，并可以依法吊销有关责任人员的执业证书；构成犯罪的，依法追究刑事责任：

（1）疾病预防控制机构、医疗机构和从事病原微生物实验的单位，不符合国家规定的条件和技术标准，对传染病病原体样本未按照规定进行严格管理，造成实验室感染和病原微生物扩散的。

（2）违反国家有关规定，采集、保藏、携带、运输和使用传染病菌种、毒种和传染病检测样本的。

（3）疾病预防控制机构、医疗机构未执行国家有关规定，导致因输入血液、使用血液制品引起经血液传播疾病发生的。”

（四）《医院感染管理办法》中规定的行政法律责任

《医院感染管理办法》法律责任一章中共规定了四条，规定了卫生行政部门、医疗机构及有关人员违反本办法应当承担的法律责任。

1. 卫生行政部门的监督管理责任　第三十二条：“县级以上地方人民政府卫生行政部门未按照本办法的规定履行监督管理和对医院感染暴发事件的报告、调查处理职责，造成严重后果的，对卫生行政主管部门主要负责人、直接责任人和相关责任人予以降级或者撤职的行为处分。”

本条中的卫生行政部门的监督管理职责是指本办法第五章所规定的：卫生行政部门应当制定并实施对医疗机构医院感染管理工作的监督检查制度。其监督的主要内容包括：医疗机构是否按照有关法律法规及本办法的规定，制定并落实本单位预防和控制医院感染的规章制度；医疗机构有关医院感染管理的业务性工作是否达到规定的要求；医疗机构是否开展医院感染监测并对医院感染暴发事件及时发现、报告和处理；卫生行政部门对在检查中发现医疗机构存在医院感染隐患的情形，应当及时纠正并责令医疗机构限期整改，发现有可能导致危害患者的健康的医院感染问题时，应当对所涉及的科室或者诊疗科目进行关闭或者暂停，以确保患者安全。

2. 医疗机构违反感染管理义务的行政法律责任　第三十三条：“医疗机构违反本办法，有下列行为之一的，由县级以上地方人民政府卫生行政部门责令改正，逾期不改的，给予警告并通报批评；情节严重的，对主要负责人和直接责任人给予降级或者撤职的行政处分：

（1）未建立或者未落实医院感染管理的规章制度、工作规范。

（2）未设立医院感染管理部门、分管部门以及指定专（兼）职人员负责医院感染预防与控制工作。

（3）违反对医疗器械、器具的消毒工作技术规范。

（4）违反无菌操作技术规范和隔离技术规范。

（5）未对消毒药械和一次性医疗器械、器具的相关证明进行审核。

（6）未对医务人员职业暴露提供职业卫生防护。”

本条所对应的是本办法第二章所规定的医疗机构在医院感染管理中应承担的法定义务。

3. 发生医院感染严重后果的法律责任　第三十四条：“医疗机构违反本办法规定，未采取预防和控制措施或者发生医院感染未及时采取控制措施，造成医院感染暴发、传染病传播或者其他严重后果的，对负有责任的主管人员和直接责任人员给予降级、撤职、开除的行政处分；情节严重的，依照《传染病防治法》第六十九条规定：可以依法吊销有关责任人员的执业证书；构成犯罪的，依法追究刑事责任。”

4. 医疗机构未依法履行报告义务时的法律责任　第三十五条：“医疗机构发生医院感

染爆发事件未按本办法规定报告的，由县级以上地方人民政府卫生行政部门通报批评；造成严重后果的，对负有责任的主管人员和其他直接责任人员给予降级、撤职、开除的处分。”

按照本办法规定：医疗机构经调查证实发生 5 例以上医院感染暴发、由于医院感染暴发直接导致患者死亡或者由于医院感染暴发导致 3 人以上人身损害后果时，应当于 12 小时内向所在地的县级地方人民政府卫生行政部门报告，并同时向所在地疾病预防控制机构报告。所在地的县级地方人民政府卫生行政部门确认后，应当于 24 小时内逐级上报至省级人民政府卫生行政部门。省级人民政府卫生行政部门审核后，应当在 24 小时内上报至原卫生部。医疗机构发生 10 例以上的医院感染暴发事件、特殊病原体或者新发病原体的医院感染、可能造成重大公共影响或者严重后果的医院感染时，应当按照《国家突发公共卫生事件相关信息报告管理工作规范（试行）》的要求进行报告。

（五）《医疗废物管理条例》中规定的行政法律责任

《医疗废物管理条例》第六章“法律责任”中第四十五条、第四十六条、第四十七条、第四十八条、第四十九条、第五十条和第五十四条与医院感染管理的行政法律责任有关。

1. 第四十五条　“医疗卫生机构、医疗废物集中处置单位违反本条例规定，有下列情形之一的，由县级以上地方人民政府卫生行政主管部门或者环境保护行政主管部门按照各自的职责责令限期改正，给予警告；逾期不改正的，处 2000 元以上 5000 元以下的罚款：

（1）未建立、健全医疗废物管理制度，或者未设置监控部门或者专（兼）职人员的。

（2）未对有关人员进行相关法律和专业技术、安全防护以及紧急处理等知识的培训的。

（3）未对从事医疗废物收集、运送、贮存、处置等工作的人员和管理人员采取职业卫生防护措施的。

（4）未对医疗废物进行登记或者未保存登记资料的。

（5）对使用后的医疗废物运送工具或者运送车辆未在指定地点及时进行消毒和清洁的。

（6）未及时收集、运送医疗废物的。

（7）未定期对医疗废物处置设施的环境污染防治和卫生学效果进行检测、评价，或者未将检测、评价效果存档、报告的。”

2. 第四十六条　“医疗卫生机构、医疗废物集中处置单位违反本条例规定，有下列情形之一的，由县级以上地方人民政府卫生行政主管部门或者环境保护行政主管部门按照各自的职责责令限期改正，给予警告，可以并处 5000 元以下的罚款；逾期不改正的，处 5000 元以上 3 万元以下的罚款：

（1）贮存设施或者设备不符合环境保护、卫生要求的。

（2）未将医疗废物按照类别分置于专用包装物或者容器的。

（3）未使用符合标准的专用车辆运送医疗废物或者使用运送医疗废物的车辆运送其他物品的。

（4）未安装污染物排放在线监控装置或者监控装置未经常处于正常运行状态的。”

3. 第四十七条　“医疗卫生机构、医疗废物集中处置单位有下列情形之一的，由县级以上地方人民政府卫生行政主管部门或者环境保护行政主管部门按照各自的职责责令限期改正，给予警告，并处5000元以上1万元以下的罚款；逾期不改正的，处1万元以上3万元以下的罚款；造成传染病传播或者环境污染事故的，由原发证部门暂扣或者吊销执业许可证件或者经营许可证件；构成犯罪的，依法追究刑事责任：

（1）在运送过程中丢弃医疗废物，在非贮存地点倾倒、堆放医疗废物或者将医疗废物混入其他废物和生活垃圾的。

（2）未执行危险废物转移联单管理制度的。

（3）将医疗废物交给未取得经营许可证的单位或者个人收集、运送、贮存、处置的。

（4）对医疗废物的处置不符合国家规定的环境保护、卫生标准、规范的。

（5）未按照本条例的规定对污水、传染病患者或者疑似传染病患者的排泄物，进行严格消毒，或者未达到国家规定的排放标准，排入污水处理系统的。

（6）对收治的传染病患者或者疑似传染病患者产生的生活垃圾，未按照医疗废物进行管理和处置的。”

4. 第四十八条　“医疗卫生机构违反本条例规定，将未达到国家规定标准的污水、传染病患者或者疑似传染病患者的排泄物排入城市排水管网的，由县级以上地方人民政府建设行政主管部门责令限期改正，给予警告，并处5000元以上1万元以下的罚款；逾期不改正的，处1万元以上3万元以下的罚款；造成传染病传播或者环境污染事故的，由原发证部门暂扣或者吊销执业许可证件；构成犯罪的，依法追究刑事责任。”

5. 第四十九条　“医疗卫生机构、医疗废物集中处置单位发生医疗废物流失、泄漏、扩散时，未采取紧急处理措施，或者未及时向卫生行政主管部门和环境保护行政主管部门报告的，由县级以上地方人民政府卫生行政主管部门或者环境保护行政主管部门按照各自的职责责令改正，给予警告，并处1万元以上3万元以下的罚款；造成传染病传播或者环境污染事故的，由原发证部门暂扣或者吊销执业许可证件或者经营许可证件；构成犯罪的，依法追究刑事责任。”

6. 第五十条　“医疗卫生机构、医疗废物集中处置单位，无正当理由，阻碍卫生行政主管部门或者环境保护行政主管部门执法人员执行职务，拒绝执法人员进入现场，或者不配合执法部门的检查、监测、调查取证的，由县级以上地方人民政府卫生行政主管部门或者环境保护行政主管部门按照各自的职责责令改正，给予警告；拒不改正的，由原发证部门暂扣或者吊销执业许可证件或者经营许可证件；触犯《中华人民共和国治安管理处罚条例》，构成违反治安管理行为的，由公安机关依法予以处罚；构成犯罪的，依法追究刑事责任。”

7. 第五十四条　“医疗卫生机构、医疗废物集中处置单位违反本条例规定，导致传染病传播或者发生环境污染事故，给他人造成损害的，依法承担民事赔偿责任。”

（六）《艾滋病防治条例》中规定的医院感染的行政法律责任

《艾滋病防治条例》第六章“法律责任”中与医院感染有关的有第五十五条、第五十八条、第五十九条和第六十条。

1. 第五十五条　“医疗卫生机构未依照本条例规定履行职责，有下列情形之一的，由县级以上人民政府卫生主管部门责令限期改正，通报批评，给予警告；造成艾滋病传播、流行或者其他严重后果的，对负有责任的主管人员和其他直接责任人员依法给予降级、撤职、开除的处分，并可以依法吊销有关机构或者责任人员的执业许可证件；构成犯罪的，依法追究刑事责任：

（1）未履行艾滋病监测职责的。

（2）未按照规定免费提供咨询和初筛检测的。

（3）对临时应急采集的血液未进行艾滋病检测，对临床用血艾滋病检测结果未进行核查，或者将艾滋病检测阳性的血液用于临床的。

（4）未遵守标准防护原则，或者未执行操作规程和消毒管理制度，发生艾滋病医院感染或者医源性感染的。

（5）未采取有效的卫生防护措施和医疗保健措施的。

（6）推诿、拒绝治疗艾滋病病毒感染者或者艾滋病患者的其他疾病，或者对艾滋病病毒感染者、艾滋病患者未提供咨询、诊断和治疗服务的。

（7）未对艾滋病病毒感染者或者艾滋病患者进行医学随访的。

（8）未按照规定对感染艾滋病病毒的孕产妇及其婴儿提供预防艾滋病母婴传播技术指导的。

出入境检验检疫机构有前款第（1）项、第（4）项、第（5）项规定情形的，由其上级主管部门依照前款规定予以处罚。”

2. 第五十八条　“违反本条例第三十六条规定采集或者使用人体组织、器官、细胞、骨髓等的，由县级人民政府卫生主管部门责令改正，通报批评，给予警告；情节严重的，责令停业整顿，有执业许可证件的，由原发证部门暂扣或者吊销其执业许可证件。”

3. 第五十九条　“未经国务院卫生主管部门批准进口的人体血液、血浆、组织、器官、细胞、骨髓等，进口口岸出入境检验检疫机构应当禁止入境或者监督销毁。提供、使用未经出入境检验检疫机构检疫的进口人体血液、血浆、组织、器官、细胞、骨髓等的，由县级以上人民政府卫生主管部门没收违法物品以及违法所得，并处违法物品货值金额3倍以上5倍以下的罚款；对负有责任的主管人员和其他直接责任人员由其所在单位或者上级主管部门依法给予处分。

未经国务院药品监督管理部门批准，进口血液制品的，依照药品管理法的规定予以处罚。”

4. 第六十条　“血站、单采血浆站、医疗卫生机构和血液制品生产单位违反法律、行政法规的规定，造成他人感染艾滋病病毒的，应当依法承担民事赔偿责任。”

（七）《病原微生物实验室生物安全管理条例》中规定的医院感染的法律责任

《病原微生物实验室生物安全管理条例》第六章“法律责任”中的第五十六条、第五十七条、第五十八条、第五十九条、第六十条、第六十一条、第六十二条、第六十三条、第六十五条、第六十六条、第六十七条和第六十九条与医院感染有关。

1. 第五十六条　“三级、四级实验室未依照本条例的规定取得从事高致病性病原微生物实验活动的资格证书，或者已经取得相关资格证书但是未经批准从事某种高致病性病原微生物或者疑似高致病性病原微生物实验活动的，由县级以上地方人民政府卫生主管部门、兽医主管部门依照各自职责，责令停止有关活动，监督其将用于实验活动的病原微生物销毁或者送交保藏机构，并给予警告；造成传染病传播、流行或者其他严重后果的，由实验室的设立单位对主要负责人、直接负责的主管人员和其他直接责任人员，依法给予撤职、开除的处分；有资格证书的，应当吊销其资格证书；构成犯罪的，依法追究刑事责任。”

2. 第五十七条　“卫生主管部门或者兽医主管部门违反本条例的规定，准予不符合本条例规定条件的实验室从事高致病性病原微生物相关实验活动的，由作出批准决定的卫生主管部门或者兽医主管部门撤销原批准决定，责令有关实验室立即停止有关活动，并监督其将用于实验活动的病原微生物销毁或者送交保藏机构，对直接负责的主管人员和其他直接责任人员依法给予行政处分；构成犯罪的，依法追究刑事责任。

因违法作出批准决定给当事人的合法权益造成损害的，作出批准决定的卫生主管部门或者兽医主管部门应当依法承担赔偿责任。”

3. 第五十八条　“卫生主管部门或者兽医主管部门对符合法定条件的实验室不颁发从事高致病性病原微生物实验活动的资格证书，或者对出入境检验检疫机构为了检验检疫工作的紧急需要，申请在实验室对高致病性病原微生物或者疑似高致病性病原微生物开展进一步检测活动，不在法定期限内作出是否批准决定的，由其上级行政机关或者监察机关责令改正，给予警告；造成传染病传播、流行或者其他严重后果的，对直接负责的主管人员和其他直接责任人员依法给予撤职、开除的行政处分；构成犯罪的，依法追究刑事责任。”

4. 第五十九条　“违反本条例规定，在不符合相应生物安全要求的实验室从事病原微生物相关实验活动的，由县级以上地方人民政府卫生主管部门、兽医主管部门依照各自职责，责令停止有关活动，监督其将用于实验活动的病原微生物销毁或者送交保藏机构，并给予警告；造成传染病传播、流行或者其他严重后果的，由实验室的设立单位对主要负责人、直接负责的主管人员和其他直接责任人员，依法给予撤职、开除的处分；构成犯罪的，依法追究刑事责任。”

5. 第六十条　“实验室有下列行为之一的，由县级以上地方人民政府卫生主管部门、兽医主管部门依照各自职责，责令限期改正，给予警告；逾期不改正的，由实验室的设立单位对主要负责人、直接负责的主管人员和其他直接责任人员，依法给予撤职、开除的处分；有许可证件的，并由原发证部门吊销有关许可证件：

（1）未依照规定在明显位置标示国务院卫生主管部门和兽医主管部门规定的生物危险标识和生物安全实验室级别标志的。

（2）未向原批准部门报告实验活动结果以及工作情况的。

（3）未依照规定采集病原微生物样本，或者对所采集样本的来源、采集过程和方法等未作详细记录的。

（4）新建、改建或者扩建一级、二级实验室未向设区的市级人民政府卫生主管部门或者兽医主管部门备案的。

（5）未依照规定定期对工作人员进行培训，或者工作人员考核不合格允许其上岗，或者批准未采取防护措施的人员进入实验室的。

（6）实验室工作人员未遵守实验室生物安全技术规范和操作规程的。

（7）未依照规定建立或者保存实验档案的。

（8）未依照规定制定实验室感染应急处置预案并备案的。”

6. 第六十一条　“经依法批准从事高致病性病原微生物相关实验活动的实验室的设立单位未建立健全安全保卫制度，或者未采取安全保卫措施的，由县级以上地方人民政府卫生主管部门、兽医主管部门依照各自职责，责令限期改正；逾期不改正，导致高致病性病原微生物菌（毒）种、样本被盗、被抢或者造成其他严重后果的，由原发证部门吊销该实验室从事高致病性病原微生物相关实验活动的资格证书；造成传染病传播、流行的，该实验室设立单位的主管部门还应当对该实验室的设立单位的直接负责的主管人员和其他直接责任人员，依法给予降级、撤职、开除的处分；构成犯罪的，依法追究刑事责任。”

7. 第六十二条 “未经批准运输高致病性病原微生物菌（毒）种或者样本，或者承运单位经批准运输高致病性病原微生物菌（毒）种或者样本未履行保护义务，导致高致病性病原微生物菌（毒）种或者样本被盗、被抢、丢失、泄漏的，由县级以上地方人民政府卫生主管部门、兽医主管部门依照各自职责，责令采取措施，消除隐患，给予警告；造成传染病传播、流行或者其他严重后果的，由托运单位和承运单位的主管部门对主要负责人、直接负责的主管人员和其他直接责任人员，依法给予撤职、开除的处分；构成犯罪的，依法追究刑事责任。”

8. 第六十三条 “有下列行为之一的，由实验室所在地的设区的市级以上地方人民政府卫生主管部门、兽医主管部门依照各自职责，责令有关单位立即停止违法活动，监督其将病原微生物销毁或者送交保藏机构；造成传染病传播、流行或者其他严重后果的，由其所在单位或者其上级主管部门对主要负责人、直接负责的主管人员和其他直接责任人员，依法给予撤职、开除的处分；有许可证件的，并由原发证部门吊销有关许可证件；构成犯罪的，依法追究刑事责任：

（1）实验室在相关实验活动结束后，未依照规定及时将病原微生物菌（毒）种和样本就地销毁或者送交保藏机构保管的。

（2）实验室使用新技术、新方法从事高致病性病原微生物相关实验活动未经国家病原微生物实验室生物安全专家委员会论证的。

（3）未经批准擅自从事在我国尚未发现或者已经宣布消灭的病原微生物相关实验活动的。

（4）在未经指定的专业实验室从事在我国尚未发现或者已经宣布消灭的病原微生物相关实验活动的。

（5）在同一个实验室的同一个独立安全区域内同时从事两种或者两种以上高致病性病原微生物的相关实验活动的。”

9. 第六十五条 “实验室工作人员出现该实验室从事的病原微生物相关实验活动有关的感染临床症状或者体征，以及实验室发生高致病性病原微生物泄漏时，实验室负责人、实验室工作人员、负责实验室感染控制的专门机构或者人员未依照规定报告，或者未依照规定采取控制措施的，由县级以上地方人民政府卫生主管部门、兽医主管部门依照各自职责，责令限期改正，给予警告；造成传染病传播、流行或者其他严重后果的，由其设立单位对实验室主要负责人、直接负责的主管人员和其他直接责任人员，依法给予撤职、开除的处分；有许可证件的，并由原发证部门吊销有关许可证件；构成犯罪的，依法追究刑事责任。”

10. 第六十六条 “拒绝接受卫生主管部门、兽医主管部门依法开展有关高致病性病原微生物扩散的调查取证、采集样品等活动或者依照本条例规定采取有关预防、控制措施的，由县级以上人民政府卫生主管部门、兽医主管部门依照各自职责，责令改正，给予警告；造成传染病传播、流行以及其他严重后果的，由实验室的设立单位对实验室主要负责人、直接负责的主管人员和其他直接责任人员，依法给予降级、撤职、开除的处分；有许可证件的，并由原发证部门吊销有关许可证件；构成犯罪的，依法追究刑事责任。”

11. 第六十七条　“发生病原微生物被盗、被抢、丢失、泄漏，承运单位、护送人、保藏机构和实验室的设立单位未依照本条例的规定报告的，由所在地的县级人民政府卫生主管部门或者兽医主管部门给予警告；造成传染病传播、流行或者其他严重后果的，由实验室的设立单位或者承运单位、保藏机构的上级主管部门对主要负责人、直接负责的主管人员和其他直接责任人员，依法给予撤职、开除的处分；构成犯罪的，依法追究刑事责任。”

12. 第六十九条　“县级以上人民政府有关主管部门，未依照本条例的规定履行实验室及其实验活动监督检查职责的，由有关人民政府在各自职责范围内责令改正，通报批评；造成传染病传播、流行或者其他严重后果的，对直接负责的主管人员，依法给予行政处分；构成犯罪的，依法追究刑事责任。”

四、医院感染的民事法律责任

因违反医院感染预防和控制方面的法律、法规、部门规章、规范和标准，导致传染病传播、流行，给他人人身、财产造成损害的，行为人（法人或者自然人）应当依法承担民事责任。

承担医院感染民事责任的主要法律依据是《中华人民共和国民法通则》和《中华人民共和国侵权责任法》(以下简称“《侵权责任法》”)。《侵权责任法》由中华人民共和国第十一届全国人民代表大会常务委员会第十二次会议于 2009 年 12 月 26 日通过，自 2010 年 7 月 1 日起施行。

第三节　侵权责任法与医院感染的民事法律责任

一、《侵权责任法》中与医院感染有关的一般规定

《侵权责任法》是为了保护民事主体的合法权益，明确侵权责任，预防并制裁侵权行为，促进社会和谐稳定而制定的。

该法第二条规定：“侵害民事权益，应当依照本法承担侵权责任。”所谓民事权益，包括生命权、健康权等多项人身、财产权益。

1. 第三条　“被侵权人有权请求侵权人承担侵权责任。”

2. 第四条　“侵权人因同一行为应当承担行政责任或者刑事责任的，不影响依法承担侵权责任。因同一行为应当承担侵权责任和行政责任、刑事责任，侵权人的财产不足以支付的，先承担侵权责任。”

3. 第十条　“二人以上实施危及他人人身、财产安全的行为，其中一人或者数人的行为造成他人损害，能够确定具体侵权人的，由侵权人承担责任；不能确定具体侵权人的，行为人承担连带责任。”

4. 第十一条　“二人以上分别实施侵权行为造成同一损害，每个人的侵权行为都足以造成全部损害的，行为人承担连带责任。”

5. 第十二条　“二人以上分别实施侵权行为造成同一损害，能够确定责任大小的，各自承担相应的责任；难以确定责任大小的，平均承担赔偿责任。”

6. 第十三条　“法律规定承担连带责任的，被侵权人有权请求部分或者全部连带责任人承担责任。”

7. 第十四条　“连带责任人根据各自责任大小确定相应的赔偿数额；难以确定责任大小的，平均承担赔偿责任。支付超出自己赔偿数额的连带责任人，有权向其他连带责任人追偿。”

8. 第十五条　“承担侵权责任的方式主要有：

(1) 停止侵害。

(2) 排除妨碍。

(3) 消除危险。

(4) 返还财产。

(5) 恢复原状。

(6) 赔偿损失。

(7) 赔礼道歉。

(8) 消除影响、恢复名誉。

以上承担侵权责任的方式，可以单独适用，也可以合并适用。”

9. 第十六条　“侵害他人造成人身损害的，应当赔偿医疗费、护理费、交通费等为治疗和康复支出的合理费用，以及因误工减少的收入。造成残疾的，还应当赔偿残疾生活辅助具费和残疾赔偿金。造成死亡的，还应当赔偿丧葬费和死亡赔偿金。”

10. 第十七条　“因同一侵权行为造成多人死亡的，可以以相同数额确定死亡赔偿金。”

11. 第十八条　“被侵权人死亡的，其近亲属有权请求侵权人承担侵权责任。被侵权人为单位，该单位分立、合并的，承继权利的单位有权请求侵权人承担侵权责任。被侵权人死亡的，支付被侵权人医疗费、丧葬费等合理费用的人有权请求侵权人赔偿费用，但侵权人已支付该费用的除外。”

12. 第二十条　“侵害他人人身权益造成财产损失的，按照被侵权人因此受到的损失赔偿；被侵权人的损失难以确定，侵权人因此获得利益的，按照其获得的利益赔偿；侵权人因此获得的利益难以确定，被侵权人和侵权人就赔偿数额协商不一致，向人民法院提起诉讼的，由人民法院根据实际情况确定赔偿数额。”

13. 第二十一条　“侵权行为危及他人人身、财产安全的，被侵权人可以请求侵权人承担停止侵害、排除妨碍、消除危险等侵权责任。”

14. 第二十二条　“侵害他人人身权益，造成他人严重精神损害的，被侵权人可以请求精神损害赔偿。”

15. 第二十四条　“受害人和行为人对损害的发生都没有过错的，可以根据实际情况，由双方分担损失。”

二、一般侵权民事责任和特殊侵权民事责任

（一）一般侵权民事责任

一般侵权民事责任是指因行为人对因故意或过失侵害他人财产权和人身权，并造成损害的违法行为应当承担的民事责任。

随着社会生产力的发展，科学技术的运用，经济生活条件、生活方式的改变，新的损害不断涌现，而且一些损害后果极其严重，如果拘泥于侵权行为的一般规定，适用于侵权行为的赔偿原则，受害人就会得不到赔偿，影响社会的安定。于是出现了特殊侵权民事责任。

（二）特殊侵权民事责任

特殊侵权民事责任是指当事人基于自己有关的行为、物件、事件或者其他特别原因致人损害，依照民法上的特别责任条款或者民事特别法的规定仍应对他人的人身、财产损失所应当承担的民事责任。

三、一般侵权民事责任与特殊侵权民事责任的区别

1. 构成要件不同　特殊侵权民事责任不要求行为人对其造成的损害后果具有过错，而一般侵权民事责任以行为人有过错为成立要件。

2. 抗辩理由不同　一些在一般侵权民事责任中适用的抗辩理由，如正当防卫、紧急避险等，不能成为特殊侵权民事责任的抗辩理由。

3. 承担责任的方式不同　特殊侵权民事责任的承担方式主要为赔偿损失；而一般侵权民事责任的承担方式除赔偿损失外，还有如返还财产、排除妨碍、停止侵害等。

4. 适用的范围不同　为了防止特殊侵权行为民事责任被滥用，特殊侵权民事责任只被限制在法律有明文规定的范围内。而一般侵权民事责任的范围则没有这一限制。

四、《民法通则》规定的特殊侵权责任

根据《民法通则》的规定，特殊侵权责任的行为主要有以下几种：

1. 国家机关及其工作人员职务侵权行为。
2. 产品缺陷致人损害的侵权行为。
3. 高度危险作业致人损害的侵权行为。
4. 污染环境致人损害的侵权行为。
5. 地面施工致人损害的侵权行为。
6. 地上工作物致人损害的侵权行为。
7. 饲养动物致人损害的侵权行为。
8. 无民事行为能力人和限制民事行为能力人致人损害的侵权行为。

五、《侵权责任法》规定的特殊侵权民事责任

《中华人民共和国侵权责任法》规定的特殊侵权民事责任共有7种：

1. 产品责任。
2. 机动车交通事故责任。
3. 医疗损害责任。

4. 环境污染责任。

5. 高度危险责任。

6. 饲养动物损害责任。

7. 物件损害责任。

六、医疗损害责任

《侵权责任法》是我国法律中首次将医疗损害责任规定为特殊侵权民事责任。《中华人民共和国侵权责任法》第七章："医疗损害责任"共 11 条。"医疗损害责任"一章是与医院感染的民事法律责任最密切的法律规定。

（一）第五十四条

"患者在诊疗活动中受到损害，医疗机构及其医务人员有过错的，由医疗机构承担赔偿责任。"

本条所称"患者在诊疗活动中受到损害"，包括患者因医院感染所造成的损害；"医疗机构及其医务人员有过错的"，包括医疗机构及其医务人员的行为违反医院感染的有关规定。

（二）第五十五条

"医务人员在诊疗活动中应当向患者说明病情和医疗措施。需要实施手术、特殊检查、特殊治疗的，医务人员应当及时向患者说明医疗风险、替代医疗方案等情况，并取得其书面同意；不宜向患者说明的，应当向患者的近亲属说明，并取得其书面同意。

医务人员未尽到前款义务，造成患者损害的，医疗机构应当承担赔偿责任。"

知情同意的内容包括医疗风险，而医疗风险包括医院感染的风险，医务人员在实施医疗行为前有义务向患者进行充分的告知，并取得患者或者家属的同意。知情同意工作不完善并由此造成患者损害的，要承担相应的民事责任。

（三）第五十六条

"因抢救生命垂危的患者等紧急情况，不能取得患者或者其近亲属意见的，经医疗机构负责人或者授权的负责人批准，可以立即实施相应的医疗措施。"

本条为特殊情况下免除知情同意的规定。例如，为抢救生命垂危的患者而紧急输血，无法告知患者或者其家属输血可能导致医院感染的风险并取得同意，得到医疗机构负责人或者授权的负责人批准后实施，不属于违反知情同意义务。

（四）第五十七条

"医务人员在诊疗活动中未尽到与当时的医疗水平相应的诊疗义务，造成患者损害的，医疗机构应当承担赔偿责任。"

本条所称"诊疗义务"，包括医务人员在医院感染管理方面应当承担的义务。医院感染管理的水平随着医疗水平的发展而发展，医院感染管理的规定、标准也在不断地发展变化，要以当时的医院感染管理水平作为判断医务人员的行为是否未尽到相应的医院感染管理义务。

（五）第五十八条

"患者有损害，因下列情形之一的，推定医疗机构有过错：

1. 违反法律、行政法规、规章以及其他有关诊疗规范的规定。

2. 隐匿或者拒绝提供与纠纷有关的病历资料。

3. 伪造、篡改或者销毁病历资料。”

本条与医院感染管理关系最密切的是第一款。如果医疗机构明显存在违反有关医院感染法律、行政法规、规章以及其他有关医院感染管理规范的行为，将对医疗机构进行过错推定，即由医疗机构就医院感染管理行为与患者损害后果之间不存在因果关系，以及医院感染管理行为不存在过错承担举证责任。《侵权责任法》实施后，由于医疗损害责任明确规定为过错责任原则，举证规则已经发生了重大变化，医疗损害责任纠纷案由患者或者家属承担举证责任，但本条为特殊情况，有符合三种情况之一的，推定医疗机构有过错，加重医疗机构的举证责任。

（六）第五十九条

“因药品、消毒药剂、医疗器械的缺陷，或者输入不合格的血液造成患者损害的，患者可以向生产者或者血液提供机构请求赔偿，也可以向医疗机构请求赔偿。患者向医疗机构请求赔偿的，医疗机构赔偿后，有权向负有责任的生产者或者血液提供机构追偿。”

本条直接规定了医院感染的民事法律责任，药品、消毒药剂、医疗器械、血液的使用，均与医院感染管理直接相关。值得注意的是，本条把血液与药品、消毒药剂、医疗器械等产品并列，而我国普遍认为血液不属于“产品”。

（七）第六十条

“患者有损害，因下列情形之一的，医疗机构不承担赔偿责任：

1. 患者或者其近亲属不配合医疗机构进行符合诊疗规范的诊疗。

2. 医务人员在抢救生命垂危的患者等紧急情况下已经尽到合理诊疗义务。

3. 限于当时的医疗水平难以诊疗。

前款第一项情形中，医疗机构及其医务人员也有过错的，应当承担相应的赔偿责任。”

本条为医疗损害责任的免责条款，也同样包括医院感染责任的免除情形。根据北京市高级人民法院的规定，医疗机构以本条的规定主张免责时，需要承担相应的举证责任。

（八）第六十一条

“医疗机构及其医务人员应当按照规定填写并妥善保管住院志、医嘱单、检验报告、手术及麻醉记录、病理资料、护理记录、医疗费用等病历资料。

患者要求查阅、复制前款规定的病历资料的，医疗机构应当提供。”

与医院感染有关的病历资料亦应当按照本条的规定填写并妥善保管。

（九）第六十二条

“医疗机构及其医务人员应当对患者的隐私保密。泄露患者隐私或者未经患者同意公开其病历资料，造成患者损害的，应当承担侵权责任。”

与医院感染有关的患者隐私保密问题，主要是传染病检验结果和诊断的泄露，例如，因医院感染导致的 HIV 阳性或者艾滋病等患者隐私被泄露。

（十）第六十三条

“医疗机构及其医务人员不得违反诊疗规范实施不必要的检查。”

发生不必要的检查行为，除了承担造成患者损失的赔偿责任外，如果不必要的检查导致患者发生医院感染，医疗机构还要承担医院感染的民事法律责任。

（十一）第六十四条

“医疗机构及其医务人员的合法权益受法律保护。干扰医疗秩序，妨害医务人员工作、生活的，应当依法承担法律责任。”

《侵权责任法》第五十九条特别规定了消毒药剂缺陷或者输入不合格的血液造成患者损害的，构成医疗损害责任。这一规定与医院感染管理直接相关。《北京市高级人民法院关于审理医疗损害赔偿纠纷案件若干问题的指导意见（试行）》第 34 条：“无过错输血感染造成不良后果的，人民法院可以适用公平分担损失的原则，确定由医疗机构和血液提供机构给予患者一定的补偿。”明确规定了输血感染造成患者不良后果的，即使医疗机构和采供血机构没有过错，也要共同对患者予以补偿，即适用公平原则。

第四节　医院感染法律责任的特点和典型案例

近年来，国内发生了多起严重的医院感染事件，不仅增加了患者的痛苦，加重了患者经济负担，甚至使许多患者付出了生命的代价或者致残的代价，同时，医疗机构及其管理者不同程度地承担了法律责任，带来了巨大的损失。

一、深圳市妇儿医院严重医院感染事件

（一）事件简况

1998 年 4～5 月，深圳市妇儿医院发生了严重的医院感染暴发事件，给患者带来痛苦和损害，造成重大经济损失，引起社会各界和国内外的强烈反响。该院 1998 年 4 月 3 日～5 月 27 日，共计手术 292 例，至同年 8 月 20 日止，发生感染 166 例，切口感染率为 56.85%。

（二）调查确认的事实

事件发生后，深圳市妇儿医院未及时向上级卫生行政部门报告，在自行控制措施未果、感染人数多达 30 余人的情况下，才于 5 月 25 日报告深圳市卫生局。深圳市卫生局指示停止手术，查找原因。经深圳市卫生局、广东省卫生厅组织国内外有关专家的积极治疗，患者伤口闭合。

经调查，此次感染是以龟分枝杆菌为主的混合感染，感染原因是浸泡刀片和剪刀的戊二醛因配制错误未达到灭菌效果。该院长期以来，在医院感染管理和控制方面存在的严重缺陷，是这次感染人数多、后果严重的医院感染暴发事件发生的根本原因，综合起来，有以下几点：

一是医院领导对医院感染管理工作缺乏认识，医院感染管理组织不健全，责任不落实。医院感染管理委员会成员、各科室兼职监控人员没有落实，医院感染管理委员会形同虚设，工作不到位。

二是对有关医院感染管理的各项规定执行不力。该院的医院感染预防意识淡薄，在医院感染监测和控制措施等环节存在严重疏漏，违反了原卫生部颁布的《医院感染管理规范》中关于消毒剂配制、有效浓度监测、消毒灭菌效果监测的规定。

三是有关工作人员严重缺乏对患者负责的精神。戊二醛用于手术器械灭菌浓度应为 2%，浸泡 4 小时，而该院制剂员将新购进未标明有效浓度的戊二醛（浓度为 1%）当作 20%的戊二醛稀释 200 倍供有关科室使用，致使浸泡手术器械的戊二醛浓度仅为

0.005%，且长达6个月之久未能发现。由于有关人员对患者极端不负责任，直接导致这起医院感染暴发事件发生。

四是部分医护人员违反消毒隔离技术的基本原则。6月份现场调查发现，手术室浸泡手术刀片、剪刀的消毒液近2周尚未更换，明显违背有关规定。

此外，深圳市惠泽公司JL—强化戊二醛的使用说明书不标有效浓度、消毒与灭菌概念不清等问题，也是导致深圳市妇儿医院制剂员错配消毒剂引发严重医院感染暴发事件的重要因素。

（三）处理结果

1. 行政责任　深圳市卫生局对有关责任人进行了严肃处理，院长陈一臻被免去院长职务，直接责任人主管药师何莹被开除公职，其他有关人员由医院进行处理。深圳市卫生局将该事件通报全市，原卫生部将该事件通报全国。

2. 民事责任　深圳市妇儿医院感染事件168名被感染者中46名比较严重的，以“院内感染损害赔偿纠纷”为由提起民事诉讼，向被告深圳市妇女儿童医院、深圳市惠泽医疗用品科技开发有限公司索赔总额达2681万元。

其中媒体大量报道的有时年32岁的李××女士，要求深圳市妇女儿童医院、深圳市惠泽医疗用品科技开发有限公司赔偿医疗费、误工费和精神损失费等合计人民币303万元。深圳市福田区法院经审理认定，李女士术后感染的直接原因是深圳市妇儿医院将深圳市惠泽医疗用品科技开发有限公司生产的消毒剂进行错误配制，用于手术器械的消毒时未能有效灭菌。李女士受感染与深圳市惠泽医疗用品科技开发有限公司未在产品标签上标明浓度无因果关系。法院据此驳回了李女士对深圳市惠泽医疗用品科技开发有限公司的诉讼请求，认定深圳市妇儿医院应对李女士受感染后造成的损失承担民事责任，一审法院判令深圳市妇儿医院赔偿原告李女士各项损失共计128422.38元。

媒体报道的还有该感染事件中年龄最小的受害者李××，索赔治疗费、护理费、误工费、交通费等共计10项，金额84万余元。其中精神损失赔偿为15万元。1998年4月，年仅1岁的李××在深圳市妇儿医院门诊做包皮环节手术时感染分枝杆菌。之后，李××接受了无数次清创、10次激光治疗、病灶切除和大剂量的抗生素药物治疗。

除46名患者起诉外，另有数十人与妇儿医院通过协商达成“赔偿协议”，给予了一定的赔偿或者补偿。

二、安徽省宿州市市立医院恶性医疗损害事件

（一）事件简况

2005年12月11日，安徽省宿州市市立医院发生10例接受白内障手术治疗的患者眼球医源性感染，其中9名患者单侧眼球被摘除的恶性医疗损害事件。经调查，该起恶性医疗损害事件是由于宿州市市立医院管理混乱，违法、违规与非医疗机构合作，严重违反诊疗技术规范，造成手术患者的医源性感染所致。

（二）调查确认的事实

该事件性质恶劣，后果严重，社会影响极坏。主要违法、违规问题如下：

一是医院与非医疗机构合作，为非法行医提供场所。宿州市市立医院违规与上海舜扬春科技贸易有限公司签订协议，合作开展白内障超声乳化手术。根据协议，公司组织眼科

医师和护士，提供超声乳化仪和进口人工晶状体，到宿州市市立医院开展手术，医院负责组织患者和提供手术室、消毒设施等。2005年12月11日，上海舜扬春科技贸易有限公司安排上海市第九人民医院医师徐庆和不具备行医资格的眭国荣、眭国良在医院为10例患者实施白内障超声乳化手术。经食品药品监督管理部门的初步调查，上海舜扬春科技贸易有限公司没有取得上海市食品药品监督管理局颁发的《医疗器械经营企业许可证》，所使用的进口人工晶状体未经注册。

二是医师违规，擅自外出执业。上海市卫生局对外出执业的上海市第九人民医院医师徐庆进行了调查，经查实，该医师未经所在医院和科室同意，擅自应公司邀请，在执业注册地点以外开展执业活动，违反了原卫生部于2005年4月发布的第42号部长令《医师外出会诊管理暂行规定》，违反了上海市卫生局《关于加强上海市公立医疗机构医师外出执业管理的规定》。

三是医院管理混乱，诸多环节存在医疗安全隐患。医院主要领导法制观念淡薄，违规与非医疗机构签订合作协议。医院的规章制度不健全，缺少必要的技术操作规范、工作流程和工作记录。医院手术室布局、流程、环境、设施等不符合开展无菌手术的基本要求，手术器械的消毒和灭菌工作没有达到基本标准，术中微创手术器械不能做到一人一用一灭菌。

四是当地卫生行政部门监管不力。宿州市市立医院自2003年9月开始违规与非医疗机构合作，宿州市卫生局对医院存在的非法行医活动长期失察，管理不严，监督不力，不能及时发现并纠正。宿州市卫生局知悉宿州市市立医院发生重大医疗过失行为后，未按《医疗事故处理条例》及原卫生部《重大医疗过失行为和医疗事故报告制度的规定》上报。

（三）处理结果

1. 行政责任　安徽省卫生厅、宿州市政府及上海市卫生局根据调查结果对有关人员作出了处理决定。给予宿州市卫生局局长杨立瑾行政记大过处分，分管副局长宋天祥行政记过处分；撤销宿州市市立医院院长郝朝春党内外一切职务；给予宿州市市立医院副院长邵正明党内严重警告、行政记大过处分；给予宿州市卫生局医政科科长张邦圣党内警告、行政警告处分；安徽省卫生厅取消宿州市市立医院二级甲等医院的称号，责令该院立即终止合作、停止白内障超声乳化手术，没收非法所得31万余元，并予罚款3万元；宿州市市立医院眼科3名医师被处停止执业活动9个月，手术室1名护士被处中止执业注册一年；对医院原眼科主任及2名医师给予行政记过处分，对医务科科长等6名相关人员给予相应的行政处罚。对擅自应公司邀请、赴宿州市市立医院实施手术的徐庆医师，上海市卫生局已对其处以吊销《医师执业证书》的处罚。该事件涉及的违法犯罪问题，由当地司法机关调查处理。安徽省卫生厅将该事件通报全省，原卫生部将该事件通报全国。

2. 刑事责任　上海市舜春扬科技贸易有限公司眭国荣、眭国良非法组织上海市九院眼科医生徐某，前往安徽省宿州市立医院，对10名白内障患者进行超声乳化手术。在未取得医师执业资格的情况下，眭氏兄弟参与了手术全过程，并造成10名患者出现严重感染，其中9人单侧眼球被摘除，1人进行了玻璃体切割术。2006年11月29日，安徽省宿州市埇桥区人民法院对被告人眭国荣、眭国良非法行医罪一案作出判决，以两被告人犯非法行医罪，判处被告人眭国荣有期徒刑6年，并处罚金30万元；判处被告人眭国良有期徒刑5年，并处罚金20万元。一审宣判后，两被告人不服，向宿州市中级人民法院提起上诉。宿州市中级人民法院认为，一审判决认定的事实清楚，定性准确，量刑适当。故驳回上诉，维持原判。

3. 民事责任　由上海市舜春扬科技贸易有限公司负责对受害患者进行民事赔偿，具体赔偿数额不详。

三、西安交通大学医学院第一附属医院严重医院感染事件

（一）事件简况

2008 年 9 月，西安交通大学医学院第一附属医院发生严重医院感染事件，后果严重，影响恶劣。该院新生儿科 9 名新生儿自 9 月 3 日起相继出现发热、心率加快、肝脾大等临床症状，其中 8 名新生儿于 9 月 5～15 日间发生弥散性血管内凝血相继死亡，1 名新生儿经医院治疗好转。

（二）调查确认的事实

原卫生部于 9 月 23 日接到关于该事件的举报信息后，立即组织专家调查组赶赴该院，与陕西省专家调查组共同开展实地调查。经专家组调查，认为该事件为医院感染所致，是一起严重医院感染事件。调查中发现该院存在以下问题：

一是医院管理工作松懈，医疗安全意识不强。该院对《医院感染管理办法》及有关医院管理的规定执行不力，医院管理工作松懈，在医疗安全保障方面存在纰漏；医院感染管理的规章制度不健全，没有全面落实诊疗技术规范和医院感染管理的工作制度；部分医务人员工作责任心不强，思想麻痹。

二是忽视医院感染管理，未尽感染防控职责。该院对预防和控制医院感染工作不重视，未按照《医院感染管理办法》的规定建立医院感染管理责任制，尚未建立独立的医院感染管理部门并履行相应的职责。该院的感染控制工作隶属于医务部，削弱了医院感染管理的力度，加之医院感染管理人员配置不足，难以高质量完成预防和控制医院感染的各项管理、业务工作，难以保证对医院感染的重点部门和环节实施监督检测、检查和指导。

三是缺失医院感染监测，瞒报医院感染事件。该院没有按照《医院感染管理办法》的规定建立有效的医院感染监测制度，不能及时发现医院感染病例和医院感染暴发，更没有分析感染源、感染途径，无法采取有效的处理和控制措施。医院新生儿科在短时间内连续发生多起感染和死亡病例，医院未予报告，存在瞒报重大医院感染事件的事实。

四是感染防控工作薄弱，诸多环节存在隐患。发生严重医院感染事件的新生儿科在建筑布局、工作流程、消毒隔离等方面存在明显缺陷。新生儿科建筑布局和工作流程不合理，人流与物流相互交叉；对部分新生儿使用的物品和器具采用了错误的消毒方法；医务人员没有规范地进行手卫生；用于新生儿的肝素封管液无使用时间标识等。据对部分医务人员的手、病房物体表面、新生儿使用的奶瓶和奶嘴、新生儿暖箱注水口等进行检测，发现细菌超标严重，有金黄色葡萄球菌、肺炎克雷伯杆菌的明显污染。

（三）处理结果

1. 行政责任　事件发生后，陕西省委、省政府高度重视，西安交通大学根据调查结果对医院有关责任人作出处理，撤销西安交通大学医学院第一附属医院院长和主管副院长的职务，免去医院新生儿科主任、护士长的职务，免去医院医务部、护理部等有关职能部门负责人的职务。陕西省卫生厅已将该事件通报全省，原卫生部将该事件通报全国。

2. 民事责任　8名死亡婴儿的家长分别获得西安交通大学医学院第一附属医院给付的18万元赔偿款和退还的全部医疗费用。

四、山西省太原公交公司职工医院、山西煤炭中心医院血液透析感染事件

（一）事件简况

山西省卫生厅于2009年2月27日接到太原公交公司职工医院6名患者投诉，反映在该院进行血液透析感染丙肝。山西省卫生厅立即责成太原市卫生局组织进行调查。经调查，有47名患者在太原公交公司职工医院进行血液透析，2008年12月～2009年1月，医院对47名患者进行检测的结果表明，20名患者丙肝抗体阳性。20名丙肝阳性患者中有14名患者曾在山西煤炭中心医院进行血液透析。

（二）调查确认的事实

经对太原公交公司职工医院和山西煤炭中心医院的现场检查，两所医院违反了《医院感染管理办法》、《血液透析器复用操作规范》，存在血液透析患者感染丙肝的隐患。主要问题包括：

一是缺失有关规章制度。两所医院违反了《医院感染管理办法》的规定，没有针对血液透析感染管理制定并落实相应的规章制度、工作规范和技术规程。特别是太原公交公司职工医院，血液透析室的管理十分混乱。

二是重复使用一次性血液透析器。两所医院均存在重复使用一次性血液透析器的问题。太原公交公司职工医院不仅重复使用一次性血液透析器，而且重复使用一次性血液透析管路。

三是存在诸多交叉感染的隐患。两所医院违反了《血液透析器复用操作规范》，对血液透析器的处理过程不规范，不进行测漏试验和质量监测，消毒方法不正确。特别是太原公交公司职工医院，对丙肝抗体阳性患者不能实施专机血液透析和专区处理血液透析器，并使用工业用过氧乙酸对血液透析器进行消毒，存在交叉感染和安全隐患。

（三）处理结果

山西省卫生厅、太原市卫生局对该事件高度重视，于2009年3月3日责令太原公交公司职工医院血液透析室停业整顿，对山西煤炭中心医院下达了整改意见。鉴于太原公交公司职工医院和山西煤炭中心医院对患者感染丙肝负有责任，太原公交公司职工医院上级主管部门已经撤销医院主持工作的常务副院长和副院长的职务并给予行政记过处分；山西煤炭中心医院上级主管部门已经撤销医院主管副院长的职务并给予警告处分。两所医院血液透析室主任、护士长等相关责任人被免职。山西省卫生厅将该事件通报全省，原卫生部将该事件通报全国。

两所医院对本案中因医院感染导致不良后果的患者进行了赔偿或者补偿，具体方式和数额不详。

五、天津市蓟县妇幼保健院新生儿医院感染事件

（一）事件简况

2009年3月，天津市蓟县妇幼保健院发生新生儿医院感染事件，6例重症感染患儿中

有5例患儿死亡。该事件后果严重，造成不良社会影响。2009年3月18日、19日，天津市蓟县妇幼保健院有6例重症患儿转到北京儿童医院治疗，其中，3例患儿诊断为新生儿败血症，血培养结果均为阴沟肠杆菌阳性。因怀疑为医院感染所致。北京儿童医院、北京市卫生局迅速反应，及时上报原卫生部。

（二）调查确认的事实

接到报告后，原卫生部立即成立专家组，与天津市卫生局组派的调查组于当日抵达天津市蓟县妇幼保健院进行调查。经过调查，确定该事件是由于天津市蓟县妇幼保健院新生儿室管理混乱并存在严重医疗缺陷造成的一起严重的新生儿医院感染事件。主要问题如下：

一是漠视工作要求，存在安全隐患。蓟县卫生局对原卫生部关于加强医院管理及医疗安全的工作要求置若罔闻，熟视无睹，特别是在原卫生部通报西安交通大学医学院第一附属医院新生儿科发生严重医院感染事件，开展医疗安全百日专项检查活动并再三要求加强医院感染管理和医疗安全工作的形势下，对所辖医疗机构的医疗安全隐患排查不力，对蓟县妇幼保健院存在的问题视而不见，见而不管，监管不到位。

二是责任意识淡化，管理工作松懈。蓟县妇幼保健院不重视医疗质量和医疗安全管理，未从西安交通大学医学院第一附属医院新生儿严重医院感染事件中汲取教训、引以为戒，没有按照原卫生部工作要求开展自查自纠，有令不行、有禁不止。主要负责人医疗安全意识淡薄、管理松懈，该院规章制度不健全不落实，对临床诊疗、安全用药及医院感染防控等制度执行不力，存在医疗安全隐患。该院新生儿科的部分病室收治儿童和成人脑瘫康复患者，部分病室空床租给家属留宿，患儿家属自由出入病区，人员混杂。

三是建筑布局不合理，基本条件不完善。该院新生儿科建筑布局及工作流程不符合环境卫生学和感染控制的要求，基本设备、设施配备不全，医务人员数量不足，不能保证规章制度和工作措施的落实到位。新生儿科未设新生儿专用的洗澡和配奶区域，不能满足临床医疗工作的需要。

四是忽视医院感染防控工作，缺乏医院感染事件报告意识。该院未按照原卫生部《医院感染管理办法》的要求设立独立的医院感染管理部门并履行相应的职责，仅有1名医院感染管理人员兼职负责医院感染工作，不能有效监督、检查和指导新生儿科、手术室、供应室、产科等医院感染重点部门医院感染防控工作。新生儿科在短时间内连续出现多起新生儿感染病例的聚集性发生，相关医务人员反应迟钝，缺乏报告意识，没有采取有效应对措施。

五是消毒及诊疗措施不当，存在严重医疗缺陷。对该院新生儿重症监护室暖箱取样检测结果显示，暖箱污染严重，清洁消毒不彻底。新生儿吸氧所用湿化瓶不更换。对收入新生儿重症监护室的患儿在入院诊断、抗菌药物使用、给氧等方面均有明显不当，存在严重医疗缺陷。

（三）处理结果

事件发生后，天津市委、市政府高度重视。天津市卫生局积极救治患儿，指导蓟县妇幼保健院进行彻底整改，并开展全市医疗机构的全面检查。蓟县县委、县政府根据调查结果对有关责任人作出处理，免去蓟县卫生局局长、党委书记职务；撤销蓟县妇幼保健院院长、党支部书记和副院长职务；免去医务科主任、新生儿科主任、新生儿科护士长的职务。天津市卫生局将该事件通报全市，原卫生部将该事件通报全国。

蓟县妇幼保健院对本案中因医院感染导致损害后果的新生儿或者新生儿的父母进行了赔偿或者补偿，具体方式和数额不详。

六、安徽省霍山县医院血液透析患者感染丙肝事件

（一）事件简况

2009年共有70名患者在霍山县医院进行血液透析治疗，至年底仍在该院透析治疗的58名患者中，28名患者诊断为丙肝感染者，其中9名明确为入院透析前已感染丙肝，其余19名确定为与血液透析有关的丙肝感染，2009年12月8日，媒体报道了安徽省霍山县医院发生血液透析患者感染丙肝事件。原卫生部与安徽省卫生厅高度重视，立即派出调查组赶赴该院展开实地调查，对该事件作出处理。

（二）调查认定的事实

调查认定，本事件是一起医院感染事件，霍山县医院存在违反《医院感染管理办法》和《血液透析器复用操作规范》的问题，具体表现在：

一是血液透析室的管理不规范。该院血液透析室预防和控制医院感染的规章制度、工作规范和技术规程不完善，无血液透析操作流程，透析器复用登记不规范，特别是在透析机的消毒、丙肝阳性患者的隔离及透析器复用的管理方面无具体要求。

二是消毒隔离措施不落实。无论是阴性患者还是阳性患者，未能做到对透析机的一用一消毒，甚至未能做到每天消毒；使用未经许可的消毒液；未对使用中的消毒液进行浓度监测，部分透析机使用的消毒液浓度仅为标准浓度的50%；未对直接用于患者的动静脉内瘘穿刺针进行灭菌，易导致交叉感染。

三是存在其他隐患。该院还存在血液透析室的布局不合理，医院感染监控不到位，缺乏对相关人员医院感染知识的培训，医务人员防控医院感染的意识淡薄、知识欠缺以及手卫生不能保证等隐患。

（三）处理结果

事件发生后，安徽省卫生厅立即责令霍山县医院血液透析室停业整顿，并下达了处理意见。霍山县委、县政府根据调查结果于2009年12月10日对有关责任人作出处理，免去院长兼党总支书记职务并给予党内警告处分；2名副院长行政记过；血液透析室护士长留党察看1年，行政撤职；医疗质量管理科科长兼院感办主任行政记大过；医务科科长、护理部主任行政记过。安徽省卫生厅将该事件通报全省，原卫生部将该事件通报全国。

霍山县医院对本案中因医院感染导致不良后果的患者进行了赔偿或者补偿，具体方式和数额不详。

七、广东省汕头市潮阳区谷饶中心卫生院剖宫产患者手术切口感染事件

（一）事件简况

2009年10月9日～12月27日，广东省汕头市潮阳区谷饶中心卫生院的38名剖宫产患者中，共有18名发生手术切口感染。经调查，该事件是由于手术器械灭菌不合格导致的手术切口感染，病原菌为快速生长型分枝杆菌。

（二）调查确认的事实

调查发现，该院在院内感染防控方面存在的严重问题主要是：

一是手术器械灭菌不合格，存在严重医疗安全隐患。手术器械灭菌不合格是导致该起事件的主要原因。该院手术器械等清洗不彻底，存有血迹。手术用刀片、剪刀、缝合针和换药用剪刀等用戊二醛浸泡，不能达到灭菌效果，对部分手术器械及物品的灭菌效果未实施有效监测，手术用的外科手消毒剂不达标，诸多环节存在严重的医疗安全隐患。

二是忽视院内感染管理，规章制度不健全不落实。该院对预防和控制院内感染工作不重视，未能按照《医院感染管理办法》等有关规定建立院内感染管理责任制，医院手术室管理及消毒供应中心管理等有关规章制度不健全、不更新、不落实，对消毒灭菌、医务人员手卫生、院内感染监测及报告等制度执行不力。

三是医务人员院内感染防控意识淡薄、防控知识欠缺。该院未能对医务人员开展院感防控相关培训，医务人员防控院内感染的意识淡薄，缺乏院内感染防控相关知识。临床连续发生多起剖宫产患者手术切口感染病例后，有关医务人员反应迟钝，不能及时发现问题、及时报告，并采取有效防控措施。

（三）处理结果

事件发生后，广东省卫生厅责成谷饶中心卫生院暂停相关诊疗活动，限期整改，完善并落实院内感染管理有关制度和防控措施，加强人员培训和院内感染重点部门及环节的监测。同时，责成汕头市潮阳区卫生局对谷饶中心卫生院有关责任人作出处理，广东省卫生厅将该事件通报全省，原卫生部将该事件通报全国。

谷饶中心卫生院对本案中因医院感染导致不良后果的患者进行了赔偿或者补偿，具体方式和数额不详。

八、中国台湾省某大医院误将艾滋感染者器官移植给五名患者

中国新闻网 2011 年 8 月 28 日电，据中国台湾省《中国时报》报道，中国台湾省某大医院发生移植医学史上最大的医疗疏失，误将一名艾滋感染者器官移植给五名患者，目前无法确认受赠者是否感染，移植患者即日起开始接受艾滋药物治疗。为避免感染风险，十多位参与移植手术的医护团队也开始接受预防性投药。

据了解，这名捐赠者是一名 37 岁男子，24 日因头部外伤送院急救，由于昏迷指数仅剩下三，家属并不知该男子是当地卫生局列管的艾滋感染者，联络医院器官捐赠小组。这名艾滋病患者将心脏、肝脏、肺脏和两颗肾脏，分别捐赠给五名病患。

医院方面表示，院内人员仅电话询问捐赠者的艾滋病毒检验结果，却在发、受话中误将检体 HIV 抗原检验由“阳性”（reactive）理解成“阴性”（non-reactive），发生认知错误，并未从计算机检视书面报告。

等到器官移植手术完成，协调师收集检验报告纸本资料时，赫然发现大事不妙，捐赠者的艾滋检验竟然是“阳性”，才紧急通知移植团队，要求院方进一步追踪病患是否遭感染。

医院发言人召开记者会，对于这项疏失，向患者家属和社会大众表达歉意，也会检讨原因，院方将待检讨报告完成后，再决定惩处失职人员。其官方网站称“会负起之后所有的责任”。中国台湾省卫生主管部门表示，已要求医院进行检讨，在 3 天内提供完整报告。

并强调除行政处罚外，如果因此致人感染艾滋病，失职医护人员将面临 3～10 年的有期徒刑刑罚。

九、中国台湾省一医院发生肺结核院内传染事件

新华网台北 2003 年 12 月 9 日电：中国台湾省某医院 9 日被揭露发生肺结核院内传染事件，已发现 67 例“疑似病例”，其中 7 人确定罹患肺结核，均为该院的医护人员。

据中国台湾省“卫生署疾管局”表示，该医院感染肺结核医护人员筛检出的结核菌与 2003 年 4 月间该院一两名住院肺结核患者的病菌相同。至发稿时，该医院总共通报了 67 个疑似病例，其中 7 人确定患上肺结核病，1 人排除，52 人肺部出现轻微变化，目前这些病例都在医院治疗或被列管追踪。

据悉，这所医院分别在 2003 年 6 月和 10 月进行过两次大规模的肺结核胸透筛检，并清空住过结核病患者的楼层，进行全面消毒。但为何肺结核病在院内扩散，至今仍未查出原因。

肺结核病在中国台湾省被列为第十二大死因。据“疾管局”公布的统计，2001 年中国台湾省有 14 486 名新发生的结核病例，其中 46%是老年人，肺结核的总病例数超过其他传染病的总和。

十、境外医院感染案例

（一）印度 23 名儿童在同一医院输血感染艾滋病

2011 年 09 月 13 日，人民网-国际频道：据英国《每日邮报》9 月 12 日报道，印度西部 23 名曾在一所公立医院接受免费输血的儿童，因输入被污染的血液于不久前先后感染了艾滋病毒。

据悉，2011 年 1～8 月份，印度古吉拉特邦居那加德地区（Junagadh）一家公立医院免费为患有地中海贫血症（Thalassemia）的儿童输血。地中海贫血症是一种罕见的遗传性基因紊乱症，需要经常输血。这些孩子大都来自贫困家庭。

古吉拉特邦政府发言人贾伊·纳拉扬·维瓦斯（Jai Narayan Vyas）说，一个医务小组已经对此展开调查，而且这些被感染艾滋病的孩子此前不止在一家医院输过血。但是《印度快报》报道说，这些孩子的父母称，他们只在这家公立医院给孩子输过血。

据报道，在印度古吉拉特邦朱那可特地区的一家政府医院，过去一年前来输血治疗地中海贫血的 100 名儿童当中，有 23 名儿童因为输血感染上艾滋病毒。印度 ZeeTV 声称，医院高层在事件刚刚发生的时候，极力掩盖此事，对感染病毒的实际儿童人数进行隐瞒，最终事件还是被披露。

据悉，古吉拉特邦政府已经下令，对整起事件进行调查。

（二）印度 12 名产妇因输液污染致死

《新京报》2011 年 02 月 26 日：印度主流媒体 25 日报道称，在该国一所公立医院接连发生 12 名女性在分娩后死亡。印度警方表示，初步调查认定死亡是因为产妇静脉输液受到污染。

据报道，在该国焦特布尔市一家名为乌麦德的医院，10 多天来发生了 12 名产妇死亡事件。第一起发生在 2 月 13 日。

就在第一起事故发生3天后，该医院的顶尖医生们召开会议，试图找到产妇死亡的原因，但没有得出结论。在案发后的10天内，又有11名产妇死亡。

乌麦德医院的院长查格尼25日对媒体解释道："12名产妇死于大出血，另外有3名女性病情严重，在重症监护病房接受治疗。"医院方面表示，产妇所用的静脉注射液受到污染。院方在检测后，"发现注射液内存在细菌"。

当地警察局局长布潘达尔·达卡介绍说，警方已经对这起系列事件进行立案调查，医院方面也在进行更细致的检查，特别是向警方提供了出售注射器和输液产品的公司以及产品生产商。

出现产妇系列死亡案的乌麦德医院以前就曾因感染事故被曝光。2010年7月，印度一家电视台报道，至少8名儿童在这家医院输血时，感染上了HIV病毒。再早一些时候，在该医院输血的43人感染上了丙型肝炎。

媒体报道称公立医院与私立医院差距大，个人医疗负担重。印度实行双轨体制的医疗系统，一方面是简陋、不卫生的公立医疗单位，与之并存的是拥有最新设备和技术的私立医疗机构。公立医疗机构的服务对象主要是普通民众，而私立医疗机构的服务对象是富人和来印度进行低价手术和医疗旅游的外国人。英国著名的医疗杂志《柳叶刀》在今年1月公布了一份研究报告，称印度人在医疗上的个人支出，占到总的医疗费用的71.1%。沉重的医疗负担，让每年大约有3900万印度人返贫。该报告建议印度改革医疗保健体系。

（三）南非某医院数十名婴儿感染艾滋病并致4人死亡

中国新闻网2007年9月18日电：数十名南非婴儿最近在该国公立医院被感染艾滋病毒，其中有4人死亡。

据"中央社"援引南非当地媒体报道，至少有42名婴儿和儿童已经在南非的公立医院被传染艾滋病毒，其中4人死亡。报道引述医生的话认为，都是因为传染管控太差所致。

艾滋病"治疗行动运动组织"发言人赫伍德9月17日表示，整体欠缺检查管制政策、程序和预算，意味着这个问题可能比现在知道的还严重。

南非卫生部表示，他们"非常关切"这个报告，并已针对这些感染病例要求医院提出详细报告。

南非是全世界受艾滋病毒影响最严重的国家之一，有统计称该国约有550万人感染艾滋病。

（四）加拿大安大略省暴发细菌性腹泻致16人死亡

新华网多伦多2011年7月5日电：据加拿大媒体7月5日报道，加拿大安大略省圣凯瑟琳斯和尼亚加拉地区自5月28日暴发艰难梭状芽胞杆菌腹泻以来，截至目前已造成16人死亡，并引发公众对地区医疗及系统管理方式的不满。

报道说，目前在上述地区已发现66宗病例，其中圣凯瑟琳斯综合医院有40例，10人死亡；威尔兰医院12例，2人死亡；尼亚加拉综合医院14例，4人死亡。

报道说，为尼亚加拉地区7所医院以及43万人口服务的地区医疗系统6月23日承认该地区暴发细菌性腹泻。对此，当地议员认为，该消息没有及时让公众知晓。

艰难梭状芽胞杆菌是一种传染性很强的病菌，可通过人与人接触传染，并导致严重腹泻等肠道疾病。这种病菌在医院和长期护理院最常见，通常老年人最易受到传染。

（五）阿拉伯马医院细菌感染 9 人死亡

美国中文网 2011 年 3 月 29 日报道：阿拉伯马州多家医院使用受污染的静脉输液袋，9 人因为细菌感染死亡；该州卫生官员 3 月 27 日说，静脉注射袋生产厂家已经从市场撤回其产品。

还有 10 名使用过那些静脉输液袋的人已经因为黏质沙雷菌（Serratia marcescens bacteria）感染而生病。但是，州卫生局官员威廉森（Donald Williamson）还没有肯定那些死亡都同六家医院的细菌感染相关。

3 月 16 日，两家医院向阿拉伯马州卫生局报告黏质沙雷菌感染病例增加。官员发现感染同静脉输入的营养物 TPN 相关。

设在伯明翰的制药厂 Meds IV 生产那些输液袋。威廉森说，那家公司已经通知客户污染问题，并停止生产。

伯明翰特精医院（Select Specialty Hospital）得知供应商可能提供了被细菌污染的袋子时，它已经开始调查并停止使用 Meds IV 产品。

除了特精医院之外，还有四家伯明翰地区医院和蒙特格马利医院已经受到这种细菌感染。州卫生局、联邦疾病防治中心（CDC）和食品医药局都正在调查此事。

（王凯戎）

参考文献

1. 卫生部关于深圳市妇儿医院发生严重医院感染事件的通报．卫医发〔1999〕第 18 号．中华人民共和国卫生部网站　www. moh. gov. cn
2. 卫生部关于安徽省宿州市市立医院恶性医疗损害事件的通报．卫医发〔2006〕23 号．中华人民共和国卫生部网站．http：//www. moh. gov. cn
3. 卫生部关于西安交通大学医学院第一附属医院发生严重医院感染事件的通报．卫医发〔2008〕53 号．中华人民共和国卫生部网站．http：//www. moh. gov. cn
4. 卫生部关于山西省太原公交公司职工医院、山西煤炭中心医院血液透析感染事件的通报．卫医政发〔2009〕27 号．中华人民共和国卫生部网站．http：//www. moh. gov. cn
5. 卫生部关于天津市蓟县妇幼保健院新生儿医院感染事件的通报．卫医政发〔2009〕35 号．中华人民共和国卫生部网站．http：//www. moh. gov. cn
6. 卫生部关于安徽省霍山县医院血液透析患者感染丙肝事件的通报．卫医政发〔2009〕117 号．中华人民共和国卫生部网站．http：//www. moh. gov. cn
7. 卫生部办公厅关于广东省汕头市潮阳区谷饶中心卫生院剖宫产患者手术切口感染事件的通报．卫办医政发〔2010〕15 号．中华人民共和国卫生部网站．http：//www. moh. gov. cn

第七章 医院感染教学与培训

第一节 医院感染教学

2003年SARS疫情后，国家对医院感染防控工作越来越关注，特别是近几年数起严重医院感染暴发事件的发生，更是引起原卫生部领导对医院感染管理的高度重视。但时至今日，国家对医院感染防控工作的重视更多是局限于管理层面，而对从加强医学生院感知识教育方面几乎没有什么举措，医院感染学始终未能列入高等医学院校的正式教学内容，甚至不能列入选修课程。如果没有医院感染学学科的建设，医院感染的防控就不可能有坚实的理论基础和技术支持，提升和发展将受到很大的制约，感染的防控只能是流于表面或是空中楼阁，最终成为一种形式化感控。而医学生在医院感染方面知识的缺乏势必对医疗质量和医疗安全的保障造成一定的隐患，成为医疗实践的严重障碍。开展医院感染学教学工作对全面提升我国感控工作水平具有重要意义。

一、医院感染教学的意义

（一）高等医学教育开设医院感染学课程是医学及社会发展的迫切需要

1．医院感染学知识是临床实践中不可或缺的内容　医院感染具有与社区感染不同的特点。医院感染是患者入院时不存在，也不处于潜伏期，而在入院后才发生的感染性疾病。

医院感染的发生主要与下列的危险因素有关：

（1）进行现代化诊疗技术和侵入性操作：如器官移植、血液透析、血管内留置导管、导尿、脑室引流、气管切开和使用呼吸机等。

（2）使用损伤免疫系统的各种细胞毒药物、免疫抑制剂和激素的应用以及放射治疗等。

（3）抗菌药物的不合理使用。

（4）患者本身具有造成机体抵抗力下降的原发病：如糖尿病、肝硬化和恶性肿瘤等。

（5）其他：空气、物体表面、医护人员手被污染所致的交叉感染以及血液制品的污染、医疗仪器的污染等。

医院感染在其病原学特点、预防手段、诊断及治疗方法等方面与社区感染有着很大的不同，以诊治社区感染的思维和技术对待医院感染将收效甚微甚至会越治越重。医院感染是伴随着医院的建立而出现的，并随着医学的发展而不断变换着自身的特点，是阻碍医学发展的一种医疗质量缺陷，是我们在临床实践中无法回避的客观存在。医院感染的发生不仅增加患者的痛苦和经济负担，且严重影响原发病的治疗效果，甚至会造成残疾和死亡；同时因延长住院时间，增加医务人员工作量，影响病床周转，而造成大量宝贵医疗资源的浪费。医院感染学是一门新兴的边缘学科，研究医院感染的发生、发展与转归的规律，以及医院感染病的诊断方法、治疗措施和预防控制的一门学科。其内容涉及临床医学、预防医学、医院管理学、统计学、药理学、免疫学、临床微生物学、消毒学、护理学、法学等多门学科。医院感染学教学对于将医学生培养成为具有综合素质的医务工作者所起的作用不容忽视。

2. 医院感染的严重程度与代价　全球在任何时刻都有超过 140 万人因医院感染而备受折磨。在发达国家，现代化医院的住院患者中约有 5%～10%会发生一种或多种医院感染，发展中国家发生医院感染的危险是发达国家的 2～20 倍。在重症监护病房，医院感染发生率可达 30%，归因死亡率高达 44%。在一些发展中国家，新生儿医院感染发生率甚至高达 50%以上，其病死率在 12%～52%之间。不安全的输血导致全球每年新增 1600 万例乙型肝炎感染、500 万例丙型肝炎感染和 16 万例 HIV 感染。在利比亚，有创操作和不安全输血导致了有记载以来最大规模的医院内 HIV 传播，共有 400 名儿童感染了 HIV。

美国每年因医院感染造成的医疗费用损失约为 45～57 亿美元，为彻底扭转这种局面，美国联邦医疗保险与医疗救助服务中心规定：2008 年 10 月 1 日后出院的患者，如出现插管相关尿路感染、血管插管相关感染、冠状动脉搭桥术后的纵隔感染，这三种情况中心将不再支付给医院相关费用。2009 年拟增加的拒付项目包括：全膝关节置换术后感染、院内军团菌病感染、呼吸机相关肺炎、院内金葡菌败血症及艰难梭菌引发的抗菌药物相关性腹泻。

3. 国际社会高度重视医院感染的防控　2004 年 9 月，WHO 领导下的“患者安全国际联盟”成立并在世界范围内开展了“全球患者安全倡议活动”，首项活动主题即是“清洁卫生更安全”，将预防和控制医院感染列为优先解决的问题。2007 年 11 月 27 日，我国在北京举行了中国参加“全球患者安全倡议活动”启动仪式，原卫生部黄洁夫副部长出席活动并宣读了原卫生部支持“预防和控制医院感染，保障患者安全”活动的声明。

2007 年，在美国召开的第 33 届医院感染防控年会上，将医院感染“零容忍”（zero tolerance）作为大会主题，自此正式将“零容忍”理念引入感染防控领域。医院感染“零容忍”理念传达的是一种拒绝医疗质量缺陷的态度，一种努力提升医疗质量的决心，一种高度重视医疗安全的文化，一种拒绝冷漠、珍爱生命的情怀，一种对完美品质的不懈追求。由于存在少部分较难预防的内源性感染，故长期以来，医院感染被当成是患者接受治疗过程中不可避免的并发症，这种不讲科学、无视患者痛苦的漠然态度导致了大量本可以预防的医院感染的发生。“零容忍”意味着医院感染的管理不再是要求低于某个“率”就心安理得，而是要尽可能避免每个可预防的医院感染病例的发生。

4. 我国面临着医院感染的严峻挑战　据我国国内一些医院感染经济学损失研究统计，每例医院感染增加的费用为 2052～51447.38 元不等。保守估计我国每年约有 300 多万医院感染病例发生，至少会额外产生 150 亿元人民币的医疗费用，这对我国十分宝贵的医疗资源造成了巨大的浪费，对缓解部分地区缺医少药的现状产生不利影响。医院感染的暴发事件更是触目惊心。1991年，某医院婴幼儿鼠伤寒沙门菌医院感染暴发流行导致42名婴幼儿死亡；1998年，某医院龟分枝杆菌医院感染暴发导致166人手术部位感染；2003年的SARS使得医院成为疫源地；2005年，某医院眼科手术后的院内感染，导致同一天手术的10名患者中有9人因感染不得不摘除眼球；2008年，某医院的院内感染暴发导致8名新生儿死亡；2009年，某医院医院感染暴发导致至少5名新生儿死亡。近几年在全国范围内，多家三级甲等医院ICU泛耐药鲍曼不动杆菌感染与定植反复暴发流行。

随着公民对相关法律和医院感染认识的不断提高，有关医院感染的纠纷和诉讼必然日益增多，特别是传染病在医院内传播引起的医院感染，不仅严重损害了患者的健康，而且对广大医务人员的职业安全构成了巨大的威胁，同时也会严重损害医院形象，还可能造成极坏的社会影响甚至是国际影响。由于职业的特殊性，医务人员在日常工作中存在发生多种感染性职业伤害的风险。我国以公立医院居多，公立医院又以医保患者居多，如果我国各地区医保中心也效仿美国联邦医疗保险与医疗救助服务中心的做法，对某些种类的医院感染拒付费用，势必会对公立医院的运营造成一定的影响。医学生应系统学习医院感染防控知识，以降低医院感染发生率，保障医患双方安全，跟上国家医药卫生改革的步伐。

综上所述，高等医学院校开设医院感染学课程具有较大的现实意义和必要性。

（二）在高等医学教育课程设置方面不能忽视“蝴蝶效应”

表面上看，少开设一门医院感染学课程似乎不会对医学的发展和医疗质量的提升造成实质性的影响，医学生毕业后可以通过继续教育和相关培训弥补相关知识的缺乏。但事情远不是如此简单。一方面，医院感染的发生与医院诊疗器械的消毒灭菌质量、感染患者的隔离、环境的卫生学状况、医护人员的无菌操作、医护人员手卫生状况、抗菌药物的使用以及患者自身的状况等多方面多环节因素有关。医院感染防控知识是有机的整体，缺乏系统的学习会造成医生在其临床实践中较难弥补的知识漏洞和实用技能的缺失。特别是在教学医院，每位医生在其一生的职业生涯中都会带很多不同层次的医学生和进修人员，一位带教老师知识的缺乏和错误的导引其造成的影响会以几何级数递增。另一方面，由于医院感染学没有被列为一个学科，从事医院感染防控工作的专职人员就没有技术职称晋升的系列，这就造成了院感防控专职人员队伍的极度不稳定性，一个人心惶惶的团队是不可能有很强的责任心并做出高质量工作的，其结果就是医院感染防控工作主要就是应付各类检查，既做不到防微杜渐发现和消除感染隐患，也不会下大力气想方设法降低医院感染发生率，其最终的结果就是患者、医院和国家都遭受巨大的损失。

二、医院感染学教学模式

（一）教学方法

医院感染学是一门注重理论与实践相结合的课程，案例分析及实操技能的讲解都应该列入教学内容。既要在课堂进行系统扎实的理论课教学，又要有下临床的现场教学，这样的教学模式才会收到较好的教学效果。

（二）师资配备

应由在临床感控一线工作的专兼职人员担任授课教师。

（三）教学大纲的撰写

1. 性质与任务　医院感染学是一门研究医院感染的发生、发展规律、预防控制与管理的学科。它的基础学科是流行病学、临床微生物学、临床疾病学、免疫学、消毒学、护理学、抗菌药物学和医院管理学。它的近缘学科是传染病学。医院感染学的根本任务是预防医院感染的发生，降低医院感染发生率。随着现代医学科学技术的迅猛发展，各种新的诊疗仪器和抗菌药物的广泛应用以及病原微生物类型的变化，医院感染已成为当前临床医学和预防医学中的重要课题。本课程旨在使学生了解医院感染这门新兴学科的基本知识及其在临床实践中所具有的重要意义，使学生能从理论的高度真正理解规范的诊疗及护理操作在预防与控制医院感染方面所起的重要作用，初步了解和掌握职业防护的技能，培养学生进行医院感染防控的法制观念，以及在临床实践中合理使用抗菌药物、灵活运用消毒灭菌及隔离预防等实用知识的能力。

2. 教学方法与手段　电子课件与板书相结合。

3. 学时分配　总学时 40，理论课学时 36，实践课 4 学时（附表 1、附表 2）。

4. 理论课教学大纲（举例）（附件 3）。

附表 1　理论课学时分配表

篇　次	教学内容	学　时
第一篇	总论	3
第二篇	医院感染管理	3
第三篇	医院感染流行病学	3
第四篇	医院感染病原学	3
第五篇	抗菌药物与医院感染	3
第六篇	医院感染的诊断和防治措施	6
第七篇	医院重点部门的医院感染管理	3
第八篇	消毒与灭菌	3
第九篇	医院感染的预防与控制	3
第十篇	医务人员职业暴露与防护	3
考前辅导		1.5
考试		1.5
合计		36

附表 2　实践课学时分配

内　容	学　时
洗手及卫生手消毒技术	1
防护用品的正确佩戴	1
参观病房	2
合计	4

附件 3　理论课教学大纲

第一篇　总　　论

【目的要求】
一、掌握医院感染的定义及分类
二、熟悉我国医院感染的基本特征及监控体系
三、了解目前医院感染的现状、存在问题以及医院感染管理的进展与展望
【教学内容】
一、医院感染的定义及分类
二、医院感染学的定义及其任务
三、医院感染的发展简史
四、我国医院感染管理概况
五、全球医院感染研究的兴起、现状及展望
【重点难点】
重点：掌握医院感染的定义、分类及危险因素。
难点：医院感染的具体界定。
【教学学时】
3 学时。

第二篇　医院感染管理

【目的要求】
一、掌握医院感染重点部门及重点环节的划分
二、熟悉医院感染管理三级组织结构
三、熟悉医院感染管理培训内容
四、了解医院感染管理相关法律、法规、部门规章、部门文件及制度
五、了解信息系统在医院感染管理中的应用
【教学内容】
一、医院感染法制建设
二、医院感染管理的组织建设
三、医院感染管理的制度建设
四、医院感染重点部门及重点环节的管理
五、医院感染教学与培训
六、信息系统在医院感染管理中的应用
【重点难点】
重点：掌握医院感染重点部门及重点环节的划分。
难点：医院感染重点部门及重点环节感染防控要点。

【教学学时】

3 学时。

第三篇　医院感染流行病学

【目的要求】

一、掌握医院感染流行病学的特点及主要传播途径

二、掌握医院感染暴发及流行的概念

三、掌握医院感染流行的三个主要环节及阻断方法

四、掌握医院感染的易感人群

五、了解医院感染暴发的调查步骤，以便更好地配合院感专职人员控制暴发

六、掌握医院环境卫生学监测的基本方法

七、了解消毒灭菌效果监测的方法

八、了解医院感染监测的概念

九、了解医院感染监测的类型

十、了解医院感染病例的监测方法

【教学内容】

一、医院感染的分布特点

二、医院感染的传播过程

三、医院感染的传播途径

四、医院感染传播过程三个主要环节的阻断方法

五、医院感染流行与暴发的概念

六、医院感染暴发流行的调查与控制

七、医院感染监测的概念

八、医院感染监测的类型

九、医院感染病例监测方法

十、消毒灭菌效果监测方法

十一、医院环境卫生学监测方法

【重点难点】

重点：医院感染的流行病学特点；医院感染的传播途径；医院环境卫生学监测方法及结果的判断。

难点：本节中诸多概念的理解；消毒灭菌效果监测方法及结果的分析。

【教学学时】

6 学时

第四篇　医院感染病原学

【目的要求】

一、掌握条件致病菌、正常菌群、细菌易位、菌群失调的概念

二、掌握医院感染病原体的特点

三、掌握常见医院感染病原体名称及其主要的传播途径

四、了解近几十年医院感染病原体种类的变迁

【教学内容】

一、医院感染病原学中的概念：

感染、条件致病菌、正常菌群、细菌易位、菌群失调、细菌 L 型

二、医院感染病原体种类的变迁

三、医院感染病原体的特点

四、医院感染常见病原体

【重点难点】

重点：条件致病性微生物、正常菌群、细菌易位及菌群失调的概念；正常菌群存在的意义。医院感染病原体的特点；临床常见的医院感染病原体。

难点：保持人体正常菌群微生态平衡在预防医院感染方面所具有的重要意义。

【教学学时】

3 学时。

第五篇　抗菌药物与医院感染

【目的要求】

一、掌握细菌耐药的分类及发生机制

二、了解临床常用的抗菌药物及应用要点

三、了解合理使用抗菌药物的管理措施

四、了解抗菌药物不合理使用的危害

【教学内容】

一、抗菌药物的作用机制

二、细菌耐药的分类及发生机制

三、细菌耐药的现状

四、抗菌药物不合理应用及其危害

五、药敏试验在临床应用中的意义

六、合理应用抗菌药物的管理

七、临床常用的抗菌药物及应用要点

【重点难点】

重点：细菌耐药的发生机制及分类；临床常用抗菌药物及使用要点。

难点：细菌耐药机制。

【教学学时】

3 学时。

第六篇　医院感染的诊断和防治措施

【目的要求】

一、掌握常见医院感染的预防措施

二、掌握常见医院感染的危险因素

三、了解常见医院感染的临床表现

四、了解常见医院感染诊断标准

【教学内容】

一、医院感染的诊断

二、医院感染的治疗原则

三、常见医院感染的诊断和防治措施

【重点难点】

重点：常见医院感染的危险因素；常见医院感染的预防措施。

难点：医院感染的诊治要点。

【教学学时】

3 学时。

第七篇　医院重点部门的医院感染管理

【目的要求】

一、掌握普通病房医院感染管理要求

二、了解重症监护病房、手术室及消毒供应中心的医院感染管理要求

【教学内容】

一、普通病房医院感染管理

二、重症监护病房医院感染管理

三、新生儿病房医院感染管理

四、产房与母婴同室医院感染管理

五、骨髓移植病房医院感染管理

六、手术室（部）医院感染管理

七、消毒供应中心的医院感染管理

八、内镜室医院感染管理

九、血液净化室（中心）医院感染管理

十、口腔门诊医院感染管理

十一、感染性疾病科（门诊）医院感染管理

十二、检验科（实验室）医院感染管理

十三、其他重点部门医院感染管理

【重点难点】

重点：重症监护病房、手术室及消毒供应中心的医院感染管理要求。

难点：重症监护病房、手术室及消毒供应中心的医院感染管理要求。

【教学学时】

3 学时。

第八篇　消毒与灭菌

【目的要求】

一、掌握医院消毒与灭菌的概念

二、掌握医院用品的危险性分类

三、掌握消毒作用水平

四、掌握选择消毒、灭菌方法的原则

五、了解医院消毒与灭菌的常用方法

【教学内容】

一、消毒的概念

二、灭菌的概念

三、消毒作用水平的概念

四、医院用品的危险性分类

五、医院消毒工作中选择消毒、灭菌方法的原则

六、医院消毒与灭菌常用方法

【重点难点】

重点：消毒与灭菌的概念；医院用品的危险性分类；选择消毒、灭菌方法的原则；医院消毒与灭菌的常用方法。

难点：消毒作用水平的理解。

【教学学时】

3 学时。

第九篇　医院感染的预防与控制

【目的要求】

一、掌握隔离与标准预防的概念

二、掌握隔离预防技术包括的内容

三、掌握卫生洗手及手消毒的指征与技术

四、掌握医务人员职业防护基本要求

五、熟悉特殊感染的分类

六、了解医院环境卫生学及医疗废物的处理要求

【教学内容】

一、隔离预防

二、手卫生

三、传染病在医院中的防控

四、特殊感染在医院的防控

五、医院建筑布局与医院感染的预防

六、医院环境卫生学要求

七、医院医疗废物、污水、污物的处理

八、医务人员的职业防护

【重点难点】

重点：标准预防的概念；隔离预防技术；卫生洗手及手消毒的指征与技术。

难点：标准预防概念的理解；隔离预防技术的正确选择。

【教学学时】

3 学时。

第十篇　医务人员职业暴露与防护

【目的要求】

一、掌握医务人员免疫接种规定

二、掌握锐器伤的预防与处理

三、熟悉不同传播途径疾病的防护

四、了解医务人员职业暴露的危害

【教学内容】

一、医务人员免疫接种规定

二、医务人员防护用品的特点与正确使用

三、不同传播途径疾病的防护

四、医务人员职业暴露的危害

五、锐器伤的预防与处理

【重点难点】

重点：锐器伤的预防与处理。

难点：医务人员防护用品的正确选择与正确使用。

【教学学时】

3 学时。

学生用教学参考书目

一、选用教材

医院感染学，王力红，朱士俊主编，2014 年第 1 版，人民卫生出版社

二、参考书目

1. 医院感染学，王枢群，张邦燮主编，1990 年第 1 版，中国科学技术出版社重庆分社

2. 现代医院感染学，朱世俊主编，1998 年第 1 版，人民卫生出版社

3. 临床医院感染学，徐秀华主编，1998 年第 1 版，湖南科学技术出版社

4. 医院感染管理学，刘振声，金大鹏，陈增辉主编，2000 年第 1 版，军事医学科学出版社

5. 医院感染病学，申正义，田德英主编，2007 年第 1 版，中国医药科技出版社

第二节　医院感染管理知识的培训与考核

医疗机构应高度重视医院感染管理知识的培训与考核工作，一线工作人员正确掌握并熟练运用医院感染管理知识与技能是做好医院感染防控工作的决定性因素。医疗机构应制定医院感染管理知识培训考核制度、培训考核计划、培训大纲，编制培训教材及考核项

目，实施全员培训与考核。

一、医院感染管理知识培训考核制度

1. 遵循全员培训原则，做到培训无死角、无缝隙。

2. 医院感染管理部门负责制订年度培训计划。

3. 人力资源部门负责组织对全院各级管理、医护、工勤人员进行医院感染防控知识的常规培训与考核，并将培训与考核情况纳入个人绩效考核指标体系。

4. 医院感染管理部门在具体培训中负责提供技术支持。

5. 各科室应结合科室工作特点制定本科室医院感染防控知识培训与考核制度。

6. 培训内容应包括医院感染管理相关法律法规、部门规章、工作规范和标准以及专业技术知识。

7. 应通过考核对培训效果进行追踪与成效评价。

8. 通过培训应能达到以下要求

（1）医院感染专业人员应当具备医院感染预防与控制方面的知识，并能够承担医院感染管理和业务技术工作。

（2）各级行政管理人员应了解医院感染管理工作及理论的进展，以及本院、本管辖领域医院感染管理的要点及相关管理知识。

（3）医务人员应当掌握与本职工作相关的医院感染预防与控制方面的知识，落实医院感染管理规章制度、工作规范和要求。

（4）工勤人员应当掌握有关预防和控制医院感染的基础卫生学和消毒隔离知识，并在工作中正确运用。

9. 每年应对新入院的新职工、进修人员、轮转人员、研究生、实习生进行医院感染防控知识的岗前培训，考核合格后方可上岗。

10. 医院感染管理专职人员每年参加培训不得少于 15 学时，其他管理、医务及工勤人员每年不少于 6 学时。

二、医院感染管理知识培训考核计划

（一）培训考核对象

在全员培训基础上，对医院感染防控重点部门（感染高风险部门）工作人员、感染防控重点环节工作人员、新入院各类工作人员及新组建科室工作人员，进行针对性培训。

1. 重点部门　包括：手术室、介入中心（导管室）、消毒供应中心（供应室）、产房、婴儿室、新生儿病房、重症监护病房（ICU）、骨髓移植病房、血液科病房、感染性疾病科、口腔科、血液透析室、内镜室、静脉用药集中调配中心等。

2. 重点环节　包括：各种插管、注射、手术、内镜诊疗操作，手卫生，抗菌药物合理使用，多重耐药菌防控，一次性使用无菌医疗用品的管理，医疗废物的处置，职业防护等。

3. 新入院人员　包括：本院新职工、进修人员、研究生、3 年轮转培训住院医师及技师、实习及见习学生。

（二）培训学时要求

全员培训每年不少于6学时。特殊岗位工作人员在此基础上按需培训。

（三）培训考核内容

1. 国家有关医院感染管理的法律、法规、规范、标准及文件。
2. 本院医院感染管理相关制度、规定、标准操作规程及流程。
3. 医院感染防控专业理论知识。
4. 医院感染防控实用技能。

（四）培训方式

1. 培训幻灯常年上传至院内自动化办公系统中，方便全体员工随时学习。
2. 每年举办感染防控宣传周，在宣传周上制作展板及宣传手册，举办专题讲座。
3. 对各类新入院工作人员进行现场专项培训。
4. 感控专职人员入科室针对性实地培训。

（五）考核方式

1. 实地提问　量化打分。
2. 试卷答题　量化打分。
3. 技能操作现场考核　量化打分。
4. 借助信息系统在线考核。

三、医院感染管理知识培训大纲

（一）医院感染概述

1. 医院感染定义。
2. 医院感染分类。
3. 医院感染危险因素。
4. 医院感染诊断要点。
5. 医院感染治疗原则。
6. 医院感染危害。
7. 医院感染现状。

（二）医院感染管理简介

1. 医院感染管理相关政策法规。
2. 医院感染管理组织结构。
3. 医院感染管理主要工作内容。
4. 医院感染管理相关制度

（1）医院感染管理组织建设制度。
（2）医院感染监测制度。
（3）医院感染报告制度。
（4）医院感染管理知识培训考核制度。
（5）消毒隔离制度。
（6）空气消毒净化管理制度。
（7）一次性使用无菌医疗用品及卫生用品管理制度。

(8) 消毒药械管理制度。

(9) 医疗废物管理制度。

(10) 医务人员手卫生管理制度。

(11) 抗菌药物临床应用管理制度。

(12) 多重耐药菌医院感染管理制度。

(13) 医院感染重点环节管理制度。

(14) 医务人员预防医院感染分级防护规定。

(15) 医务人员传染病职业暴露处理规定。

(16) 传染病及特殊感染隔离预防规定。

(17) 甲类及乙类按甲类管理传染病疑似病例处理流程。

(18) 医院感染暴发应急预案。

(三) 医院感染防控工作要点

1. 医院感染防控重要管理手段。

(1) 建立健全医院感染管理组织及规章制度。

(2) 培训与考核。

(3) 督导落实。

2. 医院感染防控重要技术手段

(1) 做好消毒隔离。

(2) 保证消毒供应中心的消毒灭菌质量。

(3) 合理使用抗菌药物。

(4) 做好医院感染监测。

3. 医院感染防控重点部门及重点环节。

(四) 医务人员在医院感染防控中的注意事项

1. 树立医院感染“零容忍”理念。

2. 知规守规，严格自律。

3. 知晓岗位职责。

4. 积极参加预防、控制医院感染知识的培训。

5. 掌握医院感染诊断依据和标准。

6. 及时发现并按时上报医院感染病例。

7. 合理使用抗菌药物。

8. 防控多重耐药菌。

9. 做好传染病患者及特殊感染患者的隔离。

10. 做好职业防护，避免感染性职业伤害。

(1) 在日常工作中采取标准预防。

(2) 掌握洗手/卫生手消毒的指征。

(3) 掌握洗手流程。

(4) 掌握卫生手消毒流程。

(5) 正确干手。

(6) 正确选择口罩等防护用品。

（7）正确佩戴口罩等防护用品。

（8）预防及正确处理利器伤。

（9）正确分类丢弃垃圾。

（张京利）

参考文献

1. 王枢群，张邦燮．医院感染学．重庆：中国科学技术出版社重庆分社，1990

2. Vincent JL. Nosocomial Infection in adult intensive-care units. The lancet，2003，361：2068-2077

3. Visco-Comandini U，Cappiello G，Liuzzi G，et al. Monophyletic HIV type 1 CRF02-AG in a nosocomial outbreak in Benghazi，Libia. AIDS Research and Human Retroviruses，2002，18：727-730

4. 胡必杰．中国感染控制需要全面提速．中华预防医学会第 18 次全国医院感染学术年会资料汇编，2009：63

5. 吴安华．医院感染损失的经济学评价．中国感染控制杂志，2003，5（3）：193-197

6. 中华人民共和国卫生部．医院感染管理办法．2006

7. 王羽．医院感染管理办法释义及适用指南．北京：中国法制出版社，2006

第八章　医院感染管理的信息化建设

医院感染是与医院相依并存，随现代医学的发展，传染源、传播途径和易感人群都发生显著变化，使医院感染发生的影响因素复杂化，特别是近年来介入性诊疗方法的开展、放疗化疗以及滥用抗菌药物，导致细菌变异，耐药菌株增多，以及老年长寿人群增多，慢性疾病患者生存时间延长等均为医院感染发生的重要因素。与医院感染影响突出的因素有致死性的原发疾病、全身广谱抗菌药物的应用、伤口引流、免疫抑制剂的应用、机械通气、免疫缺陷、留置导尿、长期住院、高龄等。因此，医院感染管理是现代医学发展中面临的重大难题，也是医疗质量管理的重要组成部分。随着人们对医疗质量和医疗安全的关注，医院感染管理能力与监控手段已成为衡量一个医院管理水平、技术水平、医疗质量和医德医风的一个重要标志，医院应用信息技术提高感染管理和监控水平成为一种必然趋势。建立一个完善的医院感染监控与管理体系，有利于各方面相互协调、相互支持与合作，可以从根本上降低医院感染的发生率，预防医院感染的暴发流行，缩短患者病程和住院时间，减少患者的医疗费用和国家财政开支。长期的实践业已证明，建立和完善医院监控与管理体系，切实抓好医院感染监控与管理工作，对于提高医疗质量，增强经济效益和社会效益具有重要意义。

第一节　国内外医院感染信息化管理进展

一、国外医院感染监测系统

为了全面地控制医院感染的发生，世界各国，首先是在西方发达国家开始有组织地开展医院感染监测活动。美国于1963年召开医院感染学术会议，建议用流行病学方法建立医院感染监测系统，并强调了对医护人员教育的重要性。19世纪60年代末，美国疾病控制预防中心（美国CDC）组织了8所医院参加的医院感染监测试点，雇佣了专职的医院感染控制护士。取得基本经验后，于1970年召开了第一次医院感染国际会议，重点探讨医院感染监测的重要性。

1974年，美国CDC主持开发了国家医院感染监测（NNIS）系统，以监测医院感染的发生及相关的危险因素和病原体。NNIS系统一直致力于应用统一的医院感染病例的收集方法和感染率的计算方法，建立全国医院感染发生率的数据库，用于衡量医院内各专业科室及不同医院间医院感染水平。2005 年，美国 CDC 将 NNIS 系统与透析监测网（DSN）、国家医务人员监测网（NaSH）3 个监测系统进行整合，形成了国家医疗安全网（NHSN），参与医院感染监测的医疗机构也从 20 世纪 70 年代的 10 余所医院增加到 2007 年的 923 所。

20 世纪 90 年代，法国、英国、德国、加拿大、澳大利亚等发达国家分别在美国之后建立了各自的医院感染监测系统，在医院感染的预防与控制工作中发挥了积极、有效的作用。

（一）监测方法

为了在不同的医疗机构和区域间实现有意义的医院感染数据比较，必须在监测系统中建立标准化的病例诊断标准和监测方法。只有当各医疗机构采用同样的病例定义和监测方法时，不同医疗机构间医院感染发生和控制的水平才具有可比性。1988 年，美国 CDC 制定并发布了用于 NNIS 系统的医院感染定义和监测标准。由于临床诊断技术的迅速发展和监测经验的逐渐积累，美国 CDC 专家组在 1992 年对其做了进一步的修订。受其影响，此后建立起来的法国、英国、德国、加拿大等国家的医院感染监测系统，均采用了 NNIS 系统对医院感染的定义。NHSN 监测网络建立后，对 NNIS 原有的医院感染定义和监测标准做了修订，并于 2008 年发布了对急性病诊疗机构（acute care setting）医院感染监测的定义和标准。

在医院感染定义和监测方法标准化的前提下，不同医疗机构医院感染的发生率仍会受到疾病严重程度、医疗设备、医院环境等多方面因素的影响。为了提高不同医疗机构间数据比较的价值，NNIS 系统按临床科室和解剖部位（新生儿按出生体重）进行分层。在比较某种医院感染的发生率时，以感染病例数作为分子，以某种操作或设备使用天数作为分母，从而最大程度地消除了混杂因素的影响。对于手术切口部位的感染，NNIS 用危险指数进行分层分析，以校正手术患者基础疾病、手术切口部位污染程度和手术操作持续时间的影响。

（二）监测目标

最初，NNIS 建立了 4 个监测模块，即全院综合性监测模块（hospital-wide surveillance component）、成人和儿科重症监护病房监测模块（adult and pediatric intensive care unit surveillance component）、高危新生儿监测模块（high risk nursery surveillance component）和手术患者监测模块（surgical patients surveillance component）。参与 NNIS 的医疗机构可以选择 1 个或多个模块的内容，按照 NNIS 的定义和指导方案进行≥1 个月的医院感染监测。

然而，全院医院感染监测在占用大量的时间和资源的同时，却无法对所有影响因素进行危险度分层或调整，不能实现医院、区域或国家间医院感染水平的比较。鉴于此，在已经了解全国医院感染发生率和危险因素的前提下，部分专家于 20 世纪 80 年代提出了选择性地进行全院综合性医院感染监测，部分医疗机构由于自身资源限制和监测重点等问题，不再进行全院综合性医院感染监测。1999 年，NNIS 系统取消了全院医院感染监测模块，将监测的重点转移到 ICU 和抗菌药物应用与耐药性（antimicrobial use and resistance）监测。

Klevens 等对 1990—2002 年美国 1 737 125 例医院感染病例信息的分析结果显示，尿道感染占 32%，手术切口部位感染占 22%，肺炎占 15%，血流感染占 14%，共占医院感染的 83%。其中近 24.57%的医院感染病例发生在 ICU。因此，在 NNIS 和 NHSN 的报道中，导管相关性感染（包括尿管、中心静脉导管和气管插管）、手术切口部位感染、高危新生儿感染及抗菌药物使用情况均成为监测的重点。

根据各自的国情，欧洲其他发达国家均在医院感染监测系统中有针对性地开发了本国的医院感染监测模块。英国的监测系统创建于 1996 年，由医院获得性病原体、尿管相关性尿路感染和手术室感染 3 个子项目组成。成立于 2000 年的 ICNet 公司组织研发的医院感染案例管理与监控软件，受到英国国民保健署（NHS）推荐，英国已有>80 个医疗机构参与其中。该监控软件包括了患者基本信息、感染控制过程、感染病原体、疫情、感染控制医师信息、感染场所历史记录和手术切口部位监控，共 7 个模块。1995 年，德国在 NNIS 的基础上建立了第一个国家医院感染监测系统（KISS），包括 ICU、新生儿 ICU、手术患者及骨髓/造血干细胞移植患者 4 个监测内容，医疗机构自愿参与该系统。澳大利亚医院感染标准化监测（HISS）系统与医院信息系统建立了良好的连接，直接通过网络收集医院感染的资料，在实现实时监控的同时节省了大量人力资源。

（三）监测效果

随着医院感染监测的深入开展和大规模应用，医院感染的相关干预措施也被不断应用到实践当中。为了评价医院感染监测及干预措施对医院感染控制的效果，美国于 30 年前开展了一项针对 NNIS 系统的“医院感染控制效果研究”（SENIC）。该研究旨在确认医院感染监测和控制计划是否降低了医院感染的发生率，进而描述医院感染发生的真实情况，探索医院感染监测对医疗机构感染发生率的影响。该研究结果显示，1970—1976 年，参与医院感染监测及相关干预措施的实施（包括配备 1 名经验丰富的控感医师、每 250 张床配备 1 名控感护士、定期开展活动、按要求规律上报数据）的医疗机构，医院感染发生率平均降低了 32%，而未进行监测的医疗机构医院感染发生率则增加了 18%。该研究结果证实了医院感染监测本身就是一个有效的干预过程，不仅是降低医院感染发生率的过程，也是对临床及相关工作人员医院感染知识进行持续培训的过程。对德国参与 KISS 系统>3 年的医院感染监测数据进行分析后发现，与第 1 年相比，参与监测第 3 年的呼吸机相关性肺炎感染发生率由 11.2 每 1000 个呼吸机使用日下降为 8.0 每 1000 个呼吸机使用日，而导管相关性血流感染发生率则由 2.1 每 1000 个导管使用日下降为 1.9 每 1000 个导管使用日。这些研究结果也说明，医院感染监测本身就是一个有效的干预过程，是对临床及相关工作人员医院感染知识的持续培训过程。

比较而言，欧美发达国家的医院感染监测系统走在了前列。医院感染监测系统主要是整合在医院的 HIS（医院信息系统）系统上，通过监控某个地区，如各个省市、州的医院中发生医院感染患者的医疗情况（疾病进展、医疗费用、治疗方案、预后情况等），对可能发生疫情的区域设立警报系统，并可快速采取控制措施，这主要是依赖于大量临床数据库资料的积累。如美国的监测系统内容丰富、功能强大，包括感染病例识别、临床预警、感染控制、抗菌药物使用、细菌耐药性等诸多方面，数据采集、统计、分析、处理等实现了高度的自动化、实时性。但同时存在操作复杂、价格昂贵等问题。英国的 ICNet 系统则体现了操作简便、实用性强、价格低廉等特点，被英国卫生部推荐使用，已在英国本土和英联邦多个国家的医院推广，取得了良好应用效果。

二、我国医院感染信息化的管理

我国医院感染监测起步相对较晚，在20世纪80年代中后期才有了可喜的开端，随后不少医院相继研制出了自己医院的单机版软件，但标准很难统一。

在原卫生部医政司的领导下，1986年成立了全国医院感染监控网，由中国预防医学科学院流行病研究所牵头，全国9个省市16所医院加入了医院感染监控网。1990年，医院感染监控网扩大到全国28个省、市、自治区的103所医院，直至1994年扩大到134所医院。尽管全国监控网成员不断增加，但尚未开展监控网的信息化管理。1994年，浙江大学第二附属医院研制了“医院感染网络管理系统”，对全省医院感染管理问题展开调查研究，并建立了全省医院感染监控网。

1998年6月，原卫生部委托中南大学湘雅医院负责全国医院感染监控网的业务管理工作。1999年2月，湘雅医院研制了“医院感染管理计算机系统”，主要应用于全国医院感染监控网的一些成员医院。经过了不断地摸索与改进，已进行了三次改版。1998年10月，由解放军304医院研制开发的“医院感染监控管理自动化软件”开始在全军医院推广使用。

2001年，原卫生部为了提高医院感染计算机监测管理水平，将湘雅医院的“医院感染管理计算机系统”在全国医院感染监控网全面推广，推动了医院感染实行计算机管理的工作。随后，监控网各家医院陆续引进了该系统。但是该系统并不是一个网络版管理软件，仅仅是单机版应用软件，医院将监测结果通过电子邮件方式发回培训基地，所以实际上并未真正实现全国计算机联网。

近年来，随着医院信息系统（HIS系统）在我国医疗机构的广泛应用，在医院的诊疗、检验和收费等环节均实现了信息联通和资料共享。有的医院为了满足自己的需求，将医院感染监测系统与HIS系统整合，自行开发适合自己医院情况的小型局域网管理软件和具有目标监测功能的监测软件，基本功能包括：患者基本信息、医院感染信息、环境卫生学监测、手术情况、抗菌药物使用情况、病原学监测、相关危险因素分析、医疗锐器伤监测、流行暴发预警、综合性统计分析和医院感染监测质量评估功能。

在提高了数据的准确性的同时，也减少了感染控制人员的工作量，使医院感染管理人员在及时了解医院感染相关信息并采取有效的处理措施方面得到了增强。多个省市和医疗机构开发了区域性的医院感染监控系统，利用前瞻或回顾性的研究方法监测住院病例医院感染的发生情况。但大部分未能实际自动数据上报，及时性和预警功能比较薄弱，基本上处于半自动化的医院感染区域化监测阶段。

目前，大多数医院存在的突出问题是监测手段落后。一是靠临床医生上报；二是通过专业人员手工查阅病历监测，准确性差，效率低下，漏报率高，而且往往是患者出院后才诊断感染，属于回顾性调查，很难早期发现感染暴发。国外医院感染监测系统早已在欧美发达国家应用，在实时监测方面也取得了很大进展，但存在操作复杂、与国内医院相关系统兼容性差、价格昂贵等问题。国内部分医院和软件公司自20世纪90年代中后期开始开发了不同的监测系统，绝大多数是感染病例上报和统计系统，原始数据需手工录入；院内联网系统的感染病例筛查一般通过是单一条件或简单条件组合，准确性差；最主要问题是未实现疑似病例的智能化识别、预警和在线实时监测，未实现暴发预警，缺乏与临床实时沟通与干预等功能。

2010 年底，由解放军总医院与杭州杏林信息科技有限公司研发的“医院感染实时监测系统”正式面市。此系统是解放军总医院专家依据《医院感染诊断标准》和《医院感染监测规范》等各种法规、指南，在多年回顾性调查的基础上，总结制订医院感染病例或可疑医院感染病例的筛查策略和医院感染暴发事件预警条件。依托医院 HIS 系统、LIS 系统和 RIS 系统等，利用 J2EE、AJAX 和 FLEX 技术开发了“基于 HIS 的医院感染实时监测预警干预系统”，该系统在 Oracle10.0 数据库和 Tomcat6.0 运行环境上，实时采集医院感染相关信息（包括检验结果、临床体征、医嘱、手术记录等），实现对患者从入院到出院的全过程感染信息追踪和实时医院感染监测预警及暴发预警。同时，根据设定的感染危险因素组合条件，进行数据比对和分析，自动筛查出医院感染可疑病例供专职人员判断，同时，利用系统的交互平台，将专职人员确定的疑似病例推送给临床医生，进行感染病例的确诊，从而形成确诊病例。确诊后的病例另行存储和统计分析，同时自动生成医院感染报表。对可疑病例、确诊病例和暴发事件，感染管理专职人员可通过网络信息提醒临床医师，并采取相应的干预措施。该系统大大节约了感染专职人员的筛查病例的时间，既能全面把握全院的感染情况，又有精力对医院感染重点科室的进行感染控制行为干预，不仅提高了医院感染监测效率和准确性，而且从根本上改变了医院感染管理专职人员的工作模式，通过互动平台的构建专职人员与临床医生的沟通渠道，使专职人员能够及时与临床医生沟通，了解和判断疑难病例的感染情况，提高了系统的病例诊断灵敏度与准确性；通过给医生针对性的干预控制方案进行实时干预，强化了过程监控，实现了感染预防控制“关口前移”，同时，反馈评价系统记录临床医生的感染病例上报，干预措施执行情况，促使医生积极参与到感染防控工作中来。详细内容见本章第六节。

第二节　信息技术在医院感染预防控制中的应用

近年来，医院管理信息系统（HIS）和数字化医院的发展迅速。所谓数字化医院，就是运用数字化医疗设备、计算机网络平台和各类应用软件，及时、准确、系统、便捷地对医疗服务和管理信息进行收集、整理、统计、分析和反馈，实现医院各项业务数字化运作和智能化管理，并与医院外部的信息系统进行数据交换和信息共享（随时、随地），具有无纸、无胶片、无线网络的三无特征的医院管理模式。内容包括：医院管理数字信息化、医疗服务数字信息化、区域医疗卫生服务信息化。而 HIS 还包括若干子系统，如收费系统、病案系统、医保系统、实验室信息管理系统（LIS）、医学图像存储与传输系统（PACS）、体检信息系统、合理用药监测系统、手术麻醉监护系统等。充分利用数字化医院和 HIS 的发展成果，做好医院感染监测与控制工作，是每一位医院感染专职人员的责任。医院是患者和多种病原菌、耐药菌集中的场所，对于免疫力低下的患者来讲，到医院次数越多，在医院时间越长，受到感染的机会就越多。充分减少利用信息技术优化诊疗过程，减少患者在医院的时间，以达到减少感染的机会。

一、门诊预约挂号系统及流程再造

据调查，大型综合医院的门诊业务量大，候诊时间长，排队检查时间长，取药时间长，患者在门诊科室、医技科室之间往返奔波，窗口、挂号大厅、候诊大厅面积的限制，经常人满为患，容易引起交叉感染；以卫生信息技术和医院信息系统为纽带，充分利用先进的卫生信息技术对现行门诊流程进行再造，高起点地优化和整合门诊服务流程，重建面向患者的门诊业务流程。充分利用电子病历的各种优势来组织门诊服务流程，重组方案尽可能通过信息流动，实现患者少跑路、少排队、少等待。医院采用门诊预约挂号系统，患者通过电话、网络等通讯工具可享受网上挂号、电话挂号、预约服务，以及门诊楼各楼层安装电脑自助挂号机等。以减少患者在门诊的停留时间或来院次数，从而减少被污染或感染的机会，也可减缓医院中的耐药菌向社区扩散速度和机会。

二、无纸化的医院办公系统的应用

越来越多的医疗信息通过电子化进行传输、保存。无纸化将是医院发展的趋势，通过电子处方、电子病历、PACS、LIS 等系统的使用，实现了影像诊断和检验结果数字化，医生在自己的电脑上就可以直接调出患者的影像资料和检验结果对患者进行诊断。从而减少检验申请单、检验报告单、X 线片、CT 片等资料在实验室与门诊或各病区内传递，既减少了由于化验单引起的污染或交叉感染的危险和人员流动，同时减少了化验单消毒这个难题。特别是减少了耐药菌和感染性疾病通过这些媒介在病区传播的机会。同时，电子处方强大的数据统计功能能有效地推进和落实抗菌药物的合理使用。

三、视频系统与门禁系统的应用

视频系统不仅满足解决了患者家属探视时与患者相互沟通和了解患者病情的需要，同时，也避免了微生物的相互污染和传播，对防止交叉感染有意义。在病区安装门禁系统，患者出入病区能够自动地反映到护士站，便于管理。从医院感染防控的角度看，限制了探视的人数，维护了病区的正常秩序，保护了机体抵抗力下降的患者，防止了交叉感染的发生，也从某种程度上防止了医院耐药菌向社会的扩散。

四、气动物流系统的采用

进行全封闭式的物品传送，将医院内的人流与物流进行有效的分离；所传送的物品放在密闭的载体中，避免了物品受到污染或污染环境，减少了人员的流动，避免各种病原菌的流动，有效预防传染病与交叉感染的发生，成为了防止院内感染是医院工作的重要一环。如安装智能化真空物流回收系统，全封闭式地将病区内的生活垃圾和污衣织物，自动回收到垃圾处理中心和洗衣房，不仅避免了“专职递送队伍＋手推车＋多部电梯”，人流与物流混在一起的现象，使医院环境更符合卫生学要求，更加清洁，也避免了生活垃圾和污衣在回收过程中对环境的污染和传播疾病的危险性。同样，安装气动物流传输系统，减少了标本、化验单及结果、药品和运送人员的人流与物流混合，还缩短了患者就诊等候时间。同时物流系统的使用也与当前的医院数字化方向是一致的，医院物流传输系统是医院后勤保障信息化、智能化的重要体现和保障。

五、清洗消毒中的追溯系统

医院消毒供应中心的工作人员虽然不直接面对患者，但他们的工作与医院感染和医源性感染的预防与控制密切相关，直接关系到医疗质量和患者的医疗安全。医院采用无线射频识别技术（RFID）和条形码技术，结合无线网络、中间件等技术，对消毒供应中心清洗消毒的复用医疗器械处理进行实时的过程追溯管理，不仅使工作更加高效、准确、便捷，也更有效地控制复用器械的质量，达到消毒目的，避免交叉感染，确保医疗安全。

六、床单位智能化清洗消毒系统

医院引进整套床单位清洗消毒及管理系统，实现了病区需要床单位消毒申请开始，消毒供应中心人员下送洁净床单位到病区，回收需要消毒的床单位，床单位清洗消毒的全过程管理，病区提示与工作统计均由相关程序管理，使各病区床单位清洗消毒及时有序地进行。

七、无线移动查房和移动护理

医生可使用手持式平板笔记本电脑（可用手写笔）或专用移动查房车查阅病情及相关资料（电子病历、PACS、LIS 等）录入医嘱，进行合理用药查询，书写上级医生查房录，改变了传统的查房方式。同时，也可及时了解患者感染信息，做好感染预防和控制。

无线移动护理专用的掌上电脑 EDA，具有键盘输入和专用笔输入，带有无线网卡和条形码扫描头，具备扫描摄影摄像等多种功能，体积小重量轻，可方便地放入护士口袋，可核对住院患者的一次性专用腕带信息，也可对患者感染信息和预防控制措施进行查询。

第三节　信息技术在医院感染控制人员管理中的应用

一、在医院感染知识获取与培训方面

利用各种医院感染管理与防控网站、知识数据库，进行医院感染知识、文献的查询和检索，为进行医院感染科学研究获取前沿信息，为撰写课题申报书、论文、课件提供相关资料。同时，可通过专业网站，及时追踪和收集国内外医院感染信息和传染病疫情，新的预防控制措施，新的标准、规范，用以指导医院感染控制和传染病防控工作。

目前，国内与医院感染有关的专业网站有：中华人民共和国国家卫生和计划生育委员会（www. nhfpc. gov. cn/）、中国医院感染管理网（www. nimc. org. cn）、中国医院感染网（www. yygr. cn）、上海国际医院感染控制论坛（www. icchina. org. cn）、中国疾病预防控制中心（www. chinacdc. net. cn）和国外的感染相关网站，及时追踪和收集国内外医院感染信息和传染病疫情，新的预防控制措施，新的标准、规范，用以指导医院感染控制和传染病防控工作。

检索医学文献，为医院感染管理的科研提供有力支持。主要检索的网站有中国生物医学文献数据库（CBMdisc）、中国生物医学期刊文献数据库（CMCC）、中国生物医学期刊

引文数据库和国外的有关网站，如 MEDLINE、EMBASE（荷兰医学文摘）等。重要的在线检索有 PubMed，美国国家医学图书馆为读者提供的一项服务，可提供全文，有的需付费。还有 BioMed 中心，可直接提供免费浏览文章全文。

二、利用信息技术进行感染防控知识宣教

利用远程医学网和院内闭路电视、院内办公网，进行网络教育、授课和宣讲。将就诊流程录制成宣传片，在全院有线电视播放，吸引广大临床医务人员和患者参与，提供医院感染防控的信息、知识、案例分析、专家论坛与答疑、学术交流、课件资料和法律法规等资讯。充分利用医院内部网络，定期或不定期发布医院感染监控信息和传染病疫情及防治信息，如《监测预警信息》和《疫情快报》，为全院人员及时了解医院感染控制、传染病疫情及防控信息，做好预防提供支持。

三、构建医院感染管理专职人员信息数据库

建立专职人员和临床感染控制医师、科室医院感染监控护士的信息数据库，对医院三级医院感染管理组织的组成人员进行分类管理。各地区医院感染管理质量控制中心也需要建立专职人员的信息数据库，对人员岗前教育、资格认证管理、联系方式等信息进行管理。

第四节　信息技术在细菌耐药监控和抗菌药物合理应用中的应用

我国是世界上滥用抗菌药物最为严重的国家之一，每年约有 8 万人死于滥用抗菌药物。抗菌药物的不规范使用危害很大。临床上很多严重感染者死亡，多是因为耐药菌感染抗菌药物治疗无效引起的。尤其对婴幼儿和老年人、免疫机制低下者的生命构成威胁。比如，结核病在很多年前控制得非常好，但现在耐药结核菌的病例很多，治疗起来很困难。一般来说，科学工作者开发一种新的抗菌药物需要 10 年左右，而产生新一代耐药菌只要 2 年时间，新药的研制速度远远赶不上耐药菌的繁殖速度。此外，抗菌药物在发挥治疗效果的同时会引起不良反应。比如，儿童使用了庆大霉素、阿米卡星可能出现耳聋，成人可能会出现肾脏问题。而四环素会损害肝脏，小孩使用还会影响牙齿和骨骼发育。为将感染性疾病的发病率和病死率降低；合理使用抗菌药物，延缓耐药性的发生；必须重视和开展细菌耐性监测工作。

目前，在欧美等发达国家，抗菌药物的使用量大致占到所有药品的 10%左右，而我国最低的医院是占到 30%，基层医院可能高达 50%。究其原因，与医生滥用药、厂家随意生产药以及市民随便购买药都有关系。而医生滥用抗菌药物的主要表现在：①用药指征控制不严，抗菌药物使用率过高。据原卫生部医院监测网数据，我国住院患者目前抗菌药物使用率约 80%，而美国及英国则为 20%～30%；②围术期用药术后使用时间过长；③药品选择与联合使用不合理，严重影响了医疗质量，增加了医疗费用。

监测的内容：在抗菌药物合理应用方面包括围术期用药使用比例和使用时间、抗菌药

物使用总量、三级抗菌药物使用量。软件的使用为抗菌药物的动态消耗提供及时监控，为及时分析不合理用药提供监控范围，抗菌药物名称、代码、生产厂家、规格、单位、数量等查询信息。同时，自动监测重要的特殊微生物，如 VRE、MRSA、VISA、VRSA、PRSP、产 ESBLs 的细菌等，自动追踪抗菌药物使用情况、使用人数、预防用药、治疗用药等，自动追踪微生物一药物配对使用情况，及时准确地分析全院及各科抗菌药物使用与医院感染的关系，一旦出现耐药即可警告医院感染专业人员和其他临床人员，为临床医生合理使用抗微生物药物提供科学依据。

一、国内细菌耐药性监测网

国家细菌耐药性监测中心成立于 1985 年。国内细菌耐药性监测网始建于 1988 年，由中国药品和生物制品检定所（北京）牵头组织，1997 年在全国范围内开始建立国家级细菌耐药性监测网络，至 2006 年已在全国 12 个省、市、自治区建立了地方监测网，共计 82 家三级甲等医院参加有中心组织的监测工作。

国内其他较早的大型的监测系统包括以上海复旦大学附属华山医院抗菌药物研究所牵头的中国耐药性监测网“Chinet”（上海地区监测网有 11 家医院），开展监测已经有十余年，积累了大量的上海地区细菌耐药性资料；以北京大学临床药理研究所为首的中国细菌耐药监测研究组的研究涵盖全国 9 个城市 13 家大型医院；以中国医学科学院北京协和医院为首的医院内病原菌耐药性监测网的监测在 10 个城市 32 家医院内进行。

另外，还有一些地区监测系统，如湖北、广州、云南等地成立的细菌耐药性监测网。

这些监测工作为药物敏感性试验的标准化和规范化，指导临床医师合理使用抗菌药物，了解我国细菌耐药性的发展趋势和耐药菌的变迁，以及制订抗菌药物研制计划等提供了信息等方面发挥了重要作用。其目的就是通过不同地区、不同级别的医院细菌耐药性监测数据收集和分析，阐明我国不同层次医院临床细菌分离株耐药性差异。

2005 年，国家原卫生部、国家中医药管理局和总后卫生部决定建立全国“抗菌药物临床应用监测网”和“细菌耐药监测网（Mohnarin）”，委托中国医院协会（原中华医院管理学会）药事管理专业委员会和北京大学临床药理研究所分别负责两个监测网的总体规划设计、运行工作及第一批 109 所医院的抗药物临床应用监测和细菌耐药监测工作。全国医药经济信息网在中国医院协会药事管理专业委员会统一安排下参与部分具体网络运行工作。目的是为贯彻落实原卫生部于 2004 年颁布《抗菌药物临床应用指导原则》，加强医疗机构抗菌药物临床应用的监督和管理，促进合理用药，提高我国抗菌药物临床应用水平，保护患者用药权益。Mohnarin 监测发现：医院 ICU 是细菌耐药的重灾区，主要是铜绿假单胞菌、不动杆菌和葡萄球菌。

与国外相比，我国部分细菌耐药情况高于国外平均水平，个别细菌耐药位居全球前列，如 MRSA、产 ESBLS 大肠埃希菌比例普遍高于欧美国家，但低于日本、韩国等周边国家。耐万古霉素肠球菌发生比例仍然较低。

在病原菌监测方面，我们重点关注特殊微生物，如 MRSA、VISA、VRSA 和 VRE，以及肺炎链球菌、流感嗜血杆菌、结核分析杆菌，不动杆菌属、铜绿假单胞菌等泛耐药株（PDRS）和 ESBLs、AmpC 酶等产生菌的监测；同时，设立耐药菌监测的预警：对检测出 MRSA、VRE、VISA、VRSA 等进行一级警示；检出多重耐药菌不动杆菌、铜绿假单胞菌，ESBLs、AmpC 酶等产生菌，进行二级警示；对手术后 5 天体温仍然很高的患者和手术后 72 小时仍使用抗菌药物的患者等进行三级警示。在屏幕上用不同颜色进行报警，提请医院感染专职人员关注。

2010 年，为加强临床微生物检测与细菌耐药监测工作，建立抗菌药物临床应用预警机制，原卫生部、国家中医药管理局和总后卫生部联合印发了《关于加强全国合理用药监测工作的通知》（卫办医政发［2009］13 号，以下简称《通知》），建立全国合理用药监测系统网站（www. cnrud. com）和“全国合理用药监测系统”，包括药物临床应用监测子系统、处方监测子系统、用药（械）相关医疗损害事件监测子系统、重点单病种监测子系统。组织制订了全国合理用药监测方案（技术部分），并确定了第一批全国合理用药监测系统监测点医院共 960 家，其中，医院信息化水平较高的 473 家医院作为核心监测点医院。全国合理用药监测的信息上报采用网络直报方式，数据主要从医院信息系统（HIS）中逐一提取上报信息项。

二、国际细菌耐药性监测网

欧美先进国家的细菌耐药监测开展较早，如有 315 个医院和 400 多个实验室分别参加了美国医院感染监测系统（NNIS）和欧洲耐药性监测网（EARSS）。WHO 西太地区于 1991 年建立了多国细菌耐药性监测网络，15 个国家和地区参加。1994 年起，世界卫生组织总部传染疾病监测控制处负责指导、协调各国的细菌耐药性监测工作。世界卫生组织细菌耐药性监测合作中心主任 Thomas　O’Brien 教授启动了旨在收集全球细菌耐药性监测数据的 WHONET 系统。现国内、外多数监测网使用的分析软件属该系统。细菌耐药性监测是 WHO 倡导“控制细菌耐药的全球性策略”，关系到国民经济发展、人民的生命安全、人类健康的大计。

第五节　我国医院感染监测存在问题与改进

一、我国医院感染监测急需解决的瓶颈问题

（一）监测标准不统一

在医院感染监测过程中，有统一的医院感染监测标准，成为国内监测工作中的主要问题。原卫生部专家在 NNIS 系统医院感染监测定义和标准的基础上，编写了我国的《医院感染诊断标准》（2001 年），成为我国目前诊断医院感染病例的主要依据。近年来，医疗诊断技术和水平得到迅速提高，但在该诊断标准中未体现这种趋势，缺乏与临床诊断技术和医院感染监测系统的结合，在操作的执行过程中很难得到临床医务人员的认可。在采集病例的方法上，各医院感染监测系统均不一致，且未建立病例采集和报告的操作规范。医院管理系统（HIS）、实验室信息系统（LIS）和上报程序的数据字典不同，包括诊断、手术、抗菌药物、病原体等信息，需要进行大量复杂的数据对照工作，才能保证医院感染信息正确完整的导出到上报接口，这造成了数据收集环节不可控因素过多，直接影响了监测

结果的可信度。

（二）监测方法相对滞后

能否及时发现医院感染病例，是预防与控制医院感染暴发和流行的关键；能否在临床一线发现耐药细菌感染的流行，是控制耐药菌暴发和流行至关重要的环节。目前，我国医院感染病例监测采用的模式仍多为：医护人员发现医院感染病例→医护人员填报医院感染病例信息→医院感染管理人员根据上报信息到病房核实情况→确认医院感染诊断→二次录入信息后上报监测系统。在该过程中，医院感染管理人员了解的医院感染信息相对滞后，甚至待患者出院后才能收到其医院感染监测信息。使用此调查方法，医院感染管理人员不能及时了解临床的实际情况，不能在关键时刻发现和应对威胁患者和医务人员安全的问题，在一定程度上失去了监测的意义和目的。

另外，较为先进一些的监测软件，也存在着尚难克服的问题，如危险因素预警的过滤条件固定，尚难进行修改和补充，影响了系统的灵活性与可扩展性。不支持对影像报告或者电子病历等复杂的结构化文本信息的自动检索，仍需医院感染人员另行查询。

（三）监测目的不明确

随着国际医院感染监测的主流由全院综合性监测转移到目标性监测，我国各医院感染监测系统和医疗机构分别建立了各自的医院感染目标性监测模块或体系，监测的目标包括：手术部位感染监测、重症监护病房患者感染监测、导管相关性血流感染监测、高危新生儿感染监测、抗菌药物监测、环境卫生学监测、职业暴露监测等。多种监测目标及多样的监测模块造成产出的医院感染监测数据难以共享和进行危险因素分析，更不能为医院感染控制提供有效的干预措施。此外，个别参与医院感染目标性监测的医疗机构未能理解目标性监测的实际目的，为了监测而监测，每 2～3 个月转换 1 次监测目标，造成了人力和资源浪费，未能达到降低医院感染的根本目的。

（四）监管体系不健全

SARS 之后，我国提高了对医院感染管理工作的重视，加快了医院感染管理三级网络建设：以医院感染管理委员会为中心，医院感染管理科为桥梁，充分调动临床一线医院感染管理小组的监督作用。社会的进步和患者安全意识的提高，对医疗质量提出了更高的要求，如何科学、有效地监管医院感染管理工作是摆在卫生行政部门面前的一个重要课题。医院感染不但会增加患者的痛苦和住院费用，延长住院时间，还有可能引发医疗纠纷，这无疑使当前“看病难，看病贵”的矛盾更加突出和激化。从医疗机构的角度看，在我国现有的医疗体制下，患者按照诊疗项目支付住院费用，医院感染的发生不会影响患者选择医疗机构的取向和医疗机构的收入。从卫生行政部门的角度看，由于缺乏专业知识和衡量指标，卫生行政部门难以对医疗机构的医院感染管理水平进行判断和监管。面对突如其来的医院感染暴发事件，要求各级卫生行政部门“加大对医疗机构的监管力度”则显得无的放矢。

二、医院感染监测的改进建议

1. 制定统一的医院感染监测标准与方法　建立统一标准和数据字典的工作也提到日程上来。未来还将在基于 HIS 的医院感染实时监测预警系统的基础上，研制出医院感染区域统计分析上报系统，或设计出与原有上报系统无缝连接的接口，增加了不同医院相互间医院感染信息的横向比较，即不同的用户按其权限查阅相应的数据资料，系统将提供同等级别医院感染监测的平均参数，为监测医院了解自身感染情况和比较控制效果。因此，医院感染监测系统应达到3个基本要求：目的必须非常明确；必须使用标准化的定义、数据条目和规则；必须指定一个机构来标准化定义和规则、接收数据并评估其质量、标准化危险调整基准方法、解释和发布数据。

2. 科学制定监测目标以监测指导干预　经过近20年的全面综合性监测，部分区域和医疗机构已基本掌握了其医院感染发生的水平、重点部门及环节，我国正处于由全面综合性监测向重点环节目标性监测的转型时期。针对医院规模、诊疗范围和患者人群等不同特点，医疗机构可以选择其重点部门、重点环节和重点流程进行目标性监测。为了收集和分享有效的监测信息，应在全国或以区域为中心确定监测目标，了解与掌握各区域的医院感染重点环节和主要危险因素，并以监测的结果指导医院感染控制工作。

3. 建立医院感染管理信息化三级监控网络　各级医院院内网络信息共享平台；地区级信息网络平台；国家级信息网络平台。在各省、自治区、直辖市卫生行政部门的领导下，各地区分别建立了医院感染管理质量控制和改进中心，搭建了卫生行政部门与医疗机构之间的桥梁，初步实现了医院感染管理的区域化指导和监管工作。医院感染质控中心通过医院感染监测系统掌握各医疗机构医院感染的发生和控制情况，并给予医疗机构专业指导；与此同时，医院感染质控中心定期向卫生行政部门反馈其辖区内医疗机构医院感染控制情况，使其对医疗机构的监管重点突出、有的放矢。卫生行政机构监管工作的加强，能够在一定程度上提高医院管理者对医院感染监测和控制的重视。

4. 建立医院感染病例监测的预警功能　由感染管理专职人员与各临床科室医务人员，根据各科室具体病种和感染危险因素（致死性原发疾病产、全身广谱抗药菌物的应用、伤口引流、免疫抑制剂的应用、机械通气、免疫缺陷、留置导尿管、长期住院、高龄等）等充分讨论设定，建立评价体系，对在院患者进行医院感染危险性评分来预测患者面临的感染危险，由计算机自动运行，进行预警运算，系统提示感染专职人员及时和有的放矢进行医院感染的预防控制。

随着信息技术在医院感染监测与控制方面应用的推广和提高，使得医院感染监测在增加数据的精确性和统计速度；节约开发成本；能够对医院感染相关因素进行主动、连续和系统地监测分析；可从多个资源点持续监测和分析患者数据，如电子病历、药房、实验室、放射科，以及其他电子资源，从而自动地捕获相关信息，提示医院感染相关事件，提高医院感染管理专职人员对感染事件的干预效果，更新临床医务人员的感染控制观念和增强感染控制意识，确保医疗质量和医患安全，都会起到强大的促进作用。

第六节　基于HIS的医院感染实时监测预警干预系统简介

一、医院感染实时监控系统（RT-NISS）设计思路

通过数据访问中间件技术，采集HIS、LIS、RIS、EMR等系统中感染相关信息，建

立动态的感染信息数据库，实现对患者从入院到出院全过程的在线监测（图 8-1）；通过嵌入专业筛查策略，从数据库中挖掘有效信息并进一步分析，实现疑似感染病例智能化筛查，并行个案预警，方便感染管理专职人员和临床医生确认；通过建立病区预警机制，实现早期发现医院感染暴发隐患。

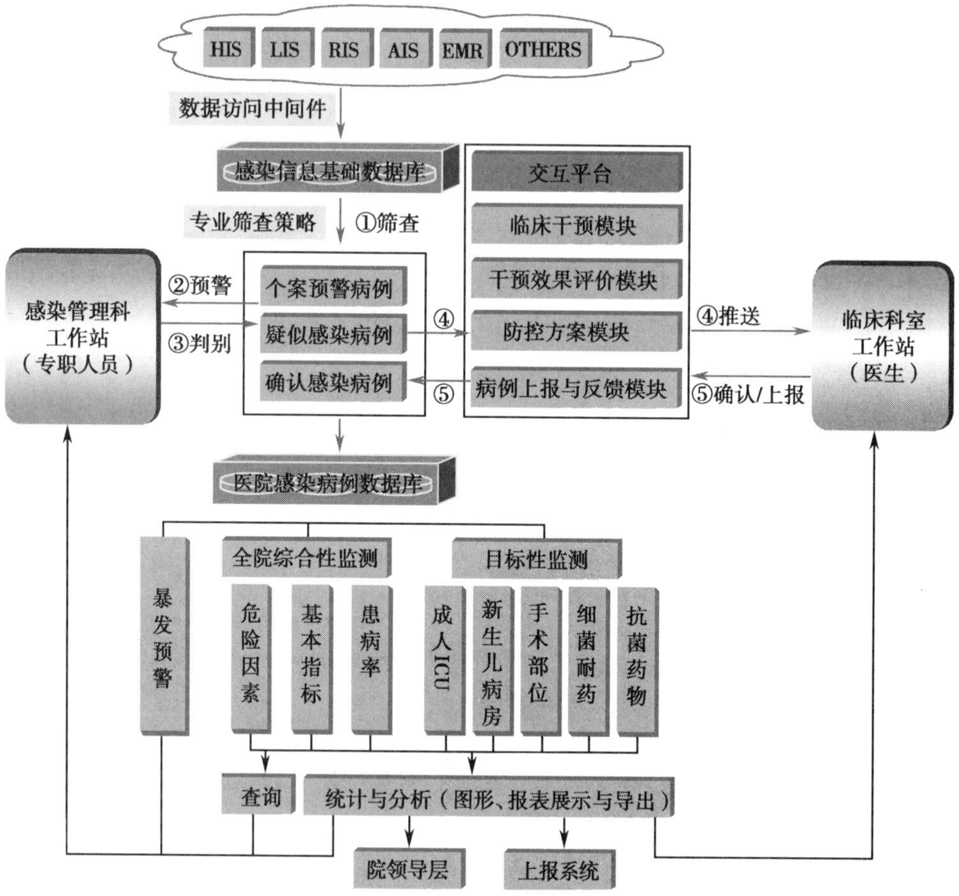

图 8-1　RT-NISS 结构与流程

二、系统实现的主要功能与特点

（一）疑似感染病例的智能识别及个案预警

系统通过感染管理专职人员制定的专业筛查策略，自动生成疑似感染病例个案预警，并标识感染部位；同时提供从入院至出院全过程的感染要素时序图（图 8-2）；通过爬虫技术生成病历概要，并在原始病历和影像学结果界面标识感染关键词，方便病例的快速判定。特点：敏感度和特异度高，体现了监测的及时性和准确性。

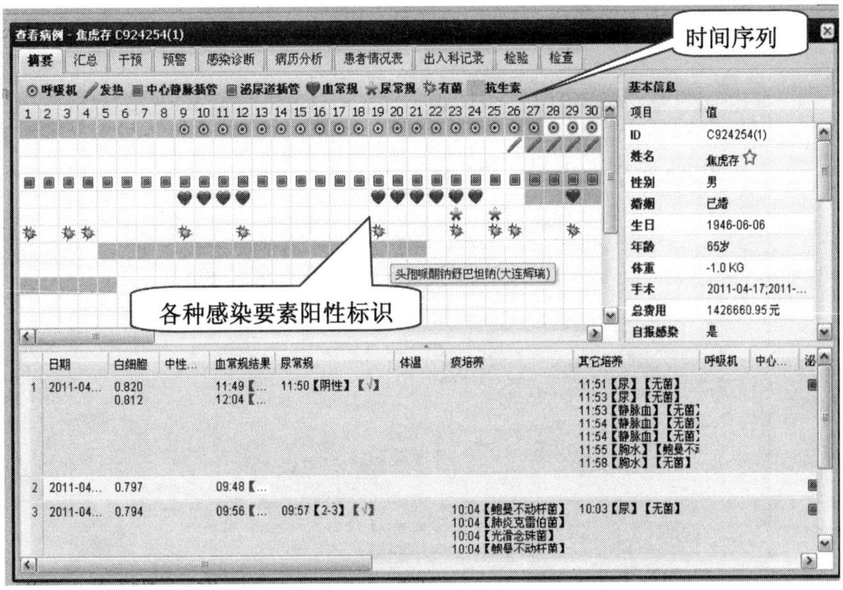

图 8-2　感染疑似病例的感染要素时序图

(二) 专职人员与临床医生的交互平台

该平台将专职人员确认的疑似感染病例实时推送至临床医生工作站（图 8-3），医生及时了解患者的感染情况，并通过对话系统保持实时沟通（图 8-4），将有针对性的病例诊断建议、感染防控要点、SOP 等内容及时推送给医生进行干预；同时，反馈评价系统记录干预执行情况，作为管理考评依据。特点：提高了感染诊断的准确性，根本解决了漏报问题；实现了实时干预与反馈，强化了过程监控。

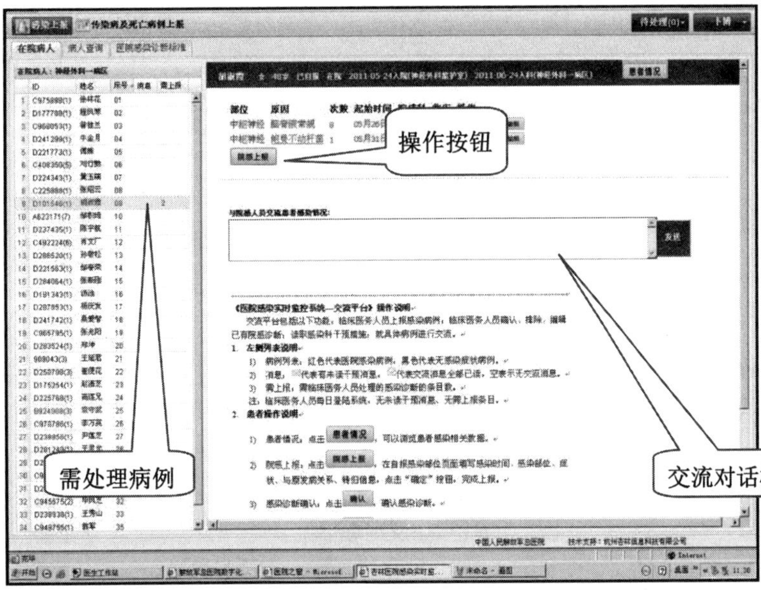

图 8-3　专职人员与临床医生交互平台

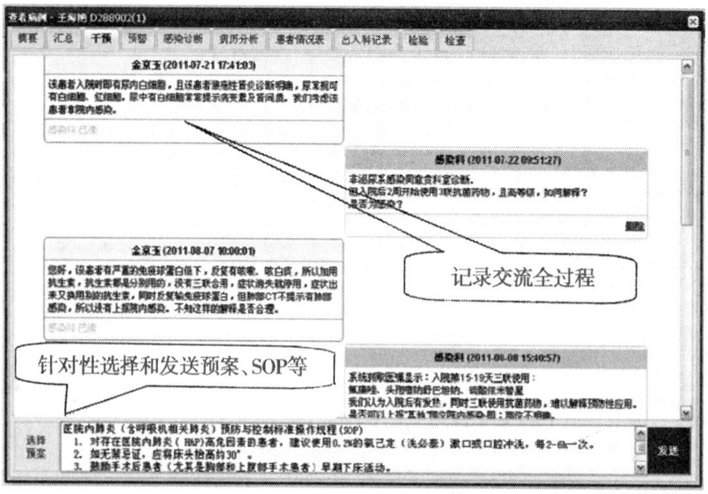

图 8-4　专职人员与临床医生实时沟通过程与记录

（三）病区感染暴发预警

对科室或病区为单位的患者群体进行综合分析，对感染指标超出阈值的病区进行明确提示（图 8-5），同时提供病区所有患者感染信息的时空分布情况（图 8-6）。将聚集性感染情况进行直观展示，便于快速判断，早期发现暴发苗头，进行预警（图 8-7）。

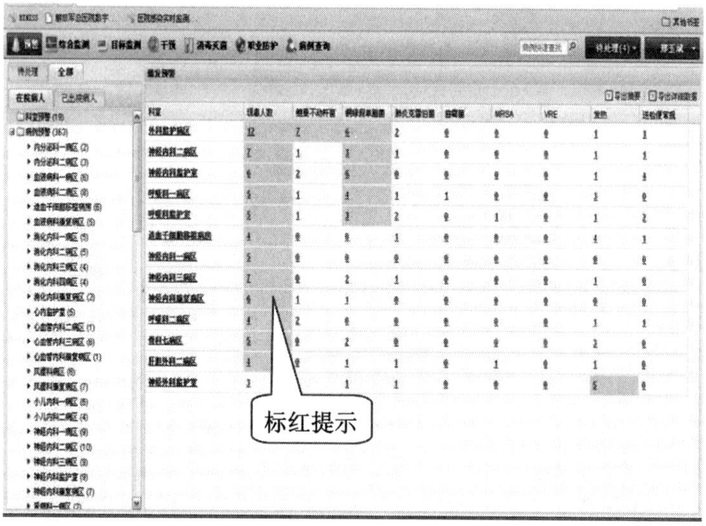

图 8-5　病区预警提示

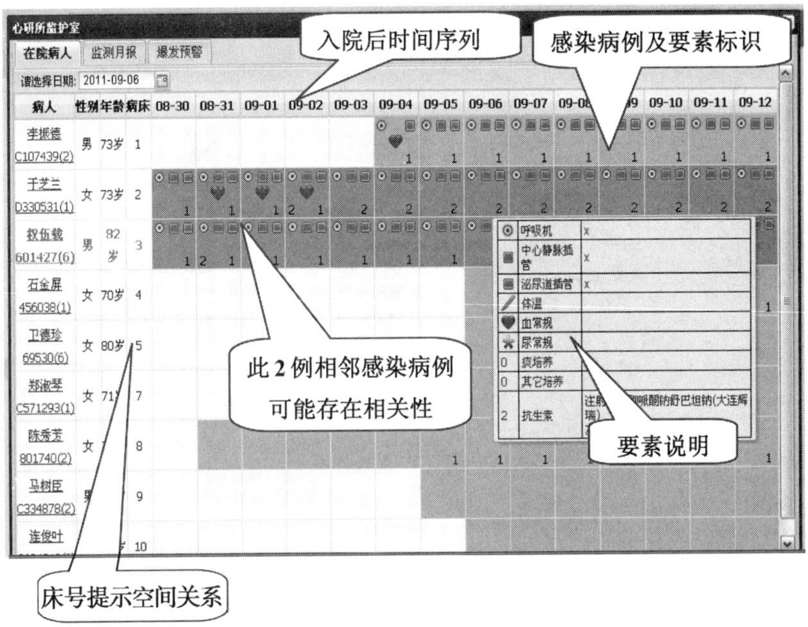

图 8-6　病区感染病例时空分布图

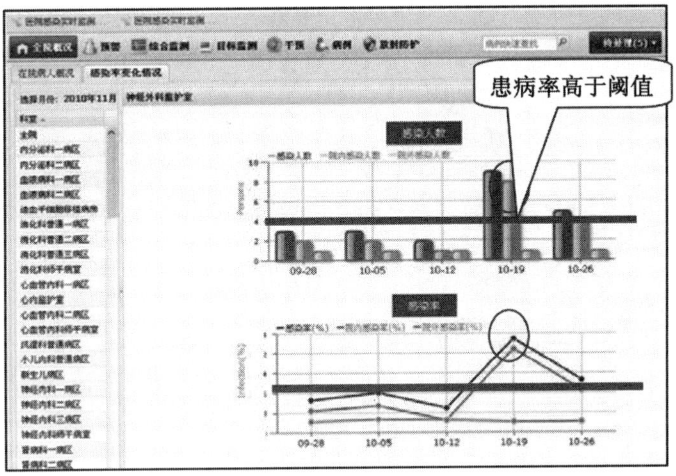

图 8-7　病区患病率曲线提示暴发预警

(四) 全院综合性监测与患病率监测

在所有感染病例得到确认的基础上，根据预设的算法，自动给出医院感染发病率、例次发病率、日发病率、患病率、器械使用率、感染部位、致病菌等统计指标（图 8-8）；结合临床医生上报感染病例情况，还可计算出漏报率等指标。根据日报、周报、月报等不同周期感染指标的统计分析，并以图表方式集中展现（图 8-9），可清楚地了解和掌握全院和各科室医院感染的现况和历史变化动态。**特点：**提供详尽的统计结果，可生成各种报表；每天均可进行患病率调查。

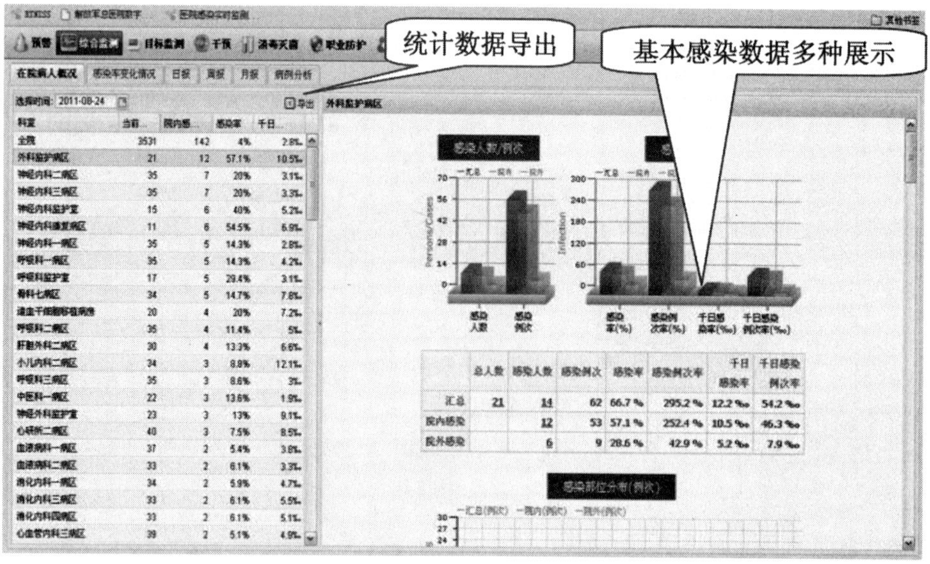

图 8-8　全院综合性监测及患病率

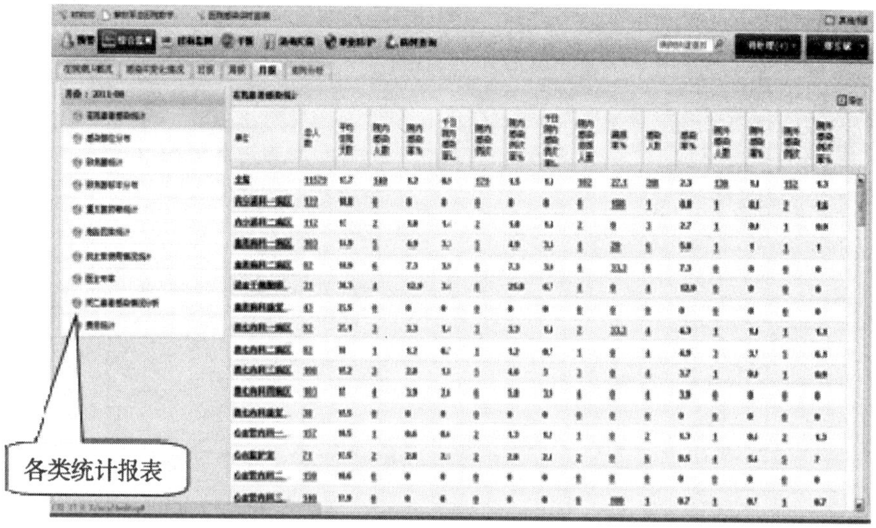

图 8-9　全院综合性监测月报

（五）目标性监测

目标性监测包括：重症监护病房（ICU）、新生儿病房、手术部位感染（图 8-10）、细菌耐药性和多重耐药菌（图 8-11）、临床抗菌药物使用情况（图 8-12）等项目。**特点：**最大限度地生成目标监测的基本数据、自动进行统计分析，简化目标监测过程，使深入开展目标性监测成为可能，为现场干预和干预效果评估提供了有力的数据支持，体现了精确导航的理念。

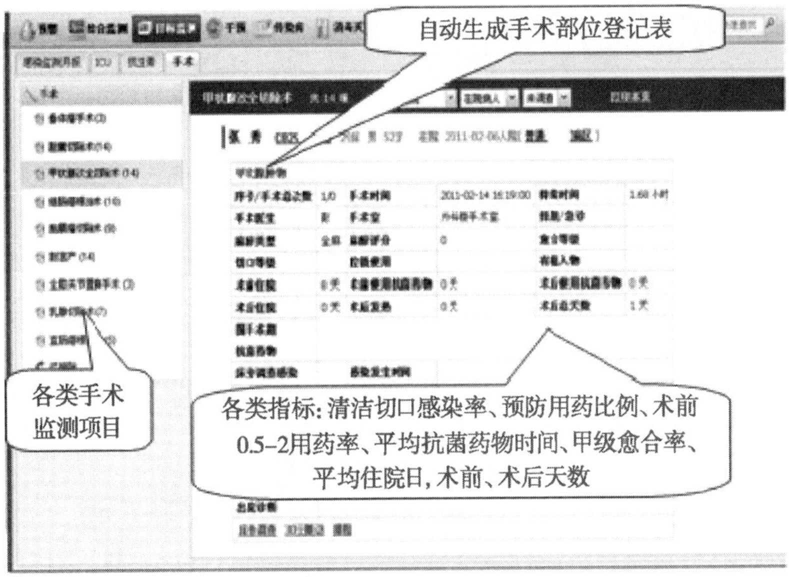

图 8-10　手术部感染监测

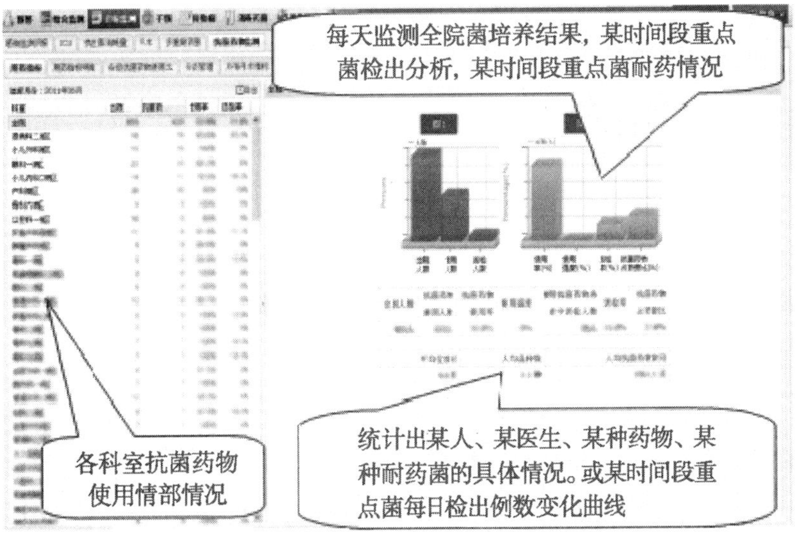

图 8-11　致病菌及耐药（多重耐药）监测

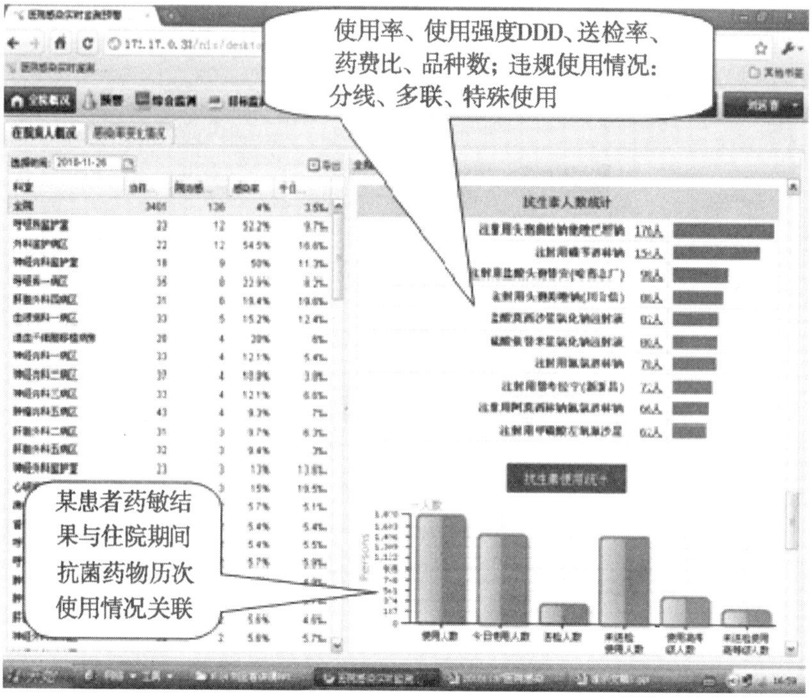

图 8-12 抗菌药物合理使用监测及管理效果评估

（六）传染病病例筛查与上报系统

通过对法定传染病及特殊传染病的自动筛查策略，实现对住院患者和门诊患者中的传染病病例进行自动预警，交互平台产生传染病报告卡的基本信息，首诊医师填报必要的信息后，上传至传染病上报专职人员进行审核，然后导出与国家传染病上报网络接轨的报告卡，待国家传染病报告网码公布后，实现导出电子表格上报，不需再次录入和院内收卡。

（七）医院感染管理辅助功能

系统为了提供给医院感染管理全面服务，开发了医院感染数据上报模块、环境监测模块、职业暴露与职业防护模块、感染知识教育与培训模块、死亡病例上报模块和感染管理科网站等。

（八）医院感染数据查询及科研辅助功能

系统内部数据查询功能强大，采取开放设计，使用者可自设查询条件进行搜索（图8-13），为临床医生和感控专职人员进行临床流行病学调查提供了数据查询的有力武器。增进了临床医生与专职人员的联系和交流。

（九）强劲的系统对接功能和开放设计功能

系统采取 ORACLE 数据库、JAVA 语言和数据访问中间件技术，不仅数据存储与运算能力强，而且与 HIS 兼容性好，便于快速高效实施，也包括对 LIS、RIS、EMR 和 AIS 等系统的对接。主要运算均在 RT-NISS 系统内部完成，包括交互平台，因此，对 HIS 运行影响很小。目前，已在不同的 HIS 系统进行安装，均未出现安装问题。

采取开放设计，可扩展性高，适应各医院个性化定制需求，使用者可根据医院实际情况自行设定筛查策略，提高系统效率和工作效率。

系统还提供自动生成规范的感染监测数据功能，为下一步数据上报系统研制打下基础。

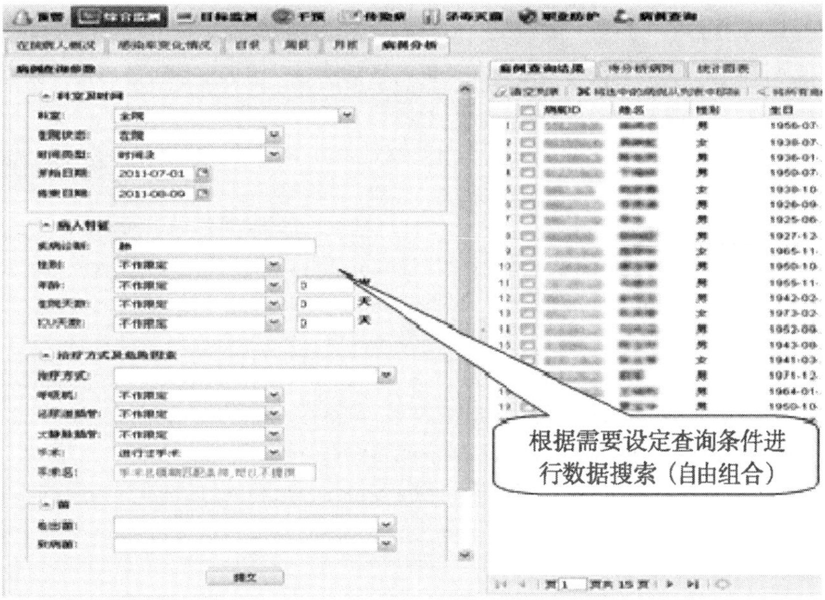

图 8-13　可自由设置查询条件进行数据查询

三、系统应用与推广

监测工作效率极大提高，防控工作得到提升。3600 张床位医院每天数据采集仅需要 3～5 分钟，对 HIS 等无影响，每天自动筛查出 30～40 个感染预警病例，一名专职人员 1～1.5 小时即可完成判定，并将感染疑似病例推送给临床医生，临床医生确认后生成感染确诊病例。每个病例判定速度提高了 9 倍。与采用手工查阅病历获得的数据比较，确认例数增加了 20%，包含率大于 95%。

通过交互平台，临床医生参与感染防控意识得到加强，漏报率由 75%下降至 5%以下。感染管理专职人员携带系统提供的数据到临床督导更有针对性和说服力。在运行 1 年来，该系统及时发现了 6 起病区内感染暴发苗头，经过及时临床干预，很快得到控制。

（索继江　邢玉斌　刘运喜）

参考文献

1. 匡季秋，武迎宏．国内外医院感染监测系统应用进展与比较．中华医院感染学杂志，2009，19（16）：3122-3126

2. 刘殿荣，索继江，刘运喜，等．信息技术在医院感染管理中的应用与实践．中国医院，2010，12（7）：31-33

3. 李书章，府伟灵，黄庆．现代医院感染监控与管理的思路与措施．中华医院感染学杂志，2004，14（1）：64-66

4. 任南，文细毛，吴安华．全国医院感染监测与数据直报系统的研制及使用．中国感染控制杂志，2008，7（3）：171-172

5. 白波，王韬．医院感染信息预警监测系统的设计与实施．中华医院感染学杂志，2008，18（7）：

988-990
6. 朱宏，孙树梅，谢新鹏，等．医院感染管理信息软件——抗菌药物临床应用管理子系统的研究与应用．中华医院感染学杂志，2009，19（2）：181-184
7. 黄庆，府伟灵，薛强，等．医院感染监测计算机网络系统的应用．中华医院感染学杂志，2004，14（1）：67-69
8. 冷金昌，邢玉斌，蒲卫，等．医院感染监控管理软件设计．中华医院感染学杂志，2006，16（8）：906-908
9. 岑智锋，张贵琛．国内外医院感染管理信息化建设的进展．中国热带医学，2008，8（7）：1273-1274
10. EdwardsJR，Peterson KD，Andrus ML，et al. National Healthcare Safety Network（NHSN）Report，data summary for 2006 through 2007，issued November 2008. Am J Infect Control，2008，36（9）：609-626
11. Hospital Infections Program. National Nosocomial Infections Surveillance（NNIS）report，data summary from October 1986 April 1996，issued May 1996. A report from the National Nosocomial Infections Surveillance（NNIS）System. Am J Infect Control，1996，24（5）：380-388
12. Gastmeier P，Geffers C，Sohr D，et al. Five years working with the German Nosocomial Infection Surveillance System（Krankenhaus Infektions Surveillance System）. AmJ Infect Control，2003，31（5）：316-321
13. McLaws ML，Murphy C，Whitby M. Standardising surveillance of nosocomial infections：the HISS program. Hospital Infection Standardised Surveillance. J Qual Clin Pract，2000，20（1）：6211
14. Haley RW，Quade D，Freeman HE，et al. The SENIC Project. Study on the efficacy of nosocomial infection control（SENIC Project）. Summary of study design. Am J Epidemiol，1980，111（5）：472-485
15. 索继江，杜明梅，邢玉斌，等．基于医院感染实时监控系统的交互平台设计与实现．中华医院感染学杂志，2011；21（20）：4293-4295
16. 邢玉斌，索继江，杜明梅，等．医院感染实时监控系统的开发及应用．中华医院感染学杂志，2011；21（24）：5241-5243
17. 刘运喜，邢玉斌，索继江，等．基于区域协同的医院感染实时监测网络平台建设．中国医院，2013；17（3）：1-2
18. 杜明梅，邢玉斌，索继江，等．医院感染实时监控系统中疑似感染病例智能判断的实现．中国感染控制杂志，2012；11（2）：115-118
19. 邢玉斌，杜明梅，索继江，等．利用实时监控系统开展手术部位医院感染目标性监测．中国医院，2013；17（3）：6-8

第三篇 医院感染流行病学

第九章 医院感染的流行病学特点

医院感染流行病学主要研究医院人群中医院感染的发生频率、分布特点、传播过程、危险因素、控制措施的决策与评价等。

第一节 医院感染的三间分布

医院感染的“三间分布”是医院感染在时间、空间和医院不同人群中的分布规律，是将流行病学调查、实验室检查结果等资料按时间、地区、医院人群等不同特征分组，分别计算其感染率、例次发病率、病死率等，了解医院感染的“三间分布”规律。

（一）医院感染的时间分布规律

时间是研究疾病分布的重要指标之一。住院时间与医院感染呈正相关，住院时间越长，接触危险因素时间越长，发生医院感染的风险越高。掌握医院感染的时间分布可以分析医院感染是短期出现还是长期流行，是季节性发生还是周期性存在，进而针对不同时间分布的医院感染采取相应的防治措施。时间分布分为下列四种类型：

1. 短期波动（rapid fluctuation） 有时也称时点流行或暴发。医院感染在一集体或固定人群中，短时间内发病数突然增多，称为短期波动。常见因医疗器械、食物或水源被污染而发生的医疗器械相关性医院感染、食物中毒、胃肠炎等。多因医院人群在短期接触同一致病因子而引起。发病高峰与疾病的常见潜伏期基本一致，故可从发病高峰推算出暴露时间，从而找出该病短期波动的原因。

2. 季节性（seasonality） 与传染病的较明显季节性表现不同，医院感染发病率的季节性变化不明显。从全国医院感染监控网的历年监测资料分析结果看，某些月份的医院感染率出现高峰，多数与医院感染的局部流行有关；但某些类型的感染与社区感染性疾病相似，不同月份医院感染有差别，可能存在季节性差异，如下呼吸道感染和皮肤感染，前者集中在1月和12月，后者在8月最多。有研究表明，不同病原体导致医院感染时间分布有差异，可能与环境温度影响病原体生长繁殖有关。如某些革兰阴性菌，特别是肺炎克雷伯菌、沙雷菌属、铜绿假单胞菌感染，在夏季和早秋较多，不动杆菌以夏季最高。葡萄球菌属和链球菌属感染在医院感染中没有显著的季节性变化；医院内病毒性感染与社区病毒性感染（如流感病毒、呼吸道合胞病毒和轮状病毒感染）相同，呈季节性改变，冬季和早春发病较多。通过季节性研究可探讨流行因素，并为制订医院感染防治对策提供依据。

3. 周期性（periodicity）　某些传染病相隔若干年发生一次流行，并且有规律性的现象，称为疾病的周期性。在医院感染中呈现周期性流行的疾病主要是呼吸道传染病，这与社区感染性疾病类似。例如，流行性感冒从历史上看，一般每隔 10～15 年流行一次。流行性脑脊髓膜炎约 7～9 年流行一次。周期性是可以改变和消灭的。例如，麻疹疫苗推广前，在大、中城市几乎隔 1 年发生一次流行，自 1965 年推广麻疹疫苗接种后，我国的麻疹发病率显著降低，周期性已不存在。因此，在医院对部分高危人群进行有针对性的免疫接种如流感疫苗接种，可减少该类医院感染疾病的发生。

4. 长期变动（secular change）　长期变动是指在一个相当长的时间内，通常为几年或几十年，或更长的时间内，疾病的感染类型、病原体种类及宿主随着人类生活条件改变、医疗技术进步和自然条件的变化而发生显著变化。例如，猩红热在 1750～1800 年间，是严重的传染病，以后转为缓和，至 1840 年又变为凶险之病，其死亡率是近年的数百倍。近百余年来，世界各地猩红热的发病率和死亡率均明显下降，临床上轻型和不典型病例所占的比重增多。20 世纪 60 年代初以来，特别是实行计划免疫后，麻疹、白喉、脊髓灰质炎的流行情况发生了很大变化。

国内外报道一致表明，医院感染病原体的种类和构成不断变化，由常见细菌病原体向传染性病原体及多重耐药病原体发展，同时，主要医院感染部位居首位的病原体也不相同。20 世纪 40 年代以前，医院感染的病原体以革兰阳性球菌为主，20 世纪 60 年代开始，革兰阴性杆菌取代阳性球菌成为医院感染的主要病原体。

美国于 2008 年报道，常见致病菌导致 84％的医院感染，前五种病原体依次为凝固酶阴性葡萄球菌（CNS）、金黄色葡萄球菌、肠球菌、真菌和大肠埃希菌。16％的医院感染由多重耐药病原体导致，包括耐甲氧西林金黄色葡萄球菌（MRSA）、耐万古霉素肠球菌（VRE）、耐碳青霉烯铜绿假单胞菌等。与美国不同的是，近年来我国医院感染病原体以革兰阴性需氧杆菌为主，其次为革兰阳性菌和真菌，对 1999 年 1 月～2007 年 12 月全国医院感染监控网各监测医院报告的病原体进行统计分析，医院感染病原体中革兰阴性菌、革兰阳性菌和真菌分别占 48.86％、26.21％、24.21％。在病原体构成中革兰阴性菌呈上升趋势，革兰阳性菌呈下降趋势，造成医院感染的病原体有向高度耐药菌集中的趋势。在各感染部位分离的病原体中，除胃肠道以真菌为主、血管导管相关以革兰阳性菌为主外，其他均以革兰阴性菌为主；在所有病原体中居前五位的病原体依次为白色念珠菌、大肠埃希菌、铜绿假单胞菌、金黄色葡萄球菌和肺炎克雷伯菌。

（二）医院感染的空间分布

医院感染率的高低受多方面因素的影响，各国各地和不同性质的医院，医院感染发病率不同。

1. 世界各国的医院感染率高低不一　国家间的医院感染率差异较大，与国家的医疗水平，对医院感染的认识及调查方式的不同有关，据 WHO 于 1983—1985 年在 14 个国家进行的医院感染患病率调查报道，美国约 5.0％，英国为 7.5％，日本为 5.8％，比利时为 10.3％。瑞典为 17.0％；希腊对 14 所医院开展医院感染调查，现患率为 9.3％；意大利对 51 所医院调查总的医院感染率为 6.7％。原卫生部全国医院感染监测网于 2010 年组织 740 所医院进行一日现患率调查表明，我国的医院感染现患率为 3.60％，较 2001 年 5.2％的调查结果有所降低。

2. 不同的医疗机构医院感染率差异较大　由于医务人员素质、医院条件、管理水平、对医院感染的认识以及患者病情构成不同，不同的医疗机构医院感染率差异较大。美国医院感染监测系统（national nosocomial infection surveillance，NNIS）估计 1975～1976 年美国的 6449 所医院平均医院感染率为 5.7%，发病密度为 7/1000 住院日；慢性病医院、长期护理机构、儿童医院等医疗机构的医院感染发病密度为 3.3/1000 住院日。我国各地各级医院医院感染率差异较大，医院规模不同，医院感染率不同，教学医院与非教学医院的医院感染率也有差异，非教学医院比教学医院低。2008 年全国医院感染监测网数据显示，269 家接受调查的医院中，<300 张床位的医院感染率为 2.28%，≥900 张床位的医院感染率为 4.44%。在美国小型（<200 病床）非教学医院为 3.7%，大型（>200 病床）非教学医院为 5.1%；非盈利性教学医院为 7.6%；公立（市立）教学医院为 8.5%。在我国 37 所大学附属医院的现患率为 6.25%，高于其他类型医院。这主要是由于级别高的医院、教学医院与大医院收治的患者病情重，有较多的危险因素和侵入性操作所致。

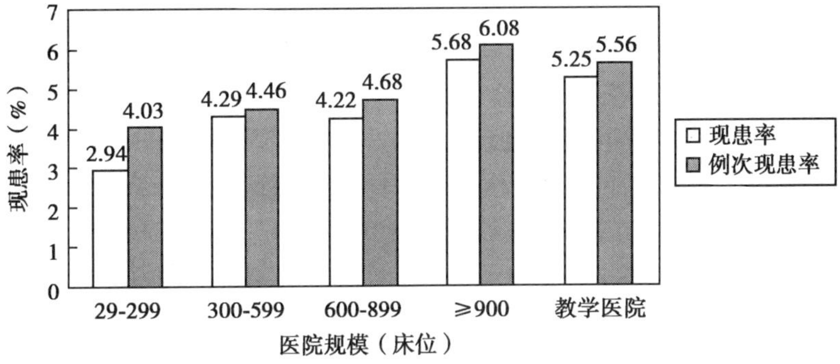

图 9-1　159 所医院医院规模与医院感染现患率结果分析

3. 医院内不同科室医院感染率不同　不同科室间医院感染率的差异是由患者病情严重程度、免疫状态、住院时间长短、侵入性操作执行情况以及科室医务人员手卫生、医院感染防范意识、消毒隔离到位情况等不同所引起。针对不同科室间医院感染的报道较多，但体现出的医院感染率的差异基本一致，多数医院医院感染好发于重症监护室、神经外科、血液内科等病情危重、免疫缺陷病人较多的科室。卫生部医院感染监测网 2003 年对 159 家参与现患率调查的医院结果分析显示，重症监护室（ICU）医院感染率最高，达 38.71%。内科组医院感染率为 5.46%，其中以血液病组和神经内科组较高，分别达到 11.38%和 7.35%，传染病组和内分泌组较低；外科组中以烧伤组和神经外科组较高，分别达 10.38%和 9.44%，整形外科和泌尿外科组较低；儿科新生儿组较非新生儿组高，分别为 4.65%和 3.27%。卫生部医院感染监测网 2011 年度医院感染监测报告显示，各类型重症监护病房感染中以烧伤科 ICU 医院感染率最高，达 43.33%，其次是产科成人组 11.90%，神经外科 6.72%。

（三）医院感染的人群分布

医院感染的人群分布可按其不同特征进行分类研究，如年龄、性别、职业、不同的基础疾病、有无某种危险因素等。通过对不同特征人群医院感染发病率的调查研究，来描述医院感染的人群分布。

1. 医院感染的年龄分布　大量的调查表明，医院感染与年龄有关，婴幼儿和老年人感染率高，如有调查表明心外术后患者 0～12 月龄组的医院感染率是>10 岁组的 4.7 倍，心瓣膜置换术 50 岁以上组是 20～50 岁组的 2.4 倍，这主要与婴幼儿和老年人抵抗力较低有关。在众多的横断面调查研究报道中，<2 岁及>60 岁组的医院感染率均高于 2～60 岁年龄组。

2. 医院感染的性别分布　性别差异主要由于与致病因素接触的机会不同所致，大多数研究认为医院感染的性别差异不明显。但在某些感染部位中发病率有差异，如具有相同危险因素的女性患者泌尿道感染率比男性患者高，这可能与解剖生理或内分泌有关。

3. 患不同基础疾病的患者医院感染发病率不同　全国医院感染监测网 2009 年全面综合性监测资料报告，各系统疾病医院感染发病率存在明显差异，病情越重，免疫系统受损越严重的患者，发生医院感染的风险越高。其中以白血病医院感染发病率最高，达 23.09%，其次为颅内出血，感染率为 10.63%，肝和肝内胆管恶性肿瘤感染率为 7.30%，医院感染发病率较低的疾病主要是眼和附器疾病、耳和乳突疾病、妊娠、分娩和产褥期等，其感染率均在 1.0%以下。

4. 有无危险因素的患者医院感染发病率不同　住院过程中有危险因素存在的患者医院感染发病率较无危险因素者高，如是否有泌尿道插管，是否使用动静脉插管、呼吸机、气管切开、血液透析、免疫抑制剂、激素、放疗、化疗，是否进行手术，基础疾病数的多少等都与医院感染有关。2001 年对全国 178 家医院现患调查，分析各危险因素与医院感染的关系，发现相对危险度较高的危险因素有：气管切开、使用呼吸机、泌尿道插管、动静脉插管等。

5. 不同人群的医院感染常见部位存在差异　国别不同，常见的感染部位不一样。欧美等国家常以泌尿系统感染排在医院感染首位，其次是下呼吸道感染、手术切口感染、血液感染或皮肤软组织感染。如美国医院感染部位以泌尿系统、皮肤为主，其次为肺部和血液。全国医院感染监测网报道我国以呼吸道感染最常见，其次是泌尿系统、手术切口、胃肠道、皮肤软组织。

医院感染部位分布还与医院功能有关，专科医院发生医院感染的常见部位与疾病本身的特点存在直接联系。美国一家退伍军人脊髓损伤中心的调查结果显示，医院感染率显著高于既往报道的其他人群，感染部位以泌尿道、血液和骨关节为主，分析原因与该医院只收治脊髓损伤和肢体功能障碍患者，长期卧床、住院时间长、泌尿道插管有关。

第二节　医院感染的传播过程

医院感染是由病原微生物经由一定的传播途径进入易感宿主体内而引起的感染。根据病原体来源可以分为两类，一是外源性感染，亦称交叉感染（exogenous infections，cross infections），另一是内源性感染，亦称自身感染（endogenous infections，autogenous infections），外源性感染和内源性感染因为发病机制的不同而有不同的传播过程，但都必须具备 3 个基本环节，即感染源、传播途径和易感人群，三者共同构成一个感染环或感染链，缺少或中断任一环节，将不会发生医院感染。研究医院感染的感染环，对及时采取针对措施，进行有效干预具有重要意义。

一、医院感染的病原微生物

医院感染的病原体可以是细菌、真菌、病毒或寄生虫。据国内外医院感染监测的资料，以细菌为主，约占90%以上，其中以需氧菌为主，厌氧菌占少数（<2%；其次为真菌类，约占5%左右，其他为病毒类或寄生虫等。但医院感染的病原微生物种类也因年代、地域、医院规模以及应用抗菌药物的情况不同而有很大差异。

（一）常见医院感染病原微生物

1. 细菌

（1）共生菌：是健康人的正常菌群，他们具有预防病原微生物定植的重要保护作用。当宿主免疫力低下时，有些共生菌能引起感染，例如皮肤上的凝固酶阴性葡萄球菌可以引起血管内感染，肠道内的大肠埃希菌也是泌尿道感染最常见的病原菌。

（2）致病菌：一般所说的致病菌指的是病原微生物中的细菌。细菌的致病性与其毒力、侵入数量及侵入门户有关，一般具有较强的毒性，能引起感染的散发甚至流行。例如：革兰阳性（G^+）厌氧杆菌如梭状芽胞产气杆菌能引起坏疽。G^+细菌如金黄色葡萄球菌（定植于医院工作人员、患者的皮肤和鼻部的细菌）能引起肺、骨、心脏和血源的各种感染，它们常常对抗菌药物耐药。革兰阴性（G^-）细菌在当宿主免疫损伤时（如各种气管插管、导尿管以及血管置管等的使用），使得肠杆菌科细菌（如大肠埃希菌，变形杆菌，克雷伯菌，肠杆菌，黏质沙雷菌）也可定植甚至引起相应部位的感染，如手术部位感染、肺炎、菌血症、泌尿系感染等；有些G^-细菌如假单胞菌属常从水和潮湿的地方分离出，它们也可以定植在住院患者的消化道中，同样也具有较高的耐药性。医院的其他细菌也具有特别的危险性，例如吸入污染水产生的含军团菌属的气溶胶（来自空调、淋浴水以及雾化治疗装置等）能引起肺炎的散发或暴发流行。

2. 寄生虫和真菌　有些寄生虫（如蓝氏贾第鞭毛虫）很容易在成人和儿童中传播。许多真菌和其他寄生虫是机会病原体，过量抗菌药物治疗和严重免疫力低下时能引起感染（如白色念珠菌、曲霉菌属、新型隐球菌、隐孢子菌），这是免疫力低下患者全身感染的主要原因。最常见的真菌病原体包括曲霉菌属，尤其是烟曲霉菌和黄曲霉菌以及毛霉菌，这些真菌原来存在于灰尘和土壤中，可经空气传播造成环境污染乃至真菌感染暴发，这种情况特别容易发生在医院建设或翻新的过程中，没有恰当处理污染的粉尘，外部建筑不能对医院空气进行适当过滤，或是通风系统受到了污染。

3. 病毒和衣原体　除各种细菌和真菌外，还有病毒（肝炎病毒、流感病毒、疱疹病毒、风疹病毒、水痘病毒、轮状病毒、巨细胞病毒、麻疹病毒、柯萨奇病毒等）和衣原体等。这类病原微生物，其致病力强，传染性大，没有获得特异免疫力的人受到侵袭时均能感染发病，通常是从医院外侵入，并非医院所特有，但易在医院内传播。如肝炎病毒可以通过输血、血液透析、静脉注射以及内镜等途径引起院内感染传播。对于这类病原微生物，只要严格执行医院感染消毒与隔离技术规范，便可有效控制其在医院内的传播。

（二）医院感染病原体的特性

1. 医院感染的病原体大多数为人体正常菌群或条件致病菌。这些细菌包括皮肤、消化道、呼吸道及泌尿生殖道的正常菌群。这一类微生物的致病力弱，传染性低，在健康人群中不会引起疾病或仅出现轻微症状，仅对抗感染能力低下或免疫功能缺损患者、或经由破损皮肤黏膜直接进入人体组织或器官时才能引起感染。如凝固酶阴性葡萄球菌逐渐成为医院感染的重要致病菌。这类细菌属是寄生于人体皮肤、黏膜的正常菌群，以往普遍认为是非致病菌，但由于介入诊疗手段、免疫抑制剂的应用，以及肿瘤、糖尿病等基础疾病致患者机体抵抗力低下，使得这类细菌成为医院感染的重要致病菌，临床检出率不断攀升。

2. 医院感染的病原菌大多数具有耐药性，且耐药菌株不断增多。据文献报道，由于抗菌药物特别是广谱、高效抗菌药物在临床上的大量应用，导致许多细菌在短时间内就产生了耐药性。一部分病原微生物已由毒力弱的药物敏感株，逐渐向毒力强的多重耐药菌株发展。这些细菌在免疫力低下的患者中常替代正常菌群，往往成为以后发生院内感染的病原体。目前常见的一些多重耐药菌株如耐甲氧西林金黄色葡萄球菌（MRSA）、耐万古霉素肠球菌（VRE）、耐超广谱内酰胺类抗菌药物的阴性肠杆菌（大肠埃希菌、肺炎克雷伯菌等）以及耐碳青霉烯类抗菌药物的铜绿假单胞菌和鲍曼不动杆菌等，在医院感染中不断检出，这都意味着在临床面对一些严重的感染，可能面临无抗菌药物可用的尴尬局面。

2010 年我国医院感染横断面调查结果显示，在医院感染病原体分布中，G^+ 菌、G^- 菌、真菌各占 20.69%、66.3%、10.62%，居前五位的病原体分别为铜绿假单胞菌、大肠埃希菌、鲍曼不动杆菌、肺炎克雷伯菌和金黄色葡萄球菌，以上菌株占医院感染病原体的 61.25%。其中耐万古霉素的屎肠球菌以及粪肠球菌检出率分别为 6.81%和 8.79%；大肠埃希菌、肺炎克雷伯菌和铜绿假单胞菌对头孢他啶的耐药率为 34.24%～62.89%，鲍曼不动杆菌对头孢哌酮/舒巴坦的耐药率也高达 59.33%，MRSA 的检出率约为 61.66%，普遍高于国外同类资料（拉丁美洲 2003～2008 年为 40%，美国 2006 年 1 月～2007 年 10 月器械相关医院感染中 MRSA 检出率为 56.8%）。因此，医院应重视病原微生物的检测，根据病原微生物特性和抗菌药物临床应用原则选择合适的抗菌药物，避免更多的耐药菌滋生。

3. 医院感染中 G^- 杆菌跃居首位，真菌和病毒、衣原体、支原体引发的医院感染比例升幅较快。目前，在国内外相关研究领域中，细菌与真菌报道较多，其他病原微生物报道较少。但医院感染病原微生物种类存在一定程度的长期变化趋势：20 世纪 40 年代前主要是 G^+ 球菌；20 世纪 60 年代后主要为 G^- 杆菌；近年来，随着抗菌药物的大量应用及侵入性操作的增多，真菌在各类病原体中所占的比例越来越大，病毒、衣原体也成为医院感染的重要病原体。我国全国医院感染监控网 1999～2000 年监测的 79 所医院中，医院感染病原菌以 G^- 菌为主（占 47.98%），G^+ 菌占 26.56%，真菌占 24.41%。这与 1993～1996 年我国全国医院感染监控中心资料（14 500 株病原菌，G^- 菌占 55.53%，G^+ 菌占 26.74%，真菌占 13.87%）有一定程度差别，表现为 G^- 菌所占比例下降，真菌比例上升，两者比较差异有显著性（$P<0.01$）。同样，对 1999 年 1 月～2007 年 12 月全国医院感染监控网监测数据分析显示，医院感染病原体以 G^- 菌为主，占 48.86%；其次为 G^+ 菌和真菌，分别占 26.21%、24.21%。在所有病原体中占首位的单菌种为白色念珠菌，其次为大肠埃希菌、铜绿假单胞菌、金黄色葡萄球菌和肺炎克雷伯菌。白色念珠菌居首位，考虑与长期及不合理应用广谱抗菌药物、器官移植后免疫抑制剂的使用、肿瘤化疗药物的应用等造成的菌群失调有关。免疫力低下患者发生的感染中以 G^- 杆菌较多（占 1/2～3/4），一部分真菌性感染为患者入院前感染的复发，白色念珠菌感染特别容易发生在留置导尿管或血管导管的患者，巨细胞病毒感染常导致肺炎，病死率极高，卡氏肺孢子虫不感染健康人，只

在免疫力低下的患者中发生感染，如艾滋病。

4. 医院感染与储菌所的关系　人体最大的储菌所为肠道，其次为鼻咽部。医院环境中适合细菌生长的非生物性储菌所（环境储源）也很多，如水槽、氧气湿化瓶、拖布、潮湿的器材和容器等。许多种医院感染细菌能在体外生长，其中有一些细菌还具有耐受消毒剂能力。有人曾做过一个试验，将铜绿假单胞菌种入新鲜蒸馏水中，经 48 小时培养发现有繁殖，经蒸馏水传代后的细菌对戊二醛、醋酸、二氧化氯具有抵抗力。储菌所不仅是细菌生长繁殖场所，更重要的是成为细菌基因交换基地，包括耐药性基因及一些与产毒素和侵袭力有关的基因。因此在储菌所居留较久的细菌，不仅会发展成多重耐药菌株，而且也增强了毒力和侵袭性，常常成为医院感染共同来源或持续长期存在的流行菌株。

二、外源性医院感染

外源性医院感染的病原体是来自患者以外的地方，如其他患者、外环境等；这类感染可随着消毒方法逐渐丰富，消毒水平迅速提高，消毒工作走上规范化、法制化的轨道，而得以完全控制，乃至基本消灭。

（一）感染源

感染源是指病原微生物自然生存、繁殖并排出的场所或宿主（人或动物）。有些病原微生物兼有腐生菌的特性，能在环境中生存繁殖，这类环境场所称为病原微生物的环境储源，或非生物性储源。也就是说医院内感染的传染来源包括生物性的传染源及非生物性的传染源两类。已感染的患者、病原携带者、动物感染源等为生物性传染源。非生物性传染源包括患者衣物、食品、医疗器械、医疗预防制品及有利微生物生存的环境等。

1. 已感染的患者　已感染的各种类型的患者（入院时或入院后）是医院感染最重要也是最危险的传染来源。感染患者体内的病原体可以在感染部位（伤口、呼吸道、肠道、泌尿道等）大量繁殖并不断排出，其数量多且致病力较强，而且许多是耐药菌或多重耐药菌，很容易在另一易感宿主体内定植或引起感染，甚至造成医院感染暴发。如尿路感染的大肠埃希菌，有报告认为其具有对黏膜的特殊亲和力，容易在黏膜上存活。因此在日常工作中，应根据病原体的不同，对感染患者采取相应的消毒隔离措施，切断可能的传播途径，防止院内感染的发生。

2. 病原携带者　病原携带者是指感染有病原体的宿主，由于获得免疫力或部分免疫力，不具有任何临床感染症状，但其体内的病原体并未清除仍可向外排出，有些呈现定植状态。常因为其无症状与体征而未被发现、未被隔离，故其是更重要的传染源。在常见传染病方面病原携带者可分为三种：

（1）潜伏期病原携带者：在潜伏期内携带病原体者，称为潜伏期携带者。此型携带者多在潜伏期末期排出病原体，故有人认为它实质上属于传染病的前驱期。如霍乱、痢疾、伤寒、水痘、麻疹和甲型肝炎等。

（2）恢复期病原携带者：从急性期进入恢复期的患者仍持续排出病原体者称为恢复期病原携带者。如伤寒、痢疾、白喉、流行性脑脊髓膜炎、乙型肝炎等。一般情况下，恢复期携带状态持续时间较短，但少数患者则持续较久，个别甚至可持续多年，乃至延续终身。凡病原携带者在 3 个月以内，称为暂时性病原携带者，超过 3 个月以上的称为慢性病原携带者。慢性携带者往往呈间歇性排出病原体现象，故应多次反复检查，至少连续 3 次阴性，才可认为病原体携带状态已经消除。对这类病原携带者管理不善，往往可引起疾病暴发或流行。

（3）健康病原携带者：整个传染过程均无明显症状而排出病原体者称为健康病原携带者。这种携带者只能由实验室检验方法证实。例如，白喉、猩红热、流行性脑脊髓膜炎、脊髓灰质炎、霍乱、乙型肝炎等。健康携带者可能是隐性感染的结果。此型携带者排出病原体的数量较少，时间较短，因而流行病学意义相对较小。但是，有些疾病如流行性脑脊髓膜炎、脊髓灰质炎等健康病原携带者为数众多，可成为重要传染源。

病原携带者作为传染源的意义大小，不仅取决于携带者的类型、排出病原体的数量，持续时间，更重要的取决于携带者的职业、生活行为、活动范围，以及环境卫生状况、生活条件及卫生防疫措施等。因此，对于病原携带者，尤其是医务人员，必须强调手卫生，提高手卫生依从性，严格执行消毒隔离技术是预防医院感染的重要措施。

3. 动物感染源　动物感染源在医院感染中主要是鼠类。鼠类在医院的密度很高，如医疗垃圾暂存处往往是蚊、蝇、蟑螂和老鼠的繁殖地。这些医疗垃圾中的病菌可以通过在垃圾中生活的生物，转移给人类。鼠类是沙门菌尤其是鼠伤寒沙门菌的重要宿主，由鼠类污染食品，导致医院内鼠伤寒沙门菌感染暴发，已有多次报告。此外变形杆菌、梭状芽胞杆菌、流行性出血热病毒等均可由鼠传播。因此医院内注意灭鼠十分必要。

4. 环境储源　医院本身就是一个社会性的储菌库，是各种病原微生物高度聚集的地方，加之自然界中许多腐生菌在医院环境中极易生长，它们可广泛存在于空气、物品、食品、血液和血制品、生物制品及污水污物中，以及被污染的医疗器械表面，这些都是导致医源性传播的重要感染源。

医源性感染的发生取决于宿主、病原体和环境之间复杂的相互作用，在评价医源性感染中环境的作用时，必须区分传染性病原体的宿主和传染来源两个概念。宿主是指维持微生物存在、代谢和繁殖的地方，可以是人、动物或是无生命的宿主。传染来源是指通过直接或间接接触而将传染性病原体传染给宿主的地方。医源性感染的传染来源包括无生命的医院环境和生物性环境，前者包括设备、药品、水、物体表面等，后者包括其他患者和医院工作人员。

如果污染的医疗设备如血压计、听诊器等再次使用之前没有对其表面进行消毒，可造成患者感染。日常用品表面如患者床头柜、计算机键盘等在被不同的患者使用的间隔如果没有进行清洁，可导致潜在的病原体传播，并且可污染医务人员的手，进而医护人员作为带菌者使潜在致病菌在患者中传播。

物体表面污染被认为同以下医源性感染传播的关系最为密切：金黄色葡萄球菌（包括MRSA）、VRE和梭状芽胞杆菌。这些微生物能在环境中存活很长时间，从这些环境表面分离出病原体，流行病学研究将危险增加归因为广泛的环境感染，并且实验也证实清洁和消毒可使病原体的传播能力下降。国外在20世纪70年代以前，医院感染控制人员对医院物体表面进行常规采样监测，结果显示医院物体表面细菌污染很普遍，病房内地面和其他物体表面普遍受到潜在致病菌如金黄色葡萄球菌、肠球菌和G^-细菌污染，但并不说明物体表面是医院感染的来源。研究发现，在靠近MRSA感染患者区域的医院物体表面污染MRSA的比例高于靠近MRSA定植患者的区域。对感染患者的病房、护理患者护士戴的手套、穿的防护服和工作服均能采样并分离到致病菌，而且42%不直接接触患者但接触受患者污染的物体表面的工作人员戴的手套也检出致病菌。因此可以认为无生命环境物体表面可能起着 MRSA 的储存库及播种器作用。医务人员在没有直接接触患者的情况下，这些物体表面的致病菌仍会再次污染医务人员的手及工作服，这就为医院物体表面在医院致病菌的水平传播上起作用提供了支撑。所观察到的证据提示，在医院感染暴发期间，环境物体表面对于医院感染致病菌的传播起着很明显的作用。

环境物体表面污染被美国和国际组织认为是感染的一个来源。2009 年美国 CDC 在《卫生保健机构环境感染控制指南》指出尽管微生物污染的环境物体表面可以成为潜在的病原体的储菌库，但这些表面通常不会直接与感染传播有关，环境表面的微生物绝大部分通过手接触污染的表面传播给病人。尽管手卫生在降低这种传播中非常重要，但是环境表面的清洁与消毒是减少环境微生物导致的医院内感染发生的基本措施。

（二）传播途径

传播途径是指病原微生物从感染源排出后，再进入另一个易感者所经历的途径和方式。医院感染传播途径呈多种形式，有空气传播、接触传播、共同媒介物及生物媒介传播等四种类型。各种疾病或微生物的播散有各自途径，大多数感染菌的传播途径常有 2 种或 2 种以上。例如金黄色葡萄球菌可经接触或空气传播；鼠伤寒沙门菌可经接触、共同媒介或生物媒介传播。在多种途径中，常有主要与次要的区别，控制和预防方法因之不同。

1. 空气传播　主要是以空气为媒介，在空气中带有病原微生物的微粒子，随气流流动，也称微生物气溶胶传播，是引起上呼吸道和下呼吸道感染的主要途径之一。微生物气溶胶种类繁多而构成复杂，但传播医院感染主要由从感染源排出的带菌飞沫水分蒸发，形成一脱水蛋白质外壳，内含病原体，称为飞沫核或形成灰尘粒子（菌尘），粒径多数$<5\mu m$，此微粒能在空气中悬浮较长时间，并可随气流漂浮到较远处，所以可造成多人感染，甚至导致医院感染暴发流行。医院可以产生病原气溶胶的场所和环节非常多，如呼吸治疗装置的湿化器、雾化器、空调系统、实验室震荡离心、注射器的抽吸、气管插管、人工呼吸、吸痰、支气管镜检和手术等，这些微生物气溶胶可引起患者感染，称为医源性气溶胶传播，可认为是一种特殊类型的空气传播。空气传播是引起医院内呼吸系统感染的主要传播方式，包括经飞沫、飞沫核与尘埃传播三种方式。

（1）飞沫传播：人在咳嗽、打喷嚏或谈笑时，会从口腔、鼻孔喷出很多微小液滴，称为飞沫，医护人员在进行诊疗操作如支气管镜或吸痰操作时也可产生许多含微生物的飞沫。因此飞沫传播主要是通过咳嗽、打喷嚏或大声说笑，尤其是患有呼吸道感染性疾病患者产生的飞沫，因其含有呼吸道黏膜分泌物及大量病原微生物，当易感者与其密切接触，通过吸入或黏膜直接接触、间接接触（手、衣物的污染），再经由手接触鼻腔或眼结膜等方式引起感染。一次咳嗽或喷嚏可产生飞沫颗粒 10^5 个以上，粒径约 $0.1\sim1000\mu m$，多数为 $15\sim100\mu m$，由于颗粒大，在空气中悬浮时间不长，很快降落于地面或物体表面，其播散距离一般$<1m$。因此，经飞沫传播只能累及传染源周围的密切接触者，专用的空气处理和通风设备不是必须的，也不需要采取空气隔离。但若易感者处于近处，接触到含致病菌的飞沫，即可引发感染。其病原微生物主要有 B 型流感病毒、腺病毒、脑膜炎球菌、链球菌、百日咳、小儿猩红热等。

（2）飞沫核传播：飞沫核的粒径多数$<5\mu m$，这种小粒子在空气中能长时间浮游，随气流流动，能长距离传播。因此与飞沫传播不同，飞沫核传播能同时引起多人感染，受感

染者与感染源可无密切接触。据文献报道，一些较耐干燥的或传染性强的病原体，如结核杆菌及流感、麻疹、水痘、带状疱疹、腮腺炎病毒等，可经飞沫核传播引起医院感染的发生或暴发。

（3）经尘埃传播：含有病原体的飞沫、呼吸道分泌物、伤口脓液、排泄物、皮肤鳞屑等传染性物，落在地面或物体表面，干燥后形成带菌尘埃，在清扫、抹擦、整理病床、人员走动、物品传递时，经由机械摩擦、震动或气流流动可将尘埃扬起，形成尘埃传播，易感者吸入后即可感染。凡对外界抵抗力较强的病原体如结核杆菌和炭疽杆菌芽胞均可通过尘埃传播。空气中尘埃颗粒的粒径，多数为 15～25μm，比飞沫核大，故在空气中悬浮的时间较短。尘埃传播可通过吸入或菌尘降落于伤口引起直接感染，或菌尘降落于室内物体表面，引起间接传播。一般多在污染严重的室内发生，如重症监护室。气管切开患者的痰液可造成监护室气溶胶的污染，这些被污染的气溶胶到处漂浮，又可导致监护室物体表面的污染，因此，监护室气管切开患者的痰液是造成监护室感染的重要原因，因为气管切开的患者咳嗽时，痰液从套管口中喷溅到空气中，有时还会喷射到医护人员身上，这些痰液的微粒悬浮在空气中，形成微生物粒子的胶体系统，不断与周围空气混合并向周围空间运行，播散到一切空气可以到达的环境。而这些被微生物污染了的微粒子遇到风、震动或各种机械力都可再扬起，产生再生气溶胶、再悬浮不停的传播。监测证实，患者咳痰 30 分钟后其周围的物品都会被污染，空气监测细菌超标，形成严重污染源，经培养分离的细菌与患者痰液的细菌一致，由此可能造成监护室的医院感染的发生甚至暴发流行。

（4）医源性气溶胶传播：在医院内，某些呼吸治疗装置如湿化器或雾化器、微生物实验室操作以及空调系统等也可以产生微生物气溶胶，引起患者感染，称为医源性气溶胶传播，可认为是一种特殊类型的空气传播。

1）吸入治疗装置：日常使用的气体湿化器及雾化器（气溶胶发生器），能产生粒径＜5μm，多数为 1～2μm 的雾粒，这种粒子吸入后能穿透至下呼吸道；由于雾化液常受到微生物的污染，主要为某些革兰阴性杆菌，如铜绿假单胞菌及其他假单胞菌、不动杆菌、沙雷菌、克雷伯菌等，这些细菌能在水中长期存活，有的还能繁殖，因此如果吸入治疗装置使用前未经消毒或使用未经灭菌的水而被细菌污染，可造成病室空气污染，甚至导致院内交叉感染暴发。

2）实验室气溶胶：在医院微生物实验室中，常规的各种操作都可能产生微生物气溶胶，导致工作人员受染。例如，在匀浆、离心、混合和振荡中，可有很多细菌播撒出来，在吸管、针筒的使用中，由于吸入、吹气或推动，也会有气溶胶产生。有人用高速摄影法观察，吸管末端吹出的气泡破裂时可产生粒径＜10μm 的颗粒 1500 多个，随之蒸发形成感染性飞沫核。实验室感染事件时有发生，最严重的一次实验室气溶胶感染事故，是 1961 年在莫斯科的一家研究所发生的。实验人员从流行性出血热疫区捕捉到一些野鼠带回实验室，由于疏忽，这些野鼠被放在了室内暴露的场所。不久，实验室相继有 63 人出现发热症状，开始被误诊为流感，1 周内又增加了 30 人，才开始怀疑到是流行性出血热。本次事故被认为是野鼠身上带有的出血热病毒以气溶胶的形式污染了空气所致。因此，实验室的生物安全管理必须引起高度重视，实验室工作人员也需要做好个人防护，以防止气溶胶吸入。

3）空调系统的空气传播：1977 年 1 月美国首次报告证明，1976 年 7 月于费城某旅馆退伍军人协会年会中发生的军团菌肺炎暴发，系由于污染的空气经空调系统传播。此后一些医院中，也有类似的病例发生。军团菌广泛存在于自然界水和土壤中，在自来水中可生存1年以上，吸入被污染的水的气溶胶是最重要的传播途径。人们感染军团菌的渠道多种多样，尤其夏季到来后，空调的制冷装置成为军团菌滋生的温床。军团菌经由空调系统播散至室内，浮游在空气中，人们吸入被污染的空气就会引起感染。感染后先是出现发烧、四肢无力、肌肉疼痛，头晕等症状，之后引起肺炎、内脏病变，严重的有生命危险。因此要有效预防军团菌引起的院内感染，就应该对医院的中央空调进行定期清洗和消毒，尽量减少军团菌的生长繁殖，并将军团菌检测作为常规监测项目。

国内外调查表明，病原体经空气传播是医院感染的主要途径之一。如流行性感冒病毒通过空气飞沫可在全病区传播；水痘病毒可使婴儿室或儿科病房发生水痘暴发；铜绿假单胞菌和金黄色葡萄球菌也可通过尘埃或空气污染伤口。金黄色葡萄球菌带菌者的鼻腔或人体皮肤湿润部位如会阴部、肛周、腋下、脐部等均可有此菌。人每天总有皮肤鳞屑脱落，带有金黄色葡萄球菌的皮肤鳞屑粒子可在空气中悬浮一定时间（数小时至数天）。此种皮肤鳞屑被人吸入后在鼻腔定植；如在手术室内其可直接降落于伤口表面，引起感染。现代外科手术因高度重视无菌操作，接触传播得到了严格控制，但术后感染仍不断出现。1993年健康报报道，沈阳市妇婴医院，由于一产妇感染柯萨奇B族病毒，通过飞沫传播，导致新生儿医院感染暴发，在224名新生儿中发生感染者44名，死亡13人。在加拿大多伦多医院由Norwalk样病毒飞沫传播引起急性胃肠炎暴发，4天内竟有500多名工作人员和49名患者感染（Sawyer报告）。经调查认为感染的发生很可能是由于患者剧烈的呕吐、腹泻，使病毒粒子污染空气，当被吸入或咽下而引起发病。因此应严格按照医院隔离技术规范，根据不同病原菌的特点及其传播途径采取相应的隔离措施。

2. 接触传播　接触传播是医院内病原微生物从一个人传给其他人最常见的方式，分为直接接触传播和间接接触传播：

（1）直接接触传播：是指病原体在没有外界传播媒介的参与下，直接从感染源传播给易感者。在一个病床拥挤的室内，患者的日常生活及医疗护理中，直接接触是经常发生的。病室内如有感染者，例如皮肤或伤口化脓性感染、甲型肝炎、感染性腹泻或鼠伤寒沙门菌感染等，在患者间常常可经直接接触而引起交叉感染。母婴之间可由直接接触而传播疱疹病毒、沙眼衣原体、淋球菌或链球菌等。患者的一些自身感染也可认为是通过自身接触使病原菌从已感染的伤口传递至其他伤口，从而引起其他部位的感染；粪便中的革兰阴性杆菌可通过手的“自身接种”传递至鼻咽部或伤口而引起感染。

（2）间接接触传播：其常见的方式为病原体从感染源污染医护人员手、医护用品或设备、病室内物品（如床单、食具、便器等），再感染其他患者。在这种传播中，医护人员的手起着重要媒介作用。因为手由于工作关系经常可能接触患者的传染性物质及其污染的物品，很容易再将病原体传递给其他物品、患者或医护人员。

医院内医护人员手及病室内物品的污染率很高。某医院一烧伤病房内，医护人员的手携带铜绿假单胞菌者为25.9%，大肠埃希菌者为22.2%，金黄色葡萄球菌者为14.8%。各种常用物品上铜绿假单胞菌的检出率：床上物品为24.4%，医护用品为10.5%，洗手槽水龙头为8.8%，床边水瓶塞为26%，室内地板为25.2%，拖把及抹布为69.2%。这些被病原微生物污染的物品大多是患者、医护人员或者陪护人员经常接触的，如果不注意手卫生，则这些微生物很容易在医护人员、陪护人员及患者之间传播。现在常发生的导尿管相关尿路感染、手术切口感染、新生儿皮肤感染等，手是最重要的传播媒介。接触传播也使医护人员受感染的机会增加。某地调查发现医院医务人员感染病毒性肝炎的机会相当于非医务人员的3.47倍。因此可以说做好手卫生是切断接触传播、控制医院感染发生最有效的措施，而且简便、易行。

3.共同媒介物传播　医院中血液、血液制品、药物及各种制剂、医疗设备、水、食物等均为患者共用或常用，因其受到病原体污染引起医院感染，称为共同媒介物传播。这种传播中最常见的有：

（1）经水传播：水一直是卫生保健相关感染的宿主和传染来源。医院重要的水宿主包括饮用水、水池、水龙头、淋浴、透析液、冰和冰箱、洗眼装置和牙科用水等，医院供水系统的水源有可能受粪便及污水的污染，未经严格消毒即供饮用，或用来洗涤食具等，常可引起医院感染的暴发。同水宿主相关最常见的病原体包括 G^- 杆菌（尤其是铜绿假单胞菌）、军团菌、非结核分枝杆菌等。饮用水被认为是许多感染暴发的感染源，最常见的是，设备用饮用水冲洗，可造成设备污染及随后的院内感染。医院内经水传播而致伤寒、细菌性痢疾、病毒性腹泻等暴发在国内已有多次报告。

（2）经食物传播：是由食物的原料、加工、储运等任何环节受污染所致。常见有医院内细菌性食物中毒、菌痢、沙门菌病和病毒性肝炎等的暴发。另外，食物中常可检出多种条件致病菌，如铜绿假单胞菌和大肠埃希菌等。这些细菌随食物进入患者体内，在肠道存活，当机体免疫功能低下时可发生自身感染。

（3）输液、输血制品：输液、输血制品包括血液、血制品、生物制品，静脉输液，高能营养液以及输液器、注射器等，这些产品可在生产过程和使用中受到病原体污染，多数细菌可在溶液中生长繁殖，使用后可致医院感染的暴发或流行。而且这类感染危险度高，发病快，严重者可致患者败血症而死亡，临床上应引起高度重视。常引起感染的病原微生物有肝炎病毒、巨细胞病毒、HIV、真菌、假单胞菌和部分 G^- 杆菌，还可引起患者热原反应。既往我国输血后乙型肝炎感染率约10%，近年来由于采取措施，情况有所好转。但输血后发生丙型肝炎事例则屡有发生，应引起注意。国外血液制品的危险性已人所共知，曾多次从进口血液制品 中检出艾滋病病毒抗原。因此，凡未经检验的血液制品不得使用。1976年美国发生一次由输液制品污染引起的全国性菌血症暴发。由于输液制剂消毒不合格，国内也曾发生多起菌血症暴发。

国内已广泛应用静脉高能营养液。国外曾因白色念珠菌污染而有15%的使用者中发生致命性感染（该菌可在此液中增殖）。

（4）药品和药液：由于在生产和配制过程中的操作失误而造成污染，或者在使用药品时发生污染，均可导致医院感染的发生。医院中各种口服液及外用药液中常可检出铜绿假单胞菌、克雷伯菌、大肠埃希菌、沙雷菌、不动杆菌等条件致病菌。某些动物性药品，例如从甲状腺粉剂中曾检出沙门菌，并引起感染。也有人报告泌尿科氯己定冲洗液中有假单胞杆菌污染，导致患者发生尿道感染。国外有报道一起由腹膜透析液被污染所导致的细菌性腹膜炎的暴发。

（5）各种诊疗仪器和设备：随着医学科技的迅速发展，各种侵入性诊疗设备不断增多，如呼吸治疗装置、牙科器械、各种内镜、血液透析装置、麻醉机、各种导管插管、各种吸入吸引装置和手术植入器材等，随之带来的消毒、灭菌问题也日渐凸显。有的设备因结构复杂或管道细长、不耐热力、管道内的污染物（血液、黏液）不易清除、内镜与诊疗人次不相适应等问题，常常消毒不彻底而存在污染。有的在使用过程中，常被各种用液污染，如冲洗液、雾化液、透析用液、器械浸泡液等。所造成的医院感染报道并不鲜见。据统计由器械装置引起的医院感染事例中，导尿管引起的占26%，血液透析装置占19%，呼吸治疗设备占11%之多。

内镜是医疗设备中与医源性感染暴发和隐形感染有关的代表之一。可曲性内镜内腔细长狭窄、交叉接合、弯曲角度大、有弹簧和阀门、盲性末端、材料有吸附性、有双层表面等，这些特点给低温杀菌和高效消毒带来了新的挑战。自1990年以来，报道了多起支气管镜和胃肠内镜感染暴发和隐性感染。同支气管镜相关感染暴发有关的常见病原体是结核分枝杆菌，隐性感染常涉及非结核分枝杆菌，或其他水源性环境微生物，如军团菌属和铜绿假单胞菌。而与胃肠道内镜相关感染暴发的常见病原体以往是沙门菌属，现在常见为乙型肝炎病毒和铜绿假单胞菌。

另外，通过病房中空调系统而引起军团感染，国内外均有报告。

(6) 一次性使用的医疗用品：随着一次性医疗卫生用品的增多和广泛使用，对其生产、消毒、灭菌、贮存、运输、使用等也提出了新的要求，但因管理不善或使用不当造成医院感染暴发的事例，国内外均有报道。尤其是进入人体无菌组织或接触有创皮肤和黏膜的一次性灭菌用品，包括人工植入物，如果受到污染，极易导致严重的医院感染，甚至造成治疗的失败、患者的死亡。因此医院感染管理应督导一次性医疗用品的使用、毁型、收集、暂存、登记、转运等情况，发现不合格现象与科室经济收入挂钩从而更加规范一次性医疗用品的使用，确保医疗安全。

4. 生物媒介传播　在医院感染中虽非主要，但在一些虫媒传染病流行区内，医院若无灭虫、灭鼠等措施时，则一些疾病也可在病房中传播，如流行性乙型脑炎、疟疾、流行性出血热、流行性斑疹伤寒等。蝇及蟑螂等媒介，属于机械性传播，在医院内的密度很高，传染食品后（主要为G^-杆菌），也能引起肠道传染病及感染性腹泻的发生，尤其是抵抗力低下的患者易发生感染。此外，苍蝇也能使暴露伤口、注射器械、药液等受到污染，引起条件致病菌的感染。

（三）易感人群

病原体传播到宿主之后，并不总是引起感染。它取决于病原体的致病因素与宿主的一些因素。影响宿主的易感因素，主要是病原体的定植部位和宿主机体防御功能。

人群作为一个整体对传染病的易感程度称为人群易感性。人群易感性的高低取决于该人群中易感个体所占的比例。与之相对应的是群体免疫力，即人群对于传染病的侵入和传播的抵抗力。

1. 影响人群易感性升高的主要因素

(1) 新生儿增加：出生后6个月以上的婴儿，其源自母体的抗体逐渐消失，而获得性免疫尚未形成，缺乏特异性免疫，因此对许多传染病易感。

(2) 易感人口迁入：流行区的居民因隐性或显性感染而获得免疫力。但一旦大量缺乏相应免疫力的非流行区居民进入，则会使流行区人群的易感性增高。

(3) 免疫人口免疫力自然消退：当人群的病后免疫或人工免疫水平随时间逐渐消退

时，人群的易感性升高。

(4) 免疫人口死亡：免疫人口的死亡可相应地使人群易感性增高。

2. 影响人群易感性降低的主要因素

(1) 计划免疫：预防接种可提高人群对传染病的特异性免疫力，是降低人群易感性的重要措施，预防接种必须按程序规范实施。

(2) 传染病流行：一次传染病流行后，总有相当部分人因发病或隐性感染而获得免疫，这种免疫力可以是持续较短时间，也可以是终身免疫，因病种而不同。

3. 人体对感染的防御功能　人体对感染的防御功能，可分为特异性的和非特异性的两类。特异性防御功能是机体同抗原物质相互作用的结果，具有特异性，有自动免疫和被动免疫两种，对传染病病原体的预防作用具有重要意义。因为大多数条件致病微生物对人的免疫原性较一般病原体低，其刺激机体产生特异性免疫力的程度较差。非特异性防御功能主要为人体的屏障结构、体液中的多种非特异性杀菌或抑菌物质、机体吞噬细胞系统对微生物的吞噬或杀灭，人体皮肤、黏膜上正常菌群对侵入微生物的拮抗作用等。非特异性防御功能对各种条件致病微生物生物的侵袭或感染的防御具有重要意义。例如完整的皮肤、黏膜是人体防御病菌侵入的重要屏障，大多数条件致病微生物是不会侵入正常皮肤和黏膜的。人体呼吸道也有防御细菌侵袭的屏障结构，如鼻腔弯道及鼻毛可阻挡吸入的大的带菌颗粒；上呼吸道黏膜的纤毛及黏液对吸入带菌颗粒起到捕捉与排菌作用；粒径小的颗粒虽可深透至下呼吸道，但也会受到黏膜分泌物的抑菌及巨噬细胞的吞噬。人体消化道的胃酸，对肠道细菌的侵入起到重要屏障作用。

4. 医院感染的人群易感性　住院患者有下述情况者，对医院感染更为易感：

(1) 所患疾病严重影响或损伤机体免疫功能者：如患恶性肿瘤、糖尿病、慢性肾病、肝病、各种造血系统疾病等，这些疾病严重影响人体的细胞免疫和体液免疫，使患者对病原微生物易感。

(2) 老年及婴幼儿患者：因婴幼儿的免疫功能尚未发育成熟，而老年人的生理防御功能逐渐减退，机体抵抗力下降，从而对病原微生物易感。

(3) 接受各种免疫抑制疗法者：如抗癌药物、皮质激素以及放化疗等。

(4) 长期使用抗菌药物者：尤其是长期使用广谱抗菌药物者，体内细菌可产生广泛耐药性，并且患者容易发生菌群失调或二重感染。

(5) 接受各种损伤性（侵入性）诊断、治疗器械或损伤者：这类介入性操作具有直接损伤机体皮肤和黏膜屏障的作用，使得某些定植在人体的条件致病菌直接侵入而引起感染。

(6) 营养不良者：容易减弱机体的抗病能力，从而易发生医院感染。

(7) 手术时间长者：随着手术时间的延长，手术切口部位组织受损加重，局部和全身抵抗力下降，手术切口污染的细菌数量相对增多，造成患者对病原体的易感。据文献报道手术患者医院感染的发生率与手术时间延长有关。

(8) 住院时间较长者：据文献报道，医院感染的发病率，常随患者住院时间的延长而增多。

三、内源性医院感染

医院感染学中所理解的内源性感染是指引起感染的病因菌来自患者本身，而不是来自医院内周围环境，不是来自其他患者或医护人员的所谓交叉感染，这类感染虽然经医务人员与患者的不懈努力也不可能消灭，但却可有效减少。目前医院感染病原体来源的特点是：由外源性转变到内源性，后者约占医院感染病例的70%。许多研究结果表明，内源性感染在医院感染的研究中占有重要地位，特别是近年来随着肠道细菌移位的研究进展，体内肠源性医院感染正备受关注。

（一）内源性感染的微生态学原理

传统的生物病因论认为感染是由致病性微生物引起的。而微生态学则认为内源性感染是机体受失血性休克、创伤、免疫功能低下、不合理使用抗菌药物、应激损伤等促使细菌易位的临床因素影响下，正常微生物群定位转移的结果。引起感染的微生物不一定是致病菌或病原体，而是正常微生物群易位或易主的结果。其中的肠道正常菌群易位引起感染已引起了广泛的关注。肠道易位的细菌主要为兼性厌氧菌，其中 G^- 杆菌占了很大一部分。通常易位的细菌与其在肠道中的数量密切相关，细菌数量越多，发生易位的可能性越大，但在正常人群，肠道内数量上占优势的专性厌氧菌如双歧杆菌并不发生易位。肠道细菌易位的主要原因有肠道内菌群失调，肠黏膜屏障通透性增加和宿主免疫功能下降，比如出血性休克、烧伤、外伤、肠道缺血、急性胰腺炎、严重感染、急性肝衰竭以及肝硬化等均可导致细菌易位。各种原因尤其在抗菌药物治疗期间引起的肠道菌群失调，均可导致细菌易位扩散，如甲硝唑可显著增加肠道大肠埃希菌（E. coli）易位到局部淋巴结的发生率，引起肠道外的感染（脓毒血症、肺部感染、腹腔感染等）；动物实验发现在肠道缺血再灌注时经常发生细菌易位，发生肠道易位的细菌数量依次为大肠埃希菌、变形杆菌、凝固酶阴性葡萄球菌和肠球菌。

临床研究发现，许多患者虽有菌血症、脓毒血症、全身炎症反应综合征或多器官功能不全综合征（MODS）等，但没有明确的感染灶。我们推测，肠道细菌和各种毒素易位可能参与其感染的形成和发展。传统的感染性疾病认知模式是基于病原学的模式来研究人为什么会感染、感染的表现、发展以及预后。但是，实验证明病原体的暴露可能造成感染也可能不导致感染，而感染也不一定导致疾病。微生态学认为人体及动物宿主携带有大量的正常微生物群，在正常情况下，分布在消化道、呼吸道、泌尿生殖道及皮肤这些特定部位的正常微生物群形成机体的生物屏障，对外袭性致病性微生物起拮抗作用。

（二）感染源

一般常见的医院感染症（尿路感染、下呼吸道感染、手术切口感染、皮肤软组织感染以及感染性腹泻等），其病原菌多为条件致病微生物，在一定条件下，可引起自身感染，即内源性感染，也可成为播菌者，这是医院感染中的一个特点。实际上，这种引起感染的微生物，有的是人体正常菌群，如在肠道、上呼吸道等处寄居或定植的细菌，有的是正在身体其他部位引起感染的微生物，而有的是入院后从医院外环境中而来的条件致病菌，可在人体定植，一般并不引起临床症状，一旦机体抵抗力降低或有经由该部位的侵入性操作（如经呼吸道、尿道、或中心静脉插管、气管切开或手术等），则可发生感染。一些研究表明大多数患者感染发生前，在感染部位或其邻近已有相应的感染菌定植。例如，由铜绿假单胞菌引起的肛门蜂窝组织炎和菌血症，该菌已先后在肛门周围定植；克雷伯菌肺炎发生时，在患者咽部常先有该菌定植；口腔有白色念珠菌重度定植者，以后发生念珠菌性咽炎或食管炎的几率也较高。因此对一些重症或免疫功能缺损的患者、进行监测性细菌学检查，及时了解其体内定植菌种类及耐药情况，对控制医院感染有一定意义。

（三）感染途径

内源性医院感染的机制比较复杂，其感染途径尚不十分清晰，但目前存在这样的几种学说。

1. 原位菌群失调　也称菌群紊乱，即原位菌群失调是指正常菌群虽仍生活在原来部位，亦无外来菌入侵，但发生了数量或种类结构上的变化，即出现了偏离正常生理组合的生态学现象。根据失调程度不同，原位菌群失调可分为三度。

（1）一度失调：在外环境因素、宿主患病或所采取的医疗措施（如使用抗菌药物或化学药物治疗）的作用下，一部分细菌受到了抑制，而另一部分细菌却得到了过度生长的机会，造成某些部位正常菌群的结构和数量发生暂时性的变动，即为一度失调。失调的因素被消除后，正常菌群可自然恢复，临床上称这为可逆性失调。

（2）二度失调：正常菌群的结构、比例失调呈相持状态；菌群内由生理波动转变为病理波动。去除失调因素后菌群仍处于失调状态，不易恢复，即具有不可逆性。多表现为慢性腹泻（肠炎）、肠功能紊乱及慢性咽喉炎、口腔炎、阴道炎等，临床常称为比例失调。

（3）三度失调：亦称菌群交替症或二重感染，是较严重的菌群失调症。原正常菌群大部被抑制，只有少数菌种占决定性优势。发生三度失调的原因常为广谱抗菌药物的大量应用使大部分正常菌群消失，而代之以过路菌或外袭菌，并大量繁殖而成为该部位的优势菌。三度失调表现为急性重病症状，如难辨梭菌引起的伪膜性肠炎。白色念珠菌、铜绿假单胞菌和葡萄球菌等都可能成为三度失调的优势菌。

2. 移位菌群失调　在医院中更严重的是移位菌群失调，也称定位转移或易位。即正常菌群由原籍生活环境转移到外籍生活环境或本来无菌的部位定植或定居，如大肠中的大肠埃希菌、铜绿假单胞菌转移到呼吸道或泌尿道定居。其原因多为不适当地使用抗菌药物，即该部位的正常菌群被抗菌药物抑制或消灭，从而为外来菌或过路菌提供了生存的空间和定植的条件。包括横向转移和纵向转移两种形式。

（1）横向转移：如下消化道向上消化道转移，上呼吸道向下呼吸道转移。

（2）纵向转移：正常菌群是分层次的转移，由表浅向纵深转移或由深部向表浅的转移。纵向转移又分为 4 个层次：

1）体表部位：微生物在皮肤、口腔、鼻咽、呼吸道、小肠、大肠及阴道黏膜上异常繁殖，发生菌群失调，临床可无症状及体征。

2）上皮细胞：微生物在上述部位的上皮细胞表面异常繁殖，呈现明显菌群失调，临床可出现卡他症状或炎症。

3）淋巴组织：微生物侵入深部淋巴组织，如胸腺、淋巴结、二次性淋巴发生中心、骨髓、肝及脾等，临床表现为胸腺、淋巴结大，白细胞增多，或肝、脾大。

4）网状内皮系统：微生物侵犯关节、胸膜、心包膜、腹膜、脑膜、血管内皮等，临床表现为关节炎、胸膜炎、心包炎、脑膜炎等。

3. 血行易位　正常菌群在一定诱因条件下，迁移到远隔的组织或脏器，形成病灶而引起的感染。血行易位可分为血管内易位和组织脏器易位。血管内易位是血行易位的一种特殊形式，它可发生在微生物定位转移之前或之后。菌血症是最常见的，多数为一过性，因而常易被忽略。脓毒败血症是正常菌群通过血行易位转移到其他部位引起严重感染，然后再由感染部位重新进入血行，引起另外部位的感染，如此反复，所以病情一般较为凶险。组织器官易位即远隔脏器转移，是正常菌群通过血行转移到其他脏器或组织，如脑、肝、肾、肺、腹腔、盆腔等处发生的脓肿，多与脓毒败血症同时或连续发生。

内源性医院感染的传播最常见的直接诱因是外科手术、插管、内镜、血液透析、各种注射等外部侵入性诊疗操作；间接诱因是使用免疫抑制药、放射疗法、慢性病、衰老、大面积烧伤及早产儿等所致免疫力不全或下降；抗菌药物不合理应用使耐药菌株过度生长，造成原位菌群失调也可以使耐药优势菌群得到传播。

（四）易感部位

内源性医院感染的发生与易感部位的性质和状态有非常密切关系。易感部位分为有菌部位和无菌部位。

1. 有菌部位　一般为人体的正常储菌库，正常微生态环境能够阻挡外来细菌的定植。当这种平衡或定植抵抗力被破坏，依据破坏的程度就会造成外来菌的不同感染。破坏定植抵抗力最危险的因素就是抗菌药物，其次为各种疾病的状态。

2. 无菌部位　主要是指人体内的无菌组织和脏器。一般情况下不易发生感染。但在局部或全身抵抗力低下时，有可能成为易感部位，如局部穿刺、介入治疗、大量使用糖皮质激素、放疗和免疫力低下的疾病，是其常见诱因。

目前，抗菌药物普遍应用、微生态失调、细菌耐药性的产生日益成为全球性的公共卫生问题，要想有效地防治医院感染，必须要掌握医院感染的各类病原微生物特点以及感染传播的过程，从感染发生、发展的多个环节上寻找预防、控制及治疗感染的方法。

第三节　医院感染的危险因素

医院感染危险因素与医院感染发病率成正相关，危险因素越多，医院感染发病率就越高。医院感染的危险因素主要有宿主方面的因素、现代诊疗技术和侵入性检查方面的因素、直接损害免疫系统的因素（如放疗和化疗）及其他因素。分析医院感染的危险因素，确定高危人群，为制定医院感染监控措施提供依据。引起医院感染的因素有很多，我们应通过调查与监测，发现引起医院感染的主要危险因素，并采取有针对性的措施，以提高医院感染预防与控制的效果。

一、主要危险因素

（一）宿主方面的因素

1. 年龄因素　主要是老年人和婴幼儿，尤其是早产儿和低体重新生儿。

（1）老年人是医院感染易感人群。老年人随着年龄的增长，各种器官功能衰退，生理防御功能及机体的免疫功能降低，各种慢性疾病不易彻底治愈，易于发生医院感染，出现医院感染后临床表现多不典型，而且易与原发病、慢性病互相混淆或被其表现所掩盖。老年患者在入院时大多数患有多种严重疾病，如果同时伴有营养不良、意识丧失等，医院感染的可能性就更高。

据相关研究，王江桥等对2406例老年病医院感染流行病学调查显示，老年患者医院感染率为6.32%，比医院内科系统同期非老年患者感染率2.7%明显增高。研究表明，医院感染严重影响老年患者原发病的治愈率，延长老年患者的住院时间，增加医疗资源的消耗及患者和家属的身心痛苦。有人调查65岁以上老年患者与20～50岁年轻组的院内肺炎发病情况，发现老年患者院内肺炎感染率是年轻患者的2倍。另外，切口感染，60岁以上的患者比1～4岁的患者感染率高6倍。对老年住院患者医院感染危害的认识，应积极治疗原发病，改善器官功能紊乱状态，增强机体抵抗力，尽量缩短住院时间，减少医院感染的机会。

老年患者发生医院感染的特点：肺炎是最常见的感染类型，死亡率很高。尿道感染、呼吸道感染及血流感染在老年患者中有显著增加的趋势。老年患者病后临床表现常不典型，如有肺部感染时咳嗽咳痰症状可能不突出，发热体温升高不明显，白细胞增高也不明显，易误诊。痰培养出细菌种类很多，常发生菌群失调、混合细菌感染与念珠菌感染，以及发生动态变化与多部位感染。如果不做动态检测就难以了解真实病情。

（2）婴幼儿、早产儿以及低体重新生儿是医院感染的高危人群。婴幼儿、新生儿免疫系统发育不成熟，易于发生感染，早产儿免疫功能更差，而且出生体质量越低，医院感染发病率越高。研究报道，新生儿医院感染与出生胎龄、出生体质量呈负相关，即胎龄越小、出生体质量越低，医院感染发病率越高。

2. 基础疾病　造成机体抵抗力下降的原发病或基础疾病包括恶性肿瘤、各种造血系统疾病、糖尿病、肝病、慢性阻塞性肺疾病、慢性肾病等。基础疾病或原疾病是发生医院感染的危险因素，与医院感染密切相关。

恶性肿瘤患者的医院感染对肿瘤患者是一个很大的威胁。据相关研究，和钢等对589例住院恶性肿瘤患者医院感染流行病学调查，69例发生医院感染，感染率为11.71%，高于同期全院的平均医院感染率（4.98%）。恶性肿瘤患者易并发感染主要是由于肿瘤的浸润和反复的抗肿瘤治疗，所采用的手术、化疗、放疗及动脉插管药物灌注等方法的应用，引起白细胞和中性粒细胞平低下，机体全身或局部免疫防御功能遭受到很大破坏，特别是细胞免疫功能很差，以及临床抗菌药物的不合理应用等因素。

内分泌与代谢病患者易发生感染与菌群失调，如糖尿病与慢性肾上腺皮质功能减低者；结缔组织病（如系统性红斑狼疮等）患者有异常的自身免疫反应，患者常用肾上腺皮质激素长期治疗，易发生感染。患血液系统疾病如白血病、恶性组织细胞增多疾患者同样也容易感染。据报道血液病患者医院感染率为34.90%，例次感染率为37.25%。肝硬化患者并发院内感染率为15.36%。

医护人员应针对疾病特点，采取相应防治措施，加强监护，积极治疗原发病，尽量缩短住院时间，合理应用抗菌药物，以有效预防和控制医院感染的发生。

3. 意识状态　昏迷或半昏迷患者易发生误吸而引起吸入性肺炎。昏迷患者的鼻饲也是引起感染的原因。

（二）直接损害免疫系统的因素

一些免疫抑制剂如肾上腺皮质激素、放疗、化疗等损害免疫功能的各种细胞毒药物在临床应用广泛，对治疗急危重症、结缔组织疾病及过敏性疾病起到了重要作用，但应用不当或时间过长则易引起不良反应。激素的应用掩盖了潜在性感染，改变了宿主的防御状态，抑制了免疫系统功能，增加机体对病原微生物易感性。器官移植技术等现代医疗技术的应用过程中，有些患者必须使用免疫抑制剂；恶性肿瘤患者通过放射治疗、抗肿瘤化疗和肾上腺皮质激素的应用，也抑制了患者的免疫功能，特别是长期应用免疫抑制剂可以引起某些条件致病菌，甚至少见的条件致病菌感染。7％的患者在住院的某段时间接受类固醇或其他免疫抑制剂治疗，患医院感染的可能性是非接受者的 2.6 倍，这些患者患菌血症的危险增加 10.3 倍，患肺炎的危险增加 5.3 倍，外科伤口感染危险增加 3 倍，尿道感染危险增加 2.7 倍。

随着化疗药物及免疫抑制剂的广泛应用，恶性肿瘤患者的生存期已有明显延长，但院内感染也日趋增高。化学疗法、放射疗法、肿瘤转移是恶性肿瘤患者医院感染的重要危险因素。化疗能引起骨髓抑制、白细胞减少，尤其是老年患者化疗后骨髓抑制期长，白细胞下降幅度大、持续减少时间长。有关资料报道有调查显示，单纯化疗者，感染发生率为 49.1％，单纯放疗者感染发生率为 65.6％；放疗＋化疗者为 84.6％。放疗＋化疗者感染率最高，这与放疗患者与照射的面积过大，胸部照射和多处照射有密切的关系，而且化疗或放疗可造成骨髓抑制、白细胞减少，损伤呼吸道及消化道黏膜屏障引起感染，同时治疗周期长可导致患者抵抗力明显减弱，使一些条件致病菌引起感染。故对患者应适量减少放化疗剂量，并适当应用免疫增强剂。

（三）侵袭性操作因素

侵入性诊疗操作包括各种插管、导管、引流管的增加，内镜检查等各种诊疗技术的增多与应用频繁，以及微创外科手术在临床上的广泛应用，破坏皮肤黏膜屏障，给病原体的入侵提供了机会。另外，各种监护仪、导管、插管、内镜等，均须插入体内，使用后有的难以清洗、消毒和灭菌，使医院感染率增高。例如，英国、日本、美国等报道肾透析患者 HBsAg 阳性率为 13.3％～88.9％。增加了患者发生医院感染的危险性。

1. 留置导尿　这是引起泌尿道感染的直接原因。国外医院感染中泌尿道感染占首位的原因，经调查发现与留置导尿有直接关系。英国资料报道，泌尿系统感染是住院期间获得感染最多的一种，这种感染患者 41％有导尿史；日本广岛大学医学院附院报道 561 例医院感染中 83％是尿路感染，其中 93％是因为尿管留置引起。使用导尿管可引起尿道感染和菌血症。不导尿的患者尿道感染率为 1.4％，非留置导尿的患者尿道感染率为 3.1％，留置导尿的患者尿道感染率为 9.9％，且随留置导尿的天数呈直线增加。导尿患者菌血症的发生率是非导尿患者的 5.8 倍，其危险性也随留置导管的天数而增加。

尿管留置体内为感染创造了条件，导尿管上可黏附细菌。上皮细胞分泌多糖蛋白与尿盐共同形成导管表面的生物膜，以保护细菌免受尿液冲洗，并阻碍抗菌药物对细菌的作用。改进插管技术、控制使用留置导尿，泌尿道感染的发生率下降。留置导尿是一种侵入性治疗，不仅可造成尿道、膀胱黏膜损伤，也为细菌的逆行感染打开了门户。据报道短期导尿患者导管伴随性尿路感染的发生率每天以 8％～10％的速度递增，长期导尿患者几乎 100％发生菌尿。牛凤梅等对 108 例留置尿管患者进行了分析，65 例发生了尿路感染，感染率为 60.1％，其中留管时间＞7 天者 25 例，24 例发生尿路感染，占 96.0％。该次调查还发现留置导尿管期间有 87.9％的患者使用抗菌药物预防感染，但是感染率仍高达

60.19%。Warren 等认为，抗菌药物应用不能阻止菌尿的发生，长期留置导尿管的患者，全身应用抗菌药物发生导管相关性尿路感染仍然难以避免。由此可见导尿术、留置导尿管的持续时间、不合理的抗菌药物使用是引发医院内泌尿系感染的危险因素。

2. 气管插管或气管切开、人工机械通气　气管插管或气管切开及机械通气已广泛应用于临床，与气管切开有关的并发症，如吸入性肺炎、导管阻塞、导管误入一侧总支气管、导管脱出、气管黏膜溃疡、皮下纵隔气肿等，不但影响治疗效果，而且有些并发症很严重，可危及生命。

据报道，施行气管切开术者，发生院内感染的感染率为 57.89%。由于气管切开或气管插管可造成气管黏膜损伤，使气管抵御侵入细菌的能力下降。气管插管或气管切开直接影响下呼吸道的湿化功能，破坏黏液毯，使纤毛运动受影响，大大增加了发生感染的机会。

近年来，随着重症呼吸监护技术和机械通气技术的迅速展，机械通气患者明显增加。VAP 是机械通气过程中常见的并发症之一，易造成病情反复，上机时间延长和撤机困难，其发病率 9%～70%，病死率可达 50%～69%。

应用呼吸机的患者，心、胸外科手术患者或全麻患者机械通气时因人工气道的建立破坏了呼吸道的正常防御屏障，使口腔及咽部的定植菌、气管导管气囊周围分泌物滞留及下移，侵入下呼吸道，尤其不利于痰液排出，以及留置胃管导致胃内阴性杆菌生长，细菌通过胃的逆蠕动顺着胃管反流进呼吸道，易发生肺部感染。此外，呼吸机管路污染、插管或抽吸时可能造成气管黏膜的损伤、医护人员无菌操作不严格、接触患者前后未认真执行手卫生，以及长期应用或不恰当应用抗生素、机械通气时间过长等都是 VAP 发生的危险因素。

3. 静脉导管　中心静脉插管作为一种介入性的诊断与治疗措施已广泛应用于危重医学临床。夏荣等对实施中心静脉插管的 127 例进行调查，发生血流感染 22 例（30 例次），同期住院患者 652 例，占 3.37%。调查表明插管后对患者的防御屏障造成了损伤，有助于微生物的直接入侵，从而促使感染的发生，另外机体抵抗力低下、加上广谱抗菌药物的长期使用、留置导管时间过长、插管部位和护理不当等是发生感染的高危因素。

血管内插管是医院感染的常见原因，插管时间长、多部位插管等因素增加医院感染的发生率。与静脉插管有关的静脉炎发生率为 2.3%，菌血症发生率为 0.08%。据相关报道，静脉插管超过 48 小时，真菌败血症的发生率为 1%。静脉导管留置时间较久、输入高营养液等可以引起表皮葡萄球菌与假丝酵母菌等的定植与局部感染或败血症。烧伤患者用硅胶管深部静脉插管 5 天后拔管时，其末端可培养出白色念珠菌。

4. 现代诊疗技术方面因素

（1）放疗：随着科学的发展，尤其应用计算机技术以后，放射治疗在临床上的应用也较广。放射治疗的目标是针对肿瘤的，但同时也会破坏机体的正常组织。因为恶性肿瘤与正常组织在解剖位置上并不易严格区分开。放射线损害了肿瘤组织及正常组织，也损害了机体的防御功能和免疫系统功能，表现在血象的改变和免疫功能指标的下降。而且这些表现不仅出现在放疗期间，还出现在放疗后相当一段时间内。

（2）化疗：抗癌药物，包括烷化剂类、抗代谢类、抗肿瘤抗菌药物，以及其他类抗肿瘤药物都是细胞毒类药物，主要作用机制是作用于分裂迅速的细胞，包括肿瘤细胞和正常细胞，因而出现各种不良反应，直接损害和破坏了免疫系统和其他脏器的功能。

（3）器官移植：器官移植的开展使一些处于死亡边缘的患者获得新生，为医学一大进步。但是，由于此种手术影响机体防御机制，手术难度大，手术时间和住院时间长，医院感染的危险性极高。

器官移植中以同种异体肾移植开展较多。感染是肾移植最常见的并发症，也是造成手术失败、患者死亡的主要原因。肾移植受者术前即有严重肾功能不全、贫血、凝血障碍、低蛋白血症等导致免疫功能低下的基础病变，手术中组织破坏严重，使用各种诊疗性插管和引流管多，术后应用大量免疫抑制剂，都是医院感染的危险因素。肾移植术后可发生尿路感染与肺部感染，远期可有巨细胞病毒感染与卡氏肺孢子虫感染等。国外某大学医院肾移植 224 例中约 35％发生尿路感染。美国 Staoford 报道心肌移植 121 例，其中 56％发生 1～2 种感染，其他如骨髓移植感染率也高得惊人。

实体器官移植使受者生存期延长，生活质量提高，但在免疫排异问题解决后，移植后感染已成为导致患者死亡的重要因素。所有移植受者中发生感染的比例很高，但感染类型、严重性和病死率差别很大。肾移植组中患者感染率最低（0.98％），无一例死于感染；接受心肺联合移植者感染发生率最高（3.19％），其感染相关的病死率也最高（45％）。菌血症的发生率可作为严重感染的指标，在肝移植组最高，最常见的病原菌源于腹部和胆道。据报道肝移植受者中大部分严重感染源自腹腔内细菌或真菌感染。发生率为 35％～70％。其中约半数患者的感染发生在移植术后的 2 周内。这与术前大量腹水、肾功能异常，术后呼吸机使用时间、气管切开、留置胃管时间、肺水肿、纤维支气管镜检查或治疗有关。

（4）血液透析：随着血液透析技术的广泛应用，血液透析患者并发感染已成为血液透析患者住院的主要原因之一，是医院感染的高危人群。张兰等对 207 例血液透析患者调查显示，其中 64 例患者发生感染，感染率为 30.9％。这与血液透析后患者体液免疫和细胞免疫功能低下、贫血、营养不良及各种侵入性操作有关。

（四）抗感染药物的影响

在预防和控制医院感染的临床实践活动中，尤其在研究医院感染的危险因素中，各种抗菌药物和合成抗菌药物是治疗和预防各种感染性疾病的重要武器。随着高效广谱抗菌药物的广泛应用，很多感染得到有力的控制，在一定条件下，抗菌药物起着十分重要的作用，是控制医院感染的保护因素。但是相反，如果使用不合理，在某些条件下也会转换成危险因素。

目前，滥用抗菌药物的现象比较普遍。特别是广谱抗菌药物的大剂量、长期应用或盲目的联合应用，杀死或抑制敏感的病原菌，同时又杀死或抑制了正常菌群，破坏了宿主微生态的平衡，引起菌群失调和二重感染，使感染复杂化而更难治疗，滥用抗感染药物造成正常微生物失衡，引起菌群失调和二重感染；多重耐药菌的产生，增加了患者内源性感染和真菌感染的机会。

普遍存在抗菌药物使用不当的主要方面有：使用无指征；用量大；疗程长；种类繁多；联合用药，甚至个别患者一次使用抗菌药物达到三联或四联；忽视病原菌的培养和药敏试验；使用起点高，一开始使用就选用抗菌谱较广的第三代头孢类抗菌药物等。

针对这些现象我们应制订切实可行的措施，如严格掌握适应证，降低抗菌药物的使用率，严格控制三代头孢菌素用于预防，改变目前的以静脉给药为主的用药途径，及时停用抗菌药物，严格根据药代动力学和药敏结果选用抗菌药物，控制新型广谱进口抗菌药物的应用，以控制耐药菌株的产生和医院感染的发生。

抗感染药物应用不当已成为医院感染的危险因素。因此，必须合理地选择和应用抗菌药物，争取尽快地控制感染，同时要预防和治疗菌群失调的感染。

（五）清洗、消毒、灭菌因素

近年来，我国医院感染发病率较低，约为 2%～5%，远低于发达国家的 5%～10%，但是我们的数据均为医院官方自己报告结果，与实际情况存在较大差别。环境的清洁程度，与疾病的感染几率密切相关。近年来，政府通告的一些医院感染暴发事件，多与消毒灭菌不彻底有很大关系。感染控制与清洗、消毒、灭菌密不可分。

1. 近年来我国出现的医院感染事件　据国家原卫生部通报，2006 年安徽宿州某医院发生 10 例接受白内障手术患者，因手术器械清洗消毒问题而感染，发生 9 人单侧眼球被摘除的恶性医疗损害事件。2011 年，临汾市某眼科医院为 15 名白内障患者进行手术治疗，其中有 7 名患者相继发生术后内眼感染，致病菌为铜绿假单胞菌。手术器械清洗灭菌工作管理不规范是造成该事件原因之一。

新生儿病情发生快，感染易出现暴发，家长举报多，社会影响大。1991 年 11 月，某医院发生新生儿鼠伤寒沙门菌暴发流行，55 人发病，23 名死亡；1992 年 9 月，某医院发生志贺痢疾杆菌暴发，26 人感染，10 名死亡；1993 年，某市妇儿医院发生新生儿柯萨奇 B 型病毒感染，44 人感染，15 名死亡；2001 年，某医院儿科心脏手术后，发生 18 例肺炎克雷伯菌血液感染。2008 年 9 月 3 日起，西安某大学附属医院新生儿科 9 名新生儿医院感染暴发，其中 8 名新生儿于 9 月 5 日～15 日间相继死亡，一名新生儿经医院治疗好转 2008 年某妇幼保健院陆续发生新生儿肺炎克雷伯菌感染事件，7 人被证实感染，1 人死亡；2009 年 3 月天津某县妇幼保健院发生新生儿感染，6 例重症患儿中 5 人死亡；2009 年 11 月 16 日，连云港市某医院发生 5 例新生儿医院感染事件。

血液透析领域的管理不到位、消毒不彻底，也容易发生感染暴发。2008 年 12 月至 2009 年 1 月，山西省太原某职工医院、山西煤炭某中心医院发生患者因血液透析感染丙肝的事件，47 名血液透析患者中 20 名患者丙肝抗体阳性。2009 年，安徽霍山县某医院 70 名血透患者中，28 人感染丙型肝炎，其中 9 名明确为入院透析前已感染丙肝，其余 19 名确定为与血液透析有关的丙肝感染。2009 年甘肃、江苏、广东、云南、吉林相继发生血透患者丙型肝炎暴发案例。调查发现，存在未能做到对透析机一用一消毒，甚至未能做到每天消毒；使用未经许可的消毒液；未对使用中的消毒液进行浓度监测，重复使用一次性血液透析器，甚至重复使用一次性血液透析管路；对血液透析器的处理过程不规范，不进行测漏试验和质量监测，消毒方法不正确等问题。

分枝杆菌是感染的重要病原之一。1998 年深圳市妇儿医院发生 168 名产妇手术切口分支杆菌感染；2009 年 10 月 9 日至 12 月 27 日，广东省汕头市潮阳区某卫生院的 38 名剖宫产患者中，共有 18 名发生手术切口感染分支杆菌，经调查，由于手术器械灭菌不合格导致手术切口感染。1998 年 11 月，福建省南平市延平区某卫生院门诊部发生 59 例臀部注射部位非结核分枝杆菌感染病人；2010 年 4 月河北保定市新市区某私人诊所发生 44 例患者肌肉注射部位分支杆菌感染，原因与注射器消毒灭菌不合格有关。

2. 基层人员在清洗与消毒方面的常见误区　我国的高等教育迄今还没有消毒专业或医院感染专业的本科、专科教育。故感染控制工作人员主要依靠在职培训。从事清洁与消毒的基层操作人员，人员流动性极大，系统培训的机会少，用人单位进行的少量培训是远远不足的。

有人就总结出基层人员的很多清洗与消毒方面的错误认识：

（1）细菌芽胞的抵抗力最强？最强的是朊毒体，约为细菌芽胞抗力的2倍。

（2）选择灭菌方法时，快速方便最好？医疗器械应首先常规压力蒸汽灭菌法，而非快速灭菌法，应尽量少用化学浸泡灭菌法。

（3）医疗环境低度危险的表面不重要？它们往往是医院感染的主要来源，科学证据表明及时的清洁与消毒很有必要。

（4）消毒剂常规在患者区域雾化使用？会造成患者的伤害，而且人在环境消毒作用有限。

（5）耐药菌较难消毒？大量文献证明，耐药菌对消毒剂的抗力变化不明显，即使出现抵抗力，也只是MIC提高2～3倍，而常规消毒浓度是MIC的20～100倍。

（6）先清洗还是先消毒？一般情况均为先清洗，只有被朊毒体、气性坏疽、突发不明原因传染病污染时，应先消毒。

（7）消毒剂在有效期内就是安全的？前提是包装没有打开，且按照储存条件存放，一般在接近有效期时，产品的有效成分含量下降率在10%以内。

（8）清洁最容易？最容易的事情，往往是最不容易做好的。

（9）低温灭菌难监测？低温灭菌更要重视监测，必要时可以采用过程监测、物理参数监测、化学监测等代替生物监测。

（10）机器比手工好？如果操作人员非常认真和仔细，则手工比机器好。但机器的重复性更好，对烈性病原体污染，建议使用机器，以便减少操作者的感染。

3. 我国消毒领域面临挑战　现代医学中感染控制理论，普遍遵守循证医学原则。所有医学实践，必须依赖基础科学研究的成果。临床诊断，必须依据各种医学检查的结果；同样，采取消毒与灭菌措施，首先应该具有科学上的必要性，如果不进行消毒处理则发生感染；其次是选择何种消毒药物、何种消毒方法，才能保证消毒与灭菌的效果·第三应有良好的过程监控与记录；最后应进行经济效益分析、环境友好、相容性问题。

在我国感染与消毒领域，还没有建立完善的不良反应收集、报告制度。更没有建立消毒剂销售量数据库、长期连续的耐药性监测数据库。只有少量市场抽检工作，检测的依据也只是最低要求的产品标签、说明书，不可能证明哪种产品更好。

我国的感染控制指南大多借鉴国外发达国家、国际标准化组织的经验和做法。这些标准或规范，可能与我国的法规体系、市场上已有的产品体系、评价体系不完全吻合，需要加以注意和不断完善，才能对我国的感染控制发挥越来越重要的作用。感染与消毒在新世纪面临更多新的挑战。

（六）其他因素

1. 住院时间　以往众多研究均得出住院时间长是医院感染的重要危险因素，很可能是由于患者发生医院感染而引起住院时间延长，或两者互为因果。因为在这些研究中均未明确定义其住院时间是全程住院时间还是医院感染前住院时间。许能峰等特别将感染前住院天数从全程住院天数中区分出来，分别研究他们各自与医院感染的关系，研究结果表明，感染前住院天数与医院感染无关联。

2. 手术时间　手术时间愈长，手术切口部位感染的危险性愈高，随着手术时间的延长，手术切口部位受损加重，局部及全身抵抗力下降，切口中污染的微生物数量增加以及术者疲劳手术操作的准确性降低等，使患者对微生物易感。

3. 手术和引流　外科手术患者是医院感染的易感人群，外科手术部位感染是外科手术后最常见的感染之一，外科手术切口感染为医院内常见的感染性疾病，随着切口污染程度的升高，切口局部细菌繁殖也增多，引起感染的机会也增大。据报道，非清洁手术切口感染率明显高于清洁手术切口，全麻手术切口感染率高于非全麻手术。这是由于各种外科手术均为侵入性操作，在治疗疾病的同时，也打破了人体免疫屏障，造成失血、失液、创面暴露，术前、术中、术后接受大剂量抗菌药物治疗，更易引起病原体入侵导致切口感染。另外，外科引流术是一种创伤性操作，引流物是异物刺激，有机会将细菌带入伤口而致感染，而有些细菌如凝固酶阴性葡萄球菌，具有产黏液作用，使抗菌药物对其亲和力下降，并容易黏附在物体表面，使感染的概率上升。

4. 社会人口的不断增加，使空间变得越来越拥挤、环境污染加重，增加医院感染的机会。无菌操作不严、医疗废物、病人数目的不断增长和病房拥挤等因素使病人发生医院感染的危险性增加。

二、医院感染重点部门的危险因素

医院感染的发生原因是复杂的，医院感染预防应当是多环节的，医院感染的控制应当是多因素的。为此，应当结合本医院的感染监测信息，研究与确定本医院感染控制的重点部门、重点科室与重点流程，对可能存在的危险因素采取必要和有效的干预措施。

医院内存在危险因素较多的部门，包括 ICU 、新生儿室、母婴室、骨髓移植病房、器官移植病房、血液透析病房等，这些部门的住院患者，其医院感染率较普通病房高出许多，是医院感染预防与控制的重点部门。关于医院感染的有效预防方面，世界卫生组织于 1986 年向全球推荐的五类措施包括：消毒、隔离、无菌操作、合理使用抗菌药物、监测并通过监测进行感染控制的效果评价。了解重点部门的医院感染发生的状况及其危险因素，发布有关信息并有针对性地提出预防和控制医院感染的措施，对控制医院感染意义重大。

（一）重症监护室

ICU 是医院感染发病率较高的科室之一。探讨 ICU 医院感染的相关危险因素，提出预防、控制 ICU 医院感染的措施及对策具有重要意义。重症监护患者常见医院感染为：导管相关性感染（包括：导尿管相关尿路感染、导管相关血流感染、呼吸机相关肺部感染），尤其是多重耐药菌感染；主要危险因素：建筑布局及工作流程不合理、空气与环境污染、侵入性操作、手卫生依从性差、长期或不合理应用广谱抗菌药物、免疫抑制剂应用、年龄≥60 岁、基础疾病多、专业护理人员不足、对人员管理不到位（包括：探视人员、护工、保洁人员）等。

（二）新生儿室

新生儿是医院感染的高危人群，NICU 是发生医院感染的高发区，而医院感染是导致新生儿死亡率增加的主要危险因素。新生儿发生医院感染的主要危险因素：出生低体质量、病原体、基础疾病、长期或不合理应用广谱抗菌药物、住院时间长、空气与环境污染、医源性交叉感染等。

（三）血液透析室

尿毒症血透患者由于尿毒症毒素蓄积、代谢紊乱、免疫功能低下及侵入性治疗等多种原因易发感染。血透患者出现医院感染主要危险因素：年龄超过 60 岁，血红蛋白低于 60g/L，血浆白蛋白低于 30g/L，合并左心衰竭或有静脉插管等。

（四）手术室

手术室是医院感染的高危科室，它担负对患者进行手术治疗和急危重患者的抢救工作。因此，其工作质量直接影响手术患者的预后及医疗效果，严重的术后感染可危及患者生命。手术室医院感染主要危险因素：布局与环境 、环境因素（空气、带入手术室的物品)、手术人员外出的影响因素、手术时间、无菌技术操作、外科手卫生执行情况、手术皮肤消毒、术前处置、患者自身因素、患者体内植入物的影响、一次性使用医疗用品管理、手术物品的清洁安全因素、手术中预防感染处置等。

（五）口腔科门诊

口腔科门诊是集检查、诊断、治疗为一体的场所，工作量大，口腔诊疗器械种类繁多、形状结构复杂、使用频繁且受患者血液、体液污染严重，是医院感染管理的重点和难点部门。其医院感染主要危险因素：口腔器械污染、诊疗环境污染、综合治疗台水道污染、无菌观念不强所致交叉感染。通过对危险因素的分析，从细节入手，严格口腔诊疗器械的清洗消毒灭菌，加强口腔科医院感染各个环节的控制，可有效预防和控制医源性感染，确保医护人员职业安全和患者就医安全。

三、常见医院感染的重点环节的危险因素

虽然医院感染不能够被消灭，但是，通过控制感染源、切断传播途径、保护易感人群等措施，可以大大降低发生医院感染的危险性，有效预防和控制医院感染。美国医院感染控制效果研究（ SENIC）结果表明，通过预防与控制措施的实施，1/3 的医院感染是可以预防的。例如：在医院最为常见的泌尿道感染、手术部位感染、呼吸机相关性肺炎、血管内导管相关性感染等医院感染，都与侵入性医疗器械或者侵入性操作有关，通过规范地实施无菌操作技术、保证侵入性医疗器械的灭菌以及限制插管留置时间等措施，可以有效地降低发生感染的危险性，减少医院感染。

（一）导尿管相关尿路感染

1. 危险因素　导尿管相关尿路感染是医院感染中最常见的感染类型。导尿管相关尿路感染的危险因素包括患者方面和导尿管置入与维护方面。患者方面的危险因素主要包括：患者年龄、性别、基础疾病、免疫力和其他健康状况等。导尿管置入与维护方面的危险因素主要包括：导尿管留置时间、导尿管置入方法、导尿管护理质量和抗菌药物临床使用等。导尿管相关尿路感染方式主要为逆行性感染。医疗机构和医务人员应当针对危险因素，加强导尿管相关尿路感染的预防与控制工作。

2. 导尿管相关尿路感染的定义　导尿管相关尿路感染主要是指患者留置导尿管后，或者拔除导尿管 48 小时内发生的泌尿系统感染。

（1）临床诊断：患者出现尿频、尿急、尿痛等尿路刺激症状，或者有下腹触痛、肾区叩痛，伴有或不伴有发热，并且尿检白细胞男性≥5个/高倍视野，女性≥10个/高倍视野，插导尿管者应当结合尿培养。

（2）病原学诊断：在临床诊断的基础上，符合以下条件之一：

1）清洁中段尿或者导尿留取尿液（非留置导尿）培养革兰阳性球菌菌落数≥10^4cfu/ml，革兰阴性杆菌菌落数≥10^5cfu/ml。

2）耻骨联合上膀胱穿刺留取尿液培养的细菌菌落数≥10^3cfu/ml。

3）新鲜尿液标本经离心应用相差显微镜检查，在每30个视野中有半数视野见到细菌。

4）经手术、病理学或者影像学检查，有尿路感染证据的。

患者虽然没有症状，但在1周内有内镜检查或导尿管置入，尿液培养革兰阳性球菌菌落数≥10^4cfu/ml，革兰阴性杆菌菌落数≥10^5cfu/ml，应当诊断为无症状性菌尿症。

3. 导尿管相关尿路感染预防要点

（1）管理要求：

1）医疗机构应当健全规章制度，制定并落实预防与控制导尿管相关尿路感染的工作规范和操作规程，明确相关部门和人员职责。

2）医务人员应当接受关于无菌技术、导尿操作、留置导尿管的维护以及导尿管相关尿路感染预防的培训和教育，熟练掌握相关操作规程。

3）医务人员应当评估患者发生导尿管相关尿路感染的危险因素，实施预防和控制导尿管相关尿路感染的工作措施。

4）医疗机构应当逐步开展导尿管相关尿路感染的目标性监测，持续改进，有效降低感染率。

（2）感染预防要点：

1）置管前：①严格掌握留置导尿管的适应证，避免不必要的留置导尿；②仔细检查无菌导尿包，如导尿包过期、外包装破损、潮湿，不应当使用；③根据患者年龄、性别、尿道等情况选择合适大小、材质等的导尿管，最大限度降低尿道损伤和尿路感染；④对留置导尿管的患者，应当采用密闭式引流装置；⑤告知患者留置导尿管的目的，配合要点和置管后的注意事项。

2）置管时：①医务人员要严格按照《医务人员手卫生规范》，认真洗手后，戴无菌手套实施导尿术；②严格遵循无菌操作技术原则留置导尿管，动作要轻柔，避免损伤尿道黏膜；③正确铺无菌巾，避免污染尿道口，保持最大的无菌屏障；④充分消毒尿道口，防止污染。要使用合适的消毒剂棉球消毒尿道口及其周围皮肤黏膜，棉球不能重复使用。男性：先洗净包皮及冠状沟，然后自尿道口、龟头向外旋转擦拭消毒。女性：先按照由上至下，由内向外的原则清洗外阴，然后清洗并消毒尿道口、前庭、两侧大小阴唇，最后会阴、肛门；⑤导尿管插入深度适宜，插入后，向水囊注入10～15ml无菌水，轻拉尿管以确认尿管固定稳妥，不会脱出；⑥置管过程中，指导患者放松，协调配合，避免污染，如尿管被污染应当重新更换尿管。

3）置管后：①妥善固定尿管，避免打折、弯曲，保证集尿袋高度低于膀胱水平，避免接触地面，防止逆行感染；②保持尿液引流装置密闭、通畅和完整，活动或搬运时夹闭引流管，防止尿液逆流；③应当使用个人专用的收集容器及时清空集尿袋中尿液。清空集尿袋中尿液时，要遵循无菌操作原则，避免集尿袋的出口触碰到收集容器；④留取小量尿标本进行微生物病原学检测时，应当消毒导尿管后，使用无菌注射器抽取标本送检。留取大量尿标本时（此法不能用于普通细菌和真菌学检查），可以从集尿袋中采集，避免打开导尿管和集尿袋的接口；⑤不应当常规使用含消毒剂或抗菌药物的溶液进行膀胱冲洗或灌注以预防尿路感染；⑥应当保持尿道口清洁，大便失禁的患者清洁后还应当进行消毒。留置导尿管期间，应当每日清洁或冲洗尿道口；⑦患者沐浴或擦身时应当注意对导管的保护，不应当把导管浸入水中；⑧长期留置导尿管患者，不宜频繁更换导尿管。若导尿管阻塞或不慎脱出时，以及留置导尿装置的无菌性和密闭性被破坏时，应当立即更换导尿管；⑨患者出现尿路感染时，应当及时更换导尿管，并留取尿液进行微生物病原学检测；⑩每天评估留置导尿管的必要性，不需要时尽早拔除导尿管，尽可能缩短留置导尿管时间；⑪对长期留置导尿管的患者，拔除导尿管时，应当训练膀胱功能；⑫医护人员在维护导尿管时，要严格执行手卫生。

（二）导管相关血流感染

1. 危险因素　留置血管内导管是救治危重患者、实施特殊用药和治疗的医疗操作技术。置管后的患者存在发生感染的危险。血管内导管相关血流感染的危险因素主要包括：导管留置的时间、置管部位及其细菌定植情况、无菌操作技术、置管技术、患者免疫功能和健康状态等因素。

2. 导管相关血流感染的定义　导管相关血流感染（catheter related blood stream infection，CRBSI）是指带有血管内导管或者拔除血管内导管 48 小时内的患者出现菌血症或真菌血症，并伴有发热（>38℃）、寒战或低血压等感染表现，除血管导管外没有其他明确的感染源。实验室微生物学检查显示：外周静脉血培养细菌或真菌阳性；或者从导管段和外周血培养出相同种类、相同药敏结果的致病菌。

3. 导管相关血流感染预防要点

（1）管理要求：

1）医疗机构应当健全规章制度，制定并落实预防与控制导管相关血流感染的工作规范和操作规程，明确相关部门和人员职责。

2）医务人员应当接受关于血管内导管的正确置管、维护和导管相关血流感染预防与控制措施的培训和教育，熟练掌握相关操作规程。

3）有条件的医疗机构应当建立静脉置管专业护士队伍，提高对静脉置管患者的专业护理质量。

4）医务人员应当评估患者发生导管相关血流感染的危险因素，实施预防和控制导管相关血流感染的工作措施。

5）医疗机构应当逐步开展导管相关血流感染的目标性监测，持续改进，有效降低感染率。

（2）感染预防要点：

1）置管时：①严格执行无菌技术操作规程。置管时应当遵守最大限度的无菌屏障要求。置管部位应当铺大无菌单（巾）；置管人员应当戴帽子、口罩、无菌手套，穿无菌手术衣；②严格按照《医务人员手卫生规范》，认真洗手并戴无菌手套后，尽量避免接触穿刺点皮肤。置管过程中手套污染或破损应当立即更换；③置管使用的医疗器械、器具等医疗用品和各种敷料必须达到灭菌水平；④选择合适的静脉置管穿刺点，成人中心静脉置管时，应当首选锁骨下静脉，尽量避免使用颈静脉和股静脉；⑤采用卫生行政部门批准的皮肤消毒剂消毒穿刺部位皮肤，推荐使用氯己定醇类皮肤消毒剂，自穿刺点由内向外以同心圆方式消毒，消毒范围应当符合置管要求。消毒后皮肤穿刺点应当避免再次接触。皮肤消毒待干后，再进行置管操作；⑥患疖肿、湿疹等皮肤病或患感冒、流感等呼吸道疾病，以及携带或感染多重耐药菌的医务人员，在未治愈前不应当进行置管操作。

2）置管后：①应当尽量使用无菌透明、透气性好的敷料覆盖穿刺点，对于高热、出汗、穿刺点出血、渗出的患者应当使用无菌纱布覆盖；②应当定期更换置管穿刺点覆盖的敷料。更换间隔时间为：无菌纱布为 1 次/2 天，无菌透明敷料为 1～2 次/周，如果纱布或敷料出现潮湿、松动、可见污染时应当立即更换；③医务人员接触置管穿刺点或更换敷料时，应当严格执行手卫生规范；④保持导管连接端口的清洁，注射药物前，应当用 75%乙醇或含碘或氯己定醇消毒剂进行消毒，待干后方可注射药物。如有血迹等污染时，应当立即更换；⑤告知置管患者在沐浴或擦身时，应当注意保护导管，不要把导管淋湿或浸入水中；⑥在输血、输入血制品、脂肪乳剂后的 24 小时内或者停止输液后，应当及时更换输液管路。外周及中心静脉置管后，应当用生理盐水或肝素盐水进行常规冲管，预防导管内血栓形成；⑦严格保证输注液体的无菌；⑧紧急状态下的置管，若不能保证有效的无菌原则，应当在 48 小时内尽快拔除导管，更换穿刺部位后重新进行置管，并做相应处理；⑨怀疑患者发生导管相关感染，或者患者出现静脉炎、导管故障时，应当及时拔除导管。必要时应当进行导管尖端的微生物培养；⑩医务人员应当每天对保留导管的必要性进行评估，不需要时应当尽早拔除导管；⑪导管不宜常规更换，特别是不应当为预防感染而定期更换中心静脉导管和动脉导管。

（三）手术部位感染

外科手术部位感染（surgical site infection，SSI）是术后并发症之一，是医院感染的重要组成部分。SSI 占全部医院感染的 15%，占外科手术患者医院感染的 35%～40%，已引起外科医生的高度关注。SSI 严重影响了医疗质量，延长患者住院时间，不仅给患者带来痛苦，而且造成巨大的经济损失，严重者甚至对生命构成威胁。近年来，由于感染病原学的变迁、细菌耐药性的增加和各种高难度手术的开展，SSI 的控制又面临新的挑战，术后 SSI 虽不能杜绝，但重视做好防护工作，则可极大程度地防止发生或减轻其严重程度。

1. 危险因素　SSI 危险因素的研究对 SSI 预防和控制有着极为重要的意义。手术切口是否发生感染受多种因素影响，经过大量的临床病例观察，现已得出：手术切口的类型、手术时间的长短、术中污染情况、术前病情评分四个因素是切口感染危险性的预测指标。1999 年，美国 CDC 列出了 SSI 的主要危险因素，并于 2002 年对其中的某些项目做了重新评估，补充了机体基础情况及手术操作因素的内容。国内对手术患者住院期间的 SSI 及其危险因素的描述性研究近几年已陆续有相关报道，已发现有很多因素与 SSI 有关。

（1）宿主（患者）因素：年龄、肥胖、手术前住院时间的长短、基础疾病。

（2）手术因素：手术切口类别、手术技术因素、手术时间的长短、急诊手术、术区毛发的处理、预防性应用抗菌药物等。

外科手术必然会带来手术部位皮肤和组织的损伤，当手术切口的微生物污染达到一定程度时，会发生手术部位的感染。手术部位的感染包括切口感染和手术涉及的器官或腔隙的感染，手术部位感染的危险因素包括患者方面和手术方面。患者方面的主要因素是：年龄、营养状况、免疫功能、健康状况等。手术方面的主要因素是：术前住院时间、备皮方式及时间、手术部位皮肤消毒、手术室环境、手术器械的灭菌、手术过程的无菌操作、手术技术、手术持续的时间、预防性抗菌药物使用情况等。医疗机构和医务人员应当针对危险因素，加强外科手术部位感染的预防与控制工作。

2. 外科切口的分类　根据外科手术切口微生物污染情况，外科手术切口分为清洁、清洁污染、污染、感染四类，如表 9-1 所示。

表 9-1　手术切口按受污染程度分类

切口类型	标　　准
清洁切口	手术未进入感染炎症区，未进入呼吸道、消化道、泌尿生殖道及口咽部位
清洁-污染切口	手术进入呼吸道、消化道、泌尿生殖道及口咽部位，但不伴有明显污染
污染切口	手术进入急性炎症但未化脓区域；开放性创伤手术；胃肠道、尿路、胆道内容物及体液有大量溢出污染；术中有明显污染（如开胸心脏按压）
感染切口	有失活组织的陈旧创伤手术；已有临床感染或脏器穿孔的手术

3. 外科手术部位（SSI）感染的定义及诊断标准　SSI 是指围术期（个别情况在围术期以后）发生在切口或手术深部或腔隙的感染（如切口感染、脑脓肿、腹膜炎）。SSI 的概念比创口感染要宽，因为它包含了手术曾经涉及的器官和腔隙的感染，又比“手术后感染”的概念要窄而且具体，因为它不包括那些与手术没有直接关系的感染，如肺炎、尿路感染等。

外科手术部位感染分为切口浅部组织感染、切口深部组织感染、器官/腔隙感染。

（1）切口浅部组织感染：手术后 30 天以内发生的仅累及切口皮肤或者皮下组织的感染，并符合下列条件之一：

1）切口浅部组织有化脓性液体。

2）从切口浅部组织的液体或者组织中培养出病原体。

3）具有感染的症状或者体征，包括局部发红、肿胀、发热、疼痛和触痛，外科医师开放的切口浅层组织。

下列情形不属于切口浅部组织感染：

1）针眼处脓点（仅限于缝线通过处的轻微炎症和少许分泌物）。

2）外阴切开术或包皮环切术部位或肛门周围手术部位感染。

3）感染的烧伤创面，及溶痂的Ⅱ、Ⅲ度烧伤创面。

（2）切口深部组织感染：无植入物者手术后 30 天以内，有植入物者手术后 1 年以内发生的累及深部软组织（如筋膜和肌层）的感染，并符合下列条件之一：

1）从切口深部引流或穿刺出脓液，但脓液不是来自器官/腔隙部分。

2）切口深部组织自行裂开或者由外科医师开放的切口。同时，患者具有感染的症状或者体征，包括局部发热、肿胀及疼痛。

3）经直接检查、再次手术探查、病理学或者影像学检查，发现切口深部组织脓肿或者其他感染证据。

同时累及切口浅部组织和深部组织的感染归为切口深部组织感染；经切口引流所致器官/腔隙感染，无须再次手术归为深部组织感染。

（3）器官/腔隙感染：无植入物者手术后30天以内、有植入物者手术后1年以内发生的累及术中解剖部位（如器官或者腔隙）的感染，并符合下列条件之一：

1）器官或者腔隙穿刺引流或穿刺出脓液。

2）从器官或者腔隙的分泌物或组织中培养分离出致病菌。

3）经直接检查、再次手术、病理学或者影像学检查，发现器官或者腔隙脓肿或者其他器官或者腔隙感染的证据。

4. 外科手术部位感染预防要点

（1）管理要求：

1）医疗机构应当制定并完善外科手术部位感染预防与控制相关规章制度和工作规范，并严格落实。

2）医疗机构要加强对临床医师、护士、医院感染管理专业人员的培训，掌握外科手术部位感染预防工作要点。

3）医疗机构应当开展外科手术部位感染的目标性监测，采取有效措施逐步降低感染率。

4）严格按照抗菌药物合理使用有关规定，正确、合理使用抗菌药物。

5）评估患者发生手术部位感染的危险因素，做好各项防控工作。

（2）感染预防要点：

1）手术前：①尽量缩短患者术前住院时间。择期手术患者应当尽可能待手术部位以外的感染治愈后再行手术；②有效控制糖尿病患者的血糖水平；③正确准备手术部位皮肤，彻底清除手术切口部位和周围皮肤的污染。术前备皮应当在手术当日进行，确需去除手术部位毛发时，应当使用不损伤皮肤的方法，避免使用刀片刮除毛发；④消毒前要彻底清除手术切口和周围皮肤的污染，采用卫生行政部门批准的合适的消毒剂以适当的方式消毒手术部位皮肤，皮肤消毒范围应当符合手术要求，如需延长切口、做新切口或放置引流时，应当扩大消毒范围；⑤如需预防应用抗菌药物时，手术患者皮肤切开前30分钟～2小时内或麻醉诱导期给予合理种类和合理剂量的抗菌药物。需要做肠道准备的患者，还需于术前一天分次、足剂量给予非吸收性口服抗菌药物；⑥有明显皮肤感染或者患感冒、流感等呼吸道疾病，以及携带或感染多重耐药菌的医务人员，在未治愈前不应当参加手术；⑦手术人员要严格按照《医务人员手卫生规范》进行外科手消毒；⑧重视术前患者的抵抗力，纠正水电解质的不平衡、贫血、低蛋白血症等。

2）手术中：①保证手术室门关闭，尽量保持手术室正压通气，环境表面清洁，最大限度减少人员数量和流动；②保证使用的手术器械、器具及物品等达到灭菌水平；③手术中医务人员要严格遵循无菌技术原则和手卫生规范；④若手术时间超过3小时，或者手术时间长于所用抗菌药物半衰期的，或者失血量大于1500ml的，手术中应当对患者追加合理剂量的抗菌药物；⑤手术人员尽量轻柔地接触组织，保持有效地止血，最大限度地减少组织损伤，彻底去除手术部位的坏死组织，避免形成死腔；⑥术中保持患者体温正常，防止低体温。需要局部降温的特殊手术执行具体专业要求；⑦冲洗手术部位时，应当使用温度为37℃的无菌生理盐水等液体；⑧对于需要引流的手术切口，术中应当首选密闭负压引流，并尽量选择远离手术切口、位置合适的部位进行置管引流，确保引流充分。

3）手术后：①医务人员接触患者手术部位或者更换手术切口敷料前后应当进行手卫生；②为患者更换切口敷料时，要严格遵守无菌技术操作原则及换药流程；③术后保持引流通畅，根据病情尽早为患者拔除引流管；④外科医师、护士要定时观察患者手术部位切口情况，出现分泌物时应当进行微生物培养，结合微生物报告及患者手术情况，对外科手术部位感染及时诊断、治疗和监测。

（四）呼吸机相关肺炎

医院感染性肺炎是我国第一位的医院感染，发病率为1.3%～3.45%，在各部位医院感染构成比中约占1/3。西方国家统计表明，医院感染性肺炎占全部医院感染的13%～18%，居第2～4位。美国疾病控制中心（CDC）1992年资料称，因并发医院肺炎，平均增加住院日5.09天，每例额外增加医疗费用平均5683美元，全美一年增加医疗费开支约20亿美元。在医院感染性肺炎中呼吸机相关性肺炎最为常见。呼吸机相关性肺炎的发病率为9%～24%，按每1000机械通气日计，呼吸机相关性肺炎的发病率为10%～30%不等；在不同类型重症监护病房（ICU）中，其发病率相差颇大，如内科ICU内呼吸机相关性肺炎发生率为9.4%，外科ICU为14.9%，而烧伤ICU则高达20.9%（以每1000机械通气日计）。呼吸机相关性肺炎的病死率为33%～71%。在ICU死亡病例中，近30%直接归因于呼吸机相关性肺炎。因此，加强呼吸机相关性肺炎的预防和控制是提高抢救成功率、改善预后和节约医疗卫生资源的重要环节。

1. 定义　呼吸机相关肺炎（VAP）为经气管插管或切开进行机械通气48小时后发生的医院获得性肺炎。

2. 病原菌的特点　具有地方病和流行病的某些特点，其病原菌往往依地区不同而有一定差别，且与基础疾病、先期抗菌药物应用、发病时间、病原菌的感染途径等因素有密切关系。病原菌90%以上是细菌。早发（入院≤5天，接受机械通气≤4天）及无危险因素的患者，其病原菌与社区获得性肺炎比较接近，主要病原菌是肺炎链球菌、流感嗜血杆菌、MSSA、和肠道革兰阴性杆菌；晚发性（入院≥5天，接受机械通气≥4天）或具有危险因素的患者，其致病菌大多为革兰阴性杆菌，特别是铜绿假单胞菌、肠杆菌属细菌，MRSA也常见。还有其他如洋葱假单胞菌、军团菌、曲霉菌、卡氏肺孢子菌等呼吸机相关肺炎的病原菌以革兰阴性杆菌为主，占60%以上。

3. 发病机制　呼吸机相关性肺炎的发生与其他感染过程一样，病原体到达支气管远端或肺组织，克服宿主的防御机制后繁殖并引起侵入性损害。呼吸系统的防御机制包括上呼吸道对空气滤过、加温、湿化及咳嗽反射；呼吸道上皮纤毛的运动；肺泡巨噬细胞的吞噬、调理作用；体液及细胞免疫功能。呼吸机相关性肺炎的感染方式主要为吸入，其次为血液传播和潜在感染的激活（如结核、巨细胞病毒感染等）。借助于分子生物学分型技术发现，从肺炎患者下呼吸道分泌物中分离到的菌株与发病前定植于患者口咽部或胃腔的菌株具有同源性，表明肺炎病原体来源于口咽部菌群的误吸。有研究提示，口咽部有革兰阴性杆菌定植者有23%发生医院肺炎，无定植者仅3.3%。

正常人口咽部菌群常包括不少可引起肺炎的致病菌如肺炎链球菌、流感嗜血杆菌、金黄色葡萄球菌及厌氧菌，但肠杆菌科细菌和假单胞菌等非发酵革兰阴性杆菌分离率＜5％。住院后患者口咽部菌群常发生变化，最突出的变化是革兰阴性杆菌定植比例明显升高。这种定植随住院时间延长而显著增加。口咽部革兰阴性杆菌定植增加的相关因素还有先期抗菌药物应用、胃液反流、大手术、严重的基础疾病及内环境的紊乱（如糖尿病、乙醇中毒、低血压、缺氧、酸中毒、氮质血症等）。革兰阴性杆菌在住院患者口咽部定植并作为呼吸机相关性肺炎的主要致病菌来源，形成的机制尚不十分清楚，但应激是一个重要的原因。通常认为口咽部上皮细胞表面能与革兰阴性杆菌结合的受体为纤维连接素所覆盖，使受体免于暴露面不易与细菌结合，但应激时唾液中蛋白水解酶活性增高，可清除上皮细胞表面的纤维连接素，使革兰阴性杆菌在口咽部黏附、定植概率增加。试验已证实颊黏膜上皮细胞短暂暴露胰蛋白酶，可使铜绿假单胞菌的黏附增加 10 倍。

正常胃液呈酸性，当因药物或“胃外分泌衰竭”（如应激）时，胃液 pH 值升至 4 以上，胃内细菌特别是革兰阴性杆菌过度生长，经食管、咽部可移行至下呼吸道而导致肺部感染。

另外，受污染器械设备表面及被污染呼吸机管道内冷凝水中的病原体均可直接吸入或籍气溶胶颗粒吸入下呼吸道，引起呼吸机相关性肺炎。

机械通气患者最可能的吸入途径是沿气管导管外呼吸道分泌物的吸入。即使用带低压或高压气囊气管导管，口咽部分泌物的吸入或漏入仍是很常见的。文献报道，用高压气囊气管导管患者中 56％、低压气管导管患者中 20％有微吸入。气管插管破坏了口咽部与气管间的屏障，损害了对口腔分泌物的有效清除功能，气管局部损伤及干燥使气管黏膜纤毛清除功能降低，加剧了微吸入。昏迷、全身麻醉、鼻饲、支气管镜检查、食管疾病等亦促使微吸入的发生。吸入的口咽部病原体可以来自胃或鼻窦等处。半卧位可减少胃内容物的吸入，但对口咽部分泌物吸入无影响。

近来研究发现，气管插管患者声门下导管球囊上穹隆区积液是细菌增殖的场所，细菌浓度可达 108cfu/ml。X 线检查证实 50％以上患者存在积液，这种污染积液无疑增加微吸入的机会。目前已证实气管导管内外表面有由一种不定型糖蛋白组成的生物被膜存在，经培养及电镜观察，73％的生物被膜内含有细菌，浓度达 105cfu/ml。生物被膜使抗菌药物不易渗入，并中和或破坏抗菌药物，从而保护细菌生长。这些微生物易位或借吸痰导入方式便可进入下呼吸道而引起肺炎。

通过以上途径或经血液，致病微生物进入下呼吸道及肺组织。机体借助于抗体、补体的调理作用，肺泡巨噬细胞和中性粒细胞吞噬、消灭病原体。然而机体在疾病状态下（如休克、外伤等），患者肺内常有过多的炎性介质如肿瘤坏死因子（TNF）、白细胞介素（IL）-8 等，引起炎症性肺损伤，致病微生物可隐藏于局部坏死组织内，逃避正常的清除机制。

概言之，病原微生物在上呼吸道黏附、定植，继而吸入下呼吸道，突破机体的免疫防御机制，引起肺炎。因此，呼吸机相关性肺炎的发生是病原体与机体相互作用的结果。

4. 发病危险因素　呼吸机相关性肺炎与其他医院感染性肺炎的发病危险因素有许多是共同的，如年龄＞60 岁、胃肠营养、患者转运、经鼻胃管等，但呼吸机相关性肺炎也有其独立危险因素，如下表所示，这其中包括宿主和诊疗措施（医源性）两大类。由于诊断和收集资料标准不完全一致、确定危险因素的统计方法不一等，对各种危险因素的作用评价不尽相同。

表 9-2　机械通气和非机械通气患者发生医院感染性肺炎的危险因素

危险因素	机械通气	非机械通气	两者兼有
机械通气持续时间	√		
慢性肺部疾病			√
病情严重程度			√
上腹或胸部手术			√
手术持续时间		√	
年龄			√
营养不良或低蛋白血症		√	
免疫抑制剂治疗		√	
意识改变		√	
气道反射削弱或咳痰困难		√	
住院时间延长		√	
严重头部创伤或颅内压监测	√		
大量吸入		√	
鼻饲			√
神经-肌肉疾病		√	
性别		√	
头部创伤后巴比妥类药物的应用			
胃酸抑制及应用抑酸药或其他原因的胃液 pH 值增高	√		
胃内容物大量吸入	√		
重新气管插管或自行拔管	√		
呼吸气道管路更换＜48h	√		
先期抗菌药物治疗	√		
支气管镜检查	√		
休克	√		
创伤后紧急插管	√		
钝器伤	√		
应急性溃疡（肉眼可见出血）	√		

5. 感染防控要点　呼吸机相关性肺炎发病率高，病死率居高不下，治疗困难。加强预防是控制其发病、降低病死率的重要途径。目前预防措施主要是针对易感危险因素即发病机制而提出的。尽管现有医疗条件下许多易感因素难以避免，但许多研究已证实，部分呼吸机相关性肺炎通过相应的预防措施是可以预防的。预防措施可分抗菌药物方法和非抗菌药物方法（如体位）。下面从呼吸机相关性肺炎发病原理分别叙述。

（1）减少或消除口咽部和胃肠病原菌的定植与吸入：

1）改进营养支持治疗方法：营养不良是呼吸机相关性肺炎发病的危险因素之一，营养支持治疗亦是危重患者常规治疗的一部分。从预防呼吸机相关性肺炎发病的角度来看，胃肠道喂养方法优于全胃肠外营养。在应激状态下，胃肠道并不是一个休眠器官，尽管在外伤后一段时间内结肠蠕动受到抑制，胃肠减压是必要的，但小肠运动及其他功能仍保持完整。小肠喂养可最大限度地减少细菌通过肠黏膜向外移行，并可维持正常肠道菌群平衡，因而胃肠道喂养可预防感染。喂养应注意以下几个问题，以减少呼吸机相关性肺炎的发病。①喂养过程中尽量减少误吸危险因素，提倡半卧位。②用小号胃管，少量持续喂养。当然这样会使胃 pH 值升高，可在喂养过程中监测胃内 pH 值，使 pH 值保持在 3.5 以下，也可用酸化的喂养食物。③可将导管直接插入空肠，以避免对胃液的碱化作用。

2）控制胃内容物的反流（体位）：胃内细菌是呼吸机相关性肺炎病原菌的重要来源。这些患者中胃液反流很常见。当患者处于平卧位、胃中含有大量内容物时，反流更易发生。因此对机械通气患者采用半卧位姿势是减少胃内容物吸入下呼吸道的简单、有效的方法。

3）改进应激性溃疡的防治方法：正常胃内 pH 值保持在 1～2，当胃内 pH 值>4 时，胃内革兰阴性杆菌过度生长。许多研究证实，定植于下呼吸道的革兰阴性杆菌 20%～40%源于胃。预防和治疗应激性溃疡消化道出血，常用药物如抗酸剂、H_2 受体拮抗剂均有提高胃液 pH 值的作用，而硫糖铝无此作用。一般认为此三类药物防止应激性溃疡效果无差别。许多研究提示，硫糖铝与 H_2 受体拮抗剂、抗酸剂的效果相仿，但可显著降低呼吸机相关性肺炎的发病率。这方面仍有争议，可能与肺炎诊断标准及研究对象不同有关。目前对呼吸机相关性肺炎的高危人群，若需要防止应激性溃疡时，通常首选硫糖铝。

4）声门下分泌物的引流：气管插管患者的声门下与气管导管气囊之间的间隙常有严重污染的积液存在，其量为 3～15ml 不等。声门下分泌物误吸入下呼吸道是呼吸机相关性肺炎病原菌的重要来源。我们应用声门下可吸引气管导管的研究证明可降低由原发性内源性感染菌群（革兰阳性球菌及流感嗜血杆菌等）引起的呼吸机相关性肺炎的发病率吸引组呼吸机相关性肺炎为 23%，而非吸引组为 45%（$P<0.05$）。但不能降低继发性内源性感染菌群（主要为肠杆菌属菌群和铜绿假单胞菌）引起的呼吸机相关性肺炎的发病率。

5）气管导管表面生物被膜的清除：尽早拔管或改进导管的生物材料可减少或消除导管表面生物被膜的形成。有报道，大环内酯类药（如阿奇霉素、克拉霉素）可减少生物被膜的形成，增加生物被膜对其他抗菌药物的通透性，减少细菌在生物被膜内定植，可望减少呼吸机相关性肺炎的发病率。

6）选择性消化道脱污染：选择性消化道脱污染（SDD）是通过局部使用抗菌药物杀灭口咽部和胃肠道的条件致病需氧微生物，避免其移行和易位，切断医院感染的内源性感染途径，从而预防呼吸机相关性肺炎的发生。理想 SDD 用抗菌药物应具备下列特点：①抗菌谱覆盖肠杆菌属、假单胞菌属和不动杆菌属细菌；②鼓膜不吸收或很少吸收，以保证管腔内有较高的抗菌药物浓度；③必须是杀菌剂；④具有选择性抗菌活性，即不影响厌氧菌群；⑤药物不易被胃肠道内容物灭活。目前常用 SDD 药物包括三种不吸收抗菌药物（妥布霉素、多部菌素 E、两性霉素 B）。一般认为 SDD 可降低呼吸机相关性肺炎的发病率，但能否降低病死率仍有争议。对 SDD 持谨慎态度的另一个原因是有研究显示 SDD 使耐妥布霉素的肠杆菌比例增高，同时 MRSA 引起的呼吸机相关性肺炎发生率高于对照组。所以目前 SDD 不作为常规应用，仅仅用于特殊群体的预防（如外伤、高危外科手术和器官移植的患者）。

7）合理使用抗菌药物：抗菌药物是引起口咽部菌群失调和病原菌特别是革兰阴性杆菌和真菌在口咽部定植的主要原因。广谱或超广谱抗菌药物的应用给多重耐药致病菌所致呼吸机相关性肺炎的治疗带来困难，也是该病病死率居高不下的原因之一。因此，临床上应合理使用抗菌药物。

（2）切断（外源性）传播途径：切断病原体传播途径是控制呼吸机相关性肺炎的有效方法。一个世纪前推行的消毒隔离和无菌技术曾有效地预防了医院感染的发生。近年来各类抗菌药物的使用非但没有使医院感染率（包括呼吸机相关性肺炎）下降，反而使发生率有所上升，并出现了许多多重耐药菌株。这除了与宿主因素、各种新诊疗技术而致的易感性增加有关外，与医务人员忽视消毒隔离和无菌技术不无关系。所以医务人员应增强无菌意识，要特别注意以下几点。

1）手卫生：医务人员的手是传播呼吸机相关性肺炎病原菌的重要途径。调查发现不少医务人员的手常有革兰阴性杆菌和葡萄球菌的定植。医务人员在护理、检查重症感染患者时能导致病原菌在患者之间传播、定植，还可通过吸痰或其他操作致使细菌直接进入下呼吸道引起呼吸机相关性肺炎。医院应提供方便的自来水装置及洗手设备，并指导医务人员正确洗手。

2）公用医疗器械的消毒灭菌：污染器械如呼吸机、纤维支气管镜、雾化器是呼吸机相关性肺炎发生的又一重要途径。纤维支气管镜检查后并发肺部感染的发生率为0.5%～3.0%，部分与纤维支气管镜消毒不彻底及污染有关。近年亦有纤维支气管镜检查导致肺结核交叉感染的报道。我国是结核病高发区，所以纤维支气管镜的消毒方法应保证有效地杀灭结核分枝杆菌。

呼吸机管道是呼吸机相关性肺炎病原体的又一重要来源，这主要是由于医务人员在常规更换呼吸机管道时污染了管道系统。传统方法是每24小时更换1次管道。最近美国医院感染控制顾问委员会（HICPAC）推荐至少48小时以上更换1次管道，以减少管道被污染的机会。Hess等发现，延长至7天更换管道并不增加甚至可能减少呼吸机相关性肺炎的发病率。目前认为呼吸机管道以2～7天更换1次为宜。我们在慢性阻塞性肺疾病呼吸衰竭接受机械通气患者呼吸及气路细菌监测时发现，超过24小时更换呼吸机导管，其污染发生率和程度均显著增加，其病原菌与患者下呼吸道菌群有高度一致性，故主张感染相关呼吸衰竭接受机械通气患者，呼吸机管道仍以每24小时更换1次为宜，并严格避免更换过程中的污染。

呼吸机雾化器及氧气湿化瓶的污染也是一个重要的感染源。呼吸机湿化器是通过加温气化原理，温度在50℃左右可防止几乎所有病原菌在湿化液中的定植及生长。但许多单位使用湿化器时温度调节较低，会增加污染的机会。

3）患者及病原体携带者的隔离：呼吸道合胞病毒传播可引起暴发流行，易殃及患者、医务人员，且较难以控制。该病毒感染者应予隔离。由于某些致病菌特别是多重耐药菌给治疗带来困难，病死率高，故有人建议在有条件时对MRSA、铜绿假单胞菌感染、产ESBL菌感染及携带者在积极治疗的同时予以隔离，耐万古霉素肠球菌感染则必须隔离。

4）保护性隔离：将高危人群与外界充满各种微生物的医院环境进行保护性隔离，可有效地防止呼吸机相关性肺炎的发生。通常是将患者置于层流室，医务人员进入时必须戴口罩、帽子及穿无菌隔离衣，此法可有效阻止部分外源性病原菌所致的呼吸机相关性肺炎，目前主要用于器官移植、粒细胞缺乏症等严重免疫功能抑制者。

（3）提高机体免疫防御功能：全身或局部免疫防御功能受损是住院患者易发生肺炎的

原因之一。加强重症患者的营养支持、积极维护内环境平衡、合理使用糖皮质激素及细胞毒药物、给建立人工气道患者创造条件尽早拔管及采用免疫调节剂等均有助于减少呼吸机相关性肺炎的发生。近年使用免疫调节剂预防医院感染包括呼吸机相关性肺炎的研究较多。

1）免疫球蛋白：有人对一组外科疾病患者静脉使用丙种球蛋白，对照研究发现，该治疗方法可使革兰阴性杆菌医院肺炎的发病率下降。

2）集落刺激因子（CSF）：该制剂增加外周血中粒细胞数量和提高其功能，可显著降低粒细胞减少或缺乏患者医院肺炎的发病率。动物实验证实 G^{-}CSF 能促进中性粒细胞再循环，减少革兰阴性杆菌感染的肺炎，降低医院肺炎的病死率。

3）γ 干扰素：气道雾化 γ 干扰素可激活肺泡巨噬细胞，对细菌性或非细菌性肺部感染有潜在治疗和预防作用。局部给予优于全身用药。

4）其他抗脂多糖抗体 ES 和某些细胞因子受体拮抗剂等正在被研究或已被证明在预防和治疗呼吸机相关性肺炎中有一定效果。1994 年 CDC 制定的医院肺炎防治指南中指出，医务人员教育是有效控制医院感染工程的基础，对控制呼吸机相关性肺炎发病尤其重要。呼吸机相关性肺炎的危险因素甚多，发病机制复杂，这就决定了难以采用一种或某几种防治措施来控制目标。全体医务人员的重视，综合防治可能是控制呼吸机相关性肺炎的最佳策略。

此外，机械通气不仅可以根据是否建立人工气道分为“有创”或“无创”，因为呼吸机具有的不同呼吸模式而使通气有众多的选择，不同的疾病对机械通气提出了具有特异性的要求，医学理论的发展及循证医学数据的增加使对呼吸机的临床应用更加趋于有明确的针对性和规范性。在这种条件下，对危重患者的机械通气制定规范有明确的必要性。同时，多年临床工作的积累和多中心临床研究证据为机械通气指南的制定提供了越来越充分的条件。

中华医学会重症医学分会以循证医学的证据为基础，采用国际通用的方法，经过广泛征求意见和建议，反复认真讨论，达成关于机械通气临床应用方面的共识，以期对危重患者的机械通气的临床应用进行规范。为减少 VAP 发生，对于危重症患者人工气道的选择，中华医学会重症医学分会在《机械通气临床应用指南（2006 年）》指南中给出以下相关推荐意见：

（1）经口气管插管减少了医院获得性鼻窦炎的发生，而医院获得性鼻窦炎与呼吸机相关性肺炎的发病有着密切关系。因此，若患者短期内能脱离呼吸机者，应优先选择经口气管插管。但是，在经鼻气管插管技术操作熟练的单位，或者患者不适于经口气管插管时，仍可以考虑先行经鼻气管插管。

（2）对于需要较长时间机械通气的危重症患者，气管切开术是常选择的人工气道方式。与其他人工气道比较，由于其管腔较大、导管较短，因而气道阻力及通气死腔较小，有助于气道分泌物的清除，减少呼吸机相关性肺炎的发生率。但是气管切开的时机仍有争议。1989 年美国胸科医师协会建议：若预期机械通气时间在 10 天以内者优先选择气管插管，而超过 21 天者则优先选择气管切开术，在 10～21 天之间者则应每天对患者进行评估。当时这个建议并没有很强的研究结果支持，是建立在专家的经验之上。之后，有研究比较了“早期”和“晚期”气管切开，探讨“最佳”气管切开时机。有研究发现，早期选择气管切开术，可以减少机械通气天数和 ICU 住院天数，同时可以减少呼吸机相关性肺炎的发生率，改善预后，这个观点尚需要大样本的 RCT 研究。对于“早期”的确切定义也没有统一，早至气管插管后 48 小时内，晚至气管插管后 2 周内，多数是在气管插管后 7 天或 7 天以内。目前，越来越多的研究倾向于无需到 21 天后，2 周内可考虑气管切开。

（3）无创正压通气（NPPV）：NPPV 是指无需建立人工气道的正压通气，常通过鼻/面罩等方法连接患者。临床研究证明，在合适的病例中 NPPV 可以减少急性呼吸衰竭的气管插管或气管切开的需要以及相应的并发症，改善预后；减少慢性呼吸衰竭呼吸机的依赖，减少患者的痛苦和医疗费用，提高生活的质量。

NPPV 可以避免人工气道的不良反应和并发症（气道损伤、呼吸机相关性肺炎等），但同时不具有人工气道的一些作用（如气道引流、良好的气道密封性等）。由于 NPPV 不可避免地存在或多或少的漏气，使得通气支持不能达到与间歇指令通气（IMV）相同的水平，临床主要应用于意识状态较好的轻、中度的呼吸衰竭，或自主呼吸功能有所恢复、从 IMV 撤离的呼吸衰竭患者，而有意识障碍、有并发症或多器官功能损害的严重呼吸衰竭应选择 IMV。NPPV 与 IMV 各自具有不同的适应证和临床地位，两者相互补充，而不是相互替代。

（4）虽然气管切开有一定的危险，但呼吸机依赖的患者进行气管切开通常是安全的。气管切开的问题包括手术期间的相关并发症、长期的气道损伤，操作过程的规范等。恰当的气管切开可以促进脱机。改善患者的舒适度和可动性、降低气道阻力、降低呼吸机相关性肺炎发生率、缩短机械通气时间、缩短 ICU 住院时间（LOS）和降低死亡率。

除非有明确的不可逆疾病的证据（例如高位脊髓损伤或晚期的肌萎缩性（脊髓侧索硬化），脱机失败 3 个月，考虑为长期机械通气（permanently mechenical ventilation，PMV）。长期机械通气患者应采用逐步降低机械通气水平和逐步延长自主呼吸时间的脱机策略。

（五）多重耐药菌感染

由多重耐药菌引起的感染呈现复杂性、难治性等特点，主要感染类型包括泌尿道感染、外科手术部位感染、医院获得性肺炎、导管相关血流感染等。近年来，多重耐药菌已经成为医院感染重要的病原菌。

1. 多重耐药菌定义　多重耐药菌（multidrug resistant organism，MDRO），主要是指对临床使用的三类或三类以上抗菌药物同时呈现耐药的细菌。常见多重耐药菌包括耐甲氧西林金黄色葡萄球菌（MRSA）、耐万古霉素肠球菌（VRE）、产超广谱 β-内酰胺酶（ESBLs）细菌、耐碳青霉烯类抗菌药物肠杆菌科细菌（CRE）[如产Ⅰ型新德里金属 β-内酰胺酶（NDM-1）或产碳青霉烯酶（KPC）的肠杆菌科细菌]、耐碳青霉烯类抗菌药物鲍曼不动杆菌（CR-AB）、多重耐药/泛耐药铜绿假单胞菌（MDR/PDR-PA）和多重耐药结核分枝杆菌等。

2. 危险因素　多重耐药菌的危险因素主要包括：多重耐药菌医院感染管理不规范、消毒隔离不到位、抗菌药物使用不合理、多重耐药菌的监测不完善等。各级各类医疗机构和医务人员应当针对危险因素，做好多重耐药菌医院感染预防与控制工作，降低发生医院感染的风险，保障医疗质量和医疗安全。

3. 感染防控要点

（1）加强多重耐药菌医院感染管理：

1）重视多重耐药菌医院感染管理：医疗机构应当高度重视多重耐药菌医院感染的预防和控制，针对多重耐药菌医院感染的诊断、监测、预防和控制等各个环节，结合本机构实际工作，制订并落实多重耐药菌感染管理的规章制度和防控措施。

2）加强重点环节管理：医疗机构要采取有效措施，预防和控制多重耐药菌的医院感染。特别要加大对重症监护病房（ICU）、新生儿室、血液科病房、呼吸科病房、神经科病房、烧伤病房等重点部门以及长期收治在ICU的患者，或接受过广谱抗菌药物治疗或抗菌药物治疗效果不佳的患者，留置各种管道以及合并慢性基础疾病的患者等重点人群的管理力度，落实各项防控措施。

3）加大人员培训力度：医疗机构要加强对医务人员医院感染预防与控制知识的教育和培训。提高医务人员对多重耐药菌医院感染预防与控制认识，强化多重耐药菌感染危险因素、流行病学以及预防与控制措施等知识培训，确保医务人员掌握正确、有效的多重耐药菌感染预防和控制措施。

（2）强化预防与控制措施：

1）加强医务人员手卫生：严格执行《医务人员手卫生规范》（WS/T313—2009）。医疗机构应当提供有效、便捷的手卫生设施，特别是在ICU、新生儿室、血液科病房、呼吸科病房、神经科病房、烧伤病房等多重耐药菌医院感染重点部门，应当配备充足的洗手设施和速干手消毒剂，提高医务人员手卫生依从性。医务人员在直接接触患者前后、进行无菌技术操作和侵入性操作前，接触患者使用的物品或处理其分泌物、排泄物后，必须洗手或使用速干手消毒剂进行手消毒。

2）严格实施隔离措施：医疗机构应当对所有患者实施标准预防措施，对确定或高度疑似多重耐药菌感染患者或定植患者，应当在标准预防的基础上，实施接触隔离措施，预防多重耐药菌传播。①尽量选择单间隔离，也可以将同类多重耐药菌感染患者或定植患者安置在同一房间。隔离房间应当有隔离标识。不宜将多重耐药菌感染或者定植患者与留置各种管道、有开放伤口或者免疫功能低下的患者安置在同一房间。多重耐药菌感染或者定植患者转诊之前应当通知接诊的科室，采取相应隔离措施。没有条件实施单间隔离时，应当进行床旁隔离；②与患者直接接触的相关医疗器械、器具及物品如听诊器、血压计、体温表、输液架等要专人专用，并及时消毒处理。轮椅、担架、床旁心电图机等不能专人专用的医疗器械、器具及物品要在每次使用后擦拭消毒；③医务人员对患者实施诊疗护理操作时，应当将高度疑似或确诊多重耐药菌感染患者或定植患者安排在最后进行。接触多重耐药菌感染患者或定植患者的伤口、溃烂面、黏膜、血液、体液、引流液、分泌物、排泄物时，应当戴手套，必要时穿隔离衣，完成诊疗护理操作后，要及时脱去手套和隔离衣，并进行手卫生。

3）遵守无菌技术操作规程：医务人员应当严格遵守无菌技术操作规程，特别是在实施各种侵入性操作时，应当严格执行无菌技术操作和标准操作规程，避免污染，有效预防多重耐药菌感染。

4）加强清洁和消毒工作：医疗机构要加强多重耐药菌感染患者或定植患者诊疗环境的清洁、消毒工作，特别要做好ICU、新生儿室、血液科病房、呼吸科病房、神经科病房、烧伤病房等重点部门物体表面的清洁、消毒。要使用专用的抹布等物品进行清洁和消毒。对医务人员和患者频繁接触的物体表面（如心电监护仪、微量输液泵、呼吸机等医疗器械的面板或旋钮表面、听诊器、计算机键盘和鼠标、电话机、患者床栏杆和床头桌、门把手、水龙头开关等），采用适宜的消毒剂进行擦拭、消毒。被患者血液、体液污染时应当立即消毒。出现多重耐药菌感染暴发或者疑似暴发时，应当增加清洁、消毒频次。在多重耐药菌感染患者或定植患者诊疗过程中产生的医疗废物，应当按照医疗废物有关规定进行处置和管理。

（3）合理使用抗菌药物：《抗菌药物临床应用管理办法》（卫生部令第 84 号）已于 2012 年 2 月 13 日经原卫生部部务会审议通过并发布，自 2012 年 8 月 1 日起施行。医疗机构应当认真落实抗菌药物临床合理使用的有关规定，严格执行抗菌药物临床使用的基本原则，切实落实抗菌药物的分级管理，正确、合理地实施个体化抗菌药物给药方案，根据临床微生物检测结果，合理选择抗菌药物，严格执行围术期抗菌药物预防性使用的相关规定，避免因抗菌药物使用不当导致细菌耐药的发生。

医疗机构要建立和完善临床抗菌药物处方审核制度，定期向临床医师提供最新的抗菌药物敏感性总结报告和趋势分析，正确指导临床合理使用抗菌药物，提高抗菌药物处方水平。

（4）建立和完善对多重耐药菌的监测：

1）加强多重耐药菌监测工作：医疗机构应当重视医院感染管理部门的建设，积极开展常见多重耐药菌的监测。对多重耐药菌感染患者或定植高危患者要进行监测，及时采集有关标本送检，必要时开展主动筛查，以及时发现、早期诊断多重耐药菌感染患者和定植患者。

2）提高临床微生物实验室的检测能力：医疗机构应当加强临床微生物实验室的能力建设，提高其对多重耐药菌检测及抗菌药物敏感性、耐药模式的监测水平。临床微生物实验室发现多重耐药菌感染患者和定植患者后，应当及时反馈医院感染管理部门以及相关临床科室，以便采取有效的治疗和感染控制措施。患者隔离期间要定期监测多重耐药菌感染情况，直至临床感染症状好转或治愈方可解除隔离。

临床微生物实验室应当至少每 6 个月向全院公布一次临床常见分离细菌菌株及其药敏情况，包括全院和重点部门多重耐药菌的检出变化情况和感染趋势等。

四、危险因素的研究方法

为更好的控制医院感染的发生率，减少或降低医院感染的危险因素，及时采取有效的处理和控制措施，对于出现的医院感染病例，需要分析其危险因素，这就需要了解一些相关的统计学研究方法及注意的问题。

（一）注意混杂偏倚的存在

在病因研究中，特别是在对慢性病的病因研究中，如果要确定某个危险因子的影响与某种疾病之间是否存在联系，就必须考虑到其他外界因子的影响，如果某个外界因子其本身为研究中疾病的病因或危险因子，同时又与所要研究的危险因子有联系，则这个外界因子称为混杂因子或混杂变量。由于混杂因子的作用，使研究中的危险因子与疾病的关系发生曲解，称为混杂偏倚。

在医院感染危险因素的研究中，一些研究者往往忽视了混杂偏倚的存在，因此研究的结论常常有失严谨。举例说明，对多名医院感染患者的抗菌药物使用情况及其相互作用进行调查研究，得出医院感染与不合理应用抗菌药物有关的结论，有一定的临床指导意义。但众所周知，损伤免疫系统的细胞毒药物、免疫抑制剂及放疗等方法的广泛采用，肿瘤、糖尿病等造成机体抵抗力低下的疾病，导尿、气管插管等侵入性操作均已成为医院感染的危险因素，这些危险因素可能就是不合理应用抗菌药物与医院感染相关关系中的混杂因子，这些危险因素与不合理应用抗菌药物之间可能存在协同作用而相互促进导致了医院感染的发生，单独分析不合理应用抗菌药物与医院感染之间的关系，则其联系强度可能被夸大，因此如不排除这些可能的混杂因子的影响，就可能存在混杂偏倚，所推导的结论必然有失严谨性。为了分析或控制混杂偏倚，还需按可能的混杂因素进行分层分析。应对性别、年龄、造成免疫力低下的疾病、侵入性操作等可疑混杂因素进行分层前后对照分析，以判断有无混杂现象，从而慎重地推导不合理应用抗菌药物与医院感染的相关关系。

又如对多例开颅手术清洁切口感染的诸因素分析，如果采用单因素分析的方法，结果发现术后脑室引流后发生感染的机会是未行脑室引流的 A 倍（$P<0.001$），手术持续时间 >5 小时者可增加术后感染的机会（$RR=3$，$P<0.001$），年龄 >60 岁者发生感染的机会是年龄 <60 岁患者的 B 倍（$P<0.05$），根据上述结果最后推断术后脑引流、手术时间过长、年老患者是切口感染的危险因素，这样的结论同样存在混杂偏倚，因为单因素分析脑室引流与切口感染关系时，手术时间过长、年老患者可能就是混杂因素，由于它们的存在可能增大了脑室引流与切口感染的相关程度，同样在手术时间与切口感染的关系研究中，脑室引流、年老患者可能也是混杂因素，同样可能增大了手术时间过长与切口感染的相关程度，如果未就这些可能的混杂因素进行分析就推导出危险因素与切口感染的关系，其结论有失严谨性。单因素分析存在因素间的混杂及交互作用，因此需要进行多因素分析。本例在分析过程中，可将患者性别、年龄、脑室引流、手术持续时间等暴露因素进行多因素分析，将单因素分析显著的变量进入 Logistic 回归分析模型，筛选出相互独立的危险因素与切口感染的关系。

（二）控制混杂偏倚的几种主要方法

在医院感染危险因素研究中，混杂偏倚时常存在，因此在推导研究的结论时，我们应当考虑混杂偏倚的影响。如何控制和预防混杂偏倚呢？偏倚可出现在整个研究过程，应当在各个阶段进行控制，将偏倚的影响减少到最低程度，力求研究结论的真实可靠。

1. 设计阶段控制

（1）限制（restrict）法：即在选择研究对象时缩小对象的范围以减少其变异的方法。在如前例研究抗菌药物应用与医院感染的关系中，可在研究设计时采用限制的方法来预防混杂因素对结果的影响，即设计时对患者的性别、年龄、疾病、侵袭性操作、免疫抑制剂的使用等可能导致混杂偏倚的因素加以限制，从而前瞻性研究医院感染与不合理应用抗菌药物之间的关系。由于对混杂因素进行限制，研究的结果使得研究者不可能对暴露与混杂因素的交互作用加以分析和度量，只能对暴露和疾病之间的关系进行研究。限制的缺点还在于，在限制混杂因素的同时，对暴露和疾病发生的范围也进行了限制，不能观察到疾病影响的全貌。

（2）配对或匹配（matching）法：是选择对照的一种方法。采用配比方法选择对照或对照组可增强可比性，消除混杂因素的影响。如要研究留置导尿与泌尿道感染的关系，就可选用1∶1配比方法来控制混杂偏倚，即以泌尿道感染病例为指示病例，选择同一性别、同一年龄（或成人<5岁）、同一病种、同一病区等而未发生泌尿道感染的病例作对照，对两研究组的非留置导尿因素进行均衡性检验，增强可比性，采用配比的方法在一定程度上可减少混杂偏倚对研究结果的影响。配对的缺点：配对因素较多会使部分病例找不到对照，致使信息的浪费过度；配对会掩盖暴露的真实作用不能对配对掉的混杂因子及交互作用做分析。

（3）随机分配（randomized allocation）法：主要适用实验研究，即将研究对象随机分配到试验组和对照组。随机分配的目的：使研究对象的非处理因素和混杂因素在各组间趋于均衡，组间基线情况有良好的可比性，而使得处理因素的真实差别得以显示随机分配有简单随机分配方法和分层随机分配方法。

2. 测量和结果判断的控制　方法有盲法。盲法是指病人、医生或研究者不知道病人接受的是治疗药或对照药的前提下，观察或测量研究对象结果的方法盲法是避免观察者和被观察对象发生信息偏倚最有效的方法。特别是判断结果是主观的评价指标（头痛、腹痛、乏力）尤为重要。盲法的目的是为了有效地避免和减少研究者和受试者的期望偏倚和主观偏见。

3. 资料分析阶段的控制　其方法有分层分析、标准化分析、多因素分析法，这是在资料处理分析阶段的重要方法。

（1）分层分析法：是资料分析阶段控制混杂因素常用的方法。即将观察对象按照相似性的特点，分成亚组后再进行试验组和对照组的比较。分层分析是揭示偏倚的重要方法，也是对结果是否有偏倚的显示和纠正。分层因素主要为与比较指标有关的因素，如年龄、性别、病情等。按某混杂因素分层后，再用相应的统计方法进行处理。分层方法主要用于样本例数较大时，而且控制的混杂因素较少时；当样本例数不大，或混杂因素较多，希望同时考虑暴露因素和控制混杂因素对疾病的影响时，不宜采用分层方法。

（2）标准化（standardization）法：是分层分析法的补充。主要用于两组率的分析和比较，当比较组间存在混杂因素，而混杂因素的不同水平在比较组的构成分布不均衡时，同时比较组的亚组率比较结果与两组总暴露率的比较结果不一致。标准化的基本思想：采用某影响因素的统一标准构成以消除构成不同对合计率的影响，使通过标准化后的标准化合计率具有可比性。如下表：

甲、乙两种疗法治疗某病的治愈率比较

病型	甲疗法			乙疗法		
	病人数	治愈数	治愈率（%）	病人数	治愈数	治愈率（%）
普通型	300	180	60.0	100	65	65.0
重型	100	35	35.0	300	125	41.7
合计	400	215	53.8	400	190	47.5

甲、乙两种疗法治疗某病的治愈率比较（直接法标化后）

病型	甲疗法			乙疗法		
	病人数	治愈数	治愈率（%）	病人数	治愈数	治愈率（%）
普通型	400	240	60.0	400	260	65.0
重型	400	140	35.0	400	167	41.7
合计	800	380	47.5	800	427	53.4

（3）多因素分析方法：可控制混杂因素后分析暴露因素与疾病的关系。同时可分析因素间的交互作用。常用的多因素分析方法有多元线性回归、多元方差分析、协方差分析、logistic 回归模型、对数线性模型、COX 模型等。

如谢多双博士进行医院感染相关因素的单因素与多因素分析研究，对 2007 年 10 所医院、2008 年 13 所医院的横断面调查资料合计，以是否患有医院感染疾病为因变量，以患者性别、年龄、所患基础疾病、医院类别和科室类别为自变量，进行单因素和多因素分析。其中年龄组别、基础疾病和科室类别分别进行亚变量处理。单因素分析结果显示，与医院感染有关的因素有：男性，年龄<1 岁或者>45 岁，基础疾病为血液及造血器官疾病、神经系统疾病、眼和附器疾病、耳和乳突疾病或妊娠、分娩、产褥期、围产期疾病，入住科室为内科、外科、儿科或 ICU。多因素分析结果显示，与医院感染有关的因素有：男性，年龄<10 岁或>55 岁，基础疾病为血液及造血器官疾病、神经系统疾病、或妊娠、分娩、产褥期、围产期疾病，入住医院为大学附属医院，入住科室为内科或 ICU。单因素与多因素分析结果见下表：

医院感染相关因素与赋值

因素	变量名	赋值说明
性别	X1	1=“男”，0=“女”
年龄	X2	1=“<1 岁”，0=“否”
	X3	1=“1—4 岁”，0=“否”
	X4	1=“5—9 岁”，0=“否”
	X5	1=“10—14 岁”，0=“否”
	X6	1=“15—24 岁”，0=“否”
	X7	1=“35—44 岁”，0=“否”
	X8	1=“45—54 岁”，0=“否”
	X9	1=“55—64 岁”，0=“否”
	X10	1=“65—74 岁”，0=“否”
	X11	1=“≥75 岁”，0=“否”
当前诊断	X12	1=“肿瘤”，0=“否”
	X13	1=“血液及造血器官疾病”，0=“否”
	X14	1=“内分泌、营养和代谢疾病”，0=“否”

续表

因素	变量名	赋值说明
	X15	1=“神经系统疾病”，0=“否”
	X16	1=“眼和附器疾病”，0=“否”
	X17	1=“耳和乳突疾病”，0=“否”
	X18	1=“循环系统疾病”，0=“否”
	X19	1=“呼吸系统疾病”，0=“否”
	X20	1=“消化系统疾病”，0=“否”
	X21	1=“肌肉骨骼系统及结缔组织疾病”，0=“否”
	X22	1=“泌尿生殖系统疾病”，0=“否”
	X23	1=“妊娠、分娩、产褥期、围产期疾病”，0=“否”
	X24	1=“先天性畸形、变形和染色体异常”，0=“否”
	X25	1=“损伤、中毒和外因的某些其他结果”，0=“否”
	X26	1=“其他”，0=“否”
医院类别	X27	1=“大学附属医院”，0=“非大学附属医院”
科室分类	X28	1=“内科病区”，0=“否”
	X29	1=“外科病区”，0=“否”
	X30	1=“妇产科病区”，0=“否”
	X31	1=“儿科病区”，0=“否”
	X32	1=“ICU”，0=“否”

医院感染单因素与多因素 logistic 回归分析

因素	单因素分析		多因素分析	
	OR 值（95%CI）	*P*	OR 值（95%CI）	*P*
性别				
女性	1		1	
男性	1.69（1.45，1.96）	<0.0001	1.28（1.10，1.50）	0.0018
年龄（岁）				
<1	1.97（1.19，3.26）	0.0080	4.00（2.15，7.43）	<0001
1～	1.63（0.98，2.70）	0.0577	2.40（1.33，4.33）	0.0037
5～	1.71（0.90，3.23）	0.1011	2.17（1.11，4.26）	0.0242
10～	1.72（0.86，3.44）	0.1284	1.65（0.81，3.36）	0.1674
15～	1		1	
25～	0.89（0.57，1.40）	0.6200	1.09（0.69，1.73）	0.7069
35～	1.21（0.81，1.82）	0.3490	1.25（0.83，1.89）	0.2843
45～	1.51（1.02，2.24）	0.0383	1.44（0.96，2.15）	0.0763
55～	1.69（1.14，2.50）	0.0092	1.53（1.02，2.29）	0.0392
65～	2.21（1.49，3.28）	<0.0001	2.02（1.34，3.03）	0.0008
75～	4.44（3.01，6.55）	<0.0001	3.73（2.48，5.60）	<0.0001

续表

因　素	单因素分析		多因素分析	
	OR 值(95%Cl)	P	OR 值(95%Cl)	P
基础疾病				
某些传染病和寄生虫病	1		1	
肿瘤	0.96(0.57,1.63)	0.8878	1.17(0.67,2.06)	0.5763
血液及造血器官疾病	2.58(1.41,4.74)	0.0022	2.61(1.41,4.81)	0.0022
内分泌、营养和代谢疾病	1.07(0.57,1.99)	0.8424	0.95(0.51,1.79)	0.8725
神经系统疾病	1.94(1.12,3.38)	0.0188	1.79(1.02,3.13)	0.0438
眼和附器疾病	0.11(0.03,0.49)	0.0036	0.30(0.05,1.83)	0.1932
耳和乳突疾病	0.30(0.10,0.89)	0.0303	0.91(0.21,3.97)	0.9012
循环系统疾病	1.38(0.81,2.34)	0.2383	1.02(0.59,1.76)	0.9392
呼吸系统疾病	1.31(0.77,2.24)	0.3226	1.24(0.71,2.16)	0.4508
消化系统疾病	0.89(0.52,1.53)	0.6722	0.87(0.50,1.51)	0.6104
肌肉骨骼系统及结缔组织疾病	0.96(0.52,1.76)	0.8891	1.19(0.63,2.27)	0.5916
泌尿生殖系统疾病	0.74(0.41,1.33)	0.3079	0.78(0.42,1.42)	0.4129
妊娠、分娩、产褥期、围产期疾病	0.08(0.03,0.24)	<0.0001	0.27(0.08,0.87)	0.0284
先天性畸形、变形和染色体异常	0.27(0.06,1.19)	0.0842	0.25(0.06,1.14)	0.0731
损伤、中毒和外因的某些其他结果	1.17(0.68,2.01)	0.5701	1.24(0.70,2.21)	0.4691
其他	1.30(0.59,2.84)	0.5177	0.98(0.40,2.36)	0.9553
医院类别				
非大学附属医院	1		1	
大学附属医院	1.12(0.97,1.30)	0.1145	1.28(1.10,1.48)	0.0015
科室类别				
其他	1		1	
内科病区	6.24(3.21,12.12)	<0.0001	3.17(1.12,8.98)	0.0301
外科病区	4.39(2.25,8.53)	<0.0001	2.58(0.91,7.28)	0.0746
妇产科病区	0.63(0.26,1.51)	0.2981	0.81(0.24,2.71)	0.7343
儿科病区	4.24(2.07,8.68)	<0.0001	1.36(0.44,4.17)	0.5948
ICU	73.14(34.18,156.50)	<0.0001	37.41(12.59,111.18)	<0.0001

因此，在医院感染危险因素研究的设计、分析及推论过程中，应当注重混杂偏倚对研究结果的影响，特别是在资料处理的分析阶段，应当运用分层分析、多因素分析来控制混杂偏倚，从而严谨地科学地推导研究的结论。

五、定期监测、分析医院感染的危险因素意义

可见，针对医院感染危险因素的各项工作范围较广，而与医院感染关系较为密切的重要环节主要是：侵入性医疗器械的灭菌、无菌技术操作规程、标准预防（standard precaution）以及隔离措施的实施、抗菌药物合理使用情况及医疗机构耐药菌状况、医疗机构的环境卫生学状况等。在医疗机构中，医院感染危险因素较高的临床部门主要是：侵入性操作较多以及暴露血液、体液等物质机会较多的部门，如手术室、产房、治疗室、口腔科、重症监护病房、血液透析室等；低免疫力患者较多的部门，如肿瘤病房、血液科病

房、新生儿科病房、神经外科病房等；此外，消毒供应室、洗衣房、医疗废物收集暂存部门也是医院感染管理的重点部门。医疗机构应根据其收治患者的情况、科室设置的特点和医院感染监测的结果，针对上述易感因素、侵袭性操作、重点部门和主要感染部位采取有效的干预措施，降低医院感染发生的危险。因此，医疗机构应当切实结合本单位实际工作，有重点、有目标地实施医院感染预防与控制措施。

对散发医院感染病例，也要定期分析危险因素。医疗机构应当根据确定或初步确定的感染源和感染途径，及时采取有效的处理和控制措施，一旦采取处理措施，仍应当持续监测，观察措施是否有效，无效或效果不明显时，认真分析原因及修正措施，再通过监测评价。当感染源和感染途径不明确时，可以针对可能的感染源和感染措施，在不停止调查的同时，采取比较广泛的控制措施，并根据调查结果不断修正评价。积极救治患者应当与分析感染源、感染途径，采取有效的处理和控制措施同步进行，不能顾此失彼。

有流行或暴发时更要及时调查分析，并针对导致医院感染的危险因素监测，缺一不可，有时甚至整合在一起，没有监测的控制可能会失去方向，不能为制定控制措施服务和评价控制措施效果的监测等于浪费和白费劲。医院感染监测的目的在于降低医院感染，减少或降低医院感染的危险因素是降低医院感染的重要手段之一；医院感染危险因素很多，减少和降低危险因素的措施也不一样。要通过对不同医院感染及其危险因素的监测，并利用监测资料分析医院感染与危险因素的关系，危险因素的消长，据此采取措施预防和控制医院感染危险因素，达到降低医院感染的目的。如留置导尿管是导尿管相关尿路感染最重要的危险因素，如能有效减少留置导尿管人数与留置时间，就能减少导尿管相关尿路感染的发病患者数。再如监测资料的反馈也是控制医院感染手段之一，非常重要。

医院感染的预防与控制，是医疗机构及其所有工作人员共同的责任，医疗机构的各个部门和全体工作人员都必须为降低患者以及自身发生感染的危险性而通力合作。由于医院感染的预防与控制具有涉及多环节、多领域、多学科的特点，因此，医疗机构必须加强管理，有目标、有组织、有计划地针对导致医院感染的危险因素，科学实施控制活动，以达到减少医院感染和降低医院感染危险性的目的。

第四节　医院感染流行病学研究展望

随着医院规模的扩大、侵入性诊疗方法的普及、抗菌药物使用的增多以及社会人口老龄化等因素的增加，疾病本身的发病率与死亡率大大降低，而医院感染的发病率却仍然居高不下，给患者、医院和社会带来了沉重的经济负担，因此，加强医院感染的流行病学研究，改进医院感染研究方法，探索新的监控措施，制定更有效的感染控制计划，对最终降低医院感染率有着决定性的作用。在今后一段时期内，医院感染的流行病学将着重研究以下几方面的问题。

（一）医院感染流行病学监测方法

提高监测资料的质量，加强监测资料数据的研究与利用，使之更好地为医院感染控制服务。目前在过去全面综合性监测的基础上已开展目标性监测方法的研究，全面综合性监测常在医院刚开始医院感染工作时使用，作为了解医院感染基本情况的最好办法；经过一段时间后，应逐步开展目标性监测。目前建立的目标性监测方法有针对ICU的监测、外科术后患者的监测和新生儿住院患者的监测等，随着监测工作的深入，会开发和研究出一些新的目标性监测内容及方法。

在监测人群方面，不再限于住院患者，医院职工和门诊患者的医院感染也已成为关注对象，医院感染概念也向医院相关感染延伸；监测内容上，不只限于对医院感染发病率的监测，对于医院感染病原体、危险因素和高危人群以及抗菌药物的合理应用等也成为监测的内容并越来越受到重视。如美国已建立了G^+球菌耐万古霉素的报告与控制系统。

随着监测工作的深入，系统工程理论被应用到该领域中来，使监测更好地为医院感染管理和控制服务，同时对医院感染监测进行成本效益评价，减少盲目性，如医院感染经济损失的研究，美国的SENIC研究，环境微生物监测效益评价等。

（二）医院感染流行病学分析方法

在医院感染描述流行病学的基础上，开展分析流行病学研究如病例对照研究和定群研究，以探索医院感染的病因及流行因素，检验医院感染的病因假设，推断某一因素在医院感染发生中的作用。引起医院感染的危险因素很多，但各因素导致医院感染的权重并不一致，而且常常有混杂因子。为了分清主次，去伪存真，近年来已有学者应用多因素统计分析方法来分析医院感染的危险因素，以期发现排除混杂因素以外的多种因素导致医院感染发生的联合作用，及其对医院感染发生的关联强度，为医院感染控制措施的制定提供科学依据。此法主要应用于外科如心外、脑外、普外等术后感染危险因素多因素分析。

（三）医院感染监测信息系统的研究

我国目前三级医院基本上都对医院感染病例的监测采用计算机管理，但多数医院应用的仍是单机版医院感染统计系统。单机版的主要缺点有：监测信息实时性差，医院感染暴发流行的趋势显示滞后且不够敏感；临床医生及医院感染专职人员的手工书写及录入工作量大，环节多，出错概率相对高；信息的反馈依赖纸介，即时性差且耗费大量的人力、物力。利用计算机终端、局域网和互联网技术，建立医院感染监测系统（NISS）是国内外医院感染专业研究领域内的热点问题之一。广义的NISS建立包含3个层面，即各级医院院内网络信息共享平台；地区级信息网络平台；国家级信息网络平台，其中各级医院内医院感染病例监测（HIS）的建立是NISS建立的基础。1974年美国疾病控制预防中心（CDC）主持开发了NNIS系统以监测医院感染的发生及相关的危险因素和病原体。NNIS系统一直致力于应用统一的医院感染病例的收集方法和感染率的计算方法，建立全国医院感染发病率的数据库，用于衡量医院内各专业科室及不同医院间医院感染水平，到2007年，网上医院已达923所。20世纪90年代，法国、英国、德国、加拿大、澳大利亚等发达国家分别继美国之后建立了各自的医院感染监测系统，在医院感染的预防与控制工作中发挥了积极、有效的作用。

我国于1986年组织全国17所医院组建了第一个医院感染监控系统，随着信息技术和科学水平的发展，计算机网络越来越多地被应用到医院感染监控工作中，在一定程度上提高了医院感染管理的工作效率和反应速度。至2000年前后，多个省市和医疗机构开发了区域性的医院感染监控系统，利用前瞻或回顾性的研究方法，监测住院病例医院感染的发生情况。2006年开发了基于互联网的医院感染监测系统，2010年推出了基于医院信息系统的医院感染管理系统，极大地提高了医院感染监测的效率与质量。目前我国医院感染病例监测采用的模式仍多为医护人员发现医院感染病例，医护人员填报医院感染病例信息，医院感染管理人员根据上报信息到病房核实情况，确认医院感染诊断，一次录入信息后上报监测系统。在该过程中，医院感染管理人员了解的医院感染信息相对滞后，不能及时了解临床的实际情况，甚至待患者出院后才能收到其医院感染监测信息。使用此调查方法，医院感染管理人员不能在关键时刻发现和应对威胁患者和医务人员安全的问题，在一定程度上失去了监测的意义和目的。为此，充分利用计算机网络，继续深入研究开发医院感染监控管理系统，强化其功能，将监控软件直接安装在临床科室的医生工作站，改变既往医院感染监控以回顾性调查为主的被动局面，实现医院感染的前瞻与动态监测，将预防医院感染的关口前移，及时发现医院感染流行趋势或暴发的苗头。同时，通过计算机进行数据处理、统计分析、上报等，可以大大提高医院感染管理水平，是未来发展方向。

（四）医院感染病原菌的研究

医院感染病原菌培养结果是经验性使用抗菌药物的重要参考依据，医院感染的病原种类随着治疗方法、药物种类和诊断技术的发展不断发生变化，需要专业人员对医院感染新病原体及其特殊病原体的流行特征进行研究：如对 EBORA 病毒、艾滋病毒和耐万古霉素金黄色葡萄球菌感染的流行因素、感染途径和控制措施开展研究。同时随着免疫抑制剂、广谱抗菌药及侵袭性手段的广泛应用，医院真菌感染日益增多，条件致病性真菌已成为医院感染的重要病原菌，特别是慢性病患者，深部真菌感染问题尤为突出，有的甚至成为致死性终末感染，不仅给临床治疗带来困难，也使患者的住院费用和病死率大大增加。医院真菌感染的控制与预防将是未来医院感染研究的重点和热点。

（五）开展医院感染预防控制措施的研究

探索能够有效控制医院感染的方法和措施，并进行科学的评价。以往只强调了对医护人员进行医院感染知识教育的重要性，忽视了作为医院感染的主要传染源及易感人群患者的健康教育，患者因为医学专业知识的缺乏，往往处于被动和盲目的状态，存在更大的感染的危险性。针对就诊人群开展各种形式的医院感染健康教育，对之普及医院感染的相关知识，进行行之有效的行为指导，使之养成良好的就诊习惯与卫生习惯，从而降低患者的医院感染率。但目前在国内的研究中，针对患者或一般人群的医院感染知识和行为的调查研究还鲜见报道，加强患者的健康教育，能使其树立自我保护意识，使其主动采取自我防护措施，从而有效降低医院感染的危险性。

（六）开展疫苗与菌苗的研制

利用疫苗或菌苗使机体产生特异性免疫以预防医院感染的发生。如应用铜绿假单胞菌的脂多糖进行特异性自动免疫，但目前尚不能应用于临床。

（七）分子流行病学在医院感染研究中的应用

医院感染病原菌的快速鉴定分型将大大方便临床及时有效控制医院感染。基于深入的分子流行病学菌株分型检测技术，通过菌株分型区别感染菌株是否来源于单一亲代菌株的克隆。理想的分子流行病学分型方法应有高分辨力、可重复性、标准化、快速简便、价廉易得、良好的分型性。

现今较常用的检测技术有：

1. 细菌表型分型法　包括生物学分型、药敏谱分型、血清学分型、噬菌体分型、蛋白电泳分型、全细胞蛋白、免疫印迹、多位点酶电泳等技术。

2. 基因分型法　包括质粒分析（质粒特征、质粒DNA的限制性内切酶分析）；染色体分析［脉冲场凝胶电泳（PFGE）分型法］；PCR分型技术（凝固酶基因、蛋白A基因、AP-PCR、REP-PCR）；DNA序列分析、Southern杂交（核糖体、插入序列、MecA：Tn554、二元分型等）。以上分型方法在重复性、分辨力、成本效益方面各有优劣，然而迄今尚无一种方法能完全达到以上理想要求，因而怎样引入先进的分子流行病学方法及其他先进的实验室技术，加强医院感染的监控，是今后努力和研究的方向。

（八）建立预测医院感染的数学模型

当患者入院时，根据患者的基础状况、所患疾病、存在的危险因素以及各种诊疗措施，给定相应的系数，然后将该系数代入数学模型来推断患者发生医院感染的可能性，以便对高危人群重点观察，采取有针对性的措施，以预防和控制医院感染的发生。这种数学模型的建立需要医院感染工作人员和数理统计人员的密切配合，也必须建立在广泛深入调研的基础上。这是一种发展方向，因为这样能做到有的放矢，节约人力、物力，收到事半功倍之效。如美国已有学者建立了术后切口感染的数学模型，以推测患者术后发生切口感染的危险性。

（童德军　李凤容　韩建华）

参考文献

1. 王枢群．医院感染学．重庆：科学技术文献出版社重庆分社，1990
2. 朱士俊．现代医院感染学．北京：人民军医出版社，1998
3. 郝少君．现代医院感染管理与控制．北京：人民军医出版社，2010
4. 李立明．流行病学．第6版．北京：人民卫生出版社，2007
5. Richard P. Wenzel. 医院内感染的预防与控制．李德淳，译．第4版．天津：天津科技翻译出版公司，2005
6. 朱仁义，沈伟．从循证医学角度看物体表面消毒在医院感染预防和控制中的作用．中国消毒学杂志，2008，25（1）：60-63
7. 夏德发，杨卫华．内源性医院感染发病研究．中华医院感染学杂志，2002，12（3）：238-240
8. 陈闽瑾，徐怀逵．医院感染研究现状．齐齐哈尔医学院学报，2005，26（4）：424-425
9. Guarner F，Malagelada JR. Gut flora in health and disease. Lancet，2003 8，361（9356）：512-519
10. Cirera I，Bauer TM，Navasa M，et al. Bacterial translocation of enteric organisms in patients with cirrhosis. J Hepatol，2001，34（1）：32-37
11. 曹晋桂．用微生态学的方法预防内源性医院感染．中华医院感染学杂志，2004，14（4）：400-402
12. 陈春雷，李兰娟．感染微生态学的研究进展．国外医学（流行病学：传染病学分册），2005，5：271-273
13. 王江桥，李玉娟，王箭，等．2406例老年患者医院感染流行病学调查．中国感染控制杂志，2003，2（1）：33-35
14. 凌红．60例老年患者医院感染分析及防治对策．河北医学，2002，8（10）：954-955
15. 居丽雯，胡必杰．医院感染学．上海：复旦大学出版社，2006
16. 李承，何克勤．新生儿病室医院感染的分析对策．中国实用护理杂志，2008，24（10）：43
17. 王建平，鲁萍．低出生体重儿医院感染危险因素分析及护理．护理学报，2009，16（6A）：59-60
18. 和钢，李锦．恶性肿瘤患者医院感染因素的危险性评价．浙江实用医学，2005，10（1）：22-23
19. 王炜．639例血液病患者医院感染回顾性调查与分析．中国感染控制杂志，2006，5（2）：129-130

20. 付雪琴．肝硬化患者院内感染及其危险因素分析．中原医刊，2005，32（5）：5-6
21. Witte TD，Muus P，Pauw BD，et al. Intensive antileukemic treat-ment of patients younger than 65 years with myelodysplastic syndromes and secondary acute myelogenous leukemia. Cancer，1990，66（5）：831-837
22. 谢国明，郭建新．102例老年肺癌放化疗患者医院感染情况分析．山东医药，2006，46（11）：84
23. 李文峰，胡美龙．邹长林恶性肿瘤放射治疗患者院内感染的临床分析．中国肿瘤，2002，11（7）：405
24. 许宏，韦莉萍．留置导尿相关感染的研究进展．护士进修杂志，2005，20（1）：7-8
25. Ohkawa M，Sugata T，Savak M，et al. Bacterial and crystal adherence to the surfaces of indwelling urethral catheters. JUrol，1990，143：717-721
26. 牛风梅．尿道留置尿管引发尿路感染的原因分析．职业与健康，2005，21（1）：139-140
27. 赵继英．ICU气管切开患者肺部感染的预防与护理．河南外科学杂志，2005，11（3）：78-79
28. 孔颖，陈衍杭．气管切开后医院感染．中国耳鼻喉头颈外科，2005，12（2）：76
29. 李改珍．机械通气并发下呼吸道感染的预防及护理．临床医药实践杂志，2005，14（2）：137-139
30. 杨文杰，陶家驹，蒋萍，等．呼吸机相关肺炎病原学及耐药性分析．国外医学呼吸系统分册，2005，25（1）：73-75
31. 张廷霞，时丽凤，袁康，等．医院内呼吸机相关肺部感染的调查和预防．中华医院感染学杂志，2001，11（5）：346-347
32. Keenan SP，Heyland DK，Jacka MJ，et al. Ventilator-associated pneumonia. Prevention，diagnosis，and therapy. Crit Care Clin，2002，18（1）：107-25
33. 夏荣．中心静脉插管感染的原因分析与护理对策．临床护理杂志，2006，5（1）：51-53
34. 卢洪洲．实体器官移植后感染．中国抗感染化疗杂志，2005，5（1）：56-58
35. Roland ME，Adey D，Carlson LL，et al. Kidney and liver trans-plantation in HIV-infected patients：case presentations and review. AIDS Patient Care STDS，2003，17：501-507
36. 段敏．肝脏移植患者术后肺部感染的危险因素分析．中华护理杂志，2002，37（8）：574-576
37. 张兰．血液透析患者感染的病原菌分布及耐药性分析．中国血液净化，2006，5（2）：99-100
38. 何跃进．临床上使用抗菌药物所存在的问题及对策．安徽医药，2003，7（2）：147
39. 张文福．感染与消毒——新世纪的挑战．中国消毒学杂志，2012，29（1）：1-4
40. 许能锋，李阳，陈娟娟，等．医院感染危险因素病例对照研究．中国感染控制杂志，2005，4（2）：127-130
41. 王羽．医院感染管理办法释义及使用指南．北京：中国法制出版社，2006
42. 苏丽东，苏永平，唐鸿玉，等．新生儿医院感染的危险因素分析及干预进展．护理学报，2009，24：10-12
43. 林元龙，汤立．血液透析患者院内感染危险因素分析．中国临床医学，2004，11（6）：1150-1152
44. 杨梅．口腔科门诊医院感染危险因素分析与管理对策．中华医院感染学杂志，2011，21：4538-4539
45. 谭毓铨，黎沾良．应用抗菌药物防治外科感染的指导意见（草案）Ⅱ——预防手术部位感染．中国实用外科杂志，2003，23（7）：4-6
46. Mangram AJ，Horan TC，Pearson ML，et al. Guideline Prevention of Surgical Site Infection，1999. Centers for Disease Control and Prevention（CDC）Hospital Infection Control Practices Advi-sory Committee. AmJ Infect Control，1999，27（2）：97-132
47. Malone DL，Genuit T，Tracy JK，et al. Surgical site infections：reanalysis of risk factors. J Surg Res，2002，103（1）：89-95
48. 茅一萍，徐耀初．外科手术部位感染及其危险因素研究进展．中华疾病控制杂志，2009，13（20）：

707-710
49. 卫生部发布《外科手术部位感染预防与控制技术指南（试行）》等三个技术文件的通知（卫办医政发〔2010〕187 号）
50. Michael Z，Rolando B. Tracheostomy in the critically ill patient：who，when，and how? Clin Pulm Med，2006，13：111-120
51. International consensus conferences in intensive care medicine：noninvasive positive pressure ventilation in acute respiratory failure. Am J Respir Crit Care Med，2001，163：283-291
52. British Thoracic Society Standards of Care Committee. Non-invasive ventilation in acute respiratory failure. Thorax，2002，57：192-211
53. 中华医学会呼吸病学分会临床呼吸生理与 ICU 学组．无创正压通气临床应用中的几点建议．中华结核和呼吸杂志，2002，25：130-134
54. Keenan SP，Sinuff T，Cook DJ，et al. Does noninvasive positive pressure ventilation improve outcome in acute hypoxemic respiratory failure? A systematic review. Crit Care Med，2004，32：2516-2523
55. Nava S，Ceriana P. Causes of failure of noninvasive mechanical ventilation. Respir Care，2004，49：295-303
56. McKibben AW，Ravenscraft SA. Pressure-controlled and volume-cycled mechanical ventilation. Clin Chest Med，1996，17：395-410
57. Amato MBP，Barbas CSV，Bonassa J，et al. Volume-assured pressure support ventilation. Chest，1992，102 (4)：1225-1234
58. Blanch PB，Jones M，Layon AJ，et al. Pressure-preset ventilation. Chest，1994，104 (2)：590-599
59. Tobin MJ. Principle and Practice of Mechanical ventilation. New York：McGraw-Hill，1994：207-370
60. Chatburn RL. Classification of mechanical ventilation. New York：McGraw-Hill，1994：36-64
61. Esteban A，Alia I，Lbanez J，et al，Modes of mechanical ventilation and weaning. Chest，1994，106：1188-1193
62. Homann CH，Baum M，Putensen CH，et al. Biphasic positive airway pressure (BiPAP) —— a new mode of ventilation support. Eur J Anaesth，1993，11：37-42
63. Derdak S，Mehta S，Stewart TE，et al. High-frequency oscillatory ventilation for acute respiratory distress syndrome in adults：a randomized，controlled trial. Am J Respir Crit Care Med. 2002，166：801-808
64. Wunsch H，Mapstone J. High-frequency ventilation versus conventional ventilation for treatment of acute lung injury and acute respiratory distress syndrome. Cochrane Database Syst Rev，2004，(1)：CD004085
65. MacIntyre NR. New modes of ventilation. Clin Chest Med，1996，17 (3)：411-422
66. Younes M. Proportion assist vention，a new approach to ventilatory support. Am Rev Respir，1992，145：114-120
67. Branson RD，Campbell RS，Davis K，et al. Companion of pressure and flow triggering systems during continuous positive airway pressure，Chest，1994，106：540-544
68. Rimensberger PC，Cox PN，Frndova H，et al. The open lung during small tidal volume ventilation：concepts of recruitment and "optimal" positive end-expiratory pressure，Crit Care Med，1999，27：1946-1952
69. Maclntyre NR，Chen KG，Mcconnell R. Applied PEEP during pressure support reduces the inspiratory threshold load of intrinsic PEEP，Chest，1997，111：1888-1893
70. Slutsky AS. Mechanical ventilation. American College of Chest Physicians' Consensus Conference.

Chest，1993，104：1833-1859

71. 机械通气临床应用指南．中华医学会重症医学分会（2006 年）

72.《抗菌药物临床应用管理办法》（卫生部令第 84 号）

73. 卫生部发布《多重耐药菌医院感染预防与控制技术指南（试行)》的通知（卫办医政发〔2011〕5号）

74. 钱宇平．流行病学．第 2 版．北京：人民卫生出版社，1986

75. Freeman J，et al. Confounding aad the analysis of multiple variables it hospital epidemiology. Irdeet Control，1987，8（11）：456

76. 傅冠峰，王建斌．医院感染危险因素研究中的混杂偏倚．中华医院感染学杂志，1997，7（4）：229-230

77. 张卫云，陈清．不动杆菌医院感染流行病学调查及耐药性现状．热带医学杂志，2007，7（11）：1136-1137

78. Gleizes OMsc，Dessellberger U，Tatochenko V，et al. Nosocomial rotavirus infectious in european courtries：a review of the epidemiology，severity and economic burden of hospital-acquired rotavirus disease. The Pediatric Infection Disease Journal，2006，25（1）：12-21

79. Hidron AI，Edwards JR，Patel J，et al. Antimicrobial-resistant pathogens associated with healthcare-associated infections：annual summary of data reported to the national healthcare safety network at the centers for disease control and prevention，2006—2007. Infect Control Hosp Epidemiol，2008，29：996-1011

80. 文细毛，任南，吴安华，等．全国医院感染监控网医院感染病原菌分布及变化趋势．中华医院感染学杂志，2011，21（2）：350-355

81. Faria S，Sodano L，Gjata A，et al. The first prevalence survey of nosocomial infections in the University Hospital Centre Mother Teresa’ of Tirana，Albania. J Hosp Infec，2007，65：244-250

82. Morton AP，Clements ACA，Doidge SR，et al.. Surveillance of healthcare-acquired infections in queensland，australia：data 695-701. and lessons from the first 5 years. Infect Control Hosp Epidemiol，2008，29：（8）：695-701

83. 徐秀华．临床医院感染学．长沙：湖南科学技术出版社，2005

84. 吴安华，任南，文细毛．159 所医院医院感染现患率调查结果与分析．中国感染控制杂志，2005，4（1）：12-17

85. 任南，文细毛，吴安华．178 所医院医院感染危险因素调查分析．中国感染控制杂志，2003，2（1）：6-10

86. Klevens RM，Edwards JR，Richards CL，et al. Estimating healthcare associated infections and deaths in U. S. hospitals，2002 . Public Health Rep，2007，122（2）：160-166

87. CDC. Estimates of Healthcare-Associated Infections，Infection Control in Healthcare.［EB/OL］. 2010-03-03. http：//www. cdc. gov/ncidod/dhqp/hai. html

88. Shierri LL，Frances MW，Michael P，et al. Epidemiology of hospital -acquired infections in veterans with spinal cord injury and disorder. Infect Control Hosp Epidemiol，2008，29：234-242

89. 刘振声，金大鹏，陈增辉．医院感染管理学．北京：军事医学科学出版社，2000

90. 匡季秋，武迎宏．国内外医院感染监测系统应用进展与比较．中华医院感染学杂志，2009，19（16）：2213-2216

91. 陈素平，潘立敏，赵冰．医院感染监控管理系统的网络信息化应用．中华医院感染学杂志，2008，18（7）：991-993

第十章　医院感染监测

第一节　医院感染监测的目的和意义

医院感染监测是指长期、系统、连续地收集、分析医院感染在一定人群中的发生、分布及其影响因素，并将监测结果报送和反馈给有关部门和科室，为医院感染的预防、控制和管理提供科学依据。医院感染监测的性质决定了这项工作的长期性，对长期性的工作一定要有明确的目的，并围绕这个目的做出科学的设计，医院感染监测设计的科学与否直接决定了医院感染监测的效果。因而医院感染监测的目的成为了医院感染工作的导向。

一、医院感染监测的目的

（一）获得医院感染的本底率

通过长期的监测可以准确地反映医院内不同人群的医院感染发病率或患病率，以及不同医院感染类型的发病率、患病率，建立可供比较和评价的医院感染的发病率或患病率基线。通过医院感染罹患率与医院感染本底发病率的比较，可以及时发现医院感染的波动，从而尽早识别医院感染的流行或暴发。

（二）发现医院感染的危险因素

监测可以发现不同医院感染的高危因素。对相同医疗活动的不同操作方法所导致的医院感染的差异进行对比分析，从而发现医院感染的危险因素。

（三）为制定医院感染控制措施提供科学依据

医院感染控制措施的提出是从实践到理论，再指导实践，并不断改进的科学过程。医院感染控制措施来源于医院感染监测。通过对监测结果的分析总结，提出医院感染控制新措施，并进一步观察相应措施实施后的效果，根据实施效果的评价对新措施进行改进。

（四）评价医院感染控制措施的效果

只有通过医院感染监测才可以判定医院感染控制措施的效果。通过监测发现问题制定相应的控制措施后，是否有效还得通过持续的监测才能得到证实，因此对各种监测方法和控制措施进行绩效评估是医院感染监测的一项重要内容。很多医院感染控制措施看似有效，但是通过监测发现是无效的并可能是有害的。比如定期更换中心静脉导管来预防导管相关性血流感染，通过监测发现并不能降低感染，反而会增加污染的几率，所以在必要保留中心静脉导管的基础上如无感染症状无需定期更换导管。

（五）及时发现和鉴别医院感染暴发

通过与基线感染发病率的对比，可以及时发现医院感染暴发的苗头。医院感染监测结合微生物实验资料可以对医院感染暴发做出早期预警，但是暴发最终的确定还需要分子生物学的支持。

（六）提高医务人员对医院感染控制措施的依从性

监测医务人员对医院感染控制措施的实施情况，对医务人员医院感染控制实施情况与医院感染结局的相关性进行分析，并反馈给相应的医务人员，通过事实和数据，可以提高医务人员对感染控制措施的依从性。使医务人员在工作中自觉减少医院感染的危险因素，从而降低感染率。

（七）促进医院内部或医院间感染控制的对比提高

感染率的比较有利于减少医院感染的危险因素。通过在医院内部的不同科室医院感染率的对比，可以促进科室间的相互学习；医院间感染率的比较，可以促进医院间的先进经验的交流，从而达到相互促进降低医院感染的目的。但是感染率的比较要注意相互之间的可比性，通常需要按照危险因素对感染率进行校正。

（八）为医院感染科研工作提供线索

通过监测可以发现工作中存在的问题，需要进行深入的研究，为开展科研工作提供了一个好的切入点。

（九）为医院感染相关纠纷提供证据

医院感染监测为医院感染的鉴定提供最直接的证据。据公开资料显示，早在 2008 年 10 月 1 日以后，美国联邦保险就对导管相关的血流感染、导管相关的尿路感染、手术切口的感染（冠状动脉搭桥术后的纵隔炎）等医院感染拒绝支付相关费用，不再为医疗失误买单，这也将成为医疗保险的趋势。做好医院感染监测即是减少医院感染的有效手段，也将成为保护医院利益不受损害的武器。

二、医院感染监测的意义

医院感染 90%～95%是呈散发的形式，我国绝大部分医院报道的医院感染散发基本上都是来自监测。通过监测收集的资料可以了解本单位医院感染的基本情况，掌握这些信息可以深入的认识医院感染的规律性，从而制定有效的医院感染控制措施，减少医院感染管理工作的盲目性，降低医院感染发病率。

医院感染监测是医院感染管理中一个十分重要的部分，随着现代医疗技术的发展，各种先进医疗器械及抗菌药物的广泛应用、新病原菌的出现以及老龄人口增多等因素使医院感染已成为亟待解决的实际问题，需要通过有效的监测来掌握不断变化的医院感染危险因素，从而提高医疗卫生质量和安全性。因此医院感染管理是以监测为基础，控制为目标。没有监测为依据的控制措施是盲目的，只有监测而不采取行动是无意义的。

医院感染监测对规范抗菌药物的使用抵抗细菌耐药性的泛滥具有重大的意义。随着“超级细菌”的出现，细菌耐药在全球范围内愈演愈烈，抵抗细菌耐药刻不容缓。对细菌耐药的监测逐渐成为医院感染监测的工作重点，近年来大力开展的细菌耐药性监测和抗菌药物临床应用监测，使掌握细菌耐药性的变迁成为了可能，为临床医生合理选择抗菌药物提供了依据。

医院感染监测是不断发展的，我国医院感染监测工作起步晚但发展快，从1986年成立的只有17所医院的监控系统到1998年全国医院感染监控网络的建立，标志着我国医院感染监测进入了一个新的时代。医院感染监测近年来又有了新的变化：在医院感染监测方法上从全面综合性监测向多样化的目标性监测方法发展；监测范围从单纯住院患者监测扩大到以住院患者为主，并有医务人员、部分门诊患者和陪护等；监测内容从单纯的发病率监测发展到近年来对手术部位、呼吸机相关性肺炎、导管相关血流感染的监测、细菌耐药性监测；先进方法的引进和应用，分子生物学方法的发展可通过对质粒、染色体的分析鉴别医院感染聚集性发生或暴发流行的病原菌以判断其传播方式或流行的规模。当前以目标性监测为主，横断面调查为辅，暴发流行调查为补充的医院感染监测新模式正在形成。随着监测工作的发展，必将会不断研究和开发出新的有效的监测方法来。

第二节　医院感染监测方法

医院感染监测的基本方法就是充分采集详细的第一手资料，同时对资料进行汇总分析、信息反馈和效果评估等。

（一）医院感染监测的工作基础

1. 领导重视　医院感染监测是医院感染控制的基础，做好医院感染工作，首先是医院领导要认识医院感染监测的重要性，支持与认可医院感染监测工作，从组织管理、人力物力上保证监测工作的顺利开展。

2. 注重宣传　医院感染监测工作的顺利开展还必须得到医务人员的认可与支持。通过宣传监测工作的目的和意义、内容和方法，让医务工作人员转变观念，明确做好监测工作是为保护医务人员和提高医疗质量服务的，医务人员能认真参与监测和积极落实控制措施，是做好医院感染监测工作的基础。

3. 加强培训　做好医院感染监测工作必须熟悉医院感染诊断标准和医院感染基本知识技能，专职人员要具备一定的流行病学、传染病学和临床微生物学方面的知识，通过细致、反复多次的培训来普及医院感染知识，传授监测方法和熟悉操作程序，从而提高监测数据的准确性。

4. 充分发挥医院三级网络管理的力量　医院感染的组织机构由医院感染管理委员会、医院感染管理科和临床科室三级网络组成，尤其临床科室一级网络的作用很重要，调动他们的积极性，可以扩大专职人员的视野，取得医院感染第一手资料。充分发挥科一级网络的作用，既能使全面监测的资料延续，又能让医院感染专职人员集中精力开展目标性监测，解决临床实际问题；充分发挥临床一线监测的作用，是改变目前医院感染监测方法弊端的切实可行的方法。

5. 有可操作的程序　医院感染监测工作的顺利开展，必须有明确、方便的操作程序。包括完善的上报系统，设计医院感染病例登记表，在电子病例系统中设置医院感染上报系统，以及发现医院感染病例后有相应的处理流程。对医务人员的医疗行为实施过程控制，针对不同的科室特点制定相应的医院感染控制操作流程，使医务人员所有的操作都有标准规范可依，并根据临床工作的变化不断改进。

（二）医院感染监测基本流程

1. 制订计划、确立目标　制订医院感染监测计划，是开展医院感染监测的基础和前提。其程序一般先由医院感染管理科拟定，提交医院感染管理委员会讨论后，报医院领导或医疗行政管理部门批准后组织实施。计划内容一般包括：确定参与监测的人员并进行相关标准与方法的培训，制定相关表格；明确监测资料收集、统计分析和信息反馈方法等。

2. 收集资料、汇总分析　充分收集真实、准确的医院感染资料，进行汇总分析并充分利用，是实现医院感染监测的根本目的。医院感染监测资料主要来源于科室各种监测报表、医院感染病例报告和医院临床微生物检测报告，以及进行现场调查获得的相关资料，在收集过程中要详尽具体，统计分析方法要科学可行。

3. 效果评估、结果反馈　根据获得的资料对医院感染管理进行评估，并将结果反馈给院领导和相关科室或个人。引导科室医务人员严格遵守医院感染管理法制规章制度和标准规范，及时发现和鉴别医院感染病例。

4. 管理干预、持续改进　针对监测中发现的医院感染控制措施存在的薄弱环节或问题，研究制定具有针对性的整改措施，从医院层面进行检查指导，促进医院感染控制措施不断改进。

（三）医院感染监测的资料来源

医院感染的监测资料来源很多，主要有现场调查资料、病历检查、报告卡等。现在很多医院运用计算机网络技术依托医院信息系统（HIS）建立医院感染实时监测系统，大大提高了临床资料收集的效率和准确性。

1. 现场调查　通过查房，可以及时发现医院感染新病例。感染控制专职人员应定期（最好每天）到病房巡视，向医生和护士了解是否有新病例发生。尤其应密切注意那些住院时间长、病情重、免疫力低下、接受介入性操作、体温高和使用抗菌药物的患者，如果发现可疑病例应进行直接检查。有时医生和护士提供新病例的线索或者确定的新病例，感染控制专职人员仍然需要进行核实。

2. 查阅病历　查阅各种医疗、护理记录，注意是否有医院感染的指征如发热、白细胞增多、使用抗菌药物治疗等，各种血清学资料及X线、CT检查等影像学资料可以作为医院感染的证据。

3. 微生物学检验报告　微生物学检查能及时检出与医院感染相关的病原菌，并提供该细菌对各种抗菌药物的敏感性及耐药资料，对已发生感染及可疑感染患者都应该做临床微生物学检查。需要注意的是仅由微生物学检查结果不能诊断是否发生医院感染，并不是所有的患者都会做微生物学检查，而且标本采集不当或者微生物学检验的水平限制都可能导致假阳性或者假阴性的结果，所以微生物学检查结果应该结合临床表现进行判断。

（四）医院感染监测的主要方法

1. 全面综合性监测　是指连续不断地对医院所有单位、所有患者和医务人员的所有感染部位及其有关因素进行综合性监测。通过监测可以看出各科室、病房的感染率，各部位的感染率，各种医院感染的易感因素，病原体的分布及其耐药性。全面综合性监测不仅可以提供一所医院感染总体情况，而且能早期鉴别潜在的医院感染聚集性。但是这种监测存在一定的缺陷，如监测的重点不突出，难以做到深入细致的调查，对人力物力要求较高。全面综合性监测主要有病例调查、发病率调查、现患率调查等方法。

（1）医院感染病例调查：在医院感染监测工作中，收集资料的核心是感染病例的发现，然后再围绕引起感染病例的有关因素进行调查。因此，感染病例资料的调查与收集是最具体、最基础的工作之一，资料收集详细、准确、全面，对于制定相应的医院感染控制措施有着十分重要的意义。医院感染病例调查又可以分为前瞻性调查和回顾性调查。前瞻性调查是一种主动的监测方式，由感染控制专职人员定期、持续地对正在住院的患者或手术后出院的患者的医院感染发生情况进行跟踪观察与记录。回顾性调查是一种被动的调查方式，是由感染控制专职人员或病历档案管理人员定期对出院病历进行查阅来发现医院感染病例的一种方法。

医院感染病例调查，首先要重视医院感染相关线索：①病室医生护士报告：医务人员对本病室的患者情况非常了解，能在第一时间发现医院感染的苗头。感染控制人员经常地定期地深入病房和实验室与临床工作人员讨论病例或参加查房可促进信息交流，可以及时发现医院感染早期病例；②询问患者：询问和检查患者是一种很好的发现感染病例的方法，重点关注的对象是那些使用已明确具有感染危险性的器械使用情况或操作情况的患者如留置导尿管、血管内导管、机械通气和接受手术的患者；③三测单：发热是医院感染的第一表象，三测单记录有患者的入院日期、手术日期、体温变化情况，通过体温曲线的描述可了解发热的起止时间、热型。大多数全身与局部的急慢性感染都有发热。但应注意排除非感染性发热如血液病、变态反应的风湿热、药物热等。还有些患者由于免疫功能低下，感染时发热不明显，调查时应注意鉴别；④微生物、生化检测及影像学结果：通过患者的血、尿、粪、分泌物、穿刺液的微生物培养及药物敏感试验，可以找到感染线索。感染控制专业人员应与医院微生物室保持良好的合作关系，定期到微生物室了解细菌培养的阳性结果，对新感染病例和可疑者，与临床病例进行对照分析，依据医院感染诊断标准进行诊断。并督促临床医务人员根据病情及时送标本进行检验；⑤抗感染治疗：根据抗菌药物的给药途径，应用种类，联合用药的变化情况可判断有无感染或感染加重。一个患者在入院时没有使用抗感染的药物，住院一段时间应用了抗感染的药物，提示该患者可能出现医院感染；或由低级的抗感染药物改为高级的，由使用一种抗感染药物改为联合用药或给药途径由口服改为静脉用药等，提示有感染或感染加重；⑥侵袭性操作的应用：各种侵袭性操作应用时间越长，感染的几率越大。医嘱单上有详细的侵袭性操作应用起止记录。

其次，医院感染病例调查，要熟练掌握医院感染病例诊断标准。要对医院感染病例进行调查首先要对医院感染下一个明确的定义：医院感染是指患者在入院时不存在也不处于潜伏期而在住院期间发生的感染，同时也包括在医院内感染而在出院后发病的感染。具体诊断标准应参照中华人民共和国原卫生部颁布的《医院感染诊断标准（试行）》。医院感染的诊断还需注意内源性医院感染和外源性医院感染的区别，现阶段对外源性医院感染是各医院感染控制工作的重点。

当发现医院感染病例后，我们要进行医院感染病例信息的收集。感染病例信息的收集可以根据感染类型以及调查目的进行设计。设计合理、简便、全面的调查表有利于感染资料的准确、快速收集，并且不会遗漏。调查表一般包括以下基本要素，并可以根据实际需要进行组合。

1）管理资料：医院编号、感染患者编号。

2）患者一般资料：姓名、性别、年龄、住院号。这些资料提供患者的基本特征，为资料的查询及复核提供方便。

3）患者的住院资料：科别、病室、床号、出入院日期、入院诊断等，为资料分类、分析、比较提供信息。

4）医院感染特征资料：感染日期、感染部位、确诊与疑似、预后与归转。

5）引起医院感染的危险因素：泌尿道插管、动静脉插管、呼吸机、免疫抑制剂、激素等应用情况。

6）手术情况：手术日期、手术名称、手术时间、手术者、切口类型、麻醉方式、麻醉评分（ASA）、术中出血、输血等。

7）病原学检测情况：送检日期、标本名称、检测方法、病原体、药敏试验结果。

8）抗菌药物应用情况：药名、剂量、给药途径、起止时间等。

表 10-1 为医院感染病例登记表。

表 10-1　医院感染病例调查表（参照表）

感染患者编号：________________入院日期：______年______月______日

病 历 号：________________ 出院日期：______年______月______日

姓　　名：________________住院天数：________天

姓　　别：　　男　　女　　诊　断：1. ________________

年　　龄：　　岁　　月　　天　　2. ________________

3. ________________

住院费用：____________元　　预　后：治愈 好转 无变化 恶化 死亡

科　　室：____________　　床　　号：________

感染日期：____年____月____日　　感染部位：________

医院感染与原发病预后的关系：无影响　加重病情　促进死亡　直接死因

危险因素：

泌尿道插管	是	否	手术日期：______年______月______日
动静脉插管	是	否	手术名称：____________
使用呼吸机	是	否	手术持续时间______分钟
免疫抑制剂、激素	是	否	切口类型：Ⅰ　Ⅱ　Ⅲ　Ⅳ
放疗、化疗	是	否	手术医生：
麻醉类型：	全麻	非全麻	ASA 评分：Ⅰ　Ⅱ　Ⅲ　Ⅳ　Ⅴ
ICU	是	否	ICU 科别：　综合　专科
病原学检查	是	否	送检日期：______年______月______日

标本名称：____________　　检查方法：　镜检　培养　血清学

药敏试验　　是　　否

病原体　　敏感药物　　耐药药物

抗菌药物应用情况：

药物名称	剂量	给药方式	应用时间	联合用药情况	应用目的
______	______	______	______	______	______

调查者：______登记日期：______年______月______日

感染病例调查表可以由不同的主体来完成。可以由主管医生完成或由病房感染监控护士填写，由医生和护士完成信息最为及时、全面、准确，但是由于主、客观原因，会有很多漏报病例。如由医院感染专职人员完成，由于人力的限制，往往只能做回顾性的病例调查。回顾性的病例调查容易产生偏倚，且常因原始病例的记载不完整，许多感染病例不能发现，漏诊难以避免。各个医院可以根据自己的实际情况选择恰当的方式。

（2）发病率调查：发病率的调查是指在一定时期内，对特定人群中所有患者进行监测，患者在住院期间甚至在出院后（如出院后手术患者的监测）都是被观察和监测的对象，它是一种持续、纵向的调查，需要投入较多的人力、时间和经费。对病例的监测过程发现医院感染病例时需要做感染病例的个案调查填写感染病例调查表，因而感染病例的调查是发病率调查的基础，发病率调查包含了感染病例的调查。感染病例的调查方法同样适用于发病率调查。

对一定时期内医院感染的发生情况进行调查，是一个长期、连续的过程，可采用前瞻性调查和回顾性调查两种方式。它可提供本底感染率以及所有感染部位和部门资料，前瞻性调查还能早期辨认医院感染的暴发流行。主要计算指标是发病率。

（3）漏报率调查：医院感染漏报率是指在一个监测周期内，发现应该报告而没有报告的医院感染病例，占医院感染病例总数的比例。医院感染病例的调查由于调查的方法以及人员的配备常受到各种条件的影响和限制，所登记的医院感染病例常低于实际医院感染发生情况，即产生漏报漏登现象，不能真实反映某医院或某地区的医院感染发生的真实情况，为了适时调整监测方法，提高监测质量、更改不实之处，定期或不定期开展漏报率调查有利于监测质量的提高。根据漏报率和上报的医院感染发病率可以估算一家医院或一个科室的医院感染实际发病率。

漏报率的计算公式：

$$漏报率（\%）=\frac{漏报病例数}{已报病例数+漏报病例数}\times 100\%$$

根据漏报率，可估计实际发病率，计算公式如下：

$$估计实际发病率=\frac{报告发病率}{1-漏报率}$$

漏报率调查常见现象：专职人员在进行前瞻性调查已发现登记的医院感染病例，出院病历中找不到相关记录，或在出院病例查询中所得的感染诊断与前瞻性调查时登记的诊断不符。对于出院病历中找不到相关记录的病例仍应计算为医院感染病例，同时应将这些有感染病例而无记录的情况反馈给病室医生，督促临床医生如实客观记录患者情况，以提高医疗质量。对于与原来诊断不符的感染病例，应根据相关的临床体征及实验室结果予以修正。

（4）现患率调查：现患率调查又称现况调查或横断面调查。它利用普查或抽样调查的方法，收集一个特定的时间内，即在某一时点或时间段内，有关实际处于医院感染状态的病例资料，从而描述医院感染及其影响因素的关系。这种调查可在很短的时间内完成，节省人力、物力和时间。

现患率调查主要是用来摸清基本情况，故调查内容不宜过多过细，更不能企图用它来解决某项深入细致的专题研究。对于缺乏条件开展医院感染长期监测的医院，可以采用定期或不定期的现患率调查来了解医院内感染发生的情况；对于开展目标性监测的医院，可通过定期开展现患率调查，了解医院感染情况；反复进行现患率调查，可以看出医院感染的长期趋势，用于医院感染控制效果评价。原卫生部全国医院感染监控网自 2001 年以来每两年在网内医院开展了现患率调查。

现患率调查主要计算现患率，可以此估计发病率，由于包括新、老病例，所以总是大于发病率。

现患率调查设计：

首先书写现患率调查计划书，为了有计划有步骤地开展现患率调查，在进行调查前应进行周密的计划和安排，计划书是对开展现患率调查工作的一个整体安排，内容包括调查目的、调查范围对象、组织形式、调查时间、调查前的准备、调查方法、诊断标准、培训安排、调查表的设计、汇总表的设计等。

调查方法：①调查人员的配备与分工：医院感染管理科负责整个调查的实施工作。调查人员由医院感染控制人员和各病区主治及以上医生组成。或通过卫生行政部门从其他医院抽调，邀请其他医院感染控制专职人员协助。调查人员的数量，根据需调查的患者数，至少按每 50 张床位配备一个调查人员参加调查工作。调查前 1～2 天参与调查人员集中培训，培训的内容有调查的目的、方法，调查表的填写要求、诊断标准等；②调查人员分组：根据参加培训人员的多少分为若干组，每组 3～4 人，由感染控制专职人员和临床医生组成，并随机分配好负责调查的区域；③调查对象：为调查日 0～24 时所有的住院患者，包括当日出院、转科、死亡患者的新、老医院感染发生情况。调查日新入院的患者不列为调查对象；④调查步骤：调查人员进入病房后，先到护士站了解调查日所有患者总数，并将患者的姓名、床号登记在床旁调查表上，由一名内科医生或感染控制专职人员逐一对患者进行床旁询问和体格检查，每一名患者至少 3 分钟，发现有感染者，将感染部位登记在床旁调查表上。其他调查人员根据调查表上的内容逐一翻阅病历，具体查阅方法同发病率调查。每个患者均需填写医院感染现患率个案调查表，调查表上的每项内容均不能遗漏。床旁调查和病历调查的感染患者的诊断有分歧时，由调查小组成员根据诊断标准讨论后确定。

所有的调查工作尽量在调查日完成，对有疑问或需要追踪的病例可于次日完成，但不得重复。调查表由调查人员填写，医院感染控制专职人员检查每一调查表是否填写完全。调查结束后由医院感染专职人员将资料按要求汇总上报有关部门。实际调查率应≥96％。

调查表的设计：现患率调查表的设计应根据调查的目的和要求而定，每次开展调查应确立明确的调查目标。调查表有个案登记表和床旁调查表两种，见表 10-2、10-3。

表 10-2　医院感染现患率个案调查表

2012 年全国医院感染横断面调查个案登记表

一、一般情况：

患者编号________________科室____________床号________ 病历号________________

姓名________________性别　男　女　年龄________（岁　月　天）

诊断______________________________________

手术　是（　　）否（　　）切口类型　Ⅰ类（　　）Ⅱ类（　　）Ⅲ类（　　）Ⅳ类（　　）

二、感染情况（包括医院感染与社区感染）

感　　染　　存 在（　　）　不 存 在（　　）

感染分类　医院感染（　　）　社区感染（　　）

医院感染部位：　　　　病原体：

(1) ________________ (1) ________________、________________、________________，

(2) ________________ (2) ________________、________________、________________，

(3) ________________ (3) ________________、________________、________________，

医院感染危险因素：

泌尿道插管　　有　（泌尿道感染前 48 小时内有泌尿道插管：是　否 ）　无　；

动静脉插管　　有　（血流感染前 48 小时内有动静脉插管：是　否 ）　无　；

气管切开　　　有　（肺部感染前 48 小时内有气管切开：　是　否 ）　无　；

使用呼吸机　　有　（肺部感染前 48 小时内有使用呼吸机：是　否 ）　无　；

血液透析　　　有　　无　；

社区感染部位：　　　　病原体：

(1) ________________ (1) ________________、________________、________________，

(2) ________________ (2) ________________、________________、________________，

(3) ________________ (3) ________________、________________、________________，

三、抗菌药物使用情况（仅指调查日抗菌药物的使用情况）：

抗菌药物使用　是（　　）　否（　　）

目的　　治疗用药（　　）　预防用药（　　）　治疗＋预防（　　）

联用　　　一联（　　）　　二联（　　）　　三联（　　）　四联及以上（　　）

治疗用药已送细菌培养　是（　　）　　否（　　）

调查者____________________调查日期__________年__________月__________日

表 10-3　医院感染横断面调查床旁调查表

医院感染横断面调查床旁调查表

病室　　　　　应查人数　　　　　　实查人数

床　　号	患 者 姓 名	感 染 部 位	症 状 体 征

注：调查人数指调查某一时间段或某一时点该病房的住院患者，包括当日出院人数，不包括当日入院人数，实查人数是指实际调查到的人数

2. 医院感染目标性监测　目标性监测是对监测事件确定明确的目标，然后开展监测工作以达到既定的目标。医院感染目标性监测是医院感染监控工作的一种发展趋势，它能集中有限的资源用于重点部门和重点环节监测，聚焦于已知有控制措施的医院感染监测，能确定有效的标准，易于比较，监测中具有灵活性，并且能结合其他策略进行监控，增加监控效率。目标性监测是在全面综合性监测的基础上产生的。该方法包括部门监测、轮转式监测、优先监测和暴发监测。

部门监测：对存在高危险因素的部门进行监测。这些部门如重症监护室、血液透析室、新生儿病房、肿瘤病房、烧伤病房等，经常有对医院感染非常易感的患者，这种方法将重点放在最危险的部门，对于医院感染控制人员不足的医院特别有用。

轮转式监测：周期性地、有组织地在一个特殊时期监测一个特殊部门，医院的所有区域在连续的周期性时间间隔内被轮流监测，医院中的每个部门一年应被评估一次。这种监测方法有花费较少时间获得较大效果的优点，然而在未进行监测区域的流行，可能难以发现。

优先监测：针对特殊感染部位或因医院感染造成费用的严重损失的监测，如外科手术部位感染、泌尿道感染、肺炎、血流感染等。这种方法灵活性强，可以有针对性解决一些感染控制问题，缺点是不能提供全院感染的本地率，不便分析全院感染的情况。

暴发监测：见第三章。

（1）成人及儿童重症监护病房（ICU）医院感染监测：ICU 是医院感染的高危科室，患者总是频繁地暴露在侵袭性操作及严重的基础疾病状态，其医院感染发病率常较普通病房高出很多，有报道 ICU 患者的医院感染发病率是普通内科病房的 3 倍。普通病房医院感染监测方法同样适用于 ICU，但是由于 ICU 患者的特点又决定了其特殊性，ICU 是危重患者集中治疗的场所，侵袭性器械使用非常普遍，因而器械相关的医院感染成为了 ICU 感染监测的重点。

监测对象：被监测的患者必须是住进满 48 小时的患者；感染必须是发生在 ICU，即患者住进 ICU 时，感染不存在也不处于潜伏期；ICU 患者转移到其他病房后，48 小时内确定的感染仍属 ICU 感染。

明确器械相关感染定义：

1）呼吸机相关性肺炎（VAP）定义：感染前 48 小时内使用过呼吸机，有呼吸道感染的全身及呼吸道感染症状，并有胸片及实验室依据。

2）血管导管相关性感染（CRBSI）定义：患者留置血管导管 48 小时内出现的菌血症或真菌血症，并伴有发热（T＞38℃）、寒战或低血压等感染表现；≤1 岁的患者有发热（T＞38℃，肛温），或低体温（T＜37℃，肛温），或呼吸暂停，或心动过缓。除血管导管外，无其他明确的感染源。除上述临床表现外，诊断成立至少还应具备以下各项中的 1 项：导管半定量细菌培养阳性（＞15cfu/导管尖段 5cm）或定量培养阳性（＞10^2cfu/管节段），并且与外周静脉血中分离出相同的病原菌；同时从中心静脉、外周静脉抽血送细菌定量培养，前者与后者浓度比＞3∶1；同时从中心静脉、外周静脉抽血送细菌培养，导管血培养出现阳性时间比外周血液培养至少早 2 小时。

3）导尿管相关性感染（CA-UTI）定义：感染前 48 小时内使用过导尿管，出现泌尿道感染的症状和体征；或无症状，且尿培养革兰阳性菌≥10^4 cfu/ml，革兰阴性杆菌数≥10^5 cfu/ml；

器械相关医院感染监测方法见图 10-1～10-3。

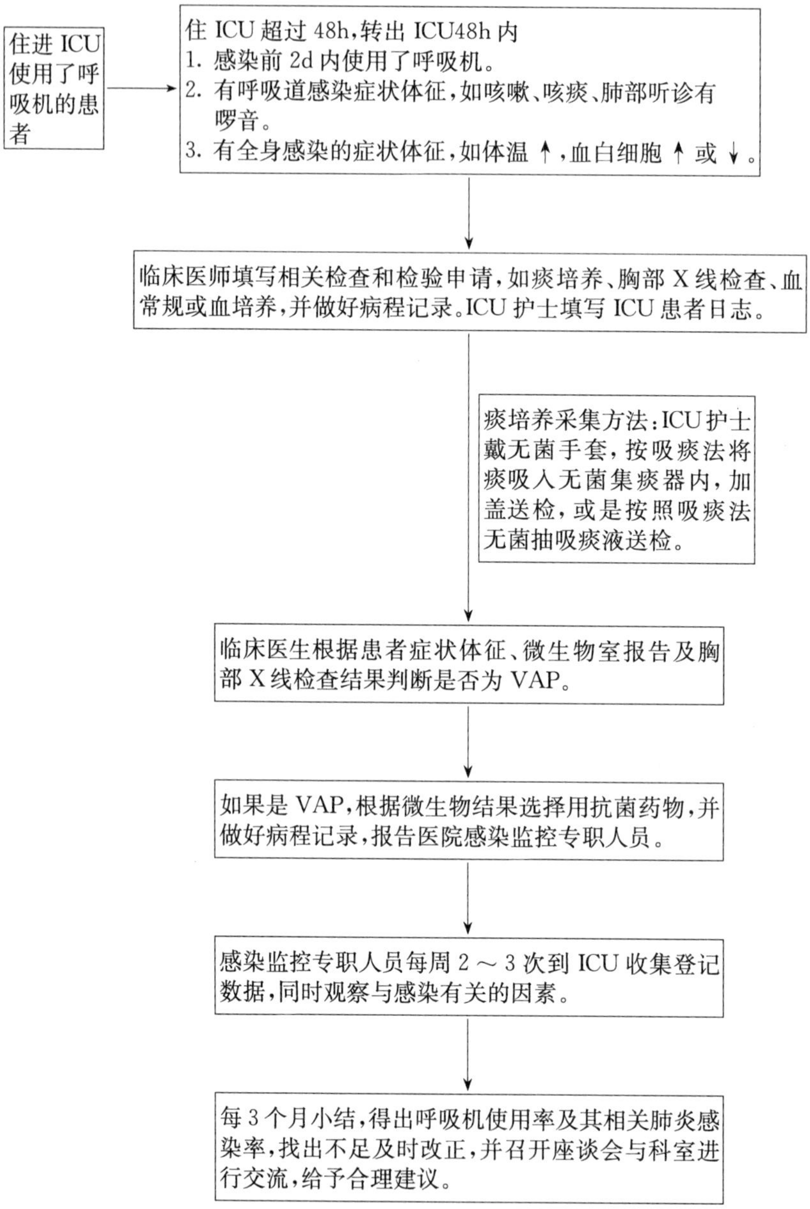

图 10-1　呼吸机相关肺炎（VAP）监测流程

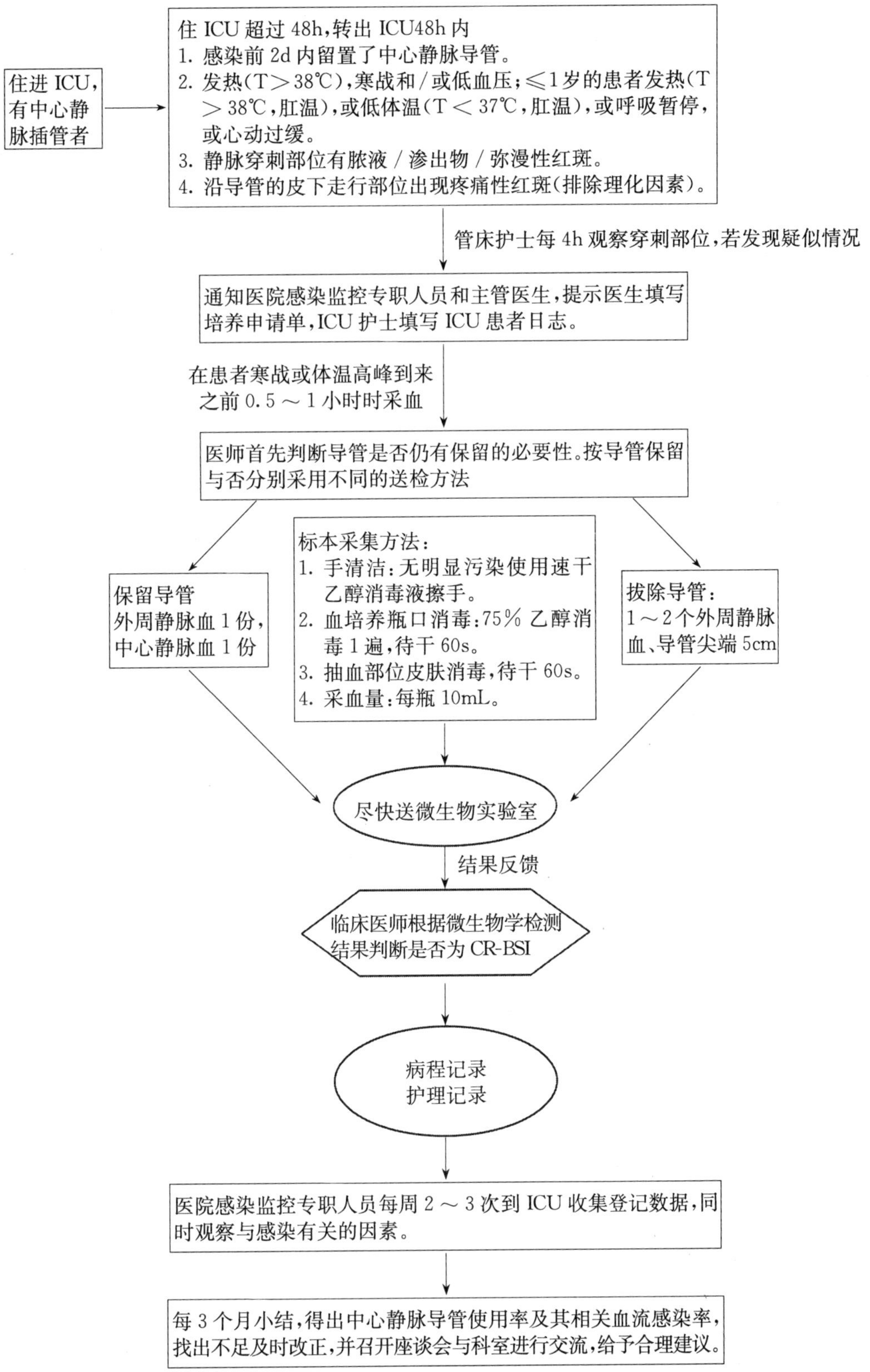

住进 ICU，有中心静脉插管者
住 ICU 超过 48h，转出 ICU48h 内
1. 感染前 2d 内留置了中心静脉导管。
2. 发热（T＞38℃），寒战和/或低血压；≤1 岁的患者发热（T＞38℃，肛温），或低体温（T＜37℃，肛温），或呼吸暂停，或心动过缓。
3. 静脉穿刺部位有脓液/渗出物/弥漫性红斑。
4. 沿导管的皮下走行部位出现疼痛性红斑（排除理化因素）。
管床护士每 4h 观察穿刺部位，若发现疑似情况
通知医院感染监控专职人员和主管医生，提示医生填写培养申请单，ICU 护士填写 ICU 患者日志。
在患者寒战或体温高峰到来之前 0.5～1 小时时采血
医师首先判断导管是否仍有保留的必要性。按导管保留与否分别采用不同的送检方法
保留导管
外周静脉血 1 份，中心静脉血 1 份
标本采集方法：
1. 手清洁：无明显污染使用速干乙醇消毒液擦手。
2. 血培养瓶口消毒：75% 乙醇消毒 1 遍，待干 60s。
3. 抽血部位皮肤消毒，待干 60s。
4. 采血量：每瓶 10mL。
拔除导管：
1～2 个外周静脉血、导管尖端 5cm
尽快送微生物实验室
结果反馈
临床医师根据微生物学检测结果判断是否为 CR-BSI
病程记录
护理记录
医院感染监控专职人员每周 2～3 次到 ICU 收集登记数据，同时观察与感染有关的因素。
每 3 个月小结，得出中心静脉导管使用率及其相关血流感染率，找出不足及时改正，并召开座谈会与科室进行交流，给予合理建议。

图 10-2　中心静脉导管相关血流感染（CRBSI）监测流程

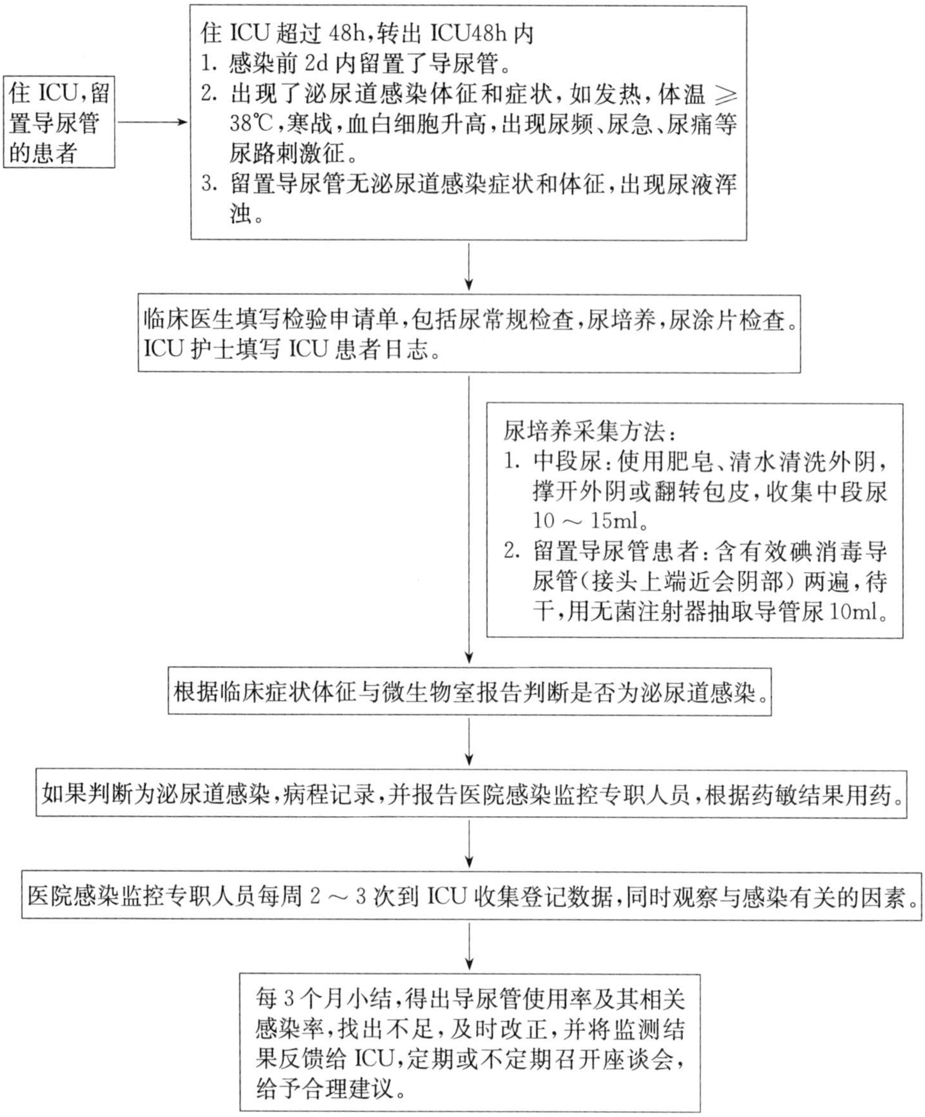

住 ICU，留置导尿管的患者
住 ICU 超过 48h，转出 ICU48h 内
1. 感染前 2d 内留置了导尿管。
2. 出现了泌尿道感染体征和症状，如发热，体温 ≥38℃，寒战，血白细胞升高，出现尿频、尿急、尿痛等尿路刺激征。
3. 留置导尿管无泌尿道感染症状和体征，出现尿液浑浊。
临床医生填写检验申请单，包括尿常规检查，尿培养，尿涂片检查。ICU 护士填写 ICU 患者日志。
尿培养采集方法：
1. 中段尿：使用肥皂、清水清洗外阴，撑开外阴或翻转包皮，收集中段尿 10 ～ 15ml。
2. 留置导尿管患者：含有效碘消毒导尿管（接头上端近会阴部）两遍，待干，用无菌注射器抽取导管尿 10ml。
根据临床症状体征与微生物室报告判断是否为泌尿道感染。
如果判断为泌尿道感染，病程记录，并报告医院感染监控专职人员，根据药敏结果用药。
医院感染监控专职人员每周 2 ～ 3 次到 ICU 收集登记数据，同时观察与感染有关的因素。
每 3 个月小结，得出导尿管使用率及其相关感染率，找出不足，及时改正，并将监测结果反馈给 ICU，定期或不定期召开座谈会，给予合理建议。

图 10-3　导尿管相关泌尿道感染（CAUTI）监测流程

（2）外科手术部位监测：手术部位感染是外科系统患者最常见的感染，主要表现为切口感染。发生手术部位的感染，不仅延迟患者的手术愈合，甚至会诱发全身感染，延长患者住院时间，增加医疗费用，严重威胁患者及生命安全。Allegranzi 等在对发展中国家的医院感染经济负担研究中指出，在发展中国家医院感染中居首位的是手术部位感染（平均累积发病率为 5.6/100 台次手术），显著高于发达国家。因而在医院感染目标性监测中手术部位的感染常作为优先项目来考虑。

外科医生手术部位感染监测是通过对手术后患者感染的监测，发现感染病例，计算出外科手术医生感染专率并反馈给手术医生，使医生们知道他们手术后患者感染的情况，从各方面寻找造成感染的原因，并设法解决，有效地降低手术患者医院感染率。手术后切口感染的监测不但监测在医院住院的患者，对手术后出院的患者还要进行跟踪观察，了解手术切口的愈合情况。

外科手术部位感染监测方法：首先也要选定监测的手术类型，手术类别的选定可从各单位的感染控制专职人员配置的多少，哪些手术部位感染所造成的经济损失大及住院时间长，是否为医院感染监测中需重点解决的问题，以及所选定的手术是否可供比较等方面考虑，见手术部位感染监测操作流程图 10-4。

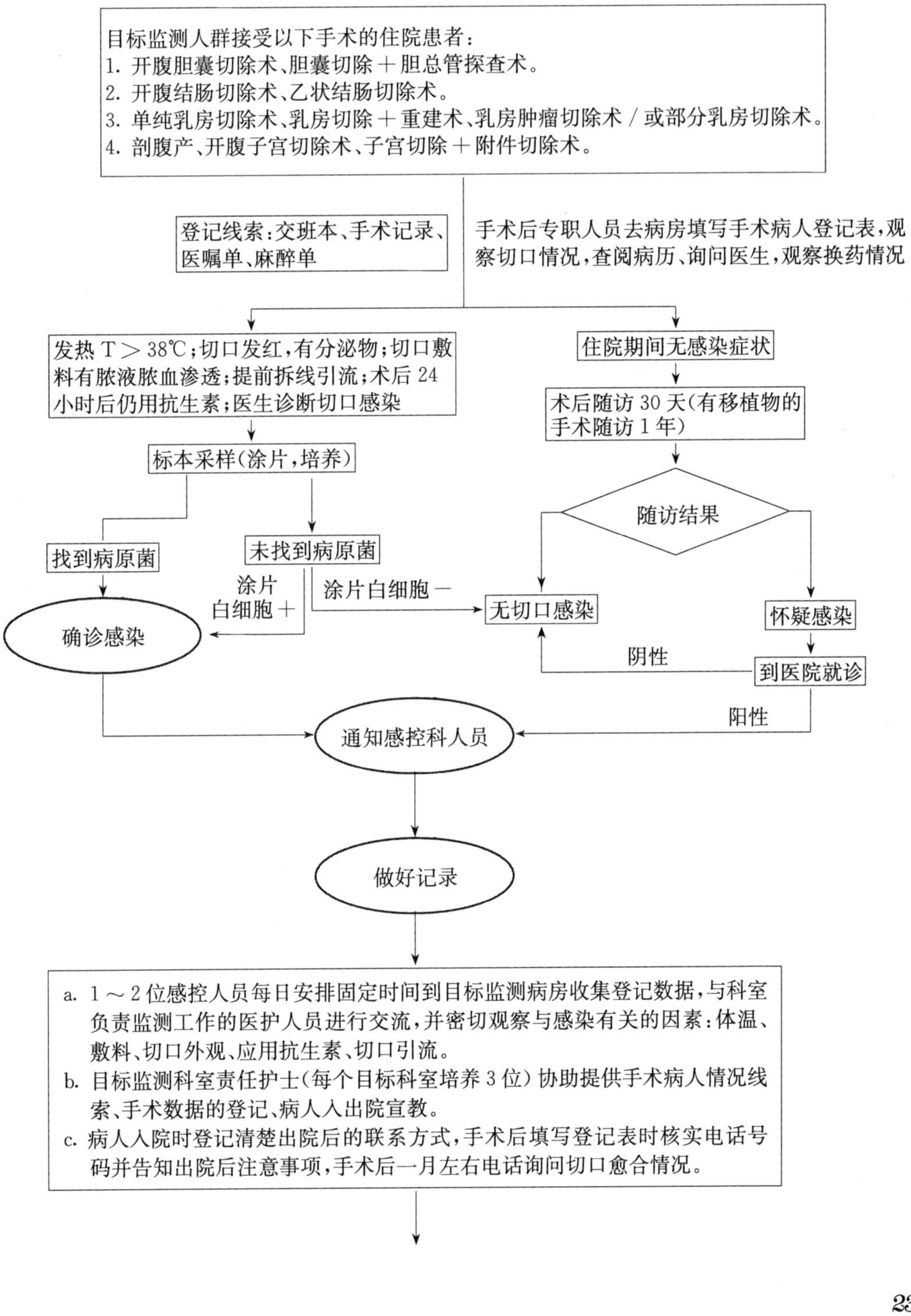

数据整理和分析 a. 每天由感控人员录入数据并对数据进行整理(2 位感控人员交换录入数据，便于发现问题)，每月小结，并把分析结果与目标监测科室的主任和负责医护人员进行沟通，发现问题，及时改进。 b. 每 3 个月得出各手术部位感染率并召开座谈会，根据手术代码通知个别医生。

备注：

1. 对参与项目监测科室的医护人员进行培训，正确掌握美国 CDC 的 SSI 定义标准。
2. 使用海报，宣传手册和卡片，利于监测工作顺利进行，数据准确收集。

图 10-4　手术部位感染（SSI）监测规范及操作流程

具体调查步骤：①医院感染专职监控人员每天到病房了解患者实施手术情况，手术患者的信息可根据手术预约单或病室护士交班报告本获取；每个手术患者均需填写“手术部位感染监测登记表”，见表 10-4。登记表填写参照“医院感染病例登记表”的填写要求，手术信息主要根据麻醉记录单和手术记录单，抗菌药物使用情况根据医嘱记录单；②床旁询问手术患者，了解切口愈合情况及医院感染发生的情况，手术部位医院感染病例发现方法同医院感染发病率调查；③调查中要特别注意手术患者发热是否＞38℃，伤口外观的改变：发红、有无分泌物、伤口敷料变化，应用抗菌药物的情况，提前拆线以引流时伤口分泌物流出情况及医生已诊断的切口感染。如有上述情况发生由感染控制护士检查以确定感染，同时感染控制护士应及时和病室联络护士联系，每日准确记录伤口情况，特别是当伤口发生变化时，详细描述伤口分泌物的性状、颜色和量。有手术部位感染或疑似感染时做分泌物拭子涂片或培养；④每个手术患者需建立出院后追踪档案，患者出院时，给予患者出院指导，并告知一旦伤口出现异常，及时与感染控制组联系。

表 10-4　手术部位感染监测登记表

手术患者编号：________________

一、一般情况

姓　名：________________性别：________年龄：________

住院号：________________科别：________________病区/床号：________________

入院日期________年________月________日　　出院日期________年________月________日

联系电话：__________________　　回访日期________年________月________日

二、手术情况

手术名称：______________________　　手术持续时间：________分钟

手术日期：______年______月______日　　手术医生：________________

ASA 评分：Ⅰ　Ⅱ　Ⅲ　Ⅳ　Ⅴ　　切口等级：清洁　清洁-污染　污染/感染

手术类型：　急诊 / 择期　　麻醉类型：　全麻/非全麻

植 入 物：　有　/　无　　腔镜手术：　是　/　否

三、抗菌药物使用情况

手术前使用抗菌药物：是　/　否　　药物名称/剂量/方式：____________

开始时间：________年________月________日

持续时间：只有术前 1 小时　/　2 小时 /　1 天　/　2 天　/　3 天　/　4 天 /　4 天以上

围术期用药：名称/剂量/方式________________________

围术期用药时间：________________　手术中用药次数：______

术后用药天数：1天　/　2天 /　3天 /　4天 /　4天以上

术后用药名称/剂量/方式：____________________

四、医院感染情况　是 /否

感染日期	感染部位
(1) ______年______月______日	(1) __________
(2) ______年______月______日	(2) __________
(3) ______年______月______日	(3) __________

微生物培养：有　/　无

	送检日期	标本名称	病原体	药敏结果
(1)	________	________	________	________
(2)	________	________	________	________
(3)	________	________	________	________

调查者：______　调查日期：______年______月______日

(3) 细菌耐药性监测：抗菌药物是广泛应用于临床治疗各种感染性疾病的重要药物。从1929年英国科学家发现青霉素以来，至今已有数百种抗菌药物投入临床使用，抗菌药物成为了人类的抗感染治疗利器。但是伴随随着抗菌药物的广泛使用甚至是滥用产生了严重的后果，细菌的耐药性越来越强。抗菌药物的不合理使用归根结底是因为对抗菌药使用缺少有效指导，而对细菌耐药性的监测、了解细菌耐药性的变迁的规律是延缓细菌耐药性产生最为有效的手段。正是认识到细菌耐药性监测的重要性，早在2005年原卫生部就成立细菌耐药监测网，在2011年又要求各省建立省级细菌耐药监测网。

细菌耐药性监测包括两方面的内容，一是定期对药物敏感性实验结果进行总结、统计分析，并发布到临床，指导临床抗菌药物的选择。药物敏感性结果的统计分析可以按地区、按医院级别、按科室、按标本类型进行统计，统计分类越细指导意义越强。二是对多重耐药菌（MDRO）的监测及其传播的控制，主要内容包括对多重耐药菌感染部位、发生的地点和时间、与医院感染的关系以及传播途径的控制。但是现在对多重耐药菌的概念还没有统一，通常我们认为MDRO是对三类或三类以上抗菌药物同时耐药。在2010年美国、瑞典、以色列、希腊、荷兰、瑞士、澳大利亚等国的一些专家共同提出了关于MDR、XDR（extremely-drug resistant）、PDR（pan-drug resistant）术语国际标准化的建议（草案）。在这个建议中他们介绍了对MDR、XDR、PDR“新定义”的标准。由于细菌种类的不同，对抗菌药物的耐药性也不一样，因此专家们建议对临床常见耐药菌，采用对不同类别抗菌药物的耐药性来定义。

医院感染控制的专职人员在细菌耐药性监测的主要职责包括对药敏信息的定期总结分析发布、设计多重耐药菌的监测流程（图10-5）、制定医护人员防控多重耐药菌的标准操作规范、对多重耐药菌控制措施实施情况进行评价（表10-5）。

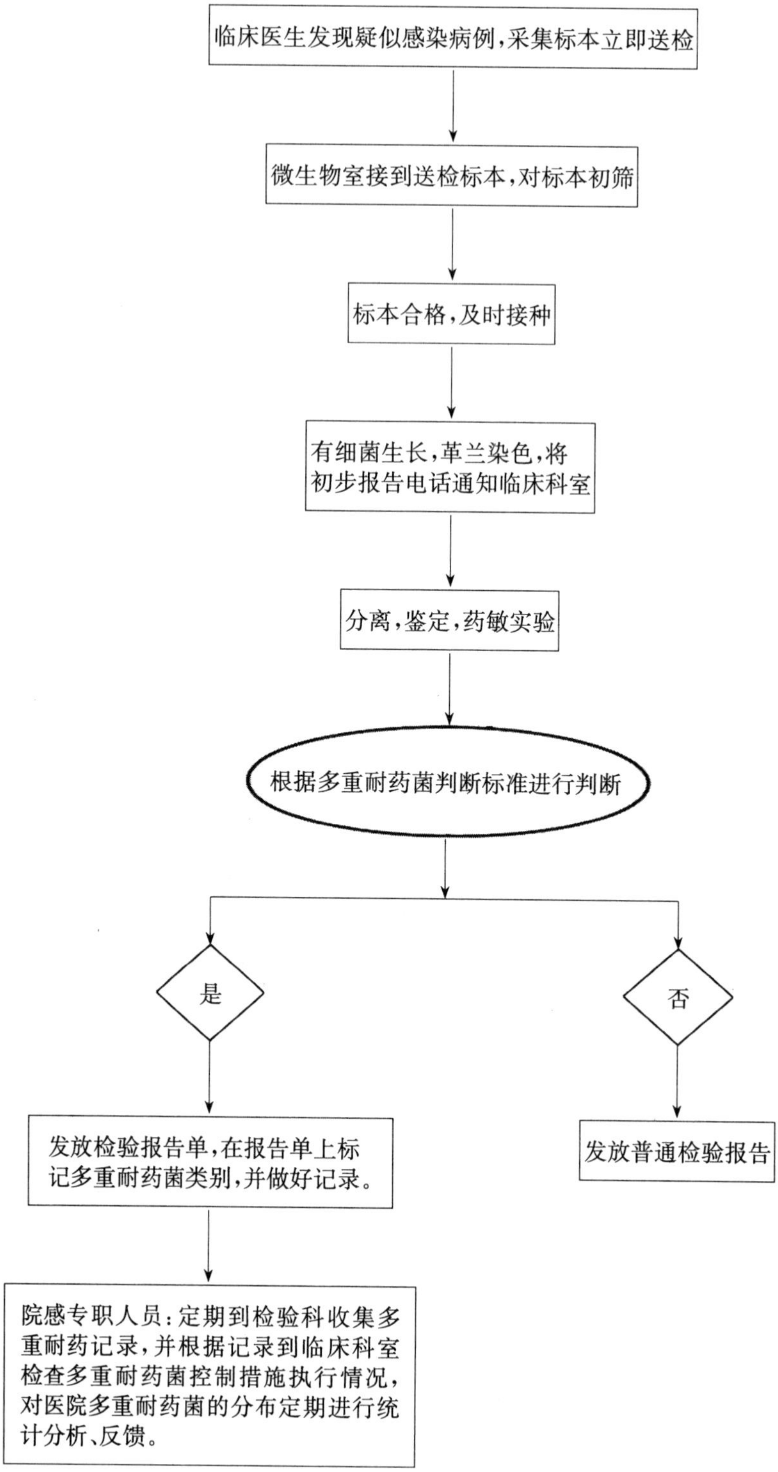

图 10-5　多重耐药菌监测流程

表 10-5　多重耐药菌控制措施执行情况评价表

报告时间：________年______月______日　科室______标本来源______标本编号______

患者姓名：____________ 住院号 ____________　病区/床号____________主管医生________

多重耐药菌种类：

☐ MRSA（耐甲氧西林金黄色葡萄球菌）　☐ VRE（耐万古霉素肠球菌）

☐ 产 ESBLs 肺炎克雷伯菌　☐ 耐碳青霉烯肺炎克雷伯菌

☐ 产 ESBLs 大肠埃希菌　☐ 耐碳青霉烯大肠埃希菌

☐ 多重耐药铜绿假单胞菌　☐ 泛耐药铜绿假单胞菌

☐ 耐碳青霉烯鲍曼不动杆菌　☐ 泛耐药鲍曼不动杆菌

☐ 其他________

防控措施落实情况：

1. 晨会交班：　有　☐　无　☐
2. 隔离：　有 ☐　无 ☐；　单间隔离　☐　床旁隔离　☐
3. 诊疗或接触患者前后进行手卫生：有　☐　无　☐
4. 在病例卡上贴蓝色接触隔离标签：有　☐　无　☐
5. 在患者一览表贴蓝色接触隔离标签：有　☐　无　☐
6. 可复用的医疗器械（体温表、血压计等）专人专用并及时消毒：有　☐　无　☐
7. 该患者周围物品、环境、和医疗器械，每日清洁消毒：有　☐　无　☐
8. 转诊患者之前通知接诊科室：有　☐　无　☐
9. 患者的生活垃圾按照感染性垃圾处理：有　☐　无　☐
10. 抗菌药物的使用是否合理：是　☐　否　☐

科室签名：________　督察者：________　督查日期：________年________月________日

第三节　医院感染监测分析与反馈

通过医院感染监测可以获得医院感染的原始资料，但是原始资料只能直观地反映医院感染的现时状态。医院感染控制工作的内涵还包括通过流行病学方法、统计学原理、基础学科和医院感染专业知识来动态分析、比较、综合和归纳医院感染原始资料，从而发现医院感染发生发展的规律以及影响医院感染的危险因素，为医院感染控制措施的制定提供依据。

一、医院感染病例监测主要计算指标

（一）医院感染发病率

医院感染发病率是在一定的时期内处在一定危险人群中新发感染病例的百分率，计算公式为：

$$\text{医院感染发病（例次）率}=\frac{\text{一定时期内医院感染新发病例（例次）数}}{\text{同期暴露病人数}}\times 100\%$$

分母中所规定的暴露患者数是指可能发生医院感染的患者，对那些不可能发生医院感染的患者应该剔除，如计算手术部位的医院感染率时，对病房中未发生手术的患者应该剔除。观察期间危险人群数一般以月为单位计算，为了便于统计，一般以出院人数或入院人数代替。如果是以出院人数（入院人数）作为分母计算感染率，各部门各科室都必须报告出院人数（入院人数）。目前，我国全国医院感染监测网的资料统计是以出院人数作为观察期间危险人群数（分母）来计算各部门的感染率。

虽然入院或出院患者数常被应用于分母的计算，但它有两个缺陷：第一如果以入院人数作分母，这个月的第一天已经在医院的患者没有包括，同样，如果出院人数作为分母，这个月最后一天在医院的患者没有被包括，因此在感染获得方面，既不是出院人数也不是入院人数能精确表达；第二持久的暴露不能由出入院人数的数量来测量（如疗养院或精神病院等住院周期长的医院）。

计算分母最合适的方法是各科室各部门日患者的总数，即上月底最后一天的住院人数加上本月第一天至本月最后一天的每日新入院人数。日患者的总数即为观察期间危险人群数。

（二）医院感染罹患率

医院感染罹患率和医院感染发病率一样，也是患者新病例数的指标，计算方法同医院感染发病率。通常多指在某一局限范围，短时间内的发病率。观察时间可以以日、周、旬、月为单位，多用于医院感染暴发流行的统计。分母应为暴露于危险因素的患者数，分子为同一危险因素所致医院感染新发病例数。

$$\text{医院感染罹患率}=\frac{\text{观察期间医院感染新病例（例次）数}}{\text{同期暴露于危险因素的病人数}}\times 100\%$$

（三）医院感染现患率

医院感染现患率是指在一定时期内暴露病例中新旧医院感染病例数所占的比例，现患率分子的计算包括了新旧病例，因此现患率总是大于发病率。

$$\text{医院感染现患率}=\frac{\text{一定时期内新旧医院感染新病例（例次）数}}{\text{同时期暴露病例数}}\times 100\%$$

（四）医院感染漏报率

医院感染漏报率是指在一定时期内漏报病例数占实际医院感染病例数的比例。

$$\text{医院感染漏报率}=\frac{\text{漏报病例数}}{\text{已报病例数}+\text{漏报病例数}}\times 100\%$$

（五）医院感染病死率

医院感染病死率是指医院感染的全部病例中，因该感染死亡的病例百分率，计算公式为：

$$\text{医院感病死率}=\frac{\text{因该感染而死亡的病例数}}{\text{某医院感染的病例数}}\times 100\%$$

（六）医院感染死亡率

医院感染死亡率是指一定时间内住院病例中因医院感染导致死亡的病例的百分率。

$$医院感染死亡率=\frac{各种医院感染导致的死亡病例数}{观察期间的住院病例数}\times 100\%$$

二、医院感染资料汇总表达方式

通过对感染监测资料进行分析，采用合适的表达方式可直观明了地反映出整个地区或单位的医院感染总的情况。通过比较同一科室不同时期的医院感染发病率，可以发现医院感染的动态变化趋势，还能及时发现医院感染的流行与暴发，如某一时期的医院感染发病率明显高于一般水平，则应认真考虑是否出现医院感染的流行或暴发；比较同一时期各科室感染例次发病率、不同科室相同感染部位的发病率、计算出同一科室不同感染部位的构成比，可以为确定医院感染监测工作的重点提供决策依据。

在进行资料的汇总分析时常常用到一些统计图、表，巧妙地运用能简单、直观地反映事物内在的联系，如图 10-6～10-8。

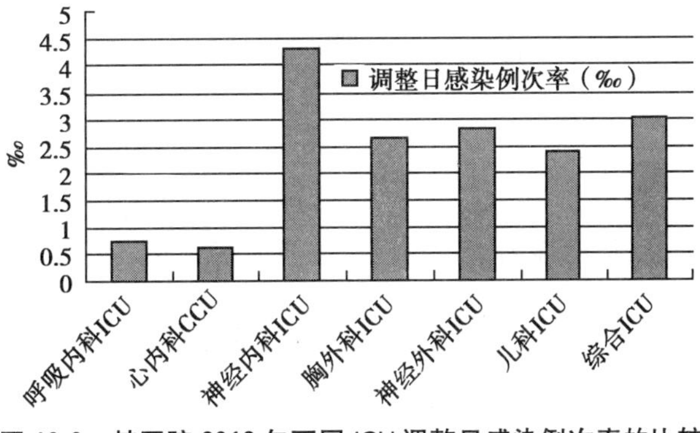

图 10-6　某医院 2012 年不同 ICU 调整日感染例次率的比较

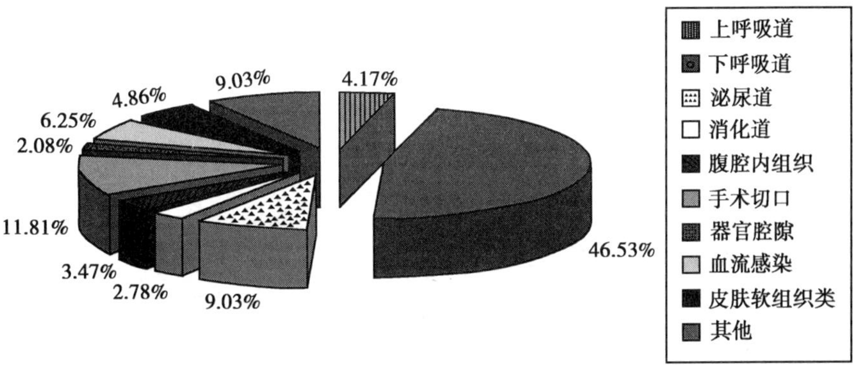

图 10-7　某医院 2011 年感染部位构成比

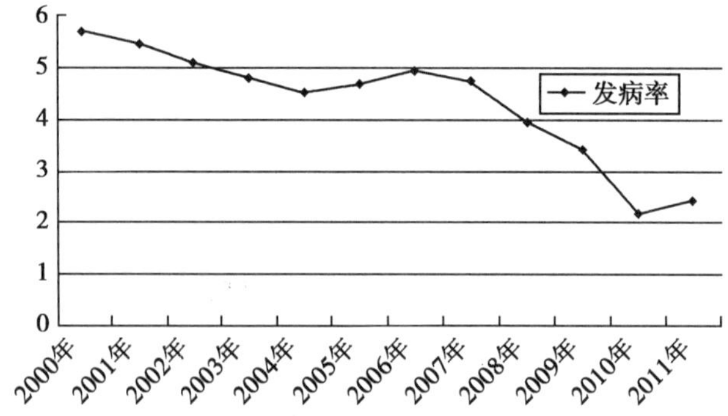

图 10-8　某医院不同年份医院感染发病率比较

三、感染资料的报告与反馈

每月底将医院感染病例通过医院感染计算机软件将资料录入进行统计，监测资料通过整理分析后，对监测中发现的问题应进行总结写成报告，向有关领导和部门进行反馈，监测资料一般每月汇总一次，汇总的内容有各科室各部门的医院感染发病率、感染部位构成比、各类切口感染率等，反馈的方式有“医院感染反馈单”或编写医院感染监控信息等。如有特殊情况如医院感染的流行与暴发则应及时向有关部门报告。

对监测结果的分析跟统计一样重要，本医院的统计资料可以进行自行比较，也可以与其他医院或者与权威的监测结果比较，如相同科室在不同时间医院感染情况的比较、不同科室在相同时间的医院感染发病情况的比较，通过比较才能发现医院感染存在的问题。例如：各医院可以将本院现患率调查结果与全国调查结果进行比较（见表 10-6），通过与百分位数的比较可以得出自己医院所处的位置，从而评估本院的医院感染控制工作的情况。

表 10-6　全国 2010 年不同规模医院感染现患率

医院床位数（张）	医院数	监测人数	感染人数	感染现患率（%）	百分位数				
					P10	P25	P50	P75	P90
＜300	221	36 218	744	2.05	0.00	0.60	1.64	2.88	4.32
300～599	282	110 699	3248	2.93	0.79	1.48	2.49	3.89	5.53
600～899	110	82 349	3141	3.81	1.43	2.47	3.51	4.90	6.29
≥900	127	177 942	7541	4.24	2.17	2.86	3.96	5.09	6.16

四、医院感染目标性监测的分析与反馈

（一）成人及儿童重症监护病房（ICU）医院感染监测资料的分析与反馈

成人 ICU 目标性监测各项指标的计算包括一般医院感染发病率、患病率的计算，计算方法与普通病房监测指标的计算方法一致。在 ICU 的目标性监测中由于 ICU 患者病情较重，患者接受侵袭性操作较多，所以对 ICU 目标性监测中往往更为关注器械相关性感染。

常用反馈指标：

1. 感染率的计算方式　感染率的表达方式有 2 种，即病例感染发病率和患者日感染

发病率。

$$病例（例次）感染发病率=\frac{一定时期内医院感染新发病例（例次）数}{同期暴露病人数}\times 100\%$$

$$病例（例次）日感染发病率=\frac{一定时期医院感染新发病例（例次）数}{同期暴露患者的总住院日数}\times 1000‰$$

2. 器械使用率及其相关感染发病率

（1）器械使用率：

$$尿道插管使用率=\frac{尿道插管患者日数}{患者总住院日数}\times 100\%$$

$$中心静脉插管使用率=\frac{中心静脉插管日数}{患者总住院日数}\times 100\%$$

$$呼吸机使用率=\frac{使用呼吸机日数}{患者总住院日数}\times 100\%$$

$$总器械使用率=\frac{总器械使用日数}{患者总住院日数}\times 100\%$$

（2）器械相关感染发病率：

$$尿道插管相关泌尿道感染发病率=\frac{尿道插管患者中泌尿道感染人数}{患者尿道插管总日数}\times 1000‰$$

$$血管导管相关血流感染发病率=\frac{中心静脉插管患者中血流感染人数}{患者中心静脉插管总日数}\times 1000‰$$

$$呼吸机相关肺炎感染发病率=\frac{使用呼吸机患者中肺炎人数}{患者使用呼吸机总日数}\times 1000‰$$

在计算导管使用率和器械相关感染发病率时需要计算 ICU 患者总住院日数和插管或使用呼吸机总日数，需要每日填写 ICU 患者日志。由 ICU 护士填写 ICU 患者日志（表 10-7），

表 10-7　ICU 患者日志

上月末日住 ICU 患者数：10 人　　　　2011 年 12 月

日期	新住进患者数	住在患者数	使用呼吸机患者数	中心静脉插管患者数	导尿管插管患者数
1	3	11	2	2	11
2	5	13	2	2	13
……					
30	6	12	1	4	15
31	5	14	3	2	14
合计	100	367	105	127	357

注：中心静脉包括颈静脉、锁骨下静脉、股静脉、PICC（经外周穿刺的中心静脉导管），如果患者有 1 个以上中心静脉导管，只记录 1 次

每日 8 时或每夜 24 时填写，避免遗漏。每日登记进入 ICU 新住进患者数；每日住在 ICU 患者数；使用呼吸机、中心静脉插管、尿道插管患者数，上月末日住 ICU 患者数。上月末日住 ICU 患者数指上月最后一日未移出 ICU 的患者数。新住进患者数指当日新住进 ICU 的患者人数；住在患者数指当日住在 ICU 的患者人数，包括新住进和已住在 ICU 的患者人数；中心静脉插管、导尿管插管和使用呼吸机的患者数指当日使用该器械的患者数。

根据 ICU 患者日志形成 ICU 患者月总结，它可提供处在某种危险因素（即 ICU）的人群资料，在计算各种率时使用。由医院感染监控专职人员进行 ICU 月总结。包括：

本月新住进患者数指在本月新住进 ICU 的患者数，表 10-7 中为 100 人。

本月患者数指上月末住在 ICU 的人数加上本月每日新住进 ICU 患者人数的总数，为 110 人。

本月住在 ICU 患者日数指本月患者住在 ICU 总日数，即本月每日住在 ICU 患者人数之和，表 10-7 中为 367 日。

本月呼吸机使用患者日数、本月中心静脉插管患者日数、本月导尿管插管患者日数指本月使用该器械的患者住 ICU 日数，本例分别为 105、127、357。

例 10-1 某月对某综合 ICU 监测，共发生医院感染 15 例，其中呼吸机相关肺炎 5 例，中心静脉插管相关血流感染 2 例，导尿管相关泌尿道感染 4 例，胃肠道和手术部位感染各 2 例。“新入院患者数” 100 人，“住在 ICU 患者日数” 为 367 日，“使用呼吸机患者日数” 为 105 日，“使用中心静脉导管患者日数” 为 127 日，“使用导尿管患者日数” 为 357 日，见表 10-7，则：

1）病例感染率＝15/(100＋10) ×100％＝13.64％

2）患者日感染率＝15/367×1000‰＝40.87‰

3）呼吸机使用率＝105/367×100％＝28.61％

4）中心静脉导管使用率＝127/367×100％＝34.60％

5）导尿管使用率＝357/367×100％＝97.28％

6）呼吸机相关肺炎感染率＝5/105×1000‰＝47.62‰

7）中心静脉导管相关血流感染率＝2/127×1000‰＝15.75‰

8）导尿管相关泌尿道感染率＝4/357×1000‰＝11.20‰

医院感染率的高低与住院患者的病情严重程度是直接相关的，由于各个 ICU 以及相同 ICU 不同时期收治患者的病情均不一致，为了比较各种 ICU 的感染率，必须按照 ICU 的患者病情对感染率进行校正。只有根据病情严重程度进行适当调整后，才能具备相同的基础进行比较。常用的调整方法有 ICU 患者的病情平均严重程度（average severity of illness score，ASIS）调整法。

ASIS 调整法：每周按照“ICU 监测患者临床病情分类标准及分值”对患者进行评定，评定结果记在“ICU 患者各危险等级患者数”中，见表 10-8、10-9，然后计算 ICU 患者的病情平均严重程度。其计算方法如下：

$$\text{平均病情严重程度（分）}=\frac{\text{每周根据临床病情分类标准评定的患者总分值}}{\text{每周参加评定的 ICU 患者总数}}$$

$$调整患者日医院感染率=\frac{ICU患者日医院感染发病率}{平均病情严重程度}$$

表 10-8　ICU 患者病情严重程度分类标准及分值

分类级别	分　值	分　类　标　准
A 级	1 分	只需常规观察，不需加强护理和治疗（包括手术后只需观察的患者）。这类患者常在 48 小时内从 ICU 转出
B 级	2 分	病情稳定，但需要预防性观察，不需要加强护理和治疗的患者，例如某些患者因需要排除心肌炎、心肌梗死以及因需要服药而在 ICU 过夜观察
C 级	3 分	病情稳定，但需要加强护理和或监护的患者，如昏迷患者或出现慢性肾衰的患者。
D 级	4 分	病情不稳定，需要加强护理和治疗，需要经常评价和调整治疗方案的患者。如心律不齐、糖尿病酮症酸中毒（但尚未出现昏迷、休克、DIC）
E 级	5 分	病情不稳定，且处于昏迷或休克状态，需要心肺复苏或需要加强护理治疗，并需要经常评价护理和治疗效果的患者

表 10-9　ICU 患者各危险等级患者数　　2011 年 12 月

临床病情等级	分　值	第 1 周	第 2 周	第 3 周	第 4 周
A	1	4	3	4	2
B	2	2	2	3	3
C	3	2	3	4	2
D	4	2	3	1	1
E	5	2	1	1	1

例：上例中，该月 ICU 患者各危险等级人数（表 10-9）

13 个患者为 A 类＝13×1 分＝13 分

10 个患者为 B 类＝10×2 分＝20 分

11 个患者为 C 类＝11×3 分＝33 分

7 个患者为 D 类＝7×4 分＝28 分

5 个患者为 E 类＝5×5 分＝25 分

共计 46 个患者，总分值 119 分，平均病情严重程度（分）＝119/46＝2.59

调整患者日医院感染率＝40.87‰/2.59＝15.78‰

（二）外科手术部位监测资料的分析与反馈

1. 常用指标计算公式　外科手术部位资料的统计常见统计指标有外科手术患者医院感染率，其计算方法如发病率。由于手术切口类型很大程度影响到手术切口的感染率，为了使结构具有可比性常按照手术切口的类型计算手术切口感染专率。在实际应用中为了比较相同手术类型的不同手术医生的感染率的差异，常计算外科手术医生手术部位的感染专率。

外科手术患者医院感染率计算公式：

$$\text{手术患者医院感染率}=\frac{\text{观察期间外科手术患者各部位医院感染患者（例次）数}}{\text{观察期间外科手术患者总数}}\times 100\%$$

各类外科切口感染专率计算公式：

$$\text{Ⅰ类手术切口感染率}=\frac{\text{观察期间Ⅰ类手术切口感染患者数}}{\text{观察期间Ⅰ类手术患者总数}}\times 100\%$$

Ⅱ类、Ⅲ类手术切口感染率计算方法同上。

外科手术医生感染专率计算公式：

$$\text{外科手术医生感染专率（\%）}=\frac{\text{某医生在该时期手术后感染病例数}}{\text{某医生在某时期进行的手术病例数}}\times 100\%$$

2. 危险因素校正

（1）外科切口感染相关的危险因素：与手术患者有关的危险因素有年龄、肥胖、病情的严重程度、ASA 计分、鼻腔是否携带金黄色葡萄球菌、手术部位以外的感染、手术前住院时间等；很可能有关的危险因素有营养不良、低蛋白血症、糖尿病等。可能有关的危险因素有恶性肿瘤、免疫抑制剂等。

与手术操作有关的危险因素有手术前的去毛方式、手术类型、抗菌药物预防用药、手术时间长短等；很可能有关的危险因素有多部位手术，组织损失的程度、异物、输血等；可能有关的危险因素有急诊手术、术后引流等。

（2）危险指数：由于影响外科手术后感染的危险因素多种多样，医生甲与乙之间的外科手术医生感染专率不能直接进行比较，必须进行调正。NNIS 的外科手术切口的危险因素的分类方法主要是手术部位的微生物污染程度即切口的清洁度、手术持续时间、患者状态。

1）手术时间：根据不同手术从切开皮肤至缝合所需时间（以分钟计算）的 75 百分位来确定。手术时间大于报告的该类手术时间的 75 百分位数的时间计 1 分。如单纯阑尾切除手术时间在 15～125 分钟不等，60 分钟位于 75 百分位。但一个外科医生在一段时间内可能施行各类手术，每类手术时间的 75 百分位都不同。

2）伤口清洁度：根据手术操作进入组织部位的不同，将手术切口分为清洁切口、清洁-污染切口、污染或脏切口。根据手术切口污染程度，为污染的或脏/感染的手术切口，计 1 分。

3）患者状态：根据 ASA（美国麻醉医师协会）病情分级，见表 10-10。手术患者手术前的美国麻醉学会评分（ASA）为 3、4、5 分，是计 1 分。

表 10-10　ASA 评分表

分级	分值	标　准
Ⅰ级	1	健康。除局部病变外，无全身性疾病。如全身情况良好的腹股沟疝
Ⅱ级	2	有轻度或中度的全身疾病。如轻度糖尿病和贫血，新生儿和 80 岁以上老年人
Ⅲ级	3	有严重的全身性疾病，日常活动受限，但未丧失工作能力。如重症糖尿病
Ⅳ级	4	有生命危险的严重全身性疾病，已丧失工作能力
Ⅴ级	5	病情危急，属紧急抢救手术。如主动脉瘤破裂等

3. 校正方法　不同的研究得出了许多不同的校正方法。为方便处理，本法只选用有较普遍意义的 3 项危险因素：即手术时间、伤口清洁度、ASA 评分。利用打分方法反映这些危险因素所起的综合作用。

(1) 危险因素评分标准：见表 10-11。

表 10-11　危险因素评分标准

	危险因素	评分标准
手术时间（h）	≤75 百分位	0
	>75 百分位	1
伤口清洁度	清洁、清洁-污染	0
	污染的或脏/感染	1
ASA 评分	Ⅰ、Ⅱ	0
	Ⅲ、Ⅳ、Ⅴ	1

将这些分数相加就可计算出每一台手术的危险指数，最低危险指数为 0，最高为 3，共四个等级。

(2) 不同危险指数登记的手术后感染情况：见表 10-12。

表 10-12　不同危险指数登记的手术后感染情况

危险指数	医生甲（感染例数/手术例数）	医生乙（感染例数/手术例数）
0	0/10	0/10
1	1/20	0/10
2	1/30	1/40
3	2/40	5/50

4. 不同危险指数等级的外科医生感染专率的计算方法

(1) 危险指数等级医生感染专率：

$$\text{危险指数等级医生感染专率（\%）}=\frac{\text{某医生对某危险指数等级患者手术的感染例数}}{\text{某医生对某危险指数等级患者手术例数}}\times 100\%$$

例：危险指数为 3 的感染专率，医生甲 5.00%（2/40），医生乙 10.00%（5/50）。

(2) 平均危险指数等级：

$$\text{平均危险指数等级}=\frac{\sum \text{危险指数等级}\times\text{手术例数}}{\text{手术例数总和}}$$

$$\text{医生甲平均危险指数等级}=\frac{(0\times 10)+(1\times 20)+(2\times 30)+(3\times 40)}{10+20+30+40}=\frac{200}{100}=2.00$$

以同样方法计算得出医生乙的平均危险指数等级。

(3) 医生校正感染专率：

$$\text{医生调正感染专率（\%）}=\frac{\text{某医生的感染专率}}{\text{某医生的平均危险指数等级}}\times 100\%$$

$$医生甲的调正感染专率（\%）=\frac{4.00\%}{2.00}\times100\%=2.00\%$$

同法可得出医生乙的校正感染专率。

（三）细菌耐药性监测资料的分析与反馈

计算各部位或各标本或所有部位的病原体构成比，了解本单位不同部位的病原体构成，并观测其变迁。每天对培养结果的动态细致观察可以为发现暴发流行提供重要的线索。计算细菌耐药性百分率，通过动态或定期观察，了解本单位医院感染病原体的耐药性及其变化，对医院内不同区域细菌耐药性的细致分析也可以为发现耐药细菌在医院内的流行提供重要信息。了解医院感染病原体的构成和耐药性，对于临床医师也非常重要，让临床医师分享这些信息也是这项监测的目的之一，所有上述监测结果要定期公布，向临床医师反馈。

在结果分析中，常见的分析表有各标本类型病原体的构成比，如表 10-13、图 10-9；ICU 病原体的构成比如表 10-14。细菌对抗菌药物的耐药性可用耐药率表示，如表 10-15、图 10-10；也可以分别计算耐药率、中敏率和敏感率。

表 10-13　某省 2012 年 1～2 季度痰标本分离细菌的构成

序　号	细　菌　名　称	株　数	构成比（%）
1	肺炎克雷伯菌	2625	18.23
2	金黄色葡萄球菌	1759	12.22
3	大肠埃希菌	1718	11.93
4	铜绿假单胞菌	1585	11.01
5	鲍曼不动杆菌	980	6.81
6	肺炎链球菌	890	6.18
7	凝固酶阴性葡萄球菌	549	3.81
8	阴沟肠杆菌	533	3.70
9	流感嗜血杆菌	533	3.70
10	不动杆菌属	442	3.07
11	嗜麦芽窄食单胞菌	359	2.49
12	产气肠杆菌	285	1.98
13	产酸克雷伯菌	249	1.73
14	洋葱伯克霍尔德菌	130	0.90
15	卡他莫拉菌	128	0.89
	其他细菌	1634	11.35
	合计	14399	100.00

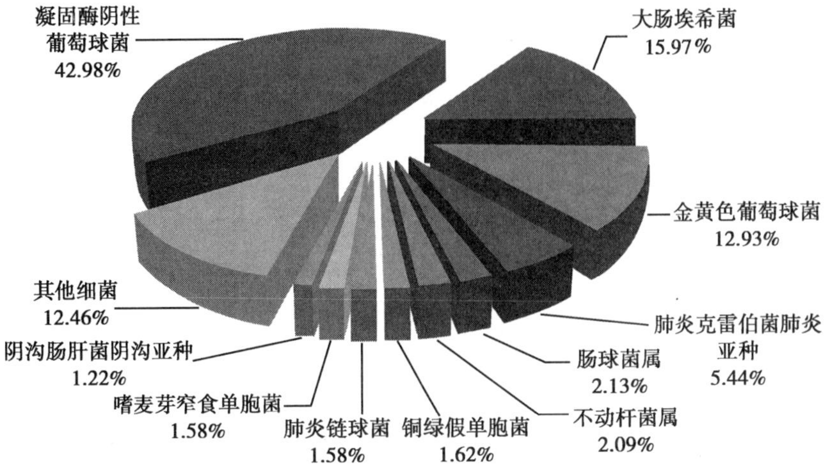

图 10-9　某省 2012 年 1～2 季度 2536 株血标本分离细菌构成

表 10-14　某省 2012 年 1～2 季度 ICU 标本分离细菌的构成

序　号	细　菌　名　称	株　数	构成比
1	鲍曼不动杆菌	328	17.20
2	铜绿假单胞菌	266	13.95
3	大肠埃希菌	194	10.17
4	金黄色葡萄球菌	185	9.70
5	肺炎克雷伯菌	166	8.70
6	凝固酶阴性葡萄球菌	147	7.71
7	其他不动杆菌属	109	5.72
8	嗜麦芽窄食单胞菌	97	5.09
9	阴沟肠杆菌	48	2.52
10	屎肠球菌	40	2.10
11	洋葱伯克霍尔德菌	39	2.05
12	产气肠杆菌	25	1.31
13	产酸克雷伯菌	25	1.31
14	粪肠球菌	25	1.31
15	肺炎链球菌	23	1.21
	其他细菌	190	9.96
	合计	1907	100.00

表 10-15　某省 2012 年 1～2 季度大肠埃希菌（7618 株）对抗菌药物敏感性（%）

抗菌药物名称	折　点		株　数	R	I	S
氨苄西林	S≤8	R≥32	5112	89.5	1.6	8.9
氨苄西林	14～16		455	90.1	1.1	8.8
小计			5567	89.5	1.6	8.9
氨苄西林/舒巴坦	S≤8	R≥32	4938	37.9	26.2	35.9
氨苄西林/舒巴坦	12～14		718	35.9	25.1	39

续表

抗菌药物名称	折　点		株　数	R	I	S
小计			5656	37.6	26.1	36.3
哌拉西林	S≤16	R≥128	3556	69.1	14.8	16.1
哌拉西林	18～20		468	81.4	3.2	15.4
小计			4024	70.5	13.5	16.0
哌拉西林/他唑巴坦	S≤16	R≥128	5320	7.3	8.1	84.6
哌拉西林/他唑巴坦	18～20		958	15.9	7.1	77
小计			6278	8.6	7.9	83.4
头孢唑啉	S≤1	R≥4	4396	89.5	5.4	5.1
头孢唑啉	15～17		688	73.1	3.6	23.3
小计			5084	87.3	5.2	7.6
头孢呋辛	S≤8	R≥32	4904	55.9	16.6	27.5
头孢呋辛	15～17		804	66.5	1.8	31.7
小计			5708	57.4	14.5	28.1
头孢噻肟	S≤1	R≥4	1953	81.1	1.8	17.1
头孢噻肟	23～25		683	60.7	2.8	36.5
小计			2636	75.8	2.1	22.1
头孢曲松	S≤1	R≥4	4400	71.1	1.9	27
头孢曲松	20～22		280	67.8	6.8	25.4
小计			4680	70.9	2.2	26.9
头孢他啶	S≤4	R≥16	5953	38.6	10.8	50.6
头孢他啶	18～20		844	34.1	7.6	58.3
小计			6797	38.0	10.4	51.6
头孢哌酮	S≤16	R≥64	513	75.8	2.2	22
头孢哌酮	16～20		49	53.1	10.2	36.7
小计			562	73.8	2.9	23.3
头孢哌酮/舒巴坦	S≤16	R≥64	1544	8.2	3.6	88.2
头孢哌酮/舒巴坦	16～20		831	5.4	15.5	79.1
小计			2375	7.2	7.8	85.0
头孢吡肟	S≤8	R≥32	5419	44.9	4.9	50.2
头孢吡肟	15～17		955	29.5	9.2	61.3
小计			6374	42.6	5.5	51.9
头孢西丁	S≤8	R≥32	3321	16.1	13.7	70.2
头孢西丁	15～17		536	19.4	3.9	76.7
小计			3857	16.6	12.3	71.1
氨曲南	S≤4	R≥16	5124	49.5	10.3	40.2
氨曲南	18～20		635	44.4	9.5	46.1
小计			5759	48.9	10.2	40.9

续表

抗菌药物名称	折　点		株　数	R	I	S
庆大霉素	S≤4	R≥16	6010	41.6	10.7	47.7
庆大霉素	13～14		870	44	1.4	54.6
小计			6880	41.9	9.5	48.6
阿米卡星	S≤16	R≥64	5854	4.7	4	91.3
阿米卡星	15～16		856	7	4.9	88.1
小计			6710	5.0	4.1	90.9
亚胺培南	S≤4	R≥16	3711	1.4	1.6	97
亚胺培南	14～15		859	0.5	0	99.5
小计			4570	1.2	1.3	97.5
美洛培南	S≤4	R≥16	2859	0.7	0.5	98.8
美洛培南	14～15		1034	1	0.2	98.8
小计			3893	0.8	0.4	98.8
环丙沙星	S≤1	R≥4	5220	44.7	8.2	47.1
环丙沙星	16～20		611	48.3	8.3	43.4
小计			5831	45.1	8.2	46.7
左旋氧氟沙星	S≤2	R≥8	4723	30.1	14	55.9
左旋氧氟沙星	14～16		573	43.6	9.3	47.1
小计			5296	31.6	13.5	54.9
复方新诺明	S≤2	R≥4	5455	64.4	0.5	35.1
复方新诺明	11～15		654	64.3	1.1	34.6
小计			6109	64.4	0.6	35.0

注：药敏结果分别采用 MIC 法（上）和 K-B 法（下）

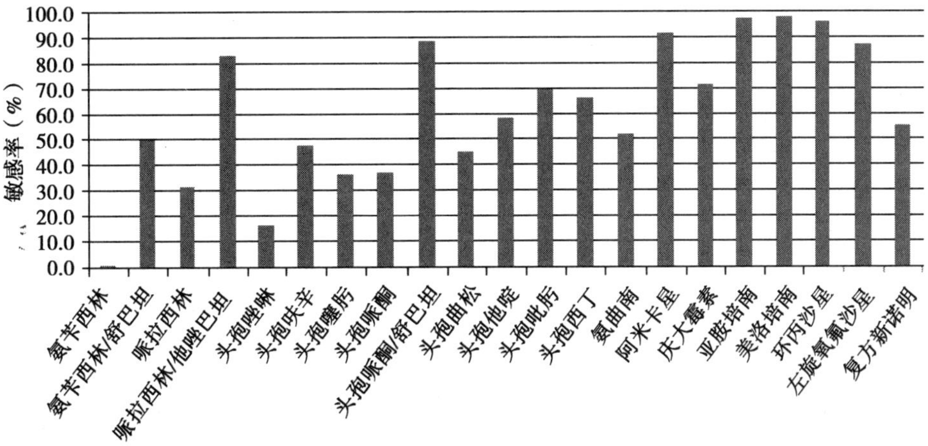

图 10-10　某省 2012 年 1～2 季度肺炎克雷伯菌（4975 株）**对抗菌药物敏感性**（%）

（付陈超）

参考文献

1. 任南．实用医院感染监测方法学．长沙：湖南科学技术出版社，2012
2. Allegranzi B，Nejad SB，Combescure C，et al. Burden of endemic health-care-associated infection in developing countries：systematic review and meta-analysis. www. thelancet. com Published online December 10，2010
3. Magiorakos AP，Srinivasan A，Carey RB，et al. Multidrug resistant（MDR），extensively drug resistant（XDR）and pan-drug resistant（PDR）bacteria in healthcare settings. Expert proposal for a standardized international terminology. ECDC Entwurf 2010. www. escmid. org

第十一章 医院感染暴发的调查与控制

第一节 医院感染暴发的概念

1. 医院感染流行 是指任何与时间、地点相关的感染发病率的增加超出了医院通常的发病率水平，其差别具有统计学意义。

2. 医院感染暴发 若在同期或较短时间内，在医院同一病区或某一患者群体中，出现≥3例的同类感染（同种同源病原体感染），则称为医院感染暴发。

3. 疑似医院感染暴发 指在医疗机构或其科室的患者中，短时间内出现3例以上临床症候群相似、怀疑有共同感染源的感染病例，或者3例以上怀疑有共同感染源或感染途径的感染病例现象。

注：①同期或较短时间可以是几天也可以是数月，例如，有静脉药物配置中心的医院，发生微生物污染导致的输液反应，可以在很短的时间内出现较多医院感染暴发病例；诺如病毒、艰难梭菌感染导致的腹泻也可以在短短几天时间内出现医院感染暴发；而手术部位感染则可能是数周或1个月内出现连续的医院感染病例；髋关节置换术后医院感染暴发的发现则可能要数月才能观察到。

②同类感染：指的是同一种类的病原体，并且具有同源性（来源于同一亲代的克隆病原体），同源性的证实，需通过分子生物方法鉴定（如PFGE、PCR），但通过病原学检测结果药敏试验的耐药性分析可初步判断是否具有同源性，值得注意的是即使同一种病原体，耐药性不完全一致或相差较大，也要高度怀疑具有同源性的可能。

第二节 医院感染暴发的发现与识别

一、及早发现医院感染暴发的重要性

1998年4月至5月，深圳市妇儿医院发生了严重的医院感染暴发事件：

该院1998年4月3日至5月27日，共计手术292例，至8月20日止，发生感染166

例，切口感染率为56.85%。此次感染是以龟型分枝杆菌为主的混合感染，感染原因是浸泡刀片和剪刀的戊二醛因配制错误，未达到灭菌效果。此次事件致46人索赔2681万。卫生行政部门对有关责任人进行了严肃处理。

无独有偶，近年来，医院感染暴发事件也时有发生。这些医院感染暴发事件不仅增加了患者的痛苦，加重了患者经济负担，甚至使许多患者付出了生命代价，同时也给医院及其管理者个人带来了巨大损失。

因此医院感染暴发是医院感染控制的重中之重。而为了有效控制医院感染暴发事件，最大限度减少损害，及早发现和识别医院感染的暴发显得尤为重要。

二、如何发现医院感染暴发

（一）识别医院感染暴发的表现形式

下面我们来了解一下医院感染暴发的表现形式，一般来说，有以下几种：

1. 同种病原体所致医院感染暴发　当这种类型的医院感染暴发时，原因是由同种或同型的病原菌引起的感染。这类感染的类型可有不同的现象，既有呼吸道感染，也可有手术部位的感染。例如，耐甲氧西林金黄色葡萄球菌或其他多重耐药菌（MDROs）感染暴发所致感染的流行暴发，可引起患者各个部位的感染。包括某种耐药性质粒在病原体中传播也会导致感染的流行暴发等。

2. 同一感染部位发病率增加　感染暴发集中发生在患者的相同部位，如手术切口、注射部位等，引起感染的病原体可相同也可不同。例如，短时间内集中出现泌尿系统感染病例现象，感染的病原体也可能不相同，但这种类型的医院感染暴发的源头是一致的。例如，同一批注射器由于灭菌不合格，可能导致不同病原体引起的同一部位的感染。

3. 同一医疗机构总感染发病率上升　当这种类型的医院感染暴发时，会出现各种不同的感染现象，感染的病原体也可能不相同，但它们都有感染的典型症状，如高热、白细胞增高等。如消毒供应中心压力蒸汽灭菌不合格引起的感染暴发。

医院各病区医务人员或专职人员应定期监测分析医院感染的各项数据，及时了解各项感染的流行趋势。一旦发现某段时间医院感染总发病率、部位发病率、病原体发病率的发生与以往的监测数据相比，表现形式呈现上述数据的明显增高、上升，应第一时间对发生上述情况的原因加以调查核实，必要时报告主管领导，尽早启动暴发应急预案。

（二）完善监测，获得医院感染暴发信息的途径

1. 建立完善的医院感染监测信息哨点　加强全体医务人员对医院感染监测报告的重要性与必要性的认识，保持警惕性是医院感染暴发早期发现的前提。故要建立医院感染科、检验科及各临床科室及医院其他部门等多部门协作、运转正常的医院感染监测信息系统。可设计医院感染暴发报告流程、制度及专门的医院感染暴发监测报告表（附表1）。

（1）专职人员发现：医院感染专职人员通过前瞻性监测工作，主动搜索ICU、外科手术病房及血透室及其他重点部门、掌握全院病区的医院感染病例及动态情况。经常查看感染病例有无异常聚集病例。也可以由院感专职人员通过对某时间段的感染病例进行回顾性调查，发现感染特殊病例或聚集性病例。但一般来说，这种回顾性调查通常情况下只用于对已有暴发信息的病例追溯，便于进一步调查感染暴发的原因，但对一些病情轻微、有自愈倾向、流行时间短的一过性疾病如普通感冒，其“隐性暴发”往往可以通过回顾性调查发现，对了解传播途径，完善预防感染的措施有不可忽视的作用。

(2) 检验科微生物与环境微生物监测：建立与检验科微生物室及临床科室的协作机制，设置检验科病原体阳性结果的异常聚集的危急值。检验科一旦发现临床微生物或环境微生物结果提示可疑暴发感染，及时向医院感染管理科及临床科室反馈，提供医院感染暴发的线索。也可以由医院感染专职人员定期到检验科主动查阅实验室报告结果与记录。

(3) 病区医生、护士报告：医院应畅通医院感染暴发的院内报告的渠道，并对病区医护人员进行医院感染暴发的培训，一旦病区发现医院感染暴发的可疑线索，病区医生、护士能主动向医院感染主管部门报告。

(4) 医院职工报告：除了病区的医生、护士之外，医院行政、后勤及其他部门的人员发现医院感染的可疑暴发都应及时向医院感染主管部门报告，以便医院感染管理部门能及早识别。

(5) 其他卫生机构报告：其他卫生机构的医院感染暴发的信息需要及时通报其他医疗卫生机构，这种信息之间的横向交流，便于其他卫生机构引起警惕与重视，及早进行同类感染暴发危险因素的排查与干预，避免同类感染在其他卫生机构引起暴发。

(6) 医院感染实时监测软件搜索：目前，很多条件允许的医院均采用医院感染监测的信息化手段进行前瞻性监测，建立了医院感染实时监测信息平台。通过对临床感染病例及各种检验、检查的感染相关阳性结果“数值”设置，相关信息软件则自动筛查符合条件的监测病例，为医院感染专职人员进一步识别和发现暴发提供线索。但应注意一点：采用信息监测的前提是通过综合性监测确定本院各种感染率的基本水准，当感染发病率超出设置的基本水准时方考虑暴发。但感染信息软件监测方法不是万能的，有时单纯依靠软件监测，会延误发现未能事先设置“数值”的监测目标之外的其他暴发。医院感染专职人员不能以信息化手段完全代替其他感染暴发的信息来源，应该说，细菌培养结果的分析，与一线临床医生和护士交流访谈，还有参考器械科的供应记录等多途径信息整合，对专职人员早期识别医院感染暴发起到了不容忽视的作用。

2. 加强对医院感染专职人员基本知识技能培训，提高医院感染专职人员对感染暴发信息的识别能力。

院感专职人员通过上述可靠的信息来源发现某部门或特定部位如手术部位发生感染增加，或某种病原体引起数例感染，应怀疑感染暴发的可能。这时，专职人员应根据自己的专业知识对各种途径获得的医院感染暴发事件监测信息进行有效的甄别，排除下面几种可能后才能初步判断为医院感染暴发。

(1) 感染病例的增加是否是医院感染监测系统监测条件的改变。

(2) 感染病例的增加是否是实验室方法的改变。

(3) 感染病例的增加是否是标本被污染。

附表 1

医院感染暴发报告表

□初次　　□订正

1. 开始时间：　　年　月　日　　＊至　　年　月　日

2. 发生地点：　　医院（妇幼保健院）　　病房（病区）

3. 感染初步诊断：　　；＊医院感染断：

4. 可能病原体：　　＊医院感染病原体：

5. 累计患者数：　　例，　　＊感染患者数：　　例

6. 患者感染预后情况：痊愈　　例，正在治疗　　例，病危　　例，死亡　　例

7. 可能传播途径：呼吸道（　）、消化道（　）、接触传播（　）、血液体液（　）、医疗器械（侵入性操作）（　）、不明（　）、　　＊传播途径：

8. 可能感染源：患者、医务人员、医疗器械、医院环境、食物、药物、探视者、陪护者、感染源不明。

＊感染源：

9. 感染患者主要相同临床症状：

10. 医院环境卫生学主要监测结果：

11. 感染患者主要影像学检查结果（X 线、CT、MRI、B 超）：

12. 感染患者主要病原学检查结果（涂片革兰染色、培养、病毒检测结果、血清学检查结果、同源性检查结果等）：

13. 暴发的详细描述（主要包括暴发开始时间、地点、罹患情况、主要临床表现与实验室检查结果、调查处置经过与效果、暴发原因初步分析、＊需要总结的经验等）：

（三）医院感染暴发的特点

为了及时有效发现医院感染暴发，需要了解医院感染暴发的个性特点，总体而言，医院感染暴发呈复杂多样性，其特点可概括如下：

1. 医院感染暴发的流行病学特点　医院感染暴发必备三个基本环节即感染源、感染途径和易感人群。

（1）感染源：可为患者或环境储源。其环境储源，其确定较传染病暴发困难。医院感染暴发常见的来源（表 11-1），患者是医院感染暴发病原体传播的主要来源（占所有暴发的 24.6%）。而在 39.7%的医院感染暴发，原因是不确定的。

表 11-1　医院感染暴发常见的来源表

暴发来源（n = 2322）	n（%）
患者	572（24.6）
环境	271（11.7）
工作人员	223（10.0）
医疗设备	213（9.2）
药物	117（5.0）
食物	76（3.3）
护理设备	37（1.6）
不明来源	921（39.7）

（2）感染途径：医院感染暴发的感染途径呈现多样化特点。有人研究了 1105 次医院

内接触传播引起的医院感染暴发事件，发现引发暴发的途径有：微创技术（373），空气吸入（178），胃肠道摄入（92）。但681例（29.3%）的暴发，实际的传播途径仍是未知的。现概括为以下几种：

1）共同来源。

2）带菌者传播。

3）交叉感染。

4）空气传播。

5）其他方式。

2. 不同传播方式病例曲线的特点　医院感染暴发后，在实际工作中，为了尽早切断传播途径并查找感染源，实施有效隔离，迅速控制暴发事件，通常需要绘制感染病例发病曲线图，根据曲线图的特点推断可能的传播方式、潜伏期及可能感染源。下面介绍不同传播方式病例曲线的特点：

1）人与人之间传播：病例增加上升慢，然后缓慢下降。最初的发生病例间隔提示为潜伏期的长短。如图11-1。

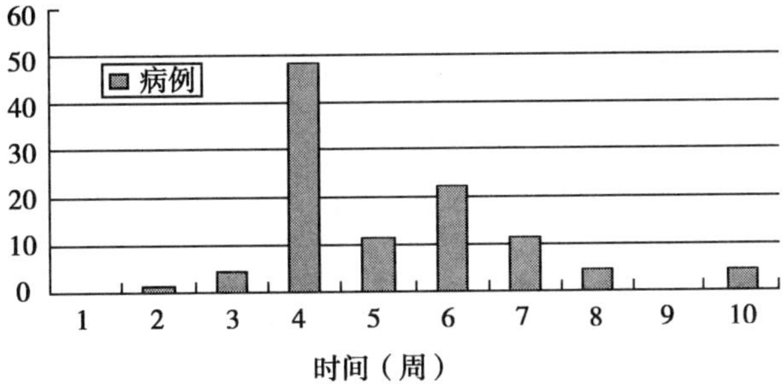

图11-1　疥疮暴发流行示意图

2）点传染源：病例上升和下降都很快速。一般情况下，是易感人群暴露于共同的传播因素而引起的，点源流行的发病曲线仅出现一个高峰，曲线较为陡峭。如图11-2；沙门氏菌暴发流行即为点传染源的流行如图11-3。

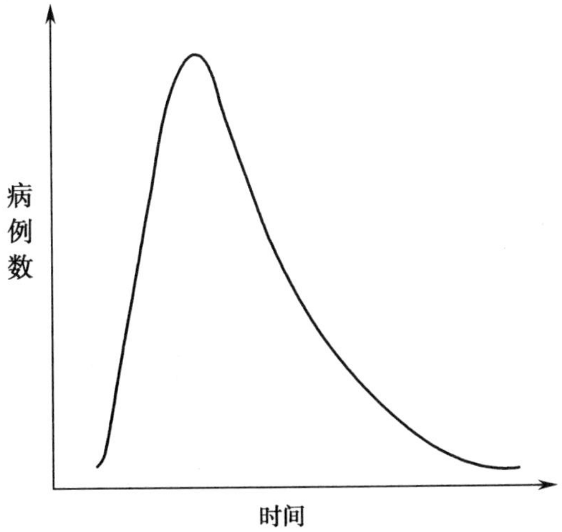

图11-2　点传染源流行曲线

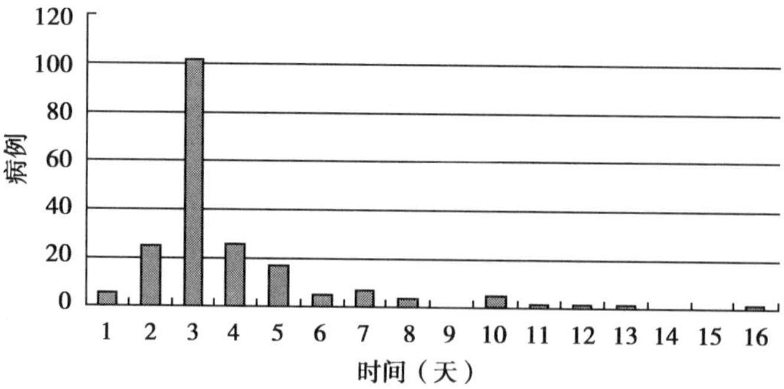

图 11-3　沙门氏菌暴发流行示意图

3）点传染源，然后人与人之间传播。其传播示意图如图 11-4。

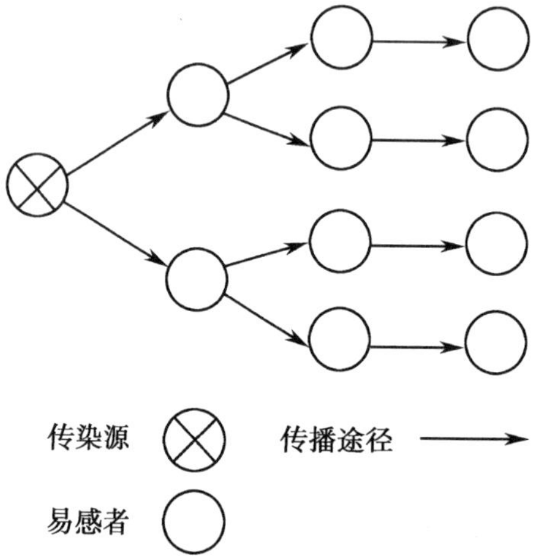

图 11-4　点传染源传播示意图

以甲型肝炎暴发为例，其病例增加上升迅速，经一定间隔后，又出现一个峰值，然后缓慢下降（见图 11-5）。

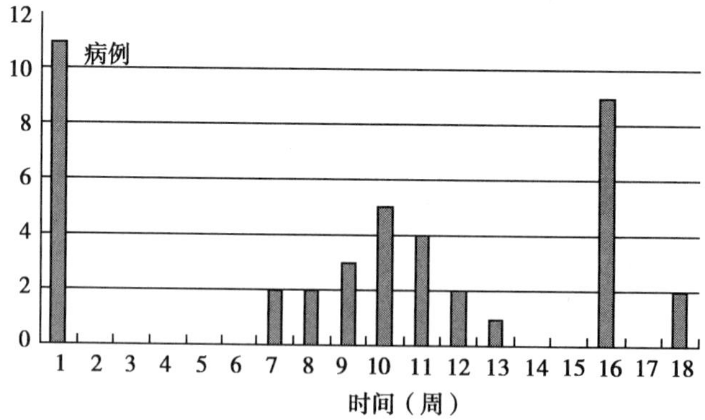

图 11-5　甲型肝炎暴发流行示意图

4）持续共同传染源：持续有病例不断出现。其传播示意图见图 11-6，暴发流行病例图见图 11-7。

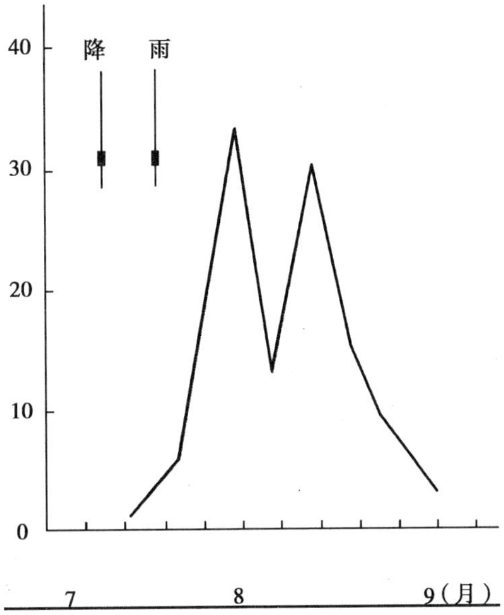

图 11-6　持续共同传染源传播示意图

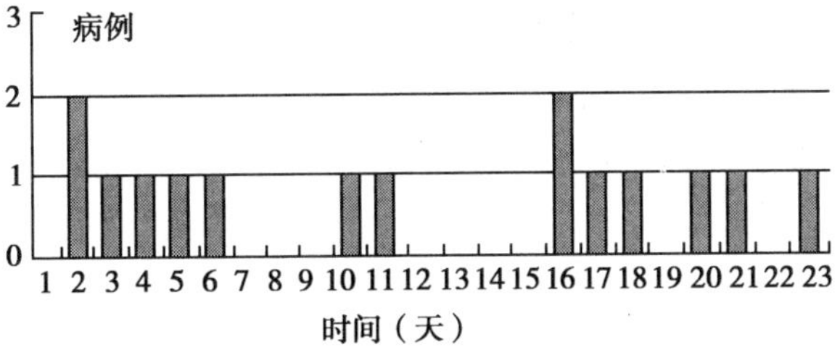

图 11-7　铜绿假单胞菌暴发流行示意图

(3) 易感人群：一般来说，医院感染暴发的易感人群视致病病原体的不同而不同，没有明确定义。通常情况下指的是婴幼儿、老年人、免疫力低下、糖尿病、危重等抵抗力低下的患者。

3. 病例数特点　在医院感染暴发时，一个较为困难的问题是多少病例数才算暴发。按有关定义是同种同源感染 3 例以上即可进行暴发的调研处理，这其实是一个相对概念，在实际工作中，视感染情况有不同，其暴发定义的数值相差较大。对于些特殊病原体引起的感染如军团菌肺炎、链球菌切口感染或沙门菌肠炎，或中国大陆少见的超级细菌如耐万古霉素肠球菌等，即使数量少于 3 例，也应考虑医院感染暴发的可能；相反，对于长期住院的患者，即使发生大肠埃希菌尿路感染的病例数较多，可能也不构成感染暴发。

4. 流行过程　流行过程可长可短。视引起感染病原体的致病力、毒力及传染性大小、干预措施的有效性针对性及疾病本身的病程、潜伏期等多因素综合而定。

5. 波及范围　可局限于某科室、某医院，也可以波及整个地区甚至全国。

6. 医院感染暴发的感染部位分布　医院感染暴发的常见感染部位如图 11-8：

如图 11-8 所示，血流感染、胃肠道感染和肺炎为最常见的感染类型。

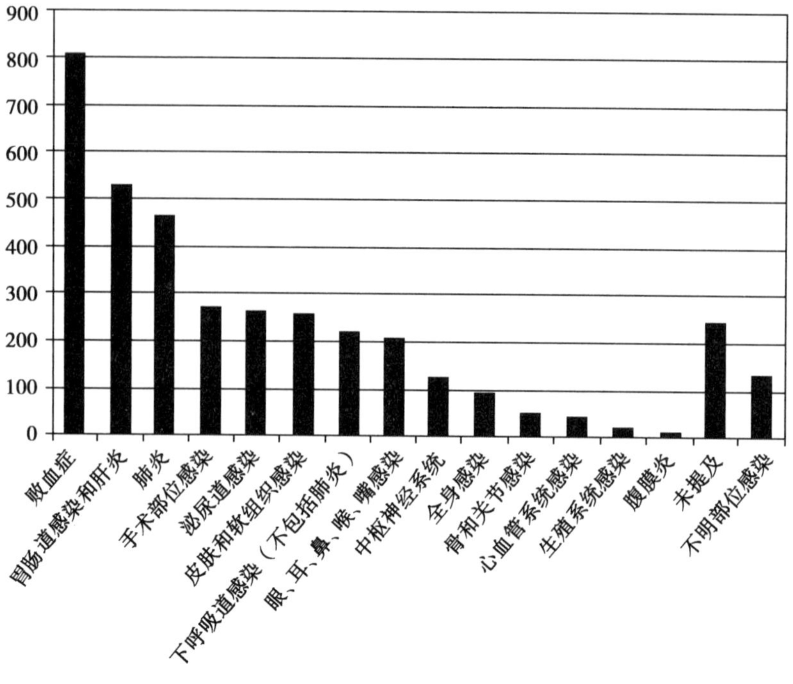

图 11-8　医院感染暴发的感染部位分布

7. 病原体特点　多为条件致病菌，可为同一病原体，也可为不同病原体。

国外报告引起医院感染暴发流行的细菌主要有军团菌、嗜血杆菌、霍乱菌、肠球菌、金葡菌、凝固酶阴性葡萄球菌、A 群链球菌、肺炎链球菌、结核菌、非典型分枝杆菌。1980～1990 年，美国 CDC 监测调查了 125 起医院感染暴发其中 77 起（62%）由细菌引起，11 起（9%）由真菌引起，10 起（8%）由病毒引起，5 起（4%）由分枝杆菌引起，22 起（18%）由毒素或其他微生物引起。大部分的真菌感染、分枝杆菌感染暴发发生在 1985 年以后。14 起（11%）与使用的器具相关，16 起（13%）与操作过程有关，28 起（22%）与产品有关（美国 CDC，Jarvis）。

美国于 1984—1995 年发生 555 起医院感染暴发，统计病原体分布为：细菌 71%（393）、病毒 21%（117）、真菌 5%（28）、寄生虫 3%（15）。

在中国，刘萍等研究者总结近 30 年医院感染暴发事件中的病原体发现：医院感染暴发事件感染的病原体，包括细菌、病毒、真菌、立克次体、寄生虫 5 大类。其中细菌感染占首位，以革兰阴性（G^-）菌感染为主，占 71.57（3643/5 090），依次为鼠伤寒沙门菌、铜绿假单胞菌、肺炎克雷伯菌、大肠埃希菌、鲍曼不动杆菌、阴沟肠杆菌、洋葱伯克霍尔德菌等。

总之，医院感染暴发数据库（Publications related to Outbreak Database）显示目前有 240 种致病性物种（细菌、真菌、病毒、支原体、立克次体、衣原体、螺旋体、放线菌等）可引起医院感染。该数据库统计至目前 1010 例医院感染暴发事件中，最常见的报告医院感染暴发的五个主要病原体是金黄色葡萄球菌（300 起）、铜绿假单胞菌（162 起）、鲍曼不动杆菌（129 起）、肺炎克雷伯菌（129 起）和黏质沙雷菌（103 起）。

7. 医院感染暴发医源性因素的复杂性特点　医院感染的医源性因素的呈复杂多样性，概括如下：

(1) 医疗机构违法、违纪、违规：如宿州市某医院与非医疗机构违规合作，造成10名白内障手术患者出现眼球铜绿假单胞菌感染，其中9人眼球被摘除。

(2) 对医疗法规法律认识不足：如黑龙江某农垦医院在临床应急用血中，明知本单位不具备检测艾滋病毒抗体条件，仍纵容采用私自非法不符合国家标准的血液，致使19名农场职工因接受输血而感染艾滋病，1人死亡，患者索赔全额高达3000余万元。2005年，吉林省卫生厅向社会公布了某市人民医院发生的一起经输血传染艾滋病的严重医源性感染事件。由于1名艾滋病带毒者有偿供血15次，造成25名受血者感染艾滋病毒（其中8人死亡）。这是由于采供血期间短间隔采血、漏检，未按试验说明书要求检测，室内质控、工作记录不规范所致。

(3) 医院缺少严格的日常监督、检测措施：如深圳某医院对消毒剂的购入、配置、使用，缺少监督，错把1%戊二醛当做20%稀释10倍，致使292例手术患者中，166例发生龟分枝杆菌感染，切口感染率高达56.85%。

(4) 对外源性带入感染缺少警惕，误诊、漏诊、混合收容，使传染源带入：如SARS造成医院感染暴发流行。又如湖北省某医院误诊，致使鼠伤寒沙门菌感染流行长达86天，使68名患者被感染（感染率74.73%），42人死亡（病死率61.77%）。

(5) 医院建筑布局不合理或缺少必要的防护措施：有些医院供应室洁污混杂、消毒后物品要经过清洗间，无菌室与污染间、工作人员等交叉逆流。又如长春许多医院处置室、换药室、治疗室等清洁区与污染区分区不明确、标识不清，内镜诊室和清洗消毒室不分区等。

(6) 医院管理不到位，无必要制度或有章不循：原卫生部2005年对全国进行检查督导，发现一些医院内镜室、口腔科消毒灭菌流程不规范、消毒剂使用不当。医务人员操作前后不洗手，医疗废弃物未按要求收集处理等。

(7) 不严格遵守消毒隔离措施：如云南省某医院由于医生对新生儿使用同一操作台，致使23名新生儿感染，10名死于中毒性痢疾。

(8) 抗菌药滥用造成双重感染、多重耐药菌感染：我国调查各级医院抗菌药物使用中位数为79%，个别医院高达90%～99%。抗生素相关性腹泻发生率约为59%。由于医院内广谱、高效的三代头孢菌素等的使用，导致G^-杆菌产生ESBLs变异株。某些医院耐甲氧西林金黄色葡萄球菌和表皮葡萄球菌已上升至77.3%和82.2%。如上海地区1993年为5%，1999年升至60%～70%。

(9) 血源性疾病传播：我国部分地区对献血、输血管理不严格，极易造成乙型肝炎病毒、丙型肝炎病毒、巨细胞病毒甚至艾滋病的传播。

(10) 不安全注射和一次性医疗用品使用不规范：据WHO报道，全世界每年有约120亿次注射，其中不安全注射引起乙肝人数为800万～1600万，丙肝为230万～470万，HIV为8万～16万，全球导致直接医疗费用为5.35亿美元。一次性医疗用品的重复使用，特别是已废弃的一次性使用注射器、输液（血）器等，不经消毒毁形处理，被一些不法分子回收伪装再次销售。

8. 医院感染暴发的危害及可预防性特点　目前R.-P. Vonberg，D. Weitzel-Kage等统计了全世界感染暴发数据库内2322次暴发显示：医院感染暴发平均涉及人数为27.9例（中位数12）。724个（31.2%）医院感染暴发，医务人员也成为其中的受害人群。但医院感染暴发大多为外源性感染，有明确的传播方式，多数属于可预防性感染。

综上所述，医院感染的发现主要依赖多途径的医院感染监测信息系统。加强信息监测人员相关知识的培训、采用先进的信息监测软件等方法有助于提高感染暴发信息监测的灵敏性与反应速度。是早发现与早控制医院感染暴发的关键所在。

医院感染暴发的识别则需要专职人员将发现的暴发信息与日常监测的基础情况进行对比分析。结合感染控制知识和医院感染暴发的各种特点进行有效甄别。所有参与感染暴发控制的人员都要充分认识到：及早期行动和及早实施适当的措施是感染控制成本最小化的两个最重要的钥匙。

第三节　医院感染暴发的调查与分析

疾病暴发起初原因不明且进展迅速，欲对其进行有效的控制需要获得及时、真实和足够的资料。全面深入的暴发调查是整个工作的关键，医院感染暴发调查是指针对医院感染暴发或流行等开展的流行病学或卫生学调查。对医院感染的感染源或危害源、传播途径或危害途径、高危人群及主要危险因素进行全面调查了解，并制定有效措施，以控制暴发，消除感染。

医院感染调查包括以下几个具体目的：

1. 查明病因或寻找病因线索及危险（危害）因素，为进一步调查研究提供依据。
2. 制止医院感染及危害的进一步发展，终止疾病暴发或流行。
3. 预测医院感染暴发或流行的发展趋势。
4. 评价控制措施的效果。
5. 进一步加强已有监测系统或为建立新的监测系统提供依据。

医院感染调查首先应考虑其科学性，同时也应考虑现场条件的实际可行性及社会压力、工作责任对调查人员的影响。任何情况下，调查人员必须正确面对各种复杂问题，协调处理各种利益冲突，提出科学、合理的调查设计，得出调查结论，提出控制和预防的建议。

在多数情况下，首先根据经验采取常规初步措施，然后在暴发调查过程中不断修正，暴发调查中的干预往往是实用性的，因为情况紧急及伦理原因也不太可能设立对照，所以研究性往往不强。

一旦有资料提示医院感染暴发流行存在的可能，医院感染专职人员应先向发生医院感染暴发事件的相关科室初步了解情况，并初步查看现场，得到第一手材料，探索传染源和传播途径。进行现场调查前，应该拟定一个行动计划，明确调查目的和具体工作任务（表 11-2）。

表 11-2　感染流行或暴发调查的目标及工作

目　标	工　作
查明感染性质	查找病例
	临床检查
	实验室检查
暴发程度及受害人群	描绘流行曲线
	病例分布图
	计算不同人群的发病率

续表

目　　标	工　　作
传染源及传播途径	回顾性调查 前瞻性调查 病原学研究 接触方式调查 患者环境微生物采样检验 物品来源微生物采样检验

现场调查内容主要包括调查病例、查明感染源及感染途径、采集标本、采取应急的治疗与控制措施等。

调查病例时要求调查人员应详细了解感染发生的病例数，首例病例发生的时间、发病情况调查、病例发生的时间顺序，以前有无类似现象的发生；病例的分布，其他病房有无类似病例的发生；病例主要集中发生在哪类患者，其特点包括年龄、基础疾病、发病前有无特殊诊疗操作或处理等。

查明感染途径则要求调查人员调查感染发生的范围、程度和可能原因，易感人群与周围环境调查、个案调查等。

采集标本时要求调查人员做好标本收集、送验和保存。

注意在现场调查开始时，要做好调查人员的安全防护。

医院感染专职人员开展现场调查和处理的步骤主要包括组织准备、建立病例定义、核实病例诊断、核实病例数、确定暴发或流行的存在、描述性“三间分布”、建立假设并验证假设、采取控制措施、完善现场调查和书面报告等十个步骤（见图 11-9）。

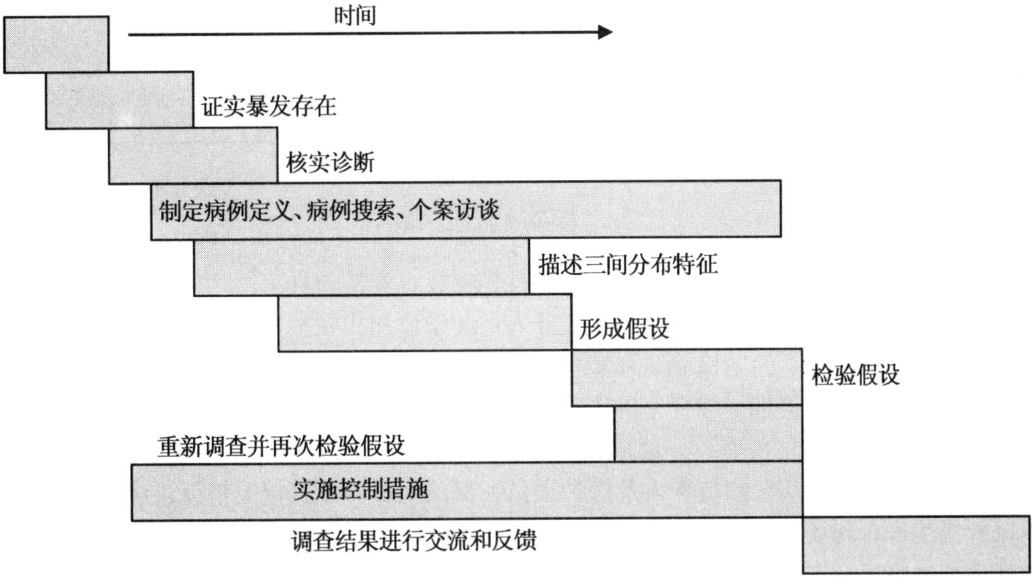

图 11-9　医院感染专职人员开展现场调查和处理的步骤

一、调查前准备

人员安排（角色分配）　现场调查工作应全院联动，由相应的专业人员共同完成，一般应包括流行病学、实验室、临床等专业人员，必要时还可增加其他专业和管理人员。现场调查指定专人负责，组织、协调整个现场调查工作，调查组成员应各司其职、各负其责，相互协作。

去现场前要做好以下准备：

（1）科学和调查方面：查阅相关专业书籍、背景杂志、统计参考资料、收集有用的参考文献、相关的专业资料和数据库等。了解以前发生的相似暴发中，其病源、传播途径和危险因素是什么。

（2）咨询实验室工作人员以确定有哪些实验资源，采用正确的检测设备和实验室材料、相应的试剂和用品并清楚规范的采集、保存和转运技术。

（3）携带相应的辅助材料或设备以进行自我保护。有些暴发调查不需要任何特殊设备，而像SARS调查则需要个人防护设备如面罩、长衣和手套等。

（4）必要的物资和设备：确认现场工作必需的用品：手提电脑、照相机、录音机、采样设备、调查表等（必要时需根据初步调查结果，在现场设计调查表。内容见表11-3）。

表11-3　调查表内容

□	病人姓名、性别、年龄和住院号；住院日期和感染日期；
□	病原学检查结果和相关病史记录；
□	感染疾病和原发疾病的诊断，病人感染的症状、体征、化验结果以及感染部位；
□	所在科室及床位；
□	进行过手术，记录手术间号码及实施时间、手术台号、手术人员及麻醉师名单及所用器械的批号；
□	接受治疗处理记录，如呼吸机、静脉导管等；
□	病人所用药物，特别注意局部药物；
□	如病人发生胃肠道感染，则应注意病人的食物清单。

二、核实病例诊断

医院感染专职人员接到暴发的信息后，首先要核查资料的真实性。排除暴发被人为地夸大或缩小。核实诊断的目的在于排除医务人员的误诊和实验室检验的差错。可以通过检查病例、查阅病史、实验室检验结果来核实诊断，根据其病史、临床表现、实验室检查结果，结合流行病学资料进行综合分析作出判断。

此时可从三个方面入手：一是尽快从多个渠道收集信息，将不同来源的信息进行比较；二是及时向暴发病区的负责人及医护人员、保洁人员等了解相关情况；经验丰富的公卫医师快速进行现场访问，根据临床特征结合实验室证据判断暴发信息的确凿性。对已发现病例结合临床、实验室和流行病学资料进行综合分析，作出诊断，尤其是首例或首批病例。

同一次暴发的病例，临床表现大同小异，所以可根据部分患者的主要临床表现（症状、体征）、实验室结果，迅速地做出正确综合诊断。如果可能，可用实验室的方法确诊一部分患者，其他人可用临床诊断的方法；特别要注意该病表现出来流行病学特点，要根据流行病学特点推断临床症状与疾病诊断的相符性。例如，夏季某地发生一批有脑炎症状的患者，临床诊断为流行性乙型脑炎，病例集中在一个地区发生。但流行病学特点，乙脑呈高度散发，这一点不符合乙脑的流行病学特点，而类似于钩端螺旋体病。后经实验室证实为钩端螺旋体病。

综合考虑上述结果，往往能准确地核实诊断。

三、建立病例定义

1. 要发现病例，首先得确定病例定义。建立病例定义是为了尽可能地搜索和发现所有的患者，确定发病规模、波及范围，以评估疾病危害程度，并为查清发病原因提供线索。确定病例定义是一个重要的工作，不要小看。病例定义是一套标准，用以确定调查对象是否应该纳入医院感染暴发所涉及病例数统计范围。

一般来说，在暴发调查工作中，病例的定义应简单、明了、灵敏、特异、客观、适用。例如，发热、肺炎的X线诊断、血白细胞计数、血样便、皮疹或其他特殊的症状和体征等。确定病例定义时应注意：不能包括所感兴趣评价的暴露或危险因素。（例如考虑的一个假设为在车间工作的人具有更大的患病风险，就不能把病例定义为在某车间工作并发病于……的人群中的疾病。）

病例定义之后开展现场调查就有了一个统一的标准，也就有了确定被调查对象是否纳入病例计算的依据和统计发患者数的流行病学工具。病例的定义可以随着调查了解的深入程度进行修订，现场调查早期建议使用“较为宽松”的病例定义，以发现更多可能的病例及线索。

2. 定义感染病例对象　确定感染病例对象一般为患者、医院职工、陪客或来访者。

3. 定义病例的方法

（1）病原体不明确：根据感染患者的临床症状和体征确定病例定义。

（2）病原体明确：根据病原体确定病例的定义。

（3）感染病例定义可以不断修正。

（4）充分考虑典型病例与非典型病例，以免遗漏。

4. 确定病例定义的要素　现场调查中的病例定义应包括以下四项要素：即发病的时间、地点、人的特征以及患者的临床表现和（或）实验室检测结果。

（1）时间：要特别注意首例病例发病前1～2个疾病平均潜伏期。

（2）地点：除暴发涉及的地区外，也要注意周围地区发病有无明显升高。

（3）人群：关注暴发地区的所有人群并归纳是否指向某一特殊人群，也就是具备人群特征。

（4）临床表现和（或）实验室检测结果：要关注感染病例有无特定临床表现和（或）实验室检测结果。指多数病例具有的症状或体征，或该病特异性的症状或体征及治疗情况。

特别是相关病原检测的结果提示：何种标本、何种方法、何种病原体检测结果阳性。

暴发感染的病区环境采样和实验室检测结果等均应重点关注。

四、证实暴发

（一）计算罹患率

是否发生医院感染暴发，要根据暴发的定义来判断。要想确定暴发的存在，可计算怀疑流行阶段的感染发病率，并与流行前的发病率比较，如果罹患率高于该科室、病房、医院、或某一地区历年医院感染一般发病率水平（$P<0.05$），则证实确有暴发。这就要求要有该暴发病区一般的发病率的资料。要罹患率计算公式是：

罹患率=（观察期间新病例数/同期暴露人口数）×100%

计算之前注意核查准确的病例定义。只有符合定义条件的病例才能纳入暴发病例数来计算（也就是公式中的分子）。

（二）鉴别是否为"假性暴发流行"

如发现的病例数超过既往平均水平时，应注意分析导致病例数目增加的可能原因，应鉴别是否为"假性暴发流行"的发生：如疾病报告制度与监测系统是否改变、监测系统是否调整、诊断方法及标准是否改变等，是否有新来的医生或护士、新的感染控制专家、是否采用新的操作规程、新的诊断方法、是否新科室与暴发有关的患者的诊治过程改变等。以最终确定是否确实存在疾病暴发或流行。

（三）发现全部患者

在一个集体内，凡发现患者的地方都要普查；根据患者分布的情况来确定普查的范围。

（四）收集有关资料

1. 现实情况

（1）暴发发生的日期。

（2）暴发开始与发展情况：该病区的患者总数；已采取了什么措施；近期病区患者的生活（饮食——吃、喝）、诊疗活动（诊疗性质、地点）、社会活动情况（探视、陪护、交往）；是否有促进本病发生的原因；

2. 既往　了解暴发发生前，有无类似的疾病，预防接种情况，过去一般发病情况。

3. 了解可能的传播途径　如果为肠道传染病，途径为水，还有食物。

4. 采取相应防制措施　对传染源采取的措施早诊断，早隔离，早治疗。对接触者进行登记，密切观察，对污染的环境进行消毒。

在收集情况的过程中，个案调查的方法也很重要。

个案研究或调查是从整体上对一个研究对象进行详细考察的方法。它是社会学研究的经典定性方法。主要优点是对研究对象可做深入的定性研究，彻底把握研究对象的全貌。主要缺点是个案研究的资料可能缺乏代表性。

个案调查表的内容应包括：

（1）姓名、年龄、性别、民族、住址、居住年限和职业等。

（2）住院、感染、痊愈或死亡的日期、诊断依据（疾病症状或体征，实验室检查结果），疾病目前的结局。

（3）流行病学资料、既往史、接种史、接触史，可能暴露的日期。

(4) 处理措施、临床治疗的情况、预防处理情况等。

(5) 详细记录调查内容。复习感染病例记录，寻找感染患者的共性。列出潜在的危险因素，如年龄、基础疾病、侵入性操作、外科手术、药液污染、暴露于带菌者情况等，以确定高危人群。

五、调查资料的分析

(一) 核对资料

对于不完整的资料应设法补偿。

(二) 整理资料

按地区、人群、时间特点描述疾病的分布。

1. 流行病学资料的分析　包括资料的整理。①计算各种罹患率；②计算人群感染率，计算隐性感染和显性感染所占的比重，评价危险人群的免疫水平；③确定流行类型（一次同源性暴露，病例常集中在一个最短、最长潜伏期；多次暴露，同源多次暴露的发病曲线具有两个以上高峰，而连续性暴露则发病曲线具有两个以上高峰或者持续高峰）。

2. 临床资料的分析　描述疾病过程，根据病例资料，统计本次暴发病例的主要症状、体征出现的频率，计算疾病轻重型的比例，计算后遗症发生率和死亡率；以分析感染暴发的临床类型。

3. 实验室资料的分析　调查者对可疑感染源进行采样培养，如果检出的病原体与暴发菌株相同，则可证实假设，不需进行分析流行病学研究，直接对感染源采取措施可终止感染的暴发。

但在多数情况下，原始资料不足以提示感染源的存在，这时则应进行分析流行病学研究（病例对照研究和定群研究），以便识别可能的感染源和感染途径，然后再对假设的感染源采集标本进行病原学研究，为证实假设提供有力的证据。

对调查工作中获得的所有资料，应及时进行整理分析，为判定暴发的性质提供科学依据。但在资料分析前，应对资料进行有效的审核，保证资料的质量，以免产生误导。

六、描述疾病的“三间分布”

医院感染暴发的流行病学调查的最基本和最重要的任务之一就是描述疾病的“三间分布”，即疾病在不同时间、地点、人群中的发生频率。描述疾病的分布可达到以下目的：

首先，为探索医院感染暴发事件的原因提供线索，并阐明与医院感染暴发事件有关的因素；

其次，用通俗、易懂的基本术语描述医院感染暴发事件的详细特征；

最后，明确医院感染暴发事件的高危人群，并提出有关病因、传播方式及其他有医院感染暴发事件可供检验的假设。

(一) 时间分布

分析流行病学调查资料时，必须始终考虑时间因素，应将特定时间的观察病例数与同期的预期病例数进行比较，以判断是否存在暴发或流行。在考虑时间因素时，必须提出明确的时段或时期概念，确定暴露与医院感染暴发事件之间的时序关系。根据发病日期统计单位时间内的病例数。横坐标为时间单位，纵坐标为病例数。

（二）地区分布

描述疾病的地区分布特性可阐明医院感染暴发事件所波及的范围，并有利于建立有关暴露地点的假设。可以根据不同地点计算发病率；根据病例发病地点，绘制标点地图，观察病例是否集中于某地区。

（三）人群分布

分析不同特征人群中疾病的分布全面描述病例特征，寻找病例与非病例的差异，将有助于探索与宿主特征有关的危险因素，其他潜在的危险因素，以验证关于感染源、传播方式及传播途径的假设。分析病例的特征，如年龄、性别、种族、职业或其他相关信息，可为寻找高危人群、特异的暴露因素提供线索。有些疾病先累及某个年龄组或种族，有时患某种疾病与职业明显相关。

（四）潜伏期

潜伏期的推算：如暴发属于同一次暴露于某个传播因子或同一个传染源，而且续发病例少时，可以比较准确地计算最短、最长与平均潜伏期。如一次聚餐引发的食物中毒的暴发。续发病例少，可以从暴露日期至第一个病例发病日期推算出最短潜伏期；暴露日期至最后一个发病日期，可以推算出最长潜伏期，如图 11-10。

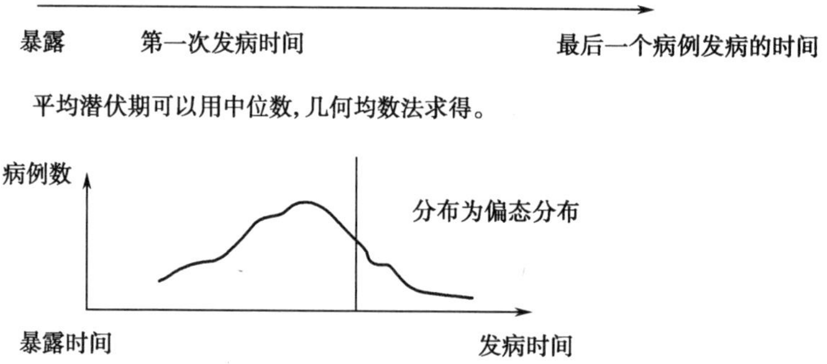

图 11-10　潜伏期的推算

对于潜伏期较短的疾病，可用算术平均值进行计算。

（五）分析资料

主要目的是分析和探索引起暴发的原因，根据疾病分布（地区、人群、时间分布）特点，找出暴发的特点，再根据暴发的特点，分析暴发可能的原因。

1. 时间分布特点→推算出潜伏期

感染地点→传染源、传播因子。

2. 人群分布特点　比较暴露组与非暴露组的发病率，如食物中毒引起的暴发：判断与某种食品有关或无关的原则是暴露者不一定都发病，但发病者却都应有暴露。

3. 地区分布　绘制标点地图，根据标点地图直观地观察病例是否集中于某地区或病区。

（六）绘制流行曲线，推断传播方式（暴发流行的类型）

传播方式的分析判断对于查明传染源和引起暴发的原因以及有效的防治都很重要。暴发时，常见传染病的传播方式如下：

1. 同源暴发　共同传播因子引起的暴发，如图 11-11。

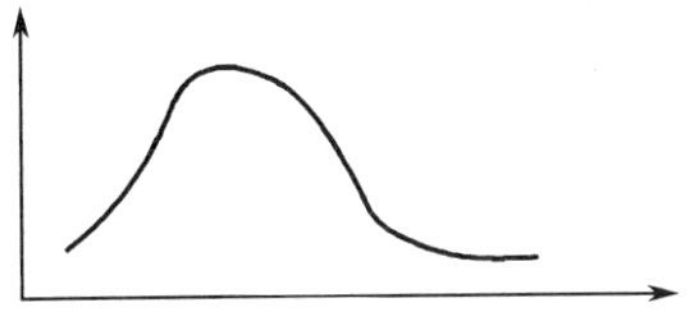

图 11-11　同源暴发

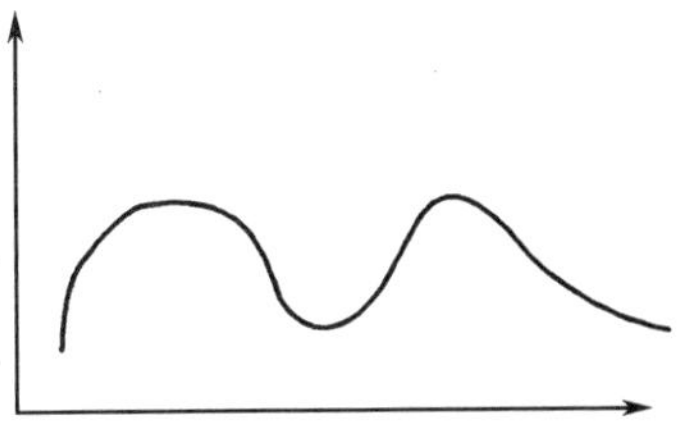

图 11-12　非同源暴发

病原体经食物、水、空气、注射而传播造成的暴发或流行。

(1) 单次暴露：病例是同时暴露于某传播因子而发生的，流行曲线是有一个高峰的。

(2) 持续时间：暴露停止或污染来源消除以后再经过一个最长潜伏期，病例即不再出现。

(3) 多次暴露：病例不是同时，而是分次受感染的（也就是共同媒介受污染不止一次）每批病例在流行曲线上都有一个高峰，暴发时间超过两个潜伏期的全距。

2. 非同源暴发　连续传播造成的。病原体在受染的人、动物与易感者之间通过直接或间接接触而传播。这种类型的暴发，在潜伏期长的疾病，病例缓慢增长，整个过程持续时间长，下降缓慢。持续时间长于一个潜伏期，结合地区分布，可见辐射状以同一点向外蔓延，这与同源性暴发是不同的。

(七) 实验室检查

在上述分析的基础上，对可疑因子进行实验室检查，因此，在调查开始时应根据初步假设，取各种标本，包括可疑的食物和水进行微生物检验。

(八) 追查传染源

有的暴发只能查传播因子，有的还可以查明传染源，对防止类似事件发生有极为重要的意义。

七、建立并验证假设，以解释致病的特异暴露因子

假设是对未知的客观现实所作的、尚未经实践检验的假定性设想和说明。任何科学研究都是以一定的假设为指南，假设不同，观察的侧重点各异，所获资料也不同。暴发和流行调查的假设应说明主要问题是什么、辅助性问题是什么。假设必须建立在研究设计之前，通常会考虑多种假设。

一个暴发和流行调查的假设应包括以下几方面：①危险因素来源；②传播方式和载体；③与疾病有关的特殊暴露因素；④高危人群。

假设应该具备如下特征：①合理性；②被调查中的事实（包括流行病学、实验室、临床资料）所支持；③能够解释大多数的病例。

建立假设的过程中应做到以下几点：①注意现场的观察；②始终保持开放的思维方式；③请教相关专业领域的专家。

通过调查分析建立假设，难度很大，必须仔细审核资料，综合分析临床、实验室及流行病学特征，提出有关可能致病的暴露因素的假设。换句话说，必须根据病例既往暴露史，找出可能致病的因素。如病例和非病例的既往暴露史无明显差异，则需再建立一种新

的假设。建立假设应具有想象力、耐力，有时需反复调查多次后才能得到比较准确的结论。

八、采取控制措施

根据疾病的传染源或危害源、传播或危害途径以及疾病特征，确定应采取的相应的预防控制措施，包括消除传染源或危害源、减少与暴露因素的接触、防止进一步暴露、保护易感或高危人群，最终达到控制、终止暴发或流行的目的。

需要强调的是，在现场调查过程中，调查与控制处理应同时进行，即在现场调查时不仅要收集和分析资料，探索科学规律，而且应及时采取必要的公共卫生控制措施，尤其在现场调查初期，可根据经验或常规知识先提出简单的预防和控制措施。

九、完善现场调查、评估措施效果

在完成上述步骤的基础上，可采用专门拟定的调查表或调查提纲，对全部病例、有时也需对暴露于病因而未发病的部分人群进行访谈、现场观察，深入进行调查，同时结合必要的实验室检测。运用对比方法，对收集的各种资料进行分析，可按时间、地区及人群特征的不同进行分组、列表、绘图，并计算描述疾病的各种指标，确定或修正初步调查中描述的发病情况。通过资料对比分析，特别是病例对照及队列研究方法，验证假设，确定与疾病暴发和流行有关的因素及传播途径、传播方式。

在初步预防控制方案的基础上，针对与疾病发生有关的因素，制定行之有效的措施，并尽快落实，以免疫情进展。在实施预防控制措施后，如经过一个最长潜伏期，无新病例发生，即可认为所采取的措施是正确的。否则，应再深入调查分析，重新修订、实施预防控制措施，继续观察、评价。

整个调查工作过程中，调查与控制措施应紧密配合进行，不能偏废任何一个方面，更不应只管治疗患者，既不调查暴发原因，又不实施预防控制措施。

十、调查结论及书面报告

根据全部调查材料及防治措施的效果观察，对发病原因、传播方式、流行特点、流行趋势、预防控制措施的评价及暴发流行的经验教训作出初步结论，并形成书面报告。现场调查工作的书面报告一般应包括初步报告、进程报告及总结报告。

初步报告是第一次现场调查后的报告，应包括调查方法，初步流行病学调查及实验室检测结果、初步的病因假设以及下一步工作建议等。

随着调查的深入和疫情的进展，还需及时向上级汇报疫情发展趋势、疫情调查处理的进展、调查处理中存在的问题等，应及时撰写书面进程报告。

在调查结束后一定时间内，应及时写出调查总结报告，内容包括暴发或流行的概况描述、引起暴发或流行的主要原因、采取的预防控制措施及其效果评价、应吸取的经验教训以及对今后工作的建议。

医院感染暴发现场调查通常包括上述十个步骤，但这并不意味着在每一次现场调查中这些步骤都是必不可少的。开展现场调查的步骤也可以不完全按照上述顺序进行，这些步骤可以同时进行，也可以根据现场实际情况进行适当调整。下面总结一下医院感染暴发调查分析的流程，如图 11-13。

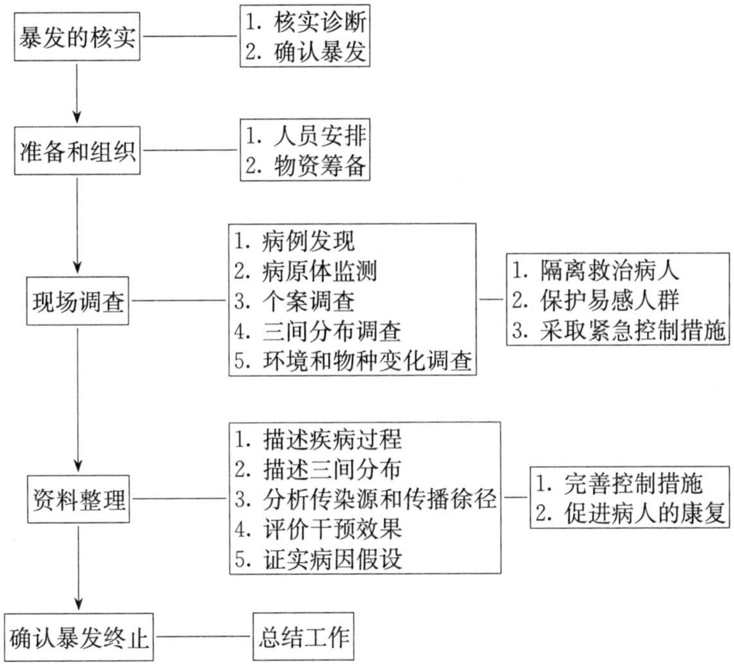

图 11-13　医院感染暴发调查分析流程图

总之，医院感染暴发调查需要一个组织有序的、合作的、集体队伍：应包括流行病学家、院感专职人员、统计分析人员等。上述调查程序中的每一步不是按部就班的，一步一步走的，一般是同时几步走的。有时需要不断的反复，提高或更新（病例定义、干预措施等）。因此在开展调查的同时，要通知微生物室保存所有的菌种以备不时之需。

事实上，在多数情况下，调查者可能一时找不出医院感染暴发的原因，不能采取针对性很好的控制措施。即使这样，也不要影响感染控制措施的落实，专职人员可以从整个工作流程与各个已知环节入手，逐一核对流程与环节中与医院感染控制要求不吻合的部分，立即修改所有的标准操作流程（SOP），通过落实监控和措施的执行，从而解决问题。

下面为了便于大家理解掌握医院感染暴发的调查过程，现举几个案例加以说明。

某院妇产科术后手术切口愈合不良暴发案例一

案例一背景　2010 年 10 月 20 日 16 时许，某地区卫生局报告某医院妇产科 9 月 10 日以来连续发生 22 例手术病人出现术后手术切口愈合不良，其中剖宫产 21 例，妇科剖腹探查 1 例，疑为医院感染，请求上级技术支援，省卫生厅立即将情况报卫生部。10 月 21 日，由省卫生厅带队，组织院感、临床、流行病学、实验室等专业技术人员赴现场开展调查。

步骤一：调查准备

专职人员需事先了解的情况包括以下几项：

是否真的发生了手术后伤口愈合不良

既往是否发生过类似事件

其他手术科室是否亦发生了类似的手术切开愈合不良的情况

了解手术室的基本情况

了解某县人民医院的基本情况等。

步骤二：核实病例诊断

调查小组第一时间到赶赴现场，依据卫生部《医院感染诊断标准》（试行规定，乙、丙级视为愈合不良。乙级：切口局部红肿，硬结，血肿，渗液；丙级：切口化脓。结合现场住院 15 例患者伤口愈合情况的床旁查询结果及查阅 7 份出院病历病情记录中描述的伤口愈合情况、伤口分泌物实验室检查情况，逐一核实全部 22 例临床医师对切口愈合不良结果的诊断是否符合相关标准。

步骤三：定义病例

为了确定该医院此次伤口愈合不良情况的发病情况，需要对纳入统计计算的病例给出明确的定义。在本次调查中，病例定义为：

9 月 10 日至调查期间内全院外科病房发生的乙、丙级愈合的伤口。其中在架病例以现场病例伤口愈合情况调查结果为准：乙级是指：切口局部红肿，硬结，血肿，渗液；丙级：切口化脓；出院病例以临床医师对切口愈合等级分类进行结果判断。包括所有实验室分泌物送检结果阳性和阴性结果的病例及没有分泌物培养结果的病例。

步骤四：证实暴发

9 月 5 日至 9 月 30 日，妇产科完成妇产科手术 59 台，发生手术切口愈合不良 7 例，发生率为 11.9%；10 月 1 日至 10 月 18 日，完成 27 台，发生 15 例，发生率 55.6%，10 月发生率高于 9 月发生率（$X^2=18.57$，$P<0.01$）。

证实本次伤口愈合不良事件确为一次暴发。

步骤五：现场调查分析

（1）手术科室切口情况调查

表 1　某医院手术科室医院感染情况调查

科室名称	专　业	9 月 5 日至 10 月 14 日手术数	发生手术切口延期愈合例数	%
妇产科	产科	80	21	26.3
	妇科	6	1	16.7
外一	普外	119	0	0
外二	肝胆 泌尿 烧伤 整形	60	0	0
外三	骨科	110	0	0
外四	脑外	12	0	0

9 月 5 日来其他外科无术后手术切口愈合不良情况发生。在妇产科，共进行剖宫产手术 80 台，妇科手术 6 台，妇产科 22 例术后手术切口愈合不良病例中，21 例为剖宫产术，1 例

行剖腹探查术，手术切口延迟愈合发生率分别为：26.3%，16.7%，两者间无统计学差异。

（2）手术间使用情况调查

表 2　手术间使用情况调查

手术间名称	外科			妇产科			合计		
	9月1日至10月18日手术数	发生伤口不愈合数	%	9月1日至10月22日手术数	发生伤口不愈合数	%	9月1日至10月23日手术数	发生伤口不愈合数	%
第一手术间	47	0	0.0	37	9	24.3	84	9	10.7
第二手术间	63	0	0.0	24	9	37.5	87	9	10.3
第三手术间	71	0	0.0	5		0.0	76	0	0.0
第四手术间	43	0	0.0	20	4	20.0	63	4	6.3
合计	224	0	0.0	86	22	25.6	310	22	7.1

第三手术室主要为骨科所用，在手术间不够用时，其他科室亦可使用。此间，共完成各类手术 323 台，224 台外科手术无手术切口愈合不良情况发生。除第三手术间外，其余手术间手术切口愈合不良发生率无统计学差异（妇产科：$X^2=2.34$，$P>0.05$；所有手术数：$X^2=1.06$，$P>0.05$）。

（3）妇产科手术医师调查：妇产科有手术医师 3 名，其从业时间多在 5 年以上。在发生术后手术切口愈合不良前后，无手术模式的改变，或其他手术设备的引进、更换。9 月 5 日以来，手术医生无手部感染。她们之间术后手术切口感染的发生率无统计学差异（$X^2=1.81$，$P>0.05$），见表 3

表 3　妇产科手术医师手术量统计

姓名	9 月 5 日以来手术数	发生切口愈合不良数	%
某医生	22	7	31.8
某医生	33	6	18.2
某医生	29	9	31.0
合计	84	22	26.2

（4）手术室新进护士调查：2010 年 9 月 13 日，手术室新招进手术护士 5 名，她们参加的外科手术是妇产科手术的 1 倍以上，而外科手术无手术切口愈合不良情况发生，见表 4。

表 4　新进护士调查

姓名	参加本院工作时间	参加手术情况		
		外科	妇产科	其中手术切口愈合不良例数
郑贵娟	2010/9/13	14	3	1
杨萍	2010/9/13	12	13	3

续表

姓名	参加本院工作时间	参加手术情况		
		外科	妇产科	其中手术切口愈合不良例数
唐晓红	2010/9/13	14	2	0
杨丽	2010/9/13	18	8	1
陈旭	2010/9/13	15	5	0
合计		73	31	5

（5）手术切口愈合不良的临床表现

手术至发现手术切口感染的时间最短 3 天，最长 13 天，中位数为 5 天；术后首次换药到发现伤口感染的时间最短 0 天，最长 11 天，中位数为 3 天。

（6）医疗器械使用情况

妇产科使用的一次性医疗用品 24 种，妇产科专用的医疗用品有：产包、产垫、B 型纱布、1# 带线缝合针；可重复使用的医疗用品有 6 种，妇产科专用有扩宫棒。

a）产包：仅用于阴道分娩。

b）产垫：不接触手术切口。

c）B 型纱布：2 年前开始使用，2010 年 7 月停止使用。仅用于污染的伤口。当手术切口无异常时，使用无菌纱布覆盖手术切口，敷贴固定。

d）1# 带线缝合针（吸收性手术合成缝合线）：生产厂家：上海浦东金环医疗用品有限公司，产品批准号：YY0166-2002。全年共进货 4 批，分别是：2010 年 3 月 23 日，240 包；4 月 23 日，180 包；6 月 29 日，120 包。上述进货批次设备科无批号、生产日期、有效期等描述。8 月 30 日，120 包，批号：18L0311，生产日期 2010 年 3 月 13 日，失效期 2013 年 2 月。9 月 13 日手术室领取 10 盒 120 片，使用 73 片。

e）和手术切口可能接触的有：备皮刀、手术刀、镊子、止血钳、持针器、缝合针、皮肤缝合线、棉签、棉球、消毒纱布、敷贴等，其他手术科室同时在使用。

步骤六：三间分布描述

1. 人群分布：22 例术后手术切口愈合不良最大年龄 36 岁，最小年龄 19 岁，平均年龄 24.3 岁。

职业分布：农民 15 例，教师 4 例，无业人员 3 例。

2. 地区分区：绘制妇产科发生感染病例的标点地图

（见下图）

医师值班室	产房护士值班室	21☆ 22☆ 23 24	25 26 27☆ 28	41 43 45	42 44 46 47	48 49 50	儿科

通　　　　（妇科）　　　　道

保管室	男医生值班室	通道	33 34☆ 35 36	楼 / 梯	37 38 39 40	主任护士长办公室	楼 / 梯	儿科

19☆☆ 20	治疗室
17☆ 18	护士办公室
14☆ 15 16	计算机室
11 12☆ 13☆☆	
7☆ 9☆ 10	医师办公室
8☆☆☆☆	
4☆ 5☆☆ 6	处置室
1 2 3	56 57☆ 58☆

通　　（产科）　　道

图例

数字表示病床

☆表示手术切口愈合不良病例所在床位

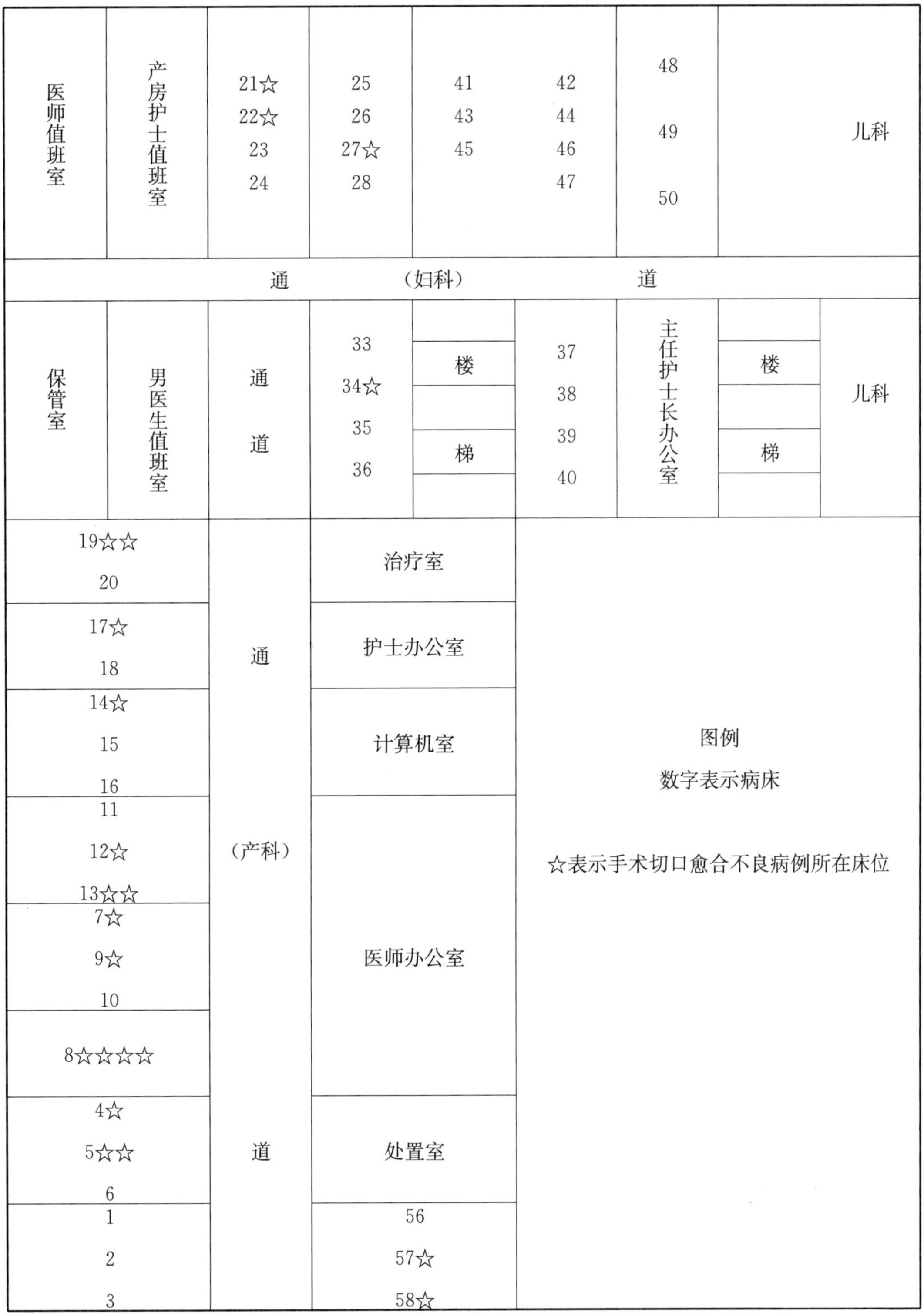

图 1　手术切口愈合不良病例病房分布示意图

3. 时间分布：自2010年9月5日以来，2010年10月20日

步骤七：分析三间分布资料，提出可能的原因假设

1. 计算流行强度：

自2010年9月5日以来，妇产科共完成妇产科手术86例，其中剖宫产80例，妇科手术6例（其中宫外孕3例）。发生手术切口愈合不良22例，发生率26.2%。

2. 推算手术感染潜伏期

从手术至发现感染的时间中位数为5天，而首次换药到发现感染的时间为3天。非结核分枝杆菌感染的平均潜伏期为5～7天，可见，感染发生在手术过程中而不是在换药过程。

3. 术后手术切口愈合不良病例均发生在妇产科，使用相同手术室，且手术数量3倍于妇产科的外科无一例类似病例发生，可排除手术室污染导致的本次院感暴发。

4. 病例广泛分布在产科病区，除第1、2、3床外，各病房均有病例发生；妇科病区亦有病例发生，病区污染的可能性较小。

5. 对手术医师和手术室新护士的调查显示，经她们污染手术切口的可能性甚微。

6. 与感染相关的术前准备与平时无异。除1#带线缝合针外，其余妇产科专用医疗用品在手术切口无异常的情况下（如，切口化脓、组织液渗出、不愈合等）不与其接触。

手术过程中1#带线缝合针是可能的病原载体，依据：

（1）妇产科专用缝合线；

（2）与手术切口接触；

（3）本批号领取时间与本次暴发开始的手术时间吻合。

步骤八：采取预防控制措施：

1. 开展进一步调查

2. 停用1#带线缝合针

3. 不排除其他妇产科专用手术器械导致感染

步骤九：完善现场调查，评估措施效果

1. 追踪现场调查采样的的实验室检查结果

2010年10月22日，卫生部、省、地联合调查组采集14例手术切口愈合不良患者手术切口组织，做抗酸染色，检出抗酸杆菌11份。

2010年10月26日，将采集21份标本，包括16例伤口分泌物标本（棉签）和5份未使用的带线缝合针（上海浦东金环医疗用品有限公司，产品标准号：YY0166-2002；产品注册号：国食药监械（准）字2006第3650666号；批号18L0311，生产日期10/03/13失效年月2013/02）送中国疾病预防控制中心国家结核病参比实验室，进行了菌种鉴定。

送检的5份未使用的带线缝合针2例无信号，2例结核分枝杆菌阳性，1例龟分枝杆菌阳性。

根据初步检测结果来看，送检标本中确定存在龟分枝杆菌，由于部分棉签提取标本的有效样本含量较少和标本混合运送等因素限制，检测结果尚不能排除结核分枝杆菌混合存在的可能性。

2. 停用1#带线缝合针措施效果评估

停用1#带线缝合针一周后，并经过病例发病的最长潜伏期13天后，妇产科手术未出

现的新发伤口愈合不良事件。控制措施取得初步效果。

步骤十：调查结论及书面报告

根据全部调查材料及防治措施的效果观察，可以得出如下调查结论：

发病原因

本次某医院妇产科伤口不良事件的发病原因是1#带线缝合针进货把关不严，不合格一次性无菌产品应用于伤口缝合导致的一起暴发事件。

传播方式

暴露于共同媒介引起的医源性传播，属点源传播。

流行特点

与伤口暴露于污染手术用物有关。对使用特定手术用物的患者有感染风险，不存在人际传播。

流行趋势　流行趋势是暴发式增长，病例上升快，下降也快，呈陡峭单峰型。

预防控制措施的评价

停用可能的手术污染物——1#带线缝合针一周后，并经过病例发病的最长潜伏期13天后，妇产科手术未出现的新发伤口愈合不良事件。控制措施取得初步效果。

暴发流行的经验教训

本次暴发可以得出如下经验教训：

1. 某医院对一次无菌用品进货渠道把关不严。

2. 医院对无菌物品的管理松懈，监管不到位。

3. 医院医院感染控制未引起足够重视等。

将上述内容形成书面报告报卫生行政主管部门。总结后，举一反三。加强对医院感染控制相关工作的改进。

医院突发聚集性腹泻病例的调查与分析实例二

案例二背景：自2009年3月5日开始，某院陆续接到临床医护人员、患者及陪护人员中“胃肠型感冒”、“急性胃肠炎”等腹泻病例报告。呈增多趋势，至3月7日，临床科室病例开始出现3～5例聚集性病例，至3月8日，经院感专业统计3天内全院范围累计发病总人数达到36人。大多数病例无发热，表现突起呕吐、水样腹泻，次数大于等于3次。经抗炎、止泻治疗病情能较快缓解。发病病例有医院住院患者、保洁人员、院家属区居住人员。经过积极处理，本起突发感染事件于3月14日迅速控制，无新发病例出现，所有在院的44腹泻病例均痊愈。

调查分析及处理过程：

1. 证实暴发　3月5～8日，3天内初步证实我院范围累计发病总人数达到36人。远远超过历年腹泻发病水平。证实暴发。

2. 核实诊断　临床医生对此次腹泻发病的病例诊断为“胃肠型感冒”、“急性胃肠炎”、“腹泻原因待查”等，经专职人员逐一核查病例，统一核实为“感染性腹泻”诊断。

3. 定义病例　通过病例的初步访谈与临床资料汇报将调查病例定义为：

(1) 临床症状：腹泻、大便次数大于每日3次，性状异常，为稀便、水样便、黏液便等，可伴有恶心、呕吐、食欲缺乏、发热、腹痛及全身不适等。

（2）实验室检查：除检出霍乱、痢疾、伤寒、副伤寒之外的病原体。

4. 设计调查表格（表 11-4）与流行病学个案调查表。

表 11-4　感染性腹泻病例调查一览表

编号	姓名	性别	年龄	职业	病室	发病日期	体温	腹泻次数	呕吐次数	恶心	头痛	头昏	腹痛	腹胀	其他

5. 汇总资料，初步分析

（1）临床资料显示，多数患者以发热、腹泻为主要临床症状，经抗感染治疗有效，怀疑为细菌感染性腹泻。又因多数患者首发症状为腹泻、呕吐，感染部位为消化道，考虑感染的途径可能与饮食有关。

（2）地区分布：按医院的分布平面图，绘制了感染病例分布地图。发现病例散发于各病区，无明显的病区聚集。而且家属区健康人群也有感染病例分布。

（3）时间分布：①首例病例发生与继发感染的第二、第三例病例均发生于同一天不同病区。着重调查 3 月 5 日发病的该批发病患者，未发现共同食用同一食物史，初步排除医院食堂某食物引起食物中毒的可能；②对每天的新发病例进行统计，绘制时间流行曲线。病数仍呈暴发式增长。流行类型不明确。

（4）人群分布：调查显示三十余例感染病例无年龄、病种及诊疗方式的差异。

排除了新来的医生或护士、新的感染控制专家、采用新的操作规程、新的诊断方法、使用新的科室与暴发有关的患者的诊治过程改变等各种可能因素。

为排除春季的特殊气候因素导致的春季流行疾病的可能，走访与医院相隔附近其他兄弟医院，看是否有同类的感染病例。得到否定结果后，又排除了气候所致春季流行疾病。

6. 形成假设

（1）首发症状为消化道，可能与饮食同一食品有关。

（2）分析三间分布特点：病例局限于医院院区及家属区，与医院二次供水范围一致，不能排除两区共有的饮水因素有关。遂建立饮水因素假设。

（3）查找医院二次供水水源，发现水井周围卫生状况不佳。3 月 9 日连夜实行水井消毒措施后，3 月 10 日新发病例数目呈下降趋势。

7. 采取控制措施　查找医院二次供水水源，发现水井周围卫生状况不佳。3 月 9 日连夜实行水井消毒

8. 进一步调查并评价干预措施　进一步进行流行病学环境调查采样：

流行病学环境调查采样结果　本事件调查过程中，共对食堂、饮水及病例、从业人员等采取了相关样品 36 份。送往疾控中心 3 月 9 日采集的 16 份标本进行检测中发现 2 例患者的粪便和 1 份末梢水样中均检出产毒性大肠埃希菌 O6：K15 型。

同时送医院检验科及区疾控中心3月9日采集的6份食堂餐具表面涂抹样本进行了金葡菌检测，对9名食堂工作人员的肛拭子进行了志贺菌和沙门菌检测，结果均为阴性。

消毒二次供水水井后，3月12日采集的送区疾控中心及市疾控中心检测的5份水样进行了大肠菌群、致病性大肠埃希菌检测，结果均为阴性。

3月9日连夜实行水井应急消毒后，3月10日起新发病例数目开始呈下降趋势。

9. 结论　对本次事件的处理，从分析流行特征入手，在积极查找原因的同时，配合各级疾控中心，果断采取控制措施，边控制边找原因，在未完全清楚原因之前，运用各种综合措施，7天内快速控制事态，并利用控制措施实施时间与病例下降相“吻合”的共变因素，做出了病因假设，最后经医院实验室验证认定医院供水系统被肠产毒性大肠埃希菌污染是本次疫情发生的直接原因。其间接原因经进一步追溯为2009年春季因雨水较多，造成较大的地表径流，导致二次供水水井10米内一污水排水管破裂，污水外渗至蓄水池导致医院饮用水源污染，因此可以认为此次事件是一起水污染造成的感染性腹泻病例暴发。采取的主要措施包括：

（1）及时向院领导、卫生行政主管部门及属地管理部门县区疾控中心、区卫生局报告疫情。

（2）启动本院突发公共卫生事件应急预案。成立事件领导小组。

（3）在相关部门的指导下，积极组织对新发患者呕吐物、腹泻物采样及流行病学调查。

（4）在原因未明的情况下加强现症患者及公共场所、物表、空气、食堂、二次供水的贮水池、病房及办公区的消毒，积极治疗现有患者。加强腹泻患者的隔离与家属的健康教育。

（5）汇总调查资料分析流行特点，积极查找原因。

（6）做好医务人员的个人防护。

（7）对医院污水污物加强消毒，及时严格处理排放。

（8）每日向各级主管部门报告事件进展及工作开展情况。核实病例数目及转归。

（9）搞好医院内卫生，发动医院卫生大扫除。

某医学中心输尿管镜检查铜绿假单胞菌感染聚集事件调查分析实例三

案例三背景：第一位患者吴先生因诊断为输尿管狭窄扭结，于某年4月19日入住C1302-2病房，4月20日早上9点30分～11点10分于手术室进行TURBT（RP+URS），4月23日发热38.4℃采尿标本培养长铜绿假单胞菌；

第二位病患林先生因诊断为膀胱恶性肿瘤（病患长期洗肾），于4月19日入住C1309-1病房，4月20日早上11点20分～下午1点25分于手术室进行TURBT（RP+URS），4月22日发热38.6℃采血标本培养长铜绿假单胞菌。

经比对2位病患菌株之药敏试验仅Aztreonam不同，怀疑有共同感染因素，病患同日（4月2日0）同房间（17房）行相同手术，且使用同一付器械，病患主治医师皆为吴锡金，住院医师为谢博帆医师；感控科于4月30日采泌尿科检查室器械及5月11日至手术室采集泌尿科相关器械及物品，并与相关人员访谈，及时了解病患至手术室之处理流程及同期检验科同病原体感染其他案例，各感染铜绿假单胞菌个案的药敏试验结果见表11-5。

表 11-5　感染个案药敏试验

	简×郎	王×川	吴×动	林×富	张×吉	郭×栢	廖×娟	蔡×博	张×成	江陈×玉	王×州
左氧氟沙星（LVX）	S	S	S	S	S	S	S	S	S	S	S
美罗培南（MEM）	S	S	S	S	S	S	S	S	S	S	S
庆大霉素（GM）	S	S	S	S	S	S	S	S	S	S	S
阿米卡星（AN）	S	S	S	S	S	S	R	S	S	S	S
头孢他啶（CAZ）	S	S	S	S	S	S	R	S	S	S	S
亚胺培南（IPM）	S	S	S	S	S	S	S	S	S	S	S
氨曲南（ATM）	S	S	S	R	S	I	R	I	I	S	R
哌拉西林/他唑巴坦（TZP）	S	S	S	S	S	S	S	S	S	S	S
环丙沙星（CIP）	S	S	S	S	S	S	S	S	S	S	S
甲氧苄氨嘧啶/磺胺甲噁唑（SXT）	R	R	R	R	R	R	R	R	R	R	R
头孢吡肟（FEP）	S	S	S	S	S	S	S	S	S	S	S
头孢匹罗（CPO）	S	S	S	S	S	S	S	S	S	S	S

原因分析：3 位泌尿科医师进行尿道手术，在短时间内 11 位带菌者产生 6 次感染，均为铜绿假单胞菌，铜绿假单胞菌为最重要的共同因素。决定由铜绿假单胞菌开始调查：铜绿假单胞菌存在自然界的水中及环境中，有可能是泌尿科的器械均在使用前重新清洗，常在不经意中被环境或水污染到，而造成感染。进行地毯式环境采样，包括水龙头水槽、消毒剂、器械、刷手液、手术室周边环境。共执行 2 次，都没检出铜绿假单胞菌。

介入措施：医院感染小组进驻手术室与泌尿科医师走一遍所有的流程，逐步排除可能造成感染的因素。所有流程均予以记录，发现存在的问题有：手术器械清洗消毒流程缺失；放置器械桌面铺单面积太小易污染；放置器械的桌子未被无菌布单完全覆盖；换上输尿管镜未注意无菌技术；使用过的内视镜接目镜部分未以无菌巾完全包裹、手术器械清洗环节存在缺陷。一周之内写出新的 SOP，并改善所有的缺点。医院感染专职人员连续监测 3 个月，未再发生感染事件。

医院感染暴发多数情况下找不出暴发原因，可以从流程入手，立即修改 SOP，落实监控措施而解决问题。

第四节　医院感染暴发的控制

一、医院感染暴发的预防

近十年来，国内发生了多起严重的医院感染事件，轻者增加患者经济负担，重者使许多患者失去了生命，同时也给医院及其管理者个人都带来了巨大损失。事实上医院感染暴发，与医院感染防控意识和防控措施息息相关，医院感染暴发往往发生在防控意识和防控措施薄弱的环节。

由于医院感染具有其特殊性和复杂性，决定了医院感染预防措施的综合性。医院感染暴发的预防措施包括以下几方面。

1. 加强管理、落实规范、健全制度　要依照各项医院感染管理的法律法规：《中华人民共和国传染病防治法》、《医疗废物管理条例》、《医院感染管理办法》、《消毒管理办法》等及各项标准规范，加强医院感染的管理工作，医院领导及各级医护人员均要不断提高预防医院感染发生的意识；制定适合各自医院的规章制度，标准操作规程，预防各种医院感染的发生，及医院感染流行及暴发后的处理流程。

2. 加强医务人员的教育培训，强化预防医院感染的意识　由于医学院校尚未开设医院感染专业课程，因此医务人员医院感染专业知识多来自于医院。有调查显示，相当一部分医务人员对医院感染知识还是相当匮乏的，特别是新上岗医务人员，他们对医院感染的知识需求最为迫切。且预防医院感染暴发的关键不仅为医院感染专职人员，各级医护人员，包括医师、护理人员、医技人员、工勤人员等形成了庞大的监控“网络”，其防控作用更大。因此加强各级医护人员的医院感染专业知识培训，对于医院感染暴发的预防、识别、控制有着至关重要的作用。

（1）对医师的培训：包括新上岗人员、进修生、实习生，不仅有助于早期发现、诊断医院感染，而且有利于通过合理使用抗菌药物、及时病原学送检，医院感染病例合理治疗，出现暴发后及时治疗，感染能够得到控制。

（2）对护理人员的培训：提高其手卫生意识、无菌操作观念、消毒隔离技术，从第一层次上阻断医院感染传播，防止医院感染的暴发。

（3）对各类医技人员的培训：掌握各类内镜正确的清洗、灭菌技术，树立无菌操作观念，防止医院感染的流行和暴发。预防因辅助检查和治疗操作不当引起的医院感染发生。

（4）工勤人员：是一类专业知识最少，但至关重要的工作人员，在各级医疗机构的重症监护病房、中心供应室，许多医疗任务已由工勤人员替代，如：医疗废物的收集，床单位的消毒，患者被褥的换洗，标本的送检、手术器械的清洗等，如果因其专业知识和医院感染预防意识不够导致的医院感染，容易忽视，易于传播和流行。加强工勤人员的医院感染知识培训对于防止医院感染的传播至关重要。

3. 加强监测　监测是医院感染暴发预防的重要的常规措施，目的在于早期发现医院感染暴发的苗头或潜在可能性，以便及时采取相应的预防措施，防止暴发的发生。

4. 其他具体措施：①加强对住院患者的管理，严格探视制度；②加强对医院消毒灭菌的质量控制与监督；③加强临床使用一次性无菌医疗用品的购入、使用和销毁的管理；④健全隔离制度，加强细菌耐药性监测；⑤做好医疗废物的管理，⑥加强手术室的管理。

二、医院感染暴发的控制

医院感染暴发控制措施包括医院感染暴发预案的制定和医院感染暴发控制措施。

（一）医院感染暴发应急预案

医院制订医院感染暴发应急预案，可有效预防和控制医院感染暴发事件的发生，指导和规范医院感染暴发事件的应急处置工作，最大限度降低医院感染暴发事件的危害，保障患者和医务人员的安全。

1. 建立应急事件小组　包括领导小组、专家组、后勤保障组。

(1) 建立医院感染暴发应急事件领导小组，组织、协调医院感染暴发事件应急处理工作，并根据暴发事件应急处理的实际需要，成立成员结构合理的指挥及信息联络小组，负责组织医院感染暴发事件发生时的紧急处理工作；组织相关人员会诊，提出诊治意见及整改措施；负责向上级卫生行政部门的报告。设应急办公室，其职责主要是及时准确地完成医院感染暴发事件的监测及调查工作；及时准确地传达领导小组的决定和督办事项，做好有关记录；及时完成暴发事件的调查报告；负责上下级和院内的联络及协调工作。

(2) 成立医院感染暴发应急事件专家组，负责对医院感染暴发事件级别确定以及采取的防控措施提出建议；对医院感染暴发事件处置进行技术指导；对感染患者及高危患者的医疗救治工作进行指导。

(3) 成立医院感染暴发应急事件后勤保障组，提供医院感染暴发事件所需应急物质，包括药品、器械、消毒药械、个人防护物品等，以保障应急工作的顺利进行。

2. 设置医院感染暴发事件的紧急报告程序

(1) 当疑有或出现医院暴发流行趋势时，任何发现医务人员应立即向医院感染管理科报告，医院感染管理科调查核实后向医院感染暴发应急事件领导小组报告，医院感染管理科应于第一时间到达现场进行调查处理，采取有效措施，控制医院感染的暴发。

(2) 建立医院感染报告制度，发生下列情况的医院感染暴发，医疗机构应报告所在地县级地方人民政府卫生行政部门。报告包括初次报告和订正报告，订正报告应在暴发终止后一周内完成。报告表见附录Ⅰ。

1) 经调查证实发生以下情形时，应于12小时内向所在地的县级地方人民政府卫生行政部门报告，并同时向所在地疾病预防控制机构报告：①5例以上的医院感染暴发；②由于医院感染暴发直接导致患者死亡；③由于医院感染暴发导致3人以上人身损害后果。

2) 发生以下情形时，应按照《国家突发公共卫生事件相关信息报告管理工作规范（试行）》的要求在2小时内进行报告：①10例以上的医院感染暴发事件；②发生特殊病原体或者新发病原体的医院感染；③可能造成重大公共影响或者严重后果的医院感染。

3) 发生的医院感染和医院感染暴发属于法定传染病的，还应当按照《中华人民共和国传染病防治法》和《国家突发公共卫生事件应急预案》的规定进行报告。

(二) 医院感染暴发控制措施

医院感染暴发一旦发生，立即根据医院感染暴发应急预案，由医院感染暴发应急事件领导小组组织、协调医院感染暴发事件应急处理工作，一方面由医院感染暴发应急事件专家组组织诊断和治疗工作，以减少死亡和控制暴发为目标；另一方面应立即组织医院感染管理的相关人员进行流行病学调查，尽快查清引起医院感染暴发的原因，并及时采样进行病原学检测。同时应积极采取以下措施：

1. 对已发生医院感染的患者需立即进行隔离，隔离方法参照《医院隔离技术规范》，包括隔离的建筑布局，医务人员防护用品的正确使用，不同传播途径疾病的隔离与预防（按照接触传播、飞沫传播、空气传播和其他途径的传播进行隔离）。

2. 已发生医院感染的相关科室应立即停止收容新患者，并做好随时和终末消毒，对接触者进行医学观察，直至超过该病的最长潜伏期为止。有条件的还可对接触者实施被动免疫，以增强其特异或非特异性抵抗力。

3. 了解准确的感染状况，追查传染来源，必须对隐性感染者和病原携带者进行筛查，筛查对象应包括患者、医院工作人员及一些常来医院陪护和探视的人员。尤其在深入的流行病学调查后仍不能找到传染来源时，更应抓紧筛查病原携带者。

4. 根据确定或初步确定的感染源和感染途径，及时采取有效的处理和控制措施，并对处理措施进行持续监测。当感染源和感染途径不明确时，可以针对可能的感染源和感染措施，在不停止调查的同时，采取比较广泛的控制措施，并根据调查结果不断修正评价。

5. 在医院感染暴发控制后，应完善暴发报告的订正，并且总结经验，进行整改，防止类似情况再次发生。

<div align="right">（李春辉　王东欣）</div>

<h2 align="center">参 考 文 献</h2>

1. 任南. 实用医院感染监测方法与技术. 长沙：湖南科学技术出版社，2007
2. 徐秀华. 临床医院感染学. 第2版. 长沙：湖南科学技术出版社，2007
3. Voelz A，Muller A，Gillen J，et al. Outbreaks of Serratia marcescensin neonatal and pediatric intensive care units：clinical aspects，risk factors and management. Int J Hyg Environ Health，2010，213（2）：79-87
4. 同俏静，庄一渝，林洁. 鲍曼不动杆菌致下呼吸道感染暴发的调查与干预. 中华医院管理杂志，2007，23（12）：822-824
5. 李静玫，李海峰，马萍，等. PICC置管导致医院感染暴发事件流行病学调查. 中华医院感染学杂志，2010，3：345-347
6. 中华人民共和国卫生部. 医院感染监测规范. 2009
7. 中华人民共和国卫生部. 医院感染暴发处置程序. 2009
8. 中华人民共和国卫生部. 医院隔离技术规范. 2009
9. 陈萍，刘丁. 中国近30年医院感染暴发事件的流行特征与对策. 中国感染控制杂志 2010；9（6）387-392
10. 叶临湘. 现场流行病学. 第二版. 人民卫生出版社. 2009
11. 王家良. 王滨有. 临床流行病学. 第三版. 人民卫生出版社，2008
12. 施侣元. 李立明. 流行病学. 第六版. 人民卫生出版社. 2007

附录 I

<h3 align="center">医院感染暴发报告表</h3>

<div align="center">□初次　　□订正</div>

1 开始时间：_____年_____月_____日　*至_____年_____月_____日

2 发生地点：_____医院（妇幼保健院）_____病房（病区）

3 感染初步诊断：_____；*医院感染诊断：_____

4 可能病原体：_____；*医院感染病原体：_____

5 累计患者数：_____例，　*感染患者数：_____例

6 患者感染预后情况：痊愈_____例，正在治疗_____例，病危_____例，死亡_____例

7 可能传播途径：呼吸道（　　）、消化道（　　）、接触传播（　　）、血液体液（　　）、医疗器械（侵入性操作）（　　）、不明（　　）、　*传播途径：_____

8 可能感染源：患者、医务人员、医疗器械、医院环境、食物、药物、探视者、陪护者、感染源不明。　　　　　　　　　　　　　　　＊感染源：________________

9 感染患者主要相同临床症状：________________

10 医院环境卫生学主要监测结果：________________

11 感染患者主要影像学检查结果（X线、CT、MRI、B超）：________________

12 感染患者主要病原学检查结果（涂片革兰染色、培养、病毒检测结果、血清学检查结果、同源性检查结果等）：________________

13 暴发的详细描述（主要包括暴发开始时间、地点、罹患情况、主要临床表现与实验室检查结果、调查处置经过与效果、暴发原因初步分析、＊需要总结的经验等）：

报告单位：　　　　　　　填表人：　　　　报告日期：　　　　　　联系人电话（手机）：

详细通讯地址与邮政编码：

填表注意事项：分初次报告和订正报告，请标明并逐项填写，带＊号的内容供订正报告时填写。暴发事件的详细描述本表不够时可另附纸填写。

第十二章　医院环境卫生学监测

第一节　环境消毒效果染菌监测采样原则

环境消毒效果染菌监测有助于判定清洁和消毒的有效性，并可将感染控制计划与监测采样结果结合起来开展医院感染控制工作。特别是当发生医院感染暴发流行时，通过环境微生物检测，可以及时发现传染源及传播途径。另外，环境卫生学染菌监测可作为某些科研的基础研究。目前，环境消毒效果监测存在一些问题，例如，广泛的、无目的进行环境采样；环境消毒效果监测工作流于形式，未充分利用好监测结果；临床人员未经过专业知识培训；采样时标本污染；采集后标本未及时送检等。根据原卫生部 WS/T 367-2012《医疗机构消毒技术规范》、GB 15982-2012《医院消毒卫生标准》、WS/T 368-2012《医院空气净化管理规范》等要求，环境消毒效果染菌监测采样应遵循以下基本原则。

一、环境消毒效果染菌监测采样原则

1. 环境监测采样可分常规采样和目标性采样。

（1）常规采样：按原卫生部法律法规要求进行每月或每季度计划性环境采样。

（2）目标性采样：对既定目标进行针对性采样，包括：

1）对常规采样中各检测项目微生物总数超标的进行复查采样。

2）医院感染暴发流行时针对在疾病传播中有流行病学意义的宿主或媒介物进行采样。

3）某些科研的基础研究采样。

4）为了监测潜在的危险环境条件，确认有害的生物因素的存在，并验证危险因素的成功消除而进行的采样。

5）为了质量保证（QA）而采样，以评估改变感染控制措施取得的效果或是确保设施或系统按照规范和预期结果执行。

2. 目前一般不主张对环境进行广泛的、常规的监测，也不作为医院感染监测的重点。

3. 监测人员需经过专业培训，掌握一定的消毒知识，具备熟练的采样操作技能；选择合理的采样时间和顺序；严格遵守无菌操作原则。

4. 选择合理的采样方法，使消毒效果监测更科学、更准确。

5. 准确填写化验单，样本标识一定要清楚，能溯源、追踪。

6. 实验室保证监测所用采样器材合格；所用的培养基、采样液做无菌试验；中和剂添加正确；实验室报告结果规范。

7. 采样后应尽快对样品进行相应指标的检测，送检时间不得超过 4 小时；若样品保存于 0～4℃时，送检时间不得超过 24 小时。

8. 如果采样是作为疾病暴发时流行病学调查，则必须做分离株的种属鉴定。

9. 当环境和患者采集的标本分离出细菌需要进行同源性分析时，实验室应做好菌种保存、复活工作。

10. 医院感染科及时对采样监测结果进行登记、汇报，反馈并将资料妥善保管，与临床科室一起分析超标原因，立即采取整改措施，整改后复查，直至合格为止。并提出持续改进措施，以避免以后类似情况发生，确保消毒灭菌质量和环境卫生学达标。

二、空气染菌采样原则

1. 采取一切措施防止人为对样本的污染　采样前仔细检查每个培养皿的质量，如发现有变质、破损或污染应剔除；培养皿应进行对照试验。

2. 非洁净区域静态空气采样注意事项　消毒处理后或规定的通风换气后与从事医疗活动前。采样前应关好门窗，在无人走动的情况下，静止 10 分钟后进行采样。

3. 洁净区域空气采样注意事项

(1) 化验单上应标明洁净手术间测试时所处的状态（静态或动态）、房间门牌号、手术间级别、采样开始时间、室内的人员数、测试日期。

(2) 静态采样在开机前对物体表面进行常规清洁，按要求开启净化系统达到自净时间后进行采样；检测人员不得多于 2 人，采样前在手术间的门上张贴一个醒目的标示，告知工作人员手术间正在做检测，禁止入内，注明时间，在采样时间内避免工作人员进入；注意手术区与周边区培养皿的编号与化验单编号相对应；检测人员应在采样口下风侧，尽量少活动。

(3) 沉降法采样时，布皿前和收皿后均用无菌巾包裹保护培养皿；打开培养皿从内向外，培养皿盖口斜扣于平板旁，让培养皿全部暴露于空气中，收培养皿时从外向内，盖培养皿时手不能跨越培养皿暴露部位。

(4) 筛孔撞击式空气采样器法采样注意事项：采样之前对采样管及采样口消毒；如用消毒剂对采样管的外壁及内壁进行消毒时，应将管中的残留液倒掉并晾干；采样仪器经消毒后先不放入培养皿，开启采样器，使仪器中的残余消毒剂蒸发，时间不少于 5 分钟；采样前，先用消毒剂清洗采样器的顶盖、撞击器的圆盘的内外面，采样结束，再用消毒剂轻轻喷射撞击器的内壁和圆盘；当采样器放入被测区域时，则先清洁表面；在圆盘上放入或移出培养皿前，双手用消毒剂消毒或戴无菌手套操作；取下撞击器上盖时，离开采样点 2 米之外，启动主机开始采样；空气采样器法采样时不宜超过 15 分钟，不应超过 30 分钟，因为浮游法采样细菌时，由于气流以每秒几十米以上的速度从缝隙吹向培养基表面，如果时间太长则易将培养基吹干，微生物死亡。

(5) 洁净场所投入使用前做综合性能全面评定应由有资质的第三方单位按 GB50333

要求完成。

4. 进行空气采样时应注意每次采样结果只代表某个时间点的室内空气质量，且可能受到很多因素的影响，如室内物品数量、进入室内的人数（手术者与参观者）、温度、相对湿度、微粒或有机物的相对含量以及空气处理系统的性能。若为流行病学调查，则需要进行实验设计，选择几种指标菌，做细菌培养监测，可采用选择性培养基，如铜绿假单胞菌可采用MAC培养基或乙酰胺选择培养基；革兰阴性肠道菌可用中国蓝培养基等。

5. 空气采样有关的准备工作　考虑气溶胶可能的特性和条件，包括颗粒大小、无生命物质的相对数量、微生物的含量、环境因素；确定采样工具、采样时间、采样过程的持续时间；确定要采集的样本数；确保有足够的设备和用品可用；确定试验方法可以保证获得微生物；选择一个可以提供微生物支持的实验室；当样本不能在实验室及时检测时，确保样本可以冷藏。

6. 如果微生物气溶胶污染很低，应选择高通量的空气采样设备。

7. 不要使用沉降法对空气传播真菌孢子进行定量测定。

三、物体表面和医务人员手染菌采样原则

1. 采样时棉拭子处于湿润状态，如处于饱和状态可将多余的采样液在采样管壁上挤压去除，禁止用干棉拭子采样，如果预计采样的物体表面和手有消毒剂残留，采样液应含相应中和剂。

2. 保证采样棉签无菌，采样棉签在现场做对照试验，采样的过程符合要求，采样时要注意转动采样棉拭子。

3. 可使用经验证的现场快速检测仪器进行物体表面等微生物污染情况的监督筛查。

4. 在进行物体表面采样前需注意以下因素：流行病学初步调查结果；采样的位置；样本采集方法和合适的设备；样本需求数量和控制组或对照组的样本量；样本参数分析方法，采样结果是定性、定量或两者皆需。

5. 物体表面常规监测消毒处理后采样。

6. 物体表面采样应由近及远，兼顾上、下、中、左、右。

7. 采样应具有一定数量和代表性，并注意采集常接触的物体表面（如病房的门把手、床栏、灯开关）。

8. 当发生医院感染的暴发流行时，需对未处理的物体表面进行采样，采样面积不受限制，以便进行流行病学调查。

9. 开展卫生手消毒效果监测的同时，应关注洗手依从性、洗手消毒方法的监测。

10. 医护人员手采样选择在接触患者前、进行诊疗活动前或手卫生后采样。

第二节　空气消毒效果染菌监测

医院空气消毒效果染菌监测指的是在非洁净区域监测空气消毒后微生物监测和洁净区域空气净化微生物监测，分为定期的日常微生物学监测和流行病学调查采样，前者如每季度在对感染高风险部门如手术部（室）、重症监护病房、骨髓移植病房、新生儿室、血液

透析中心（室）、烧伤病房等有代表意义的重点部门常规、连续进行空气净化与消毒质量监测，后者一般在疑似医院感染流行或暴发以及新建设新开放医疗区域时进行，结合现场调查和科学的实验设计做细菌培养监测。根据医院消毒卫生标准医疗环境分类的不同，洁净区域（Ⅰ类环境）和非洁净区域（Ⅱ、Ⅲ、Ⅳ类环境）的空气监测目标和方法略有不同。

一、非洁净区域空气消毒效果染菌监测

（一）采样时间

消毒处理后或规定的通风换气后与从事医疗活动前。采样前应关好门窗，在无人走动的情况下，静止 10 分钟后进行采样。

（二）采样方法

根据 2012 版医疗技术消毒规范，未采用洁净技术净化空气的房间采用沉降法。

1. 布点方法　室内面积＞30m²，设四角及中央五点，4 角的布点位置应距墙壁 1m 处；室内面积≤30m²，设内、中、外对角线 3 点，内、外点的布点位置应距墙壁 1m 处。

2. 采样方法　将普通营养琼脂血平皿（直径 9cm）放置室内各采样点处，采样高度为距地面 0.8～1.5m，内外及四角距墙 1m；采样时将平皿盖打开，扣放于平皿旁，暴露规定时间（Ⅱ类环境 15 分钟，Ⅲ、Ⅳ类环境 5 分钟）盖上平皿盖及时送检。

（三）检测方法

将送检平皿置（36±1）℃温箱培养 48 小时后计数菌落数。

结果计算公式：按平均每皿的菌落数报告：cfu/(皿·暴露时间)

（四）结果判定

Ⅱ类环境空气中的细菌菌落总数≤4cfu/(15min·直径 9cm 平皿)。

Ⅲ、Ⅳ类环境空气中的细菌菌落总数≤4cfu/(5min·直径 9cm 平皿)。

二、洁净区域空气净化染菌监测

洁净区域分洁净手术部（室）和其他洁净区域。

（一）洁净手术部（室）空气净化染菌监测

洁净手术部（室）空气净化染菌监测包括静态（空态）空气采样和动态空气采样两种方法，根据采样目的不同可选择平皿沉降法和空气浮游菌法两种方法。空气浮游菌法可选择六级撞击式空气采样器或其他经验证的空气采样器。

1. 静态（空态）空气采样法

（1）采样时间：新房验收、净化设备检修或更换后，在洁净系统自净后与从事医疗活动前采样。

（2）采样方法：

1）静态（空态）空气采样宜在其他项目检测完毕，对全室表面进行常规消毒之后进行。

2）当送风口集中布置时，应对手术区和周边区分别检测；当送风口分散布置时，全室统一检测。采样点可布置在地面上或不高于地面 0.8m 的任意高度上。空气采样布点原则见表 12-1。

表 12-1　空气采样布点位置与方法

区　域	最少测点数	手术区图示
Ⅰ级　手术区和洁净辅助用房局部 100 级区	5 点（双对角线布点）	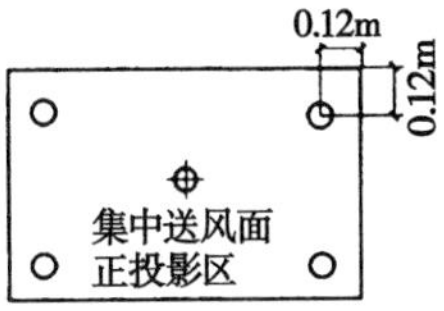
Ⅰ级周边区	8 点（每边内 2 点）	
Ⅱ～Ⅲ级 手术区	3 点（单对角线布点）	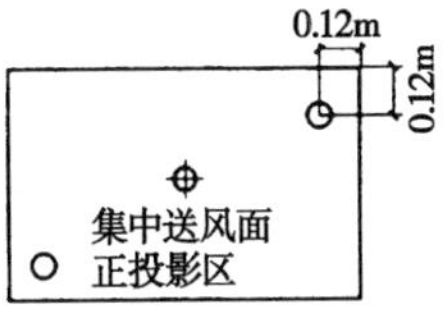
Ⅱ级周边区	6 点（长边内 2 点，短边内 1 点）	
Ⅲ级周边区	4 点（每边内 1 点）	
Ⅳ级及分散布置送风口的洁净室		
面积＞$30m^2$	4 点（避开送风口正下方）	
面积≤$30m^2$	2 点（避开送风口正下方）	

注：分布在集中送风面正投影区角的采样点距离邻近两边的距离为 0.12m

3）当采用空气采样器测定细菌密度时，采样必须按所用仪器说明书的步骤进行，特别要注意检测之前对仪器消毒灭菌。每次采样应满足表 12-2 规定的最小采样量的要求，每次采样时间不应超过 30 分钟。

表 12-2　空气采样器最小采样量

被测区域洁净度级别	最小采样量 m^3（L）
100 级	0.6（600）
1000 级	0.06（60）
10 000 级	0.03（30）
100 000 级	0.006（6）
300 000 级	0.006（6）

表 12-3　平皿沉降法最少培养皿数

被测区域洁净度级别	最少培养皿数（ϕ90，以沉降 30min 计）
100 级	13
1000 级	5
10 000 级	3
100 000 级	2
300 000 级	2

4）当用平皿沉降法采样时，采样布点数既要不少于表 12-1 中的布点数，又应满足表 12-3 规定的最少培养皿（不含对照皿）数的要求。

5）不论用何种方法检测细菌密度，都必须有 2 次空白对照。第 1 次对用于检测的培养皿或培养基条做对比试验，每批一个对照皿。第 2 次是在检测时，每室或每区 1 个对照皿，对操作过程做对照试验：模拟操作过程，但培养皿或培养基条打开后应又立即封盖。两次对照结果都必须为阴性。整个操作应符合无菌操作的要求。

6）采样后的培养基条或培养皿，应立即置于（36±1）℃温箱培养 48 小时，计数生长的菌落数。菌落数的平均值均四舍五入进位到小数点后 1 位。

（3）结果判断：我国洁净手术室的等级标准以及主要洁净辅助用房等级标准分别见表 12-4、12-5。

表 12-4　洁净手术室的等级标准（静态或空态）

等级	手术室名称	沉降法（浮游菌法）细菌最大平均密度		表面最大染菌密度	空气洁净度级别	
		手术区	周边区		手术区	周边区
Ⅰ	特别洁净手术部（室）	0.2 个/30min ϕ90 皿（5 个/m³）	0.4 个/30min ϕ90 皿（10 个/m³）	5 个/cm²	100 级	1000 级
Ⅱ	标准洁净手术部（室）	0.75 个/30min ϕ90 皿（25 个/m³）	1.5 个/30min ϕ90 皿（50 个/m³）	5 个/cm²	1000 级	10 000 级
Ⅲ	一般洁净手术部（室）	2 个/30min ϕ90 皿（75 个/m³）	4 个/30min ϕ90 皿（150 个/m³）	5 个/cm²	10 000 级	100 000 级
Ⅳ	准洁净手术部（室）	5 个/30minϕ90 皿（175 个/m³）		5 个/cm²	300 000 级	

注：1. 浮游菌法的细菌最大平均密度采用括号内数值。细菌密度是直接所测的结果，不是沉降法和浮游菌法互相换算的结果。
2. Ⅰ级眼科专用手术室周边区按 10 000 级要求

表 12-5　洁净辅助用房的等级标准（静态或空态）

等级	沉降法（浮游菌法）细菌最大平均密度	表面最大染菌密度（个/cm²）	空气洁净度级别
Ⅰ	局部：0.2 个/30min・ϕ90 皿（5 个/m³） 其他区域：0.4 个/30min・ϕ90 皿（10 个/m³）	5	局部 100 级 其他区域 1000 级
Ⅱ	1.5 个/30min・ϕ90 皿（50 个/m³）	5	10 000 级
Ⅲ	4 个/30min・ϕ90 皿（150 个/m³）	5	100 000 级
Ⅳ	5 个/30min・ϕ90 皿（175 个/m³）	5	300 000 级

注：浮游菌法的细菌最大平均密度采用括号内数值。细菌密度是直接所测的结果，不是沉降法和浮游菌法互相换算的结果

2. 动态空气染菌采样法　宜定期对手术部（室）空气进行动态采样。采样方法参照北京市地方标准《医院洁净手术部污染控制规范》DB11/408—2007。包括回风口空气动态平皿采样法和空气浮游菌法。

(1) 动态空气浮游菌法：采样应选择不少于3个手术程序（如切皮、缝合、连台之间和手术已4小时等）进行采样，采样点应距手术床10cm，见图12-1。采样时间不超过30分钟，36℃±1℃温箱培养48小时，计数生长的菌落数。如果怀疑术后患者感染或发生医院感染暴发流行时，建议使用空气采样器采样进行动态监测，并可增加检测频率。

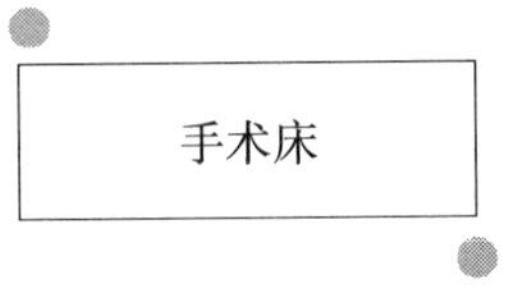

图12-1　手术室动态空气染菌采样示意图

(2) 回风口空气动态平皿沉降法：采样应在手术中间进行；其他洁净用房在当天上午10时和下午4时各测1次。每个回风口中部均匀摆放3个倾斜30度角、直径90mm培养皿，采样时间30分钟，36℃±1℃温箱培养48小时，计数生长的菌落数。

(3) 结果判断：环境污染控制指标见表12-6。

表12-6　环境污染动态控制指标

洁净用房级别	静压差（PA）	动态空气细菌菌落总数		手术室相对湿度	
	相邻房间洁净压差	回风口　采样皿（cfu/Φ90皿·0.5h）	采样器采样（cfu/m^3）	夏季	冬季
Ⅰ	≥8	≤4	≤30	连续2天大于60%的事件不得发生2次以上	连续2天小于30%的事件不得发生2次以上
Ⅱ	≥8	≤7	≤150		
Ⅲ	≥5	≤8	≤450		
Ⅳ	≥5	≤9	≤500		
洁净区对非洁净区	≥10				

(二) 其他洁净区域空气净化微生物监测

其他洁净区域空气净化微生物监测可选择平皿沉降法和空气浮游菌法。

1. 采样时间　在洁净系统自净后与从事医疗活动前采样。

2. 采样方法

(1) 平皿沉降法采样方法同上所述静态（空态）平皿沉降法。

(2) 浮游菌法：采样时将空气采样器置于室内中央0.8～1.5m高度，按采样器使用说明书操作，每次采样时间不应超过30分钟。房间大于$10m^2$者，每增加$10m^2$增设一个采样点。将送检平皿置36℃±1℃温箱培养48小时，计数菌落数。必要时分离致病性微生物。

3. 结果计算

$$\text{空气中菌落总数（cfu/m}^3\text{）}=\frac{\text{采样器各平皿菌落数之和（cfu）}}{\text{采样速率（L/min）}\times\text{采样时间（min）}}\times 1000$$

4. 结果判定

平皿沉降法：空气平均菌落数≤4.0cfu/(30min·皿)。

浮游菌法：空气平均菌落数≤150cfu/m^3。

第三节　物体表面消毒效果染菌监测

医院环境物体表面是病原微生物存在的场所之一，可传播感染性疾病，物体表面的消毒为医院感染的综合预防控制之一，对物体表面进行常规采样监测，可揭示医院物体表面细菌污染状况，医院环境物体表面的采样方法可影响采样结果的准确性。

一、物体表面采样时间

物体表面常规监测在消毒处理后进行采样，当发生医院感染的暴发流行时，需对未处理的物体表面进行采样，以便进行流行病学调查。

二、采样面积

常规监测时，如果被监测的表面面积<100cm^2，取全部表面采样；≥100cm^2，则取100cm^2 表面采样。如果发生或怀疑有医院感染的暴发流行，则采样面积不受限制。

三、采样方法

（一）棉拭子法

1. 采样

（1）平面物体的采样：用 5cm×5cm 大小的标准灭菌规格板，放在被检物体表面，用浸有无菌 0.03mol/L 的磷酸盐缓冲液或无菌生理盐水棉拭子 1 支，在规格板内横竖往返各涂抹 5 次，并随之转动棉拭子，连续采样 4 个规格板面积，剪去手接触部分，将棉拭子放入装有 10ml 无菌检验用洗脱液的试管中送检。采样物体表面有消毒剂残留时，采样液应含相应中和剂。

（2）不规则物体的采样：门把手、水龙头等小型不规则物体表面，用无菌棉拭子按顺序直接涂抹。

2. 标本接种

（1）涂抹法：将采样管充分震荡，用无菌吸管吸取 0.2ml 待检样品接种于营养琼脂平皿，置（36±1)℃培养箱培养 48 小时，计数并鉴定细菌。

（2）倾注法：将待检样液充分震荡，用无菌吸管分别吸取采样液 1.0ml 放入无菌培养皿，每个平皿分别加入已溶化的 40～45℃营养琼脂 15～20ml，边倾注边摇匀，待琼脂凝固，置（36±1)℃培养箱培养 48 小时，计算菌落数并鉴定细菌。

3. 结果计算

$$\text{物体表面细菌菌落数（cfu/cm}^2\text{）}=\frac{\text{平皿上菌落数}\times\text{采样液稀释倍数}}{\text{采样面积（cm}^2\text{）}}$$

小型物体表面的结果计算用 cfu/件表示

（二）压印法

1. 采样　采用直径为5.6cm的平皿（平皿面积为25cm²），将营养琼脂培养基倾注于平皿内，使培养基高出平皿边缘1～2mm，凝固后置4℃冰箱保存备用，检测时将平皿的营养琼脂培养基表面压印在被检物体表面10～20秒，送检。

2. 结果计算

$$\text{物体表面细菌菌落数（cfu/cm}^2\text{）}=\frac{\text{平皿上菌落数}}{\text{采样面积（cm}^2\text{）}}$$

四、物体表面消毒合格标准判定

1. 洁净手术部、其他洁净场所、非洁净手术部、非洁净骨髓移植病房、产房、导管室、新生儿室、器官移植病房、烧伤病房、重症监护病房、血液病病区等：物体表面细菌菌落总数≤5cfu/cm²。

2. 儿科病房、母婴同室、妇产科检查室、人流室、治疗室、注射室、换药室、输血科、消毒供应中心的检查包装灭菌区和无菌物品存放区、血液透析中心、急诊室、化验室、各类普通病区、感染性疾病科门诊及病房等物体表面细菌菌落总数≤10cfu/cm²。

第四节　医护人员手消毒效果染菌监测

一、采样时间

常规监测在采取手卫生后，接触患者或进行诊疗活动前采样；特殊监测随时采样。

二、监测部门

医院感染的重点监控部门，包括手术室、产房、导管室、洁净病房、骨髓移植病房、器官移植病房、重症监护病房、新生儿室、母婴室、血液透析病房、烧伤病房、感染疾病科、口腔科等部门工作的医务人员手进行消毒效果的监测。

三、监测频度

一般情况下每季度监测1次即可。当怀疑医院感染暴发与医务人员手卫生有关时，应及时进行监测，并进行相应致病性微生物的检测。

四、采样方法

手的采样有直接压印法、棉拭子涂抹法和洗脱法3种方法。

（一）直接压印法

培养基准备同物体表面卫生学监测。采样时被检者5指并拢，将平皿上的培养基表面直接压贴在手掌根部至指端曲面10～20秒后送检。

（二）棉拭子涂抹法

被检者5指并拢，将浸有无菌0.03mol/L磷酸盐缓冲液或0.9%氯化钠采样液的棉拭子1支在双手指曲面从指根到指端往返涂擦各2次，一只手涂擦面积约30cm^2，涂擦过程中同时转动棉拭子；将棉拭子接触操作者的部分剪去，投入装有10ml采样液的试管内，及时送检。

（三）洗脱法

取无菌0.9%氯化钠溶液200～300ml，倒入适当的灭菌容器内，将待检查的手浸入无菌0.9%氯化钠溶液中，反复冲洗1～2分钟。该法较棉拭子法采菌量多，但一般只在寻找某种细菌等特殊情况下使用。

五、检测方法

（一）细菌总数检测

1. 棉拭子涂抹法　将采样管在混匀器上振荡20秒或用力振打80次，取不同稀释倍数的采样液1.0ml接种平皿，将冷至40～45℃的熔化营养琼脂培养基每皿倾注15～20ml，边倾注边摇匀，待琼脂凝固，置36℃±1℃温箱培养48小时，计数菌落数。

$$\text{医务人员手部细菌菌落总数（cfu/cm}^2\text{）}=\frac{\text{平均每皿菌落数}\times\text{采样液稀释倍数}}{\text{采样面积（cm}^2\text{）}}$$

2. 直接压印法　将所采样本直接置36℃±1℃温箱培养48小时，根据平皿面积计算出细菌菌落总数。

3. 洗脱法　将冲洗后的0.9%氯化钠溶液用细菌过滤器过滤，过滤完毕，将滤膜贴于普通琼脂培养基上，36℃±1℃培养48小时，计算菌落数。

$$\text{医务人员手部细菌菌落总数（cfu/cm}^2\text{）}=\frac{\text{平皿上菌落数}}{\text{平皿面积（cm}^2\text{）}}$$

（二）致病菌检测

必要时分离致病性微生物。见附录三。

六、结果判定

医务人员手消毒效果应达到如下相应要求：

卫生手消毒后医务人员手表面的菌落总数应≤10cfu/cm^2。

外科手消毒后医务人员手表面的菌落总数应≤5cfu/cm^2。

七、注意事项

1. 若采样时手上有消毒剂残留，采样液应含相应中和剂。

2. 选择合理的采样方法，可使消毒效果监测更科学、更准确。直接压印法操作较为简单，对手上细菌捕获率比较高，但此方法在采样时按下手印有时用力过度会使琼脂下陷，影响细菌计数。棉拭子涂抹法1次采样对手上细菌捕获率较低，所采样的细菌数往往小于实际带菌数，应增加涂抹的次数，但如此会增加操作的复杂性，使可变因素增加。

第五节　环境卫生学监测范围、监测频率及合格标准

一、环境卫生学监测范围

环境卫生学监测包括对空气、物体表面和医护人员手的染菌监测。

（一）空气监测范围

定期监测感染高风险部门如：手术部（室）、产房、导管室、层流洁净病房、重症监护病房、骨髓移植病房、器官移植病房、新生儿室、母婴同室、血液透析中心（室）、烧伤病房等有代表意义的重点部门；新建或改建的医疗区域投入使用前的监测；在疑似医院感染流行或暴发与空气污染有关时随时进行监测，并进行相应致病微生物的检测。

（二）医护人员手监测范围

关注所有医护人员洗手依从性及洗手消毒方法是否正确；定期监测重点部门如：手术室、产房、导管室、层流洁净病房、骨髓移植病房、器官移植病房、重症监护病房、新生儿室、母婴室、血液透析病房、烧伤病房、感染疾病科、口腔科等部门工作的医务人员手消毒效果；在疑似医院感染流行或暴发时，相关医务人员手应随时进行监测，并进行相应致病微生物的检测。

（三）物体表面监测范围

肉眼目测医疗机构物体表面清洁状态；检查和督促医疗机构是否按《医院消毒卫生标准》（GB15982—2012）要求进行物体表面清洁、消毒；如果怀疑医院内感染与环境相关时应对相关物体表面进行消毒效果监测。

二、环境卫生学监测频率

（一）空气监测频率

1. 常规监测　医疗机构应对感染高风险部门每季度进行监测；洁净手术部（室）及其他洁净场所，根据洁净房间总数，合理安排每次监测的房间数量，保证每个洁净房间能每年至少监测一次。

2. 随时监测　遇医院感染暴发怀疑与空气污染有关时随时进行监测，并进行相应致病微生物的检测；新建与改建验收时以及净化设备检修或更换后应进行监测。

（二）医护人员手监测频率

1. 常规监测　医疗机构应每季度对重点部门工作的医务人员手进行消毒效果的监测。

2. 随时监测　当怀疑医院感染暴发与医务人员手卫生有关时，应及时进行监测，并进行相应致病性微生物的检测。

（三）物体表面监测频率

1. 常规监测　每日由本科室专人监测（目测）环境，包括地面、台面和墙壁是否清

洁，物品设备是否有序，重点检查治疗车、床栏、床头柜、门把手、灯开关、水龙头等频繁接触的物体表面是否每天清洁、消毒，当受到肉眼可见污染时是否及时清洁、消毒。每周由专人监测空调装置的进风口、回风口的清洁状态，洁净区域每周检查空气净化装置的回风口栅栏、网面、管道内壁的清洁度。医疗机构没必要常规进行物体表面采样。

2. 随时监测　当怀疑医院感染暴发与物体表面有关时，应及时进行物体表面消毒效果的监测，并进行相应致病性微生物的检测。突击调查物体表面的清洁、消毒效果。

三、环境卫生学监测合格标准

（一）各类环境空气、物体表面菌落总数应符合表 12-7 的要求

表 12-7　各类环境空气、物体表面菌落总数卫生标准

环境类别		空气平均菌落数[1] cfu/皿，cfu/m³	物体表面平均菌落数 cfu/cm³
Ⅰ类环境	洁净手术部	符合 GB50333 要求	≤5.0
	其他洁净场所	≤4.0（30min）[2]	≤150
Ⅱ类环境		≤4.0（15min）	≤5.0
Ⅲ、Ⅳ类环境		≤4.0（5min）	≤10.0

注：1. cfu/皿为平板暴露法，cfu/m³ 为空气采样器法。

2. 平板暴露法检测时的平板暴露时间

表 12-7 中，Ⅰ类环境：为采用空气洁净技术的诊疗场所，分洁净手术部和其他洁净场所；Ⅱ类环境：为非洁净手术部（室），产房，导管室，血液病病区、烧伤病区等保护性隔离病区，重症监护病区，新生儿室等；Ⅲ类环境：为母婴同室，消毒供应中心的检查包装灭菌区和无菌物品存放区，血液透析中心（室），其他普通住院病区等；Ⅳ类环境：为普通门（急）诊及其检查、治疗（注射、换药等）室，感染性疾病科门诊和病区。

（二）医务人员手消毒效果应达到如下相应要求

1. 卫生手消毒后医务人员手表面的菌落总数应≤10cfu/cm²。

2. 外科手消毒后医务人员手表面的菌落总数应≤5cfu/cm²。

（吴红曼　刘珍如　黄　昕　李　洁）

参考文献

1. 医疗机构空气净化管理规范．中华人民共和国卫生部．2012-04

2. 医疗机构消毒技术规范．中华人民共和国卫生部．2012-04

3. 医院消毒卫生标准（修订稿）．中华人民共和国卫生部．2011-03

4. 医院洁净手术部建筑技术规范．中华人民共和国建设部．2002-12

5. 医药工业洁净室（区）浮游菌的测试方法．中华人民共和国国家标准．2010-9

6. 医药工业洁净室（区）沉降菌的测试方法．中华人民共和国国家标准．2010-9

7. 任南．实用医院感染监测方法学．长沙：湖南科技出版社，2012

8. 钱培芬，倪语星．医院感染监控与管理．北京：军事医学科学出版社，2008

9. 徐秀华．临床医院感染学．长沙：湖南科技出版社，2005

10. Hand Hygiene Technical Reference Manual. http://whqlibdoc.who.int/publications/2009/9789241598606_eng.pdf

11. http://www.handhygiene.org/educational_tools.asp

12. 医务人员手卫生规范．中华人民共和国卫生部．2009-04

第四篇 医院感染病原学

第十三章 概　　述

第一节　医院感染病原体的相关概念

一、感　　染

某种病原体克服人体的防御功能，侵犯或侵入机体的特定部位，并能在入侵处或其他部位生长繁殖，称为感染（infection）。

感染的发生、发展和结局，是宿主机体同病原体在一定条件下相互作用和较量的过程。根据两者力量的对比，感染类型可以出现隐性感染、显性感染和带菌状态等不同的临床表现。这几种类型可随着两方力量的增减而出现动态变化。

（一）隐性感染

当机体抗感染的免疫力较强，或侵入的致病菌不多、毒力较弱，感染后对机体损害较轻，不出现或者出现不明显的临床症状和体征，称为隐性感染（inapparent infection），或称亚临床感染。隐性感染后，机体常可获得足够的特异免疫力，能抵御相同致病菌的再次感染。在传染病流行中，隐性感染一般约占人群的90%或更多。结核、白喉、伤寒等常有隐性感染。

（二）显性感染

当机体抗感染的免疫力较弱，或侵入的致病菌数量较多、毒力较强，以致机体的组织细胞受到不同程度的损害，生理功能也发生变化，并出现一系列的临床症状和体征，称为显性感染（apparent infection），又称临床感染。由于不同个体抗病能力和病菌毒力存在差异，因此，显性感染又有轻、重、缓、急等不同模式。

临床上按疾病缓急不同，分为：

1. 急性感染（acute infection）　发作突然，病程较短，一般是数天至数周。病愈后，致病菌从宿主体内消失。

2. 慢性感染（chronic infection）　病原体在体内存在数月甚至终生。

临床上按感染部位的不同分为：

1. 局部感染（local infection）　致病菌侵入机体后，局限在一定部位生长繁殖引起病变的一种感染类型。

2. 全身感染（generalized infection）　由致病菌或其毒性代谢产物向全身播散引起全身性症状的一种感染类型。在全身感染过程中可能出现下列情况：

（1）菌血症（bacteremia）：这是病原菌自局部病灶不断地侵入血液中，但由于受到体内细胞免疫和体液免疫的作用，病原菌不能在血液中大量生长繁殖。如伤寒早期的菌血症、布氏杆菌菌血症。

（2）毒血症（toxemia）：这是病原菌在局部生长繁殖过程中，病原菌不侵入血液，但其产生的毒素入血，从而引起独特的中毒症状，如白喉、破伤风等。

（3）败血症（septicemia）：这是在机体防御功能减弱的情况下，病原菌不断侵入血液，并在血液中大量繁殖，释放毒素，造成机体严重损害，引起全身中毒症状，如不规则高热，有时有皮肤、黏膜出血点，肝、脾大等。

（4）脓毒血症（sepsis）：化脓性细菌引起败血症时，由于细菌随血液扩散，在全身多个器官（如肝、肺、肾等）引起多发性化脓病灶。如金黄色葡萄球菌严重感染时引起的脓毒血症。

（三）带菌状态

有时，致病菌在显性或隐性感染后并未立即消失，在体内积蓄存留一定时间，与机体免疫力处于相对平衡状态，称为带菌状态（carrier state），该宿主称为带菌者（carrier）。带菌者没有临床症状，但经常会间歇排出病原菌，是感染性疾病中重要的传染源。伤寒、白喉等可出现带菌状态。

二、感染性疾病

即显性感染。某种病原体克服了人体的防御功能，侵犯或侵入人体的特定部位，在入侵处或其他部位生长繁殖，不仅引起了机体的免疫应答，而且还通过病原体本身的作用或机体变态反应而导致组织损伤、病理变化、生化改变和临床表现，称为感染性疾病（infectious diseases）。

三、传　染　病

传染病（communicable diseases）是由各种病原体引起的能在人与人、动物与动物或人与动物之间相互传播的一类疾病。病原体中大部分是微生物，小部分为寄生虫，寄生虫引起者又称寄生虫病。有些传染病，防疫部门必须及时掌握其发病情况，及时采取对策，因此发现后应按规定时间及时向当地防疫部门报告，称为法定传染病。中国目前的法定传染病有甲、乙、丙 3 类，共 39 种。传染病的传播和流行必须具备 3 个环节，即传染源（能排出病原体的人或动物）、传播途径（病原体传染他人的途径）及易感者（对该种传染病无免疫力者）。若能完全切断其中的一个环节，即可防止该种传染病的发生和流行。

四、病　原　体

与人类有关的微生物和寄生虫，统称为寄生物，其中有致病性的寄生物称为病原体（pathogen），正常情况下无致病性者称为正常菌群。狭义的病原体概念不包括条件致病性微生物。通常所说的病原体一般是广义的概念，包含了致病性微生物、条件致病性微生物以及有致病性的原虫和蠕虫。

五、致病性微生物

指那些毒力较强，能够引起免疫力正常的人体发病的病原微生物，称为致病性微生物(pathogenic microorganism)。

六、机会致病菌

当正常菌群与宿主间的生态平衡失调时，不致病的正常菌群会成为机会致病菌（opportunistic pathogen）而引起宿主发病，又称为条件致病菌。常见的情况主要有：

1. 正常菌群的寄居部位改变　例如，大肠埃希菌从原寄居的肠道进入泌尿道，或手术时通过切口进入腹腔、血流，可引发尿道炎、肾盂肾炎、腹膜炎等。

2. 宿主免疫功能低下　应用大剂量皮质激素、抗肿瘤药物或放化疗后的患者，可造成患者免疫功能降低，从而使一些正常菌群在原寄居部位能穿透黏膜屏障，引起局部组织或全身感染，严重者可因败血症而死亡。

3. 菌群失调　在应用抗生素治疗感染性疾病中，宿主某部位正常菌群中各菌种间的比例发生较大幅度的变化而产生的病症。菌群失调时，往往可引起二重感染或重叠感染。即在抗菌药物治疗原感染性疾病过程中，发生了另一种新致病菌引起的感染。原因是长期或大量应用抗菌药物后，大多数正常菌群被抑制或杀灭，而少数原处于劣势的菌群或外来耐药菌趁机大量繁殖而致病。引起二重感染的常见菌有金黄色葡萄球菌、白色念珠菌和一些革兰阴性杆菌。临床表现有假膜性肠炎、鹅口疮、肺炎、泌尿道感染、败血症等。

七、正常菌群

自然界中广泛地存在着多种多样的微生物，人类与自然环境接触密切，因而正常人的体表与外界相通的口腔、鼻咽腔、肠道、泌尿生殖道等腔道黏膜都寄居者不同种类和数量的微生物。当人体免疫功能正常时，这些微生物对宿主无害，有些对人还有利，称为正常微生物群，通常称为正常菌群（normal flora）。人体各部位常见的正常菌群见表 13-1。

表 13-1　人体常见的正常菌群

部　位	主要菌类
皮肤	葡萄球菌、链球菌、类白喉棒状杆菌、铜绿假单胞菌、丙酸杆菌、白色念珠菌、非致病性分枝杆菌
口腔	葡萄球菌、甲型和丙型链球菌、肺炎链球菌、非致病性奈瑟菌、乳杆菌、类白喉棒状杆菌、放线菌、螺旋体、白色念珠菌、梭杆菌
鼻咽腔	葡萄球菌、甲型和丙型链球菌、肺炎链球菌、非致病性链球菌、类杆菌
外耳道	葡萄球菌、类白喉棒状杆菌、铜绿假单胞菌、非致病性分枝杆菌
眼结膜	葡萄球菌、干燥棒状杆菌、非致病性奈瑟菌
肠道	大肠埃希菌、双歧杆菌、产气肠杆菌、变形杆菌、铜绿假单胞菌、葡萄球菌、肠球菌、类杆菌、产气荚膜梭菌、破伤风梭菌、真杆菌、乳杆菌、白色念珠菌
尿道	葡萄球菌、类白喉棒状杆菌、非致病性分枝杆菌
阴道	乳杆菌、类白喉棒状杆菌、非致病性分枝杆菌、白色念珠菌

正常菌群对宿主有以下的生理学作用：

1. 生物拮抗　致病菌侵袭宿主，首先需突破皮肤和黏膜第一道生理屏障防线。而寄居的正常菌群可以发挥生物屏障作用，对抗致病菌的入侵。这种拮抗作用的机制主要是：①受体竞争：正常菌群通过其配体与相应上皮细胞表面受体结合而黏附，发挥屏障和占位性保护作用，使外来致病菌不能定植；②产生有害代谢产物：如厌氧菌产生醋酸、丙酸、丁酸及乳酸等脂肪酸降低了环境中的 pH 值与氧化还原电势，使不耐酸的细菌和需氧菌等受到抑制；口腔中的链球菌以及阴道中的乳杆菌等可产生 H_2O_2，对其他细菌进行抑制或杀伤；③营养竞争：在含有一定营养物的环境中，正常菌群通过营养争夺，大量繁殖而处于优势地位。

2. 营养作用　正常菌群参与了宿主的物质代谢、营养物质转化和合成。例如，肠道内脆弱类杆菌和大肠埃希菌可产生维生素 K 和维生素 B 族；乳杆菌和双歧杆菌等可合成烟酸、叶酸及维生素 B 族供人体使用。

3. 免疫作用　正常菌群作为抗原既能促进宿主免疫器官的发育，又能刺激其免疫系统发生免疫应答，产生的免疫物质对具有交叉抗原组分的致病菌有一定程度的抑制或杀灭作用。如双歧杆菌可诱导产生出 sIgA，sIgA 能与含有肠道寄生菌共同抗原的大肠埃希菌等发生反应，以阻断这些肠道菌对肠道黏膜上皮细胞的黏附和穿透作用。

4. 抗衰老作用　肠道正常菌群中双歧杆菌、乳杆菌等许多细菌具有抗衰老作用。其机制之一是与其产生超氧化物歧化酶（superoxide dismutase，SOD）有关。SOD 是一种抗氧化损伤的生物酶，能催化自由基（O^{2-}）歧化，以清除 O^{2-} 的毒性，保护组织细胞免受其损伤。

此外，正常菌群可能还有一定的抑瘤作用，其机制是转化某些前致癌物或致癌物质成为非致癌性以及激活巨噬细胞等免疫功能等。

八、细菌易位

细菌易位（bacterial translocation）是细菌离开原生存环境转移到另一生存环境或栖息地的一种生态现象，也受宿主（如免疫功能低下或长期使用激素、放射性核素、免疫抑制剂、放疗化疗以及其解剖结构功能变化等）和细菌（致病性、产毒、耐药、遗传性改变等）两方面因素影响。细菌易位特征为定植性、繁殖性、拮抗性和顺序性（又称多相性）。细菌易位与宿主防御、细菌穿越黏膜的能力和其在不利环境下存活能力有关。细菌易位的方式：①横向转移：如自下消化道向上消化道转移，上呼吸道向下呼吸道转移；②纵向转移：如皮肤及黏膜表层向深层转移；③肠腔向腹腔转移（突破肠上皮细胞屏障）；④经血液循环或淋巴循环向远处转移。

九、细菌定植

细菌定植（bacterial colonization）是指细菌在消化道、上呼吸道、泌尿生殖道等部位黏膜表面持续存在而未出现宿主反应和不利作用，显微镜下见微生物黏附于细胞或在滞留的黏液分泌物中生长。定植可以是细菌和宿主之间建立长期持续的共生关系或是无害关系的第一步，也可转化为感染和疾病的第一步。定植发生的条件细菌必须具有黏附力、适宜的环境和有相当的数量。

定植的条件：①必须具有黏附力：细菌只有牢固地黏附在机体的黏膜上皮细胞上，才不会被分泌物、宿主的运动或其器官的蠕动冲击掉，这是细菌能够在人体定植的关键。定植微生物的黏附机制相当复杂；②必须有适宜的环境：细菌要长期生存必须有一定的环境条件，也即定植部位的各种环境因素，如氧化-还原电势以及pH值和营养物质等要能满足定植细菌的需要；③必须有相当的数量：在定植过程中，有一部分细菌会因黏附不牢固而脱落，即使已初步定植的细菌也会随上皮细胞的代谢活动而被排除。因此，从一开始就必须有大量的菌群，才可能有一定数量的细菌定植成功。

十、定植抵抗力

处于生态平衡的正常微生物群，对外来微生物有明显的生物拮抗作用，这种已定植的微生物具有抑制其他微生物定植的能力，称为定植抵抗力（colonization resistance）。正常微生物群的数量与其定植抵抗力的强弱有密切的关系。

十一、去　污　染

去污染（decontamination）就是人为地将机体的正常菌群或已定植的细菌，部分或全部去除的一种防止感染措施，一般可分为全部去污染和选择性去污染两个类型。

1. 全部去污染　为了防止手术后感染，在术前常常先给患者施用各种强力的广谱抗生素，试图在“绝对无菌”条件下进行手术，以保证手术成功。有人将全部去污染与选择性去污染的结果进行了比较，发现采用全部去污染的术后感染发生率明显高于选择性去污染。所以，现代的多数临床医师已逐渐放弃用全部去污染来预防感染的做法。

2. 选择性去污染　选择性去污染就是采用窄谱抗生素，有针对性地去除某一类细菌。

十二、质　　粒

质粒（plasmid）是细菌染色体外的遗传物质，是存在于细胞质中的环状闭合的dsDNA。质粒的主要特征：①质粒具有自我复制的能力，一个质粒是一个复制子。与染色体同步复制的质粒称紧密型质粒，与染色体复制不相关的质粒称松弛型质粒；②质粒能编码某些特定性状，如致育性、耐药性、致病性等；③质粒可自行丢失与消除，故质粒并非是细菌生命活动不可缺少的遗传物质。随着质粒的丢失与消除，质粒所赋予细菌的性状亦随之消失；④质粒可通过接合、转化或转导等方式在细菌间转移。根据质粒能否通过细菌的接合作用进行传递，将其分为接合性和非接合性两大类。接合性质粒有*tra*等与接合传递相关的基因，一般分子质量较大，为40～100kbp，如F质粒、多数R质粒；非接合质粒较小，一般在15kbp以下。不能通过接合方式进行传递，但可通过接合性质粒的诱动或通过转导而传递；⑤质粒的不相容性与相容性。两种结构相似、密切相关的质粒不能稳定共存于一个宿主菌的现象称为不相容性，反之则为相容性。这与质粒的宿主范围、复制部位等因素相关。

根据质粒编码的生物学性状分为：①致育质粒或称F质粒（fertility plasmid）：具有接合功能。带有F质粒的细菌有性菌毛，为雄性菌；无F质粒的细菌无性菌毛，为雌性菌；②耐药性质粒：分为两类，通过接合方式进行基因传递的称为接合性耐药质粒，又称为R质粒（resistance plasmid）；不能通过接合传递的称非接合性耐药质粒，其可通过转导方式传递；③毒力质粒或 Vi 质粒（virulence plasmid）：编码相关的毒力因子，如 ST 质粒编码致病性大肠埃希菌的耐热性肠毒素；④细菌素质粒：编码各种细菌素，如 Col 质粒（Coliciogenic plasmid）编码大肠埃希菌的大肠菌素；⑤代谢质粒：编码与代谢相关的酶类，如沙门菌发酵乳糖的能力通常由质粒决定。

十三、微 生 态 学

微生态学（microecology）是一门重点从细胞水平或分子水平上研究微生物与宿主、环境三者之间相互关系的综合性学科。医学微生态学则是微生态学的重要分支学科，主要研究寄居在人体表和外界相通腔道黏膜表面的微生物与微生物、微生物与人体，以及微生物和人体与外界环境之间相互依存、相互制约的关系，其研究对象主要是正常微生物群及其在特定机会下引起机会性感染的致病菌。

正常微生物群与宿主之间相互依赖与相互制约的状态，还受到宿主因素的影响。当微生物群、宿主与外部环境处于动态平衡时，称为微生态平衡。在不同年龄、不同发育阶段、不同生态环境的机体内都存在着相对稳定的微生态平衡。当宿主（免疫、营养及代谢等）、正常微生物群（种类、数量、位置等）或外界环境（理化和生物）因素变化时，又可形成新的平衡，以调节和维持机体正常的生理功能。微生态失调是指正常微生物群之间及正常微生物群与其宿主之间的微生态平衡，在外界环境的影响下，由生理性组合转变为病理性组合的状态。包括了正常微生物的种群发生了定量或定性的异常变化所引起的菌群失调症，以及正常微生物群因寄居部位的改变而发生的病变，如大肠埃希菌转移到肾盂，引起肾盂肾炎。在临床工作中，诱发微生态失调的因素多见于不规范使用抗生素、免疫抑制剂和肿瘤化疗药物，以及部分外科手术和插管等侵入性诊疗操作。

十四、手 卫 生

手卫生（hand hygiene）为医务人员洗手、卫生手消毒和外科手消毒的总称。其中洗手是指医务人员用肥皂或者皂液和流动水洗手，去除手部皮肤污垢、碎屑和部分致病菌的过程。卫生手消毒是指医务人员使用速干手消毒剂揉搓双手，以减少手部暂居菌的过程。外科手消毒是指医务人员在外科手术前用肥皂（液）或抗菌皂（液）和流动水洗手，再用手消毒剂清除或杀灭手部暂居菌、常居菌的过程。

第二节 医院感染病原体的特征

一、医院感染病原体来源的广泛性

病原体根据其来源可分为两类：

（一）外源性

引起感染的微生物来自外界环境，特别是来自医疗机构这一特殊的环境、未彻底消毒灭菌或污染的医疗器械、血液、血液制品及生物制品等以及其他患者和患者的探视者、陪护者、医院的工作人员。他们中，不仅有感染性疾病患者，也有病原携带者；其中因携带耐药菌株或由耐药菌株引起的感染占有越来越重要的地位。

（二）内源性

病原体来自于患者自身皮肤、口腔、咽部和胃肠道等处寄生的正常菌群及定植菌，住院期间新的定植菌也可作为外源性感染的病原菌。主要包括葡萄球菌、链球菌、类白喉棒状杆菌、铜绿假单胞菌、丙酸杆菌、白色念珠菌、非致病性分枝杆菌等。

二、医院感染病原体以条件致病微生物为主

人体皮肤和外界相通的腔道黏膜长期存在着正常微生物群，而皮肤与黏膜在人类进化适应的演化过程中，已具有控制正常微生物群繁殖和侵袭的正常防御机制，甚至还能抵抗外界菌的侵入和定植，因此正常微生物群之间、正常微生物群与宿主之间处于一个动态平衡状态。但是，如果宿主免疫功能低下，或正常解剖的抗感染防御屏障受损，或滥用抗菌药物，微生态平衡被破坏，医院环境中一些致病力弱的正常菌群或非致病菌可能转化为条件致病菌，进入非正常寄居部位。因此，医院感染大多数是由毒力较低的条件致病性微生物引起，其种类繁多，且呈不断增加之势。目前，医院感染 90%为条件致病菌引起，主要是大肠埃希菌、铜绿假单胞菌、金黄色葡萄球菌、肠球菌、克雷伯菌属和凝固酶阴性葡萄球菌、白色念珠菌，其中，革兰阴性杆菌感染发生率超过 50%。

三、医院感染病原体的耐药性

由于细菌在医院环境内长期接触各类抗菌药物，医院内耐药菌检出率比社区要高得多，尤其是多重耐药菌株的出现，如耐甲氧西林金黄色葡萄球菌（MRSA）、耐万古霉素肠球菌（VRE）、产超广谱β-内酰胺酶 ESBLs 细菌等。同一种细菌，在医院外和医院内分离的菌株有不同的耐药性，后者耐药性较强和涉及抗菌药物的种类较广。研究还发现，即使许多医院感染是自身感染，但感染的细菌是患者在住院期间从医院环境中获得的。尽管细菌耐药性产生的原因复杂，但主要是因为广谱抗菌药物的使用常常抑制或杀灭了宿主的一些敏感细菌，而相应地筛出耐药菌株，导致人体菌群失调，使得患者对医院流行的耐药菌株变得更加易感，耐药菌株趁机侵入患者的皮肤、黏膜和肠道中，经大量增殖后，取代了敏感菌株的地位引起感染。可见抗菌药物的使用和滥用是医院感染发生率居高不下的重要原因。在广泛使用抗生素的病房里，细菌最容易产生耐药。这些细菌在免疫力低下的患者中常替代正常菌群，往往成为以后发生院内感染的病原体。

医院，尤其是重症监护病房（ICU）是产生和传播抗生素耐药菌的重要场所。这是由于使用大量抗生素以及众多患者与医护人员频繁接触使交叉感染的危险性随之增加的结果。耐药菌的产生增加了与感染相关的患病率和病死率，并因住院日期延长和更加昂贵的抗生素的使用而增加医疗费用。

造成医院感染的致病菌，在过去的 20 年主要是革兰阳性球菌。这个趋势与这些致病菌有能力积累抗原决定簇有关。一个明显的例子是 MRSA。MRSA 感染发生率低的国家对抗生素的使用限制较严格，并采用严格的感染控制方案，且医疗机构中护士与患者的比例更合理。MRSA 感染的增加，最初是由于在大的教学医院中出现感染的流行，以后播散至综合医院和养老院。

近年来，美国和日本报道了因万古霉素中介的金黄色葡萄球菌（VISA）菌株对万古

霉素敏感性下降而造成的治疗失败。这些菌株造成的感染使治疗方案的选择十分困难。它们更加要求对MRSA的传播进行控制，并限制在医院中使用万古霉素。肠球菌——肠道和生殖道的正常菌群，正越来越多地成为院内感染的病原菌。在美国，获得性万古霉素耐药菌在院内感染分离的肠球菌中增加了20倍。这种增加的趋势与美国万古霉素使用的增加是平行的，并与耐药性通过质粒和转座子在屎肠球菌和粪肠球菌多菌株间传播有关。

对青霉素、头孢菌素、氨基糖苷类及喹诺酮类等多种抗生素多重耐药的菌株在革兰阴性中正逐渐增多，尤其是肺炎克雷伯菌、肠杆菌属、铜绿假单胞菌和鲍曼不动杆菌。在许多医院，尤其是ICU，这类菌株的流行是由于滥用抗生素而造成的。在对欧洲医院的一项近期调查中，23%的克雷伯菌属对三代头孢菌素耐药，这种耐药是由质粒编码的广谱β-内酰胺酶造成的。在许多情况下，造成流行的革兰阴性菌几乎对所有的抗生素耐药，造成严重的院内感染，如肺炎、菌血症。

四、细菌耐药性的产生机制

（一）产生药物灭活酶

细菌可产生许多能使药物灭活的酶，包括水解酶、钝化酶和修饰酶。

1. 水解酶　细菌产生水解酶引起药物灭活是一种重要的耐药机制，主要指β-内酰胺酶。包括广谱酶、超广谱酶、金属酶、头孢菌毒酶（AmpC酶）等。对青霉素和头孢菌素类耐药的菌株可产生β-内酰胺酶，该酶可特异性地打开药物分子结构中的β-内酰胺环，使其完全失去抗菌活性。β-内酰胺酶可由细菌染色体或质粒编码。当前，在革兰阴性杆菌中，对β-内酰胺抗生素的耐药性主要由两种β-内酰胺酶介导：ESBLs和AmpC型β-内酰胺酶。已发现AmpC型β-内酰胺酶基因位于可传递的质粒上，可持续产酶，并与质粒上的其他耐药基因组合在一起形成多重耐药菌株并导致耐药性的传播。

2. 钝化酶　氨基糖苷类钝化酶是细菌对氨基糖苷类产生耐药性的最重要原因，也属于一种灭活酶，此外还有氯霉素乙酰转移酶、红霉素酯化酶等。当氨基糖苷类抗生素依赖电子转运通过细菌内膜而达到胞质后，与核糖体30S亚基结合，但这种结合并不阻止起始复合物的形成，而通过破坏控制翻译准确性的校读过程来干扰新生链的合成。而异常蛋白插入细胞膜后，又导致通透性改变，促进更多氨基糖苷类药物的转运。氨基糖苷类药物修饰酶通常由质粒和染色体编码，同时与可移动遗传因子（整合子、转座子）也有关，质粒的交换和转座子的转座作用都有利于耐药基因掺入到敏感菌的遗传物质中去。

3. 修饰酶　氨基糖苷类药物修饰酶催化氨基糖苷药物氨基或羟基的共价修饰，使氨基糖苷类药物与核糖体结合减少，促进药物摄取EDP-Ⅱ也被阻断，因而导致耐药。根据反应类型，氨基糖苷类药物修饰酶有N-乙酰转移酶、O-核苷转移酶和O-磷酸转移酶。这些酶的基因决定簇即使在没有明显遗传关系的细菌种群间也能传播。

（二）药物作用靶位的改变

β-内酰胺类抗生素必须与细菌菌体膜蛋白-青霉素结合蛋白（penicillin binding protein，PBP）结合，才能发挥杀菌作用。根据青霉素结合蛋白分子量大小，将PBP分为PBP1、PBP2、PBP3、PBP4、PBP5、PBP6等。不同的抗生素和其相应的PBP结合，抑制细菌细胞壁生物合成，引起菌体死亡，从而达到杀菌作用。如果某种抗生素作用的PBP发生改变，影响其结合的亲和力，就会造成耐药。喹诺酮类药物作用于靶位DNA解旋酶和拓扑异构酶Ⅳ，一方面通过对 DNA 解旋酶作用，使 DNA 断裂；另一方面形成喹诺酮类-DNA-拓扑异构酶三元复合物，它与复制叉碰撞转化为不可逆状态，启动了菌体的死亡。如果细菌 DNA 解旋酶和拓扑异构酶Ⅳ结构发生改变，与喹诺酮类药物不能有效结合，也会造成细菌的耐药。

（三）抗菌药物渗透障碍

细菌细胞膜是一种高度选择性的渗透屏障，它控制着细胞内外的物质交流，大多数膜的渗透性屏障具有脂质双层结构，允许亲脂性的药物通过；在脂质双层镶嵌着通道蛋白，它是一种非特异性的、跨越细胞膜的水溶性扩散通道，一些β-内酰胺类抗生素很容易通过通道蛋白进入菌体内而发挥作用。已知亚胺培南通过 OprD2 通道蛋白进入菌体内，如果 OprD2 通道蛋白丢失或减少，就会造成细菌对亚胺培南耐药；许多细菌在生活中形成生物被膜，细菌吸附于生物材料或机体腔道表面，分泌多糖基质、纤维蛋白、脂蛋白等，将其包绕而形成膜样物。生物膜可以通过物理阻挡作用保护细菌逃逸宿主免疫和抗菌药物的杀伤作用，同时在较低抗菌药物浓度下，容易开启耐药基因，是形成耐药的原因之一。

（四）药物的主动转运系统

主动转运又称外排泵系统，是造成细菌耐药的又一机制。细菌的药物主动转运系统根据其超分子结构、机制和顺序的同源性等将其分为四类：第一类主要为易化家族；第二类为耐药小节分裂家族；第三类为链霉素耐药或葡萄球菌多重耐药家族；第四类为 ABC 转运器。两性药物通过通道蛋白进入细胞周质和细胞质膜，转运器捕获药物将其泵出。

五、医院感染病原体的适应性

引起医院感染的微生物对外环境具有特殊的适应性也是引起医院感染的重要因素。微生物在医院这个大环境下经过特别的“训练”后，往往具有一些特别的能力。一些细菌在获得耐药性（R）质粒产生耐药性的同时，也可能获得侵袭力及毒素基因，从而增强其毒力，更容易攻击免疫功能低下的宿主。例如，大肠埃希菌能黏附在泌尿道的黏膜上皮细胞上，引起泌尿道感染；表皮葡萄球菌具有黏附于塑料表面的能力，如果塑料材质的静脉插管受到该菌的污染，可使心脏手术和插静脉导管的患者受到该菌的感染；铜绿假单胞菌常侵袭呼吸机治疗的患者，该菌在新鲜蒸馏水中仍能繁殖，经蒸馏水传代后，并对一些常用的消毒剂产生抗性。随着毒力的增长，细菌能攻击抵抗力并未受损的患者，甚至最后能攻击原本健康的宿主。

六、医院感染病原体的可变性

患者在住院过程中，引起感染的病原体可发生变化，一种病原菌取代另一种病原菌或两种病原菌同时存在的现象十分常见。

大多数医院感染由单一病原体引起。革兰阴性杆菌感染主要发生在免疫功能低下、白细胞增多的患者，而白细胞降低的患者易出现革兰阳性球菌感染。这两类患者应用广谱抗菌药物或联合应用抗菌药物 1 周以上，可能出现菌群失调，条件致病性真菌趁机大量繁殖引起感染。出现真菌感染后，抗真菌药物的应用又将加剧体内菌群失调，常出现 G^- 杆菌和 G^+ 球菌的混合感染，它们往往呈多重耐药性，或者出现以往较少见的条件致病菌（如嗜麦芽窄食单胞菌）感染，形成难治性局面。

七、引起医院感染微生物的变迁

随着诊断技术、治疗方法和抗菌药物种类的发展变化，医院感染的病原菌种类亦发生了变化。20 世纪 60 年代中期以前，以耐青霉素的金黄色葡萄球菌、沙门菌和大肠埃希菌占主导地位；70 年代后，头孢菌素类和氨基糖苷类抗菌药物的应用，耐药的 G^- 杆菌如大肠埃希菌、克雷伯菌属、铜绿假单胞菌的检出频率明显上升。80 年代后，MRSA、VRE、产 ESBLs G^- 杆菌和多重耐药鲍曼不动杆菌感染增多。真菌感染亦逐年增长，主要是白色念珠菌。总的趋势是医院感染病原菌从毒力相对较强的药物敏感株，向毒力低的耐药株（尤其是多重耐药菌株）转化。

八、医院感染与贮菌所关系

人体有正常菌群存在的部位都可成为贮菌源。抗生素在身体各部位的分布及清除速度不匀，所有耐药性变异常发生在抗生素水平较低的部位。人体最大的贮菌源为肠道，其次为鼻咽。医院环境中适合细菌生长的都可成为非生物性的贮菌源，如水槽、拖布、潮湿的器材或容器等。许多种医院感染的细菌能在体外生长，其中还有些具有耐受消毒剂的能力，在这些贮菌源中，细菌不但能生长繁殖，更重要的是成为基因交换的基地，包括耐药性基因及一些与产毒素及侵袭力有关的基因。因此，停留越久的细菌，不但会发展成多重的耐药性菌株，而且增强了毒力及侵袭性，常成为医院感染的共同来源，或持续长期存在的流行菌株。

近年来还发现，许多种细菌，包括人体正常菌群和腐生菌，在贮菌源的细菌基因交换中起着类似银行贷款和存款的作用，它们能储存所获得的基因，以后又转移给其他细菌，这种细菌可保持着庞大的基因库而不致病，但在间接地武装其他细菌而促进医院感染的发生发展上起着极重要的作用。

上述几个特点，为诊断、治疗、预防与控制医院感染增加了难度，对此应有充分的认识，切不可低估其危害。

第三节　人体正常防御机制与医院感染

一、微生态与医院感染

正常微生物群与宿主之间相互依赖于相互制约的状态，还受到宿主因素的影响。当微生物群、宿主与外部环境处于动态平衡时，称为微生态平衡。不规范使用抗生素、免疫抑制剂和肿瘤化疗药物，以及部分外科手术和插管等侵入性诊疗操作后，这种动态平衡易被打破而诱发医院感染。

（一）微生态平衡

微生态平衡是在长期历史进程中形成的正常微生物群与其宿主在不同发育阶段的动态的生理性组合。不同年龄、不同发育阶段、不同生态空间都有特定的生态平衡。生态平衡是生物的生理过程，是以宏观环境（物理、化学及生物的）为条件，微生物与宿主相互作用的结果，因此微生态是否平衡应综合评价，并从以下因素考虑：

1. 微生物因素　微生态平衡的微生物因素包括细菌的定位、定性、定量三方面。

（1）定位：定位是指生态空间的确定。对正常微生物群的检查，首先要确定其检查位置，同一种菌群在原位是原籍菌，在异位就是外籍菌，两者在生物学上是相同的，但在生态学上则不同。细菌在原籍对宿主有利，在外籍可能有害。如定居在肠道的大肠埃希菌为原籍菌，不产生尿素酶，当定植到尿道成为外籍菌可引起感染就产生尿素酶。

（2）定性：是指微生物群落中各种菌的分离与鉴定，就是确定种群的类别。定性检查应包括微生物群落中的所有成员，如原虫、细菌、真菌、支原体、衣原体、病毒等。

（3）定量：是指生态环境内的总菌数和各种群的活菌数的定量检查。这是微生态学的关键技术，如呼吸道少量大肠埃希菌定植不足为奇，若成优势菌则生态失衡可能致病。大肠埃希菌在肠道内一般每克内容物中不超过 10^8CFU，若超过这个界限，即使在原位也可致病。优势菌是决定生态平衡的核心，在肠道厌氧菌就是优势菌，优势下降或消失可导致生态平衡的破坏。

2. 宿主因素　宿主的微生态平衡与其发育阶段和生理功能相适应，表现为微生态平衡的生理波动。

（1）年龄：新生儿在出生的 7 天内菌群有改变；婴儿、青少年、壮年和老年人的肠道微生物群存在规律的动态变化。

（2）生理功能：在人类的哺乳、断乳、出牙、换牙、妊娠和分娩期都有正常菌群的变化。哺乳期，尤其以母乳喂养的乳儿肠道内双歧杆菌有定性和定量变化；出牙、换牙时口腔链球菌的种类和数量都有变化。怀孕 4～6 个月，孕妇齿龈下产黑色素普雷沃菌明显增加；怀孕初期与 7～9 个月口腔厌氧菌显著增加，可能与孕妇雌二醇和黄体酮水平有关。

（3）宿主与外环境对正常微生物群的影响：宿主对正常微生物群的影响是直接的、主要的和相互的。环境对其则是间接的、次要的、单方面的影响。正常微生物群基本上在外环境的作用下，受宿主的生理功能与病理变化的影响，如疫苗接种、感染、辐射、手术、慢性病均可导致生态失调。

（4）正常微生物群对宿主的影响：正常微生物群中的原籍菌对宿主有益，在外籍则有害，两者可以互相转化。以消化道菌群与人体关系为例，只有双歧杆菌与乳杆菌对人体无害，其他则在一定条件下可成为病原菌，而在生态稳定时则对人有利。

（二）微生态失衡

正常微生物群之间、正常微生物群与宿主之间的微生态平衡在外环境的影响下，由生理性组合转变为病理性组合状态则为微生态失衡，可以表现为菌群失调和（或）定位转移。

1. 菌群失调　生态环境内正常微生物群定量或定性发生异常变化，以量的变化为主，因此也称为菌群比例失调。

（1）一度失调：只从细菌定量检查上有变化，临床无明显表现或轻度反应。在诱因如抗生素、肿瘤化疗停止后，不经治疗可自行恢复。这种失调为可逆性，又称为亚临床型或潜伏型。

（2）二度失调：菌群比例失调去除诱因后不可逆。菌群内生理波动转化为病理波动。临床表现多为局限性或定位性感染，以慢性病表现为多，如慢性肠炎、慢性口腔炎或咽峡炎、慢性肾盂肾炎等。

(3) 三度失调：原来菌群大部分被抑制，少数非优势菌成为优势菌。出现急性临床表现，甚至病情凶险，如假膜性肠炎。临床称为菌交替症或二重感染。

2. 定位转移（易位）

(1) 横向转移：正常菌群由原定位向周围转移。肝病时下消化道菌向上消化道转移；上呼吸道菌可转移至下呼吸道；下尿道菌可转移至肾盂。

(2) 纵向转移：正常菌群在黏膜与皮肤上的分布是分层的，如口腔黏膜表层是需氧菌，中层是兼性厌氧菌，深层才是厌氧菌。如果发生生态失衡，上层细菌可转向中层、深层，甚至黏膜下层，尽管未发生比例失调也可致病，如口腔黏膜上微生物的异常繁殖一般不引起症状和体征；深入到上皮细胞层，临床上有卡他症状、局部水肿和炎症；转移至淋巴组织可表现淋巴结炎，甚至白细胞升高与肝脾大；转移到单核-吞噬细胞系统的浆膜、血管内皮、关节等，可出现胸膜炎、心包炎、关节炎及局部脓肿等。

(3) 血流感染：血流感染可作为易位菌传播的一种途径，是一种易位感染。临床表现为菌血症、局部迁徙灶、脓毒症等。

二、人体正常免疫与医院感染

病原微生物在侵入人体的过程中，体内会产生抗感染免疫，以抵抗病原微生物及其有害产物，维持生理功能的稳定。人体内存在着较完善的免疫系统，该系统由免疫器官（骨髓、胸腺、脾、淋巴结、扁桃体、小肠集合淋巴结、阑尾和黏膜免疫系统等）、免疫细胞（淋巴细胞、单核吞噬细胞、中性粒细胞、嗜碱性粒细胞、嗜酸性粒细胞、肥大细胞、血小板等）以及免疫分子（补体、免疫球蛋白、细胞因子等）组成。在抗感染免疫过程中，病原微生物首先遇到的是非特异性免疫功能的抵御。一般经 7～10 天后，体内又产生了特异性免疫；特异性免疫在发挥效应的同时，又可显著增强非特异性免疫功能，因此机体的抗感染免疫包括了非特异性免疫和特异性免疫两大类，两者协同杀灭致病菌。

（一）非特异性免疫

非特异性免疫又称天然免疫，是人类在长期的种系发育和进化过程中，逐渐建立起来的一系列防御病原微生物的功能。参与非特异性免疫的主要有皮肤黏膜上皮细胞、吞噬细胞、NK 细胞以及正常体液和组织的免疫成分等。其特点是：①作用范围比较广泛，不是针对某一种病原微生物；②个体出生时就具备，应答迅速，担负“第一道防线”作用。

1. 屏障结构

(1) 皮肤和黏膜：

1) 阻挡和排除作用：健康完整的皮肤和黏膜有阻挡和排除病原微生物的作用。体表上皮细胞的脱落与更新，可清除黏膜上的微生物。呼吸道黏膜上皮的纤毛运动、口腔吞咽和肠蠕动等，使病原体难以定居而被及时排除。当皮肤受损或黏膜屏障削弱时，就易受到病原体的感染。

2) 分泌多种杀菌物质：皮肤和黏膜可分泌多种杀菌物质。例如，皮肤汗腺分泌的乳酸使汗液呈酸性，不利于细菌生长。皮脂腺分泌的脂肪酸有杀细菌和真菌的作用。不同部位的黏膜能分泌溶菌酶、抗菌肽、胃酸、蛋白酶等多种杀菌物质。

3) 正常菌群的拮抗作用：寄居皮肤和黏膜表面的正常菌群有拮抗作用，构成了微生物屏障。它们可通过与病原体竞争受体和营养物质以及产生抗菌物质等方式，阻止病原体在上皮细胞表面的黏附和生长。

（2）血脑屏障：由软脑膜、脉络膜、脑毛细血管和星形胶质细胞等组成。通过脑毛细血管内皮细胞层的紧密连接和微弱的吞饮作用，阻挡病原体及其毒性产物从血流进入脑组织或脑脊液，从而保护中枢神经系统。婴幼儿因血脑屏障发育不完善，故易产生中枢神经系统感染。

（3）胎盘屏障：由母体子宫内膜的基蜕膜和胎儿绒毛膜共同组成。此屏障可防止母体内的微生物进入胎儿体内，保护胎儿免受感染。在妊娠 3 个月内，胎盘屏障尚未发育完善，此时若母体发生感染，病原体则可通过胎盘侵犯胎儿，干扰其正常发育，造成畸形甚至死亡。药物也可通过不完善的胎盘影响胎儿。因此，在妊娠期间，尤其是早期，应尽量防止感染并尽可能不用或少用副作用大的药物。

2. 吞噬细胞　病原体突破皮肤或黏膜屏障侵入体内后，首先遭遇吞噬细胞的吞噬作用。吞噬细胞分为两大类，一类是小吞噬细胞，主要指血液中的中性粒细胞。另一类是大吞噬细胞，即单核-吞噬细胞系统，包括血液中的单核细胞和各种组织器官中的巨噬细胞。它们能够非特异性吞噬、杀伤和消化侵入的病原体。

吞噬和杀菌过程包括以下几个步骤：

（1）趋化：在趋化因子的作用下，吞噬细胞穿过毛细血管壁定向聚集到局部炎症部位。趋化因子的种类很多，主要包括：补体活化产物 C5a、C3a、C567；细菌成分或代谢产物；炎症组织分解产物；以及某些细胞因子等。

（2）黏附：即病原体附着到吞噬细胞表面。吞噬细胞主要通过其表面受体与病原体接触。吞噬细胞表面有脂多糖受体、甘露糖受体等，能直接识别并结合病原菌。例如，中性粒细胞和单核巨噬细胞可借助 CD14 分子，识别细菌脂多糖（LPS），从而捕获细菌。血清中脂多糖结合蛋白（LBP）存在时能与 LPS 结合，这种 LPS-LBP 复合体通过 CD14 与吞噬细胞相结合可增强吞噬细胞的吞噬作用。另外，中性粒细胞核、单核巨噬细胞表面均可具有抗体 IgG Fc 受体和补体 C3b 受体，借助于抗体和补体的调理作用，吞噬细胞的吞噬和杀伤效力明显增强。

（3）吞入：吞噬细胞在与较大的病原体结合后，接触部位的细胞膜内陷同时伸出伪足将病原体包围并摄入细胞质内，形成由部分包膜包绕成的吞噬体，此为吞噬。而对病毒等较小的病原微生物，其附着处的细胞膜向细胞质内陷形成吞饮体，将病毒等包裹在内，称为吞饮。

（4）杀灭与消化：当吞噬体形成后，吞噬细胞质中的溶酶体靠近并融合形成吞噬溶酶体。其杀菌作用主要借助于吞噬溶酶体的依氧和非依氧两大杀伤系统。依氧杀菌系统主要通过氧化酶的作用，使分子氧活化成为多种活性氧中介物和活性氮中介物，直接作用于微生物；或通过髓过氧化物酶和卤化物的协同而杀灭微生物。非依氧杀菌系统不需要分子氧的参与，主要由溶菌酶、酸性环境和杀菌性蛋白构成。杀死的病原体进一步由蛋白酶、核酸酶、酯酶等降解、消化，最后不能消化的残渣排至吞噬细胞外。

吞噬作用的后果包括完全吞噬和不完全吞噬，同时还会造成组织损伤。

1）完全吞噬：病原体在吞噬溶酶体中被杀灭和消化，未消化的残渣排出胞外，此即完全吞噬。如大多数化脓性球菌被中性粒细胞吞噬后，一般在 5～10 分钟死亡，30～60

分钟被破坏。

2）不完全吞噬：某些胞内寄生菌或病毒等病原体在免疫力低下的机体中，只被吞噬却不被杀死，称为不完全吞噬。此种吞噬对机体不利，因病原体在吞噬细胞内得到保护，可以免受体液中非特异性抗菌物质、特异性抗体和抗菌药物等的作用。有的病原体甚至能在吞噬细胞内生长繁殖，导致吞噬细胞死亡；或随游走的吞噬细胞经淋巴液或血液扩散到人体的其他部位，引起感染的扩散。

3）组织损伤：吞噬细胞在吞噬过程中，由溶酶体释放的多种蛋白水解酶也能破坏邻近的正常组织细胞，造成组织损伤和炎症反应。

3. 体液因素　机体正常组织和体液中存在多种抗菌物质，常配合其他杀菌因素发挥作用。

（1）补体（complement）：是存在于正常体液中的一组球蛋白，由巨噬细胞肠上皮细胞、肝和脾细胞等产生。补体系统的激活主要通过经典途径和旁路途径。前者由抗原抗体复合物激活，后者由细菌脂多糖、酵母多糖和凝聚的 IgA、IgG 等激活。补体系统活化后产生多种生物学活性分子，通过不同的机制发挥抗感染免疫作用。例如，补体活化产物 C3a、C5a 具有趋化作用，可吸引吞噬细胞到达炎症部位；C3b、C4b 具有调理作用，促进吞噬细胞的吞噬活性；膜攻击复合物 C3b-9 则能溶解破坏某些革兰阴性菌和包膜病毒等。在感染早期抗体出现前，补体可以通过旁路途径激活而发挥趋化、调理、溶菌、溶细胞等防御作用，故是一种重要的抗感染天然免疫机制。

（2）溶菌酶（lysozyme）：为一种碱性蛋白，主要来源于吞噬细胞，广泛分布于血清、唾液、泪液、乳汁和黏膜分泌液中。作用于革兰阳性菌细胞壁的肽聚糖，使之裂解而溶菌。革兰阴性菌对溶菌酶不敏感，但在特异性抗体参与下，溶菌酶也可破坏革兰阴性菌。

（3）防御素（defensins）：为一类富含精氨酸的小分子多肽，主要存在于中性粒细胞的嗜天青颗粒中，人的肠细胞中也有。防御素主要作用于胞外菌，其杀菌机制主要是破坏细菌细胞膜的完整性，使细菌溶解死亡。

正常体液中尚有乙型溶素、吞噬细胞杀菌素、组蛋白、乳素、正常调理素等杀菌或抑菌物质。

（二）特异性免疫

特异性免疫又称获得性免疫，是个体出生后，在生活过程中与病原体及其产物等抗原分子接触后产生的一系列免疫防御功能。其特点是针对性强，只对引起免疫的相同抗原起作用，对其他类抗原无效；不能经遗传获得，需个体自身接触抗原后形成；具有免疫记忆性，并因再次接受相同的抗原刺激而使免疫效应明显增强。特异性免疫包括体液免疫和细胞免疫两大类，分别由 B 淋巴细胞和 T 淋巴细胞介导。

1. 体液免疫　体液免疫主要由 B 细胞介导，$CD4^+$ Th 细胞起辅助作用。活化的 Th 细胞，主要是 Th2 细胞在促进 B 细胞介导的免疫应答中起重要作用。Th2 细胞能分泌细胞因子 IL-4、IL-5、IL-6、IL-10，在 IL-2 的参与下诱导 B 细胞产生特异性抗体，形成体液免疫，抗细胞外寄生菌的感染。

体液免疫的效应分子是抗体。效应作用主要表现在以下方面：

（1）抑制病原菌的黏附：黏附于上皮细胞是许多病原体感染的第一步。血液中 IgG，尤其是黏膜表面的分泌型 IgA（sIgA），可发挥阻断细菌黏附以及中和细胞外病毒的重要作用。其作用机制可能与特异性抗体对病原体表面黏附分子的封闭作用有关。

（2）调理吞噬作用：抗体和补体增强吞噬细胞吞噬、杀灭病原体的作用称为调理作用。中性粒细胞核和单核吞噬细胞上有抗体 IgG 的 Fc 受体和补体 C3b 受体。因而 IgG 抗体可通过其 Fab 段与病原体结合，通过 Fc 段与吞噬细胞结合，这样抗体在病原体和吞噬细胞之间形成桥梁，促使吞噬细胞对病原体的摄取和杀灭。补体活化产物 C3b 等能非特异地覆盖于病原体的表面，与吞噬细胞结合起到调理作用。抗体与补体两者联合作用则效应更强。

（3）中和细菌外毒素：抗毒素能中和细菌外毒素，阻断外毒素与靶细胞上特异性受体结合，或者是封闭了外毒素的活性部位，因而使外毒素失去毒性作用。

（4）抗体和补体的联合溶菌作用：抗体（IgG、IgM）与相应病原体或受病原体感染的细胞结合后，通过经典途径激活补体，最终由补体的膜攻击复合物将某些细菌感染的靶细胞溶解。

（5）抗体依赖性细胞介导的细胞毒作用：IgG 的 Fc 段与 NK 细胞上的 Fc 受体结合，促进 NK 细胞的细胞毒作用，裂解微生物寄生的靶细胞。

2. 细胞免疫　细胞免疫的效应细胞包括细胞毒性 T 细胞（cytotoxic T lymphocyte，CTL）和 $CD4^+$ Th1 细胞。在抗感染免疫中，尤其是抗细胞内寄生菌、病毒和真菌感染，特异性细胞免疫反应起重要作用。

（1）CTL：$CD8^+$ CTL 是细胞免疫的重要效应细胞，可特异性直接杀伤靶细胞。此过程受 MHC 限制，即 $CD8^+$ CTL 只识别和杀伤有相同 MHCⅠ类分子的靶细胞。杀伤机制主要有：①$CD8^+$ CTL 通过 TCR 抗原受体特异性识别结合靶细胞表面的抗原肽 MHCⅠ类分子复合物，进而释放穿孔素和颗粒酶等毒性分子。穿孔素在靶细胞膜上形成孔道，水分进入导致靶细胞溶解或裂解；②$CD8^+$ CTL 活化后膜表面可大量表达 Fasl，Fasl 和靶细胞表面的 Fas 分子结合，导致靶细胞内在的自杀基因活化，引起靶细胞凋亡。CTL 攻击靶细胞后，自身不受损伤，仍可与新的靶细胞结合发挥效应，也可通过非溶细胞机制，如分泌细胞因子 IFN-γ、TNF-α 等发挥抗感染作用。

（2）Th1 细胞：效应 Th1 细胞能分泌 IL-2、IFN-γ、TNF-α 等细胞因子，诱导产生细胞免疫和迟发型超敏反应，参与抗胞内寄生的微生物（细菌和病毒）的感染。IFN-γ 可活化巨噬细胞，增强对胞内微生物的杀灭作用，使对胞内微生物的不完全吞噬，变为完全吞噬而被清除。细胞因子还可增强 NK 细胞的杀伤作用、促进单核细胞向炎症局部浸润及促进 CTL 的分化成熟等，加强非特异性和特异性免疫效应。

3. 黏膜免疫　人体与外界接触的黏膜表面，是病原微生物侵入的主要门户，分布在消化道、呼吸道及其他部位黏膜下的淋巴样组织，构成了机体局部黏膜防御系统，称为黏膜免疫系统。黏膜免疫是机体整体免疫防御机制的重要组成部分，既与机体整体免疫功能密切相关，也具有本身一些独特的功能或作用。

肠道中的肠壁集合淋巴结（或称派伊尔结）在诱导黏膜免疫应答中起重要作用。位于黏膜上皮中的 M 细胞是一种重要的抗原转运细胞，它可将抗原内吞，再将其转运到黏膜上皮下方的 Payer 集合淋巴结中。抗原很快被抗原提呈细胞摄取，提呈给定居于 Payer 集合淋巴结肿的 T、B 淋巴细胞产生特异性免疫应答。在小肠和结肠黏膜上皮细胞间存在一类 T 细胞称为上皮内淋巴细胞，其中 $\alpha\beta^+$ T 细胞外，$\gamma\delta^+$ T 细胞较多，占 10%～40%。目前已发现，肠道某些细菌感染或疱疹病毒感染能直接活化 $\gamma\delta^+$T 表现细胞毒作用，杀伤靶细胞。$\gamma\delta^+$T 细胞尚有一些 $\alpha\beta^+$T 细胞所不具有的功能，但其详情尚待研究。

MIS 的主要功能是产生具有局部免疫作用的保护性免疫分子，即分泌型 IgA（sIgA）。肠黏膜的集合淋巴结中的 Th2 细胞主要产生以 IL-5 为首的淋巴因子，IL-5 是 Ig 类转换中产生 IgA 的唯一的淋巴因子，因而产生了大量的 IgA，且结合成双体，再与肠黏膜细胞产生的分泌小体 S 结合，形成分泌型 IgA 到肠腔中，sIgA 能阻止病原体自黏膜侵入。黏膜免疫系统不仅可刺激产生局部黏膜免疫应答，而且也可诱导全身系统免疫应答。

（三）机体对抗病原微生物的特异性免疫

可分为抗毒素性免疫、抗细菌性免疫、抗真菌性免疫和抗病毒性免疫。

1. 抗毒素性免疫　抗毒素性免疫是一种以体液抗体为主的免疫应答。对于外毒素致病的病原菌如白喉、破伤风、气性坏疽等感染作用。机体对这些疾病的免疫应答，主要表现为各种抗毒素中和这种细菌毒素的作用。由抗毒素和外毒素特异性结合形成的复合物，可被吞噬细胞吞噬，并将其降解和清除。平时若用类毒素作预防接种，在体内就可以产生抗毒素。用动物免疫制备的抗毒素血清在临床上常用于早期治疗和紧急预防。

2. 抗细菌性免疫　抗细菌性免疫是指机体的免疫系统对入侵细菌的防御功能。主要包括以下三个作用：

（1）活化免疫性细胞、增加对细菌的吞噬作用：一部分入侵的细菌被吞噬细胞吞噬后，经溶酶体酶的作用，把细菌的抗原物质消化和降解。抗原提供给免疫活性细胞并发生结合。在 T 细胞、B 细胞及巨噬细胞相互之间协同配合下，免疫活性细胞由于被激活而大量增殖分化。B 细胞则依次分化为淋巴母细胞和浆细胞。浆细胞随即产生特异性抗体——有免疫活性的免疫球蛋白。

有些特异性抗体有调理吞噬作用，有些能对抗病原菌的抗吞噬物质，如链球菌细胞壁中的 M 蛋白、肺炎链球菌的荚膜多糖；或改变病原菌表面的电荷，促进吞噬细胞的吞噬作用。T 细胞依次分化为淋巴母细胞及致敏淋巴细胞。对该抗原致敏的淋巴细胞可随血流及淋巴流运行到细菌的入侵部位。当其接触该细菌时就产生淋巴因子，其中趋化因子可招引大小吞噬细胞、巨噬细胞，游走抑制因子可制止巨噬细胞游走而把细菌吞噬销毁。

（2）杀菌溶菌作用：对某些革兰阳性球菌（葡萄球菌）及革兰阴性杆菌（沙门菌及霍乱弧菌等）所产生的抗体，与这些细菌结合后，再与补体结合就可使细菌溶解或死亡。

（3）细胞免疫作用：许多细胞内寄生的细菌（结核、麻风、布氏杆菌等）感染中，可产生细胞免疫作用。通过致敏淋巴细胞释放的各种淋巴因子，激活吞噬细胞，显著地增强其吞噬消化能力，抑制这些细菌在吞噬细胞内生长或提高杀死细菌的能力。同时还加强防御同种细菌再感染的免疫力。

3. 抗真菌免疫　真菌侵入机体，刺激机体的免疫系统，产生特异性免疫应答。其中以细胞免疫为主，同时可诱发迟发型超敏反应。

（1）细胞免疫：真菌性感染与细胞免疫有密切的关系。很多研究证实，Th1 反应占优势的细胞免疫应答在抗深部真菌（如白色念珠菌、新生隐球菌）感染中起重要作用。Th1 细胞产生的 INF-γ、IL-2 等激活巨噬细胞，上调呼吸爆发作用，增强对真菌的杀伤力。$CD4^+$ Th1 还可诱发迟发型超敏反应，控制真菌感染的扩散。患 AIDS、恶性肿瘤或应用免疫抑制剂的人其 T 细胞功能受到抑制，易并发播散性真菌感染，并导致死亡。但细胞免疫对真菌感染者的康复起何作用尚不清楚。真菌感染一般不能形成稳固的病后免疫。

某些真菌性感染后可发生迟发型皮肤超敏反应，如临床常见的癣菌疹即是。对真菌感染者进行皮肤试验，可用于诊断或流行病学调查。

（2）体液免疫：真菌是完全抗原，深部真菌感染可刺激机体产生相应抗体。抗体的抗真菌作用尚有争论。如白色念珠菌阴道炎患者的血液及阴道分泌物中，可证明有特异性的IgG及IgA抗体，但不能抑制阴道中的白色念珠菌感染。但也有一些研究证明保护性抗体在深部真菌感染中的作用。如抗白假丝酵母黏附素抗体，能阻止白假丝酵母黏附于宿主细胞。抗新生隐球菌荚膜特异性IgG抗体有调理吞噬作用。检测抗体对深部真菌感染的诊断有参考价值。浅部真菌感染诱生抗体的水平很低，并且容易出现交叉反应，无应用价值。

4. 抗病毒免疫　抗病毒性免疫指机体免疫系统对入侵病毒的防御功能。可分为细胞免疫及体液免疫，机体对无包膜病毒（如腺病毒、灰质炎病毒、ECHO病毒）的抵抗力主要来自抗体；机体对有包膜的病毒（如巨细胞病毒、EB病毒、单纯疱疹病毒、麻疹病毒、腮腺炎病毒）的抵抗力主要来自细胞免疫，抗体也起辅助作用。

（1）细胞免疫的作用主要是杀灭已侵入细胞内的病毒：在病毒感染的细胞表面上常保留着病毒的一些抗原成分，可作为致敏淋巴细胞的靶标记，通过致敏淋巴细胞能选择性地攻击与杀伤这种被感染的靶细胞及细胞内病毒。致敏淋巴细胞释放出干扰素，可进入邻近的正常细胞，通过诱导宿主细胞产生一种有抗病毒作用的蛋白质，可抑制同种病毒和其他病毒在这种细胞内的繁殖，从而阻止病毒扩散。抗病毒感染的细胞介导的免疫中最重要的成员是细胞毒T细胞（cytotoxic T lymphocyte，CTL），其次为自然杀伤细胞（NK），其他还有杀伤性淋巴细胞（K细胞）及巨噬细胞等。NK-干扰素系统构成抗病毒防御机制的第一道防线，随着病毒感染后的抗体产生，由K细胞参与的ADCC在抗病毒感染中进一步发挥重要作用。NK细胞可被干扰素、白细胞介素-2及某些细菌活化。

（2）体液抗体的免疫作用主要是对游离于细胞外的病毒，抗体加强组织细胞表面的防御作用抗体能阻止病毒感染的发生，也能阻止病毒随血流扩散到其易感的组织。抗体对病毒的作用主要包括对病毒的中和作用及增强对病毒的吞噬作用。抗体覆盖了病毒的吸附位点，从而降低其吸附能力（中和作用）；病毒由于抗体的作用而凝聚，减少了暴露的有效的吸附位点；针对病毒表面抗原的非中和抗体，能调理吞噬发挥的作用而使病毒丧失其感染性。病毒与特异性抗体IgG结合后形成抗原抗体复合物，吞噬细胞通过Fc受体而加强吞噬。细胞的酶使病毒颗粒溶解而失去感染性。若补体存在则可增强对病毒的中和反应并使病毒溶解。呼吸道病毒在呼吸道黏膜分泌的局部抗体（sIgA）作用下常被灭活。消化道中也存在着IgG抗体，它不像IgG及IgM那样被蛋白酶分解，也不杀死病毒，但可阻止病毒进入黏膜上皮细胞。肠道病毒与虫媒病毒感染后引起的病毒血症，可受到血清中和抗体（IgM、IgG）的控制，从而阻止病毒经血流到达易感组织。

第四节　医院感染病原菌耐药性变迁

目前，随着抗菌药物的大量使用，病原菌的耐药现象日益严重，无论是革兰阳性菌还是革兰阴性菌，多重耐药菌所占比例逐渐增加。

一、金黄色葡萄球菌

1940 年，青霉素开始投入临床使用，当时所有金黄色葡萄球菌对其敏感。但在 1942 年，部分菌株就因产生了青霉素酶而导致对青霉素耐药。目前，在临床分离的金黄色葡萄球菌中，有 80%以上的菌株对青霉素耐药。之后，甲氧西林作为第一个对青霉素酶稳定的半合成青霉素，因其对产酶的葡萄球菌有很好的抗菌活性而在临床治疗中得到广泛应用。1961 年，英国首次报道了 MRSA，该菌对几乎所有的 β-内酰胺类耐药，并表现为多重耐药表型。*mecA* 基因是介导 MRSA 耐药的主要原因。该基因可编码一种低亲和力的青霉素结合蛋白（PBP2a），因与 β-内酰胺类的亲和力下降，从而导致抗菌药物的药效不能发挥。目前，MRSA 已被全球各地广泛报道，并已成为全球最受关注的耐药菌之一。在我国，不同地区间 MRSA 的分离率存在很大差别。在东部地区，MRSA 流行率最高，其百分比可达 76.9%，而西南部地区其流行率相对较低，百分比为 52.3%，其他地区为 60%；同时，MRSA 在上海、北京、广州等经济条件较好的大城市中的分离率要高于其他城市；另外，儿童中 MRSA 的分离率明显低于成人，基本成 1∶2 的比例。与其他国家和地区相比，中国 MRSA 的耐药谱型相对较广，对大环内酯类、克林霉素、氨基糖苷类、喹诺酮类、利福平和甲氧苄啶-磺胺甲噁唑有相对较高的耐药性，仅对万古霉素、替考拉宁、利奈唑胺、达托霉素、替加环素等少数几种抗菌药物敏感，故给临床治疗带来巨大负担。除金黄色葡萄球菌外，凝固酶阴性葡萄球菌的耐药性也不容忽视，其对甲氧西林的耐药率往往高于前者。2010 年中国 CHINET 细菌耐药性监测结果显示，金黄色葡萄球菌和凝固酶阴性葡萄球菌（CNS）中甲氧西林耐药株分别为 51.7%和 71.6%。

此外，在 MRSA 中还存在部分异质性万古霉素中介的菌群，该类菌株体外 MIC 敏感，但在其子代（10^{-5}～10^{-6}）中含有少量对万古霉素中介耐药的亚群，尤其是在万古霉素 MIC 为 2μg/ml（主要指金黄色葡萄球菌）时，其发生率最高。除异质性万古霉素中介的菌群外，万古霉素中介和耐药的葡萄球菌也已经被发现。关于万古霉素中介的具体机制仍不清楚，但研究表明其与异质性中介菌群具有类似的表型和机制；而对于万古霉素耐药的菌群，耐药机制主要是由于葡萄球菌从 VRE 中获得了 *vanA* 基因，后者可编码一种末端为 D-Ala-D-Lac 的靶位点，导致其与万古霉素的亲和力降低了约 1000 倍，进而导致万古霉素耐药。除此之外，MRSA 还可对替考拉宁、利奈唑胺、达托霉素、奎奴普丁-达福普汀等有效药物耐药，但仅为散发报道，且部分耐药机制仍不清楚。替考拉宁的作用机制与万古霉素相似，故耐药机制也基本相同，很多对万古霉素耐药的菌株同时也对替考拉宁耐药，这主要与携带 *van* 基因有关。但与万古霉素不同的是，替考拉宁不影响细胞膜的通透性和 RNA 合成，在体外替考拉宁较万古霉素容易诱导耐药。目前，利奈唑胺耐药葡萄球菌（LRS）已在多个国家相继报道，其主要机制包括三种：23S rRNA 突变、核糖体蛋白 L3/L4 突变和携带 *cfr* 基因。其中，23S rRNA 以 G2576T 位发生突变最常见，该位点位于 23S rRNA 结构域 V 区，是利奈唑胺与之结合的位点之一，一旦该位点发生突变，将导致利奈唑胺不能与之结合；而 *cfr* 基因编码的核糖体甲基转移酶甲基化的是另一个重要位点 A2503，该基因起初分离自动物，并逐渐传播到人。由于该基因大多位于质粒，或由质粒、转座子转移到基因组，故可在不同菌种间相互传播，所以对其进行感染控制的意义较大。目前，随着葡萄球菌对达托霉素耐药的出现，对其耐药机制的研究也不断增多，有文献报道细胞壁增厚、表面电荷增加、细胞膜流动性改变、细胞膜磷脂合成的改变等表型特征可能与达托霉素耐药相关，但具体机制仍不清楚。奎奴普丁-达福普汀对MRSA具有杀菌作用，具有较好的体外抗菌活性。导致葡萄球菌对其耐药的最重要机制是核糖体结合靶位发生甲基化，使之对大环内酯类、林可酰胺类和奎奴普丁耐药，但它对达福普汀无作用。

二、肺炎链球菌

肺炎链球菌是引起医院内、外感染的重要致病菌。在临床分离的肺炎链球菌中，约60%的菌株分离自住院患者，40%分离自门急诊。目前，肺炎链球菌的耐药性也在不断增加，80%以上的菌株对大环内酯类耐药，70%以上的菌株对克林霉素耐药，50%以上的菌株对甲氧苄啶-磺胺甲噁唑耐药。近年来，肺炎链球菌对青霉素的耐药率较高，2011年CHINET的数据显示：儿童中青霉素耐药肺炎链球菌（PRSP）和青霉素中介肺炎链球菌（PISP）的分离率分别为12.9%和13.5%，而成人中PRSP和PISP的分离率分别为2.1%和4.8%。PRSP和PISP常表现为多重耐药表型，与青霉素敏感肺炎链球菌（PSSP）相比，前者对头孢克罗、头孢丙烯、头孢曲松、四环素、甲氧苄啶-磺胺甲噁唑、红霉素、克林霉素的敏感性显著降低，但所有菌株对万古霉素和替考拉宁敏感。

三、肠　球　菌

肠球菌是引起尿路感染、腹腔感染、血流感染、伤口感染的重要致病菌，其在临床的分离率有逐渐增加的趋势。在革兰阳性菌中，肠球菌分离率占第二位，且分别是引起尿路系感染和血流感染的第一和第三位病原菌。目前，在引起人类感染的肠球菌属中，粪肠球菌和屎肠球菌最常见，且前者多于后者，但后者更易耐药，并呈逐渐增长的趋势。

随着各种抗菌药物在临床的应用，多重耐药肠球菌不断出现，万古霉素作为治疗此类感染的有效药物，在临床得到广泛应用。1988年，Uttley等首次报道了肠球菌和屎肠球菌。之后不久，就在整个英国、法国、澳大利亚、比利时、加拿大、美国等多个国家分离出此类菌株。最近，来自美国的监测数据显示，因耐万古霉素肠球菌VRE感染导致的住院人数，从2000年的9820人已增长到了2006年的21 352人。现已证实肠球菌可将*vanA*基因通过质粒接合传递给金黄色葡萄球菌，而这无疑给临床抗感染治疗带来巨大挑战。肠球菌在院内广泛存在，与其耐药特点有关。肠球菌耐药包括天然耐药和获得性耐药两种，前者指对头孢菌素类、耐青霉素酶的青霉素类、低浓度氨基糖苷类、克林霉素、氟喹诺酮类、甲氧苄啶＋磺胺甲噁唑天然耐药；后者指通过质粒、转座子或突变株的发生，导致对高浓度β-内酰胺类、高浓度氨基糖苷类、糖肽类（万古霉素、替考拉宁）、四环素、红霉素、氟喹诺酮类、利福平、氯霉素、呋西地酸、呋喃妥因等获得性耐药。2010年原卫生部全国细菌耐药监测网的数据显示，粪肠球菌对大环内酯类、四环素的耐药率＞70%，对利福平、高浓度庆大霉素和链霉素的耐药率分别为55.7%、46.9%和40.0%，对氟喹诺酮类的耐药率在35%左右，对氨苄西林的耐药率为15.0%，对万古霉素和替考拉宁的耐药率分别为0.8%和0.7%。除氯霉素、四环素和米诺环素外，屎肠球菌对其他药物的敏感性均低于粪肠球菌。目前，VRE的耐药表型和基因型均可分为*VanA*、*VanB*、*VanC*、*VanD*、*VanE*和*VanG*六型，其中*VanA*、*VanB*、*VanD*、*VanE*和*VanG*属于获得性耐药，而 *VanC* 属于固有耐药。在临床分离的肠球菌中，*VanA* 和 *VanB* 最常见。*VanA* 型主要介导对万古霉素和替考拉宁的高水平耐药，常由质粒介导可转移，多见于屎肠球菌和粪肠球菌；*VanB* 型多介导对万古霉素的高水平耐药而对替考拉宁敏感，编码基因位于染色体或质粒上，耐药性可转移，多见于屎肠球菌和粪肠球菌。

四、肠杆菌科细菌

肠杆菌科细菌是引起院内尿路感染、腹腔感染、血流感染、下呼吸道感染、伤口感染的重要致病菌，同时也是临床分离率最高的一类细菌。目前，从临床的分离率来看，大肠埃希菌的分离率最高，其次是肺炎克雷伯菌、阴沟肠杆菌、弗劳地枸橼酸杆菌、奇异变形杆菌、黏质沙雷菌、产气肠杆菌等。与革兰阳性菌相比，肠杆菌科细菌很容易通过获得耐药基因的方式而导致耐药，其中最主要的就是获得编码β-内酰胺酶的基因。1983 年，ESBLs 首次被发现，该酶可水解青霉素类、第一代头孢菌素、第二代头孢菌素、大部分三代头孢菌素、头孢吡肟和氨曲南，不能水解加酶抑制剂、头霉素类和碳青霉烯类。与非产 ESBLs 菌株相比，产 ESBLs 株的耐药性明显增加。ESBLs 是一群酶的总称，包括 TEM 型、SHV 型、CTX-M 型、OXA 型、PER 型、GES 型、BES 型等。目前，产 ESBLs 的肠杆菌科细菌已在全球范围内流行，且存在明显的地区差异。在美国、欧洲等地，产 ESBLs 细菌常表现出对头孢他啶的耐药性高于对头孢噻肟。而我国产 ESBL 菌株耐药性主要表现在头孢噻肟的耐药性明显高于头孢他啶，这与主要流行的基因型不同有关。如美国以 TEM-10、12、26 型 ESBLs 为主；欧洲国家如英国以 TEM-10、12 为主，法国以 SHV-3、4 和 TEM-3 为主；而我国以 CTX-M 型为主。除此之外，产 ESBLs 菌株有逐年增长的趋势。在 2003～2008 年，中国美罗培南监测研究（Chinese Meropenem Surveillance Study，CMSS）10 家教学医院的药敏结果可以看出，产 ESBLs 大肠埃希菌与产 ESBLs 产酸克雷伯菌的检出率分别由 2003 年的 55.8%和 13.0%增加到了 2008 年的 61.0%和 24.2%，而产 ESBLs 肺炎克雷伯菌的检出率在部分地区有下降趋势。

此外，肠杆菌科细菌还可产生 AmpC 酶，该酶既可由染色体介导，又可由质粒介导。其特点是可水解青霉素类、头孢菌素类、头霉素类和单氨类，而不能水解碳青霉烯类和四代头孢菌素。在肠杆菌属、枸橼酸杆菌属、沙雷菌属、普罗威登斯菌属及摩根菌属中，存在染色体型 AmpC 酶，在β-内酰胺类抗生素存在时，后者可诱导这些细菌产酶量大量增加，去除诱导剂时，其产酶量仍可减少至原来水平。近年来，由质粒介导的 AmpC 酶开始出现，并在全球范围内流行，但仍主要以肺炎克雷伯菌为主。目前，由于检测 AmpC 酶方法上的限制，大部分临床实验室不能对其进行常规检测，仅用于流行病学调查或科研。

除 ESBLs 和 AmpC 酶外，肠杆菌科细菌还可产生碳青霉烯酶。碳青霉烯酶指能水解碳青霉烯类导致其 MIC 值升高的β-内酰胺酶，包括 A、B、D 三类。其中 A 类和 D 类活性位点组成含丝氨酸，称为丝氨酸酶。A 类包括 SME 1～3、IMI 1～2、NMC-A、KPC 1～4、GES 2～6 等，主要介导高水平耐药，但可被克拉维酸和他唑巴坦抑制；主要存在于肠杆菌科，少数存在于铜绿假单胞菌（GES-2）。D 类包括 OXA-23～27、OXA-40、OXA 48、OXA-50～51、OXA-55、OXA-58、OXA-60、OXA-62 等，主要存在于鲍曼不动杆菌，通常介导低水平耐药，对碳青霉烯类和超广谱头孢菌素类水解能力较弱，但大部分不能被克拉维酸和 EDTA 抑制，其中 OXA-48 水解能力最强。B 类活性位点依靠 Zn^{2+}，称为金属 β 内酰胺酶，该类酶水解能力较强但可被 EDTA 抑制且不能水解氨曲南。基于结构、与 Zn^{2+} 亲和力、水解活性等特点，可把金属 β 内酰胺酶进一步分为 B1、B2、B3 三亚类。其中，IMP、VIM、GIM、SPM-1、NDM 等属于金属 β 内酰胺酶 B1 类。在我国，肠杆菌科细菌中所产生的碳青霉烯酶以 IMP 型、KPC 型和 NDM 型为主。

无论如何，从目前的药敏结果来看，碳青霉烯类仍是治疗肠杆菌科细菌感染的最好药物，其次是哌拉西林-他唑巴坦、阿米卡星、头孢吡肟、头孢他啶等。近期，一些新的抗菌药物如头孢洛林、替加环素等也有望成为治疗肠杆菌科细菌引起重症感染的重要选择。

五、铜绿假单胞菌

在临床分离的非发酵菌中，铜绿假单胞菌的分离率最高，该菌是引起呼吸机相关性肺炎、尿路感染、术后伤口感染、血流感染、褥疮、脓肿、化脓性中耳炎等感染性疾病的重要病原菌。

从体外药敏的结果来看，铜绿假单胞菌的耐药性有逐渐增加的趋势，但相对稳定。2003～2008 年 CMSS 的监测结果显示，548 株铜绿假单胞菌对常用药物美罗培南、亚胺培南、头孢他啶、头孢吡肟、阿米卡星、头孢哌酮-舒巴坦、哌拉西林-他唑巴坦、环丙沙星的敏感性分别由 2003 年的 86.2%、74.8%、72.4%、71.5%、76.4%、75.6%、74.0%和 72.4%降到了 2008 年的 76.0%、70.5%、65.8%、69.9%、77.4%、58.2%、70.5%和 69.9%。然而，2010 年 CMSS 的监测结果又表明，185 株铜绿假单胞菌除对美罗培南的敏感性稍有下降（74.1%）外，对亚胺培南（71.9%）、头孢他啶（79.5%）、头孢吡肟（73.5%）、阿米卡星（85.9%）、头孢哌酮-舒巴坦（70.8%）、哌拉西林-他唑巴坦（80.0%）、环丙沙星（74.1%）的敏感性均稍高于 2008 年的结果。虽然，在分析的过程中可能存在地域、标本类型等方面的影响，但上述结果应可以说明，近几年来铜绿假单胞菌的耐药性增加不明显，相对稳定。尽管如此，多重耐药（MDR）和全耐药（PDR）铜绿假单胞菌开始出现，并呈逐渐增加的趋势。多重耐药指对头孢他啶、美罗培南或亚胺培南、阿米卡星、环丙沙星中的三种及三种以上耐药，而全耐药指对所有抗菌药物全部耐药。CMSS 的监测结果显示，MDR 和 PDR 铜绿假单胞菌在 2003 年、2004 年、2006 年、2008 年的分离率分别为 11.3%/2.4%、14.9%/2.5%、13.3%/5.1%和 17.1%/7.5%，呈一个明显增加的趋势。

目前，通过对铜绿假单胞菌耐药机制的研究发现，铜绿假单胞菌对抗菌药物耐药主要通过外膜通透性降低（如外膜蛋白 OmpF 缺失、OprD2 缺失等）及主动外排机制和产生 β-内酰胺酶来实现。铜绿假单胞菌中存在着至少 3 种主动外排系统：MexAB-OprM、MexCD-OprJ、MexEF-OprN。其中 MexB、MexD、MexF 是位于内膜上的转运载体蛋白，OprM、OprJ、OprN 为外膜蛋白，MexA、MexC、MexE 为连接两者的辅助蛋白。MexAB-OprM 与 MexCD-OprJ 的底物均相当广泛，两者底物无明显差别，而 MexEF-OprN 底物主要是碳青霉烯类和氟喹诺酮类药物。此外，铜绿假单胞菌还可通过产生碳青霉烯酶，尤其是金属酶的方式导致对包括碳青霉烯类在内的多种药物耐药。

六、鲍曼不动杆菌

在临床分离的非发酵菌中，鲍曼不动杆菌的分离率居第二位，仅次于铜绿假单胞菌。该菌是医院感染的重要病原菌，主要引起呼吸道感染、败血症、泌尿系感染、继发性脑膜炎、手术部位感染、呼吸机相关性肺炎等。

从体外药敏的结果来看，鲍曼不动杆菌的耐药性明显增加。2003～2008 年 CMSS 的监测结果显示，454 株鲍曼不动杆菌对常用药物美罗培南、亚胺培南、头孢他啶、阿米卡星、头孢哌酮-舒巴坦、哌拉西林-他唑巴坦、环丙沙星的敏感性分别由 2003 年的 94.6%、92.5%、46.2%、55.9%、61.3%、53.8%和 44.1%降到了 2008 年的 60.7%、62.1%、41.1%、43.6、53.6%、43.6%和 38.6%；2010 年 CMSS 的监测结果又表明，180 株鲍曼不动杆菌对美罗培南、亚胺培南、头孢他啶、阿米卡星、头孢哌酮-舒巴坦、哌拉西林-他唑巴坦、环丙沙星的敏感性分别降到了 37.2%、35.6%、25.6%、35.6%、28.9%、24.4%、23.3%。此外，CMSS 的监测结果还显示，MDR 和 PDR 鲍曼不动杆菌在 2003 年、2004 年、2006 年、2008 年的分离率分别为 36.4%/1.1%、47.5%/3.0%、49.6%/6.5%和 59.4%/14.1%，呈一个明显增加的趋势。从上述结果可以看出，在中国，碳青霉烯类耐药的鲍曼不动杆菌（CRAB）广泛流行，使临床治疗面临巨大困难。

目前，通过对鲍曼不动杆菌耐药机制的研究发现，鲍曼不动杆菌通过产生碳青霉烯酶、靶位点改变、外排系统表达升高或孔通道蛋白缺失等介导对多种抗菌药物耐药。其中，不动杆菌产生的碳青霉烯酶最常见的是 OXA-23 型，也可由 OXA-48、IMP 型金属酶等介导耐药；同时，部分耐药株还可伴有膜孔蛋白的缺失。在鲍曼不动杆菌中，有三个主动外排系统最重要，即 AdeABC、AdeIJK 和 AdeFGH。其中，AdeABC 是鲍曼不动杆菌中第一个被鉴定的 RND 外排系统，其操纵子编码膜融合蛋白 AdeA、转运蛋白 AdeB 和外膜蛋白 AdeC。AdeABC 操纵子存在于 80%（53%～97%）的鲍曼不动杆菌中，但其在野生株中并不表达，其高表达可引起多重耐药。作用底物包括氨基糖苷类、β-内酰胺类、氟喹诺酮类、四环素类、替加环素、大环内酯类、氯霉素、甲氧苄啶等。AdeIJK 是鲍曼不动杆菌中第二个 RND 外排系统。此系统主要导致天然耐药，其作用底物包括替卡西林、头孢菌素类、氨曲南、氟喹诺酮类、四环素、替加环素、利福平、氯霉素等，但不泵出氨基糖苷类。AdeFGH 外排系统不引起鲍曼不动杆菌的天然耐药，但其高表达可导致氟喹诺酮类、氯霉素、克林霉素、甲氧苄啶等高水平耐药，并降低四环素、替加环素和磺胺甲噁唑等药物的敏感性，但不影响 β 内酰胺类和氨基糖苷类。

第五节　常见医院感染临床标本的收集方法与注意事项

不同类型标本或不同检测目的标本采集方法不同，标本容器标识、检验条形码内容应包括患者姓名、性别、病历号、标本种类、检验项目及检验单号等信息，做到标识唯一。

一、血液、骨髓标本

（一）采集指征

可疑感染患者出现以下一种或几种特征时，可以考虑采集血培养：发热（≥38℃）或低温（≤36℃），寒战，白细胞计数增多（计数＞10.0×10^9/L，特别有“核左移”时）或减少（计数＜3.0×10^9/L），皮肤黏膜出血，昏迷，多器官衰竭，血压降低，C反应蛋白、降钙素原（PCT）、1，3-β-D-葡聚糖（G试验）升高及突然发生的急性呼吸、体温和生命体征改变。

（二）采集程序

采集血培养标本之前首先做好手卫生。静脉穿刺点选定后，去除血培养瓶的塑料瓶帽，切勿打开金属封口环和胶塞，使用70％异丙醇或75％乙醇消毒，自然干燥60秒；在穿刺前和穿刺期间，防止静脉滑动，可戴无菌乳胶手套固定静脉。

穿刺点皮肤消毒三步法：

1. 用75％乙醇擦拭静脉穿刺部位，待干30秒以上。

2. 1％～2％碘酊作用30秒或10％碘伏60秒，从穿刺点向外画圈消毒至消毒区域直径达3cm以上。

3. 75％乙醇脱碘　对碘过敏的患者，用75％乙醇消毒60秒，待乙醇挥发干燥后采血。穿刺点消毒后不可再接触。

穿刺点皮肤消毒一步法：0.5％葡萄糖酸氯己定作用30秒（不适用于2个月以内的新生儿），或70％异丙醇消毒后自然干燥。

用注射器无菌穿刺取血后，勿换针头（如果行第二次穿刺，换针头），直接注入血培养瓶，不可将抗凝血注入商品化血培养瓶；血液接种到培养瓶后，轻轻颠倒混匀以防血液凝固。

（三）采血量

自动化仪器要求的采血量成人每瓶8～10ml，儿童每瓶1～5ml。手工配制培养基要求血液和肉汤之比为1∶5～1∶10，以稀释血液中的抗菌药、抗体等杀菌物质。

（四）血培养次数和采血时间

只要怀疑血液细菌感染，应即刻采集。采血培养应该尽量在使用抗菌药之前进行，在1小时内采集2～3套进行血培养。一个部位静脉采血注入多个培养瓶中应视为单套血培养，成人建议同时采用需氧瓶和厌氧瓶，儿童因为很少见厌氧菌感染，因此推荐应用两瓶需氧瓶。入院前2周内接受抗菌药治疗的患者，连续3天每天采集2套。可选用能吸附抗菌药的培养基。对间歇性寒战或发热应在寒战或体温高峰到来之前0.5～1小时采集血液，或在寒战或发热后1小时采集血液。

2～5天内无需重复采集血培养。只有在怀疑感染性心内膜炎或其他血管内感染（如导管相关性感染）时，才有必要间隔多次采集血培养。对于新生儿，采集一瓶儿童需氧瓶，建议同时做尿液和脑脊液培养。

（五）标本运送

采血后应该立即送检，如不能立即送检，可室温保存，切勿冷藏。

二、尿液标本

（一）采集指征

患者有典型的泌尿系感染症状，如肉眼脓尿或血尿，尿常规检查表现为白细胞或亚硝酸盐阳性，不明原因的发热，无其他局部症状，长期留置导尿管的患者出现发热，膀胱排空功能受损，泌尿系统疾病手术前等。

（二）采集程序

标本采集应力争在未使用抗菌药之前，注意避免消毒剂污染标本。

1. 采集时间　怀疑感染存在，应尽早采集标本，一般在患者使用抗菌药之前或停用药物后1～2天采集。

2. 采集方法

（1）耻骨弓上穿刺采集尿：无菌操作，采用无菌注射器从耻骨上穿刺入膀胱内吸取尿液，此法为评估膀胱内细菌感染的“金标准”，但患者不易接受。

（2）直接膀胱导尿：局部消毒后，采用导尿管经尿道插入膀胱收集尿液，严格采用无菌技术插入导管，避免带入细菌，弃去最开始导出的15～30ml尿液后再收集培养的尿液。注意有可能将下尿道细菌经导管引入膀胱，导致继发性感染，一般不推荐此法。

（3）清洁中段尿：嘱咐患者睡前少喝水或不喝水，清晨起床后用肥皂水清洗会阴部，女性应分开大阴唇，男性应上翻包皮，仔细清洗，再用清水冲洗尿道口周围；将前段的尿液丢弃，留取中段尿液约10ml直接排入无菌容器中，立即送检、接种培养基。先排出的尿液可以用来做性传播疾病和尿道炎的分子生物学诊断标本。此法也难以获取无污染的尿液，尿流不畅、包皮过长或卫生条件不好的患者更难避免污染。一个可行的办法是制定与不同的尿液采集方法相应的临床结果解释标准。

（4）儿童尿液采集袋：由于儿童不能自主地控制膀胱收缩，需要用采集袋，此法很难避免会阴部正常菌群的污染，易出现假阳性。因此，该方法尿液培养结果阴性更有意义。如果培养结果阳性，必要时可用直接膀胱导尿或耻弓上穿刺法采集尿液标本来确证有无尿道感染。

（5）留置导尿管：采用无菌技术用注射器经导尿管抽取尿液。为了避免微生物进入采集系统，采集管必须为连续的密闭系统，应先消毒导尿管外壁，按无菌操作方法用注射器穿刺导尿管吸取尿液。导尿管无污染或患者无尿道感染，但尿液经收集袋自身的引流管口流出可能会引起污染。导尿管留置时间延长易导致与引起患者尿道感染不一致的微生物定植生长，需要置入一个新的导管后再采集尿液做细菌培养。

（6）回肠导管导尿：回肠导尿实验室处理方法类似于直接膀胱导尿。对外科手术形成的回肠导管的患者，尿液采集与尿液培养结果的解释较难，即使采用伸缩式导管也难获得足量的尿液标本，且污染危险性增加。另外，导管常定植有大量的多种微生物菌群以及潜在的致病菌，培养结果难以区分污染、定植或真正的多种微生物引起的尿道感染。

（7）其他采集方法：尿道导管插入术，纤维膀胱镜进入膀胱或经皮肤肾造口术，用一个细导管通过患者侧腹进入肾盂，直接从肾脏采集尿液，可用于确定尿道感染的部位或在尿流不畅时引流尿液。

3. 采集量　5～10ml。采集容器应洁净、无菌、加盖、封闭、防渗漏、广口，容积应

>50ml，盒盖易于开启，不含防腐剂和抑菌剂。

4. 标本采集时的消毒程序　先用温和中性肥皂水清洁会阴部，女性将阴唇用手指向两旁拨开，男性应翻上包皮，仔细清洗。再用清水冲洗尿道口周围。

（三）标本运送

标本采集后应及时送检、及时接种，室温下保存时间不得超过 2 小时（夏季保存时间应适当缩短或冷藏保存），4℃冷藏保存时间不得超过 8 小时，但应注意淋病奈瑟菌培养时标本不能冷藏保存。

三、脑脊液标本

（一）采集指征

未知原因引起的头痛、脑膜刺激征象、颈部僵直、脑神经征象、发热、体温过低、易受刺激等临床症状。此外，其他实验室检查发现脑脊液白细胞增加、蛋白质增加且葡萄糖减少等。

（二）采集程序

1. 采集时间　怀疑为中枢神经系统感染存在时，应立即采集标本，最好在发病早期，使用抗菌药之前。

2. 采集方法　采集脑脊液一般采用腰椎穿刺术，特殊情况可采用小脑延髓池或脑室穿刺术。以 70%乙醇或 2%碘酊消毒背部下方，实施局部麻醉，然后以一采集针轻轻由第三与第四腰椎间的中线部位穿刺进入脊髓蛛网膜，采集约 3～5ml 脑脊液于 3 支无菌试管中，每支试管至少 1～2ml。整个过程需以最严格的无菌操作技术进行。进行脑脊液培养时，建议同时进行血培养。

3. 采集量　至少 1～2ml。采集容器为无菌塑料试管。

（三）标本运送

标本采集后要立即送检、检验，一般不能超过 1 小时。因为放置时间过久，其性质可能发生改变，影响检验结果，同时应避免凝固和混入血液。实验室收到标本后应立即处理。

腰椎穿刺时必须进行彻底消毒和无菌操作，标本应置于无菌密封容器立即送检，并且保温（禁止放于冰箱内，因脑膜炎奈瑟菌遇冷死亡）。某些细菌具有自溶酶，放置时间过长易自溶死亡，实验室收到标本后应立即处理。进行病毒学检查的脑脊液标本应放置冰块，可在 4℃保存 72 小时。

四、无菌体液标本

除外血液、骨髓、尿液、脑脊液等无菌体液，还包括经皮穿刺获得的胸腔积液、腹腔积液、关节液等。各种引流液不能作为无菌体液标本处理。

（一）采集指征

1. 胆汁　急性胆囊炎、急性重症胆管炎，伴有腹痛、黄疸，墨非征阳性，伴有恶心、呕吐和发热，尿少且黄，中毒或休克。

2. 胸腔积液　结核性胸膜炎、细菌性肺炎引起的胸膜炎伴有胸痛、发热、胸腔积液混浊、乳糜性、血性或脓性。

3. 腹腔积液　原发性、继发性腹膜炎伴有腹痛、呕吐、肌紧张、肠鸣音减弱或消失。

4. 心包液　结核性、风湿性、化脓性、细菌性心包炎。

5. 关节液　化脓性关节炎、关节肿胀、关节周围肌肉发生保护性痉挛。

（二）采集程序

1. 采集时间　怀疑感染存在，应尽早采集标本，一般在患者使用抗菌药之前或停用药物后1～2天采集。

2. 采集方法　用2%碘酊消毒穿刺部位的皮肤后，由临床医师穿刺采集标本（2ml左右），装入无菌密封容器立即送检。

3. 采集量　至少1ml。采集容器为无菌试管。

（三）标本运送

采集后立即保温送检，要求在15分钟内送至实验室，实验室收到标本后应立即处理。

五、粪便标本

（一）采集指征

当腹泻患者出现以下任何一种情况时建议采集粪便标本进行细菌培养：

粪便涂片镜检白细胞＞5个/HP，体温＞38.5℃。如重症腹泻，血便或便中有脓液，未经抗菌药治疗的持续性腹泻患者或肠道传染病疫区的患者。

（二）采集程序

1. 采集时间　尽可能在发病早期和使用抗菌药之前。在不同的时间采集2～3个标本可以提高致病菌的分离率。

2. 采集方法

（1）自然排便法：采集标本时，取有脓血、黏液、组织碎片部分的粪便1～3g。外观无异常的粪便应从粪便的表面不同部位取材。

（2）液体粪便：则取絮状物，一般取1～3ml，直接装入粪便容器或运送培养基中送检。

（3）直肠拭子法：如排便困难或婴幼儿患者，可用直肠拭子法采集标本。先以肥皂、水和70%乙醇将肛门周围洗净，然后用经无菌盐水湿润的棉拭子插入肛门，超越肛门括约肌约2.5cm，与直肠黏膜表面接触，轻轻旋转，必须将棉拭子置于运送培养基中送检。

3. 采集量　固体标本1～3g。液体标本1～3ml。一般粪便标本装于无菌广口塑料杯；直肠拭子置于运输拭子中

（三）标本运送

1. 粪便标本　室温1小时内送至。对住院的腹泻成人患者，应采集住院3天内粪便标本送检，标本采集后应尽快送检，有条件的提倡使用运送培养基。怀疑艰难梭菌感染，要进行厌氧培养，并检测艰难梭菌A/B毒素。

2. 直肠拭子　室温1小时内送至。

3. 高度怀疑霍乱弧菌感染的标本应室温1小时内送至，运送必须符合特殊标本的安全要求。

六、下呼吸道标本

(一) 采集指征

出现咳嗽、咯血、呼吸困难、发热等呼吸道感染症状。

(二) 采集程序

1. 采集时间　以清晨为最好，患者痰量多。

2. 采集方法

(1) 自然咳痰法：以晨痰为佳，采集标本前应用清水漱口或用牙刷清洁口腔，有义齿者应取下义齿。尽可能在用抗菌药之前采集标本。用力咳深部的痰，直接吐入无菌、清洁、干燥、不渗漏、不吸水的广口带盖的容器中，标本量应≥1ml。咳痰困难者可雾化吸入45℃ 100g/L NaCl水溶液，使痰液易于排出。对自然咳痰困难的患者可用无菌吸痰管抽取气管深部分泌物。

(2) 支气管镜采集法、防污染毛刷采集法、环甲膜穿刺经气管吸引法、经胸壁针穿刺吸引法和支气管肺泡灌洗法：均由临床医师按相应操作规程采集，但必须注意采集标本时尽可能避免咽喉部正常菌群的污染。将抽吸物或洗出物放入采集器内，将刷出物放入有盐水的无菌容器中。

(3) 小儿取痰法：用弯压舌板向后压舌，将拭子伸入咽部，小儿经压舌刺激咳痰时，可喷出肺部或气管分泌物粘在拭子上送检。幼儿还可用手指轻叩胸骨柄上方，以诱发咳痰，或哭泣时的气道分泌物。

(4) 诱导取痰法：刷牙龈和舌头后让患者用水漱口，借助喷雾器使患者吸入约25ml 3%～10%的无菌盐水诱导排痰。

3. 采集量　≥1ml。采集容器为无菌密封容器。

(三) 标本运送

标本应尽快送检，对不能及时送检的标本，室温保存不超过2小时。注意对不能自然咳痰的患者，医师可经抽吸获得标本，经口吐出的痰经涂片镜检判断标本是否合格，合格的痰标本鳞状上皮细胞≤10个/LPF，中性粒细胞>25个/LPF。对可疑烈性呼吸道传染病（如SARS、肺炭疽、肺鼠疫等）的患者采集检验标本时必须注意生物安全防护。

七、鼻咽部标本

(一) 采集指征

发热、咽部发红、疼痛、咳嗽、喉部有脓样分泌物等临床症状。直接视检、手术中或组织病理检查发现脓肿，或为了检出脑膜炎奈瑟菌带菌者而采集鼻咽拭子。

(二) 采集程序

1. 采集时间　在发病早期，使用抗菌药物之前采集。

2. 采集方法　采集上呼吸道标本通常采用含转运培养基的无菌棉拭子。

(1) 鼻：用被无菌盐水湿润的拭子插入鼻孔约2cm，对鼻黏膜用力旋转。

(2) 鼻咽：用无菌拭子经鼻轻轻插入鼻咽后部，慢慢旋转拭子5秒以吸收分泌物，放入无菌管中。咽部检体，采集前患者应用清水反复漱口，由检查者将舌向外拉，使腭垂尽可能向外牵引，将棉拭子通过舌根到咽后壁或腭垂的后侧，涂抹数次，但拭子要避免接触口腔和舌黏膜。

3. 采集量　尽可能多取、转运拭子运送。

（三）标本运送

常温 2 小时内送至实验室。注意喉拭子不能用于会厌感染患者培养。

八、脓液和伤口标本

（一）采集指征

软组织有急性化脓性炎症、脓肿、创伤感染等。

（二）采集程序

要求深入伤口，紧贴伤口前沿取样。

1. 采集时间　在使用抗菌药之前采集。

2. 采集方法

（1）首先用无菌生理盐水清洗脓液及病灶的杂菌，再采集标本，以免影响检验结果。

（2）脓性标本使用针和注射器抽吸采集，再移入无菌容器内，立即送往实验室。如果没有得到抽吸物，也可以用拭子在伤口深部采集渗出物。对于皮肤或下表皮的播散性感染，应收集病灶处边缘而非中央处的感染组织送检。

（3）脓肿标本以无菌注射器抽取为好，也可由排液法取得，先用 70％乙醇擦拭病灶部位，待干燥后用无菌刀片切开排脓，以无菌棉拭子采集脓血性标本送检。标本如不能及时送检，应将标本放在冰箱中冷藏，进行厌氧培养的标本只能放于室温下。

（4）厌氧菌感染的脓液常有腐臭，感染部位呈黑色，采集和运送标本是否合格，对厌氧培养是否成功至关重要，特别注意避免正常菌群的污染以及由采集至接种前尽量避免接触空气。最好以针筒直接由病灶处抽取脓血标本或伤口周围组织，采集完毕后应进行床边接种或置于厌氧运送培养基内送检。

3. 采集量　尽可能多取、转运拭子运送。

（三）标本运送

常温 2 小时内送至。注意组织或液体优于拭子标本，如必须用拭子，采集 2 个拭子，1 个用于培养，另 1 个用于革兰染色。脓肿底部或脓肿壁组织及脓血取样结果最佳。

九、组 织 标 本

（一）采集指征

出现表浅皮肤黏膜感染、深部组织感染等。

（二）采集程序

1. 采集时间　在使用抗菌药之前采集。

2. 采集方法　根据不同的病变部位、炎症或坏死组织部位，采用相应的方法采集组织标本。

3. 采集量　尽可能多取或要求＞1g。无菌容器，需要加一些无菌盐水保持湿润。

（三）标本运送

常温 2 小时内送至实验室。注意组织标本的采集量应尽可能多，拭子不要从患处表面简单摩擦取样，最好采集创面深部或患处与正常组织交界处的组织。组织培养的标本不得添加固定液。

十、生殖道标本

（一）采集指征

出现发热、乏力、食欲缺乏等全身症状，伴有皮肤黏膜损害。男性有尿痛、尿频、尿急、尿道分泌物增多、会阴部疼痛、阴囊疼痛、性功能障碍、泌尿生殖器畸形和缺损；女性有阴道分泌物增多及性状异常、尿道口瘙痒、脓性分泌物流出、下腹疼痛、月经失调、阴道出血、外阴瘙痒、外阴或阴道疼痛、性功能障碍等。

（二）采集程序

1. 采集时间　在疾病早期，使用抗菌药之前采集。

2. 采集方法

（1）男性前列腺：用肥皂和水清洗阴茎头，通过直肠按摩前列腺，用无菌拭子收集液体放入无菌管内。

（2）男性尿道：用泌尿生殖道拭子插入尿道腔 2～4cm，旋转拭子，至少停留 20 秒，使之容易吸收。

（3）女性阴道：擦除过多的分泌物和排出液，用 2 支无菌拭子从阴道穹隆部黏膜处获取分泌物。1 支用于涂片，另 1 支拭子用于培养。

（4）女性尿道：患者排尿 1 小时后采集，拭去尿道口的渗出物，用拭子通过阴道，靠着耻骨联合，按摩尿道，采集尿道分泌物。

3. 采集量　尽可能多取，转运拭子运送。

（三）标本运送

常温 2 小时内送至。淋病奈瑟菌培养需保温及时送检，衣原体、支原体等培养无法及时送检时应 4℃保存。推荐用革兰染色方法确定细菌性阴道病，细菌培养往往因杂菌生长容易被误导。

十一、眼、耳部标本

（一）采集指征

眼、耳部出现各种急慢性炎症。

（二）采集程序

1. 采集时间　在发病早期，使用抗菌药之前采集。

2. 采集方法

（1）内耳：接触耳鼓室，先用肥皂水清洗耳道，再用注射器收集液体。对破裂的鼓室，借助耳科诊视器，用拭子收集液体。

（2）外耳：用湿拭子拭去耳道的碎屑或痂皮，在外耳道用力旋转拭子取样。

（3）眼部：用（无菌盐水预湿）拭子围绕结膜取样，将左右眼部检体分别涂抹在两个玻片上染色。眼部检体建议在床边直接接种或涂片。

3. 采集量　尽可能多取，转运拭子运送。

（三）标本运送

耳部标本常温 2 小时内送至。眼部标本应 15 分钟内送至。对于外耳道应用力取样，表面取样可能采不到病原菌。眼部标本采集时注意避免感染蔓延至眼部邻近区域。标本必须标明来自左眼或右眼。

十二、导管相关性血流感染

(一) 采集指征

导管相关性血流感染（CRBSI）主要的危险因素包括：导管的类型、导管放置时间和插管部位。怀疑患者可能有导管相关血流感染时，根据患者实际情况选择检测程序。

(二) 采集程序

1. 对于短期外周导管的建议　采集 2 套外周静脉血培养。无菌操作拔除导管，采用 Maki 半定量法进行培养，导管尖片段长度应达到 5cm（通常导管的外表面有细菌定植，可以引起感染）。

培养结果解释如下：

（1）如果 1 套或 1 套以上血培养阳性，并且导管片段培养阳性（半定量，菌落计数≥15 个），血培养与导管培养菌种相同，提示为 CRBSI。

（2）如果 1 套或 1 套以上血培养阳性，并且导管片段培养阴性，无法判断；但是，如果血培养分离株为金黄色葡萄球菌或白色念珠菌，并且没有其他明确的感染源，仍然提示为 CRBSI。

（3）如果 2 套血培养阴性，但导管片段培养阳性，提示为导管定植。

（4）如果 2 套血培养和导管片段培养均为阴性，不可能是 CRBSI。

2. 对于非隧道式和隧道式中心静脉导管及静脉输液港（VAP）的建议　至少采集 1 套静脉外周血培养，同时应尽快采集等量的 1 套导管血培养。

（1）对于保留导管的患者，血培养结果解释如下：

如果 2 套血培养得到的菌株其鉴定结果和药敏谱均相同，并且没有其他明确感染源，提示 CRBSI。

如果 2 套血培养均阳性并且分离的菌种相同，导管血阳性报警时间比外周血阳性报警时间早≥2 小时，又没有其他明确感染源，则提示为 CRBSI（如果导管血阳性报警时间比外周血阳性报警时间早<2 小时，2 套血培养获得鉴定与药敏谱相同的分离株，仍有可能为 CRBSI）。

如果 2 套血培养阳性，导管血中菌量为外周血中菌量的 5 倍以上，并且没有其他明确的感染源，提示为 CRBSI。这种方法要求采用手工定量血培养系统，如裂解离心法。

如果只是导管血培养阳性，不能判断为 CRBSI，提示导管有细菌定植或采血过程有污染。

如果只是外周血培养阳性，不能确定为 CRBSI。但是，如果分离到的菌株为金黄色葡萄球菌或念珠菌属，并且没有其他明确的感染源，也可能为 CRBSI。要确定是否为 CRBSI，需要进行导管片段半定量或定量培养，分离到相同菌株，或者另外导管血或外周血分离到相同的菌种，并且没有其他明确的感染源。

如果 2 套血培养均为阴性，不太可能为 CRBSI。

（2）对于决定拔除可疑导管的患者，血培养结果解释如下：

如果 1 套以上血培养和导管片段培养阳性，并且菌种鉴定与药敏谱相同，则可能为

CRBSI。

如果 1 套以上血培养阳性且导管片段培养阴性，若血培养阳性株为金黄色葡萄球菌或念珠菌，则有可能为 CRSBI。如果需要进行确认，要求进一步采集其他外周血培养，获得阳性且为同一菌种，没有其他明确的感染源，即为 CRBSI。

如果血培养阴性，导管片段培养阳性，提示定植，不是 CRBSI。如果外周血培养和导管片段培养均为阴性，不太可能为 CRBSI。

第六节 临床微生物室在感染控制中的作用

微生物实验室在监测、治疗、控制和预防院内感染中起着重要的作用，是院内感染监测和早期预警系统。以微生物实验室为基础的监测、以患者病房为单位的监测（如重症监护病房、血液病房等）和特定地点的感染监测（如血液和手术部位）都是医院全方位监测的重要组成部分。微生物学家作为医院感染控制部门的重要成员，其作用和职责如下：

1. 增进临床、实验室和感控部门的合作，并为感控部门成员提供微生物以及其他相关专业培训，例如临床微生物标本的采集、保存、运送的要求和注意事项，对标本采集前要求患者准备，采集时机、采集部位，采集频次、采集量以及采样部位消毒等一系列问题进行指导；对人体常见的正常菌群、定植菌、污染菌和感染菌等内容进行培训；对各种细菌耐药酶的检测及在选用抗生素方面的意义与临床进行经常性的沟通等。

2. 制定正确收集、运输和处理标本的准则。实验室检测的结果与临床标本质量有直接关系，不正确的采集和运输标本可能产生错误结果。

3. 及时采集院内感染的患者和工作人员相关的样本，准确快速查明医院感染病原体，最大限度地作出微生物学诊断。

4. 采用经国际认证的标准和方法（CLSI 或 EUCAST）进行抗菌药物敏感试验，确定不同病原菌需要测试及报告的抗菌药物。

5. 在控制临床常见病原菌耐药及制定当地抗菌药物使用相关政策方面起着重要作用。参与抗微生物药物合理使用委员会的活动；监测包括感控部门在内的相关科室报告耐药细菌的流行趋势；对于从临床标本分离病原微生物的罕见耐药模式及时通知感控部门；不同地理位置医院耐药性差别，微生物实验室应建立临床分离数据库，建议将所有病原菌的药敏的数据采用 WHONET 软件保存并分析，为当地制定抗菌药物的使用政策时提供依据。经验用药亦需要循证医学和流行病学资料的支持，定期发布细菌耐药性监测结果，随时统计分析 ICU 等重点科室常见病原菌和耐药状况，对临床经验性选择抗生素、提高重症感染的救治成功率有很大帮助。另一方面，常见病原菌耐药性水平的变化也可以作为一个医院感染控制质量的标志。

6. 如有重要的临床和（或）公共卫生健康的指征（如分离出沙门菌、志贺菌或脑膜炎奈瑟菌，涂片见到抗酸杆菌，细菌培养分离出多重耐药菌）并应通过电话立即向感控部门和该患者的主管医生报告，随后提交一份书面报告。

7. 必要时进行医院感染相关病原微生物的分子生物学分型。微生物实验室与感控部门合作监测、调查院内感染暴发事件，采用分子分型方法（如 PFGE、RAPD 等）分析菌株的同源性以确认是否存在院感暴发，并确定宿主和带菌者，及时控制病原菌流行。国外一些医院的做法是对 VRE、CRE 等不常见的耐药菌一经发现即进行分子分型，根据分型结果判断院内流行的可能性及范围并采取相应措施控制感染。

8. 加强特殊耐药菌监测。临床微生物室是医院感染控制委员会的重要成员，微生物检验在医院感染的监测中起重要作用。若在临床微生物检验中发现有医院感染的可能，要及时与医院感染控制部门、主管医师和护士联系，并动态追踪。医院感染中的一些特殊耐药菌如 VRE、MRSA、产 ESBL 肠杆菌科细菌等常通过交叉感染传播，曲霉菌、军团菌等常在空调、供水系统、雾化装置存在并导致感染，对病原菌的来源需常规监测并提醒临床注意，该措施可有效预防病原菌传播扩散并节省大量抗感染费用。

9. 监测消毒、灭菌效果，必要时进行环境监测并及时反馈给感控部门。正确、科学地实施消毒与隔离技术对预防和控制医院感染非常重要，正确地指导、监察消毒隔离工作也是临床微生物室的工作之一。当发生医院感染暴发流行或特殊耐药细菌感染时，临床微生物专业人员应参与制定消毒隔离措施，对相关的人员管理、废弃物的处理等环节提出微生物专业意见。

（孙宏莉　程敬伟　刘亚丽　徐英春　赵　锐　倪语星）

参考文献

1. 王力红．医院感染学．北京：中国协和医科大学出版社，2002
2. 李六亿，刘玉村．医院感染管理学．北京：北京大学医学出版社，2010
3. 李凡，刘晶星．医学微生物学．北京：人民卫生出版社，2008
4. 倪语星，尚红．临床微生物学与检验．北京：人民卫生出版社，2011
5. 徐秀华．临床医院感染学．长沙：湖南科学技术出版社，2005
6. 王枢群，张邦燮．医院感染学．重庆：科学技术出版社重庆分社，1990

第十四章　医院感染常见病原体

第一节　医院感染常见病原体分类

目前，引起医院感染的病原体主要包括细菌、真菌和病毒三大类，其中最常见、研究最多的是细菌。

一、细　　菌

细菌的分类原则上分为传统分类和种系分类两种。传统分类是依其性状的相似程度进行归类（一般种的水平相似度>80%），以此划分种和属。种系分类是基于化学分析和核酸分析方法，比较细菌大分子（核酸、蛋白质）结构的同源程度，揭示细菌进化信息。种（species）是细菌种系分类的基本单位。生物学性状基本相同的细菌群体构成一个菌种；性状相近、关系密切的若干菌种组成一个菌属（genus）。同一菌种的各个细菌，虽然性状基本相同，但在某些方面仍有一定差异，差异较明显的称亚种（subspecies，subsp）或变种（variety，var），差异小的则为型（type）。

细菌的分类方法有多种，以下为一些常用的表型分类方法。

按照菌体形态，细菌可分为球菌、杆菌、螺形菌等。多数球菌直径 1μm 左右，外观呈圆球形或近似球形，如按排列方式又可将球菌进一步分为双球菌、链球菌、葡萄球菌、四联球菌、八叠球菌等。不同杆菌其大小、长短、粗细差别较大，如按形态进行区分，可将杆菌进一步分为球杆菌、棒状杆菌、梭杆菌、链杆菌、分枝杆菌等。螺形菌菌体弯曲，如菌体只有 1 个弯曲，呈弧形或逗点状称为弧菌，如霍乱弧菌；如菌体有数个弯曲称为螺菌，如鼠咬热螺菌；部分菌株的菌体细长弯曲呈弧形或螺旋形称为螺杆菌，如幽门螺杆菌。

按照革兰染色法可将细菌分为两大类：革兰阳性菌和革兰阴性菌。常见的革兰阳性菌包括：金黄色葡萄球菌、肺炎链球菌、粪肠球菌、消化链球菌、白喉棒状杆菌、枯草芽孢杆菌、结核分枝杆菌、破伤风梭菌等；常见的革兰阴性菌包括：大肠埃希菌、肺炎克雷伯菌、霍乱弧菌、铜绿假单胞菌、鲍曼不动杆菌、脑膜炎奈瑟菌、卡他莫拉菌、韦荣球菌、黑色普雷沃菌等。

按照细菌代谢时对氧分子的需要与否，可分为四类：专性需氧菌、微需养菌、兼性厌氧菌、专性厌氧菌。专性需氧菌只能在有氧的环境下生长，如结核分枝杆菌、霍乱弧菌；微需养菌在低氧压（5%～6%）生长最好，氧浓度＞10%对其有抑制作用，如空肠弯曲菌、幽门螺杆菌；兼性厌氧菌在有氧和无氧条件下均可生长，但在有氧条件下生长较好，大部分细菌属于此类；专性厌氧菌只能在无氧环境下生长，如破伤风梭菌、脆弱拟杆菌。

还可将上述三种分类方法结合起来对细菌进行分类：需氧革兰阳性球菌、需氧革兰阳性杆菌、需氧革兰阴性球菌、需氧（或兼性厌氧）革兰阴性杆菌、厌氧革兰阳性球菌、厌氧革兰阳性杆菌、厌氧革兰阴性球菌、厌氧革兰阴性杆菌 8 类。

需氧革兰阳性球菌主要包括葡萄球菌属、链球菌属和肠球菌属三类。按照凝固酶活性，葡萄球菌属又分为凝固酶阳性的金黄色葡萄球菌和凝固酶阴性的表皮葡萄球菌、人葡萄球菌、溶血葡萄球菌、腐生葡萄球菌、模仿葡萄球菌、头状葡萄球菌、沃氏葡萄球菌等；链球菌属根据溶血类型的不同可被分为甲型（α）溶血性链球菌（如草绿色链球菌和肺炎链球菌）、乙型（β）溶血性链球菌（如化脓性链球菌和无乳链球菌）和丙型（γ）溶血性链球菌（如牛链球菌）；如按照链球菌细胞壁中多糖抗原的不同，可分成 A～H、K～T和 U、V 共 20 群。对人类致病的链球菌菌株 90%属于 A 群，B、C、D、G 群偶见。同群链球菌间，因表面蛋白抗原结构不同，又分若干型。例如，A 群根据其 M 抗原不同分 100 个型，B 群分 4 个型，C 群分 13 个型等。链球菌的群别与溶血性间无平行关系，但对人类致病的 A 群链球菌多数呈现乙型溶血。目前，肠球菌属包括粪肠球菌、屎肠球菌、鸟肠球菌、铅黄肠球菌、坚忍肠球菌、鸡肠球菌、芒地肠球菌、恶臭肠球菌、希拉肠球菌、孤立肠球菌、棉子糖肠球菌、假鸟肠球菌等，其中与人类感染最相关、最重要的是粪肠球菌和屎肠球菌两种。

需氧革兰阳性杆菌包括棒状杆菌属（如白喉棒状杆菌、假白喉棒状杆菌、结膜干燥棒状杆菌、化脓棒状杆菌、溃疡棒状杆菌、假结核棒状杆菌、溶血棒状杆菌、杰克群棒状杆菌等）、李斯特菌属（如单核细胞增生性李斯特菌）、加德纳菌属（如阴道加德纳菌）、分枝杆菌属（如结核分枝杆菌、非结核分枝杆菌、麻风分枝杆菌）、诺卡菌属（如星形诺卡菌、巴西诺卡菌等）和需氧芽胞杆菌属（如炭疽芽胞杆菌、蜡样芽胞杆菌、枯草芽胞杆菌等）等。

需氧革兰阴性球菌主要包括奈瑟菌属和莫拉菌属两种，其中前者包括淋病奈瑟菌、脑膜炎奈瑟菌、微黄奈瑟菌、黏膜奈瑟菌、浅黄奈瑟菌、灰色奈瑟菌、干燥奈瑟菌等，而莫拉菌属主要包括卡他莫拉菌一种。

需氧（或兼性厌氧）革兰阴性杆菌包括肠杆菌科、非发酵菌和弧菌科等。

肠杆菌科包括埃希菌属、志贺菌属、沙门菌属、克雷伯菌属、肠杆菌属、枸橼酸杆菌属、沙雷菌属、变形杆菌属、摩根菌属、耶尔森菌属和普罗威登斯菌属等。其中，埃希菌属包括 5 个种，即大肠埃希菌、蟑螂埃希菌、弗格森埃希菌、赫尔曼埃希菌和伤口埃希菌，以大肠埃希菌最常见；志贺菌属分为 A、B、C、D 4 个群，其中 A 群为痢疾志贺菌、B 群为福氏志贺菌、C 群为鲍氏志贺菌、D 群为宋内志贺菌，在中国以福氏志贺菌和宋内志贺菌较多见；沙门菌属有多种血清型，95%以上沙门菌都属于 A～F 群，其中较常见的有伤寒沙门菌，甲、乙、丙型副伤寒沙门菌，猪霍乱沙门菌，鼠伤寒沙门菌和肠炎沙门菌等；克雷伯菌属包括 5 个种，即肺炎克雷伯菌、产酸克雷伯菌、解鸟氨酸克雷伯菌、植生克雷伯菌和土生克雷伯菌，其中肺炎克雷伯菌又可分为 3 个亚种：肺炎亚种、臭鼻亚种、鼻硬结亚种；肠杆菌属包括11个种，即产气肠杆菌、阴沟肠杆菌、日勾维肠杆菌、阪崎肠杆菌、中间型肠杆菌、泰洛肠杆菌、河生肠杆菌、阿氏肠杆菌、致癌肠杆菌、溶解肠杆菌和超压肠杆菌，其中以产气肠杆菌和阴沟肠杆菌引起院内感染最常见；枸橼酸杆菌属包括3个菌种，即弗劳地枸橼酸杆菌、异型枸橼酸杆菌、无丙二酸盐枸橼酸杆菌及其丙二酸盐阴性枸橼酸杆菌生物1群，其中以弗劳地枸枸橼酸杆菌为代表；沙雷菌属包括8个种，即黏质沙雷菌、液化沙雷菌、臭味沙雷菌、普城沙雷菌、深红沙雷菌、无花果沙雷菌、嗜虫沙雷菌和居泉沙雷菌，其中黏质沙雷菌是重要条件致病菌；变形杆菌属包括4个种，即普通变形杆菌、奇异变形杆菌、产黏变形杆菌和潘氏变形杆菌，前两者较常见；摩根菌属只有摩根摩根菌1个种；耶尔森菌属有11个菌种，其中与人类疾病密切相关的有鼠疫耶尔森菌、小肠结肠炎耶尔森菌和假结核耶尔森菌；普罗威登斯菌属包括5个种：产碱普罗威登斯菌、斯氏普罗威登斯菌、雷氏普罗威登斯菌、海氏普罗威登斯菌和拉氏普罗威登斯菌。

非发酵菌是一群不发酵葡萄糖或仅以氧化形式利用葡萄糖的需氧或兼性厌氧、无芽胞的革兰阴性杆菌；在分类学上分别属于不同的科、属和种，但生化特征十分接近，多为条件致病菌，主要引起院内感染。非发酵菌包括的菌种较多，主要有下列菌属：假单胞菌属、不动杆菌属、窄食单胞菌属、产碱杆菌属、伯克霍尔德菌属等。假单胞菌属的细菌已超过200多种，其中与人类关系密切的有铜绿假单胞菌、荧光假单胞菌、恶臭假单胞菌、斯氏假单胞菌和类鼻疽假单胞菌；根据DNA-DNA杂交可将不动杆菌属至少分为25个种，但仅有10种被命名，常见的包括醋酸钙不动杆菌、鲍曼不动杆菌、溶血不动杆菌、琼氏不动杆菌、约氏不动杆菌和洛菲不动杆菌；窄食单胞菌属只有一个嗜麦芽窄食单胞菌；产碱杆菌属包括粪产碱杆菌和木糖氧化产碱杆菌2个种，后者又分为2个亚种：木糖氧化产碱杆菌木糖氧化亚种和木糖氧化产碱杆菌脱硝亚种，典型菌种是粪产碱杆菌；伯克霍尔德菌属内部已超过10个种，其中较常见包括洋葱伯克霍尔德菌、鼻疽伯克霍尔德菌、类鼻疽伯克霍尔德菌等，以洋葱伯克霍尔德菌为代表菌种。

弧菌科主要包括弧菌属、邻单胞菌属和气单胞菌属。其中，弧菌属共有36个种，与人类感染相关的菌种包括引起肠道感染的O1群霍乱弧菌、O139群霍乱弧菌、非O1群霍乱弧菌、副溶血弧菌、拟态弧菌、河流弧菌、霍利斯弧菌，引起伤口感染、中耳炎和败血症等肠道外感染的溶藻弧菌、辛辛那提弧菌、创伤弧菌、弗尼斯弧菌、少女弧菌、麦氏弧菌和鲨鱼弧菌；邻单胞菌属只有类志贺邻单胞菌一个菌种；气单胞菌属包括嗜水气单胞菌、豚鼠气单胞菌、杀鲑气单胞菌、中间气单胞菌、脆弱气单胞菌、简氏气单胞菌、舒氏气单胞菌、维氏气单胞菌温和生物型、维氏气单胞菌维氏生物型等，其中以嗜水气单胞菌较常见。

在厌氧菌中，根据芽胞有无，又可将其分为有芽胞厌氧菌和无芽胞厌氧菌两类。前者包括比较常见的破伤风梭菌、产气荚膜梭菌、肉毒梭菌和艰难梭菌；后者又可分为革兰阴性杆菌、革兰阳性杆菌、革兰阴性球菌、革兰阳性球菌四种。厌氧革兰阴性杆菌有8个属，如拟杆菌属、普雷沃菌属、梭杆菌属等，其中以脆弱拟杆菌最为重要；厌氧革兰阳性杆菌有7个属，如丙酸杆菌属、双歧杆菌属、真杆菌属、乳杆菌属等；厌氧革兰阴性球菌有3个属，其中以韦荣球菌属最重要；厌氧革兰阳性球菌有5个属，如消化链球菌属、消化球菌属等，其中消化链球菌属最重要。

除此之外，在引起医院感染的致病菌中还包括苛养性细菌，因为该类细菌对营养要求比较高，故称为苛养菌。临床常见的苛养菌包括：肺炎链球菌、流感嗜血杆菌、卡他莫拉菌、脑膜炎奈瑟菌、淋病奈瑟菌、嗜肺军团菌等。

二、真　菌

目前，现代真菌分类主要包括四个门：接合菌门、壶菌门、担子菌门和子囊菌门，另外还有一个未定位的半知菌，这里仅简单地介绍与临床感染可能相关的一些种属。

接合菌门主要包括毛霉目和虫霉目，毛霉目又包括根霉属、毛霉属、犁头霉属、共头霉和小克银汉霉等，虫霉目包括蛙粪霉属（固孢蛙粪霉）和耳霉属（冠状耳霉）；壶菌门主要引起植物感染。

担子菌门包括隐球菌属（如新型隐球菌、格特隐球菌、浅黄隐球菌、浅白隐球菌、罗伦隐球菌）、红酵母属（如深红酵母和黏红酵母）、毛孢子菌属（如阿萨希毛孢子菌、皮肤毛孢子菌、倒卵状毛孢子菌、皮瘤毛孢子菌）和马拉色菌属（如糠秕马拉色菌、球形马拉色菌、合轴马拉色菌、钝形马拉色菌、斯洛菲马拉色菌、厚皮马拉色菌、限制马拉色菌）。

子囊菌门包括念珠菌属（如白色念珠菌、热带念珠菌、近平滑念珠菌、克柔念珠菌、光滑念珠菌、季也蒙念珠菌、乳酒念珠菌）、曲霉属（如烟曲霉、黄曲霉、黑曲霉、土曲霉、构巢曲霉、杂色曲霉）、小孢子菌属（如犬小孢子菌、石膏小孢子菌、粉小孢子菌、猪小孢子菌、铁锈色小孢子菌、奥杜盎小孢子菌、鸡禽小孢子菌、桃色小孢子菌、库柯小孢子菌）、毛癣菌属（如红色毛癣菌、须癣毛癣菌、断发毛癣菌、紫色毛癣菌、同心性毛癣菌、许兰毛癣菌、麦格毛癣菌、疣状毛癣菌、马毛癣菌、苏丹毛癣菌、雅温德毛癣菌、猴毛癣菌、土生毛癣菌）、表皮癣菌属（如絮状表皮癣菌）、镰刀菌属（如茄病镰刀菌、串珠镰刀菌、尖孢镰刀菌、半裸镰刀菌、层生镰刀菌）、链格孢属（如链格孢霉）、短梗霉属、离蠕孢属（如夏威夷离蠕孢、穗状离蠕孢）、枝孢霉属（如卡氏枝孢霉）、弯孢霉属（如新月弯孢霉、膝状弯孢霉、中介弯孢霉）、着色霉属（如裴氏着色霉、紧密着色霉）、瓶霉属（如疣状瓶霉、烂木瓶霉、寄生瓶霉、匐根瓶霉）、外瓶霉（如皮炎外瓶霉、甄氏外瓶霉、丛梗孢外瓶霉、嗜鱼外瓶霉、鲑鱼外瓶霉、棘状外瓶霉、威尼克外瓶霉）、喙枝孢属（如播水喙枝孢、深绿色喙枝孢）、毛结节菌属、茎点霉属（如正核茎点霉）、申克孢子丝菌、马内菲青霉菌、荚膜组织胞浆菌荚膜变种、荚膜组织胞浆菌杜波变种、粗球孢子菌、巴西副球孢子菌、皮炎芽生菌、毛壳菌、指霉、德氏霉等。

三、病　毒

病毒分类的研究起步较晚，一般多采用一种非系统、多原则、分等级的分类方法，国际病毒分类委员会会定期发布新的病毒分类命名系统。目前认为，病毒的分类主要依据以下几个方面：①核酸的性质与结构（DNA 或 RNA、单链或双链、分子质量、基因数）；②病毒粒子的大小、形态；③衣壳对称性和壳粒数目；④有无包膜；⑤对理化因素的敏感性；⑥抗原性；⑦生物学特性（繁殖方式、宿主范围、传播途径和致病性）。

按照上述依据，我们可将临床上较常见的病毒进行如下分类：DNA 病毒、RNA 病毒、DNA 和 RNA 反转录病毒。其中 DNA 病毒又分为双链 DNA 有包膜、双链 DNA 无包膜、单链 DNA 无包膜三种，双链 DNA 有包膜病毒包括痘病毒科（如天花）和疱疹病毒科（如单纯疱疹病毒），双链 DNA 无包膜病毒包括腺病毒科（如腺病毒）和乳多空病毒科（如乳头状瘤病毒、多型瘤病毒和空泡病毒），单链 DNA 无包膜病毒包括细小病毒科（如人类细小病毒 B19）；RNA 病毒又分为双链 RNA 分节无包膜、单负链 RNA 有包膜不分节、单负链 RNA 有包膜分节、单正链 RNA 无包膜不分节和单正链 RNA 有包膜不分节，双链 RNA 分节无包膜病毒包括呼肠病毒科（如呼肠孤病毒、轮状病毒）和双 RNA 病毒科（如传染性胰坏死病毒），单负链 RNA 有包膜不分节病毒包括副黏病毒科（如麻疹病毒、腮腺炎病毒、副流感病毒、呼吸道合胞病毒）和弹状病毒科（如狂犬病病毒），单负链 RNA 有包膜分节病毒包括正黏病毒科（如流感病毒）、布尼亚病毒科（如汉坦病毒）和沙粒病毒科（如沙粒病毒），单正链 RNA 无包膜不分节病毒包括小 RNA 病毒科（如脊髓灰质炎病毒、柯萨奇病毒、埃可病毒、新型肠道病毒 68～71）、杯状病毒科（如诺瓦克病毒、札幌病毒）和星状病毒科（如人类星状病毒），单正链 RNA 有包膜不分节包括冠状病毒科（如 SARS 冠状病毒）、黄病毒科（如黄热病毒、登革热病毒、丙型肝炎病毒）、披膜病毒科（如风疹病毒）。

第二节　医院感染中常见细菌的特性

细　　菌

（一）葡萄球菌属

1. 金黄色葡萄球菌

（1）生物学性状：金黄色葡萄球菌为革兰阳性球菌，直径在 0.5～1μm 之间，常呈葡萄串状排列，也可单个或成对排列，无芽胞、无鞭毛。需氧或兼性厌氧，营养要求不高，耐盐性强，可在含 10%～15% NaCl 的培养基上生长。在基础培养基上，金黄色葡萄球菌可形成直径为 1～3mm 不透明光滑菌落，且呈现出金黄色；在血平板上，该菌可形成完全透明的 β 溶血环。其生化反应为触酶阳性，氧化酶阴性，还原硝酸盐，且能利用葡萄糖、麦芽糖、蔗糖、甘露醇等多种碳水化合物，产酸不产气。

（2）致病性：可产生凝固酶，α、β、γ、δ 溶血素，表皮剥脱毒素、肠毒素、杀白细胞素、毒性休克综合征毒素-1 等多种毒素，以及葡激酶、耐热核酸酶、透明质酸酶、脂酶等多种酶类。

（3）所致疾病：

1）侵袭性疾病：皮肤及软组织感染、中耳炎、气管炎、肺炎、脓胸、心包炎、心内膜炎、脑膜炎、败血症、脓毒血症等。

2）食物中毒、假膜性肠炎、烫伤样皮肤综合征、毒性休克综合征。

（4）微生物学检测：

1）采集标本：脓液、渗出液、血液、脑脊液、穿刺液、分泌物；食物中毒可采取残余食物、患者呕吐物、粪便等。

2）直接涂片与镜检：根据细菌染色后颜色、形态、排列，作出初步判断革兰阳性球菌，部分成堆排列。

3）分离培养与鉴定：将标本接种至血琼脂平板，根据菌落特点、溶血类型、凝固酶试验、生化反应，最终进行鉴定。

2. 耐甲氧西林金黄色葡萄球菌（MRSA）　1961年，英国首次报道了MRSA，该菌对几乎所有的β-内酰胺类（目前头孢洛林除外）耐药，并表现为多重耐药表型。目前的研究认为，*mecA*基因是介导MRSA耐药的主要原因。该基因可编码一种低亲和力的青霉素结合蛋白（PBP2a），因与β-内酰胺类的亲和力下降，从而导致抗菌药物的药效不能发挥。

3. 耐万古霉素金黄色葡萄球菌（VRSA）　该菌对几乎所有的抗菌药物均耐药，仅对达托霉素、利奈唑胺、替加环素、头孢洛林等可能敏感。其耐药机制主要是由于携带了*vanA*基因，在其他相关基因的辅助作用下，该基因编码生成一种D-丙氨酰-D-乳酸的末端，并取代原始细胞壁前体末端中的D-丙氨酰-D-丙氨酸，导致其与万古霉素的亲和力降低。

4. 凝固酶阴性葡萄球菌（CoNS）　该类葡萄球菌是人体皮肤、黏膜的正常菌群，近年来已成为医院感染的常见致病菌。当机体免疫功能低下时，该类菌株也可引起败血症、心内膜炎、尿路感染、手术后感染等。需要指出的是，凝固酶阴性葡萄球菌的耐药性也不容忽视，其对甲氧西林的耐药率往往高于金黄色葡萄球菌。2010年中国CHINET细菌耐药性监测结果显示，金黄色葡萄球菌和凝固酶阴性葡萄球菌（CoNS）中甲氧西林耐药株分别为51.7%和71.6%。然而，路登葡萄球菌虽然属于CoNS，但很多特点与CoNS不同。与其他CoNS相比，路登葡萄球菌的耐药性相对较弱，对大部分的抗菌药物仍敏感，包括青霉素，且不受感染部位的影响。

（二）链球菌属

1. 生物学形状　链球菌属为革兰阳性球菌，直径在0.6～1μm之间，常呈链状排列，链的长短与菌种和生长环境有关，在液体培养基中形成的链比固体培养基长。无芽胞、无鞭毛。大多兼性厌氧，营养要求较高，普通培养基生长不良，需要补充血液、血清、葡萄糖等。在血平板上，不同菌株溶血不一，形成灰白色光滑型的细小菌落。其生化反应为触酶阴性，分解葡萄糖只产酸，一般不分解菊糖，不被胆汁溶解。

2. 致病性　脂磷壁酸、F蛋白、M蛋白、链球菌溶血素O（A群链球菌菌株和部分C群、G群菌株产生）和链球菌溶血素S（多数A群、C群、G群菌株产生）、透明质酸酶、链激酶、链道酶、胶原酶。

3. 所致疾病

（1）A群链球菌：猩红热、淋巴管炎、皮肤及皮下组织感染、中耳炎、扁桃体炎、咽炎、鼻窦炎、乳突炎等。

（2）甲型溶血性链球菌：亚急性细菌性心内膜炎。

（3）B群链球菌：新生儿败血症、脑膜炎、肺炎等。

（4）D群链球菌：尿路感染、化脓性腹部感染、败血症、心内膜炎等。

（5）肺炎链球菌：大叶性肺炎、中耳炎、乳突炎、副鼻窦炎、脑膜炎和败血症等。

4. 微生物学检测

（1）采集标本：脓液、咽拭子、痰液、肺泡灌洗液、支气管吸取物、血液、脑脊液等。

（2）直接涂片与镜检：根据细菌染色后颜色、形态、排列，作出初步判断革兰阳性球菌，呈链状排列；肺炎链球菌为典型的荚膜双球菌。

（3）分离培养与鉴定：将标本接种至血琼脂平板，根据菌落特点、溶血类型、辅助试验（杆菌肽、CAMP 试验、胆汁溶菌试验、菊糖发酵试验、奥普托欣试验、荚膜肿胀试验等），最终进行鉴定。有 β 溶血的菌落，应与葡萄球菌区别；α 溶血的菌落，要和肺炎球菌鉴别。怀疑有败血症的血标本，应先在葡萄糖肉汤中增菌后再在血平板上分离鉴定。怀疑感染性心内膜炎病例，应延长培养时间至三周以上，以检出草绿色链球菌。

5. 耐青霉素肺炎链球菌（PRSP） 肺炎链球菌对 β-内酰胺类耐药的主要机制是 pbp 基因发生一系列突变，导致 PBP 结构变异，使其与 β-内酰胺类抗生素的亲和力显著降低。在肺炎链球菌中存在 6 种 PBPs（PBPIa、PBPIb、PBP2a、PBP2b、PBP2x 和 PBP3），这些 PBPs 与 β-内酰胺类有不同的亲和力。目前的研究认为，大多数肺炎链球菌耐药主要由 PBP2x、PBP2b、PBP1a 变异引起。其中，PBP2b 变异引起青霉素 G 的低水平耐药，PBP2x 变异引起头孢噻肟的低水平耐药，而 PBP2x、PBP2b、PBP1a 三者同时变异才可引起高水平耐药。

（三）肠球菌属

1. 生物学形状 链球菌属为革兰阳性球形或卵圆形，（0.6～2.0）μm×（0.6～2.5）μm，在液体培养基中呈成对或短链。有时以鞭毛运动，没有明显的荚膜。兼性厌氧，可发酵多种碳水化合物，主要产 L（+）-乳酸，不产气，触酶阴性。该菌通常在10～45℃能生长（最适 37℃），在 pH 值 9.6、6.5%NaCl 中和 40%胆盐中也能生长。

2. 致病性 肠球菌的致病性与多种致病基因有关。目前，国内外研究的主要致病基因包括细胞溶解素激活基因（*cylA*）、明胶酶基因（*gelE*）、肠球菌表面蛋白基因（*esp*）、胶原蛋白黏附素基因（*ace*）、聚集物质基因（*agg*）和粪肠球菌心内膜炎抗原基因（*efaA*）等。且粪肠球菌较屎肠球菌中致病基因的种类多，并容易出现 β 溶血和明胶溶解表型，提示粪肠球菌比屎肠球菌致病性更高，这也是临床标本中粪肠球菌分离率高于屎肠球菌的原因之一。

3. 所致疾病

（1）尿路感染：多与尿路器械操作、保留导尿管和患者尿路结构异常有关。

（2）腹部和盆腔等部位的创伤和外科术后感染。

（3）老年患者和严重疾病患者的败血症、心内膜炎等。

4. 微生物学检测

（1）采集标本：尿液、脓汁、胆汁、分泌物、血液等。

（2）直接涂片与镜检：根据细菌染色后颜色、形态、排列，作出初步判断卵圆形革兰阳性球菌，呈短链状排列。

（3）分离培养与鉴定：将标本接种至血琼脂平板，35～37℃孵育 24 小时后，形成灰白不透明、表面光滑、直径 0.5～1mm 大小的圆形菌落，血平板上为 α 溶血或不溶血；挑取可疑菌落，进行触酶试验、胆汁七叶苷试验和 6.5%NaCl 耐受试验，可鉴定到属。

5. 耐万古霉素肠球菌（VRE）（vRE 的耐药基因型可分为 *VanA*、*VanB*、*vanC*、*vanD*、*vanE* 和 *vanG* 六型，其中 *vanA*、*vanB*、*vanD*、*vanE* 和 *vanG* 属于获得性耐药，而 *vanC* 属于固有耐药。在临床分离的肠球菌中，*vanA* 和 *vanB* 最常见。）*vanA* 型主要介导对万古霉素和替考拉宁的高水平耐药，常由质粒介导可转移，多见于屎肠球菌和粪肠球菌；*vanB* 型多介导对万古霉素的高水平耐药而对替考拉宁敏感，编码基因位于染色体或质粒上，耐药性可转移，多见于屎肠球菌和粪肠球菌。万古霉素的作用位点是肽聚糖前体五肽末端的 D-丙氨酰-D-丙氨酸，通过抑制肽聚糖单体插入细胞壁生长位点，进而抑制肽聚糖交联。而蛋白 VanA、VanB、VanC、VanD 和 VanE 均具有连接酶功能，在其他蛋白（如 VanR、VanS、VanH、VanX、VanZ）的辅助作用下，形成低亲和力的 D-丙氨酰-D-乳糖或 D-丙氨酰-D-丝氨酸与万古霉素结合，进而产生对万古霉素耐药的表型。

（四）埃希菌属

1. 生物学性状　埃希菌属中最常见的是大肠埃希菌，该菌为短杆状革兰阴性杆菌，无芽胞，大多有鞭毛，有菌毛。营养要求不高，在血平板和普通平板上生长为圆润、灰白色菌落。在肠道选择培养基上发酵乳糖产酸。伊红亚甲蓝平板（EMB）上呈扁平、粉红色有金属光泽；麦康凯平板（MAC）上呈粉红色或红色；SS 上为红-粉红色或中央为粉红色、周围无色的菌落；XLD 上呈不透明黄色菌落。

2. 致病性　大肠埃希菌是人和动物肠道正常菌群，但其中某些菌株能引起轻微腹泻至霍乱样严重腹泻，并能引起致死性并发症，如溶血尿毒症综合征（HUS）。根据血清型别、毒力和所致临床症状的不同，可将致腹泻的大肠埃希菌分为 5 类（表 14-1）。

表 14-1　大肠埃希菌致病机制及临床症状

菌　株	致病机制	疾病与症状
肠致病型大肠埃希菌（EPEC）	质粒介导黏附和破坏上皮细胞绒毛，导致吸收受损和腹泻	婴儿腹泻；水样便，恶心，呕吐，发热
肠产毒型大肠埃希菌（ETEC）	质粒介导 LT 和（或）ST 肠毒素，导致腹泻及中毒症状	旅行者腹泻；婴幼儿腹泻；水样便，恶心，呕吐，腹痛，低热
肠侵袭型大肠埃希菌（EIEC）	质粒介导侵袭和破坏结肠黏膜上皮细胞	侵犯较大儿童和成人；志贺样脓血便，里急后重，腹痛，发热
肠出血型大肠埃希菌（EHEC）	志贺样毒素即 Vero 毒素，紧密黏附素介导	儿童、老人易感；水样便，继以大量出血，剧烈腹痛，低热或无，可并发 HUS、血小板减少性紫癜
肠集聚型大肠埃希菌（EAggEC）	质粒介导集聚性黏附上皮细胞，阻止液体吸收	婴儿腹泻；持续性水样便，呕吐，脱水，低热

3. 所致疾病　大肠埃希菌是埃希菌属最常见的临床分离菌，可引起血流感染、骨髓炎、蜂窝织炎、关节炎、胆囊炎、肺炎、新生儿脑膜炎，以及腹腔脓肿、肠穿孔继发腹膜炎、肠道手术后继发感染或大面积烧伤创面感染等，是腹泻和泌尿道感染的主要病原菌。

4. 微生物学检测

（1）标本直接涂片染色检查：除血液标本外，其他标本均做涂片染色检查。尿液和其他各种体液以 3000r/m 离心 10 分钟取沉淀制备涂片。脓、痰、分泌物可直接涂片，革兰染色后镜检，油镜下可见革兰阴性短杆菌。

（2）分离培养与鉴定：血标本接种血培养瓶增菌后，转种血琼脂平板和肠道选择培养基。体液标本取离心后沉淀物接种于血琼脂平板和肠道杆菌选择培养基，如中国蓝、伊红亚甲蓝（EMB）和麦康凯（MAC）等琼脂平板。尿液标本同时做菌落计数。脓、痰、分泌物可直接划线分离于血琼脂平板和选择培养基。35℃空气孵育 18～24 小时后观察菌落形态。典型的大肠埃希菌的基本生化反应特征：双糖铁（TSIA）为产酸/产酸+产气、动力阳性/阴性，脲酶阴性，吲哚阳性，枸橼酸盐阴性。

致病性大肠埃希菌鉴定：

1）肠致病性大肠埃希菌（EPEC）：生化反应加血清分型。采用商品化的多价抗血清检测O抗原和H抗原（O∶H分型）。

2）肠产毒性大肠埃希菌（ETEC）：生化反应加血清分型加肠毒素测定。生化反应符合大肠埃希菌，属于一些特定的血清型别，但血清型别与致病没有一定的联系。主要依赖ST和LT肠毒素的检测。

3）肠侵袭性大肠埃希菌（EIEC）：生化反应加血清分型加肠毒素测定。本菌与志贺菌相似，多数EIEC为动力和赖氨酸脱羧酶阴性，乳糖不发酵或迟缓发酵，与志贺菌的主要鉴别试验是醋酸钠、葡萄糖铵利用试验和黏质酸盐产酸试验，EIEC均阳性，志贺菌均阴性。EIEC最常见的血清型为O152和O124。对临床分离的疑为EIEC的菌落需进行豚鼠眼结膜试验（Sereny试验）以进行毒力测定。

4）肠出血性大肠埃希菌（EHEC）：肠道正常菌中的大肠埃希菌约80%在孵育<24小时可发酵梨醇，但O157∶H7不发酵或缓慢发酵山梨醇。可用山梨醇麦康凯琼脂直接筛选不发酵山梨醇的菌落，经次代培养后可用乳胶凝集试验检测O157抗原。凡山梨醇阴性的大肠埃希菌O157∶H7分离株无须再做毒素的检测，因为几乎所有这类菌株均产生Vero毒素。

5）肠集聚性大肠埃希菌（EAggEC）：液体培养-凝集试验检测细菌对细胞的黏附性或用DNA探针技术。

（五）克雷伯菌属

克雷伯菌属主要致病菌为肺炎克雷伯菌、产酸克雷伯菌、肉芽肿克雷伯菌。其中，又以肺炎克雷伯菌最为重要，是引起肝脓肿、肺炎的重要病原菌。肺炎克雷伯菌臭鼻亚种可分离自萎缩性鼻炎（臭鼻症）和鼻黏膜的化脓性感染、血、尿和软组织，可引起慢性萎缩性鼻炎、乳突炎、肾盂肾炎、肺炎和脑膜炎等。鼻硬结亚种引起呼吸道黏膜、口咽部、鼻和鼻窦感染，导致肉芽肿性病变和硬结形成。

1. 生物学性状　革兰阴性球杆菌，荚膜较厚，无鞭毛，无芽胞。营养要求不高，在血平板或普通平板上呈黏液状大菌落，常相互融合，用接种针可挑出长丝状黏液丝。

2. 致病性及所致疾病　肺炎克雷伯菌是本属中最重要的致病菌，在鼻咽和肠内携带，粪便是其最重要的感染源。目前是除大肠埃希菌外的医源性感染中最重要的条件致病菌。当人体机体免疫力降低或长期大量使用广谱抗菌药物而导致菌群失调时可引起感染，常见有肺炎、支气管炎、泌尿道和创伤感染，有时引起严重的败血症、脑膜炎、腹膜炎等。

3. 微生物学检查

（1）镜下形态：革兰阴性短杆菌，有时可见明显的荚膜。

（2）培养鉴定：在鉴别培养基上挑选可疑菌落，在EMB上大、黏稠、红色、易融合成片的菌落；MAC上粉红色黏稠的菌落；SS上红色或粉红色，或具有粉红色中心的无色菌落；XLD上呈不透明的黄色菌落，进一步鉴定到属和种。初步鉴定吲哚阴性（产酸克雷伯菌和解鸟氨酸克雷伯菌阳性）、动力阴性、枸橼酸盐阳性、脲酶阳性。本菌属与类似菌属的鉴别可用特异性抗血清进行荚膜肿胀试验加以确认。

（六）肠杆菌属

1. 生物学性状　肠杆菌属为革兰阴性粗短杆菌，无芽胞，多数无荚膜，有周鞭毛，运动活泼。营养要求不高，在血平板上呈圆形、大而湿润、灰白色、不溶血菌落。

2. 致病性　肠杆菌属细菌广泛存在于水、土壤，是肠道正常菌群的成员，也是主要的医院感染病原菌。在临床标本中检出率最高的是阴沟肠杆菌和产气肠杆菌，可引起泌尿道感染、呼吸道感染、伤口感染以及败血症。阪崎肠杆菌能引起新生儿脑膜炎和败血症，且死亡率较高。

3. 微生物学检查

（1）标本采集：根据检验需要，采集血液、尿液、痰液、脑脊液、胸腹水及脓液等标本。

（2）染色形态：革兰阴性粗短杆菌。

（3）培养鉴定：营养要求不高，在血平板上呈圆形、大而湿润、灰白色、不溶血菌落。在麦康凯平板上形成发酵乳糖的红色较大菌落。产酸产气，硫化氢阴性，动力阳性，IMViC（－ －＋ ＋），鸟氨酸脱羧酶阳性。

（七）变形杆菌属

1. 生物学性状　革兰阴性杆菌，有周身鞭毛，运动活泼，无芽胞，无荚膜。在血平板和营养琼脂平板呈迁徙生长。

2. 致病性　变形杆菌在自然界中广泛分布，在人和动物的肠道也经常存在，在肠道中一般不致病。奇异变形杆菌和普通变形杆菌是仅次于大肠埃希菌的泌尿道感染的主要病原菌，常见于留置导尿管和尿道功能异常患者，肾结石和膀胱结石的形成可能与变形杆菌感染有关。有的菌株尚可引起血流感染以及伤口、呼吸道感染、脑膜炎、腹膜炎、败血症和食物中毒等。潘氏变形杆菌偶尔从临床标本中分离到，是引起医院感染的病原菌。

3. 微生物学检查

（1）标本采集：按疾病和检查的目的，分别采集不同的标本，包括血液、尿液、体液、分泌物等。

（2）染色形态：革兰阴性杆菌，鞭毛染色可见周身鞭毛。

（3）培养鉴定：普通培养可见典型的迁徙生长现象，可迅速分解尿素。

（八）超广谱β-内酰胺酶（extended-spectrum β-lactamase，ESBL）

ESBLs 在肠杆菌科菌，尤其是大肠埃希菌和肺炎克雷伯菌中最为流行。虽然 CLSI 推荐的 ESBLs 检测方法只适用于大肠埃希菌、肺炎克雷伯菌、产酸克雷伯菌和奇异变形杆菌，但 ESBLs 存在于几乎所有肠杆菌科菌中。ESBL 多为丝氨酸蛋白酶，通过质粒或克隆传播。尤其是β-内酰胺类药物的选择压力对其产生具有重要作用。ESBLs 多为 Bush 2be 型，Ambler A 类酶，其水解的底物包括青霉素类，一、二、三代头孢菌素，部分酶可水解四代头孢菌素，单环类抗菌药物，可被酶抑制剂抑制，头孢匹普、头霉素类和碳青酶烯类抗菌药物则不被其水解。ESBLs 可分为四大类：TEM、SHV、CTX-M 和 OXA。

TEM 型 ESBLs 在大肠埃希菌和肺炎克雷伯菌中均有广泛的分布，且在大肠埃希菌中更为流行，目前已经发现了超过 150 种 TEM 型酶。其主要特点为对头孢他啶的水解能力远远高于头孢噻肟。另外还发现了对β-内酰胺酶抑制剂耐药的 TEM 型酶（inhibitor-resistant TEM，IRT）和同时具有 ESBL 和 IRT 表型的复合突变型 TEM 酶（complex mutant of TEM，CMT）。

SHV 型 ESBLs 在肺炎克雷伯菌中更为流行，其氨基酸序列和三级结构均与 TEM 型酶有较高的一致性，在三代头孢菌素中，以头孢他啶为主要的水解底物。TEM 和 SHV 型 ESBLs 均在欧美国家有广泛的分布，而在亚洲主要分布于日本、韩国，在中国较为少见。

CTX-M 族酶包括 CTX-M 型酶和 Toho-1、Toho-2 酶，在三代头孢菌素中，其对头孢噻肟和头孢曲松的水解能力远远高于头孢他啶。它与 TEM、SHV 型酶的亲缘关系并不密切，仅有 40%的同源性，而与产酸克雷伯菌、克氏枸橼酸杆菌、普通变形杆菌、居泉沙雷菌中发现的染色体头孢菌素酶有较高同源性（73%～77%）。CTX-M 酶主要分布于南美、亚洲和东欧，是我国最为流行的 ESBLs 酶型。CTX-M-14、CTX-M-3 和 CTX-M-2 是目前全球传播最广泛的三种 CTX-M 酶。

OXA 型 ESBLs 与其他各类不同，属于 Bush 2d 型、Ambler D 类酶，其特点是能够高效水解苯唑西林和邻氯西林，较难被克拉维酸抑制。这类酶在大肠埃希菌和肺炎克雷伯菌也有分布，但数量较少。

另外，还有少数 ESBLs 不属于任何家族，如 PER、VEB 等，在大肠埃希菌中也有分布。CLSI 推荐表型确证试验或初筛试验检测 ESBLs。表型确证试验 ESBL 阳性判定标准为头孢噻肟-克拉维酸或头孢他啶-克拉维酸（30μg/10μg）纸片抑菌圈直径比不加克拉维酸的单药（30μg）纸片抑菌圈直径≥5mm，或头孢噻肟或头孢他啶单药的 MICs 比加入克拉维酸后高 3 个对倍稀释浓度。

（九）耐碳青酶烯类肠杆菌科细菌

耐碳青酶烯类肠杆菌科细菌（carbapenem-resistant *Enterobacteriaceae*，CRE）指对亚胺培南、美罗培南或厄他培南等碳青酶烯类药物其中一种耐药的肠杆菌科细菌。其耐药的主要机制是产生了能够水解碳青酶烯类药物的酶类。

碳青霉烯酶是指能明显水解至少亚胺培南或美罗培南等碳青霉烯类抗生素的一类β-内酰胺酶，可由染色体、质粒或转座子介导，包括 Ambler 分子分类为 A、B、D 三类酶。其中，B 类为金属酶，属于 Bush 分群中的第 3 组，见于铜绿假单胞菌、不动杆菌、肠杆菌科菌，但近几年报道金属β-内酰胺酶在肠杆菌科中的检出率有明显上升的趋势。A 类、D 类为丝氨酸酶，属于 Bush 分群的第 2f 和 2d 亚组，A 类酶见于一些肠杆菌科细菌，D 类酶仅见于不动杆菌。

1. 分型分类

（1）A 类酶为丝氨酸酶：其活性部位具有丝氨酸结构，主要包括阴沟肠杆菌中的 IMI21 和 NMC-A 酶、黏质沙雷菌中由染色体介导的 NMC-A、Sme-1、Sme-2、Sme-3、IMI-1 酶，以及肺炎克雷伯菌、铜绿假单胞菌中质粒介导的 KPC-1、GES-2 酶。这类酶对亚胺培南的水解活性强于美罗培南，可以引起青霉素类、氨曲南、碳青霉烯类耐药，而对第 3 代头孢菌素通常敏感。他唑巴坦、克拉维酸可以抑制此类酶，但不被乙二胺四乙酸（EDTA）所抑制。

（2）B 类金属β-内酰胺酶（metallo-beta-lactamase，MBL）：简称金属酶。MBL 必须依赖少数金属离子（主要是 Zn^{2+}）的存在而发挥催化活性。其主要特征是除单氨类抗生素（如氨曲南）以外，可水解碳青霉烯酶类等各种β-内酰胺类抗生素，该酶可被金属螯合剂 EDTA 或巯基类化合物所抑制，但不能被常见的β-内酰胺酶抑制剂（如克拉维酸）所抑制。MBL 可分为固有 MBL 和获得性 MBL，固有 MBL 由染色体基因编码，获得性 MBL 由水平转移获得异源性基因编码。由于获得性 MBL 基因位于染色体或质粒高度可移动基因片段上，并可被整合子捕获，这使得 MBL 基因具有较高的传播性，尤其是在革兰阴性菌中的传播性很强，是临床关注的热点。根据氨基酸序列的不同，MBL 可分为不同的类型，迄今发现有 40 多种。

（3）D 类β-内酰胺酶：即 OXA 酶，其活性部位具有丝氨酸结构，由 blaOXA 等位基因编码，是引起不动杆菌属对碳青霉烯类耐药的主要机制。该类酶可分为 OXA-23、OXA-24、OXA-51、OXA-58 型酶为代表的四个亚型群。

2. 检测方法

（1）表型检测方法：

1）改良 Hodge 实验：改良 Hodge 试验（MHT）已广泛用于检测产碳青霉烯酶肠杆菌科细菌，其操作简便，准确率高。但是，普通 MHT 法不能用于检测产碳青霉烯酶的铜绿假单胞菌，因为铜绿假单胞菌能够抑制指示菌株（大肠埃希菌 ATCC25922）的生长，导致结果难以判读。

2）抑制剂法：根据 Ambler 分类方法，A、B 类酶均有其特殊的抑制剂，因此通过对比加抑制剂前后碳青霉烯类药物抑菌环的直径差便可对菌株是否产碳青霉烯酶进行检测。而且，根据抑制剂的不同类型可初步判定酶的类型。但是，由于 D 类碳青霉烯酶没有相应的抑制剂，故无法检测。

3）其他表型检测：另外有许多碳青霉烯酶的表性检测方法，包括双纸片协同法、Etest条法等。但在检测 B 类酶即金属酶时，由于 EDTA 本身对待测菌有较强的抑制作用，会造成结果不确定。

表型检测碳青霉烯酶虽然具有操作简单、经济实用等优点，并且易于常规开展，但受细菌生长时间的限制，不能快速报告结果，而且表型方法不能提供分子和基因的信息，也不能进行耐药菌株的分子流行特征研究。

（2）分子生物学方法：利用分子生物学方法对碳青霉烯酶的相应基因进行检测，目前认为是检测的“金标准”。主要原理是根据酶基因的核酸序列设计特征性引物，利用 PCR 法扩增后测序，通过与 GenBank 比对确定酶的基因型别。

（3）基质辅助激光解析电离飞行时间质谱（matrix-assisted laser desorption ionization-time of flight mass spectrometry，简称 MALDI-TOF MS）：MALDI-TOF 质谱技术运用于微生物领域，为临床微生物带来了革命性的改变。在耐药性检测方面，MALDI-TOF 现在可运用于各类水解酶的检测。主要原理是将检测菌与药物共同孵育，检测降解产物。根据孵育前后谱图的变化及变化所用时间确定是否产酶以及酶的型别。MALDI-TOF 质谱法检测的优点在于，它检测的是酶的活性而不是酶本身。

（十）假单胞菌属

假单胞菌属实为一类无芽胞、非发酵革兰阴性杆菌。铜绿假单胞菌是假单胞菌属的代表菌种，广泛分布于潮湿环境中，例如水、土壤等。因此，在该菌引起的医院感染常与水或溶液的污染有关。它已被发现存在于各种水性溶液中，包括消毒剂、软膏、肥皂水、灌洗液、眼药水、透析液和医疗诊断器械中。

1. 生物学性状　铜绿假单胞菌为革兰阴性，细长杆菌，单鞭毛。专性需氧，营养要求不高。可产生绿色、红色或褐色色素，菌落通常扁平，呈锯齿状边缘，有金属光泽。菌落形态多样，包括光滑型、黏液型和小菌落型，黏液型通常分离自囊性纤维病患者呼吸道标本。

2. 致病性　铜绿假单胞菌极少在健康人体定植，不是正常菌群的组成部分，具有完整宿主防御的人群很少感染铜绿假单胞菌，而免疫抑制的患者则是铜绿假单胞菌侵袭性感染的高危人群。烧伤患者由于皮肤屏障破坏，而容易感染铜绿假单胞菌。机械通气患者由于其呼吸道黏膜纤毛清除功能受损，易发生铜绿假单胞菌肺炎。

铜绿假单胞菌的主要致病物质包括结构成分（菌毛和多糖荚膜）、毒素（内毒素和外毒素 A）和酶（弹性蛋白酶和磷脂酶）等。

3. 所致疾病

（1）肺部感染：呼吸道是铜绿假单胞菌最常见的感染部位。在呼吸机相关性肺炎患者中，由铜绿假单胞菌引起的感染居所有侵入性病原的首位或者第二位。无特征性的临床表现。近年研究表明，铜绿假单胞菌引起的社区获得性肺炎呈上升趋势，尤其是肺部囊性纤维化（CF）和慢性呼吸道疾病的患者。铜绿假单胞菌引起的肺部感染在 ICU 插管患者中尤为严重，死亡率在 40%～50%之间。在 CF 患者中，具有特殊“黏液样”表型的铜绿假单胞菌所致的慢性感染占 70%～80%。中性粒细胞减少和免疫功能低下者，可因使用被该菌污染的呼吸性治疗装置而感染。

（2）原发性皮肤感染：铜绿假单胞菌引起的烧伤部位感染，是该菌最易导致的临床感染，病死率高。特征为形成坏死性焦痂，可导致血管损伤和组织坏死，多伴发脓毒血症。

（3）泌尿道感染：铜绿假单胞菌尿路感染多继发于尿道异物，如结石、尿道支架、留置导尿管等，以及泌尿生殖道梗阻或尿道外科手术。导尿管相关尿路感染可能由铜绿假单胞菌引起。

（4）铜绿假单胞菌还可引起败血症、心内膜炎、脑膜炎、眼和耳等部位的感染。

4. 微生物学检查

（1）直接镜检：脑脊液、胸腹水离心后取沉淀物涂片，脓液、分泌物、气管支气管吸取物直接涂片染色镜检。革兰阴性杆菌，直或微弯，菌体细长，长短不一，无芽胞。

（2）分离培养与鉴定：麦康凯琼脂上生长，不发酵乳糖，大部分菌株能氧化利用葡萄糖，产生绿色色素和荧光，可在 42℃生长，氧化酶阳性，触酶阳性，还原硝酸盐为亚硝酸盐或（和）氮气，精氨酸双水解酶阳性。值得注意的是部分菌株不产生色素。

铜绿假单胞菌可以是定植菌，也可是临床上重要的致病菌，通常临床标本革兰染色的结果，对于指导该菌的进一步处理具有非常重要的意义。如果发现小簇的革兰阴性杆菌被多形性的物质包围着，提示可能形成了生物膜，与慢性感染相关，应向临床医生报告，并延长培养时间，这样的铜绿假单胞菌通常生长缓慢。在中性粒细胞内发现该菌，具有非常重要的临床意义，应向医生报告。无菌部位分离到铜绿假单胞菌，通常提示感染。

5. 多药耐药铜绿假单胞菌（multidrug-resistant *Pseudomonas aeruginosa*，MDR-PA）　指对β-内酰胺/β-内酰胺酶抑制剂（哌拉西林-他唑巴坦）、头孢菌素（头孢他啶或头孢吡肟）、碳青霉烯类（亚胺培南或美罗培南）、氨基糖苷类（阿米卡星）、氟喹诺酮类（环丙沙星或左氧氟沙星）中三类或三类以上抗菌药物耐药的铜绿假单胞菌菌株。

广泛耐药铜绿假单胞菌（extensively drug-resistant *Pseudomonas aeruginosa*，XDR-PA）指仅对1～2种有抗假单胞菌活性的药物（主要指多黏菌素）敏感的菌株。

铜绿假单胞菌的耐药机制非常复杂，除对多种抗菌药物天然耐药外，还可通过染色体基因突变或获得外源质粒、转座子、整合子上的耐药基因而产生耐药性。

（1）天然耐药：铜绿假单胞菌主要有2种天然耐药机制，一种是可诱导的染色体型AmpC β-内酰胺酶，能够导致对氨苄西林、阿莫西林、阿莫西林-克拉维酸、窄谱头孢菌素、头孢噻肟、头孢曲松等耐药；另一种为主动外排泵，但仍有多种抗菌药物可以克服铜绿假单胞菌的天然耐药性，包括哌拉西林、替卡西林、头孢他啶、头孢吡肟、亚胺培南、美罗培南、氨曲南、环丙沙星、左氧氟沙星、庆大霉素、妥布霉素、阿米卡星、多黏菌素等。

（2）获得性耐药：外排泵机制、外膜通透性改变、形成生物膜、产生β-内酰胺酶、携带耐药质粒等多种机制导致铜绿假单胞菌多重耐药。

（十一）不动杆菌属

不动杆菌可分为两大类：氧化葡萄糖和不氧化葡萄糖；多数氧化葡萄糖、不溶血的临床株是鲍曼不动杆菌，多数不氧化葡萄糖、不溶血的临床株是洛菲不动杆菌，多数溶血的临床株是溶血不动杆菌。

鲍曼不动杆菌广泛存在于自然界和医院环境中，可以在潮湿或干燥的物品表面存活，可存在于人体皮肤、呼吸道和泌尿道，为条件致病菌，常导致医院获得性感染。

1. 生物学性状　革兰阴性球杆菌，无芽胞，无动力。严格需氧，可在20～30℃生长，大部分菌株最适生长温度33～45℃。在所有普通培养基上均生长。菌落光滑、不透明、比肠杆菌科菌的菌落略小。氧化酶阴性，触酶阳性，无动力，硝酸盐阴性，不发酵葡萄糖。

2. 致病性及致病物质　鲍曼不动杆菌可以获得多重抗菌药物耐药性，且能够长时间在物品表面生存，因而越来越成为医院获得性感染的重要致病菌。医院获得性感染往往涉及呼吸道（常与气管插管或气管造口术相关）、泌尿道和伤口（包括导管部位），有可能进展为败血症。也可引起连续非卧床腹膜透析腹膜炎、心内膜炎、脑膜炎、骨髓炎、关节炎和角膜穿孔。由鲍曼不动杆菌引起的医院获得性肺炎不断增多，尤其是ICU患者呼吸机相关性肺炎。其危险因素包括抗菌药物治疗、手术、使用器械、机械通气和入住ICU。临床分离到的定植菌较感染菌更多。该菌可引起医院内的暴发流行。

3. 微生物学检查

（1）标本采集：呼吸道、泌尿道及化脓性感染的患者可采集痰液、尿液、脓液等标本。疑为菌血症、脑膜炎的患者可采集血液、脑脊液增菌培养。

（2）染色形态：革兰阴性，杆状/球杆状（镜下似双球菌），大小（1～1.5）μm×（1.5～2.5）μm，静止期球形，一般成对排列，可呈链状。在非选择琼脂上稳定生长期时以球杆状为主；在液体培养基或含有作用于细胞壁的抗菌药的平皿上则以杆状为主。

（3）分离培养与鉴定：一般营养要求不高，在所有普通培养基上均生长。菌落光滑、不透明，比肠杆菌科菌的菌落略小。多数菌株在麦康凯琼脂上生长时菌落无色或淡粉色。一些菌株对营养要求高，在血琼脂上呈针尖样菌落，在营养肉汤中不生长。需要注意的是，有时在阳性血培养瓶中的不动杆菌直接涂片看起来似阳性球菌；一些氧化葡萄糖的菌株在加葡萄糖血琼脂或脑心浸液酪氨酸琼脂上会呈现独特的褐色（有个例发现鲍曼不动杆菌临床株甚至在麦康凯琼脂或 M-H 琼脂上也有该现象）。氧化酶阴性，触酶阳性，无动力，硝酸盐阴性，不发酵葡萄糖。

4. 多药耐药鲍曼不动杆菌（multidrug-resistant *Acinetobacter baumannii*，MDR-AB）指对β-内酰胺/β-内酰胺酶抑制剂（哌拉西林-他唑巴坦）、头孢菌素（头孢他啶或头孢吡肟）、碳青霉烯类（亚胺培南或美罗培南）、氨基糖苷类（阿米卡星）、氟喹诺酮类（环丙沙星或左氧氟沙星）中三类以上抗菌药物耐药的鲍曼不动杆菌菌株。

广泛耐药鲍曼不动杆菌（extensively drug -resistant *Acinetobacter baumannii*，XDR-AB）指仅对 1～2 种有抗不动杆菌活性的药物（主要指多黏菌素及替加环素）敏感的菌株。

全耐药鲍曼不动杆菌（pan drug resistant *Acinetobacter baumannii*，PDR-AB）指对目前所能获得的潜在具有抗不动杆菌活性的抗菌药物（包括多黏菌素）均耐药的菌株。

（十二）窄食单胞菌属

嗜麦芽窄食单胞菌（*stenotrophmomas maltophilia*）是本属中临床最常见的条件致病菌，广泛地存在于环境和水源中。

1. 生物学性状　革兰阴性杆菌，一端丛鞭毛，有动力。最适生长温度 35℃，在血平皿上产生淡黄色色素，不溶血，有氨味；菌落较大，表面光滑、有光泽，但边缘不规则。

2. 致病性　该菌作为条件致病菌常引起免疫功能低下患者感染，发病率仅次于铜绿假单胞菌、鲍曼不动杆菌，位居第三位。嗜麦芽窄食单胞菌是农业机械导致伤口感染的主要致病菌，也是医院获得性感染的重要病原菌，尤其是对重症、免疫抑制患者和 ICU 机械通气患者。细菌定居或感染的危险因素包括机械通气、广谱抗菌药物治疗、化疗、导管插入及中性粒细胞减少症。可导致菌血症、肺炎、泌尿道感染、心内膜炎、软组织和伤口感染、脑膜炎、乳突炎、附睾炎、胆管炎、骨软骨炎、滑液囊炎和腹膜炎等。近年来，囊性纤维化患者呼吸道嗜麦芽窄食单胞菌感染也有所增加。值得注意的是，氟喹诺酮类，碳青霉烯类，第三、四代头孢菌素类治疗史是发生嗜麦芽窄食单胞菌血流感染的主要危险因素。

3. 微生物学检查

（1）标本采集：按疾病和检查的目的，分别采集不同的标本，包括脓液、血液、医疗诊断器械等。

（2）染色形态：革兰阴性杆菌，单个或成对排列。

（3）分离培养与鉴定：最适生长温度 35℃，在血平皿上产生淡黄色色素，不溶血，有氨味；菌落较大，表面光滑、有光泽，但边缘不规则。生化反应：氧化酶阴性、动力阳性、DNA 酶阳性、液化明胶、水解七叶苷、赖氨酸脱羧酶阳性、氧化分解麦芽糖和葡萄糖。其对亚胺培南天然耐药的特性也可帮助鉴定。

（十三）分枝杆菌属

分枝杆菌属是一类直或微弯曲有分枝生长的杆菌，可成丝状或菌丝样生长。本属细菌的主要生长特点是细胞壁脂质含量高，主要是分枝杆菌酸。一般不易着色，若经加温或延长染色时间而着色后，能抵抗 3%盐酸乙醇的脱色作用，故又称为抗酸杆菌。目前，该属主要包括结核分枝杆菌复合群（结核分枝杆菌和牛分枝杆菌）、非结核分枝杆菌和麻风分枝杆菌三类，其中非结核分枝杆菌根据生长速度和产色素又分为4群：Ⅰ群光产色菌（堪萨斯分枝杆菌和海分枝杆菌）、Ⅱ群暗产色菌（瘰疬分枝杆菌和苏尔加分枝杆菌）、Ⅲ群不产色菌（鸟-胞内复合Ⅱ群暗产色菌和蟾分枝杆菌）、Ⅳ群迅速生长菌（偶发分枝杆菌、龟分枝杆菌和脓肿分枝杆菌），其中引起医院感染最常见的是结核分枝杆菌。

1. 生物学形状　结核分枝杆菌为革兰阳性杆菌，稍有弯曲，多散在，有时呈索状或短链状排列，可见分枝状。衰老及应用抗结核药物时，可出现多形性，如球形、串珠形和丝状等。无芽胞、无鞭毛，电镜可见细胞壁外有一层荚膜。专性需氧，营养要求较高。初次培养培养基常选用罗氏培养基，内含血清、蛋黄、甘油、马铃薯、天门冬素、无机盐类以及孔雀绿等。结核分枝杆菌专嗜甘油，以甘油为碳源。因该菌细胞壁脂质含量较高，影响营养物质吸收，故生长繁殖缓慢，一般繁殖一代需要18小时左右，接种后3～4周才可出现肉眼可见的乳酪色或米黄色、干燥、表面粗糙呈颗粒状、结节、菜花样菌落。在液体培养基中，液体表面可形成菌膜。其生化反应为不发酵糖类、耐热触酶试验阴性、耐热磷酸酶试验阴性、脲酶试验阳性、中性红试验阳性、烟酸试验阳性、硝酸盐还原阳性等。

2. 致病性　荚膜、索状因子、磷脂、硫酸脑苷脂、蜡质D、蛋白质等。

3. 所致疾病　肺部感染（肺结核病）和肺外感染（结核性脑膜炎、泌尿生殖系统结核病、骨与关节结核病、淋巴结结核病、肠结核病以及结核性腹膜炎）。

4. 微生物学检测

（1）采集标本：肺结核采取咳痰（最好取早晨第一次咳痰，挑取带血的脓痰），肾或膀胱结核以无菌导尿或取中段尿，肠结核取粪便，结核性脑膜炎取脑脊液，脓胸、胸膜炎、腹膜炎或骨髓结核等取穿刺液或分泌物。

（2）直接涂片与镜检：为提高检出率，可采取浓缩集菌后涂片，通过萋尼抗酸染色法染色；或应用金胺染色，在荧光显微镜下观察。根据细菌染色后颜色、形态、排列，作出初步判断。

（3）分离培养与鉴定：根据细菌的生长速度、菌落特征、产生色素情况以及抗酸性染色强弱的程度等特征作出判断。

（4）快速诊断：分枝杆菌DNA探针技术操作简单、快速，1～2小时即可出结果；聚合酶链反应（PCR）扩增技术快速鉴定结核分枝杆菌DNA，每毫升仅需几个菌体即可得出阳性结果；DNA指纹图谱技术可以特异性鉴定结核分枝杆菌，可用于结核病流行病学研究。

（十四）诺卡菌属

1. 生物学形状　形态与放线菌属相似，但菌丝末端不膨大，革兰染色阳性，部分菌株为阴性。菌丝内出现点状阳性颗粒，用1%盐酸乙醇脱色可呈弱抗酸阳性，但如延长脱色时间则变为阴性，此点能与结核分枝杆菌区别。诺卡菌为严格需氧菌，营养要求不高，在普通培养基上于室温或37℃条件下均可生长。繁殖速度慢，一般需5～7天可见菌落，菌落呈干燥、褶皱或颗粒样，颜色黄、白不等。诺卡菌在液体培养基中可形成菌膜，浮于液面，液体澄清。

2. 所致疾病　可因吸入肺部或侵入伤口引起化脓感染，特别在T细胞缺陷（如白血病或艾滋病患者）及器官移植用免疫抑制剂治疗的患者；此菌常侵入肺部，主要引起化脓性炎症与坏死，症状与结核病相似；诺卡菌易引起血行播散，约 1/3 患者可引起脑膜炎与脑脓肿；在皮肤创伤，特别在刺伤后可引起感染，感染也是以化脓和坏死为特征，可形成结节、脓肿、慢性瘘管，并从瘘管中可流出许多小颗粒。该感染常好发于脚部和腿部，称为足菌肿，主要病原菌为巴西诺卡菌。

3. 微生物学检测

（1）采集标本：痰液、支气管冲洗液、病灶渗出液、脑脊液、脓液、分泌物或其他病理材料。

（2）直接涂片与镜检：标本采集后仔细查找黄色、红色或黑色颗粒，其直径一般小于 1mm。如标本中有色素颗粒，取其用玻片压碎涂片，然后进行革兰染色和弱抗酸染色检查。若发现革兰阳性纤细的菌丝体或长杆菌，且弱抗酸阳性，可初步确定为诺卡菌。若脑脊液或痰中发现抗酸性的长杆菌，必须与结核分枝杆菌相鉴别。

（3）分离培养与鉴定：根据细菌的菌落特征、生化反应等进一步鉴定到种。

（十五）军团菌属

1. 生物学形状　军团菌为革兰阴性杆菌，着色浅，其在感染组织或分泌物中表现为小球杆状，而在培养基上生长时，表现为长丝状（可长达 20μm）。无芽胞、无荚膜，有极鞭毛（除橡树岭军团菌外）。该菌专性需氧，生长缓慢，营养要求苛刻，初次分离需要 L-半胱氨酸和铁离子。在活性炭-酵母浸液琼脂培养基（BCYE）上 3～5 天可形成直径1～2mm 的光泽菌落，如不生长需延长到 14 天。在 Feeley-Garman 琼脂培养基上 3～5 天可见针尖大小的菌落，在紫外线照射下可产生荧光。军团菌多数液化明胶，不发酵糖类，利用色素产生试验和溴甲酚紫（BCP）斑点试验可对军团菌属进行初步鉴定，而明胶试验、马尿酸盐试验、β-内酰胺酶、氧化酶试验及 O 抗原血清型等主要用于菌种鉴别。

2. 致病性　微荚膜、菌毛、毒素和多种酶类等。

3. 所致疾病　军团菌可引起肺部感染，最常见的为嗜肺军团菌引起的军团病。该病主要通过吸入带菌飞沫、气溶胶等方式感染，多流行夏秋季，可引起全身性疾患。临床上可分为三种类型：流感样型（轻型）、肺炎型（重病型）和肺外感染。流感样型可出现发热、不适、头痛和肌肉痛，预后良好；肺炎型军团病起病骤然，出现以肺部感染为主的多器官损害、寒战、高热、咳嗽、胸痛，全身症状明显，最终导致呼吸衰竭，若不及时治疗，死亡率可达 15%以上；肺外感染多为军团病发生菌血症时，细菌散布于全身多部位，如脑、肠、肾、肝、脾等，出现多脏器感染的症状。

4. 微生物学检测

（1）采集标本：痰、气管分泌物、胸水、血液等，取材后须及时作分离培养，使用加抗菌药物的选择培养基。病理组织标本研磨成悬液再涂片和分离培养。

（2）直接涂片与镜检：根据细菌染色后颜色、形态、排列，作出初步判断。

（3）分离培养与鉴定：分离培养是检测军团菌的金标准。血和痰培养检测嗜肺军团菌的特异度为 100%，但敏感度不足 10%；与咳痰标本相比，支气管镜取得的标本阳性率高；其中肺活检组织的阳性率最高，但临床应用较少。细菌培养的优势还包括可检测所有军团菌属的细菌，且可进一步分型或进行药敏检测。

（4）尿抗原检测：军团病患者的尿液中有脂多糖抗原，为其细胞壁的组成成分，多在疾病发生后 1 天至数月内检测到。目前，最常用的检测方法包括 EIA 和免疫显色试验

(ICT)，均具有较高的敏感度和特异度。但军团菌尿抗原检测存在一定局限性，仅能检测嗜肺军团菌血清型 1 型，且因抗原可持续数周至数月，故不能用于治疗反应评估。

(5) PCR 法检测：PCR 法通过扩增标本中极少量 DNA，可在短时间内得出结果；且在检测下呼吸道标本时，PCR 法比细菌培养的敏感度更高。

(十六) 嗜血杆菌属

1. 生物学形状　嗜血杆菌属为革兰阴性短小杆菌，常呈多态性。无芽胞、无鞭毛，部分毒力株在营养丰富的培养基生长 16～18 小时后有明显荚膜，但在陈旧培养基上荚膜消失。本菌为需氧或兼性厌氧菌，营养要求特殊，在普通培养基上不生长，需提供 X 因子和（或）V 因子。以流感嗜血杆菌为例，该菌在生长的过程中需要 X 因子和 V 因子共同存在，当其与金黄色葡萄球菌混合接种于新鲜血琼脂平板上共同培养时，由于金黄色葡萄球菌可合成较多 V 因子，为流感嗜血杆菌生长所需要，故距离金黄色葡萄球菌较近的区域，流感嗜血杆菌生长良好，菌落较大，而在较远区域菌落较小，称为卫星现象。

2. 致病性　荚膜、菌毛、内毒素等。

3. 所致疾病

(1) 原发性感染：脑膜炎、鼻咽炎、咽喉会厌炎、化脓性关节炎、心包炎。

(2) 继发感染：常继发于流感、麻疹、百日咳、肺结核等，临床表现常有鼻窦炎、中耳炎、慢性支气管炎等。

4. 微生物学检测　采集脑脊液、鼻咽分泌物、痰液、脓液和血标本，涂片染色镜检，结合临床症状作出初步诊断。脑脊液离心沉淀物发现可疑菌时，可直接用型特异血清作荚膜肿胀试验，阳性者可快速作出诊断。分离培养时常用巧克力琼脂平板，36℃培养 24～28 小时，根据菌落培养特性、生化反应，再做血平板卫星现象试验、荚膜肿胀试验。

第三节　医院感染中其他常见病原体

一、真　　菌

(一) 念珠菌属

念珠菌属广泛存在于自然界，通常寄居于人体上呼吸道、肠道及阴道等部位，在正常机体一般不引起疾病，当机体免疫功能下降或菌群失调时，念珠菌大量繁殖并引起人体多种念珠菌感染。常见的念珠菌包括白色念珠菌、热带念珠菌、光滑念珠菌、克柔念珠菌、近平滑念珠菌、季也蒙念珠菌等。前四者通过 ChROMagar 显色培养基很容易区分鉴别，35℃孵育 16～18 小时后，白色念珠菌为翠绿色，热带念珠菌为铁蓝色，光滑念珠菌为紫色，克柔念珠菌为粉色。应注意热带念珠菌在显色培养基上 35℃孵育 16～18 小时后有时为紫色，易与光滑念珠菌混淆，但略显干燥，继续培养 16～18 小时后可显现铁蓝色；而光滑念珠菌在显色培养基上 35℃孵育 16～18 小时后，多为淡紫色菌落，略显湿润，继续培养 16～18 小时后紫色较为明显；克柔念珠菌在显色培养基上 35℃孵育 16～18 小时后菌落较为干燥、粗糙、扁平。白色念珠菌在血清中 35℃孵育 2～3 小时后可见芽管，在玉米-吐温 80 培养基上孵育 2～3 天后可见厚壁孢子。Chromagar 显色培养基不能区分的念珠菌可通过 API 20C AUX、全自动微生物鉴定仪、质谱分析技术、rDNA ITS 序列分析等方法鉴别。白色念珠菌在临床最为常见，应当引起注意的是，近年来非白色念珠菌的分离率逐年升高，尤其是近平滑念珠菌多与导管相关性血流感染相关。

（二）毛孢子菌属

毛孢子菌属在自然界分布广泛，可存在于土壤及腐木等，也可以定植于肠道、皮肤或呼吸道。可引起毛发、指趾甲、皮肤等浅部感染，也可引起肺炎、泌尿系统、真菌血症等深部感染。毛孢子菌包括 38 个种，临床常见的种包括阿萨希毛孢子菌、黏液毛孢子菌、星形毛孢子菌、皮毛孢子菌、皮瘤毛孢子菌和卵形毛孢子菌等，尤其以阿萨希毛孢子菌最为常见。菌落多为酵母样，白色至奶油色，中央突起，放射状或脑回状，有些质地较硬不易乳化。显微镜下的特点包括关节孢子、芽生孢子和真菌丝。阿萨希毛孢子菌在显色培养基上为绿色，易与白色念珠菌混淆，前者菌落小而干燥，表面粗糙，生理盐水压片后可见芽生孢子外，还可见真菌丝及其断裂的关节孢子，有时可呈 Z 字形排列。皮瘤毛孢子菌和卵形毛孢子菌具有附着胞结构，前者的附着胞多位于菌丝中部，而后者的附着胞多位于菌丝末端。阿萨希毛孢子菌、皮瘤毛孢子菌和黏液毛孢子菌可以通过 API 20C AUX 或全自动微生物鉴定仪（如 Viteck 等）鉴定，也可通过 rDNA ITS 序列分析或质谱分析等分子技术鉴定。

（三）曲霉菌属

曲霉菌属是一种典型的丝状真菌，在自然界分布广泛，种类繁多。曲霉可产生大量的分生孢子并可存在于空气中，曲霉孢子经呼吸道进入人体，一般不发病，只有当机体免疫力低下时才会致病。其菌丝有分隔，气生菌丝的一部分形成分生孢子梗，顶端产生烧瓶形或近球形顶囊，表面产生许多小梗，小梗上着生成串的球形分生孢子。分生孢子梗、顶囊、小梗和分生孢子合成孢子头，已知的曲霉菌至少有 170 种以上，各个菌种形成的菌落、颜色不一样，可用于菌种的鉴别。最适生长温度为 25～30℃。

常见曲霉的鉴定：

1. 烟曲霉　菌落特征：生长快，45℃可生长，绒毛状或絮状，表面烟绿色，背面淡黄色。镜下特征：分生孢子头短柱状，分生孢子梗壁光滑，呈淡绿色，顶囊呈烧瓶状，小梗单层、分布在顶囊的上半部分，分生孢子球形、绿色、有小刺。

2. 黄曲霉　菌落特征：生长快，羊毛状，表面黄绿色，背面淡黄色。镜下特征：分生孢子头放射状，分生孢子梗壁厚粗糙，顶囊呈球形或近球形，小梗单层、双层或同时存在、布满顶囊表面。分生孢子球形、近球形。

3. 黑曲霉　菌落特征：生长快，羊毛状，表面黑色，背面淡黄色。镜下特征：分生孢子头放射状。分生孢子梗壁光滑，较厚。顶囊呈球形或近球形，小梗双层、分布于顶囊的全部表面。分生孢子球形、褐色、粗糙有刺。

4. 土曲霉　菌落特征：生长快，绒毛状，有浅放射状沟纹。表面黄褐色，培养基可呈乌褐色，背面淡黄色。镜下特征：分生孢子头致密，圆柱状。分生孢子梗无色光滑。顶囊呈半球形，上 1/3～1/2 处有双层小梗。分生孢子球形或近球形、光滑、棕色。

5. 构巢曲霉　菌落特征：生长速度中等，绒毛状。表面为绿色或黄褐色。背面为紫色或橄榄色。镜下特征：分生孢子头呈密短圆柱形。分生孢子梗短，弯曲，光滑无色。顶囊呈半球形或烧瓶形，双层小梗。分生孢子球形，粗糙，有小刺。壳细胞较多，可见闭囊壳。

（四）毛霉目

毛霉属于接合菌门、接合菌纲、毛霉目、毛霉科，毛霉菌广泛存在于自然界中。毛霉目又分为毛霉属、根霉属、根毛霉属、犁头霉属、小克银汉霉属等。其中根霉和毛霉较为常见，前者主要侵犯鼻、鼻窦和大脑等，后者主要侵犯肺部。病变组织直接镜检可见宽大、无分隔菌丝，分枝多呈 90°角。最适生长温度为 28～30℃，生长迅速，3 天左右即可长出典型菌落。特征性的结构为孢子囊，其内为孢子囊孢子。

（五）镰刀菌

镰刀菌的无性期原属于半知菌，有性期为子囊菌门，已发现有 44 个种和 7 个变种，分布极广，普遍存在于自然界、土壤及动植物有机体上，甚至可存在于北极和沙漠。镰刀菌可侵犯粮食作物、经济作物、药用植物及观赏植物等，引起植物的根腐、茎腐和花腐等多种病害，临床上镰刀菌多引起角膜炎，也可引起皮肤感染及真菌血症等。常见的镰刀菌包括茄病镰刀菌、串珠镰刀菌和尖孢镰刀菌等。鉴别主要根据大分生孢子、小分生孢子和厚壁孢子等的形态、着生方式等。大型分生孢子着生于气生菌丝上或分生孢子座上，形状多样，有披针形、美丽型、镰刀形、橘瓣形、长筒形、纺锤形等。大孢子顶胞形状有锥形、锲形、鸟嘴形、钝形等。分隔数多为 3～10 分隔，有的分隔数更多。隔膜有的分隔明显，而有的分隔不明显。小分生孢子形态多样，0～1 个分隔，多为单细胞。形状有卵形、椭圆形、肾形、瓜子形等。有的种类只有 1～2 种形状，有的种类具有多种形状，而有的种类缺乏小孢子或小孢子极少。小孢子形成于气生菌丝上，着生方式有单生、串生、假头状着生。厚壁孢子形成于菌丝及分生孢子中，通常为圆形或卵圆形，壁光滑或有突起，绝大多数无色，多生于菌丝的顶端或中间。有的由大孢子部分细胞膨大直接形成。厚垣孢子的有无在镰刀菌分类中具有重要意义，但厚壁孢子的形状、着生方式等性状被认为是次要的。

1. 茄病镰刀菌　在 PDA 平板上 25℃培养 5 天左右，菌丝呈棉絮状铺满培养皿，菌落正面呈白色或浅黄色，背面呈浅黄色，产孢细胞为简单瓶梗，瓶梗较长，多在 25μm 以上；大分生孢子比较粗壮，有 2～5 个隔；小分生孢子数量多，呈假头状着生，有卵圆形、椭圆形，0～1 个隔；培养一段时间后，可产生顶生或间生的厚壁孢子。

2. 串珠镰刀菌　在 PDA 平板上 25℃培养生长较快，气生菌丝棉絮状，4 天后平铺平板，菌落正面浅紫色、浅粉红色或白色，背面淡黄色，菌落中央可出现绳状结构，产孢细胞为简单瓶梗，大分生孢子较少，披针形，小分生孢子较多，短棒状或椭圆形，呈串状、假头状着生，无厚壁孢子。

3. 尖孢镰刀菌　在 PDA 平板上 25℃培养 5 天后菌落棉絮状，铺满平皿，菌落正面白色、淡紫色，背面淡紫色，产孢细胞为简单瓶梗，瓶梗较短，多在 20μm 以下，大分生孢子比较细长，镰刀形，有 3～5 个隔，顶细胞似喙状，有顶生或间生的厚壁孢子。

（六）卡氏肺孢子菌

卡氏肺孢子菌原名卡氏肺囊虫，为真核微生物，在真菌培养基中不能生长，主要有两种形态，即包囊与滋养体，滋养体具有类似原虫的伪足结构，包囊呈圆形或椭圆形，直径 4～6μm，银染色时为棕黑色，包囊是重要的确诊依据，但敏感性较低，可借助 PCR 技术结合涂片检查以提高敏感性和特异性。临床上可引起艾滋病、红斑狼疮及皮肌炎等免疫力低下患者感染肺孢子菌肺炎，对抗原虫药物敏感。卡氏肺孢子菌属先前属于原虫、孢子虫纲，但其超微结构与真菌类似，其16s核糖体RNA以及线粒体DNA序列分析显示其种系发生学上与真菌紧密相关，线粒体DNA核苷酸序列与真菌的同源性（60%）超过与原虫的同源性（仅20%），故目前认为应归属于真菌。

二、病　　毒

（一）流感病毒

1. 流行病学

（1）流感病毒（influenza virus）为RNA病毒，属于正黏病毒科，共分为甲、乙、丙三个型。根据病毒表面两个主要糖蛋白——血凝素（HA）和神经氨酸酶（NA），甲型流感病毒又可分为多个亚型。迄今甲型流感病毒共分为16个HA亚型和9个NA亚型。

（2）流感病毒在全球范围内流行，并引起强度不一的局部暴发。由于流感的潜伏期较短（一般为1～5天，平均天数为2天）和病程初起阶段的呼吸道分泌物中病毒滴度高，所以流感具有暴发性和流行性传播特点。流感病毒的抗原性在持续地变化，导致其在人类中不断的传播并使人们难以预测即将流行的病毒亚型。此外，动物流感病毒和人流感病毒之间可以发生基因重配。

流感大流行的出现没有明确的规律性，但在各敏感年龄组有着较高的致病率，特别是婴儿、老人和有心肺疾病的人群中死亡率通常会明显升高。大流行一般持续6～9个月，并且不会受季节因素的影响。流感病毒的流行持续时间一般是3～8周。通常情况下，甲型或乙型流感病毒的其中一种占流行主导，但是也存在两者共同流行或者两种甲流的亚型同时流行的情况。流感病毒的全球性暴发流行很少发生，而且只发生过甲型流感病毒的流行，这是因为带有新生HA的甲流病毒很容易在人际间传播。

在温带地区，流感病毒每年的活动强度都不同，多数出现在冬季和早春。北半球流感病毒的活动从10月到翌年5月，通常在12月到翌年4月达到高峰。一个限定社区或区域暴发大约有3周的高峰期和较短的持续周期（6～10周）。不同甲型流感病毒和乙型流感病毒的连续或者重叠的流行波可以导致流感病毒活动时间的延长。乙型流感病毒每3～4年会在世界范围内流行一次，但是也会出现2个或3个流感病毒同时在单个季节传播的情况。

2. 传播途径　飞沫传播是人际间流感病毒的主要传播途径，动物源型病毒除了上述途径传播，还有极小部分是通过胃肠传播的，流感病毒在固体、无孔表面、较低的相对湿度和温度下，感染性能维持更长的时间，并且容易在污染物中被检测出。

3. 实验室检测

（1）病毒分离：流感病毒在疾病早期很容易从各种呼吸道标本中分离到，包括鼻咽拭子、鼻抽吸物或鼻灌洗液、痰和气管抽吸物。鸡胚是一种较为实用的分离系统，但其敏感性较细胞培养差。猴肾细胞对于许多流感病毒株型敏感，如MDCK和LLC-MK2常用于流感病毒分离培养。

（2）抗原检测：直接检测呼吸道分泌物中的流感病毒抗原可以在1～4小时内完成，主要使用的方法有免疫荧光、酶免疫测定、放射性免疫测定和时间分辨荧光分析。商业化的免疫层析检测试剂对于快速（＜30分钟）的实验室诊断或者即时诊断很有用。与病毒培养相比，其敏感性和特异性分别是70%～75%和90%～95%。该方法的敏感性在儿童（70%～90%）中高于成年人（40%～70%），部分原因是儿童的病毒滴度更高。

（3）核酸检测：常用RT-PCR的方法检测临床标本中的流感病毒RNA。与细胞培养相比，其敏感性约为90%，但其检测时间要长于直接抗原检测。

（4）血清学实验：血清学研究对于流感病毒的快速诊断意义有限，因为多数情况下为再感染，需要急性期和恢复期双份血清，常用的方法包括补体结合实验（CF）、血凝抑制试验（HAI）、酶联免疫吸附试验（ELISA）。

（二）副流感病毒

1. 流行病学　副流感病毒（parainfluenza virus，PIV）为RNA病毒，属于副黏病毒科，共有PIV1～4四个型。PIV是婴儿和儿童下呼吸道疾病的最重要的病原体之一。约2/3的婴儿在1岁内感染过PIV3。PIV1每隔一年引起流行，PIV2感染通常类似于PIV1，但较轻微。PIV3是最难检测的，大多数时候感染会在局部人群中发生，但也会发生暴发，时间通常是在春季。PIV1和PIV2引起大婴儿和学步儿童流行常在秋季，PIV3的暴发倾向于在晚冬或春季。自1973年以来，PIV1和PIV2都在奇数年的秋季流行。PIV3感染发生在晚冬、早春或者PIV1和PIV2不流行的月份，PIV4在秋冬季更常见。

2. 传播途径　大多数证据表明PIV通过呼吸道分泌物的直接接触或污染或飞沫的播散来进行传播。同时，PIV3院内感染也是常见的，能波及医护工作者和其他患者。

3. 实验室检测

（1）病毒分离：原代猴肾细胞和连续猴肾细胞（如LLC-MK2）都可以用于PIV分离。尽管细胞培养在检测病毒方面有价值，比如提供亚型分离或者进一步分析，避免误诊，但是由于它昂贵、耗时且敏感性不如其他分子检测手段，病毒分离的应用正在减少。

（2）抗原检测：PIV荧光素标记抗体检测方法已经被应用多年。随着商业化专业试剂的提供，应用直接免疫荧光法（DFA）或者间接免疫荧光法（IFA）进行PIV的快速诊断变得更为广泛。

（3）核酸检测：由于利用免疫荧光进行抗原检测的方法更加便宜或者快速，因此在临床机构中应用扩增方法直接检测呼吸道分泌物中的PIV基因并未广泛应用。但在PIV和RSV同时流行时，应用多重PCR进行临床标本的检测是很有用的。PCR测序通过分析PIV F蛋白的部分基因，应用于PIV感染的分子流行病学。

（4）抗体检测：PIV血清学诊断一般需要急性期和恢复期双份血清，间隔至少在2周，更多在3～4周PIV特异性抗体滴度增加4倍或4倍以上也可用于血清学诊断。抗体检测对于流行病学研究和回顾性诊断更为有用。补体结合试验的测定对于PIV和RSV是特异的，但是缺乏敏感性。

（三）呼吸合胞病毒

1. 流行病学　呼吸道合胞病毒（respiratory syncytial virus，RSV）与PIV一样，为RNA病毒，属于副黏病毒科，分为A、B两个型。RSV也是婴儿和儿童下呼吸道疾病的最重要的病原体之一，尤其是婴儿毛细支气管炎和肺炎的主要病原，因此RSV感染在婴儿中有较高的致病率和致死率。与PIV3类似，约有2/3的婴儿在1岁内感染过RSV，但RSV常感染下呼吸道，而PIV3感染常局限于上呼吸道。RSV在下呼吸道的感染率随年龄增长而下降，然而老年人的感染率会再次上升。

在温带气候下，RSV 每年可引起婴儿毛细支气管炎的流行。A 型 RSV 通常为优势株，但有时 B 型 RSV 感染会更普遍，在特定环境下，A、B 两型会交替流行。一般 RSV 在秋冬季节发生流行，特别是在大的城市中心。

2. 传播途径　RSV 可以通过呼吸道分泌物的直接接触或污染或飞沫的播散来进行传播，其院内感染也是常见的。RSV 的传播可以被严格的洗手和隔离措施所限制。RSV 在婴儿中的排毒过程平均要 9 天，而在免疫正常的成人中一般少于 4 天。婴儿在发病后可以持续排泄 RSV3 周以上，而免疫受损患者可以延迟排泄数周至数月。

3. 实验室检测　RSV 很不稳定，需要特殊处理。用作培养的临床标本应在冰上运送并迅速接种在敏感细胞系中。在 37℃1 小时后感染性就会减退，反复冻融时病毒活力将完全丧失。标本应在收集后 4 小时内接种到培养细胞上，不能及时处理的标本应用干冰速冻起来。

（1）病毒分离：许多实验室使用异倍体细胞系，如 HEp-2 或 Vero 细胞作为 RSV 的培养，但是其他一些类型的培养细胞类也可以使用，如人胚肺二倍体成纤维细胞、原代猴肾细胞等。细胞培养中 RSV 的初步分离一般需 3～5 小时，但是病毒抗原可在接种 10 小时内于细胞质中检测出来，

（2）抗原检测：目前可以用 RSV 抗原的荧光素标记抗体检测方法检测，包括直接免疫荧光（DFA）和间接免疫荧光（IFA）的方法。免疫荧光方法的特点包括直接检测临床标本的上皮细胞、快速出结果、便宜。检测临床标本中的 RSV 抗原的 ELISA 是结合敏感且特异，这提供了一个快速、可靠和低廉的诊断方法。当前可用的间接免疫荧光和 ELISA 试剂盒对儿科标本 RSV 检测的敏感性和特异性范围为 80%～90%。总的来说，ELISA 试剂盒不需昂贵的设备和专业技术人员，从开始到结束仅需 1.5～2 小时，适用于检测单个标本或多个标本的批量实验，并且比细胞培养便宜。缺点包括缺乏对临床标本质量的评估和用血或黏液检测的潜在假阳性。

（3）核酸检测：RSV 核酸检测可进行 RSV 的分型及某些临床标本如呼吸道分泌物或中耳分泌物中 RSV 的鉴定，但是目前 RSV 多用于研究机构中。

（4）抗体检测：RSV 血清学诊断一般需要急性期和恢复期双份血清。抗体检测对于流行病学研究和回顾性诊断更为有用，幼儿可能不产生对 RSV 的有效抗体，而检出的抗体可能是母传抗体。免疫受损的患者或者有既往感染的老年人抗体滴度没有明显的增高。补体结合试验的测定对 RSV 是特异的，但缺乏敏感性，因此会低估疾病的流行。

（四）腮腺炎病毒

1. 流行病学　腮腺炎病毒（mumps virus）为 RNA 病毒，属于副黏病毒科，可引起显著而广泛的良性全身性感染，以发热和腮腺炎为主要临床特征。在未接种疫苗的人群中，腮腺炎常见于儿童，但在对儿童进行广泛免疫的国家，腮腺炎并不常见。

腮腺炎病毒在全世界范围内广泛分布，城市里的学龄儿童是易感人群。超过 50% 的腮腺炎病例集中于 5～9 岁，在未接种疫苗的人群中，92%的儿童在 15 岁前可产生抗腮腺炎抗体。1 岁以下的婴儿少见患腮腺炎，可能是由于被动从母体获得抗体产生了保护作用。腮腺炎是一种流行性疾病，发病高峰在 1～5 月。感染腮腺炎病毒后可获得终身免疫。

2. 传播途径　腮腺炎病毒具有高度的传染性，人可通过实验性接种腮腺炎病毒至鼻

腔和口腔黏膜而感染，这表明易感个体可通过感染患者的呼吸道分泌物而自然感染。腮腺炎患者在发病初期具有高度的传染性。在出现临床症状前5～6天至出现临床症状后4～5天，都可从患者唾液中分离得到腮腺炎病毒，这表明感染者排毒时间大约为10天。

3. 实验室检测

(1) 病毒分离：对于大多数流行性腮腺炎病例来说，临床诊断是准确和可靠的。然而，对于临床表现不典型的病例（如不伴腮腺炎的脑膜脑炎和睾丸炎）需要实验室检查进行确诊。尽管不常规应用，但病毒培养还是金标准。在腮腺炎症状出现前5～6和后4～5天，所有急性流行性腮腺炎患者的唾液中均可分离出腮腺炎病毒。大多数诊断性实验室使用原始恒河猴肾细胞和人胚肾细胞分离腮腺炎病毒。临床上腮腺炎病毒的确证实验通常采用红细胞吸附抑制实验，即用腮腺炎特异性抗血清来阻止红细胞黏附到腮腺炎病毒的细胞上。这种方法已经被多克隆或者单克隆腮腺炎病毒抗体免疫荧光法取代，后者被用来确证组织培养中的腮腺炎病毒。

(2) 核酸检测：有报道巢式RT-PCR可用于脑脊液中腮腺炎病毒RNA测定，但是这种方法的临床应用非常有限，不过RT-PCR极有可能成为腮腺炎病毒中枢神经系统感染的诊断方法。

(3) 血清学实验：针对腮腺炎病毒感染或免疫接种的体液免疫反应可通过多种技术检测。腮腺炎病毒与副黏病毒科固有抗原的交叉反应使得这些技术存在某种程度的局限性。目前ELISA方法应用较为广泛，它具有操作简单、可分别测定IgM和IgG的优点。

（五）麻疹病毒

1. 流行病学　麻疹病毒（measles virus）为RNA病毒，属于副黏病毒科，可引起高传染性疾病，具有咳嗽、鼻炎、结膜炎、口腔麻疹黏膜斑等特异性前驱症状并伴有全身性斑丘疹。麻疹是一种非常重要的人类传染病，从数千年前至今已导致百万人死亡。麻疹患者会产生长期的免疫抑制，其死亡主要是由于细菌或者病毒的二次感染所致。发达国家麻疹患者的死亡率降低与其经济发展、营养水平的提高与关注、使用抗生素对二次细菌性肺炎的治疗等因素有关。由于接种麻疹疫苗的覆盖率的提高、提高免疫力所提供的二次免疫机会及WHO、联合国儿童基金会的努力，一些贫穷国家的麻疹发生率也已经出现明显降低。WHO及联合国儿童基金会的目标是：每个地区有超过90%的麻疹疫苗接种的覆盖率，并保证所有儿童的二次麻疹免疫接种。麻疹呈全球性发生，大多数麻疹病例发生在撒哈拉以南非洲地区和亚洲。麻疹作为地方性疾病时具有典型的暂时性发生特征，呈季节性流行。在温带，麻疹发病率在冬末早春达到高峰，而在夏末早秋达到最低点。

2. 传播途径　麻疹主要通过近距离的呼吸飞沫传播，少数情况下，通过长期悬浮于空气中的气溶胶颗粒传播，打喷嚏、咳嗽等前驱症状也增加了传播速度。在诸如学校、医院及密闭的公共聚集场所等特定环境中，经空气传播尤其重要。感染分泌物的直接接触可传播麻疹，但麻疹不能长时间存活于传染媒介中，可被热及紫外线灭活。

3. 实验室检测

(1) 病毒分离：对呼吸道分泌物、咽拭子、外周血单核细胞和尿液进行细胞培养分离出麻疹病毒即可诊断为麻疹，免疫荧光抗体检测麻疹抗原可以增加细胞培养的特异性和敏感性。但是，病毒分离仍然是一项技术难题，在很多临床诊断中心很难实行。

(2) 细胞学诊断和抗原检测：对呼吸道分泌物、尿液、易取得的上皮组织（如咽、鼻腔、口腔黏膜、眼结膜）或快速活检取得的组织，直接检测巨细胞是一种快速、可行的诊断方法。采用免疫荧光和免疫酶染色方法可以诊断敏感性和特异性，麻疹发生晚期病毒不能分离时可以上述方法进行诊断。多克隆抗血清和单克隆抗体均可作为诊断依据，但抗麻疹病毒 N 蛋白的抗体诊断最有效，因为此种病毒蛋白含量最高。

（3）抗体检测：ELISA 测定血清中特异性 IgM 和 IgG，敏感性和特异性好，具有早期诊断价值。

（4）核酸检测：以麻疹病毒 N、H 和 F 基因高度保守区域的特异性引物进行 RT-PCR，从临床检验标本和组织中扩增麻疹病毒 RNA。核酸检测技术可以提高诊断的特异性和敏感性，特别是对于感染病毒不能被有效分离的 CNS 感染患者和免疫功能低下不能产生抗体进行有效免疫应答的患者来说尤其如此。

（六）冠状病毒

1. 流行病学　冠状病毒（coronavirus，CoV）是 RNA 病毒，属于冠状病毒科。2002～2003 年冬天，中国广东省出现一种罕见并十分致命的肺炎，该疾病后来被称为急性严重呼吸系统综合征（传染性非典型性肺炎，SARS），后来波及全球多个地方，该病毒后来被称为 SARS 冠状病毒（SARS-CoV）。目前已发现的宿主是人类的冠状病毒，包括 HCoV229E、HCoVNL63、HCoVOC43、HCoV HKU1、SARS-CoV。用 PCR 的方法调查发现 229E、OC43、NL63 这些病毒存在于世界上所有地方，而 SARS 冠状病毒目前只存在于病毒学实验室。冠状病毒不仅可以引起人类呼吸道疾病，还可引起肠道疾病，但是肠道冠状病毒的认识还不是太多。

患呼吸系统疾病的成年人中，冠状病毒的感染率随着呼吸道疾病高发季节而变化。冠状病毒以及鼻病毒、流感病毒和呼吸道合胞病毒，是人急性呼吸道疾病的常见病原体关。肠道冠状病毒或者 CVLP（冠状病毒样颗粒）是新生儿和 12 个月以下婴幼儿中与胃肠道疾病相关的最常见病毒。无症状排毒较常见，而且长时间病毒颗粒排出很明显。

2. 传播途径　尽管传播细节尚未研究，但据推测呼吸道是感染冠状病毒的主要途径。与其他呼吸道病毒一样，冠状病毒也可发生院内感染，最典型的是 SARS，21%的 SARS 病例是医务人员，这种传播造成的后果是严重的。屏障法（穿个人防护装备和隔离已暴露或有症状的人）是应对致命传染病威胁的主要手段。医院的回顾性研究表明，预防飞沫和接触措施的实施起了极大的保护作用。与其他许多呼吸道病毒感染不同，SARS 传播主要发生在疾病后期，即症状出现 5 天后。这与疾病早期上呼吸道病毒载量低有关，并在有最大传播性之前为病例检出和隔离提供了窗口期，可以采取公共卫生措施以阻断其在社区传播。

3. 实验室检测

（1）病毒分离培养：呼吸道冠状病毒在组织细胞中培养是困难的，不仅必须使用特殊的细胞系，还经常需要二次传代。最近已经成功用肝癌细胞系 HUH7 从临床样本中分离得到 HKU1、OC43 和 229E。但是，SARS 的分离鉴定必须在 P3 实验室进行，不能作为常规检查。

（2）核酸检测：无论是传统的还是实时反转录 PCR（RT-PCR）都可以作为检测全部 HCoV 株的诊断方法。由于病毒载量很低，即使使用敏感的 RT-PCR 方法也很难诊断，因此，SARS 病例发病的最初几天，多样本使用（包括粪便和血液标本）可提高诊断率。

（3）其他：使用商业化试剂或实验室自己开发的多克隆或单克隆试剂，通过呼吸道分泌物的细胞的免疫荧光反应，可以检出细胞中的冠状病毒。利用免疫荧光、ELISA 及胶体金免疫分析等方法可检测血清中的特异性抗体，包括 IgM 和 IgG。

肠道冠状病毒感染主要依靠电子显微镜寻找被检测粪便标本中的特征颗粒。

（七）腺病毒

1. 流行病学　腺病毒（adenovirus）是 DNA 病毒，属于腺病毒科。在自然界分布广泛，整个腺病毒可没有共同的抗原决定簇。到目前为止，已发现 7 个组（或亚属）57 个感染人类腺病毒，还有新的腺病毒不断被发现。腺病毒作为地方性、流行性和散发性感染在全世界都有发生。临床上最常见的血清型是 C 组的 1、2、5 型和 B 组的 3、7 型，以及引起胃肠炎的 40 和 41 型。

许多腺病毒临床症状不明显，大约有 50％的病毒感染者是无症状的。呼吸道感染的腺病毒中，1、2、5 和 6 型主要是地方性的，而 4、7、14、21 型具有流行性。3 型既有地方性又有流行性。导致眼部感染（8、9、37 型）的血清型在发展中国家卫生条件恶劣的地方经常发生，但是在西方国家，这些血清型主要是在医院内流行。引起胃肠炎的 40 和 41 型在全世界各地都有发生。

腺病毒感染最常发生在 6 个月～5 岁的婴幼儿和儿童，但是伴随一生都有可能发生。世界卫生组织流行病学调查研究表明，血清 1、2 和 5 型主要感染 1 岁儿童；3 和 7 型主要感染小学生；其他类型，如 4、8 和 19 型，主要感染成年人。

腺病毒引起的呼吸系统疾病最常发生在冬季和春季，眼结膜热的发生与游泳池相关，最常发生在夏季。腺病毒引起的胃肠炎没有明显的季节性。

2. 传播途径　腺病毒感染通过直接接触传播，如小滴气溶胶、粪-口途径，有时可通过饮水传播。1、2、5 型经呼吸道分泌物或粪便直接接触传播，引起儿童呼吸道感染。手指被感染性分泌物污染而导致的自我接种是疾病传播的最重要途径。对于流行型（特别是 4 和 7 型），通过直接接触和呼吸道气溶胶传播是重要的途径。

腺病毒可以引起医院内呼吸道感染的暴发。在拥挤的环境和较低社会经济条件会增加腺病毒感染的风险。

3. 实验室检测

（1）病毒分离：腺病毒已经从粪便、咽喉分泌物、鼻咽液、结膜拭子和刮取物、尿液、脑脊液、血液以及各种活检标本中分离出来。标本最好是发病 1 周内收集。腺病毒最好是在人细胞中培养，除了 40 和 41 型外，其他的腺病毒血清型在人上皮细胞内生长良好，并产生细胞病变。

（2）抗原检测：针对组特异性抗原的多克隆或单克隆抗体可用于临床标本中所有腺病毒的直接检测，现在已经有商业化的单克隆抗体可用。

呼吸道和眼部的标本以及感染的细胞均可以通过免疫荧光进行检测。粪便标本中的腺病毒抗原可以通过免疫测定和乳胶凝集进行检测。对于肠道 40 和 41 型进行抗原检测特别合适，因为它们在细胞培养中生长很差。酶免疫法检测粪便中肠道腺病毒的敏感度已经达到 85％～100％。酶免疫法也可以被用来检测眼结膜标本中的腺病毒抗原。

（3）核酸检测：腺病毒 DNA 可以直接从呼吸道标本、血浆、结膜、粪便、尿液、生殖器标本中进行 PCR 检测。PCR 比病毒培养和病毒抗原检测更加敏感。腺病毒定量检测有助于临床决策，高的病毒 DNA 载量可能与活动性疾病或更严重的疾病有关。

（4）血清学试验：急性腺病毒感染可通过补体结合试验或者酶免疫法检测特异性抗体，根据抗体滴度的显著增加来诊断。补体结合实验的敏感度为 50%～70%，而酶免疫法为 70%～90%。低龄儿童的反应比大龄儿童和成人要弱。

（八）鼻病毒

1. 流行病学　鼻病毒（Rhinovirus，RV）是 RNA 病毒，属于小 RNA 病毒科。因为这类病毒特别适应在鼻腔中生长，故被称为“鼻病毒”。在急性呼吸道疾病中，有 30%～50%的病例都与鼻病毒感染有关，鼻病毒因而成为普通感冒中最具代表性的病原体。

鼻病毒广泛分布于全世界，大约有 1/4 的鼻病毒感染是无症状的。在北半球的温带地区，9 月是感冒的高峰，这个感冒发病高峰被证实与鼻病毒感染密切相关。鼻病毒活动性增加的第二个高峰是 4～5 月。而在晚秋、冬季到早春鼻病毒都维持低流行率。

2. 传播途径　鼻病毒的感染在病毒接触鼻黏膜时即已开始。鼻病毒到鼻黏膜的传导可经由飞沫或直接接触传播。打喷嚏和咳嗽会产生大型和小型气溶胶颗粒，但咳嗽和喷嚏的呼吸道分泌物中的鼻病毒含量通常很少。直接接触可能是传播鼻病毒的最有效机制。鼻病毒在鼻分泌物中的浓度于病毒接触后的第 2～3 天达到最高。

3. 实验室检测

（1）病毒分离：用于病毒培养的标本主要是深鼻拭子、抽出液或鼻洗液。用于鼻病毒培养的呼吸道分泌物标本必须置于病毒收集液态培养基中，该培养基中含有能稳定病毒的蛋白质。细胞培养为鼻病毒分离与鉴定的标准方法。大部分使用的是人类胚胎肺细胞，也可以使用双倍体胎儿扁桃体腺细胞及异倍体细胞系，如 Hela 细胞。鼻病毒在 33～34℃的温度及摇动的环境中生长最好。然而，有些鼻病毒无法在细胞培养中生长，但能在气管组织培养中生长。

（2）抗原检测：荧光抗体及免疫过氧化物酶为在实验研究中是检测鼻病毒抗原的方法，然而，这些技术通常为血清特异性。由于鼻病毒在细胞培养时不易生长，以及在呼吸道分泌物中的低浓度，这些方法未在临床应用。目前未有检测鼻病毒的商业化分析试剂。

（3）核酸检测：RT-PCR 已经变成临床样本鼻病毒检测的标准诊断工具，比传统的病毒分离和抗原检测方法更为灵敏、快速及容易操作。

（4）血清学实验：病毒中和试验为鼻病毒检测的标准血清学方法。中和试验可鉴别特定的病毒血清型及测量人类血清与鼻分泌物中的抗体含量。使用中和试验来诊断的主要问题在于至少需要有 100 种鼻病毒血清型存在。因此，血清学诊断只在以下状况使用：当感染的病毒血清型是已知或疑似的，如在实验性病毒攻毒的研究中，或在其中一个成员已获取的鼻病毒家族研究中。

（九）脊髓灰质炎病毒与柯萨奇病毒

1. 流行病学　脊髓灰质炎病毒和柯萨奇病毒都是 RNA 病毒，属于小 RNA 病毒科的肠道病毒属。脊髓灰质炎病毒与柯萨奇病毒分别是第一与第二个被鉴定的肠道病毒。人类是肠道病毒的唯一宿主，肠道病毒在世界各地都有分布。尽管脊髓灰质炎病毒在发达国家引入疫苗后基本已被控制，但在不发达国家和地区该病毒的发病率和死亡率仍较高。在温带气候地区，肠道病毒感染有明显的夏秋季节性；在热带和亚热带地区，全年发病率都较高，雨季发病率更高。脊髓灰质炎病毒疫苗株和非脊髓灰质炎肠道病毒之间的重组在自然界发生，可能会引起疫苗衍生性脊髓灰质炎病毒（vaccine-de-riced poliovirus，VDPV）。

2. 传播途径　肠道病毒很容易发生粪-口传播，尤其是在儿童中以及在气候变暖时。除了人与人直接接触传播，与水源有关的肠道病毒暴发已得到证实。

3. 实验室检测

（1）病毒分离：从细胞培养物中分离到肠道病毒仍是大多数临床实验室检测肠道病毒的方法，猴肾细胞系对脊髓灰质炎病毒、柯萨奇病毒 B 组敏感性好，而人二倍体成纤维细胞如 WI38 及人胚肺成纤维细胞则对柯萨奇病毒 A 组敏感性较高。取自人横纹肌肉瘤的 RD 细胞对柯萨奇病毒 A 组最敏感，而对大多数柯萨奇病毒 B 组却不敏感。

（2）核酸扩增：肠道病毒快速直接检测方法中最重要的发展是以 RT-PCR 和 NASBA 为形式的核酸扩增技术的应用。肠道病毒核酸扩增迅速成为了临床有效的检测方法学标准。临床发现，RT-PCR 在检测脑脊液标本的肠道病毒时有着极高的灵敏性。除了传统的 RT-PCR 方法以外，实时 RT-PCR 也应用于肠道病毒感染的临床诊断。也有基于 NASBA 的方法用于临床样本的肠道病毒检测的相关报道。检测下限更低，每个反应可达到 10^1～10^2 个 RNA 拷贝。与 RT-PCR 一样，基于 NASBA 的检测系统检测临床样本中肠道病毒比用细胞培养方法更灵敏。但是，NASBA 分析技术商业化发展遇到的问题在于，NASBA 反应的抑制作用可导致无效结果的频繁出现。这种情形在采用粪便、直肠、咽喉和鼻咽部标本时比用脑脊液标本时发生得更为频繁。

（3）血清学试验：应用免疫测定法进行血清学试验在肠道病毒方面受到限制，是因为肠道病毒的血清型别众多而且不能识别单一的肠道病毒共同抗原，以及与小 RNA 病毒科的非肠道病毒成员有交叉反应，检测缺乏敏感性。采用异型或同型免疫测定诊断肠道病毒感染的敏感性不如 RT-PCR 技术，对 RT-PCR 检测证实为肠道病毒脑膜炎的患者进行血清学试验，其检出率为 34%～75%，对于 RT-PCR 法试测肠道病毒阳性的粪便样品进行血清学试验，其检出率则只有 46%。

（十）轮状病毒

轮状病毒（Rotavirus，RV）属于呼肠病毒科（Reoviridae）、轮状病毒属（rotavirus），直径约 70nm，无包膜，核心为双链 RNA，由 11 个基因节段组成。根据病毒主要结构蛋白 VP6 的抗原特异性，可将 RV 分为 7 个组（A～G），其中 A～C 组既可感染人类，也可感染动物，以 A 组感染人类最常见，主要引起婴幼儿急性胃肠炎；B 组可引起成人腹泻；而 D～G 组主要感染动物，引起动物腹泻。

1. 流行病学　在发展中国家，轮状病毒感染是 2 岁以下婴幼儿死亡的主要原因之一，虽然轮状病毒在发达国家的死亡率低于发展中国家，但感染率仍然较高，在美国每年有接近 270 万人发生轮状病毒感染性腹泻。轮状病毒感染范围广，遍布世界各地，在温带地区，通常表现出典型的季节性，以冬春季为主，而在热带地区则没有明显的季节性。

2. 传播途径　轮状病毒主要经过粪-口途径传播，接触传播也是一种重要的传播方式。5 岁以下的儿童为易感对象，常通过亲密接触处于亚临床感染的亲属而获得病毒。粪便排毒可发生于疾病症状之前，在腹泻停止后仍然可持续排毒。

3. 临床特征　轮状病毒主要引起胃肠炎，表现为水样腹泻、呕吐、腹痛和发热。可表现为轻微的亚临床感染、轻度腹泻，也可表现出急性严重的致死性腹泻等症状。

4. 实验室诊断

（1）显微镜检测：粪便抽出液超速离心后，取沉渣经醋酸钠染色后电镜观察或与特异性抗体孵育后进行免疫电镜观察。电镜下可见的典型形态为直径 60～80nm 不等的病毒颗粒，有双层衣壳，内层衣壳的壳粒呈放射状排列，犹如车轮排列，也可见到空心或不完整的病毒颗粒。

（2）抗原检测：超免疫或高滴度单克隆抗体的应用大大提高了轮状病毒抗原检测试验的敏感性和特异性，常用方法有 ELISA、乳胶凝集试验和免疫层析试验。

（3）核酸检测：从粪便抽出物中提取病毒 RNA，进行聚丙烯酰胺凝胶电泳，可根据轮状病毒基因片段的特殊电泳分布图形进行判断。用特异性探针进行核酸杂交技术和 PCR 扩增技术也可用于轮状病毒的诊断及分型。

（4）病毒分离培养：用于轮状病毒培养的细胞系有 MA104、MDBK、PK-15 等，培养过程中需加入胰酶以利病毒生长，可配合空斑形成试验和中和试验进行病毒滴度检测和血清学分型。

（十一）肝炎病毒

1. 甲型肝炎病毒（HAV）　属于小 RNA 病毒科、肝病毒属，为 27～32nm 直径的球形颗粒，无包膜，基因组为单股正链 RNA。近年来我国报告的甲型肝炎发病人数逐年下降，HAV 主要通过粪-口途径传播，水源或食物污染可致暴发流行。HAV 感染者多表现为急性肝炎，年龄越小症状越轻。实验室诊断以血清特异性抗体和 HAV RNA 检测为主。

2. 乙型肝炎病毒（HBV）　属于肝 DNA 病毒科、正嗜肝病毒属，完整颗粒直径为 42nm，有包膜，核心为不完全双链环状 DNA。HBV 感染呈世界性流行，但有地区性差异和家庭聚集现象。通过血液及血制品、性接触及母-婴传播等方式传播，多呈慢性感染。实验室诊断以血清抗 HBV 抗体、抗原和 HBV DNA 检测为主。

3. 丙型肝炎病毒（HCV）　属于黄病毒科、丙型肝炎病毒属，为直径 60nm 的球形颗粒，有包膜，核心为单正链 RNA。主要通过血液、性接触及母-婴传播等方式传播，可引起急性或慢性肝炎，且慢性感染与原发性肝癌的发生有一定的关联。实验室诊断以血清抗 HCV 抗体和 HCV RNA 检测为主。

4. 丁型肝炎病毒（HDV）　属于沙粒病毒科、δ 病毒属，是一种缺陷病毒，直径 35nm，必须在 HBV 或其他嗜肝病毒辅助下才能复制、致肝损害。多与 HBV 以重叠感染或同时感染的形式存在。

5. 戊型肝炎病毒（HEV）　属于肝炎病毒科、肝炎病毒属，直径 30～32nm，无包膜，核心为单正链 RNA。主要通过粪-口途径传播，可经水源引起暴发流行。感染者表现为急性肝炎，实验室诊断主要以检测抗 HEV 抗体和 HEV RNA 为主。

（十二）人类免疫缺陷病毒

人类免疫缺陷病毒（human immunodeficiency virus，HIV）属于反转录病毒科（retroviridae）、慢病毒属（*lentivirus*）、灵长类免疫缺陷病毒亚属，是获得性免疫缺陷综合征（AIDS，艾滋病）的病原体，已发现 HIV-1 和 HIV-2 两个型。成熟的病毒颗粒呈球形，直径 100～150nm，有包膜，核心为双拷贝单股正链 RNA 形成的二聚体。

1. 流行病学　AIDS 在全世界范围内流行，每天约有超过 6800 人感染 HIV。HIV-1 型是引起全球艾滋病流行的病原体，而 HIV-2 型主要局限于非洲西部。2007 年的数据显示，全球HIV感染达到一个平稳期，我国原卫生部发布的全国法定传染病报告统计表显示，近3年来，我国AIDS的发病和死亡人数仍然处于上升趋势，防治压力较大。

2. 传播途径

(1) 性接触传播：是主要的传播途径，通过接触含HIV的血液、精液或阴道分泌物而感染。

(2) 血液传播：通过输入HIV感染者的血液制品、组织器官，或使用HIV污染的注射针头及介入性治疗器械等 。

(3) 母-婴传播：HIV可经胎盘感染胎儿，胎儿也可通过在产道接触含HIV的阴道分泌物、产后母乳等获得HIV。

3. 临床特征　从HIV感染到艾滋病的终末期，整个过程历时较长，临床表现多样，我国将艾滋病分为急性期、无症状期、艾滋病期。

(1) 急性期：40%～80%的患者初次感染HIV后3～6周内出现非特异性症状，如发热、斑丘疹、口腔溃疡、乏力、盗汗等，一般持续7～14天。

(2) 无症状期：此期持续时间长短不同，平均为10年。在无症状期，感染者体内$CD4^+$ T淋巴细胞计数逐渐、缓慢下降，病毒持续复制，处于一种相对稳定状态。

(3) 艾滋病期：为感染HIV的终末阶段，患者$CD4^+$ T淋巴细胞计数明显下降，血浆病毒载量明显升高。此期主要表现为持续1个月以上的发热、盗汗、体重减轻10%以上、腹泻等，同时各种机会性感染增加及肿瘤发生率增加。

4. 实验室诊断

(1) HIV抗体检测：ELISA或化学发光免疫分析（CLIA）等检测血清、尿液或唾液等体液的抗HIV抗体，主要是抗p24和gp120。阳性标本需经免疫印迹法确认。

(2) HIV抗原检测：主要检测HIV-1 p24抗原，适用于窗口期。

(3) HIV核酸检测：利用反转录PCR和核酸序列依赖性扩增实验（NASBA）等检测HIV RNA。

(4) HIV的分离培养：患者血浆、单核细胞和脑脊液等可分离出HIV用于辅助诊断，实验条件及技术要求高，主要用于科研。

（十三）人类单纯疱疹病毒

单纯疱疹病毒（herpes simplex virus，HSV）属于α疱疹病毒亚科、单纯疱疹病毒属，分为两个血清型，即HSV-1和HSV-2。病毒颗粒直径为120～130nm，有包膜，核心为双链线性DNA。

1. 流行病学　HSV感染遍布全世界，无季节性分布。人群中HSV-1的感染率从儿童期开始逐渐增加，在成人中达80%以上。而HSV-2的感染率直至青春期才开始增加，在成人中的血清阳性率远远低于HSV-1型。

2. 传播途径

(1) 接触传播：通过直接接触感染者分泌的病毒而感染。

(2) 性传播：主要是HSV-2型传播途径。

3. 临床特征　HSV感染潜伏期1～26天，易复发。

(1) HSV-1的典型症状是唇疱疹、龈口腔炎，口腔黏膜广泛的水疱样损伤，剧烈疼痛，并且伴随发热及颌下淋巴结炎。

（2）HSV-2 感染者通常表现为生殖器疱疹，在生殖器区域疱疹呈密集、双边分布，并伴随发热、腹股沟炎。

4. 实验室诊断

（1）显微镜检测：从患者的皮损处收集细胞，经处理后可在显微镜下观察到多核巨细胞、胞质气球样变，但无法与其他疱疹病毒区别。

（2）抗原检测：用单克隆抗体对感染组织、细胞进行免疫组化或免疫荧光染色，可明确病因。

（3）血清学检测：目前使用的试剂盒能够分别检测 HSV-1、HSV-2 的 IgM 和 IgG。

（4）核酸检测：可用 PCR 直接检测标本中的 HSV DNA。

（5）病毒分离培养：是 HSV 感染实验室诊断最为可靠的方法，并结合单克隆抗体进行分型。

（十四）水痘-带状疱疹病毒

水痘-带状疱疹病毒（varicella-zoster virus，VZV）属于 α 疱疹病毒亚科、水痘疱疹病毒属，人疱疹病毒 3 型。病毒颗粒直径约 180～200nm，有包膜，核心为双链 DNA。

1. 流行病学　VZV 在世界各地分布广泛，具有高度接触传染性，人类普遍易感。

2. 传播途径

（1）呼吸道传播：原发感染多是通过吸入带毒飞沫获得感染。

（2）直接接触传播：患者皮肤水疱中含有高浓度的病毒颗粒，因此直接接触皮损处渗出的液体也可获得感染。

（3）母-婴传播：妊娠期患水痘可通过胎盘感染胎儿，引起胎儿畸形、死胎或发生水痘。

3. 临床特征　VZV 感染的临床症状比较典型，但有水痘和带状疱疹两种不同的临床表现。

（1）水痘（Varicella/Chicken pox）：水痘是 VZV 原发感染的主要临床表现，主要见于儿童。皮疹出现前 24～48 小时常有发热、不安、腹痛等前驱症状，而后迅速出现全身水疱疹和黏膜疱疹。对于儿童，需防范皮损处发生继发性细菌感染；而在健康成人，最常见的并发症是 VZV 性肺炎，发病率为儿童的 25 倍。

（2）带状疱疹（Herpes zoster）：是 VZV 复发感染的主要表现，通常见于成人和免疫力低下的人群。疱疹常沿神经成簇分布，串联成带状，伴随皮肤疼痛。最常见并发症是带状疱疹后遗神经痛（postherpetic neuralgia）

4. 实验室诊断

（1）显微镜检测：从新鲜的疱疹基部收集细胞，染色后镜下观察上皮多核巨细胞，但不能与单纯疱疹病毒区别。也可使用电镜直接观察疱疹液。

（2）抗原检测：对皮损部位的组织进行细胞涂片，经冷丙酮固定后用单克隆抗体进行免疫荧光法检测，由于该法快速，特异性高，被临床作为一线诊断实验。

（3）核酸检测：PCR 法检测病毒核酸是一种诊断 VZV 感染的标准工具，标本可以是皮肤拭子、疱疹液、鼻咽分泌物、CSF 等。

（4）血清学检测：ELISA 法为常规检测方法，皮疹出现 3 天就可检测到特异性的抗体，双份血清 IgG 效价升高 4 倍以上提示体内近期有病毒活动性感染。

（5）病毒分离培养：最常用的样本为早期水疱液，可根据特征性细胞病变初步判定，进一步可用单克隆抗体对所分离的病毒进行免疫荧光法确证。

（十五）巨细胞病毒

人巨细胞病毒（human cytomegalovirus，HCMV/CMV）属于β疱疹病毒亚科、巨细胞病毒属，人类疱疹病毒5型，人类是其唯一宿主。完整的CMV病毒颗粒直径为120～200nm，有包膜，20面体核衣壳，核心为双链DNA。

1. 流行病学　CMV感染呈全球性分布，可感染任何年龄的人群，没有季节性和固定的传播模式。人群中CMV血清学阳性率随着年龄的增加而增加，感染率约40%～100%。

2. 传播途径

（1）水平传播：通过直接接触含CMV的各种体液（如唾液、尿液、乳汁、泪液、血液、生殖道分泌物等）而获得病毒感染。

（2）母-婴垂直传播：巨细胞病毒可穿过胎盘感染胎儿，即宫内感染。或者产妇自然分娩时新生儿在产道获得CMV感染，即产时感染。

（3）输血和器官移植：发生于CMV抗体阴性（未感染者）的接受者被动输入了CMV抗体阳性（已感染者）供者的全血/白细胞等有形成分或者组织器官。

3. 临床特征　巨细胞病毒感染的临床特征特异性不明显，常难以与其他病原体感染的症状区分。

（1）孕妇原发感染CMV易引起宫内发育迟缓、致畸、死胎、早产等严重后果，而存活的先天性CMV感染患儿在成长过程中会逐渐表现出感觉神经损伤，如听力缺失。

（2）大多数免疫功能正常者，后天获得性感染CMV时并不会出现临床症状，少数有症状者也较为温和，如轻微上呼吸道感染症状。

（3）对于免疫功能不全的患者，巨细胞病毒病主要表现有两种：巨细胞病毒综合征和组织侵入性疾病，前者以头痛、发热、身体不适、中性粒细胞减少等非特异性病毒感染症状为主，后者CMV侵入了肺组织、胃肠道、视网膜、脑组织等部位造成组织器官功能损伤甚至危急患者生命。

4. 实验室诊断

（1）直接显微镜检测：对组织或器官标本染色后镜下可见典型的大细胞（巨细胞）的嗜碱性细胞核内包涵体，如猫头鹰眼，但敏感性较低。

（2）血清学检测：临床上常用ELISA法检查血清CMV特异的IgM和IgG，IgM阳性或双份血清效价IgG升高4倍以上提示体内近期有病毒活动性感染。

（3）抗原检测：临床常用间接免疫荧光法检测外周血白细胞核CMV低基质结构磷蛋白抗原（CMV pp65抗原）诊断巨细胞病毒抗原血症，可作为CMV活动性感染指标。

（4）核酸检测：目前常检测的指标有CMV DNA、即刻早期mRNA和pp67 mRNA。

（5）病毒培养：人成纤维细胞常用于CMV的体外分离培养，离心细胞培养技术和抗CMV早期抗原单克隆抗体荧光染色法的联合应用提高了病毒培养的敏感性。

（十六）EB病毒

EB病毒（Epstein-Barr virus）属于γ疱疹病毒亚科、淋巴滤泡病毒属，人疱疹病毒4型。EB病毒形态上与其他疱疹病毒相似，圆形，直径约120nm，有囊膜，内为核衣壳，核心为172kb的双链DNA。

1. 流行病学　理论上，人类终身都可感染 EB 病毒。在卫生条件差的地区，EB 病毒感染主要发生于出生后的第一年。而发展中国家，60%的人群在青春期前发生感染。20 岁的人群大约 90%的人血清学阳性，到 40 岁，几乎 100%的人发生血清学转换。

2. 传播途径

(1) 唾液传播：EB 病毒感染者的唾液中含有大量病毒。

(2) 性传播。

(3) 血液传播和组织器官传播：这两种传播方式不常见，对免疫抑制患者的影响比较大。

3. 临床特征　原发性 EB 病毒感染几乎无临床表现，随着年龄的增加，症状性感染也在增加，在成人达 50%。

(1) 传染性单核细胞增多症（infectious mononucleosis，IM）：一种淋巴细胞增殖性疾病，具有自限性。50%～90%的 IM 患者有 EB 病毒原发感染，以发热、咽炎、颈部淋巴结肿大为主要特征，潜伏长达 30～50 天。

(2) 肿瘤：EB 病毒感染与某些肿瘤的发生具有相关性，95%的伯基特淋巴瘤和鼻咽癌患者的肿瘤细胞中发现有 EB 病毒基因。其他有关的肿瘤有霍奇金淋巴瘤、T/NK 淋巴细胞瘤、淋巴上皮瘤样癌等。

4. 实验室诊断

(1) 抗原检测：应用免疫组织化学技术可检测病变组织中多种 EB 病毒抗原。

(2) 血清学检测：ELISA 法检测 EBV 特异的抗体是最常用于诊断 EBV 感染及相关疾病的实验室方法，检测的抗体多是针对衣壳抗原（VCA）、早期抗原（EA）、核抗原（NA）。

(3) 核酸检测：原位杂交和细胞杂交可用于检测肿瘤组织中 EB 病毒，临床常用实时荧光定量 PCR 法监测患者 EB 病毒载量。

(4) 病毒分离培养：将无细胞的过滤的唾液或口咽漱液接种于新鲜分离的人脐带血淋巴细胞，连续观察培养 4 周。病毒分离液可通过分子技术进行鉴定或通过免疫印迹分析鉴定。

（十七）人乳头瘤病毒

人乳头瘤病毒（human papilloma virus，HPV）属于乳多空病毒科（Papovaviridae）、乳头瘤病毒属的一种，呈球形，较小，直接约 55nm，无包膜 DNA 病毒。目前已发现 HPV 有 100 多个型，其中约 40 多个型与人类生殖器皮肤黏膜病变相关。HPV 感染率高低主要取决于人群的年龄和性行为习惯。根据 HPV 感染后的致癌性与否，HPV 亚型又分为高危型和低危型。

1. 流行病学　HPV 具有严格的宿主特异性，人是其唯一宿主。

2. 传播途径

(1) 性接触传播：生殖器疣主要通过性接触传播，多发于年轻人，男女均易感。

(2) 密切接触：接触传播　主要通过直接接触感染部位或间接接触被病毒污染的物品传播。

(3) 母婴传播：新生儿可在产道感染 HPV，因此感染。

3. 临床特征　不同型的 HPV 侵犯的部位不同，所致疾病也不同，因此临床表现多样。HPV 主要侵犯人的皮肤和黏膜上皮细胞，引起不同程度的增生性病变，表现为良性疣或乳头瘤，某些型别可引起组织癌变。HPV-1、4 引起跖疣；HPV-2、4、26 等引起寻常疣；HPV-6、11 等引起尖锐湿疣；HPV-16、18 与宫颈上皮内瘤及宫颈癌密切相关。

4. 实验室诊断

（1）抗原检测：采用免疫组化技术检测病变组织中的 HPV 抗原。

（2）血清学检查：用晚期蛋白 L1 和 L2，或者用病毒样颗粒检测患者血清中的 HPV 特异的抗体，但由于 HPV 常停留于黏膜局部并不产生病毒血症，所以血清学检查容易漏掉局部感染或者短时感染。

（3）核酸检测：常用的有 PCR 法，速度快，特异性高，还可用于分型。另外，原位杂交、点杂交、DNA 印迹等方法也是较为可靠的诊断方法。

（十八）狂犬病病毒

狂犬病毒（Rabies virus）属于弹状病毒科（Rhabdoviridae）、狂犬病毒属（Lyssavirus），外形如子弹状，直径约 75nm，长约 180nm，有包膜，核心为单股负链 RNA。

1. 流行病学　狂犬病是由狂犬病毒引起的一种人兽共患的传染病，该病在全世界的野生动物中广泛流行，带毒的犬、猫则是人和家畜感染的主要传染源。目前，对于狂犬病尚无有效的治疗方法，发病死亡率几乎 100%，全世界每年死于狂犬病的人数估计达 55 000人。我国原卫生部发布的全国法定传染病报告统计表显示，近年来我国狂犬病发病和死亡人数有下降趋势，2010 年为 2048/2014 人，2011 年为 1917/1879，2012 年为 1425/1361 人，说明我国制定的狂犬病预防措施是有效的。

2. 传播途径

（1）皮肤黏膜感染：患狂犬病的犬、猫等动物唾液中带有狂犬病毒，人被咬伤或抓伤后，病毒通过破损的皮肤黏膜进入机体。

（2）经呼吸道感染：吸入含高感染浓度狂犬病毒的飞沫而感染，多见于院内感染。

3. 临床特征　狂犬病毒是一种嗜神经病毒，进入体内后，潜伏期一般为 1～3 个月。典型病例的临床表现分为三期，前驱期类似流感样症状，发热、头痛、乏力、不安等，无特异性。兴奋期表现为狂躁不安、极度恐水、怕光、怕风、痉挛等神经异常兴奋状态。发病 3～5 天后患者转入麻痹期，出现迟缓性麻痹，最后因昏迷、呼吸及循环衰竭而死亡。

4. 实验室诊断

（1）显微镜观察：取患者的脑组织、唾液等标本经染色后镜下观察异常的组织病变或典型的内基小体，该法可提供狂犬病毒感染的支持性证据，但敏感性较低。

（2）抗原检测：直接免疫荧光法（DFA）或直接快速免疫组织化学技术（IHC）用于检测组织标本中的病毒抗原，特异性高，敏感性接近 100%。

（3）核酸检测：RT-PCR 技术是检测狂犬病毒最敏感的实验，但在尸解来源的脑组织的应用受限，主要用于非中枢系统组织的检测，如唾液、泪液、角膜印片等。

（4）病毒分离培养：取患者组织标本接种鼠神经母细胞瘤细胞株体外培养或对乳鼠脑内接种进行体内培养，常用于 DFA 实验的确证或者扩增病毒进行疫苗的生产和安全评估。

（徐英春　刘亚丽　范　欣　窦红涛　伊　洁　陈兰兰）

参考文献

1. 周正任. 医学微生物学. 第6版. 北京：人民卫生出版社，2003
2. 汪复，张婴元. 实用抗感染治疗学. 北京：人民卫生出版社，2005
3. Xiao YH，Giske CG，Wei ZQ，et al. Epidemiology and characteristics of antimicrobial resistance in China. Drug Resist Updat，2011，14：236-250
4. 倪语星，尚红. 临床微生物学和检验. 第4版. 北京：人民卫生出版社，2007
5. 陈东科，孙长贵. 实用临床微生物学检验与图谱. 北京：人民卫生出版社，2011
6. 申正义，田德英. 医院感染病学. 北京：中国医药科技出版社，2007
7. 王端礼，李若瑜. 医学真菌学：实验室检验指南. 北京：人民卫生出版社，2005

第十五章 特殊病原体所致医院感染

第一节 非结核分枝杆菌感染

一、分类及生物学特征

非结核分枝杆菌不是分类学上的名称，是指结核分枝杆菌和麻风分枝杆菌以外的一大类分枝杆菌总称。因其在染色反应上具有抗酸性，故又称非典型抗酸杆菌。此类菌广泛分布于外界环境和正常人及动物机体中。世界上已发现17种以上的非结核分枝杆菌可致人类感染，引起世界各国的重视。

二、流行病学

（一）地区分布

全球大多数国家都发现有非结核性分枝杆（NTM）病，但其患病率常呈明显的地理差别。根据痰培养阳性标本进一步鉴定结果，近年来的NTM分离率，各国报道为1%～10%不等，多数为5%左右。目前，NTM病有增加趋势，据日本报道，NTM感染的患病率由1971年的0.82/10万上升到1997年的3.52/10万，是25年前的3.8倍。艾滋病的出现更是加剧了NTM病的流行，据美国研究表明，HIV阳性者为NTM感染高危人群，尤以鸟-胞内分枝杆菌（MAC）为甚，其感染所占比例可高达95%以上。1982年我国8省市报道，在2537份阳性标本中NTM分离率为4.4%，致病菌为2.3%。其中以胞内、瘰疬分枝杆菌为多。而1990年我国第三次全国结核病流行病学调查显示，NTM总感染率为15.35%，全国约有1亿人受NTM感染。最高为浙江省（44.89%），其次为海南省（43.8%），依次为福建省（37.7%）、北京市（3.3%）、黑龙江省（2.6%），最低为西藏自治区（1.94%）。上述感染率提示南方高于北方，沿海高于内地，气候温暖地区高于寒冷地区。1999年上海第一肺科医院报道，15年间5592例痰抗酸杆菌阳性患者中，经鉴定为NTM者173例。近十多年来，NTM引起医院感染暴发流行呈上升趋势。主要通过注射、手术及美容等途径感染人体，引起皮肤软组织和手术切口等感染。2001年，我国某卫生所消毒失败导致59例偶发分枝杆菌暴发感染；2010年，河北保定一诊所发生打针“烂屁股”事件，有90例偶发分枝杆菌感染事件；2004年，江苏省东台市某乡镇医院门诊部发生的一起 63 例皮肤感染病例，38 例分离出龟分枝杆菌；2010 年，贵州德江县某医院发生妇产科手术 21 例患者切口感染此菌。

（二）菌种分布

Ⅰ群中以堪萨斯分枝杆菌为代表，多流行于北美和西北欧。Ⅱ群中以瘰疬分枝杆菌为代表，主要流行于美国、加拿大、澳大利亚、日本及罗马尼亚。Ⅲ群中以鸟-胞内分枝杆菌为代表，多见于美国东南部、英国、澳洲西部、日本、捷克斯洛伐克，其中溃疡分枝杆菌见于热带地区，如澳洲及非洲中部。Ⅳ群分布于世界各地。目前国内报道以鸟-胞内分枝杆菌和偶发、龟分枝杆菌为多。近 30～40 年，NTM 的感染和发病有增无减，而且大多数 NTM 对主要抗结核药耐药。所以，NTM 的感染，尤其是院内感染已成为一个临床上的重要课题。

三、传播途径

（一）传染源

NTM 广泛存在于自然环境中，如土壤、水源、尘埃、饲料、家畜及野生动物等体内，一般认为人是从环境中感染 NTM 而患病。动物也可能是传染源之一。在家禽饲养者中 MAC 感染发病较多；在捕鱼及养鱼人中以海分枝杆菌感染发病较多。

（二）传播途径

主要从环境中获得 NTM 而感染，人与人之间传播较少见。

1. 经空气飞沫传播　尘土中可分离出鸟-胞内分枝杆菌复合群，人吸入带有这些细菌的气溶胶而致病，这是人类感染 NTM 的主要传播途径。在沿海地区胞内分枝杆菌感染率高，可能由于风浪大，悬浮于尘土上的 NTM 被吸入有关。健康人呼吸道内可有 NTM 寄生。当全身防御免疫机制遭到破坏时也可发病。

2. 经水源传播　自来水制成的冰块、透析用水、溶剂用的蒸馏水是 NTM 医院内感染的病原菌来源。多种 NTM 如 MAC、蟾蜍、龟分枝杆菌等可生存于饮水中，一些 NTM 对锌有代谢需要，可生存于自来水镀锌管道中。蟾蜍分枝杆菌是一种嗜热菌，生存于供热水的管道中。人可因吸入或饮用这些带菌的水体而受感染。

3. 经皮肤感染　寄生在游泳池、鱼塘等处的 NTM 可通过皮肤创伤感染人体，引起皮肤及软组织感染。在被鱼或甲壳类水生动物刺伤或钳夹也可引起皮肤 NTM 感染。溃疡分枝杆菌可引起手术后伤口感染等。

（三）易感人群

不同人群对 NTM 的易感性有差异。堪萨斯分枝杆菌、鸟分枝杆菌复合群可在免疫功能正常人群中感染，而免疫功能低下者如 HIV、肿瘤、长期应用肾上腺皮质激素或免疫抑制剂者更为易感，并可引起播散性 NTM 感染。慢性呼吸道疾病如慢性阻塞性肺病、肺结核残余空洞、矽肺、支气管扩张、肺囊性纤维化等更易患呼吸道 NTM 感染。据日本报道，在肺结核人群中 MAC 感染发病率为 18.7/10 万，比一般人群高 10 倍。

四、临床特征

NTM 中与医院感染关系密切的是快速生长分枝杆菌，其中又以偶发分枝杆菌、脓肿分枝杆菌和龟分枝杆菌最为常见。这些分枝杆菌引起的感染性疾病主要是皮肤软组织感染，尤其是手术或创伤后容易发生皮肤软组织感染，以及由于注射器、注射药物及消毒液未达到有效浓度而发生注射部位感染或医院感染暴发流行。当然，这些快速生长分枝杆菌也可引起肺部、骨、关节等部位的感染。

其他可引起人类疾病的 NTM 主要有：①堪萨斯分枝杆菌：引起人类轻度肺结核样病变；②海分枝杆菌：引起四肢皮肤脓肿和游泳池肉芽肿，可被误认为麻风；③猿分枝杆菌：引起人类肺部病变，但很少见；④鸟-胞内分枝杆菌复合菌和蟾分枝杆菌：可引起肺结核样病变。

NTM 对人类致病性有如下特点：与结核分枝杆菌比较，非结核分枝杆菌毒力和致病性均较低，通常属于机会性致病菌；引起人体疾病，常为继发性和伴随性的，患者大多有慢性基础疾病或免疫损害；与结核分枝杆菌发生混合感染，主要是鸟-胞内分枝杆菌复合菌；非结核分枝杆菌引起的肺部感染在临床上难以与结核分枝杆菌感染区别，而此类菌多数对常用的抗结核药物耐药，所以区分鉴别 NTM 具有重要意义。

五、实验室诊断

（一）采集标本

咳痰（留取早晨第一次咳痰，挑取带血的脓痰），肾或膀胱分枝杆菌以无菌导尿或取中段尿，脑膜炎采集脑脊液，脓胸、胸膜炎、腹膜炎或骨髓结核等取穿刺液或分泌物。

（二）直接涂片与镜检

为提高检出率，浓缩集菌后涂片，通过萋-尼抗酸染色法染色或金胺染色，镜下观察。根据细菌染色后颜色、形态、排列，作出初步判断。抗酸杆菌正常形态为细长微弯曲、两端钝圆的杆菌，镜下可见集聚成团状，常呈分枝状排列，无芽胞、荚膜及鞭毛。除菌型为杆状菌外，在染色标本上也可见到细长丝状、串珠状、球形及颗粒等。

（三）分离培养与鉴定

目前采用的快速分离技术是通过测定细菌生长代谢而间接检测分枝杆菌生长情况。Bectec^{TM} MGIT 960 全自动快速细菌培养系统是将荧光物质包埋在 7H9 液体培养管的底部，分枝杆菌生长过程中氧被消耗，底物产生荧光，仪器通过测定荧光强度，用生长指数来表示测定结果，培养时间通常需要 7～42 天。Bect/alert 3D 全自动快速细菌培养仪，分枝杆菌生长过程中代谢产生 CO_2，CO_2 的产生使瓶底颜色感受器产生不同的颜色变化。常见分枝杆菌可通过生长条件、生长速度、菌落形态学、尿素酶和耐热触酶及硝酸还原等生化反应进行鉴别。

（四）快速诊断

可通过分子生物学方法对分枝杆菌进行种的鉴定，包括应用核酸探针、核酸扩增、核酸序列分析及分子生物学技术与色谱结合分析杆菌脂肪酸的组成、基质辅助激光解吸离子化时间-飞行质谱技术、基因芯片技术等。

（五）快速生长分枝杆菌敏感试验

推荐的快速生长分枝杆菌药物敏感试验方法适用于偶发分枝杆菌群（包括偶发分枝杆菌、外来分枝杆菌和偶发分枝杆菌生物变异群）、龟分枝杆菌、脓肿分枝杆菌、产黏液分枝杆菌、耻垢分枝杆菌群（耻垢分枝杆菌、*M. goodii* 和 *M. wolinskyi*）和临床上重要的产色素快速生长分枝杆菌。所采用的方法为微量肉汤稀释法，针对不同的菌株应该选用不同抗菌药物。进行药敏检测前建议将菌株鉴定到属的水平，至少也要区分出偶发分枝杆菌群和龟分枝杆菌-脓肿分枝杆菌群。

所有临床重要标本分离出的快速生长分枝杆菌都应该进行药物敏感试验，包括血液、组织、皮肤和软组织损伤等。这些菌株，尤其是脓肿分枝杆菌，可能导致肺部疾病，但也可能是污染菌株或暂时的定植株，因此并不是所有分离自痰标本的菌株都具有临床意义。但如果多次痰培养阳性，菌量较多，或痰涂片抗酸杆菌阳性，则该菌株极有可能有临床意义。如果菌量少，或只有一次痰培养阳性，所分离菌株可能不是致病菌，不推荐进行药敏检测。如果合理使用抗生素治疗 6 个月以上，仍无法清除分离自任何部分（尤其是呼吸道）的快速生长分枝杆菌，建议重复确认菌株的鉴定结果及药物敏感试验。

抗菌药物对菌株的 MIC 可提示医师抑制感染部位菌株所需要的抗菌药浓度，但 MIC 并不代表其绝对浓度。菌株“真正”的 MIC 是所读取的 MIC 与其向上一个浓度之间的药物浓度。通常药敏结果可接受的重复性在一个对倍稀释浓度之内。

CLSI 推荐的检测药物包括阿米卡星、头孢西丁、环丙沙星、克拉霉素、多西环素、亚胺培南、利奈唑胺、磺胺甲噁唑和妥布霉素。对于脓肿分枝杆菌、如果阿米卡星的 MIC$\geqslant$64μg/ml，应重复测定，如果重复结果$\geqslant$64μg/ml，报告时应注明“MIC 大于该菌种通常的预期值，如果考虑使用阿米卡星治疗，请通知实验室将菌株送至参考实验室进一步确认”。环丙沙星可代表氧氟沙星和左氧氟沙星，但其体外活性逊于加替沙星和莫西沙星，因此不能代表此类药物。克拉霉素可代表新大环内酯类，如阿奇霉素和罗红霉素，偶发分枝杆菌群如对克拉霉素出现拖尾现象，应判定为耐药，龟分枝杆菌和脓肿分枝杆菌的药敏结果应在第 3 天读取，最长不可超过 4 天。偶发分枝杆菌群、耻垢分枝杆菌群和产黏液分枝杆菌对亚胺培南的 MIC 结果$>$8μg/ml，应重复检测且培养时间不应超过 3 天，如果重复结果仍然$>$8μg/ml，临床报告中应注明“MIC 大于该菌种通常的预期值，如果考虑使用亚胺培南治疗，请通知实验室将菌株送至参考实验室进一步确认”。不应报告龟分枝杆菌和脓肿分枝杆菌对亚胺培南的 MICs，因为其可重复性较差且没有解释标准。对于磺胺甲噁唑，其 MIC 为 80%抑制菌株生长。妥布霉素仅适于龟分枝杆菌，优于环丙沙星，如果其 MICs$>$4μg/ml，应重复测定，如果重复结果$>$4μg/ml，报告时应注明“MIC 大于该菌种通常的预期值，如果考虑使用妥布霉素治疗，请通知实验室将菌株送至参考实验室进一步确认”，菌株对妥布霉素耐药，可向临床报告阿米卡星耐药。

（六）耐药性及治疗

抗菌药敏感性可有助于快速生长分枝杆菌的鉴定。多黏菌素纸片可以使偶发分枝杆菌群产生 10mm 以上的抑菌环，而对龟分枝杆菌-脓肿分枝杆菌群则没有抑制作用。偶发分枝杆菌群通常对多数抗菌药敏感，包括阿米卡星、喹诺酮类、磺胺类、利奈唑胺和亚胺培南，但大部分菌株能表达可诱导性 *erm* 基因而对红霉素天然耐药。龟分枝杆菌对头孢西丁完全耐药，而脓肿分枝杆菌则部分或完全敏感。此外，脓肿分枝杆菌对阿米卡星、妥布霉素、利奈唑胺和加替沙星的敏感性也高于龟分枝杆菌。

第二节　HIV 与医院感染

一、分类及生物学特征

人类免疫缺陷病毒（human immunodeficiency virus，HIV）是艾滋病（acquired immunodeficiency syndrome，AIDS）的病原体，1981 年国际上首次在临床上被认识。HIV 属于反转录病毒科（retroviridae）、慢病毒（lentivirus）属成员，包括 HIV-1 和 HIV-2 型，它们分别于 1985 年和 1986 年分离培养成功。HIV 系含包膜的正链 RNA 病毒，成熟病毒颗粒直径 100～300nm，核心为单链 RNA 基因组，长度 10kb，外层为核衣壳和基质蛋白，核衣壳外层为脂质包膜，包膜上有 gp120/41 糖蛋白突起。根据基因序列差异，HIV-1 可再分为 M、O 和 N 三个基因组，M 基因组含有 9 个亚型，即 A～D、F～H、J 和 K。HIV-1 型具有更强传染性和致病性，是全球 HIV 流行的主要类型；HIV-2 型传染性和致病性弱于 HIV-1 型，流行地理区域局限为西非地区。

HIV 感染过程开始于病毒表面 gp120 糖蛋白突起与宿主靶细胞（CD4）受体结合，继而使得病毒与宿主细胞其他受体结合，最终导致病毒进入靶细胞内并释放 RNA 核酸。HIV 反转录酶转录 DNA 并整合至宿主靶细胞 DNA 基因组，开始病毒蛋白的合成、病毒颗粒装配、最终通过胞质膜出芽的方式释放成熟病毒颗粒。$CD4^+$ T 细胞一旦受到 HIV 感染后可造成死亡，当每微升血液中 $CD4^+$ T 细胞数量低于 200 时，细胞免疫（cellular immunity）功能几乎完全丧失，进而导致平时不易感染健康人的微生物得以大肆入侵，最后导致严重的各种机会性感染，故称为获得性免疫缺陷综合征。

二、流 行 病 学

（一）HIV/AIDS 感染率

HIV/AIDS 呈现全球范围传播和流行，每天新感染病例超过 7000 例。HIV-1 型几乎在全球每一个国家均有病例报道。相反，HIV-2 型则局限在西非和欧洲的西非移民。HIV-1 型感染率以 M 基因组的 C 亚型为最高。自 1981 年以来，AIDS 已夺取超过 3000 万人生命，使它成为史上最具破坏力的流行病之一，截至 2011 年 6 月底，世界上约有 6400 万人感染艾滋病毒。

自 1985 年我国发现首例艾滋病患者以来，国内艾滋病感染人数逐年上升。中国疾病控制中心性病艾滋病预防控制中心数据显示，我国累计报告艾滋病病毒感染者和患者 43.4 万人，其中死亡 8.8 万人。据联合国艾滋病规划署、世界卫生组织和原卫生部联合专家组评估，截至 2011 年年底，我国存活艾滋病患者估计 15.4 万；当年新感染 4.8 万，死亡 2.8 万。我国艾滋病感染者和患者数约占全球的 1/50，仍属于低流行国家。

（二）传染源和传播途径

HIV/AIDS 传染源：人是唯一的传染源，无论是患者还是无症状的感染者皆有传染性，而无症状感染者由于不易发现与管理，是更重要的传染源。HIV/AIDS 传播途径主要有三条，包括性传播、血传播和母婴传播。

1. 性传播　HIV/AIDS通过血液、精液和宫颈分泌物传播，这是HIV/AIDS主要的传播途径，其中包括同性恋及异性间的传播。性伴侣越多，感染机会就越大。

2. 血液及血制品传播　近年来，各国都加强了采供血的HIV检测，已使这一传播途径得到了有效的控制。但由于“窗口期”的问题尚未解决，如果采供血管理检测不严，经输血传播仍可能是艾滋病一个重要传播的途径。HIV经血液及血制品传播途径包括：

（1）输入污染HIV的血液或血液制品。

（2）静脉药瘾者共用受HIV污染的、未消毒的针头及注射器。

（3）共用生活用具可经皮肤、黏膜破损处感染，如与感染者共用牙刷、剃刀、美容（如纹眉、穿耳）和纹身等刀具、未消毒的浴室修脚刀等。

（4）医疗器械、注射器及针头消毒不彻底或不消毒，特别是儿童预防注射未做到一人一针一管的危险大；口腔科器械（如洗牙和补牙）、接生器械、外科手术器械、人体内部的医疗检查（如支气管镜、胃镜）、针刺治疗用针消毒不严密或不消毒。

3. 母婴传播　母亲如为HIV感染者或AIDS患者，未经干预时HIV传播胎儿的可能性大。母婴HIV传播包括3个部分，即由胎盘传播、分娩过程感染和通过母乳喂养传播。

三、临床表现

从感染HIV至发病（AIDS）的潜伏期由几个月（最快）至10年或以上不等，根据病情的发展过程，临床上分为三期：

（一）急性感染期

当HIV进入人体后，病毒快速繁殖，每毫升血液中的病毒含量可达数百万个，同时$CD4^+$细胞数量也会显著下降。随后，$CD8^+$细胞开始动员，杀死被感染的细胞，免疫系统开始产生抗HIV的抗体。$CD8^+$细胞的活动被认为是控制病毒水平的要素之一。如果它们反应强劲，就可以延缓病程，但是并不能清除体内所有的病毒。$CD8^+$细胞活动逐渐减弱消失后，$CD4^+$细胞的水平也恢复到800个左右/μl（正常值1200个左右/μl）。在这个阶段（通常是感染后的2～4周），大多数患者都会具有类似流感样或单核细胞增多症样的症状，被称为急性HIV感染。常见的症状包括发热、淋巴结肿大、咽炎、皮疹、肌肉疼痛、疲乏、口腔溃疡，还可能包括头痛、恶心、呕吐、肝/脾大、体重下降、口腔溃疡、神经系统病变等。每位患者具体症状各不相同，但每种症状均可能存在。上述症状平均持续时间约28天，通常至少1周。因为这些症状没有特异性，所以经常未被认为是HIV病毒感染的征兆，甚至患者就诊时被误诊为有相似症状的其他更常见的传染病。

（二）临床潜伏期

免疫系统的强烈反应抑制HIV病毒活动，并能减少血液中的病毒数量，由此患者进入艾滋病的临床潜伏期。潜伏期的长短受很多因素的影响，最短可能仅有2周，最长可达20年。通常在临床潜伏期，患者可能没有任何明显症状。由于$CD4^+$细胞是HIV的主要靶细胞之一，同时亦在免疫系统中占有关键地位，因此除了病毒含量，$CD4^+$细胞数也是监测病程的重要指标。通常一旦外周血$CD4^+$细胞数少于200个/μl时，或者$CD4^+$细胞在淋巴细胞中所占比例少于14%时，机体的细胞免疫功能就难以维持，患者将进入发病期。

（三）AIDS发病期

患者出现腹股沟淋巴结以外的两处以上不明原因的淋巴结肿大持续3个月以上，并出现全身症状，如无原因的发热、疲劳、食欲缺乏、消瘦、体重下降、盗汗等，以上至少有2种症状及实验室检测确认HIV感染后，即可诊断为艾滋病相关综合征。一部分患者可能停留在这种状态，而另一部分患者则发展为严重的艾滋病。AIDS发病期突出表现为机会性感染，即当免疫力严重受损，$CD4^+$细胞可能少于200个/μl血液时，患者就会开始出现艾滋病并发症，正式进入获得性免疫缺陷综合征，也就是艾滋病期，进入这阶段的患者存活可能少于9个月。艾滋病期机会性感染包括原虫、细菌（如结核病）、真菌（卡氏肺囊虫）、病毒（如巨细胞病毒）感染、恶性肿瘤的发生等。

四、实验室检测

（一）P24抗原检测

HIV-1型p24抗原检测于1996年获得FDA批准上市，其主要目的是用于献血源的筛查，即检测可能位于“窗口期”HIV感染的献血源，1999年以后，p24抗原检测逐渐被敏感性更高的HIV病毒核酸检测取代。目前，P24抗原检测应用领域较为局限，包括：①不具备HIV核酸检测的偏远地区的HIV早期诊断；②新生儿HIV感染的早期诊断；③抗病毒化疗疗效的观察。p24抗原检测用于HIV感染后的早期诊断，当HIV抗体产生后，血液中的p24抗原与抗体形成免疫复合物不易被检测到。另外，p24抗原检测可能存在假阳性，需要中和抗体试验确认。近年来，通过加热标本裂解抗原-抗体复合物以及检测信号放大技术的应用，p24抗原检测敏感性可达到核酸检测的水平。

（二）RNA核酸定性检测

RNA核酸检测可分别早于HIV抗体12天和P24抗原6天检测到早期HIV感染者，主要应用于以下诊断：①急性期和新生儿HIV感染；②免疫印迹试验不确定的标本；③反复抗体筛查阳性的标本。

（三）RNA核酸载量（定量）检测

定量检测血清或血浆标本RNA核酸，应用于：①抗病毒治疗疗效观察；②疾病预后指标；③HIV感染确认。HIV核酸定量检测的方法学包括：实时荧光定量PCR技术、支链DNA检测法（bDNA）和核酸序列依赖性扩增法（nucleic acid sequence based amplification，NASBA）等。

（四）病毒培养技术

尽管病毒培养作为HIV/AIDS感染诊断的金标准，但是其技术要求高、费时和费力，病毒培养不作为临床常规实验室HIV/AIDS诊断的一部分。目前，HIV病毒培养技术主要用于研究HIV在人群中的分布、变异和耐药情况，以指导HIV/AIDS防治工作。

（五）血清学检测

1. 筛查试验

（1）标准酶联免疫吸附试验和自动化的酶免检测平台（standard and automated EIAs）：自1983年HIV病毒被成功分离培养以来，HIV抗体检测试剂经历了4代，所使用的抗原从细胞培养裂解物到重组及多肽抗原，检测的敏感性和特异性有了极大提升，并进行HIV抗原和抗体联检，从而可筛查更早的HIV感染窗口期患者。

（2）快速检测：以免疫层析技术应用最为广泛。快速检测在临床实验室和床旁检测均有广泛的应用，其最大的优势是结果报告的快捷，通常15～30分钟。快速检测的缺点是判读具有主观性，弱阳性可能漏检。

（3）唾液和尿标本 HIV 抗体筛查：HIV 抗体筛查试验通常选择血清、血浆或全血作为标本，但是，目前已经可以使用唾液和尿标本进行 HIV 抗体筛查，其优点是标本采集为无痛性，对于一些静脉血标本采集困难的患者较为方便。

（4）HIV 抗体亲和力试验：酶联免疫吸附试验试剂盒检测 HIV 抗体亲和力，以判断 HIV 感染是否为近期。

（5）特殊 HIV 感染血清学：某些试剂盒同时检测 HIV-1 和 HIV-2 型感染，这样可避免 HIV-2 型的漏检。另外，大多数试剂盒筛查 HIV-1 型的 M 基因组感染，但 O 基因组可能漏检，某些试剂盒可检测 O 基因组血清学。

2. 确认试验　初筛阳性标本均需要进行确认试验，最常见的确认试验是免疫印迹和病毒核酸扩增检测。免疫印迹确认试验阳性的标准是：p24、gp41、gp120/160 三条带中至少两个条带为阳性。对于血清学不能确定的标本，应选择病毒核酸扩增试验进行确认，如果没有核酸检测技术，应在 4～6 周后重复免疫印迹确认试验。

五、医院感染的预防及控制

（一）院内 HIV 抗体初筛和感染源的控制

1. HIV/AIDS 高危就诊人群，如皮肤性病科高危患者、具有卖淫和嫖娼、男性同性恋、静脉吸毒病史的患者等进行 HIV 抗体初筛，以便及时发现传染源，并针对性进行医疗隔离处理，从而减少 HIV 传染源，降低 HIV 医院感染的风险。

2. 常规、急诊手术、各种内镜检查、介入诊断和治疗等操作，应常规 HIV 抗体初筛，以便对 HIV 阳性和可疑阳性的患者治疗操作时进行选择性隔离，这样既减少普通就诊患者医院内感染的风险，同时也减少了医务人员职业暴露 HIV/AIDS 的风险。

（二）妊娠妇女 HIV 筛查及母婴传播的预防

妊娠妇女 HIV 筛查，发现妊娠早期 HIV 感染的孕妇，可以选择继续妊娠或者中止妊娠。如果选择继续妊娠，应当使用抗 HIV 病毒药物治疗，降低病毒载量直到分娩。抗病毒治疗将大大降低 HIV 母婴传播的几率，因为病毒载量高的孕妇较病毒载量低的孕妇更易将 HIV 传播给胎儿。HIV 阳性孕妇抗病毒治疗也大大降低分娩过程中胎儿经过已被污染的产道时被感染的机会。HIV 阳性孕妇及所生婴儿应尽量进行人工喂养，避免母乳喂养和混合喂养，同时出生后的婴儿也应避免与母亲密切接触。

《中国遏制与防治艾滋病“十二五”行动计划》指出，中国要加大艾滋病防治力度，争取在 2015 年底孕产妇艾滋病病毒抗体检测率达到 80%以上，高流行地区达到 90%以上；对 90%的艾滋病孕产妇采取干预措施等。感染艾滋病病毒的孕产妇及所生婴儿抗艾滋病病毒药物应用比例达到 90%以上，接受综合干预服务后的孕产妇艾滋病母婴传播率降低到 5%以下。

（三）血液及血制品 HIV 传播的预防

1. 献血源风险的下降　自 1998 年《中华人民共和国献血法》实施以后，我国献血源来自无偿献血者，极大提高了血源的质量和降低了 HIV 污染的风险。但随着 HIV 的流行自高危人群（如性工作者和吸毒人员等）向普通人群扩散，无偿献血者 HIV 携带可能性在增加。因此，采供血机构在采血前应当进一步对于无偿献血者进行甄别和筛查，包括：

①献血者病史的询问，如 AIDS、梅毒、淋病和其他经血传播疾病（如乙型肝炎和丙型肝炎等）病史；②体检措施，包括是否有皮疹和淋巴结肿大、皮肤静脉吸毒针眼和文身等。

2. 血液及血制品 HIV 筛查的加强　各级血站和血制品生产单位 HIV 检测手段硬件和软件（如 ISO9001 质量管理体系）的提高是预防血液及血制品 HIV 传播的保证，其中包括：①各级血站引进先进的检测设备和检测试剂；②实验室质量管理体系的建立，包括室内质控和室间质评等；③严格筛查流程，即对于血源进行双筛查和复检，即不同工作人员使用 2 家制造商试剂进行筛查和复检。

3. HIV 感染窗口期问题　由于献血源风险的下降和血液、血制品 HIV 筛查的加强，使得我国 HIV 经血液及血制品传播占 HIV 总传播的比例下降。但是，由于血液及血制品 HIV 传播“效率”极高，一旦发生传播几率几乎是 100%。因此，预防血液及血制品 HIV 传播不能有丝毫放松。HIV 感染窗口期是目前预防血液及血制品 HIV 传播较为棘手问题，所谓窗口期是指感染 HIV 到可检测到 HIV 感染这一段时间。窗口期包括空白窗口期和感染窗口期两部分，前者指 HIV 感染后到检测指标出现在血中所需要的时间，与检测方法的灵敏度没有关系；后者是检测指标出现在血中到可被检测到的时间。增加血源 HIV 核酸筛查可能是未来的方向，因为核酸筛查使得感染窗口期缩短至 11 天，但是，成本-效益需要进行充分的评估。另外，增加血源 HIV 核酸筛查仅部分解决感染窗口期的漏检问题，空白窗口期的漏检问题目前尚无法解决。

（四）医疗器械灭菌和医用废物的管理

1. 被污染的医疗器械和物品发生 HIV 传播的风险较大，应当尽可能使用一次性医疗器械和物品。对于非一次性的医疗器械和物品，应当按照 2006 年原卫生部《医院感染管理办法》制定相应的医疗器械灭菌和消毒具体措施并严格执行。

2. 严格医用废物的管理措施，其中涉及医用废物收集、运输、储存和处置等流程，包括锐器医用废物，应由专人负责焚烧处理。如无焚烧条件时，应当经灭菌和消毒后再按照一般医用垃圾进行处理。

六、医务人员职业暴露处理

（一）医务人员职业暴露的定义

医务人员的职业活动（包括医疗和卫生保健、实验室和公共卫生等范畴）与 HIV/AIDS 患者或其血液或潜在感染性体液接触时，发生经皮肤的伤害（如针刺或锐器划伤）、黏膜或不完整皮肤（如皮肤创伤和炎症）的接触。潜在感染性体液指脑脊液、胸腹水、心包液、关节液、羊膜腔液、精液和阴道分泌物等。粪便、鼻腔分泌物、唾液、痰、汗、泪液、尿液和呕吐物等不属于潜在感染性物质，接触这些物质获得 HIV 感染的机会非常低，但前提是这些物质不含有血液。

（二）医务人员职业暴露感染 HIV 的风险

1. 职业暴露途径与风险　研究显示，经皮肤损伤暴露 HIV/AIDS 患者的血液，受 HIV 感染的平均风险是 0.3%（95% 可信区间 CI＝0.2%～0.5%）；黏膜暴露后感染 HIV 的风险是 0.09%（95% 可信区间 CI＝0.006%～0.5%），经不完整皮肤暴露后感染 HIV 的风险没有准确的数据，但可能风险不高于黏膜暴露。另外，暴露于 HIV/AIDS 患者非血液体液和组织的风险低于暴露其血液的风险。

2. 影响职业暴露后受染风险因素　回顾性病例对照研究发现经皮肤损伤途径暴露 HIV/AIDS 患者血液，在以下情况下受染的风险增加：①受暴露的装置有肉眼可见的血液污染；②被刺伤的针头系灌有 HIV/AIDS 患者的动脉或静脉污染血液的中空针头，其较一般的锐器受染的风险更高；③受暴露的皮肤伤口较深，因为深部伤口可能接纳更多的含 HIV 的血液；④受暴露的血液来自晚期 AIDS 患者，因为晚期 AIDS 患者血液 HIV 的载量更高。

（三）医务人员职业暴露 HIV 后的处理

1. 暴露 HIV 后处理指南　2004 年，原卫生部下发《医务人员艾滋病病毒职业暴露防护工作指导原则》，是我国医务人员防治 HIV/AIDS 职业暴露防护的指南。美国 CDC（2005 年）对医务人员职业 HIV 或可疑 HIV 暴露后预防抗病毒措施（postexposure prophylaxis，PEP）指南见表 15-1 和表 15-2。如果起初暴露为可疑 HIV 患者，但随后可疑 HIV 患者被确定 HIV 阴性时应立即停止暴露后预防感染的处理。暴露于 HIV 阴性患者血液或其他体液可能因为窗口期而不能完全排除受感染的可能性，美国 CDC 在指南中强调到目前为止美国还没有发生医务人员职业暴露于 HIV 窗口期感染 HIV 的病例。来自不确定的 HIV 污染源（血液或其他体液等）患者，快速检测试验能够迅速确定是否是 HIV 阳性。由于大多数医务人员职业暴露 HIV 后不发生 HIV 受染，因此，医务人员职业暴露 HIV 后预防用抗 HIV 药物的毒副作用应当重视。

表 15-1　经皮肤损伤暴露 HIV 后抗 HIV 药物预防措施（PEP）

暴露类型	感染源 HIV 状态				
	HIV 阳性 Ⅰ类*	HIV 阳性 Ⅱ类*	感染源 HIV 不清**	未知感染源***	HIV 阴性
不严重¶	推荐 2 联基础药物	推荐扩展药物 ≥3 联	一般不考虑预防用药，如果有 HIV 风险，考虑 2 联基础药物	一般不考虑预防性抗 HIV 用药	不预防性使用抗 HIV 药物
严重¶¶	推荐 3 联扩展药物	推荐扩展药物 ≥3 联	一般不考虑预防用药，如果有 HIV 风险，考虑 2 联基础药物	一般不考虑预防性抗 HIV 用药，但如果污染物 HIV 阳性可能性大时，考虑 2 联基础药物	不预防性使用抗 HIV 药物

注：* HIV 阳性Ⅰ类：无症状的 HIV 感染者，或病毒载量较低（<1500copies/ml）；HIV 阳性Ⅱ类：AIDS、近期血清抗体阳转或病毒载量较高。

** 如患者已死亡，无法采集标本确定 HIV 状态。

*** 如锐器盒内的针头刺伤。

¶实心针（非注射器）刺伤或轻微划伤。

¶¶ 大的灌有污染血液的中空针头、被刺伤的针头直接来自于 HIV/AIDS 患者的动脉或静脉、受暴露的皮肤伤口较深、受暴露的装置有肉眼可见的血液污染。

表 15-2　经黏膜暴露 HIV 后抗 HIV 药物预防措施（PEP）

暴露类型	感染源 HIV 状态				
	HIV 阳性Ⅰ类*	HIV 阳性Ⅱ类*	感染源 HIV 不清**	未知感染源***	HIV 阴性
少量¶	推荐 2 联基础药物	推荐 2 联扩展药物≥3 联	一般不考虑预防用药，如果有 HIV 风险，考虑 2 联基础药物	一般不考虑预防性抗 HIV 用药	不预防性使用抗 HIV 药物
大量¶¶	推荐 2 联扩展药物	推荐扩展药物≥3 联	一般不考虑预防用药，如果有 HIV 风险，考虑 2 联基础药物	一般不考虑预防性抗 HIV 用药，但如果污染物 HIV 阳性可能性大时，考虑 2 联基础药物	不预防性使用抗 HIV 药物

注：* HIV 阳性Ⅰ类：无症状的 HIV 感染者，或病毒载量较低（<1500copies/ml）；HIV 阳性Ⅱ类：AIDS、近期血清抗体阳转或病毒载量较高。

** 如患者已死亡，无法采集标本确定 HIV 状态。

*** 如意外血液溅洒暴露。

¶数滴溅洒暴露。

¶¶大量溅洒暴露。

2. 暴露后预防抗病毒用药开始及持续时间　暴露 HIV 后应尽快开始抗 HIV 药物预防措施，应当在数小时而非数天内开始。如果对使用抗 HIV 预防药物种类，或是使用基础还是扩展联合用药等存在疑问，应当立即使用基础抗 HIV 药物进行预防而不是有任何延误。关于 PEP 疗程，根据齐多夫定（zidovudine，ZDV）的经验是 4 周疗程能够保护职业暴露后的 HIV 感染，因此，PEP 疗程确定为 4 周。

3. 暴露 HIV 后预防性抗病毒药物的选择　抗 HIV 病毒药物的选择需要平衡预防感染和药物的毒副作用。大多数情况下，二联抗 HIV 病毒药物基础药物可以满足预防的需要，即使用 2 个核苷类反转录酶抑制剂（NRTI）药物，或 1 个 NRTI，另 1 个核苷酸类反转录酶抑制剂（NtRTI）药物。二联基础一线药物具体为齐多夫定（ZDV）＋拉米夫定（3TC）或替诺福韦（FTC）；司他夫定（d4T）＋拉米夫定（或替诺福韦）；替诺福韦（TDF）＋拉米夫定（或替诺福韦）。

在暴露于 HIV 阳性Ⅱ类情况下，可选择三联甚至四联预防性抗病毒药物。即在上述二联基础一线药物的基础上加入蛋白酶抑制剂（protease inhibitors，PI），推荐加入洛匹那韦/利托那韦（lopinavir/ritonavir，LPV/RTV），其他蛋白酶抑制剂还包括阿札那韦（atazanavir）或福沙那伟（fosamprenavir）等。

4. 医务人员职业暴露 HIV 后登记上报制度　原卫生部《医务人员艾滋病病毒职业暴露防护工作指导原则》要求医疗卫生机构应当对艾滋病病毒职业暴露情况进行登记，登记的内容包括：艾滋病病毒职业暴露发生的时间、地点及经过；暴露方式；暴露的具体部位及损伤程度；暴露源种类和含有艾滋病病毒的情况；处理方法及处理经过，是否实施预防性用药、首次用药时间、药物毒副作用及用药的依从性情况；定期检测及随访情况。

5. 医务人员职业暴露 HIV 后的随访

（1）职业暴露HIV后的实验室监测：医务人员职业暴露HIV后应随访监测HIV抗体是否阳转，无论是否接受预防性抗HIV病毒药物治疗。HIV抗体监测的方法学为酶联免疫吸附试验（ELISA），随访持续时间为6个月。HIV抗体随访监测具体方案是：职业HIV暴露后立即检测受暴露者血清HIV抗体作为基准线，然后在暴露后第6周、第12周和第6个月再次检测血清HIV抗体。不推荐常规使用HIV病原学检测，如P24抗原检测和RNA核酸载量检测，原因是医务人员职业暴露HIV后感染HIV几率还是较低的。另外，HIV病原学检测假阳性率高于HIV抗体检测，前者可能增加HIV职业暴露后的医务人员焦虑心情和不必要的药物治疗。

（2）预防性抗病毒药物治疗毒性监测和处理：医务人员职业暴露HIV后预防性抗病毒药物治疗，同时检测药物毒性的基准线，然后每2周检测一次。药物毒性的监测一般为全血细胞计数、肝功能和肾功能。如果预防性抗病毒药物治疗方案中含蛋白酶抑制剂，应当针对可能的高血糖症进行检测。如果抗病毒药物毒性明显，应当咨询传染病科临床医生，修改预防性抗病毒药物的治疗方案。药物毒性监测还包括副作用症状的观察，如发热、恶心、腹泻、皮疹、背部和腹部、尿痛或血尿、高血糖症等。大多数医务人员职业HIV暴露后预防性抗病毒药物治疗疗程不能完成的主要原因是严重的药物副作用，通过对症处理只能解决部分被治疗者的问题。

（3）医务人员职业暴露HIV后的咨询和教育：医务人员在职业暴露HIV后性活动应当使用安全套，尤其是暴露后的第6～12周，以防止HIV的二次传播；育龄妇女避免怀孕；不献血，不捐献组织、器官和精子等；哺乳期妇女建议停止母乳喂养，以防止HIV传播给婴儿。

七、医务人员职业防护

各级医疗卫生机构应根据原卫生部《医务人员艾滋病病毒职业暴露防护工作指导原则》制订相应的医务人员职业防护细则。建立普遍预防（universal precautions）概念，即把患者的血液、体液、分泌物、排泄物均视为具有传染性的物质。医务人员在从事各种临床医疗、保健以及公共卫生和实验室等活动中应当遵守各自的专业操作规程并进行个人防护措施，同时还应遵守国家和地方传染病和生物安全防护原则。

（倪安平　徐英春）

参考文献

1. 国务院办公厅．中国遏制与防治艾滋病“十二五”行动计划．2012年02月29日
2. 卫生部．医务人员艾滋病病毒职业暴露防护工作指导原则(试行)的通知．(卫医发〔2004〕108号)．中华人民共和国国家卫生和计划生育委员会．www. moh. gov. cn
3. 卫生部．医院感染管理办法．中华人民共和国国家卫生和计划生育委员会．www. moh. gov. cn. 2006年7月25日
4. Panlilio AL，Cardo DM，Grohskopf LA，et al. Updated U. S. Public Health Service guidelines for the management of occupational exposures to HIV and recommendations for postexposure prophylaxis. MMWR Recomm Rep，2005，54（RR-9）：1-17

5. U. S. Public Health Service. Updated U. S. Public Health Service Guidelines for the Management of Occupational Exposures to HBV，HCV，and HIV and Recommendations for Postexposure Prophylaxis. MMWR Recomm Rep，2001，50（RR-11）：1-52
6. 汪复，张婴元．实用抗感染治疗学．北京：人民卫生出版社，2005
7. 倪语星，尚红．临床微生物学和检验．第 4 版．北京：人民卫生出版社，2007

第五篇 抗菌药物与医院感染

第十六章 抗菌药物基本概念和作用机制

第一节 抗菌药物的基本概念

临床用于细菌感染方面疾病的药物命名较多，在日常使用中也容易混淆。这类名称主要有抗菌药物、抗生素、抗感染药物、抗菌素等。医务工作者应在定义上将上述名称加以区分。

抗菌药物（antibacterials）是指一类对细菌有抑制或杀灭作用的药物，包含来自自然界某种微生物的抗生素和人工合成的抗菌药。

抗生素（antibiotics）本质上是一种微生物产物，原指“在高稀释浓度下，对一些特异微生物有杀灭或抑制作用的微生物产物”，后来将其半合成衍生物、具有抗肿瘤或抗寄生虫等作用的微生物产物也归为抗生素范围。

抗感染药物　其包含范围较广，包括治疗各种病原体所致感染的药物，也包括抗微生物药物和抗寄生虫药物两大类。抗微生物药物有抗菌药物和抗病毒药物。

抗菌素　是以前对抗生素的称呼，近些年来在抗生素的作用对象方面，除了抗菌以外，在抗肿瘤、抗病毒、抗原虫、抗寄生虫和昆虫等领域也有了较快发展。有些抗生素具有抑制某些特异酶的功能，另外一些抗生素则具有其他的生物活性或生理活性。鉴于“抗菌素”早已超出了抗菌范围，继续使用抗菌素这一名词已不能适应专业的进一步发展，因此，在1981年我国第四次全国抗生素学术会议上将“抗菌素”更名为抗生素。

另外，还应注意人们常说的消炎药和抗菌药物的区别。通常情况下，人们在使用抗菌药物的过程中，发现炎症也逐渐消失了，所以很多人习惯将抗菌药称为消炎药。其实，消炎药和抗菌药是两类不同的药物。从药理学角度来看，消炎药即抗炎药，是指能抑制机体炎症反应（如红、肿、热、痛）的药物，如阿司匹林、对乙酰氨基酚等非甾体解热镇痛药，多数还具有抗炎、抗风湿作用，它能够缓解、抑制这些炎症症状，但是并不能根除引起炎症的病因。而抗菌药物不是直接针对炎症来发挥作用的，而是针对引起炎症的各类细菌，有的可以抑制病原菌的生长繁殖，有的则能杀灭病原菌。消炎药一般多用于非感染性的炎症，抗菌药物多用于感染性炎症。

第二节　抗菌药物作用机制

细菌细胞的基本结构为细胞壁、细胞膜、细胞质（含核糖体、质粒、线粒体等）及核质。不同抗菌药物分别可作用于不同环节，与细菌细胞基本结构发生作用，影响其功能或合成，发挥抗菌作用（表16-1）。

表16-1　抗菌药物作用部位

作用部位	抗菌药物	作用靶分子
细胞壁	青霉素类	转肽酶，内肽酶
	头孢菌素类	转肽酶，内肽酶
	糖肽类	乙酰-D-丙氨酰-丙氨酸、多聚酶
	磷霉素类	丙酮酸UDP-NAG转移酶
核糖体	环丝氨酸	丙氨酸消旋酶/合成酶
	杆菌肽	异丙基磷酸盐核糖体
	氯霉素类	肽链转移酶
	大环内酯类	转位酶
	林可霉素类	肽链转移酶
	四环素类	核糖体亚基A位
	氨基糖苷类	初始合成阶段和转运过程
核酸	喹诺酮类	DNA旋转酶，拓扑异构酶IV
细胞膜	利福霉素类	RNA聚合酶
叶酸合成	硝基咪唑类	DNA支架结构
	呋喃类	DNA支架结构
	多黏菌素	磷脂
	磺胺类	二氢叶酸合成酶
	甲氧苄啶	二氢叶酸还原酶

一、干扰细胞壁的合成

细菌与哺乳动物细胞之间根本区别是细菌细胞具有细胞壁。细胞壁为一坚韧膜状结构，可维持细菌正常形态及稳定性。细胞壁组成比较复杂，表层为类脂-多糖-蛋白质外膜，与细菌“O”抗原和内毒素有关，且有保护及屏障作用；内层为黏肽层。黏肽在细胞质内合成后，以类脂为载体，越过细胞膜，组成细胞壁成分。某些抗菌药物可干扰黏肽合成，使细胞壁缺失，如细菌变形、自溶、破裂而被杀灭。

（一）青霉素类和头孢菌素类

β-内酰胺类抗生素的抗菌作用是阻碍细菌细胞壁的合成，其作用靶位为青霉素结合蛋白（penicillin binding proteins，PBP_S），当β-内酰胺类抗生素与PBP_S结合后，可抑制转肽酶与内肽酶，使细胞壁的合成受到阻碍，最终造成细胞壁溶解、细菌死亡。青霉素类和头孢菌素类结构与黏肽分子中的D-丙氨酰-D-丙氨酸相似，可与其竞争转肽酶活性中心，与转肽酶牢固结合后，使其失活，抑制黏肽合成第三步，从而阻止黏肽链的交叉联结，使其无法合成坚韧的细胞壁。低浓度的青霉素类和头孢菌素类可抑制内肽酶活性，影响中隔细胞壁的合成，细菌分裂受阻，但仍能伸长，形成丝状体；高浓度时可抑制糖苷酶，干扰细胞壁多糖链合成，细菌不能伸长。若两种酶同时受抑制时，细菌形成球形体。

PBP_S 按分子量的不同可分为 5 种，每种又有若干亚型，以肺炎链球菌和流感嗜血杆菌为例：肺炎链球菌的 PBP_S 可分为 PBP_{1A}、PBP_{1B}、PBP_{2A}、PBP_{2X}、PBP_{2B}、PBP_3 共 6 种亚型；流感嗜血杆菌 PBP_S 可分为 PBP_{1A}、PBP_{1B}、PBP_{3A}、PBP_{3B}、PBP_2、PBP_4、PBP_5 等 7 种亚型。以上 PBP 均为与细菌细胞壁和细胞侧壁合成相关的酶即转肽酶或内肽酶。这些 PBP_S 存在于细菌细胞的质膜中，对细胞壁的合成起不同的作用。β-内酰胺类抗生素的抗菌活力，一是根据其与 PBP_S 亲和性的强弱，二是根据其对 PBP_S 及其亚型的选择即对细菌的作用点而决定的。同是β-内酰胺类抗生素的青霉素类、头孢菌素类和碳青霉烯类，对 PBP_S 的亲合性和作用点是不相同的。如青霉素类和碳青霉烯类等抗生素对肺炎链球菌的 PBP_{2B}亲合性较强；对于流感嗜血杆菌，虽然青霉素类和碳青霉烯类与头孢菌素类相近。但是，碳青霉烯类对流感嗜血杆菌和大肠埃希菌等革兰阴性菌的作用点是 PBP_2 和 PBP_3，主要对 PBP_2 亲合性较强，能使细菌很快变成球形而破坏死亡，因而内毒素释放少，对革兰阳性菌的作用点是 PBP_1 和 PBP_2；第四代头孢菌素对肺炎链球菌的 PBP_{2X}有较强的亲合性，而对流感嗜血杆菌则以 PBP_{3A}及 PBP_{3B}有较强的亲合性。β-内酰胺类抗生素通过与这些 PBP_S 的结合阻碍其活性而显示抗菌活性。

（二）磷霉素

磷霉素化学结构与磷酸烯醇丙酮酸相似，两者竞争丙酮酸转移酶，磷霉素与酶以共价键结合后使其失活，干扰黏肽合成第一步。

（三）万古霉素等糖肽类抗生素

抑制黏肽合成第二步，它主要抑制黏肽合成的第二步，可能抑制二糖十肽与细胞壁内的受体结合，使黏肽前体的进一步交叉联结受阻；或抑制黏肽多聚酶、阻抑了二糖五肽磷脂的形成；或阻止二糖十肽的形成等。万古霉素对细胞亦有损害。

二、损伤细胞膜

细菌细胞膜为一半透膜，具有选择性屏障作用，还存在多种酶系统，具催化细胞生化代谢过程作用；核糖体也有部分黏附在细胞膜上。

细菌细胞膜与人体细胞膜基本结构有若干相似之处，故损伤细菌细胞膜的药物也有对人体的毒性。

（一）多黏菌素 B 及 E

多黏菌素 B 及 E 和阳离子去垢剂一样，影响细胞膜的表面活性，使细胞膜中脂蛋白结构发生障碍，不能定向地使某些可溶性物质浓集在细胞内。多黏菌素的分子有二极性，一极具亲水性（多肽端），进入细胞膜后与膜的蛋白质部分结合；另一极具亲脂性（脂肪酸端），与膜内磷脂相结合，使类脂质膜的分子定向排列发生变更，细胞膜被分层裂开，表面积和通透性增加，导致氨基酸、嘌呤、嘧啶、磷酸盐及其他物质外漏及细菌被杀灭。革兰阴性菌细胞壁及细胞膜中脂质含量比革兰阳性菌多，故本品对革兰阴性菌作用强。革兰阳性菌细胞壁外有一层核糖核酸镁分子，阻止了多黏菌素的渗入，故多黏菌素对革兰阳性菌无效。耐药菌细胞膜中的磷脂含量较少，且与多黏菌素很少结合，故对本品不敏感。

（二）多烯类抗生素

两性霉素B、制霉菌素、曲古霉素等分子结构中含有4～7个双键，具有抗真菌的作用。它们与多黏菌素类相似，也能损伤娇嫩的细胞膜，使后者通透性增加，导致细菌内容物如钾盐、磷酸盐、磷脂、核苷酸、蛋白质等外漏而引起细菌的死亡。所不同者为两性霉素B等与细胞膜上的麦角固醇结合，而不是和磷脂蛋白相结合。两性霉素B能加强5-氟胞嘧啶的作用，也可能是因细胞膜的通透性增加，使5-氟胞嘧啶进入细胞内的量增加而取得协同作用。人体红细胞膜上也含有固醇（主要是胆固醇）也能与两性霉素B结合而发生溶血现象。

（三）唑类抗真菌药

包括克霉唑、酮康唑、氟康唑等，它们均具有抗深部真菌的作用。唑类抗真菌药能影响敏感真菌细胞膜的通透性，使钾离子及含磷化合物漏失；低浓度时可抑制白色念珠菌对嘌呤及氨基酸的摄取。最近发现，唑类抗真菌药可抑制真菌细胞的酯质（特别是固醇）的生物合成，固醇是生物膜的重要组成部分。新形成的细胞膜中固醇的数量及组成有改变时，可影响细胞的结构及功能。应用^{14}C-醋酸盐发现，咪康唑及酮康唑可抑制醋酸盐结合进入麦角固醇，致细胞内14-甲基固醇的含量增加，说明唑类具阻断固醇的14位去甲基作用。此外，唑类尚可影响真菌细胞的甘油三酯及磷脂的生物合成；唑类对真菌细胞呼吸及代谢功能的氧化酶系统也有影响，可抑制过氧化酶及催化酶的活性，使过氧化物在细胞内过度堆积，引起真菌细胞变性和死亡。

三、影响细菌细胞蛋白质的合成

细菌的生长繁殖必须有蛋白质的参与。蛋白质的合成有三个过程，即起始阶段、延长阶段及终止阶段。

（一）蛋白质合成的起始阶段

蛋白质由氨基酸按一定的顺序结合而成，在核糖体上进行。蛋白质合成时需要很多基本成分的参与，如活化的氨基酸、转运核糖核酸（tRNA）、信使核糖核酸（mRNA）、核糖体（由核糖体核糖核酸rRNA及蛋白质一起组成，也称核蛋白体）、各种重要的酶、Mg^{+}、ATP（三磷酸腺苷）、GTP（三磷酸鸟苷）及其他因子的参与。

核糖体是合成蛋白质的“车间”，在细菌细胞质中依附在内质网上，呈颗粒状。每个细菌内含有数万个核糖体。细菌的核糖体与动物及人的核糖体不同，其沉降系数为70S，动物与人的核糖体的沉降系数为80S。70S核糖体受解离因子的作用后可解离为50S亚基及30S亚基。30S与mRNA相连，mRNA能插入30S亚基的小孔内，因而30S亚基可在mRNA长链上滑动。50S亚基上有两个位置，分别称为输送位置（D位）及接受位置（A位），D位上接受肽链，A位上接受新进入的氨基酰tRNA。A位及D位与mRNA上的密码很接近。细菌合成蛋白质时，第一个接在D位上的氨基酸总是甲酰蛋氨酰Trna（fm-Trna），第二个氨基酰-Trna则接在A位上。

蛋白质合成开始时，细菌细胞内的70S核糖体在解离因子的作用下，解离成30S及50S二种亚基。30S亚基在起始因子F3参与下，与新生mRNA特异地结合成mRNA-30S复合物。一个mRNA链可同时与很多个30S亚基相连接，同时合成不同的蛋白质。mR-NA-30S复合物在另两个起始因子F1及F2参与下，接上第一个氨基酰-tRNA（甲酰蛋氨酰-tRNA，接在相当于50S亚基的D位上)，称为30S起始复合物。后者很快与50S亚基结合成70S起始复合物。自70S核糖体解离起至70S起始复合物合成止，称为蛋白质合成的起始阶段。氨基糖苷类、四环素类、氯霉素等对此阶段的合成有影响。

（二）蛋白质合成的延长阶段

核糖体上肽链的延长由以下三个步骤反复进行。

1. 进位　新的氨基酰-tRNA按mRNA的密码要求，接在核糖体50S亚基的A位上，此过程有两个延长因子及三磷酸鸟苷（GTP）的参与。

2. 转肽　由于转肽酶的作用，结合在D位上的甲酰蛋氨酸或以后合成的肽链被输送到A位，其羧基与新接上的氨基酸的氨基结合而形成新的肽链。此时在D位上的tRNA被释放，回到细胞质内去接受其他相应的氨基酸的转运任务。

3. 位移　核糖体30S亚基在mRNA上发生位移，距离为一个密码（相当于三个核苷酸)，同时把带有肽链的tRNA从A位移至D位。A位上又接受新的氨基酰-tRNA。在位移时有位移酶及GTP等的参与。如此周而复始地合成细菌所需要的蛋白质。氨基糖苷类、氯霉素、红霉素、四环素类、林可霉素类等均作用于此阶段，抑制蛋白质的合成。

（三）蛋白质合成的终止阶段

当mRNA上的密码出现终止信号UAA、UGA或UAG时，表示蛋白质合成已告结束。终止因子识别此信号后进入A位，促使50S亚基D位上的转肽酶不起转肽作用而起水解作用。继在释放因子的作用下，D位上tRNA所携带的多肽链与tRNA之间的酯链被水解，肽链（各种蛋白质）从核糖体上释出，tRNA及mRNA也与核糖体分离。70S核糖体在解离因子影响下又解离为30S及50S亚基，重新参与蛋白质的合成。氨基糖苷类、氯霉素、四环素类等作用于此阶段，抑制肽链-tRNA的水解及已合成蛋白质的释放。

氨基糖苷类、氯霉素、四环素类、大环内酯类等虽均阻碍了细菌蛋白质的合成，但作用点及作用阶段并不完全相同。氨基糖苷类及四环素类抗生素主要作用于30S亚基，氯霉素、大环内酯类、林可霉素类、褐霉素等则主要作用于50S亚基。

1. 氨基糖苷类　氨基糖苷类抗生素具有相似的作用机制，能通过抑制细菌蛋白质的合成，对遗传基因的错译等机制达到杀菌作用。氨基糖苷类都具有高度的极性，进入菌体需通过主动转运过程，这些过程与细胞膜的呼吸商、电子转运和氧化磷酸化过程有关。氨基糖苷类与敏感菌接触后，通过三个时相进入细胞。首先以静电方式吸附在细胞壁及细胞膜表面的阴离子受体上；第二步为能量依赖过程（EDPI)，氨基糖苷类与细胞膜结合成复合物。EDPI摄取氨基糖苷类的速度一般较慢，乃与细胞外药物浓度、膜电位梯度、细胞内与氨基糖苷类结合部位的数量及呼吸商等因素有关。此过程虽易被Ca^{+}及Mg^{+}所抑制，但敏感菌仍可通过此过程摄取相当量的氨基糖苷类抗生素。第三步也需要能量供应，称EDPⅡ；药物借此与具有高度亲和力的核糖体结合，而迅速抑制蛋白质的合成。此过程目前尚未完全搞清，但已阐明EDPⅡ能使细胞膜的功能及结构发生改变，导致氨基糖苷类在细胞内大量蓄积。各种细菌对氨基糖苷类的敏感性不同，因而此过程的效率及药物蓄积的速度也有不同，氧张力、二价阳离子、渗透压及pH等均可影响此过程。厌氧菌及耐药菌无EDPⅡ过程，氨基糖苷类进入少，故药物对它们缺乏抗菌活性。氨基糖苷类抗生素对细菌蛋白质合成的起始，延长及终止过程都有影响：

（1）起始过程：氨基糖苷类作用于70S起始复合物（与30S亚基以1∶1分子比相结

合)，可将已接上的甲酰蛋氨酰-tRNA 解离掉。氨基糖苷类尚能抑制 70S 核糖体被解离因子解离成 50S 及 30S 亚基，也即破坏了蛋白质合成起始过程的循环。

(2) 延长过程：氨基糖苷类与 30S 亚基结合后可引起遗传密码的错读现象，tRNA 不能正确地将氨基酸输送至 mRNA 模板上的相应的密码位置上，相反，将不该配对的氨基酸掺合到肽链中去。由于错读的结果，合成的蛋白质是一种对细菌无功能的“错误”蛋白质，从而使细菌的生长受到抑制。氨基糖苷类引起的“错读”还不是其杀菌作用的主要机制，因洗去药物后细菌细胞又能恢复合成正确的蛋白质和继续生长繁殖。经过研究，这种错读现象与氨基糖苷类分子中的去氧链霉胺或链霉胺有关。

(3) 终止过程：氨基糖苷类与四环素类一样，可阻止核糖体与释放因子结合，从而阻断了已合成蛋白质的释放。

因此，氨基糖苷类的作用贯穿于蛋白质合成的整个过程，这样就使细菌细胞难以适应而终于死亡。各种氨基糖苷类抗生素的作用相似，但其错读的程度则有所不同。在相同浓度下链霉素可使丝氨酸错读增加 5 倍，新霉素 10 倍，庆大霉素 25 倍，说明后两者可能与更多的 30S 亚基蛋白相结合。氨基糖苷类引起细胞膜通透性改变、呼吸抑制等，但可能是蛋白质合成被抑制后的继发现象。氨基糖苷类抗生素对静止期细菌有杀灭作用，因此是“静止期杀菌剂”。

2. 大环内酯类　包括红霉素、罗红霉素、阿奇霉素、克拉霉素、麦迪霉素、吉他霉素、螺旋霉素等，能抑制细菌蛋白质的合成，一般属于抑菌剂，但高浓度时也有杀菌作用。红霉素能与细菌的 50S 亚基结合，使核糖体在 mRNA 上的位移受阻，从而影响蛋白质的合成。红霉素穿透进入革兰阳性菌的浓度比革兰阴性菌高 100 倍，故对前者的作用强。红霉素、氯霉素和林可霉素在细菌体内的结合可能在同一部位，因此红霉素能妨碍后两者与 50S 亚基的结合。当红霉素和核糖体结合后就可降低林可霉素的抗菌活性。

3. 林可霉素类　包括林可霉素及克林霉素。与红霉素、氯霉素相似，本品可与 50S 亚基结合并抑制蛋白质的合成。林可霉素可抑制肽链的合成，也可能对起始复合物的形成有影响。林可霉素类和氯霉素、红霉素的结合部位有重叠现象，但亲和力不一样。林可霉素可抑制氯霉素在 50S 上的结合，红霉素又能抑制林可霉素的作用，三者作用之间可能呈现拮抗现象。

四、抑制细菌核酸合成

核酸包括脱氧核糖核酸 (DNA) 及核糖核酸 (RNA)，都是由很多单核苷酸相互连接而成的多核苷酸，它们能指导和控制蛋白质的合成。每一单核苷酸由糖、碱基及磷酸所组成。DNA 的糖为脱氧核糖，碱基有腺嘌呤 (A)、鸟嘌呤 (G)、胸腺嘧啶 (T) 和胞嘧啶 (C) 四种，分别组成四种不同的核苷酸。四种核苷酸在 DNA 分子中联成两股螺旋状的长链称双螺旋结构，合成新 DNA 的过程称为复制。当细胞分裂时，以原有的 DNA 作模板，DNA 的双股链裂开成两条多核苷酸链，在 DNA 聚合酶的影响下，根据碱基互补联结原理 (C 与 G、A 与 T 互补) 合成新的 DNA。RNA 有 mRNA、rRNA 和 tRNA 三种，由核糖，磷酸及碱基所组成。碱基也有四种，但与 DNA 稍有不同，乃以尿嘧啶 (U) 代替胸腺嘧啶。合成 RNA 的过程称转录，在 DNA 依赖的 RNA 聚合酶的作用下，以 DNA 作为模板，合成新的 RNA。mRNA 带有 DNA 的全部遗传信息。合成蛋白质的过程称翻译，

mRNA 作为模板，氨基酸按 mRNA 的密码顺序排列。

（一）喹诺酮类

喹诺酮类抗菌药物主要作用于细菌 DNA 旋转酶及拓扑异构酶Ⅳ，阻止 DNA 复制、修复，染色体分离、转录及其他功能，从而发挥杀菌作用。DNA 旋转酶是一种Ⅱ型拓扑异构酶，由 2 个 A 亚基和 2 个 B 亚基组成的四聚体，分别由 *gyrA* 和 *gyrB* 编码，其功能为催化 DNA 逆向超螺旋。据研究大肠埃希杆菌的 DNA 旋转酶包括两个 A 亚单位和两个 B 亚单位。A 亚单位在染色体的双股 DNA 上造成刻痕，使之断裂；B 亚单位的作用是利用 ATP 释放的能量使断裂后的 DNA 链以 RNA 核心为主轴，反方向紧密地绕紧，形成负性超螺旋状；然后再由 A 亚单位的作用使 DNA 断端重新封闭联结。拓扑异构酶Ⅳ的作用是使复制的 DNA 分离。拓扑异构酶Ⅳ是由 2 个 C 亚基和 2 个 E 亚基组成的四聚体，分别由 *parC* 和 *parE* 基因编码。*ParC* 负责 DNA 断裂的重接，parE 催化 ATP 水解。

两种拓扑异构酶均为 DNA 的复制所必需，经药物作用后均可抑制细菌生长并导致死亡。喹诺酮类药物对革兰阴性杆菌的主要作用靶位是 DNA 旋转酶的 A 亚单位，而拓扑异构酶Ⅳ为次要靶位；相反，喹诺酮类药物对革兰阳性球菌的主要作用靶位为拓扑异构酶Ⅳ，而 DNA 旋转酶则为次要靶位。但只有具有合成 RNA 和蛋白质能力的细菌才能为本类药物所杀灭。

（二）利福平类

利福平可与依赖于 DNA 的 RNA 聚合酶的 β 亚单位结合，从而抑制 mRNA 的转录。但真核细胞的 RNA 聚合酶则不受影响。某些突变株的转录酶亚单位的结构发生改变，利福平不再与之结合，使细菌对利福平耐药。

（三）5-氟胞嘧啶（5-Fc）

系抗深部真菌药物。本品通过胞嘧啶通透酶（cytosine permease）的作用，进入真菌细胞；在脱氨酶的影响下形成 5-氟尿嘧啶，后者取代了尿嘧啶而进入真菌的 RNA。继由于密码的翻译错误使真菌的生长被抑制。本品在曲菌细胞内的作用则有所不同，5-FC 被代谢成氟脱氧鸟嘧啶单磷酸盐，抑制了胸腺嘧啶核苷酸合成酶，使真菌细胞的 DNA 合成受阻。

（四）硝基咪唑类

甲硝唑和其他硝唑咪唑类药物进入细胞内被还原，其还原产物可作用于 DNA，使之发生断裂而细菌死亡。

硝基咪唑类的作用机制为此类药物在厌氧菌体内，其硝基被还原，生成亚硝基和咪唑基因等物质，使 DNA 氧化，DNA 链断裂，细菌死亡。

此外，此类药物可与细菌核糖体 30 亚单位结合，阻止 mRNA 翻译和产生紧急反应的能力，使细菌不能存活。

（五）新生霉素

主要与 ATP 竞争与细菌 DNA 旋转酶 B 亚单位结合，抑制 DNA 的复制和细菌生长。

五、其　　他

（一）抑制细菌叶酸代谢

叶酸是动物细胞及细菌生长繁殖的必需物质。动物细胞不能自己合成叶酸，膳食中的叶酸可通过主动转运过程而进入细胞。细菌细胞对叶酸的通透性差，只能利用环境中更简单的对氨苯甲酸（PABA）、二氢蝶啶和谷氨酸等，在菌体内经过二氢叶酸合成酶的作用合成二氢叶酸，后者又在二氢叶酸还原酶的参与下形成四氢叶酸，并进一步形成活化型四氢叶酸。活化型四氢叶酸是体内转移“一碳基团”的辅酶，参与嘌呤核苷酸、胸腺嘧啶核苷酸、丝氨酸和蛋氨酸等的合成，使细菌得以生长和繁殖。

1. 磺胺药　磺胺与PBPA的化学结构相似，两者竞争二氢叶酸合成酶，使二氢叶酸合成减少或合成以磺胺药代替PBPA的无效二氢叶酸类似物（假叶酸），致使核酸等重要物质生成受阻，细菌的生长繁殖受到抑制。磺胺药虽可使新的叶酸的合成立即受到抑制，但细菌尚能继续生长几代。直到原有的叶酸被耗竭后，细菌的生长才停止。

2. 甲氧苄啶（TMP）　TMP的结构与二氢叶酸分子中的蝶啶相类似，能竞争抑制而二氢叶酸合成酶，使四氢叶酸的合成受到抑制；一碳基团的递送也受到抑制，影响DNA、RNA，蛋白质的合成。TMP与磺胺药物合用后，由于两者作用于叶酸的不同环节，抑制了叶酸细菌合成代谢，因此具有协同代谢。对部分细菌可从抑菌而转为杀菌作用。哺乳动物细胞内也有二氢叶酸还原酶，但对TMP的敏感性比细菌的酶低2万～6万倍，说明TMP对细菌作用的选择性。最近有人认为，TMP与SMZ分别作用于二氢叶酸还原酶的不同部位，而不是作用于两个不同的酶。

3. 对氨水杨酸（PAS）　抗结核药。抗菌作用机制与磺胺药一样，乃与PABA竞争二氢叶酸合成酶，合成含有PAS的二氢叶酸（假叶酸）、从而抑制结核杆菌的生长和繁殖。此外，PAS还可抑制分枝杆菌素（mycobactin）的合成，分枝杆菌素与铁离子的转运有关，其分子结构中含有水杨酸盐或6甲基水杨酸。PAS作为水杨酸的类似物，可阻断分枝杆菌素的合成。

（二）抑制结核环脂酸的合成

结核杆菌细胞壁上有结核环脂酸（mycolic acid），后者是含有60～90个碳原予的长脂肪链。异烟肼、乙硫异烟胺、丙硫异烟胺可抑制结核环脂酸合成酶，使结核环脂酸合成减少。结核环脂酸减少后，细胞壁有缺损，细胞表面粗糙、皱缩，细胞内容物外漏而细菌被杀灭。

第三节　抗菌药物分类及研究进展

一、抗菌药物的分类

根据抗菌药物对细菌的作用可分为杀菌剂与抑菌剂两大类。

（一）杀菌剂

1. β-内酰胺类　繁殖期杀菌剂。

（1）青霉素类：包括天然青霉素类、耐酶青霉素类、广谱青霉素类、酰脲青霉素类等。

（2）头孢菌素类：包括第一、二、三、四代头孢菌素类。

（3）非典型β-内酰胺类：包括单环类、头霉素类衍生物、青霉烯类、碳青霉烯类、β-

内酰胺酶抑制剂等。

2. 氨基糖苷类　静止期杀菌剂。

3. 磷霉素　快速杀菌剂。

4. 糖肽类　快速杀菌剂。

5. 利福霉素类　杀菌剂。

6. 氟喹诺酮类　快速杀菌剂。

7. 环脂肽类（达托霉素）　静止期快速杀菌剂。

（二）抑菌剂

1. 大环内酯类　快速抑菌剂。

2. 四环素类　快速抑菌剂。

3. 氯霉素　快速抑菌剂。

4. 林可霉素类　快速抑菌剂。

5. 磺胺类　慢速抑菌剂。

6. 噁唑烷酮类　抑菌剂。

二、抗菌药物研究进展

（一）β-内酰胺类

1. 研发历史　β-内酰胺类抗生素是一类在结构上具有β-内酰胺环（β-lactam），呈抗菌活性的天然或经化学改造的化合物的总称。根据药物化学结构可分为典型β-内酰胺类（青霉素类、头孢菌素类）和非典型类（碳青霉烯类、头霉素类、氧头孢烯类和单环β-内酰胺类等）。

（1）青霉素类：1929年，英国科学家A. Fleming发现青霉素（penicillin）。1941年，临床开始可以大批量生产。1945年，确认青霉素中含有β-内酰胺环并噻唑环结构。20世纪50年代，青霉素耐药出现后，抗耐药的半合成青霉素类不断研发。第一个用于临床的半合成青霉素是非奈西林（phenethicillin），随后甲氧西林（methicillin）（1960年）、氨苄西林（ampicillin）（1961年）、阿莫西林（amoxicillin）和异噁唑基类青霉素如苯唑西林（oxacillin）、氯唑西林（cloxacillin）和氟氯西林（flucloxacillin），和抗铜绿假单胞菌的青霉素类如羧苄西林（carbenicillin）（1967年）和替卡西林（ticarcillin）等相继被研发。近些年，通过对经典的青霉烷结构引入不同的侧链不断合成新的青霉素类。

（2）头孢菌素类：1955年，Newton和Abraham分离得到头孢菌素C，发现其抗菌作用不强，但毒性远低于青霉素，对酸稳定，且不被蜡样芽胞杆菌与金黄葡萄球菌的青霉素酶水解。1961年，确认其化学结构，母核为7-氨基头孢烯酸（7-ACA），是β-内酰胺环并双氢噻嗪环。英国Glanxo公司首先从头孢菌素C经化学裂解得到了7-ACA，为半合成头孢菌素类抗生素提供了稳定的中间体。在半合成青霉素的启发下，人们的研究主要以7-ACA为母核，并对其结构进行化学修饰，不断合成新的头孢菌素类品种。

1）第一代头孢菌素：1962年，第一代口服头孢菌素类抗生素头孢氨苄（cephalexin）问世，其后，一系列如头孢噻吩（cephalothin）、头孢羟氨苄（cefadroxil）、头孢唑啉（cefazolin）、头孢拉定（cefradine）等相继问世。它们显示出与广谱青霉素相同的抗菌谱，对产青霉素酶的金黄葡萄球菌、肺炎球菌等革兰阳性菌，脑膜炎球菌、大肠埃希菌、淋球菌等革兰阴性菌具有活性。但它对β-内酰胺酶不稳定，而且第一代头孢菌素对革兰阴性菌作用差，如对吲哚阳性变形杆菌属、肠杆菌属、铜绿假单胞杆菌、沙雷菌属无效，有一定的肾毒性等。

2）第二代头孢菌素：20世纪70年代，第二代头孢菌素开始相继上市，它们显示出对革兰阳性菌的抗菌作用与第一代头孢菌素相当或稍弱；对革兰阴性菌如流感嗜血杆菌、吲哚阳性变形杆菌属、肠杆菌属、柠檬酸杆菌属的抗菌活性明显比第一代头孢菌素增强，部分品种对厌氧菌有很高的抗菌活性，但对铜绿假单胞菌无效，对β-内酰胺酶的稳定性增强，如头孢呋辛（cefuroxime）、头孢磺啶（cefsulodin）、头孢替安（cefotiam）、头孢尼西（cefonicid）对青霉素酶和头孢菌素酶均稳定，肾毒性较小。临床上第二代头孢菌素主要用于治疗大肠埃希菌、克雷伯杆菌、肠杆菌、尿路感染和其他器官的非铜绿假单胞菌感染。属于该类的口服品种有头孢克洛（cefaclor）、头孢丙烯（cefprozil）、头孢曲嗪（cefatrizine）和头孢呋辛酯（cefuroxime axetil）。

3）第三代头孢菌素：从1981年开始，第三代头孢菌素类抗生素进入市场。它们兼顾了第一、第二代头孢菌素的特点，同时显示出对β-内酰胺酶极高的稳定性，基本无肾毒性。虽然它们大部分品种对金黄葡萄球菌等革兰阳性菌活性不如第一代头孢菌素，但对吲哚阳性变形杆菌属、肠杆菌属、柠檬酸杆菌属、沙雷菌属等革兰阴性菌有效，尤其是对铜绿假单胞菌及厌氧菌的作用明显增强，但对ESBLs和AmpC酶不稳定。第三代头孢菌素应用最多的注射品种有头孢哌酮（cefoperazone）、头孢曲松（ceftriaxone）、头孢他啶（ceftazidine）和头孢噻肟（cefotaxime），主要用于中重度尿路感染、败血症、脑膜炎和肺炎等。其中，头孢曲松已成为目前我国临床上用量最大的头孢品种。属于第三代的口服品种有头孢克肟（cefixime）、头孢地尼（cefdinir）和头孢布烯（ceftibuten）。

4）第四代头孢菌素：20世纪90年代开始，第四代头孢菌素类抗生素上市，它们保持了第三代头孢菌素的优点，同时改善了第三代头孢菌素对革兰阳性菌活性较第一代头孢菌素差的缺点，特别是对链球菌、金黄葡萄球菌的活性较强。抗菌谱较第三代头孢菌素增宽，对多种革兰阳性菌和阴性菌均有较强的活性，而且部分品种对一般头孢菌素不敏感的粪肠球菌有较好的作用；对铜绿假单胞菌的抗菌活性与头孢他啶相当，尤其是对耐第三代头孢菌素的革兰阴性菌有活性，对β-内酰胺酶的稳定性更高，尤其对AmpC酶非常稳定。代表药物有头孢吡肟（cefepime）、头孢匹罗（cefpirome）、头孢唑兰（cefozopran）和头孢噻利（cefoselis），临床上用于治疗严重的多重耐药细菌感染。

（3）碳青霉烯类：20世纪60年代末由于各种β内酰胺酶的出现，寻找β内酰胺酶抑制剂成为迫切发展要求。olivanic acids是第一个被发现的β内酰胺酶抑制剂，它具有碳青霉烯类的基本骨架，有广谱的抗菌活性，但其化学结构不稳定和透过细菌细胞膜作用差，被放弃开发。随后，从链霉菌中发现的噻烯霉素（thienamycin）被认为是第一个碳青霉烯类药物，也是其他碳青霉烯类的母体。它具有广谱的抗菌活性，并能抑制β内酰胺酶。但噻烯霉素在水溶液中不稳定。亚胺培南（imipenem）和帕尼培南（panipenem）是噻烯霉素在水溶液中稳定的衍生物。1985年，亚胺培南成为第一个应用于临床的抗复杂细菌感染的碳青霉烯类药物。然而，亚胺培南和帕尼培南对人体肾脏的脱氢肽水解酶（DHP-I）敏感，因此和脱氢肽酶抑制剂西司他丁（cilastatin）或倍他米隆（betamipron）连用成为必需。随之美罗培南（meropenem）、比阿培南（biapenem）、厄他培南（ertapenem）

和多利培南（doripenem）等相继被研发。这些合成的药物的一个重要特点是在1-β位上连接了一个甲基，对DHP-I酶的水解作用稳定。然而水解碳氢酶烯类的β内酰胺酶如IMP、VIM、GIM、SPM、KPC、OXA以及最近发现的NDM等又不断涌现，使细菌对碳青霉烯类也产生了耐药性。

（4）β内酰胺酶抑制剂：β内酰胺类抗生素发展的主要局限性在于细菌产生β-内酰胺酶而耐药。除通过结构改造对抗耐药外，β内酰胺酶抑制剂成为抗β内酰胺类耐药的另一大策略。1976年发现了第一个β内酰胺酶抑制剂-棒酸（clavulanic acid），随后1978年和1984年分别发现了舒巴坦（sulbactam）和他唑巴坦（tazobactam）。它们与β内酰胺类抗生素结合后，通过不可逆性的使β内酰胺酶酰基化灭活从而使抗生素正常发挥作用。目前使用的常见品种有阿莫西林/克拉维甲酸（amoxicillin/clavulanic acid）、替卡西林/克拉维甲酸（ticarcillin/clavulanic acid）、氨苄西林/舒巴坦（ampicillin/sulbactam）、头孢哌酮/舒巴坦（cefoperazone/sulbactam）和哌拉西林/他唑巴坦（piperacillin/tazobactam）。他们能有效对抗A类β内酰胺酶，对C类作用微乎其微，对B类和D类无效。近些年来其他β内酰胺酶抑制剂在不断研发。如BLI-489，一个二环的6-亚烷基青霉烯类，与哌拉西林连用，在哺乳动物体内外被证实可以对抗能产生多种丝氨酸β内酰胺酶的革兰阴性细菌，疗效优于哌拉西林他唑巴坦。但也有专家提及BLI-489对可产生多种β内酰胺酶的肠杆菌科细菌作用不佳。目前对抗A、C类β内酰胺酶的抑制剂在不断研发，但对抗D和B类β内酰胺酶的抑制剂品种仍较少。青霉砜类的几种化合物可以对抗A类和C类β内酰胺酶，在某些情况下也可对抗D类β内酰胺酶。

2. 当前研究动向

（1）提高抗革兰阳性菌、铜绿假单胞菌、不动杆菌属与厌氧菌活性，寻找新一代头孢菌素类和碳青霉烯药物。

1）头孢吡普（ceftobiprole）：瑞士Basilea公司和J&J公司开发的具有抗耐甲氧西林葡萄球菌（methicillin-resistant Staphylococcus，MRS）活性的第五代头孢菌素。通过结构改造，特别是头孢菌素母核3位修饰，药物与MRS所特有的青霉素结合蛋白2a具有强大亲和力，抑制细菌细胞壁合成而杀菌。该产品具有一般第三、四代头孢菌素特点，对各种革兰阳性菌、肠杆菌科细菌及铜绿假单胞菌具有良好抗菌活性，对MRS的90%最低抑菌浓度（90% minimum inhibitoryconcentration，MIC90）为2mg/L，对肠杆菌科细菌的MIC90为4mg/L，但对细菌超广谱β-内酰胺酶（extended-spectrumβ-lactamases，ESBLs）不稳定，对屎肠球菌抗菌活性较差，这一特点使本品临床定位比较困难，在严重感染的经验治疗中可能需要联合其他药物。静脉注射头孢吡普500mg后，血药峰浓度为35.5mg/L，消除半衰期为3.44小时。美国已经批准头孢吡普酯（ceftobiprole medocaril）用于复杂性皮肤软组织感染治疗，500mg静脉注射，3次/天，有效率为82%，与对照药物（万古霉素联合头孢他啶）相似，2组患者耐甲氧西林金黄色葡萄球菌（methicillin-resistant Staphylococcus aureus，MRSA）分离率为90%与86%。不良反应少见，主要为恶心、呕吐等胃肠道反应，特殊不良反应为焦糖样异常味觉。

2）头孢洛林（ceftaroline）：由Takeda Pharmaceutical和Forest Laboratories公司联合开发的第五代头孢菌素，与细菌青霉素结合蛋白（变异和非变异蛋白）结合发挥抗菌效果，对各种革兰阳性菌，包括甲氧西林敏感金黄色葡萄球菌（methicillin-susceptible

Staphylococcus aureus，MSSA）、MRSA、异质性万古霉素中介金黄色葡萄球菌（heterogeneous vancomycin-intermediate Staphylococcusaureus，hVISA）、万古霉素耐药金黄色葡萄球菌（vancomycin-resistant Staphylococcus aureus，VRSA）、青霉素耐药肺炎链球菌（penicillin-resistant Streptococcus pneumoniae，PRSP）具有较好抗菌效果，同时对呼吸道常见的革兰阴性菌如卡他莫拉菌、流感嗜血杆菌（包括产β-内酰胺酶的菌株）也有效。其对革兰阳性菌耐药少见，对阴性菌耐药率同于含肟基的其他头孢类抗生素。Ⅲ期临床试验显示，治疗复杂性皮肤软组织感染头孢洛林 600mg 每 12 小时一次静脉给药的疗效等同于万古霉素和氨曲南联用，治疗社区获得性细菌性感染肺炎疗效等同于头孢曲松。2010 年，FDA 批准用于治疗社区获得性肺炎和复合型皮肤软组织感染。

3）RWJ-54428：是一种经胃肠外给药的头孢菌素，对革兰阳性细菌包括 MRSA 具有很强抗菌活性，而且是目前发现的对多重耐药肠球菌（enterococci）具有最强抗菌活性的药物。对万古霉素敏感的粪肠球菌（E. faecalis），RWJ-54428 的抗菌活性是万古霉素的 8 倍，氨苄西林的 32 倍。对万古霉素耐药的粪肠球菌，RWJ-54428 仍保持敏感，活性是万古霉素的千倍之多。这主要与 RWJ-54428 与青霉素结合蛋白 PBP 2a 和 PBP 5 具有很强的结合力有关。但目前这种抗生素并没有得到积极开发。

4）S-3578：在体外具有广谱的抗菌活性，包括抗 MRSA 和铜绿假单胞菌。比万古霉素具有更强的杀菌活性，这可能主要与以下因素有关：①它与血浆蛋白结合水平（22%）低于万古霉素（47%）；②它是在头孢烯母核上 C3 位上而非 C7 位上引入一个侧链所致。这种抗生素有望成为广谱的抗革兰阳性菌和阴性菌（包括 MRSA 和铜绿假单胞菌）的新品种，但目前种种原因也没有得到积极的发展。

5）BMS-247243：它对 MRSA 的杀菌性快于万古霉素 2 倍。与青霉素结合蛋白 PBP2a 的结合力是甲氧西林或头孢噻肟的 100 倍。有望成为抗广谱耐药菌的一种新选择。

6）厄他培南（Ertapenem）：抗肠杆菌科细菌、革兰阳性菌和厌氧菌方面，抗菌活性类似于亚胺培南和美罗培南，但对铜绿假单胞菌和不动杆菌属基本无活性，对 MRSA 无活性。体外抗菌活性显示，对肠杆菌科细菌厄他培南的 MIC 在 0.008～0.12μg/ml 范围内，等同于美罗培南，是亚胺培南的 8～16 倍。

7）多利培南（doripenem）：抗阳性球菌活性等同于亚胺培南和厄他培南；抗阴性菌活性等同于美罗培南，是亚胺培南的 2～4 倍。抗不动杆菌属和肠杆菌科的活性是亚胺培南的 4～32 倍。与青霉素结合蛋白具有较强的结合力且具有菌属特异性（与铜绿假单胞菌主要与 PBP2 结合，与金黄葡萄球菌主要与 PBPs 1、2 和 4 结合，与大肠埃希菌主要 PBP2 结合）。对惊厥不良反应发生率低。对铜绿假单胞菌的抗生素后遗效应在 1.8～4.3 小时左右。

8）CS-023：抗菌谱同于亚胺培南和美罗培南。但对苯唑西林耐药的金葡菌，MIC 为 4μg/ml，而美罗培南为 32μg/ml，亚胺培南＞32μg/ml。对美罗培南耐药的铜绿假单胞菌也有 4～8 倍的潜在的抗菌活性。它主要分布在胞外液，且在血浆中与蛋白结合力低。

9）PZ-601：具有较强的抗多种耐药的革兰阳性菌活性（如 MRSA），同时也保留了碳青霉烯类经典的抗阴性菌的活性（包括铜绿假单胞菌），但对某些产 ESBL 的细菌如阴沟肠杆菌不是很敏感。

（2）大力发展口服 β-内酰胺类抗生素：

1）法罗培南（faropenem）：是口服抗肺炎链球菌最有效的β-内酰胺类抗生素之一，抗菌活性是阿莫西林克拉维甲酸的4倍，是头孢地尼和头孢呋辛的8倍。对耐药的肺炎链球菌虽然MIC升高明显，但抗菌活性等同于泰利霉素和左氧氟沙星，显著强于其他头孢类抗生素。

2）替比培南（tebipenem）：除对产金属B类β-内酰胺酶的病原菌和MRSA无效外，对其他病原菌均有广谱抗菌活性。对青霉素耐药的肺炎链球菌（PRSP）具有较好的抗菌活性。

（3）探索具有双重作用的头孢菌素：连接头孢菌素与作用机制不同的喹诺酮类抗菌药，以期扩展抗菌谱，增强抗菌活性和改善药代动力学性能。

（4）目前的研发思路主流是寻找有效的联合应用抗生素可以产生欲设效应，而不是寻求一种万能抗生素可以对抗所有细菌感染。因此β内酰胺类抗生素和β内酰胺酶抑制剂连用成为目前的一种有效、安全的研发主流。

（二）氨基糖苷类

1. 研发历史　1944年，链霉素（Streptomycin）从土壤放线菌中被发现，用于抗肺结核。1949年，Waksman和Lechevalier发现了新霉素（neomycin），由于口服吸收差，细胞穿透力弱，耳肾毒性高，故只局限于局部应用。1956年，发现巴龙霉素（Paromomycin），但仍无法全身应用。1957年，Umezawa发现卡那霉素（Kanamycin），可经静脉给药。至1963年庆大霉素（gentamicin）发现之前，卡那霉素被广泛用于抗革兰阴性细菌的感染。庆大霉素是从小单胞菌中提取得到，被认为是氨基糖苷类药物史上的基石，具有较强的抗革兰阴性菌（包括铜绿假单胞菌）活性且耐受性好。庆大霉素的发现又促使其他抗生素的研发，1968～1972年开发了妥布霉素（tobramycin）、西索米星（sisomicin）、利维霉素（lividomycin）、核糖霉素（ribostamycin）等。在这些天然抗生素中，只有妥布霉素和西索米星用于临床治疗，他们抗菌谱与庆大霉素相似，但在某些细菌方面如铜绿假单胞菌比庆大霉素抗菌活性更强。阿贝卡星（arbekacin）是卡那霉素B的衍生物，它是目前临床最广的氨基糖苷类药物之一。20世纪80年代，随着细菌对氨基糖苷类耐药的不断产生，如何保护功能基团免受酶的破坏而又不增加毒性成为当时研究的热点。通过对卡那霉素A的化学改造，研发出了阿米卡星（amikacin）。阿米卡星对大多数庆大霉素灭活酶都稳定，且保持较好的抗菌活性。类似的研发药物如奈替米星（netilmicin），毒性更低。

2. 当前研发动向　近年来，虽然由于氨基糖苷类的耳肾毒性原因，应用量在下降，但在治疗难治病原菌引起的感染方面仍发挥着重要贡献。随着对氨基糖苷类抗生素与rRNA相互作用和结合模式以及耐药机制的进一步了解，许多具有理论基础的新型氨基糖苷类抗生素的研发策略都成功地实现了，并且在对抗由耐药菌引起的感染方面成果丰硕。当前的研发动向主要体现以下几个方面：

（1）对氨基糖苷类直接进行结构改造或合成新的氨基糖苷类衍生物：如在新霉素B的C5-OH位置上引入一个糖环，可以对耐药酶-磷酸转移酶（APHs）不敏感，但仍保持甚至抗菌活性增强。美国Achaogen公司通过西梭米星结构修饰获得的ACHN-490，具有对产氨基糖苷类钝化酶的葡萄球菌、肠杆菌科细菌、铜绿假单胞菌和不动杆菌的抗菌活性。对产KPC型碳青霉烯酶肺炎克雷伯菌，庆大霉素、妥布霉素、阿米卡星和ACHN-

490 的 MIC90 分别为≥64mg/L、≥64mg/L、32mg/L、1mg/L。该药物已完成Ⅰ期临床研究，处于Ⅱ期临床研究阶段。

（2）抗生素杂交：药物杂交目的是对抗耐药性。如亲水和疏水氨基糖苷类杂交表现出对耐药菌较好的治疗效果，但要关注毒性是否会增加。

（3）改变用药途径以减少不良反应：如目前正在进行临床试验评估吸入阿米卡星脂质体治疗铜绿假单胞菌生物被膜等。

（4）治疗基因相关性疾病：近些年来氨基糖苷类在治疗基因相关性疾病取得了一定的疗效，通过对氨基糖苷类药物作用机制的深入了解，氨基糖苷类在这方面的作用和相关新药的研发将会得到更深入的研究。

（三）大环内酯类

1. 研发历史　20 世纪 50 年代初，红霉素（erythromycinA）由链霉菌中发现并应用于临床。针对红霉素 A 酸性失活的化学修饰，产生了第二代大环内酯类抗生素如罗红霉素、阿奇霉素、克拉霉素、地红霉素和氟红霉素。与红霉素相比，第二代大环内酯类抗生素的抗菌谱有所扩大、抗菌活性增强。口服吸收好，体内分布广，组织浓度高，半衰期长，不良反应少，因而获得了广泛的临床应用。但由于其主要局限于药物动力学性能上的改善，其对耐药菌的抗菌活性弱并有交叉耐药性。近 10 年来，对红霉素及其衍生物结构改造的研究，获得了第三代对耐药菌有效的大环内酯类抗生素，如酮内酯类的泰利霉素（telithromycin）和喹红霉素（cethromycin）等，具有突破性意义。第三代大环内酯类抗生素对大环内酯敏感菌、耐药呼吸道病原体均有很好的活性，已成为当前抗生素新药研究的重点。

2. 当前研究动向　酮内酯类抗生素是目前研究的热点。它是一种由 14 元环大环内酯类抗生素衍生的新型半合成抗生素，抗菌作用机制与大环内酯类抗生素相似，但在 C3 位置引入了一个羰基功能团可克服细菌对大环内酯类-林可霉素类-链阳菌素类（maerolides lsneosamsds streptogramsns，MLS）的耐药机制，内酯环 $C_{11,12}$位烷基/芳基-氨基甲酸酯侧链部分的加入又增大了药物分子与细菌核糖体的结合能力，使其具有抗革兰阳性球菌的优势，耐药性低。该类药物对红霉素敏感或耐药的肺炎链球菌、金黄色葡萄球菌、链球菌属和肠球菌等均有良好的抗菌作用。与红霉素未见交叉耐药，对具有 ermA、ermB 和 mefE'/A 型红霉素耐药或青霉素耐药细菌有抗菌作用。酮内酯类对流感嗜血杆菌、嗜肺军团菌、卡他莫拉菌、肺炎支原体和肺炎衣原体有一定抗菌作用。

（1）泰利霉素（telithromycin）：2004 年，FDA 批准用于治疗社区获得性肺炎、慢性支气管炎急性发作和急性鼻窦炎。2006 年，由于一些严重的不良反应事件，经评价后，FDA 收回慢性支气管炎和急性鼻窦炎的适应证。

（2）喹红霉素（cethromycin）：是继泰利霉素后又一备受人们关注的酮内酯类抗生素，2001 年进入Ⅲ期临床研究。本品对大环内酯敏感及耐药呼吸道致病菌有很好的抗菌活性，对肺炎链球菌，流感嗜血杆菌具有更长的抗生素后效应，对具有主动外排耐药机制的肺炎链球菌，本品比泰利霉素更为有效，最低抑菌浓度（MIC）0.002～0.0015mg/L。本品口服吸收良好，食物不影响其吸收，生物利用度高，血药峰浓度（Cmax）随剂量增减，半衰期长达 3.5～6.6 小时，可 1 次/天给药。

（3）其他：一些正在研发的产品，包括赛霉素、HMR-3004、HMR-3562、HMR-

3787 和 TE-802 等，与泰利霉素有类似的抗菌特点。赛霉素由雅培公司和 Advanced Life Sciences 公司共同开发。对各种呼吸道感染病原体具体强大抗菌活性，特别是对链球菌抗菌作用突出，0.5mg/L 可抑制 90%以上的各种肺炎链球菌与化脓性链球菌，包括对大环内酯耐药菌株，对部分耐泰利霉素链球菌也具有抗菌作用。治疗社区获得性肺炎与慢性支气管炎急性加重的有效率分别为 82%～96%与 84%～90%，迄今没有发现严重肝损害作用。

（四）喹诺酮类

1. 研发历史　1962 年，第一个合成的喹诺酮类药物萘啶酸开始用于临床治疗泌尿系感染，但抗菌谱窄、生物利用度低，易发生耐药性且不良反应多见，现已被淘汰。1973 年，在萘啶酸结构基础上合成了以吡哌酸为代表的第二代喹诺酮类，其在抗菌谱方面有所扩大，对大多数革兰阴性菌有效，口服易吸收；但因血药浓度低而尿中浓度高，故仅限于治疗泌尿系感染和肠道感染。1979 年，在吡哌酸基础上于 4-喹诺酮的 C_6 位上引入氟原子而开发出第三代喹诺酮类。因其抗菌谱广，抗菌作用强，多种品种可口服且应用方便，不良反应少，被广泛用于临床，主要品种有诺氟沙星、伊诺沙星、氧氟沙星、环丙沙星和左氧氟沙星等。20 世纪 90 年代后期至今，新研制的第四代喹诺酮类在结构上引入 8-甲氧基，有助于加强抗厌氧菌活性，而 C_7 位上的氮双氧环结构则加强抗革兰阳性菌活性并保持原有的抗革兰阴性菌活性，不良反应更小，如莫西沙星、加替沙星、吉米沙星和司帕沙星等。这类药物增强了对葡萄球菌、链球菌和肺炎链球菌等革兰阳性球菌、厌氧菌和军团菌属、衣原体属等病原菌的作用，抗菌谱和抗菌活力达到了新的高度，且耐药性产生相对较慢。

2. 当前研发动向　喹诺酮类抗菌药物是一类广谱抗菌剂，由于其优良的抗菌活性、良好的安全性而受到世界的关注。未来的发展趋势：修饰侧链，增强对 MRSA、TB 的活性，降低细胞光毒性、肝毒性等不良反应；喹诺酮杂合、轭合物可克服细菌耐药问题，有较大的发展空间；通过鸡尾酒法和混合近似法降低细菌对药物的外排作用，提高药物在细菌中的聚集浓度。

新近开发的产品有德拉沙星（delafloxacin）、非那沙星（finafloxacin）、加雷沙星（zabofloxacin garenoxacin）、奈诺沙星（nemonoxacin）和奥泽沙星（ozenoxacin）等，其中后三者为无氟喹诺酮类，软骨毒性不明显，可能开发儿童适应证。

（1）德拉沙星（delafloxacin）：本品具有优秀的广谱抗菌活性，作用靶点为 DNA 拓扑异构酶，对金黄色葡萄球菌（MIC 0.006μg/ml）、大肠埃希菌（MIC 0.05μg/ml）、铜绿假单胞菌（MIC50 0.39μg/ml）具有较强活性；对临床分离的肺炎链球菌（MIC90 0.025μg/ml）、耐喹诺酮及耐甲氧西林金黄色葡萄球菌（MRSA，MIC90 6.25μg/ml）优于左氧氟沙星、曲伐沙星和加替沙星；对社区获得性肺炎、皮肤和软组织感染、厌氧菌感染及菌血症的杀菌活性明显优于曲伐沙星、左氧氟沙星和环丙沙星；对喹诺酮敏感或耐药的葡萄球菌和链球菌（MIC90＜0.008～0.5μg/ml）、万古霉素敏感或耐药的肠球菌（MIC90 0.25～32μg/ml）及对包括脆弱拟杆菌（MIC90 0.12μg/ml）和梭芽胞杆菌属（MIC90＜0.004μg/ml）在内的厌氧菌和淋病瑟球菌（MIC90＜0.004μg/ml）等的活性明显优于其他喹诺酮类；对结核分枝杆菌（MTB）和鸟分枝杆菌的活性相当于左氧氟沙星，而优于环丙沙星，弱于司帕沙星。本品体内疗效结果表明，对治疗革兰阳性菌小鼠全身感染优于加替沙星、左氧氟沙星和莫西沙星，对肺炎链球菌引起的小鼠呼吸道感染优于司帕沙星。药动学性质、耐受性、安全性均表现良好，其突变性也有所降低，已于 2008 年 4 月开始了针对呼吸道和尿道感染的Ⅲ期临床，是最有希望的喹诺酮类候选药物，可能会在治疗细菌感染中发挥重要的作用。

（2）西他沙星（sitafloxacin）：日本第一三共制药公司开发，2008 年在日本上市，用于泌尿道和呼吸道感染，商品名 Gracevit。本品属于超广谱氟喹诺酮类药物，对革兰阳性、阴性和厌氧菌都具有抗菌活性，特别是对氟喹诺酮类耐药菌株、MRSA、青霉素不敏感肺炎链球菌、肠球菌也具有抗菌作用；抗厌氧菌作用于亚胺培南、甲硝唑相当。口服吸收良好，生物利用度为 84%～94%，不受进食影响；口服 50mg、100mg 后，血峰浓度分别为 0.51mg/L、1.00mg/L，表观分布容积 1.88L/kg、1.84L/kg，蛋白结合率为 50%；药物主要经肾脏排泄，消除半衰期 4.5～5 小时。临床研究每日 400mg 治疗肺炎疗效和亚胺培南 500mg 每日 3 次相当；主要不良反应包括胃肠道反应和肝酶升高，白种人中光敏反应较多，但住院患者发生率低，QTc 延长不明显。

（3）加雷沙星（garenoxacin）：日本富山化学与大正制药公司共同开发，2007 年在日本上市（商品名 Geninax）。为 6 位去氟喹诺酮类，对革兰阳性、阴性菌，厌氧菌，支原体，衣原体和结核分枝杆菌具有抗菌作用，对葡萄球菌、肺炎链球菌和非典型病原体作用强于莫西沙星，对肠杆菌科细菌活性与氧氟沙星相似，对厌氧菌活性稍弱于甲硝唑。本品口服吸收好，生物利用度 43%～96%，消除半衰期 13.3～17.8 小时，30%～50%以原形从小便排泄。400mg，每日 1 次治疗呼吸系统感染有效率 91%～93%，细菌清除率 94%。加雷沙星主要不良反应包括恶心、腹泻、头痛、眩晕等；动物实验软骨毒性低于氧氟沙星。

（4）奈诺沙星（nemonoxacin）：美国 P&G 公司开发，国内由台湾泰景制药公司进行临床研究，为 6 位去氟喹诺酮类。体外抗阳性菌活性优于左氧氟沙星，抗阴性杆菌活性与左氧氟沙星相当。本品口服耐受性良好，单次给 25～1500mg 后，血药浓度与剂量呈正比，药物血浆蛋白结合率 16%，消除半衰期 9～16 小时。500mg、750mg 每日 1 次给药治疗社区获得性肺炎，临床治愈率分别为 88%和 92%，细菌清除率 84%和 92%，患者耐受性良好。本品在我国处于Ⅲ期研究阶段。

（5）安妥沙星（antofloxacin）：由上海药物研究所与安徽环球制药有限公司共同研发的一类创新药物，该药通过对左氧氟沙星结构改造而来，两者区别在于安妥沙星在 8 位氨基取代。安妥沙星体外抗菌作用与左氧氟沙星相似，对 MRSA 的活性较环丙沙星、氧氟沙星、司巴沙星和洛美沙星强 8～16 倍。对 A、B 组链球菌的作用较环丙沙星、洛美沙星等强 2～8 倍。对多数革兰阴性菌作用与环丙沙星、氧氟沙星、司巴沙星和洛美沙星相似或强。对脆弱拟杆菌的抗菌作用也较环丙沙星、氧氟沙星和司巴沙星强。健康志愿者具有良好耐受性，人体全面 QTc 研究结果显示，安妥沙星对心脏毒性低于莫西沙星；单次口服 200～500mg 后，血 Cmax 为 1.89～4.32mg/L，消除半衰期 $t_{1/2}$为 20 小时，48 小时小便排泄率 50%左右；Ⅱ、Ⅲ期临床对慢性支气管炎急性加重、社区获得性肺炎、肾盂肾炎、皮肤化脓性感染等取得良好疗效，总体有效率在 85%以上，与对照药物左氧氟沙星相似；主要不良反应为消化道反应、极个别患者有皮疹、转氨酶轻度升高等。2009 年在我国上市。

（五）四环素类

1. 研发历史　见表 16-2。

表 16-2　四环素类药物研发历史

开发年代	来　源	药　物
1940～1948	从链霉菌提取	金霉素
1950	从链霉菌提取	土霉素
1954	第一代半合成	四环素
1967	第二代半合成	多西环素
1971	第二代半合成	米诺环素
2006	第三代半合成	替加环素
目前	第三代半合成	奥玛环素
	第三代半合成	TP-434

四环素类抗生素是一类天然或半合成的具有广谱抗菌效应的抗生素。对常见的革兰阳性和阴性菌都有作用，对衣原体、支原体、立克次体、阿米巴原虫、某些疟原虫、螺旋体属和某些分枝杆菌有效。该类药物的最初发现是对世界各地收集土壤标本进行系统筛选的结果。1948 年，美国 Duggar 等从土壤放线菌生金链霉菌中提取得到的金霉素（chlortetracycline）被美国 FDA 批准用于临床。1950 年，美国 Alexander Finlay 和其团队从龟裂链霉菌中提取了水溶性和抗菌效果较金霉素更强的土霉素（oxytetracycline）。1952 年，以金霉素和土霉素为基础发现了四环素类共有的化学结构（以 DCBA 四苯环为核心），从而开创了半合成四环素类药物时代。第一代半合成四环素类药物——四环素（Tetracycline）于 1954 年合成。至 20 世纪 50 年代中期，该 3 种四环素类药物挽救了无数的生命。1967 年，具有更强药理学活性和稳定性的第二代半合成四环素——多西环素（Doxicycline）产生。多西环素至今仍应用广泛，在多种社区获得性感染中仍是一线选择。1971 年，抗菌活性更强的米诺环素批准上市，它是迄今为止世界范围内应用最广泛的四环素类药物之一。但是由于四环素类药物在临床、畜牧业和农业的广泛应用，四环素类耐药率逐渐升高，至 20 世纪 80 年代，耐药性在临床上得到了普遍流行，从而限制了四环素类的应用。四环素类耐药机制目前发现有三种：①外排泵机制；②核糖体保护机制；③酶灭活机制。由于耐药性的流行，许多制药业公司开始对四环素类药物进行化学改造以对抗耐药性。研究发现在 D 环 9 位上引入一个氨基或氨基团可以对抗核糖体保护和外排泵耐药机制。这个发现开创了第三代四环素类药物——甘氨酰环素类的合成。2006 年，甘氨酰环素类第一个药物替加环素（tigercycline）被批准上市。替加环素可以对抗外排泵和核糖体保护耐药机制，对多种耐药菌具有活性，如 MRSA、耐万古霉素的肠球菌、耐青霉素的肺炎链球菌、耐药的肠杆菌科和不动杆菌属等。但目前已出现了耐替加环素的肠杆菌科和克雷伯菌科细菌，主要耐药机制为 AcrAB 外排泵的表达。

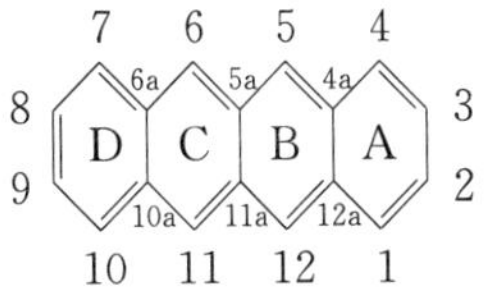

图 16-1　四环素类药物基础结构

2. 当前药物研发的主要动向　四环素类抗生素存在的主要问题是耐药性。为了克服耐药性和发现更多有效的四环素类药物，目前主要进行了以下方面的探索：

（1）尝试将金属化合物引进到四环素类药物，形成多种新的化合物（如图 16-2），在动物感染模型上进行对四环素敏感和耐药细菌活力的筛选。

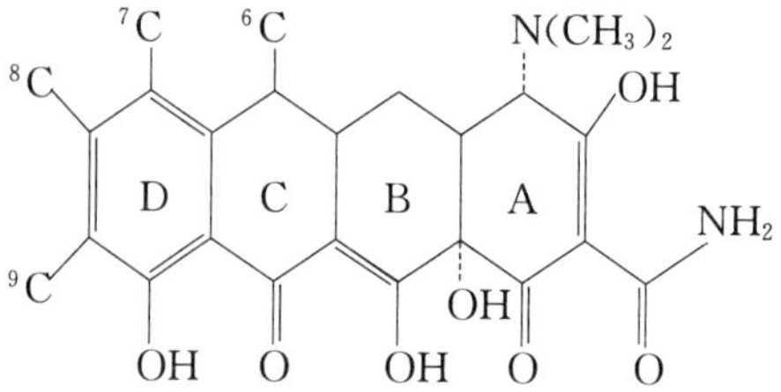

图 16-2　四环素类金属衍生物在 C6-C9 以 C-C 双键结合

（2）对四环素类中间产物进行修饰：美国 Paratek 制药公司合成的 omadacycline，是在米诺环素中间产物的 D 环 9 位上加入氨甲基，提高了对四环素耐药和敏感菌的抗菌活性。目前 omadacycline 已经结束了急性细菌性皮肤和皮肤组织感染（ABSSSI）的Ⅱ期临床试验，正在准备开展 ABSSSI 的Ⅲ期临床试验；

（3）便捷通用的拼接途径：将 BA 环和 DC 环拼接，从而产生不同抗菌活性的药物，拼接方法是半合成途径无法实现的，通过这种方法过去数十年里得到了几种化合物，最终只有一种进入临床，但很快因其毒性反应被弃用。近年来美国 Tetraphase 制药公司通过拼接方法得到了一种 C7-fluoro tetracycline 衍生物（代号 TP-434），目前已进入Ⅱ期临床试验用以治疗腹腔内感染。

3. 未来展望

（1）抗菌方面：由于目前多种耐药细菌的产生，药物化学合成业又再次进入了一个新的复兴期。临床有效抗生素的减少、耐四环素菌种的不断产生和四环素广谱的抗菌效应，使四环素类继续成为被关注和控制感染的抗菌药物之一。第三代四环素类药物具有对抗多种耐药机制的潜力，使得它们进入了一个等同于其他类抗生素的四环素类新时代。将来具有抗多重耐药机制的四环素类衍生物会不断被设计和开发，从而为临床抗耐药菌感染提供了更有利的武器。

（2）基因工程方面：对四环素类阻抑蛋白和基因学等方面的研究，使四环素类如今成为一个基因和生化工具，用于靶蛋白表达的基因开关系统，也用于原核生物和真核生物细胞表型表达的启动和关闭（如 Tet-on 和 Tet-off 体系）。现在和将来还可以继续应用这种基因工具在分子、生理、生化甚至神经行为水平上进行基因产物、细胞分型、细胞通路和生物的生理学研究。

（3）非抗菌的抗炎活性方面：四环素类能抑制胶原酶和非金属蛋白酶的活性，从而具有非抗菌作用的抗炎活性。小剂量的多西环素（20mg/d）于 2001 年批准用于治疗成人牙周炎。目前文献报道四环素类在神经变性疾病、硬化症、关节炎、冠状动脉疾病、缺氧性疾病等方面都具有一定的疗效，因此四环素类的这种抗炎和抗神经变性的特点将会对其进行进一步的临床干预试验研究。

（六）噁唑烷酮类

噁唑烷酮类（oxazolidinones）是近 30 年来真正意义上的一种人工合成的新型抗生素。具有抗革兰阳性菌活性，包括 MRSA、万古霉素耐药的肠球菌（VRE）、肺炎链球菌和结核分枝杆菌。

1. 利奈唑胺（linezolid）　2000 年，FDA 批准用于治疗革兰阳性球菌引起的感染，包括由 MRSA 引起的疑似或确诊院内获得性肺炎、社区获得性肺炎、复杂性皮肤或皮肤软组织感染以及耐万古霉素的肠球菌感染。2005 年，FDA 批准用于儿童。利奈唑胺通过在起始和延长阶段抑制细菌蛋白质合成而发挥抗菌作用。利奈唑胺的作用部位和方式独特，因此不易与其他抑制蛋白合成的抗菌药发生交叉耐药，革兰阳性球菌耐药机制包括修饰酶、主动外流机制以及细菌靶位修饰和保护作用对利奈唑胺无显著影响。利奈唑胺为肠球菌属和葡萄球菌属的抑菌剂，为大多数链球菌属的杀菌剂。

2. Radezolid（RX-1741）　为获得抗菌活性更强、水溶性好、不良反应少，通过对利奈唑胺的 A、B、C 环进行改造而获得的一种新型噁唑烷类抗生素。目前正在进行Ⅱ期临床试验。150 名非复杂性皮肤软组织感染患者使用 Radezolid（450mg，每日 1 次）与利奈唑胺（600mg，每日 2 次）比较，临床有效率分别为 97.4%和 97.4%。

3. Torezolid（TR-700）　一种新型的口服噁唑烷酮类抗生素。抗葡萄球菌。和肠球菌的活性是利奈唑胺的 4～8 倍，抗厌氧菌的活性是利奈唑胺的 4 倍以上。

4. RWJ-416457　不但对利奈唑胺敏感或耐药的葡萄球菌、肠球菌、链球菌具有比利奈唑胺具有更好的抗菌活性，且对流感嗜血杆菌、卡他莫拉菌、不典型病原菌如支原体、衣原体和军团菌皆有抗菌活性。

（七）糖肽类

糖肽类抗生素是一类天然的以七肽环为中心与糖相连的抗生素。最初于 20 世纪 50 年代发现了万古霉素（vancomycin）。20 余年后，替考拉宁（teicoplanin）用于临床。随着万古霉素和替考拉宁的耐药出现，新的糖肽类衍生物抗生素不断在研发。奥利万星（oritavancin）和特拉万星（telavancin）为万古霉素衍生物，达巴万星（dalbavancin）为替考拉宁衍生物。与第一代糖肽类药物相比，第二代糖肽类药物分子亲脂性增强，且互相之间可以形成二聚体，药物以二聚体形式与细菌细胞膜结合，提高了对细菌细胞壁合成的抑制作用，抗菌活性得以增强，对各种细菌的 MIC 明显降低。奥利万星和特拉万星还具有对 vanA 和 vanB 型耐药肠球菌的抗菌作用。第二代糖肽类药物药理学特征的另一变化在于和人体蛋白质结合率显著增加，消除半衰期延长，奥利万星的消除半衰期甚至超过300 h。特拉万星已在美国被批准为皮肤软组织感染治疗药物，其他 2 种药物处于不同临床研究阶段。

1. 特拉万星（telavancin）　美国 Theracance 公司开发的脂糖肽类药物，为万古霉素衍生物，2009 年在美国上市（商品名 Vibativ），用于复杂性皮肤软组织感染。本品主要对各种革兰阳性球菌具有抗菌作用，包括金黄色葡萄球菌、凝固酶阴性葡萄球菌、肠球菌、溶血性链球菌等，对万古霉素不敏感的葡萄球菌和肠球菌也具有一定的作用。本品属于浓度依赖性抗菌药物。单次与多次静脉注射 10mg/kg 后，健康人血药峰浓度分别为 93.6mg/L 和 108mg/L，表观分布容积分别为 145ml/kg 和 133ml/kg，消除半衰期分别为 8.0 和 8.1 小时。药物血清蛋白结合率为 90%，76%药物经肾脏排泄。与万古霉素 1g，每 12 小时 1 次比较，10mg/kg 特拉万星静脉滴注治疗复杂性皮肤软组织感染，万古霉素治愈率为 71.6%～74%，特拉万星治愈率为 72.5%～74.7%，两者 MRSA 感染治愈率分别为 85.9%和 87%。主要的不良反应为胃肠道反应、味觉异常、泡沫尿等，肾功能不良发生率高于万古霉素。本品为冻干制剂，含羟丙基-β-环糊精（为药物含量的10倍），肾功能不良患者使用本品可能导致环糊精蓄积。

2. 达巴万星（dalbavancin） 为替考拉宁衍生物，由美国Vicuron公司研发。本品抗菌谱与替考拉宁相似，抗菌活性更强，对耐万古霉素金黄色葡萄球菌有效，但对万古霉素耐药肠球菌抗菌活性差。本品有较长的半衰期，静脉注射15mg/kg，血清中峰值可达312mg/L，半衰期为149小时，在临床中可1周给药1次。该产品治疗复杂的皮肤/软组织感染与导尿管引起的血液感染，药物耐受性良好。一项随机、双盲、对照的Ⅲ期临床研究，完成研究的1580例患者中，854例为复杂性的皮肤软组织感染患者。第一天静脉滴注本品1000mg，第八天再滴注500mg，与利奈唑胺治疗14天比较，结果两组所有可评价患者的有效率分别为88.9%和91.2%。本品耐受性良好，患者不良反应主要为胃肠道反应。

（八）其他具有新型抗菌机制的抗生素

达托霉素（daptomycin）由玫瑰孢链霉菌发酵产生，是由13个氨基酸及一个癸酰基侧链组成的环状脂肽类抗生素。它在钙离子依赖性分子末端插入细胞膜，通过寡聚化作用，达托霉素亲脂末端在细菌细胞膜上起“离子通道”作用，快速将细胞膜去极化，K^+流出，破坏离子浓度梯度，对静止期的细菌有迅速杀菌作用。其作用机制为通过扰乱细胞膜对氨基酸的转运，阻碍细菌细胞壁肽聚糖的生物合成，改变细菌细胞膜的性质；另外，它还能通过破坏细菌的细胞膜，使其内容物外泄而达到杀菌的目的。使细菌细胞非自溶性死亡。同时可使细菌多重生物系统破坏，DNA、RNA和蛋白质合成被抑制。对大部分革兰阳性菌有效，包括对万古霉素、利奈唑胺耐药的菌株。达托霉素在12mg/kg剂量范围内为线性药代动力学特点，半衰期为（8.9±1.3）小时，AUC 0-inf为（747 ± 91μg× h/ml，连续用药3天达稳态，C_{max}为（98.6±12.0）μg/ml（给药剂量为6mg/kg），血浆蛋白结合率约为91.7%，是可逆的。达托霉素主要经肾清除，80%经尿清除，5%经粪清除，3%经呼吸清除。肾功能受损时，$t_{1/2}$可延长至30小时以上，此时需调整给药剂量；对肌酐清除率<30ml/min或行间断血液透析或腹膜透析患者，建议每隔48小时给药1次；对轻度肝功能损害者无须调整给药剂量。细胞色素P450酶不参与达托霉素的代谢，达托霉素也不抑制或诱导P450酶的诸多同工酶活性，因此不存在可以预见的代谢性相互作用。达托霉素具有浓度依赖性快速杀菌作用。试验结果表明，该药物的AUC/MIC比值和C_{max}/MIC比值与其抗金葡菌活性的相关性良好。当分别给予本品4mg/(kg·d)、6mg/(kg·d)和8mg/(kg·d)时，达到AUC/MIC目标比值（189）的概率分别为80.4%、91.7%和95.6%，亦支持达托霉素的每日1次给药方案。本品在国内目前仅用于金黄色葡萄球菌（包括甲氧西林敏感和甲氧西林耐药）导致的伴发右侧感染性心内膜炎的血流感染（菌血症）。如果确定或怀疑的病原体包括革兰阴性菌或厌氧菌，则临床上可采用联合抗菌治疗。剂量6mg/kg，静脉注射，每日1次。在患有由金黄色葡萄球菌引起的左侧感染性心内膜炎的患者中，尚未证实本品的有效性。在金黄色葡萄球菌血流感染的患者中进行的本品临床试验，包含来自左侧感染性心内膜炎患者的资料；在这些患者中，疗效不佳。在人工瓣膜心内膜炎或脑膜炎患者中，尚未对本品进行评价。欧盟委员会批准用于治疗由某些革兰阳性菌所致复杂性皮肤和软组织感染，包括金黄色葡萄球菌（包括甲氧西林敏感和甲氧西林耐药）复杂性皮肤及皮肤软组织：感染，剂量4mg/kg，静脉注射，每日1次。

三、近期内新上市或正在研发的抗生素

近期内新上市或正在研发的抗生素见表 16-3。

表 16-3　近期内新上市或正在研发的抗生素

种类	研发阶段	药物	作用机制	抗菌谱	研发公司
噁唑烷酮类	2000 年 FDA 批准	利奈唑胺，雷得唑来，Torezolid，RWJ-416457	抑制蛋白翻译（起始和延伸阶段）	阳性菌　某些厌氧菌、结核分枝杆菌	Pfizer，Rib-X，Trius Therapeutics Johnson&Johnson
糖肽类	Ⅲ期	奥利万星，达巴万星，特拉万星	抑制肽聚糖合成和转糖基作用	阳性菌	Targanta/The Medicines Co.，Pfizer，Theravance
酮内酯	Ⅲ期	喹红霉素	抑制蛋白合成	阳性菌	Advanced Life Sciences
甘氨酰环素	2005 年 FDA 批准	替加环素 PTK0796	抑制蛋白合成	阳性菌 阴性菌 需氧菌 厌氧菌	Wyeth，Paratek Pharmaceuticals
碳青霉烯类	2007 年 FDA 批准	多利培南，Razupenem	抑制肽聚糖合成	阳性菌　阴性菌 厌氧菌	Johnson & Johnson，Protez Pharmaceuticals
链阳菌素类	Ⅱ期	NXL103/XRP2868	抑制蛋白翻译	阳性菌 阴性菌	Novexel
氟喹诺酮类	临床试验前期	JNJ-Q2，非那沙星	抑制拓扑异构酶Ⅱ	阳性菌 阴性菌	Johnson &Johnson，MerLion Pharmaceuticals

药物	研发阶段	作用靶点	抗菌谱	研发公司
头孢吡普	Ⅲ期	与 PBP2 紧密结合	阳性菌 阴性菌	Johnson&Johnson
头孢洛林	Ⅲ期	与 PBP2 紧密结合	阳性菌 阴性菌	Forrest Laboratories
艾拉普林	Ⅲ期	紧密结合于细菌 DHFR	阳性菌 阴性菌	Arpida
硫培南	临床试验前期	结合与 PBPs	阴性菌	Pfizer
BAL30376	临床试验前期	单酰胺菌素与 β-内酰胺酶抑制剂联用	多重耐药的阴性菌	Basilea
Rx100472	临床试验前期	抑制蛋氨酰 tRNA 合成	阳性菌	Trius Therapeutics
PC190723	临床试验前期	细胞分裂蛋白 FtsZ	金葡菌	Prolysis
MUT7307	临床试验前期	Enoyl-ACP FabIreductase（脂肪酸合成）	阳性菌 阴性菌	Mutabilis
硝唑尼特	Ⅱ期	阻止丙酮酸盐维生素余因子	艰难梭菌	Romark Laboratories
非达霉素（OPT-80）	Ⅱ期	抑制 RNA 合成	艰难梭菌	Optimer Pharmaceuticals
BPH652	临床前期	毒力因子	MRSA	University of Illinois，Chicago

（曹　江　白　艳　苑　鑫　王　睿）

参考文献

1. Alekshun MN，Levy SB. Regulation of chromosomally mediated multiple antibiotic resistance：the mar regulon. Antimicrob. Agents Chemother，1997，41：2067-2075
2. Appelbaum PC. Emerging resistance to antimicrobial agents in gram-positive bacterial，Pncemococci. Drugs，1996，51（suppl 1）：1-5
3. Block S，Hedrick J，Tyler R，et al. Increasing bacterial resistance in pediatric acute conjunctivitis（1997-1998）. Antimicrob. Agents Chemother，2000，44：1650-1654
4. Cormican MG，Jones RN. Emerging resistance to antimicrobial agents in gram-positive bacterial，Enterococci，Staphylococci and Nonpneumococcal Streptococci. Drugs，1996，51（suppl 1）：6-12
5. Devasahayam G，Scheld WM，Hoffman PS. Newer Antibacterial Drugs for a New Century. Expert Opin Investig Drugs，2010，19（2）：215-234
6. Nicolaou KC，Chen JS，Edmonds DJ，et al. Recent advances in the chemistry and biology of naturally occurring antibiotics. Angew Chem Int Ed Engl，2009，48（4）：660-719
7. Theuretzbacher U. Resistance drives antibacterial drug development. Curr Opin Pharmacol，2011，11（5）：433-438
8. Bassetti M，Ginocchio F，Mikulska M，et al. Will new antimicrobials overcome resistance among gram-negatives? Expert Rev Anti Infect Ther，2011，9（10）：909-922
9. 程迎秋，崔德健. 抗菌药物研究进展与临床合理应用. 中国医院用药评价与分析，2010，10：193-194
10. 段宁，崔德健. 抗菌药物研究进展与临床合理应用. 中国医院用药评价与分析，2009，9：81-83
11. 肖永红. 新型抗菌药物研究进展. 中国执业药师，2011，8：9-15
12. 肖永红. 针对耐药细菌感染的抗菌药物研究进展. 传染病信息，2011，24（2）：68-71
13. 于海军. β-内酰胺类抗生素作用机制及头孢菌素发展. 石家庄职业技术学院学报，2009，21：12-16
14. Shahid M，Sobia F，Singh A，et al. Beta-lactam and beta-lactamase-inhibitors in current- or potential-clinical practice：a comprehensive update. Crit Rev Microbiol，2009，35（2）：81-108
15. Papp-Wallace KM，Endimiani A，Taracila MA，et al. Carbapenems：past，present，and futures. Antimicrob Agents Chemother，2011，55（11）：4943-4960
16. Bebrone C，Lassaux P，Vercheval L，et al. Current challenges in antimicrobial chemotherapy：focus on β-lactamase inhibition. Drugs，2010，70（6）：651-679
17. Biondi S，Long S，Panunzio M，et al. Current trends in β-lactam based β-lactamases inhibitors. Curr Med Chem，2011，18（27）：4223-4236
18. 王增霞，周善学. 新型氨基糖苷类抗生素合成的最新进展. 国外医药抗生素分册，2007，28：155-166
19. Xie J，Talaska A，Schacht J. New developments in aminoglycoside therapy and ototoxicity. Hear Res，2011，281：28-37
20. Yang L，Ye XS. Development of aminoglycoside antibiotics effective against resistant bacterial strains. Curr Top Med Chem，2010，10：1898-1926
21. Silva JG，Carvalho I. New insights into aminoglycoside antibiotics and derivatives. Curr Med Chem，2007，14：1101-1119
22. 陈柳欢. 大环内酯类抗生素及其临床应用进展. 中国现代药物应用，2011，5：76-77
23. 高硕，张红梅，蒋若冰. 氟喹诺酮类药物的研究进展. 沈阳药科大学学报，2011，28：756-758

24. 谢燕萍．喹诺酮类药物研究进展．临床合理用药，2012，5：143-146
25. Nelson ML，Levy SB. The history of the tetracyclines. Ann N Y Acad Sci，2011，1241：17-32
26. Shlaes DM. An update on tetracyclines. Curr Opin Investig Drugs，2006，7：167-171
27. 曾志红．四环素衍生物合成的研究进展．中国新药杂志，2007，16：1454-1458
28. 杜光，刘东．抗菌药物合理应用宣教手册．北京：人民军医出版社，2011

第十七章　临床常见病原菌耐药机制

第一节　常见病原菌临床耐药现状

过去的50年，美国、日本、英国、法国和德国等发达国家的制药工业为世界提供了大量的抗菌药物，为临床治疗各种细菌感染作出较大贡献。至20世纪90年代初，已经开发成功的青霉素类药物有50多种、头孢菌素类药物70多种、四环素类药物12种、氨基糖苷类药物12种、单环β-内酰胺类药物1种、大环内酯类药物9种、新的链阳性菌素类药物2种和二氢叶酸还原酶抑制剂2种。20世纪90年代后的新品种开发集中在β-内酰胺类，但还开发了不少具有很多新特性的大环内酯类尤其是红霉素衍生物，以及新的喹诺酮类和噁唑烷酮类等抗菌药物。尽管如此，在世界各国仍有不少死于耐药菌感染的病例。本节将简要介绍目前常见病原菌的耐药现状和发展概况。

一、葡萄球菌属

在1941年，所有被发现的葡萄球菌对青霉素G都非常敏感。但到1944年，发现金黄色葡萄球菌能够通过青霉素酶的作用破坏青霉素G。至今在全球范围内有95%以上的金黄色葡萄球菌对青霉素、氨苄西林和抗假单胞菌的青霉素类药物产生耐药性。制药工业界为了对付这一日趋严峻的问题，通过化学合成的方法研究开发了能够征服这种耐药菌的抗MRSA——甲氧西林。很快在英国、波兰和德国的医院内出现了葡萄球菌，随后在美国的医院内也出现了这种耐药菌，在滥用抗菌药物的地方尤为重要。

MRSA对所有的β-内酰胺类抗生素如青霉素类、头孢菌素类、碳青霉烯类和青霉烯类都产生耐药性，具有一种能够编码产生新的青霉素结合蛋白PBP2a（penicillin binding-protein 2a）的基因*mecA*。这种新的青霉素结合蛋白与β-内酰胺类抗生素的亲和力非常低（PBPs随细胞壁交叉连接的转肽酶）。全球大约有14%的烧伤患者随着MRSA发展成为菌血症。在长期医治这些患者的医疗单位，患者和医务人员的鼻孔或手上都携带有这种耐药菌。一旦MRSA被定植，则每100天大约有15%的患者将引起感染。4%的患者所定植的金黄色葡萄球菌是敏感的，大约有25%带有MRSA的患者要引起感染。在许多MR-SA中，通过位点专一性整合（site-specific integration）和转座作用（transposi-tion），由染色体介导的耐药性通过不同的耐药机制不仅对β-内酰胺类抗生素，也对其他抗生素如红霉素、夫西地酸（fusidic acid）、四环素、米诺环素、链霉素、大观霉素和磺胺类药物等同样耐药，以及对消毒剂、毒性金属如汞和镉也有耐药性。MRSA 对四环素的耐药机制是由于这种耐药菌能够合成一种转运蛋白将四环素主动转运至胞外；对氨基糖苷类抗生素的耐药机制是通过钝化酶的作用使活性分子被修饰，而不再具有与作用靶位结合的能力；对毒性金属的耐药机制是使其转化成另一种形式，然后将其排至胞外。

MRSA 曾被 20 世纪 80 年代出现的氟喹诺酮类药物如环丙沙星在小于 2μg/ml 的浓度下所抑制，并医治了由 MRSA 引起的严重感染疾病。因此，曾一度认为 MRSA 的严重问题从此可以得到解决。但从今天来看，事实并非如此。由美国纽约哥伦比亚协会医疗中心（Columbia-Presbyterian Medical Center）的研究表明：目前可获得的任何一种氟喹诺酮类抗菌药物只能抑制不到 20%的 MRSA。由疾病控制中心的研究表明：在一年内，MRSA 对环丙沙星的耐药性从不到 5%上升到 80%以上。在波兰的研究表明：在某一医院，定植于住院成年患者的 MRSA 都对环丙沙星产生耐药性。目前氟喹诺酮类耐药-MRSA 在英国、欧洲、日本和其他国家都已被发现。产生氟喹诺酮耐药-MRSA 的原因是由于 DNA 促旋酶中的 84 位或 85 位密码子发生了改变，进而改变了药物的作用靶位。

莫匹罗星（mupirocin）是一种抑制蛋白质合成的假单胞酸衍生物，它对 MRSA 非常有效：应用这种药物于鼻孔，其结果是能够清除鼻中携带的金黄色葡萄球菌。这一点很重要。因为鼻孔是 MRSA 和敏感性葡萄球菌最顽固栖住的地方。但不幸的是，大多数人的手每天要无数次地接触自己的鼻子，因此鼻子中的细菌可以从医院的医务人员向患者传播，也可以在患者之间相互传播。mupirocin 仅在美国使用过很短的时间，但在英国使用了很多年。已经发现了带有质粒的对 mupirocin 产生抗性的 MRSA。质粒的可传递性使葡萄球菌有可能很快地对所有的抗菌药物，无论是天然的如青霉素 G 和氨基糖苷类还是半合成的如头孢菌素类；或是全合成的如氧喹诺酮类都产生耐药性。

葡萄球菌属对氨基糖苷类抗生素的耐药机制是由于磷酸化酶、酰化酶和腺苷化醇对这类药物的修饰作用，从而使这类抗生素的三维结构发生改变，以致不能有效地与核糖体靶位结合，进而阻止正常蛋白质的合成，与抗葡萄球菌药物青霉素类合并使用具有协同作用。这里协同的意思是每种药物的浓度低于 1/4MIC 就有抑菌作用。对β-内酰胺类抗生素耐药的 MRSA 通常对氨基糖苷类抗生素也耐药，氨基糖苷类抗生素和万古霉素或其他细胞壁抑制剂合并使用都没有协同作用。像表皮葡萄球菌（staphy lococcusepidermidis）、溶血葡萄球菌（staphylococcus shemolylticus）和人葡萄球菌（staphylococcus hominis）这样的凝固酶阴性（coagulase-negative）葡萄球菌在 20 世纪 70 年代末是主要的致病菌。这些细菌产生β-内酰胺酶，其中大多数还具有低β-内酰胺类抗生素亲和力的 PBP2a。医疗手术过程可以在医院内外发生表皮葡萄球菌的感染，如修复矫正装置、心脏阀、腹膜透析导管、中枢神经分流术和静脉滴注管等是使本身已经被感染的或是患有恶性疾病的患者引起表皮葡萄球菌感染的主要原因。

溶血葡萄球菌的治疗是一个更为严重的问题，因为它可以对万古霉素产生抗性。万古霉素和肽古霉素是一种糖肽类抗生素，它们的作用位点是细菌细胞壁肽聚糖合成，抑制细胞壁中磷脂和多肽的生成反应。大多数引起矫正阀心内膜炎的表皮葡萄球菌对甲氧西林耐受，因为 PBP2a 发生了改变；对氨基糖苷类抗生素的耐受是因为产生磷酸化酶和腺苷化酶；对氟喹诺酮类的耐受是因为DNA 促旋酶蛋白 A 改变。尽管抑制依赖于 DNA 的 RNA 多聚酶合成的利福平能够抑制许多表皮葡萄球菌，但单独使用时通常会发展成为耐药，因为大多数葡萄球菌中与利福平结合的 RNA 多聚酶含有四个亚基，而其中一个亚基的亲和力降低就会产生耐药性。因此，即使合并使用利福平和万古霉素以达到协同效应，利福平耐药性也在发展。腐生葡萄球菌（*S. saprophyticus*）在年轻妇女中引起 10%的无并发（uncomplicated）尿路感染，它对阿莫西林的耐受是由于产生 β-内酰胺酶；它对红霉素的耐受是由于甲基化酶催化人 RNA 中 23S 和 16S 亚基部分的腺嘌呤甲基化。

凝固酶阴性葡萄球菌似乎是一个通过抗生素选择压力被放大了的耐药基因库，这种选择压力是当抗生素在给药患者皮肤中达到较低的浓度时出现的。这种耐药基因可以被传递给金黄色葡萄球菌，从而产生多药抗性。

二、肺炎链球菌

在 1941 年，每天给药青霉素 4 次，每次 1 万 U，连续 4 天即能治愈肺炎链球菌引起的感染。但时至今天，这样的患者即使每天给药 2400 万 U 的青霉素，最终也有死于肺炎球菌脑膜炎（pneumococcal meningitis）的病例。肺炎球菌目前仍然是社会获得性肺炎的重要原因，也是在儿童和成年人中引起中耳炎、窦炎和脑膜炎的主要原因。

肺炎链球菌最早引起注意是在 1977 年南非，但至最近才成为全球性的问题。在西班牙和其他内陆国家，大多数肺炎链球菌对青霉素产生耐药性。最近，出现了能够引起脑膜炎、菌血症、脓胸和脓毒性关节炎的高耐药性肺炎球菌。这些耐药菌对用于治疗相对耐药菌引起的中枢神经感染的头孢噻肟（cefotaxime）和头孢曲松（ceftriaxone）等头孢菌素类抗生素也产生抗性。

肺炎链球菌对青霉素的耐药机制涉及 PBPs 的改变而使与 β-内酰胺类抗生素的亲和力下降。具有最高耐药性的耐药菌中高分子量的 PBPs 与抗生素的亲和力都有所下降，这 5 种 PBPss 包括 1a、1b、2a、2x 和 2b。青霉素耐药的肺炎球菌的 PBP2x 和 2b 的基因完全不同于青霉素敏感的肺炎链球菌。研究表明，这些耐药基因可以在全球范围内进行传播。肺炎链球菌对青霉素的耐药现状自 1957 年澳大利亚报道第 1 例对青霉素耐药的肺炎链球菌以来，耐药率逐年增长。在 20 世纪 70 年代，澳大利亚和巴布新几内亚青霉素不敏感肺炎链球菌报道逐渐增加。随后美国，南非都发现了肺炎链球菌对青霉素耐药；20 世纪 80 年代，肺炎链球菌对青霉素耐药在一些国家，如西班牙、匈牙利迅速上升分别高达 49.47%和 58%。进入 20 世纪 90 年代，亚洲有关青霉素耐药肺炎链球菌流行的研究报道明显增加，韩国位居首位。在定植有耐药性肺炎球菌的儿童中，有 70%对四环素、红霉素和 TMP/SMX 产生抗性；有 30%对氯霉素产生抗性。另外，在世界很多地区，耐药性肺炎球菌的出现没有相关性。

对大环内酯类抗生素产生耐药的肺炎球菌的比例大致为：法国 20%～25%、日本 18%～20%、西班牙不到 10%。这种耐药性常被称之为 MLS 耐药，其耐药机制是由质粒介导的一种修饰 rRNA23S 亚基关键腺苷酸残基的甲基化酶。被甲基化的 23S rRNA 不能与红霉素等其他大环内酯类抗生素结合。这种耐药机制可以被红霉素诱导产生或细菌可以连续的合成这种甲基化酶，即组成型耐药。大环内酯类抗生素耐药肺炎球菌在法国、比利时和英国都已发现，但目前在美国还不普遍。相对于西班牙来说，大环内酯类抗生素在法国大量使用，这可以用来解释为什么在法国对大环内酯类抗生素耐药的肺炎球菌要比在西班牙多。在美国，红霉素可引起胃肠道不适因而少被使用，但由于新的半合成红霉素类药物对人体的耐受性好，所以被用来治疗呼吸道感染，因此，有理由预测随着新大环内酯类抗生素如阿奇霉素、克拉红霉素、罗红霉素等使用增加，这类耐药菌也会随之增加。

三、化脓性链球菌

酿脓链球菌（streptococcus pyogenes）为链球菌的一种，尽管用青霉素杀死这种菌的浓度比过去 20 年所用的浓度要高得多，但还算是对青霉素敏感的。早在 20 世纪 60 年代初期，MLS 耐药性在日本很严重；在法国，由于过量地使用红霉素、交沙霉素及其他口服大环内酯类抗生素，也一度发生过严重的 MLS 耐药性问题；在瑞典曾暴发过红霉素耐药链球菌感染；在澳大利亚西部，1985 年时耐药性酿脓链球菌的比例仅为 1%，而到 1987 年已上升到 17.6%。

在芬兰，1979 比 1989 年口服红霉素的使用量增加了 3 倍，相应地从咽喉取样分离的红霉素耐药链球菌出现频率从 11%增加至 31%。红霉素耐药链球菌的出现与咽炎和皮肤感染的治疗失败有关。

红霉素耐药链球菌可能会成为一个严重问题。目前引起脓毒症和休克的主要原因是由特别的新的链球菌感染所致，而不断地增加使用新的大环内酯类抗生素，如克拉红霉素、阿奇霉素和罗红霉素等有可能使它们的耐药性增加。

四、肠球菌属

有 12 种之多的肠球菌可以导致心内膜炎、尿道感染、创伤感染、腹内感染和盆腔感染等，其中 95%由粪肠球菌（*Enterococcus faecalis*）引起，5%由屎肠球菌（*Enterococcus faecium*）引起。目前在美国，肠球菌已经成为第三种最常见的医院获得性细菌。

自 1983 年以来，在美国和欧洲的大部分地区发现有产青霉素酶的粪肠球菌，在某些地区发生过暴发事件，粪肠球菌产生的β-内酰胺酶与葡萄球菌产生的β-内酰胺酶相似。氨基糖苷类抗生素与青霉素、氨苄西林或万古霉素联合使用治疗肠球菌引起的感染具有协同杀菌活力，但单独使用这些抗生素时对肠球菌并没有杀菌活性。1987 年，在美国威斯康星的调查发现：35%的肠球菌对庆大霉素具有高度耐受性（MIC>2000μg/ml）；全美有 25%的肠球菌具有产生高活力氨基糖苷类抗生素钝化酶的特性；而在世界其他国家的耐药菌发生率更高。2010 年中国 CHINET 细菌耐药监测结果显示，粪肠球菌对很多抗菌药物耐药率均低于屎肠球菌，但对氯霉素的耐药率则高于屎肠球菌（分别为 30.5%和 7.3%），粪肠球菌对呋喃妥因、磷霉素和氨苄西林的耐药率较低，分别为 3.2%、5.7%和 11.3%。屎肠球菌除对磷霉素的耐药率为 22%外，对其他多种受试抗菌药物的耐药率高。两者对高浓度庆大霉素的耐药率分别为 44%和 66%。粪肠球菌和屎肠球菌中仍有少数万古霉素、替考拉宁耐药株，首次发现个别利奈唑胺中介株。

在美国和欧洲等国已经发现了万古霉素耐药菌。对糖肽类抗生素高度耐药是由一个 34kb 的质粒介导的，且这种质粒是可转移性的。它可以通过结合的方法从屎肠球菌转移到诸如口腔链球菌、A 组链球菌和单核细胞增生李斯特菌（*Listeria monocytogenes*）等革兰阳性菌。

在大肠埃希菌中，由 *vanA* 基因编码的一种新的约为 39kD 的蛋白与参与细胞壁合成的 D-丙氨酰-D-丙氨酸连接酶有关。这种酶优先连接 D-丙氨酸与 D-苯丙氨酸或 D-甲硫氨酸，以形成一种被修饰了的革兰阳性菌细胞壁。另一个编码与乳酸杆菌 D-乳酸脱氢酶有关的 D-酮酸还原酶的基因为 *vanH*，这两种菌是对糖肽类抗生素具有内在性耐药的革兰阳性菌。由 *vanA* 基因编码的蛋白催化由 *vanH* 基因编码的蛋白中的羟基酸间形成酯键。这些肽聚糖前体与糖肽的结合力比敏感性肠球菌中的 D-丙酰胺-D-丙氨酸连接酶的结合力要低。目前，万古霉素耐药性还没有传播至葡萄球菌、A 组和 B 组链球菌或肺炎链球菌，但在将来可能会传播至这些细菌。

五、流感嗜血杆菌

从 1960～1970 年，氨苄西林一直是作为一种主要的抗生素用于治疗流感嗜血杆菌（Haemopphilus influenzae）脑膜炎。自 1974 年，首次在流感嗜血杆菌中发现一种由质粒介导的β-内酰胺酶以来，对氨苄西林的耐药性在持续增加。自从分离得到一株由质粒介导产生β-内酰胺酶的大肠埃希菌后，就把这种β-内酰胺酶称为 TEM。不少嗜血杆菌含有一种能够编码另一种β-内酰胺酶的 Robl 质粒。嗜血杆菌产生β-内酰胺酶的范围在 5%～55%，全球 b 型嗜血杆菌的耐药性约为 20%，在巴塞罗那，有 50 %的流感嗜血杆菌对 5 种或 5 种以上的抗菌药物产生耐药性，其中包括氯霉素和 TMP/SMX。嗜血杆菌对氯霉素的耐药性是由质粒编码的氯霉素酰基转移酶所致，因为此酶能将氯霉素分子中的两个羟基酰化而使氯霉素不能与核糖体受体蛋白结合。嗜血杆菌对 TMP/SMX 的耐药性是由质粒编码的新的二氢叶酸还原酶和二氢蝶酸合成酶所致，因为这两种酶与 TMP/SMX 的亲和力很低。2010 年中国 CHINET 细菌耐药监测结果显示，流感嗜血杆菌儿童分离株的产酶率为 26.4%，成人株产酶率 20.5%。流感嗜血杆菌对氨苄西林耐药率为 24.9%，对氨苄西林舒巴坦耐药率为 4.2%；对左氧氟沙星、美罗培南和头孢曲松敏感率为 100%。

在美国，大多数流感嗜血杆菌对 TMP/SMX 及在β-酰基侧链上具有一个亚甲氧基或羧丙基基团的头孢菌素类抗生素是敏感的。嗜血杆菌对利福平的耐药性在接受利福平作为脑膜炎球菌或嗜血杆菌脑膜炎预防治疗的患者身上有所发展。

六、奈瑟菌属和莫拉菌属

脑膜炎奈瑟菌（neisseria meningitidis）是引起脑膜炎的主要原因，这种致病菌在世界范围内对青霉素是敏感的，但在西班牙需要高出 10 倍的浓度才能抑制这种病原菌。通过基因转移，奈瑟菌从其他共生细菌中获得了 PBPs，且在欧洲和南非的脑膜炎奈瑟菌中发现了介导产生β-内酰胺酶的质粒。

在老年肺疾病患者中黏膜炎莫拉氏菌（moraxella catarrhalis）能够引起中耳受和细菌性支气管炎。在 20 世纪 70 年代，100%的莫拉菌对青霉素敏感，但目前超过 75%的细菌由于能够产生β-内酰胺酶而对氨苄西林、阿莫西林、头孢克洛（cefaclor）和其他一些普遍用来治疗耳和窦道感染的口服抗生素都产生耐药性。青霉素被用来治疗淋病已有了相当长的历史，其治疗剂量的不断提高是由于染色体的突变而造成对 PBPs 亲和力的下降。1976 年，在非洲和亚洲的淋病奈瑟菌中发现了大肠埃希菌所具有的由质粒介导的 TEMβ-

内酰胺酶。当今，在菲律宾和泰国有 90%以上的淋病奈瑟菌能够产生 β-内酰胺酶。在美国纽约有 42%的淋病奈瑟菌对青霉素产生耐药性。1986 年，在肠球菌、人型支原体（Mycoplasma horminis）、解脲衣原体和阴道加德纳菌（Gardnerellavaginalis）中含有的 *tetM* 基因（该基因编码介导对四环素产生耐药性的质粒），在淋球菌中也出现了。这种质粒产生一种能够引起将四环类抗生素主动转运的蛋白，从而使药物不能与 30S 核糖体作用位点结合。对 β-内酰胺酶稳定的抗菌药物如头孢克肟、头孢曲松和氟喹诺酮类杀死来自亚洲的淋病奈瑟菌的浓度每年在不断地提高。

七、肠杆菌科细菌

介导细菌耐药性的质粒首先于 1959 年在日本被发现。志贺菌是引起痢疾的主要原因，尤其是在亚洲、美国中部和甫部由质粒介导的对氨苄西林、氯霉素、氨基糖苷类抗生素和 TMP/SMX 耐药性还在不断发展。I 型痢疾志贺菌（*shigella dysenteriae*）在 20 世纪 70 年代的美国中部和墨西哥造成了很多人的死亡。

由于非伤寒（nontyphoidal）沙门菌对多种抗菌药物产生耐药性而在美国曾经引起过多达 10 万人以上腹泻的大暴发。在远东，引起伤寒的伤寒沙门菌（*salmonella typhi*）对那些曾经用来治疗这些疾病的抗菌药物如氯霉素、氨苄西林和 TMP/SMX 都已产生耐药性。最近在欧洲和亚洲发现沙门菌能够产生特性不同的 β-内酰胺酶，这些酶与 TEM 相似：1 个、2 个或 3 个氨基酸的改变使头孢菌素类药物对酶的亲和力降低。当今，氟喹诺酮类药物能够治疗由沙门菌引起的感染。抗生素能够明显地缩短病程和降低霍乱弧菌（vibrio cholerae）对肠道的侵袭，进而能够减少霍乱的传播。目前，霍乱在美国南部和中部是一个比较严重的问题，在那里所分离得到的霍乱弧菌对四环素、磺胺类、氯霉素、卡那霉素和 TMP/SMX 都产生耐药性。这就意味着过去那些廉价的能够控制霍乱弧菌的药物不再非常有效。

空肠弯曲杆菌（campylobater jejuni）是一种在发达国家和发展中国家引起腹泻的主要致病菌。由于 TMP 对这种病原菌的二氢叶酸还原酶不能产生竞争性的抑制作用而使它对 TMP/SMX 产生耐药性。另外，由于这种细菌的 DNA 促旋酶活性的改变而使它对环丙沙星产生耐药。

2010 年中国耐药细菌监测数据显示，肠杆菌科细菌的不同菌属对碳青霉烯类耐药率增高，尤其是肠杆菌属、柠檬酸菌属、摩根菌属和沙雷菌属对美罗培南、亚胺培南和厄他培南的耐药率较 2009 年有显著增高。

八、医院感染细菌

大肠埃希菌是引起诸如无并发的尿道感染、肾盂肾炎这样的社会获得性（community-acquired）和医院获得性（hospital-acquired）感染的主要原因，也是引起医院获得性菌血症的主要原因。克雷伯杆菌、沙雷菌、变形杆菌、肠杆菌和其他需氧革兰阴性菌已经成为医院内感染的主要原因，更可怕的是 30%对许多抗菌药物呈现出多重耐药性——从社会人群分离的大肠埃希菌多达 30%，从医院分离的大肠埃希菌多达 40%～50%对最普遍使用的半合成青霉素阿莫西林产生耐药性。具有尿道致病性的大肠埃希菌，即具有侵袭膀胱或肾上皮细胞能力的大肠埃希菌对许多抗菌药物具有多重耐药性。在美国，从老年患者尿中分离的大肠埃希菌对 TMP-SMX 的耐药性平均达到 40%；从儿童大便中分离的大肠埃希菌对阿莫西林也具有很高的耐药性。从社会人群中分离的大肠埃希菌有 75%对阿莫西林和 TMP/SMX 产生耐药性。更值得注意的是在这些耐药性大肠埃希菌中，有些甚至对氨苄西林/棒酸和氨苄西林/舒巴坦产生耐药性。棒酸和舒巴坦是具有抑制β-内酰胺酶的β-内酰胺类化合物。口服或非经肠道给药这些廉价的药物对于由大肠埃希菌引起的尿道感染或其他感染不再有效，这在发展中国家更为严重。

在 20 世纪 80 年代中期的法国和德国突然出现由于肺炎克雷伯杆菌对β-内酰胺酶非常稳定的头孢噻肟、头孢曲松或头孢他啶产生耐药性而 CTX 疗失败的事件。产生耐药性的原因是产生了新的β-内酰胺酶，如 CTX-1，它能优先破坏头孢噻肟；CAZ-1 能优先破坏头孢他啶。正如前所述，这些β-内酰胺酶对原来的 TEM-1 仅相差 1 个、2 个或 3 个氨基酸，而现在把这些β-内酰胺酶称之为 TEM-3、TEM-4、TEM-5、TEM-6、TEM-7，直至 TEM-15。也有其他一些氨基酸改变的β-内酰胺酶，至今已有 8 种 SHV 酶。

这些不同种类的β-内酰胺酶已经分别在大肠埃希菌、克雷伯杆菌、沙雷菌、变形杆菌、沙门菌和肠细菌中发现。肺炎杆菌可以在体内将其耐药性转移给另外的细菌，一个患者可以由于基因转移而具有一种或多种不同的β-内酰胺酶。体内耐药性基因的转移涉及可以把多重耐药基因传递的可转移性因子，包括那些能够破坏头孢菌素类抗生素和单环类如氨曲南等的β-内酰胺酶。一般地，像棒酸、舒巴坦和他佐巴坦这样的β-内酰胺酶抑制剂能够抑制这些新的β-内酰胺酶，但它们往往不能抑制克雷伯杆菌所具有的新的 TEM 和 SHV 酶。

具有破坏新的头孢菌素类抗生素的β-内酰胺酶，同时也具有氨基糖苷类抗生素钝化酶的肺炎克雷伯杆菌是引起医院暴发创伤感染和败血症的原因。住院患者的胃肠道中可能同时含有编码黏附肠道和β-内酰胺酶质粒的克雷伯杆菌。这就使得这些细菌在患者和医院工作人员的肠道中定植。这一点与克雷伯杆菌与痢疾志贺菌在 20 世纪 70 年代美国中部引起腹泻暴发相似，这种细菌含有一种同时能编码细菌侵袭力和耐药性的质粒。

无疑，世界范围内广泛使用广谱头孢菌素类抗生素尽管是合适的，但导致对具有 TEM 酶的耐药性突变株产生选择性。随着口服头孢菌素类抗生素应用的增加，这些抗生素往往在人体的胃肠道内部分地被吸收且它们的化学结构与带有新的β-内酰胺酶的耐药菌的选择有关，即这些抗生素在胃肠道中具有很高的选择压力。我们可以看到，有更多的含有β-内酰胺酶的细菌将会破坏所有最近使用的头孢菌素类和单环类抗生素。

肠道细菌成为引起医院内感染的主要原因是细菌耐药性的另外一个可怕的现象。在美国，它们已经取代了排列于大肠埃希菌和铜绿假单胞菌后第三位的肺炎克雷伯杆菌，是引起医院内感染的主要原因。肠道细菌和其他一些肠杆菌如费氏柠檬菌（*citrobacter freundii*）、黏质沙雷菌（*serratia marcescens*）、摩氏摩根菌（*morganella morganii*）、普通变形杆菌（*proteus vulgaris*）等对那些染色体介导的 TEM-1β-内酰胺酶，或染色体介导的克雷伯杆菌β-内酰胺酶破坏的新的β-内酰胺类抗生素并不真正敏感。以上这些细菌，尤其是阴沟杆菌。具有一种称之为Ⅰ型酶的头孢菌素酶。由染色体编码的β-内酰胺酶通常是不被表达的，但当与某些头孢菌素类抗生素接触时能够大量地被表达。大多数对β-内酰胺类耐药的肠道细菌是由于对那些能够连续大量产生β-内酰胺酶的细菌进行选择的结果所致。其中有些细菌还具有降低合成细胞外膜孔蛋白 F 的能力，头孢菌素类抗生素通过孔蛋白 F

后跨越革兰阴性菌细胞外膜；同时，这些细菌具有增加孔蛋白C表达的能力，进入孔蛋白C的头孢菌素类抗生素就难以通过。这就抑制了头孢菌素类或青霉素类抗生素进入细菌胞内。具有与头孢菌素类抗生素高亲和力的β-内酰胺酶就能降低进入胞内的抗生素的量。β-内酰胺酶抑制剂棒酸、舒巴坦和他佐巴坦不能抑制在肠道细菌中发现的Ⅰ型β-内酰胺酶。广泛地使用对β-内酰胺酶稳定的头孢菌素类抗生素，尤其在医院监护治疗的过程中，起着一个引起肠道细菌出现的选择压力，并已经出现了许多严重的感染，其中包括致死性菌血症。

碳青霉烯类抗生素亚胺培南能够抑制肠球菌，是因为它通过不同于头孢菌素类渗过的孔蛋白通道进入细胞周质空间进而与PBPs接触，且这种抗生素对β-内酰胺酶稳定。亚胺培南对Ⅰ型β-内酰胺酶是一个非常有效的诱导剂。最近，从临床已经分离到亚胺培南耐药菌。这些耐药菌缺少主要的外膜孔蛋白，且在细胞周质中产生β-内酰胺酶的量有所增加，以破坏进入细胞周质内的亚胺培南。对这种抗生素产生耐药性肠道细菌的数量在未来的数年内将会有所增加。

变形杆菌和沙雷菌对头孢菌素类抗生素产生耐药性的问题尽管目前还不十分突出，但也有发现。由黏质沙雷菌引起的医院内创伤感染如尿道感染，甚至菌血症的症状有所增加。在美国，黏质沙雷菌一般对氟喹诺酮类药物是敏感的（MICs$<1\mu g/ml$），但在日本已经发现具有较为广泛的耐药性。这种耐药性的机制是由于细菌产生一种突变，使DNA促旋酶的A亚基中关键的弯角中的氨基酸发生改变。

曾经出现过氨基糖苷类抗生素耐药黏质沙雷菌感染暴发的事件。这些耐药菌含有钝化氨基糖苷类抗生素的腺苷转移酶、磷酸转移酶和酰基转移酶。这就导致这类抗生素不能很好地与受体蛋白结合，同时也导致不能合成一种引起氨基糖苷类抗生素快速吸收的蛋白质。氨基糖苷类抗生素钝化酶存在于革兰阴性菌细胞的周质中，是产生耐药性的主要原因。在美国、日本和欧洲的医院里已经发现了对β-内酰胺类、氨基糖苷类、氟喹诺酮类甚至TMP/SMX具有耐药性的沙雷菌。

铜绿假单胞菌是引起许多患者严重感染的主要原因，那些由于化疗和患有恶性血液病而使白细胞显著降低的患者更为严重。这种病原菌对抗菌药物的耐受性通常是由于药物进入细菌细胞的能力较差和细菌所产生的钝化酶将进入胞内的药物进行修饰的双重原因所致。所有的铜绿假单胞菌都具有一种由染色体介导的且是可以诱导的头孢菌素酶。另外其他一些对β-内酰胺酶稳定的头孢菌素类抗生素可以诱导产生大量的β-内酰胺酶，最终将药物破坏。假单胞菌对抗假单胞菌青霉素类药物的耐受性通常是由质粒介导产生的TEM β-内酰胺酶所致。由其他质粒介导的β-内酰胺酶能水解抗假单胞菌青霉素以及头孢哌酮（cefoperazone）和cefulodin两种抗假单胞菌头孢菌素类药物。这些β-内酰胺酶对于假单孢菌来说被简称为PSE，头孢他啶和氨曲南不被这些酶水解，但前者对高β-内酰胺酶细菌具有选择性，因而最终不仅使细菌对这种药物产生耐药性，同时对氨曲南也产生耐药性。氨基糖苷类抗生素钝化酶普遍存在于铜绿假单胞菌中，存在于假单胞菌转座子中的6′-N-酰基转移酶能够介导对最稳定的氨基糖苷类抗生素阿米卡星的耐药性。从临床分离得到的所有的铜绿假单胞菌对所有的氨基糖苷类抗生素均产生耐药性，这是由细菌细胞壁的脂多糖改变以及孔蛋白的改变引起药物积蓄量的降低所致。铜绿假单胞菌是引起囊纤维化（cystic fibrosis）或烫伤患者呼吸道感染的最为普遍的病原菌。

最近的研究表明，从教学医院接受监护治疗（lntensive care units）的患者身上分离的铜绿假单胞菌对碳青霉烯类抗生素亚胺培南的耐药性在1986～1990年的4年中增加了25%。研究表明，这些耐药菌缺少一种被称之为D2的细菌外膜蛋白。另外两种碳青霉烯类抗生素美罗培南（meropenem）和正在进行临床研究的LJC10 627不太容易诱导β-内酰胺酶的产生。这两种药物能够抑制对亚胺培南产生耐药性的铜绿假单胞菌，但如果这些耐药菌产生β-内酰胺酶的能力很强或是缺少D2外膜蛋白，则对所有的碳青霉烯类抗生素产生很高的耐药性，这是由于胞内能够与PBPs结合的活性分子太少的缘故。

1984年，在美国、欧洲和日本100%的铜绿假单胞菌只需用小于1ptg/ml的环丙沙星就能被抑制，而现在有些地方25%的铜绿假单胞菌对所有的氟喹诺酮类药物均产生耐药性。这种情况对于从囊纤维化患者或严重烫伤患者呼吸道感染处分离的铜绿假单胞菌更是如此。对这些耐药菌的研究表明，细菌的耐药性是由于细菌DNA促旋酶A亚基发生了改变以及细菌外膜蛋白和细胞壁脂多糖结构发生改变。

洋葱假单胞菌（pseudomonas cepacia）是一种重要的医院致病菌，它会引起囊纤维化患者发生肺脓肿。这种病原菌对β-内酰胺类、氟喹诺酮类和氨基糖苷类都产生耐药性。类鼻疽假单胞菌（pseudomonas pseudomallei）在远东是一种重要的致病菌，它对许多氨基糖苷类和其他抗菌药物都产生耐药性。这种致病菌已经产生了一些使细菌对广谱头孢菌素类甚至对β-内酰胺酶抑制剂产生耐药性的新的β-内酰胺酶。

嗜麦芽黄单胞菌（xanthomonas maltophilia）（正规的被称之为嗜麦芽假单胞菌pseudomonas maltophilia）能产生两种可诱导的β-内酰胺酶，其中一种为含锌的金属酶，它能破坏所有的β-内酰胺酶类抗生素。黄单胞菌几乎对所有的抗生素包括新的氟喹诺酮类和新的氨基糖苷类药物产生耐药性。黄单胞菌曾经在广泛使用亚胺培南的监护治疗病区暴发过。醋酸钙不动杆菌（*Acinetobactercal Cocaceticusanitratus*）已经成为引起医院内感染的重要病原菌，它对β-内酰胺类、氨基糖苷类和四环类都产生耐药性。大多数不动杆菌对碳青霉烯类（如亚胺培南）是敏感的，但可以预料它将与其他许多细菌一样，不久会出现严重的耐药性问题。

九、厌　氧　菌

20多年前，所有的能够引起吸入性肺炎（aspiration pneumonia）的口腔厌氧菌对青霉素G是敏感的，但现在的情况并非如此。黑色素拟杆菌（bacteroidesmela-ninogenicus）和其他口腔拟杆菌能够产生破坏青霉素类药物的β-内酰胺酶。脆弱拟杆菌是大肠中主要的厌氧菌，其占美国、加拿大或欧洲的耐药菌的比例为3%～30%。某些多形拟杆菌（bacteroides thetaiotaomicron）能够水解对β-内酰胺酶高度稳定的药物如头孢噻吩甚至亚胺培南。由于遗传物质可以在拟杆菌和大肠埃希菌间相互传递，无疑会看到对碳青霉烯类如亚氨培南和美罗培南产生耐药性的肠杆菌（*Enterobacteriaceae*）。

1970年之前，在引起腹内或妇科感染的拟杆菌中，只有不到30%的细菌对四环素产生耐药性，由于能够产生一种由质粒介导的引起四环素主动转运的蛋白，至今几乎所有的细菌对四环素产生耐药性。很少发现对甲硝唑（metronidazole）产生耐药性的拟杆菌，但在梭状芽胞杆菌中发现由质粒介导的对甲硝唑产生抗性的耐药菌。

十、结核分枝杆菌

对多药抗性结核病（mutidrugs-resistant tuberculosis，MDR-TB）的定义是这些病原菌至少对异烟肼和利福平产生耐药性。多药抗性结核病对临床治疗是一个非常棘手的问题，它正在严重地威胁着人类的生命健康，因此对未来临床治疗和疾病控制显得非常重要。

分枝杆菌有着高度疏水性的细胞外膜，其对许多化合物起着渗透屏障的作用，以及存在着外泵系统。另外，分枝杆菌还能够产生水解酶或修饰酶如β-内酰胺酶和氨基糖苷酰基转移酶。许多分枝杆菌具有的这些耐药机制导致其对临床上经常使用的抗菌药物产生耐药性。目前，临床上只有少数几种药物如异烟肼、链霉素、利福平、乙胺丁醇和吡嗪酰胺可有效治疗结核病。只要较长时期（6～9 个月）地合理配合使用这些药物，其治愈率可以达到 95%以上。不幸的是由于医生的不合理用药和患者的不配合，致使由于细菌的耐药性问题而造成了治疗失败。

从分子水平分析结核分枝杆菌的耐药性，主要是由染色体发生突变所致。MDR-TB 反映了各种不同基因发生突变的逐步积累过程。表 17-1 所示为一些抗菌药物对结核分枝杆菌的作用机制以及结核分枝杆菌对这些药物产生耐药性的作用机制。

表 17-1　一些抗菌药物对结核分枝杆菌的作用机制以及结核分枝杆菌对这些药物产生耐药性的作用机制

药　　物	抗 菌 机 制	耐 药 基 因	耐 药 机 制	耐药菌比例%
异烟肼	抑制分枝酸合成	*katG*	药物转化	42～58
		inhA	靶位改变	21～34
		KasA	靶位改变	未建立
		ahpA	耐药性标记	10～15
利福平	抑制转录	*rpoB*	靶位改变	96～100
吡嗪酰胺	抑制脂肪酸合成	*pcnA*	药物转化	72～97
		FasA	靶位改变	*
乙胺丁醇	抑制阿拉伯半乳糖合成	*embCAB*	靶位改变	47～65
链霉素	抑制蛋白质合成	*rpaL*	靶位改变	52～59
		rrs（16*S RNA*）	靶位改变	8～21
阿米卡星 卡那霉素	抑制蛋白质合成	*rrs*（16*S RNA*）	靶位改变	76
氟喹诺酮类	抑制 DNA 促旋酶	*gyrA*	靶位改变	75～94
		gyrB	靶位改变（间接）	体外
		ifrA	转运	*
克拉霉素	抑制核糖体上的肽酰基转移	*rrs*（23*S RNA*）	靶位改变	*
乙硫异酰胺	抑制分支酸合成	*inhA*	靶位改变	未建立
环丝氨酸	抑制肽聚糖合成	*alrA*	靶位改变	*

注：* 非结核分枝杆菌

十一、国内细菌耐药性发展概况

国内对细菌耐药性的问题一直非常重视，在一些相关的专业刊物上经常可以看到不少的研究文章。特别是自 1985 年成立国家细菌耐药性检测中心以来，在北京、天津、成都、沈阳等中心城市设立了细菌耐药性监测网，比较全面和系统地进行细菌耐药性的监测工作。特别是近几年随着全球范围内 MRSA 感染的日趋严重和 VRE 的出现，国家更加强了细菌耐药性监测工作的力度，这对指导我国临床用药和减缓细菌耐药性的发展有着重要的意义。本节主要阐述由中国药品生物制品检定所金少鸿和马越教授根据国家细菌耐药性监测中心在 1998 年监测的 11 648 株细菌、1999 年监测的 28 092 株细菌和 2010 年监测的 47 850株细菌对不同抗菌药物产生耐药性的有关资料，进行分析整理的结果。

(一) MRSA

为解决金黄色葡萄球菌的耐药性问题，1959 年半合成的青霉素类抗生素甲氧西林和苯唑西林投入了临床应用。然而仅两年之后于英国首次发现了耐甲氧西林的金黄色葡萄球菌（MRSA）。此后，MRSA 遍及世界各地。国家细菌耐药性监测中心对全国 6 个省、市地区 60 余家医院，1998、1999 和 2010 年全国主要地区的 14 家教学医院细菌耐药性监测数据分析的结果表明（表 17-2），我国大、中城市 MRSA 的感染发生率较高，应引起有关人士的高度重视。

表 17-2　耐甲氧西林金黄色葡萄球菌的分离率

菌株＼年份	1998	1999	2010
金黄色葡萄球菌（SAU）	827	2480	4452
耐甲氧西林的金黄色葡萄球菌（MRSA）	288	840	2302
MRSA/SAU	34.8%	33.8%	51.7%

有关 MRSA 感染发生率报道的数据波动较大，主要是菌株来源问题。在医院内感染金黄色葡萄球菌的患者中，MRSA 感染发生率可高达 70%～80%，而从门诊患者分离的金黄色葡萄球菌中 MRSA 的比例较低。在湖北省细菌耐药性监测核心网点 2000 年的监测报告中，MRSA 的发生率为 21.9%，2010 年 MRSA 的发生率则上升至 51.7%。由于该监测网近 50%的医院为中等城市医院，能较准确地反映我国大、中城市 MRSA 的发生率。表 17-3 所示为 MRSA 和 MRCNS 对不同抗菌药物的耐药率以及多重耐药率的发展情况。

表 17-3　葡萄球菌属对各种抗菌药物的耐药率和敏感率（%）

Antimicrobial agent	MSSA (2150)		MRSA (2303)		MSCNS (776)		MRCNS (2302)	
	R	S	R	S	R	S	R	S
Vancomycin	0	100	0	100	0	100	0	100
Linezolid	0	100	0	100	0	100	0	100

续表

Antimicrobial agent	MSSA (2150)		MRSA (2303)		MSCNS (776)		MRCNS (2302)	
	R	S	R	S	R	S	R	S
Teicoplanin	0	100	0	100	0	99.5	0	97.6
Oxacillin	0	100	100	0	0	100	100	0
Cefazolin	1.7	98.1	87.2	11.8	1.5	98.3	33.2	62.9
Cefuroxime	2.4	97.3	87.9	10.2	1.4	98.5	36.3	58.4
Ampicillin-sulbactam	1.5	96.8	64.2	16.3	0.9	98.9	23.2	68.3
Fosfomycin	2.3	97	29.5	63.2	16.3	80.9	26.2	68.7
Rifampin	3.2	96.3	58	40.9	2.6	97	11.7	87.8
Sulfamethoxazole-trimethopr	10.7	86.9	20.9	73.9	29	67.5	60.1	34.7
Levofloxacin	6.7	91.7	80	17.3	8.4	89.5	40	52.5
Ciprofloxacin	12.7	84.6	86.9	11.8	18.7	76.6	61.4	32.1
Gentmicin	11.9	86.7	77.3	21.3	6.3	91.7	38.3	55.1
Clindamycin	25.7	66.6	73.4	24.2	18.5	72.7	45.6	46.7
Erythromycin	50.4	45.8	86.2	11.7	57.1	37.9	86	11.8
PenicilinG	92.1	6.6	100	0	79	20.2	98.2	1.8

Antimicrobial agent（抗菌药物）		MSSA (2150)		MRSA (2303)	
英　　文	中　　文	R	S	R	S
Vancomycin	万古霉素	0	100	0	100
Linezolid	利奈唑胺	0	100	0	100
Teicoplanin	替考拉宁	0	100	0	100
Oxacillin	苯唑西林	0	100	100	0
Cefazolin	头孢唑啉	1.7	98.1	87.2	11.8
Cefuroxime	头孢呋辛	2.4	97.3	87.9	10.2
Ampicillin-sulbactam	氨苄西林-舒巴坦	1.5	96.8	64.2	16.3
Fosfomycin	磷霉素	2.3	97	29.5	63.2
Rifampin	利福平	3.2	96.3	58	40.9
Sulfamethoxazole-trimethoprim	复方氨基甲噁唑-甲氧苄啶	10.7	86.9	20.9	73.9
Levofloxacin	左氧氟沙星	6.7	91.7	80	17.3
Ciprofloxacin	环丙沙星	12.7	84.6	86.9	11.8
Gentamicin	庆大霉素	11.9	86.7	77.3	21.3
Clindamycin	克林霉素	25.7	66.6	73.4	24.2
Erythromycin	红霉素	50.4	45.8	86.2	11.7
Penicilin G	青霉素 G	92.1	6.6	100	0

注：MSSA：甲氧西林敏感金黄色葡萄球菌；MRSA：甲氧西林耐药金黄色葡萄球菌；MSCNS：甲氧西林敏感凝固酶阴性菌；MRCNS：甲氧西林耐药凝固酶阴性菌

MRSA 和 MRCNS 对氨基糖苷类、大环内酯类和氟喹诺酮类抗生素均产生耐药，现在 MRSA 和 MRCNS 感染的治疗主要局限在万古霉素上，尤其是对 MRSA 多重耐药株，万古霉素是有效治疗的唯一选择。最近国外已出现耐万古霉素金黄色葡萄球菌（vancomycin-intermidiate *S. aureus*，VISA）。因此，由多重耐药的 MRSA 变异为 VISA 而引起的感染就会导致任何治疗无效。现已证明 VISA 均来自于 MRSA。万古霉素耐药金黄色葡萄球菌（vancomycin-resistant *S. aureus*，VRSA）的出现仅是时间问题，这可从图 2-4 得到提示。

虽然万古霉素对金黄色葡萄球菌的 CCLS 标准（K-B 法）在 1998 年做过一次调整，即 1998 年以前抑菌圈直径判断标准≥12mm 为敏感、≤9mm 为耐药。1998 年改为≥15mm 为敏感、≤14mm 需做 MIC。从抑菌圈直径分布的柱状图可以发现，抑菌圈直径的分布依然为正态分布。这说明金黄色葡萄球菌对万古霉素的敏感程度虽然在逐年降低，还仅仅停留在量变的水平（国外文献报道 VISA 中尚未发现 *vanA* 基因）。

（二）耐药肠球菌

肠球菌是人体内源性寄殖菌，是条件致病菌。可引起菌血症、心内膜炎和尿路的严重感染。20 世纪 80 年代起，肠球菌属在医院内感染中所占比例有增多的趋势。根据 1991 年美国医院感染监测系统报告，自 1986～1989 年间，肠球菌为医院内感染的第二常见病原菌。在肠球菌引起的感染中，粪肠球菌占 80%以上，屎肠球菌约占 10%。近年来肠球菌对氨苄西林和其他青霉素类抗生素耐药率增加，而且对氨基糖苷类抗生素高度耐药。1988 年，英国首次报道了耐万古霉素肠球菌（VRE）所致医院内感染的暴发流行，且不久证实其耐药机制为质粒介导。表 2-4 所示为我国 1998～2000 年肠球菌对不同抗菌药物耐药率的情况。从 1988 年至今，VRE 日益严重地危及人类的健康。

国家细菌耐药性监测中心在全国 6 省、市监测的数据显示，我国 VRE 的感染率为 3%～7%之间。VRE 能引起危及生命的感染，病死率高达 30%。其危险因素包括控制感染措施失败和临床上尚无一种或几种抗生素联合使用治疗有效的办法。另外，其耐万古霉素的遗传因子可传播给其他种的细菌，包括金黄色葡萄球菌和链球菌。因此，应对 VRE 问题的最好办法显然是预防和控制。

VRE 逐渐增多的另外原因是，在欧洲糖肽类抗生素-阿伏帕星（avoparcin）作为动物生长促进剂用于食源性动物，提供 VRE 出现的选择性压力。并且，VRE 又可以通过食物链传播给人。所以，在畜牧业限制糖肽类抗生素-阿伏帕星的使用，也是预防人类 VRE 传播和蔓延的措施之一。

（三）青霉素耐药的肺炎链球菌

近 10 年来，耐青霉素肺炎球菌（PRSP）感染率在许多国家迅速上升。尤其在美国、日本和南美某些国家中。令人担心的是，肺炎链球菌对青霉素的耐药标志着对其他抗生素的耐药，包括其他青霉素类、头孢菌素类、大环内酯类抗生素、四环素和磺胺甲噁唑-甲氧苄啶。国内对 PRSP 的研究较少。据北京地区的报道，肺炎球菌对青霉素中度敏感（PISP）或低度耐药（MIC 0.12～1mg/L）约为 11%～13%，高度耐药为 1.2%。1998～1999 年对全国 13 家医院分离的肺炎球菌检测表明 PRSP 的检出率为 22.5%，其中 2.5% 为耐药，20%为中度耐药（按国际规定把耐药与中介相加统计耐药率）。该调查还显示，肺炎球菌对苯唑西林的耐药率为 17.5%，对头孢呋辛的中度耐药率为 22. 5%，对环丙沙星的耐药率为45%，对红霉素的耐药率为40%。国家耐药性监测中心湖北核心网点调查的结果表明其对青霉素的耐药率为4%，中度耐药率为50%，红霉素耐药率为60%，头孢噻肟100%敏感，氯霉素100%敏感。由于上述两个调查收集菌株数均有限，很难准确反映我国现在PRSP的真实情况，有关国内PRSP的耐药性监测和研究还有待进一步加强和深入。2010年中国细菌耐药监测数据结果显示，成人和儿童医院中肺炎链球菌的分布见表17-4。

表17-4 成人和儿童医院中肺炎链球菌的分布

菌株	儿童分离获得				成人分离获得			
	2009年		2010年		2009年		2010年	
	数量	百分比	数量	百分比	数量	百分比	数量	百分比
PSSP（青霉素敏感的肺炎链球菌）	489	68.9	474a	70.3	151	95	249a	92.2
PISP（青霉素中度敏感的肺炎链球菌）	124	17.5	107	15.9	6	3.8	9	3.3
PRSP（青霉素耐药的肺炎链球菌）	97	13.7	93b	13.8	2	1.3	12b	4.4
TOTAL 合计	710	100	674	100	159	100	270	100

注：a. 包括一株肺炎链球菌（脑膜炎）；
b. 包括7株肺炎链球菌来自于儿童脑膜炎患者，4株来自于成年脑膜炎患者的肺炎链球菌。

由于PRSP的高耐药株常呈多重耐药，故其所致感染的治疗常选万古霉素。PRSP及多重耐药株的传播蔓延要求开展有效的监测，并用分子生物学手段追踪耐药株的起源。任何耐青霉素的链球菌，尤其是高于肺炎链球菌MIC的菌种，都是PRSP增加的潜在因素。特别是对头孢菌素高度耐药的咽喉部共生链球菌，将构成PRSP传播的基因供体，从而加剧耐药肺炎链球菌的发展。

（四）产超广谱酶的革兰阴性杆菌

超广谱β-内酰胺酶（extended-spectrumβ-lactamases，ESBLS）为质粒介导的酶，通常由普通β-内酰胺酶基因（TEM-1，TEM-2，SHV-1）突变而来。研究发现，ESBLS主要由肠杆菌科细菌产生，大肠埃希菌和肺炎克雷伯菌是产生ESBLS的主要代表株。ESBLS能水解包括头孢噻肟、头孢他啶、头孢曲南在内的β-内酰胺类抗生素，尤其对头孢他啶和氨曲南呈中等和高度耐药。ESBLS的质粒上常常携带着对其他抗菌药物的耐药基因，这是由于转座子能将几个耐药基因在单个质粒上聚集，是细菌多重耐药的重要原因。许多调查证明，ESBLS产生菌不仅对β-内酰胺类抗生素耐药，而且某些菌株对氨基糖苷类、氟喹诺酮类、四环素类、氯霉素类抗生素和磺胺甲噁唑-甲氧苄啶多重耐药。

产ESBLS菌引起的感染在世界很多国家时有流行。由于ESBLS的产生受到第三代头孢菌素（特别是头孢他啶）应用所诱导，所以一般认为三代头孢菌素使用得越早、越普遍的地区和国家，细菌产生ESBLS的比例越高。国家细菌耐药性监测中心2010年对主要地区14家教学医院肠杆菌科细菌进行ESBLs检测结果显示，大肠埃希菌（5386

株）、肺炎克雷伯菌（3036 株）和奇异变形杆菌（417 株）的检出率分别为 56.2%、43.6%和 5.5%。国家细菌耐药监测中心正准备将 ESBLS 列为常规监测项目，以提高人们对 ESBLS 产生菌临床意义的认识。表 17-5 所示为 2010 年肠杆菌科细菌对不同抗菌药物的耐药率情况。

表 17-5　2010 年 19 289 株肠杆菌科细菌耐药率和敏感率（%）

Antimicrobial agent（抗菌药物）		菌株数目	耐药率	敏感率
英文名称	中文名称	18059	4.6	87.6
Imipenem	亚胺培南	17339	4.2	91.8
Meropenem Ertapenem	美罗培南 厄他培南	10295	5.9	83.9
Cefoperazone-sulbactan	头孢哌酮-舒巴坦	16826	9.1	75.3
Amikacin	阿米卡星	18255	10	87
Piperacillin-tazobatam	哌拉西林-他唑巴坦	17487	10.4	79.3
Cefepime	头孢他啶	17190	22	69.6
Ceftazidime	头孢吡肟	18504	31	61.6
Gentamicin	庆大霉素	18356	41.1	56.9

（五）喹诺酮耐药的大肠埃希菌

大肠埃希菌对喹诺酮的耐药情况近年来一直受到关注。国家细菌耐药性监测中心对 1975～1978 年 70 株人源大肠埃希菌的耐药性调查显示，萘啶酸的耐药率仅为 1.4%，无环丙沙星耐药株。北京地区 1994～1996 年的调查资料表明，大肠埃希菌对氟喹诺酮的耐药率已达 54%～55%，而同期武汉地区为 44%。虽然大肠埃希菌对喹诺酮耐药情况各地区不尽相同，但其发展之快是全国各地区相同的。近几年的监测数据表明，大肠埃希菌对环丙沙星的耐药率居高不下，来自尿道标本的大肠埃希菌 60%～70%，非尿道标本的大肠埃希菌 50%～60%。

在欧美等发达国家，大肠埃希菌对喹诺酮类药物均很敏感，耐药率一般在 5%左右。我国已成为世界大肠埃希菌对喹诺酮类抗生素耐药率非常高的国家。其原因与我国喹诺酮类抗菌药不加限制的生产、销售、滥用有关。农业、畜牧业、水产业使用喹诺酮药物作为动物生长促进剂，提供了耐药性变异的生态环境，加速了细菌耐药性的出现与传播。

（六）细菌性腹泻病原菌的耐药性

细菌性腹泻病原菌主要以非伤寒沙门菌和志贺痢疾杆菌最为常见。随着经济的发展、卫生条件的改善和抗生素的广泛使用，导致监测网收集的菌株数并不多。在 2010 年全国检测网的数据统计中，伤寒和副伤寒沙门菌对氨苄西林、磺胺甲噁唑-甲氧苄啶和氯霉素的耐药率分别为 31.5%、24.6%和 29.4%，略低于其他沙门菌属细菌；但两者对头孢曲松、环丙沙星以及磷霉素均较敏感。志贺菌属 149 株，其中福氏志贺菌 56 株、宋氏志贺菌 86 株。宋氏志贺菌对氨苄西林舒巴坦、环丙沙星、氯霉素耐药率显著较福氏志贺菌低，但两者对磷霉素均较敏感，耐药率≤2.6%。其耐药情况见表 17-6。

表 17-6　2010 年非伤寒沙门菌和志贺痢疾杆菌的耐药率和敏感率(%)

英文名称	抗菌药物 / 中文名称	s. typhi and S. paratyphi A,B,C(62) 伤寒杆菌和副伤寒杆菌甲,乙,丙		S. flexneri (54) 痢疾杆菌		S. sonnei (86) 宋氏痢疾杆菌	
		R(耐药)	S(敏感)	R(耐药)	S(敏感)	R(耐药)	S(敏感)
Ampicillin	氨苄西林	31.5	63	100	0	92.6	6
Ampicillin-sulbatam	氨苄西林-舒巴坦	30.3	57.6	60.4	10.4	9.6	67.5
Ceftriaxone	头孢曲松	17.4	78.3	60	40	53.8	46.2
Ciprofloxacin	环丙沙星	5.2	79.3	48.2	37.5	2.3	89.5
Sulfamethoxazole-trimethprim	复方磺胺甲基噁唑-甲氧苄啶	24.6	70.2	65.5	30.9	90.5	8.3
Fosfomycin	磷霉素	9.1	90.9	2.6	97.4	1.6	98.4
Chloramphenicol	氯霉素	29.4	70.2	68.2	25	3.2	95.2

在氟喹诺酮类抗生素用于临床之前，对细菌性腹泻病的治疗多使用氨苄西林（A)、氯霉素（C)、链霉素（S)、磺胺（Su）和四环素（T)。故多重耐药株主要以耐上述几种抗生素为主。国外有关鼠伤寒沙门菌 DT104 多重耐药株的报道，除上述 5 种耐药外，部分菌株对萘啶酸耐药并降低了对环丙沙星的敏感性，其耐药谱为 ACSSuTNxCp（Nx：萘啶酸；Cp：环丙沙星)。国内现虽无类似报道，但从国家细菌耐药性监测中心的数据分析中，常见耐药谱为 ACSuCp（国内很少进行链霉素、四环素对腹泻病原菌的耐药性监测)，见表 17-7。

表 17-7　2000 年沙门菌、志贺菌常见耐药谱型

沙门菌常见耐药谱型（%）		志贺菌常见耐药潜型（%）	
A Su	(14.3)	A Su Cp	(7.0)
A C Su Cp	(9.5)	A C Su Cp	(6.6)
A Su Cp	(9.5)	A C Su	(5.8)
C Su Cp	(1.0)	A C Cp	(1.7)

注：A：氨苄西林；C：氯霉素；Su：磺胺甲噁唑-甲氧苄啶；Cp：环丙沙星

国内非伤寒沙门菌和志贺菌属对环丙沙星的耐药率分别为 19.5%和 21.8%，应引起注意。

（七）铜绿假单胞菌的耐药性

铜绿假单胞菌是医院内呼吸道和伤口感染的常见细菌之一。由该菌引起的感染率近数年来较为稳定，在其他细菌特别是 MRSA 及 VRE 逐年增多的情况下，铜绿假单胞菌的受关注度似乎有所下降。但是，鉴于该菌对较广范围的抗生素的固有耐药性，应对多重耐药性的发展引起注意。表 17-8 所示为 2005～2008 年铜绿假单胞菌对 18 种不同抗菌药物的耐药率监测数据。

表 17-8 2005～2008 年铜绿假单胞菌耐药率监测数据

抗菌药物	2005 年 239	2006 年 365	2007 年 486	2008 年 455
阿米卡星（Amikacin)	28.1	31.4	36.6	22.6
氨曲南 Aztreonam	42.1	35	39.9	42.3
左氧氟沙星 Levofloxacin	42.4	38.9	41.7	30.9
头孢噻肟 Cefotaxime	61.5	61	69.1	68.2
头孢他啶 Cefepime	30.5	25	23	25.9
头孢吡肟 Ceftazidime	33.6	32	36.2	32.6
哌拉西林 Piperacillin	34.3	29.6	36.4	33.3
头孢哌酮-舒巴坦 efoperazone-sulbactan	22.8	15	24.3	21.1
庆大霉素 Gentamicin	47.3	39.6	41.2	26.2
哌拉西林-他唑巴坦 Piperacillin-tazobatam	27.1	26.2	36.3	29.6
替卡西林-克拉维酸 Ticarcillin-clavulanic acid	49.3	49.2	55.7	59.5
亚胺培南 Imipenem	32.6	38.8	50.3	38.6
环丙沙星 Ciprofloxacin	38.3	34.8	37.4	27.6
头孢曲松 Ceftriaxone	65.6	66.8	69.7	78.7
复方磺胺甲噁唑 Sulfamethoxazole	90.8	93.8	90.8	93.4
头孢唑啉 Cefazolin	97.8	97.6	98.6	98.6
美罗培南 Meropenem	—	38.9	50.4	44.8
米诺环素 Minocycline	—	78.8	95.2	81

从临床标本中分离出的铜绿假单胞菌，特别是呼吸道标本中分离出的，应首先确定其是否为患者感染的真正病原菌，再进行治疗。铜绿假单胞菌对 18 种不同的抗菌药物均有不同程度耐药，其中对头孢哌酮舒巴坦、氨苄西林他唑巴坦、阿米卡星和头孢他啶敏感性高，分别为 21.1%、29.6%、26.6%和 25.8%，是临床治疗铜绿假单胞菌的首选药物。总之，我国细菌耐药性的现今状况，要求我们必须加强细菌耐药性监测的力度。耐药性监测其本身不是遏制细菌耐药性的措施，但监测在耐药性的数量和趋势及观察、干预、效果方面起到了提供信息的关键作用。收集到的监测数据能给政策法规、国家最新药典或者基本药物目录、标准治疗指南提供正确的依据。无论如何，坚持做好细菌耐药性监测工作，遏制细菌耐药性的传播和蔓延，是人类求生存的重要任务。

克服细菌耐药性问题无疑有两个办法：一是在医院里正确使用抗菌药物以防止耐药菌的传播；二是寻找具有更好抗菌活性的新的药物。在医院里控制使用抗生素对于减少不必要的使用是非常有效的，这对医院外也是极其有必要的，特别是对老年患者更是如此。

由于细菌具有不断地适应每一个新的抗菌药物的能力。因此寻找更新的抗菌药物是永远的目标；正确地使用抗菌药物能够延缓或防止细菌耐药性的出现。因此，减少细菌耐药性发生的重要责任，一是在于使用抗菌药物的医生和那些病毒性感染而要求使用抗菌药物的患者，以及那些要求使用没有指征的抗菌药物的患者；二是在于制药工业界，即不要去鼓励不正确地对人和动物使用抗菌药物，因为这种选择压力已经使今天的细菌耐药性向题发展到了如此严重的地步。

第二节　细菌耐药性机制

一、细菌耐药机制

抗病原微生物药物作用机制主要是通过干扰病原体的生化代谢过程，通过抑制细菌细胞壁的合成、改变胞浆膜的通透性、抑制蛋白质合成、影响核酸代谢、影响叶酸代谢而影响其结构和功能，使其失去生长繁殖力而达到抑制或者杀灭病原体的作用。然而，抗病原微生物药物长期使用后，病原微生物针对抗病原微生物药物作用位点而产生一系列“自我保护”措施，从而使抗病原微生物药物敏感性降低，即产生耐药性（resistance）。

（一）细菌耐药性的产生和种类

细菌耐药性（bacterial resistance）是细菌产生对抗菌药物不敏感的现象，是细菌在自身生存过程中的一种特殊表现形式。天然抗生素是细菌产生的代谢产物，用以抵御其他微生物，保护自身安全的化学物质。人类将细菌产生的这种物质制成抗菌药物用于杀灭致病微生物，微生物接触到抗菌药，也会通过改变代谢途径或制造出相应的灭活物质，使其避免被抗菌药物抑制或杀灭，形成耐药性。

耐药性可分为固有耐药性（intrinsic resistance）和获得性耐药性（acquired resistance）。固有耐药性又称天然耐药性，是由细菌染色体基因决定，代代相传，不会改变的，如链球菌对氨基糖苷类抗生素天然耐药；肠道革兰阴性菌对青霉素G天然耐药；铜绿假单胞菌对多数抗生素均不敏感。获得性耐药性是由于细菌与抗生素接触后，由质粒介导，通过改变自身的代谢途径，使其不被抗生素杀灭。如金黄色葡萄球菌产生β-内酰胺酶而对β-内酰胺类抗生素耐药。细菌的获得性耐药性可因不再接触抗生素而消失，也可由质粒将耐药基因转移给染色体而遗传后代，成为固有耐药性。临床上由于抗菌药物滥用面对的不断增长的耐药性主要是获得性耐药。

（二）细菌耐药性的机制

1. 抗菌药物作用靶位改变　药物作用靶位是抗菌药物与细菌结合并发挥抗菌效果的作用位点。由于改变了细菌细胞内膜上与抗生素结合部位的靶蛋白，降低与抗生素的亲和力，使抗生素不能与其结合，导致抗菌的失败；细菌与抗生素接触之后产生一种新的、原来敏感菌没有的靶蛋白，使抗生素不能与新的靶蛋白结合，产生高度耐药；靶蛋白数量的增加，即使药物存在时仍有足够的靶蛋白可以维持细菌正常功能和形态，使细菌继续生长、繁殖，从而对抗药物产生耐药。

（1）β-内酰胺类抗菌药物：β-内酰胺类是临床最常用的抗生素，其作用靶点是青霉素结合蛋白（penicillin binding proteins，PBPs）。PBPs是一组位于细菌外膜具有催化作用的酶，参与细菌细胞壁的合成、形态维持和细菌糖肽结构调整等功能。β-内酰胺类抗生素通过抑制PBPs而干扰细菌细胞壁的合成，使细菌变为球形体、丝状体以及分裂障碍，从而达到杀灭细菌的作用。一种细菌通常含有4～8种PBPs，分子量35～120kDa；习惯上按分子量降序命名，有时在已经命名的一种PBP中又细分出多个亚型，如PBP1a和PBP1b等。几乎所有的细菌都含有PBP，不同种属的细菌含有PBP的数量、分子量大小、

含量以及对 β-内酰胺类药物的亲和力也不尽相同，它们的命名也有差异。

目前研究发现的由 PBPs 改变而引起的耐药细菌主要有下列几种：

1）葡萄球菌属：正常情况下，金黄色葡萄球菌含有 5 种 PBPs：PBP_1（87kDa），PBP_2（80kDa），PBP_3（75kDa），PBP3'（70kDa），PBP_4（41kDa）。PBP_1 是合成细菌细胞壁肽聚糖的转肽酶；PBP_2 是细菌处于非生长状态发生作用的转肽酶；PBP_3 为与细菌分裂有关的转肽酶；PBP_4 在黏肽二级交联过程中具有转肽酶和羧肽酶的双重活性。目前与金黄色葡萄球菌 PBP 密切相关的耐药菌是耐甲氧西林金黄色葡萄球菌（methicillin resistant staphylococcus aureus，MRSA）。其耐药机制为产生 PBP_{2a}和 $PBP_{2'}$，其中 PBP_{2a}对 β-内酰胺类药物亲和力很低，分子量为 78kDa，当 β-内酰胺类药物以共价结合的方式使正常的 4 种主要 PBPs 失活，PBP_{2a}可替代完成细胞壁合成的功能，从而产生耐药。编码 PBP_{2a}的基因为 *mecA*，但细菌具有 *mecA* 并不一定表现为耐药，多种因素均可影响其表达，如培养基 pH、培养温度等。表皮葡萄球菌中也存在耐甲氧西林表皮葡萄球菌（methicillin resistant staphylococcus epidermidis ，MRSE），其耐药机制与 MRSA 相同。

2）肺炎链球菌：肺炎链球菌有 6 种 PBPs：$PBP_{1a/1b}$（100kDa）、$PBP_{2a/2x/2b}$（95-78kDa）、PBP_3（43kDa）。在耐青霉素肺炎链球菌中，$PBP_{1a、2a、2x、2b}$对 β-内酰胺类药物的亲和力下降。

3）G^-细菌：由于 G^-细菌的产酶机制和通透性等耐药作用明显，PBPs 改变在其耐药机制中的作用并不显要。实验室研究发现铜绿假单胞菌的 PBP_3，不动杆菌属的 PBP_1、PBP_2、PBP_5，流感嗜血杆菌的 PBP_3、PBP_4、PBP_5，淋病奈瑟球菌的 PBP_1、PBP_2，脑膜炎奈瑟球菌的 PBP_2 与其耐 β-内酰胺类抗生素有关。

（2）万古霉素：万古霉素是一种高分子量的糖肽类抗生素，它和革兰阳性菌的细胞壁肽聚糖前体五肽中的 D-丙氨酸-D-丙氨酸末端（D-ala-D-ala）结合，抑制细菌细胞壁蛋白合成。绝大多数临床的革兰阳性菌均对万古霉素敏感。而且由于其独特的作用机制，这个临床使用多年的抗生素未见耐药株的报道，它也是治疗 MRSA 临床感染的最为有效的抗生素。但因为临床上万古霉素的大量使用及其在使用中的不合理现象，导致了耐万古霉素肠球菌（vancomycin resistant enterococus，VRE）的出现。VRE 可通过 DNA 获得质粒或转座子以及突变株的发生，而产生耐药性。根据 VRE 在对万古霉素和替考拉宁耐药水平、可诱导性和可转移性上的差异，可以将已出现的 VRE 分为 4 种表型：VanA、VanB、VanC 和 VanD。其耐药机制主要与万古霉素结合靶位改变有关。如 VanA，其耐药基因位于转座子 Tnl546 上，易于转移，并且伴随 *vanA* 基因编码生成多种功能蛋白，其中 VanA 蛋白是 D-乳酸：D-丙氨酸连接酶，它催化生成 D-ala-D-lac 二肽，代替了正常肽聚糖合成五肽前体中的 D-ala-D-ala 二肽。D-ala-D-lac 在细胞自身染色体编码的酶的作用下与 UDP-NAM 三肽连接生成新的 UDP-NAM 五肽前体。万古霉素对该五肽的亲和力很低，无法再与之结合，从而细菌对万古霉素产生耐药。VanX 蛋白则是存在于细胞质中的 D，D-二肽酶，它解离已生成的 D-ala-D-ala，而不水解 D-ala-D-lac 或含 D-ala-D-lac 的五肽前体，从而进一步阻止含 D-ala-D-ala 肽聚糖的正常前体的合成。如果有部分 D-Ma-D-ala 逃过了 VanX 蛋白的水解作用而合成了正常的肽聚糖前体五肽，那由 *vanA* 基因簇编码产生 VanY 蛋白（羧肽酶）仍可以将正常的肽聚糖前体五肽的末端残基（如 D-ala）解离，生成一种万古霉素不能与之结合的四肽，而产生对万古霉素耐药性。

（3）大环内酯类、林可霉素、链阳菌素、四环素类、氨基糖苷类药物：此类药物主要通过与细菌核糖体结合，干扰细菌蛋白质合成，而发挥抗菌作用。细菌核糖体由大亚基（50S）、小亚基（30S）构成，亚基中 mRNA 及蛋白质的改变，可引起与抗菌药物亲和力的变化，而产生对上述几类药物的耐药性。

大环内酯类抗生素作用于细菌核糖体 50S 亚单位，通过阻断转肽作用和 mRNA 位移而抑制细菌蛋白质合成。大环内酯耐药菌可合成甲基化酶，使位于核糖体 50S 亚单位的 23S rRNA的腺嘌呤甲基化，导致抗生素不能与结合部位结合。因大环内酯类抗生素、林可霉素及链阳菌素的作用部位相仿，所以耐药菌对上述 3 类抗生素常同时耐药，称为 MLS（macrolide，lincosamide，streptogramins）耐药。此类耐药菌的耐药基因为位于质粒或染色体上的 *erm*（erythromycin resistance methylase）基因，目前至少已发现 8 类 *erm* 基因，常见的有 *ermA*、*ermC*（葡萄球菌属耐药基因），*ermAM*（链球菌属耐药基因）。

细菌对四环素耐药的主要原因是，细菌产生基因 *tetM* 编码的 6.8×103 及 7.5×103 的可溶性蛋白，该蛋白与核糖体结合，保护核糖体或其他决定簇，从而阻止四环素对蛋白合成的抑制作用。该基因亦与多西环素、米诺环素耐药有关。

有些细菌对氨基糖苷类耐药可通过编码核糖体蛋白的基因突变导致核糖体结构改变，从而阻止细菌与抗生素的结合，如抗药结核分枝杆菌、金黄色葡萄球菌、大肠埃希菌等对链霉素的耐药。

（4）利福霉素类：利福霉素类通过与 RNA 聚合酶结合，抑制细菌转录过程，而到达抗菌效果。耐利福霉素细菌，如大肠埃希菌、结核分枝杆菌，编码 RNA 聚合酶 β 亚基的基因（*rpoB*）可产生突变，导致其不易与利福霉素类药物相结合，而产生耐药。

（5）喹诺酮类药物：喹诺酮可抑制 DNA 旋转酶活性，阻止 DNA 复制、修复，染色体分离、转录及其他功能，从而发挥杀菌作用。DNA 旋转酶是一种Ⅱ型拓扑异构酶，由 2 个 A 亚基和 2 个 B 亚基组成的四聚体，分别由 *gyrA* 和 *gyrB* 编码，其功能为催化 DNA 逆向超螺旋。旋转酶基因突变可引起耐药，以大肠埃希菌为显著。大肠埃希菌 gryA 基因序列上，残基 67～106 区域常发生突变，因而命名为喹诺酮类药物耐药区（QRDR）。*gryA* 的改变产生耐药可能有两种解释，一种是由于酶结构的改变引起空间上的障碍，阻止喹诺酮进入喹诺酮作用区；另一种是由于物理、化学变化干扰喹诺酮-酶-DNA 相互作用。每一种 *gryA* 突变都可造成对喹诺酮类中所有药物交叉耐药。因 DNA 旋转酶改变而对喹诺酮类抗菌药物产生耐药的细菌主要有金黄色葡萄球菌、表皮葡萄球菌、肠杆菌和假单胞菌等。*gyrA* 蛋白的变异是 DNA 旋转酶变异的主要表现，可使 QNs 抑制 DNA 复制的 IC50 上升 2～500 倍。细菌 *gyrA* 基因突变特点是：突变株对大多数 QNs 交叉耐药，引入野生型 *gyrA* 基因后可恢复其敏感性。在 QRDR 中最常见的突变位点是 Ser-83，该位点突变有 4 种类型：Ser-83→Ala、Tyr、Leu 和 Trp。后 3 种突变可引起高度耐药。而其他位点如 Gln-106→His 和 Ala-67→Ser 突变引起的耐药程度低。可通过 PCR 方法检测大肠埃希菌 Ser-83 改变，来检测其是否有 *gyrA* 蛋白变异。在其他细菌中 *gyrA* 基因突变也是主要耐药机制，也存在 QRDR。如金黄色葡萄球菌 *gyrA* 突变主要发生在 84～88 位氨基酸之间，以 Ser-84→Leu 突变最常见，耐药程度最高；阴沟肠杆菌、产气肠杆菌、肺炎克雷伯菌的突变在 Ser-83 氨基酸附近；分枝杆菌的突变区集中在 91～94 位氨基酸附近，支原体突变是在 Ser-83 附近。*gyrA* 基因还可在几个位点同时发生点突变，多点突变耐药程度更高。gyrB 蛋白的变异引起的耐药程度低于 gyrA 蛋白，临床分离菌中也不常见。因 DNA 旋转酶 A 亚基的超螺旋作用需要利用 gyrB 亚基水解 ATP 所产生的能量。gyrB 蛋白中 394～805 间的氨基酸通过羧基与 gyrA 蛋白结合，该区域关键氨基酸的改变会影响两亚基的结合，从而影响 A 亚基对 B 亚基水解 ATP 能量的利用或直接影响 B 亚基水解 ATP 活性。另一种观点则认为 gyrB 中也存在 QRDR，gyrB 的改变直接影响药物与酶的结合。拓扑异构酶Ⅳ静脉注射是由 2 个 C 亚基和 2 个 E 亚基组成的四聚体，分别由 *parC* 和 *parE* 基因编码。*ParC* 负责 DNA 断裂的重接，*parE* 催化 ATP 水解。

上述两种酶的基因发生单点或多点突变，使酶亚基发生氨基酸取代，都可影响到 QNs 与靶位的结合，从而引起不同程度耐药。

（6）磺胺类药物：由于细菌不能使用外源性叶酸，磺胺类药物可通过抑制二氢叶酸合成酶或二氢叶酸还原酶，使细菌发生叶酸代谢障碍，而发挥抑菌作用。耐磺胺类药物的细菌的二氢叶酸合成酶或二氢叶酸还原酶与磺胺类药物亲和力降低，或靶位酶的合成量增加。

2. 产生灭活酶使抗菌药物失活　细菌能产生可水解或修饰抗生素或使之失去抗菌作用的酶，使药物在作用于菌体前即被破坏或失效。通过产生灭活酶将药物灭活是微生物产生耐药的最主要机制之一。这些灭活酶可由质粒和染色体基因表达，如：

（1）β-内酰胺酶：β-内酰胺酶由染色体或质粒介导。对 β-内酰胺类抗生素耐药主要是细菌产生的 β-内酰胺酶水解药物 β-内酰胺环使酰胺键断裂而失去抗菌活性。具体机制为 β-内酰胺酶与催化细菌细胞壁肽聚糖合成的 PBP 在空间结构上相似，作用方式相同，而 β-内酰胺环同 D-D 肽酶的作用底物 D-Ala-D-Ala 二肽在结构上相似，一方面 β-内酰胺类抗生素可以与 PBP 反应阻碍肽聚糖的合成，从而杀灭细菌，另一方面细菌产生的 β-内酰胺酶又可与 β-内酰胺环发生反应，使抗生素被水解，细菌产生耐药性。具体分为两步：①PBP和 β-内酰胺酶通过它们的活性作用位点 Ser-OH 对 β-内酰胺环上的羧基碳发生亲核攻击使环打开，并形成通过酯键相连的酰酶复合物中间体；②去酰基化。通常 PBP 和 β-内酰胺酶的主要区别在于酰基化的速率不同，这主要是因为它们对水分子的依赖性不同 β-内酰胺酶的类型随着新型抗生素的临床应用迅速增长。临床重要 β-内酰胺酶有超广谱 β-内酰胺酶、AmpC 酶、金属 β-内酰胺酶等。

（2）氨基糖苷类抗生素钝化酶：细菌在接触氨基糖苷类抗生素后产生钝化酶使其失去抗菌作用，临床上细菌对氨基糖苷类抗生素耐药的主要机制为产生氨基糖苷类钝化酶，许多革兰阴性杆菌、金黄色葡萄球菌和肠球菌等均可产生此类酶。氨基糖苷类抗生素修饰酶通常由质粒和染色体所编码，同时与可动遗传因子（整合子、转座子）也有关，质粒的交换和转座子的转座作用都有利于耐药基因掺入到敏感菌的遗传物质中去。氨基糖苷类抗生素修饰酶催化氨基糖苷类抗生素氨基或羟基的共价修饰，使得氨基糖苷类抗生素与核糖体的结合减少，促进药物摄取的 EDPⅡ也被阻断，因而导致耐药。氨基糖苷类药物结构相似，故常出现明显的交叉耐药现象。

现已分离的氨基糖苷类钝化酶有 3 类：乙酰转移酶（AAC）、磷酸转移酶（APH）、核苷转移酶（AAD），分别通过乙酰化作用、磷酸化作用、核苷化作用灭活此类抗生素，这些酶是由质粒或染色体编码的。每一类酶还可分为若干种，每一种又包括多个异构酶，共 20 余种。

（3）氯霉素乙酰转移酶：某些革兰阴性杆菌、葡萄球菌属、D 群链球菌可产生氯霉素乙酰转移酶，使氯霉素失去抗菌活性。该酶存在于葡萄球菌属、链球菌属、肺炎球菌属、肠杆菌属和奈瑟菌属中，其编码基因可以定位在染色体上，也可以定位在质粒上。最近的研究发现有另外一类被称之为 XATs（xenobiotic acetyltransferase）的氯霉素酰基转移酶，该酶除了能够酰化氯霉素外，对具有羟基的不同结构的化合物都具有酰化作用。由于目前临床上这类抗菌药物与细菌耐药性类抗菌药物的使用不多，因此相对于其他耐药酶的研究而言，其报道较少。曾经筛选获得了不被氯霉素酰化酶作用的 3-氟-3-脱氧氯霉素衍生物，但最终由于其毒性较大或是其药代动力学较差而未能被开发成为临床药物。

（4）大环内酯类-林可霉素类-链阳菌素（MSL）类抗生素钝化酶及其他水解酶：MSL 类抗生素因其结构的差异，细菌产生的钝化酶也有差异。

通常从使用红霉素治疗的患者中分离的对红霉素具有高度耐受性的肠杆菌中普遍存在红霉素钝化酶；从患者的血液中也分离得到含有红霉素钝化酶的大肠埃希菌。所有肠杆菌中的红霉素耐药菌中都存在红霉素酯酶。这些酯酶具有酯解红霉素和竹桃霉素的大环内酯结构的功能。这些酯酶似乎专一性地作用于十四元环的大环内酯类抗生素，因为它们对十六元环抗生素如交沙霉素、麦迪霉素和螺旋霉素都没有作用。

林可霉素类钝化酶在很多链霉菌中被发现，钝化林可霉素和克林霉素的酶使抗生素分子的 3 位羟基磷酸化或核苷酰化，在葡萄球菌和乳酸杆菌中也发现有这些钝化酶。金黄色葡萄球菌 BM4611 和溶血葡萄球菌 BM4610 对林可霉素的耐受性很高（MIC 64mg/L），而对克林霉素很敏感（MIC 0.12mg/L），但克林霉素对这两种细菌都已经失去了杀菌活力。在这两种细菌中，林可霉素和克林霉素通过钝化酶的作用使抗生素分子中的 4 位核苷酰化成为（4，5-核糖核苷）林可霉素或克林霉素，这与在链霉菌中发现的钝化机制不同。

链阳菌素耐药金黄色葡萄球菌有两个耐药基因，一个是编码链阳菌素 A O-酰基转移酶的基因 *saa* 和另一个编码链阳菌素 B 水解酶的基因 *sbh*，这两个基因都定位于一个大质粒上。大多数对链阳菌素产生耐药的细菌，对低浓度的林可霉素类抗生素也表现有耐药性，尽管这些抗生素未被有关的酶作用。最近发现在对链阳菌素 A 和林可霉素类抗生素产生耐药的金黄色葡萄球菌中，有定位于染色体上的编码钝化酶的 *Isa* 基因。

3. 降低细菌外膜通透性　抗菌药物首先要通过细菌细胞壁、细胞膜，进入细胞内，方可影响细菌的生理、生化过程，产生杀菌、抑菌作用。临床常用作用于细胞壁的抗菌药及作用靶位见表 17-9。

表 17-9　作用于细胞壁的抗菌药及作用靶位

作用部位	抗菌药物	作用靶分子
细胞壁	青霉素类	转肽酶，内肽酶
	头孢菌素类	转肽酶，内肽酶
	糖肽类	乙酰-D-丙氨酰-丙氨酸、多聚酶
	磷霉素类	丙酮酸 UDP-NAG 转移酶
	环丝氨酸	丙氨酸消旋酶/合成酶
细胞膜	多黏菌素	磷脂
壁膜间隙	β-内酰胺类	转肽酶

细菌在对抗抗菌药物的过程中，为了免遭伤害，形成了多种防卫机制，其中可通过细菌细胞膜渗透性的改变减少抗菌药物的进入，而产生耐药性。此种耐药机制往往对抗菌药物特异性较差，具有广泛耐药性，因此，相对来说，临床选择有效药物的难度更大。

很多广谱抗菌药都对铜绿假单胞菌无效或作用很弱，主要是由于抗菌药物不能进入铜绿假单胞菌的菌体内，而产生天然耐药。细菌接触抗生素后，可以通过改变通道蛋白(porin)的性质和数量来降低细菌的膜通透性阻止抗菌药进入菌体内而产生获得性耐药。正常情况下细菌外膜的通道蛋白由OmpF和OmpC组成非特异性跨膜通道，允许抗生素等药物分子进入菌体，当细菌多次接触抗生素后，菌株产生突变，使OmpF蛋白的结构基因失活而发生障碍引起OmpF通道蛋白丢失，导致β-内酰胺类、喹诺酮类等药物进入菌体的量减少。在铜绿假单胞菌还存在特异性OprD蛋白通道，该通道允许亚胺培南通过进入菌体，而当该蛋白通道丢失时，同样产生特异性耐药。

黏质沙雷菌的外膜通透性较低，导致了对抗生素固有耐药。该菌主要有4个膜孔蛋白：Ompl、Omp2、Omp3、Omp4，分子量分别为42kD、40kD、39kD、17kD。其中Omp2、Omp3表现出和大肠埃希菌OmpC、OmpF相似的渗透压调节和温度调节作用，渗透压系数也与大肠埃希菌中得到的相近似。研究黏质沙雷菌对广谱β-内酰胺类耐药特性表明，该菌低度耐药与单独过度表达β-内酰胺酶有关；高度耐药与过度表达β-内酰胺酶及膜孔蛋白(Omp2或Omp2、Omp3)的减少或缺失有关。Marumo等对高度耐碳青霉烯的黏质沙雷菌(产3种酶，PI分别为9.2、8.7、5.5，其中PI 8.7为金属β-内酰胺酶)回复突变，结果回复突变株不产PI为8.7的酶，对亚胺培南的MIC比其亲株低16～32倍，而比典型的黏质沙雷菌参考株高8～16倍；同时发现与参考株相对应的42kD膜孔蛋白，在亲株和回复突变株是缺失的，因此推断PI为8.7的金属β-内酰胺酶和外膜通透性降低是该种细菌耐碳青霉烯的主要因素。

另外，如果非特异性孔蛋白基因发生突变而使其表达量降低，同样能使革兰阴性细菌对某些抗菌药物的耐受性大大地增加。这些突变在实验室里很容易地被选择，并在临床上已经分离到了具有这种耐药机制的耐药菌。

4. 影响主动外排系统　药物外排系统(efflux pump system)的耐药机制的研究源于20世纪80年代关于大肠埃希菌对四环素耐药机制的研究，随后是金黄色葡萄球菌对镉耐受性机制的研究。某些细菌能将进入菌体内的药物泵出体外，这种泵因需要能量，故称主动外排系统(active efflux system)。如图17-1所示。

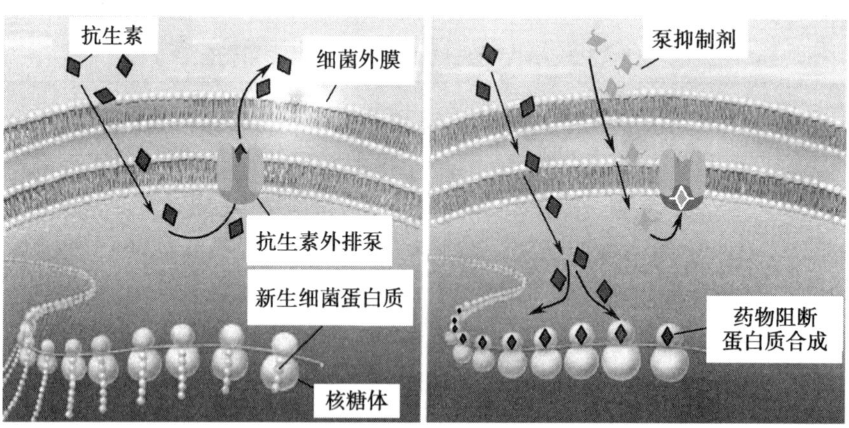

图17-1　细菌细胞外排系统

A. 细菌通过外排作用将抗生素排出菌体　B. 加入外排泵抑制剂后，抗生素干扰细菌核糖体蛋白合成

细菌主动药物转运系统根据其超分子结构、机制和顺序的同源性等可以将其分为四类：第一类为主要易化（MF）家族；第二类为耐药小节分裂（RND）家族，它也包括转运钙离子、钴离子和镍离子的转运器；第三类为链霉素耐药或葡萄球菌多重耐药家族，它假定由四种转膜螺旋组成的小转运器；第四类为 ABC（ATP-binding cassette，ATP 结合盒）转运器，它由两个转膜蛋白和两个 ATP 结合亚基或结构域组成。

由于这种主动外排系统存在及它对抗菌药物具有选择性的特点，使大肠埃希菌、金黄色葡萄球菌、表皮葡萄球菌、铜绿假单胞菌、空肠弯曲杆菌对四环素、氟喹诺酮类、大环内酯类、氯霉素、β-内酰胺类产生多重耐药性。细菌的外排系统由蛋白质组成，主要为膜蛋白。外排系统由三个蛋白组成，即转运子（efflux transporter）、附加蛋白（accessory protein）和外膜蛋白（outer membrane channel），三者缺一不可，又称三联外排系统（tripartite efflux system）。外膜蛋白类似于通道蛋白，位于外膜（革兰阴性菌）或细胞壁（革兰阳性菌），是药物被泵出细胞的外膜通道。附加蛋白位于转运子与外膜蛋白之间发挥桥梁作用，转运子位于胞浆膜产生泵的作用。外排系统通常为 MF 和 RND 家族。其与辅助蛋白如 EmrA、AcrA、EnvC 和 MexA 等连接，而这种辅助蛋白又与外膜的通道蛋白相连接。在铜绿假单胞菌 MexAB 系统中的通道蛋白为 OprK，而在大肠埃希菌中通道蛋白可能是 TolC。两性药物（amphiphilicdrug）通常通过孔通道跨越细胞外膜，然后部分进入细胞质膜的双层结构。转运器就是在这双层结构中捕获药物分子并将其泵出，排至细胞外膜屏障外。对于那些快速穿过细胞质膜的药物分子，转运器应该具备在细胞质中捕获药物分子的能力，即当药物分子插入细胞膜双层后，直接将其捕获。临床常见细菌多重耐药外排系统见表 17-10。

表 17-10　临床常见细菌多重耐药外排系统

菌　种	外排系统	抗生素耐药代表
P. aeruginosa 铜绿假单胞菌	MexAB-OprM	β-内酰胺类、氟喹诺酮类
	MexCD-OprJ	第四代头孢菌素类
	MexEF-OprN	氟喹诺酮类、氯霉素、四环素、二氯苯氧氯酚
	MexHI-OprD	溴化乙锭
	MexJK-OprM	环丙沙星、四环素、红霉素、二氯苯氧氯酚
	MexVW-OprM	氟喹诺酮类、氯霉素、四环素、红霉素、溴化乙锭、吖啶黄
	MexXY-OprM	氨基糖苷类、四环素类
A. baumannii 鲍曼不动杆菌	AdeABC	氨基糖苷类、氟喹诺酮类、四环素类、头孢噻肟、氯霉素、红霉素、甲氧苄啶
S. maltophilia 嗜麦芽窄食单孢菌	SmeABC	氨基糖苷类、氟喹诺酮类、β-内酰胺类
	SmeDEF	大环内酯类、四环素类、氟喹诺酮类、碳青霉烯类、氯霉素、红霉素
B. cepacia 洋葱伯克霍尔德菌	CeoAB-OpcM	氯霉素、环丙沙星、甲氧苄啶
E. coli 大肠埃希氏菌	AcrB-Tolc	氟喹诺酮类、β-内酰胺类、四环素类、氯霉素、甲氧苄啶、吖啶黄

续表

菌　　种	外排系统	抗生素耐药代表
K. pneumoniae 肺炎克雷伯菌	AcrB-TolC	氟喹诺酮类、β-内酰胺类、四环素类、氯霉素
S. aureus 金黄色葡萄球菌	MepA	替加环素、米诺环素、四环素类、环丙沙星、溴化乙锭、诺氟沙星
E. faecalis 肠球菌	EmeA	诺氟沙星、溴化乙锭、克林霉素、红霉素、新生霉素
S. pneumoniae 肺炎链球菌	PmrA	氟喹诺酮类、吖啶黄、溴化乙锭

铜绿假单胞菌的主动泵出系统主要由以下三部分组成：①外膜蛋白：如 oprM、OprJ、OprN 等，形成膜通道，使药物排到菌体外；②内膜蛋白：如 MexB、MexD、MexF 等，为主要的泵出蛋白，具有识别药物的作用，但这种识别不具有特异性；③膜融合蛋白：如 MexA、MexC、MexE 等，能连接内、外膜蛋白，与它们一起形成可能是连续的通道并开口于外膜的复合体，使药物直接泵到菌体外。PA 具有复杂的多重耐药系统，而且同一耐药突变株可能同时存在着多个耐药系统。目前研究较多的是分别由 *MexAB-OprM*、*MexCD-OprJ*，和 *MexEF-OprN* 操纵子基因所表达的主动泵出系统。这三个操纵子具有高度的同源性，其中，*MexAB-OprM* 广泛存在于野生菌株中，与外膜低通透性一起决定了该菌天然的多重耐药性。在各种诱导因素（如应用抗生素）的作用下，操纵子基因失去抑制而过度表达，明显地增强了操纵子所编码的主动泵出系统，从而形成获得性多重耐药。*MexAB-OprM* 在生理条件下的阻遏蛋白为 *MexR* 基因所编码的产物，*MexR* 的突变株导致 *MexAB-OprM* 脱抑制而表达增强，从而形成获得性耐药。此泵出系统的作用增强与四环素、氯霉素、β-内酰胺类、大环内酯类、TMP、新生霉素等抗生素的耐药有关。*MexCD-OprJ* 和 *MexEF-OprN* 操纵子基因在一般的实验条件下并不表达，即在 PA 的野生株中，不存在这两种主动泵出系统，所以它们与此菌的天然多重耐药性无关。但当其过度表达时（如 *MexCD-OprJ* 在 *nfxB* 突变株中，*MexEF-OprN* 在 *nfxC* 突变株中），则参与 PA 的获得性多重耐药的形成。目前发现，*MexCD-OprJ* 的表达，会使 PA 对喹诺酮类、大环内酯类、新霉素、四代头孢类等抗生素的敏感性明显降低，对四环素、氯霉素的耐药性也稍增加。而 *MexEF-OprN* 在 *nfxC* 中表达，会使 PA 对氯霉素、TMP、喹诺酮、亚胺培南等抗生素的耐药性增加。在抗菌药低浓度时，上述三个系统中任一系统均有足够的外排；而在高浓度时，细菌选择最有效的外排系统。

大肠埃希菌被发现是主动外排系统最多的一种细菌，其中与喹诺酮类排出有关的外排系统有 EmrA/B、Acr A/B、MdfA。EmrB、Acr B 为转运子，通过膜融合蛋白（MFP）类辅助蛋白 EmrA、Acr A 与外膜通道相连，从而排出底物。前一系统底物有硫乳霉素、萘啶酸、有机汞等；后者有红霉素、四环素、新霉素、利福平、氟喹诺酮类等。MdfA 泵是一新发现的多药转运泵，受质子电化梯度驱使，它的表达致对红霉素、柔红霉素、利福平、嘌呤霉素、氯霉素、氨基糖苷、氟喹诺酮类耐药。

金黄色葡萄球菌质粒介导的抗性也基于外排机制。某些金黄色葡萄球菌有 *norA* 基因，可编码含 388 个氨基酸的蛋白质分子，是反相转运子，具有逆质子梯度主动泵出喹诺酮类药物的功能，该过程依赖能量，间氯苯腙羰氰化物（CCCP）等抑制剂，能消除跨细胞膜的质子梯度，逆转主动泵出。利血平通过竞争机制也可抑制药物的泵出。Hooper 等证实，该类型耐药的产生是由于 *norA* 基因启动子区域的单个核苷酸改变，在转录水平提高 norAmRNA 产量，从而导致 *norA* 的增量表达，产生耐药。norA 蛋白富含疏水性氨基酸，如缬氨酸、亮氨酸等占 45%，从临床分离菌株中显示，对亲水性喹诺酮类如诺氟沙星、环丙沙星等耐药，而对疏水性喹诺酮如萘啶酸、奥利索酸和司帕沙星等敏感或低耐药，可能由于 norA 形成的通道与亲水性喹诺酮的亲和力较大，疏水性喹诺酮不能有效地使用该通道。

淋病奈瑟菌对脂溶性因子（HAS）的耐受性主要是由于淋病奈瑟菌有多传递耐药（Mtr）外排系统的存在。淋病奈瑟菌的 *Mtr* 基因系统包括 Mtr 调节基因（*MtrR*）和 *MtrCDE* 基因复合物。*MtrR* 基因的编码是一个转录抑制蛋白 MtrR，调节 *MtrCDE* 基因的转录。*MtrCDE* 基因复合物则分别编码菌体膜蛋白 MtrC、MtrD、MtrE，组成的一个能量依赖型外排泵，能把 HAS 有效地排出细胞外。*Mtr* 基因系统中任何基因的突变、丢失、缺失或其编码蛋白结构的改变，都会影响淋病奈瑟菌对 HAS 的耐受性。

5. 细菌生物被膜耐药屏蔽　细菌生物被膜（bacterial biofilm，BBF）是细菌为适应自然环境有利于生存而特有的生命现象。BBF 广泛存在于自然界，国外关于 BBF 研究是从研究细菌在建筑通水管道、河床吸附而形成 BBF 导致水源污染开始的。现代医学材料和许多慢性细菌感染性疾病的器官组织表面均发现 BBF 的存在。1987 年，美国学者 Costerton 教授首先提出 BBF 对人类的致病性问题，近年来国外对生物医学材料相关感染和某些慢性顽固性感染疾病反复发作，难以控制的病因探讨中，提出 BBF 相关感染（bacterial biofilm associated infections）的概念。

BBF 下细菌无论其形态结构、生理生化特性等与普通浮游生长细菌显著不同，对多种抗菌药物显示了严重耐药性，常导致抗感染治疗失败。并且由于细菌在 BBF 保护屏蔽下可逃避抗菌药物杀伤作用和免疫细胞吞噬作用，从而成为院内感染难以清除的感染源。

（1）BBF 的概念与结构特点：BBF 系指细菌吸附于惰性物体如生物医学材料或机体黏膜表面后，分泌多糖基质、纤维蛋白、脂蛋白等多糖蛋白复合物，使细菌相互粘连并将其自身克隆聚集缠绕其中形成的膜样物。

BBF 感染主要包括生物医学材料相关感染和某些慢性感染。早在 1943 年，Zobell 就提出 BBF 并对其进行过描述。1982 年，Costerton 证明了细菌在异物上具有黏附性，并得出黏附性与结合的牢固程度取决于细菌表面的生化特性及惰性表面的物理化学性质的结论；1987 年他又提出了 BBF 致病性问题。同时人们在对应用生物医学材料后感染的研究中也发现了 BBF 的存在。目前认为生物医学材料相关感染迁延不愈的主要原因是由细菌黏附于材料表面形成 BBF 所致。

细菌与其黏附的基底层一般均带负电，往往互相排斥，但范德华力和疏水力可使细菌靠近基底层面便于其黏附；特定的黏附素与受体也可以相互作用，促进细菌黏附；更主要是细菌的纤毛（fimbriae）通过非特异性的电引力或疏水作用与基底层无机物相结合，接着细菌分泌多糖蛋白复合物（glycocallyx）或称为胞外多糖（exopolysaccharids）与基底层牢固结合，使黏附更牢固而不可逆；细菌在细菌之间及细菌与基底层之间继续生长分裂、从而产生由多聚糖包围的BBF。

由于大多数多糖蛋白复合物带负电荷，可从周围环境中吸引各种有机物和无机物，所以不同细菌及不同环境下BBF形态有所不同，如铜绿假单胞菌表面形成一种柔韧的、有一定厚度的、并突向介质内的多糖蛋白复合物，而克雷伯菌的多糖复合物则僵硬的且均匀完整地分布于细菌表面。然而不同BBF却有着相似的结构，都由水化的多阴离子基质和不同程度的包绕于其中的细菌细胞所组成。为了更好地了解BBF的结构特性，对其进行激光共聚焦显微镜（scanning Confoeal Laser Microseopy，SCLM）分析。在通过SCLM以原位（in situ）观察活体BBF时，发现BBF并非一层致密的膜，而是内有相互交通的水通道（water channels），这些通道可让细菌生存所需要的营养物质进入BBF的深层，代谢产物也可以经此排出；用SCLM对生长在BBF中的铜绿假单胞菌（PA）作断面图像扫描，观察到BBF由不同片状物组成，这些结构呈特殊排列，被膜高度亲水，游离端结构由73%～98%的细胞外物质和空隙组成。所以有人把这种结构形容为被膜“建筑物”。

由于BBF具有如此复杂的结构，决定了它能适应物理的、化学的等多样性变化的内环境。这些发现对研究BBF的耐药屏蔽有着重要的意义。

（2）BBF相关感染：随着高科技生物医学材料的应用，生物医学材料相关感染发生率也逐年上升，根据流行病学调查，心脏外科生物材料（如人工瓣膜）植入术合并感染发病率为33.7%，机械通气患者在器官插管处细菌定植并反复感染的发生率达90%，留置导尿管1天发生泌尿系感染发生率为3%～10%，中央静脉插管并发感染发生率为2%～37%。此外，静脉导管、伤口引流管、人工关节置入等相关感染的发生率亦较高，80年代北美研究表明血管插管感染的发生率为3.5%，髋关节成形术并发感染发生率为11%。

生物医学材料相关感染是发病率较高，死亡率较高的难治性院内感染，治疗费用亦较高，英国相关药物经济学研究表明，仅动脉插管感染的治疗费用即达1095英镑，且一般的抗感染治疗效果不佳，最终常需将生物材料取出才能消除感染，从而使新技术推广受到限制，因此如何预防治疗生物医学材料相关感染成为目前面临的严峻课题。生物医学材料相关感染与BBF形成密切相关。如果BBF在生物医学材料表面的形成，使抗菌药物浓度即使达到1000倍MIC以上，也不能杀灭被膜下细菌，从而造成感染难以控制。

日本小林教授在BBF的研究中，提出了BBF病的概念。他把临床上与BBF有关的疾病总称为BBF病，见表17-11。此类疾病由于BBF的存在，被膜内的细菌常常造成疾病的迁延不愈和急性发作，给临床治疗带来很大的困难。

由于BBF的存在，使被膜内细菌能够逃逸抗菌药物的杀伤作用和机体免疫系统的清除，成为潜在的感染源；在免疫力下降或其他诱因条件下被膜内细菌大量繁殖，从而造成感染的反复发作。由BBF导致的相关感染一般有以下几个特点：①通常有相互转化的静止期和发作期；②抗菌药物治疗起初可能有效，但以后治疗常常失败；③致病菌主要来自皮肤和周围环境，其主要有金黄色葡萄球菌、大肠埃希菌、假单胞菌属、表皮葡萄球菌等。

表 17-11　常见生物被膜感染疾病

生物被膜相关感染	形成生物被膜的细菌
牙龋	产酸 G^+ 球菌（如链球菌）
牙周炎	G^- 厌氧口腔细菌
中耳炎	非典型流感嗜血杆菌
骨骼肌感染	G^+ 球菌（如葡萄球菌）
弥漫性泛细支气管炎	铜绿假单胞菌
胆道感染	大肠埃希菌
骨髓炎	混合感染细菌和真菌
细菌性前列腺炎	大肠埃希菌和其他 G^- 菌
心内膜炎	绿色链球菌
肺囊性纤维化	铜绿假单胞菌

（3）BBF 耐药性：在 BBF 相关感染疾病的病灶中，细菌一部分以浮游生长的形态存在，而另一部分则以 BBF 的形式存在，有效浓度的抗菌药物能迅速杀灭浮游生长的细菌和 BBF 表面的细菌。但是 BBF 细菌产生的藻酸盐一方面可以通过氢键、范德华力、共价键吸附一部分抗菌药物，另一方面吸附于 BBF 藻酸盐的抗菌药物灭活酶如 β-内酰胺酶也可灭活一部分抗菌药物，这样就使到达 BBF 深处直接接触细菌的抗菌药物大大减少；BBF 中细菌分裂迟缓，对抗菌药物不敏感。此外体外实验表明细菌形成 BBF 后可以逃避机体的免疫作用，表现在细菌形成 BBF 后由它诱导的补体转化及中性粒细胞呼吸暴发反应显著降低，从而可能产生免疫逃逸作用使细菌不易清除。

体外研究发现：固体物质表面的 BBF 在形成的第 1～5 天，细菌量不断增加，5 天后开始保持稳定，在 BBF 形成的第 2 天，细菌还对抗生素敏感，至第 7 天时，BBF 中细菌对抗生素十分耐药。临床资料尚表明：在 BBF 开始形成的 72 个小时内，由于 BBF 未形成稳态，对各种抗菌药物相对比较敏感，治疗效果相对较好，以后的治疗效果就比较差。近年来，体外实验已明确，在 BBF 中生长的细菌无论其形态结构、生理生化特性、对抗菌药物的耐受性等都与普通浮游菌均有显著不同；有些生长在成熟的 BBF 中的细菌如铜绿假单胞菌竟可以耐受 1000～2000 倍于浮游菌 MIC 的浓度。这表明 BBF 形成后具有强大的耐药屏蔽作用。有关 BBF 耐药屏蔽的机制目前尚不十分明确，一般认为与以下几点有关：

1）与 BBF 内细菌的生理状态有关：BBF 中细菌的生理状态各不相同，这是由细菌在“建筑物”式的 BBF 中的位置所决定的。处于 BBF 表层的细菌由于比较容易获得养分和氧气，且代谢物可以顺利地排出而代谢比较活跃，菌体比较大，与浮游菌性质差别不大。相反，在 BBF 深层的细菌被厚厚的多糖蛋白复合物所包绕，不易获得养分和氧气，代谢产物堆积，因此，总的来说这些细菌代谢活性很低，甚至处于休眠状态，不进行频繁的细胞分裂，往往体积较小，而对各种物理、化学、生物学、应激反应不敏感，自然对药物也不敏感。在用微切片和显微镜技术（microslicing and microscopic techniques）、荧光探针和报告基因技术（fluourescent probe and reporter gene technologies）等技术观察分析BBF也证明其中细菌的生理状态具有显著的空间差异。由于BBF内细菌具有如此广泛的不同代谢状态，使其几乎在任何状况下都能使一部分幸存。另外，特定营养成分的缺失也可以影响细菌的生理状态，从而影响对抗生素的敏感性，比如在缺镁的情况下PA对多黏菌素B、EDTA、氨基糖苷类药物的耐药性显著升高。

2）与抗菌药物对BBF渗透屏障有关：当用抗生素等治疗BBF病时，虽然进入人体内的抗菌药物量远多于杀灭细菌所需要的数量，但BBF内细菌产生的多糖蛋白复合物如藻酸盐多糖，可如离子交换作用那样通过氢键、范德华力、共价键吸附一部分抗菌药物；同时，许多易于固定于BBF多糖蛋白复合物上的细菌产生的水解酶如β-内酰胺酶、过氧化氢酶等被吸附其上，也可水解或钝化一部分抗菌药物，从而使渗入并接触到BBF下细菌的抗菌药物大大减少，达不到抑菌、杀菌浓度，而使药物失效。另外，多糖蛋白复合物还可以延缓大多数抗菌药物的扩散，并且其溶解物在BBF内的扩散要远比其在水中的扩散慢。Stewart等用数学模型预测：对于抗菌氧化剂次氯酸盐、过氧化氢等，由于其在BBF外层被失活的速度远比它扩散得快而产生显著的屏蔽作用。同时使得BBF细菌有足够的时间开启抗菌药物耐药基因如抗生素水解酶基因的表达。有研究表明，某些抗生素可诱导BBF内细菌产生β-内酰胺酶的水平显著升高，而使细菌显示出高度的耐药性。

3）其他：有人推测BBF中的细菌可分化为不同的有自我保护功能的类型，这种类型对营养缺乏没有反应，而对其表面的生长过程有反应。此外，BBF表面钙质、血小板、红细胞及纤维蛋白的沉积，也可使BBF强化，使耐药性增加。

BBF的耐药屏蔽是BBF相关感染难治性的重要原因；对其研究还在从不同方面进行。若能研制一种渗透性好、在BBF中有良好活性的药物，将是对其治疗上的一大突破。

（4）BBF相关感染防治：BBF相关感染疾病的治疗非常棘手，目前主要通过抑制BBF的形成和对已形成稳态的BBF用能通过BBF的杀菌剂两方面来进行防治。

1）抗菌药物防治：对于BBF形成初期（72小时），可应用敏感抗菌药物治疗。早期应用大剂量或渗透性较强抗菌药物，如氟喹诺酮类药物可穿透胞外多糖，对生长缓慢的细菌有一定的杀菌作用，但不能完全清除BBF中的细菌。

大环内酯类药物如14圆环大环内酯类红霉素、克拉霉素、罗红霉素及15圆环大环内酯类阿奇霉素，可抑制BBF主要成分多糖蛋白复合物合成酶，可抑制多糖蛋白复合物形成，破坏BBF结构，促进其他抗菌药物渗透，因此可小剂量大环内酯类药物与对感染菌敏感的药物合用治疗BBF相关感染。大环内酯类与氟喹诺酮类联合应用可抑制BBF的形成，从而提高氟喹诺酮类药物对BBF的渗透性和对BBF下细菌的杀菌活性。如弥漫性泛细支气管炎患者在20世纪80年代的5年生存率不足20%，随后发现大环内酯类药物对BBF有较强的作用，在应用大剂量的大环内酯类药物后，其5年生存率提高到80%以上。

黏液型铜绿假单胞菌的藻酸盐的合成可以被米诺环素、妥布霉素、林可霉素及大环内酯类药物抑制。而非黏液型铜绿假单胞菌的多糖蛋白复合物的合成可以被大环内酯类药物、林可霉素抑制。有学者认为：对铜绿假单胞菌应用大剂量的哌拉西林和妥布霉素或亚胺培南、环丙沙星对已形成稳态的 BBF 仍有一定疗效，但不能彻底清除 BBF。

2）藻酸盐单克隆抗体的防治作用：单克隆抗体由于其高度的特异性，因此近年来对其在 BBF 方面的应用也进行了探讨，目前仅见关于藻酸盐单克隆抗体的研究，但尚处于体外试验阶段。国外已经有通过用铜绿假单胞菌中提取的藻酸盐或用铜绿假单胞菌全菌免疫的方法制备藻酸盐的单克隆抗体，并研究了它对铜绿假单胞菌导致的 BBF 相关感染的作用。G. T. MAI 等的研究表明，藻酸盐单克隆抗体可以降低细菌的黏附性，可与抗菌药物联用来治疗 BBF 相关感染，同时还发现抗菌药物藻酸盐单克隆抗体与抗菌药物藻酸盐裂解酶有协同作用。藻酸盐单克隆抗体还可以逆转藻酸盐对淋巴细胞和中性粒细胞的吞噬功能的抑制作用，同时有证据表明藻酸盐单克隆抗体可以增加抗生素对于 BBF 的渗透性，从而产生与抗生素的协同作用来降低 BBF 相关感染的发生率。因此应用藻酸盐单克隆抗体对 BBF 相关感染进行治疗可能是一种很有前途的方法。

3）酶学调控：

①藻酸盐合成酶：多种微生物均可产生藻酸盐，它是一种阴离子黏性多糖蛋白复合物，是 BBF 的主要成分。它的合成是以 6-磷酸甘露糖为底物，经过磷酸甘露糖异构酶（PMI）、磷酸甘露糖变位酶（PMM）、甘露糖焦磷酸化酶（GMP）、甘露糖脱氢酶（GMD）的催化，最后聚合、乙酰化后合成。因此我们可以通过调节各种合成酶的活性进而调控藻酸盐的合成。例如：Mg^{2+}、Mn^{2+} 等金属离子便可以影响合成酶的活性，Ligia O. Martins 等的实验表明 Mg^{2+}、Mn^{2+}（0～20mM）可以提高 GMD、PMI 的活性，而 PMM 仅被 Mn^{2+} 催化。

②藻酸盐裂解酶：藻酸盐裂解酶可由许多细菌产生，包括固氮菌属、克雷伯菌属、嗜麦芽窄食单胞菌、铜绿假单胞菌、环状土芽胞菌等。它作用于藻酸盐，使 4-O-葡萄糖苷键裂解形成含寡糖的不饱和醛酸，使藻酸盐减少。同时有证据表明，藻酸盐裂解酶可以降低细菌的黏附性，由于细菌相互黏附是 BBF 形成的首要因素，若细菌不能相互黏附则可能影响 BBF 的生成。另外，藻酸盐裂解酶由于可以使藻酸盐减少，从而降低了藻酸盐对细菌的物理屏蔽作用，使抗生素容易进入 BBF 内部，杀灭膜内的细菌。目前藻酸盐裂解酶已经可以通过基因工程获得，因此应用藻酸盐裂解酶治疗 BBF 导致的相关感染具有一定意义。

③蛋白水解酶：因 BBF 的主要骨架是多糖蛋白复合物，应用蛋白水解酶水解蛋白成分，可望破坏 BBF 结构。国外报道应用链激酶、尿激酶等抑制 BBF 形成。我室探讨了尿激酶或蚓激酶与氟罗沙星合用对铜绿假单胞菌 BBF 的抑制具有显著的协同作用。

4）基因调控：可以通过调控与藻酸盐合成酶和裂解酶有关的基因来治疗 BBF 相关感染。其中藻酸盐合成的基因全部位于细菌染色体上，到目前为止并未发现质粒的参与。有研究表明至少有 24 个基因参与了藻酸盐的合成，并且分为 3 个基因簇，分别位于染色体 9min、34min、68min 处。对于铜绿假单胞菌，所有直接催化藻酸盐合成的基因全部位于其染色体的 34min 处。见表 17-12。目前，这 24 个基因均已经完成测序、克隆并能在细菌中表达，显示出生物活性。如藻酸盐合成基因基本由 *algD* 操纵子调控，而 *algD* 受到 *AlgU* 和 *AlgR* 的正调控，*AlgU* 和 *AlgR* 则受 *algU*、*algR* 的正调控。因此我们可以通过基因工程的方法使某些基因过度表达从而达到我们对 BBF 相关感染的防治目的。

表 17-12　参与铜绿假单胞菌藻酸盐合成的主要基因

基　因	位　置	基因产物
AlgA	34min	PMI/GMP
AlgD	34min	GMD
AlgF	34min	O-乙酰化
AlgI	34min	O-乙酰化
AlgJ	34min	O-乙酰化
AlgG	34min	甘露糖 C5-异构酶
AlgL	34min	藻酸盐裂解酶

5）生物医学材料的改进：生物医学材料的质地与 BBF 相关感染的发生有密切的关系。细菌容易在聚氯乙烯或聚乙烯导管上定植；某些材料表面不平，会促使凝固酶阴性葡萄球菌、不动杆菌、铜绿假单胞菌等细菌的黏附，从而形成 BBF。因此通过改变生物医学材料的质地，减少致病微生物的黏附。研究表明生物材料的表面能在 20～30 达因/厘米^2 时，能增强抑制细菌、真菌生长的能力。因此选用低表面能的材料如：特富龙、高弹力硅胶或聚乌拉坦等可以降低 BBF 相关感染的发生率。镀银或涂布有氯己定/磺胺嘧啶银的生物材料对细菌的黏附更有抑制作用。国外报道了含有特定抗菌药物的聚乌拉坦生物材料通过控释技术，缓慢释放抗菌药物，抑制细菌在生物材料上的定植。如氟喹诺酮类作为广谱抗菌药物，常用于此类材料，国外已有商品供应。但长期低浓度药物刺激是否可诱导细菌耐药性的产生，尚待探讨。

6）其他：目前在 BBF 的研究中，还发现了许多其他体外对 BBF 有作用的处理方法。如各种理化因素的作用、超声的作用、弱电流的作用等。通过过超声冰浴 30 分钟或者在 100℃水浴中加热 30 分钟可以将 BBF 的主要成分藻酸盐降解；用 1N 或 2N 的氢氧化钠 25℃作用 60 分钟后藻酸盐抑制淋巴细胞的趋化性的抑制率降低；电流能增加某一些抗生素的作用而且对浮游细菌有对抗作用的抗生素其活性能被电流进一步提高等。这些方法虽不具备临床治疗意义，但希望能对自然界 BBF 形成及 BBF 相关感染的治疗提供思路。

总之，BBF 相关感染的防治仍是临床上的一个亟待解决的难题。目前应用的抗菌药物并不能完全清除 BBF，因此除应用抗生素对 BBF 导致的相关感染的治疗外，也发现了许多其他可能有效的方法但尚不成熟。随着对 BBF 研究的不断深入，可能开辟对 BBF 相关感染治疗的新途径。

（三）细菌耐药性的传播

抗菌药物耐药性的传播是在三个水平上进行的：

1. 通过细菌在人群中间从一个人到另一个人的转移传播。

2. 通过耐药基因在细菌之间从一种细菌到另一种细菌转移而来，通常由质粒介导。

3. 通过耐药基因在细胞内遗传元素之间的转移而在质粒-质粒间或质粒-染色体间传播，系由转座子（transposons）介导。

突变（mutation）：对抗生素敏感的细菌因编码某个蛋白的基因发生突变，导致蛋白质结构的改变，不能与相应的药物结合或结合能力降低。突变也可能发生在负责转运药物的蛋白质的基因、某个调节基因和启动子，从而改变靶位、转运蛋白或灭活酶的表达。细菌对喹诺酮类（回旋酶基因突变）、利福平（RNA 聚合酶基因突变）的耐药性都是通过突变引起的。

临床上最为常见的耐药性是由质粒（plasmid）介导的，质粒是染色体外具有遗传功能的基因成分，存在于细菌胞浆中，可不依赖染色体而进行 DNA 复制。质粒带有各种基因，包括耐药菌基因（R-plasmid）。通过细菌内遗传元素之间的耐药基因转移，系由转座子介导。转座子是 DNA 的一部分，它能从一个 DNA 分子（供体）的一部分转移到另一个 DNA 分子（受体）。转座子与质粒不同，它不能独立复制，但当转座子与有复制能力的 DNA 质粒和染色体在一起并成为质粒和染色体的一部分时，转座子也可被复制。因此，转座子可以携带一种或多重耐药基因，并依附在一个质粒上转移到一个新的菌种，这就是为什么相同的耐药基因在不同的细菌中传播的原因。

对多种抗菌药物耐药的多重耐药性也可通过一种可移动的元素细菌基因盒-整合子系统传播。基因盒为附着在一个小的识别单位的一个耐药基因组成，数个耐药基因可以被包装成一个多基因盒阵列。并依次被整合进入一易于快速流动的较大的 DNA 单位，成为整合子，整合子（可被放置在转座子上的基因盒）含有一种整合酶（重组酶基因）可以将基因盒插到整合子上的特定部位，这样一个转座子-整合子-多药耐药基因盒阵列的系统允许多重耐药性在细菌内的基因元素之间特别迅速而有效地转移，常造成耐药性在细菌感染中的广泛扩散，尤其是多重耐药性的传播。

转导（transduction）：转导由噬菌体完成，由于噬菌体的蛋白外壳上掺有细菌的 DNA，如这些遗传物质含有耐药基因，则新感染的细菌将获得耐药性，并将此特点传至后代。

转化（transformation）：细菌将环境中的游离 DNA（来自其他细菌）掺进敏感细菌的 DNA 中，使其表达的蛋白质发生部分的改变，这种转移遗传信息的方式称为转化。肺炎链球菌耐青霉素的分子基础即是转化的典型表现，耐青霉素的肺炎球菌产生不同的青霉素结合蛋白（PBPs），该 PBPs 与青霉素的亲和力低。对编码这些不同的 PBPs 的基因进行核酸序列分析，发现有一段外来的 DNA。

接合（conjugation）：细胞间通过性菌毛或桥接进行基因传递的过程。编码多重耐药基因的 DNA 可能经此途径转移，是耐药性扩散的及其重要的机制之一。可转移的遗传物质中含有质粒的两个不同的基因编码位，一个编码耐药部分，为耐药决定质粒（resistance-determinant plasmid）；另一个质粒称为耐药转移因子（resistance transfer factor），含有细菌接合所必需的基因。两个质粒可单独存在，也可以结合成一个完整的 R 因子。某些编码耐药性蛋白的基因位于转座子，可在细菌基因组或质粒 DNA 的不同位置间跳动，即从质粒到质粒，从质粒到染色体，从染色体到质粒。

由于耐药基因的多种方式在同种和不同种细菌之间移动，促进了耐药性和多重耐药性的发展。多重耐药性已成为一个世界范围的问题，致使新的抗菌药不断涌现却仍滞后于耐药性的产生。因此，临床医生必须严格掌握使用抗菌药物的适应证，合理地使用抗菌药可降低耐药的发生率和危害性。

（四）多重耐药的产生与对策

1. 多重耐药的概念　病原体对多种化疗药物的敏感性降低称为多重耐药（multi-drug resistance，MDR）。包括细菌、真菌、病毒和肿瘤细胞。其中细菌的多重耐药问题已经成为全球关注的热点，也是近年来研究和监测的重点。

2. 产生多重耐药的主要细菌及机制　在对细菌抗生素耐药机制的研究中，发现了整合子之一可移动基因元件的存在，它通过捕获基因盒使细菌产生了多重耐药性。由于基因盒所携带的基因多为抗菌药耐药基因，整合子的水平传播则被认为是耐药基因传播最有效的方式，同时也是临床多重耐药株出现的主要原因。

(1) 甲氧西林耐药金黄色葡萄球菌与甲氧西林耐药凝固酶阴性葡萄球菌（methicillin-resistant coagulase negative staphylococci，MRCNS，包括凝固酶阴性，耐甲氧西林的表皮葡萄球菌和溶血葡萄球菌）：金黄色葡萄球菌不仅产生β-内酰胺酶对β-内酰胺类抗生素耐药，更可改变青霉素结合蛋白，产生新的 PBP_{-2a}，对β-内酰胺类抗生素高度耐药，并且对万古霉素以外的所有抗金黄色葡萄球菌的抗菌药物形成多重耐药。敏感的金黄色葡萄球菌有5个PBPs（$PBP_{-1、2、3、3'、4}$），并无78kD的 PBP_{-2a}，细菌在β-内酰胺类抗生素的诱导下，由结构基因 *mecA* 表达产生新的 PBP_{-2a}，它不仅具有敏感菌株5个PBPs全部功能，而且与抗生素的亲和力极低，因此β-内酰胺类抗生素即使与其他PBPs结合，产生 PBP_{-2a} 的金葡菌依然可以维持存活，而且这个新的 PBP_{-2a} 不与抗生素结合，形成高度耐药的多重耐药性。

(2) 青霉素耐药肺炎链球菌（penicillin-resistant streptococcus pneumoniae，PRSP）：对青霉素耐药肺炎链球菌的 PBP_{-1a}、PBP_{2a}、PBP_{-2x} 及 PBP_{-2b} 等分子量较大的PBPs（100～78kD）与青霉素的亲和力明显降低。肺炎链球菌对大环内酯类的耐药性是由主动流出泵系统形成的，由耐药菌中一种专门编码表达14-与15-元大环内酯类外排泵膜蛋白基因 *mef*（*A*）介导的。

(3) 万古霉素耐药肠球菌（vancomycin-resistant Enterococcus，VRE）：包括对万古霉素耐药的粪肠球菌和屎肠球菌，后者又称VREF（vancomycin-resistant enterococcus faecium）。肠球菌对不同抗生素的耐药机制亦不相同。肠球菌对万古霉素的耐药机制是由肠球菌对万古霉素有 *van-A*、*van-B*、*van-C-1*、*van-C-2*、*van-C-3*、*van-D*、*van-E* 7种基因，由这些基因表达相应的耐药因子所表现的耐药表现也有van-A到van-E 7种表现型。其中以van-A与van-B两种耐药表现型最为常见。

(4) 对第三代头孢菌素耐药的革兰阴性杆菌：包括产生超广谱β-内酰胺酶（extended spectrum β-lactamases，ESBL）与产生Ⅰ类染色体介导的β-内酰胺酶（class I chromosome mediated β-lactamases）的革兰阴性杆菌。临床分离的对第三代头孢菌素耐药的革兰阴性杆菌如大肠埃希菌、肺炎克雷伯菌、阴沟肠杆菌中都可从同一菌株中分离到广谱酶、超广谱酶与染色体介导的Ⅰ类酶Amp C。广谱酶均为质粒介导，大多数广谱酶对第三代头孢菌素仍然敏感，但也有少数产广谱酶革兰阴性杆菌对其敏感性下降。超广谱酶大部分由质粒介导，少数由染色体介导，质粒介导的超广谱酶大多对酶抑制剂如棒酸、舒巴坦仍敏感，因此产生质粒介导超广谱酶的革兰阴性杆菌，第二代或第三代头孢菌素联合酶抑制剂大多有效，但产生染色体介导的超广谱酶的革兰阴性杆菌对第二代头孢菌素耐药性较高，这些产生染色体介导超广谱酶的耐药菌和产生染色体介导的Ⅰ类酶的耐药菌对第三代头孢菌素的耐药性加用棒酸、舒巴坦、他佐巴坦等酶抑制剂均无明显增效作用。

(5) 对碳青霉烯耐药的铜绿假单胞菌的耐药机制主要是细菌通透性改变：亚胺培南进入铜绿假单胞体内需通过铜绿假单胞菌的一种特异的外膜通道即Opr D porin蛋白通道，

铜绿假单胞菌可发生特异性的外膜通道突变，使 Opr D 的基因缺损，不能表达 Opr D porin 蛋白，导致 Opr D 膜通道丢失，使亚胺培南无法进入铜绿假单胞菌体内，形成铜绿假单胞菌对碳青霉烯类耐药。近来有报道铜绿假单胞菌产生金属 β- 内酰胺酶是其对碳青霉烯耐药的机制之一。

（6）喹诺酮类耐药大肠埃希菌（quinolone-resistant escherichia coli，QREC）：大肠埃希菌对所有喹诺酮类有交叉耐药性，在我国耐药率已高达 50%～60%（国外报道低于 5%），主要原因除了我国自 20 世纪 80 年代以来长期大量仿制、生产以及不加限制地广泛临床应用喹诺酮类外，与农业、畜牧业、水产业、家禽饲养业把这种治疗药物用于动物的保健、疾病防治有关。大肠埃希菌对喹诺酮耐药机制主要为非特异的主动流出泵外排机制，同时改变结合部位、减少摄取、降低膜通道的通透性等都起一定作用。大肠埃希菌对喹诺酮出现耐药性时也同时对许多常用抗生素呈现多重耐药性。

3. 控制细菌耐药的措施　由于抗菌药物的广泛应用，各种抗菌药物的耐药率逐年增加。为了减少和避免耐药性的产生应严格控制抗菌药物的使用，遵循《抗菌药物临床应用指导原则》，合理应用抗菌药物；可用一种抗菌药物控制的感染不使用多种抗菌药物联合；窄谱抗菌药可控制的感染不用广谱抗菌药物；严格掌握抗菌药物预防应用、局部使用的适应证，避免滥用；医院内应对耐药菌感染的患者采取相应的消毒隔离措施，防止院内交叉感染；对抗菌药物要加强管理，抗菌药物必须凭医生处方购买。

二、细菌对氨基糖苷类耐药性

氨基糖苷类（aminoglycosides）是一类有氨基糖和氨基环醇以苷键相连接而成的碱性抗生素。包括来自链霉菌的链霉素（streptomycin）、卡那霉素（kanamycin）、妥布霉素（tobramycin）、巴龙霉素（paromomycin）、大观霉素（spetinomycin）、新霉素（neomycin）等，来自小单孢菌的庆大霉素（gentamicin）、西索米星（sisomicin）、小诺米星（micronomicin）、阿司米星（astromicin）等，以及半合成氨基糖苷类的阿米卡星（amikacin）、奈替米星（netilmicin）、阿贝卡星（arbekacin）、异帕米星（isepamicin）等。氨基糖苷类抗生素的优点在于抗菌谱广，抗革兰阴性杆菌活性强于青霉素类和第一代头孢菌素类抗生素，与β-内酰胺类和万古霉素类合用可产生协同作用；缺点是无抗厌氧菌活性、胃肠道吸收差、具有不同程度的肾毒性和耳毒性。

尽管大多数抑制微生物蛋白质合成的抗生素为抑菌药，但氨基糖苷类抗生素却具有明显的杀菌作用，属静止期杀菌药。其杀菌作用特点如下：①抗菌谱广，对包括铜绿假单胞菌、不动杆菌属等的各种革兰阴性杆菌和包括耐甲氧西林金黄色葡萄球菌（methicillin-resistance staphylococcus aureus，MRSA）等革兰阳性菌均具有较好的抗菌活性，特别是对需氧革兰阴性杆菌的抗菌活性显著强于其他类药物；部分药物具有抗结核杆菌作用，但对厌氧菌无效，因厌氧菌缺乏氧依赖性主动转运系统；②其杀菌速率和杀菌时程为浓度依赖性，即浓度愈高，杀菌速率愈快，杀菌时程也愈长；③具有较长时间的抗生素后效应（postantibiotic effect，PAE），期 PAE 呈浓度依赖性；④具有初次接触效应（first exposure effect，FEE）指细菌首次接触氨基糖苷类抗生素时，即被迅速杀死，未被杀死的细菌再次或多次接触同种抗生素时，其杀菌作用明显降低；⑤在碱性环境中抗菌活性增强。

氨基糖苷类抗生素对各种需氧革兰阴性杆菌，如大肠埃希菌、铜绿假单胞菌、变形杆菌、克雷伯菌属、肠杆菌属、志贺菌属和枸橼酸杆菌属等具有强大的抗菌活性；对沙雷菌属、产碱杆菌属、不动杆菌属和嗜血杆菌属也有一定的抗菌作用；对淋病奈瑟菌、脑膜炎奈瑟菌等革兰阴性球菌作用较差；对甲氧西林敏感的葡萄球菌（包括金黄色葡萄球菌和表皮葡萄球菌）也有较好的抗菌活性，对各组链球菌的作用微弱，对肠球菌和厌氧菌无效。若氨基糖苷类与β-内酰胺类抗生素合用，对肠球菌属、李斯特菌属、草绿色链球菌和铜绿假单胞菌可获协同作用。

（一）氨基糖苷类抗生素的抗菌机制

主要包括：

1. 抑制细菌蛋白质合成。

2. 干扰细菌细胞膜正常通透性。

3. 刺激菌体产生致死量的羟自由基。

（二）氨基糖苷类抗生素耐药性产生的原因

1. 产生修饰和灭活氨基糖苷类抗生素的修饰酶或钝化酶　这是细菌对氨基糖苷类抗生素产生耐药性最为重要的机制。包括 N-乙酰转移酶（N-acetyltransferases，AAC）、O-核苷转移酶（O-nucleotidyltransferases，ANT）和 O-磷酸转移酶（O-phosphotransferases，APH），这些酶的基因经质粒介导合成，AAC 以乙酰辅酶 A 为供体，乙酰化氨基糖苷类药物 1、3、61、21 位氨基，而 APH 和 ANT 两者均以 ATP 为供体，APH 作用于氨基糖苷类药物的 31 位 OH 和 4 位（潮霉素）、311 位（链霉素）和 6 位（链霉素）-OH，ANT 作用于氨基糖苷类药物的 211、41 位-OH 和 311 位（链霉素和大观霉素）-OH 使之磷酸化，从而使得氨基糖苷类药物钝化。

很多因素如插入序列、调节基因、细胞密度都可以影响耐药基因的表达。在整合子中耐药基因的表达主要受启动子$_{Pant}$的序列及含耐药基因的基因盒在整合子中所处的位置所影响，当基因盒越靠近$_{Pant}$时，耐药基因的表达也越强。

经修饰后的氨基糖苷类不能与核糖体结合，从而失去干扰核糖体功能的作用；此外经修饰的氨基糖苷类可与未经修饰的氨基糖苷类竞争细菌细胞内转运系统，减少药物摄入量，从而失去抗菌活性。有些酶对氨基糖苷类抗生素具有底物特异性，能产生这些酶的细菌在氨基糖苷类药物间可能不存在交叉耐药性，但有些酶可灭活多种氨基糖苷类抗生素，能产生这些酶的细菌在氨基糖苷类药物间可能存在交叉耐药性。当氨基糖苷类抗生素依赖电子转运通过细菌内膜而到达胞质溶胶中后，与核糖体 30S 亚基结合（能量依赖期 Ⅱ，energy dependent phase Ⅱ，EDP Ⅱ），但这种结合并不阻止肽合成起始复合物的形成，而是通过破坏控制翻译准确性的校读过程来干扰新生链的延长。而异常蛋白插入细胞膜后，又导致通透性改变，促进更多氨基糖苷类抗生素的转运。氨基糖苷类抗生素修饰酶通常由质粒和染色体所编码，同时与可动遗传因子（整合子、转座子）也有关，质粒的交换和转座子的转座作用都有利于耐药基因掺入到敏感菌的遗传物质中去。氨基糖苷类抗生素修饰酶催化氨基糖苷类抗生素氨基或羟基的共价修饰，使得氨基糖苷类抗生素与核糖体的结合减少，促进药物摄取的 EDP Ⅱ 也被阻断，因而导致耐药。

2. 细胞膜通透性改变或细胞内转运异常　该机制导致药物摄取和在细胞内积累减少，从而导致细菌耐药。氨基糖苷类抗生素可通过由寡肽结合蛋白组成的寡肽系统转运至细胞内，耐药突变株或因寡肽结合蛋白（oligopeptide binding protein，OppA）合成的数目减少，或因编码寡肽结合蛋白的基因发生了无义突变而不含寡肽结合蛋白，导致膜通透性下降，使药物摄取量减少，这是导致自发耐药出现的主要因素。假单胞杆菌属及其他一些非发酵革兰阴性杆菌对所有的氨基糖苷类抗生素都有可能产生中等程度的耐药。基因突变导致膜的不可渗透性，使能量代谢如电子转运受到影响，减少了氨基糖苷类抗生素的吸收，结果导致对之产生耐药。庆大霉素由于摄取量减少而导致耐药。药物的缺损转运可导致耐药。氨基糖苷类抗生素通过寡肽系统转运至细胞内，转运是导致自发耐药出现的重要因素。寡肽结合蛋白是寡肽转运系统的重要组分，而大肠埃希菌耐卡那霉素突变株的 OppA 数目明显减少，有的突变株甚至不含 OppA。前者是因为在翻译水平上 OppA 合成的减少，后者则是由于编码 OppA 的基因 OppA 发生了无义突变。这些突变株同时对其他氨基糖苷类抗生素包括链霉素、新霉素及依帕米星也具有耐药性。原核微生物包括病原性细菌体内分布着很多多药耐药（multi-drug resistance，MDR）外排系统，蛋白质介导的药物外排（efflux）在革兰阴性菌固有耐药性方面起着主要作用。Edgar 等从大肠埃希菌中克隆到一个 MDR 基因 *mdfA*，它可以编码 410 氨基酸残基的推定膜蛋白 MdfA。这种新的多药转运蛋白属于 major facilitator Superfamily（MFS）型转运蛋白，由质子电化学梯度驱动，具有输出新霉素、卡那霉素的活性。Ainsa 等从偶发分枝杆菌和结核分枝杆菌中克隆到了 *tap* 基因，它所编码的 Tap 蛋白序列与 MFS 型膜外排泵具 20%～30%的氨基酸同一性。这种质子依赖性外排泵可输出庆大霉素和奈替米星。类鼻疽伯克菌对氨基糖苷类药物通常具有高水平的内在耐药性，转座突变实验表明这主要是由于 AmrAB-OprA 使得药物外排所引起。此外，过去人们通常认为铜绿假单胞菌中 RND 型外排泵只能转运亲脂或两亲化合物，而亲水性化合物氨基糖苷类抗生素并不是此外排系统的底物。但 Aires 等最近从铜绿假单胞菌中寻找到了 MexXY 活性外排系统，正是这一 RND 型外排泵的作用，使得铜绿假单胞菌对氨基糖苷类药物通常具有显著的固有耐药性。

3. 氨基糖苷类抗生素靶位修饰　本类抗生素的结合点在核糖体 30S 亚基上，链霉素作用于核糖体 30S 亚基，导致基因密码的错读，引起 mRNA 翻译起始的抑制及异常校读。大量研究表明编码 S12 核糖体蛋白的 *rpsL* 基因及编码 16S rRNA 的 *rrs* 基因的突变都会使核糖体靶位点改变，使得细菌对链霉素产生显著水平的耐药。S12 蛋白是 30S 亚基中的一个组分，主要控制药物与 30S 亚基的结合，可稳定由 16SrRNA 所形成的高级结构。编码 S12 核糖体蛋白的 *rpsl* 基因及编码 16SrRNA 的 *rrs* 基因的突变都会使核糖体靶位点改变，进而影响 16SrRNA 的高级结构，而 16SrRNA 结构的改变又使 rRNA 对氨基糖苷类的亲和力降低而不能形成复合体，两者均使抗生素进入细菌后不能与 30S 亚基结合而导致耐药。最近又发现由 *rmt* 基因和 *npm* 基因编码的 16SrRNA 甲基化酶可使细菌的药物作用靶位甲基化，从而降低细菌对氨基糖苷类抗生素的亲和力，产生高度耐药，甚至可导致细菌泛氨基糖苷类耐药（pan-aminoglycoside-resistance），包括耐阿贝卡星。此外，卡那霉素与大肠埃希菌核糖体的结合由于 *rrs* 基因 1400 区的突变而受到影响。结核分枝杆菌菌株 ATCC35827 由于 *rrs* 基因 Al 400G 突变而导致其对阿米卡星、卡那霉素产生交叉耐药。迄今为止，已在革兰阴性杆菌中发现的 16SrRNA 甲基化酶基因有 *rmtA*、*rmtB*、*rmtC*、*rmtD*、*armA* 和 *npmA*。

三、细菌对β-内酰胺类抗生素耐药机制

β-内酰胺类抗生素是通过干扰细菌细胞壁肽聚糖的合成而显杀菌作用。细胞壁是由复杂的多聚物——肽聚糖（peptidoglycan）构成，肽聚糖由多糖和多肽组成，多糖包含有可变氨基葡萄糖、氮乙酰葡萄糖胺和单乙酰胞壁酸。5个甘氨酸基的多肽和氮乙酰胞壁酸葡萄糖胺连接肽链的末端是D-丙氨酰-D丙氨酸。青霉素结合蛋白（PBPs）具有转肽酶功能，催化转肽反应，使末端D-丙氨酸脱落并与邻近多台行程交叉网状联结，从而使细胞壁结构坚韧。β-内酰胺类抗生素与天然D-丙氨酰-D-丙氨酸的结构类似，它们可以和PBPs活性位点通过共价键结合，抑制转肽酶活性，从而阻止了肽聚糖的合成，导致细胞壁缺损，引起细菌细胞死亡。新近研究表明PBPs是β-内酰胺类抗生素的作用靶位，是存在于细菌细胞膜上的蛋白，其分子量为4万～12万。PBPs按分子量的不同可分为若干亚型。PBPs数目、种类、分子大小及抗生素的亲和力均因细菌菌种的不同而有较大的差异。同时β-内酰胺类抗生素的青霉素、头孢菌素和碳氢霉烯类，对各种亚型的PBPs亲和力是不同的，如青霉素与肺炎链球菌的PBPs亲和力较强，而碳青霉烯类对流感嗜血杆菌和大肠埃希菌等革兰阴性菌的PBP-2和PBP-3亲和力较强。β-内酰胺类抗生素通过与不同的PBPs结合阻碍其活性而表现出抗菌活性的差异。

β-内酰胺类抗生素使细胞破解死亡最终是由于细胞壁自溶酶（cell wall autolytic enzyme）的活性增加，产生自溶或胞壁质水解。自溶酶的活性可能与维持细菌细胞的正常功能与分裂有关。另外有证据表明β-内酰胺类抗生素可阻滞自溶酶抑制物的作用。

细菌对β-内酰胺类抗生素的耐药性在临床非常普遍。现已对其耐药性进行了大量的研究，并开发一些降低耐药性的新药。其主要的耐药机制有以下几个方面：

1. 生成β-内酰胺酶（β-lactamase） 这是最常见的耐药机制。β-内酰胺酶是一大类能够破坏具有β-内酰胺类抗生素的钝化酶的总称。具有不同特性的β-内酰胺酶细菌对不同结构的抗生素的耐受性不同。在所研究的革兰阳性细菌、革兰阴性细菌、诺卡菌和分枝杆菌中都发现有各种不同特性的β-内酰胺酶。β-内酰胺酶由质粒介导或染色体突变使细菌产生β-内酰胺酶，通过水解或非水解方式破坏β-内酰胺环，导致抗生素失活，这是大多数菌对β-内酰胺类抗生素耐药的主要机制。由G^+产生的β-内酰胺酶以金黄葡萄球菌产生的青霉素酶最多见；由G^-产生的β-内酰胺酶有染色体介导酶和质粒介导酶，后者在G^-杆菌耐药性产生中最重要。

迄今为止报道的β-内酰胺酶已超过400种。1990年，Ambler根据酶分子结构的不同将其分为A、B、C、D 4类，A、B、D类酶活性基团为丝氨酸，C类酶的活性基团为锌。其中A、D类酶可被β-内酰胺酶抑制剂所抑制。1995年，Bush将β-内酰胺酶分为四型：其中重要者为第Ⅰ和Ⅱ型。第Ⅰ型酶有染色体介导的AmpC型β-内酰胺酶和质粒介导的AmpC型β-内酰胺酶两种，前者的产生菌有阴沟肠杆菌、铜绿假单胞菌、枸橼酸杆菌属和沙雷菌属等，后者主要由肺炎克雷伯菌和大肠埃希菌产生。它主要作用于大多数青霉素，第一、二、三代头孢菌素和单环类抗生素。第四代头孢菌素、碳青霉烯类不受该酶作用。该酶不能被β-内酰胺酶抑制剂所抑制。AmpC酶的产生有两种可能：一是在诱导剂存在时暂时高水平产生，当诱导剂不存在时，酶的产量随之下降；二是染色体上控制酶高水平表达的基因发生突变，酶便可持续稳定高水平产生，从而使广谱头孢菌素、广谱青霉素和氨

曲南失去抗菌活性。由这种耐药菌引起的感染，病死率很高。以前认为第二组细菌（肠杆菌属）只产生典型的 AmpC 型酶，但目前的一些研究提示它们也能产生第Ⅱ型酶即超广谱β-内酰胺酶（ESBLs），包括 TEM1、TEM2、SHV1、OXA1 等。第Ⅱ型酶是由质粒介导的 ESBLs（TEM1、TEM2 和 SHV1 的变异体等 8 个亚型），主要由肺炎克雷伯菌、大肠埃希菌及大肠埃希菌属、枸橼酸杆菌、沙雷菌属和沙门菌属产生。作用于大多数青霉素、第一、二、三代头孢菌素和单环类。第四代头孢菌素、碳青霉烯类不受该酶作用。该酶可被β-内酰胺酶抑制药所抑制。ESBLs 可将耐药质粒以转化、传导、整合、易位、转座等方式传播给其他细菌，从而导致多种细菌产生耐药性。细菌对 3 种以上不同类抗菌药物耐药者即可称为多重耐药。一项肺炎克雷伯菌的研究发现，216 株细菌中 32 株产生 ESBLs（14.8%），用过第三代头孢菌素的患者产生 ESBLs 肺炎克雷伯菌的分离率比未用过的患者明显增高（31%比 3%，$P<0.01$），说明第三代头孢菌素与 ESBLs 的产生密切相关。故有人认为第三代头孢菌素类抗生素的滥用是引起这类耐药细菌出现的主要因素。主要对策为：

（1）研制能抵抗β-内酰胺酶水解的新抗生素：改变侧链以增强抗水解能力，如甲氧西林、双氯西林、苯唑西林均能对抗金黄色葡萄球菌产生的青霉素酶；从化合物分子结构上改进，如羧苄西林具有抗Ⅰ型染色体介导的β-内酰胺酶铜绿假单胞菌活性，头孢类抗生素如头孢西丁、头孢替坦特别是碳青亚烯类如亚胺培南、L695296 对许多内酰胺酶稳定，但也只是相对稳定。如嗜麦芽黄单胞菌产生的β-内酰胺酶就能破坏碳青酶烯类。

（2）联合用药：联用对β-内酰胺酶敏感的抗生素和抑制细菌产生β-内酰胺酶的抗生素，如氯霉素、红霉素与β-内酰胺酶类抗生素有协同作用。其机制可能是亚抑菌浓度选择性抑制β-内酰胺酶产生，但亚抑菌浓度剂量不易掌握。联合用药临床上经常应用，要进一步探讨研究。

（3）研制β-内酰胺酶抑制剂及其复合制剂：克拉维酸，虽然抗菌活性弱，但对许多β-内酰胺酶有强大的抑制作用。随着克拉维酸的发现，许多新的抑制剂包括β-内酰胺酶砜类化合物如舒巴坦（sulbactam）、三唑巴坦（tazobactam）是β-内酰胺酶自杀性抑制剂。这些抑制剂与β-内酰胺酶类抗生素联用，既抑制了β-内酰胺酶活性，又使抗生素不被水解，增强了抗生素的广谱抗菌作用。目前临床应用的复合制剂有阿莫西林/克拉维酸、替卡西林/克拉维酸、阿莫西林/舒巴坦、氨苄西林/舒巴坦、头孢哌酮/舒巴坦、头孢哌酮/三唑巴坦和哌拉西林/三唑巴坦等。

由于β-内酰胺酶在耐药性中的重要性，故抑制此类酶将克服细菌的耐药性并提高本类药物的疗效。这是β-内酰胺酶抑制剂与β-内酰胺类抗生素组成复方成功应用于临床的理论依据，降低细菌细菌因β-内酰胺酶引起的耐药性。

2. 药物对 PBPs 的亲和力降低　β-内酰胺类抗生素可专一地结合细菌内膜上的靶位点，干扰细胞壁肽聚糖合成而导致细菌死亡。由于这些靶位能与同位素标记的青霉素共价结合，故称为青霉素结合蛋白（PBP）。PBP 具有酶活性，在细菌生长繁殖过程中起重要作用，是参与细菌细胞壁合成的转肽酶，羧肽酶和内肽酶。PBP 的改变包括：①PBP 数量改变或缺失；②药物与 PBP 亲和力下降；③细菌产生缓慢结合的 PBP；④诱导性 PBP 的出现。这种耐药性不依赖β-内酰胺酶，广泛存在于人类病原菌中。由 PBP 介导的耐药性在 G^+ 比 G^- 中更常见和重要，其中最常见的是耐甲氧西林金黄色葡萄球菌（MRSA）。

耐药性一旦出现，同源的 PBP 染色体基因可部分转移至相关菌株，在细菌中快速扩散（克隆扩散）而造成严重威胁。细菌体存在多种 PBPs，他们的结构和功能各不相同。由于 PBPs 的结构和功能的差异，产生所谓内源性耐药；有些原本对药物敏感的菌株由于产生与 β-内酰胺类亲和力降低的新型 PBPs，从而获得耐药性。即通过不同菌株间 PBP 基因的同源重组，细菌可以获得对 β-内酰胺类低亲和力的 PBPs。从高度耐青霉素的肺炎链球菌分离的 5 个高分子量的 PBPs 中，有 4 个 PBPs 的基因通过同源重组产生 PBPs 而降低对 β-内酰胺类的亲和力。耐青霉素的链球菌是因其 PBPs 被耐药肺炎链球菌的一个额外的高分子 PBP 所置换，而这个 PBP 对所有的 β-内酰胺类亲和力均低。

MRSA 的耐药机制为产生 PBP_{2a}，其中 PBP_{2a}对 β-内酰胺类药物亲和力很低，分子量为 78kDa，当 β-内酰胺类药物以共价结合的方式使正常的 4 种主要 PBPs 失活，PBP2a 可替代完成细胞壁合成的功能，从而产生耐药。表皮葡萄球菌中也存在耐甲氧西林表皮葡萄球菌（methicillin resistant staphylococcus epidermidis，MRSE），其耐药机制与 MRSA 相同。肺炎链球菌有 6 种 PBPs，$PBP_{1a/1b}$（100kDa）、$PBP_{2a/2x/2b}$（95～78kDa）、PBP3（43kDa）。在耐青霉素肺炎链球菌（penicillin resistant streptococcus pneumoniae，PRSP）中，$PBP_{1a、2a、2x、2b}$对 β-内酰胺类药物的亲和力下降。由于 G^- 细菌的产酶耐药机制和通透性改变等耐药作用明显，PBPs 在其耐药机制中的作用并不显要。实验室研究发现铜绿假单胞菌的 PBP_3，不动杆菌的 PBP_1、PBP_2、PBP_5，流感嗜血杆菌的 PBP_3、PBP_4、PBP_5，淋病奈瑟球菌的 PBP_1、PBP_2，脑膜炎奈瑟球菌的 PBP_2 与其耐 β-内酰胺类抗菌药物有关。目前在其他 G^- 细菌，如肠杆菌、肺炎克雷伯菌、沙门菌属、变形杆菌属、沙雷菌属以及大肠埃希菌中，尚未发现与 PBPs 有关的耐药性。

采取的策略：①改造现有的抗生素。当前第 4 代头孢类药物马斯平是一个很好的例子。由于两性结构，带正电荷部分很快与膜孔带负电荷部分结合，使其迅速进入膜化。由于其对 β-内酰胺酶的亲和力低，而对多种 PBP 有高度亲和力，因此很快产生作用；②寻找 MRSA 的 PBP_{2a} 抑制剂。体内外实验中均发现头孢哌酮/舒巴坦能增加头孢哌酮对 PBP_{2a}和 PBP_4 的亲和力，对 MRSA 的抗菌效力增加；③β-内酰胺类抗生素的联用攻击不同的 PBP 来杀死细菌。例如青霉素 G 与美洛西林联用，由于两者作用于不同靶位，可使其作用加强。β-内酰胺类抗生素低浓度时，菌株生长即被抑制，但需要高浓度才能将其杀灭，即呈最低抑菌浓度（MIC）与最低杀菌浓度（MBC）的分离。研究表明，这是由于细菌过度分泌自溶抑制因子而降低了细菌的自溶性。因此耐受性表现为细菌虽不对 β-内酰胺类抗生素耐药，但仍不会被杀死。综上所述，细菌对 β-内酰胺类耐药机制是多方面的。但细菌耐药性的发生是抗菌药物广泛应用，特别是无指征滥用的结果。故临床上抗菌药的使用要严格掌握适应证，尽可能地以病原学诊断为标准，不可滥用。

3. 药物不能在作用部位达到有效浓度

（1）孔道蛋白数量和质量的改变：细菌细胞膜与细胞的细胞膜相似，是一种具有高度选择性的渗透性屏障。细菌外膜是许多抗生素不能穿透的屏障，但 β-内酰胺类的亲水的抗生素可通过蛋白质在外膜形成的孔道（如 OmpF 和 OmpC）弥散进入。在耐药的细菌中可见孔道数量减少和孔道变小，使药物难以达到作用部位。外膜孔道的数量和大小在不同的革兰阴性菌不同。细胞外膜上的某些特殊蛋白，即膜孔蛋白（porin）是一种非特异性的、跨越细胞膜的水溶性扩散通道。抗菌药物也可通过这些膜孔蛋白进入菌体内部，发挥效用。而某些细菌由于膜孔蛋白较少或蛋白通道较小，使某些抗菌药物不能进入菌体内部，产生所谓“内在性耐药”或称“固有性耐药”，即这种耐药并非是由于任何染色体的突变或是耐药质粒的获得所致。如铜绿假单胞菌的细胞外膜上没有大多数革兰阴性细菌所具有的典型的高渗透性孔蛋白，它的孔蛋白通道对小分子物质的渗透速度仅为典型孔蛋白通道的 1/100。

一些具有高渗透性外膜的对抗菌药物原来敏感的细菌可以通过降低外膜的渗透性而发展成为耐药性，如原来允许某种抗菌药物通过的孔蛋白通道由于细菌发生突变而使该孔蛋白通道关闭或消失，则细菌就会对该抗菌药物产生很高的耐药性。此种耐药机制往往对抗菌药物特异性较差，具有多重耐药性，因此，相对来说，临床选择有效药物的难度更大。

外膜通透性下降导致耐药性主要由于：①膜孔蛋白（F、C）缺陷；②多向性突变；③特异性通道的突变；④脂质双层改变。外膜屏障使细菌对药产生固有的抗药性，且多数 G^- 产生 β-内酰胺酶。研究表明，外膜屏障与 β-内酰胺酶有明显的协同作用，即通透性降低的作用可使有效的酶灭活系统加强。近年来因外膜通透性降低而出现的耐药越来越多，如铜绿假单胞菌对 β-内酰胺耐药一般认为是低的外膜通透性和高的 β-内酰胺酶活性的协同。

黏质沙雷菌的外膜对抗菌药物固有耐药。该菌主要有 4 个膜孔蛋白：Ompl、Omp2、Omp3、Omp4，分子量分别为 42、40、39、17kD。其中 Omp2、Omp3 表现出和大肠埃希菌 OmpC、OmpF 相似的渗透压调节和温度调节作用，渗透压系数也与大肠埃希菌中得到的相近似。研究黏质沙雷菌对广谱 β-内酰胺类耐药特性表明，该菌低度耐药与单独过度表达 β-内酰胺酶有关；高度耐药与过度表达 β-内酰胺酶及膜孔蛋白（Omp2 或 Omp2、Omp3）的减少或缺失有关。亚胺培南对铜绿假单胞菌具有较强的活性，这主要是因为它的扩散是通过一个特殊的孔蛋白通道 OprD，临床分离对亚胺培南耐药的铜绿假单胞菌与孔蛋白通道 OprD 缺失有关。另外，如果非特异性孔蛋白基因发生突变而使其表达量降低，同样能使革兰阴性细菌对某些抗菌药物的耐受性大大地增加。这些突变在实验室里很容易地被选择，并在临床上已经分离到了具有这种耐药机制的耐药菌。

采取的策略：消除膜通透性改变的策略也是研制新的抗生素及联合用药。第三代头孢菌素对 G^- 产生耐药的机制主要是药物通过 G^- 细菌外膜的扩散程度缓慢，且对周质中的许多 β-内酰胺酶有高的亲和性。而第 4 代的头孢吡肟透入到细菌内的速率较第 3 代提高 5～7 倍。已进入临床应用的碳青霉烯类抗生素亚胺培南导致细菌细胞自溶的作用可因头孢替安的协同而增强，其机制是亚胺培南先引起细胞壁的破损，而头孢替安则加速了细菌的自溶。

（2）主动外派系统加强：这是细菌固有耐药和多重耐药的重要机制之一，目前已在研究抑制该系统的抗菌药。

四、细菌对大环内酯类耐药机制

大环内酯类（macrolides）抗生素是一组由 2 个脱氧糖分子与一个含 14～16 个碳原子大脂肪族内酯环构成的具有相似抗菌作用的一类化合物。红霉素为其代表药，是 1952 年第一个用于临床的 14 元环大环内酯类，其后地红霉素、麦白霉素、交沙霉素、乙酰螺旋霉素、麦迪霉素等第一代大环内酯类药物相继问世，主要用于治疗耐青霉素 G 金黄色葡萄球菌引起的严重感染及对β-内酰胺类抗生素过敏的患者，疗效肯定，无严重不良反应，但对胃酸不稳定，生物利用度低，且消化道反应多；自20世纪70年代起又相继开发了罗他霉素、罗红霉素、克拉霉素、阿奇霉素、乙酰麦迪霉素、氟红霉素等第二代大环内酯类，提高了对胃酸的稳定性和生物利用度，改善了肠道吸收功能，增强了抗菌活性，毒性低，副作用少，对需氧革兰阳性球菌均有较强的抗生素后效应（postantibiotic effect，PAE），一广泛用作治疗呼吸道感染的一线药物，代表药物为克拉霉素和阿奇霉素。近年来，随着大环内酯类抗生素在感染性疾病中的广泛应用，对该类药物耐药的菌株不断增多，如大环内酯类-克林霉素类-链阳霉素B（macrolides-lincomycins-streptogramins B，MLSB）耐药菌株，因此近年又开发了第三代大环内酯类药物酮内酯类（ketolides），其对第一、第二代大环内酯类抗生素耐药菌有良好的作用，且抗菌谱广，代表药物为泰利霉素和喹红霉素。

大环内酯类抗生素按化学结构可分为：①14元环大环内酯类：红霉素（erythromycin）、竹桃霉素（oleandomycin）、克拉霉素（clarithromycin）、罗红霉素（roxithromycin）、地红霉素（dirithrimycin）、泰利霉素（telithromycin）和喹红霉素（cethromycin）等；②15元环大环内酯类：阿奇霉素（azithromycin）；③16元环大环内酯类：麦迪霉素（medecamycin）、乙酰麦迪霉素（acetylspiramycin）、吉他霉素（kitasamycin）、乙酰吉他霉素（acetylkitasamycin）、交沙霉素（josamycin）、螺旋霉素（spiramycin）、乙酰螺旋霉素（acetylspiramycin）、麦白霉素（meleumycin）、乙酰麦迪霉素（miocamycin）、罗他霉素（rokitamycin）等。

大环内酯类抗生素抗菌谱广，对大多数革兰阳性菌、部分革兰阴性菌及一些非典型致病菌均有效。对葡萄球菌属（包括产生β-内酰胺酶的葡萄球菌和耐甲氧西林的金黄色葡萄球菌）、各组链球菌、肺炎双球菌、破伤风杆菌、炭疽杆菌、白喉杆菌、淋病奈瑟菌、脑膜炎奈瑟菌、百日咳杆菌、流感杆菌、军团菌属等具有强大的抗菌活性；对梅毒螺旋体、肺炎支原体、衣原体、立克次体、弓形虫、非典型分枝杆菌等病原体也有较好的抗菌作用。大环内酯类通常为抑菌剂，高浓度时对敏感菌为杀菌剂，且在碱性环境中抗菌活性增强。

大环内酯类抗生素能透过细胞膜，紧密结合于细菌核糖体50S亚基的23rRNA上肽酰转移酶中心的肽链移位通道入口处，即核糖体的供位（P位）。处于肽链延长过程中的肽酰基t-RNA，需要通过肽酰转移酶催化的肽酰基转移反应，将其携带的肽酰基转移到核糖体受体（A位）新接受的氨基酸上形成新的肽酰基t-RNA，并将其从A位移至P位，所以，P位是蛋白质合成过程中肽链延长阶段所必需的。优于大环内酯类抗生素能竞争与P位结合，既阻断了t-RNA结合到P位上，也抑制了新合成的肽酰基t-RNA自A位移至P位，从而阻断肽链延长，抑制细菌蛋白质合成。14元环大环内酯类阻断肽酰基t-RNA移位，而16元环大环内酯类移至肽酰基的转移反应。大环内酯类抗生素还能在蛋白质合成早期抑制核糖体组装，使功能性核糖体减少，导致蛋白质合成减少而抑制细菌生长。由于大环内酯类在细菌核糖体50S亚基上的结合点与林可霉素类和氯霉素相同或相近，故当与这些药合用时因竞争结合而发生拮抗作用。因细菌核糖体与哺乳动物体内的核糖体不同，故大环内酯类对哺乳动物核糖体几乎无影响。

随着大环内酯类抗生素临床应用的增多，细菌对其耐药性日益增加。大环内酯类抗生素之间存在交叉耐药性，即对大环内酯类一个成员耐药的菌株亦对此类药物的其他成员耐药。其耐药机制：

（一）靶位点修饰

erm（erythromycin resistance methylase）基因为编码核糖体甲基化酶的基因，目前已发现有 20 余种 *erm* 基因，其编码的核糖体甲基化酶可使细菌核糖体 23S rRNA 环内酯类抗生素结合位点（腺嘌呤残基）N-6-位二甲基化，导致结合位点发生立体构象改变，核糖体和大环内酯类的亲和力下降而引起高水平耐药。因大环内酯类、林可霉素类和连阳霉素 B 的部位相仿，故他们之间存在交叉耐药现象。

由靶位改变所致的 MLS 耐药又分为内在性（cMLS）耐药及诱导性（iMLS）耐药。cMLS 耐药菌对 14、15、16 元环大环内酯类、林可霉素类抗生素及奎奴普丁均耐药。葡萄球菌的 iMLS 耐药菌对 14、15 元环大环内酯类抗生素耐药，而对 16 元环大环内酯类、林可霉素类抗生素及奎奴普丁仍敏感，而链球属的 iMLS 耐药菌部分菌株对 16 元环大环内酯类及林可霉素类抗生素也耐药。因为对于葡萄球菌，只有 14、15 元环大环内酯类抗生素可产生诱导耐药，而对于链球菌属则 14、15、16 元环大环内酯类及林可霉素类抗生素均可诱导耐药。Seppala 测定的 332 株 iMLS 耐药化脓链球菌中，35%对乙酰麦迪霉素（16 元环大环内酯类）耐药，9%对克林霉素耐药。目前应用于临床的大环内酯类抗生素主要有：14 元环，红霉素、克拉霉素、罗红霉素；15 元环，阿奇霉素；16 元环，麦迪霉素、螺旋霉素、乙酰螺旋霉素、交沙霉素、乙酰麦迪霉素。此类耐药菌的耐药基因为位于质粒或染色体上的 *erm* 基因，目前至少已发现 8 类 *erm* 基因，常见的有 *ermA*、*ermC*（葡萄球菌属耐药基因），*ermAM*（链球菌属耐药基因）。内在耐药或诱导耐药是由甲基化酶结构基因上游的调节区序列所决定的。

人们已成功地在具有 MLSB 耐药性的化脓链球菌中测序了属于 *ermAM*（*ermB*）族的基因。在临床分离出的具红霉素耐药性及诱导型 MLSB 耐药性的化脓链球菌菌株中，又鉴定了 1 个新的 *erm* 基因，称为 *ermTR*，其核苷酸序列中有 83.5%与金黄色葡萄球菌中发现的 *ermA* 基因相同，而与化脓链球菌中导致 MLSB 抗性的 ermAM 基因差别较大。

幽门螺旋杆菌中的 *erm* 基因使细菌 23S rRNA 发生两类位点特异性突变，即 A21212 和 A2143，前者导致对所有 MLSB 类抗生素的高度交叉耐药性，后者仅导致对克拉霉素和克林霉素的中度耐药性，对链阳菌素 B 无效，但产生 A21432 突变的克拉霉素耐药菌并不一定是红霉素耐药菌。

（二）灭活酶的产生

质粒介导的红霉素酯酶和大环内酯 2-磷酸转移酶可以水解内酯键而破坏酯环。金黄色葡萄球菌产生的红霉素酯酶既可破坏 14 元环药物，也能破坏 16 元环药物；而大肠埃希菌 *ereA* 基因和 *ereB* 基因编码的红霉素酯酶或 *mph* 基因编码的 2-磷酸转移酶仅破坏 14 元环，并不破坏 16 元环药物。

葡萄球菌属（金黄色葡萄球菌、溶血葡萄球菌）尚可产生达福普汀乙酰转移酶、奎奴普丁水解酶或林可酰胺核苷酸转移酶而破坏链阳菌素或林可霉素类抗生素。

抗生素失活引起耐药性数年前就有报道，这类抗药性是由于对大环内酯磷酸化、糖基化或酯化引起的。最近，发现有两个糖基转移酶和一个糖苷酶参与了对竹桃霉素的修饰，还在 S. ambifaciens 中鉴定出一个编码的糖基转移酶的 *gimA* 基因，它位于 *srmA*（一个导致对 piramycin 耐药的基因）的下游。与螺旋霉素耐药性的青紫链霉菌中编码糖基转移酶的基因有高度相似性。

临床分离出的 E. coli 菌株 BU2506，由于具有大环内酯 2-磷酸转移酶Ⅱ，表现出高度的大环内酯耐药性，在这个菌株中发现了 2 个质粒：PTZ3721（84KB）和 PTZ3723（24KB），有证据表明编码 2-磷酸转移酶Ⅱ的基因 *mphB* 就位于 BM2506 的这 2 个质粒中，并能通过接合等方式传播给其他的 E. coli 菌株。

（三）主动外排系统增强

在 80 年代末及 90 年代初，对耐红霉素表皮葡萄球菌及金黄色葡萄球菌的研究中发现了一种新的耐药现象，耐药菌对 14、15 元环大环内酯类抗生素及奎奴普丁诱导耐药，而对 16 元环大环内酯类及林可霉素类抗生素仍敏感，称为 MS 耐药表型。在其后的研究中发现，含耐药质粒 pNE24 的 MS 耐药表皮葡萄球菌的耐药机制与能量依赖的外排系统有关，实验发现含耐药基因的表皮葡萄球菌细胞内药物浓度明显低于敏感菌中的浓度，加入能量抑制剂碳酰氯间氯苯腙（CCCP）后，耐药菌细胞内药物浓度上升至与敏感菌相当的水平。Matsuoka 等在质粒介导的 MS 耐药金黄色葡萄球菌的细胞膜上发现多了 1 个 63kDa 的蛋白质，疑为与主动外排系统相关的膜蛋白。

Ross 等从 MS 耐药型的表皮葡萄球菌中克隆并测序了耐药基因 *msrA*（maerolide streptogramins resistance），分析发现耐药基因 *msrA* 编码的含 488 个氨基酸的蛋白质（MsrA）与能量依赖的转运蛋白同源。

20 世纪 90 年代，Seppala 等对 552 株耐红霉素化脓链球菌的耐药表型研究中，又发现了一种新的耐药现象，细菌对红霉素耐药而对克林霉素仍敏感，且占总耐药菌的 38%（209/552），因这一耐药现象的耐药机制尚不清楚，故简称为 NR（novel resistance）。NR 与诱导性耐药（1R）的区别在于，NR 菌株不被红霉素诱导而对克林霉素产生耐药，细菌在含低于抑菌浓度红霉素的肉汤中培养后，NR 菌株仍对克林霉素敏感（MIC＜0. 125mg/L），而 IR 菌株则对克林霉素高度耐药（MIC＞256mg/L）。两者的简单鉴别方法为：在涂布菌液的平板上间隔一定的距离分别贴上含药物的纸片，过夜培养，如靠近红霉素纸片的克林霉素抑菌圈有缺损（D 型）则为 IR，仍为圆形则为 NR。在中国台湾分离的 B、C、F 及 G 组链球菌中也发现了 NR 菌株，占耐药菌的 37%。

有人在 1993～1995 年分离的化脓链球菌及肺炎球菌中，发现 NR 菌株分别占耐药菌株的 75%及 85%，因 NR 菌株对 14、15 元环大环内酯类抗生素耐药，而对 16 元环大环内酯类、林可霉素类抗生素及奎奴普丁仍敏感，故作者也将这一耐药现象称为 M 耐药。通过细菌对放射性标记红霉素的摄入情况的研究；发现 M 耐药的机制推测与外排系统有关，同时又发现链球菌属的外排系统的结构与葡萄球菌属的外排系统不同。

Schoner 等从 3 株产生大环内酯类抗生素的链霉菌中克隆出了 3 个耐药基因 *tlrC*、*srmB* 及 *carA*，并发现 3 个基因编码的蛋白质的氨基酸序列与 ATP 依赖的转运蛋白的序列极为相似。作者认为耐药基因编码的蛋白质将抗生素外排的作用是这些细菌对相应大环内酯类抗生素耐药的原因。

Clancy 等首次从一株临床分离的耐药化脓链球菌中克隆出 M 耐药的耐药基因，并命名为 *mefA*（macrolideefflux），将 *mefA* 基因在大肠埃希菌中表达，编码一个 44. 2kDa 具能量依赖性主动外排功能的蛋白质。

已发现的 M 显性（即仅为大环内酯耐药菌）耐药菌肺炎链球菌中的 *mefA* 基因有 90%的序列与化脓链球菌中的相同。最近，在无乳链球菌中发现了一个新的大环内酯流失基因：*mreA*。它对 14、15、16 元大环内酯都具有抗性。在许多临床分离出的 M 显性耐药无乳链球菌菌株中都发现了 *mefA* 和 *mefE* 基因。

在大环内酯耐药菌伯克霍尔德菌属和假单胞菌属中，外排系统也起了主要的作用。

（四）核糖体突变

核糖体 23S rRNA 碱基点突变及核糖体蛋白突变可引起大环内酯类耐药。①碱基点突变：23S rRNA 结构域Ⅱ区和Ⅴ区内能与抗生素直接结合的碱基点突变，可导致抗生素与核糖体亲和力下降，引起与 *erm* 基因编码核糖体甲基化酶导致的抗生素结合位点双甲基化类似的耐药。在临床野生耐药菌株中发现，A2063G 突变（相当于大肠埃希菌 A2058G 突变）为 14 元环类耐药。A2064G 突变（相当于大肠埃希菌 A2059G 突变）表现为对 14 和 16 元环类耐药。②核糖体蛋白突变；L4 和 L22 并不与大环内酯类抗生素直接结合，而是结合于 23S rRNAⅠ区，参与维持 23S rRNA 的立体构象，他们的突变使细菌多肽链通道发生重大变化，如 L4 突变使入口通道变窄，不能与药物结合，降低药物与靶位点的结合能力；而 L22 突变能扩大入口通道，通过无效途径结合红霉素。此外，由 23S rRNA 靶基因突变导致的耐药还与变异的 23S rRNA 操纵子基因（*rrl*）的拷贝数有关，*rrl* 基因变异拷贝数增多时，细菌对药物敏感性降低。

五、细菌对喹诺酮类抗药物耐药机制

喹诺酮类抗菌药是指人工合成的含有 4-喹酮母核的抗菌药物，具有抗菌谱广、抗菌力强、口服吸收好、组织浓度高、与其他抗菌药无交叉耐药性、不良反应相对少等特点，已成为治疗细菌感染性疾病的主要药物。其中氟喹诺酮类已成为该药物的主流。

依据开发时间及抗菌谱通常把此类药分为四代：第一代（1962～1969）以萘啶酸以代表，其抗菌谱窄、抗菌力弱、血药浓度低，仅对于大多数革兰阴性菌有活性，临床只用于泌尿道感染，现已被淘汰；第二代（1969～1979）以吡哌酸和西诺沙星为代表，抗菌谱由革兰阴性菌扩大到部分革兰阳性菌，且对铜绿假单胞菌有效，抗菌活性提高，但血药浓度低，仅限于治疗肠道和尿路感染，现已较少应用；第三代（1980～1996）以诺氟沙星、氧氟沙星、左氧氟沙星、环丙沙星、司帕沙星等喹诺酮类，主要特点是在母核 6 位碳上引入氧原子，并在 7 位碳上引入哌嗪环或甲基噁唑环，使其在第二代基础上不仅生物利用度大为提高，在组织和体液内分布较广，具有较长的半衰期，而且抗菌谱扩大到革兰阳性球菌、衣原体、支原体、军团菌及分枝杆菌，抗菌活性也明显增强，综合临床疗效已达到或超过了第二代头孢菌素，使得氟喹诺酮类药物成为近年生产和应用的热点。第四代（1997～）为曲伐沙星、克林沙星、莫西沙星、加替沙星等新氟喹诺酮类。其吸收快、分布广、血浆半衰期长，既保留前三代抗革兰阴性菌的活性，又明显增强了抗革兰阳性菌、军团菌、支原体、衣原体的活性，特别是增加了对厌氧菌的抗菌活性。临床即用于需氧菌的感染，也用于厌氧菌感染和混合感染，对绝大多数致病菌的综合临床疗效已经达到或者超过 β-内酰胺类抗生素。

诺氟沙星为第三代喹诺酮类早期代表，对革兰阴性需氧菌具有显著的作用，也对部分革兰阳性菌有效，抗菌活性大大超过第一、二代喹诺酮类，但却是氟喹诺酮类中最低者，其 MIC 可比环丙沙星高出 4～8 倍。环丙沙星、依诺沙星、左氧氟沙星、洛美沙星和氧氟沙星为第三代喹诺酮类后期产品，具有强大的抗革兰阴性菌活性，对革兰阴性球菌和杆菌（包括肠杆菌科、假单胞菌属、奈瑟球菌属、嗜血杆菌属、弯曲杆菌属）的 MIC 为 1～2μg/ml 或更低。其中环丙沙星抗革兰阴性菌，是抗铜绿假单胞菌的活性最强。对金黄色葡萄球菌、肺炎球菌、溶血性链球菌、肠球菌等革兰阳性球菌、衣原体、支原体、军团菌及结核杆菌也有效，但抗菌活性较对肠杆菌科为弱。在革兰阳性菌中，金黄色葡萄球菌对喹诺酮类敏感，链球菌和肠球菌的敏感性则不如葡萄球菌，耐甲氧西林金葡菌株对氟喹诺酮类也耐药。其中左氧氟沙星对包括肺炎链球菌在内的革兰阳性菌作用最强。

加替沙星、莫西沙星、司氟沙星和曲伐沙星等为第四代氟喹诺酮类，对铜绿假单胞菌和革兰阳性菌，特别是对肺炎链球菌和葡萄球菌的抗菌活性明显增强；也能有效对抗引起非典型肺炎的衣原体和支原体以及军团杆菌属和某些支原体等细胞内病原体，但他们对革兰阴性菌的抗菌活性均未超过环丙沙星。莫西沙星和曲伐沙星除了抗革兰阳性菌活性增强外，也具有其他氟喹诺酮类所缺乏的抗氧菌活性。

氟喹诺酮类药物的抗菌机制主要是抑制细菌 DNA 拓扑异构酶（topoisomerase）。细菌 DNA 拓扑异构酶包括拓扑异构酶Ⅰ、Ⅱ、Ⅲ和Ⅳ，拓扑异构酶Ⅰ和Ⅲ，主要参与 DNA 的松解，对氟喹诺酮类药物不敏感；拓扑异构酶Ⅱ又称 DNA 回旋酶（DNA gyrase），参与 DNA 超螺旋的形成，拓扑异构酶Ⅳ则参与与细菌子代染色质分配到子代细菌中。DNA 回旋酶和拓扑异构酶Ⅳ是氟喹诺酮类抗菌药的主要作用靶位，在革兰阳性菌中主要为拓扑异构酶Ⅳ，在革兰阴性菌中主要为 DNA 回旋酶。真核细胞含与细菌拓扑异构酶Ⅱ类似功能的 DN 拓扑异构酶，但对喹诺酮类药物不敏感。

细菌 DNA 分子长度一般超过 1000μm，需要形成负超螺旋结构才能装配到尺度更小（1～2μm）的细菌细胞中去。但负超螺旋结构在细菌 DNA 复制和转录时必须先行解旋，导致过多的正超螺旋 DNA 形成，DNA 回旋酶的功能在于使其恢复负超螺旋结构。DNA 回旋酶为两个 A 亚基和两个 B 亚基组成的四聚体。其中由 *gyrA* 编码的 A 亚基负责将 DNA 正超螺旋后链切开缺口，由 *gyrB* 编码的 B 亚基负责结合 ATP 并催化其水解，使 DNA 得前链经缺口后移，然后 A 亚基再将此切口封闭，形成 DNA 负超螺旋。氟喹诺酮类药物则作用在 DNA 回旋酶 A 亚基上，通过嵌入断裂 DNA 链中间，形成 DNA-回旋酶-氟喹诺酮类复合物，抑制其切口和封口功能而阻碍子君 DNA 复制、转录，最终导致细胞死亡。

前几代药物主要作用域细菌 DNA 回旋酶 A 亚基单位。当细菌回旋酶 A 亚单位编译后，细菌可发生耐药。第四代喹诺酮类药物对 DNA 回旋酶 A 亚基，B 亚基及蛋白质合成均有抑制。不仅作用于回旋酶，而且对拓扑异构酶Ⅳ也有抑制作用。拓扑异构酶Ⅳ为 2 个 A 亚基和 2 个 B 亚基组成的四聚体，在 DNA 复制后期姐妹染色体分离过程中起重要作用。其中 A 亚基由 *parC* 编码，负责 DNA 断裂和重接，B 亚基由 *parE* 编码，催化 ATP 水解和 DNA 前链的后移。

另外，也发现在一些特殊情况下，尽管 DNA 回旋酶基因发生突变，细菌也未对氟喹诺酮类产生耐药，提示除了抑制 DNA 回旋酶外，氟喹诺酮还有其他抗菌机制。一种可能是其诱导的 DNA 的 SOS 修复，引起 DNA 错误复制，从而引起基因突变，导致细菌死亡；另一种可能是氟喹诺酮类使细菌产生新的肽聚糖水解酶或自溶酶，使糖肽降解而改变细胞壁肽聚糖的成分，最终导致细菌产生自溶解。

细菌对氟喹诺酮类天然耐药性极低，但由于近几年在人和动物大量使用该类药物使后天耐药发展很快。临床常见的耐药细菌包括假单胞菌、沙雷菌、肠球菌和金黄色葡萄球菌等。其耐药性的产生主要机制是：

（一）细菌靶位改变

1. *gryA* 基因　由于 *gryA* 基因单点突变或者多点突变引起的细菌 DNA 回旋酶 A 亚基变异，降低 DNA 回旋酶对氟喹诺酮类的亲和力，使细菌可逃脱喹诺酮类的抑菌作用。这种靶位的改变通常产生低度耐药性；高水平的耐药性由 DNA 回旋酶和拓扑异构酶Ⅳ同时发生变异造成。氟喹诺酮类比喹诺酮类对回旋酶的突变敏感性低 2～3 数量级。

2. *gyrB* 基因　目前在大肠埃希菌中已分离出 2 种可引起喹诺酮类药物耐药的 *gyrB* 基因突变，这 2 个突变位点都在 *gyrB* 基因核苷酸序列的中部，一种是 Asp-426→Asn，可引起较轻程度的喹诺酮类药物耐药；另一种是 Lys-447→Glu，可引起细菌对萘啶酸耐药，但突变株对药物分子结构中 C，位有哌嗪取代基的喹诺酮类药物高度敏感。对 *gyrB* 改变引起喹诺酮类药物耐药有 2 种解释，一种观点认为 *gyrB* 的改变并不影响药物与酶的结合，而是引起酶活性降低。另一种观点认为 *gyrB* 与 *gyrA* 一样存在着喹诺酮类药物结合位点，*gyrB* 的改变直接影响到药物与酶的结合。在金黄色葡萄球菌中也发现了可引起喹诺酮类药物耐药的 *gyrB* 基因突变，突变类型（Asp-437→Asn 和 ArG-458→Gin）与大肠埃希菌相似。*gyrB* 基因突变引起的耐药程度远低于 *gyrA* 基因突变，且在临床分离菌中也不常见。

3. 拓扑异构酶Ⅳ　拓扑异构酶Ⅳ是由 2 个 C 亚基和 2 个 E 亚基组成的四聚体，分别由 *parC* 和 *parE* 基因编码。*ParC* 负责 *DNA* 断裂的重接，*parE* 催化 ATP 水解。

上述两种酶的基因发生单点或多点突变，使酶亚基发生氨基酸取代，都可影响到 QNs 与靶位的结合，从而引起不同程度耐药。

（二）菌体内药物浓度减低

氟喹诺酮类进入菌体内依赖于一定的孔蛋白通道，此特定孔蛋白数量减少菌体内喹诺酮类续集速度。由于细菌长期接触药物，引起菌体细胞膜孔蛋白的丢失，从而导致细胞膜对该药物通透性下降，而引起的仅是低度耐药。大肠埃希菌存在着 5 种不同的膜孔蛋白：OmpF、OmpC、PhoE、Lamb 和蛋白 K，这些蛋白在外膜上以三聚体形式存在，并以共价键与基层的脂多糖或肽聚糖相连。OmpF 的分子量为 37kD，孔径大小为 1.4nm，OmpC 的分子量为 38kD，孔径大小为 1.3nm，两种蛋白都可允许 400～600Da 的亲水性物质通过，OmpF 的通透性比 OmpC 大 10 倍。决定 OmpF 表达的结构基因位于大肠埃希菌染色体基因图谱的 21min 处，位于 34min 处的 *marRAB* 基因和位于 92min 处 *soxS* 基因的表达也可导致 OmpF 的合成。噬菌体敏感试验和外膜蛋白 SDS-聚丙酰胺凝胶电泳分析表明多数大肠埃希菌耐药突变菌株都减少了 OmpF 的表达，部分耐药菌株还同时伴有 OmpC 表达增加。随着对大肠埃希菌喹诺酮类药物耐药性研究的进展，又陆续发现了一系列的膜耐药基因，如：*nfxB*、*nfxC*、*cfxB*、*marA* 等。这些基因均可影响 OmpF 的转录和翻译。

耐药铜绿假单胞菌 Omp 的改变主要表现为 OprF 和 OmpD2 的减少。此外，还有报道在耐药菌株的外膜上有 25kDa、31kDa、38kDa、45kDa、46kDa 蛋白表达减少及 38kDa、

40kDa、43kDa、50kDa、54kDa 蛋白表达增加。在铜绿假单胞菌中也分离出相应的耐药基因，如 nfxB、cfxB 和 nfxC 等。喹诺酮类药物耐药的肺炎克雷伯菌可见外膜 42kDa 蛋白缺失，21kDa、24.7kDa 和 34kDa 蛋白表达减少。在沙雷菌等其他肠杆菌科细菌中，Omp 的变化主要是 35kDa 和 41kDa 蛋白表达的减少。目前的研究已经肯定细菌 Omp 改变对喹诺酮类药物渗透性的影响，由于细菌 Omp 种类繁多，多数研究只能通过电泳图谱给出增加（或缺失）Omp 的参考分子量，而对这些蛋白质的性质所知甚少，很少能确定其归属。应当注意的是单纯 Omp 的改变只能引起细菌对喹诺酮类药物较低程度的耐药，细菌 MIC 的变化一般只有 2～32 倍。

（三）外排泵

细菌还通过外排泵（efflux pump）将抗菌药排出菌体外，也使得喹诺酮类在菌体内蓄积减少。外排泵主要由外排转运蛋白、外膜通道蛋白和连接蛋白组成。外排转运蛋白捕获药物，通过连接蛋白和外膜通道蛋白的协同作用，将抗菌药排出菌体。细菌细胞膜上外排泵的表达水平不断提高，能主动将扩散入细菌细胞内的药物或其他底物泵出细胞外，此为形成细菌的多重耐药性的主要原因。目前研究发现细菌中自然存在的质粒介导了氟喹诺酮类的耐药，因耐药质粒上基因编码的产物可保护细菌 DNA 回旋酶免受氟喹诺酮类的抑制，但对拓扑异构酶Ⅳ的保护作用不明显；此外，某些突变质粒可使细菌染色体突变率增高，当这种质粒存在时，细菌容易产生对氟喹诺酮类耐药，并有可能造成耐药性的迅速蔓延和扩散。在喹诺酮类药物间存在交叉耐药性。

对喹诺酮类药物敏感和耐药金黄色葡萄球菌 *nora* 基因序列的分析表明部分耐药菌株在核苷酸序列的 1085 位发生了 A→C 的核苷酸改变，从而导致 362 位氨基酸的变化，但在敏感菌株及其诱导突变菌株（表现为对喹诺酮类药物摄入明显减少）中都发现了 *norA* 基因 1085 位上有胞嘧啶的存在，因此耐药菌株对喹诺酮类药物摄入减少并非源于 *norA* 基因的点突变。Northern 杂交结果表明，耐药菌株 mRNA 信号较敏感菌株强，提示耐药原因可能是 *norA* 基因转录增加所致，其调控机制未明。在 G^- 菌中一个完整的药物主动外排系统应包括 3 个部分：位于质膜上的“泵”，转运药物的膜融合蛋白（membrane-fusion protein，MFP）和将药物排出胞外的 Omp。大肠埃希菌的 *acr* 基因含有 2 个开放阅读区：*acrA* 和 *acrB*，分别编码 AcrA 蛋白和 AcrB 蛋白。AcrB 蛋白作为质膜上的主动泵出蛋白，AcrA 蛋白作为 MFP 和膜孔蛋白（可能是 OmpF 或 OmpC）一起组成药物主动外排系统。*acrA* 和 *acrB* 的突变均可导致 *acr* 基因的过度表达使得细菌对喹诺酮类药物的泵出增加而引起细菌耐药。另一与喹诺酮类药物主动外排相关的基因是 *emr* 基因，该基因位于大肠埃希菌染色体基因图谱 57.5min 处，含 3 个开放阅读框（*emrA*，*emrB*，*emrR*），分别编码 EmrA，EmrB 和 EmrR 蛋白。EmrA 蛋白的功能类似于 AcrA 蛋白，EmrB 的功能类似于 AcrB 蛋白。EmrR 则系阻遏蛋白，调节着 *emrAB* 的表达，*emrR* 突变使 EmrAB 泵表达增强而导致细菌对奈啶酸和其他药物耐药。

依据 Omp 的变化可将铜绿假单胞菌耐药突变菌株分为 3 类：①nalB 类，过量表达 OprM；②cfxB 类，过量表达 OprJ；③nfxC 类，OprD 表达下降，OprM 表达增强。这 3 类突变菌株均可通过膜渗透性下降或（和）药物主动外排增加而引起喹诺酮类药物耐药。在铜绿假单胞菌中至少发现了 2 种与喹诺酮类药物耐药有关的主动外排系统，一种是 MexA-MexB-OprM 系统，该系统由 3 个结构基因组成的操纵子 mexA-mexB-oprM 决定。

MexB 为浆膜上 108kDa 的主动泵出蛋白；MexA 为 40kDa 的浆膜蛋白，主要连接 MexA 和 OprK，使药物得以从胞内直接排出胞外。在细胞内喹诺酮类药物浓度明显降低的耐药菌株中，此 3 种蛋白的表达均明显增加，进一步研究发现，*mexA*、*mexB* 或 *oprM* 中任何一个基因的突变缺失均可导致细菌对环丙沙量、四环素、氯霉素等的敏感性增加。另一个与喹诺酮类药物耐药有关的是 MexC-MexD-OprM 系统，40kDa 的 MexC 作为 MFP，MexD（100kDa）为泵出蛋白。细菌膜渗透性的变化与药物主动外排有很密切的关系，因为外排泵系能量依赖的物质转运体，与其他主动载体系统一样都具有饱和性。膜渗透性下降可与主动外排发挥协同作用，即低通透性的膜屏障使一定时间内药物分子的渗入量减少，允许外排泵有足够的能力外排进入细胞内的药物分子。一个典型的例子是在大肠埃希菌中主动外排增强的喹诺酮类药物耐药菌株总是伴随着 OmpF 表达的减少。

六、细菌对四环素类耐药机制

四环素类（tetracylines）抗生素是一组带有共轭双键四元稠合环结构的抗生素，并因此而得名。包括从链霉菌属发酵获得的土霉素（oxyteracycline）、四环素（teyrecycline）等天然四环素类和多西环素（doxycycline）、美他环素（methacycline）、米诺环素（min-cycline）等部分合成四环素类。由于他们对立克次体、多种革兰阴性菌和革兰阴性菌、衣原体、支原体、螺旋体及某些原虫有较高抑制作用，因而称之为“广谱”抗生素。近年来，由于各种天然四环素类对一些常见致病菌的作用较差，且耐药菌株日益增多，正在逐渐被口服吸收好，半衰期长、耐药菌株少、不良反应轻的多西环素。美他环素、米诺环素等部分合成四环素类取代。目前又有一个高效并对耐四环素菌株仍敏感的甘氨酰类（gl-cyclclines）衍生物替加环素（tigecycline）被美国 FDA 于 2005 年批准上市用于临床。四环素类抗生素具有广谱抗菌活性外，近年来还发现其具有胶原酶活力、抑制骨吸收、促进骨形成以及促进成纤维细胞附着和扩展等非抗菌作用，为该类药物增加了新的临床应用价值。

四环素类为快速抑菌剂，高浓度对某些细菌呈杀菌作用，属广谱抗生素，其抗菌谱包括常见的革兰阳性菌和革兰阴性菌需氧菌和厌氧菌、立克次体、螺旋体、支原体、衣原体及某些原虫等。大多数常用四环素类抗生素的抗菌活性相似，但米诺环素和多西环素对耐四环素菌株仍有较强抗菌活性。

四环素类对革兰阳性菌的抗菌活性较革兰阴性菌强。在革兰阳性菌中，葡萄球菌敏感性最高，化脓性链球菌与肺炎球菌其次，李斯特菌、放线菌、梭状芽胞杆菌、炭疽杆菌等也均有敏感，但肠球菌属则对四环素类不敏感。在革兰阴性菌中，四环素类对大肠埃希菌、大多数弧菌属、弯曲杆菌、布鲁菌属和某些嗜血杆菌属有良好抗菌活性，对淋病奈瑟菌和脑膜炎奈瑟球菌有一定抗菌活性，对沙门菌属和志贺菌属的活性有限，但对变形杆菌和铜绿假单胞菌无作用。

四环素类对 70%以上的厌氧菌有抗菌活性，如脆弱杆菌、放线菌等，以部分合成四环素类作用较好。但其作用不如克林霉素、氯霉素及甲硝唑，故临床一般不选用四环素类治疗厌氧菌感染。

四环素类的抑菌机制在于：①四环素类首先需经被动扩散通过细胞外膜的孔蛋白通道，其穿越革兰阴性菌外膜孔蛋白通道是以阳离子-四环素复合物的形式，在胞外质子中积累并分解释放四环素分子，穿越革兰阳性菌外膜孔蛋白通道的方式则是形成电中性亲脂分子，然后再经细胞内膜上的能量依赖性转运泵，将大量药物主动泵入细菌细胞内；②四环素类一旦进入细胞后，便可以细胞核糖体 30S 亚基在 A 位上特异性结合，抑制氨酰基 tRNA 与“A”位结合时所需的酶，阻断了氨酰基 tRNA 在“A”位结合和进而形成 Mrna-核糖体复合物，从而抑制肽链延长和细菌蛋白质的合成；③四环素类也能造成细菌细胞膜通透性增加，使细菌细胞内核苷酸和其他重要物质外漏，抑制细菌 DNA 的复制。

对四环素耐药菌株的日益增加限制了它们的临床应用。细菌对四环素类的耐药机制有三种：

（1）外排泵蛋白：在革兰阳性菌和革兰阴性菌中均具有四环素抗药性的 tet 外拍泵基因，每个 tet 外排泵基因都编码膜结合外排泵蛋白。这些外排泵蛋白存在于双子脂质膜中，以亲水氨基酸环凸出到细胞质空间，可以逆浓度差将四环素-阳离子复合物泵出胞外，降低细胞内药物浓度。这种耐药性由四环素类诱导产生，因为细菌体内存在一种抑制因子，对外排蛋白表达进行负调控，而四环素类能与该抑制因子结合并使之失去活性，从而导致外排蛋白大量表达，促使药物被排出细胞外。

（2）核糖体保护蛋白：已知 9 种核糖体保护蛋白存在于细胞质中，可与核糖体结合，并由 GTP 水解提供能量而引起核糖体结合，并由 GTP 水解提供能量而引起核糖体构型改变，但并不改变或阻止蛋白的合成，仅使四环素不能与其结合，保护核糖体免受四环素作用。

（3）灭活或钝化四环素的酶：已发现两株厌氧拟杆菌转座子上携带有唯一通过产生灭活四环素的酶而耐药的 *tet*（X）基因，可产生一种小分子胞浆蛋白，在氧和 NADOH 存在时可以化学修饰四环素类。

七、细菌对其他合成抗生素耐药性

（一）磺胺类抗菌药

磺胺类药物（sulfonamides）是叶酸合成抑制剂，早在 1930 年，就发现其可有效治疗溶血性链球菌感染而成为第一个人类运用治疗全身感染的化疗药物。此后，由于该药价廉和对泌尿道、沙眼等细菌感染的疗效而一直被使用。然而，由于抗菌药株的出现、患者变态反应的发生和青霉素的问世，磺胺类药物的应用曾一直被减少。直到 20 世纪 70 年代中期，磺胺类与甲氧苄啶的协同作用被发现以及磺胺甲噁唑（SMZ）与甲氧苄啶（TMP）复方制剂的问世，磺胺类药物又在临床上重新受到重视。

磺胺类药物为广谱抑菌剂。对革兰阳性和革兰阴性菌、诺卡菌属沙眼衣原体和某些原虫均有良好抑制活性，也选择性抑制某些肠道细菌，如大肠埃希菌、克雷伯杆菌属、志贺菌属、沙门菌属和肠杆菌属等，对化脓性球菌、肺炎球菌、嗜血流感杆菌、性病淋巴肉芽肿衣原体、放线菌、肺囊虫等也有一定抑制作用。但磺胺类对立克次体不仅不能抑制、反而刺激其生长。

四氢叶酸（FH4）作为一碳基团载体的辅酶，参与细胞 DNA 前体物质——嘌呤和嘧啶的合成，因而，FH4 是细胞分裂增殖所必需的辅酶。哺乳动物细胞可将食物中的叶酸还原为所需的 FH4，但许多细菌则不能利用现成叶酸，必须依赖自身二氢蝶酸合成酶催化蝶啶，对氨基苯甲酸（PABA）和谷氨酸生成二氢叶酸（FH2），并在二氢叶酸还原酶作用下转变成 FH4。磺胺类药物与 PABA 的结构相似，可与 PABA 竞争二氢蝶酸合成酶，阻止细菌 FH2 的合成，从而抑制细菌的生长繁殖。

哺乳动物细胞和某些细菌缺乏叶酸合成所需要的酶，不能自身合成必须依赖外源性叶酸，因此对磺胺类耐药。细菌对磺胺类的耐药性可通过质粒转移或者随机突变产生。耐药性通常是不可逆的，其原因在于：①细菌二氢蝶酸合成酶经突变或质粒转移导致对磺胺类亲和性降低，因而不能有效的与 PABA 竞争；②某些耐药菌株对磺胺类通透性降低；③磺胺类对二氢蝶酸合成酶的抑制作用，被微生物通过选择或突变而增加的天然底物 PABA 而抵消。

（二）甲氧苄啶

甲氧苄啶（trimethoprim，TMP）是一个强大的细菌二氢蝶酸合成酶抑制剂，抗菌谱与磺胺类相似，通常与 SMZ 合用，很少单用。

甲氧苄啶的抗菌谱与 SMZ 相似，抗菌作用比 SMZ 强 20～100 倍。大多数革兰阳性和革兰阴性菌对其敏感，但单用易产生耐药性。

二氢叶酸还原酶可催化二氢叶酸还原成其作为一碳基团载体的活化形式——四氢叶酸，甲氧苄啶抑制二氢叶酸还原酶，导致用于嘌呤、嘧啶合成的四氢叶酸生成减少，因而阻止细菌 DNA 合成。与哺乳动物二氢叶酸还原酶相比，细菌二氢叶酸还原酶对甲氧苄啶的亲和力要高得多，故药物的选择性强。

耐药性的产生由于二氢叶酸还原酶改变，降低了对甲氧苄啶的亲和力。

（三）硝基呋喃类

呋喃妥因（nitrofurantoin，呋喃坦啶）为人工合成的硝基呋喃类抗菌药，临床上主要用于泌尿道感染。

呋喃妥因为杀菌剂，可有效杀灭能引起下尿路感染的革兰阳性和革兰阴性菌，包括大肠埃希菌、肠球菌、肺炎克雷伯杆菌和葡萄球菌等。但对变形杆菌属、沙雷菌属或铜绿假单胞菌无效。其抗菌机制在于敏感菌可以将本药还原成活性产物抑制乙酰辅酶 A 等多种酶，从而干扰细菌糖代谢并损伤 DNA。在酸性尿中杀菌作用增强。

一般细菌不易对本药产生获得耐药性，但大肠埃希菌耐药性可能由质粒介导。细菌耐药性的产生机制可能与其在有氧情况下不能还原呋喃妥因的硝基有关。

第三节　真菌耐药机制

近年来，随着广谱抗菌药物和免疫抑制剂的大量使用，以及肿瘤化疗、器官移植和艾滋病的广泛传播，产生免疫抑制的个体不断增多，使真菌感染的发病率呈上升趋势，真菌耐药性不断出现且日趋严重。真菌耐药性分固有耐药性和获得耐药性。此外，还有一种耐药性称为临床耐药性。临床耐药性的产生与多种因素有关，包括机体免疫功能低下、药动学因素、药物剂量不合理以及致病菌自身特征等，药物相互作用所致的亚有效血药浓度也易导致临床耐药性的发生，对真菌的耐药机制将概述如下：

一、细胞内药物积聚减少

（一）细胞内的药物外排增强

近来研究表明，药物外排增强是真菌耐药的主要机制。药物外排主要由外排泵即MDR（multi-drug resistance）蛋白介导，此蛋白可分为两类，ATP结合转运蛋白（ATP binding casstte transporters，ABCT）和易化扩散载体超家族（major facilitator superfamily，MFS）。

1. ABCT是ATP能量依赖型的多药转运载体，是细胞膜上的外排功能泵。念珠菌CDR（Candida drug resistance）基因编码的转运蛋白（CDRp）是一种ATP结合型转运蛋白，现已鉴定出10个CDRp编码基因，分别为CDR1～CDR10，但其中只有CDR1与CDR2基因与唑类药物的耐药有关。对高度耐氟康唑的白色念珠菌进行基因分析，外排泵基因mRNA的高水平表达可能与MDR1的启动子、反式作用元件有关，这证实了蛋白泵的mRNA水平升高是产生耐药的分子生物学基础。念珠菌耐药基因CDR针对的主要是脂溶性分子。CDR1基因表达产物为膜蛋白CDR1p，具有ABC载体蛋白的共性。整个蛋白有4个区，其中2个区为疏水区，为穿膜部分，另2个区推测为与ATP结合区。CDR1过度表达能使菌株对氟康唑、伊曲康唑和特比萘芬都高度耐药。但CDR2单独破坏株并未显示对唑类药物高度敏感，而CDR1和CDR2同时破坏株则显示对唑类药物的敏感性明显高于CDR1单独破坏株。临床分离的耐药株中，发现CDR1和CDR2都超表达。Micheli等在CDR1的启动子上发现2个调控元素，一个为基础表达元素，另一个为药物反应元素；在CDR2的启动子只发现1个调控元素，即药物反应元素；2个药物反应元素都有一个21bp的相同序列。这一发现阐明了CDR1与CDR2协同作用的分子基础。

2. 易化扩散载体超家族（MFS）是通过电化学势能进行被动转运的，属于非能量依赖载体，此家族中的由MDR1编码的Mdr1p有抑制摄入氮唑类抗真菌药物的作用。在对氟康唑敏感的酿酒酵母菌中表达MDR1，能产生耐氟康唑表型，使氟康唑在细胞内的含量减少75％，但对伊曲康唑等其他唑类药物敏感性不变。MDR1的产物Mdr1p可以在细胞膜上占领特定的位点，发挥抑制药物摄入的作用。由于MDR1的表达受限，并且Mdr1p也只能占领细胞膜上的特定位点，因此，Mdr1p对药物摄入的抑制作用有一定限度，在耐药菌株中，仍然有部分药物被摄入细胞内。

Cdr1p、Cdr2p、Mdr1p均属于MDR蛋白，近年来对真菌耐药性的研究多集中在这些蛋白上。Cdr1p及Cdr2p通过增加药物的外排，而Mdr1p通过抑制药物摄入降低细胞内药物浓度。外排泵的作用增强可见于固有性耐药和获得性耐药的白色念珠菌、克柔念珠菌、光滑念珠菌、烟曲霉菌等，这种机制最常发生在氟康唑药物作用时。耐药念珠菌中CDR1、CDR2和MDR1的表达明显增强，并伴有细胞内唑类药物的降低。

（二）膜通透性降低

细胞膜甾醇类成分的改变导致唑类药物的膜通透性降低，细胞摄取和蓄积的药物量减少。如从临床分离的耐药克柔念珠菌表现出对唑类药物的通透性明显降低，唑类和多烯类同时耐药的新型隐球菌对唑类药的通透性明显下降的同时，其细胞膜羊毛甾醇的含量明显升高。体外对唑类药物获得性耐药的菌株中发现麦角固醇含量降低，双层膜之间的磷脂酰乙醇胺不对称性分布被改变，磷脂酰乙醇胺更多地向外层膜暴露，细胞膜的磷脂和麦角甾醇组分含量变化造成了膜流动性增加、完整性改变，这都提高了菌株的耐药水平。

二、药物作用靶位改变

（一）靶酶基因发生突变

唑类抗真菌药物的作用靶酶是 14α-去甲基化酶（CYP51），由 ERG11 基因编码，靶酶基因编码区发生改变，可引起酶活性和三维结构发生改变，导致酶与药物的亲和力降低而产生耐药。对唑类耐药的白色念珠菌菌株与敏感菌株进行 *ERG11* 基因的 DNA 测序，经比较可看出，在耐药菌中存在突变点（R467K），使 467 位的精氨酸置换成赖氨酸。进一步研究提示 R467K 突变可降低靶酶对氟康唑的亲和力而产生耐药性。在 2 株唑类药物敏感的白色念珠菌中，通过 *ERG11* 基因测序，未发现有意突变；在 6 株耐唑类药物的白色念珠菌中，*ERG11* 基因存在 E266D、Y257H、K259E、A114S、F487L 突变，其中 Y257H、K259E、A114S、F487L 为新发现的突变位，认为白色念珠菌对唑类药物耐药与 *ERG11* 基因的突变有关，通过 *ERG11* 基因突变，可引起 CYP51 蛋白结构发生改变，最终可导致唑类药物与 CYP51 亲和力下降而产生耐药。

棘白菌素是唯一通过抑制 β-1，3-D-葡聚糖合成酶来作用于真菌细胞壁的抗真菌药物，目前临床应用的棘白菌素类药物主要是卡泊芬净和米卡芬净。虽然应用时间相对较短，但已有念珠菌、曲霉菌等对棘白菌素耐药的体外实验及临床案例报道。目前对该类药物研究最为深入的是 FKS1 基因突变介导的耐药机制。FKS1 基因是 β-1，3-D-葡聚糖合成酶的主要催化亚基，当 FKS1 发生突变，其对棘白菌素类抗真菌药物的耐受性提高（高于敏感菌株的 10 倍以上），对临床分离的耐药白色念珠菌菌株的检测发现，FKS1 的突变主要集中在其 HS 区域，其相应的氨基酸区域在 641-649 位（HS1）和 1345-1365 位（HS2），其中 Ser645 发生突变的频率最高，目前已发现 3 种突变：S645P、S645F 和 S645Y。当易感菌株中该区域发生突变，菌株会产生耐药性。从同一病例不同部位可分离得到不同白色念珠菌菌株。这些菌株虽然具有截然不同的 FKS1 突变，但均可引起对药物敏感性的降低。多位点序列分析（MLST）得出这些突变菌株彼此表型相同，提示多种环境均可引发耐药性。Park 等报道在体外实验中，FKS1 基因的 HS 区突变显著降低了白色念珠菌对棘白菌素类抗真菌药物的敏感性，其中卡泊芬净对 HS 区 S645P 突变的菌株的抑制浓度较野生株提高了上千倍。

（二）靶酶基因过度表达

在唑类药物存在下，作为代偿反馈性机制之一，菌株上调 *ERG11* 的表达，细胞内药物不能完全抑制靶酶的活性，导致菌株对唑类药物的耐药。Marichal 等发现，光滑念珠菌对唑类药物耐药株 *ERG11* 基因拷贝数比敏感株多 3.7 倍，*ERG11* mRNA 水平比敏感株高 8 倍。光滑念珠菌 *Erg11* 基因过度表达，可由体内、体外药物诱导所致。Henry[15] 等发现念珠菌暴露于氟康唑可激活 ERG11 启动子，上调靶酶基因表达。当加入氟康唑后共同孵育 2～3 小时，随着真菌细胞恢复生长，ERG11 基因 mRNA 水平提高了 2～4 倍。当除去药物，1 小时内即可观察到 *ERG11* 基因表达量下降。

（三）靶位缺乏

两性霉素 B（AmpB）和制霉菌素等多烯类抗真菌抗生素已在临床使用多年，真菌对此类药物的耐药机制主要是靶位缺乏。细胞膜中缺少麦角甾醇的真菌变种常对多烯类药物有耐药性，其细胞膜中的主要甾醇成分已不是麦角甾醇。在体外培养基中诱导出对 AmpB 低敏感的菌株，发现诱导后的菌株细胞膜磷脂含量、甾醇/磷脂及不饱和脂肪酸比例均下降，胞膜流动性增加，AmpB 无法与甾醇有效结合而发挥作用。唑类抗真菌药能抑制麦角甾醇的生物合成，导致细胞膜中缺乏 AmpB 结合位点，使真菌对 AmpB 产生耐药性。用过氟康唑的白血病患者体内的白色念珠菌对氟康唑和 AmpB 有耐药性，其 MIC 值分别为 ＞64 和 1mg/L，细胞膜中无麦角甾醇。对氟康唑和 AmpB 有耐药性的 AIDS 患者脑脊液中的新型隐球菌，对 AmpB 的 MIC 值由治疗前的 1mg/L 上升到治疗后的 4mg/L，其细胞膜中的麦角甾醇含量由治疗前的 71％下降到治疗后的 4％。

三、5-氟胞嘧啶活化酶缺陷

真菌在胞嘧啶通透酶的作用下将 5-氟胞嘧啶摄入细胞内，经胞嘧啶脱氨酶转变成氟尿嘧啶，再经多步反应转变成氟尿苷三磷酸（FUTP），FUTP 能掺入到真菌 RNA 中去，影响蛋白质的合成。氟尿嘧啶还能转变成氟脱氧尿苷-磷酸，竞争性抑制胸苷酸合成酶，影响 DNA 的合成。真菌突变引起的胞嘧啶通透酶、胞嘧啶脱氨酶、尿苷-磷酸焦磷酸化酶（UMPP）三者中任何一个酶变异，都能使真菌产生耐药性。在抗 5-氟胞嘧啶白色念珠菌中最常见的变异的酶是 UMPP，最少见变异的酶是胞嘧啶通透酶。缺乏胞嘧啶通透酶和胞嘧啶脱氨酶的真菌对该药具有固有耐药性。获得性耐药的机制是编码胞嘧啶通透酶、胞嘧啶脱氨酶、尿苷-磷酸焦磷酸化酶的基因发生点突变，从而导致其中一种酶失活。对白色念珠菌的基因组学研究证实，氟胞嘧啶类的耐药性是由特殊菌株的基因型所决定的隐性特征，在菌株的遗传位点上存在着耐药基因 *FCY*（*FCY* 为显性，*fcy* 为隐性）。因此，FCY/FCY 菌株对氟胞嘧啶敏感，其尿嘧啶磷酸核苷转移酶（UPRT 酶）活性高；部分耐药的菌株表示出耐药基因的杂合子 FCY/fcy，其 UPRT 酶活性减弱；杂合子进一步突变将产生耐药表型 fcy/fcy，其 UPRT 酶几乎没有活性。基因分析表明有 2 个遗传位点 FCY1 和 FCY2 可以突变产生 5-氟胞嘧啶耐药。

四、细胞壁成分发生变化

真菌细胞壁组成的变化可引起曲霉对多烯类药物的耐药。细胞壁 β-葡聚糖的变化能导致指数生长期白色念珠菌对两性霉素 B 耐药性的产生。而真菌细胞壁的几丁质含量低时，可诱导酵母菌耐药性的产生。

五、形成生物被膜

生物被膜是指微生物分泌于细胞外的多糖蛋白复合物，将自身包裹其中于生物表面形成的膜状物。膜内菌细胞的形态常与浮游菌不同，且对药物的敏感性差。研究表明，许多念珠菌感染与念珠菌于内置医疗材料如静脉导管、尿道插管及人工合成瓣膜上所形成的生物被膜有关，且这些膜内真菌常表现出高度的耐药性。其高度耐药性可能与下列因素有关：

（一）细胞外聚合物基质阻碍药物渗入

成熟的生物被膜形成后，在共聚焦显微镜下可以见到厚达 450μm 的细胞外基质，因此药物难以穿透该机械屏障到达细胞，曾被认为是白色念珠菌产生耐药性的主要机制。

A1-Fattani 等证实，抗真菌药物能穿透生物被膜，使细胞表面的药物浓度达到 MIC 的数倍。此外，Ramage 等将生物被膜内的白色念珠菌分离出来进行游离培养，发现其仍对氟康唑耐药。以上研究均显示，细胞本身的内在特性决定其耐药性，而细胞外聚合物基质不是耐药的主要机制。

（二）膜内真菌生长速率慢

人们曾经认为，生长在膜基质内的细胞由于得不到充分的营养而导致细胞生长速率低下是引起其耐药的机制。然而多项研究比较了生物被膜内和游离培养时的细胞生长速率，发现两者之间并没有差异。

（三）表面诱导性耐药基因的表达

有学者通过比较生物膜细胞和敏感细胞在基因表达上的差异来研究耐药性，转运蛋白（CDR 或 MDR）表达上调可能与生物膜耐药有关。Mukherjee 等利用基因敲除技术对比了生物膜在形成的不同时期中 CDR1、CDR2 和 MDR1 基因的 mRNA 的表达水平及表达产物的功能活性，结果证实，在中期和成熟期它们均有表达和产生外排药物的活性，且均强于早期。同时对 CDR1、CDR2 和 MDR1 三联缺失突变株形成的生物膜进行药敏试验，发现其在生物膜形成的早期对药物的敏感性与野生株有明显差异；而在生物膜形成的中、晚期时，两者无明显差异，由此提示这 3 个基因很可能只在形成早期的生物膜耐药中起作用。

（四）膜表面甾醇代谢异常

在成熟生物膜中，白色念珠菌的麦角固醇含量减少及麦角固醇生物合成基因表达水平下降，此为白色念珠菌生物膜导致耐药的机制之一。研究发现生物膜与浮游白色念珠菌的麦角固醇水平在 6 小时时相同，在生物膜的成熟期却减少了 50%，而浮游细胞只在 6～12 小时减少了 18%，其他固醇水平在两者之间也有明显差异。由于唑类抗真菌药主要通过抑制麦角固醇发挥抗真菌作用，而两性霉素 B 恰恰也与麦角固醇结合，由此可以解释生物膜导致真菌对唑类抗真菌药和两性霉素 B 耐药的原因。

（五）细胞的异质性，大量菌丝细胞的存在

典型生物被膜的重要特征之一是大量菌丝细胞的存在，但其在细菌耐药机制中的作用尚不明了。虽然目前有很多研究将决定菌丝形成的基因敲除或使用药物干扰，结果细胞在硅胶或聚氯乙烯等表面不能形成成熟的生物被膜，仅见稀疏的酵母样细胞黏附，但是没有进行相应的药敏检测。因此，菌丝细胞在耐药机制中的作用尚需进一步研究。

（白　艳　蔡　芸　汶　柯　王　睿　栾　伟　苑　鑫）

参考文献

1. Alekshun MN, Levy SB. Regulation of chromosomally mediated multiple antibiotic resistance: the mar regulon. Antimicrob. Agents Chemother, 1997, 41: 2067-2075

2. Appelbaum PC. Emerging resistance to antimicrobial agents in gram-positive bacterial, Pncemococci. Drugs, 1996, 51 (suppl 1): 1-5

3. Block S, Hedrick J, Tyler R, et al. Increasing bacterial resistance in pediatric acute conjunctivitis (1997—1998). Antimicrob. Agents Chemother, 2000, 44: 1650-1654

4. Cormican MG, Jones RN. Emerging resistance to antimicrobial agents in gram-positivebacterial, Enterococci, Staphylococci and Nonpneumococcal Streptococci. Drugs, 1996, 51 (suppl 1): 6-12

5. Herman DJ, Gerding DN. Antimicrobial resistance among Enterocci. Antimicrob. AgentsChemother, 1991, 35: 1-4
6. Hsueh PR, Liu YC, Shyr JM, et al. Multicenter surevillance of antimicrobial resistance of *Streptococcus pneumoniae*, *Haemophilusinfluenzae*, *and Moraxella catarrhalis* in Taiwan during the 1998—1999 respiratory season. Antimicrob. Agents Chemother, 2000, 44: 1342-1345
7. Prats G, Mirelis B, Llovet T, et al. Antibiotic resistance trends in enteropathogenic bacterial isolated in 1985-1987 and 1995-1998 in Barcelona. Antimicrob, Agents Chemother, 2000, 44: 1140 -1145
8. Tenover FC, Hughesn JM. The ChaIlenges of emerging infectious diseases. JAMA, 1996, 275: 300-304
9. Zhao Q, Li XZ, Srikumar R, et al. Contribution of outer membrane efflux protein OprM to antibiotic resistance in *Pseudomonas aeruginosa* independent of MexAB. Antimicrob. A-gents Chemother, 1998 42: 1682-1688
10. 朱德妹，汪复，胡付品，等．2010 年中国 CHINET 细菌耐药性监测．中国感染与化疗杂志，2011，11 (5): 321-325
11. 裘春宁，董晓勤．铜绿假单胞菌 4 年耐药性监测结果分析．检验医学杂志，2011，25 (11): 919-920
12. Yang Q, Wang H, Sun H, et al. Phenotypic and genotypic characterization of Enterobacteriaceae with decreased susceptibility to carbapenems: results from large hospital-based surveillance studies in China. Antimicrob Agents Chemother, 2010, 54 (1): 573-577
13. Chen H, Liu Y, Jiang X, et al. Rapid change of methicillin-resistant Staphylococcus aureus clones in a Chinese tertiary care hospital over a 15-year period. Antimicrob Agents Chemother, 2010, 54 (5): 1842-1847
14. Liu Y, Wang H, Du N, et al. Molecular evidence for spread of two major methicillin-resistant Staphylococcus aureus clones with a unique geographic distribution in Chinese hospitals. Antimicrob Agents Chemother, 2009, 53 (2): 512-518
15. Sun W, Chen H, Liu Y, et al. Prevalence and characterization of heterogeneous vancomycin-intermediate Staphylococcus aureus isolates from 14 cities in China. Antimicrob Agents Chemother, 2009, 53 (9): 3642-3649
16. 李端．药理学．北京：人民卫生出版社，2007
17. 杨世杰．药理学．第 2 版．北京：人民卫生出版社，2010
18. 沈萍．微生物学．第 2 版．北京：高等教育出版社，2006
19. 贾弘禔．生物化学．北京：人民卫生出版社，2005
20. 李俊．临床药理学．第 4 版．北京：人民卫生出版社，2008
21. Agn G, Astra V, Rima N, et al. Antibiotic Resistance Mechanisms of Clinically Important Bacteria. Medicina (Kaunas), 2011, 47 (3): 137-46
22. Ayush K, Herbert P. Schweizer. Bacterial resistance to antibiotics: Active efflux and reduced uptake. Advanced Drug Delivery Reviews, 2005, 57: 1486- 1513
23. Robert S, Robert E. Insights into antibiotic resistance through metagenomic approaches. Future Microbiol, 2012, 7 (1): 73-89
24. Dan I. A, Diarmaid H. Persistence of antibiotic resistance in bacterial populations. FEMS Microbiol Rev, 2011, 35: 901-911
25. Matthew EF, Petros IR, Dimitrios KM. Resistance to polymyxins: Mechanisms, frequency and treatment options. Drug Resistance Updates, 2010, 13: 132-138
26. A Bridier, R Briandet, V Thomas. Biofouling: The Journal of Bioadhesion and Biofilm Re-

search. Biofouling 2011，10：1017-1032
27. Elvira G，Jorge M，Francisco J，et al. GoPrevalence of MultidruG-Resistant Bacteria at a Tertiary-Care Teaching Hospital in Mexico：Special Focus on Acinetobacter baumannii. Chemotherapy，2010，56：275-279
28. Kontoyiannis DP，Lewis RE. Antifungal drug resistance of pathogenic fungi. The Lancet，2002，359：1135
29. Wada S，Niimi M，Niimi K，et al. Candida glabrata ATP-binding cassette transporters Cdr1p and Pdh1p expressed in a Saccharomyces cerevisiae strain deficient in membrane transporters show phosphorylation-dependent pumping properties. J Biolcham，2002，277（48）：46809
30. Micheli M，Bille J，Schueller C，et al. A common drug-responsive element mediates the upregulation of the Candida albicans ABC transporters CDR1 and CDR2，two genes involved in antifungal drug resistance. Mol Microbiol，2002，43（5）：1197-1214
31. Wirsching S，Moran GP，Sullivan DJ，et al. MDR1-mediated drug resistance in Candia dubliniensis. Antimicrob Agents Chemother，2001，45：3416
32. White TC. Increased mRNA levels of ERG16，CDR and MDR1 correlated with increase in azole resistan in Candida albicans isolates from a patient infected with HIV. Antimicrob Agents Chemother，1997，41（7）：1482
33. Kohli A，Smriti，Mukhopadhyay K，et al. In vitro low-level resistance to azole in Candida albicans is associated with changes in membrane lipid fluidity and asymmetry. Anti Agents Chemo，2002，46（4）：1046
34. Marr KA，Lyons CN，Ha K，et al. Inducible azole resistance associated with a heterogeneous phnotype in Candida albicans. Antimicrob Agents Chemother，2001，45：52
35. Lamb DC，Kelly DE，White TC，et al. The R467K amino acid substitution in Candida albicans sterol 14α-demethylase causes drug resistance through reduced affinity. Antimicrob Agents Chemother，2000，44（1）：63-67
36. 周辉，龙铁军 . Erg11 基因突变与白念珠菌对唑类药物耐药性的初步研究 . 中国感染与化疗杂志，2007，7（2）：108-110
37. Katiyar S，Pfaller M，Edlind T. Candida albicans and Candida glabrata clinical isolates exhibiting reduced echinocandin susceptibility. Antimicrob Agents Chemother，2006，50（8）：2892-2894
38. Gardiner RE，Souteropoulos P，Park S，et al. Characterization of Aspergillus fumigatus mutants with reduced susceptibility to caspofungin. Med Mycol，2005，43（11）：299-305
39. Balashov SV，Park S，Perlin DS. Assessing resistance to the echinocandin antifungal drug caspofungin in Candida albicans by profiling mutations in FKS1. Antinicrob Agents Chemother，2006，50（6）：2058-2063
40. Park S，Kelly R，Kahn JN，et al. Specific substitutions in the echinocandin target FKS1p account for reduced susceptibility of rare laboratory and clinical Candida sp. isolates. Antimicrob Agents Chemother，2005，49（8）：3264-3273
41. Marichal P，Vanden Bossche H，Odds FC，et al. Molecular biological characterization of an azole resistant Candida glabrata isolate. Antimicrob Agents Chemother，1997，41（10）：2229-2237
42. Henry KW，Nickels JT，Edlind TD. Upregulation of ERG genes in Candida species by azoles and other sterol biosynthesis inhibitors. Antimicrob Agents Chemother，2000，44：2693
43. Rock FL，Mao W，Anya YA，et al. An antifungal agent inhibits an aminoacyl-tRNA synthetase by trapping tRNA in the editing site. Science，2007，316（5832）：1759-1761

44. 胡辉．白色念珠菌生物被膜形成和由其产生的耐药机制．国外医药：抗生素分册，2008，29（1）：1-6
45. Stevens DA. Therapy for opportunistic fungal infectious：past，present and future. Indian J Cancer，1995，32（1）：1
46. Powderly WG，Keath M，Anderson S，et al. Amphotericin B resistant Cyptococcus neoformans in a patient with AIDS. Infect Dis Pract，1990，1：314
47. Yamaguchi H. Molecular and biochemical mechanisms of drug resistance in fungi. Anti Agents Chem，2001，45（2）：485
48. Seo K，Akiyoshi H，Ohnishi Y. Alteration of cell wall composition leads to amphotericin B resistance in Aspergillus flavus. Microbiol Immun，1999，43：1017
49. Bahmed K，Bonaly R，Coulon J. Relation between cell wall chitin content and susceptibility to amphotericin B in Kluyveromyces，Candida and Schizo saccharo myces species. Research in Microbiology，2003，154：215
50. Crump JA，Collignon PJ. Intravascular cathetera-associated infections. Eur J Clin Microbiol Infect Dis，2000，19：1
51. Maki DG，Tambyah PA. Engineering out the risk of infection with urinary catheters. Emerg. Infect Dis，2001，7：1
52. Adair CG. Implications of endotracheal tube biofilm ventilator-associated pneumonia. Intensive Care Med，1999，25：1072
53. Al-Fattani MA，Douglas LJ. Penetration of Candida biofilms by antifungal agents. Antimicrob Agents Chemother，2004，48（9）：3291
54. Ramage G，Bachmann S，Patterson TF，et al. Investigation of multidrug efflux pumps in relation to fluconazole resistance in Candida albicans biofilms. J Antimicrob Chemother，2002，49（6）：973
55. Chandra J，Mukherjee PK，Leidich SD，et al. Antifungal resistance of candidal biofilms formed on denture acrylic in vitro. J DentRes，2001，80（3）：903
56. Chandra J，Kuhn DM，Mukherjee PK，et al. Biofilm formation by the fungal pathogen Candida albicans：development，architecture，and drug resistance. J Bacteriol，2001，183（18）：5385
57. Mukherjee PK，Chandra J，Kuhn DM，et al. Mechanism of fluconazole resistance in Candida albicans biofilms：phase-spicific role of efflux pumps and membrane sterols. Infect Immun，2003，71（8）：4333-4340
58. 崔宇慧，唐建国．真菌对临床抗真菌药物的耐药机制．中国抗生素杂志，2011，36（10）：733-736
59. Baillie GS，Douglas LJ. Role of dimorphism in the development of Candida albicans biofilms. J Med Microbiol，1999，48（7）：671
60. Cao YY，Cao YB，Xu Z，et al. cDNA microarray analysis of diferential gene expression in Candida albicans biofilm exposed to farnesol. Antimicrob Agents Chemother，2005，49（2）：584

第十八章 抗菌药物临床合理应用

第一节 抗菌药物临床应用基本原则

抗菌药物，主要包括治疗细菌、支原体、衣原体、立克次体、螺旋体、真菌等病原微生物所致感染性疾病的药物。在临床，由于多种病原微生物所致感染性疾病遍布各科，抗菌药物成为临床应用最为广泛的药物之一。但是，近年来，由于各种原因，抗菌药物使用缺乏规范，滥用情况时有发生，不仅导致了卫生资源的浪费，更加速了细菌耐药性增加，医院感染问题日益严峻。对此，原卫生部出台了《抗菌药物临床应用指导原则》（卫办医发（2004）285号)、《卫生部办公厅关于进一步加强抗菌药物临床应用管理的通知》（卫办医发〔2008〕48号)、《卫生部办公厅关于抗菌药物临床应用管理有关问题的通知》（卫办医政发〔2009〕38号)、《抗菌药物临床应用管理办法》（卫生部令84号)、《卫生部办公厅关于继续深入开展全国抗菌药物临床应用专项整治活动的通知》（卫办医政发〔2012〕32号）以及今年新出台的号称为史上最严厉的《抗菌药物临床应用指导原则》等相关文件，包括2012年如火如荼展开的全国抗菌药物临床应用专项整治工作等一系列措施，对指导和规范抗菌药物临床应用提供了重要的参考依据和要求。

正确、合理的选用抗菌药物不仅是提高治疗效果、降低不良反应发生率的关键，更对减少或缓慢细菌耐药性的发生至关重要。有无抗菌药物使用指征，药物的选用和给药方案的制订是否适宜，是抗菌药物合理应用的基础。

一、治疗性使用抗菌药物

（一）诊断明确

通过病原学检查确诊为细菌感染或根据患者的症状、体征及生化检查结果（血、尿常规等）可经验性判断为细菌感染者，可根据病原学结果或临床经验使用抗菌药物治疗。由真菌、结核分枝杆菌、非结核分枝杆菌、支原体、衣原体、螺旋体、立克次体及部分原虫等病原微生物所致的感染亦有指征应用抗菌药物。缺乏细菌及上述病原微生物感染的证据，诊断不能成立者，包括病毒性感染者，均为无指征应用抗菌药物。

原因不明发热者，除病情危重且高度怀疑细菌感染或上述病原微生物感染外，不宜随意使用抗菌药物治疗，以避免影响临床表现，干扰诊断，延误正确治疗。

（二）尽早查明感染病原

原则上应根据病原的种类及细菌药物敏感性实验结果选择治疗药物。对于住院患者应积极留取标本（血样、痰、脓液、脑脊液等）送临检科做细菌培养，尽早明确感染病原和药敏结果，并以此作为选择抗菌药物的依据；对于门诊患者可根据病情需要，开展药敏工作。

在一般细菌培养连续呈阴性而又不能排除细菌性感染时，除作涂片镜检外，还应考虑进行微需氧菌、厌氧菌及真菌等培养，对于特殊种类致病原（如军团菌属、支原体、衣原体等）还可配合血清学检查进行诊断。同时，病原学检查中，可根据血培养阳性报警时间结合临床资料，初步确定分离菌是致病菌或是污染菌。例如污染率较高的凝固酶阴性葡萄球菌，在阳性报警时间＞48 小时的菌株中，大部分均为污染菌。

对于危重患者，在细菌培养和药敏结果出来之前，可根据患者临床表现，参考院内、邻近病区近期药敏统计资料，选择可能敏感的广谱抗菌药物，获知细菌培养及药敏结果后，对疗效不佳的患者调整给药方案；院内感染，特别是混合多重细菌感染的情况下，需要把握治疗时机，选择广谱抗菌药物尽量覆盖所有病原体，但应实时监测患者临床表现，把握“重拳猛击”的同时，谨记“逐级递减”的原则。对于特殊药物，如万古霉素，使用时应实时监测药物血药浓度，特别是谷浓度，随时调整治疗方案，避免因药物蓄积造成的毒性反应，或者由于药物剂量不足，导致治疗失败，诱发耐药细菌产生。

查明病原后应常规进行药物敏感试验，根据病原体对抗菌药物敏感性选择合适治疗方案。体外药敏试验是临床选用抗菌药物的重要依据，选用敏感抗菌药物治疗，临床治愈率可达 80%以上。例如，对革兰阳性葡萄球菌感染首选青霉素类、青霉素类＋庆大霉素等，对其中耐甲氧西林株首选万古霉素，耐青霉素的肺炎链球菌首选头孢三代；其他备用药物包括头孢一代、头孢二代、林可霉素、环丙沙星、庆大霉素、大环内酯类、呋喃妥因等。对检测出对青霉素及其复方制剂等敏感性较低的金葡萄球菌、凝固酶阴性葡萄球菌等的机构，可根据药敏结果，选用三代头孢如头孢西丁等敏感率较高的药物作为经验治疗。

（三）按照药物自身特点选择用药

各种抗菌药物药效学和药动学特点各不相同，因此，各有不同的临床适应证。临床医生应根据药物特点，正确规范遴选抗菌药物，对因治疗。如肠球菌属细菌为医院重要的条件致病菌，并极易获得耐药性。其体外药敏显示对氨苄西林保持相当的敏感性（80%～85%），对万古霉素敏感，耐药率不超过 5%，提示治疗肠球菌感染时经验治疗仍可选择氨苄西林作为首选药物，对于肠球菌重症感染可联合万古霉素。肠球菌属细菌所致感染有不断增加的趋势，已成为医院感染的重要致病菌。而且从临床标本分离的肠球菌属细菌中有许多为多重耐药菌株，特别是氨基糖苷类高水平耐药肠球菌（HLAR）以及耐万古霉素肠球菌（VRE）的出现，给临床治疗带来了很大的困难，治疗药物的选择就更为重要（表 18-1）。

表 18-1　对万古霉素耐药肠球菌属细菌抗的菌药物选择

分　类	药　物	抗菌谱	适应证
噁唑烷酮类	利奈唑胺	对甲氧西林敏感和耐甲氧西林葡萄球菌、对万古霉素敏感和耐万古霉素肠球菌、对青霉素敏感和耐青霉素肺炎链球菌，对厌氧菌亦有抗菌作用	难治革兰阳性菌感染
链阳菌素类	synercid	革兰阳性菌，包括耐甲氧西林金黄色葡萄球菌、耐糖肽类抗生素屎肠球菌、耐青霉素肺炎链球菌等，对部分厌氧菌如消化链球菌属、脆弱拟杆菌和个别革兰阴性菌如黏膜炎莫拉菌、奈瑟球菌属、流感嗜血菌等也有抗菌活性，但对肠杆菌科细菌、铜绿假单胞菌、粪肠球菌等无抗菌活性	万古霉素耐药性粪肠珠菌（VRE）引起的菌血症，以及甲氧西林敏感金黄色葡萄球菌（MSSA）或酿脓链球菌引起的皮肤和皮肤结构感染
脂肽类	达托霉素	绝大多数的革兰阳性菌，对革兰阴性菌无作用	严重革兰阳性菌感染，对耐药菌包括万古霉素耐药肠球菌有明显活性
酮内酯类	泰利霉素	诱导型耐大环内酯类-林可酰胺类-链阳菌素类抗生素球菌如葡萄球菌、肠球菌和肺炎链球菌等菌株亦有良好的作用	

对医院感染、严重感染、难治性感染应根据临床表现及感染部位，推断可能的病原菌及其耐药状况，选用抗菌活性强、安全性好的杀菌剂，必要时可以联合用药。轻中度感染尽量选用生物利用度高的口服制剂；病情较重者可采用注射剂。有多种药物可供选用时，应优先选用抗菌作用强、窄谱、不良反应少的抗菌药物；制定抗菌药物治疗方案时，应考虑药物的成本-效果比。

（四）综合考虑制订合理有效的抗菌药物治疗方案

应根据病原菌、感染部位、感染严重程度和患者的生理、病理情况制订抗菌药物治疗方案。

1. 药物选择　根据病原学检查结果和药物敏感试验结果遴选（表 18-2）。

表 18-2　常见 β-内酰胺类抗菌药物及其抗菌谱

分　类		抗菌谱及其代表药物
青霉素类	革兰阳性细菌	青霉素（G）、普鲁卡因青霉素、苄星青霉素、青霉素 V
	耐青霉素酶	甲氧西林（仅用于药敏试验）、苯唑西林、氯唑西林
	广谱青霉素	氨苄西林、阿莫西林（部分肠杆菌科）哌拉西林、阿洛西林、美洛西林（多数 G^- 杆菌，如铜绿假单胞菌）
头孢菌素类	第一代：需氧 G^+ 球菌，少数 G^- 杆菌	注射剂：头孢唑林、头孢噻吩、头孢拉定 口服：头孢拉定、头孢氨苄、头孢羟氨苄
	第二代：G^+ 球菌，部分 G^- 杆菌	注射剂：头孢呋辛、头孢替安 口服：头孢克洛、头孢呋辛酯、头孢丙烯

续表

分　类		抗菌谱及其代表药物
	第三代：G^-（肠杆菌科）	注射剂：头孢噻肟、头孢曲松、头孢他啶（对PA亦有作用）、头孢哌酮（对PA亦有作用） 口服（对PA均无作用）：头孢克肟、头孢泊肟酯
	第四代：对G^-杆菌作用与三代头孢类似或略优	头孢吡肟（对PA与头孢他啶相仿，对金葡菌较三代头孢略强）
碳青霉烯类	亚胺培南/西司他丁	G^-球菌、杆菌（包括PA）和多数厌氧菌，对多数β内酰胺酶高度稳定，但对耐甲氧西林葡萄球菌和嗜麦芽窄食单胞菌效果差
	美罗培南 帕尼培南/倍他米隆	
	厄他培南	广谱抗菌活性，覆盖常见的革兰阳性、革兰阴性菌，即使对产ESBLs酶的肠杆菌和厌氧菌也敏感；甲氧西林耐药葡萄球菌、肠球菌属、铜绿假单胞菌、不动杆菌属等细菌对该药品耐药

2. 给药剂量　按各种抗菌药物的治疗剂量范围给药。治疗重症感染（如败血症、感染性心内膜炎等）和抗菌药物不易达到的部位的感染（如中枢神经系统感染等），抗菌药物剂量宜较大（治疗剂量范围高限）；而治疗单纯性下尿路感染时，由于多数药物尿药浓度远高于血药浓度，则可应用较小剂量（治疗剂量范围低限）（表18-3）。

表18-3　万古霉素治疗MRSA感染指南推荐给药剂量

（《关于万古霉素治疗成人和儿童MRSA感染的临床实践指南》）

	推荐给药剂量
肾功能正常	15～20mg/kg，1次/8～12小时，每次不超过2g。例如，皮肤软组织感染：1g，每12小时（不须监测血药浓度）
严重疑似MRSA感染：败血症、脑膜炎、感染性心内膜炎和肺炎	负荷剂量：25～30mg/kg（需要延长输注时间至2小时）
由MRSA引起的严重感染： 菌血症、感染性心内膜炎、骨髓炎、脑膜炎、肺炎和严重皮肤软组织感染	维持万古霉素的血清谷浓度控制在15～20mg/L

3. 给药途径

（1）轻症感染可接受口服给药者，应选用口服吸收完全的抗菌药物；重症感染、全身性感染患者初始治疗应予静脉给药，以确保药效；病情好转能口服时应及早转为口服给药。

（2）应尽量避免局部用药。全身性感染或脏器感染时，应尽量避免局部用药，防治因药物难以经皮吸收，而在感染部位无法达到有效血药浓度，影响治疗，甚至导致过敏反应以及耐药菌株产生，阻碍治疗。特殊情况下，如全身给药后在感染部位难以达到治疗浓度时可加用局部给药作为辅助治疗，常见有治疗中枢神经系统感染时某些药物可同时鞘内给药、包裹性厚壁脓肿脓腔内注入抗菌药物以及眼科感染、口腔内感染等，但使用时应遵循以下原则：

1）避免使用主要供全身使用的品种。

2）应选择刺激性小、不易吸收、不易导致耐药和不易致过敏的杀菌剂。

3）不宜使用青霉素类、头孢菌素类等易产生过敏反应的药物。

4）应谨慎药物毒性，如耳毒性药物氨基糖苷类等不可局部滴耳。

（3）给药频次：应根据药代动力学和药效学相结合的原则给药，以保证药物在体内能最大地发挥药效，杀灭感染灶病原菌（表 18-4）。

表 18-4　常用抗菌药物推荐给药频次（重症感染除外）

药物分类	半衰期	给药频率
青霉素类、头孢菌素类和其他 β-内酰胺类（厄他培南除外）、红霉素、克林霉素	短	多次
氨基糖苷类、氟喹诺酮类、厄他培南等	长	1 次/日

（4）疗程：一般宜用至体温正常、实验室检查正常或好转 72～96 小时，特殊情况，妥善处理。但是，败血症、感染性心内膜炎、化脓性脑膜炎、伤寒、布鲁菌病、骨髓炎、溶血性链球菌咽炎和扁桃体炎、深部真菌病、结核病等需较长的疗程方能彻底治愈，并防止复发。

（5）联合用药：应有明确用药指征。单一药物可有效治疗的感染，不需联合用药，仅在下列情况时有指征联合用药。

1）原菌尚未查明的严重感染，包括免疫缺陷者的严重感染。

2）单一抗菌药物不能控制的需氧菌及厌氧菌混合感染，2 种或 2 种以上病原菌感染。

3）单一抗菌药物不能有效控制的感染性心内膜炎或败血症等重症感染。

4）需长程治疗，但病原菌易对某些抗菌药物产生耐药性的感染，如结核病、深部真菌病。

5）由于药物协同抗菌作用，联合用药时应将毒性大的抗菌药物剂量减少，如两性霉素 B 与氟胞嘧啶联合治疗隐球菌脑膜炎时，前者的剂量可适当减少，从而减少其毒性反应。

6）联合用药时宜选用具有协同或相加抗菌作用的药物，通常采用 2 种药物联合，3 种及 3 种以上药物联合仅适用于个别情况，如结核病的治疗。

7）必须注意联合用药后药物不良反应将增多。

二、预防性使用抗菌药物

（一）内科及儿科

用于预防在一段时间内发生的，一种或特定病原体入侵体内引起的感染且患者的原发疾病可以治愈或缓解者，预防用药可能有效。原发疾病不能治愈或缓解者（如免疫缺陷者），不提倡预防用药，应严密观察病情，出现感染征兆时，积极送检有关培养标本，同时给予经验性治疗。

如用于防止多种细菌侵入，或希望长时间预防感染，往往不仅不能有效预防感染，还可能导致高度耐药菌感染，导致出现感染征兆时，治疗更加困难和复杂。通常不宜常规预防性应用抗菌药物的情况：普通感冒、麻疹、水痘等病毒性疾病，昏迷、休克、中毒、心力衰竭、肿瘤、应用肾上腺皮质激素等患者。

（二）外科手术预防用药

1. 目的　预防手术后切口感染，以及清洁-污染或污染手术后手术部位感染及术后可能发生的全身性感染。

2. 基本原则　根据手术野有否污染或污染可能，决定是否预防使用抗菌药物（表 18-5）。

表 18-5　手术切口分类及感染率

切口类别	标　准	感染率
Ⅰ类（清洁）切口	手术未进入炎症区，未进入呼吸道、及泌尿生殖道，以及闭合性创伤手术符合上述条件者	1%
Ⅱ类（清洁-污染）切口	手术进入呼吸道、及泌尿生殖道但无明显污染	7%
Ⅲ类（污染）切口	新鲜开放性 创伤手术；手术进入急性炎症但未化脓区域；胃肠道内容物有明显溢出污染；无菌技术有明显缺陷者	20%
Ⅳ类（严重污染-污染）切口	有失活组织的陈旧创伤手术；已有临床感染或脏器穿孔的手术	40%

手术部位感染的病原菌可以是内源或外源性的，大多数为前者（表 18-6）。最常见病原菌是葡萄球菌，包括金黄色葡萄球菌和凝固酶阴性葡萄球菌，其次是肠道杆菌科细菌（大肠埃希菌、肠杆菌属、克雷伯菌属等）。

表 18-6　手术部位感染常见内源性致病菌及其分布

器官部位	常见病原菌
皮肤	革兰阳性球菌（会阴及腹股沟区皮肤可能被污染带有革兰阴性杆菌及厌氧菌）
消化道及女性生殖道	革兰阴性肠道杆菌
结直肠和阴道	厌氧菌（主要是脆弱类杆菌）

（1）清洁手术：一般不使用抗菌药物预防感染。下列情况可考虑预防使用抗菌药物：①手术范围大、时间长、污染机会增加；②手术涉及重要脏器，一旦发生感染将造成严重后果者，如头颅手术、心脏手术、眼内手术等；③异物植入手术，如人工心瓣膜植入、永久性心脏起搏器放置、人工关节置换等；④高龄或免疫缺陷者等高危人群。

（2）清洁-污染手术：由于手术部位存在大量人体寄殖菌群，手术时可能污染手术野引致感染，故此类手术需预防用抗菌药物。

（3）污染手术：需预防用抗菌药物。但术前已存在细菌性感染的手术，如腹腔脏器穿孔腹膜炎、脓肿切除术、气性坏疽截肢术等，属抗菌药物治疗性应用，不属预防应用范畴。

(4) 给药方法：接受清洁手术者，在术前 0.5～2 小时内给药，或麻醉开始时给药，使手术切口暴露时局部组织中已达到足以杀灭手术过程中入侵切口细菌的药物浓度。如果手术时间超过 3 小时，或失血量大（>1500ml），可手术中给予第 2 剂。抗菌药物的有效覆盖时间应包括整个手术过程和手术结束后 4 小时，总的预防用药时间不超过 24 小时，个别情况可延长至 48 小时。手术时间较短（<2 小时）的清洁手术，术前用药一次即可。接受清洁-污染手术者的手术时预防用药时间亦为 24 小时，必要时延长至 48 小时。污染手术可依据患者情况酌量延长。对手术前已形成感染者，抗菌药物使用时间应按治疗性应用而定（表 18-7）。

表 18-7　各类手术最易引起 SSI 的病原菌及预防用药选择

手　术	最可能的病原菌	预防用药
头颈外科手术	金黄色葡萄球菌、凝固酶阴性葡萄球菌	头孢唑啉或头孢拉定
经口咽部黏膜切口的大手术	金黄色葡萄球菌、链球菌、口咽部厌氧菌（如消化链球菌）	头孢唑啉或头孢拉定；＋甲硝唑
神经外科手术	金黄色葡萄球菌 凝固酶阴性葡萄球菌	头孢唑啉或头孢拉定、头孢曲松
血管外科手术	金黄色葡萄球菌、凝固酶阴性葡萄球菌	头孢唑啉或头孢拉定
乳房手术	金黄色葡萄球菌、凝固酶阴性葡萄球菌	头孢唑啉或头孢拉定
腹外疝外科	金黄色葡萄球菌、凝固酶阴性葡萄球菌	头孢唑啉或头孢拉定
应用植入物或假体的手术	金黄色葡萄球菌、凝固酶阴性葡萄球菌	头孢唑啉或头孢拉定、头孢呋辛
骨科手术（包括用螺钉、钢板、金属关节置换）	金黄色葡萄球菌、凝固酶阴性葡萄球菌	头孢唑啉或头孢拉定、头孢呋辛
胸外科手术（食管、肺）	金黄色葡萄球菌、凝固酶阴性葡萄球菌、肺炎链球菌、革兰阴性杆菌	头孢唑啉或头孢拉定、头孢呋辛；头孢曲松
胃十二指肠手术	革兰阴性杆菌、链球菌、口咽部厌氧菌（如消化链球菌）	头孢呋辛、头孢美唑
胆道手术	革兰阴性杆菌	头孢呋辛、头孢曲松或头孢哌酮、头孢哌酮/舒巴坦
阑尾手术	革兰阴性杆菌、厌氧菌（如肠脆弱杆菌）	头孢呋辛或头孢噻肟；＋甲硝唑
结肠、直肠手术	革兰阴性杆菌、厌氧菌（如肠脆弱杆菌）	头孢曲松或头孢呋辛或头孢噻肟；＋甲硝唑
泌尿外科手术	革兰阴性杆菌	头孢呋辛；环丙沙星
妇产科手术	革兰阴性杆菌、肠球菌、B 族链球菌，厌氧菌	头孢呋辛或头孢曲松或头孢噻肟；＋甲硝唑

三、特殊人群抗菌药物使用

(一) 肾功能减退

大多数药品经肾排泄，其中，有些药品具有肾毒性。对于肾功能减退的患者，应尽量选择无肾毒性或肾毒性较低的药物，不能避免使用具有肾毒性的药物时，应根据患者临床表现和检验指标（肌酐值等）实时调整用药方案。由肝胆系统排泄或由肝脏代谢或经肝肾双通道的药物，维持原治疗量或剂量略减；主要经肾排泄，药物本身并无或仅有轻度肾毒性的抗菌药物，可应用但剂量需适当调整。如肾功能减退患者必须使用具有肾毒性药物，需要监测药物血药浓度，个体化给药，并严密监测肾功能（表 18-8）。

表 18-8　肾功能减退感染患者抗菌药物的应用

抗菌药物					肾功能减退时的应用
红霉素、阿奇霉素等大环内酯类 利福平 克林霉素 多西环素	氨苄西林 阿莫西林 哌拉西林 美洛西林 苯唑西林	头孢哌酮 头孢曲松 头孢噻肟 头孢哌酮/舒巴坦	氨苄西林/舒巴坦 阿莫西林/克拉维酸 替卡西林/克拉维酸 哌拉西林/三唑巴坦	氯霉素 两性霉素 B 异烟肼 甲硝唑 伊曲康唑口服液	可应用，按原治疗量或略减量
青霉素 羧苄西林 阿洛西林 头孢唑啉 头孢噻吩	头孢氨苄 头孢拉定 头孢呋辛 头孢西丁 头孢他啶	头孢唑肟 头孢吡肟 氨曲南 亚胺培南/西司他丁 美罗培南	氧氟沙星 左氧氟沙星 加替沙星 环丙沙星	磺胺甲噁唑 甲氧苄啶 氟康唑 吡嗪酰胺	可应用，治疗量需减少
庆大霉素 妥布霉素 奈替米星 阿米卡星 卡那霉素 链霉素	万古霉素 去甲万古霉素 替考拉宁 氟胞嘧啶 伊曲康唑静脉注射剂				避免使用，确有指征应用者调整给药方案 *
四环素 土霉素	呋喃妥因 萘啶酸	特比萘芬			不宜选用

注：* 需进行血药浓度监测，或按内生肌酐清除率（也可自血肌酐值计算获得）调整给药剂量或给药间期。
摘自：《抗菌药物临床应用指导原则》

（二）肝功能减退

药物在肝脏代谢过程复杂，对肝功能减退患者制定抗菌药物治疗方案时既要考虑药物动力学的改变，同时应注意药物及其代谢产物可能导致的毒性反应。肝功能损害或肝病患者应避免应用或慎用由肝内代谢、经肝胆排泄或有肝毒性的药物，如确实用药指征，需要调整用药方案，并检测肝脏功能（转氨酶等指标）（表 18-9）。

表 18-9　肝功能减退感染患者抗菌药物的应用

抗菌药物				肝功能减退时的应用
青霉素 头孢唑啉 头孢他啶	庆大霉素 妥布霉素 阿米卡星等氨基糖苷类	万古霉素 去甲万古 多黏菌素	氧氟沙星 左氧氟沙星 环丙沙星 诺氟沙星	按原治疗量应用
哌拉西林 阿洛西林 美洛西林 羧苄西林	头孢噻吩 头孢噻肟 头孢曲松 头孢哌酮	红霉素 克林霉素	甲硝唑 氟罗沙星 氟胞嘧啶 伊曲康唑	严重肝病时减量慎用
林可霉素	培氟沙星	异烟肼 *		肝病时减量慎用
红霉素酯化物 四环素类 氯霉素 利福平	两性霉素 B 酮康唑 咪康唑 特比萘芬	磺胺药		肝病时避免应用

注：* 活动性肝病时避免应用。
摘自：《抗菌药物临床应用指导原则》

（三）老年患者

老年患者生理呈退行性病变，肝、肾功能均较正常成年人有所下降，故应警惕药物蓄积造成的毒性反应。一般来说，老年人用药个体化给药，适当减量（一般可用正常治疗量的 1/2～2/3）。尽量回避毒性大的药物，如氨基糖苷类药物、万古霉素、去甲万古霉素等，必须应用时需定期检查尿常规和肾功能，并进行血药浓度监测以调整给药剂量和间隔。此外，还应注意老年患者心脏功能以及水和电解质平衡等全身状况。

（四）新生儿患者

新生儿患者选用抗菌药物时，除考虑抗感染治疗的一般原则外，还应考虑新生儿迅速变化的病理生理状态、新生儿抗菌药物动力学特点如肝脏代谢功能、肾脏排泄功能尚未发育完全、药物表观分布容积与成人的差异，以及抗菌药物对新生儿生长发育的影响等。具体如下：

1. 应避免应用毒性大的抗菌药物，包括主要经肾排泄的氨基糖苷类、万古霉素、去甲万古霉素等，以及主要经肝代谢的氯霉素。确有应用指征时，必须进行血药浓度监测，据此调整给药方案，个体化给药，以确保治疗安全有效。不能进行血药浓度监测者，不可选用上述药物。

2. 避免应用或禁用可能发生严重不良反应的抗菌药物。例如，氯霉素（灰婴综合征），磺胺类药和呋喃类药（脑性核黄疸及溶血性贫血），喹诺酮类（可能的软骨损伤），四环素类（齿及骨骼发育不良，四环素牙），氨基糖苷和万古霉素类（肾、耳毒性）等，均应避免使用。

3. 新生儿期由于肾功能尚不完善，主要经肾排出的青霉素类、头孢菌素类等 β-内酰胺类药物需减量应用，以防止药物在体内蓄积导致严重中枢神经系统毒性反应的发生。

4. 新生儿的体重和组织器官日益成熟，抗菌药物在新生儿的药代动力学亦随日龄增长而变化，因此使用抗菌药物时应按日龄调整给药方案。

（五）小儿患者

小儿患者处于生长发育期，应注重对生长发育有影响的药物。四环素类药物可导致牙齿黄染及牙釉质发育不良，不可用于 8 岁以下小儿。喹诺酮类抗菌药可能对骨骼发育产生的不良影响，应避免用于 18 岁以下未成年人。

（六）妊娠期和哺乳期患者

1. 妊娠期抗菌药物的应用：需考虑药物对母体和胎儿两方面的影响。美国食品药品管理局（FDA）按照药物在妊娠期应用时的危险性分为 A、B、C、D 及 X 类，可作为妊娠期患者用药参考（表 18-10）。

表 18-10　抗菌药物在妊娠期应用时的危险性分类

FDA 分类	抗微生物药			
A. 在孕妇中研究证实无危险性				
B. 动物中研究无危险性，但人类研究资料不充分，或对动物有毒性，但人类研究无危险性	青霉素类 头孢菌素类 青霉素类＋β 内酰胺酶抑制剂 氨曲南 美罗培南 厄他培南	红霉素 阿奇霉素 克林霉素 磷霉素	两性霉素 B 特比萘芬 利福布丁 乙胺丁醇	甲硝唑 呋喃妥因
C. 动物研究显示毒性，人体研究资料不充分，但用药时可能患者的受益大于危险性	亚胺培南/西司他丁 氯霉素 克拉霉素 万古霉素	氟康唑 伊曲康唑 酮康唑 氟胞嘧啶	磺胺药/甲氧苄啶 氟喹诺酮类 利奈唑胺	乙胺嘧啶 利福平 异烟肼 吡嗪酰胺
D. 已证实对人类有危险性，但仍可能受益多	氨基糖苷类 四环素类			
X. 对人类致畸，危险性大于受益	奎宁 乙硫异烟胺 利巴韦林			

注：(1) 妊娠期感染时用药可参考表中分类，以及用药后患者的受益程度及可能的风险，充分权衡后决定。A 类：妊娠期患者可安全使用；B 类：有明确指征时慎用；C 类：在确有应用指征时，充分权衡利弊决定是否选用；D 类：避免应用，但在确有应用指征、且患者受益大于可能的风险时严密观察下慎用；X 类：禁用。(2) 妊娠期患者接受氨基糖苷类、万古霉素、去甲万古霉素、氯霉素、磺胺药、氟胞嘧啶时必须进行血药浓度监测，据以调整给药方案。

摘自：《抗菌药物临床应用指导原则》

2. 哺乳期患者抗菌药物的应用：哺乳期患者接受抗菌药物后，药物可自乳汁分泌，通常母乳中药物含量不高，不超过哺乳期患者每日用药量的 1%（表 18-11）。

表 18-11　抗菌药物在乳汁中分泌情况

乳汁中分泌量	抗 菌 药 物
较高	氟喹诺酮类、四环素类、大环内酯类、氯霉素、磺胺甲噁唑、甲氧苄啶、甲硝唑等
较低	青霉素类、头孢菌素类等β内酰胺类和氨基糖苷类等

注：哺乳期患者应用任何抗菌药物时，均宜暂停哺乳。

第二节　抗菌药物的药代动力学

药代动力学系应用动力学原理与数学模式，定量地描述与概括药物通过各种途径（如静脉注射、静脉滴注、口服给药等）进入体内的吸收（absorption）、分布（distribution）、代谢（metabolism）和排泄（elimination），即 ADME 过程的“时量”化或“血药浓度经时”变化的动态规律的一门科学。药物动力学是一门新兴的药学与数学间的边缘科学，是近 20 年来才获得的迅速发展的药学新领域。

利用药代动力学数学模型可以特征性地描述药物的吸收、分布、代谢和排泄过程，应用相关药代动力学软件处理数据，通过比较获得的药代动力学参数，可以对药物的体内过程有详细的了解、对于各种产品的研究比较、制订合理的给药方案和预测毒性反应有很大的参考价值。本文拟对抗菌药物的药代动力学特点以及相关药代动力学软件的现状做一介绍。

一、抗菌药物的药代动力学过程

药物的体内过程包括吸收（血管内给药除外）、分布、代谢和排泄过程。

（一）吸收

吸收（absorption）是指药物从给药部位进入血液循环的过程，血管内给药不存在吸收。抗菌药物经消化道（舌下，口服，直肠内）给药或消化道外（肌注，皮下，鞘内注射或局部）给药，药物以不同的速度及不同的数量吸收入血，使血中药物达到一定浓度。血管外注射给药时，药物主要通过毛细血管内皮细胞间隙，以滤过方式迅速进入血液。其吸收速度主要受注射部位血管丰富程度和药物分子大小影响。口服药物的吸收大多通过胃、肠道黏膜以被动扩散方式进行。虽然弱酸性药物在酸性胃液中解离少，可有部分被吸收，但由于吸收面积、血液供应及停留时间等的巨大差异，包括弱酸性药物在内，口服药物的主要吸收部位在小肠。某些药物口服后吸收过程中，在通过胃肠道黏膜及第一次随肝门静脉血流经肝脏时，可有部分被肝细胞中酶代谢失活，从而使进入体循环的量减少。这一现象称“首过消除”（first pass elimination）。首过消除强的药物，由于不同个体对同一药物代谢能力存在较大差异，可对口服药物吸收度（生物利用度）产生明显影响。

与吸收相关的 PK 参数有吸收速率常数（Ka）、吸收半衰期（$T_{1/2a}$）、生物利用度（F）、达峰时间（T_{max}）、血药峰浓度（C_{max}）等。不少因素可影响抗菌药物从消化道吸收（表 18-12）。

表 18-12　影响药物经胃肠吸收的因素

药品制剂组成及理化特性	患者方面	胃肠道共存物质	药物本身药代动力学
①制剂崩解时间	①吸收环境的 pH 值	①药物相互作用	①首过效应
②固体制剂添加剂	②胃排空时间	②食物	②肠内细菌的影响
③制剂在胃肠道稳定性	③肠内转运时间		
④药物晶体形态	④胃肠道吸收表面积		
⑤药物的脂溶性	⑤胃肠道血流量		
	⑥胃肠病理状态		

药物联用可能会影响胃肠道的吸收，如氟喹诺酮类、四环素类、头孢地尼等与 Al^{3+}、Fe^{2+}、Ca^{2+} 等阳离子易形成难溶性螯合物，使上述药物的吸收大大减少。四环素类、青霉素类、利福平、异烟肼等吸收可为食物所减少；而氟喹诺酮类餐后口服比空腹口服吸收提高。整个消化道均可吸收药物，但由于药物的理化性状，消化道的表面面积，吸收部位的 pH 值及生理病理状态等不同，致药物的吸收量及吸收速度的差异也很大。

口服法给药是最常用的安全、方便和经济的给药方法，药物通过消化道上皮细胞及毛细血管壁二种屏障而吸收入血。毛细血管壁具有多孔性，一般抗菌药物均易通过，故上皮细胞的性质是决定药物吸收难易的主要因素。小分子的水溶性药物可通过细胞膜两侧浓度梯度，经过细胞膜的水孔而扩散（或称为滤过）入血。细胞膜含有脂质，脂溶性高，极性小的抗菌药物可直接溶解到脂质中而通过细胞膜，这一过程称为简单扩散。口服后多数抗菌药物易自小肠上段吸收，部分药物可经胃、空肠及回肠吸收。磺胺药口服后半小时即可在尿中测到一定量，高峰血浓度则一般在服药后 1～6 小时内达到。各种药物口服后的吸收程度很不一致，阿莫西林、头孢氨苄、头孢地尼、头孢呋辛酯、左氧沙星、加替沙星、莫西沙星、氯霉素、利福平、多西环素、米诺环素、克林霉素、5-氟胞嘧啶、异烟肼、磺胺药（磺胺异噁唑，磺胺嘧啶等）、甲氧苄啶（TMP）等的吸收量可达 90％以上，双氯西林和邻氯西林约吸收 60％～70％，氨苄西林、红霉素、苯唑西林等约吸收 30％～50％。青霉素 G 口服后而受胃肠消化液及肠道细菌的影响，吸收量仅 10％～25％，且很不规则。氨基糖苷类抗生素、多黏菌素 B 及 E，两性霉素 B，万古霉素等口服后则几乎不被吸收。不能口服的昏迷、呕吐患者，抗菌药物在消化道内易被破坏或在消化道内吸收差时，可以采用注射给药。常用的注射途径为肌内注射或静脉注射（静脉推注或静脉滴注），在特殊情况下也可采用关节腔，胸腔，腹腔，鞘内或脑室内给药法以及气溶吸入法或局部外用等。肌内注射后，多数药物的吸收比口服法快而完全，用药剂量也较准确，影响药物吸收的因素也较少。脂溶性药物可通过单纯性扩散作用，透过毛细血管壁而吸收入血，因此毛细血管的多少，血流速度的快慢及药物在注射部位的溶解度等，可以改变药物的吸收速度及吸收量，非脂溶性药物除简单扩散外还可直接通过毛细血管壁上的水孔进入血循环，大分子物质则可经淋巴液进入血液，或由巨噬细胞吞噬后进入血液。抗菌药物肌注后0.25～1 小时血浓度可达高峰，但溶解度差的药物，如普鲁卡因青霉素G混悬剂，氯霉素丙二醇液等的吸收较慢，氨基糖苷类抗生素脂溶性较低，肌注后的吸收也相对较慢，高峰血浓度在0.5～1小时内达到。反复肌注可导致局部组织纤维化和血流速度减慢，吸收也会减少。

吸收相关的PK参数有吸收速率常数（Ka）、吸收半衰期（$T_{1/2a}$）、生物利用度（F）、达峰时间（T_{max}）、血药峰浓度（C_{max}）等（表18-13）。

表18-13　主要抗菌药物的吸收

药　　物	剂　　量	血药峰浓度（C_{max}）（mg/L）	口服吸收（%）
青霉素V	500mg	3～4	35
氨苄西林	500mg	2.5～4	40
阿莫西林	500mg	7.5	60
头孢氨苄	500	16～18	90
头孢拉定	500	16	90
氯霉素	1000	5～12	75～90
红霉素碱	250	0.2～1	16～40
克拉霉素	400	2.2	50
罗红霉素	300	9.1～10.8	72～85
阿齐霉素	500	0.4	37
克林霉素	150	1～3.5	90
四环素	250	0.5～4	20～40
多西环素	200	1.1～3.1	60～93
利福平	450	4～19	90
磷霉素钙	1000	5.3	30～40
SMZ	2000	120	90～100
TMP	200	2.2	90～100
洛氟沙星	400	1.5	35～40
氧氟沙星	400	3.5～5.6	98
环丙沙星	500	1.8～2.6	40～70
异烟肼	200	0.5～1.5	90
甲硝唑	250	6.2	80
氟康唑	200	10.1	90
齐多夫定	200	1.1	60～65

（二）分布

分布（distribution）系指药物从给药部位吸收入血，再由血液循环运送到机体各组织、间质液或细胞液中的过程。与分布有关的PK常数：表观分布容积（V_d）、血浆蛋白结合率等。

药物吸收入血后，可通过不同的屏障分布到各种组织细胞液、胸，腹腔等体液中去，达到作用、储存、代谢或排泄部位。脂溶性高的抗菌药物容易透过细胞膜，使细胞内达到较高浓度，在生理 pH 时解离度大的药物，进入细胞内的浓度则较低。肝，肾，肺等组织的血流供应较丰富，药物浓度常较高，可达血浓度的 50%～100%。有些药物能特异性地分布至一定的组织或器官，这些组织中的药物浓度可达血浓度的几倍，如氨基糖苷类抗生素能浓集在肾脏，庆大霉素在肾皮质中的浓度可比血浓度高 20～40 倍，且在停药后 4 周还有微量从尿中排出。氨基糖苷类抗生素尚能分布至内耳淋巴液中，并较长时间地保持较高浓度，这与内耳毒性的发生有一定的关系。

绝大多数抗菌药物进入血液后，与血清蛋白（大多为白蛋白）结合。红霉素能与 α、β、γ 球蛋白结合；利福平与 γ 球蛋白及纤维蛋白原结合；四环素可与脂蛋白结合。但除白蛋白外，与其他成分的结合量甚低，故可忽略不计。与血清蛋白结合的抗菌药物，由于分子量变大，不易透过细胞膜及毛细血管，故在血中储存，而游离型（未结合型）的药物则可分布至组织中。与白蛋白结合的抗菌药物暂时失去抗菌活性，其结合是疏松可逆的，在血中结合型和游离型的抗菌药物之间常保持动态平衡，当游离型药物的浓度下降时，抗菌药物即从结合状态游离出来，恢复其抗菌活性。

影响抗菌药物蛋白结合率的因素很多。当抗菌药物剂量较大，血浓度过高时，血浆白蛋白的结合呈饱和状态，其蛋白结合率会降低。当患者有低蛋白血症（见于肾病综合征，严重肝硬化，烧伤、营养不良、某些胃肠道疾病等），血清白蛋白过低（2%～2.5g%）或游离脂肪酸过高时，抗菌药物的蛋白结合率也会降低。新生儿及婴幼儿血清白蛋白结合药物的能力远比成人低。尿毒症时可能存在某种抑制因子，使药物的蛋白结合率降低，以上均可导致游离型药物浓度增高。

药物在体内的分布主要受下列因素影响：①药物的分子大小、pKa、脂溶性等理化性质；②药物与血浆蛋白的结合；③组织血流量；④细胞膜的通透性；⑤药物与红细胞的结合；⑥药物与组织成分的结合。

绝大多数药物都可程度不等地和血浆蛋白以弱的 Vander Waals 引力、氢键、离子键等迅速形成可逆的结合，并处于动态平衡。通常弱酸性药主要和白蛋白结合，弱碱性药和 α_1-酸性糖蛋白或脂蛋白结合。药物和血浆蛋白的可逆性结合，可视作药物在体内的一种重要的暂时贮存形式及调节方式。药物与血浆蛋白结合可达饱和，此时再加大剂量将会导致游离药物浓度不成比例的升高，甚至中毒。两种药物可能竞争同一蛋白结合而发生置换现象导致中毒。药物与内源性代谢物竞争与血浆蛋白结合，如磺胺药置换胆红素与血浆蛋白结合，在新生儿可导致核黄疸症。

1. 体内特殊屏障与抗菌药物的分布关系　血-脑脊液屏障和血眼屏障都是由该处毛细血管内皮细胞间连接紧密、孔隙小，并在其外包裹有一层神经胶质细胞膜形成的脂质膜屏障。只有高度脂溶性的药物才能以被动扩散的方式进入脑脊液、脑组织和房水。

（1）血-脑脊液屏障：由于存在血-脑脊液屏障，大多数抗菌药物脑脊液浓度很低，是大脑自我保护机制。脂溶性较高、非极性、蛋白结合率低的药物易通过血-脑脊液屏障进入脑，多经过简单扩散过程，炎症时血-脑脊液屏障通透性可增加（表 18-14）。

表 18-14　脑膜炎症时抗菌药物在脑脊液分布

csf 浓度/血药浓度＞50％	csf 浓度/血药浓度 5％～50％	csf 浓度/血药浓度＜5％	csf 浓度微量或不能测到者
氯霉素	青霉素 G　万古霉素	苯唑西林	两性霉素 B
	氨苄西林　阿米卡星	头孢唑啉	
磺胺嘧啶	替卡西林　奈替米星	头孢西丁	林可霉素
	哌拉西林　头孢吡肟		
异烟肼	头孢噻肟　头孢哌酮		多黏菌素 B
	头孢他啶　美洛西林		
吡嗪酰胺	头孢呋辛　拉氧头孢		克林霉素
	头孢曲松　亚胺培南		
异烟肼	氧氟沙星　美罗培南		伊曲康唑
甲硝唑	环丙沙星　左氧沙星		阿齐霉素
	加替沙星　利福平		
替硝唑	磷霉素　阿米卡星		罗红霉素
氟康唑	替加环素		红霉素
5-氟胞嘧啶			克拉霉素
齐多夫定			
司他夫定			
阿昔洛韦			

(2) 胎盘屏障：是胎盘绒毛与子宫血窦之间的屏障。几乎所有抗菌药物都能穿透胎盘屏障进入胚胎循环，在妊娠期应避免使用对胎儿发育有影响的抗菌药物（如氯霉素、氨基糖苷类、四环素类、磺胺类、氟喹诺酮类、利福平等）；

(3) 骨组织分布：氟喹诺酮类、磷霉素类、林可霉素，克林霉素等少数药物可在骨组织中达到有效浓度；

(4) 前列腺分布：氟喹酮类、大环内酯类、SMZ/TMP、四环素类在前列腺液或组织中可达有效浓度；

(5) 浆膜腔和关节腔：抗菌药物全身用药后大多可分布至各体腔和关节腔中，局部药物浓度可达浓度的 5％～100％，但若有包裹性积液或脓腔壁厚者，需腔内局部注入药物。

2. 生理性体液 pH 值差异　生理情况下细胞外液 pH 值约为 7.4，细胞内液为 7.0，乳汁更低，约为 6.7。由于前述 pH 值对药物解离的影响，弱酸性药将主要分布在血液等细胞外液中，而弱碱性药则在细胞内液和乳汁中分布高。

与分布有关的 PK 常数：

(1) 表观分布容积（apparent volume of distribution，V_d）：是指当药物在体内达动态平衡后，体内药量与血药浓度之比称为表观分布容积。V_d 可用 L/kg 体重表示，V_d＝给药量×生物利用度/血浆药物浓度。因 V_d 是理论容积，而不是生理空间，多数药物 V_d 大于血浆容积，药物的水溶性或脂溶性高低与血浆或组织蛋白结合程度对药物 V_d 会产生显著影响。药物脂溶性愈低，蛋白结合率愈高，易保留于血浆，V_d 相对较小，如磺胺类，青霉素类，头孢菌素类等。反之，V_d 较大，如氟喹诺酮类，大环内酯类等，体内分布广泛。

（2）血浆蛋白结合率：血浆蛋白结合率受药物浓度、血浆蛋白质量及解离常数影响。血浆蛋白结合率指在常用剂量范围内，血中与蛋白结合药物占总药量的百分数。结合型药物药理活性暂时消失，因分子较大，暂时“储存”于血液中。

（三）药物代谢或生物转化

代谢（metabolism）通常指体内的糖类、脂肪、氨基酸、维生素、激素、蛋白质以及核酸等正常生理成分的体内变化过程（如分解或合成过程）。药物代谢是指药物在体内发生的化学结构的改变，也被称为生物转化。许多药物在体内经肝脏或其他组织器官（如胃、肺、肠黏膜等）的药物转化酶作用，一般将药物代谢分为相互衔接的 2 个过程，即Ⅰ相代谢和Ⅱ相代谢。Ⅰ相代谢是导入功能基团的反应，是母体药物分子本身通过氧化、还原或水解等途径引入极性基团的过程，Ⅱ相代谢是结合反应，是母体药物分子中的极性基团或Ⅰ相代谢中生成的极性基团与体内某些成分（如葡萄糖醛酸、硫酸、甘氨酸、谷胱甘肽等）的结合过程，生成易溶于水且极性高的代谢物，以利于迅速排出体外。

药物的生物转化（biotransformation）主要在肝细胞微粒体混合功能氧化酶（肝药酶）的催化下进行，主要反应类型、该酶系的组成及催化过程，都与肝细胞对内源性物质的生物转化相同。肝微粒体细胞色素 P-450 酶系统是促进药物生物转化的主要酶即肝药酶，现已有 70 余种。因遗传多态性和其他影响因素（如年龄、疾病、营养），酶水平或活性的个体差异较大的酶是 CYP2D6 和 CYP2C。该酶系统易受药物的诱导或抑制。

异烟肼、磺胺类可在肝药酶作用下产生乙酰化代谢产物；利福平在肝内乙酰化后抗菌活性明显降低，头孢噻肟在体内的代谢物去乙酰头孢噻肟抗菌活性降低。许多大环内酯类（如红霉素）和氟喹诺酮类（如依诺沙星）对肝药酶有抑制作用，可干扰其他药物（如茶碱等）代谢而产生中毒症状。

（四）排泄

排泄（excretion）系指药物及其代谢产物通过排泄器官被排出体外的过程。大部分抗菌药物经肾排泄，部分经肝胆系统排出，尚可分泌至唾液、泪液、支气管分泌物、痰液、乳汁中。药物的生物转化和排泄统称为消除（elimination）。药物排泄的主要途径为经肾脏随尿排出。游离的原型药物和代谢物均可通过肾小球毛细血管壁小孔隙滤入原尿中，也有少数弱酸、弱碱药可在近曲小管上皮细胞以主动转运方式分泌入原尿中。原尿液中的原型药物仍可以被动扩散等方式被肾小管重吸收，此时尿液 pH 值通过对药物解离度的影响，明显改变原尿液中药物被重吸收的量。此亦是弱酸或弱碱性药物中毒时，可通过碱化或酸化尿液，促进药物排泄的原因。而代谢物因极性高，一般不会被重吸收。随原尿逐渐浓缩，其中的药物及代谢浓度均上升，最终可远远超出血中浓度。这种浓集现象是许多药物产生肾毒性的原因，另一方面对用以治疗泌尿道疾患的药物，则有其利于发挥治疗作用的意义。

除经肾脏排泄外，部分药物及其经肝细胞生物转化而成的代谢物，可随胆汁经胆道系统排入十二指肠。进入肠腔的药物及其代谢物可随粪便排出体外，亦有一些药物及其葡萄糖醛酸或硫酸酯代谢物经肠道细菌水解后，可重新被肠道吸收，形成肠肝循环。

1. 肾排泄　青霉素类和头孢菌素类大多品种、氨基糖苷类、氟喹诺酮类、磺胺类等主要经肾排泄；大环内酯类、林可霉素类等非主要经肾排泄，但也可在尿中达到较高浓度。肾功能减退时，主要经肾排泄的药物消除半衰期（$T_{1/2\beta}$）延长，应适当调整剂量。

2. 胆汁排泄　大环内酯类、林可霉素类、利福平、头孢哌酮、头孢曲松、替加环素等主要或部分经肝胆系统排泄；氨基糖苷类、氨苄西林、哌拉西林等在胆汁中可达一定浓度（表 18-15）。

表 18-15　抗菌药物的胆汁浓度

药　　物	胆汁/血浓度比值	药　　物	胆汁/血浓度比值
青霉素	0.5	庆大霉素	0.3～0.6
氨苄西林	1.0～2.0	妥布霉素	0.1～0.2
羧苄西林	0.5～0.8	阿米卡星	0.3
哌拉西林	10～15	链霉素	0.4～3.0
苯唑西林	0.2～0.4	卡那霉素	1.0
双氯西林	0.05～0.08	四环素	5.0～10
美洛西林	10	多西环素	10～20
头孢唑林	0.7	红霉素	8～25
头孢噻吩	0.4～0.8	克林霉素	2.5～3.0
头孢氨苄	0.16	美罗培南	0.3～3
阿莫西林	1.0	亚胺培南	0.04
头孢孟多	3～4	氨曲南	0.6
头孢呋辛	0.4	利福平	100
头孢噻肟	0.1～0.5	甲硝唑	1.0
头孢他啶	0.3	酮康唑	微量
头孢唑肟	0.1～0.3	左氧沙星	1.0～2.0
头孢曲松	10	环丙沙星	2.0
头孢哌酮	8～12	万古霉素	0.5
替加环素	606-1997		

3. 与药物排泄有关的 PK 参数

（1）血浆消除半衰期（$T_{1/2\beta}$）和消除速率常数（K_e）：血中 $T_{1/2\beta}$ 指血药浓度降低一半所需的时间。消除速率常数（K_e）指体内药物瞬时消除的百分率。一级消除动力学血中药物消除速率与浓度呈正比，而 $T_{1/2}$ 是恒定值，$T_{1/2\beta}=0.693/K_e$，经 5 个半衰期体内药物基本消除干净。如每隔半衰期给药一次，则经过 5 个半衰期后，血药浓度可达稳态。零级消除动力学药物是按恒定消除速度消除，与血药浓度无关。$T_{1/2}$ 随血药浓度下降而缩短，不是固定数值，$T_{1/2\beta}=0.5C_0/K_0$（K_0 为零级消除速率常数）。

（2）药物清除率（clearance，CL）：是机体消除器官（肝肾等）在单位时间内清除药物的血浆容积，也就是单位时间内有多少毫升血浆中所含药物被机体清除。$CL=K_e.V_d=0.693V_d/t_{1/2}=A/AUC$；肾清除率 $CLr=(-dx/dt)/C$。

二、影响抗菌药物药代动力学的因素

（一）年龄

由于老年人生理、病理尤其肾功能减退等变化，一些抗感染药物在老年人的吸收、分布和排出等体内过程也相应发生改变。青霉素、哌拉西林、头孢唑啉、头孢他啶、庆大霉素、阿米卡星及氧氟沙星等 7 种主要经肾排泄的抗菌药物单剂给药后在老年组中的血清半衰期较年轻组者平均延长 31.5%～64.5%，肾清除率平均降低 28.2%～82.4%，AUC 增高 12.1%～74.3%。在两组中的平均 $T_{1/2\beta}$、CLr、AUC 以及尿排出率间的差异均具统计学意义，而 C_{max} 和 V_d 等参数相似，两组间差异无统计学意义。

（二）肾功能

对于主要需要经肾脏排泄的药物肾功能的变化可以导致药物药代动力学的变化：肾清除率随肌酐清除率下降而降低。肾衰患者口服氧氟沙星后浓度升高，半衰期延长。按正常剂量给药，可导致药物在体内轻度蓄积。为提高疗效，减少不良反应发生率，使用主要经肾排泄的 β 内酰胺类、氨基糖苷类等抗菌药物治疗时的每日给药量可减至正常治疗量的 2/3～1/2。

（三）肝功能

严重肝功能不全者如使用甲苯磺丁脲、氯霉素等，由于肝脏的生物转化率减慢，其半衰期将延长，作用时间延长，作用加强；相反，对可的松、泼尼松等需要在肝脏经生物转化后始有效的药物，则作用减弱。

（四）pH 值

pH 值对药物的溶解、吸收和排泄都有一定的影响。对于磺胺类药物 pH 值从 5.5 升高至 7.0 药物的溶解度可提高 3～20 倍。

（五）药物相互作用

凡能诱导药酶活性增强（酶促作用）、使其他药物或本身代谢加速、导致药效减弱的药物，称为药酶诱导剂；抑制或减弱药酶活性（酶抑作用）、减慢其他药物代谢、导致药效增强的药物，称为药酶抑制剂。在药物相互作用中，促使其他药物代谢改变的药物，称为促变药（precipitant drug），而被改变的药物称为受变药（object drug）。并用被同一药酶代谢的药物，相互间可发生竞争而使彼此的血药浓度明显增高。

如伊曲康唑每日 200mg 与非洛地平（波依定）每日 5mg 并用 4 日后，因伊曲康唑（促变药）抑制 CYP3A4（酶抑作用），使非洛地平（主要被 CYP3A4 代谢，受变药）的血药浓度增高约 8 倍，消除半衰期延长约 2 倍，结果引致血压过度降低和心动过速。伊曲康唑（促变药）使洛伐他汀（受变药）的 AUC 比安慰剂增加 20 倍以上，其活性代谢物洛伐他汀酸的 AUC 增加约 13 倍，结果引发骨骼肌溶解等不良反应。伊曲康唑、吉非罗齐可使西立伐他汀血浓度增加 1.3～1.5 倍。

类似作用还发生在环孢素或红霉素（均为促变药），从而导致肌痛或肌溶解危险性增加。反之，利福平（促变药）可使咪达唑仑或三唑仑的血药浓度减少 90%以上（酶促反应），导致药效显著减弱。14 元环的红霉素、克拉霉素、醋竹桃霉素等，与 CYP3A4 形成复合物的作用最强，发生不良反应也最严重；罗红霉素和 16 元环的交沙霉素、米欧卡霉素、螺旋霉素等次之；最弱者为 15 元环的阿奇霉素和 14 元环的地红霉素等。克拉霉素还可抑制 CYP2D6 介导的抗精神病药匹莫齐特（pimozide）的代谢，使其 T_{max} 升高，$T_{1/2}$ 延长，QTc 延长 47%而致心脏毒性。唑类药物可使特非那定、阿司咪唑以及西沙比利等受变药的血药浓度升高，显著延长 QTc 间期而发生 TdP，甚至死亡。同理，还使抗焦虑药物咪达唑仑、三唑仑等发生过度镇静；使环孢素和他克莫司发生氮质血症；包括利福平、利福布汀（rifabutin）和利福喷丁（rfapentine）等，均为强效、广泛、特异的 P450 同工酶诱导剂（CYP1A2、2C 和 3A4）。可使下列药物血药浓度降低：口服避孕药、皮质激素、环孢素、丙吡胺、异烟肼、依曲康唑、酮康唑、美沙酮、美托洛尔、苯妥英、普萘洛尔、奎尼丁、磺脲类降糖药、瑞格列奈、他克莫司、茶碱、维拉帕米、华法林等。不宜与利托那韦并用的药物有：哌替啶、美沙酮、吡罗昔康、右丙氧芬、胺碘酮、普罗帕酮、奎尼丁、奈非那韦、阿司咪唑、阿普唑仑、艾司唑仑、地西泮、氟西泮、咪达唑仑、三唑仑、唑吡坦、卡马西平、氯氮平、地昔帕明、匹罗齐特、利福平、利福布汀、氟西汀、某些β受体阻滞剂（如美托洛尔、普萘洛尔、噻吗洛尔）以及三环抗抑郁药和甲硝唑等。

磺胺类药物与抗凝血药、苯妥英钠和降糖药合用时，可将其从与血浆蛋白结合部位置换出来而提高这些药物的活性。

（六）药物新剂型

1. 脂质体　Tomioka H 等研究了阿米卡星脂质体对小鼠的胞内分枝杆菌感染的治疗作用，当阿米卡星包入脂质体后，抗体外培养的人体巨噬细胞感染的鸟结核分枝杆菌和小鼠感染的鸟结核分枝杆菌效果显著增加；给药后，鼠肝、脾和肾中的细菌计数是游离阿米卡星的 1/1000，改用粒径 2～3μm 的脂质体代替 0.2～0.3μm 的脂质体，则肺部细菌计数的降低更为显著。小鼠单剂量静脉注射 52mg/kg 游离的或脂质体硫酸阿米卡星后，脂质体在心、肝、脾、肺、脑和血清中的浓度显著高于游离药物，分别提高 6.2、9.5、284.0、3.0、14.7 及 3 倍，且血药浓度可维持＞24 小时，而游离阿米卡星在 7 小时后处于检测限以下；肾组织浓度降至游离药物的 1/2。这是因为脾、肝、肺等单核巨噬细胞含量丰富易摄取脂质体，而脂质体不能通过肾小球超滤膜，不能达到肾小管、集合管等部位。

氯唑西林对胞内感染的金黄色葡萄球菌无效，但包入脂质体后疗效明显增加，电镜下可见脂质体与细胞共同存在于中性粒细胞中。游离的氨苄西林和青霉素 G 对小鼠腹膜巨噬细胞感染的单核细胞增生李斯特菌无效，但其脂质体有显著抑制作用，体外试验可杀死 90%；对感染此菌的裸鼠的疗效可提高 90 倍。氨苄西林脂质体给家兔静脉注射，雄性兔和雌性兔体内处置有明显区别，雌性兔比雄性兔的平均滞留时间（MRT）短、达稳态时的表观分布容积和时间 t 时的表观分布容积小、清除率快。

Amphotec 为两性霉素 B 与胆固醇酰硫酸钠以 1∶1（摩尔比）制备而成的胆固醇复合体，其为稳定的胶体复合物，因而又被称为两性霉素 B 胶体分散体（AmB colloidal dispersion，ABCD）。临床上使用的为其冻干粉针。其在显微镜下观察为圆盘粒子。由 Sequus 公司生产，其稳定性好，在 50℃可保存 6 个月而不被破坏。同时，ABCD 在体内代谢平稳而持续，连续注射时血药浓度波动较小。Fielding 等给大鼠注射相同剂量（1mg/kg）的两性霉素 B 普通注射液及 ABCD，结果发现比起普通制剂，ABCD 降低了血浆峰浓度（注射普通注射液后两性霉素 B 的 C_{max}＝275 ng/ml，而注射 ABCD 后其为 102 ng/ml），延长了血液滞留时间（前者的清除半衰期为 10.4 小时，后者为 27.1 小时），且后者在肾脏的（主要毒性靶器官）的分布比前者少 3～7 倍。同时，当给健康受试者以 1.0mg/kg 的剂量单次注射 ABCD 时，其平均清除半衰期为 244 小时，当注射剂量为 1.5mg/kg 时，其平均清除半衰期为 235 小时，且血药浓度维持在 0.1mg/L 以上达 168 小时。这为临床控制剂量使患者血药浓度维持在有效浓度范围内带来了极大的便利。

2. 纳米球　用庆大霉素纳米球进行体外小鼠腹腔巨噬细胞与大鼠肝细胞摄取的观察，结果摄取纳米球的量比溶液明显增加（$P<0.01$），而小粒径（69±17）nm 摄取量小鼠腹

腔巨噬细胞达庆大霉素溶液的 6.34 倍，比大粒径者多，大鼠肝细胞在 1、12、24 小时分别为庆大霉素溶液的 27.74、9.03、8.36 倍。不同粒径的纳米球在大鼠肝细胞差异不显著（$P>0.05$）；不同的表面活性剂可影响巨噬细胞和肝细胞对纳米球的摄取，亲水性表面活性剂吐温类和泊洛沙姆 188 使摄取值下降，而右旋糖酐 70 有利于肝细胞的摄取。阿米卡星纳米球用于新西兰白兔的眼部，与对照组相比角膜中药物浓度明显增加，且前房液中浓度是对照组的 3 倍以上。

3. 微球　链霉素微球给予昆明种小鼠，用 γ-闪烁计数仪测放射性显示，药物在肺组织中分布最多，浓度最高，占体内组织分布百分率的 81.39%，而心、脾、肝、肾浓度低，这与硫酸链霉素比较差异显著，说明微球的肺靶向性很好。这是因为粒径 7～12μm 的颗粒可机械性滤阻于肺部，从而达到局部靶向作用。链霉素溶液在血中和肾中浓度较其他组织高，易产生毒性反应。

三、常用的药代动力学研究软件

1. 3P87/3P97 实用药动学计算程序　3P87/3P97 实用药动学计算程序是中国药理学会数学专业委员会六位专家集体编制的，在国内应用很广。可处理各种用药途径的线性和非线性药动学模型，给出有关的药动学参数及各种图表的详细结果。其特点及主要功能包括：①可处理不同房室模型的静脉推注、静脉滴注及非静脉用药的各种线性和非线性药动学模型的时间血浓数据；②给出可能的房室模型及权重系数的计算结果及图表；③对多剂量组数据进行批处理及统计分析；④用户可自定义房室模型、权重系数、计算方法、收敛精度、初始值等；⑤便于药动学的科学研究和分析探讨；⑥3P87/3P97 提供 12 种模型，其中 9 种属于一级速率消除的线性房室模型，3 种属于 Michaelis Menten 消除的一房室非线性模型。

2. 新药统计软件 NDST 算参数的平均值和标准差　NDST 新药统计软件是在国家药品评审中心的支持下，针对新药报批资料的特点而由孙瑞元教授编制的，可进行与临床前药理及临床新药研究关系密切的各种统计计算。其特点为：①自动化程度高，不精通医药统计者也能使用；②可改变权重、步进跨度、次间精度及轮间精度等设置；③由残差法优化选择较好的初值；④可同时给出一室、二室、三室的 AIC 及基本拟合参数（α、β 等）；⑤可由计算机自动选择最佳房室数也可由用户任意选择查看三种房室的拟合值，便于在同时进行较多病例的数据计算中，选择共同的最佳房室数，并计 $T_{1/2\beta}$、CL、AUC 等；⑥选取房室数后可显示二级拟合参数，如 $T_{1/2\alpha}$；⑦可直接给出供生物利用度分析的参数，如 $AUC_{0\sim\infty}$、C_{max}等。

3. WINNONLIN 软件　WINNONLIN 软件（或 PCNONLIN）是国外应用最广的药动学软件，为美国 Pharsight 公司的产品，被认为可用于几乎所有的药代、药效及非房室模型的分析，其界面友好，功能强大，与其他软、硬件有很好的兼容性。可用于：①房室模型分析，可处理各种非线性回归问题，参数估计，模拟不同用药方案或参数调整后的药效变化，提供了广泛的模型库，能解决各种模型拟合问题；②非房室模型分析 ，可由血或尿数据计算 AUC、C_{max}药代动力学参数，可在半对数图中选择终末消除相或由程序自动选择；③三种方法计算 AUC，计算任意终点的 AUC 等。

4. NONMEN 程序　20 世纪 70 年代后期 Sheiner 等提出了用于分析常规监测药物稀

疏数据（Sparsedata）的非线性混合效应模型（NONMEN），并编制成NONMEM程序。NONMEM法具有取样点少（3～5个），病例数多，可随机设计实验，适合临床开展，数据直接来源于患者等优点，并能定量地分析生理、病例、合并用药等固定效应对药动学（PK）和药效学（PD）的影响，克服了单纯集聚法和传统两步法的不足，成为国际上TDM中进行群体分析的强有力工具，广泛用于群体药动学和群体药效学研究。主要包含三大模块：①NONMEM模块是NONMEM的核心模块，用于拟合一般统计非线性回归型数据，能同时分析固定效应和随机效应。②PREDPP模块是PPK房室模型模块，为NONMEM提供控制文件中指定的适合估算具体数据的房室模型模块，分别适用于不同给药途径的线性、非线性PK模型。③NM-TRAN模块NONMEM控制文件和数据文件的翻译器、预处理器，它是独立于NONMEM的辅助程序，将用户编写的较自由式的控制文件和数据文件翻译为NONMEM必需的固定格式。

NONMEN可应用于：①治疗药物监测及个体化用药；②分析药动学参数及其影响因素；③新药开发与药物评价；④群体药效学；⑤药代药效联合模型；⑥其他方面的研究，如药物相互作用、药动学生理模型、生物利用度等。

5. 其他软件　如表18-16。

表18-16　其他常用药动学软件简介

软件名称	功能简介
ACSL Bio Med	用于临床实验药物的模拟，基于ACSL语言，提供了临床药理研究的各种工具
ACSL Tox	用于药动、药效及其他模型的模拟，用于药物开发及毒理学研究
APIS	用于最佳取样设计，Bayesian法估算，临床用药方案设计等
ADAPT	用于药动、药效的模拟，参数估计及取样设计等
AUC-RPP	用于非房室模型的药动学参数分析
Berkeley-Madonna	用于解微分方程的数学软件，可解决药动学研究中的一些数学问题
BIOPAK	用于生物利用度及生物等效性的研究
Cyber Patient	用于药动学模拟，主要应用于教学
EASYFIT	用于房室模型分析
KINBES	用于生物利用度和药物吸收率的计算，也包括生物等效性的各种统计计算
KINETICA	用于药动学、药效学广泛分析
MW/PHARM	用于临床药动学分析，包括曲线拟合，给药方案设计等
PC Moodfit	用于非房室模型分析、用药模拟等研究

第三节　抗菌药物PK/PD参数与给药方案优化

近年来，随着对抗菌药物的药效动力学（PD）和药代动力学（PK）的深入研究，PK/PD的概念逐渐被人们所接受，PK/PD在合理使用抗菌药物起到了很重要的作用，合理应用抗菌药物受到国内外医药学界的高度重视。

药代动力学（pharmacokinetics，PK）和药效动力学（pharmacodynamics，PD）是

按时间同步进行着的两个密切相关的动力学过程，前者主要阐明机体对药物的作用，即药物在体内的吸收、分布、代谢和排泄及其经时过程；后者描述药物对机体的作用，即效应随着时间和浓度而变化的动力学过程，后者更具有临床实际意义。以往对抗菌药物 PK 与 PD 常分割开来看，两者之间的内在联系被忽视，使得 PK 和 PD 的研究存在一定的局限性，对抗菌药物无抗菌活性的评价根据药效学指标最低抑菌浓度（MIC）或最低杀菌浓度（MBC）来比较，或根据药代动力学指标如血药浓度来设计给药方案，而未能将两者结合起来，故不能充分反映感染局部药物浓度动态变化与杀菌作用的相关性。

随着 PK 和 PD 研究的不断深入，人们逐渐意识到这一问题，进而提出了 PK-PD 结合模型，利用这一结合模型可以同时探讨机体对药物的作用（PK）及药物对机体的作用（PD），即浓度-时间-效应三者之间的相互关系，这有助于更为全面和准确的了解药物的效应随着剂量（或浓度）及时间而变化的规律。

抗菌药物的 PK-PD 模型按数据获得方式的不同可分为体外模型（in vitro model）、半体内模型（ex vivo model）和体内模型（in vivo model）。体外模型是指先通过蠕动泵将代表不同隔室的细菌培养液联结起来，然后在代表感染部位的隔室中接种细菌（模拟感染过程）并在相应隔室内给药，感染部位隔室后多有 1 个或多个 0.22μm 的滤膜，细菌因滤膜的过滤作用只停留在感染部位，而药物会通过蠕动泵提供的动力从给药室到达各个隔室并透过滤膜进入感染室，这样在不同时间点对感染室采样，然后进行细菌计数及药物含量测定就会得到药物浓度-效应-时间的关系；体内模型则是通过在实验动物体内预先埋植组织笼，然后在组织笼内接种细菌，再按一定方式给药，之后于不同时间点采集组织液进行细菌计数及药物含量测定，进而得到药物浓度-效应-时间关系；而半体内模型则于组织笼埋植成功后，不接种细菌，直接给药，然后定点采集组织液，用该组织液于体外进行抑菌试验，同时测得不同时间点组织液中药物浓度，进而得到药物浓度-效应-时间关系。抗菌药物 PK/PD 综合参数可以反映药物-人体-致病原三者之间的相互关系，故近年来国内外学者对抗菌药物 PK/PD 研究引起广泛关注。目前随着对药物效应时间过程进一步了解，使得近年来对抗菌药物 PK/PD 参数与给药方案优化设计相关性的研究已成为抗感染领域关注热点。

一、抗菌药物的药代学参数

在 20 世纪 60 年代后期和 70 年代初期，药代动力学作为一门科学开始发展起来并最终用于新药的研究。药代动力学是描述药物浓度和时间关系的一个数学模型，从而成为研究药物在体内的生理学行为的基础。利用标准的药代动力学数学模型可以特征性地描述药物的吸收、分布、代谢和排泄过程。根据这些数据及患者潜在的肾功能或肝功能来调整药物剂量和剂量间隔，从而既达到治疗目的，又最大限度地避免与浓度有关的药物不良反应。

（一）吸收（absorption）

吸收是药物在体内或给药部位进入血液循环的过程。口服、舌下、肌内、皮下给药等必须经吸收过程。与吸收相关的 PK 参数有吸收速率常数（K_a）、吸收半衰期（$T_{1/2\alpha}$）、生物利用度（F）、达峰时间（T_{max}）、血药峰浓度（C_{max}）、抗生素后效应（PAE）等。药物联用可能会影响胃肠道的吸收，如氟喹诺酮类、四环素类、头孢地尼等与 Al^{3+}、Fe^{2+}、

Ca^{2+} 等阳离子易形成难溶性螯合物，使上述药物的吸收大大减少。四环素类、青霉素类、利福平、异烟肼等吸收可为食物所减少；而氟喹诺酮类餐后口服比空腹口服吸收提高。阿莫西林、头孢氨苄、头孢拉定、氯霉素、克林霉素、利福平、多西环素、异烟肼、磺胺甲噁唑-甲氧苄啶、氟胞嘧啶、甲硝唑、氧氟沙星等氟喹诺酮类生物利用度高，口服后可吸收给药量的 80%～90%以上。氨基糖苷类、多黏菌素类、万古霉素、两性霉素 B 等口服后亦吸收甚少，仅为给药量的 3%以内。

（二）分布（distribution）

药物从给药部位吸收入血，再由血液循环运送到机体各组织、间质液或细胞液中称为分布。与分布有关的 PK 常数：表观分布容积（Vd）、血浆蛋白结合量（Dp）。影响药物分布的因素有细胞内液 pH 值、药物蛋白结合率、脂溶性等。由于细胞内 pH 值（一般为 7.0）稍低于细胞外液（pH 值 7.4），弱酸性药在细胞外液解离度较高，药物不易扩散入细胞内，而弱碱性药物在细胞内浓度较高。药物蛋白结合率影响药物的分布：游离型药物具生物活性并易于分布到组织细胞中去。大多数弱酸性药物如氯霉素、链霉素等可与白蛋白结合，弱碱性亲脂性药可与 α-酸性脂蛋白、血红蛋白和球蛋白结合。药物与蛋白结合是可逆、可竞争性的。两种药物可能竞争同一蛋白结合而发生置换现象而导致中毒。药物与内源性代谢物竞争与血浆蛋白结合，如磺胺置换胆红素与血浆蛋白结合，在新生儿可导致核黄疸症。体内特殊屏障与抗菌药物的分布，如血-脑屏障，胎盘屏障等多数抗菌药物表观分布容积（Vd）大于血浆容积，药物脂溶性愈低，蛋白结合率愈高，容易保留于血浆，Vd 相对较小，如磺胺类，青霉素类，头孢菌素类等。反之，Vd 较大，如氟喹诺酮类，大环内酯类等，体内分布广泛。

（三）代谢或生物转化（metabolism，biotransformation）

肝微粒体细胞色素 P-450 酶系统是促进药物生物转化的主要酶，称之肝药酶，因遗传多态性和其他影响因素（如年龄、疾病、营养），酶水平或活性的个体差异较大的酶是 CYP2D6 和 CYP2C，该酶系统易受药物的诱导或抑制。异烟肼、磺胺类可在肝药酶作用下产生乙酰化代谢产物；利福平在肝内乙酰化后抗菌活性明显降低，头孢噻肟在体内的代谢物去乙酰头孢噻肟抗菌活性降低。许多大环内酯类（如红霉素）和氟喹诺酮类（如依诺沙星）对肝药酶有抑制作用，可干扰其他药物（如茶碱等）代谢而产生中毒症状。

（四）排泄（excretion）

大部分抗菌药物经肾排泄，部分经肝胆系统排出，尚可分泌至唾液、泪液、支气管分泌物、痰液、乳汁中。与药物排泄有关的 PK 参数：血浆消除半衰期（$T_{1/2}$）、消除速率常数（Ke）、药物清除率（CL）等。青霉素类和头孢菌素类大多品种、氨基糖苷类、氟喹诺酮类、磺胺类等主要经肾排泄；大环内酯类、林可霉素类等非主要经肾排泄，但也可在尿中达到较高浓度。肾功能减退时，主要经肾排泄的药物消除半衰期延长，应适当调整用药剂量。大环内酯类、林可霉素类、利福平、头孢哌酮、头孢曲松等主要或部分经肝胆系统排泄；氨基苷类、氨苄西林、哌拉西林等在胆汁中可达到一定浓度。

二、抗菌药物药效学参数

尽管药物动力学可以准确地解释药物浓度和时间的关系，但却不能解释改变药物浓度对病原菌产生的影响。这个缺点被 80 年代发展起来的药效学所克服，药效学是研究药物、宿主和抗菌作用之间关系的一门科学，是抗菌效果和抗菌特点，为抗菌药临床应用的范围和方法提供依据。在抗感染治疗时，能否获得预期的结果有赖于药物-人体-致病菌三要素，与确定给药方案密切相关，而PK与PD又是决定三要素相互关系的重要依据。

（一）最低抑菌浓度、最低杀菌浓度及敏感折点

最低抑菌浓度（minimal inhibitory concentration，MIC）、最低杀菌浓度（minimal bactericidal concentration，MBC）指抑制（或杀灭）细菌的抗菌药物最低浓度，是抗菌活性的重要指标。通常以MIC_{50}、MIC_{90}、MBC_{50}、MBC_{90}来表示，可比较不同药物的药效强度。MBC与MIC值比较接近时说明该药可能为杀菌剂。抗菌药物的敏感和耐药折点是细菌药物敏感性试验的解释依据或标准。美国临床和实验室标准化学会（Clinical and Laboratory Standards Institute，CLSI）经常更新和发布临床微生物实验是常规药敏试验的解释标准。当药物对细菌的MIC小于等于敏感折点时，为敏感（susceptible，S），当MIC大于等于耐药折点时，为耐药（resistant，R）；当药敏折点和耐药折点之间时，为中介（intermediate，I）。

（二）最小抗菌浓度

最小抗菌浓度（minimum antibacterial concentrations，MAC）指在5.5小时内使细菌数减少90%的抗菌药最小浓度，即使细菌数减少$1\log_{10}$单位的抗菌药最小浓度。通常抑菌剂均有较高的MIC/MBC，如氨基甙类、四环素类和氯霉素。通常杀菌剂的MIC/MBC比值较低，如喹诺酮类，β-内酰胺类。

（三）防耐药突变浓度及突变选择窗

防耐药突变浓度（mutant revention concentration，MPC）是指抑制细菌耐药突变株被选择性富集扩增所需的最低抗菌药物浓度，是评价抗菌药物抗菌效能、反映药物抑制耐药突变株生长能力大小的指标。MIC与MPC之间的浓度范围称作抗菌药物的突变选择窗（mutant selective window，MSW）。

（四）选择指数

选择指数（selection index，SI）是指抗菌药物的防耐药突变浓度（MPC）与最低抑菌浓度（MIC）的比率，SI值越大，说明抗菌药防突变能力越低，反之，MPC与MIC值越接近，即SI越小，抗菌药的防突变能力越强。根据MPC和MSW的理论，通过选择更理想的药物（SI值小）、调整剂量方案、联合用药等可以缩小乃至关闭MSW，从而减少耐药突变菌株的选择性富集生长，降低耐药率。

（五）抗生素后白细胞活性增强效应（postantibiotic leukocyte enhancement，PALE）

在一些抗菌药物的作用后，白细胞吞噬活性或胞内杀菌作用表现出明显的增强，这可以看做是另一种形式的抗生素后效应，表型是PAE延长（体内和体外）。阿奇霉素的PALE较强，这是它不同于其他大环内酯类抗生素的一个重要原因，产生较长PAEs的抗菌药物倾向于显示最大的PALE，氨基甙类和喹诺酮类在白细胞存在时，通常可使PAE延长一倍（对于G^-菌），但白细胞对PAE小的抗生素，如β-内酰胺类未见有明显的增强效果。

（六）累积抑菌百分率曲线

以MIC试验中的药物浓度为横坐标，累积抑菌百分率为纵坐标描记的量效曲线，可用于比较不同抗菌药物效价强度。

（七）杀菌曲线

是抗菌药物药效动力曲线，将不同浓度（如 1/2、1、4、16、64MIC）的抗菌药物加入菌液中，于不同时间取菌药混合物作菌落计数，绘制时间-菌浓度曲线，即杀菌曲线（time-kill curves）。曲线一般分三个时相：延迟期、杀菌期和恢复再生长期。可比较不同抗菌药物的杀菌速度和持续时间。

（八）抗生素后效应

抗生素后效应（postantibiotic effect，PAE）是指细菌与抗生素短暂接触，当药物清除后，细菌生长仍然受到持续抑制的效应。由于 PAE 存在，使血药浓度即使低于 MIC 水平仍可持续存在抑菌作用。因而更新了传统的认为抗菌药物血药浓度必须高于 MIC 水平的给药模式，为临床合理设计给药方案，提供了新的理论和思路。有较长 PAE 的抗菌药物有氟喹诺酮类、氨基糖苷类、碳青霉烯类、大环内酯类、硝基咪唑类、多肽类等。而β-内酰胺类多数药物对 G^+ 球菌有一定 PAE，对 G^- 杆菌 PAE 很短。目前已将 PAE 作为评价新的抗菌药物药效动力学和设计合理给药方案的重要依据。

（九）联合药敏指数

由于抗菌药物的抗菌活性、抗菌谱不同，临床治疗细菌感染时常需要联合应用两种及两种以上的抗菌药物。联合药敏试验通常以棋盘法设计，以微量平板稀释法进行联合药敏试验，其以联合药敏指数（fractional inhibitory concentration index，FIC ）为判断指标。FIC 指数$=MIC_{A药联用}/MIC_{A药单用}+MIC_{B药联用}/MIC_{B药单用}$，联合药敏试验的结果分为四种类型：当 FIC<0.5 时提示协同效应，FIC>0.5～1 为相加效应，FIC>1～2 为无关效应，FIC>2 提示拮抗效应。对于临床的严重感染或者混合感染，常进行联合药敏试验，以供临床上选用各种抗菌药物联合时参考，提高临床治愈率。

（十）亚抑菌浓度下的抗生素后效应

亚抑菌浓度下的抗生素后效应（postantibiotic sub-MIC effect，PASME）是指细菌暴露于高浓度（10×MIC）抗菌药后，在低于 MIC 的药物浓度下，数量增加十倍（$\log_{10}$单位）所需的时间（与对照组的差）。PASME 的意义与 PAE 相似，不同的是将细菌暴露于高浓度抗菌药物后，继续置于低药物浓度（<MIC）下，观察其再生长的延迟相。PASME 较之 PAE 更符合体内情况，亚抑浓度下可导致细菌慢生长并有形态改变，并且 Sub-MIC 的后效应在体内长于体外。

（十一）抗菌药物在亚抑菌浓度时的效应

与 PASME 不同，测定抗菌药物在亚抑菌浓度时的效应（sub-MIC effect，SME）时不须先将细菌暴露于高浓度的抗菌药物下，而是直接暴露于低于 MIC 的浓度下，观察细菌的生长情况，SME 常作为 PASME 的对照，以比较两者结果的差异，从而观察暴露于高浓度药物后，细菌生长所受的影响。

三、抗菌药物 PK/PD 研究及分类

抗菌药物治疗传统上以体外药效学数据 MIC、MBC、PAE 等为指导，然而上述参数虽能在一定程度上反映抗菌药物的抗菌活性，但由于其测定方法是将细菌置于固定的抗菌药物浓度中测定，而体内抗菌药物浓度时一个连续的动态变化的过程，因此不能体现抗菌药物杀菌的动态过程。在抗菌药物的 PK/PD 研究中，依据抗菌药物的抗菌作用与其血药

浓度或作用时间的相关性，大致可将其分为三类：

（一）浓度依赖型抗菌药物

包括氨基糖苷类、氟喹诺酮类、酮内酯类、两性霉素 B 、甲硝唑等。浓度依赖型药物对致病菌的杀菌作用取决于峰浓度，而与作用时间关系不密切，即血药峰浓度越高，清除致病原的作用越迅速。可以通过提高血药峰浓度（C_{max}）来提高临床疗效。对于治疗窗比较窄的抗菌药物如氨基糖苷类药物等应注意不能使药物浓度超过最低毒性剂量。

评价浓度依赖性药物杀菌作用 PK/PD 的参数主要有：药时曲线下面积/最低抑菌浓度（$AUC_{0\sim24h}$/MIC ）和血药峰浓度/最低抑菌浓度（C_{max}/MIC)。

（二）时间依赖型抗菌药物

包括多数β-内酰胺类、林可霉素类等。抗菌作用与药物在体内大于对病原菌最低抑菌浓度（MIC）的时间相关，与血药峰浓度关系并不密切。主要评价参数为血药浓度高于最低抑菌浓度的时间（T＞MIC)。

对于时间依赖型抗菌药物，抗菌药物的浓度或组织浓度大于致病菌的 MIC 时才有抗菌效应，当血药浓度小于 MIC 则细菌可再生长繁殖。当血药浓度大于致病菌 4MIC 时，其杀菌效果便达到饱和程度。这种情况下 C_{max} 或 $AUC_{0\sim24h}$ 与杀菌作用关系不大，血药浓度大于细菌 MIC 或 MBC 的接触时间是临床疗效的预测因素。对该类药物应提高 T＞MIC 这一指标来增加临床疗效，使 50％的给药间歇时间的血药浓度能维持在细菌的 MIC 以上。具体策略有以下 4 种：①对血浆半衰期短的抗菌药物小剂量多次给药；②制成长效缓释剂型，使抗菌药物较长时间内不断地释放入血；③适当延长静脉给药时间；④药物联合应用，同时合用延长其排出的药物，如丙磺舒与青霉素联合应用来抑制肾小管分泌，从而维持青霉素的血药浓度。

（三）时间依赖型但有较强的抗生素后效应的抗菌药物

如阿齐霉素等大环内酯类、链阳霉素类、碳青霉烯类、糖肽类、唑类抗真菌药等，主要的 PK/PD 评价指标是 $AUC_{0\sim24h}$/MIC。给药方案要依据 $AUC_{0\sim24h}$/MIC、T＞MIC、PAE 和 $t_{1/2\beta}$等参数综合考虑。

该类药物虽然为时间依赖性药物，但由于 PAE 较长，因此可适当延长给药间隔，也通过增加给药剂量来提高 $AUC_{0\sim24h}$/MIC。值得注意的是，大环内酯类药物从分类上属于时间依赖性抗菌药物，但各药在体内的情况及药效学特征差异较大，难以用同一参数描述。

四、抗菌药物 PK/PD 综合参数与各评价指标的意义

抗菌药治疗传统上是以体外数据［如 MIC，最低杀菌浓度（MBC）等］为指导的。一般来讲，MIC 仅是提供给临床医生的病原菌敏感度的量度。MIC 是将细菌置于固定的抗菌药浓度中测得的，而体内抗菌药浓度永远是一个连续变化的状态。药效学参数与药物动力学参数合而为一。根据抗菌药物抗菌作用与血药浓度或作用时间的相关性，为不同药物依据 PK/PD 参数设计给药方案提供重要依据。

（一）时间依赖型且抗生素后效应较短的抗菌药物

1. T＞MIC　指给药后，血药浓度大于 MIC 的持续时间。将该抗菌药物对某特定细菌的 MIC 值叠加到血药浓度-时间曲线图上，高于最低抑菌浓度所对应的时间，通常取血

清浓度超过 MIC 的时间为 40%～70%的给药间隔，即 T>MIC 为 40%～70%时，治愈率可达 90%～100%。在计算药物浓度时，应以游离的（未结合的）药物浓度为计算依据，这时高蛋白结合率的药物（如头孢曲松）非常重要。最适宜的浓度多数为病原菌 MIC 的 2～4 倍。

2. AUC>MIC（AUIC）　指在血药浓度-时间曲线图中，MIC 值以上的 AUC 部分，也即给药 24 小时内的 AUC 与 MIC 比值，是评价时间依赖性药物给药方案的重要参数。

3. 时间依赖性且抗生素后效应较长的抗菌药物　如阿奇霉素、链阳菌素、碳青霉烯类、糖肽类、唑类抗真菌药等。主要评价指标是 AUC/MIC。如氟康唑，其 $AUC_{0\sim\infty}$/MIC=20 可获得较好的抗菌疗效。

（二）浓度依赖性抗菌药物

1. AUC/MIC 或 AUIC　指给药 24 小时内的 AUC 与 MIC 比值。若没有标明时间周期，采用的 AUC 通常是在稳态时的 24 小时值。用于表明涉及 AUC 和 MIC 关系的 PK/PD，可预测浓度依赖性抗生素的疗效，如研究表明氟喹诺酮类或氨基糖苷类药物对 G^- 杆菌的 AUIC 应至少 $125SIT^{-1}h$，对 G^+ 球菌分为 $30SIT^{-1}h$。

2. C_{max}/MIC　用于预测或描述浓度依赖性抗生素的抗菌效果，如对氨基糖苷类药物和氟喹诺酮类应于 8～10 之间，随着其浓度的增加其抗菌活性增强。

3. 血清或体液杀菌效价（SBA 或 FBA）　是指给药后可以杀灭 99.9%细菌的最大血清或体液稀倍数，它与血药浓度呈正比，与 MBC 呈反比，是反映 PK/PD 的综合参数。FBA 可反映给药后脑脊液、胸腹水、胆汁、胰液、尿液等体液杀菌效价，为控制局部感染设计给药方案的参考依据。研究表明，对于细菌性心内膜炎、菌血症、中性粒细胞减少伴发热等严重感染，峰值 SBA 应大于 8，临床治疗方有效。

五、依据 PK/PD 对不同类抗菌药物临床给药方案的制订与优化

依据以药动学/药效学相关参数，制定并优化抗菌药物给药方案，可以更好地发挥抗菌药物的临床治疗效果降低不良反应和耐药性的发生率，提高患者的依从性，对减轻患者的病痛缩短治疗时间和节约有限的医药资源有着极大的临床意义。

（一）β-内酰胺类抗菌药物

包括青霉素类、头孢菌素类、碳青霉烯类、氨曲南等，为时间依赖型抗菌药物，其药效学参数为 T>MIC。当药物浓度达到较高水平（T>4MIC）后，增加浓度并不能增加其杀菌作用。其 PAE 为部分浓度依赖性，对革兰阳性菌有 1～3 小时的 PAE，对革兰阴性菌除碳青霉烯有最长 2 小时的 PAE 外，其余药物缺乏 PAE。对铜绿假单胞菌、大肠埃希菌、金葡球菌来说，T>MIC 是 β-内酰胺类抗菌药物的最佳指标，当药物水平高于 MIC 的时间占给药间隔的 50%～ 60%时，其杀菌效果最佳，当 T>MIC 低于给药间隔的 40%～70%时，治疗失败。采用不同的青霉素和头孢菌素类药物治疗对青霉素敏感或耐药的肺炎链球菌感染，结果证明 T>MIC 达到给药间隔时间的 40%～50% 或更高时，细菌学有效率可达到 90%～100%。但并不是所有 β-内酰胺类抗菌药物都需要通过增加给药次数来提高疗效，对一些半衰期比较长的 β-内酰胺类抗菌药物，增加给药次数，并不增加疗效。如头孢曲松半衰期为 8. 5 小时，12～24 小时给药 1 次就能持续维持血浆药物浓度而不降低疗效。

碳青霉素烯类抗生素中的亚胺培南、美罗培南等对繁殖期和静止期细菌均有强大杀菌活性，T>M IC 期望值可低一些，一般为 20%～25% 。另外与其他 β-内酰胺类抗菌药物不同的是本品有显示较长的 PAE，因此临床应用该类药物时可适当延长药物给药间隔时间采取每日 1～2 次的给药方案。

结合以上药效学的特点，合理、科学地使用时间依赖性 β-内酰胺类抗菌药物的关键在于：优化细菌暴露于药物的时间，一般情况下 T 高于 MIC 的时间在 40%～60%范围内抗菌疗效最佳。

（二）氨基糖苷类

氨基糖苷类药物的抗菌活性为浓度依赖性抗菌药物。Kashuba 等研究氨基糖苷类治疗医院感染患者发现，当 C_{max}/ MIC 值分别大于 4.5、4.7 和 10 时，治疗第 7 天患者体温和白细胞恢复正常的比例分别为 86%、89%和 90%以上，提示 C_{max}/MIC 为优化氨基糖苷类临床抗菌疗效的最佳 PK/ PD 参数。研究表明，氨基糖苷类对常见细菌感染 C_{max}/ MIC 期望值应为 10 以上。临床经验用药应每日 1 次给药。Crang 认为应用氨基苷类抗生素治疗革兰阴性杆菌感染时，如使 C_{max}/ MIC 比值维持在 8～10 倍，可以达到最大杀菌率。C_{max}/MIC 比值小于 8 时可产生耐药，在日剂量不变的情况下，单次给药可以获得较一日多次给药更大的 C_{max}，即 C_{max}/ MIC 比值增大，可使 PAE 延长，从而明显提高活性和临床疗效，并且还可降低适应性耐药和耳肾毒性的发生率。

总之，氨基糖苷类药物采用每日一次给药方案比多次给药方案具有更大的有效性和安全性，且方便、经济，患者易接受。但该药不宜用于新生儿、孕妇、感染性心内膜炎、革兰阴性杆菌脑膜炎、骨髓炎、肾功能减退、大面积烧伤及肺囊性纤维化等患者。

（三）大环内酯类抗菌药物

大环内酯类抗菌药物属于时间依赖型抗菌药物，但由于各类药物在体内情况及药效特征差异，比较复杂，难以用某一类参数描述 PK/PD 特性。克拉霉素与阿奇霉素显示了时间依赖性，克拉霉素与罗红霉素血药浓度高时，高于 MIC 的时间与临床药效学评价相关；而当血药浓度较低时还需考虑 AUC 情况，一般高于 MIC 的时间的期望值应为给药间隔的 50%。大环内酯类药物在组织和细胞内浓度常较同期血药浓度高，因此在 PK/PD 研究中需加以考虑，如阿奇霉素可蓄积于巨噬细胞并具有从细胞缓慢外排的特点，在白细胞浓度较高的感染部位可发挥药物释放系统，故作用持久。其 PAE 和药物浓度及细菌与药物的接触时间都有关系，药物浓度高于 MIC 时才会产生 PAE 作用，且在 5～10 倍时 PAE 最长；细菌与药物接触时间越长，其 PAE 越长。新型大环内酯类药物在体内代谢过程中，从峰浓度到谷浓度与 MIC 可产生叠加的 PAE 预测其在感染组织中将会有较长的体内 PAE。因此，对半衰期和 PAE 较长的新型大环内酯类药物，如罗红霉素、阿奇霉素，临床采用每日 1 次给药方案，克拉霉素采用每日 2 次给药方案能收到良好效果；但对于半衰期和较短的红霉素、琥乙红霉素、乙酰螺旋霉素等，临床应按半衰期推荐的给药间隔时间给药，即每日 3～4 次，这样才能使药物浓度高于 MIC。

（四）氟喹诺酮类抗菌药物

氟喹诺酮类抗菌药物也属于浓度依赖性抗菌药物，AUC/ MIC 与细菌学疗效最为相关，当 AUC/MIC≥100 和（或）C_{max}/ MIC>8 时可发挥良好的细菌学疗效。其中 C_{max}/ MIC 比值的意义最为重要的是对肺炎链球菌评价，当 AUC/MIC 比值为 30～40 时即可获得较高的细菌清除率和治愈率。氟喹诺酮类属浓度依赖性抗菌药，虽然当 C_{max}/MIC＞8 时可发挥良好的细菌学疗效，但当 C_{max}过高时，喹诺酮类抗生素毒性较大，亦呈现明显的浓度依赖性，其临床应用受到限制。因此，喹诺酮类抗菌药的疗效评价中，应用 AUC/MIC 代替 C_{max}/MIC。通常认为，喹诺酮类抗菌药获得满意临床疗效的 AUC/ MIC 临界值为 125。即 AUC 必须高于 MIC 达 125 倍以上，才有可能获得满意疗效。当 AUC/ MIC＜125 时，细菌的清除率低于 30%，而当 AUC/MIC＞125 时，细菌的清除率可达到 80%以上。可见，应用喹诺酮类抗生素时，使 AUC/MIC 高于临界值水平（125）是获得满意疗效的重要保障。总之，氟喹诺酮类抗菌药物为浓度依赖型药物，其对致病菌的杀菌作用取决于 C_{max}/MIC 和 AUC/MIC，而与作用时间关系不密切。给药间隔时间可参考 $t_{1/2}$，PAE、C_{max}/MIC 和 AUC/MIC，多数为日剂量 1～ 2 次给药。

（五）糖肽类抗菌药物

万古霉素属于时间依赖性抗菌药物，其最佳的杀菌浓度为 4～5 倍的 MIC，对金葡球菌的清除率与 C_{max}/MIC 无关，而与 T＞MIC 有关。万古霉素有较长的 $t_{1/2}$和 PAE，临床上应用万古霉素一般为每 6～12 小时静脉滴注一次。

（六）抗真菌药物

在抗真菌药物中多烯类、氟胞嘧啶和唑类是最为有效的抗真菌药物，其中制霉菌素、两性霉素 B 属于第一类抗菌药物，浓度依赖性且有较长的抗生素后效应，5-氟胞嘧啶属于第二类抗菌药物，而唑类属于第三类抗菌药物。对这类抗真菌药，如果给药能获得最大峰浓度但减少给药频率，药物疗效不仅可能相同或提高，而且可能降低毒性；氟康唑、伊曲康唑等咪唑类和氟胞嘧啶等抗真菌药呈时间依赖性，T＞MIC 最能反映疗效，因此，在临床上应考虑采用静脉滴注或一日多次给药方式。不过应用氟康唑治疗真菌感染时，因该药有较长的 PAE，预测参数可采用 AUC/MIC，并且应使 AUC/ MIC 比值大于 20。中华人民共和国药典临床用药须知（2010 年版）确定两性霉素 B 可以使用静脉滴注每日 1 次给药方案，氟胞嘧啶一日剂量分 2～3 次静脉滴注，氟康唑每日 1 次给药。

六、PK/PD 参数在应用方面的局限性

首先，应用 PK/PD 原理优化临床给药方案需要先确定能够代表药物疗效（临床有效及细菌学有效能防止耐药性产生）的最佳 PK-PD 指标及该指标的折点值，这些一般是通过体外、半体内和体内试验获得的。体外试验虽简单，但并未考虑机体自身的抵抗力；半体内试验相对简单，但仍不能完全反映药物在机体内与病原菌间的相互作用；体内试验得出的折点值最可信，但该方法也最难建立。而且随着抗微生物药的不断应用，最佳 PK-PD 指标折点值也会发生相应的变化，这一点也是要考虑的。其次，机体内胃肠道中均存在着一定数量的有益共生菌，但当一些生物利用率低的药物以口服形式给药时，这些共生菌必然会受到影响：肠道共生菌在这些药物的持续作用下必然会产生耐药性，并有可能逐步将相关耐药基因传递给病原菌，从而引起病原微生物的耐药。因此，如何应用 PK/PD 原理制订出既对病原菌感染的治疗有益，又对肠道共生菌无害的给药方案，这一点还需进一步研究。

鉴于体外研究与体内研究所得的药效学数据之间有明显的一致性，所以从体外模型所获得的药效学结果可有效地应用于临床。以氟喹诺酮类抗菌药物为例，显然，AUC/MIC

和 C_{max}/MIC 适用于氟喹诺酮类药物对付革兰阴性菌感染，特别是铜绿假单胞菌感染。然而，这些药效学参数对氟喹诺酮类药物疗效的普遍预测性仍有一定的局限性和互相矛盾的地方。革兰阴性菌、阳性菌及非典型病原体的细胞壁结构存在明显差异，并且某些细菌能通过形成囊状物，孢子结构或多糖蛋白质复合物进行自我保护。当氟喹诺酮类药物进入细菌细胞时，多种外排蛋白可能会出现，从而改变抵达活性部位的抗菌剂的药量。由于这些组成和结构的区别以及孔蛋白分布的变化，不同种属的细菌对氟喹诺酮类药物的吸收及DNA 促旋酶与氟喹诺酮类药物的亲和力可能有相当大的差异。即使应用新近开发的氟喹诺酮类药物，根据 MIC 来分析，对革兰阳性菌和革兰阴性菌的作用仍有本质的区别。正是由于细菌间的这种巨大差别，所以缺乏预测氟喹诺酮类药物抗菌效果的通用药效学标准。

感染部位的环境因素也可以影响抗菌药物对各种病原菌的活性，例如，氟喹诺酮类药物对金黄色葡萄球菌的杀菌活性在有氧和无氧条件下是不同的，并且临床上的葡萄球菌感染在无氧和微氧环境下仍可发生。药效学参数应用中的另一个棘手的问题是缺乏一致的分析体外药效学研究的方法。研究人员曾将培养液中细菌的减少量作为测试终点来评估氟喹诺酮类药物药效学参数，但减少量的值却有不同的看法。细菌再生的作用至今仍不太清楚，虽然 Firsov 等引入了在很大程度上依赖于细菌再生的时间的抗菌作用强度（I_E），但研究人员对于细菌再生的出现或不出现很少作出合理的定量说明。假设某个药效学参数确定能适用于所有细菌，则这个参数的大小将依据微生物的种属、所用喹诺酮类药物本身的特性和感染部位外环境条件的不同而不同。但现在氟喹诺酮类药物药效学的应用似乎只注意到病原菌的种属和药物不同。

七、结　　语

临床上使用抗菌药物的目标：一是减少抗菌药物对人体的不良反应；二是彻底清除细菌，使患者痊愈出院；三是将耐药菌的出现率降至最低。随着人们对药物与人体及致病菌以及药效动力学和药代动力学以及之间的相互作用的深入研究，依据抗菌药物的 PK/PD 特点及抗菌机制，在临床抗感染治疗中，以药动学/药效学（PK/PD）相关参数为依据制定合理、安全有效的用药方案，能够更好地发挥抗菌药物的临床治疗效果，降低不良反应和减少细菌耐药性的发生率，提高患者的依从性，对减轻患者的医疗负担也具有重要的临床意义。

第四节　抗菌药物不良反应与合理应用

近年来，随着社会的发展，科技的进步，大量抗菌药物不断涌现，临床应用日益广泛，抗菌药物的不合理应用现象也屡见不鲜。随着我国药品不良反应监测工作的不断深入，抗菌药物在临床使用中引起的不良反应也愈加受到重视，这对临床医疗人员和科研人员，了解抗菌药物不良反应的机制、促进临床合理用药提出了更高的要求。

一、药品不良反应的定义

根据WHO的定义，药品不良反应（adverse Drug Reaction，ADR）是为了预防、诊断或治疗人的疾病，改善人的生理功能而给予正常剂量的药品所出现的任何有害的或与治疗目的无关的反应。我国的《药品不良反应监测管理办法》中对列入监测范围内的药品不良反应明确划定为合格药品在正常用法用量情况下出现的与用药目的无关的对人体有害或意外的反应。不包括过量、滥用或用药不当。

二、药品不良反应的分类

（一）根据反应类型分类

根据药品不良反应与药理作用的关系，药品不良反应一般分为两类：A型反应和B型反应。A型反应为药品本身药理作用增强所致，常和剂量有关，一般发生率较高容易预测死亡率也低，如阿托品引起的口干等。而B型反应是一种与正常药理作用无关的特异质反应，一般和剂量无关联，难以预测，发生率较低而死亡率高。如青霉素引起的过敏性休克等。有些不良反应难以简单地归于A型或B型，有学者提出为C型不良反应。C型不良反应的特点是发生率高，用药史复杂或不全，非特异性（指药品），没有明确的时间关系，潜伏期较长，有些发生机制尚在探讨中。

（二）根据临床表现分类

1. 过敏反应　即药物变态反应，是除A类反应外最常见的不良反应，是外来的抗原性物质与体内抗体间所发生的一种非正常的免疫反应。几乎每一种抗菌药物均可引起一些变态反应，其作为半抗原，与体内的蛋白质结合成为全抗原，从而促使人体产生特异性抗体，当人体再次接触同种抗菌药物后即可产生各种类型的变态反应。该类反应药理学上难预测，与剂量无关，减少剂量后症状不会改善，必须停药。药物变态反应可波及全身各器官、组织，最多见者为皮疹，其他尚有过敏性休克、血清病型反应、药物热、血管神经性水肿、嗜酸粒细胞增多症、溶血性贫血、再生障碍性贫血等。

2. 毒性反应　主要指药物引起的生理、生化等功能异常和（或）组织、器官等的病理改变，是药物对人体呈剂量相关的反应，其严重程度随剂量增大和疗程延长而增加，可根据药物或赋形剂的药理学和作用模式来预知。这些反应仅在人体接受该药时发生，一般停药或剂量减少时可部分或完全改善，也有的会造成不可逆的损害，终身不愈。

3. 继发反应　是由于药物作用诱发的效应，而非药物本身的作用。如二重感染也称菌群交替症，是抗菌药物应用过程中由于敏感菌群受到抑制，使寄生在口腔、呼吸道、肠道、生殖系统等处的细菌互相制约平衡状态被破坏而出现的新感染。其致病菌主要有革兰阴性杆菌、真菌、葡萄球菌属等，所引起的感染有口腔及消化道感染、肺部感染、尿路感染、败血症等。

4. 首剂效应　某些药物在开始应用的时候，由于机体对药物的作用尚未适应，因而可引起较强的反应，若一开始即按常规剂量则常导致过度作用，对于这类药物，应用时宜从小剂量开始，逐渐加量至常用量，使机体逐步适应。

5. 特异质反应　因先天性遗传异常，少数患者用药后发生与药物本身药理作用无关的有害反应。该反应和遗传有关，与药理作用无关。大多是由于机体缺乏某种酶，药物在体内代谢受阻所致反应。

6. 后遗效应　停药后血药浓度已降至阈浓度以下时残存的药理效应。

7. 依赖性　反复地（周期性或连续性）用药所引起的人体心理上或生理上或两者兼有的对药物的依赖状态，表现出一种强迫性的要连续或定期用药的行为和其他反应。

8. 停药综合征　一些药物在长期应用后，机体对这些药物产生了适应性，若突然停药或减量过快易使机体的调节功能失调而发生功能紊乱，导致病情或临床症状上的一系列反跳回升现象和疾病加重等。

9. 三致作用　即致癌、致畸、致突变三种作用的总称，是药物引起的三种特殊毒性，均为药物和遗传物质或遗传物质在细胞的表达发生相互作用的结果。由于这些特殊作用发生延迟，在早期不易发现，而且表现可能和药源性疾病类似，很难将它与引起的药物联系起来，因此应特别引起注意。

10. 局部反应　与其他药物相同，抗菌药物肌肉注射，多数可引起局部疼痛，静脉注射也可能引起血栓性静脉炎，给患者增加痛苦，降低其用药的依从性。

三、抗菌药物不良反应

（一）β-内酰胺类抗生素

1. A类反应

（1）神经、精神系统反应：近年来由于青霉素类用量加大，常可见中枢症状，引起肌肉阵挛、抽搐、昏迷等称为“青霉素脑病”；鞘内或脑室内注入青霉素类，引发脑膜刺激征或神经根刺激征（颈项强直、头痛、呕吐、感觉过敏、背及下肢痛），大剂量可致高热、惊厥、昏迷、尿潴留、呼吸和循环衰竭；有的可致新生儿颅内压升高；应用普鲁卡因青霉素可引发精神症状，如幻视、幻听、定向力丧失、猜疑、狂躁或忧郁等。

（2）低钾血症：大剂量青霉素G钠盐的应用可致大量钠盐进入循环，连续应用几日可引起低钾血症，致精神不振、乏力、腹胀、心悸等，也可无症状，心电图检查可见有关异常，尚有窦性心动过速、室性早搏、血气分析异常及代谢性碱中毒等。

（3）肾损害：以头孢噻啶最明显，亦偶见于甲氧西林及其他第一代头孢菌素类，合用其他肾毒性药品可使其肾毒性增加。

（4）造成胆汁代谢紊乱，肝功损害而出现一过性血清转氨酶升高、黄疸及出血，以moxalactam，Ceftriaxone等含甲基四氮唑结构头孢菌素类较多见。

（5）二重感染：以Ⅲ代头孢菌素、亚胺培南或氨苄西林等广谱β-内酰胺类治疗时间过长、尤其是免疫功能低下者易见。

（6）血液系统：偶可引起溶血性贫血、白细胞或血小板减少，头孢孟多、头孢哌酮及拉氧头孢引发的出血反应也屡见报道。

（7）双硫仑样反应：又称戒酒硫样反应，是由于应用药物（头孢类）后饮用含有酒精的饮品（或接触酒精）导致的体内“乙醛蓄积”的中毒反应。有报道患者在应用头孢哌酮期间饮酒或停药后7天内饮酒可引起戒酒硫样反应。因该类药物可抑制人体内乙醛脱氢酶，使乙醇中间代谢物乙醛不能继续氧化而在体内积聚，可引起面部潮红、头痛、腹痛、出汗、心悸、呼吸困难等症状，甚至发生过敏性休克，并伴有意识丧失等。

2. 变态反应

(1) 过敏性休克及皮疹：较为常见，主要机制是半抗原与蛋白结合成复合抗原，再由IgE介导产生过敏性休克、血管神经性水肿与荨麻疹等。

(2) 药物热：一般发生在用药后1～25天（大多为7～15天），为弛张热或稽留热，需要与原发感染的发热相鉴别。

(二) 氨基糖苷类

1. A类反应

(1) 肾毒性：主要是肾近曲小管上皮细胞受损，影响其功能，甚至导致细胞死亡。主要表现为蛋白尿，管型、红细胞的出现，尿量亦可受影响，重者导致氮质血症。新生儿、早产儿及老年人危险最大。

(2) 神经系统：

1) 耳毒性：第八对脑神经损害，表现为听力障碍；耳蜗毛细胞受损致前庭功能障碍，表现为耳鸣、眩晕、平稳失调等。

2) 神经肌肉阻滞作用：由于该类药物可影响神经末梢运动终板对乙酰胆碱的敏感性，尤其是在原有肾功不全、低钙血症、重症肌无力者容易发生，临床表现为肌无力、血压下降、呼吸衰竭等。发生几率依次为新霉素>链霉素>卡那霉素>庆大霉素及妥布霉素。

3) 周围神经炎：表现为口唇及手足麻木，可能与药物所含杂志或药物引起维生素B缺乏有关。

4) 精神症状：有个例报道丁胺卡那霉素致精神异常，庆大霉素致癔症样发作。

(3) 营养不良综合征：长期口服某些氨基糖苷类抗菌药物可致维生素B_6等营养缺乏，引发相关症状。

2. 变态反应

(1) 过敏性休克：较为常见，与神经肌肉阻滞不易区别，用抗过敏药物治疗，常加用钙剂和新斯的明。

(2) 皮疹：以链霉素多见，疹型多为多形性，如猩红热样、荨麻疹样、斑丘疹等，严重者出现出血性紫癜、剥脱性皮炎、大疱素皮松懈症、萎缩性皮炎等。多于初次用药后7～10天出现，再次接触可于数小时到1～2天内迅速发生。

(3) 接触性皮炎：与链霉素接触的药厂分装工人、医务人员等可能发生接触性皮炎，一般于接触后3～12个月内发生，停止接触后可逐渐减退。

(4) 药物热：发热与用药显示密切相关性，呈节律性表现，停用后不再发热。

(三) 大环内酯类

1. A类反应

(1) 胃肠道反应：口服或静滴红霉素均可引起，临床表现为腹痛、腹胀、恶心、呕吐及腹泻。有临床病例报道尚可引发肠梗阻、急性弥漫性肠出血。新一代衍生物有明显改善。

(2) 肝功损害：以胆汁郁积为主，亦可发生肝实质损害。以红霉素酯化物多见。

(3) 耳毒性：可引发耳鸣及听力障碍，老年肾功不良者偶发耳聋。

(4) 心脏损害：有个例报道有婴儿因红霉素静滴速度过快致Q-T间期延长，死于房室传导阻滞。

(5) 其他：可见神经症状（神经麻木、重症肌无力、重症头痛），精神异常，也有胰腺炎、低血糖、类关节炎样症状、牙釉质损害、男性不育及溶血性贫血等相关个例报道。

2. 变态反应　可见药物疹、皮疹、嗜酸细胞增多、肝炎等，偶见过敏性休克。

（四）氟喹诺酮类

1. A 类反应

（1）消化系统：如胃部不适、恶心、厌食、腹痛腹泻。其机制是局部刺激引起的反应。

（2）神经系统：一般症状为头昏、眩晕、耳鸣、失眠、疲倦、嗜睡、紧张、抑郁、烦躁、神经过敏、震颤、步态不稳等。

1）颅内压增高：国内报道均见于使用诺氟沙星后的婴儿，因小儿尤其是婴儿血-脑脊液屏障发育不完善，药物更易进入中枢神经系统而中毒。

2）惊厥、抽搐和癫痫：新近研究表明 FQNS 可抑制脑内抑制性递质 γ-GABA 与受体激动剂毒蝇醇的结合，使中枢神经系统兴奋性增高，进而导致惊厥和癫痫，其抑制作用与剂量有关。

3）锥体外系症状：如面部痉挛、口角歪斜、双手搓丸样动作等。

4）精神症状：如幻视、幻听、语无伦次、烦躁不安等，应严格掌握剂量。

5）周围神经炎：偶见四肢远端麻木、蚁走感、肌力减退和远端感觉减退呈手套、袜套样分布。

（3）骨关节反应：在狗与大鼠的实验中可致负重大关节肿胀、僵硬及活动受限，但在人体试验中尚未发现，需继续观察，谨慎儿童及成年人用氟喹诺酮类药物（FQNS）可能有关软骨损害。

（4）肝肾损害和对血细胞的影响：FQNS 对肝功能可能有一定影响，使 GOT、GPT、ALP、TG、TP 和 LDH 上升，肾损害主要表现为尿素氮和血清肌酐值上升。在血液方面，可使嗜酸性粒细胞增多，嗜中性粒细胞、淋巴细胞及血小板减少和贫血。如曲伐沙星因上市后观察到严重的肝毒性现已限制性使用。

（5）局部的刺激症状：是 FQNS 药物注射用药中较为常见的不良反应，表现为静脉炎、局部血管等，发生率及严重程度与给药速度和药物浓度有密切关系。

（6）腱破裂及横纹肌溶解症：主要表现为乏力感、肌酸磷酸激酶（CPK）上升、血中及尿中肌红蛋白上升为特征的肌肉痛。法国的资料显示培氟沙星是引起肌腱炎最常见的喹诺酮药物，在对 400 例病例分析发现，以氧氟沙星、诺氟沙星、环丙沙星和培氟沙星治疗的患者中，均伴有肌腱炎或肌腱损伤发生，其中大多数的患者（70%）是 60 岁以上的老年人，肌腱损伤的出现通常从开始治疗到症状发作大约 1～150 天。

（7）心脏毒性：如格帕沙星引起动物 Q-T 间期延长，上市后经 270 万人临床应用出现 12 人因心脏毒性死亡，其中 6 人可能与药物有关，现已停止应用和在我国的临床研究。

（8）其他严重不良反应：替马沙星事件。FDA 在替马沙星上市后，相继收到与之有关的低血糖报告、溶血性贫血伴肾衰及死亡的报道。雅培公司在 FDA 专家会议上自动提出停止生产替马沙星的决定。

2. 变态反应

（1）斑丘疹：多个用药后 3 天左右出现，多数在用药中自动消失，不影响疗程。个别可有出血性皮疹或恶性皮炎，需及时停药治疗。

（2）光敏性皮炎：服用 FQNS 同时受阳光照射可出现皮炎，白色人种较多发生。一般来讲药物结构以 8 位氟取代物的光毒性最大，8 位甲氧基取代物光毒性最小。如氟罗沙星，洛美沙星或司帕沙星由于它们的结构中 8 位均由氟取代，所以通常有很高的光毒性。新研制的喹诺酮药物由于注意了对药物结构进行改进使光毒性的发性率有很大降低，如莫西沙星、左旋氧氟沙星等。在对 3460 名使用左旋氧氟沙星不同年龄的患者进行观察中，仅发现 1 例光毒性反应（＜0.1%）。

（五）磺胺类

1. A 类反应

（1）肾损害：表现为结晶尿、血尿、管型尿，若输尿管、膀胱等尿路结石引发肾绞痛，严重时可见腰痛、尿少、尿闭、氮质血症、最终发展为尿毒症。

（2）血液系统：可见急性溶血性贫血（G-6-PD 酶缺乏）、粒细胞减少症、偶见血红蛋白症。

（3）肝损害：可致局灶性或弥漫性肝坏死，临床表现为中毒性肝炎。

（4）中枢神经系统及消化道反应：如恶心、呕吐、眩晕、头痛、精神不振、步态不稳、全身乏力等。

（5）其他：甲状腺增生或功能低下，黏液性水肿，关节炎，精神紊乱，偶见周围神经炎。

2. 变态反应　主要为药热、皮疹、血清样反应。

（六）多肽类

1. A 类反应

（1）肾毒性：主要损伤肾小管，最初表现为蛋白尿、管型尿，继而出现少量白细胞与红细胞，发展致少尿，血尿素氮及肌酐升高，严重时导致肾小管坏死，电解质紊乱。

（2）神经系统：

1）通常表现为眩晕、感觉障碍（面部麻木、异常感觉）、四肢无力、复视、眼球震颤，严重时昏迷、抽搐、共济失调，可出现精神症状。

2）神经肌肉阻滞：可致呼吸麻痹，新斯的明解救无效，应立即人工呼吸及注射钙剂。

3）脑膜刺激征：鞘内注射多黏菌素可致头痛、颈强直、呕吐、发热伴脑脊液中蛋白、细胞数均增高，严重时出现下肢瘫痪、大小便失禁、抽搐。

4）耳蜗和前庭神经损害：早期表现为耳鸣，终致耳聋。是万古霉素最严重的毒性。此外还可发生共济失调、眩晕等。

（3）肌注多黏霉素可发生局部剧烈、持久的疼痛，加入局麻剂仅能暂时缓解。

（4）其他：可见胃肠道反应如钠差、恶心、呕吐等，也可见白细胞减少。

2. 变态反应　注射给药可见面部潮红、皮肤瘙痒、皮疹、支气管哮喘和药热，偶发过敏性休克。万古霉素可引发红颈或红人综合征。

（七）其他

1. 四环素

（1）A 类反应：可渗入牙和骨，影响牙釉质和骨质发育；肝毒性，可引起脂肪浸润性的重症肝损害；加重氮质血症；消化道反应；干扰肠道正常菌群；神经肌肉接头阻滞；血液系统的白细胞、血小板减少。服用过期变质的四环素可引起恶心、呕吐、蛋白尿、酸中毒、糖尿、氨基酸尿、复视及颅内压增高为特征的 Fanconi 综合征。

(2) 变态反应：服用四环素可引发光敏性皮炎，即皮肤直接暴露在阳光下可出现不同程度的日光灼伤，局部红、肿、热、痛，继而有水疱和渗液。另可见药物热、皮疹、过敏性休克、哮喘、紫癜等。

2. 氯霉素

(1) A 类反应：骨髓抑制（剂量相关，表现为贫血，可伴白细胞和血小板减少，甚至再障）；中毒性粒细胞缺乏症；灰婴综合征；新生儿或较大儿童用大剂量药物时可见腹胀、呕吐、进行性苍白、紫癜、微循环障碍、呼吸不规则、体温不升；菌群失调（诱发出血）及二重感染；心脏毒性（心绞痛发作、心律失常、传导障碍）；视神经炎和周围神经炎及精神症状，肝病恶化等。

(2) 变态反应：可见皮疹日光性皮炎、血管神经性水肿；骨髓抑制（由过敏引起），发展为再障、白血病、粒细胞减少引起感染性休克。

3. 磷霉素

(1) A 类反应：主要为胃肠道反应，表现为恶心、纳差、中上腹不适、便稀或轻度腹泻等。偶发嗜酸性粒细胞增多，转氨酶升高。

(2) 变态反应：偶见皮疹。

4. 林可霉素

(1) A 类反应：常见胃肠道反应；长期使用可致伪膜性肠炎；可致一过性碱性磷酸酶和血清转氨酶轻度升高；造血系统偶发中性粒细胞和嗜酸性粒细胞减少，血小板减少；大剂量快速静滴可致血压降低、心电图变化，偶致心跳停止，静脉用药致血栓性静脉炎。

(2) 变态反应：皮疹、血管神经性水肿、血清病、日光过敏、偶发剥脱性皮炎。

(八) 抗真菌药物

两性霉素在全身应用时副作用多见。

1. A 类反应

(1) 肾毒性：较常见，可导致肾功能不同程度的损害，严重时可发电解质紊乱。

(2) 静滴后发生寒战、高热，严重者头痛、恶心和呕吐，有时并现血压下降，眩晕。

(3) 血液系统：正常红细胞性贫血，轻度抑制骨髓，偶发血小板下降。

(4) 肝毒性：有个例报道致肝细胞坏死，急性肝功能衰竭。

(5) 心血管系统：快速静滴可致室颤，心律失常，心脏停搏；局部注射可引发血栓性静脉炎。

(6) 神经系统：鞘内注射可发生头痛、发热、蛛网膜炎、颈项强直、下肢疼痛、尿潴留，终致下肢截瘫。

2. 变态反应　偶发过敏性休克、皮疹。

抗菌药物的 ADR 多数是可以预防或减少发生几率或减轻反应程度的。医生应该熟悉所用抗菌药物的 ADR，给药前了解病史，按规定对某些药物做过敏试验。同时，医生还要掌握所用药物的剂量，疗程，给药途径及配伍禁忌，做到合理用药。对已发生的 ADR，原则上停药、换药既可恢复正常，亦可进行相应的治疗，对于严重的中毒反应和过敏反应，应及时抢救。随着人们对 ADR 认识的广泛提高，以预防为主，抗菌药物 ADR 给人们带来的危害一定会被控制在最低的范围内。

四、合理用药

合理用药（rational use of drugs）和减少药源性疾病将是21世纪医院管理及提高医疗服务质量的巨大的系统工程，通过合理用药可以最大限度地提高卫生资源利用率，减少药源性危害，做到优质高效低耗的医疗服务。

感染性疾病是临床常见病多发病，抗菌药物在医院中应用的比例是最高的，WHO在17个国家多中心调查表明30%以上的住院患者应用过抗菌药物，我国应用比例占30%～60%，使用金额比例占各类药品金额的首位，并有逐年上升20%左右的趋势。近年来，高效、安全、广谱、低毒的新抗菌药物不断上市，而高价的抗菌药物备受青睐，致使用量猛增，费用随之上涨，“洋、新、贵”的抗菌药物耗费已跃居此类药物之首。需根据患者所感染的微生物种类、患者的机体状态以及药物的抗菌作用、抗菌谱、选择性和对机体的影响三个方面进行全面综合的考虑后，选择最佳的抗菌药物和制定最佳治疗方案。如果忽略了任何一个方面而不合理的应用抗菌药物，除了会发生不良反应外，还会产生抗菌药物的耐药性，不但会影响治疗效果，而且还会造成严重的社会影响，一旦产生耐药性，对其感染的治疗就会变得十分困难。

家庭使用抗菌药物的误区：①药越贵越好。药品并不是“便宜无好货，好货不便宜”的普通商品，只要用之得当，很便宜的药物也可以达到很好的疗效；②随意滥用。如很多人用抗菌药物治感冒，虽然抗菌药物能抑制或杀灭某些病原菌，但却不能抗病毒，而感冒大多属病毒感染，随意使用只会增加副作用、使细菌产生耐药性；③用量不足。抗菌药物的药效依赖于有效的血药浓度，不按规定剂量随意服药达不到有效的血药浓度，不但不能杀灭细菌，反而会使细菌产生耐药性；④选用抗菌药物不当。抗菌药物的作用不是万能的，每种抗菌药物都有其抗菌谱，对于确属细菌感染的疾病，要根据引起疾病的不同菌种选择相应的药物；⑤并用多种抗菌药。误认为选用抗菌药物越多越好，致使用药不当，不仅达不到理想的疗效，还可能因药物相互作用使药效降低或增加毒副作用，甚至严重危及健康。

抗菌药物品种多、进展快，临床应用广泛，但不合理用药现象也普遍存在，如选药适应证不符，起点过高，预防用药疗程过长，联合用药配伍不当，长期大量应用抗菌药物引起毒副反应等。抗菌药物不合理应用可产生许多严重的不良后果如对重要脏器的毒性作用、诱导细菌耐药性、产生菌群失调、二重感染等。抗菌药物的不合理使用，不仅增加了药品不良反应和药源性疾病的发生，同时造成了细菌耐药性的增长，尤其是近年来我国各医院滥用抗生素的现象愈演愈烈，导致细菌的耐药性不断增强，不仅对用药个体，也对整个社会群体的健康造成极大危害。耐药微生物引起的感染常常对标准化治疗没有反应，从而造成长期患病和更大的死亡风险，而且患者在更长的时间内具有传染性，所以可能会把耐药微生物传播给他人。许多传染病有可能变得无法控制，没有有效的抗生素来治疗并预防感染，像是器官移植、癌症化疗和大型手术等治疗的成功率会出现折扣。现代医学的成就或将被置于危险境地，使我们有可能回到发现抗生素之前的时代。抗生素耐药性的出现是一个复杂的问题，是由众多相互关联的因素推动形成的，单一和孤立的干预措施几乎没有作用。迫切需要全球和国家采取多部门应对行动，抵御日益增长的抗生素耐药威胁。合理使用抗生素的临床药理概念为安全有效使用抗生素，即在安全的前提下确保有效，是合理使用抗生素的基本原则。临床医师都应基本了解抗生素在应用过程中可能出现的不良反应。抗生素在临床上应用量大、面广、品种多、更新快、各类药品之间相互作用关系复杂，联合用药日趋增多，预防用药日趋广泛。合理使用抗生素需具体分析制定个体化治疗方案。

（梁　潇　王　瑾　梅和坤　蔡　芸　白　楠　王　睿　刘　浩）

参考文献

1. 杜光，刘东．抗菌药物合理应用宣教手册．北京：人民军医出版社，2011
2. 抗菌药物临床应用指导原则，卫医发［2004］285 号，CFDA
3. 陈新谦．新编药物学．北京：人民卫生出版社，2011
4. 王睿，裴斐．肠球菌属耐药机制与新抗菌药物研究进展．临床药物治疗杂志，2003，3：29-34
5. Liu C，Bayer A，Cosgrove SE，et al. Clinical Practice Guidelines by the Infectious Diseases Society of America for the Treatment of Methicillin-Resistant Staphylococcus Aureus Infections in Adults and Children：Executive Summary. Clinical Infectious Diseases，2011，52（3）：285-292
6. Karam CM，McKinnon PS，Neuhauser MM，et al．Outcome assessment of minimizing vancomycin monitoring and dosing adjustments. Pharmacotherapy，1999，19：257-266
7. 刘治军，胡欣．万古霉素治疗药物监测和临床应用相关指南解读．药品评价，2011，8：18-23
8. 李鸣媛，漆坚，周淑梅．898 份无菌体液标本污染的分析．中华医院感染学杂志，2005，6：633
9. 饶春浓．抗菌药物临床应用情况调查分析．临床合理用药，2012，1C：23-24
10. 叶智颖，吕火祥，魏取好，等．1550 例血培养阳性报警时间与分离菌种类分布的分析．中华医院感染学杂志，2011，10：2106-2108
11. 王志方，王迎莉．凝固酶阴性葡萄球菌血培养阳性 60 例分析．中国误诊学杂志，2011，09：2200
12. 陈向东，汪辉．抗菌药物研究进展//中国药学年鉴（2009）．上海：第二军医大学出版社，2009：59-62
13. 屠锡德．生物药剂学．北京：中国医药科技出版社，1998
14. 魏树礼，张强．生物药剂学与药物动力学．第 2 版．北京：北京大学医学出版社，2004
15. Rodvold KA，Gotfried MH，Cwik M，et al. Serum，tissue and body fluid concentrations of tigecycline after a single 100mg dose. J Antimicrobial Chemotherapy，2006，58（6）：1221-1229
16. 梁文权．生物药剂学与药物动力学．第 3 版．北京：人民卫生出版社，2000
17. 李俊．临床药理学．第 4 版．北京：人民卫生出版社，2008
18. 杨宝峰．药理学．第 6 版．北京：人民卫生出版社，2003
19. 李端．药理学．北京：人民卫生出版社，2007
20. Fielding，Singer，Robert M，et al. Relationship of pharmacokinetics and drug distribution in tissue to increase safety of amphotericin B colloidal dispersion in dogs. Antimicrob Agent Chemother，1992，36：299
21. U. S. Patent Numbers 4，822，777；5，032，582；5，194，266；5，077，057
22. FIELDING RM，J PORTER，PC Smith，et al. Comparative Pharmacokinetics of Amphotericin B after Administration of a Novel Colloidal Delivery System，ABCD，and a Conventional Formulation to Rats. Antimicrob Agent Chemother，1991，35（6）：1208-1213
23. Tomioka H，Sato K，Saito H. In vitro susceptibilities of Mycobacterium avium and Mycobacterium intracellulare to various drugs. Kekkaku，1991，66（7）：489-492
24. SANDERS SW，KN BUCH，MS Goddard，et al. Single Dose Pharmacokin- etics and Tolerance of a

Cholesteryl Sulfate Complex of Amphotericin B Administer-d to Healthy Volunteers. Antimicrob Agent Chemother，1991，35（6）：1029-1034
25. 程能能，孙瑞元．新药数据统计处理软件（NDST）介绍．中国临床药理学与治疗学杂志，1997，2（2）：137-138
26. Fimodt-Moller N . How predictive is PK/PD for antibacterial agents . Int J Antimicrob Agents，2002，1994（4）：333
27. Derendorf H，M eibohm B. Modeling of pharmacokinetic/ pharmacodynamic（PK/ PD）relations hips：concepts and perspectives. Pharm Res，1999，16（2）：176-179
28. 童明庆．抗菌药的 PK/PD 理论及其在新抗菌药的药效研究中应用．中国临床药理学杂志，2008，24（5）：475-480
29. Meibohm B，Derendorf H. Basic concepts of pharmacokinetic/ phamacodynamic（PK/ PD）modeling. Int J Clinical Pharmaco Therapeutics，1997，35（10）：401
30. 王睿．临床抗感染药物治疗学．北京：人民卫生出版社，2006
31. Clinical and Laboratory Standards Institute（CLSI）. Performance Standards for Antimicrobial Suscetibility Testing [M] . 2011 . 2002：99-103
32. Dagan R. Achieving bacterial eradication using pharmacokinetics/ pharmacodynamic principles. Int J Infect Dis，2003，7（Suppl 1）：s21
33. Craig WA. The hidden impact of antibacterial resistance in respiratory tract infection . Re-evaluating current antibiotic therapy. Respir Med，2001，95（Suppl A）：s12
34. Jacobs MR. How can we predict bacterial eradication. Int J Infect Dis，2003，7（Suppl 1）：s13
35. Jacobs MR. Optimisation of antimicrobial therapy using pharmacokinetics and pharmacodynamic parameters. Clin Microbiol Infect，2001，7（11）：589
36. Craig WA. pharmacokinetic/pharmacodynamic parameters：rational for antibacterial dosing of mice and men. Clin Infect Dis，1998 ，26（2）：1
37. 刘学红，郭瑞臣，黄明慧．抗菌药物的药动学和药效学参数对临床用药的意义．中国医院药学杂志，2005，25（2）：154
38. 奚勇强．在抗生素治疗中的药理学指数．国外医药抗生素分册，2004，25（3）：120
39. Peric M，Browne FA，Jacobs MR，et al. Activity of nine oral agents against gram-positive and gram-negative bacteria encountered in community-acquired infections ：use of pharmacokinetic/ pharmacodynamic breakpoints in the comparative assessment of beta-lactam and macrolide antimicrobial agents. Clin Ther，2003，25（1）：169
40. Kashuba AD，Naf ziger AN，Drusano GL，et al. Optimizing aminogl ycoside therapy f or nosocomial pneumonia caused by gram-negative bacteria. Antimicrob Agents Chemother，1999，43：623
41. 段宁，崔德健．氨基糖苷类抗生素进展与临床应用——抗感染合理用药专家圆桌会议纪要．中国医院用药评价与分析，2008，8（2）：81-84
42. 王睿．PK/PD 理论及抗感染药物投用方法的新观点．继续教育，2004，2：6-10
43. Ebisu H，Kishii R，Takei M，et al. The effect of phaemcokinetics / pharmacodynamic（PK/PD）parameters of gatifloxacin on its bactericidal activity and resistance selectivity against clinical isolates of Streptococcus pneumonia. J Infect Chemother，2003，9（3）：210
44. Firsov AA，Lubenko IY，Vostrov SN，et al. Comparative pharmacodynamics of moxifloxacin and levofloxacin in an in vitro dynamic model：prediction of the equivalent AUC/MIC breakpoints and equiefficient doses. J Antimicrob Chemother，2000，46（5）：725-732
45. 贺密会，陈超，郭代红．605 例抗生素不良反应分析．科学技术与工程，2007，7（11）：2625-2627

46. 杨晓华．1230例抗生素不良反应分析．中国药房，2001，12（2）：106-107
47. 王贤才．临床药物大典．青岛：青岛出版社，1994
48. Chen DM，DiSabato G，Field L，et al. Some immunological effects of Penicillamine. Clin Exp Immunal，1976，112：75-77
49. 方世平，杨宝玉，潘振宇，等．青霉素类口服制剂的不良反应．中国医院药学杂志，2003，23（4）：256
50. 张汉义，张汉英，殷振勇．抗生素不良反应106例分析．邯郸医学高等专科学校学报，2003，16（6）：506-507
51. 王景，江庆洋．108例氟喹诺酮类药物的不良反应分析．中国药物警戒，2010，7（11）：694-695
52. 马莉莉，张健．碳青霉烯类抗生素的神经毒性．药物不良反应杂志，2010，12（3）：178-182
53. Linden P. Safety profile of meropenem：an updated review of over 6000 patients treated with meropenem. Drug Saf，2007，30（8）：657-668
54. Frothingham R. Rates of torsades de pointes associated with ciprofloxacin，ofloxacin，levofloxacin，gatifloxacin and moxifloxacin. Pharmacother，2001，21（12）：1468-1472
55. Kahn JB. Latest industry information on the safety profile of levofloxacin in the US. Chemotherapy，2001，47（3）：32-42

第六篇　医院感染的诊断和防治措施

第十九章　医院感染的诊断与治疗原则

第一节　医院感染的诊断

为加强医院感染管理，提高医院感染诊断水平和监测的准确率提供依据，2001 年原卫生部在参考美国疾病预防控制中心（CDC）医院感染监测系统（NNIS）医院感染诊断标准的基础上，结合我国实际情况，正式颁布实施我国第一部国家《医院感染诊断标准（试行）》。在《标准》中对医院感染明确而具体的定义，并按人体的各系统详细阐明了相关的医院感染诊断标准。

医院感染是指住院患者在医院内获得的感染，包括在住院期间发生的感染和在医院内获得出院后发生的感染；但不包括入院前已开始或入院时已存在的感染。医院工作人员在医院内获得的感染也属医院感染。

医院感染定义明确规定了感染发生的地点必须是在医院内，它排除了在医院外（社区）感染而在住院期间发病的患者，而包括了在医院感染而在出院后或转至其他医院后所发病的患者。

一、下列情况属于医院感染

1. 无明确潜伏期的感染，规定入院 48 小时后发生的感染为医院感染；有明确潜伏期的感染，自入院时起超过平均潜伏期后发生的感染为医院感染。

病原体从侵入人体起到开始出现症状为止的时期称潜伏期。不同的感染有不同潜伏期。同一感染的潜伏期有一定范围，即最短、最长和平均潜伏期；其潜伏期长短与感染的病原体的量成反比，也与机体免疫功能相关。潜伏期对医院感染有重要意义，不仅能确定某种感染是否发生在院内，而且也是医学观察、检疫或留观接触者期限的依据。

感染和发病是发生在不同阶段，其顺序是感染-潜伏期-发病。因此，疾病的潜伏期是判定感染发生时间和地点的主要依据。但由于潜伏期的变动幅度较大，因此，判定时必须参考其他依据，如病原学和流行病学等资料。

上呼吸道感染一般没有明确的潜伏期，如果患者入院 48 小时后，出现发热（≥38.0℃超过 2 天），有鼻咽、鼻旁窦和扁桃体等上呼吸道急性炎症表现，可以初步诊断为上呼吸道感染。

例如，麻疹的潜伏期最短 6 天，最长 21 天，一般平均潜伏期为 10～14 天，如果患者入院时间超过平均潜伏期后，出现发热、咳嗽、流涕、眼结膜充血、口腔黏膜有麻疹黏膜斑及皮肤出现斑丘疹等特征，可以初步诊断为麻疹。

2. 本次感染直接与上次住院有关。如输血相关感染、手术部位感染等。

3. 在原有感染基础上出现其他部位新的感染（除外脓毒血症迁徙灶），或在原感染已知病原体基础上又分离出新的病原体（排除污染和原来的混合感染）的感染。

下呼吸道感染患者发生导管相关血流感染。如患者××，女，72 岁。主诉因咳嗽、喘憋、咳黄色黏痰 4 天，于 2009 年 9 月 24 日以严重肺炎，呼吸衰竭，心功能不全收入院。26 日患者需建立抢救通路，行股静脉穿刺。10 月 13 日患者体温逐渐上升（38.6℃），WBC $9.1\times10^{9}/L$　N%：86.5%，血培养为表皮葡萄球菌，考虑导管为常见的感染高危因素，而此时股静脉导管已留置 17 天，故拔出股静脉导管，留导管管头培养，行锁骨下静脉置管。股静脉导管管头培养出表皮葡萄球菌，拔管后经抗感染治疗，情况好转。因此，诊断为导管相关血流感染。此导管相关性血流感染应界定为医院感染。

肺炎患者使用抗菌药物后发生的真菌感染。如患者××，男，67 岁。主诉因呼吸困难 5 天，于 2010 年 10 月 8 日以肺炎收入院，入院时体格检查，肺部听诊双肺呼吸音粗，可闻及痰鸣音，肺部 CT 示双肺纹理增粗，给予抗感染、营养支持等治疗，12 天痰培养示肺炎克雷伯菌，加用亚胺培南抗感染治疗；26 日患者病情加重，体温高达 39.2℃，双肺哮鸣音明显，右肺底可闻及湿啰音，28 日痰培养示白色念珠菌，停用亚胺培南，改用利奈唑胺及大扶康治疗，患者 11 月 4 日因呼吸衰竭死亡。

患者入院时为肺炎，12 天痰培养肺炎克雷伯菌，给予广谱抗菌药亚胺培南治疗，28 天痰培养出现白色念珠菌，综合分析病情认为，患者发生了真菌肺炎。此真菌肺炎应界定为医院感染。

4. 新生儿在分娩过程中和产后获得的感染。

新生儿宫内感染诊断，主要依据羊水污染，新生儿的耳孔、鼻孔吸出液涂片大量脓球或有细菌；出生即有感染征象或 Apgar 评分低；脐血 IgM≥200mg/L 或脐血 IgA＞50mg/L；脐带、胎盘、绒毛膜、羊膜病理证实有炎症存在。

新生儿吸入性肺炎必须对吸入物性质、吸入后自然吸收情况及是否发生感染性肺炎进行分析，排除宫内窒息窘迫等因素造成的宫内肺炎。若为急产、窒息、助产士未及时清理呼吸道前，以物理、化学方法刺激呼吸所致的吸入性肺炎多为医院感染。但是，吸入乳汁、羊水后 6～8 小时后，能缓解的不列为医院感染，若持续加重，继发感染则应列入医院感染。

5. 由于诊疗措施激活的潜在性感染，如疱疹病毒、结核杆菌等的感染。

人体首次感染疱疹病毒、结核杆菌等，一般不发病，细菌或毒素在体内潜伏下来，免疫功能低下或在某种诱因激发下，如创伤、放疗、使用激素等，病原体重新活跃，引起机体损伤。如患者在院期间发生疱疹，为医院感染。

6. 医务人员在医院工作期间获得的感染。

医务人员在工作过程中发生锐器伤，意外感染经血传播性疾病最常见。如某外科医生在给丙肝患者手术过程中，不慎被手术刀片划破手指，发生锐器伤。该医生在发生此锐器伤前肝功能正常，抗-HCV（－）。3 个月后，检查发现该手术医生肝功能异常，抗-

HCV（+），证实该手术医生感染丙肝。此例丙肝应归为医院感染。

二、下列情况不属于医院感染

1. 皮肤黏膜开放性伤口只有细菌定植而无炎症表现。

2. 由于创伤或非生物性因子刺激而产生的炎症表现。

非生物性因子主要指除生物性因子以外的所有致病因子，包括物理的和化学的。由非生物性因子刺激而产生的炎症表现最常见的如热灼伤、化学性灼伤等。

3. 新生儿经胎盘获得（出生后48小时内发病）的感染，如单纯疱疹、弓形体病、水痘等。

4. 患者原有的慢性感染在医院内急性发作。如慢性支气管肺炎患者急性发作。

三、医院感染临床特征

（一）临床表现的非典型性

与社区感染相比，医院感染常常呈现非典型而复杂的表现，其原因主要有：

1. 医院感染容易被患者的原发病和基础病所掩盖，如红斑狼疮的发热与狼疮肺炎、尿毒症并肺水肿等均可掩盖医院肺炎或其他感染性发热。

2. 患者的反应性有差异，如老年患者发生感染尤其是老年肺炎体温可以不高；器官移植受体发生脓毒血症，可以表现为体温不高且全身中毒症状不明显；新生儿柯萨奇病毒感染和细菌性痢疾等可呈现严重的菌血症表现等。

3. 患者免疫功能严重低下，吞噬细胞的吞噬和趋化功能受到抑制，使得胸片上没有提示肺部明显的渗出病变，但是，在肺活检时，可以发现大量病原体。另外，恶性肿瘤化疗患者，可能出现血中白细胞缺乏，炎症反应性增多的表现。

4. 住院过程中曾接受抗菌药物治疗，使炎症表现减轻或表现不典型，如神经外科术后脑膜炎，除发热外，颅内高压及脑膜刺激征可不明显，甚至脑脊液改变，也只是白细胞轻度升高。

5. 医院感染易为混合菌感染，由于广谱抗菌药物的广泛使用，容易出现二重感染，因此，临床表现更为复杂。

（二）医院感染诊断的复杂性

病原学检查和影像学检查对于明确医院感染诊断具有重要意义。临床医生往往对医院感染的非典型性认识不足，同时又担心侵入性操作对患者带来一定危险，因此，常常延误诊断，使患者失去最佳治疗时机。对免疫功能极度低下者，即使没有出现症状体征，也应该定期做咽、血、尿、大便的各项培养和影像学检查，必要时可进行活体组织检查。

1. 病原学检查的多面性　不仅要进行需氧、厌氧培养、真菌和L型菌培养，而且可采用检测病原体的抗原、抗体等血清学方法检测病原体，这对于潜在病毒激活的预测尤为重要。

2. 病原体致病性的鉴定　医院感染的病原体多为自身或他人的机会致病菌，对其培养结果必须排除自身的携带菌和操作中的污染菌，因此对标本的培养结果要进行进一步分析评价，可采用荚膜染色、定量培养、宿主血清凝集试验和毒力测定等方法进行鉴定。

3. 炎性反应物质的检测　这类物质可以提供对感染的预测，如C反应蛋白、粒细胞集落刺激因子（CSF）、肿瘤坏死因子（TNF-α）等。血中白细胞计数、分类与核左移检查是临床常用而易行方法，可进行动态观察。

（三）治疗与预防并重

1. 医院感染的难治性　医院感染病原菌常为多重耐药菌株，病毒感染也占有一定比例。疱疹病毒类感染目前药物以控制症状为主，不易根治；加之宿主免疫功能低下等原因，治疗效果往往不佳，反而菌群失衡加重，并出现药物的毒性反应。因此，治疗上除合理应用抗菌药物外，还需加上免疫治疗，如白细胞输注、粒细胞集落刺激因子、丙种球蛋白和干扰素等治疗。近年来，部分学者提出可应用抗内毒素和抗细胞因子疗法减轻病情、改善预后。

2. 预防性治疗　针对抗菌药物的副作用，给予患者口服活菌制剂（双歧杆菌、乳酸杆菌等）以稳定患者体内微生态环境，防止二重感染。对重危症患者为防止其肠道细菌群易位而引起感染，可以采用选择性肠道局部去污染措施。

第二节　医院感染的治疗原则

医院感染的病原体虽然以条件致病菌为主，毒力低，致病性不强，但不可忽视其多重耐药特性，当患者免疫力低下时，很容易感染。因此，在治疗时必须采取预防与治疗相结合的原则。

一、早期预防

针对感染性疾病传播的三个环节，即传染源、传播途径和易感人群。采取隔离传染源，切断传播途径和保护易感者，在预防感染性疾病的传播方面发挥着非常重要的作用。

控制传染源，主要是将传染病患者与普通患者严格分开安置；感染患者与非感染患者分区或分室安置；感染患者与高度易感患者分别安置；同种病原体感染患者可同室安置；可疑特殊病原体应单间隔离；成人与婴幼儿感染患者分别安置。

切断传播途径，病原微生物可经多种途径传播，不同微生物传播方式不同，需采取不同的隔离措施。如果患者确诊或可疑感染了经空气传播的疾病，如结核、水痘、麻疹等应在标准预防的基础上，采取空气传播的隔离预防措施。如果患者确诊或可疑感染了经接触传播的病原微生物，如胃肠道感染、多重耐药菌感染、皮肤、伤口感染等疾病，应在标准预防的基础上，采取接触传播的隔离预防措施。

保护易感者，主要措施包括对易感宿主实施特殊保护性隔离；必要时对易感宿主实施预防性免疫注射；免疫功能低下和危重患者与感染患者分开安置；必要时根据不同的感染进行分组护理等。

二、支持疗法

改善患者的整体状况，提高抗感染能力，如术前鼓励患者锻炼肺功能、及时纠正电解质紊乱、加强营养支持、控制血糖等，尽可能保持血糖<10mmol/L。对无肠道功能的患者用全胃肠外营养，而早期肠内营养不仅满足机体对营养的需求，并能维持肠道的完整

性、保护肠道黏膜、促进肠功能的恢复，从而能够预防肠道菌群易位，减少肠源性感染的机会。

三、免疫调节治疗

医院感染大多是免疫功能低下宿主的感染，必须提高机体免疫功能，才能减少医院感染的发生。目前，国内学者提出免疫三联疗法概念，即将抗体诱导剂（疫苗）、免疫调节剂和病毒抑制剂三者有机结合起来，可有效提高疗效，且不易产生耐药性。临床常用的调节剂主要有 α-干扰素和胸腺肽等。α-干扰素主要通过直接抗病毒和免疫调节作用产生功效，临床常用的 α-干扰素有 α-1b 干扰素、α-2b 干扰素和 α-3a 干扰素 3 种亚型。胸腺肽 α1 是一种非干扰素类免疫增强剂，可能与增强 T 细胞和 NK 细胞应答功能及增强 IL-2 用 IFN 产生有关。

四、抗感染治疗

在早期正确诊断的基础上，及时使用抗菌药物进行抗感染治疗是治疗医院感染的关键。合理使用抗菌药物的目的是既要有效地治疗和控制感染，又要防止宿主体内菌群失调、毒副反应和细菌耐药性的产生。加强抗菌药物临床应用管理，促进合理使用、安全使用，对于提高医疗质量，保障医疗安全具有十分重要的意义。

（一）一般治疗

抗感染治疗是医院感染治疗的最主要手段。抗菌药物应用必须具有明确适应证。由细菌、真菌、结核分枝杆菌、非结核分枝杆菌、支原体、衣原体、螺旋体、立克次体及部分原虫等所致感染，具备指征时可使用抗菌药物，病毒性感染不能使用抗菌药物。有条件的医疗机构，住院患者必须在开始抗菌治疗前，先留取相应标本，立即送细菌培养，依据病原种类及药敏试验结果选用抗菌药物。

根据患者病情、病原菌种类及抗菌药物特点制订抗菌治疗方案，包括品种选择、给药剂量、给药途径、给药次数、疗程和联合用药等。抗菌药物治疗方案应综合病原菌、感染部位、感染严重程度和患者的生理、病理情况制订抗菌药物治疗方案，包括抗菌药物的选用品种、剂量、给药次数、给药途径、疗程及联合用药等。

抗菌药物的联合应用要有明确指征：①病原菌尚未查明的严重感染，包括免疫缺陷者的严重感染；②单一抗菌药物不能控制的需氧菌及厌氧菌混合感染，2 种或 2 种以上病原菌感染；③单一抗菌药物不能有效控制的感染性心内膜炎或败血症等重症感染；④需长程治疗，但病原菌易对某些抗菌药物产生耐药性的感染，如结核、深部真菌病等；⑤由于药物协同抗菌作用，联合用药时应将毒性大的抗菌药物剂量减少，从而减少其毒性反应。

（二）常见多重耐药菌感染的治疗

近年来，多重耐药菌已经成为医院感染重要的病原菌。临床上常见多重耐药菌包括耐甲氧西林金黄色葡萄球菌（MRSA）、耐万古霉素肠球菌（VRE）、产超广谱 β-内酰胺酶（ESBLs）细菌、耐碳青霉烯类抗菌药物肠杆菌科细菌（CRE）[如产Ⅰ型新德里金属 β-内酰胺酶（NDM-1）或产碳青霉烯酶（KPC）] 的肠杆菌科细菌]、耐碳青霉烯类抗菌药物鲍曼不动杆菌（CR-AB）、多重耐药/泛耐药铜绿假单胞菌（MDR/PDR-PA）和多重耐药结核分枝杆菌等。由多重耐药菌引起的感染呈现复杂性、难治性等特点，主要感染类型包括泌尿道感染、手术部位感染、医院获得性肺炎、导管相关性血流感染等。因此，医疗机构应高度重视多重耐药菌医院感染的预防和控制，针对多重耐药菌医院感染的诊断、监测、预防和控制等各个环节，制订并落实多重耐药菌感染管理的规章制度和防控措施。

1. 耐甲氧西林金黄色葡萄球菌（MRSA）的治疗　耐甲氧西林金黄色葡萄球菌（MRSA）感染的一线治疗药物主要有糖肽类抗菌药物万古霉素、替考拉宁，噁唑烷酮类抗菌药物利奈唑胺等以及目前对 MRSA 活性最强的氨基糖苷类抗菌药物阿贝卡星。万古霉素是一种糖肽类抗菌药物，主要发挥时间依赖性杀菌作用，仍是目前临床治疗 MRSA 感染最有效和常用药物，成为治疗 MRSA 感染的最后防线。替考拉宁是另一种糖肽类抗菌药物，与万古霉素相比有一些潜在优势，可肌肉注射，半衰期长，对耐万古霉素的细菌有抑菌作用。利奈唑胺是一种全新类别的噁唑烷酮类抗菌药物，自 2008 年在 MRSA 感染患者用万古霉素无效时开始使用利奈唑胺，可用于严重 MRSA 感染。何志捷研究显示利奈唑胺对 MRSA 的有效率和痊愈率均高于万古霉素组，且不良反应少。确诊为重度 MRSA 感染患者，首选万古霉素、利奈唑胺等一线药物治疗，必要时还可与其他药物联用。肺部 MRSA 感染时利奈唑胺为治疗的首选用药（万古霉素不能在肺组织达到有效的治疗浓度，而利奈唑胺可以）。肺部 MRSA 感染也可以使用糖肽类联合利福平治疗，可以避免单药治疗出现的选择性耐药问题。

2. 耐万古霉素肠球菌（VRE）的治疗　利奈唑胺为细菌蛋白质合成抑制剂，作用于细菌蛋白质合成的核蛋白体阶段，即作用于翻译的起始阶段，不易与其他抑制蛋白质合成的抗菌药物发生交叉耐药，在体外也不易诱导产生耐药性。因此，治疗耐万古霉素肠球菌应根据药敏结果选用替考拉宁或利奈唑胺。

3. 产超广谱 β-内酰胺酶（ESBLs）细菌的治疗　根据 ESBLs 的耐药性特点，推荐使用碳青霉烯类抗菌药物，首选亚胺培南，但亚胺培南偶有肌颤、惊厥等中枢毒性反应，对此类患者可选用美罗培南或帕尼培南；β-内酰胺酶类抗菌药物/酶抑制剂复合制剂如头孢哌酮/舒巴坦、哌拉西林/三唑巴坦在 ESBLs 菌株引起的尿路感染中有肯定疗效，其他部位尚需临床进一步证实；产 ESBLs 菌株常同时携带对氨基糖苷类、喹诺酮类抗菌药物的耐药基因，但阿米卡星、环丙沙星对敏感菌的作用是稳定的，可根据药敏试验的结果选用。

4. 产Ⅰ型新德里金属 β-内酰胺酶（NDM-1）的肠杆菌科细菌的治疗　产 NDM-1 细菌几乎对所有 β-内酰胺抗菌药物耐药，同时由于细菌具有其他耐药机制，对氨基糖苷类、喹诺酮类等也多耐药，对多黏菌素和替加环素具有较高体外敏感性。主要依据临床微生物检测结果，合理选择抗菌药物。替加环素属四环素类衍生物，超广谱抗菌药物，对产 NDM-1 细菌 MIC90 值为 2～8mg/L，敏感率 56%～67%。临床研究单用或联合用药治疗产碳青霉烯酶细菌感染有一定疗效。多黏菌素属多肽类抗菌药物，包括多黏菌素 B 和黏菌素两种。黏菌素对产 NDM-1 细菌 MIC90 为 2～32mg/L，敏感率 89%～100%。小样本研究提示单用治疗效果差，需要和其他药物联合用药。口服不吸收，需要静脉注射给药，肾毒性明显。碳青霉烯类：产 NDM-1 细菌对碳青霉烯类耐药，但体外 MIC 值差异较大，个别研究发现，对 MIC 值低（<4mg/L）的菌株感染有一定疗效，需要和其他药物联合使用。氨基糖苷类：不同药物间呈部分交叉耐药，我国临床分离的产金属 β-内酰胺酶肠杆菌科细菌对阿米卡星、异帕米星具有一定敏感性。对轻、中度感染可以单用，重度感染需

要与其他药物联合应用。氟喹诺酮类：肠杆菌科细菌对喹诺酮类耐药突出，需要根据药物敏感性测定结果选择药物。磷霉素：体外研究表明对部分耐药菌有效，但缺乏临床研究数据。

5. 耐碳青霉烯类抗菌药物鲍曼不动杆菌（CR-AB）的治疗　鲍曼不动杆菌已成为我国医院感染的主要致病菌之一，可引起医院获得性肺炎、血流感染、腹腔感染、中枢神经系统感染、泌尿系统感染、皮肤软组织感染等。鲍曼不动杆菌感染的抗菌治疗原则应综合考虑感染病原菌的敏感性、感染部位及严重程度、患者病理生理状况和抗菌药物的作用特点。治疗鲍曼不动杆菌感染的常用抗菌药物：①舒巴坦及含舒巴坦的β内酰胺类抗生素的复合制剂；②碳青霉烯类抗生素：临床应用的品种有：亚胺培南、美罗培南、帕尼培南及比阿培南；③多黏菌素类抗生素：分为多黏菌素B及多黏菌素E，临床多用多黏菌素E；④替加环素；⑤四环素类抗菌药物；⑥氨基糖苷类抗生素；⑦其他：对鲍曼不动杆菌具抗菌活性的其他抗菌药物尚有喹诺酮类抗菌药物如环丙沙星、左氧氟沙星、莫西沙星，第三及第四代头孢菌素如头孢他啶、头孢吡肟，其他β内酰胺酶抑制剂的复合制剂如哌拉西林/他唑巴坦，但耐药率高，应根据药敏结果选用。

6. 多重耐药/泛耐药铜绿假单胞菌（MDR/PDR-PA）的治疗　多重耐药铜绿假单胞菌对多黏菌素多呈现敏感。多黏菌素能与细菌细胞壁脂多糖成分结合，导致细菌重要物质外泄，从而起到杀菌作用。但是多黏菌素有明显的肾毒性和神经毒性，使用该药时应严格掌握适应证，并应尽量避免合并使用其他肾毒性药物。

7. 多重耐药结核分枝杆菌（MDR-TB）的治疗　由于结核病是一种慢性疾病，结核菌又易产生耐药性，所以抗结核治疗时间要长。抗结核的治疗原则是：①早期治疗。早期病灶内结核菌生长旺盛，对药物敏感，同时病灶部位血液供应丰富，药物易于渗入病灶内，达到高浓度，可获良好疗效，且病变组织容易修复，不留后遗症；②足够剂量。可最大限度地发挥杀菌或抑菌作用；③规律用药。不给已被抑制或减少的结核菌再度繁殖活跃的机会，且可防止耐药菌的产生；④足够疗程。坚持足够长的疗程才能消灭顽固菌，防止恶化或复发；⑤联合用药。可提高疗效、降低毒性、减少耐药的结核菌产生，并可交叉消灭对其他药物耐药的菌株，使不致成为优势菌造成治疗失败或复发。联合用药二联、三联或四联则取决于疾病的严重程度，以往用药情况以及结核杆菌对药物的敏感性。

（李卫光）

参考文献

1. 中华人民共和国卫生部．医院感染诊断标准，2001
2. 李六亿，刘玉村．医院感染管理学．北京：北京大学医学出版社，2010
3. 徐秀华．临床医院感染学．长沙：湖南科学技术出版社，2005
4. 刘振声，金大鹏，陈增辉．医院感染管理学．北京：军事医学科学出版社，2000
5. 中华人民共和国卫生部．抗菌药物临床应用指导原则，2004
6. 何志捷．耐甲氧西林金黄色葡萄球菌感染的耐药性分析及利奈唑胺治疗效果的研究．中华医院感染学杂志，2009，19（22）：3096-3098
7. 陈方圆，于秀妍，马笑雪．MRSA的耐药机制及临床药物治疗方案相关研究进展．中外医疗，2011，6（17）：126
8. 郭利平，王晓彦．耐甲氧西林金黄色葡萄球菌的研究进展．中国感染控制杂志，2012，11（1）：

78-80
9. Grayson ML. The treatment triangle for staphylococcal infections. N Engl J Med，2006，355（7）：724-727
10. 肖若媚．铜绿假单胞菌耐药机制研究进展．中国医疗前沿，2009，13（4）：14
11. 佟若菲，陈朝晖．铜绿假单胞菌感染的抗菌药物治疗．天津药学，2012，24（1）：70-73
12. 李小燕，吴爱武．产 Ampc 酶铜绿假单胞菌对亚胺培南耐药机制的研究．中国感染与化疗杂志，2008，8（6）：423-428
13. 徐红冰，卜书红，归成，等．鲍曼不动杆菌流行病学及药物治疗策略．抗感染药学，2012，9（1）：24-27
14. 陈佰义，何礼贤，胡必杰，等．中国鲍曼不动杆菌感染诊治与防控专家共识．中国医药科学，2012，2（8）：3-8
15. Raffaele Z，Maria G，Federica T，et al. Carbapenem resistance in Acinetobacter baumannii：the molecular epidemic features of an emerging problem in health care facilities. J Infect Dev Ctries，2009，3（5）：335-341
16. 程明，涂争．耐多药结核病防治进展．九江学院学报（自然科学版），2005，13（5）：96-97
17. Lipin MY，Stepanshina VN，Shemyakin IG，et al. Association of specific mutations in kat G，rpoB，rpsL and rrs genes with spoligotypes of multidrug-resistant Mycobacterium tuberculosis isolates in Russia. Clin Microbiol Infect，2007，6：620-626
18. WHO. Global strategy for containment of antimicrobial resistance，World Health Organization，2001

第二十章 常见医院感染的诊断与防治措施

第一节 下呼吸道医院感染

一、概　　述

根据原卫生部2001年下发的《医院感染诊断标准（试行）》，呼吸道医院感染包括上呼吸道和下呼吸道感染。上呼吸道感染主要指喉及喉以上的呼吸道感染；而下呼吸道感染主要指气管、支气管和肺的感染。近年来，随着医学技术的飞速发展，各种侵入性操作、广谱抗菌药物、免疫抑制剂、糖皮质激素的广泛使用，在有效控制感染的同时，也同时诱发了病情更加严重、治疗更加困难的由多重耐药菌引起的下呼吸道感染。

下呼吸道感染是我国第一位的医院感染，占全部医院感染部位构成比的30%左右，发病率约为2.33%。据上海市18家综合医院横断面调查，下呼吸道感染导致平均住院日延长31天，每例增加直接医疗费用1.8万元以上。下呼吸医院感染的病死率为20%～50%，重症病死率高达70%，应引起高度重视。

二、病　　因

引起下呼吸道感染的病原微生物多种多样，包括需氧革兰阴性菌、革兰阳性菌、厌氧菌、分枝杆菌、军团菌、真菌、衣原体、病毒和寄生虫等。临床上最常见的病原体仍然是细菌，其次为真菌和病毒。

根据国内外多项研究，引起呼吸机相关性肺炎的病原菌和许多因素有关，包括患者的基础疾病、住院时间和抗菌药物的广泛使用等。据国内90年代论文的荟萃分析，呼吸机相关性肺炎病原菌的构成为：铜绿假单胞菌（20.6%）、克雷伯菌属（10.1%）、大肠埃希菌（5.9%）、肠杆菌属（4.6%）、不动杆菌属（4.6%）、嗜麦芽窄食单胞菌（1.7%）、流感嗜血杆菌（0.8%）、金黄色葡萄球菌（5.9%）、肠球菌（1.4%）和肺炎链球菌（1.0%）。2008年美国CDC/NHSN年度报告显示，引起呼吸机相关性肺炎的病原菌主要包括金黄色葡萄球菌（24.4%）、铜绿假单胞菌（16.3%）、肠杆菌属（8.4%）、鲍曼不动杆菌（8.4%）、肺炎克雷伯菌（7.5%）、大肠埃希菌（4.6%）、假丝酵母菌（2.7%）、催产克雷伯菌（2.2%）、凝固酶阴性葡萄球菌（1.3%）。王美霞等报道，革兰阴性杆菌占

77.2%，常见菌依次为铜绿假单胞菌、鲍曼不动杆菌、肺炎克雷伯杆菌、大肠埃希菌等；革兰阳性球菌占17.7%，主要有金黄色葡萄球菌、肺炎链球菌等；真菌占5.8%。呼吸机相关性肺炎感染病原菌耐药现象非常严重，随着多重耐药铜绿假单胞菌、泛耐药的鲍曼不动杆菌不断增加，给临床治疗带来很大困难。另外，葡萄球菌属和肠球菌属引起的呼吸机相关性肺炎也在逐年上升，而且多重耐药现象也越来越严重，常可危及患者生命。因此，应加强葡萄球菌属和肠球菌属的耐药监测。目前，产超广谱β-内酰胺酶菌如大肠埃希菌、肺炎克雷伯菌等也有增多的趋势，应重视对其监控和防治。

呼吸机相关性肺炎常见病原菌以条件致病菌为主，革兰阴性杆菌占主要地位。近年来，革兰阳性菌的比例有所上升，革兰阳性球菌感染中葡萄球菌占首位，其中耐甲氧西林的金黄色葡萄球菌（MRSA）和耐甲氧西林的表皮葡萄球菌（MRSE）不断增多，且耐药现象明显。多种病原菌导致的混合感染在呼吸机相关性肺炎中占相当比例。研究显示呼吸机相关性肺炎病原体分布在区域和医院之间也存在差异。由于广谱抗菌药物的广泛应用，真菌感染在呼吸机相关性肺炎中所占的比例也增多，故不应忽视。目前，厌氧菌感染在呼吸机相关性肺炎发病中的地位并不明确。如果患者发生了坏死性肺炎、肺脓肿、胸膜及肺的同时感染，应考虑厌氧菌感染的可能。但在一般情况下，厌氧菌并非是呼吸机相关性肺炎首先考虑的主要感染病原体。

三、危险因素与发病机制

（一）危险因素

1. 原发病、住院时间、年龄与下呼吸道感染　由于原发病的影响，抵抗力低下或在治疗期间用了免疫抑制剂、糖皮质激素、造成免疫功能受损，极易被细菌侵袭而发生感染。颅脑病变或损伤的患者，常处于昏迷状态，无咳嗽反射，排痰不畅，容易导致坠积性肺炎。重型颅脑损伤、脑出血等严重中枢神经系统损伤病史的患者，大部分曾给予大剂量的皮质激素，绝大多数患者接受气管插管麻醉，这些均被认为是下呼吸道感染的易感因素。若脑血管意外病变在脑干延髓，损伤舌咽、迷走神经出现右神经性球麻痹，患者吞咽、呛咳，食物易吸入气管引起吸入性肺炎。另外，由于慢性病患者住院时间长，尤其是老年人和婴幼儿、免疫功能低下患者，而病房内的空气致病菌也可以引起呼吸道感染。老年患者是医院感染的易感人群，这一方面与老年人各器官功能衰退、免疫力降低有关；另一方面，老年人的多种基础疾病进一步降低了老年人的抵抗力；住院后各种侵入性操作的使用，增加了医院感染的机会；且随着年龄的增加，老年人肺泡弹性及支气管纤毛上皮运动减弱，对异物的黏附和清除功能降低，造成分泌物淤积，换气功能差，以及老年人呼吸道分泌型IgA下降，易发生呼吸道感染。

2. 呼吸道侵入操作与下呼吸道感染　有报道证明，患者接受呼吸机辅助呼吸，易并发呼吸机相关性肺炎。通常机械通气持续时间越长越容易发生呼吸机相关性肺炎。大量文献证实，呼吸机相关性肺炎的发生与气管插管、机械通气的时间成正比。有研究表明，呼吸机通气时间增加1天，发生肺炎的危险性增加1%～3%。张亚莉等报道，机械通气时间<1周，呼吸机相关性肺炎发生率为20.9%，机械通气时间1～2周呼吸机相关性肺炎发生率显著升高，达到了73.68%，超过3周者呼吸机相关性肺炎发生率

为 83.33%。

3. 抗菌药物不合理应用与下呼吸道感染　抗菌药物使用时间长或大量使用，频繁更换并使用多种抗菌药物后使耐药菌大量繁殖，外来菌也乘虚侵入，损坏机体的免疫功能，为病原菌入侵后继发感染创造有利条件，导致菌群失调。

4. 其他　另外，气管导管的气囊压较低、一些镇静肌松药的使用、脱机失败后再次气管插管、留置鼻胃管、支气管镜检查、长期全胃肠外营养、长期处于仰卧位等都是呼吸机相关性肺炎发生的危险因素。

（二）发病机制

细菌入侵下呼吸道并到达肺泡的主要途径是误吸，其他少见途径尚有吸入、血行播散和直接接触。口咽部定植细菌是并发肺部感染细菌的主要来源，接受机械通气的患者，极易发生口咽部细菌定植。研究表明，口腔定植菌是呼吸机相关性肺炎的独立危险因素，在呼吸机相关性肺炎发病机制中起关键作用。研究数据显示，约有 10%的健康人口腔中有革兰阴性杆菌定居，而住院或应激状态可显著增加细菌的定居。30%～40%的普通患者入院后 48 小时内即有细菌定居，而危重患者则达 70%～75%。口腔定植菌数量和种类的增多，增加了这些细菌被误吸或被气管插管引入下呼吸道的机会。因此，口腔误吸与呼吸机相关性肺炎的发生密切相关。

呼吸机相关性肺炎患者往往需要留置胃管行肠内营养，留置胃管可减弱食管下端括约肌的功能，且使口咽部分泌物淤积，同时增加了胃、食管反流及误吸的机会。为预防应激性溃疡的发生，临床常使用制酸剂和 H_2 受体阻滞剂，使患者胃酸的 pH 值明显升高。当胃液 pH>4 时，胃内革兰阴性杆菌增殖迅速 10^7～10^9 cfu/ml，有临床研究显示，当胃液 pH<4 时，肺炎发生率为 14%；当胃液 pH>4 时，有 59%的患者胃内有革兰阴性杆菌生长，其中 70%将发展为肺炎。因此，胃、十二指肠定植菌的误吸也与呼吸机相关性肺炎的发生密切相关。

按感染来源可分为外源性感染和内源性感染。外源性感染以接触传播居多，包括医患间或患者间接触所致传播以及医疗器械等被污染、消毒灭菌不严格或共用器械所致间接接触传播。经此途径传播的病原体主要为铜绿假单胞菌、金黄色葡萄球菌和其他革兰阴性杆菌。经空气传播引起的下呼吸道感染较少，可见于结核杆菌、曲霉菌和病毒感染。内源性感染分为原发性和继发性两类。原发性感染是存在于患者口咽部分泌物或气管插管等操作而误吸入下呼吸道，引起肺炎。常见的病原体为肺炎链球菌、金黄色葡萄球菌、流感嗜血杆菌和肠道革兰阴性杆菌。继发内源性感染是患者住院期间继发性定植于口咽部或胃肠道的细菌，快速过度生长，进而误吸下呼吸道所致。大多为革兰阴性杆菌，其最初来源系外源性交叉感染。

进入下呼吸道细菌的数量和毒力同宿主免疫防御机制的相互作用是下呼吸感染发病的决定性环节。凡是削弱宿主免疫防御机制和促使细菌入侵和移位的因素均易导致下呼吸道感染的发生。这些危险因素主要包括年龄≥60 岁、慢性肺部疾病、免疫功能障碍、神经肌肉疾病、长期住院或重症监护室、气管插管或再插管、使用制酸剂或 H_2 受体拮抗剂、频繁更换呼吸机管路以及平卧体位等。

四、流行病学

2003 年，我国的全国医院感染监控网开展的现患率调查报告显示，159 所医院共发生医院感染 4518 人，下呼吸道感染占 33%，上呼吸道感染占 18%，下呼吸道感染居第一位。

2007 年我国的全国医院感染监控网医院共报告医院感染 15 173 例，16 895 例次。感染部位居前 5 位的分别为下呼吸道（35.86%）、上呼吸道（21.76%）、泌尿道（10.97%）、胃肠道（9.29%）、手术部位（7.03%）。下呼吸道感染病原体居前 5 位的是铜绿假单胞菌属、不动杆菌属、克雷伯菌属、白色念珠菌、金黄色葡萄球菌。

2008 年，我国的全国医院感染监控网开展的现患率调查报告显示，269 所医院共发生医院感染 6779 人，下呼吸道感染 44.5%，上呼吸道感染 14.3%，呼吸道感染仍居首位。

2010 年，我国的全国医院感染监控网开展的现患率调查报告显示，740 所医院共调查 407 208 人，发生医院感染 14 674 人，其中下呼吸道感染 7347 人，下呼吸道感染率为 1.80%，下呼吸道感染居第一位。

呼吸机相关性肺炎在不同研究中差异较大，2005～2007 年德国医院感染监测系统（KISS）对德国 471 个 ICU 进行监测，呼吸机相关性肺炎发生率 33.4%～64.9%，发病密度为 1.7～8.6 例/1000 机械通气日；2008 年，Arabi 发表的综述提示发展中国家呼吸机相关性肺炎的发病密度为 10.0～41.7 例/1000 机械通气日；2010 年，美国 NHSN 监测报道，美国各类医疗机构 ICU 的呼吸机相关性肺炎的发病密度为 0.0～6.0 例/1000 机械通气日；目前国内系统且规模较大的流行病学研究较少，2007 年，李卫光对山东省 12 家三级医院 ICU 呼吸机相关性肺炎的流行病学调查结果显示：呼吸机相关性肺炎发生率 7.09%，发病密度为 32.2 例/1000 机械通气日。而 2010 年宁海晶对我国 33 家三级医院 ICU 呼吸机相关性肺炎的流行病学调查结果显示：呼吸机相关性肺炎发生率 39.81%，发病密度为 50.36 例/1000 机械通气日。

呼吸机相关性肺炎是 ICU 医院感染暴发最常见形式之一，Archibald 等统计分析了美国疾病预防控制中心 1946～2005 年美国和其他国家发生的 531 起医院感染暴发事件。结果显示 1946～1979 年、1980～1989 年、1990～1999 年、2000～2005 年，肺炎占医院感染暴发事件的比例分别为 11%、12%、15%和 13%，其中，引起暴发的环节主要包括被污染的呼吸机、吸痰设备和呼吸机管路等。

从以上数据可以看出，我国医院感染部位中呼吸道感染一直居首位，尤其是下呼吸道感染；另外下呼吸道感染后果严重，且容易发生多重耐药菌的感染，给临床治疗带来很大困难，病死率较高。

五、临床特征与诊断

（一）临床特征

作为医院内肺炎的一种特殊重症类型，呼吸机相关性肺炎仍是 ICU 内主要的致死原因，且有其自身临床表现特点：发热多为不规则热型，可伴有畏寒、寒战，免疫力低下和老年患者可无发热或体温降低。气道分泌物明显增多，多呈黄绿色黏痰，肺部广泛的湿性啰音。胸片显示肺部斑片状或片状阴影，双下肺多见。周围血白细胞增高或降低，中性粒细胞核左移。并发症多见，主要为呼吸衰竭和上消化道出血。难治性，大部分致病原为多重耐药细菌，疗效差，疗程长。反复发作性，气管插管和机械通气的持续应用，使宿主防御机制受损和病原侵袭机会增多。

（二）下呼吸道医院感染的诊断

1. 临床诊断　符合下述两条之一即可诊断：

（1）患者出现咳嗽，痰黏稠，肺部出现湿啰音，并有下列情况之一者：发热；白细胞总数和（或）嗜中性粒细胞比例增高；X线显示肺部有炎性浸润性病变。

（2）慢性气道疾患患者稳定期（慢性支气管炎伴或不伴阻塞性肺气肿、哮喘支气管扩张症）继发急性感染，并伴有病原学改变或X线胸片显示与入院时比较有明显改变或新病变。

2. 病原学诊断　临床诊断基础上，符合下述条件之一即可诊断：

（1）经筛选的痰液，连续两次分离出相同的病原体。

（2）痰细菌定量培养分离病原菌数≥10^6cfu/ml。

（3）血培养或并发胸腔积液者的胸液分离到病原菌。

（4）经支气管镜或人工气道吸引采集的下呼吸道病原菌数≥10^5cfu/ml；经支气管肺泡灌洗分离到病原菌数≥10^4cfu/ml；或经防污染标本刷、防污染支气管肺泡灌洗采集的下呼吸道分泌物分离到病原菌，而原有慢性阻塞性肺病包括支气管扩张者病原菌数必须≥10^3cfu/ml。

（5）痰或下呼吸道采样标本中分离到通常非呼吸道定植的细菌或其他特殊病原体。

（6）免疫血清学、组织病理学的病原学诊断证据。

3. 鉴别诊断　应排除非感染性原因如肺栓塞、心力衰竭、肺水肿、肺癌等所致的下呼吸道的胸片的改变。

4. 注意事项　痰或下呼吸道标本采集方法非常重要，直接关系到培养结果的准确性。由于下呼吸道定植菌群的干扰，在选择痰培养检查时应该同时进行痰涂片检查。若痰涂片结果为每低倍视野白细胞＞25个且上皮细胞＜10个，提示这是一份合格的痰标本；若每低倍镜视野＜10个且上皮细胞＞25个，则表明标本被唾液污染严重，应重新留取标本。

六、预　　防

下呼吸道医院感染发病率高，病死率居高不下，治疗困难。因此，采取有效措施预防呼吸机相关性肺炎的发生，对于降低病死率，减少住院时间和医疗费用，节约医疗资源具有重要的意义。

（一）教育与培训

对医务人员加强下呼吸道医院感染预防与控制知识的培训，使其掌握相关技术，增强医院感染控制意识，严格遵循相应的干预措施，以更有效地预防与控制下呼吸道医院感染的发生。Kim等调查显示重症监护室的护理人员对呼吸机相关性肺炎预防知识的知晓率仅为43%；Joiner等研究发现经过4个月的培训干预后，呼吸机相关性肺炎的发病率从26例/1000机械通气日降至21例/1000机械通气日，减少了将近1/4；Babcock等1999

年 1 月 1 日～2002 年 7 月 30 日开展为期 3.5 年干预措施，研究结果提示，呼吸机相关性肺炎的发病率从 8.75 例/1000 机械通气日降至 4.74 例/1000 机械通气日，减少了 46%。因此，加强培训对于减少呼吸机相关性肺炎的发生非常有必要。

（二）监测

要加强 ICU 患者呼吸机相关性肺炎的监测，了解发病趋势，明确危险因素，预防流行或暴发。医院感染的监测系统应及时准确地反映医院感染发生率、病原微生物耐药状况和流行病学的基本资料，以早期识别医院感染和暴发趋势，从而有效指导预防呼吸机相关性肺炎以及其他潜在医院感染。

完善的呼吸机相关性肺炎监测计划应包括以下几个方面：①选择合适的监测方法：全面综合性监测、目标性监测、或者是两者的结合；②确定呼吸机相关性肺炎定义和诊断标准；③制定统一的呼吸机相关性肺炎监测标准；④资料收集方法；⑤确定资料分析方法；⑥资料分析和监测结果总结报告等。

美国 2008 年 NHSN 监测数据提示，在持续开展监测后，烧伤科、心内科和心胸外科病房的呼吸机相关性肺炎发病率分别从 2006 年的 12.3 例/1000 机械通气日、2.8 例/1000 机械通气日、5.7 例/1000 机械通气日下降到 2006 年期间的 10.7 例/1000 机械通气日、2.1 例/1000 机械通气日、3.9 例/1000 机械通气日和 2010 年期间的 5.8 例/1000 机械通气日、1.3 例/1000 机械通气日、1.6 例/1000 机械通气日，呼吸机相关性肺炎发病率呈现明显的下降趋势。

（三）降低口咽部和上消化道定植、减少误吸

机械通气患者多伴有胃动力障碍，同时鼻胃管本身也削弱了食管下端括约肌的功能，使得易于发生胃内容物的反流和误吸。理论上增加胃动力，可以减少误吸，预防呼吸机相关性肺炎的发生。Pneumatikos 等对 18 例机械通气患者口服西沙必利，同时连续 2 天经胃管注入 99ml 锝，继之连续 5 小时从支气管内采样，分析 1ml 标本的放射活性，结果发现西沙必利组和安慰剂组支气管分泌物的放射活性均增加，但西沙必利组患者放射活性增加程度低于安慰剂组，且西沙必利组支气管分泌物的累积活性也明显低于安慰剂组，两者有统计学意义。但有人通过前瞻性随机对照试验研究甲氧氯普胺对院内感染的影响，结果发现甲氧氯普胺组较安慰剂组并发医院感染的时间延迟，但并未降低呼吸机相关性肺炎的发病率和死亡率。

鼻胃管可增加口咽部细菌定植和分泌物滞留，降低食管下端括约肌功能，增加反流和误吸。选用小型鼻胃管或应用小孔径导管进行肠道喂养，同时在经鼻胃管营养时，最好检测残留胃容积，防止胃过度膨胀，可能对呼吸机相关性肺炎的发生有一定预防作用。胃容积一次增加＞150ml 宜终止胃肠营养，残留胃容积被广泛用来评价患者对完全胃肠营养的耐受性。

1986 年，Pingleton 等第一次提出胃肠营养与呼吸机相关性肺炎的关系，继之开始了关于胃肠营养预防呼吸机相关性肺炎的研究。肠道营养可能增加胃液 pH 值和胃内细菌定植，增加呼吸机相关性肺炎发生的危险性，但最初的研究并未发现间断胃内给予营养制剂或空肠营养可减少呼吸机相关性肺炎的发生。有人应用酸性制剂进行胃肠营养，结果发现患者胃内定植菌减少，但气管内定植菌和呼吸机相关性肺炎的发生率并未降低。

机械通气患者口咽部分泌物易于积聚在声门下区气囊上，成为细菌积聚定植场所，该处细菌浓度可达 10^8～10^{10} cfu/ml，当气囊内压力低于 20cmH_2O 时，积聚于声门下的分泌物可漏入或误吸入下呼吸道，导致呼吸机相关性肺炎的发生。多数研究认为应用持续或间歇性的声门下分泌物引流可减少主要由流感嗜血杆菌和革兰阳性球菌引起的早发性呼吸机相关性肺炎的发生，但并不改变由假单胞菌和肠球菌引起的肺炎，但这些研究结果多显示 SSD 组与对照组差异无统计学意义，且未能证明其成本效益问题。新近 CDC 在关于预防院内获得性肺炎的指南中也对其成本效益问题提出质疑。Valles 等对内外科 190 例气管插管机械通气>3 天的患者进行为期 3 年的随机对照研究，结果显示呼吸机相关性肺炎的发生率 SSD 组低于对照组，无统计学意义。进一步的研究发现，SSD 减少了流感嗜血杆菌或革兰阳性球菌引起的呼吸机相关性肺炎。然而 Smulders 等对 150 例插管>72 小时的患者采用间歇性声门下分泌物引流方法进行前瞻性临床随机对照试验研究，结果表明 SSD 组患者呼吸机相关性肺炎的发生率虽然较普通气管导管组明显减低，但两组患者的机械通气时间、ICU 内住院天数、总住院日和死亡率无统计学差异。另外，Rello 等还发现气囊压力不足和声门下分泌物引流失败是呼吸机相关性肺炎发生的危险因素之一，而抗菌药物治疗对上述危险因素所增加的呼吸机相关性肺炎有保护性作用。

（四）患者体位管理

误吸和胃内细菌的逆向定植是目前公认的呼吸机相关性肺炎发病机制，但具体是胃内细菌的逆向定植还是误吸，仍然是一个争议性的问题。国内外大多数学者认为呼吸机相关性肺炎是口咽部及胃肠道定植的细菌误吸入下呼吸道引起，而仰卧位增加了患者细菌吸入和胃内细菌逆向定植。

机械通气患者的体位对误吸和呼吸机相关性肺炎的发生也会产生影响。多数研究认为平卧位胃肠营养患者较半卧位患者胃液反流增加；30°～45°半卧位可使胃液反流、口咽部细菌定植和误吸的发生减少，降低呼吸机相关性肺炎发生的危险性。Metheny 等采用放射性元素标记机械通气患者胃内容物，发现半卧位较平卧位患者胃液反流减少和误吸减少。Drakulovic 等对呼吸 ICU 的 86 例插管进行机械通气患者进行前瞻性随机对照研究，发现临床疑诊院内感染率半卧位组低于平卧位组，微生物学证实为肺炎的发生率半卧位组亦明显低于平卧位组，接受肠道营养患者的平卧位组患者呼吸机相关性肺炎发生率更高。Alexiou 等对 2007 年 12 月以前符合纳入标准的 7 项随机对照临床试验 meta 分析显示，临床诊断呼吸机相关性肺炎发病率，半卧位 45°组明显低于平卧位组；3 项随机对照试验共 337 例患者。

（五）预防应急性溃疡药物的选用

关于机械通气患者预防应急性溃疡药物的选用尚有争议。胃液 pH 和胃内细菌有着直接的关系：当 pH<2 时，65％的患者胃内保持无菌状态；当 pH>4 时，则至少有 60％的患者胃内有革兰阴性杆菌存在，多种因素可使机械通气患者的胃液 pH 升高，胃内定植菌和呼吸机相关性肺炎发生的危险性亦相应增加。多数研究认为应用不改变胃液 pH 的药物如胃黏膜保护剂硫糖铝，可减少胃内定植菌群和呼吸机相关性肺炎发生，主要是减少晚发性呼吸机相关性肺炎的发生；对于胃液 pH 相同的危重患者，应用碱性制剂较硫糖铝有更高的革兰阴性杆菌定植率；推测硫糖铝有直接的抗细菌活性。但 Cook 等关于比较硫糖铝和雷尼替丁预防机械通气患者应急性溃疡出血的多中心随机试验研究发现，两者呼吸机相关性肺炎发病率、死亡率和 ICU 住院时间并无显著性差异，但在并发应急性溃疡出血方面雷尼替丁组较硫糖铝组显著降低；硫糖铝组患者和不用这两种药物治疗的机械通气患者呼吸机相关性肺炎发生率相似。而最近的一项对 8 个观察硫糖铝和雷尼替丁对呼吸机相关性肺炎影响的前瞻性随机试验进行 meta 分析，结果显示硫糖铝和雷尼替丁组并发呼吸机相关性肺炎的发生率分别为 18%和 22%。根据目前的研究证据认为不推荐用硫糖铝预防应急性溃疡，当存在发生应急性溃疡先兆时，应首先考虑选用 H_2 受体拮抗剂。

（六）减少外源性污染

1. 合格的手卫生　洗手是预防医院感染最简单有效的方法，特别强调工作人员的有效洗手和诊疗前、后必须洗手或手消毒，戴一次性手套不能代替洗手。研究显示通过减少手污染可降低 ICU 患者呼吸机相关性肺炎的发生率。Koff 等连续 12 个月通过对多模式系统干预后，医务人员手卫生依从性从 53%提高到 75%，呼吸机相关性肺炎的发病率从 6.9 例/1000 机械通气日降至 3.7 例/1000 机械通气日，但呼吸机相关性肺炎患者平均住院时间和病死率无显著变化。Rosenthal 等通过对来自 5 个发展中国家的 8 个 PICU 通过一系列干预措施后，监测结果显示，手卫生依从性从 48.9%提高到 67.1%，呼吸机相关性肺炎的发病率从 11.7 例/1000 机械通气日降至 8.1 例/1000 机械通气日。但是，Barrera 等通过实施干预，开展为期 6 个月的前瞻性队列研究发现，医务人员及患者快速手消毒剂消耗量明显增加，中央导管相关血流感染和尿管相关泌尿道感染显著降低，但是，呼吸机相关性肺炎的发病率无显著变化。总之，提高医务人员手卫生依从性可在一定程度上减少呼吸机相关性肺炎的发生。

2. 密闭气管腔内吸引系统　呼吸机吸引管道系统主要有两类：一次性开放式导管系统和封闭式多次用导管系统，前者需要断开呼吸机以后插入气管导管，后者不需要断开呼吸机，直接通过呼吸机螺纹管即可插入气管导管。目前已有不少相关研究，Siempos 等对 2007 年 9 月以前的随机对照试验进行了 meta 分析，该分析纳入了 9 项随机对照试验，结果显示使用封闭式多次用导管系统与一次性开放式导管系统的患者在呼吸机相关性肺炎的发病率上亦没有明显区别。但是，David 等于 2007 年 6 月～2008 年 3 月开展的前瞻性开放随机对照研究结果提示，使用密闭式吸痰管有减少呼吸机相关性肺炎的发病率的趋势。

综上所述，关于使用开放式和密闭式吸痰管对于呼吸机相关性肺炎发病率的影响还没有达成共识，尚没有足够的理由推荐机械通气患者常规使用密闭式吸痰管。但是，当患者气道的分泌物对环境的污染风险较高时，如多重耐药菌感染，或者患有呼吸道传染病，对医务人员的健康造成严重威胁时，可推荐使用密闭式吸痰管。

3. 使用湿鼻替代加热的湿化器　湿化器是一种气体加温、加湿装置，可以分为主动湿化器和被动湿化器。主动湿化器将无菌水加热，产生水蒸气，与吸入气体混合，使吸入气体加温、加湿。被动湿化器又称人工鼻，将呼出气中的水分和热量吸收，使吸入气体加温、加热。国外已有大量研究对主动湿化器和被动湿化器对预防呼吸机相关性肺炎的效果进行比较，Branson、Kirton、Kollef 等多个随机对照研究显示被动湿化器能减少呼吸机相关性肺炎的发生。然而，近年来 Lacherade、Boots 研究表明使用被动湿化器对于降低呼吸机相关性肺炎的发病率无显著性意义。最具权威性的一项研究为 Kelly 于 2010 年发表的一项系统综述，系统评价了主动湿化器和被动湿化器对人工气道阻塞、死亡率及呼吸机相关性肺炎发病率的整体效果，提示使用主动湿化器和被动湿化器对人工气道阻塞、死亡率及呼吸机相关性肺炎发病率等三方面没有差别。因此，目前普遍的观点是使用主动湿化器和被动湿化器对于减少呼吸机相关性肺炎的发生无显著作用。

4. 减少呼吸管道的更换频率　呼吸机管道的更换频率目前尚无定论，美国 CDC《医疗相关肺炎预防指南 2003》建议在可见管道污染以及管道工作性能障碍情况下更换管道即可。中华医学会重症医学分会于 2006 年发布的《机械通气临床应用指南》明确推荐，呼吸机管路不必频繁更换，一旦污染则应及时更换。目前，我国大多数医疗机构呼吸机管路常规每周更换一次，污染或出现故障时立即更换。

（七）营养支持

营养不良可增加细菌对支气管的依附性和院内肺炎发生的危险性，多数研究发现早期进行肠道营养可减少呼吸机相关性肺炎发生。动物试验提示胃肠营养可提高呼吸道和胃肠道的免疫功能，改善脓毒血症动物的生存率。经空肠造口行持续胃肠营养较完全胃肠外营养的创伤和术后患者感染并发症降低，但全肠外静脉营养患者的住院时间和死亡率并不降低。对这些研究结果的应用价值尚存在争议。1995 年美国胸科学会对院内肺炎认识达成的一致意见中指出尚无确切证据说明营养支持可降低院内肺炎发生的危险性。1998 年，Heyland 指出对胃肠道健全的危重患者不提倡应用全肠外静脉营养，创伤和危重患者一般优先选用胃肠道营养。尚无充足证据支持危重患者需常规补充含有免疫增强成分的食物，如谷氨酰胺、精氨酸、支链氨基酸、ω23 脂肪酸或 RNA 等。

总之，关于呼吸机相关性肺炎的诸多预防策略的有效性存在一定争议，尚需要对目前的呼吸机相关性肺炎预防措施进行临床多中心前瞻性随机双盲对照试验验证和评价，探讨呼吸机相关性肺炎的发病机制，并制定出一套规范化合理的预防方案，指导临床实践。

七、治疗措施

最初的经验性应用抗菌药物是影响呼吸机相关性肺炎预后最重要的因素。因此，在高度怀疑呼吸机相关性肺炎时，其抗感染治疗原则是早期、合理、足量、足疗程。Kollef 等证实呼吸机相关性肺炎初始治疗所选择的抗菌药物应足以确保覆盖所有可能的致病菌，包括革兰阴性杆菌（包括产超广谱 β-内酰胺酶细菌）和 MRSA 等革兰阳性球菌，避免传统的由低到高的阶梯治疗方案。细菌在低浓度的抗菌药物环境中易产生耐药，因此使用足量抗菌药物是必要的。

在怀疑有呼吸机相关性肺炎发生的 12 小时内应使用抗菌药物，或在诊断呼吸机相关性肺炎的 12 小时内，根据病原学结果更换抗菌药物。研究表明对早发型呼吸机相关性肺炎应用单一抗菌药物的治疗成功率与联合用药相似。但晚发型呼吸机相关性肺炎的病原体大多是革兰阴性菌，以铜绿假单胞菌、不动杆菌为主。铜绿假单胞菌耐药率高且耐药机制复杂，主要为 β-内酰胺酶，特别是产碳青霉烯酶，还有膜通透性的改变及主动外排系统；不动杆菌 β-内酰胺类耐药率高，对氨基糖苷类耐药≥70%，对氟喹诺酮类≥97%，故最好用碳青霉烯类、含 β-内酰胺酶抑制剂的混合制剂或者联合用药。

机械通气>6 天、用糖皮质激素、年龄>25 岁、原有结构性肺病或已用多种抗菌药物等是 MRSA 导致呼吸机相关性肺炎的高危因素，应使用万古霉素。念珠菌属是条件致病菌，在危重患者尤其已用抗菌药物者的呼吸道标本中经常可见，使用支气管镜取样时发现，只要患者不存在免疫抑制状态，即应认为是污染。中性粒细胞减少的患者，要考虑念珠菌感染所致呼吸机相关性肺炎。呼吸机相关性肺炎患者的标本可培养出厌氧菌，但是否给予抗厌氧菌治疗尚有争议。

第二节　泌尿系统医院感染

一、概　　述

泌尿系统感染又称为尿路感染（urinary tract infection，UTI），指病原菌在尿路中生长繁殖引起的尿路的炎症反应。根据感染的部位分为上尿路感染和下尿路感染。感染累及肾、肾盂及输尿管时称为上尿路感染；累及膀胱和尿道时称为下尿路感染。

二、流 行 病 学

（一）泌尿系统医院感染的分布

泌尿系统感染是医院感染的常见部位，可见于内、外、妇、儿各科，因为女性尿道短而阔，且与外生殖器官相毗邻，所以尿路感染的发病率明显高于男性，尤其是在新婚期、生育期的青年女性以及老年女性中发生率高。2007 年，我国的全国医院感染监控网医院报告的医院感染中泌尿道感染占 10.97%，主要原因与使用导尿管和其他泌尿道的操作有关。

（二）流行特点

医院内泌尿道感染可以散发，也可以暴发流行，流行以局限性流行为主，大多情况局限在一个病区或一个病房，也有在医院内大规模流行的情况，多因消毒不严的膀胱镜、导尿盘、冲洗液和污染的皮肤黏膜消毒剂引起的感染。

（三）感染链

感染源多为患者自身，感染途径主要是导尿或尿路器械操作导致尿道口周围的细菌移位，其中通过与导尿相关的感染约占 80%，其次是尿路器械操作，大约占 20%，而无尿道插管史而发生尿路感染的仅占 1.4%～2.9%。感染后以无症状菌尿患者为主。此外尚有少部分患者为外源性感染，是医护人员接触感染和医疗用品消毒不彻底所致。

（四）危险因素

泌尿系统医院感染的危险因素主要有：①插尿管时间长；②女性患者；③未用集尿器；④糖尿病；⑤机体抵抗力低下（如慢性肝病、慢性肾病、营养不良、恶性肿瘤、先天性免疫缺陷或者长期应用免疫抑制剂等）；⑥集尿袋中有细菌定植；⑦肾功能不全等。

三、病 原 学

(一) 病原菌特点

医院内尿路感染最常见的病原体是细菌，真菌、病毒、立克次体、螺旋体、寄生虫等亦可引起。细菌中大约80%为G^-杆菌，其中以肠杆菌属（大肠埃希菌）和假单胞菌属为多见；而G^+球菌及其他病原体约占20%，以葡萄球菌（金黄色葡萄球菌、表皮葡萄球菌）、链球菌多见。值得注意的是，近几年来随着抗菌药物的广泛使用甚至滥用，真菌性尿路感染呈增多的态势，在美国白色念珠菌已经成为ICU导管相关尿路感染的最主要的病原体。纵观我国泌尿道医院感染病原菌发展，总的趋势是大肠埃希菌和变形杆菌增加不明显，而沙雷菌及铜绿假单胞菌呈上升。值得注意的是，近年来发现尿路感染的病原菌中，细菌L型变异现象增多，并且以G^+球菌多见，达70%以上。

(二) 常见病原菌

常见的病原菌包括：大肠埃希菌、克雷伯菌、变形杆菌、肠球菌、铜绿假单胞菌、肠杆菌、沙雷菌和白色念珠菌。其中大部分为抗菌药物的耐药菌株，如多重耐药阴沟肠杆菌、变形杆菌、克雷伯菌、葡萄球菌、枸橼酸菌等，还有部分病原菌为正常菌群。

四、发病机制

(一) 正常防御机制

正常情况下泌尿系统自身具有一系列防御机制。尿液对尿道和膀胱有保护作用：尿液pH偏酸性，不利于细菌生长，尿液中所含的氨、溶菌酶、尿素、有机酸和免疫球蛋白等抗菌活性物质对泌尿系统也有保护作用。膀胱黏膜局部和全身的抗感染机制也在发挥作用。即使有细菌进入尿道甚至膀胱，排尿也可以将99.9%细菌排出，并且尿液和多糖在泌尿系统黏膜形成一层膜，不利于细菌附着。所以说尿路在正常生理状态下应是无菌的。

(二) 尿路操作与感染

在临床上由于病情的需要，会进行导尿和尿路器械操作，这些操作就会破坏正常的生理屏障。留置导尿管后，管腔内和管壁与尿道的间隙成为了细菌进入膀胱的通道，为细菌提供了侵入泌尿系统的途径，而且尿路的操作会破坏黏膜表面形成的生理保护膜，为细菌附着提供了位点，因而容易发生医源性尿路感染。尤其是长期留置导尿管，不仅为细菌入侵敞开门户，同时也影响了膀胱的排空能力，加之操作过程中的损伤，尿管对尿道壁的直接压迫，使得血液供应受阻，尿道周围排出不畅，尿道黏膜水肿，这些均有利于细菌的生长繁殖，形成细菌生长的生态系统。

有时细菌顺留置导管逆行向上抵达膀胱，而膀胱内又出现膀胱输尿管反流现象，那么细菌则沿着输尿管侵入肾盂，引起肾脏感染。临床上较为多见的是引起肾盂肾炎，其主要病变部位在肾髓质，此部位为高渗透压，细菌在高渗状态、抗体和抗菌药物共同作用下发生变异，形成细菌L型。细菌L型可在肾髓质高渗状态下长期生存，一旦环境有利，便可重新返回为普通型而致病。

(三) 病原特点与感染

除了尿路操作以外，细菌的数量和毒力对感染的形成也起重要作用。一般认为尿液细菌定量培养菌落数≥10^5cfu/ml时，则视为细菌尿；绝大多数致病细菌有丝状菌毛，菌毛的特性与细菌致病力有关，菌毛按照功能和抗原不同可分为Ⅰ型和P型两种，带有Ⅰ型菌毛的细菌易引起下尿路感染，而P型菌毛的细菌，由于致病力强，是肾盂肾炎的主要致病菌。

五、临床特征

（一）临床表现

医院内尿路感染在临床上以轻症患者为主，大部分患者无明显临床症状，导尿管拔除后可自愈。部位以下尿路感染为主，只有少部分患者发生尿路感染后可持续合并前列腺炎、膀胱炎、肾盂肾炎等，极少数患者可并发菌血症，甚至败血症而死亡。本病临床上常表现为三种形式：①无症状菌尿；②症状性菌尿；③菌血症。

1. 无症状性菌尿　通常是指患者主观上无尿路感染症状，但尿培养细菌数在10^5cfu/ml以上，称为无症状性菌尿。在医院尿路感染的患者中，约有65%～75%属无症状菌尿。大多数患者是单一细菌引起的菌尿，大肠埃希菌最常见，长期应用抗菌药物的患者也可出现真菌感染性菌尿。

2. 症状性菌尿　患者存在尿路感染的临床症状：大多数症状性菌尿患者表现为尿频，排尿次数明显增多；尿急和尿痛等膀胱、尿道刺激症状。一部分患者可出现排尿困难和终末血尿等。还有小部分患者除了局部排尿异常外，亦可表现为发热、全身乏力和腰痛。如感染累及上尿路，查体时可有肋脊角的压痛，膀胱感染耻骨上触痛。

3. 菌血症　尿路感染细菌入侵循环系统，便出现菌血症或败血症，出现了全身感染症状。临床表现为寒战、高热（体温在39℃以上）、恶心、呕吐、腹泻或虚脱。病情严重者可出现败血症，甚至中毒性休克。导尿管相关尿路感染发展为菌血症的比例虽然不高，但是由于医院中有尿路操作的患者多，因此医院血源性感染的原发灶有相当比例是尿路感染。医院尿路感染一旦并发菌血症，往往病情发展迅速，甚至危及生命。

（二）辅助检查

1. 尿液常规检查　包括尿液外观（颜色、透明度）、化学检查（pH值、比重、蛋白、葡萄糖等）和镜检（红、白细胞）。若白细胞明显增多或出现脓细胞则提示有感染，如果同时出现红细胞，需与肾炎、肾结石、肾结核、泌尿系肿瘤等鉴别。

2. 尿细菌检查　尿细菌检查是诊断尿路感染的关键手段，可作为诊断依据，有以下三种方法：

（1）尿细菌定性培养：定性培养常用的尿液标本取自导尿或中段尿液，用这两种方法采集尿样都存在污染的问题：导尿法收集尿液易将尿道中细菌送进膀胱；中段尿标本容易被前尿道和尿道周围寄生细菌污染，两者的临床诊断符合率分别为69%和53%。因此导尿或中段尿的细菌培养结果不能用于诊断尿路感染，但是，如果培养为阴性结果，对排除尿路感染有一定价值。用膀胱穿刺的方法取尿样作细菌定性培养不容易受到污染，可靠性很高并且可用于厌氧菌的培养，但它是一种有创性检查方法，只能选择性使用，不能作为常规检查。用肾盂尿采集培养可用于上尿路感染的诊断。

（2）尿细菌定量培养：尿路感染的确诊，通常建立在尿细菌培养的基础上，为避免假阳性，中段尿标本的收集必须严格按照操作规程。尿细菌定量培养的方法较多。目前按普遍采用的方法有：简易式稀释倾碟法、浸片法、定量环划线法、滤纸法和吸管法等。这些方法均具有简便、可靠性高等优点。

(3) 尿沉渣细菌检查：取清晨第一次新鲜的清洁中段尿，离心后取沉渣涂片，用革兰染色或不染色直接镜检找细菌，检查 10 个高倍视野，如果平均每个视野≥1 个细菌，大致相当于尿细菌定量培养菌落数≥10^5cfu/ml。该方法假阳性率低，可靠率达 90％以上，并且设备简单、操作方便、可快速获得结果。同时可观察细菌的形态，确定是杆菌或球菌，是 G^+ 或是 G^- 细菌，可以作为临床抗菌药物选择的参考。综上所述，该法适用于基层医疗单位或大规模筛选检查。

3. 血液生化检查　包括钾、钠、氯、钙、磷、尿素氮、肌酐、尿酸等物质，可以初步了解肾功能，对于尿路感染的严重程度和鉴别诊断有重要的意义。

4. 影像学和尿动力学检查　包括尿路平片、排泄性尿路造影、膀胱、尿道造影、B超、CT、放射性核素检查等，必要时还应进行尿动力学方面的检查。

六、诊　　断

(一) 医院内尿路感染的定性诊断

医院内尿路感染，可依据临床症状、体征和辅助检查结果做出临床诊断，如果有病原学的证据，可在此基础上做出病原学诊断。

1. 临床诊断　患者出现尿频、尿急、尿痛等尿路刺激症状，或有下腹触痛、肾区叩痛，伴或不伴发热，并具有下列情况之一：①尿检白细胞男性≥5 个/高倍视野，女性≥10 个/高倍视野，插导尿管患者应结合尿培养；②临床已诊断为泌尿道感染，或抗菌药物治疗有效而认定的泌尿道感染。

入院前患者尿常规及尿培养正常，入院后出现尿路感染的症状与体征，但缺乏实验室检查的资料。临床上可疑为医院内尿路感染。

2. 病原学诊断　本病的诊断不能单凭临床症状和体征，应结合实验室检查，总的原则是凡有真性细菌尿，并患者以往无尿路感染症状或入院前尿培养阴性者，可诊断为医院内尿路感染。若患者入院时已有尿路感染，入院后培养新的细菌，菌落计数≥10^5cfu/ml，也应定为医院内尿路感染。

临床诊断基础上，符合下述三条之一即可做出病原学诊断：①清洁中段尿或导尿留取尿液（非留置导尿）培养革兰阳性球菌菌数≥10^4cfu/ml、革兰阴性杆菌菌数≥10^5cfu/ml；②耻骨联合上膀胱穿刺留取尿液培养细菌菌数≥10^3cfu/ml；③新鲜尿液标本经离心，应用相差显微镜检查（1×400），在 30 个视野中有半数视野见到细菌。

无症状性菌尿的诊断无需临床诊断基础，仅通过病原学证据即可诊断：患者虽然无症状，但在近期有尿路内镜检查或留置导尿史，尿液培养革兰阳性球菌浓度≥10^4cfu/ml 或革兰阴性杆菌浓度≥10^5cfu/ml，应视为泌尿系统感染。

实验室检查中有些情况应视为假阳性：①非导尿或穿刺尿液标本细菌培养结果为两种或两种以上细菌，需考虑污染可能，建议重新留取标本送检；②尿液标本接种前在室温下放置超过 2 小时，即使其接种培养结果细菌菌数：革兰阳性球菌≥10^4cfu/ml 或革兰阴性杆菌≥10^5cfu/ml，亦不应作为诊断依据，应予重新留取标本送检。

（二）医院内尿路感染的定位诊断

上述方法只能确定真性细菌尿的存在，说明有尿路感染，但不能区别细菌尿的来源是上尿路还是下尿路。而上尿路感染与下尿路感染的病情严重程度、转归和治疗上均有差异，因而临床上需进一步确定尿路感染的部位——即定位诊断。

1. 根据临床表现定位　定位诊断可以通过临床症状和体征来初步判定，典型的肾盂肾炎有如下表现：①全身中毒症状明显，高热，血白细胞升高，查体有明显肋脊角压痛和肾区叩痛；②有停止治疗后4周内复发病史，③有尿路梗阻或畸形；致病菌为铜绿假单胞菌，变形杆菌等，但是因为上、下尿路感染的临床表现可相互重叠，定位诊断往往不够准确。所以必须依靠一定的实验检查手段来确定部位。

临床上也有用3天疗法做诊断性治疗的，是对怀疑有隐匿性肾盂肾炎的患者，连续应用3天抗菌药物，服完药物后7天来复诊，作尿常规和尿培养，如为阴性且无临床症状，提示下尿路感染可能性大，否则为上尿路感染，但是该法并不能用于确切的定位诊断，仅能作为辅助的依据。

2. 根据实验室检查定位

（1）膀胱冲洗后尿培养法：此法由Fairley（1967）首先提出迄今仍被视为尿路感染定位诊断的标准方法。具体做法是先插入导尿管，排空尿液，并留取尿标本记为0号标本，然后从尿导管内注入膀胱无菌生理盐水100ml（内含卡那霉素1.0g和α-糜蛋白酶100mg），停留45分钟后排空膀胱，再用2000ml无菌生理盐水反复冲洗膀胱，排空后收集最后数滴尿记为1号标本。以后每隔15分钟收一次尿样，共4次，分别记为2、3、4、5号标本，将0～5号标本分别做定量培养。判定感染部位方法为：①0号标本菌落数>10^5cfu/ml，表明患者存在细菌尿；②0号标本菌落数>10^5cfu/ml，但1～5号标本无菌，表明为下尿路感染；③2～5号标本菌落数>10^2cfu/ml，并超过1号标本菌落数的10倍，表明为上尿路感染。

此法简便易行，创伤小，患者易接受，临床更为常用。其缺点是耗时间，不能分辨是哪侧肾感染。肾脏排菌间歇性时会存在假阴性。另外，有文献报道，对保留导尿管后的尿路感染患者，导尿管加重了膀胱黏膜水肿、出血坏死，加重了感染，细菌在膀胱黏膜里很难被清除，本试验难以作出定位诊断。

（2）抗体包裹细菌检查（antibody coated bacteria test，ACB）：此法是一种无创的检查，在临床应用较为普遍，其基本原理是：肾盂肾炎为肾实质感染，机体可产生抗体将致病菌包裹，通过免疫荧光技术能观察到被抗体包裹的细菌。而膀胱炎为浅表黏膜感染，机体不产生抗体，所以细菌无抗体包裹，通过抗体包被细菌的情况判断感染的类型，进而推断感染部位。由于下尿路感染中如前列腺炎或膀胱炎累及到深层组织时也可产生抗体，所以ACB作为定位诊断有假阳性和假阴性结果，迄今用ACB作为尿路感染定位诊断依据仍存在争议。

（3）输尿管导尿法：输尿管导管法为Stamey等于1965年首创，由膀胱镜内分别向两侧输尿管插管，取出尿标本送检，作细菌培养和常规检查，以确定有无上尿路感染，属一侧性还是两侧性感染。此法准确性高（100%），但属有创伤性检查方法，给患者带来一定痛苦，且操作麻烦，故不作常规使用。

（4）其他检查方法：尿β2-微球蛋白测定，最大尿浓缩实验，塔-霍蛋白及其抗体测定，尿酶测定，尿沉渣检查白细胞管型等多种检查方法对尿路感染的定位诊断均有一定帮助。另外，影像学、手术、组织病理或其他方法也可定位泌尿系统感染。

总之，尽管尿路感染定位诊断方法甚多，就临床而言，仍以膀胱冲洗后尿培养法和ACB检查法最为常用。

（三）医院内尿路感染的鉴别诊断

1. 全身感染性疾病　当尿路感染以全身急性感染症为突出表现，而膀胱刺激症状不明显时，应注意与流行性感冒、疟疾、伤寒、败血症等疾病鉴别。院内尿路感染者，大多有留置导尿管或者尿路器械操作史，加之尿路感染的局部症状，结合尿细菌学检查，一般不难鉴别。

2. 肾结核　如果尿路感染以血尿为主，加之膀胱刺激征明显者，易误诊为肾结核。一般来说肾结核膀胱刺激征更为突出，尿沉渣检查可找到抗酸杆菌，静脉肾盂造影可发现肾结核X线征象，部分患者可有肺、生殖器等肾外结核病灶以及抗结核治疗有效等可资鉴别。

3. 尿道综合征　又称无菌性尿频-排尿综合征。本病常见于妇女，临床上往往有尿频、尿急和排尿不适等症状，但多次（3次以上）中段尿细菌定量培养无真性细菌尿，有排除了各种假阴性的可能，可诊断为尿道综合征。该综合征临床上有两种类型：①感染性尿道综合征：通常由衣原体、支原体感染所致；②非感染性尿道综合征：病因未明，可能是一种焦虑精神状态，与心理因素有关。

七、治　　疗

院内尿路感染治疗的原则是：根据药敏用药，抗菌药物疗程合理，明确定位诊断。首先，是明确感染病原菌，可根据细菌培养和药敏试验结果，针对性用药是治疗的关键。对于暂无尿细菌培养结果，也应参照尿沉渣镜检革兰染色的推测结果，选择抗菌药物；其次，判断尿路感染是上或下尿路感染，两者在治疗上有差别；最后，抗菌药物的剂量和疗程要合理，泌尿系感染的治疗目的是要达到尿液中无菌，一般尿液中浓度要比血液浓度高数百倍，才能达到治疗的目的。因此抗菌药物应用足够剂量至症状消失，尿细菌培养转阴后2周，方可停药。

（一）无症状性菌尿治疗

与导管相关性尿路感染，临床无症状者，可暂不使用抗菌药物，拔管即可。对那些有可能上行感染或者并发菌血症时才加用抗菌药物治疗，使用指征有：

1. 特殊菌株的感染　如黏质沙雷菌感染极易引起菌血症。

2. 高危患者　如白细胞减少患者，器官移植患者，妊娠患者，学龄前儿童。

3. 接受泌尿外科或其他有植入物手术的患者。

4. 某特定菌株在病区内暴发时。

（二）症状性菌尿治疗

1. 急性细菌性膀胱炎

（1）对症处理：多饮水、口服碳酸氢钠碱化尿液。可选用阿托品、地西泮、膀胱区热敷、热水坐浴等解除膀胱痉挛。

（2）抗菌治疗：选用磺胺类、头孢菌素类、喹诺酮类药物，或根据药敏结果选择敏感抗菌药物，连用3天，90%患者可痊愈。停用抗菌药物7天后，进行尿细菌定量培养，如结果阴性说明已经痊愈；如果仍存在真性菌尿，可能存在肾盂肾炎，继续使用抗菌药物2周。

2. 急性肾盂肾炎

（1）病情较轻者，卧床休息，输液、多饮水，使每日尿量达1.5L以上，有利于炎症产物排出；选择有效抗菌药物，可口服给药，最常见的急性肾盂肾炎的致病菌为大肠埃希菌，在留取细菌检查标本后便可进行经验性治疗，72小时内有效者无需换药，否则应按照药敏结果改药。如复方磺胺甲基嘧啶（SMI-TMP）对除铜绿假单胞菌外的G^+及G^-菌均有效；喹诺酮类药物、第一、二代头孢菌素可用于产酶葡萄球菌感染。第二、三代头孢菌素对严重的G^-杆菌感染作用显著；亚胺培南-西拉司丁钠（泰能）抗菌谱广，较适合于难治性医院尿路感染。抗菌药物使用应个体化，疗程7～14天。如尿菌仍阳性，参考药敏结果选择敏感抗菌药物治疗4～6周。

（2）严重感染全身中毒症状明显者：静脉给药，必要时联合用药。用药后好转者，退热3天后可改为口服给药，完成2周的疗程；治疗72小时不好转者根据药敏结果换药，疗程不短于2周。

3. 尚未作定位尿路感染　对无明显发热、腰痛等表现的，可先选用单剂大量1次疗法。如为膀胱炎则大部分可以治愈。如单剂量治疗不能控制，则多数为肾盂肾炎，可选择适当的药物，给予2周的治疗。

4. 尿道综合征　疑似诊断尿道综合征的患者，对症状不重者，则可对症治疗；症状明显者可按照不典型病原菌治疗，试用四环素0.5g，每日4次，共3天，或多西环素0.1g，加增效磺胺0.1g，每日2次，共3天。

（三）疗效评定

1. 治愈　疗程完毕后症状消失，尿菌培养阴性，并于第2、第6周各复查尿菌1次，如均为阴性，可认为近期治愈，追踪6个月无再发者为完全治愈。

2. 治疗失败　疗程完成后尿菌定量检查仍为阳性，或者于第2、第6周复查时尿菌为阳性，且为同一菌种（株）者。

八、预防与控制

针对可能诱发医源性尿路感染的各种因素，采取行之有效的预防控制措施，可使尿路感染率降低至最低程度。据描述性临床流行病学调查资料显示，在我国医院内尿路感染的发生约95%与导尿或尿路器械操作密切相关。因此预防导管相关性的尿路感染是预防工作的重点。

（一）导尿管的适时正确使用

1. 导尿管的适时使用　非必要时，应避免导尿，确实需要导尿者，应尽可能缩短尿管留置时间。不必要的导尿操作和尿管留置时间的延长会增加泌尿系统感染的风险，所以该措施是较为得力的降低感染率的方法。在医疗机构中，提倡临时导尿，杜绝为减轻护理负担而盲目留置或延长导尿时间。

2009年美国感染病学会的国际临床指南《成人导管相关尿路感染的诊断、预防、治疗》中指出导尿管的使用指征如下：①临床显著性尿潴留患者，如药物治疗无效而又不具备外科手术适应证者，可临时或长期留置导尿管；②尿失禁患者，如果创伤性更小的措施无效（如行为疗法和药物介入以及失禁垫），但不具备使用外部收集设备时，为改善终末期患者的舒适度，可以留置导尿管；③需要精确监测尿量，危重症患者需要经常或紧急的监测尿量时，可留置导尿管；④患者无法或不愿收集尿液，包括全身麻醉或脊髓麻醉的长时间手术期间，择期泌尿科和妇产科手术的围术期。

为了控制尿管留置时间，医疗机构可以考虑使用护理或电子提醒系统，以减少不合理的导尿管留置，或者自动停止医嘱以减少不合理的导尿管留置，对于需要继续留置尿管的病例可以单独申请医嘱延期。

2. 导尿管的选择　导尿管粗细选择对预防尿路感染十分重要，通常选择合适的导尿管，最好是带有壶腹的硅胶导尿管，因硅胶对黏膜刺激反应小，带有壶腹用于内固定，可避免胶布外固定的污染及刺激，防止脱落。

3. 导尿管的护理　加强教育与培训包括医务人员、家属及患者，都应掌握或熟悉无菌导尿及留置导尿管的护理即注意事项。留置导尿管的护理：对神志不清，躁动不安的患者，必要时可试用约束带，防止其粗暴拔尿管，同时要加强护理和对陪护人员的卫生宣教，以助减少尿路感染。

4. 长期留置导尿管患者的预防　对需要长期留置导尿管的患者，很难避免尿路感染的发生，但可选用三腔道气囊导尿管，用新霉素和多黏菌素间断冲洗膀胱，然后再使用无菌封闭引流装置，在一定程度上能防止尿路感染的发生。

（二）隔离预防措施

1. 保证尿路操作无菌和集尿系统密闭性　医护人员在导尿管的插入过程和留置期间的管理都必须严格执行消毒隔离和无菌操作的原则。每日应检查导尿管有无位移，是否保持通畅、集尿系统有无破损漏尿等，封闭性引流装置出现问题应立即更换。

2. 手卫生　医务人员的手在尿路感染中也是重要的传播媒介。故在导尿或其他泌尿道的操作时必须严格洗手和进行手的消毒。

3. 感染患者的隔离　医院内泌尿道感染主要是通过接触传播的，如发现使用留置导尿管发生尿路感染的患者时，应采取标准预防和接触隔离措施，与非尿路感染患者做好隔离措施。如果发生多重耐药菌的感染时，隔离措施应按照多重耐药菌的隔离要求实施。

（三）其他预防措施

1. 留置导尿管感染监测　对于留置导尿管的患者是否需每天或隔日进行菌尿的检测目前亦有争论，其优点是早期诊断和治疗患者，但缺点是经常收集尿液标本可能污染集尿系统，引起交叉感染，故一般不主张频繁进行菌尿检测。

2. 抗菌药物使用　对尿路感染的患者是否使用和如何使用抗菌药物目前仍存在争议。因为对长期留置导尿管的患者，尿路感染是不可避免的，对无症状性菌尿症，抗菌药物使用既无预防也无治疗作用，因此在临床上一般对明显症状的菌尿症、膀胱炎、肾盂肾炎方才考虑使用抗菌药物，并严格按照药敏结果合理选用。

3. 不提倡的操作

（1）不提倡膀胱冲洗：膀胱冲洗属于有创操作，在冲洗过程中可能造成黏膜的水肿甚至是破损，也可能造成已经存在感染的播散，从而增加感染机会或加重尿路感染，除非治疗所需。多鼓励使用尿不湿代替放置导尿管，若导尿管有阻塞应立即更换。

（2）插入尿管时不主张会阴剃毛：会阴剃毛容易损伤会阴部皮肤，可能引发会阴皮肤感染，也使细菌易于定植，增加尿路感染机会。因此，无需剃毛，仅需要做好会阴部皮肤清洁即可。

第三节　手术部位医院感染

一、概　　述

外科手术必然会带来手术部位皮肤和组织的损伤，当手术切口的微生物污染达到一定程度时，会发生手术部位的感染。手术部位感染（surgical site infection，SSI）是指患者术后 30 天内发生的浅表切口、深层切口、器官或腔隙感染，以及有植入物滞留体内的手术 1 年内发生与手术有关，并涉及深层切口和器官或腔隙的感染，是医院感染的重要组成部分，手术部位感染在我国高居医院感染的第三位，仅次于呼吸道感染和泌尿系感染，占住院患者感染的 14%～16%，是外科患者最常见的感染之一，是医疗机构外科水平的标志之一。一旦发生 SSI，不仅直接影响患者的预后，增加患者的痛苦，还会增加患者个人、家庭以及社会的经济负担。因此加强 SSI 的预防与控制是医院感染管理的工作重点。医疗机构和医务人员应针对危险因素，加强外科手术部位感染的预防与控制工作。

手术部位感染的危险因素包括患者方面和手术方面。患者方面的主要因素是：年龄、营养状况、免疫功能、健康状况等。手术方面的主要因素是：术前住院时间、备皮方式及时间、手术部位皮肤消毒、手术室环境、手术器械的灭菌、手术过程的无菌操作、手术技术、手术持续的时间、预防性抗菌药物使用情况等。大部分 SSI 是可以预防的，可以在术前、术中和术后各阶段针对危险因素采取各种措施降低 SSI 发生的危险性。

二、病因与发病机制

（一）病原学

因手术直接破坏了患者的皮肤或黏膜的自然屏障作用，在切开黏膜或皮肤后，微生物可能会进入伤口，并在温暖、潮湿、营养丰富的伤口内生长繁殖。引起 SSI 的病原体多为位于患者皮肤、黏膜或空腔脏器的内源性微生物，这些细菌常为金黄色葡萄球菌、铜绿假单胞菌、大肠埃希菌、粪肠球菌等。病原体的种类与手术部位相关，如果切口靠近会阴或腹股沟，病原体也可能包括粪便菌群（如厌氧菌和革兰阴性杆菌）；手术切开消化器官后，典型的 SSI 病原体为革兰阴性杆菌（如大肠埃希菌），革兰阳性球菌（如肠球菌），有时也包括厌氧菌（如脆弱类杆菌）；病原体也有可能从远处感染灶播散至手术部位。仅有小部分 SSI 为外源性感染，病原体可能来自于医务人员（特别是手术组成员）、手术室环境（包括空气）以及在手术期间进入无菌区域的全部手术器械、器具和材料），外源性菌群主要为需氧菌，特别是革兰阳性球菌（如葡萄球菌和链球菌）。近年来受广泛使用广谱抗菌药物的影响，越来越多的 SSI 由耐甲氧西林的金黄色葡萄球菌或白色念珠菌等耐药病原体造成。当然不常见的病原体，如分枝杆菌也可以引起 SSI 的流行甚至暴发。

由于抗菌药物的使用或某些微生物，如厌氧菌、分枝杆菌、支原体、军团菌等需要特殊的生长条件或者生长缓慢可能导致 10%～30%的 SSI 标本培养的结果为未见细菌生长。所以在怀疑 SSI 使用抗菌药物治疗之前及时采集手术部位标本以消除抗菌药物对病原体生长的影响，怀疑厌氧菌、分枝杆菌、支原体、军团菌等需要特殊培养条件或者更长的培养时间时应与检验科沟通进行特殊处理或等待更长时间。

SSI 的病原学在不同的国家、不同的地区和不同的医疗机构存在较大的差异，即使在同一个医疗机构也会随着时间的变化有所改变。医疗机构应加强 SSI 的监测及数据共享，了解本机构及本地区 SSI 的病原学特点和国际趋势将有利于 SSI 的预防与控制。

（二）发病机制

微生物污染手术部位是 SSI 的前提。SSI 发生的风险取决于病原体的毒力和手术部位病原体的数量与患者自身抵抗力之间的相互作用。

SSI 发生概率＝（病原体毒力×病原体污染数量）患者自身抵抗力

如果手术部位污染的病原体适宜在手术部位提供的环境内生长，数量和毒力足以克服患者的机体防御能力，发生 SSI 的危险会显著增加。如果手术部位有异物存在（如缝合线、植入物），则导致感染所需要的微生物污染剂量将会大大减少，这些异物为细菌黏附提供了场所。微生物还可能会含有或产生毒素或其他物质来增加侵入宿主的能力，在宿主体内进行破坏或在宿主组织中存活。例如，许多革兰阴性细菌可以产生内毒素，这些内毒素能够刺激细胞因子的生成，细胞因子可以导致全身炎症反应综合征，有时会造成多系统器官功能衰竭。一些细菌表面成分，主要为多聚糖外壳，可以抑制细胞的吞噬作用，减少机体细胞对细菌污染最重要的早期宿主反应。某些梭状芽胞杆菌和链球菌菌株可以产生强烈的内毒素，破坏细胞膜或改变细胞代谢。多种微生物，包括凝固酶阴性的葡萄球菌等革兰阳性细菌可以产生多糖-蛋白质复合物以及与之有关的黏液成分，这些物质可以保护细菌不被巨噬细胞吞噬或可以抑制抗菌药物与细胞结合或穿透细胞。

三、危险因素

SSI 的危险因素包括患者方面和手术方面。患者方面的主要因素是：年龄、营养状况、免疫功能、健康状况等。手术方面的主要因素是：术前住院时间、备皮方式及时间、手术部位皮肤消毒、手术室环境、手术器械的灭菌、手术过程的无菌操作、手术技术、手术持续的时间、预防性抗菌药物使用情况等。

（一）患者因素

在特定类型的手术中，患者因素可能与 SSI 发生的危险增加有关，这些因素包括年龄太小或太大、肥胖（>20%理想体重）、营养不良、免疫功能低下、合并糖尿病等基础疾病、吸烟、全身应用激素、同时存在远处感染灶或菌群定植病灶等。

1. 年龄　婴幼儿因免疫系统尚未发育成熟，免疫力低下；高龄患者因各组织器官生理功能退化，免疫能力下降，同时并存的急性或慢性疾病也会对机体的抵抗力造成一定的影响。年龄太小或太大的患者均为SSI的高危人群。

2. 肥胖或营养不良　肥胖已经成为了世界性的健康问题。随着人们生活水平的不断提高，我国肥胖症患者日益增多。文献报告肥胖是患者术后发生SSI的高危因素，特别是体重指数（body mass index，BMI）＞30者手术后SSI的风险更高。肥胖患者往往因皮下脂肪层较厚，切口关闭过程中易形成死腔，加上术中电凝的使用可引起脂肪坏死、液化，易导致SSI。

营养不良也可能增加SSI的风险。研究中经常将血清白蛋白低于35g/L或血清总蛋白低于60g/L定义为营养不良。严重的术前营养不良会增加SSI的发生危险。对某些类型的手术来说，严重的营养不良与患者术后发生医院感染、伤口愈合不良或死亡都有直接关系。如果营养不良患者需要进行较大的择期手术，为了避免SSI的发生可在术前或术后应用营养支持。

3. 糖尿病　大量研究表明，伴随糖尿病的患者术后发生SSI的概率增加，围术期的高血糖是SSI的独立危险因素。高血糖症可使患者的多种防御机制受损，微循环异常、促炎细胞因子和趋化因子水平升高、补体功能抑制、吞噬作用和细胞内杀灭作用降低和活性氧异常等。还可以增加儿茶酚胺、生长激素和皮质激素的水平，降低T细胞和B细胞反应，增加淋巴细胞的凋亡及氧化应激，从而降低手术伤口的含氧量。将血糖控制在正常水平，可以降低糖尿病患者的SSI发生率，有效控制血糖是预防SSI的有效措施之一。

4. 吸烟　大量研究表明，吸烟可导致SSI的发生率增高，是SSI的独立危险因素。吸烟者术后SSI的发生率与吸烟量呈剂量相关效应，吸烟量超过每年20包的患者术后SSI发生率显著上升。烟草中的尼古丁可引起血管收缩，降低局部组织中的血流量，引起局部组织缺氧，使伤口局部组织愈合速度减慢，增加SSI的发生危险。尼古丁还可以刺激成纤维细胞产生应激反应，降低细胞迁移，增加细胞黏附，导致细胞骨架成分改变，引起伤口内结缔组织聚集，延缓伤口愈合。有研究表明术前戒烟四周可以有效降低SSI的发生率。

5. 全身应用激素　术前正在使用激素或其他免疫抑制剂的患者可能更容易发生SSI，有研究发现术前服用激素的患者中发生SSI的机会明显高于术前未使用激素的患者。

6. 同时存在远处感染灶或菌群定殖病灶　金黄色葡萄球菌是最常见的导致SSI发生的细菌。在20%～30%的健康人类的鼻孔中也可能有这种病原体存在。金黄色葡萄球菌造成的SSI与术前患者鼻孔内存在的细菌有关。同时存在远处感染灶的病原体也可能移行至手术部位造成SSI。

（二）手术因素

1. 手术类型　SSI的发生与手术野所受污染的程度相关。手术部位不同，其SSI率存在一定的差异。根据外科手术切口微生物污染情况，传统的手术切口分类将外科手术切口分为清洁切口、清洁-污染切口、污染切口、感染切口四类。

（1）清洁切口（Ⅰ类切口）：手术未进入感染炎症区，未进入呼吸道、消化道、泌尿生殖道及口咽部位。

（2）清洁-污染切口（Ⅱ类切口）：手术进入呼吸道、消化道、泌尿生殖道及口咽部位，但不伴有明显污染。

（3）污染切口（Ⅲ类切口）：手术进入急性炎症但未化脓区域；开放性创伤手术；胃肠道、尿路、胆道内容物及体液有大量溢出污染；术中有明显污染（如开胸心脏按压）。

（4）感染切口（Ⅳ类切口）：有失活组织的陈旧创伤手术；已有临床感染或脏器穿孔的手术。

该手术的分类仅仅考虑了伤口的细菌污染程度。1991 年 NNIS 系统纳入了传统的手术切口类型、麻醉分级及手术持续时间。NNIS 分级包括了 0～3 分 4 个等级。具体计算方法是将手术切口清洁程度、麻醉分级和手术持续时间的分值相加，总分 0 分为 NNIS-0 级，1 分为 NNIS-1 级、2 分为 NNIS-2 级，3 分为 NNIS-3 级。得分越高，患者发生 SSI 的风险也就越高。NNIS 分级不仅考虑了手术切口本身的微生物污染程度，以手术时间的长短表现了手术的复杂程度，而且考虑了患者自身的特殊情况（麻醉分级）。分值分配见表 20-1，计算举例见表 20-2。

表 20-1　分值分配

分值	手 术 切 口	麻醉分级[a]	手术持续时间
0 分	Ⅰ类切口、Ⅱ类切口	P1、P2	未超出 75%分位数[b]
1 分	Ⅲ类切口、Ⅳ类切口	P3、P4、P5	超出 75%分位数[b]

注：a. 根据患者的临床症状将麻醉分为六级，即 P1：正常的患者；P2：患者有轻微的临床症状；P3：患者有明显的系统临床症状；P4：患者有明显的系统临床症状，且危及生命；P5：如果不手术患者将不能存活；P6：脑死亡的患者。

b. 该类手术一般需用时间的 75%分位数。

表 20-2　手术风险分级计算举例

项　　目	患者甲		患者乙		患者丙	
	类型	评分	类型	评分	类型	评分
麻醉分级	P3	1	P4	1	P1	0
切口类型	Ⅱ类	0	Ⅲ类	1	Ⅳ类	1
手术时间	否	0	是	1	否	0
NNIS 手术风险分级	1 级		3 级		1 级	

2. 手术前住院时间　手术前住院等候手术时间的长短与 SSI 存在一定关联。有报道显示，手术前住院等候手术时间越长，发生 SSI 的风险越高。但术前住院时间的长短可能与术前需要入院检查和/或治疗的本次疾病或基础疾病的严重程度有关。SSI 发生率的增高可能与患者的疾病严重程度有关，也可能与患者在住院期间获得了医院环境中毒力较强、耐药性较强的菌群有关。

3. 皮肤准备　手术区的皮肤准备是预防 SSI 的重要环节。完整的皮肤具有一定的屏障保护功能，起着阻挡微生物通过皮肤入侵人体的作用。去除毛发是传统皮肤准备不可缺少的部分，去除毛发的方法主要有剃刀剃毛、剪刀剪毛和脱毛剂脱毛，无论采用何种方式去除毛发，都有可能造成皮肤不同程度的擦伤或破损，为局部细菌的滋生提供来源，继而增加 SSI 发生的风险。循证依据也支持术前应用任何方法清除毛发都将导致 SSI 发生率增加，建议术前不常规清除毛发。若毛发影响手术视野必须要去除，其皮肤准备的时间应越接近手术开始的时间越好，建议手术前即时在手术室中使用电动剪毛机去毛。

手术前皮肤准备更重要的是手术部位皮肤的清洁与消毒，在患者进入手术室前，有多种清洁方法可以降低患者皮肤上定植的细菌。手术前一晚和手术当日晨沐浴两次可以有效减少手术切口部位的微生物数量，有研究表明术前用氯己定沐浴效果更好；不能沐浴的患者可以采用氯己定擦浴。患者进入手术室后可选择使用多种消毒剂进行术前切口部位准备。碘伏、乙醇制剂、氯己定等都是常用的消毒剂。乙醇消毒剂易于制备、便宜，是最有效的快速皮肤消毒剂。氯己定和碘伏都具有广谱抗菌活性。有研究表明氯己定减少皮肤菌群的能力要强于碘伏，且其单次应用后的残留活性也较强。

4. 手术器械和植入物　手术器械灭菌不合格可能会导致 SSI 的暴发。手术器械可用压力蒸汽、干热、环氧乙烷或其他批准的方法进行灭菌。有效的清洁是消毒灭菌的前提，应严格按照相关规范进行手术器械的清洗、消毒和灭菌。快速灭菌是对应急状态下进行的医疗物品的灭菌方法，仅适用于灭菌后立即使用的物品。因为不能得到生物指示剂来监测灭菌效果，在消毒后无保护性包裹，在送至手术室的过程中有再次污染的可能，以及应用最低的消毒周期参数（如时间、温度、压力）等原因，不推荐为了方便或节省时间替代常规的灭菌方法。快速灭菌不应用于植入物的灭菌。

任何异物，包括缝合材料、假体或引流管都可能加重手术部位的炎症反应，为细菌黏附提供了场所，增加发生 SSI 的可能性。有研究证明植入物植入会导致术后切口感染率上升，特别是迟发性切口感染。有器械植入的手术术后切口感染风险是无器械植入手术的 2～3 倍。

5. 抗菌药物的应用　正确预防性使用抗菌药物可以降低 SSI 发生的风险。根据本地区或医疗机构特点正确选择抗菌药物的种类，并于术前 30 分钟～2 小时开始预防性地使用抗菌药物，手术时间大于 3 小时或者术中出血量超过 1500ml 追加一剂可以有效地降低 SSI 的发生率。手术后抗菌药物使用的时间长短与术后切口感染无直接关系，一般推荐术后 24 小时内停用预防性使用抗菌药物。同时抗菌药物使用过量，还会增加医院内微生物生态压力，加大细菌对抗菌药物耐药的危险性。

6. 手术室环境　手术室中的空气可能含有携带细菌的粉尘、皮屑或呼吸飞沫。手术室中的细菌水平与室内活动的人数直接相关。有研究证明，手术室空气中的含菌量与手术切口感染率呈正相关关系，浮游菌总量达 700～1800cfu/m^3 时，感染率显著增加，若降至 180cfu/m^3 以下，则感染的危险性大为降低。手术室空气中细菌主要来自于工作人员和患者。手术室内人数增加、活动量加大及开门进出时，都会使室内的微粒数迅速增长；其次手术室的尘菌来源于室外，洁净空调的逐级过滤系统可以有效阻挡室外微粒的进入，但洁净空调需要规范的维护保养，及时清洁或更换空气过滤网、热交换器、加湿器、表冷器等装置。维护保养不当，洁净空调系统可能成为尘埃、细菌的聚集地，直接增加 SSI 的风险；手术室环境表面和室内物品、设备、仪器等物体的表面清洁度也可能影响 SSI 的发生率，在每次手术后都应该常规清洁这些表面。所有接触或可能接触了患者血液、体液等可能导致感染的物体的设备和环境表面都应进行清洁和消毒。

7. 无菌技术与医护人员的手卫生　手术人员双手的细菌种类和数量往往较其他人群多，且通过手直接或间接传播疾病比空气传播更具有危险性。手术相关人员都应严格遵守无菌原则，这是预防 SSI 的基础。直接上台的手术人员在刷手前应取下戒指、手表、手镯等手部饰物，修剪指甲至齐肉际，流动水冲洗，去除指甲下、指缝等手部的污物，按照生产厂商提供的产品说明书要求使用抗菌皂液刷手，一般为2～6分钟。使用免洗的乙醇制剂，应先预洗双手和前臂，并彻底干燥后使用，并等待完全干透再佩戴无菌手套。其他无菌手术区域的人员，如麻醉师和护士要进行许多侵袭性操作，如放置血管内设备、气管内插管，以及注射静脉药物和液体。在这些操作中不遵守无菌原则，都有可能导致患者术后感染的发生，包括SSI。

8. 手术持续时间　持续时间长的手术术后发生切口感染可能性相对较大。手术时间长于第75百分位数的手术术后切口感染风险明显增加。时间短于2小时的手术组术后切口感染率明显低于手术时间2～5小时手术组，而后者又低于手术时间长于5小时手术组。其主要原因是手术时间的延长必然增加组织受牵拉时间，软组织拉钩将造成局部组织缺血、干燥、坏死，同时时间的延长也增加了切口受污染的机会。

9. 外科技术　良好的外科技术可以降低SSI的发生危险，如：有效止血的同时保持组织适当的血液供应、手术中防止患者体温过低、温柔地处理组织（避免粗暴操作）、避免破损空腔脏器、清除无活性的组织、消灭死腔合理使用引流以及术后适当处理伤口。通过手术切口放置开放引流管会增加切口SSI的发生危险，必须放置引流应在手术切口旁再单独做一引流口放置闭合负压引流。闭合负压引流可以有效排出术后血肿或血清肿，但应及时拔除引流管。因为原本无菌的引流管随着留置时间的延长可能会发生细菌的定植，增加SSI的风险。

四、感染途径

SSI途径主要通过接触传播造成，少数可能通过飞沫传播或空气传播实现。接触传播可以是患者自身的菌群直接进入手术野，或手术人员手部细菌通过手套破裂进入手术野，最严重的情况是手术器械尤其是植入物未达到灭菌水平，或使用中被污染直接将细菌带入或植入伤口。飞沫和空气传播可能会因人员、设备管理不善，如有呼吸道疾病的医务人员进入手术室未进行安全防护，手术中频繁人员出入，洁净空调未得到有效的维护保养造成手术时环境中大量飞沫或尘埃的存在，落入伤口引起SSI。

五、诊　断

SSI的诊断需要结合患者的临床特征和实验室检查结果进行分析。一般根据感染累及的解剖结构分为切口浅部组织感染、切口深部组织感染和器官/腔隙感染（图20-1）。

（一）切口浅部组织感染

手术后30天以内发生的仅累及切口皮肤或者皮下组织的感染，并符合下列条件之一：

1. 切口浅部组织有化脓性液体。

2. 从切口浅部组织的液体或者组织中培养出病原体。

3. 具有感染的症状或者体征，包括局部发红、肿胀、发热、疼痛和触痛，外科医师开放的切口浅层组织。

下列情形不属于切口浅部组织感染：

1. 针眼处脓点（仅限于缝线通过处的轻微炎症和少许分泌物）。

2. 外阴切开术或包皮环切术部位或肛门周围SSI。

3. 感染的烧伤创面，及溶痂的Ⅱ、Ⅲ度烧伤创面。

（二）切口深部组织感染

无植入物者手术后30天以内、有植入物者手术后1年以内发生的累及深部软组织（如筋膜和肌层）的感染，并符合下列条件之一：

1. 从切口深部引流或穿刺出脓液，但脓液不是来自器官/腔隙部分。

2. 切口深部组织自行裂开或者由外科医师开放的切口。同时，患者具有感染的症状或者体征，包括局部发热、肿胀及疼痛。

3. 经直接检查、再次手术探查、病理学或者影像学检查，发现切口深部组织脓肿或者其他感染证据。

同时累及切口浅部组织和深部组织的感染归为切口深部组织感染；经切口引流所致器官/腔隙感染，无须再次手术归为深部组织感染。

（三）器官/腔隙感染

无植入物者手术后30天以内、有植入物者手术后1年以内发生的累及术中解剖部位（如器官或者腔隙）的感染，并符合下列条件之一：

1. 器官或者腔隙穿刺引流或穿刺出脓液。

2. 从器官或者腔隙的分泌物或组织中培养分离出致病菌。

3. 经直接检查、再次手术、病理学或者影像学检查，发现器官或者腔隙脓肿或者其他器官或者腔隙感染的证据。

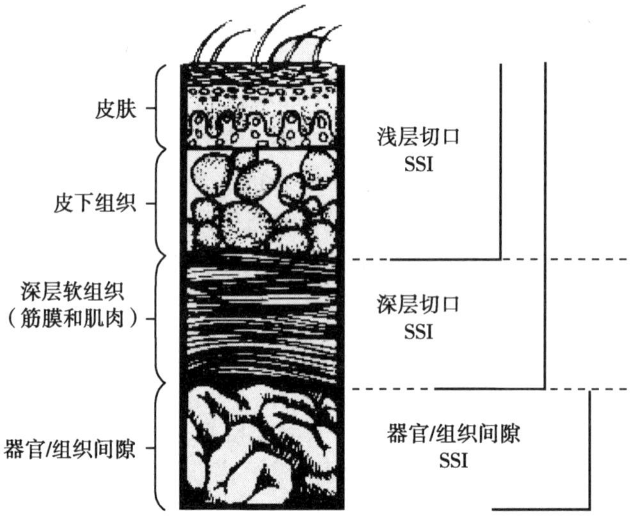

图20-1　SSI的解剖及分类示意图

六、预　　防

（一）手术前

1. 尽量缩短患者术前住院时间。择期手术患者应当尽可能待手术部位以外感染治愈后再行手术。

2. 有效控制糖尿病患者的血糖水平。

3. 正确准备手术部位皮肤，彻底清除手术切口部位和周围皮肤的污染。术前不建议常规清除毛发，若毛发影响手术视野，确需去除时，应在手术当日尽可能接近手术开始时间使用不损伤皮肤的方法，如电动剪毛，避免使用刀片刮除毛发。

4. 消毒皮肤前要彻底清除手术切口和周围皮肤的污染，采用卫生行政部门批准的消毒剂以适当的方式消毒手术部位皮肤，皮肤消毒范围应符合手术要求，如需延长切口、做新切口或放置引流时，应扩大消毒范围。

5. 如需预防用抗菌药物时，应在患者皮肤切开前30分钟～2小时内或麻醉诱导期给予合理种类和合理剂量的抗菌药物。需要做肠道准备的患者，还需术前一天分次、足剂量给予非吸收性口服抗菌药物。

6. 有明显皮肤感染或患感冒、流感等呼吸道疾病，以及携带或感染多重耐药菌的医务人员，在未治愈前不应参加手术。

7. 手术人员应严格进行外科手消毒。

8. 重视术前患者的抵抗力，纠正水电解质的不平衡、贫血、低蛋白血症等。

（二）手术中

1. 保证手术室门关闭，尽量保持手术室正压通气，环境表面清洁，最大限度减少人员数量和流动。

2. 保证使用的手术器械、器具及物品等达到灭菌水平。

3. 手术中医务人员要严格遵循无菌技术原则和手卫生规范。

4. 若手术时间超过3小时，或者手术时间长于所用抗菌药物半衰期的，或者失血量大于1500ml的，手术中应追加合理剂量的抗菌药物。

5. 手术人员尽量轻柔地接触组织，保持有效地止血，最大限度地减少组织损伤，彻底去除手术部位的坏死组织，避免形成死腔。

6. 术中保持患者体温正常，防止低体温。需要局部降温的特殊手术执行具体专业要求。

7. 冲洗手术部位时，应使用接近体温（37℃）的无菌生理盐水等液体。

8. 对于需要引流的手术切口，术中应当首选密闭负压引流，并尽量选择远离手术切口、位置合适的部位进行置管引流，确保引流充分。

（三）手术后

1. 医务人员接触患者手术部位或者更换手术切口敷料前后应进行手卫生。

2. 为患者更换切口敷料时，要严格遵守无菌技术操作原则及换药流程。

3. 术后保持引流通畅，根据病情尽早为患者拔除引流管。

4. 外科医师、护士要定时观察患者手术部位切口情况，出现分泌物时应进行微生物培养，结合微生物报告及患者手术情况，及时进行SSI的诊断、治疗和监测。

七、治　　疗

即便采取了所有可以采取的预防策略，SSI仍然可能发生并需要治疗。每个感染的伤口都有患者情况的特点、所接受手术的特征和可能存在的细菌学特征。SSI情况的多样性导致了治疗感染手段的多样性。治疗外科SSI的基本原则有：敞开、引流伤口，必要时取出异物、清除残留的纤维和坏死组织，合理的伤口换药，按需使用抗菌治疗和全身支持治疗。

（一）伤口管理

去除皮肤缝线或皮钉，敞开感染区域的切口，排空所有脓液和炎症性渗出液。有的伤口脓肿局限只需要取出部分缝线或皮钉，伤口周围伴有广泛皮肤红斑和硬结的需要彻底敞开伤口。机械地排空脓液的同时，可以辅助局部冲洗或负压吸引。

手术部位的感染导致局部炎症反应纤维蛋白的沉积。伤口中的纤维蛋白层使抗菌药物不能穿透发挥治疗作用，还为细菌提供逃脱机体免疫系统吞噬作用的避风港。感染的侵袭作用导致不同程度的微循环血栓，从而导致手术部位软组织的坏死。因此，清除伤口中的纤维蛋白层和坏死组织有利于伤口的愈合。

异物相关的 SSI，取出异物是基本原则。但有时取出异物，特别是植入物将导致局部主要组织结构的改变，如补片、血管移植、整形材料、内固定材料等。因此取出异物的时机应该由外科医生及感染专家一起权衡利弊后决定。

敞开的伤口应保持对炎症渗出液的引流，用盐水纱条蓬松填塞，覆盖伤口宜使用半干的敷料，避免干燥敷料使渗出液变干结痂而且增加脂肪坏死，不应包扎过紧，这样才有利于伤口闭合。在处置敞开伤口中，负压辅助闭合（vacuum-assisted closure，VAC）已经成为的一项重要的技术，可以为创面引流提供闭合负压，有助于改善局部血流、减轻组织水肿、促进肉芽组织生长、促进伤口愈合并可以预防二次污染。

（二）抗菌药物治疗

抗菌药物治疗不是处置大多数 SSI 必需的方法。具备红斑、硬结和软组织坏死才是支持全身使用抗菌药物的依据。免疫功能有缺陷和有人工植入物（如：血管移植、全关节置换）的患者，也有使用抗菌药物治疗的指征。使用抗菌药物应根据感染部位及感染发生、发展规律、致病菌种类及药敏实验选择药物品种及剂量，足量、全程用药，必要时可联合用药。应在发现 SSI 时使用抗菌药物治疗前正确采集手术部位标本进行微生物学检查，在本医疗机构或本病区的流行病学指引下先进行经验型抗菌药物治疗，参照微生物检查结果进一步调整抗菌药物进行治疗。厌氧菌一般是合并存在的感染，但有时也出现在像结肠或妇科生殖道手术的感染中，所以在治疗这类手术后的感染中也要包括抗厌氧菌的药物。值得注意的是怀疑厌氧菌或其他需要特殊培养条件的病原体应及时与微生物室联系进行个体化处理。

八、监　　测

医院感染监测可以针对高危人群、重点部位、重点环节开展，针对性地监测某种医院感染及其危险因素，实时、动态地掌握监测对象的该种医院感染发生情况，探索其发生的危险因素，并针对危险因素制定预防控制措施，采取有效干预，评价干预后的医院感染控制效果，探讨持续改进的计划。实施 SSI 监测可以降低 SSI 的发生率，是一个有效的预防和控制 SSI 的措施。SSI 的监测需要将系统性、主动性和预防性相结合，自手术开始就对 SSI 进行监测，直到患者术后 30 天（有植入物患者随访 1 年）为止。

整个监测过程需要准确的数据，应基于标准化的定义和监测系统。因此，医院应采用所在地区或国家/国际通用的监测定义进行 SSI 的监测，同时建立院内监测系统以确保能鉴别特定手术类别中所有符合要求的患者，并且跟踪全程。因为监测人员及经费的限制，SSI 的监测可以主要针对经常性的手术和/或感染可能性大的手术进行。进行监测的指定人员应该统一进行培训，保持与临床医务人员联系，定期查阅医疗护理记录、体温和治疗记录。查阅微生物检测报告，寻找研究人群手术部位的任何阳性培养菌。对查阅所得信息进行评估，确定是否符合 SSI 的标准。微生物检测报告应当与临床信息相结合，对结果有疑问时应该寻求医学微生物学家的帮助。

监测应满足最小数据量的要求，但也应包括 SSI 的危险因素。如：性别、年龄、身高和体重，入院时间、出院时间、手术开始时间、手术类型（择期手术、急诊手术）、植入物、预防性抗菌药物治疗、ASA 评分、伤口污染等级、手术持续时间（单位为分钟）、再次手术、主刀医生代码、第一助手代码、主刀医生级别、监测中止的原因、监测中止日期、是否发生 SSI，如果患者发生了符合定义的 SSI，应完整填写 SSI 数据，应包括：SSI 日期（第一次发现 SSI 的体征或症状的日期，如无法获得或不清楚，应采用取微生物标本对 SSI 进行确诊的日期）、SSI 的类型（切口浅部组织感染、切口深部组织感染和器官/间隙感染）、致病微生物等。

随着日间手术越来越多、术后住院天数缩短的趋势也越来越明显，这意味着仅在患者住院时进行监测会低估 SSI 发生率。因此，监测的范围将不再局限于在院患者的监测，而是采用标准化的监测定义与流程，并统一培训监测人员，通过标准化方法（如：门诊复查、电话、短信、电子邮件、术后随访等）对患者数据进行采集、分析和说明，完成患者术后 30 天～1 年的追踪监测，提供高质量、可比较的数据来增加监测的价值。

第四节　消化系统医院感染

一、概　　述

医院感染性胃肠炎是指患者在住院期间获得的急性胃肠道感染，不仅影响医疗质量，增加住院花费，甚至增加死亡率。随着临床微生物实验室技术的发展，医院感染性腹泻的病原学诊断水平也有了飞速提高，使医院感染性胃肠炎的上报率发生了实质性的变化。来自美国 CDC 国家医院感染监测系统（the CDC National Nosocomial Infection Surveillance，NNIS）的报告显示 1985～1994 年间医院感染性胃肠炎的发病率为 10.5 人/10 000 名出院患者，比 1980～1984 年间增长 8 倍。

近年来，随着医院感染监测与报告制度的完善、诊断技术的提高以及发生感染的病例增加等多因素，我国的感染性腹泻成为前 5 位的医院感染之一。重症监护病房、老年病房、新生儿病房等医院感染的高发部门，已将医院感染性胃肠炎的监测、预防与传播控制列为感染控制的重点之一。

美国 CDC 对医院感染性胃肠炎的定义需具备以下两项之一：①住院患者出现急性腹泻，特征是水样便超过 12 小时，伴或不伴呕吐和/或发热（体温超过 38℃）；或者②无其他原因可解释的恶心、呕吐、腹痛或头痛。这些症状的出现必须同时伴有肠道感染的客观证据，包括粪便培养、排泄物或血液的抗原抗体分析、粪便常规或电子显微镜检测或毒素分析。患者的入院时间与腹泻发生之间的时间差应大于该病原体感染的平均潜伏期，可根据症状出现前患者住院的总时间以及不同胃肠炎潜伏期的长短与社区获得性感染相鉴别。

二、病　　因

医院感染性胃肠炎可由多种病原引起，常见病原体包括细菌、病毒、原虫以及真菌等，见表 20-3。总体上发病率居首位的是细菌性痢疾及轮状病毒感染；第二位是肠致病性大肠埃希菌感染；第三位是空肠弯曲菌及沙门菌属感染；第四位是非 O1、非 O2 群霍乱弧菌感染及小肠结肠炎耶尔森菌等。细菌性食物中毒也可引起腹泻，常见的有沙门菌食物中毒，还有葡萄球菌食物中毒、致病性大肠埃希菌食物中毒等。对于沙门菌属、志贺菌属等一般医院的实验室可以鉴定，但其他很多病原特别是病毒学检查上需在有条件的实验室进行，因实验室病原学检测技术所限，仅有少数散发病例能明确病原诊断。近年随着临床微生物检验技术的进步，对艰难梭菌引起的医院感染性腹泻报道日益增多，特别在 ICU 及老年病房报告的艰难梭菌引起的医院感染性腹泻病例数急速增加。此外，在近年国内报告的多起医院感染胃肠炎暴发事件中检测到诺如病毒感染。

表 20-3　医院感染胃肠炎的常见病原体

细菌	大肠埃希菌（致病性大肠埃希菌、产肠毒性大肠埃希菌、侵袭性大肠埃希菌、肠出血性大肠埃希菌）志贺菌属、沙门菌属、霍乱弧菌、小肠结肠炎耶尔森菌、空肠弯曲菌、气单胞菌属、李斯特单胞杆菌、金黄色葡萄球菌、艰难梭菌、产气荚膜梭菌、肉毒杆菌
病毒	轮状病毒、腺病毒、杯状病毒、星状病毒、柯萨奇病毒、冠状病毒、诺瓦克病毒
原虫	溶组织阿米巴、蓝氏贾弟鞭毛虫、隐孢子虫、人滴虫
真菌	白色念珠菌、曲霉菌、毛霉菌

三、危险因素与发病机制

（一）医院感染胃肠炎的危险因素

医院感染胃肠炎的发生是宿主防御机制与暴露在医院环境中的病原体之间错综复杂的关系的总和。导致医院感染性胃肠炎的危险因素包括：

1. 环境因素　包括外环境与机体内环境因素

（1）外环境因素：

1）餐饮卫生：医院内食物中毒性胃肠道疾病最常见的病原菌是沙门菌属、金黄色葡萄球菌和产气荚膜菌。多与肉、蛋等食品烹制、加工以及存储不当有关。如食品加工工人的操作不规范、设备污染、烹调不完全以及使用已被污染的食物。预防源自食物的医院感染必须注意正确的食品准备、保存和分发以及食品加工人员的健康与卫生。

2）饮水卫生及污水处理：医院供水系统的水源有可能受到含粪便污水的污染，未经严格消毒即供饮用或用来洗涤餐具等，常可引起医院感染的暴发。

3）拥挤的就医环境中的交叉感染可造成医院感染胃肠炎的播散。有研究显示病房中患者的人数增加，医院感染胃肠炎的发病率和播散也相应增加。

（2）机体内环境因素：

1）基础疾病及机体抵抗力：宿主的免疫功能状态直接影响对感染的防御能力，重症患者、年老、长期卧床、接受免疫抑制治疗等都可降低机体的免疫功能，易发医院感染。

2）抗菌药物的应用：先前应用的抗菌药物可能造成机体肠道内正常菌群的破坏，导致医院感染风险增加。抗菌药物相关性肠炎发生的风险与患者应用的抗菌药物种类、剂量及时间密切相关。

2. 诊疗、护理操作　插鼻胃管和肠道内营养，因为可经过此途径将细菌导入胃肠道。此外，使用尿布可使医院感染胃肠炎的危险增加5倍。内镜和呼吸机等设备的污染与肠道感染特别是艰难梭菌、沙门菌属和幽门螺杆菌的医院内播散有关。

（二）医院感染胃肠炎的发病机制

决定发病与否的因素有：宿主抵抗力、感染菌的多少、细菌的毒力。毒力因子包括毒素、黏附力、溶血素、质粒、菌毛、伞毛、酶以及形成生物膜。

1. 细菌性腹泻主要有两种不同的发病机制，即细菌毒素介导分泌性腹泻和细菌直接侵袭性腹泻。

（1）毒素介导分泌性腹泻：病原进入肠道后，并不侵入肠上皮细胞，仅在小肠内繁殖，并黏附于黏膜，释放致病性肠毒素。肠毒素是外毒素，能在肠道中与小肠和十二指肠黏膜表面的受体结合，刺激肠黏膜分泌过多的水和Na离子到肠腔。当分泌量超过吸收能力时可导致腹泻，故又称为分泌性腹泻。此类细菌包括产肠毒素大肠埃希菌、金黄色葡萄球菌、变形杆菌、蜡样芽胞杆菌、气单胞菌、A型产气荚膜梭菌和不凝集弧菌等。各种细菌产生的肠毒素不尽相同，其活化细胞膜核苷酸环化酶的机制也有所不同，如大肠埃希菌的不耐热肠毒素（LT）、沙门菌属、亲水气单胞菌的肠毒素等，先与肠上皮细胞刷状缘上的受体结合，激活腺苷酸环化酶，促使细胞内ATP转为cAMP，并过量积聚于细胞内，刺激隐窝细胞大量分泌，抑制绒毛细胞吸收，从而导致腹泻。而大肠埃希菌的耐热肠毒素（ST）、小肠结肠炎耶尔森菌的肠毒素等，则激活鸟苷酸环化酶，促使细胞内cGMP浓度增高，同样引起分泌性腹泻。艰难梭菌则是通过钙离子增加而引起分泌性腹泻。

（2）侵袭性腹泻：细菌通过其侵袭力，直接侵入肠上皮细胞，并在其内生长繁殖，分泌外毒素使细胞内蛋白合成障碍，造成细胞的功能障碍和黏膜坏死、溃疡形成以及炎性渗出，引起肠黏膜广泛炎症，肠内渗透压增高，而电解质、溶质和水的吸收发生障碍，并产生前列腺素，进而刺激分泌，增加肠的动力，引起腹泻。脓血便为其特征表现，故称之为渗出性腹泻。沙门菌属、空肠弯曲菌、耶尔森菌、侵袭性大肠埃希菌等均可引起此类腹泻。值得注意的是有些细菌在致病过程中，既可直接侵袭肠黏膜而引起侵袭性腹泻，又可释放肠毒素而引起分泌性腹泻，如耶尔森菌肠炎。

2. 病毒引起小肠功能的改变　有关病毒引起胃肠炎的发病机制目前尚不十分清楚，主要病变见于小肠近端，以十二指肠和空肠最为严重，小肠绒毛主要改变表现为绒毛变短、数量减少、排列不整齐和不规则，可导致小肠功能改变：①绒毛萎缩，数量减少，上皮细胞成熟障碍，是小肠对水、电解质和营养物质的吸收功能降低；②绒毛顶部细胞合成酶的功能损害使麦芽糖酶、蔗糖酶、碱性磷酸酶活性降低，从而影响葡萄糖的运送，减低了葡萄糖促进钠、水吸收的功能；③绒毛顶部成熟细胞被不成熟的基底细胞所取代，不成熟细胞还保留分泌功能，因此可能伴有分泌功能增加而加剧腹泻。

3. 艰难梭菌引起的抗菌药物相关性腹泻　抗菌药物相关性腹泻的主要机制是使用抗菌药物后，肠道的正常菌群及生态平衡遭到破坏，致使艰难梭菌过度生长并产生毒素，其中以肠毒素和细胞毒素的致病作用尤为重要。

四、流行病学

（一）传染源

主要是患者，其次为患者家属、探视者和医务人员中的带菌者。

（二）传播途径

主要为粪-口传播。进食污染的食物；接触被污染的环境和物品如被污染的被服、医疗用具、水龙头、门把手、餐具等。陪护者和医护人员收到污染的手在传播中的作用值得重视。病毒性腹泻还可能通过呼吸道传播。暴发性流行多因摄入污染食物以及经可通过呼吸道传播的病毒（如诺如病毒）感染所致。也有肠内营养制剂被污染造成暴发流行的报道。医院供水系统的水源有可能受到含粪便污水的污染，未经严格消毒即供饮用或用来洗涤餐具等，常可引起医院感染的暴发。医院内经水传播导致的伤寒、细菌性痢疾、病毒性腹泻等暴发在国内已有多次报道。表 20-4 列出了医院感染性胃肠炎常见病原体的潜伏期和传播方式。

表 20-4　医院感染性胃肠炎的病原体特点

病原体	潜伏期	传播方式	病程*
大肠埃希菌			
ETEC	16～72 小时	食物/水摄入	3～5 天
EPEC	16～48 小时	食物/水摄入，直接和间接接触	5～15 天
EIEC	16～48 小时	食物/水摄入	2～7 天
EHEC	1～9 天（平均 3～4 天）	食物/水摄入，直接和间接接触	2～12 天
沙门菌属	16～72 小时	食物摄入，直接和间接接触	2～7 天
志贺菌属	16～72 小时	食物/水摄入，直接和间接接触	2～7 天
小肠结肠炎耶尔森菌	3～7 天	食物摄入，直接接触	1～3 周
空肠弯曲杆菌	3～5 天	食物摄入，直接接触	2～10 天
气单胞菌属	不详	食物摄入	1～7 天
李斯特单胞杆菌属	3～70 天	食物摄入，直接和间接接触	不定
金黄色葡萄球菌	1～6 小时	食物摄入	<24 小时
艰难梭菌	不详	直接/间接接触	5 天～10w**
产气荚膜梭菌	8～16 小时	食物摄入	24～72 小时
肉毒杆菌	18～36 小时	食物摄入	数周到数月
蜡样芽胞杆菌	1～6 小时（短） 8～16 小时（长）	食物摄入	<24 小时
腺病毒	8～10 天	不详	8 天
轮状病毒	24～72 小时	直接和间接接触，气溶胶	4～6 天
诺瓦克病毒	24～48 小时	食物/水摄入，直接和间接接触，气溶胶	24～48 小时
隐孢子虫属	2～14 天	食物/水摄入，直接和间接接触	数周到数月
溶组织阿米巴	7～14 天	食物/水摄入，直接和间接接触	不定
蓝氏贾弟鞭毛虫	7～14 天	食物/水摄入，直接和间接接触	数周到数月

注：*未使用抗菌药物的病程
　　**停用抗菌药物后

（三）易感人群

人群普遍易感，特别是免疫缺陷的宿主，如营养不良的儿童、有严重基础疾病者、老年患者以及胃酸缺乏者。长期应用抗菌药物治疗、应用糖皮质激素药物、接受放、化疗的肿瘤患者以及重症监护患者因免疫功能降低更易感染。

（四）流行特征

感染性腹泻是医院感染性疾病的前五位之一，在我国医院感染性腹泻暴发并不少见。近年来有多起在老年病房诺如病毒感染性腹泻暴发的报告，经调查认为感染的发生很可能是由于感染患者剧烈呕吐、腹泻，使病毒粒子污染空气，被其他人吸入或咽下后而引起发病。另外医护人员与感染患者接触也可发病并在医疗护理过程中因手被污染或医疗器具污染而造成医源性感染传播。报道的诺如病毒感染腹泻暴发事件中均有医护人员被感染。

典型的集体食物中毒性胃肠道感染表现为两阶段的流行病学模式：第一阶段是最初污染源→污染食物→快速感染很多患者；接着进入第二阶段，特征是有更多的不典型病例，然后在患者和医护人员之间交叉传播。

感染性腹泻全年均可发病，但夏季多为细菌感染，秋冬季则以病毒感染多见。

五、临床特征与诊断

（一）临床表现

医院感染性腹泻根据感染病原体的不同，潜伏期从数小时至 2 周，但大多数为 1～2 天。主要症状是腹泻，病情轻重差别较大，多数为轻型自限性疾病，重者可出现脱水、严重水、电解质平衡紊乱、严重毒血症、周围循环衰竭等，甚至死亡。特别是对于原有基础疾病或处于免疫抑制的住院患者，感染性腹泻还可能导致原有疾病的加重加重甚至恶化。根据腹泻发生机制的不同，临床表现又可分为以下两个类型：

1. 渗出性腹泻（侵袭性腹泻）　常见的感染病原体有志贺菌属、沙门菌属、弯曲菌属、小肠结肠耶尔森菌、侵袭性大肠埃希菌、艰难梭菌。此型系由于侵袭性的病原体侵入肠黏膜引起广泛炎症所致，患者的粪便为含有渗出的血和黏液。若病损发生在结肠，则可引起肉眼可见的黏液及血液，此种情况尤以病损发生在左半结肠为著，典型的如细菌性痢疾。当病变发生在小肠时黏液血便经常不明显，但仍可借助显微镜发现。渗出性腹泻多伴有明显的腹痛，有里急后重，大便多为黏液脓血便，次数多而每次量少，镜检有较多脓细胞、白细胞和红细胞。患者全身中毒症状较显著。

2. 分泌性腹泻（非侵袭性腹泻）　常见的感染病原体有霍乱弧菌（包括 O139）、产肠毒素性大肠埃希菌、产气荚膜梭菌、变形杆菌属、蜡样芽胞杆菌、病毒。此类型系肠毒素所致，粪便的特征是肠毒素导致空回肠分泌大量的液体。虽毒素对结肠并没有直接作用，但由于结肠再吸收液体的能力受到抑制，故可出现大量的水样泻。全身中毒症状不明显，轻微腹痛或无腹痛，无里急后重，大便为水样、量多，容易导致水、电解质丢失和酸碱失衡，大便镜检无炎性细胞，病程一般较短。

3. 抗菌药物相关腹泻临床特点　见相关章节。

除腹泻症状外，患者可伴有恶心、呕吐、食欲缺乏、发热、腹痛及全身不适等。病情严重者，因大量丢失水分引起脱水、电解质紊乱甚至休克。

（二）诊断

医院感染性腹泻的诊断须依据流行病学资料、临床表现和粪便常规及病原学检查来综合诊断，应在排除慢性腹泻和非感染性腹泻基础上进行诊断。

1. 流行病学资料　流行病学资料包括年龄、季节、不洁饮食（水）史、集体发病史、与腹泻患者或污染物接触史、手术或抗菌药物应用情况等。在应用抗菌药物后出现的腹泻，应考虑抗菌药物相关腹泻的可能。

2. 临床表现　根据起病急缓、全身中毒症状、腹泻特点和伴随症状等进行诊断。

3. 实验室检查

（1）粪便常规检查：粪便可为稀便、水样便、黏液便、血便或脓血便。镜检可有多量红、白细胞，亦可有少量或无细胞。

（2）病原学检查：病原体的检出是确诊感染性腹泻的根本依据。检查方法包括粪便实验、细菌培养；血清学检查、电镜和免疫电镜检查、肠毒素测定以及分子生物学技术检测特异性核酸等。

粪便培养：采集新鲜的粪便进行培养并对可疑菌落作进一步生化鉴定，可检出霍乱、痢疾、伤寒、副伤寒以外的致病微生物，如肠致泻性大肠埃希菌、沙门菌、小肠结肠炎耶尔森菌等；针对培养出的不同细菌还需行血清学鉴定以判定菌型。

轮状病毒的检验可通过收集患者早期腹泻粪便，约 10g 或 10ml，置无菌试管内，冰壶冷藏运送至实验室，－20℃保存，标本可采用 ELISA 方法或轮状病毒 RNA 聚丙烯酰胺凝胶电泳检测，依据电泳图型判定结果。

蓝氏贾第鞭毛虫的检验：腹泻患者的粪便和十二指肠液用生理盐水直接涂片，光学显微镜检查可检测到滋养体；成形粪便或十二指肠液可用碘液染色法、乙醚乙醛沉淀法和硫酸锌离心浮聚法检查包囊。使用间接血凝试验，间接荧光抗体试验或 ELISA 等方法可检测血清中蓝氏贾第鞭毛虫的特异性抗体作为血清学诊断。

4. 医院感染性腹泻诊断标准

（1）临床诊断：急性腹泻≥3 次/24 小时，或粪便检查白细胞≥10 个/高倍视野，或伴恶心、呕吐、腹痛、发热，排除非感染性因素（如诊断治疗原因使用导泻剂、基础疾病、心理紧张等）所致的慢性胃肠炎急性发作。

（2）病原学诊断：初步诊断基础上，符合下列情形之一者：

1）粪便或肛拭子标本培养出肠道病原体。

2）常规镜检或电镜直接检出肠道病原体。

3）从血液或粪便中检出病原体的抗原或抗体，达到诊断标准。

4）从组织培养细胞病理变化（如毒素测定）判定系肠道病原体所致。

六、预防与控制

预防住院患者胃肠道感染的关键在于了解这些疾病的主要传播途径是粪-口途径。这些疾病可通过直接接触或间接通过医护人员的手或接触物体表面播散到其他人。被污染的食物、水、药品或仪器设备是常见的传播媒介。预防感染的发生必须要了解这些概念，做好以下几方面的工作：

1. 手卫生　有效地洗手是最简单、最重要的预防措施。既包括患者的手卫生，也更要强调医护人员的手卫生。患者在饭前、便后洗手非常重要；医护人员在接触患者后要洗手、在接触不同患者时要洗手或更换手套。

2. 加强食品卫生　预防集体食物中毒的重点在于保证食品保存和生产过程的卫生。厨具表面和设备应保持非常干净。食物的来源可靠，不要使用未消毒的产品。必须在适当的温度下保存食品，即 60℃以上或 7℃以下。冷冻食品在烹饪前必须完全融化。应该特别强调对食品加工人员进行培训，因为他们在预防食物中毒性疾病的传播中起着重要作用。

3. 饮水卫生　妥善处理患者的排泄物非常重要，严格按照医院污水处理的规范要求操作，避免携带感染病原的粪便污染水源。

4. 加强医疗器械的消毒管理　如体温计容易受到污染，应进行严格消毒。文献报道与直肠电子体温计相关的艰难梭菌暴发流行在改用一次性体温计后得到成功控制。内镜的清洗和消毒非常重要，必须严格按照内镜清洗消毒规范的要求完成每一个步骤。

5. 加强环境卫生　环境和物体表面的清洁与消毒对预防医院感染性胃肠炎的院内播散也很重要。

6. 加强医院职工个人卫生宣教，必须对有胃肠炎的工作人员进行监测，在症状消失前不能直接接触患者或食物。应注意患者从急性期恢复后仍有很长一段时间可能排泄病原体，对于感染非伤寒沙门菌属的沙门菌或志贺菌的无症状工作人员至少两次大便培养阴性才能重新开始工作。还应注意所收集的粪便标本必须间隔 24 小时，并且至少停用抗菌药物 48 小时后。对于多数病原引起的疾病，医护人员可在症状消失后恢复工作，并且要明确建议他们进行常规的预防措施和洗手。

7. 以患者为中心，降低医院感染胃肠炎的危险因素。

8. 合理应用抗生素，尽量减少制酸剂预防溃疡而选用黏膜保护剂如硫糖铝。限制使用灌肠剂以及减少鼻胃管的使用时间。

七、主要治疗措施

由于感染性腹泻的多病因性（病毒、细菌、真菌及寄生虫等），临床针对病原体的治疗最为重要和理想。病毒感染多具有自限性，支持、改善肠道动力的药物治疗；纠正水、电解质的失衡是主要的。真菌性腹泻由于多发生在接受广谱抗菌药物、激素、抗肿瘤药或其他免疫抑制剂时的机会感染，只要提高警惕，及时发现，采取措施，唑类（azoles）药物多可使疾病获得有效的控制。寄生虫所致腹泻，多为慢性，可针对不同的寄生虫病原采取相应的驱虫治疗。

（一）一般及对症治疗

尤其注意改善中毒症状及纠正水电解质的平衡失调，轻症病例可给予口服补液盐（ORS）；病情严重者应静脉给药，病情好转后并能口服时改为口服。

（二）病原治疗

引起急性感染性腹泻常见的细菌包括痢疾杆菌、各种沙门菌、大肠埃希菌、空肠弯曲菌、金黄色葡萄球菌等。针对引起腹泻的病原体必要时给予相应的病原治疗。首先留取粪便做常规检查与细菌培养，结合临床情况确定是否需抗菌药治疗，给予经验性抗菌药物治疗，常用氟喹诺酮类、复方磺胺甲噁唑、氨苄西林、小檗碱等；病毒及细菌毒素（如食物中毒等）引起的腹泻一般不需用抗菌药物。明确病原菌后进行药敏试验，临床疗效不满意者可根据药敏试验结果调整用药。

对于细菌性痢疾的病原治疗应充分认识到其病程多具有自限性，抗菌药物的治疗作用是有限的，所以不适当的抗菌药物治疗不但无益，反而会导致耐药株的增加。而常见的沙门菌胃肠炎，通常不需给予抗菌药物治疗。有人认为抗菌药物可能改变患者的病程；应用抗菌药物后，抗菌药物反而可使急性期后粪便排菌时间延长；容易诱发肠腔中耐药菌株的产生；可导致肠腔内菌群失调。所以，主张重症者给予抗菌药物治疗。可选用复方新诺明、庆大霉素、氨苄西林等，疗程 3～5 天。

3. 微生态治疗　目的在于恢复肠道正常菌群的生态平衡，抵御病原菌定植侵袭，有利于控制腹泻，可应用乳酸杆菌或双歧杆菌等微生态制剂。

抗菌药物相关性腹泻

（一）概述

抗菌药物相关性肠炎是由于接受抗菌药物治疗而引起的一系列严重程度不同、以腹泻为主要症状的肠道菌群失调症的总称，按病情程度的不同，包括抗菌药物相关性腹泻（antibiotics associated diarrhea，AAD）、抗菌药物相关肠炎（antibiotics associated colitis，AAC）和假膜性肠炎（pseudomembranous colitis，PMC）。为抗菌药物治疗的较为常见的副作用，其发生率视不同抗菌药物而异，约为 5%～30%。

（二）病因、危险因素及发病机制

1977 年，Lowson 等首先从假膜性肠炎患者的粪便中分离出艰难梭菌（clostridium difficile，*C.* difficile，），并将 *C.* difficile 无菌培养滤液投与动物导致发生假膜性肠炎，从而证实 *C. difficile* 为 PMC 的病原菌。目前认为艰难梭菌是抗菌药物相关肠炎和腹泻的主要病因，绝大部分假膜性肠炎为艰难梭菌所致，抗菌药物相关性肠炎中 10%～25% 由艰难梭菌引起。此外，部分抗菌药物相关性肠炎与金黄色葡萄球菌、产气荚膜芽胞杆菌、产酸克雷伯杆菌和沙门菌属有关。

艰难梭菌是一种专性厌氧革兰阳性芽胞杆菌，其致病主要通过毒素介导。艰难梭菌能产生两种毒素，肠毒素（毒素 A）及细胞毒素（毒素 B）。毒素 A 是主要的毒力因子，具有很强的肠毒素活性。通过黏膜上皮细胞的 cAMP 系统使水和盐分泌增加导致分泌性腹泻，甚至引起黏膜出血。毒素 B 为细胞毒素，可直接损伤肠壁细胞，引起炎症；金黄色葡萄球菌通过肠毒素 A 和双组分白细胞毒素 Luk-Luk D 导致炎症的产生；迄今为止，尚未证实克雷伯杆菌可产生毒素。

艰难梭菌广泛存在于自然界的土壤、水、各种动物粪便及人类肠道、阴道及尿道中。正常人粪便中每克粪便中约有 10^2，在应用抗菌药物或某些疾病使肠道内环境改变情况下可增至 10^5～10^8。AAC 是由于肠道正常微生物遭到破坏，致病微生物增殖所致。广谱抗菌药物对肠道菌群有强大的杀伤作用，使用后破坏了患者肠道的正常微生态平衡，而导致 AAC 的致病菌如艰难梭状芽胞杆菌等对这类抗菌药物耐药，以致其在肠道内大量繁殖从而导致肠道炎症的产生。

几乎所有的抗菌药物均可诱发 AAC，以林可霉素、克林霉素最易并发本病，其次为人工合成青霉素、头孢菌素类，近年第二代、第三代头孢菌素，特别是头孢噻肟、头孢曲松、头孢呋辛、头孢他啶已在美国成为导致抗菌药物相关性肠炎的最常见抗菌药物。氨基糖甙类较少发生，近年来随着喹诺酮类抗菌药物应用的增多，应用喹诺酮类抗菌药物后发生 AAC 的病例也不少见。广谱抗菌药物较窄谱抗菌药物并发 AAC 的风险高 10～70 倍。肠道内浓度高的抗菌药物也容易发生 AAC。抗菌药物联合应用、长期应用均会增加 AAC 的发病风险。

本病的发生除了与抗菌药物的应用有关外，尚与患者的年龄、住院的时间、基础疾病的严重程度及免疫反应、采用医疗干预措施等危险因素有关。接受抗菌药物治疗、高龄、长期住院和免疫缺陷、胃肠手术后、应用抗肿瘤药物的患者是 AAC 的易感人群。接受机械通气、透析、肠内营养等治疗的患者发生 AAC 的风险增高；另外抗肠蠕动药物、抑酸剂也可能增加 AAC 的风险。

住院患者有机会接触艰难梭菌孢子，这些孢子可污染医疗机构的环境，如医疗设备和医务人员的手。当易感个体摄入产毒艰难梭菌孢子，这些孢子经受胃酸和其他上消化道防御机制作用后仍能生存，孢子发芽并在下消化道定植。除了毒素 A 和 B 的肠毒性和细胞毒性反应，毒素还可促进炎症反应的发生。随着住院时间的延长，感染的风险也随之增加。

（三）流行病学

艰难梭菌感染的发病率各家医院报道不一，发病率从低于 1/1000 出院患者到高于 25/1000 出院患者均有。由于风险人群仅限于接受抗菌药物治疗的患者，实际以风险人群为基数的发病率至少要高 1 倍，因为只有约 50%的住院患者接受抗菌药物治疗。

1. 传染源　患者及接受抗菌药物治疗的患者中 20%～30%是无症状的带菌者。有些患者在入院时已带菌，在接受抗菌药物治疗或患者免疫功能低下时易发病，为艰难梭菌内源性感染方式。但患者也可以从医院环境中获得该菌或因交叉感染导致感染，此乃外源性感染方式。文献报道医务人员大便艰难梭菌培养养性者可达 10%～15%，在医院感染中具有重要意义。

2. 传播途径　艰难梭菌可通过大便污染环境，在环境泥土中可存活 7～10 周。已知医务人员的手及很多环境部位都有可能被艰难梭菌的孢子污染。环境中艰难梭菌污染与患者所处病室的状态有关。如患者所在的房间有活动性艰难梭菌感染并伴有腹泻的患者，则环境被污染的可能性最高；如所在病房有患者携带艰难梭菌但无症状，则对环境污染的可能性居中；如患者粪便中无艰难梭菌，则环境被污染的可能性最低。医院用具、便盆、食具、婴儿浴盆、电子体温计等是最容易发生艰难梭菌污染的部位。

3. 易感人群　包括使用广谱抗菌药物的住院患者、有原发病致免疫功能下降的患者、老年患者以及肿瘤化疗患者、肠内营养、长期住院的患者等。

研究显示正常人粪便中艰难梭菌的定植率为 1%～3%，但婴儿例外。50%的婴儿在 1 岁左右携带有艰难梭菌及其毒素但没有任何胃肠道症状。约 20%的住院患者同时在粪便中检测到产毒和非产毒艰难梭菌但无症状。

借助基因检测技术发现有些医院内的艰难梭菌感染主要是由单一菌株感染所致，提示大多数艰难梭菌感染在医疗机构内传播。但在某些医院的研究中也发现有不同的艰难梭菌菌株引起同时发病，并且发现其中一些患者在入院时粪便中即存在艰难梭菌，特别是近期住过医院的患者。在一些高发病医院，未定植艰难梭菌的患者，随着住院时间的延长，获得艰难梭菌感染的几率每周增加 8%，但即使获得产毒性艰难梭菌感染，大多数患者依然保持无症状。有证据表明，如果患者成为无症状的带艰难梭菌者，则发生艰难梭菌感染的风险会降低。约40%的医院内艰难梭菌缺乏产毒素A和B的基因，通常认为这种非产毒性的艰难梭菌对患者是无害的，如果患者获得这样一个菌株，则会免除感染艰难梭菌的风险。

（四）临床特征与诊断

患者在应用抗菌药物治疗期间或用药后3周内，突然出现腹泻，尤其是老年、病情危重、恶性肿瘤、外科大手术后者，应怀疑抗菌药物相关腹泻的可能性。症状常在抗菌药物治疗的4～9天开始出现，但也可能在停用抗菌药物后3～4周发生。

1. 临床表现　主要症状为腹泻，每日2～20次，大多数呈黄绿色水样便，少有脓血样便。常伴有腹胀、腹痛、发热，可伴有里急后重。患者可有厌食、精神不振等表现。可伴有发热、恶心呕吐；重症患者可出现脱水、中毒性休克或中毒性巨结肠、腹水、麻痹性肠梗阻甚至死亡。

抗菌药物相关腹泻根据临床表现及预后分为：单纯腹泻型、结肠炎型、出血性结肠炎型、假膜性结肠炎型及暴发性结肠炎型；或根据临床病情的轻重分为轻、中、重型和暴发型。

假膜性肠炎是AAC较为严重的表现形式。其特点为肠黏膜上有渗出性假膜形成。病变主要位于结肠，全结肠均可受累，以直肠和乙状结肠为主。亦可累及远端小肠。多与林可霉素、克林霉素、头孢菌素、氨苄西林的应用有关。起病较后者稍缓慢，症状主要以腹泻为主，腹痛较后者轻，病程稍长，约3～4周；急性出血性肠炎主要与应用广谱青霉素特别是氨苄西林有关，肠黏膜以出血性病变为主，病变一般呈区域性分布，主要累及横结肠，可累及近段结肠，直肠多不受累。严重者可波及全结肠。起病急，腹痛较前者重，便血明显。病程短，1周左右。

2. 辅助检查

（1）大便检查

1）便常规：可见白细胞，多数无肉眼血便或黏液便，有时便潜血可呈阳性。

2）便培养：敏感性为89%～100%；便培养分离出艰难梭菌即可确诊，但对AAC的诊断缺乏特异性，因为非产毒株也被分离出来，因此培养阴性者也不能除外AAC的诊断。粪便厌氧培养出艰难梭状芽胞杆菌后，还应进行毒素鉴定。

3）艰难梭状芽胞杆菌毒素测定：粪便滤液艰难梭状芽胞杆菌毒素测定有相当重要的诊断意义，只要粪便中存在毒素，即使培养阴性也可确立诊断。检测艰难梭状芽胞杆菌毒素有不同的方法。细胞培养毒素实验最具诊断特异性（85%～100%），敏感性不如便培养；酶免疫测定法检测速度快，最好的检测特异性可超过95%，但敏感性也不如便培养和细胞培养毒素实验。

（2）血常规及生化检查　血常规可见白细胞计数升高，甚至出现类白血病反应。血生化检查：可有电解质、酸碱平衡紊乱、低蛋白血症。

艰难梭状芽胞杆菌抗原乳胶凝集实验敏感性和特异性均不如其他检查，PCR毒素基因检测兼具快速、准确的特点，临床应用渐趋广泛。

（3）内镜检查　是诊断假膜性肠炎快速而可靠的方法。如病变轻、肠镜检查过早或治疗及时，内镜检查可无典型表现，肠黏膜可正常或仅有弥漫或斑片状充血、水肿。严重者可见黏膜表面覆以黄白或黄绿色假膜。艰难梭菌便培养和毒素检测呈阳性的腹泻患者中，大约50%患者可以通过内镜发现假膜。假膜多局限于直肠或乙状结肠，也可位于结肠的其他部分。早期假膜呈斑点状跳跃分布，进一步扩大，隆起，周围红晕，红晕周边黏膜正常或水肿。假膜可呈黄白色、灰色、灰黄色或黄褐色，隆起于黏膜，周围绕以红晕，重症病例假膜可相互融合成片，甚至可形成假膜管型。假膜紧密附着在炎症的黏膜上，强行剥脱后可见其下黏膜凹陷、充血、出血。对可疑病变进行活检和组织学检查有助于明确诊断。假膜由多形核白细胞、纤维素、慢性炎症细胞、核坏死脱落的上皮碎片组成，假膜下的黏膜呈火山口样损害。

因为有穿孔风险，故暴发性重度腹泻患者行结肠镜检查属相对禁忌。

（4）影像学检查　X线腹部平片可显示肠麻痹或轻至中度肠管扩张。钡灌肠检查对怀疑AAC的患者无助于明确诊断，且有可能使病情加重的危险。CT扫描可发现肠壁水肿或炎症表现，对暴发性重度肠炎诊断有帮助。

3. 诊断

应用抗菌药物后出现上述典型临床表现者即应考虑本病。

2001年医院感染诊断标准（试行）如下：

（1）临床诊断　近期曾应用或正在应用抗菌药物，出现腹泻，可伴大便性状改变如水样便、血便、黏液脓血便或见斑块条索状假膜，可合并下列情况之一：

1）发热≥38℃。

2）腹痛或腹部压痛、反跳痛。

3）周围血白细胞升高。

（2）病原学诊断　临床诊断基础上，符合下述三条之一即可诊断：

1）大便涂片有菌群失调或培养发现有意义的优势菌群。

2）如情况许可时作纤维结肠镜检查见肠壁充血、水肿、出血，或见到2～20mm灰黄（白）色斑块假膜。

3）细菌毒素测定证实。

说明：①急性腹泻次数≥3次/24小时；②应排除慢性肠炎急性发作或急性胃肠道感染及非感染性原因所致的腹泻。

美国卫生与流行病学会诊断标准，1995，如下：

（1）临床标准

腹泻：≥6次/36小时，水样便或不成形便。

≥3次/24小时，不成形便，至少持续2天。

≥8次/48小时不成形便。

无其他已知原因的腹泻。

（2）实验室诊断

1）观察到结肠假膜。

2）粪便中检测到毒素A或B。

3）粪便培养产毒性艰难梭菌阳性。

（3）过去8周应用抗菌药物史，但非必需条件。

（4）口服甲硝唑或万古霉素治疗有效支持CDAD诊断。

（五）预防

艰难梭菌感染的控制方法主要包括两个方面：阻断艰难梭菌的水平传播；尽可能降低获得艰难梭菌感染的患者临床发病的可能性。主要措施有：

1. 预防艰难梭菌的水平传播

（1）床旁隔离　AAD患者的粪便可以污染周围环境，引起医院内感染，因此对患者应给予床旁隔离，有条件将活动性感染患者置于单间或将同类感染患者分组管理。医护人员接触患者前后要正确洗手或戴手套。

（2）环境清洁和消毒或应用一次性使用物品　环境清洁可采用能够杀孢子的清洁剂（1∶10含氯消毒液用于艰难梭菌感染患者房间的消毒。有文献报道在艰难梭菌感染高发的医院或病区，使用一次性手套和一次性电子体温计有助于降低艰难梭菌感染的发生率）。

2. 发生传播时疾病的预防

（1）合理应用抗菌药物　规范使用抗菌药物，必要时在某些高发病医院限制某些抗菌药物的使用如克林霉素，控制广谱头孢类抗菌药物的使用。

（2）对某些接受抗菌药物治疗的高危患者预防性治疗　包括布拉酵母菌、乳酸杆菌、无毒性艰难梭菌等。

控制医院内艰难梭菌感染必须采取综合措施，特别是规范抗菌药物的使用是重要的环节。

（六）主要治疗措施

1. 停用相关抗菌药物　一旦临床高度怀疑或已确诊AAC，应及早停用有关抗菌药物，对于原发病必须继续使用者，可给予针对性强的窄谱抗菌药物。轻症者停药后可自行缓解而不需进一步治疗，但由于潜在的高死亡率，目前对大多数患者采取针对病原菌的抗菌治疗。应避免使用止泻药或抗胃肠蠕动药。

2. 抗艰难梭状芽胞杆菌治疗　对有严重腹泻或肠炎的患者、老年患者、伴发多种疾病的患者以及不能停用原用抗菌药物的患者应给予针对艰难梭状芽胞杆菌的抗菌药物治疗。临床常用甲硝唑、万古霉素、杆菌肽、替考拉宁、微生态制剂等。

（1）甲硝唑：250～500mg，每日3次，7～14天，重症者静点500mg，每6小时1次。

（2）万古霉素：适用于中～重度患者，一般125～500mg，每日4次，用7～14天。

（3）杆菌肽：25 000U，每日4次，7～14天。多用于上述药无效或复发者。

（4）褐霉素（furidic acid）：文献报道用褐霉素治疗PMC，每天0.5～1.5g，症状缓解作用与万古霉素相近。

3. 吸附艰难梭状芽胞杆菌毒素　考来烯胺4～5g，每日3～4次，7～14天，适于中度病情或复发者。应注意不能与万古霉素合用；污泥状梭状芽胞杆菌抗毒素50 000U静点，每日2次。

4. 扶植肠道正常菌群　目前临床应用的主要有双歧杆菌制剂、地衣芽孢杆菌制剂等。

5. 抗休克与全身治疗　补充液体、纠正电解质紊乱和酸中毒，必要时使用肾上腺皮质激素、血管活性药物及输全血。

对重症或暴发型PMC患者，治疗开始即应选用万古霉素口服治疗。当患者病情严重伴有肠麻痹或中毒性巨结肠时，应加用甲硝唑静脉滴注，剂量为250～500mg，每6～8小时1次。对甲硝唑静脉滴注治疗无效者，可通过鼻胃管或灌肠应用万古霉素。

对治疗无效的重症患者以及并发中毒性巨结肠、结肠穿孔等急腹症者应予外科手术治疗。

对多次复发者，在应用万古霉素或甲硝唑口服 7～14 天控制症状后，在随后的 3 周内再予下述的一种药物进行治疗：考来烯胺 4mg，每日 4 次口服；或乳酸杆菌 1g，每日 4 次口服；或万古霉素 125mg，隔日 1 次口服；用药均为 3 周。

第五节　血液系统医院感染

血液系统感染属全身性感染，由于感染病原体和感染途径较多，血液系统感染的预防与控制涉及感染控制的各个环节，本节重点讨论血管导管相关感染，脓毒症和输血相关感染。

一、血管导管相关血流感染

（一）概述

血管内置入导管已成为危重患者处理和治疗不可缺少的装置，随着血管内导管使用，与之相关的并发症也随之而来，最常见的是导管相关性血流感染（catheter related bloodstream infection，CRBSI）。在美国，CRBSI 已成为医院内最常见的感染之一，占整个院内感染的 10%～20%，ICU 的患者有 10%会经历导管相关的血流感染。CRBSI 发病率高，不但大大增加了住院时间及医疗花费，而且死亡率明显增加。因此，早期诊断 CRBSI，采取有效的治疗及预防措施是非常必要的。

1. 血管内导管类型　血管内导管类型多样，可从不同角度进行分类。根据置入血管类型分为周围静脉导管、中心静脉导管、动脉导管；根据留置时间分为临时或短期导管、长期导管；根据穿刺部位分为周围静脉导管、经外周中心静脉导管（PICC）、锁骨下静脉导管、股静脉导管、颈内静脉导管；根据导管是否存在皮下隧道分为皮下隧道式导管和非皮下隧道式导管；根据导管长度分为长导管、中长导管和短导管等。

2. 血管内导管相关感染的概念　导管病原菌定植（catheter colonization）：导管头部、皮下部分或导管接头处定量或半定量培养超过 15cfu。

（1）出口部位感染（exit-site infection）：指出口部位 2cm 内的红斑、硬结和（或）触痛；或导管出口部位的渗出物培养出微生物，可伴有其他感染征象和症状，伴或不伴有血行感染。

（2）隧道感染（tunnel infection）：指导管出口部位，沿导管隧道的触痛、红斑和（或）>2cm 的硬结，伴或不伴有血行感染。

（3）皮下囊感染（pocket infection）：指完全植入血管内装置皮下囊内有感染性积液；常有表面皮肤组织触痛、红斑和（或）硬结；自发的破裂或引流，或表面皮肤的坏死。可伴或不伴有血行感染。

（4）输注液相关血流感染（infusate-relate bloodstream infection）：指发生血流感染的患者，其输液液体中所培养出的致病菌与血培养（最好经皮穿刺抽血送检）致病菌一致，无其他明确感染源。

(5) 导管相关血流感染 (CRBSI)：指留置血管内装置的患者出现菌血症，经外周静脉抽取血液培养至少 1 次结果阳性，同时伴有感染的临床表现，且除导管外无其他明确的血行感染源。

需要注意的是本定义与用于感染控制监测用的定义不同。

(二) 病因、危险因素与发病机制

CRBSI 发生的危险因素很多，有时外源性因素和内源性因素可能同时存在。如置管部位：其感染的危险性由低到高依次为锁骨下静脉、颈内静脉、股静脉；导管留置时间：导管留置时间长于 7 天者感染概率高；CVC 留置时间越长，感染的危险性越大；医护人员的操作技能：置管及日常导管护理时无菌技术缺陷或无菌操作的依从性差均可提高 CRBSI 的发病率；患者的基础疾病：伴有严重的基础疾病及免疫力低下的危重患者，感染的发病率高。另外的危险因素还包括：插管时患者所处位置 (门诊、住院部或 ICU)、插管类型、插管数量、患者每日接受操作的次数、使用肠外营养插管等。

目前导管的污染途径有 4 种：①置管部位的皮肤微生物侵入皮下，并沿导管表面定植于导管尖端；这是短期置管最常见的感染路径；②通过接触手、污染的液体或设备导致导管或导管接口直接被污染；③某些较少见的情况下，其他部位的感染可能经血液播散至导管；④极罕见情况下，由于输入污染的液体导致 CRBSI。

CRBSI 的重要致病因素有：①设备的制作材料；②包括黏附蛋白的宿主因素，例如纤维蛋白和纤维粘连蛋白可在导管周围形成鞘；③感染生物的内在毒性因素，包括由附着生物产生的胞外聚合物 (EPS)。某些导管材料的表面不规则，这也增加了某类微生物的附着 (例如，表皮葡萄球菌和白色念珠菌)。由此类材料制成的导管常容易引发微生物定植与感染。由于能够形成纤维蛋白鞘，硅胶管与聚氨酯导管相比具有更高的感染风险。另一方面，与聚氨酯导管相比，弹性硅胶管表面更容易引起由白色念珠菌生成的生物膜。因此，改变生物材料的表面特性可以影响白色念珠菌生物膜的形成。此外，某些导管材料与其他材料相比更易形成血栓，这一特点也同样使该类导管容易出现细菌定植和感染。

某些微生物的黏附特性与宿主因素也是 CRBSI 的重要致病因素。例如，通过传递黏附蛋白的聚集因子 (ClfA 和 ClfB)，金黄色葡萄球菌可黏附于导管表面常见的宿主蛋白 (如纤维蛋白、纤维粘连蛋白)。此外，微生物的生成物可增加上述黏附，例如凝固酶阴性的金黄色葡萄球菌、铜绿假单胞菌以及念珠菌属的胞外聚合物 (EPS) 包含大量可形成微生物膜层的胞外多糖。二价金属离子促进了此类生物膜聚合物的生成，例如钙、镁和铁，可以加固聚合物使微生物有机体在其内定植。这样的生物膜使细菌通过了宿主的防御系统，减弱了对抗生素的易感性从而增加了细菌的致病性。出现在含葡萄糖液体内的某些念珠菌属，可产生类似黏液样的物质，对于那些接受肠外营养治疗的患者，增加了由真菌引发的血流感染的比例。

(三) 流行病学

各种类型导管的 CRBSI 发病率不同，前瞻性研究显示，外周静脉导管留置的感染率最低为 1%，经皮颈内静脉或锁骨下静脉留置的导管感染率为 3%～5%，中心静脉的感染率最高约为 10%，医院内发生的 CRBSI 大多数与使用中心静脉导管相关，置管患者 CRBSI 的发病率远高于未置管患者。以千导管留置日统计，美国 NHSN2009 年公布的数据显示，2006～2008 年美国各 ICU 的 CRBSI 千日导管感染率为 1.3‰～5.5‰，平均为

2.1‰；国内的相关报道结果差异较大，CRBSI 的千日导管感染率为 1.7‰～5.8‰。周晴、胡必杰等对 2009～2010 年上海市 65 所医院 ICU 目标性监测结果表明 CRBSI 千日导管感染率为 2.3‰。刘坤，袁晓宁等对 2011 年北京市 36 所三级医院 ICU 目标性监测结果表明 CRBSI 千日导管感染率为 2.5‰。

革兰阳性菌是最主要的病原体。常见的致病菌有表皮葡萄球菌、凝固酶阴性葡萄球菌、金黄色葡萄球菌、肠球菌等；表皮葡萄球菌感染主要是由于皮肤污染引起，约占导管相关血行感染（CRBSI）的 30%。金黄色葡萄球菌曾是 CRBSI 最常见的病原菌，而耐万古霉素肠球菌（VRE）感染的发生率也在增加。其他的致病菌有铜绿假单胞菌、嗜麦芽窄食单胞菌、鲍曼不动杆菌等。随着广谱抗生素应用日趋广泛，真菌在院内血行感染中的比例越来越高，白色念珠菌是常见的病原体，在骨髓移植患者中可达 11%。免疫功能低下患者尤其是器官移植后接受免疫抑制治疗者，还可发生曲霉菌感染。

（四）临床特征与诊断

1. 临床特征　导管相关性血流感染，为带有血管内导管患者的菌血症或真菌血症，至少一次外周静脉血培养阳性，除导管外没有明显的感染源。临床主要表现为发热、畏寒或寒战和（或）血压降低，可以表现为高热甚至超高热，以弛张热多见，部分患者表现为畏寒、寒战、高热、大汗，少数感染严重者伴随血压下降或休克等脓毒症的临床表现。如果患者为老年人、体质衰弱者也可以表现为不发热，仅表现为低血压或休克症状。导管相关性血流感染还须排除身体其他部位感染出现上述表现，如手术部位感染、尿路感染、肺部感染等，以及其他部位感染所致的继发性菌血症。

外周血 WBC 升高，中性粒细胞比值增加；严重感染者外周血 WBC 可以不升高反而降低，但中性粒细胞比值仍增加。

2. 诊断

(1) 临床诊断：临床诊断血管导管相关感染，主要根据临床表现，包括局部感染症状、体征和全身感染的症状、体征以及血管留置导管病史，如诊断导管相关血流感染还需要排除其他原因继发的血流感染。当根据临床表现怀疑时或已经作出临床诊断时，应及时取导管插管部位分泌物，经导管采血和对侧静脉采血进行细菌培养，拔除导管时取导管尖端进行细菌半定量培养协助诊断。还可以取导管插入部位分泌物或穿刺物进行革兰染色检查辅助诊断。

(2) 实验室诊断：导管相关血流感染至少需具备以下一项：导管段细菌定量培养阳性（100cfu/导管段）或半定量培养阳性（大于 15cfu/导管段），并且从导管段和外周血分离出同一种致病菌；同时进行的定量血培养中心静脉与外周血的细菌浓度比例为≥3∶1；同时从导管和外周静脉取相同体积的血送血培养，中心静脉导管比外周血培养阳性报警时间早 2 小时。

根据美国感染病学会（IDSA）颁布的导管相关感染处理的最新临床实践指南（2009 年版），关于诊断的一般原则要点包括：

1) 血管内导管培养：当怀疑 CRBSI 而移除导管时应进行导管培养，但不需常规留取导管作培养；不推荐导管尖端定性肉汤培养；对于 CVC 应作导管尖端培养，而非皮下节段培养；对抗感染导管尖端的培养，需使用含抑制剂的特殊培养基；当怀疑导管相关感染，并且导管出口处有渗液者，应用拭子擦拭渗出物作培养和革兰染色；短程导管尖端培养，推荐应用滚动平皿法作常规微生物分析；对可疑肺动脉导管感染的患者，应作导丝顶端培养；对于长程导管（置管>14 天），导管插入部位和导管中央培养出相同细菌的半定量细菌培养菌落计数<15cfu/平皿，高度提示导管不是血流感染的来源；如因怀疑 CRBSI 移除皮下埋置式静脉输液港（venous access subcutaneous port），将该输液港内容物及导管尖端做定量培养。

2）血培养：在开始抗菌药物治疗前留取血标本作培养，如果可行，应由专职的抽血人员采血；经皮自外周静脉采血和自导管留取血标本时，需做好皮肤消毒；可疑 CRBSI，应留取 2 份血标本，1 份留自导管，1 份留自外周静脉，血培养瓶需标注血标本的采血部位；如果不能自外周静脉抽血，推荐自不同的导管内腔留取至少 2 份血标本；血标本定量和（或）监测阳性报警时间差应该在开始抗菌药物治疗前进行，各培养瓶中血量相同。

（五）预防

为进一步降低导管相关性血流感染（CRBSI）的发生率，由美国危重症医学学会（SCCM）、美国疾病预防控制中心（CDC）、医院感染控制顾问委员会（HICPAC）等学术团体制定并于 2011 年发布了新的导管相关性血流感染的防控指南，取代 2002 年发布的指南，旨在为预防 CRBSI 提供具有循证支持的各项建议。其要点包括：①教育和指导医疗工作者进行置管和维护；②中心静脉置管过程中应用最大化无菌屏障预防措施；③使用大于 0.5%的氯己定和乙醇溶液进行皮肤消毒；④避免为了预防感染而常规性更换中心静脉导管；⑤如果坚持使用其他策略（例如教育和指导，最大化的无菌屏障预防措施，大于 0.5%的氯己定醇消毒皮肤）不能使感染率降低，则应用含消毒剂/抗生素的短期中心静脉导管和含有氯己定的海绵敷料。指南同时强调使用组合措施改善现状，记录和报告对各项组合措施的依从性，并将此作为质量保证和绩效改进的基准。

1. 教育培训与人员配备　①对相关医疗人员进行教育包括：血管内导管的使用指征，血管内导管置管及其护理的规范化操作，防止血管内导管相关感染的最佳感染预防措施；②定期评估施行血管内导管置入术及其护理的相关人员对指南知晓度和依从性；③仅允许经过培训并通过考核的医疗人员进行外周和中心静脉导管置入和护理工作；④确保 ICU 合理的护理人员配置。

2. 导管及插管部位选择

（1）外周静脉导管：①成人应选择上肢作为插管的部位。对于留置在下肢的导管需尽快在上肢重新置管；②儿童可选择上肢、下肢或头皮（新生儿或小婴儿）进行插管；③应根据插管目的、预计使用的时间、已知感染和非感染并发症、插管操作者的个人经验等因素，合理选择导管种类；④避免在给药或输液时使用钢针，以防止液体外渗时发生组织坏死；⑤当预计静脉输液治疗>6 天，应使用中长周围静脉导管或经外周中心静脉导管（PICC）；⑥每日评估插管部位情况，如果患者没有感染的临床指征，则不应拆除纱布和其他不透明敷料。如果患者出现局部触痛或者其他 CRBSI 的征象，应该拆除不透明敷料并观察置管部位；⑦当患者出现静脉炎、感染或导管功能障碍时，应及时拔除外周静脉置管。

（2）中心静脉导管：①在选择置管部位前，须权衡降低感染并发症和增加机械损伤并发症的利弊；②成人应避免选择股静脉作为穿刺点；③当对成人进行非隧道式中心静脉置管操作时，应选择锁骨下静脉而非颈静脉或股静脉，以减少感染风险；④血液透析或终末期肾病患者，应避免选择锁骨下静脉部位，以防锁骨下静脉狭窄；⑤须接受长期透析的慢性肾衰竭患者，应采用造瘘或植入等方式而非 CVC；⑥应在超声引导下进行中心静脉置管；⑦尽量选用能满足患者治疗所需的最少接口数或腔体数的 CVC；⑧如有可能，应尽早拔除所有血管内导管；⑨当插管未能严格遵循无菌要求时（如紧急情况下施行插管），应尽快更换导管。

3. 手卫生与无菌操作　在触摸插管部位前、后，以及插入、重置、触碰、护理导管及更换敷料前、后时，均应严格执行手卫生程序。在进行插管和护理操作时须无菌操作。

4. 最大无菌屏障措施　①在放置 CVC、PICC 或更换导丝时，应进行最大无菌屏障措施，包括佩戴帽子、口罩、无菌手套，穿无菌手术衣，使用覆盖患者全身的无菌布；②肺动脉插管时，应使用无菌套管进行保护。

5. 插管部位皮肤准备　①在进行周围静脉置管前，采用消毒剂（70%乙醇、碘酊、葡萄糖酸氯己定）进行清洁皮肤；②在进行中心静脉置管、周围动脉置管和更换敷料前，应用含氯己定浓度>0.5%乙醇溶液进行皮肤消毒。若患者对使用氯己定有禁忌，则可选用碘酊、聚维酮碘或 70%乙醇；③尚无研究比较乙醇+氯己定和乙醇+聚维酮碘用于皮肤消毒作用差异（未明确）；④应按照生产商的推荐，在进行插管时应保证皮肤表面的消毒剂已干燥。

6. 插管部位敷料应用

（1）使用无菌纱布或无菌的透明、半透明敷料覆盖插管部位。

（2）若患者易出汗或插管部位有血液或组织液渗出，应选用纱布覆盖。

（3）当敷料潮湿、松弛或可见污渍时，应更换。

（4）除透析导管外，不要在插管部位使用抗菌膏或霜，因其可能促进真菌感染及抗菌药物耐药。

（5）防止导管及插管部位浸入水中。

（6）短期 CVC 置管应每 2 天更换纱布敷料。

（7）短期 CVC 置管应至少每 7 天更换透明敷料。

（8）覆盖于隧道或植入式 CVC 部位的透明敷料更换不应频于每周 1 次（除非敷料变脏或松弛），直至插入部位愈合。

（9）保证插管部位护理与插管材料相匹配。

（10）所有肺动脉插管均应使用无菌套管。

（11）若已经采取了教育和培训，合理使用氯己定皮肤消毒等基础预防措施后，短期置管 CLABSI 发生率仍较高，则可在年龄>2 月龄患者中使用含氯己定的海绵敷料。

（12）更换敷料时，肉眼观察插管部位或在敷料外进行触诊。若患者有压痛感、不明原因发热或其他表现提示局部或血流感染，应立即揭开敷料彻底检查插管部位。

（13）鼓励患者及时报告插管部位的任何变化或新的不适。

7. 患者清洁　使用 2%氯己定每日清洁皮肤 1 次以减少 CRBSI。

8. 导管固定装置　使用免缝合装置固定导管以降低感染率。

9. 含抗菌剂/杀菌剂的导管和套管　若采用综合措施仍不能降低 CLABSI 发生率，则推荐对预计导管留置>5 天的患者使用氯己定/磺胺嘧啶银或米诺环素/利福平包被的 CVC。

10. 全身性抗菌药物预防　避免在插管前或留置导管期间，常规使用全身抗菌药物以预防导管内细菌定植或CRBSI。

11. 更换外周静脉导管　①成人更换外周导管间隔无需＜72～96小时以减少相关感染和静脉炎；②儿童仅在有临床指征时才需更换外周导管；③仅在有特别指征时才更换中长周围静脉导管。

12. 更换CVC、PICC及血透导管　①无需常规更换CVC、PICC、血透导管或肺动脉导管以预防导管相关感染；②切勿仅因单纯发热而拔除CVC或PICC。应根据临床表现综合评估拔除导管的必要性，如已明确某处发生感染或怀疑发热为非感染性；③对于非隧道式导管，切勿常规使用导丝更换导管来预防感染；④对于使用非隧道式导管的可疑感染者，勿使用导丝更换导管；⑤当无明显感染存在时，可使用导丝引导更换功能障碍的非隧道式导管；⑥在使用导丝引导更换导管时，在对新导管进行操作前，须重新更换无菌手套。

同时，2011年指南还对抗菌药物软膏、抗菌药物封管、抗菌导管冲洗与导管封管预防、抗凝剂、脐带导管、成人与儿童患者外周动脉导管及压力监测装置、更换给药装置、无针导管系统等提出了预防控制的关键措施。

绩效改进：根据各医院的实际情况，各学科共同协作，从多个不同角度采取措施，将几项策略捆绑（bundle）在一起以提高对有循证依据的一系列推荐规程的依从性，包括：手卫生、最大化无菌屏障预防措施、氯己定局部消毒、避免股静脉置管、并且立即拔除不再需要的中心静脉导管。最后，置管后注意导管的护理和维护，应该是所有程序措施内提升表现和保证质量的重心。

（六）主要治疗措施

根据美国感染病学会（IDSA）颁布的导管相关感染处理的最新临床实践指南（2009年版），导管相关感染处理一般原则要点包括：

1. 计算抗感染药物治疗的疗程时，从血培养转阴时的那天起开始计算。

2. MRSA高发医疗机构，经验治疗建议应用万古霉素。如万古霉素对MRSA的MIC＞2mg/L，可考虑替换治疗，如达托霉素。

3. 不推荐利奈唑胺用于疑似或确诊CRBSI的经验治疗。

4. 根据当地抗菌药物敏感性和疾病严重程度，决定经验治疗是否覆盖革兰阴性杆菌。

5. 中性粒细胞缺乏患者/重症患者伴发脓毒症、或多重耐药菌（MDR）定植患者疑为CRBSI时，经验治疗应联合用药以覆盖MDR革兰阴性菌，如铜绿假单胞菌，而后根据培养及药敏结果实施降阶梯治疗。

6. 股静脉留置导管的重症患者，疑为CRBSI时，经验治疗除覆盖革兰阳性菌外，尚需覆盖革兰阴性杆菌和念珠菌属。

7. 有下列危险因素的患者，导管相关感染经验治疗应覆盖念珠菌：全胃肠外营养、长期使用广谱抗菌药物、恶性血液病、骨髓移植或器官移植受者、股静脉导管或多部位念珠菌定植。

8. 疑似导管相关念珠菌血症患者，经验治疗选用棘白菌素类，但部分患者可选用氟康唑。氟康唑可用于过去3个月内无吡咯类药物应用史，并且克柔念珠菌或光滑念珠菌感染危险性较低的患者。

9. 如果血管内导管必须要保留，可以考虑使用抗菌药物封管。此时如果封管不可行，可通过已经定植致病菌的导管给予全身抗菌药物。

10. 导管移除 72 小时后持续真菌血症、菌血症、感染性心内膜炎、化脓性血栓性静脉炎及骨髓炎患儿，抗生素疗程为 4～6 周。骨髓炎成人患者，疗程 6～8 周。

11. 长程导管 CRBSI，有下列情况应移除导管：严重脓毒症、化脓性血栓性静脉炎、心内膜炎、抗生素治疗>72 小时血流感染持续、或为金葡菌、铜绿假单胞菌、真菌、分枝杆菌感染。短程导管 CRBSI 患者如为革兰阴性杆菌、金葡菌、肠球菌属、真菌或分枝杆菌感染应移除导管。

12. CRBSI 患者尝试保留导管时，应加做血培养。如果血培养在恰当抗生素治疗 72 小时后仍为阳性，应移除导管。

13. 由低毒但难以清除的微生物（例如枯草杆菌、微球菌、丙酸杆菌）所致的长程和短程 CRBSI，在多次血培养（至少 1 份血标本留自外周静脉）阳性并除外污染后，通常应移除导管。

14. 对部分累及长程导管的非复杂性 CRBSI，除金葡菌、铜绿假单胞菌、杆菌属、微球菌属、分枝杆菌、丙酸杆菌和真菌等所致者外，多数患者由于可以放置导管的部位有限，需要长期保留导管以维持生命者（例如血液透析、短肠综合征患者），应尝试不移除导管，使用抗生素全身治疗和导管内放置抗生素治疗。

15. 如血培养结果阳性诊断为 CRBSI，可参考 IDSA 指南中的方案用药，以改善对指南的依从性。

16. CRSBI 患者，不推荐应用尿激酶和其他溶血栓药作辅助治疗。

17. 如果留置导管患者单次血培养凝固酶阴性葡萄球菌阳性，应在开始抗生素治疗或（和）移除导管前，自怀疑感染的导管和外周静脉再次取血培养，以证实患者存在血流感染，并且导管很可能为感染灶。

有关下列问题的特殊处理推荐参见 IDSA 指南原文：针对性病原菌治疗、短程导管相关感染的治疗、非隧道和长程 CVCs、植入导管相关感染、小儿患者导管相关感染和血液透析导管相关感染的治疗。关于导管内放置抗生素治疗、化脓性静脉炎、持续血流感染的处理和 CRBSI 暴发的检测和处理。

二、脓 毒 症

（一）概述

脓毒症（sepsis）是创伤、烧伤、休克、感染等临床急危重患者的严重并发症之一，也是诱发脓毒性休克、多器官功能障碍综合征（MODS）的重要原因。由于脓毒症来势凶猛，病情进展迅速，病死率高，给临床救治工作带来极大困难。如何早期识别、及时诊断、有效防治脓毒症的形成与发展，是提高急危重症救治成功率的关键所在。

1991 年，美国胸科医师学会和危重病医学会提出了“全身炎症反应综合征（SIRS）”、“脓毒症（sepsis）”和“多器官功能障碍综合征（MODS）”等名词的定义。2001 年国际脓毒症定义会议对这些名词的定义做了修正，将器官功能损伤、血流动力学变化、免疫与生化等指标加入到脓毒症的诊断标准中。经过近些年的研究和应用，其相关概念及标准已逐渐被临床医师所接受。

1. 感染（infection）　指病原微生物入侵机体组织，在其中生长繁殖并引起从局部到全身不同范围和程度的炎症反应，这一概念强调了疾病是由病原微生物的入侵所引起的。

2. 菌血症（bacteremia）　指循环血液中存在活体细菌，诊断依据是细菌培养阳性，同样也适用于病毒血症、真菌血症和寄生虫血症等。

3. 败血症（septicemia）　既往泛指血液中存在微生物和其毒素并引起明显的临床症状，由于此含义规定血中细菌不断繁殖，但往往有明显感染症状者血培养不全是阳性，因此，此含义造成的歧义太多，容易导致概念混乱。故建议不再使用此定义。

4. 全身炎症反应综合征（systemic inflammatory response syndrome，SIRS）　指任何致病因素作用于机体所引起的全身炎症反应，认为具备了以下各项中的两项或两项以上SIRS即可成立：体温>38℃或<36℃；心率>90次/分钟；呼吸频率>20次/分钟或动脉血二氧化碳分压<32mmHg；外周血白细胞计数$>12\times10^9$/L或$<4\times10^9$/L或未成熟粒细胞>10%。

5. 脓毒症（sepsis）　指的是由感染引起的全身炎症反应。脓毒症的概念能更准确、更全面地反映感染和炎症反应的病理生理本质。

6. 严重脓毒症（severe sepsis）　又称全身性严重感染，表现为脓毒症伴有器官功能障碍、组织灌注不良或低血压。

7. 脓毒性休克（septic shock）　指产生脓毒症患者经足量液体复苏还持续低血压（收缩压<90mmHg）或下降幅度超过40mmHg，伴有低灌流状态（乳酸酸中毒，少尿或急性意识改变）或器官功能障碍。当应用血管活性药物后收缩压不低，但还存在低灌流和器官功能障碍，亦应视为脓毒性休克。

8. 多器官功能障碍综合征（MODS）　指机体遭受严重创伤、休克、感染及外科大手术等急性损害24小时后，同时或序贯出现两个或两个以上的系统或器官功能障碍或衰竭，即急性损伤患者多个器官功能改变不能维持内环境稳定临床综合征。

（二）病因、危险因素与发病机制

1. 脓毒症的常见病因　脓毒症可以由任何部位的感染引起，临床上常见于肺炎、腹膜炎、胆管炎、泌尿系统感染、蜂窝织炎、脑膜炎、脓肿等。严重创伤（包括烧伤、骨折、疼痛、恐惧等）可在局部造成损害，也可导致全身各脏器应激性反应，即心脑以外的器官组织缺血、缺氧以致坏死，重要内脏之一的肠黏膜应激反应使IgA分泌减少，抗定植能力下降。饥饿、低蛋白饮食和静脉高营养也是因素之一。其他如胆管和肠梗阻、免疫功能低下患者也易发生脓毒症。脓毒症的发生与内毒素有密切关系。内毒素具有广泛生物学作用，包括损伤宿主免疫功能，增加肠黏膜和血管通透性，损伤细胞新陈代谢和氧的利用，促使弥散性血管内凝血（DIC）发生和严重血流动力学改变等。临床上任何导致血内或肠道内毒素增加的情况都有发生脓毒症的可能。

2. 脓毒症的危险因素　包括：人口老龄化；严重烧伤、多发伤、外科手术、接受器官移植、人工假体植入、介入等治疗；有创性、微创性检查及监护；滥用抗菌药物，耐药菌增多及医院内感染等；糖尿病、结核病；肿瘤放、化疗及有关疾病免疫抑制药的应用；激素的不合理应用。如65岁以上人群和年轻人群相比，其脓毒血症的发生要高13倍，其因脓毒血症致死的危险性高2～3倍。另有统计报道恶性肿瘤患者患脓毒血症大约是非恶性肿瘤患者的5倍，而且他们的死亡率比非肿瘤患者高55%。

3. 发病机制　脓毒症发病机制非常复杂，近年来，有关于脓毒症的基础研究取得了较大进展，但其发病机制还远未澄清。

（1）细菌内毒素：研究表明细菌的内毒素可以诱发脓毒症，脓毒症病理生理过程中出现的失控的炎性反应、免疫功能紊乱、高代谢状态及多器官功能损害均可由内毒素直接或间接触发。

（2）炎症介质：脓毒症中感染因素激活机体单核巨噬细胞系统及其他炎症反应细胞，产生并释放大量炎性介质所致。脓毒症时，内源性炎性介质，包括血管活性物质、细胞因子、趋化因子、氧自由基、急性期反应物质、生物活性脂质、血浆酶系统产物及血纤维蛋白溶解途径等相互作用形成网络效应并引起全身各系统、器官的广泛损伤。同时某些细胞因子，如肿瘤坏死因子（TNF）-α 等可能在脓毒症的发生、发展中起到重要作用。

（3）免疫功能紊乱：脓毒症免疫障碍特征主要为丧失迟发性过敏反应、不能清除病原体、易感医源性感染。脓毒症免疫功能紊乱的机制，一方面是作为免疫系统的重要调节细胞 T 细胞功能失调，炎症介质向抗炎反应漂移，致炎因子减少，抗炎因子增多；另一方面则表现为免疫麻痹，即细胞凋亡与免疫无反应性，T 细胞对特异性抗原刺激不发生反应性增殖或分泌细胞因子。

（4）肠道细菌/内毒素移位：20 世纪 80 年代以来，人们注意到应激发生时导致的机体最大的细菌及内毒素储存库——肠道发生功能失调，进而引起的肠道细菌/内毒素移位所致感染与随后发生的脓毒症及多器官功能不全密切相关。研究表明，严重损伤后的应激反应可造成肠黏膜屏障破坏，肠道菌群生态失调及机体免疫功能下降，从而发生肠道细菌/内毒素移位，触发机体过度炎症反应与器官功能损害。

（5）凝血功能紊乱：凝血系统在脓毒症的发病过程中起着重要作用，它与炎症反应相互促进、共同构成脓毒症发生、发展中的关键因素。内毒素和 TNF 通过诱发巨噬细胞和内皮细胞释放组织因子，可激活外源性凝血途径，被内毒素激活的凝血因子Ⅻ也可进一步激活内源性凝血途径，最终导致弥散性血管内凝血（DIC）。

（6）基因多态性：临床上常见受到同一致病菌感染的不同个体的临床表现和预后截然不同，提示基因多态性等遗传因素也是影响人体对应激打击易感性与耐受性、临床表现多样性及药物治疗反应差异性的重要因素。

（三）流行病学

一份来自北美的流行病学调查发现脓毒症的发病率大约是 0.3%，所有患者中老年人的死亡率大约是 30%～40%，而感染性休克患者的死亡率可高达 50%以上。美国每年有 75 万脓毒症患者，约 9%的脓毒症患者发展成重症脓毒症，3%发展为脓毒性休克，超过 21 万（28%）死亡，是 ICU 中主要的死亡原因。近年来，尽管早期积极地抗感染、液体复苏及相关脏器的功能支持，但总体病死率仍居高不下。我国一项流行病学调查发现，2004～2005 年 10 家外科 ICU 重症脓毒症发生率为 8.68%，病死率达到 48.7%。

在很多脓毒症的病例中，常常无法明确病原体。病原菌因年龄、性别、感染部位、基础疾病、院内或社区获得性感染、机体免疫力不同而不同。近年来病原菌不断变迁。20 世纪 70～80 年代革兰阴性杆菌感染为主；自 80 年代以来，革兰阳性菌感染发生率逐渐回升并超过革兰阴性杆菌。据报道，革兰阳性菌脓毒症的发病率逐年上升，至 90 年代末已达脓毒症发病率的 50%以上，并仍有升高趋势，其中金黄色葡萄球菌发病率位居首位。

此外，由于广谱抗菌药物的广泛使用、器官移植患者免疫抑制剂的普遍应用，真菌的感染不容乐观，也呈现逐渐上升的态势。

（四）临床特征与诊断

1. 全身性症状或体征　包括情绪突然改变，如兴奋、烦躁、易怒、淡漠、嗜睡、幻觉、幻视等；食欲突然改变、厌食或贪食；体温突然改变，体温升高超过 39℃或降低到 35.5℃以下；呼吸浅促、窘迫；脉搏增快，与体温变化不成比例；无其他原因的少尿或多尿；过度通气、皮肤潮红；局部肌肉震颤；明显腹胀，难以控制的不明原因的腹泻。

2. 脓毒症诊断标准　2003 年国际脓毒症定义讨论公报将脓毒症定义为已证明或疑似的感染，同时含有下列某些征象：

（1）一般指标：发热（中心体温＞38.3℃）；低温（中心体温＜36.0℃）；心率＞90 次/分钟或大于不同年龄的正常心率的 2 个标准差；气促＞30 次/分钟；意识状态改变；明显水肿或液体正平衡＞20ml/kg 超过 24 小时；高糖血症（血糖＞6.1mmol/L）而无糖尿病史。

（2）炎症参数：白细胞增多症（白细胞计数＞12×10^9/L）；白细胞减少症（白细胞计数＜4×10^9/L）；白细胞计数正常，但不成熟白细胞＞0.1；C 反应蛋白＞正常 2 个标准差；前降钙素＞正常 2 个标准差。

（3）血流动力学参数：低血压（收缩压＜90mmHg；平均动脉压＜70mmHg，或成人收缩压下降＞40mmHg，或按年龄下降＞2 个标准差）；混合静脉血氧饱和度＞70%；心排出指数＞3.5L/(min·m^2)。

（4）器官功能障碍参数：低氧血症（PaO_2/FiO_2＜300）；急性少尿［尿量＜0.5ml/(kg·h) 至少 2 小时］；肌酐增加≥38μmol/L；凝血异常（INR＞1.5 或 APTT＞60 秒）；腹胀（无肠鸣音）；血小板减少症（血小板计数＜100×10^9/L）；高胆红素血症（总胆红素＞70mmol/L）。

（5）组织灌注参数：高乳酸血症（＞3mmol/L）；毛细血管再充盈时间延长或皮肤出现花斑。

注：①定义为一个由微生物所引发的病理学过程。②在儿童，＞70%是正常的（正常值为 75%～80%）。因此，在新生儿和儿童不应被视为脓毒症的征象。③在儿童，3.5～5.5L/(min·m) 是正常的。因此，在新生儿和儿童不应被视为脓毒症的征象。④在婴幼儿，脓毒症的诊断标准是炎症反应的体征和症状再加上感染，并且伴有发热或低温（直肠温度＞38.5℃或＜35℃）、心动过速（在低温时可以缺乏）以及至少下列一项器官功能改变的提示：意识变化、低氧血症、高乳酸血症和跳跃的脉搏（bounding pulses）。

（五）预防

脓毒症病死率高，关键在于预防和早期治疗。预防和控制感染是降低脓毒症病死率的关键。预防措施的要点包括：

1. 加强对基础疾病的治疗、预防感染或者早期积极抗感染治疗　对于患有既往疾病的患者，如糖尿病、慢性肝、肾、心功能不全、长期服用免疫抑制剂的患者，注意其体温、血象、血沉等的变化，警惕感染的发生；积极控制既往疾病及伴随症。积极防治急性脏器功能不全的发生，如监测尿量等，并及时有针对性的采取适当治疗措施，这样对于患者的长期预后会有明显改善。

2. 外科手术部位感染的预防 外科手术导致手术部位感染和全身其他系统感染是增加外科手术患者脓毒症发病率的主要原因。预防与控制感染防止脓毒症的发生，要求细致全面地评估患者的病情及手术适应证，正确的围术期处理，使患者身体达到最佳状态。加强围术期的处理，强调外科无菌观念与外科手术原则均十分重要。

3. 侵入性诊疗相关感染的预防 侵入性诊疗相关感染包括静脉导管感染、输血相关感染、导尿相关感染，透析相关感染、呼吸机相关感染等。因此要减少脓毒症的发生，应严格掌握侵入性操作的适应证，尽量减少有创性操作，按病情许可尽早撤除各种导管，积极防范上述侵入性操作相关感染。

4. 免疫功能低下宿主感染的预防 长期免疫抑制剂治疗患者、肿瘤患者、器官移植术患者、造血干细胞移植等自身免疫功能低下患者，脓毒症发生率较免疫状态正常人群会显著增加。针对这些患者感染的预防较困难，主要措施包括：

（1）加强护理，做好患者口腔、皮肤、会阴及各种穿刺部位的护理。

（2）对于免疫缺陷者尤其是中性粒细胞严重减少者（$<1.0\times10^9/L$）应予保护性隔离措施。

（3）预防性抗菌药物的应用。

（4）提高机体防御功能。

5. 合理使用抗菌药物 严格掌握抗菌药物使用原则，尽量减少广谱抗菌药物的应用，减少耐药株的产生。及早进行病原菌的培养及药敏试验，对正确指导临床用药具有积极意义，可以明显提高生存率。

6. 加强医院感染监测 当有感染流行或暴发时及时进行流行病学调查，切断传播途径，控制高危因素，保护易感者。

（六）主要治疗措施

2008年，拯救脓毒症患者（SSC）组织和医疗质量改进研究所（IHI）联合公布了最新的脓毒症诊断和治疗指南。根据2008年严重脓毒症和脓毒性休克治疗指南，脓毒症治疗原则主要包括：

1. 早期复苏 对低血压或血乳酸升高>4mmol/L的脓毒症患者应立即复苏，而不是延迟至ICU收住后才进行。6小时内达到复苏目标：中心静脉压（CVP）8～12mmHg；平均动脉压≥65mmHg；尿量≥0.5ml/(kg·h)；中心静脉（或上腔静脉）氧饱和度≥70%，或混合静脉氧饱和度≥65%。

2. 诊断 在不耽搁抗菌药物应用的前提下，应用抗菌药物前进行微生物培养；至少要做2次血培养：至少有1次血培养经皮肤取标本；>48小时的静脉输液导管部位取1次血培养；临床提示可能存在感染的其他部位的培养。在确保患者安全的情况下应及时行影像学检查。

3. 抗菌药物应用 在确认脓毒性休克或严重脓毒症尚未出现脓毒性休克时，在1小时内尽早静脉使用抗菌药物治疗。在应用抗菌药物之前留取合适的标本，但不能为留取标本而延误抗菌药物的使用。最初的经验性抗感染治疗包括对抗所有可疑病原微生物［细菌和（或）真菌］的一种或多种药物，并且渗透到导致脓毒症的感染病灶中的药物浓度足够高。每天评价抗菌药物治疗方案以达到理想的临床治疗效果，防止细菌耐药产生，减少毒性及降低费用。如确定是非感染性病因，应停止使用抗菌药物。

4. 控制感染源　尽早确定特异性的感染解剖部位，在就诊6小时之内明确感染部位。应对所有严重脓毒症患者进行评估，确定是否有可控制的感染源存在。控制手段包括引流脓肿或局部感染灶、感染后坏死组织清创、去除可引起感染的医疗器具、或对仍存在微生物感染的源头控制。当感染源需要处理时，推荐采用对生理损伤最小的有效干预措施，例如对脓肿进行经皮引流而不是外科引流。在建立其他血管通路后，应立即去除那些可能成为严重脓毒症或脓毒性休克感染灶的血管内导管。

5. 液体治疗　用晶体液或胶体液进行液体复苏。使中心静脉压≥8mmHg（在机械通气时≥12mmHg）。应用补液试验，改善血流动力学状态。

6. 升压药的应用　维持平均动脉压≥65mmHg。中心静脉给予去甲肾上腺素和多巴胺是首选升压药。不使用小剂量多巴胺保护肾功能。对需要升压药患者，情况允许时应置入动脉导管。

7. 正性肌力药物治疗　对心功能障碍患者使用多巴胺，可提高心脏充盈压和降低心排出量。不推荐应用药物把心脏指数增加到高于正常值的预设水平。

8. 糖皮质激素　对于成人脓毒性休克，当充分补液和应用升压药后血压仍不稳定时，考虑静脉给予氢化可的松。不推荐使用ATCH刺激试验筛选成人脓毒症休克中应接受氢化可的松治疗的患者亚组。氢化可的松优于地塞米松。当不需要应用血管加压药物时，应停用类固醇药物治疗。氢化可的松剂量应≤300mg/d。除非患者有内分泌疾病或皮质类固醇缺乏病史，不使用皮质类固醇治疗没有休克的脓毒症。

9. 重组人类活化蛋白C（rhAPC）的应用　对脓毒症导致器官功能不全、经临床评估为高死亡危险（大多数APACHEⅡ≥25或有多器官功能衰竭）的成年患者，如果没有禁忌证，建议接受rhAPC治疗。

10. 血液制品使用　血红蛋白低于70g/L时输注红细胞，使血红蛋白维持在70～90g/L。不推荐促红细胞生成素作为严重脓毒症贫血的特定治疗，但有其他可接受的原因如肾衰竭诱导的红细胞生成障碍时可用。在临床无出血、也不计划进行有创性操作时，不建议用新鲜冷冻血浆纠正实验室凝血异常。在治疗严重脓毒症和脓毒性休克时，不推荐抗凝血酶。严重脓毒症患者，当血小板计数<5×10^9/L，无论是否有出血，都建议输注血小板。当血小板计数5～30×10^9/L且有明显出血危险时，可考虑输注血小板。需进行外科手术或有创性操作时，血小板计数应≥50×10^9/L。

11. 严重脓毒症支持治疗　根据病情进行机械通气，必要时进行镇静、麻醉和使用肌松药，血糖控制，肾脏替代治疗，碳酸氢盐治疗，预防深静脉血栓形成，预防应激性溃疡等。

三、输血相关感染

（一）概述

输血相关感染是指因输入含有病原体的血液（包括输全血、成分输血、血液制品和血浆制品等）所致的感染。病原体以病毒多见，也可以有原虫和细菌等病原体。虽然随着人们自愿无偿献血观念的增强，新的更高效的致病原检测和灭活技术的推广以及临床正规、合理用血的开展，输血安全性在不断提高。但是一些已发现并证实的血液传播病原体还未能完全检出和清除；而一些新的经血传播的病原体又不断被发现，输血或血液制品都有传播疾病的危险，这无疑都对输血安全造成威胁。

（二）病因、危险因素与发病机制

1. 献血者的血液（浆）带有病原体，病原体直接从输入的血和血制品由供血者进入受血者，受血者获得病原体感染。如 2006 年吉林省某医院发生的一起经输血传播艾滋病的严重医源性感染事件情况。

2. 因各个操作环节中消毒不严将微生物带入受体。如采血时献血者带有细菌，如果皮肤消毒不严，或消毒液不合格，皮肤细菌很容易污染采集的血液。血液分离、制备、运输、发放、输注过程中如不严格按操作规程进行操作，极易导致细菌污染血液。一次性注射器、输血器材、环境及工作人员手的污染可导致血液被微生物污染，此类污染多为毒力低的条件致病菌。

3. 输血操作中造成的交叉感染　多见于单采血浆和检验人员采血和血液透析过程中的交叉感染，危害性大。如某地区非法单采血浆使 3 万～5 万献血者发生 HIV 感染，造成了局部地区的流行。

4. 输血的免疫抑制作用　有研究表明输血特别是输全血有免疫抑制作用，是导致创伤术后感染的重要因素之一。

由于输血引起感染的原因很多，除上述的各个环节可能造成输血感染外，血液自身中还附带许多目前检测手段不能识别的病原体和致病因素，而且还存在窗口期的问题，所以不能 100%的保证血源的质量，血液的安全问题无论在我国还是在全球都是一个尚未完全解决的难题。

（三）流行病学

可通过输血传播的病原体主要是病毒、细菌和寄生虫等，其中又以肝炎病毒（HBV、HCV）和 HIV 的危害性最大。

在众多输血传播性疾病中，输血后肝炎（PTH）最为多见，发生率为 7.6%～19.7%。输血后肝炎几乎都是由病毒引起的，已经明确的肝炎病毒病原体包括甲肝病毒（HAV），乙肝病毒（HBV），丙肝病毒（HCV），丁肝病毒（HDV）和戊肝病毒（HEV）。HAV 和 HEV 主要通过消化系统传播，虽然文献报道可通过血液制品传播，但其具有病毒血症期短、没有慢性携带阶段以及有明显病史等特点，经输血发生感染的概率很低。HDV 是复制缺陷的 RNA 病毒，其复制需要 HBV 辅助，乙肝病毒表面抗原（HBsAg）和乙型肝炎（抗 HBc）阴性献血者感染 HDV 的可能性非常低。

HBV 在国人中感染率高，经血传播是其主要的感染途径。通过筛查献血员 HBsAg，大大降低了输血后乙肝的发生率，但由于 HBV 感染的窗口期较长，故仍存在输血感染 HBV 的风险。

HCV 主要经血液传播，HCV 感染占输血后肝炎的 80%～90%。HCV 感染后，在急性期症状轻微或不明显，但 70%～80%转为慢性，并发展成肝纤维化、肝硬化、终末期肝病和肝细胞癌。HCV 抗体阳性的血液具有传染性。由于存在抗-HCV 出现较晚、检测试剂的局限性及少数感染者不产生抗-HCV 等因素，抗-HCV 漏检事件时有发生。

临床上有 80%～90%的病毒性肝炎病例可明确其致病因子，而其余 10%～20%的病例，患者虽有典型的症状，却无法明确相关病原体，称之为非甲非戊型（NANE）肝炎。近年来在 NANE 患者血液中先后发现了一些新的病毒，如庚型肝炎（HGV）、输血后肝炎病毒（TTV）和 SEN 病毒（SENV）等，认为可能与之有关，需要进一步研究。

输血相关艾滋病，所有血液及其血液成分包括全血、红细胞、白细胞、血小板、血浆、凝血因子等均可传播 HIV。献血者有 HIV 感染，受血者必然发生感染。有些血液制品如清蛋白、球蛋白、血源性乙型肝炎疫苗由于经过了病毒灭活处理，故不易传播 HIV。输血感染 HIV 的危险性与输血量、输血次数呈正相关，大量输入抗 HIV 阳性的血液，HIV 感染率达 100%；浓缩Ⅷ因子制剂、凝血酶原复合物是从大量混合血浆中制备的，血友病患者大多需要定期输注这些制品，因此感染 HIV 的危险性最大。文献报道，目前全球在超过 4000 万的 HIV 感染者中，5%～10%（约 200 万～400 万人）是输血所致。我国 HIV 感染者和患者分别约有 84 万和 8 万，献血员中 HIV 的检出率也在增加。医务人员是 HIV 的高危易感人群，特别是直接参加实验、手术、血液透析、治疗性血液成分单采与置换等直接接触病原体的工作人员尤应注意自身防护。

其他还包括巨细胞病毒（CMV）、输血传播病毒（TTV）人嗜 T 淋巴细胞病毒（HTLV-I）、细小病毒 B19、朊毒体（Prion）、西尼罗病毒（WNV）、人疱疹病毒等亦可经血液传播，在临床实践中应予以关注。

血液的细菌（包括螺旋体）污染在输血医学当中是一个仍未解决的问题。随着输血医学的发展，改善了采血条件（如密闭的三联采血袋的应用），加强了献血者的筛选，库存血的细菌污染逐渐减少。随着成分输血的发展，特别是血小板制品的广泛应用（在发达国家已经超过 40%），细菌污染血液的问题又引起了广泛关注。血小板要求在（22±2）℃保存，这种条件适合细菌生长繁殖，而悬浮血小板的血浆又是细菌繁殖良好的培养基。绝大多数是由血液的不适当采集和储存引起，少数情况下可由未被发现的菌血症导致。污染血液的细菌有致病菌或非致病菌之分。前者常造成患者死亡，后者的毒性较低，可能只引起发热反应。革兰阴性杆菌污染最常见最危险，如铜绿假单胞菌属、大肠埃希菌、副大肠埃希菌属和无色杆菌属等。

梅毒是由梅毒螺旋体引起的慢性传染病，属于性传播疾病。当献血者患有梅毒，又处于梅毒螺旋体血症期，献出的血液被输用后可以传播梅毒。

疟原虫是可经输血传播的。无症状携带疟原虫的献血者是输血传播疟疾的来源，输注任何一种血液成分都有传播疟疾的危险。安徽六安地区医院曾报道该院 1360 例受血者中有 44 例发生输血后疟疾。其他的可经输血传播的寄生虫还有锥虫、弓形虫、利什曼原虫以及丝虫等。

（四）临床特征与诊断

输血后感染的临床表现依据感染病原体的不同而异，基本类似于同种病原体感染的临床表现。如输血后引起的传染性肝炎的临床表现：乏力、不适、食欲减退、恶心、黄疸、肝大、肝区压痛，肝功能损害，血清学特异性标志物检测阳性。艾滋病（AIDS）临床表现：发热、体重减轻、持续性腹泻、疲乏、盗汗、淋巴结肿大，严重者可出现条件性感染和少见的肿瘤病（如卡氏肺囊虫肺炎，卡波济肉瘤）。全身消瘦。肺部、神经系统、胃肠道、皮肤黏膜可受到病毒侵犯，出现相关临床症状。T4/T8 比例倒置，抗 HIV 阳性。细菌污染血液临床表现：与输入的血液污染细菌种类、毒力、数量不同有关。如含大量细菌的血液，即使输入 10～20ml，也可导致休克。

临床诊断，必须同时符合下述三种情况才可诊断：

1. 从输血至发病，或从输血至血液中出现病原免疫学标志物的时间超过该病原体感染的平均潜伏期。

2. 受血者受血前从未有过该种感染，免疫学标志物阴性。

3. 证实供血员血液存在感染性物质，如：血中查到病原体、免疫学标志物阳性、病原 DNA 或 RNA 阳性等。

病原学诊断，临床诊断基础上，符合下述四条之一即可诊断：

1. 血液中找到病原体。

2. 血液特异性病原体抗原检测阳性，或其血清在 IgM 抗体效价达到诊断水平，或双份血清 IgG 呈 4 倍升高。

3. 组织或体液涂片找到包涵体。

4. 病理活检证实。

说明：①患者可有症状、体征，也可仅有免疫学改变；②艾滋病潜伏期长，受血者在受血后 6 个月内可出现 HIV 抗体阳性，后者可作为初步诊断依据，但需进一步进行确证试验。

（五）预防

引起临床上输血感染的相关环节很多，原因也比较复杂，有效预防和控制输血感染首先要从血源（采血环节）开始严格把关；其次是血液的运输、储存环节；第三是血液的输注环节。

1. 严格遵守相关法律法规和规范　重视质量规范化培训工作，严格执行《中华人民共和国献血法》、《血站管理办法》、《血站质量管理规范》、《血站技术操作规程（2012版）》、《血站实验室质量管理规范》和《临床输血技术规范》等技术规范和标准，建立和实施覆盖全过程的质量管理体系，对血液实施系统全面质量管理。

2. 提倡无偿献血，严格筛选献血者　相对于职业卖血者和替代献血员，自愿无偿献血者的血液质量好、血源性疾病感染率低，是最理想的血液来源。严格按照献血者健康检查要求对献血者进行筛选和血液采集，对不符合献血标准的人群进行有效屏蔽，有效保障血液来源。

3. 提高血液检测水平　血液常规检测对于预防输血传播性疾病、提高输血安全性有重要意义。新检测技术可提高检测灵敏度和特异性。在输血发展史中，每次引进新的检测方法，就会显著提高输血的安全性。如 20 世纪 70 年代的血液 HBsAg 检测，显著减少了 HBV 经血传播。80 年代的抗-HIV 检测使 HIV 对输血安全的威胁大大降低。90 年代的抗-HCV 检测使输血后非甲-非乙型肝炎发生率降低了 80%以上。我国目前对献血员的血液筛查项目有：ABO 血型、Hb、ALT、HBsAg、抗-HCV、抗-HIV、梅毒抗体。为进一步提高病毒检出率，缩短检测的窗口期，欧美一些国家目前正在或考虑应用病原体核酸扩增检测法（NAT）进行血液筛查。随着技术和设备的推广，检测成本的进一步降低，NAT 将会逐渐被包括我国在内的广大发展中国家采用。

4. 血液制品病毒的去除和灭活　要从根本上控制和杜绝血源性传染病，除加强筛查以外，还必须对血液进行去除和灭活病毒处理。常用的方法有巴斯德液态湿热灭活法、有机溶剂/洗涤剂（S/D）法、膜过滤法以及我国普遍采用的亚甲蓝光化学灭活法等。虽然目前还没有一种适合所有血液成分的病毒灭活技术，但能针对各个不同的血液成分建立适合的病毒灭活方法，这样既灭活其中的病毒，又保持血液成分的功能。

5. 临床合理用血　合理用血包括合理输血、成分输血和自身输血。合理输血是指只给确实需要输血的患者输血，并输足够量的血。病毒在污染血液中的分布是不均匀的，在白细胞、血浆中分布多；在红细胞分布相对较少。当患者只需要某种血液成分，特别是只需要某种病毒危险性相对较小的血液成分，如红细胞时，就应该只给患者输这种成分；而输全血或其他血液成分，不但浪费而且增加了患者感染病毒的危险。自身输血，就是输注患者自己的血液，因此不存在通过自身输血感染外源病毒的危险。

6. 严格落实消毒和无菌操作制度　在输血感染的相关环节，包括在血透、手术、输血等治疗过程中，应严格消毒灭菌和无菌操作，按操作规程进行操作，防止发生医源性交叉感染。

7. 认真监测输血相关感染　建立从献血者动员开始到病患者输血后追踪全过程的质量体系。对于受血者进行输血前相关检查，对于输血后发生输血相关感染者，及时进行相关检查，输血相关感染要报告有关部门并积极治疗感染者，及时采取措施和开展调查，确认或排除输血相关感染，寻找原因，制定对策。

（六）主要治疗措施

1. 隔离与休息　根据感染病原体采取适当的隔离措施，主要是血液体液隔离，部分可能需要虫媒隔离等。患者按病情需要休息。

2. 对症支持治疗　如护肝等保护机体重要器官功能的治疗，补充液体和电解质等。

3. 抗病原治疗　依照感染病原体不同采取相应的抗病原治疗，如抗病毒治疗，抗细菌治疗，抗原虫治疗等。部分输血相关感染的有效病原治疗方法仍在研究中。

第六节　中枢神经系统医院感染

一、概　　述

中枢神经系统感染（central nervous system infections）是指由于细菌、病毒、真菌、寄生虫等病原体所引起的脑膜炎、脑室炎、脑脓肿、椎管感染等。中枢神经系统医院感染多发生于颅脑外伤、神经外科诊断或治疗性操作或神经外科手术以后。发生于神经外科手术后的中枢神经系统感染是手术部位感染之一，它占据了中枢神经系统医院感染的绝大部分，治疗困难、影响生活质量、病死率高，是神经外科手术后的严重并发症。

二、病因和发病机制

（一）血脑屏障的作用

正常情况下，脑组织、脊髓处于皮肤、颅骨、脊髓的保护之下，能阻挡病原体的侵入。1885 年，德国学者 Ehrlich 在试验中观察到，从静脉注入酸性染料甲酚蓝（coerulein-s）后，除脑外，全身各器官均出现染色。他首次描述了血脑屏障的现象。但直至 1913 年 Goldman 才提出血脑屏障的概念。1993 年，Walter 等根据溴化物或其他药物在血液、脑脊液及脑组织中分布不均等，推断出在血液和脑组织之间存在三种不同通透性的屏障：①血脑屏障：由脑毛细血管内皮和基膜构成，是整个脑屏障中最重要的结构基础；②血-脑脊液屏障：由脉络丛毛细血管内皮、基膜和脉络丛上皮构成，电镜观察发现脉络丛毛细血管内皮细胞不同于脑毛细血管内皮细胞，它具有窗孔，基膜也不连续。并且脉络丛上皮细胞顶部形成紧密连接，是血-脑脊液屏障的主要形态学基础；③脑脊液-脑屏障：由脑室的室管膜上皮、软脑膜和胶质膜构成。室管膜上皮没有紧密连接，软脑膜和胶质膜的屏障效能也很低，因此脑脊液-脑屏障作用并不十分重要。

物质的脂溶性和相对分子量是决定其透过血脑屏障的关键。

血脑屏障有效地阻挡了病原体经血行向脑组织的扩散，导致中枢神经系统来源于外界病原体感染的发病率明显低于其他组织。但同时也限制了药物进入脑内。当血脑屏障受到破坏时，脑组织就会受到感染。大鼠实验性感染显示 10^4 的金黄色葡萄球菌或大肠埃希菌不能对大鼠皮肤造成感染，而 100 个金黄色葡萄球菌或大肠埃希菌即可引起脑组织的感染。

（二）特异性抗体和补体系统

中枢神经系统是人体免疫防御功能薄弱区域。在脑组织中缺少淋巴系统，使得脑组织识别外界病原体的能力以及刺激机体产生细胞免疫的能力受限。

机体抗感染的防御机制有赖于高亲和力或特异性抗体，并在补体系统参与下与抗原-细菌复合物相互作用引发溶解反应，最后调理素与细菌或细菌成分相结合，被多形核细胞吞噬。脑脊液中补体不足以达到调理和溶菌水平，因而吞噬作用也弱。当细菌感染发生，很快将调理素消耗殆尽，虽然活跃的炎症反应可以通过增加调理素和多形核细胞的深处以对抗感染，但仍然难以对抗细菌的大量繁殖。

脑脊液中的主要调理素和特异性抗体处于低水平，IgG 水平仅为血中八百分之一。因此，脑组织受到外界病原体的感染后，细菌常呈对数性增殖，而多数抗菌药物通过血脑屏障达到脑脊液中的有效杀菌浓度较低，造成中枢神经系统感染难以得到及时控制。

三、危险因素

（一）易感人群

虽然住院患者均可能发生中枢神经系统感染，但大多数中枢神经系统感染发生于接受神经外科手术和神经系统侵入性操作的患者，其他还包括耳鼻喉科疾病、新生儿、老年人、免疫力低下患者以及继发于远隔部位的感染。

（二）危险因素

1. 年龄　低龄和高龄患者术后颅内感染率均高于正常年龄组。低龄患者主要是由于免疫系统未完全建立，机体抵抗力差，造成术后感染率高。高龄患者由于功能老化，免疫系统功能退化，抵抗力下降，术后恢复缓慢，造成容易发生颅内感染。但也有的研究表明高龄对术后感染没有影响。

2. 手术方式　研究表明幕下开颅手术颅内感染的发生率是幕上开颅手术的 6 倍。后颅窝手术的感染率可达 16.1%，主要与该部位解剖结构复杂、暴露困难、脂肪肥厚、手术时间长、容易发生脑脊液漏有关。择期开颅手术多属于清洁切口手术，但经口咽部、鼻腔和筛蝶窦手术均属于可能感染手术，也有术中打开窦腔把清洁手术改变为可能感染的手术，外界的定植菌是此类手术术后感染的主要致病菌。

脑室腹腔分流术后导致的颅内感染，主要原因为术中无菌操作不严格，医生在手套破损后直接接触分流管等。文献报道住院医师组术后感染率为11.5%，而专家组术后的感染率仅为2.2%，具有显著性差异。术中的无菌操作和手术熟练程度是减少术后感染率的关键。术后的感染主要是由于脑室端分流管阻塞、切口局部感染和腹腔局部粘连感染。

3. 手术时间　手术时间的长短与术后发生感染密切相关。造成手术时间长的原因主要和肿瘤的大小、部位也就是手术的难度有关，手术时间越长，术中的出血量越大，手术暴露时间越长，与空气和术者的手以及各种物品的接触也随之增加，而且手术时间的延长也和手术医师的手术技巧有关，这些都是造成术后感染的因素。

4. 放置植入物和引流管　与内置的脑室导管相关的脑膜炎发生率为4%～17%，这种导管通常被用于治疗脑积水。最重要的致病因素是手术时导管上有细菌定殖，因为大多数感染病例在术后1个月内出现症状。一项前瞻性、观察性研究发现，手术手套破损加上手术者直接处理分流导管，是一种可能的危险因素。戴双层手套操作可使导管感染发生率较历史对照者中的发生率有所下降。一项研究表明，在术中处置导管材料之前更换外层手套，有可能进一步降低感染的发生率。

外置的脑室导管被用来监测颅内压，或暂时将脑脊液从阻塞的脑室系统中分流出来，或者作为已发生感染的内置导管处理方法的一部分。行脑室外引流时如果不严格消毒头皮和遵守无菌操作原则等均可造成术后感染。与外置导管相关的感染率大约为8%。据报道，感染的危险随引流持续时间的延长而增加，但每单位时间的增加程度还不确定。虽然一项研究显示，在外部引流5天后感染的危险急剧升高，但一项前瞻性、随机试验显示，在5天内撤除外置导管没有必要，而且导管可被留在原处更长时间而每天的感染危险增加不明显。由于感染可在插入新导管后引入细菌而获得，因此更换未感染的导管或许增加了感染危险。其他的感染危险因素包括常规脑脊液取样、（插管部位的）脑脊液漏、引流受阻以及脑室内出血。

有研究认为预防性使用抗菌药物并不能降低颅内感染的发生率，反而会增加患者的经济负担，尤其是不合理的应用还会导致耐药菌株的增加。但目前普遍的观点认为针对脑室外引流应该预防性使用抗菌药物。

5. 术后切口积液和引流　文献报道术后切口积液可以明显增加感染率，可达24.6%。原因可能是局部脑脊液循环减慢，局部脑脊液中的蛋白质含量增加，为细菌的生长创造了条件；局部脑脊液中的致热成分增加，使化学性脑膜炎发生的可能性增加；发生皮下积液后，往往需要局部多次穿刺，增加了细菌进入颅内的机会，使感染机会增加。

术后切口引流指在术后于手术野放置的用于引流渗血和残留积血的引流管，一般在24小时左右拔除。引流管为颅内异物，经切口处可以造成细菌的逆行感染，如果置管时间过长，会增加感染的风险。在拔管过程中如果无菌操作不严格，也会增加感染的风险。有研究表明，术后未放置引流管组和放置引流管组感染率分别为6.34%和12.97%。

6. 颅脑肿瘤　肿瘤浸润导致机体或局部免疫力下降，肿瘤的毒性反应或异物刺激使肿瘤发生广泛的脑水肿，造成血脑屏障的破坏等因素造成肿瘤患者的颅内感染明显高于其他患者。

7. 二次手术　术后血肿、复发性肿瘤、计划性分次手术等由于手术中出血量的增加，手术难度的提高，手术时间的延长，均可能造成感染的发生率提高。文献报道重复开颅者比一次开颅者感染率高 11 倍。

8. 术后脑脊液漏　主要表现为脑脊液耳漏、鼻漏和切口漏，使术后颅内感染的高危因素，可极大的增加术后感染率。术后脑脊液漏为外界细菌逆行进入颅内开放了通路，尤其是脑脊液鼻漏，使鼻腔的定植菌可以直接进入颅内，造成感染。国外的研究报道脑脊液漏患者术后感染发生率为 40%，而未发生脑脊液漏的患者术后感染的发生率仅为 5.3%。国内报道后颅窝手术后发生脑脊液漏患者的感染率为 15.9%～22.45%。形成脑脊液漏的原因主要为术中缝合不严密，使脑脊液由颅内渗出至颅外，脑室外引流拔除后缝合不严。要减少脑脊液的发生，手术中应严密缝合硬膜，若缝合困难应做修补手术，肌层缝合不留死腔，肌腱处缝合牢固，引流管于 24～48 小时拔除，消除颅内感染的通道，不宜放置时间过长，以免影响切口愈合或形成窦道。

9. 颅脑损伤和急诊手术　颅脑损伤往往伴有头皮损伤或是开放性损伤，手术为污染手术。术前抗菌药物的使用不合理，脑组织的挫伤水肿、可能存在的异物，重度损伤早期的免疫缺陷等均可造成颅内感染的增加。

文献报道重型颅脑损伤医院感染发生率可达 23%，其中构成比中最主要的是肺部感染，中枢神经系统感染占 3.37%。有研究显示开放性颅脑损伤术后感染率为闭合性颅脑损伤的 2 倍。

10. 其他因素　侵入性操作、术前大量使用激素、术前血糖控制不良、季节等在文献中均有报道可以增加术后感染的风险。但这些因素与神经外科手术之间不具有特异性，且文献中报道的例数较少，尚需进行更加广泛的临床观察。

四、流行病学

1. 19 世纪，感染几乎抵消了外科的进步，即使在现代，感染仍然是阻碍现代外科发展的一个重要因素。

塞梅尔维斯认识到手卫生的重要性，挽救了无数母亲的生命。1867 年，李斯特用石炭酸处理伤口、浸泡手术器械和空气消毒开创了控制外科手术感染的新时代，被誉为“防腐外科之父”。

神经外科是外科学的一个重要分支，它的发展最早可以追溯到新石器时代。希波克拉底文集中就有了关于钻颅术最早的记载。但现代神经外科学仅有一百二十多年的历史，现代神经外科学的创始人英国医生霍斯利 1887 年切除了一个椎管内肿瘤，使患者的截瘫完全得到恢复。

一百多年来，神经外科取得了举世瞩目的发展，一个个禁区被突破，但术后并发症所造成的遗憾确使神经外科医生的功绩遭到沉重的打击。也许神经性并发症的出现尚与患者疾病本身和神经外科技术的发展相关，但局部的和全身的并发症却应该引起我们的思考，这其中尤为重要的一个并发症或者更准确地说是医院内感染就是中枢神经系统感染。

2. 在克里米亚战争中，曾经报道 898 例头颅损伤的死亡率达到 73.9%，在美国内战期间 704 例头部贯通伤的死亡率为 71.7%。第一次世界大战期间，库欣发现，穿透硬脑膜的损伤超过 60%是死于败血症。

20 世纪初期，术后颅内感染率为 12%～15%。1938 年，Gandin 等首先将抗菌药物的预防性应用引入外科临床研究，术后颅内感染率有了明显的下降。20 世纪 30～40 年代，术后颅内感染率为1%～2%。1961年，Burke肯定了抗菌药物能预防外科术后感染，并开始广泛使用。60～70年代，术后颅内感染率为2%～6%。随着抗菌药物的大量不合理应用以及院内耐药菌株不断出现，术后感染率又有所上升，80年代为8%，90年代为9%。

美国1980～1982年医院感染研究统计中枢神经系统医院感染发病率为0.4%，但病死率高，发生远期神经系统后遗症者可达35%～50%，是最严重的医院感染之一。

1994～2004年，我国报道神经外科手术后中枢神经系统感染的发生率在0.2%～27.5%，总体为2.6%，死亡率为21.02%。2005年，全国医院感染调查显示颅内感染平均延长住院时间19.11天。平均增加医疗费用1.7万元。

近年的文献报道神经外科术后中枢神经系统感染发生率为5%～7%。有分流手术患者的感染率可达12%。另一项844例开颅患者的前瞻性研究，无植入物假体的病例随访1个月，有植入物的随访1年，采用CDC关于手术部位感染的诊断标准，发现感染发生率为4.1%（35/844）。

邓敏对神经外科手术医师感染专率调查的结果显示手术数量＜30例和＞100例的医生感染率最高，结果表明手术量的多少并不是术后医院感染的主要因素。感染率的高低反映了术者对医院感染的重视程度。降低医院感染需要加强对易导致术后感染的因素进行监测和分析。

上述文献所报道的感染率差异很大，除了由于医学的进步和抗菌药物的使用所造成的差异外，我们应该慎重看待不同文献（不同国家、不同医院）之间的差异。因为这些文献采用的标准、检测方法和人群分组均有所不同，每家医院的病种、疾病的严重程度和手术难度存在较大差异，虽然数据有参考价值，但用于各个医院之间的比较价值较小。

3. 病原学　中枢神经系统医院感染约3/4是由革兰阴性杆菌及葡萄球菌引起，包括大肠埃希菌、克雷伯杆菌、沙门菌、弯曲菌、金黄色葡萄球菌、凝固酶阴性葡萄球菌等。肺炎双球菌及脑膜炎双球菌是社会性细菌性脑膜炎的最常见致病菌，在医院感染所占比例不足1%。

文献报道，神经外科手术后中枢神经系统感染中69%是由革兰阴性杆菌引起，其中大肠埃希菌和克雷伯杆菌占70%。另有19%由葡萄球菌引起。脑室分流术后感染主要由葡萄球菌导致，少数为革兰阴性杆菌感染。

有研究对388例神经外科手术后中枢神经系统感染的脑脊液培养进行分析，其中革兰阳性球菌为243例，主要包括表皮葡萄球菌、溶血性葡萄球菌、金黄色葡萄球菌和耳葡萄球菌。革兰阴性杆菌为145例，包括鲍曼不动杆菌、洛菲不动杆菌、铜绿假单胞菌和肺炎克雷伯杆菌等。

2010年度原卫生部全国细菌耐药监测报告的1873株脑脊液分离菌株的相关数据，其中革兰阳性菌1132株，占60.4%；革兰阴性菌741株，占39.6%；前3位分离菌种依次为：表皮葡萄球菌、鲍氏不动杆菌、金黄色葡萄球菌。

五、临床特征与诊断

（一）症状和体征

中枢神经系统医院感染的临床表现和社会性中枢神经系统感染基本相同，但由于发生于医院内感染的患者存在不同的原发病，尤其是在颅脑手术以后，其临床表现可能出现不同的特点。

感染出现最早的全身表现是发热，但是要和手术导致的反应性发热相鉴别。其次可以不同程度出现头痛、喷射性呕吐等颅内压增高的表现。出现较晚者可以表现为视乳头水肿，甚至发生脑疝。查体可以出现颈强直等脑膜刺激征。重者可以出现意识障碍甚至昏迷。

伴有切口感染的患者可以出现切口红肿、疼痛甚至出现脓性分泌物。

发生的时间也不固定。神经外科手术后的中枢神经系统感染有1/3发生于术后第一周，1/3发生于术后第二周，1/3发生于术后第二周以后，个别病例可以发生在初次手术后数年。

（二）化验检查

1. 血常规　周围血白细胞计数增多，中性粒细胞比例升高，血沉加快，C-反应蛋白升高。对于术后的血象升高，不能单纯以绝对值作为诊断的标准，而要结合临床症状综合考虑。往往术后会出现白细胞反应性升高，可能伴随体温的轻度升高，但患者并未出现感染的临床表现，尤其是在手术后的24～48小时。随着手术应激的减轻，白细胞和体温会逐渐降低，并恢复正常。

2. 脑脊液常规检查　常规检查可呈现黄色、乳白色或淡绿色，混浊，米汤样表现。压力增高。总细胞数和白细胞数增多，以多核细胞为主。生化检查蛋白含量增加，葡萄糖和氯化物降低，以葡萄糖降低更具代表性，但目前还没有明确的诊断标准。

3. 脑脊液培养　培养出致病菌是诊断感染的金标准。选择适当的培养基，脑脊液离心后做需氧菌、厌氧菌和真菌的培养。在送检前已经接受了抗菌药物治疗治疗的患者标本，其结果可为阴性。其他患者在确定为阴性结果前需要延长培养时间至72～96小时，如果已经使用过抗菌药物，必须培养5～7天，厌氧菌要培养7～10天，以提高阳性率。在脑脊液中，典型真菌细胞较少，需要至少留取5ml脑脊液并反复多次送检，以提高培养的阳性率。由于致病菌培养的阳性率较低，所以，正确的留取脑脊液标本以提高培养的阳性率就显得极为重要。

4. 留取脑脊液的正确方法

（1）脑脊液穿刺：严格无菌操作原则，穿刺后抽取足量脑脊液至无菌瓶内，立即送检。

（2）通过引流管留取标本：不能通过引流管末端直接留取。选择引流管中段，严格消毒后使用无菌注射器抽取足量脑脊液注射入无菌培养瓶内，及时送微生物室进行接种。

5. 手术后脑膜炎和脑膜反应的鉴别

（1）血清C-反应蛋白：C-反应蛋白参与机体的抗炎症反应，减少组织损伤，其浓度可在数小时内明显升高，且不受年龄和性别的影响。对某些疾病的早期诊断有重要意义。但由于其是一种急性时相蛋白，特异性不高，当机体存在其他部位感染、风湿病及肿瘤时，也可以增高。细菌性脑膜炎可以导致C-反应蛋白升高，但经治疗后在1周内下降，反复升高者可能有并发症的发生。其敏感性可达100%，特异性达94%。

（2）脑脊液乳酸浓度测定：发生脑膜炎时可以升高，＞4mmol/L时诊断细菌性脑膜炎的敏感性为88%，特异性为98%。但对于分流术后感染的患者使用上述标准，可能半数感染会被遗漏。

（3）脑脊液乳酸脱氢酶及其同工酶测定：正常脑脊液中即有少量 LDH_4 和微量 LDH_5，发生脑膜炎时乳酸脱氢酶明显升高，或者不高但 LDH_4 和 LDH_5 升高，也可以考虑感染。

（三）辅助检查

X 线检查、头颅 CT 和 MRI 检查有助于明确颅内感染的部位和范围。当感染涉及颅骨或椎体时，X 线片上可显示死骨及骨瓣密度不均。头颅 CT 检查可以显示脑膜的高密度及颅内环形增强病灶，脓肿形成时可见局灶性液性暗区。增强头颅 MRI 检查可见脑膜增厚的高信号以及颅内环形病灶的增强改变。

（四）诊断标准

神经外科手术后中枢神经系统感染包括细菌性脑膜炎、脑室炎，颅内脓肿（包括脑脓肿、硬膜下和硬膜外脓肿等）和椎管内感染。它的诊断标准尚未完全统一，目前我们参照的是原卫生部《医院感染诊断标准（试行）》中的诊断标准。

一项涉及 1143 个患者、1517 次开颅手术的大规模回顾性研究，诊断标准采用体温升高，颈强直，脑脊液白细胞升高（$>100\times10^6/L$），术后颅内感染率为 7%，同时伴有 2.9%的无菌性脑膜炎。

综合国内外参考文献，结合中枢神经系统感染现状，本文提出下述标准作为神经外科手术后中枢神经系统感染诊断标准。

脑脊液培养阳性是诊断的中枢神经系统感染金标准，但其阳性率仅为 30%左右，原因可能与抗菌药物应用以及脑脊液中细菌浓度低有关。如脑脊液培养阴性，但符合下述 1～5 项描述中的四项，可以临床诊断中枢神经系统感染。

1. 发热　体温≥38℃。

2. 颅内高压症状之一　头痛、呕吐、婴儿前颅张力高、意识障碍。

3. 脑膜刺激征　颈抵抗，布氏征、克氏征阳性、角弓反张。

4. 脑脊液炎性改变　白细胞$\geq10\times10^6/L$，多核细胞≥50%，糖<2.25mmol/L，蛋白>0.45g/L。

5. 血常规　白细胞$\geq10\times10^9/L$。

六、预　　防

（一）中枢神经系统医院感染的危险因素

1. 环境因素　手术室的温湿度，回风口的监测，手术室静压差和参观人数。

2. 技术因素　器械消毒、术野消毒、术中无菌技术、手术时间、手术部位和关颅技术。

3. 与手术相关的因素

（1）年龄。

（2）无菌技术缺陷。

（3）手术方式及手术时间过长。

（4）放置植入物和引流管。

（5）术后切口引流。

（6）颅脑肿瘤及二次手术。

（7）术后脑脊液漏。

（8）颅脑损伤和急诊手术。

（9）其他因素：侵入性操作、术前大量使用激素、术前血糖控制不良等。

（二）针对术后感染危险因素采取积极的干预措施

1. 加强对手术室环境的监测　定期开展手术室的环境监测，尤其是对于层流手术室的管理，控制手术期间手术室人员的管理，对于进修医生和研究生建立相应的手术观摩室，指定专门医生进行讲解，避免无关人员反复进入手术室和在手术室内的走动。术前准备充足的物品，术中需要取送物品，经过传递窗进行，做到关门手术。

2. 执行严格的消毒隔离和无菌操作技术　革兰阳性菌感染是颅脑手术后中枢神经系统感染最常见和最主要的致病菌，感染来源主要是术中皮肤病原体直接污染手术野所致。因此，手术室的空气净化、患者皮肤的严格消毒、手术器械的无菌消毒，更重要的是手术者的无菌操作技术是降低术后感染的首要环节。

一般认为大多数幕上颅脑外科手术为无菌手术，我们按照常规的消毒措施进行。但对于颅脑的清洁-污染手术而言，感染的发生率为6.8%～15%，因此我们需要更加严格的术前消毒措施，特别是对于经鼻的内窥镜手术。面部的皮肤性质决定了我们使用的消毒剂浓度要小于体部，且鼻孔内部的消毒容易留下死腔，这就为局部细菌进入颅内创造了条件。因此，认真仔细的术前消毒是不容忽视的重要措施。

手术时间长短与术后感染成正比，神经外科平均手术时间较长，对于长时间手术对消毒隔离和无菌技术的更高要求。手术中的污染来源主要是手术室的空气污染和接触污染。空气中的细菌沉降，随着手术时间的延长，有更多的机会进入暴露的脑组织，造成术后的感染。细菌通过术者的手套、使用吸引器、脑室镜等器械污染手术野，造成患者的感染。必要时更换手术人员的口罩；及时更换破损的手套；注意对手术器械的保护等。

3. 放置植入物和引流管以及手术野冲洗和关颅　肿瘤切除后要认真止血，反复冲洗手术野。对于脑室腹腔分流或巨大瘤腔需要放置引流管的患者，要在置管前更换手套或戴第二层手套以避免引流管造成的感染。切口引流装置的放置要注意无菌操作，逐层缝合，避免残留死腔。

助手不能因长时间手术的疲劳而忽视手术的最后一个环节——关颅。关颅是一个看似简单的工作，虽然许多高年资医生甚至住院医生都不屑一顾，但它对防止切口感染甚至进一步发展成为深部感染都有着非常重要的意义。

4. 早期脑脊液引流、护理和拔除　术后引流管的护理是防止经引流管逆行感染的重要环节，在留取脑脊液、更换引流袋过程中要严格无菌操作。切口引流一般应在24小时左右拔除。

中枢神经系统感染一旦发生，尽早的有针对性的抗菌治疗是最重要的。但仅仅用压制的手段是不全面的。及时将感染的脑脊液引流，减少细菌对颅内的侵扰是重要的措施。在抗菌治疗的同时采用腰穿持续引流，在引流感染脑脊液的同时，可以直观的动态观察脑脊液和对脑脊液进行动态检查。

当我们怀疑中枢神经系统感染时，首先会想到抽取脑脊液进行化验。但在抽取脑脊液过程中发现颜色改变或浑浊时，应该第一时间采取持续引流，将感染的脑脊液引流出体外。充分的引流是尽早控制感染的首要措施。拔除引流不能仅仅满足于肉眼对脑脊液的观察，应该在反复检查细胞数和生化正常、培养阴性的基础上才能拔除引流。

5. 防止脑脊液漏的发生　脑脊液漏是中枢神经系统感染的重要危险因素。经鼻内窥镜手术为外界与颅内的沟通打开了一个通道，因此术后可能会发生脑脊液鼻漏。即使术中采用了必要的措施，如术中采用免缝人工硬膜覆盖等多种方法，可能仍然不能完全避免脑脊液鼻漏的发生。进一步的工作就是我们要及时发现脑脊液漏。对鼻漏的护理要求保持鼻腔的清洁，接触鼻腔的各种器械、纱布、药品等必须保持无菌。要尽早进行手术修补，以减少感染的发生。

（三）预防性使用抗菌药物

根据颅脑手术的特点，选择透过血脑屏障高的药物进行预防是非常必要的。根据《抗菌药物临床应用指导原则》和《卫生部办公厅关于抗菌药物临床应用管理有关问题的通知》（2009 年 3 月 23 日）的有关规定，选择头孢三代如头孢曲松应该比头孢二代具有更好的效果。手术时间超过 3 小时或失血量大于 1500ml，术中可给予第二剂，以保持有效的血药浓度。

对于脑室腹腔分流或需要外引流的神经外科手术而言，常规使用抗菌药物已经被循证医学中等同于大规模、大样本量、多中心的 RCT 的 cochrane 系统评价所证实。Ratilal 等学者综合 17 个试验、2134 名受试者的试验结果，经过 cochrane 系统评价后，发现静脉应用预防性抗生素及抗生素灌注的引流管均能显著降低引流管感染率，因此建议术后 24 小时内应该使用抗菌药物。24 小时后是否还需应用，目前尚不能明确。

对于清洁手术切口的神经外科手术，多项研究表明，术前应用不同种类的预防性抗菌药物均能降低手术后中枢神经系统感染的发生率，同时可以减少抗菌药物的使用量，降低平均住院日。但也有部分研究认为术前是否使用预防性抗菌药物对术后感染的发生没有显著性差异。

结合多个国家开展的相关研究，虽然绝大多数持肯定的态度，但也有部分研究提出了质疑。因此，还需要针对神经外科手术是否预防性使用抗菌药物开展更大样本、多中心的随机、双盲、安慰剂对照研究（RCT）。

总之，术后中枢神经系统感染重在预防，降低感染的发生率可以提高医疗质量，减轻患者的痛苦和社会经济负担。因此，感染的预防需要从术前、术中和术后三个技术环节开展工作。

术前技术包括冲洗头皮和头发，清除污物和碎屑、用推子修剪头发、使用氯己定或碘制剂进行备皮、用粘贴性手术巾或透明胶带覆盖手术部位、采用细致的无菌技术来保护无菌区、在切开之前给予预防性抗生素。

术中技术包括使失血和组织创伤减至/降至最低、清除失活的和肉眼可见的被污染的组织以及骨碎片、处理可置入装置时使用双层手套、温生理盐水冲洗手术野、仔细放置脑脊液引流装置、仔细关闭皮肤。

术后技术包括确保引流管通畅、使用屏蔽辅料、防止伤口暴露、避免术后对伤口施压。

七、主要治疗措施

1. 对症及支持疗法　颅内压增高的患者，可以给予甘露醇等药物降低颅内压，也可以通过持续体外引流降低颅内压，以缓解症状，预防脑水肿和脑疝的形成。同时可给予对症抗惊厥、调整水电解质平衡、营养支持等治疗，以促进感染的控制。

2. 清除感染灶，防止病原体的扩散致血行转移。

对感染的伤口及时进行清创。分流术后引起的感染，如果药物控制不佳，应及时取出被污染的脑室分流装置，待感染控制后重新进行分流手术。已经形成脑脓肿者，如果脓肿＜3cm，可以使用药物治疗；对于＞3cm的脓肿应进行脑室穿刺或手术治疗。

3. 抗感染治疗　抗菌药物的选用要根据细菌培养及药敏试验的结果选用。在没有明确病原体的情况下，颅内感染的抗菌药物经验型选择应考虑致病菌的流行病学、抗菌药物耐药情况以及血脑屏障透过度。由于脑脊液中主要调理素和特异性抗体水平较低，而且脑脊液中乳酸堆积使其pH值下降，抑制了氨基糖甙类抗菌药物对革兰阴性杆菌的杀菌活力。脑脊液中高浓度的蛋白质与抗菌药物结合可抑制其作用，所以，抗菌药物的使用首先要剂量充足，其次是联合用药，同时还要使用足够的时间。要使脑脊液中的抗菌药物浓度达到实验菌株最低杀菌浓度（MBC）的10～20倍才能及时发挥作用。脑脊膜是一种脂质双层膜，β-内酰胺类抗菌药物为非脂溶性，在脑脊液中仅能达到MBC的数倍，庆大霉素、卡那霉素和四环素很少透过炎性脑脊膜，多粘菌素不能透过脑脊膜。易于进入脑脊液的磺胺药、氯霉素和利福平等，抗菌作用有限。

头孢菌素中三代头孢如：头孢他啶、头孢曲松、美罗培南、万古霉素等药物透过度较高，针对革兰阳性菌和革兰阴性菌的作用可达MBC的20倍以上。可以作为预防和治疗用药的选择。美国感染性疾病学会（IDSA）在2004年指南中推荐的治疗方案是万古霉素＋头孢吡肟或头孢他啶或美罗培南之一。

在肿瘤和感染时，可能由于血/脑脊液pH值梯度的变化，也可能是病变脑组织血管的小泡运输增加，造成血脑屏障的通透性增加，有利于抗菌药物通过血脑屏障。因此对于脑肿瘤术后中枢神经系统感染，可以选择透过血脑屏障相对高的药物。根据中华医学会的建议，首选万古霉素＋头孢他啶，备选万古霉素＋美罗培南。但最重要的是要结合各家医院甚至各个科室的常见细菌耐药状况进行选择。

根据天坛医院10年神经外科患者脑脊液细菌流行病学和耐药性监测的结果，对术后脑膜炎经验性治疗的首选方案是万古霉素联合碳青霉烯类抗生素。

对神经外科手术后患者使用万古霉素的脑脊液浓度进行监测表明神经外科手术破坏了血-脑脊液屏障，使万古霉素脑脊液浓度增加。同时在较长时间内超过了MRSA/MRSE的MIC90水平。

对于严重和反复发作的中枢神经系统感染，在静脉抗菌治疗的同时，可以采用鞘内注射抗菌治疗。腰穿鞘内注射治疗，使抗菌药物不经过血脑屏障而直接进入蛛网膜下腔，抗菌药物直接进入感染的脑脊液，提高脑脊液中的药物浓度，达到更好的抗菌作用。近年来，治疗方法也得到进一步发展，如腰大池置管持续外引流、脑室冲洗引流术、脑室-椎管腔灌注引流法、亚低温联合人工脑脊液置换等。反对者则认为脑室系统容积小，药物毒性相对增强，容易引发神经根刺激症状、蛛网膜下腔粘连，严重者可导致死亡。但对于严重的中枢神经系统感染患者，面对极高的死亡率，鞘内注射治疗仍然是一个可以选择的治疗手段。

中枢神经系统感染最多见的病原体是革兰阳性球菌，但往往合并有其他阳性或阴性细菌，偶尔还会混合真菌的感染。反复多次的脑脊液培养可以让我们发现感染的复杂因素，在治疗时采取更加全面的措施，防止治疗上的疏漏和感染的反复发作。

在治疗感染的过程中，下列因素要予以特别重视：

1. 早期腰穿持续引流，动态监测脑脊液变化。
2. 反复多次的脑脊液培养，可以及时发现多种病原体的混合感染。
3. 不能满足于一次培养结果的阴性，阴性后再培养是十分必要的。
4. 及时发现和修补脑脊液漏，早期拔除引流管。
5. 早期有针对性地联合使用抗菌药物，且使用时间足够长。
6. 必要时可以采用鞘内注射。

第七节　皮肤与软组织医院感染

一、概　　述

皮肤及软组织感染（skin and soft tissue infection，SSTI）临床上十分常见，但也十分复杂，涉及众多学科，在疾病的名称上即有较多不同的分类和定义，在本章节中，皮肤及软组织感染的诊断多参考自国内专家近年来达成的共识。

皮肤是人体最大、最重要的器官之一，它包裹全身表面，在眼睑、口唇、鼻腔、肛门、尿道以及生殖器等外口周边移行为各部位的黏膜，借皮下组织与深部组织相连，皮下组织多数为脂肪组织，也有的为疏松结缔组织，它们共同构成体表的浅层部分。皮肤是人体最重要的天然屏障，是人体的保护膜，能够抵御外界各种物理或化学性的刺激和微生物的侵入，也能防止体内有用资源的外流损失，比如组织液等，皮肤也是温度调节器，在体温中枢调控下，通过体表面积以及皮肤血管的舒张或收缩完成体温调控过程，皮肤还有呼吸功能、解毒和排泄作用，有感觉作用等。

皮肤及软组织感染的种类很多，多由化脓性致病菌侵犯表皮、真皮和皮下组织引起的炎症性疾病。临床上十分常见，涉及范围也十分广泛，从浅表的局限性感染，到深部的皮下组织感染，甚至更为严重的皮肤、皮下组织坏死性感染，严重的后果可能会出现截肢、危及生命。在不同的文献中，诊断及分类较多，有的按照感染波及的皮肤层次和严重性分为疖、痈、蜂窝织炎、丹毒、软组织脓肿、坏疽等，有的按照形成感染的原因分为压疮（也称“褥疮”）、糖尿病性溃疡、动物咬伤等，有的按照感染的组织结构或部位分为毛囊炎、化脓性汗腺炎、淋巴管炎或淋巴结炎、化脓性指头炎、乳腺脓肿或乳腺炎、脐炎、坏死型筋膜炎等，有的根据疾病的临床特点进行分类，如婴儿脓疱病、复发性疥病、气性坏疽、新生儿皮下坏疽、糖尿病足、进展性细菌协同性坏疽等，有的根据感染的微生物种类而定义，如非结核分枝杆菌感染等。总体来说，各种微生物侵入皮肤及软组织形成寄居的同时，造成皮肤及软组织局部不同程度的损伤，机体在局部甚至全身出现对这种损伤的反应，均属于皮肤及软组织感染，临床较常见的感染主要表现为局部感染，但当伴有免疫力低下、营养不良、糖尿病、皮肤及软组织血循环不佳、粒细胞减少等状况时，这些局部感染容易扩散或发展，严重者导致败血症等全身感染，甚至死亡。

皮肤及软组织感染按照院内外来源，可以分为社区获得性和院内皮肤及软组织感染两大类，后者也即为皮肤及软组织医院感染，这类感染也是常见的医院感染发生部位，根据我国 2005 年医院感染现患率调查数据显示，皮肤及软组织医院感染率为 0.30%。皮肤的表在决定了病原菌可以通过接触轻松传播，这也说明了皮肤及软组织感染在医院感染中的重要地位，因为皮肤及软组织感染的患者或医务人员是医院感染的传染源，手卫生的执行力度不够会直接导致病原菌的播散。而且很多其他部位的医院感染最初传染源都是皮肤。

二、病　　因

皮肤作为天然屏障，有它防止病原菌入侵的自然条件。皮肤呈酸性（pH 值为 5.5），因此不利于病原菌的生长和繁殖，表皮细胞不断地新陈代谢，大约 2 周为一个周期，随细胞的角化、脱落，病原菌也被消除，真皮层及皮下丰富的毛细血管网能够使中性粒细胞、各种抗体、补体等人体的防御体系物质快速到达皮肤表层，及时清除入侵微生物，皮肤还具有柔韧性，可以承受相当的外力冲击、牵拉和摩擦。皮肤表面存在多种细菌，很多为非致病性细菌或条件致病菌，当皮肤屏障功能破坏或机体抵抗力下降时，这些细菌会入侵皮肤，发挥致病能力，形成感染。

常见引起皮肤及软组织感染的病原菌有葡萄球菌、链球菌、铜绿假单胞菌、肠球菌、不动杆菌及大肠埃希菌等。在院内获得的皮肤及软组织感染中，主要致病菌为金黄色葡萄球菌，而且耐甲氧西林金葡菌（MRSA）比例较高。临床中常见的浅表或局限性的皮肤及软组织感染，其致病菌多集中在金黄色葡萄球菌和化脓性链球菌。在一些特殊条件下，致病菌的成分变得非常复杂，比如免疫功能下降（中性粒细胞减少、艾滋病患者）、糖尿病患者、吸毒人员、动物咬伤、长时间未能愈合的感染伤口等，这些人群往往缺乏正常的机体免疫保护机制，或者在致伤皮肤及软组织的过程中定植多种微生物，也或在长期的治疗过程中由于医源性定植而导致多种病原菌的存在，这些感染中，往往条件性或少见的致病菌成为主要的病原菌，甚至存在多种致病菌混合感染。

三、危险因素与发病机制

在正常生理情况下，皮肤表面有众多的正常寄居菌群，多为金黄色葡萄球菌和凝固酶阴性的葡萄球菌，但由于健康的皮肤有一定的屏障功能，所以它们并不一定形成皮肤及软组织的感染，不过，在一些发病诱因的存在下，感染成为可能。常见的诱因如下：

（一）生理性皮肤屏障功能下降

新生儿或婴儿皮肤较为薄嫩，其屏障功能并不健全，致病菌可以直接侵入正常皮肤形成感染，如婴儿脓疱病。老年人由于皮脂腺功能减退，皮肤干燥，新陈代谢较慢，清除皮肤表面有害物质的能力下降，也容易导致皮肤及软组织感染。

（二）皮肤性疾病导致皮肤屏障功能被破坏

很多皮肤性疾病除了具有原发疾病的表现外，还会破坏正常皮肤的结构或其生理功能，从而使皮肤的屏障功能受损，例如特应性皮炎、接触性皮炎、手足癣、大疱性皮肤病、剥脱性皮炎等。

（三）外伤引起的皮肤屏障功能破坏

各种创伤、临床通过皮肤进行的侵袭性操作、理化因素导致的皮肤损伤、动物或人咬伤等导致皮肤屏障受损，可使病原菌有机可乘，形成皮肤及软组织感染。包括刀砍伤、皮肤擦伤、针刺伤、手术切口、热力损伤、化学烧伤等。另外，各种外伤后形成的皮肤瘢痕，由于瘢痕皮肤结构不同于正常皮肤，表皮与真皮的连接并没有正常皮肤那样紧密，并且表皮薄嫩，所以瘢痕皮肤的耐磨性和耐压性均不如正常皮肤，容易出现表皮水疱和破溃，这也是皮肤及软组织感染的易发因素之一。

（四）机体抵抗力下降

如肿瘤、糖尿病、艾滋病等患者，疾病本身使患者机体抵抗力下降，另外，一些长期使用激素、免疫抑制剂等治疗的患者，也是皮肤及软组织感染的易发人群。

（五）皮肤及软组织微循环障碍导致屏障功能受损

长期卧床的患者，比如：年老体弱、截瘫、长期昏迷、偏瘫等，这些患者骨性突起部位的皮肤在长期受压下容易出现微循环障碍，甚至出现皮肤的破损，产生压疮，皮肤的正常屏障受损，病原菌可乘虚而入，并发感染。

医院是多种致病菌的聚集场所，尤其在危重症病区、老年病区、慢性病区、肿瘤病区等，当患者的皮肤得不到及时有效的定期清洁和保护时，致病菌容易通过皮肤屏障的缺口侵入机体，形成局部的炎症和感染灶，严重者感染会向深部组织和全身扩散。皮肤及软组织感染是十分常见的感染性疾病，在医院感染中也是较为重要的组成部分。

皮肤及软组织感染最多见的来源是皮肤表面，另外血源性的来源也不可忽视。皮肤无时无刻不在承受着大量病原菌的附着或定植，自身的屏障功能会消除这些病原菌的危害，防止损害机体，在某种程度上，可以称为一种平衡，如果病原菌毒力增强或皮肤和机体抵抗力下降，导致平衡被打破，就会造成病原菌入侵，形成感染。当血液中存在致病菌时，病原菌可随血液到达所有流经的部位，在条件合适的地方，比如血流速度慢或形成乱流、涡流的部位，病原菌会停留并附着到组织，如果机体的防御机制不足以抵抗或消除这些病原菌，那么它们就会定植并繁殖，产生毒素并侵害机体，导致该部位感染，较为容易感染的部位有肺、肝、肾等，皮肤及软组织也是一个容易被侵犯的部位。

四、流行病学

皮肤及软组织感染在医院感染构成比中占有较高的比例，全国医院感染监测网报告，皮肤及软组织感染占医院感染总数的5.3%～10.9%，发病率为0.75%，居第五位。1993～1994年，英国报告皮肤感染率达9.6%，居医院感染第四位。

皮肤及软组织感染可以发生于任何年龄组，但婴幼儿和老人、体弱者更易发。美国CDC监测资料表明，儿科皮肤感染中5%～8%属于医院感染，有研究表明，皮肤感染的病原菌90%以上为葡萄球菌，老年机构中，35%的老人患褥疮。

皮肤及软组织感染的特点很突出，第一，由于皮肤在身体的表层，感染是微生物定植于机体并对机体造成明显损害的表现，大多数皮肤及软组织感染会有明显的皮肤表现，比如，局部红、肿、热、痛等，所以先期提示诊断的证据较为直观，容易早期发现；第二，常见的皮肤及软组织感染的种类中，局部表现明显，全身反应性病情往往较轻，并且非常常见，例如疖和痈，所以临床医生难以意识到它是医院感染的范畴，出现漏报。第三，目前绝大多数皮肤及软组织感染的疾病认识较为透彻，在治疗上有十分成熟的方案，在诊治及时的情况下，病情容易得到控制，临床医疗人员及患者都缺乏足够的重视程度。由于这多种原因，我国流行病学上数据不充分，比如疾病的医院感染发病率、易感因素、高危人群等；从上述发生率看，国外报道的皮肤感染率明显高于国内，这与我国医院感染监测水平与国外发达国家有差距的现状有一定关系。

五、临床特征与诊断

一直以来，感染的金标准似乎需要同时符合如下三项内容，第一，通过感染灶处获得可靠性良好的微生物学样本，并通过该样本获得了微生物学的证据；第二，证明皮肤及软组织感染的存在，也即有微生物侵入并损害正常皮肤及软组织的证据；第三，证明该微生物是导致该处感染灶的真正致病菌。这些标准并没有错误，只是过于理想化，在临床实际操作过程中有一定的难度。其实，真正的诊断金标准应该是临床相关人员的综合判断，其中包含了皮肤及软组织感染疾病的规律和临床相关人员在长期诊疗过程中的经验，而不是机械地遵从客观标准的指标，因为并不是所有的感染都能得到微生物学的客观结果，而且即使有结果，对结果的解释也并非是唯一。不过，当诊断出现困难时，上述三项证据的采集有利于做出判断。

因为皮肤的外在表现，使得绝大多数皮肤及软组织感染的临床特征较为明显，诊断并不困难，但是在伴有明显皮肤或表皮破损的情况下，判断皮肤及软组织感染就不是十分容易的事情了。在本章节需要说明致病菌定植和感染的区别。

定植包含两个概念，一个是定植菌，另一个是细菌定植。

定植菌是长期生长在人体某个部位的细菌，正常人体的体表、上呼吸道、下消化道等部位都有一些正常的寄居菌，它们都属于定植菌，如乳酸菌、大肠埃希菌等。已在特定部位定植的正常菌群一般都具有通过营养竞争、占位保护等作用抑制其他细菌再定植的能力，即定植抵抗力。但如果菌群失调，或是部位转移，由于细菌的毒力和宿主的抵抗力发生变化，就有可能导致感染。

细菌定植更着重于细菌黏附于组织的能力，各种微生物经常从不同环境落到人体，并能在一定部位附着和不断增殖，然后形成定植。定植的微生物必须依靠人体不断供给营养物质才能生长和繁殖，所以细菌定植需要满足几个条件：①必须具有一定的黏附力，宿主不同部位的上皮细胞都有一定的保护功能，通过定期增殖脱落、排泄、分泌或者纤毛运动等能力清除外来的微生物，有些器官还有运动或蠕动的方式排除这些微生物，细菌只有牢固地黏附在机体的黏膜上皮细胞上，才不会被清除掉，这是细菌能够在人体定植的关键。有专家认为这与特定细菌表面的特殊蛋白质——黏附素以及特定组织细胞膜上的黏附素受体有关；②必须有适宜的环境，细菌要长期生存必须有一定的环境要求，如酸碱度、营养物质的供应等；③必须有足够数量的细菌，在定植过程中，有一部分细菌会因黏附不牢固而脱落，或者随上皮细胞的代谢活动而被排除。因此，必须有足够数量的菌群，才可能有一定数量的细菌定植成功。

定植是感染的前提。如何区分定植和感染呢？感染需要有致病菌侵入正常皮肤或软组织并导致该处组织出现炎症反应的证据，从临床上来看，往往在局部出现明显的红、肿、热、痛等炎性反应，重者会伴随全身感染的表现，比如体温升高等；从微生物采样送检涂片上来看，可以见到一定数量的中性粒细胞吞噬或伴行潜在致病菌的现象；从病理和微生物学来看，如果取一部分病灶周围的相邻正常皮肤或软组织送检培养，可以获得阳性结果等。在皮肤及软组织感染的判断上，尤其在一些创面是否感染的问题上，临床相关人员容易倾向于做出感染的判断，这是不严谨的，因为这直接跟其治疗相关，在相关章节亦有介绍。

通俗来说，在怀疑皮肤及软组织感染的部位获得了微生物证据，如能排除感染的存在，只能称为定植，如果同时获得由该微生物侵入周围正常组织的证据，可以诊断为该微生物导致的感染。一些病情复杂、病程较长的皮肤及软组织感染往往获得不止一种微生物证据，如何判断哪种微生物是真的致病菌，而不是定植菌呢？首先，对样本的采集要求很高，尽可能在使用抗菌药物前采集，在采集前先用无菌生理盐水清洗表面，采用组织活检或针头抽吸的方式较拭子采集的方式更好，采集后尽快常温送检，一般不超过 15～20 分钟；另外在培养前先进行涂片镜检，评价样本的可靠性，同时如能见到大量的中性粒细胞吞噬或伴行潜在的细菌，该菌为致病菌的可能性大。当然，临床还有试验性治疗的方法，那就是使用敏感抗菌药物能够有效地控制感染，则证明该细菌为致病菌。

下面说明一些常见的皮肤及软组织感染的临床特征及诊断。

疖和痈的致病菌主要是金黄色葡萄球菌，其次为白色葡萄球菌。都是毛囊及其所属皮脂腺发生的急性化脓性感染，不过，疖表现为单个毛囊，痈表现为多个毛囊和皮脂腺。病理特点为早期表现为毛囊炎及毛囊周围炎，毛囊周围有密集的中性白细胞和少数淋巴细胞浸润，以后形成脓肿，毛囊及皮脂腺均被破坏。可发生于全身，但以毛囊和皮脂腺发达的部位多见，例如头、面、颈、腋窝、腹股沟、会阴等，如果在皮肤坚韧的部位，比如背部或项部，由于炎症不容易突破坚韧的皮肤，只能沿深部阻力较小的脂肪组织柱蔓延至皮下深筋膜，再沿深筋膜向四周扩散，累及邻近的许多脂肪组织柱，然后向上传入毛囊群而形成多个脓头，即形成痈。初期局部表现为皮肤红肿和疼痛小结或肿块，随后出现中心部位皮肤坏死、破溃，脓液流出，单个疖肿较少引起全身症状，而痈会出现多个破溃中心，由于痈的炎症范围大，全身症状较疖明显加重，可伴有不同程度发热、畏寒、头痛、食欲差和全身乏力等，严重者会出现脓毒症。常规应检查血尿常规和血糖及营养指标，因为这两种疾病多发于抵抗力低下人群，以痈更甚，糖尿病、营养不良、应用免疫抑制剂者常见，感染重者血常规中白细胞计数增高，中性粒细胞增多。

疖和痈的诊断并不困难，具有局部毛囊结节、化脓坏死、形成脓栓、局部疼痛，一个或多个毛囊出现，较为典型的临床表现和经过，伴有或不伴有全身发热等症状，对于医院感染的诊断来说，需要考证是否为入院 48 小时后发生的感染，如果为入院 48 小时后出现的感染，可以诊断为医院感染。但在实际操作过程中，由于疖的症状轻微，出现的人群较广，比如，几乎每个人在一生中都会出现多次的疖肿，医务人员似乎更容易出现，往往被我们忽视它的存在，也忽视按医院感染的上报流程处理，这样就导致这种疾病真正的医院感染率难以获得数据，所以对于疖和痈来说，困难的不是临床诊断，而是能否意识到它是医院感染，能否意识到应该按医院感染的流程处理。

蜂窝织炎致病菌最常见的是β-溶血性链球菌，有时也为金黄色葡萄球菌。蜂窝织炎是皮下、筋膜下或深部疏松结缔组织的播散性感染，细菌会从皮肤或黏膜破损处进入皮下形成感染，有时也可由局部化脓性感染灶直接扩散或经过淋巴、血流传播而发生。β-溶血性链球菌能产生链激酶、胶原酶和透明质酸酶，这些物质能促进感染在疏松组织间扩散，呈现弥漫性，与正常组织无明确界限。临床上表现为皮肤局部红、肿、热、痛，红色较黯，边界不清，中央部位的颜色较周围深，皮肤指压后能退色，范围大时会出现中央区坏死，蜂窝组织炎一般都伴有不同程度的全身症状，如发热、畏寒等，病变部位较浅、皮肤弹性较好或松弛的部位肿胀明显，但疼痛较轻；病变部位组织致密且深在，则肿胀不显，但疼痛剧烈。一些特殊部位的感染需要警惕，比如颌下蜂窝组织炎，不管是口腔还是颈部来源，会有因肿胀和疼痛而导致进食、呼吸不畅的表现，颌下肿胀明显，而皮肤表现轻微，如果不能及时控制，感染波及范围扩大至咽喉有导致窒息的可能。患者多伴有外周血白细胞升高。

丹毒致病菌最常见的也是β-溶血性链球菌，是皮肤及其网状淋巴管的急性炎症，细菌往往从皮肤破损处侵入皮内网状淋巴管，一般局限于皮肤层，很少侵及真皮下，也少出现脓肿和皮肤坏死。临床表现为起病急，皮肤呈片状红疹，色鲜艳，边界清楚，指压能退色，皮肤略红肿，有时伴有表皮水疱，附近淋巴结容易出现肿大和疼痛，常伴有全身症状，比如发热、畏寒、头痛等。患者往往有足癣、溃疡、大面积瘢痕、皮肤反复破损等基础状况，导致皮肤网状淋巴管不通畅。如果下肢反复发作丹毒，需要考虑有丝虫感染。

蜂窝织炎和丹毒的诊断同样不困难，临床有典型的表现，如果入院 48 小时后出现，考虑院内产生，则可以诊断为医院感染。

淋巴管炎和淋巴结炎多数继发于其他化脓性感染病灶，常伴有蜂窝组织炎，多数由β-溶血性链球菌引起。淋巴管炎特征是皮肤表面形成红、热、痛的线条，区域淋巴结几乎都有不同程度的肿大和疼痛。淋巴结炎是由致病菌沿淋巴管侵入淋巴结而导致，常见于颈、腋窝、腹股沟等处，早期多个淋巴结肿痛，可以推动，后期容易淋巴结与周围组织粘连，不易推动。

软组织脓肿是上述皮肤及软组织感染急性期未能及时控制而容易形成的结果。常见的致病菌为毒力强且有凝固血浆能力的金黄色葡萄球菌。感染会造成组织的坏死与液化，形成脓液，脓肿壁由大量白细胞浸润的纤维层构成。当脓腔内压力增大到一定程度时，脓液会从阻力最小的部位破出，排出皮肤体外或进入体内腔隙，脓液引流后脓腔即被肉芽组织填充，如果感染得到控制，能够二期愈合，有的在愈合后会出现病情反复的现象。

压疮（又称为“褥疮”）是临床较为常见的并发症，压疮是由于身体局部的皮肤及软组织持续受压导致组织缺血、缺氧、营养不良，直至皮肤组织溃烂坏死。压疮的易发因素包括两个方面，一是全身基础状况，营养不良是内因，常见于：年老体弱、瘫痪、昏迷等行动不便的患者；二是除了压力外还伴有其他损伤因素，比如：皮肤经常摩擦、潮湿、液体浸渍（常见大小便、汗渍等）等。容易出现压疮的部位主要是皮下组织（包括脂肪、肌肉等）较少的骨性突起部位，比如：枕骨粗隆、肩胛部、脊柱棘突、髋部、骶尾部、膝关节内外侧、内外踝、足跟部、髂前上棘等。在压疮的早期，皮肤表现红肿，颜色紫红或深黯，有时表皮有水疱，皮下出现水肿变硬，甚至结节，更重时，局部血液回流完全受阻，出现局部组织缺血性坏死，表现为干痂，如果没有感染，可以长期如此表现，一旦感染或时间过长，容易出现溶痂，组织液化，溃疡形成，坏死组织和感染互为因果又促进压疮的发展，重者溃疡深达骨质，并在皮下或筋膜下向周边扩散，甚至导致脓毒败血症。

压疮的诊断主要有以下要点：①患处有持续受压或压疮易发因素存在的病史；②患处表现为皮肤的缺血缺氧表现，如皮肤局部红肿、颜色黯紫、表皮水疱、破溃、干痂等，重者表现为溃疡或窦道、骨外露等；③对于诊断为医院感染来说，还要强调为入院 48 小时后出现的压疮，并且有感染的表现。并非所有的压疮一定属于感染，比如，皮肤尚未破溃的早期压疮，表现为干痂并且创缘正常皮肤无红肿表现的压疮，呈现肉芽组织表现、创缘无感染迹象的晚期压疮等。

糖尿病性溃疡顾名思义，存在有糖尿病的基础，往往在长时间未能良好控制血糖的情况下容易出现肢体远端皮肤的变性、坏死、破溃甚至坏疽。糖尿病患者肢体远端尤其足部容易出现溃疡的原因跟多种因素有关，包括：①糖尿病患者容易出现周围神经病变和周围血管病变，最终导致肢体末端感觉与微循环障碍，皮肤及软组织营养不良，皮肤屏障功能下降；②美国 CDC 在手术部位感染预防指南中明确指出，围术期血糖高于 11mmol/L，会显著性增加手术部位感染的机会，但机制不明，有学者认为血液中高糖会降低中性粒细胞的趋化能力，从而影响机体清除致病菌的能力；③肢体末端感觉不良导致对温度和疼痛不敏感，人体对危险刺激的天然避让行为部分丧失，比如不会主动躲避过烫的洗脚水、不会感觉到足底鞋中异物的长时间挤压等，这样皮肤出现破损的机会明显增加；④在皮肤出现破溃的初期，由于感觉不到过分的不适或疼痛，患者容易轻视溃疡的早期处理，使致病菌定植和感染的机会增加。糖尿病性溃疡的名称并无定论，有的文献称为糖尿病足或糖尿病足溃疡等，作者一并称为糖尿病性溃疡。其诊断依据临床的特征并无困难。

参考中华人民共和国原卫生部于 2001 年 1 月 2 日颁布的医院感染诊断试行标准和美国 CDC 于 2008 年公布的医院感染诊断标准，作者总结皮肤及软组织感染的诊断标准如下：

（一）皮肤感染

必须符合下述两条之一即可诊断：

1. 皮肤有脓性分泌物、脓疱、疖肿等。

2. 患者有如下症状或体征中的至少 2 种，并且无其他原因解释者：疼痛或压痛，局部肿胀，发红，或发热。同时，满足如下情况之一：

（1）从病灶的分泌物或脓液中培养出病原体，如果这个病原体是正常皮肤菌群，如白喉（棒状杆菌属）、芽胞杆菌属（非炭疽杆菌）、丙酸杆菌、凝固酶阴性葡萄球菌（包括表皮葡萄球菌）、草绿色链球菌、气球菌属、微球菌属，它们必须是一个纯粹培养（或称为纯培养）。

（2）血培养阳性。

（3）血液或感染组织特异性病原体抗原检测阳性（如单纯疱疹病毒、带状疱疹病毒、流感嗜血杆菌、脑膜炎奈瑟菌）。

（4）在感染组织中镜检看到多核巨细胞。

（5）病原体血清 IgM 抗体效价达到诊断水平，或双份血清 IgG 呈 4 倍升高。

（二）软组织感染

软组织感染包括：坏死性筋膜炎、感染性坏疽、坏死性蜂窝组织炎、感染性肌炎、淋巴结炎及淋巴管炎。

软组织感染必须符合下述条件之一。

1. 从感染部位的组织或者引流液中培养出病原体。

2. 在感染部位有脓性引流液。

3. 用外科手术或病理组织学检查可见脓肿或其他感染的证据。

4. 患者有如下症状或体征中的至少 2 种，并且无其他原因解释者：局部疼痛或压痛，局部肿胀，发红或发热。同时，满足如下情况之一：

（1）血液培养阳性。

（2）血液或尿液抗原检测阳性（例如流感嗜血杆菌、肺炎链球菌、脑膜炎奈瑟菌、乙型链球菌、念珠菌）。

（3）病原体血清 IgM 抗体效价达到诊断水平，或双份血清 IgG 呈 4 倍升高。

（三）压疮感染

压疮感染包括：压疮浅表部和深部组织感染。

压疮感染诊断需要满足如下条件：排除其他原因解释，满足如下情况之一：压疮伤口边缘发红，压痛，或肿胀，同时满足如下中的至少 1 条：

1. 合格的标本培养阳性（说明：压疮表面及分泌物培养阳性并不足以证明感染，正确采集的标本应该是通过针抽或溃疡边缘组织活检。）

2. 血培养阳性。

在确诊皮肤及软组织感染的基础上，再依据该感染与住院行为之间的时间及相关性来判断是否为医院感染。需要着重说明的是，在皮肤及软组织感染的诊断上，要重视临床相关人员的综合判断。

六、预　　防

皮肤及软组织感染的表现大多数并非重症，但皮肤是各种细菌的贮存所，每一处的感染都有致病菌侵入机体正常组织的行为，即由该行为，致病菌得以能通过血流、淋巴、组织间隙、生理腔隙等传播到其他部位导致更为严重的感染，或者传播给其他人，因此，皮肤及软组织的感染必须严格控制，如果能保护好正常皮肤的屏障功能，将能起到良好的预防作用。在医疗机构中，皮肤及软组织感染的易感人群比例很高，较之正常人，需要有更多的预防和保护措施。

在皮肤及软组织医院感染的控制中，需要注意以下几点：

1. 保持正常皮肤清洁　个人皮肤的清洁是非常重要的一个环节，用肥皂、清水仔细清洗皮肤可能是预防皮肤感染的最重要的措施之一，在一定程度上，它能减少皮肤表面的致病菌的定植数量，并保持皮肤通畅的分泌和排泄功能，利于上皮细胞的新陈代谢，从而维持正常皮肤的健康生理功能。当患者不能自理进行这项工作时，专门的皮肤护理是十分必要的。

2. 避免正常皮肤出现破损　避免或减少皮肤破损的因素，维持皮肤完整的屏障体系。比如，避免皮肤摩擦，防止被汗、大小便污渍等浸润皮肤，床单保持平整，少有皱褶，术前皮肤准备中不使用刮毛的方式，而是不备皮或术前即刻备皮的方式，有时根据手术视野的需要仅做毛发的修剪等。

3. 避免皮肤及软组织长时间缺血缺氧的状态　减少皮肤及软组织长期受压的措施有以下三方面措施：第一，鼓励和协助患者定时改变体位，使骨性突起部位交替受压，翻身间隔要依据病情和局部受压状况而定，一般 2 小时一次，必要时 1 小时翻身一次，对于患者完全没有活动能力或体质瘦弱者，可以使用防压疮床垫，比如，气垫床、沙床等，还可以使用大面积烧伤患者专用的翻身床。第二，保护骨性突起部位，在患者长期体位过程中，骨性突起部位由于皮下组织少，耐受压力的能力差，可以用一些防褥疮垫圈进行局部的支撑，分散骨性突起部位的压力。第三，加强皮肤的观察和评估，监测皮肤受压状况本身也可以提醒措施的落实。

4. 在已经出现皮肤及软组织感染时，要积极处理，同时警惕其他部位的继发感染。

有一些感染前的皮肤变化，比如压疮早期，皮肤红肿，颜色黯，皮肤已有坏死或破损迹象，这时需要加强局部的抗感染措施，可以加强局部清洁消毒，使用一些抗感染的药膏等。

5. 医务人员及患者的手卫生也是重点预防措施。

皮肤及软组织感染的致病菌几乎都是接触传播的病原体，存在于人体和生活环境中，但是一些有特殊毒力的病原体或者耐药菌就不是患者正常皮肤固有的定植菌了，它们随医疗机构内人群的流动而到处传播或传染，承载生活和工作最大职能的手是它们传播的最佳工具。有文献表明，通过良好的手卫生可以减少大约 1/3 的医院感染，其中也包括皮肤及软组织感染。

6. 控制好基础疾病，保持机体免疫功能。

对于糖尿病、免疫抑制剂使用、肿瘤、糖皮质激素使用、艾滋病等患者来说，控制好这些基础疾病，保持良好的机体抵抗力，对皮肤及软组织感染的预防也十分重要。

七、主要治疗措施

对于皮肤及软组织感染的治疗措施，遵从一些原则：以局部表现为主的小范围感染，同样以局部治疗为主，争取在早期促使炎症消散，局部化脓时及早排出脓液，并发全身炎症反应、或者存在有潜在扩散风险的局部（如面部危险三角区等）时，需要及时消除全身性炎症反应，包括使用敏感抗菌药物进行全身治疗。

对于疖的治疗，主要是局部处理，在脓头并未形成前，可以使用热敷等方法加速炎症的消散，利于感染的局限和吸收，在脓栓形成后，可以用碘酊点涂，或用针直接刺破脓头，剔除脓栓，局部使用莫匹罗星软膏。对于面部疖肿，尤其是上唇、鼻周围区域，也称“危险三角”，切忌挤压，因为面部血管和淋巴管都较丰富，过分的挤压会使细菌沿内眦血管等进入颅内，造成颅内感染。如果疖肿伴有明显的全身症状，需要配合全身抗生素的治疗，如果存在基础疾病，需要一并调整。

对于痈来说，除了局部的类似处理外，往往需要全身的抗生素治疗和支持治疗，首选青霉素类的抗生素，如果有药敏结果，则尽量选择用敏感药物。局部脓肿感染不易控制时，要尽早切开引流，切口探至最深部，引流要充分彻底，操作过程中尽量锐性剥离，减少挤压动作，防止感染播散，也减轻皮肤和皮下组织损伤程度，如果范围较大，出现切口难以愈合或皮肤坏死，需要时可以采用植皮的方式修复。

对于蜂窝组织炎、淋巴管炎、淋巴结炎、软组织脓肿等，均需要遵从外科引流通畅的原则，加强局部炎症消散和抗感染的处理，同时对伴发的全身炎症反应予以相应处理。

压疮需要系统的治疗。首先要做好平时的预防工作，比如保持容易出现压疮的部位（都是骨性突起的部位）尽量不受压或不长时间受压，比如使用压疮垫圈，将骨性突起部位空出，定期翻身改变体位，防止某些部位长时间受压。其次，对于伤口的处理，保持引流通畅，定期清洁伤口，可以使用一些抗感染的药膏，定期更换敷料。注意上述这些，压疮可以好转和控制，对于身体状况良好的患者，积极的手术治疗也许是加速愈合的不错的选择。但很多患有压疮的患者病情复杂，基础疾病严重，往往没有手术的条件。

对于糖尿病性溃疡，在治疗全程需要控制好血糖，对于轻度的皮肤及软组织感染病灶，促进局部炎症的消退，比如抬高患肢、外用穿透力较强的抗感染药物（如磺胺嘧啶锌、磺胺嘧啶银等）、定期清洁溃疡及其周边正常皮肤等，如果有窦道，需要进行良好的引流，必要时采用手术的方式加强引流，对于严重的局部感染病灶，甚至伴有全身明显感染中毒症状时，需要使用敏感的抗菌药物。糖尿病性溃疡严重者可以导致截肢，目前有学者主张采用改善溃疡周边皮肤及软组织微循环的方法降低截肢率，例如介入疗法、理疗等，取得一定成效。作者认为糖尿病性溃疡属于全身性疾病，单纯的内科治疗或者单纯的外科处理都难以达到良好的效果，需要内外兼修、标本兼治，方有明显的效果。

需要强调的是，对于皮肤及软组织医院感染，与社区获得的皮肤及软组织感染在致病菌的组成上有所不同，在处理上也需要调整，社区获得性皮肤及软组织感染的致病菌有较为规律和稳定的特点，而且耐药菌株少见，按照原则常规治疗容易见效，但是院内获得的皮肤及软组织感染不排除耐药菌和特殊菌种多见的可能，需要根据微生物学结果针对性的使用敏感抗菌药物，同时在处理这类患者时，需要严格进行无菌操作，并注意良好的消毒隔离工作，防止致病菌的传播。

第八节　骨与关节医院感染

由于骨关节解剖生理的特殊性，骨与关节感染具有治愈困难，病程长，致残率高的特点。近些年，随着交通事故引起的开放性骨折的日益增多，细菌耐药性和骨科植入物数量的增加，由此导致的各种类型的骨关节感染越发增加，给骨科医生和院内感染控制带来巨大挑战。

骨关节感染分类：

1. 创伤性感染　如开放性骨折或关节的各种开放性损伤，病原菌直接由伤口侵入骨组织或关节腔，引起骨和关节感染。现代工业、交通运输业的高速发展及火器伤、地震等自然灾害频发，由此引起的创伤性骨关节感染已居各类骨关节感染之首。

2. 血源性感染　由血源性感染途径而发生的骨关节感染，多见于小儿，其发病部位，多在长管骨干骺端，尤其以下肢骨多见。一般由于身体其他部位的化脓性病灶，如脓肿、痈疖、中耳炎或败血症等，其细菌播散入血，通过血液循环被带到骨组织或关节而发生骨关节感染。自20世纪80年代，以往多见的血源性骨关节感染日渐减少。

3. 医源性感染　由于各种医疗行为引起的骨关节感染，如人工关节置换手术、关节镜检查、心脏手术等引起的植入假体感染、胸骨骨髓炎等。

本节选取感染率高的开放性骨折术后创伤性骨髓炎和感染后果严重的人工关节置换术后关节感染两类骨关节感染，同时也是通过院感防控措施可降低感染的两类临床上常见的骨关节感染，分别予以阐述。

一、创伤性骨髓炎

（一）概述

交通事故、地震等自然灾害损伤日渐多见，常引起高能开放性骨折，伴有严重软组织损伤，易发生骨折感染，临床上属于创伤性骨髓炎。据国际内固定协会报道，开放性骨折感染率高达30%～40%，如使用内固定则增加感染率30%以上。美国每年因开放性骨折导致骨感染，不仅消耗高达1100亿美元财富，还导致细菌耐药性增加，患者肢体畸形，截肢甚至死亡等严重后果，给患者和社会带来巨大灾难。

（二）病因

导致开放性骨折术后发生骨感染的因素是多方面的，包括创伤的严重程度、伤口的污染程度、清创手术的时机与技巧、骨折固定的方式及稳妥、伤口的闭合及引流等。

1. 直接原因为高能量损伤导致高能量骨折，高能量骨折的特点是高速运动的物体（如汽车等）快速撞击、挤压肢体直接损伤肢体的同时，肢体又能吸收致伤物的能量，并传导至骨骼，吸收的能量再次暴发，在骨骼和软组织中产生巨大震动波，产生高能量骨折；同时产生瞬间真空，能将邻近组织的异物（包括致病菌）吸入骨髓深处，造成感染。临床上高能量骨折类型复杂，多为开放性及粉碎性骨折，伴有骨膜剥脱和严重软组织损伤。此时开放性骨折感染率可高达30%～40%。

2. 对开放性创伤的早期处理有时重视不够，处理欠规范，清创后无视创口软组织条件，强行一期缝合伤口，致术后缺血坏死，继发感染。有时因为客观条件无法及时清创，或即使进行了及时规范的清创术，因致病菌已侵入机体深部，骨感染在所难免。

3. 医源性原因　因开放性或粉碎性骨折的复杂性与机体的特异性，手术失误、选材不当、不适当地扩大内固定术及伤口闭合引流不畅等均会造成术后继发骨感染。

4. 院内感染耐药菌株的出现，增加了骨折术后感染的几率，并给骨感染的治疗带来很大挑战。

（三）发病机制

1. 致病菌的毒力　致病菌包括细菌、真菌、寄生虫等。一旦侵入骨骼，获得生存条件，即滋生繁殖，造成骨感染。统计资料显示，创伤性骨感染多数为混合感染。致病菌中80%以上为：金黄色葡萄球菌、铜绿假单胞菌、溶血链球菌、大肠埃希菌、鲍氏不动杆菌、产气杆菌等。其中最常见的是金黄色葡萄球菌，其次为铜绿假单胞菌，近年来，学者报道革兰阴性菌感染逐年增多，同时厌氧菌所致骨感染也日渐增多，应引起高度重视；若暴露于特殊环境中，将会增加特异性感染（如气性坏疽）的可能性。

2. 宿主的生理状态　即宿主全身状态及克服或控制感染的能力、骨愈合的能力等，包括营养状态、机体抵抗力、有无低蛋白血症、是否合并心脏及肝肾方面的基础疾病等。

3. 创伤的严重程度和局部状态　主要指创伤严重程度分级，创伤局部解剖稳定性和良好血液循环，对是否引发骨感染至关重要。血供良好而稳定的骨骼，可以阻止骨髓炎的发生与发展。若骨骼稳定性丧失，异常的应力刺激，易使骨骼及周围软组织炎症发生与发展，局部损伤感染面积逐渐扩大，感染逐渐加重，最终发展成骨髓炎。若骨折伴有软组织撕裂伤、骨膜剥离、甚至皮肤肌肉缺失，使失去血供的骨折端暴露于空气中，干燥坏死，此类骨感染往往伴有感染性骨不连或骨缺损。

（四）诊断和治疗

创伤性骨髓炎根据病情进展变化，一般分为急性期和慢性期。创伤后，早期处理不当或未能及时处理，或严重创伤虽进行认真清创，但致病菌已潜入组织深层和骨骼内，均会导致创伤性骨髓炎的发生。此时多数患者除发热，贫血，局部肿胀、疼痛，常无其他明显症状。若为严重的骨髓炎，毒性物质可以直接进入血液循环，常在骨折术后3～5天，患者突然出现高热、寒战等明显毒血症表现。急性期到慢性期常常是一个逐渐演变过程，时间难以准确界定。一般认为起病4周之内，死骨形成以前，为急性期。死骨形成是慢性期的特征，慢性创伤性骨髓炎，往往病情复杂、病程长，常可历时数月、数年、十余年或更长，反复发作，迁延不愈。临床表现为骨死腔与窦道形成，关节畸形与僵直。X线片对诊断和随访有重要意义，MRI和CT检查对早期病灶和活动性病变，显示更加清楚。细菌培养与药物敏感试验结果可以指导临床抗菌药物选择。

创伤性骨髓炎急性期感染刚刚开始，炎症仅限于骨髓腔，治愈率高。若感染已形成软组织脓肿，累及整个骨折断端，几乎毫无例外转变成慢性期。因此，骨折早期规范治疗显得尤为重要，应做到早发现、早诊断、早期彻底处理，尽量避免发展为慢性骨髓炎，治疗方法包括：大剂量、广谱抗菌药物的全身应用；彻底清创；局部切开引流；持续冲洗和负压引流；局部应用抗菌药物冲洗等。创伤性骨髓炎慢性期的治疗必然是非常复杂困难的。需要在考虑患者生理状况，抵抗力强弱，骨骼稳定性和致病菌种类、毒力的基础上，对每个患者制定个体化治疗方案。治疗方法包括：全身抗菌药物应用，清创术，外固定器维持骨的稳定性，持续冲洗、负压引流，介入治疗、高压氧治疗等。

（五）预防

创伤性骨髓炎的治疗复杂困难，感染后果严重，致畸致残几率高。因此采取有效的预防控制措施，尽量防止或减少创伤性骨髓炎，其重要性不言而喻。

1. 认真规范的清创　彻底清创是治疗开放性骨折、防止感染的重要措施之一。力争黄金期（6～8小时）进行清创，如早期应用抗菌药物，伤口又无感染征象者，清创时间可延迟至24～48小时。如果对清创不重视，误认为是小手术，以致不认真、不彻底，则可能导致术后感染，为后续治疗造成更大困难，甚至对患者造成灾难性后果。清创术应在骨科专用手术室内进行，以防止院内耐药致病菌污染伤口。

2. 抗菌药物的应用　全身或局部应用抗菌药物，能有效地预防感染的发生。骨感染的治疗常需手术控制原发病灶，清除坏死组织和引流脓液，这是抗生素治疗不能替代的。有效的抗生素治疗建立在彻底清创基础之上，才能彻底治愈感染。

3. 冲洗、引流　冲洗和引流是预防感染的重要措施，清创术后放置负压引流，可防止血肿形成；如伤口已有感染征象，及时冲洗和引流，可减少感染扩散，促进愈合。

4. 骨折固定　四肢骨折要妥善固定，在众多方法中，外固定器和微创治疗技术可作为首选，因骨折断端的生物学稳定，利于防止骨感染。

二、人工关节置换术后感染

关节置换术后感染是人工关节置换的最严重并发症之一。尽管伴随外科手术技术不断提高、手术室环境持续改进、围术期预防性抗生素应用等因素，使人工关节置换术后感染的发生率大大下降，但随着人工关节置换手术数目增加，感染的病例并不少见。同时一旦发生关节置换术后假体感染，其治疗的长期性与困难性及极大的经济负担，假体感染给患者带来巨大身心创伤，也使医疗机构面临极大挑战。因此明确人工关节置换术后感染的危险因素，采取有效的术前、术中、术后预防控制措施，达到有效降低或避免关节置换术后感染的发生，显得尤为重要。

（一）流行病学及病原学

人工关节置换术后感染可分为早期感染（术后 3 个月以内）、延迟感染（术后 3～24 个月）和晚期感染（术后 24 个月后）。临床上以延迟感染最常见。Eric Fulkerson 2006 年报道 146 例患者全髋和全膝感染翻修 194 个关节（110 髋，84 膝）进行感染分类，其中急性早期感染 17%，慢性延迟感染 70%，晚期感染 13%。早期感染一般具有较明显急性炎症体征，如术后体温持续性升高，患肢疼痛、肿胀，甚至出现明显的蜂窝织炎以及形成脓性窦道。延迟感染常常引起假体松动以及持续的关节疼痛，这种感染通常由低毒性致病菌引起。术后早期感染和延迟感染的病原菌通常源于手术中植入假体时无菌措施不够严密；而晚期感染则大部分由术后血源性播散引起，通常源于皮肤、呼吸道、口腔和泌尿道感染。

人工关节置换术后感染的发生率，不同疾病患者，不同部位关节置换的感染率不相同。Lidwell 报道了 6 年中在 19 家医院进行的 8000 余例髋、膝关节置换感染的前瞻性调查，研究显示 4133 例在常规手术室中进行的髋、膝关节置换感染率为 1.5%，而在超净手术室中进行的 3922 例关节置换的感染率为 0.6%。英国的数据显示 2004～2007 年 63 208例髋关节置换手术，术后感染率为 0.92%，63 858 例膝关节置换手术，术后感染率为 0.51%。美国 CDC 2006～2008 年数据表明髋关节置换术感染率约 1.27%，膝关节置换术 0.89%。张明学报道解放军总医院人工髋关节置换术 943 例，术后感染率为 0.3%。Meta 分析国内近 5 年人工关节置换术后假体周围感染的细菌学显示，革兰阳性菌占 80.5%，革兰阴性菌占 17.7%，真菌占 1.8%。早期感染多为革兰阳性细菌所致，以金黄色葡萄球菌最为多见，占总菌株数的 34.6%，其次为链球菌、大肠埃希菌以及厌氧菌等。晚期感染的则常为低毒力的条件致病菌，例如表皮葡萄球菌，白色葡萄球菌等。

（二）发病机制

人工关节置换术后感染，原因较多，发生条件较复杂；感染发生涉及三个方面：感染源（皮肤及其他部位的寄居菌、术中的污染菌、血源性播散菌等），细菌的生长环境和机体抵抗力的下降。

手术中环境消毒不合格，污染空气中细菌直接落入伤口，手术切口感染约30%由于手术室空气污染所致。应用现代化层流手术室大大降低手术感染率，也证实手术空气洁净的重要性。其中人员是手术室空气污染的主要来源，人员数目及活动情况，衣物上污染的微生物数，手术持续时间及室内新风更换情况均会影响关节置换术后感染。手术中使用的医疗器械、植入物均应严格无菌，一旦有细菌带入，将引起术后感染。手术操作者无菌技术不严格，也可以将细菌污染到关节腔内。

5%～15%的手术感染是由于患者皮肤污染所致，这主要是因为术前皮肤消毒不彻底，或者术前备皮损伤皮肤，使手术切口局部细菌生长繁殖而术后发生感染。手术后局部伤口换药，消毒、无菌操作不严格，也可以使得局部皮肤的寄居菌逆行进入伤口内，引起关节感染的发生。手术创伤使关节局部抵抗力下降，假体异物植入也会损害机体吞噬细胞防卫机制，这些因素利于关节局部的细菌在关节液培养基中生长繁殖。

以上落入关节腔内的细菌，与机体免疫系统抗争，并逐渐生长繁殖。同时假体或生物材料可充当基体材料，细菌在其表面黏附和增殖，同时与宿主细胞竞争分泌蛋白或糖类，与生物材料表面整合或结合，导致感染难以治愈，他们将这种现象称为“生物材料表面聚集竞争”，如果细菌获胜，就能黏附在假体表面并形成生物被膜，生物被膜内的细胞外基质或多糖-蛋白质复合物进一步保护细菌免受抗生素或宿主的攻击，导致感染迁延不愈。研究表明，金黄色葡萄球菌、表皮葡萄球菌等具有一些与其毒力相关的细胞因子。第一类是促使细菌黏附的细菌表面配基，如纤维蛋白原、弹力蛋白等。细菌黏附能力对于细菌早期着床于宿主组织和植入物表面非常关键。第二类是可逃避宿主防御机制的细菌表面配基，如A蛋白、荚膜多糖等。第三类是可提高细菌侵入和组织渗透能力的细菌表面配基。

除以上原因以外，肥胖、糖尿病、低蛋白血症、贫血、类风湿关节炎接受免疫抑制及激素治疗的患者，感染发生率较高。手术前住院时间过长，同样也是易感因素。

（三）感染诊断与治疗

关节置换术后感染的诊断应结合患者的病史，临床症状与查体结果，实验室检查，影像学资料及局部活检结果。最重要的是分离出侵入的微生物，这样才能明确诊断并选择合适的抗菌药物进行治疗。虽然金黄色葡萄球菌是关节置换术后感染中最常见的病原菌，但由于疾病类型和流行病学因素的不同，许多其他微生物也可被分离出来。抽取关节液或手术中进行骨活检做细菌培养对诊断感染是非常有意义的。但由于细菌培养阳性率不高，因此培养阴性不能排除感染。

早期感染的典型表现是手术部位出现急性疼痛、红肿、局部皮温较高并可出现渗液，甚至破溃流脓和窦道形成，同时伴有发热、寒战等全身感染中毒症状，临床上较易明确诊断。关节置换术后中晚期感染大多由低毒性致病菌引起，多慢性隐匿起病，缺乏特异的临床症状与体征。有时难以与无菌性松动鉴别开来，因此关节置换术后中晚期延迟低毒性感染诊断应注意：在感染的早期，X线往往无异常或仅为无特异性的软组织或膝关节肿胀，晚期可见骨或骨水泥界面的破坏，在界面上出现较宽的、广泛的、边缘不清的X线片透亮线，但不能将无菌性松动和由感染引起的松动相区分。所以X线片对关节置换术后感染的诊断价值不大。延迟感染患者血象中白细胞计数很少升高，诊断意义不大。血清C反应蛋白升高（CRP）、血沉增快（ESR）有一定诊断价值，也是目前临床上应用较多的对术后疼痛的患者进行诊断假体感染筛选的重要参考指标。

由于延迟感染的临床症状和体征不明显，诊断金标准阳性率很低，早期影像学诊断缺乏特异性，外周血白细胞一般处于正常范围，临床上早期诊断较困难，容易造成误诊、漏诊。因此密切观察CRP和ESR在关节置换手术前后的一般变化规律，为及早诊断感染提供理论依据显得尤为重要。Bauer W报道CRP升高诊断感染的敏感性96%，特异性92%，阳性预测值74%，阴性预测值99%。延迟感染患者CRP、ESR均升高。如果两者均正常，感染通常不存在。宋炎成等研究发现动态观察患者的CRP有助于了解关节置换术后的炎症情况，根据其变化的一般规律，做到早期发现术后感染，早期治疗。全髋关节置换术和全膝关节置换术患者的术前平均CRP浓度分别为5.1mg/L和5.3mg/L，ESR分别为15.62mm/h和16.35mm/h，组间无差异（$P>0.105$）。CRP的最大平均值出现在术后的第2天，全髋关节置换术患者术后1个月、全膝关节置换术患者术后2个月，血浆CRP浓度回落到术前水平。ESR的最大平均值出现在术后的第5～6天，全髋关节置换术患者术后3个月、全膝关节置换术患者术后9个月，血浆CRP浓度回落到术前水平。

人工关节感染的治疗目的是消除感染、解除疼痛、改善功能，治疗的基本原则是应用抗菌药物与手术治疗相结合。具体治疗方案取决于致病菌的种类、毒力、对抗菌药物的敏感性，感染持续时间和严重程度，患者的年龄和健康状况，患者意愿、对手术承受能力，及医师的经验和技术水平。根据上述条件不同，治疗可分为药物治疗和手术治疗，手术治疗包括：清创保留关节假体；一期置换（同一次手术取出感染的关节假体并植入新的假体）；二期置换（首次手术取出感染的关节假体，彻底清创，一定时间间隔后，第二次手术植入新的关节假体）；为控制感染的其他手术，包括关节融合手术、关节成形手术、截肢手术。临床医生应严格把握指征，抱有侥幸心理而过于保守将无法根治感染，达不到预期效果甚至导致感染恶化。

（四）危险因素分析

人工关节置换术后发生早中期感染，细菌的来源多为术中或术后外源污染进入，其原因很复杂，危险因素主要有以下几方面：

1. 术前因素　皮肤准备问题：如皮肤消毒不彻底，或术前备皮造成皮肤划伤，致皮肤表面细菌繁殖，这都可能给术后感染留有隐患。患者年龄大、体质差、有基础疾病病史；术前住院时间较长者，都是关节置换术后感染的易感因素。

2. 术中因素　①手术室环境：层流手术室采用空气滤过垂直层流方法，将关节置换术后感染从10%左右降至1%～2%，但空气净化效果受多种因素的影响，如手术过程中人员较多，可能会导致手术过程中空气净化达不到要求；②应准确把握预防性使用抗菌药物的给药时机，保证手术过程中达到有效血药浓度，起到杀灭可能进入手术野中的细菌。给药时间过早，如在病房中输注半衰期短的头孢类抗菌药物后进入手术室进行手术，手术过程中药物浓度已不足，不能起到很好的预防感染作用；手术时间长，或手术出血量大，未做到及时追加抗菌药物。③用止血带会降低手术部位抗生素浓度。如果绑止血带前驱血，同时也驱除了肢体血中未被组织摄取的预防性抗生素。④手术操作：手术操作不熟练，手术技巧不佳，导致软组织损伤严重或手术时间过长；⑤手术过程中，操作者无菌观念不严格，可能会将细菌带入患者伤口中。

3. 术后因素　术后手术切口局部换药无菌操作不严格，细菌从切口局部污染进入。长期使用广谱抗生素，导致细菌出现多重耐药现象。

（五）防控措施

由于大多关节置换术后感染患者缺乏特异性症状与体征，早期诊断困难，进行治疗时大多感染比较严重，大多患者需清创假体取出，关节置换术后感染成为患者和医生面临的灾难。因此做到有效防控措施，避免或降低关节置换术后感染至关重要。

1. 术前预防　接受人工关节置换术的患者多为严重的类风湿性关节炎和骨关节炎患者，往往都有长期服用非甾体类抗炎镇痛药物、甚至激素和免疫抑制药物史，大大增加了手术后的感染风险。研究表明以前接受过开放手术、免疫抑制治疗、低钾血症、营养不良、糖尿病、肥胖和吸烟等，每种因素对增加关节置换术后感染率均具有独立的统计学意义。因此术前对患者全身状况进行评估，对以上基础疾病进行治疗，予以积极控制，使患者以尽可能好的状态接受手术。入院时还应排除患者是否患有入院前感染及可能的潜伏感染病灶，如龋齿、扁桃体炎等应治愈后再手术。

2. 围术期预防措施

（1）手术室要求：有条件医院最好采用层流手术室。手术区沉降菌浓度随手术人数的增加和活动频度而升高。应尽量减少进入手术室内人数和走动、避免快速大幅度的动作、不必要的物品搬移，避免消毒后空气再污染。术者使用双层手套，用护肤膜粘贴切口周围皮肤，术中轻柔操作，减少组织损伤，彻底止血以防术后血肿形成。手术时间过长是引起感染发生的原因之一，手术时间超过 2.5 小时，感染的发生率明显升高。配以熟练的器械和巡回护士，医生应提高手术技能，尽量缩短手术时间。

（2）术前皮肤准备：研究表明约 5%～15%的手术感染是由于患者皮肤污染所致。术前备皮的关键是术前必须清洁、洗澡，减少暂居细菌，清除常驻细菌以降低术后感染率。术前手术区域皮肤消毒彻底，避免术前备皮时损伤皮肤。在彻底清洁皮肤及不影响手术操作的情况下，尽量不剃除毛发。

（3）术前预防性应用抗菌药物：抗菌药物应用于细菌感染发生之前，使血液、组织药量达到杀菌浓度，当术中细菌污染术野尚未繁殖时即被杀灭。为使手术开始时手术部位就达到有效抗菌浓度，最佳给药时间在术前 0.5～2 小时静脉给药。行双侧关节置换术在第 2 侧手术扎止血带前追加 1 次有效剂量。研究已证实术前预防性全身使用抗菌药物，可以有效降低术后感染的发生。Hill 采用术前用头孢类抗生素与用安慰剂的患者关节置换术后感染的发生率分别为 0.9%和 3.3%。预防性使用抗菌药物目前最常用的是第二代头孢菌素。研究表明与术后感染有相关性的不是预防性使用抗菌药物的类型和使用天数，而是开始使用抗菌药物的时间（术前 30 分钟开始使用）、手术当天使用的次数（手术当天使用 2 次抗菌药物）及是否使用抗生素骨水泥。术前预防性使用抗菌药物的效果优于术后使用。

Kasteren 等对荷兰 11 家医院进行的 1922 例髋关节置换术使用抗菌药物情况研究，发现术后感染高发的患者是在切皮后使用抗菌药物组，而在术后延长抗菌药物使用时间不能减少术后感染的发生。如果手术时间超过 3 小时或失血量超过 1500ml，应追加一剂抗菌药物。因 MRSA 对头孢菌素类耐药率太高，若医院内关节置换术后感染 MRSA 分离率在葡萄球菌中占比例超过 20%时，学者认为可以采用万古霉素作为术前预防性使用抗菌药物。

（4）减少出血缩短手术时间：手术损伤较大，关节腔内渗血渗液较多，为内源性感染提供了条件。用弹性绷带加大棉垫加压包扎后松止血带，减少出血。手术时间过长是引起感染发生的原因之一，手术时间超过 2.5 小时，感染的发生率明显升高。配以熟练的器械和巡回护士，同时医生应提高手术技能，尽量缩短手术时间。

3. 术后控制措施　术后每日更换引流袋，观察并记录引流液性质、数量，保持伤口敷料干燥；同时规范术后切口的无菌换药操作。加强病情观察，尤其注意体温及血象变化。

感染发生的原因是多方面的，手术前应严格适应证、提高手术技术的同时进行手术室及手术设备的更新、完善及改造；同时不断增强手术者的无菌理念及操作技术，术后手术切口的无菌换药，均与术后感染的发生密切相关。临床结果表明，只要对手术感染引起高度认识和重视，严格术前准备和术中、术后规范操作，加强对感染相关因素的控制，合理使用抗生素，可有效预防术后感染。置换术后应密切观察患者的局部及全身情况，一旦发生感染，及时鉴别诊断术后感染；为患者能够进行保留假体的治疗赢得时间，使感染所导致的危害降至最小。

第九节　医院真菌感染

一、概　　述

真菌（fungus）是真核生物，根据生长特性与形态差异，可将真菌分为酵母样和丝状真菌。其中对人类有致病性的真菌约有 300 多个种类，临床上，致病真菌以霉菌和酵母常见，医学上有意义的致病性真菌以霉菌多见，特别是在某些免疫缺陷患者；接受各种侵入性操作（如中心血管插管）等患者更容易发生念珠菌感染。

真菌在分类学上已独立，与动物界、植物界、原核生物界和原生生物界平行。真菌具有坚固的细胞壁和真正的细胞核，不含叶绿素，以寄生或腐生方式生存，多数兼有有性生殖和无性生殖双相，产生各种形态的孢子。

根据侵犯人体部位的不同，临床上将致病真菌分为浅部真菌和深部真菌。如真菌性肠炎即属于深部真菌病（侵袭性真菌感染，invasive fungal infection，IFI）。浅部真菌（癣菌）仅侵犯皮肤、毛发和指（趾）甲，而深部真菌能侵犯皮肤真皮以下、黏膜、深部组织和内脏，甚至引起全身播散性感染，如肺炎、血流感染、肠炎、角膜炎等。我国侵袭性真菌感染工作组修订的《血液病/恶性肿瘤患者侵袭性真菌感染的诊断标准与治疗原则》（第三次修订版）中对侵袭性真菌感染给出的定义是指真菌侵入人体，在组织、器官或血液中生长、繁殖，并导致炎症反应及组织损伤的疾病。艾滋病患者因其免疫功能缺陷，除常见真菌感染外，还可发生较为少见的感染如播散性组织胞浆菌病、马尼菲青霉菌感染等。需要指出的是，目前，耶氏、卡氏肺孢子菌在分类学上，已经归为真菌属。

鉴于医院真菌感染以侵袭性为主，本文主要介绍曲霉和念珠菌引起的相关疾病。

二、曲霉感染

（一）曲霉微生物学特点

曲霉菌丝宽2～4μm，通常有分隔，40°角分枝。全球广泛存在的真菌，常见于土壤、植物、地下室等潮湿环境。主要菌种：烟曲霉、黄曲霉、土曲霉、黑曲霉。其中，烟曲霉在免疫缺陷、肿瘤患者的感染中常见。

（二）曲霉感染临床特点

曲霉感染的患者常有重要基础性疾病：骨髓衰竭（急性白血病、再生障碍性贫血）、异基因造血干细胞移植、实体器官移植、艾滋病患者CD4细胞＜400个/ml、慢性肉芽肿疾病和先天性结构性肺病。

医院内发生的侵袭性曲霉感染主要见于肺部，几乎均发生在具有上述基础疾病的患者。

1. 肺部曲霉感染（四种类型）

（1）过敏性支气管肺病（ABPA）。

（2）侵袭性或半侵袭性肺病。

（3）曲霉球（曲霉瘤）。

（4）气管支气管炎。也有少见的喉部感染类型。

2. 中枢神经系统感染　如颅内脓肿、脑膜炎、骨髓炎（常见于脊椎）、烧伤及皮肤伤口、眼内炎等也有院内感染的报道，本文不做重点介绍。

通常情况下，曲霉定植于呼吸道，更是实验室的常见污染菌，因此培养阳性结果需要谨慎解释，特别是普通方式留取的上呼吸道标本。因此，通常需结合宿主免疫功能状态、影像学和微生物证据进行诊断。培养经常呈假阴性（血培养很少获得阳性结果），支气管肺泡灌洗液（BAL）培养敏感性＜50％。

（三）诊断方法

在正确环境下的培养或病理检查（发现二分枝分隔菌丝，但有可能与其他菌种混淆）或体液检查发现霉菌或真菌侵袭性感染证据（培养可能呈阴性）。非常重要的一点是要知道，广泛为人们所知的肺部CT表现晕轮征和新月影，仅适用于粒细胞缺乏人群的诊断要点。

半乳甘露聚糖（Galactomannan，GM）：真菌细胞壁成分，血清学分析可辅助检测侵袭性曲霉病，BAL标本检查半乳甘露聚糖可用于早期诊断。真菌感染或使用真菌衍生抗菌药物（如哌拉西林/他唑巴坦）可能导致假阳性。

（四）诊断标准

《血液病/恶性肿瘤患者侵袭性真菌感染的诊断标准与治疗原则》（第三次修订）推荐分级诊断，即确诊IFI、临床诊断IFI、拟诊IFI，具体如下：

1. 确诊IFI　相关组织存在损害时（镜下可见或影像学证据确凿），在针吸或活检取得的组织中，采用组织化学或细胞化学方法检获菌丝或球形体（非酵母菌的丝状真菌）；或在通常无菌而临床表现或放射学检查支持存在感染的部位，在无菌术下取得的标本，其培养结果呈阳性。特殊类型：真菌血症：血液培养呈霉菌（不包括曲霉菌属和除马尔尼非青霉的其他青霉属），同时临床症状及体征符合相关致病菌的感染。

2. 临床诊断 IFI　至少符合一项宿主因素，且可能感染部位符合 1 项主要（或 2 项次要）临床标准和 1 项微生物学标准。

3. 拟诊 IFI　至少符合 1 项宿主因素，且可能感染部位符合 1 项主要（或 2 项次要）临床标准或 1 项微生物学标准。

（1）宿主因素：

1）中性粒细胞减少：中性粒细胞计数<0.5×10^9/L，且持续 10 天以上。

2）体温>38℃或<36℃，且存在下列任何 1 种易感因素：①之前 60 天内出现过长期中性粒细胞减少（10 天以上）；②之前 30 天内，曾使用过或正在使用强效免疫抑制剂；③侵袭性真菌感染病史；④患者同时患有艾滋病；⑤存在移植物抗宿主病的症状和体征；⑥长期使用类固醇激素（3 周以上）。

（2）临床标准：分为主要标准和次要标准。

1）下呼吸道感染：①主要标准：肺 CT 检出以下任何 1 种渗出征象：光晕征；新月形空气征；实变区域内出现空腔。②次要标准：下呼吸道感染症状（咳嗽、胸痛、咯血、呼吸困难等）。

2）鼻及鼻窦感染：主要标准：影像学检查提示鼻窦部位侵袭性感染（窦壁侵蚀，或感染突入邻近部位，及颅骨基底部位的广泛破坏）。次要标准：①上呼吸道症状（流涕、鼻塞等）；②鼻溃疡、鼻黏膜结痂、鼻出血；③眶周肿胀；④上颌窦压痛；⑤硬腭黑色坏死性损伤或穿孔。

3）中枢神经系统感染：主要标准：影像学检查提示中枢神经系统感染（从鼻窦旁、耳部或椎突蔓延而致的脑膜炎、颅内脓肿或梗死等）。次要标准（脑脊液培养和镜检均未发现其他病原体及恶性细胞）：①局灶性神经症状和体征（包括局灶性癫痫、偏瘫和脑神经麻痹等）；②精神改变；③脑膜刺激征象；④脑脊液生化学检查和细胞计数异常。

4）持续发热超过 96 小时，合理的广谱抗菌药物治疗无效，为以上各类疾病的临床次要标准。

（3）微生物学标准：

1）痰或支气管肺泡灌洗液培养呈霉菌（包括曲霉菌属、镰刀霉属、接合菌或放线菌）或新型隐球菌阳性。

2）鼻窦抽取液直接镜检或细胞学检查，或培养呈霉菌阳性。

3）痰或支气管肺泡灌洗液经直接镜检或细胞学检查发现霉菌或隐球菌。

4）支气管肺泡灌洗液、脑脊液或 2 份以上的血液样品呈曲霉菌抗原（半乳甘露聚糖检测，GM 试验）阳性。

5）血液（1，3）-β-D 葡聚糖检测（G 试验）阳性。

6）血液隐球菌抗原阳性。

7）无菌体液中经直接镜检或细胞学检查发现真菌。

8）未留置尿管的情况下，连续 2 份尿样培养均呈酵母菌阳性或尿检见念珠菌管型。

9）血培养呈酵母菌阳性。

10）肺部异常，与下呼吸道感染相关的标本中（血液、痰液和支气管肺泡灌洗液等）多次培养物任何致病细菌。

（五）治疗

1. 肺部感染

（1）侵袭性肺病：伏立康唑 6mg/kg，每 12 小时 1 次，口服或静脉滴注×2 剂，然后 4mg/kg，每 12 小时 1 次，至稳定后 200～300mg 每天 2 次（重症患者 300mg 每天 2 次）。对于部分患者或疾病，伏立康唑非负荷剂量可能过低。考虑进行治疗监测以避免毒性（峰浓度可能＞5.5mg/L），有可能提高疗效（保持谷浓度＞2mg/L）。

1）侵袭性肺病（成人）：两性霉素 B1mg/(kg·d)，静脉滴注，或两性霉素 B 脂质体 5mg/(kg·d)。或者，卡泊芬净 70mg 静脉滴注×1 剂，然后 50mg/d 静脉滴注或米卡芬净 100～150mg/d，静脉滴注或泊沙康唑 200mg 口服，每 6 小时 1 次×7 天，然后 400mg 口服，每 8～12 小时 1 次（餐后）。

伏立康唑治疗失败，考虑两性霉素制剂、泊沙康唑、卡泊芬净或米卡芬净。抗真菌药物联合应用的作用尚不明确，但经常使用。

2）曲霉球：抗真菌治疗是否有效尚无一致定论，其主要问题为咯血。

曲霉球切除术：考虑患者是否有充分的肺功能及是否有肉状瘤病、免疫损伤、IgG 增高或复发性咯血。

曲霉球-其他治疗方法：观察（大多数病例），支气管动脉扩张（顺应时势的，尤其是对于咯血），腔内给予两性霉素 B（一次阳性报道），口服伊曲康唑（没有对照的个案成功病例），两性霉素 B（不常推荐）。

3）过敏性支气管肺病（ABPA）：泼尼松 0.5mg/(kg·d）×1 周，然后 0.5mg/(kg·2d）×5 周，或伊曲康唑 200mg 口服，每天 2 次或者加用泼尼松，或伏立康唑 200mg 口服每天 2 次或者加用泼尼松。

（2）耳鼻喉感染：

1）鼻腔鼻窦、急性感染、免疫抑制宿主：手术＋两性霉素 B 灌洗＋纠正宿主缺陷（升高白细胞，可行时减少激素等）。

2）鼻腔鼻窦慢性侵袭性、健康宿主：外科清创＋/－伏立康唑，泊沙康唑或两性霉素。

3）鼻窦曲霉球：手术摘除。

4）鼻窦炎、过敏性真菌性：外科引流＋皮质类固醇（吸入或全身）＋抗细菌药物（抗真菌作用存在争议）。

5）耳部感染、具有免疫能力的：局部甲酚盐，乙醇，硼酸，5-氟胞嘧啶软膏，克霉唑等。

6）耳部感染、免疫缺陷宿主：伏立康唑 200mg 口服，每天 2 次，或泊沙康唑 200mg 口服，每 6 小时 1 次，或伊曲康唑 200mg 口服，每天 2 次。

（3）其他感染：

1）脑脓肿：外科引流＋两性霉素 B 1～1.5mg/(kg·d）和 5-氟胞嘧啶 100～150mg/(kg·d）口服；伏立康唑、棘白菌素类和两性霉素 B 脂质体制剂作用尚不明确。棘白菌素类的中枢神经系统穿透能力差。

2）脑膜炎：两性霉素 B 1～1.5mg/(kg·d) 静脉滴注＋鞘内给药（通常通过 Ommaya 贮器给药 0.1mg/d）。

3）骨髓炎：外科清创＋伏立康唑，多烯类（两性霉素制剂），卡泊芬净，米卡芬净或泊沙康唑。

4）心内膜炎：瓣膜置换＋两性霉素 B 脂质体 5mg/kg 静脉滴注，24 小时 1 次。

5）肝脾脓肿：两性霉素 B 脂质体 5mg/(kg·d) 和（或）伏立康唑。

6）导管相关：拔除导管，并给予两性霉素 B 或棘白菌素类的卡泊芬净。

（六）感染控制

尽早纠正、缓解曲霉感染的危险因素如粒细胞减少或缺乏以及免疫缺陷、受损状态，抑制及减少上呼吸道曲霉的定植对于减少曲霉感染是至关重要的。在存在危险因素的情况下，如何尽可能减少曲霉感染的发生，特别是在医院内发生曲霉肺炎等，同样值得重视。

医院环境中的霉菌存在是发生 IFI 的重要外部因素，医院内部或周围环境的混乱带来的扬尘、建筑施工、修缮、水处理系统的污染等大大增加了曲霉孢子数量和传播，是重要的院内曲霉肺炎的危险因素，甚至导致暴发。其他可能带来感染风险的还有被曲霉污染的灭火设施和材料，潮湿的木质结构、鸟类排泄物形成尘埃污染空气等。

单一曲霉肺炎病例很难在溯源方面有所收获，即使续发病例，如果没有很好的主动调查体系、大量的回顾性分析（包括微生物学、组织学、尸检资料）、医生对高危患者的感染识别，也很难做好曲霉院内感染的控制。因此，一旦识别了续发病例，就有很大可能发现院内霉菌的环境来源，从而进一步做好控制工作。另一方面，借助先进的分子指纹技术（如 PCR 方法），有可能更快确定导致感染的霉菌及其可能的来源。

为有效控制曲霉肺炎的发生，医疗机构对于感染高危人群如粒细胞减少患者、缺乏以及骨髓移植的患者进行保护性隔离，如环境防护（移植舱），特别是通过强化空气滤过等方法来控制空气质量。有效减少空气中孢子存留的方法主要有中央或单元使用的高效空气粒子滤过器（HEPA，可以去除 99.97%直径在 0.3μm 以上的粒子）、全新风通风模式、相对正压房间、密封良好的房间、高频率换气次数（15～400 次/小时）。层流房间时目前比较多采用的用于曲霉感染高危人群保护的模式，但建设和维护费用昂贵。

除硬件等条件的改善和控制外，医院内部还需要建立有效的感染控制体系以达到控制霉菌性肺炎发生的目的。

1. 员工培训和感染调查　应对医务人员就霉菌性肺炎的发生危险因素及控制措施进行培训。

应对霉菌肺炎的高危人群（粒细胞缺乏、骨髓移植、实体器官移植、肿瘤以及相应放、化疗的患者等）进行重点的目标监测。可以采用定期复习微生物、组织病理、尸检报告等方法。对于常规、定期进行采样培养的调查方法目前还缺乏足够的证据支持其有效，特别是对高危患者的鼻前庭拭子、设备、空气、粉尘通风粉尘、房间空气过滤器等进行的采样。

2. 阻断霉菌孢子的传播　对于可能发生霉菌肺炎的患者，应有计划将其置于特殊护理的保护性隔离单元。采用以上提及的空气管理模式最大限度减少孢子的污染。

制定医院的相应管理措施，以最大限度控制霉菌孢子的滋生和传播，如医院建筑、修缮、清洁活动、地毯、食物、盆景、鲜花的摆放等。

3. 患者及病室管理　应尽可能减少存在危险因素的患者外出保护性环境接受检查诊疗的次数和滞留时间。即使外出，也应佩戴能过滤孢子的呼吸面罩，如 N95 口罩等。

应在房间内没有患者的情况下每日清洁房间，避免粉尘积存，并保持密封。

4. 其他管理　一旦医院周围存在建筑施工、修缮等工程施工，应事先做好屏障（不透风），避免粉尘进入患者的病室。医院内部出现上述情况时，除非存在困难，否则，应在邻近患者病室周围营造相对负压环境。

5. 发生霉菌性肺炎后的感染控制措施　设立项目，开始前瞻性专项监测，同时，进行大量数据的回顾性分析，包括微生物、组织病理、尸检结果等。

如果未能发现传播风险，可以继续常规预防控制措施。

一旦发现可能的风险，即应开始进行环境调查以进行传播源的清除。对环境进行的采样宜采用高通量空气采样器而非培养皿。此时，仍有必要对空气管理流程进行检查，以期发现可能存在的问题。

利用分子方法进行霉菌亚型的分析，有助于确定患者感染与环境危险因素间的流行病学相关性。

如果发现空气处理系统发生问题且一时难以修复，则应使用 HEPA 为高危患者提供空气供给，直至系统恢复正常工作。

三、医院内念珠菌感染

念珠菌属感染是医院感染中比较常见的类型之一，在中央导管相关血流感染（CLABSI，central line associated blood stream infection）和导尿管相关尿路感染（CAUTI，catheter associated urinary track infection）的病例中常见。

鉴于目前白色念珠菌对三唑类抗真菌药物的总体敏感性高，而非白色念珠菌中的光滑念珠菌等对三唑类呈现剂量依赖敏感或耐药，临床上，念珠菌感染可以分为白色念珠菌感染和非白色念珠菌感染（如光滑念珠菌、近平滑念珠菌等）。这样的分类对临床抗真菌经验性治疗的药物选择还是具有很好的指导性。

（一）白色念珠菌感染

1. 微生物学　芽生酵母，能导致 10 种以上疾病，可几乎导致全部口咽念珠菌病（OPC），和 90%念珠菌性阴道炎。可以是皮肤、消化道和泌尿生殖道正常菌群，因此，即使这些部位发现白色念珠菌，也难以区分侵袭性感染与无症状定植。

白色念珠菌的芽管试验（培养 24 小时产生的早其菌丝样延伸）呈阳性（注意 5%可能初始芽管试验阴性），所有其他念珠菌属菌均为芽管试验阴性（都伯林念珠菌可能是芽管试验阳性的另一种酵母菌）。

2. 临床特征　念珠菌血症的常见危险因素：使用过抗菌药物，免疫抑制（血液肿瘤、实体器官或造血干细胞移植、化疗），肿瘤，糖尿病，营养不良，腹腔术后（特别是下消化道），各种导管，急性肾衰，全胃肠外营养。

3. 临床表现　症状谱比较广泛，因感染部位而异。从局部黏膜病变（局部过度增殖和侵袭性感染）到播散性感染（血源性播散）。

菌血症可来源于导管和消化道（如细菌移行入血、严重黏膜炎、化疗）；白色念珠菌是念珠菌血症患者最常见菌种，但近年来，总体非白色念珠菌逐渐增多。

4. 诊断　无菌部位标本培养；黏膜——典型损伤，KOH 湿片/革兰染色阳性。

50%～70%念珠菌血症病例血培养阳性。抗原（如 G 试验）和 PCR 检测对诊断念珠菌血症很有前景。肽链核苷酸-荧光原位杂交（PNA-FISHA）检测阳性血培养标本，能够快速鉴定白色念珠菌。

我国学者制定的《血液病/恶性肿瘤患者侵袭性真菌感染的诊断标准与治疗原则》第三次修订版中关于酵母菌感染的分级诊断有以下建议：

（1）确诊　从非黏膜组织采用针吸或活检取得标本，通过组织化学或细胞化学方法检获酵母菌细胞和（或）假菌丝；或在通常无菌而临床表现或放射学检查支持存在感染的部位（不包括尿道、副鼻窦和黏膜组织），在无菌术下取得的标本，其培养结果呈阳性；或脑脊液经镜检（印度墨汁或黏蛋白卡红染色）发现隐球菌或抗原反应呈阳性。

（2）临床诊断和拟诊念珠菌感染标准同丝状真菌感染。

医院内发生念珠菌感染可能包括皮肤、血液/心血管、尿路（尿管置入者）、腹腔手术后等。

皮肤：婴幼儿多见，如尿布皮炎，擦伤感染。随着卫生条件不断改善、医院感染措施的不断深入落实，皮肤念珠菌感染已经少见。

血液/心血管：念珠菌血症，常与导管相关。

心内膜炎——人工瓣膜感染。

泌尿生殖器：医院内念珠菌感染以尿路感染常见，特别是白色念珠菌，常见于插管患者，在尿路常见病原菌中占第四位。

（二）念珠菌血症/侵袭性念珠菌病

1. 概述及临床特点　感染危险因素以广谱抗菌药物使用、透析、糖尿病、烧伤、中心静脉置管、腹腔大手术为主。白色念珠菌几乎占 70%，光滑念珠菌占 10%；我国学者的监测数据显示，与导管相关的念珠菌血症中，近平滑念珠菌占 40%左右。

与细菌性菌血症及其相应并发症类似，初期症状轻重不一，类似流感样症状。主要表现为畏寒、发热，典型的异常体征不多。辅助检查可以发现白细胞升高，甚至出现类白血病反应，可有肝功能异常，特别是胆红素升高。血液培养阳性率低，但是确诊的依据。除非正规治疗，病死率较高。

念珠菌在人体很多部位如上、下消化道、呼吸道、会阴区等是常见定植菌，但无菌标本很少是定植或实验室污染菌，具有诊断价值。念珠菌敏感性试验没有得到广泛开展；但一些中心对念珠菌血症分离株进行检测，多用于非白色念珠菌感染治疗的指导，特别是怀疑耐药时，尤其是治疗前曾使用过唑类药物的患者。

白色念珠菌通常对所有抗真菌药（唑类、棘白菌素类、吡咯类）都敏感。

2. 治疗　因感染者的基础疾病状态而有所不同。如果可疑，拔除所有经皮管路，但在粒细胞缺乏宿主存在争议（因为消化道也是可能的感染源）。

（1）非粒细胞缺乏患者：

1）氟康唑：成人剂量 800mg 静脉滴注负荷剂量，然后 400mg 静脉滴注，每 24 小时 1 次（口服治疗仅在临床症状稳定后可以转换）；氟康唑仅可用于临床症状尚稳定，之前未接受过唑类治疗的患者；

2）卡泊芬净：70mg 静脉滴注负荷剂量，然后 50mg 每 24 小时 1 次；该方案多数情况下可以作为首选；

3）两性霉素 B：0.7～1.0mg/(kg·d) 或两性霉素 B 脂质体 3～5mg/(kg·d) 静脉滴注，该方案在新型抗真菌药物问世前是唯一可靠的治疗。

国外指南中，可选药物尚包括米卡芬净和阿尼芬净。

(2) 粒细胞缺乏患者：

首选方案：卡泊芬净 70mg 静脉滴注负荷剂量，然后 50mg 每 24 小时 1 次；国外指南中，可选药物尚包括米卡芬净和阿尼芬净；两性霉素 B 0.7～1.0mg/(kg·d) 或两性霉素 B 脂质体 3～5mg/(kg·d) 静脉滴注。

氟康唑：氟康唑仅可用于临床症状尚稳定，之前未接受过唑类治疗的患者，6～12mg/kg 静脉滴注，每 24 小时 1 次。

(3) 疗程：最后一次培养阳性和症状消失后 14 天，如果存在并发症则需相应延长治疗时间（如眼内炎、心内膜炎、脓毒性关节炎或骨髓炎等），因此，一旦念珠菌血症诊断成立，则应积极寻找可能的并发症，以免治疗失败。如，所有念珠菌血症患者都需要接受眼科检查，以排除眼内炎。

（三）心内膜炎

1. 概述与临床特征　感染性心内膜炎因累及瓣膜的特点而分为自体瓣膜感染、人工瓣膜感染、静脉吸毒者感染三个类型。急性和亚急性心内膜炎的分类方法仍然适用。

医院内念珠菌性心内膜炎主要见于人工瓣膜感染，或入住 ICU 的重症患者，因长时间暴露于广谱抗菌药物、中心静脉置管等。因临床表现缺乏特异性，一些病例直至出现大的栓塞表现时才引起重视、得到诊断。

念珠菌性心内膜炎与普通细菌性心内膜炎的临床表现无异，通常表现为发热、心脏杂音、栓塞等。因念珠菌赘生物脆性较大，因此，栓塞表现比较常见。

2. 治疗　通常需要置换感染瓣膜。

两性霉素 B 0.6～1.0mg/kg 或两性霉素 B 脂质体 3.0～6.0mg/kg 静脉滴注，每 24 小时 1 次加 5-氟胞嘧啶 25～37.5mg/kg 口服，每天 4 次。

成人：氟康唑 6～12mg/kg 静脉滴注或口服，每 24 小时 1 次或卡泊芬净 70mg 静脉滴注负荷剂量，然后 50mg 每 24 小时 1 次；米卡芬净、阿尼芬净在国外指南有可用报道。

疗程：瓣膜置换后至少 6 周；术后使用氟康唑维持治疗可能有益（常用于人工瓣膜心内膜炎，因复发率高）。

瓣膜病理检查和组织培养，不但有助于确诊，还可进行药敏试验。

3. 预防　对于粒细胞缺乏患者证据有限；氟康唑 400mg，对侵袭性念珠菌病高危患者（长时间、严重粒细胞缺乏、白血病患者或接受强化骨髓抑制化疗患者）或泊沙康唑（200mg 口服，每天 3 次），或许有效。疗程尚不明确，但至少应在粒细胞缺乏时期全程用药。

造血干细胞移植（HSCT）受者：术后的前 75 天使用氟康唑 400mg，或发生移植物抗宿主病（GVHD）使用类固醇激素治疗时使用泊沙康唑 200mg，每天 3 次。

（四）念珠菌尿

念珠菌尿并不等同于泌尿道感染，定植更常见，即使是脓尿患者也可能是定植。但以下情况除外：肾移植、妊娠、粒细胞缺乏患者，特别是尿路有置管或正在进行操作的泌尿外科患者。

导管相关性尿路感染一般不需要治疗即可恢复（约40%）。导管拔除后进行尿培养，可以帮助判断是否需要治疗，不推荐对于尿管尖端的培养。但对于脓尿伴上述危险因素的患者，治疗价值更大。仅更换导管很少有效。

持续性/复发性或可疑脓毒血症感染源，应加强泌尿生殖道检查。

治疗（推荐）：氟康唑400mg负荷剂量，然后200mg每天口服或静脉滴注×7～14天。

成人：两性霉素B 0.5mg/(kg·d) 静脉滴注×7～14天。

成人：5-氟胞嘧啶25mg/kg口服，每天4次，这是5-氟胞嘧啶单药治疗临床真菌感染的唯一适应证，有效但注意治疗初始或后续发生耐药。骨髓抑制，如果使用>7天需要进行药物监测。

成人：两性霉素B膀胱冲洗，有争议。方案：50mg/L无菌水，40ml/h×5天。

卡泊芬净（和其他棘白菌素类）和伏立康唑的尿液浓度均较低，使用经验有限。

表20-5为念珠菌常见敏感谱。

表20-5　念珠菌常见敏感谱

常见敏感谱 (CID 2004，38:161)						
念珠菌种	F	I	V	5-FC	AmB	Cand
白色念珠菌	S	S	S	S	S	S
热带念珠菌	S	S		S	S	S
近平滑念珠菌	S	S	S	S	S	S**
光滑念珠菌	S*～R	S*～R	S*～R	S	S^	S
克柔念珠菌	R	S*	S^	R	S^	S
葡萄牙念珠菌	S	S	S	S	S～R	S

F=氟康唑，I=伊曲康唑，V=伏立康唑
AmB=两性霉素B，Cand=棘白菌素类，如卡泊芬净
S=通常敏感
S*=敏感到中等敏感
R=耐药
**高MICs

（五）其他念珠菌感染

1. 微生物学　酵母样真菌，大小4～6μm，为假菌丝体。少数可以在血琼脂培养基和血培养中生长的真菌之一。

2. 常见的非白色念珠菌　光滑念珠菌、季也蒙念珠菌、克柔念珠菌、乳酒念珠菌、葡萄牙念珠菌、近平滑念珠菌、热带念珠菌。

3. 临床特征　与白色念珠菌相似，常见感染部位包括消化道、泌尿生殖道或皮肤内源性定植。也可来源于环境。

4. 常见感染部位　包括皮肤黏膜、播散性感染（念珠菌血症）、慢性播散性念珠菌病（过去称为“肝脾念珠菌病”）、尿路、肺炎（少见）、骨髓炎、腹膜，胆囊、心内膜炎、眼内炎、脑膜炎等。

5. 诊断　依赖无菌部位采集标本培养阳性。需要参考以下信息决定是否需要治疗：临床症状宿主因素、培养标本来源、浓度（如生长量），多部位培养阳性、病原学检查看到菌株、没有其他可能的病原菌。

需要慎重解释的培养结果如下：1/3 痰标本和 1/5 支气管肺泡灌洗液培养出念珠菌属，一般不轻易诊断念珠菌肺炎。因为，如果没有严重的粒细胞缺乏或免疫抑制性疾病，很少发生念珠菌性肺炎。

6. 治疗　原则及方案与白色念珠菌相同。但要注意的是，氟康唑治疗非白色念珠菌可能遇到唑类耐药菌株（如，光滑念珠菌和克柔念珠菌）。对于粒细胞缺乏患者、情况不稳定的感染者，使用棘白菌素类、两性霉素 B（或其脂质体）更为适合。对于深部、难治性和复发性感染和/或有抗真菌治疗史的患者，应进行抗真菌药物敏感性试验。

第十节　烧伤医院感染

一、概　　述

烧伤感染是一个很复杂的感染，涵盖了从皮肤及软组织到深部脏器，甚至全身的感染，但最初的起因是由于皮肤屏障的缺失、微生物的定植和侵入以及创面处理的不及时，最开始的表现也是在皮肤及软组织，因而有些书籍会将烧伤感染放在皮肤及软组织感染章节中一并讲解。

烧伤属于灾难医学的范畴，疾病的诊疗过程涉及医学中的许多门类，难以单纯用外科或内科的范畴统归之，以典型的大面积深度烧伤患者为例，患者会依次经历伤后 48 小时内的休克期、48 小时之后的水肿回吸收期（同时也进入感染期）、创面修复期（伴随感染期）、康复期等多个阶段，涉及抗休克补液治疗、电解质平衡的维持、深度创面的手术修复、预防和控制各个系统可能出现的感染等多种医疗手段。在整个疗程中，容易出现感染的环节很多，比如烧伤创面、吸入性损伤可能伴随气管切开的护理、吸入性损伤伴随成人呼吸窘迫综合征、深静脉长期置管、导尿管的持续、肠道菌群失调、长期静脉高营养等，预防和控制感染始终是治疗烧伤疾病中非常重要的一个组成部分，而且感染是导致烧伤患者死亡的最主要原因之一，国内外研究报道，在烧伤死亡病例中，1/2～3/4 的患者死于感染。烧伤患者可能出现的感染种类很多，包括：创面感染、肺部感染、血流感染（包括原发血流感染比如导管相关血流感染，继发血流感染）、尿路感染等，其中很多感染都能判断出是否为医院感染，但从我国原卫生部和美国 CDC 对烧伤感染的诊断定义来看，基本将烧伤感染定位于创面的感染，因此本章节重点也以烧伤创面的感染为主，烧伤患者涉及的其他部位或类型的感染可以参照本书中的相关章节。

二、病　因

烧伤感染的产生主要有以下几个方面的原因：

（一）皮肤屏障功能的缺失

在皮肤及软组织感染章节中，对于正常皮肤的屏障功能有了详细的介绍，如此，对于烧伤患者大范围的皮肤损伤来说，病原菌容易侵入机体形成局部的感染灶就不难理解了。

（二）皮肤及皮下软组织微循环障碍

烧伤患者在伤后早期往往存在创面周围部位甚至全身的毛细血管通透性改变，大量体液渗出到组织间隙，形成组织水肿，局部的组织间压力升高，微循环功能下降，局部组织容易缺氧，同时，如果烧伤面积较大，比如成年人超过15%（小儿超过5%）的体表面积，通过创面渗出和组织间隙水肿而丢失的体液会进一步减少微循环灌注，加重微循环障碍，如此，创面局部组织清除病原菌的能力下降。

（三）机体免疫力下降

早期的低血容量性休克、创面大量渗出造成的蛋白丢失、大量炎症物质对粒细胞的消耗、长时间的病程对营养支持的极大需求等，都会使机体形成免疫能力的下降。

（四）血流感染播散形成皮肤及软组织病灶

烧伤疗程中形成血流感染的原因较多，比如局部烧伤创面的感染、导管相关的血流感染、肺部感染、菌群移位导致病原体从肠道入血、尿路感染等，均可通过血流将病原菌播散到其他部位的皮肤及软组织形成感染灶。

（五）深度创面的长期存在

对于大面积深度烧伤患者来说，创面的自行愈合能力十分有限，往往需要手术植皮的方式进行修复，但是由于大面积烧伤患者正常皮肤的皮源十分有限，每次手术仅能供应和修复很有限的创面，往往需要等到供皮区愈合后再次成为供皮源，才能进行下次手术，因此修复创面的时间延长，常规需要2个月左右的时间，如此长时间创面的暴露，无疑为病原菌定植于创面并侵入机体提供了足够的时间。

（六）创面长时间受压

大面积深度烧伤患者无论处于哪种体位，都会存在创面受压的情况，为此，医务人员为患者提供了翻身床，为了尽量减少创面的长时间受压，实行定期翻身的措施，但是由于身体后侧的创面总体来说被压的机会还是要大一些，因此后侧的创面容易出现过早的潮湿、溶痂等状况，在这种状况下，病原菌也更容易定植和侵入机体，形成感染灶。

三、危险因素与发病机制

烧伤创面的存在伴随了皮肤屏障功能的部分缺失，皮肤的正常寄居菌群导致该创面容易被污染，同时如果病区内环境清洁和相关人员手卫生程度不到位，还会有外来细菌的污染和定植。病原菌附着在创面上，并不一定都会侵入机体形成感染，因为创面渗出的组织液中含有大量的中性粒细胞和炎症介质、修复相关的因子等，这些渗出液能够稀释或者冲刷掉病原菌，渗出液中的一些物质能消灭病原菌，从而减少创面表面病原菌的数量，减少了病原菌进一步入侵深部机体组织的机会。当创面较深，坏死的皮肤及软组织较多时，局部组织微循环较差，甚至没有血液供应，此时，坏死组织成为病原菌的良好培养基，病原菌会大量生长和繁殖，病原菌所产生的一些蛋白酶和水解酶会使坏死组织溶解，大量的病原菌和毒素会随着坏死组织的消溶逐步接近正常组织，如果机体组织不能抵抗高数量或高毒力的致病菌冲击，就会形成局部创面感染，严重者导致全身感染。

烧伤创面经过3～4周后，如果没有愈合，往往会形成肉芽组织，肉芽组织由大量成纤维细胞、巨噬细胞等组成，具有良好的屏障功能，可以抵抗致病菌的侵入，该创面表现出细菌的定植，但是并不能判定为感染，这个问题在皮肤及软组织感染章节中有详尽说明。当然，如果肉芽创面存在引流不通畅的状况，比如电接触烧伤导致的深度创面，往往伴随深部组织的坏死和暴露，比如骨骼、肌腱等，一些深部的组织间隙或含有大量坏死组织的深部腔隙容易出现引流不畅的状况，该处的组织压力增加，促使病原菌有侵入周边正常组织的机会，可能导致感染。

如果烧伤创面大量致病菌入侵，导致不可控的菌血症或脓毒血症，致病菌可以通过血流感染定植到其他部位皮肤或器官，形成新的医院感染病灶。当然，所有血流感染都有形成新感染病灶的可能，所以，能够导致血流感染的一些疾病都值得重视和管理。对于烧伤患者来说，导致血流感染的病原菌的入侵途径除了创面以外，还有另外的一些途径，例如侵袭性操作、肠道菌群失调、肺部感染等。侵袭性操作包括中心静脉置管、气管切开术或气管插管、导尿管留置等，这些侵袭性操作导致体内无菌腔道同外界连接，使外界的微生物有机会侵入该处并定植和感染，另外，如果中心静脉置管长时间进行高营养液体的输入，还有产生真菌性导管相关性血流感染的可能；对于气管切开术或气管插管，如果开放性气道的管理或护理不到位，或者不规范，可能导致下呼吸道定植病区常见的致病菌；如果导尿管留置后出现不正规的操作，比如常规进行膀胱冲洗、尿液逆流等，会增加尿路逆行性感染的风险。烧伤患者创面修复所需时间长，抗感染的疗程较长，广谱抗菌药物的长时间使用容易导致肠道菌群失调，从而使肠道的黏膜功能受损，条件致病菌可能发生菌群移位并成为致病菌，进入血液，形成感染，这其中包括真菌。

综上所述，烧伤感染的病原菌来源一般有三个方面，第一，院内人员，包括医务人员、陪住人员、探视人员等，这些人员的外表物品和身体表面，尤其是手上，带有种类繁多的病原菌，通过手的接触和传播，病原菌可以定植到几乎所有手能触及的区域，有证据表明，院内人员的鼻咽部携带菌可以造成烧伤感染的暴发，通过控制医院感染的措施，进行标准防护，可以明显降低院内人员作为感染源的作用。第二，环境物表，医院的所有环境，包括床单位、仪器表面、床头柜、地面、排风口、垃圾贮存袋等都可能成为病原菌的据点，大部分病原菌能存活于温热潮湿的环境中，铜绿假单胞菌是典型，北京积水潭医院烧伤病区的病原菌统计显示，最多见的细菌为金黄色葡萄球菌和铜绿假单胞菌。第三，患者自身，这是烧伤病区微生物最大的据点，感染的病原菌来源又分为两种，一是创面的定植微生物，事实上所有的烧伤创面都有微生物定植，但不一定造成感染，要视机体抵抗力、细菌毒力、细菌数量、皮肤损伤程度、创面处理情况等而定；另一种来源于胃肠道的正常菌群，严重烧伤后胃肠道黏膜出现通透性增高的状况，形成细菌移位的现象，细菌入血或淋巴系统，可以异位定植于烧伤创面形成感染。

从烧伤感染的致病机制来看，其危险因素主要在于以下几个方面，一是患者本身皮肤屏障的缺失，定植于皮肤的致病菌易于入侵；二是患者治疗过程中侵袭性操作较多，而且疗程长，微生物的侵入门户较多，易于形成感染；三是烧伤患者属于全身性疾患，机体免疫力下降，各个器官容易出现功能不全的状况，容易出现菌群移位，条件致病菌形成感染的风险增加；四是手卫生的不到位对烧伤创面感染的直接影响较其他疾病明显，因为一般医疗机构常见的医院感染病原体传播途径绝大多数为接触传播，而烧伤患者皮肤的缺损使接触传播后定植的致病菌造成感染的风险增加。

四、流行病学

据盛志勇、孙永华教授等介绍，1983 年至今的 20 年是中国烧伤专业大发展的时期。专业队伍不断壮大，临床经验日益成熟，已经形成了中国特色。在烧伤休克、感染、吸入性损伤、创面修复、康复锻炼等方面的研究与应用均达到国际先进水平，救治水平保持国际领先。全国整体烧伤治愈率达到90%，部分单位治愈率达到99%，Ⅲ度烧伤 LA50（半数治愈面积）达到 86%，远远高于世界其他国家。对于烧伤医院感染率来说，国内报道较多，但数值并不集中，如 12.5%、13.3%、19.66%、47.5%、64.72%等，差异相当大，主要原因有两方面，一是烧伤医院感染的诊断标准掌握不一致，目前国内参考较多的是我国原卫生部于 2001 年 1 月 2 日颁布的医院感染诊断试行标准，虽然有标准，但是在对标准内容的解读和掌握上，尤其在遇到临床实际问题时，可操作性并不令人满意，因而在诊断上容易出现偏差；二是医院感染报告依从性上有差异，国内医院感染的漏报率在前几年一直是医院感染管理人员较为关注的指标，曾经一度以将漏报率控制在 10%以内作为医疗机构在医院感染控制方面达标的指标之一，这些说明医院感染的报告依从性会有较明显的差异。在烧伤医院感染中，部位最多见的为烧伤创面，占 60%～65%，其次是呼吸道感染，占 10%～25%。但从以往我国医院感染监控网获得数据同国外数据对比来看，有一些医院感染类型是我国相关人员容易漏报的部分，比如泌尿系感染、血流感染等，在烧伤患者的救治过程中，这两个类型的感染同样容易被忽视和漏报。

美国 CDC 的医院感染诊断标准为我国较多的医务人员所接受和推崇，其在长时间的监控过程中逐渐完善的监控系统和数据一直为众多的医学专家所参考。但是最新的美国 CDC 关于医院感染的统计结果更重视烧伤病区关于导管相关性血流感染、导尿管相关性感染和呼吸机相关性肺炎等器械相关性医院感染的数据，笔者认为可能与烧伤创面感染的诊断标准在临床操作中有一定难度有关，另外，器械相关性医院感染后果较为严重，其干预的效果较好，也是重要的一方面。

烧伤感染的致病菌种类多年来有了明显的变迁，自 20 世纪 90 年代后，条件致病菌明显增加，但是总体来说，革兰阴性杆菌仍然多于革兰阳性球菌，在单株菌种的检出率中，金黄色葡萄球菌的检出率是最高的，国内几家大型烧伤中心的数据较为一致。在阴性菌中，铜绿假单胞菌和不动杆菌的检出率较高。这些致病菌的耐药性逐年变化，以耐药性上升为主，近年来，有不少文献报道了泛耐药或全耐药的致病菌，如何对付这些致病菌成为时下医学界抗感染的主流话题。

五、临床特征与诊断

烧伤感染是烧伤疾病的整体表现之一，贯穿于烧伤整体治疗的始末，其临床特征混杂于烧伤其他的病症之中，有时难以辨析出来，为了充分理解其特征，需要充分了解烧伤疾病的整体规律，尤以大面积深度烧伤最为典型。

大面积深度烧伤的治疗分为几个阶段，第一个阶段为休克期，一般指受伤后 48 小时之内，该期容易形成低血容量性休克，低血容量休克的原因有以下几个：①烧伤导致机体微循环的通透性增加，大量循环内液体透过微循环的管壁流入组织间隙，形成较大部分组织的水肿，有效循环容量下降，这是主要因素；②烧伤导致大量皮肤组织的缺损，体表失去防止水分过度挥发的屏障，从而水分从体表丢失明显；③气管切开后，失去鼻咽腔的生理湿化功能，通过呼吸气体丢失的水分增加，也造成水分的丧失；④损伤的毛细血管会导致大量红细胞破损，血液携氧能力下降，造成微循环缺氧的状态。治疗上主要是抗休克补液疗法。第二个阶段为创面修复期和感染期，失去皮肤屏障的创面是病原菌的良好定植点和繁殖场所，大面积深度烧伤创面发生局部的感染往往不容易避免，有时创面大范围严重的感染可以引起脓毒血症，病原菌甚至播散到机体其他器官或组织，出现感染性休克甚至死亡。

烧伤感染定位于创面的感染，如果出现全身感染的症状和体征，比如体温升高、外周血中性粒细胞异常升高、心率增快明显等，甚至出现感染性休克等表现，这时做出感染的诊断并不困难，但是要定位感染病灶为创面时，需要有创面局部感染的表现，同时排除其他可作为解释的感染病灶的存在。目前较为权威的烧伤诊断标准有两个，一个国家原卫生部于 2001 年 1 月 2 日颁布的，另一个就是美国 CDC 于 2008 年修订的医院感染的诊断标准。分别列举如下。

根据国家原卫生部医院感染诊断试行标准，对于烧伤感染的诊断如下：

（一）临床诊断

烧伤表面的形态或特点发生变化，如焦痂迅速分离，焦痂变成棕黑、黑或紫罗兰色，烧伤边缘水肿。同时具有下述两条之一即可诊断：

1. 创面有脓性分泌物。

2. 患者出现发热＞38℃或低体温＜36℃，合并低血压。

（二）病原学诊断

临床诊断基础上，符合下述两条之一即可诊断：

1. 血液培养阳性并除外有其他部位感染。

2. 烧伤组织活检显示微生物向邻近组织浸润。

说明：

1. 单纯发热不能诊断为烧伤感染，因为发热可能是组织损伤的结果或患者在其他部位有感染。

2. 移植的皮肤发生排斥反应并伴有感染临床证据（炎症或脓液），视为医院感染。

3. 供皮区感染属烧伤感染。

美国 CDC 的烧伤感染诊断如下：

烧伤感染，必须至少符合下列条件：

1. 在烧伤创面的外观和特性上有所改变，如：焦痂迅速分离，或痂呈现深褐色、黑色或紫红色变化，伤口边缘水肿等。同时烧伤创面边缘组织活检病理显示病原菌侵入邻近组织。

2. 在烧伤创面的外观和特性上有所改变，如：焦痂迅速分离，或痂呈现深褐色、黑色或紫红色变化，伤口边缘水肿等。同时，至少满足如下 1 条：

（1）没有其他感染解释的情况下血培养阳性。

（2）分离出单纯疱疹病毒，通过光或电子显微镜对包涵体的组织学鉴定，或通过电子显微镜在活检或刮取病灶中见到病毒颗粒。

3. 烧伤患者至少伴有下列症状或体征中的两条，而没有其他可解释的原因：发热（≥0.38℃）或低温（≤36℃），低血压，少尿（≤20 毫升/小时），以前能够耐受的膳食碳水化合物下出现的高血糖，或精神错乱。同时至少满足如下条件之一：

（1）烧伤创面边缘组织活检病理显示病原菌侵入邻近组织。

（2）血培养阳性。

（3）分离出单纯疱疹病毒，通过光或电子显微镜对包涵体的组织学鉴定，或通过电子显微镜在活检或刮取病灶中见到病毒颗粒。

补充说明：

（1）烧伤伤口的脓液并不足以为烧伤感染的诊断，它有可能反映出不完善的伤口护理。

（2）单纯发热是不足以作为烧伤感染的诊断依据的，因为发热可能是组织创伤或患者有其他感染病灶的表现。

从这两个诊断标准来看，我国原卫生部的试行标准中的临床诊断标准在实际操作过程中由于主观的判断可以作为直接依据，所以容易出现假阳性病例，这也能解释有一些文献中统计出来非常高的烧伤感染发生率。

目前，我国原卫生部和美国 CDC 在烧伤感染的诊断上都直接定位于创面感染，但对于如何分辨是否为医院感染，则没有明确表示，所以需要强调在做出烧伤感染的诊断前，还需要排除入院时即伴有烧伤感染的情况。对于选择何种标准的建议上，我认为，在参考这些标准时，需要充分了解本书“皮肤及软组织医院感染”章节中对皮肤表面病原菌定植和感染的区别，在明确烧伤创面存在感染的情况下，再确定其是否为院内获得，然后才能诊断为烧伤感染。在长时间治疗的过程中，对于烧伤感染确认为医院感染还有一种情况，那就是如果出现感染创面致病菌株的改变，也属于医院感染的范畴。

六、预　　防

感染性疾病由于有致病菌的存在，所以存在致病菌（病灶）、播散途径和易感人群（部位）几个关键的环节，对于预防烧伤感染，也是从这几个环节加以控制，主要表现在以下几个方面：

（一）积极处理创面、消灭易感部位

创面上的坏死组织是致病菌附着和繁殖的温床，创面是烧伤感染中病原菌最主要的入侵门户。在烧伤治疗中，积极消灭创面是预防烧伤感染最重要的手段。较浅的烧伤创面能够自行愈合，比如，深度为Ⅰ度和Ⅱ度的创面，如果没有感染、外伤等继发损伤因素，经过系统而正确的处理，能够在 2～3 周内愈合，往往不需要手术治疗，对于这种创面的换药处理，要坚持无菌操作、引流通畅和定期清洁的原则；对于深度为Ⅲ度或Ⅲ度以上的创面，由于创面几乎没有残存的皮肤细胞，甚至连皮肤附属器深部的皮肤细胞也难以存留，所以通过皮肤再生修复创面的可能性极小，往往需要手术的方式修复，在治疗过程中，只要条件允许，就尽快采用手术的方式进行积极的修复。

（二）控制病原菌外源性播散的途径

烧伤患者皮肤屏障的缺失和多种侵袭性操作的存在，给医护人员提出了很高的无菌操作要求。医院，尤其是医院的重症监护病房，是各种致病菌甚至多重耐药致病菌聚集最多的场所，在环境的物表、各类人员的体表和衣物、生活用水、空气中的微尘等，无处不在，但它们绝大多数以接触传播方式为主，如果没有传播媒介，它们也难以到处播散，在这些传播媒介中，患者周边的相关人员没有做好手卫生的手是最主要的罪魁祸首，其中医护人员和陪住人员尤为突出，所以需要加强环境卫生和手卫生。对于侵袭性操作的护理来说，无菌操作非常重要，比如开放性气道护理中的吸痰操作、中心静脉置管的每日观察与评估及处理、留置导尿管尿道口的处理等，每个操作都有严格的规范和流程，但是正是这些非常常见的常规操作，由于频度高、劳动量大，如果缺乏责任心和有效的监管，那么，操作者对标准操作流程的依从性会下降，不到位甚至缺失的手卫生和无菌操作会将致病菌带入患者的机体。

（三）增强易感者的抵抗力、减少内源性的感染源

内源性的感染致病菌大多来自肠道，对于烧伤患者来说，出现肠道致病菌异常行为常见原因有两个：

1. 肠道菌群移位　正常人肠道内有正常的菌群，正常情况下，这些细菌并不会侵入机体造成危害，但当机体状况发生改变，比如肠道黏膜水肿、充血、破损等状况存在时，这些细菌可以侵入肠道黏膜，出现在肠系膜淋巴结或门脉系统的血液中，从而转移到身体其他部位形成感染，称为“肠道菌群移位”，有证据表明，相当一部分创面的感染病原菌与肠道内菌群一致。保持胃肠道良好的功能，保持良好的全身状态对抑制菌群移位十分重要。在大面积烧伤早期患者，已经用早期少量进食代替了以往的应激状态下主张的禁食，由于肠上皮70%的营养供应来自肠腔内的直接吸收，在经过禁食及长期的肠外营养后，肠黏膜细胞会出现萎缩，细胞间的紧密连接部分发生分离和增宽，细菌有可乘之机。有动物实验显示，禁食48小时以上，肠黏膜屏障会受损。对于烧伤治疗来说，早期少量进食能够有效地促进胃肠道功能的恢复，同时也能补充一部分营养。另外，采用各种手段调整全身状况，比如，营养支持，各种脏器功能的保护等，都有利于防止烧伤感染的发生。

2. 肠道菌群失调　肠道微生物占人体微生物总量的78%，数量大，种类多，这些正常菌群参与宿主的代谢、免疫、生化和生物拮抗等多种功能。肠道正常菌群按一定数量和比例分布于胃肠道的不同节段和部位。如果肠道中菌群的数量和比例或定位发生改变，会出现菌群失调，那么肠黏膜屏障功能受损机会增加，异常数量和种类的菌群侵入肠黏膜的机会明显加大。在烧伤治疗中，抗菌药物的大量使用，能够抑制肠道内正常菌群的数量，在抗菌药物的压力选择下，肠道内会出现异常的优势菌群，从而发生肠道菌群失调的可能性增加，因此，规范抗菌药物在临床的合理应用也是预防烧伤感染重要的措施之一。

（四）控制耐药菌的蔓延

在抗生素的压力选择下，医院产生了大量的耐药菌株，这些耐药菌株难以清除，成为医院感染的重要病原菌。在烧伤病区和各个重症监护病房，各种耐药菌株泛滥明显，需要多种医院感染的控制手段，例如抗生素的合理规范应用，手卫生和环境卫生的落实，耐药菌株的病历监测，无菌操作的规范，重复使用的医疗物品的消毒灭菌，院内人员的培训等。

七、主要治疗措施

烧伤医院感染按照感染部位来分，包括创面感染、呼吸道感染、泌尿道感染、脓毒症等，本章节烧伤感染的治疗依然以创面感染为主。

烧伤感染的诊断标准已经比较明确，创面有一些临床特征和表现，比如感染的局部表现分泌物增多，呈脓性，如果痂或痂皮尚存，则痂与正常皮肤间出现液化分离，痂下出现脓液，不同的病原菌感染，脓液的表现也不一样，常见的病原菌为金黄色葡萄球菌、铜绿假单胞菌，金黄色葡萄球菌感染时脓液为淡黄色黏稠状；铜绿假单胞菌感染时脓液为绿色，带有特殊的甜腥味；厌氧菌的感染，则有粪臭味；真菌感染时，创面或痂表现晦黯，有的出现灰白色斑点，脓液黏稠，清除时可形成拉丝状，严重的感染痂下组织可表现为豆腐渣样。创面周缘正常皮肤红肿。

在确诊创面感染时，需要分辨创面的细菌定植和感染，因为两者都能从创面获得微生物学证据，重要的区别是，病原菌侵入了创面周边或深部的正常组织，并造成正常组织的炎症反应，才能提示感染。所以必须对与创面毗邻的活组织进行活检，至少 2 份，一份送病理，可以看活组织炎性物质状况，另一份送微生物检查，可以定量测定活组织中的细菌含量。当然，多取几份可以提高敏感性。McManus 等发现，组织标本细菌含量少于 10^5cfu/g，不发生感染的可能性约 96.6%，大于 10^5cfu/g，36%的标本病理组织学检查有感染证据。说明，微生物定量检查敏感性好，但特异性差。有些学者认为，细菌学定量检查与组织学检查结果往往不一致，局部菌量很多时，相当一部分组织切片并未见到细菌侵入深层组织，所以更为强调组织活检的重要性。用侵袭正常组织病理学检查来诊断烧伤创面感染较为适宜。对于定植和感染的判别还可以参考皮肤及软组织感染章节中的相关内容。

感染是烧伤治疗中的重点内容，特别是大面积烧伤，广泛的创面成为细菌的良好培养基，皮肤外层屏障功能破坏，患者各种免疫功能失调，抗感染能力低下，容易发生感染。烧伤疗程长，也为医院感染提供了机会。感染是烧伤患者死亡的主要原因之一，控制烧伤感染是治疗烧伤的中心环节之一，主要包含以下几个方面：

（一）清除感染病灶、积极修复创面

烧伤创面的尽快修复是缩短病程和减少感染的最有效手段。烧伤创面的积极处理可以分为几个部分：①对于可以自行愈合的浅度创面，需要定期清创处理，不要使病原菌有长时间增殖并侵犯正常组织的机会，通过良好的无菌换药操作和创面的保护能够达到防止感染的目的，同时能够使创面正常愈合，这个过程中需要注意引流通畅的原则；②对于难以自行愈合的深度创面，尽可能采用手术的方式积极处理，例如切除创面坏死组织或削痂的方式，减少细菌培养基的同时，能有效减少细菌含量，往往能够迅速控制感染状况，清除坏死组织的创面需要得到有效的覆盖，否则，长时间不能良好覆盖的创面还有继发感染的风险，所以，自体皮或异体皮移植往往是适宜的；③有的创面坏死组织不多，或不适合于手术，这时需要用更为专业的烧伤手段和药物来控制创面的感染，比如保持创面的干燥，尤其是大面积深度烧伤患者，干燥的成痂创面能够保证引流通畅，另外细菌并不喜欢干燥的环境，所以干痂上的细菌定植量也会下降。为了保持成痂干燥，除了使用烤灯或红外线照射等方式外，创面外用药也十分重要，药物种类很多，如磺胺嘧啶银、磺胺米隆、磺胺嘧啶锌等，这些药物的使用历史很悠久，1968 年 Fox 首先发现并介绍了磺胺嘧啶银，至今已有 40 余年历史了，但近年来药物敏感结果证明，这些药物对烧伤创面常见的细菌比如金黄色葡萄球菌、铜绿假单胞菌、大肠埃希菌等，仍有良好的效果。这些磺胺类制剂对痂皮还有良好的穿透力，能够作用到痂下组织，使溶痂或接近溶痂的创面也能得到良好的抗感染效果。莫匹罗星软膏由于对 MRSA 有较好的作用，现在也广泛应用于临床。创面需要定期的清洁换药，使用的清洁消毒剂也有不断的进步。乙醇或碘酊被认为对创面刺激性大，而且有可能会损伤活体细胞，从而临床不主张使用它们进行消毒，但是在深度创面成痂时，碘酊有一定的作用。碘伏是络合碘的一种，有较好的杀菌能力，对黏膜及创面的刺激性小，患者接受性好，较为常规使用。生理盐水也可以作为清洁剂，其主要作用是机械清除创面的细菌，较少细菌的数量。聚维酮碘是一类新型的碘制剂，效果较络合碘更好，目前也开始在临床广泛应用。

（二）全身的抗感染治疗

并非所有烧伤创面的感染都需要应用全身抗生素的治疗，对于没有全身症状的轻度烧伤创面感染来说，局部加强处理就可以控制感染，如果需要，也是有针对性地预防性使用抗生素，如果患者表现有全身感染的症状，则需要使用全身抗生素治疗，无论是预防性还是治疗性使用抗生素，在种类和使用时限上都要严格遵从抗生素合理使用的原则。北京积水潭医院统计烧伤病区的病原菌分布中，金黄色葡萄球菌和铜绿假单胞菌为最多见，在感染的微生物学证据未明确之前，抗生素的种类选择应该以能针对这两类细菌为宜，当然，创面分泌物的性状有时能提醒致病菌的种类，也值得参考，为了能判别创面的微生物中致病的种类，进行创面基底或边缘的组织刮取涂片值得推荐，涂片中能够见到被中性粒细胞吞噬或伴行潜在的细菌为致病菌的可能性大。如果一旦有了微生物学证据和药物敏感结果，就应该选用敏感的抗生素。

（三）全身状况的支持

严重感染可以导致血红蛋白和白蛋白的减少，导致营养不良，也会严重影响机体的免疫状态，所以全身的支持十分重要。最主要的是营养支持，包括肠内和肠外营养，优先选择肠内营养。

第十一节　常见新生儿医院感染

一、呼吸道感染

（一）概述

呼吸道感染（respiratory tract infection）分为上呼吸道感染与下呼吸道感染。上呼吸道感染（upper respiratory tract infection，URTI）是小儿时期最常见的疾病，其中包括鼻、咽、喉的感染，临床一般统称为上感。下呼吸道感染（lower respiratory tract infection，LRTI）是常见的感染性疾病，包括急性气管、支气管和肺的感染。治疗时必须明确引起感染的病原体以选择有效的抗生素。

据有关资料表明，在儿科门诊患者中，约 2/3 患呼吸道感染；在住院病儿中，有 1/3

患呼吸道疾病；在婴幼儿死亡原因中，有1/3是由于呼吸道疾病。可见呼吸道疾病是小儿发病率高和危害性大的常见病、多发病。

新生儿的呼吸道医院感染，在不同的地区、不同的季节、不同级别的医院有很大的差异。据全国医院感染监控网报告，2000年共监测儿科和产科新生儿室出院人数155 975人，感染4310人，发病率2.8%；感染4699例次，例次发病率为3.0%。儿科新生儿组感染发病率最高为4.1%，例次发病率为4.5%。产科新生儿组医院感染部位以上呼吸道、皮肤软组织、下呼吸道为前3位，构成比分别为42.4%、31.3%、14.5%。儿科新生儿组医院感染部位以下呼吸道、皮肤软组织、上呼吸道为前3位，构成比分别为29.0%、22.3%、21.1%。

另外，不同病原菌所致的上呼吸道感染，临床表现也各有其特点。扁桃体有渗出，同时伴有眼结膜和咽部充血的，临床常常提示腺病毒感染所致，称之为咽结膜炎；而咽颊和软腭出现疱疹的，常提示柯萨奇病毒所致的疱疹性咽峡炎。

上呼吸道感染常可出现并发症，累及邻近器官如气管、肺、口腔、颈淋巴结、鼻窦、中耳等，故应积极诊断，早期治疗。

（二）病因

1. 病原体　呼吸道感染的病原体种类繁多，如病毒、细菌、霉菌、原虫等。上呼吸道感染大多由病毒引起，占上呼吸道感染病原体的80%至90%或更多。

（1）病毒：各种病毒均可引起，占90%左右，主要有鼻病毒、呼吸道合胞病毒、流感病毒、副流感病毒、腺病毒、柯萨奇病毒、埃可病毒、冠状病毒、单纯疱疹病毒和EB病毒等。

（2）细菌：细菌仅占上呼吸道感染的10%左右，细菌感染多为病毒感染后继发。因为病毒感染损害了上呼吸道局部防御功能，致使上呼吸道潜伏菌趁机侵入。

最常见为溶血性链球菌，其次为肺炎球菌、流感嗜血杆菌大肠埃希菌等。肺炎支原体亦可引起。

（3）某些定植在孕母产道的病原菌和孕妇晚期患麻疹等亦可致新生儿感染。

2. 流行病学　新生儿病房是医院感染高危区。胎龄越小或出生体重越低，感染的发生率越高。据统计国内医院感染暴发病例中，新生儿室的暴发占60.7%。暴发感染的病原体各不相同。

（1）传染源：产妇、宫内感染的新生儿、探视者、产科和新生儿科的医护工作者，其中轻型及隐性感染者为主要传染源。

新生儿室医用液体可以成为储菌所，如冲洗用溶液、洗手液、消毒液、静脉用溶液等。

被污染的血制品、母乳等也是新生儿常见的病毒传播来源。

（2）传播途径：

1）空气传播：新生儿医院感染的主要病原菌，多为自然环境中常见菌群。病室不开窗通风，造成病室内空气流通不畅，有效含氧量降低。工作人员，陪护、探视人员流动频繁，致使新生儿室内致病菌浓度增加，容易引发医院感染。

2）医疗护理的缺陷：新生儿感染主要通过医务人员污染的手直接或间接接触传播。产程中可通过污染的羊水吸入获得感染。通过产时、产后与母体的接触及与被污染的环境、医用设备器械、生活用品等的间接传播均可感染。

(3) 易感因素：小儿鼻腔中没有鼻毛，鼻腔小而短，鼻道窄，血管丰富，当发生感染时，容易发生鼻道堵塞。鼻和耳可通过耳咽管相通，而婴幼儿的耳咽管宽、直而短，呈水平位，当患鼻咽部炎症时，细菌易通过耳咽管引起小儿中耳炎。由于气管、支气管壁的黏液分泌不充分，黏膜干燥，影响了气管黏膜的纤毛运动，削弱了纤毛清除进入气管的灰尘、细菌的功能，容易诱发细菌感染。

人体血液中免疫物质IgA，是呼吸道抵抗感染的重要因素。但新生儿血中缺乏IgA，出生后3个月开始逐渐合成，1岁时血中IgA约为成人量的13%，12岁时才达到成人水平。新生儿出生时可从母亲血中得到抗感染的物质IgG，但出生后母体供给停止，多在半岁后全部消失，以后随环境中各项刺激因素才会逐渐产生，至7岁时血中IgG达到成人水平。所以婴幼儿血中抵抗感染的免疫物质不足，也是婴幼儿易患呼吸道感染的重要原因。

(4) 诱发因素：疾病影响。

1) 先天性疾病：常见的如兔唇、腭裂、先心病及免疫缺陷病等。

2) 急性传染病：如麻疹、水痘、猩红热以及流行性腮腺炎等。此外肺结核变为常见诱因。

3) 营养性疾病：如营养不良、贫血、佝偻病以及小儿腹泻等。因身体防御能力降低，容易发生上呼吸道感染，有原发性免疫缺陷病或后天获得性免疫功能低下的患儿，并发这类感染时，往往出现严重症状。卫生习惯及生活条件不良，如居住拥挤、大气污染、被动吸烟或间接吸入烟雾，均可降低呼吸道局部防御能力，促使病原体生长繁殖。气候骤变，如寒冷易引起鼻部黏膜舒缩功能紊乱，会有利于上呼吸道感染的发生。

(5) 危险因素：目前，对新生儿医院感染危险因素的单因素分析分别与胎龄、出生体质量、住院天数、原发疾病、侵入性操作、抗菌药物和激素的使用情况有关。

1) 胎龄<37周的新生儿医院感染率(9.03%)明显高于胎龄≥37周的新生儿医院感染率(4.79%)，出生体重<2.5kg的新生儿医院感染率(9.01%)，明显高于出生体重≥2.5kg的新生儿医院感染(4.36%)，这说明胎龄和出生体重与医院感染之间有相关性，胎龄越小、出生体重越低，医院感染率越高。

2) 新生儿医院感染率有随住院时间延长而增加的趋势：住院时间越长，与医院患者及医护人员的接触机会增多，导致病原微生物在机体内定植或发生医院内交叉感染。

3) 原发疾病本身就有呼吸道疾患的患儿，更易引起呼吸道感染：这是由于小儿呼吸器官发育不成熟，比较娇嫩，对环境变化适应能力差，自我保护功能处于低级阶段。病情危重的患儿也可以间接导致呼吸道感染。

4) 侵袭性操作如插管、各种导管的使用，易损伤患儿呼吸道、消化道、泌尿道黏膜，破坏皮肤屏障等导致易感性增加。

5) 长期使用抗生素，机体防御屏障的正常菌群遭到破坏，会增加感染机会。

(三) 诊断

1. 上呼吸道感染

(1) 临床诊断：发热(≥38.0℃超过2天)；有鼻咽、鼻旁窦和扁桃腺等上呼吸道急性炎症表现。

(2) 病原学诊断：临床诊断基础上，咽分泌物涂片或培养发现有意义的病原微生物。

［注］：①必须排除普通感冒和非感染性病因所致的上呼吸道急性炎症；②普通感冒：主要是鼻病毒引起，与着凉、季节有关，卡他症状为主，很少持续发烧；③流感：流感病毒引起，可累及全呼吸道。

2. 下呼吸道感染

（1）临床诊断　在上呼吸道感染的基础上，出现喘鸣和呼吸急促，可达60至80次以上，快且浅表、鼻翼翕动，肺部可闻及哮鸣音和固定的湿啰音，约三分之一患儿肺部有斑片阴影，发热、WBC升高和（或）中性粒细胞升高，食欲减退。

（2）病原学诊断：痰培养连续两次分离出相同病原体；血培养或胸腔积液分离到病原体。免疫血清学、组织病理学的病原学诊断证据。

［注］：①慢性气道疾患患者稳定期继发急性感染，稳定期必须在半个月以上，X线胸片或病原体与入院时比较有明显改变，方属于医院感染。复发复燃均不属于医院感染；②胸部肿瘤接受放疗的患者发生的放射型肺炎，不属于医院感染；③系统性红斑狼疮患者累及呼吸系统，不属于医院感染。但经激素等治疗控制后再出现肺炎表现，应列为医院感染；④患者同时有上、下呼吸道感染，仅报告下呼吸道感染。

3. 诊断注意

（1）婴幼儿患者可因鼻塞而拒奶或呼吸急促。

（2）注意观察病情演变，排除急性传染病前驱症状。

（3）注意与过敏性鼻炎鉴别。

（4）结合血常规检查以鉴别。白细胞数较低时，应考虑常见的急性病毒性上呼吸道感染，白细胞数持续性增高时，应考虑细菌感染，但在病毒感染早期也可增高，此时中性粒细胞比例很少超过75％。急性咽炎伴有皮疹、全身淋巴结肿大及肝脾肿大时，应检查异常淋巴细胞以排除传染性单核细胞增多症。

（四）主要治疗措施

1. 对症治疗降温及镇静：高热可给予物理降温，如头部冷敷或温水擦浴，高热烦躁者给退热剂的同时应给予苯巴比妥以防止惊厥的发生。鼻塞：可在进食前或睡前用0.5％麻黄碱滴鼻。

2. 注意口、眼、鼻的清洁，以保持呼吸道湿润，保持口腔卫生，给孩子翻身拍背，帮助呼吸道分泌物排出。

3. 控制细菌感染：细菌性上呼吸道感染或病毒性上呼吸道感染继发细菌感染者可选用抗生素治疗，常用青霉素类、大环内酯类抗生素。

4. 抗病毒治疗：病毒唑有广谱抗病毒作用，对合胞病毒、腺病毒均明显有抑制作用，副作用小，大剂量长期使用可引起白细胞减少。本药物使用方便，可供静脉注射、肌肉注射、口服、局部雾化吸入。用量：10～15mg/(kg・d)。雾化吸入：每次20～100mg，加入2～5ml生理盐水中。

5. 免疫治疗：为本病的重要用药，适用于病毒感染及难治性细菌感染，可明显缩短病程。如使用呼吸道合胞病毒免疫球蛋白（RSV-IGIV），胸腺肽、转移因子、匹多莫德等。

6. 改善通气，防止并发症。解除支气管痉挛、氧疗、祛痰和适当应用肾上腺皮质激素等。

（五）预防

1. 空气传播是新生儿呼吸道感染的重要途径：保持病房空气流通、定时通风，并保持一定的温度和湿度（室温 18～22℃，湿度 55%～60%）。如有条件，可用空气消毒机、紫外线照射病室进行消毒，以免病原体播散。

2. 分组护理：有呼吸道感染的新生儿集中护理，采取保护性隔离措施。加强空气、物体表面、暖箱、消毒液和湿化瓶等的消毒和进行细菌监测。如听诊器、血压计、体温计、哺乳用具一婴一用一消毒，被服、衣物、尿布和浴巾必须经消毒处理，新生儿用物如眼药水、粉扑和沐浴液等一婴一用。

3. 重视手卫生和手消毒：医护人员要严格执行《医务人员手卫生规范》的相关要求。采用非手触式水龙头开关，配备洗手后擦手的一次性纸巾，做到一人一巾。新生儿病房备有快速手消毒液。规定每次检查、治疗、护理前后，出入隔离室，接触具有传染性的血液、体液和分泌物以及被传染性致病微生物污染的物品时均要洗手。

4. 提高医护人员的院感防控意识：严格执行无菌操作，必要时穿隔离衣，合理使用抗菌药物。

5. 做好终末消毒：消毒出院患者的床铺及常备清洁空床，以便随时接收新患者。

6. 加强新生儿病室的规范化管理：定时探视，控制探视陪伴人员，有呼吸道感染者不能接触新生儿。做好环境控制，必要时用消毒液拖地及喷洒。

二、呼吸机相关肺炎

（一）概述

呼吸机相关肺炎（ventilator-associated pneumonia，VAP）是机械通气患者常见的并发症之一，指原无肺部感染的患者，经机械通气治疗≥48 小时发生肺部感染，或原有肺部感染，机械通气治疗≥48 小时发生新的肺部感染。如果原本已患 HAP，病情加重需要接受气管内插管者不属于 VAP 范畴。

国内报道新生儿 VAP 的发生率在 20.8%～60.0%，在 NICU 的发生率为 10%～65%，病死率为 13%～55%。美国国家医院感染监测系统 2002—2004 年的资料显示，新生儿 VAP 的发生率为（1.4～3.5)/1000 机械通气日。

国外报道导致气管插管相关性感染的病原菌最常见为：铜绿假单胞菌、肠杆菌属、肺炎克雷伯菌、大肠埃希菌等。我国报道最常见病原菌为：铜绿假单胞菌、肺炎克雷伯菌、大肠埃希菌和表皮葡萄球菌等。近年来不断有各种机会致病菌的报道，如鲍曼不动杆菌、嗜麦芽窄食单胞菌等，部分患者为多种病原微生物混合感染。

（二）发病机制

1. 外源性感染　即呼吸机管道污染。Craven 等对上机 24 小时的呼吸机管道和管内凝聚液细菌定植情况进行调查发现，致病菌在机械通气后迅速在导管内定植，患儿口咽寄居微生物是导管污染的原始来源。

2. 内源性感染　即由自身定植的条件致病菌异位所致。即当气管插管或气切开插管后，呼吸道自身防御功能受损，微生物更易从口咽部下行到下呼吸道。

（三）危险因素

新生儿 VAP 的危险因素众多，发病机制复杂，是外部环境与患者内部环境综合作用的结果。目前相关的研究基本上为回顾性文献报道，低胎龄、低出生体质量、再插管、机械通气时间长、使用中枢抑制剂、频繁气管内吸引等是新生儿 VAP 发生的危险因素。

1. 口腔、咽部定植细菌的吸入。

2. 呼吸机回路雾化器的污染、冷凝水的反流均可形成气溶胶而直接进入终末细支气管和肺泡。

3. 机械通气影响了上呼吸道的屏障功能，刺激上呼吸道产生的分泌物有利于细菌的生长繁殖。同时胃肠内细菌通过呕吐和误吸逆行进入下呼吸道，引起细菌的定植和感染。

4. 无菌操作不严，吸痰除因操作者把细菌经过手、导管带入外，还因操作不当使气管黏膜损伤而使细菌侵入。

5. ICU 是一个特殊的环境，危重患者集中，基础疾病严重，空间相对比较小，其发生感染的机会比普通病房高 2～10 倍。

6. 长期使用广谱高效抗生素。抗生素是引起口咽部菌群失调，病原菌（特别是革兰阴性杆菌和真菌）在口咽部定植增加的重要原因。耐药菌的检出在 ICU 住院患儿中也较高。

（四）VAP 诊断

VAP 诊断的金标准是肺组织活检或尸检，临床常规应用显然困难。

1. 临床诊断 VAP 依据

（1）气管插管机械通气 48 小时以上，直至撤机拔管后 48 小时以内发病者。

（2）临床表现。

（3）微生物检测。

（4）胸部 X 线检查。

不同年龄和特殊病原的患儿，诊断标准有一定差别。

2. VAP 临床诊断线索

（1）持续发热，多为不规则热型。可伴有畏寒甚至寒战。注意：免疫功能低下者或年幼儿可无发热或呈体温不升。

（2）气管插管内分泌物明显增多，多呈黄绿色黏痰。

（3）肺部广泛湿性啰音。

（4）胸 X 线片显示肺部斑片状或片状阴影，有新发灶或加重，双下肺多见。

（5）外周血白细胞明显增高或降低，中性粒细胞核左移。

（6）出现并发症，主要为呼吸衰竭和上消化道出血。

（7）表现为难治性肺炎。提示病原为多重耐药菌。

（8）反复发作性肺炎，呼吸机撤离困难者。

（五）治疗

1. 一般治疗和对症治疗。

2. 抗病原微生物治疗　应遵循“不延迟、广覆盖”原则。初始经验选择的抗菌药物应覆盖临床可能的常见细菌，治疗并观察至第 3 天，再根据治疗反应而判断是否应续用或更换，一旦明确病原菌就应立即改用敏感的、针对性强的窄谱抗菌药物。

（1）早发性 HAP：对未接受过抗菌药物治疗且无其他危险因素者，可选用阿莫西林或阿莫西林克拉维酸或氨苄西林舒巴坦或头孢呋辛；对于应用过抗菌药物和（或）有其他危险因素的早发型 HAP，可选用头孢曲松或头孢噻肟或哌拉西林/三唑巴坦或厄他培南或头孢曲松/头孢噻肟联合大环内酯类。

(2) 晚发性 VAP：晚发性 VAP 病死率极高、致病菌多重耐药，联合治疗应该是晚发性 VAP 的标准治疗。选择碳青霉烯类或哌拉西林三唑巴坦，或头孢哌酮舒巴坦，或氨苄西林/舒巴坦，联合氟喹诺酮或氨基糖苷类、糖肽类或利奈唑胺。也可以选用氟喹诺酮联合氨基糖苷类再联合糖肽类或利奈唑胺。

保证疗效前提下，应尽量缩短疗程，不恰当地延长疗程会增加抗菌药物暴露时间，造成耐药菌被选择的危险。抗菌药物治疗 48～72 小时后要对治疗作出首次评估，疗程中则应及时多次评估。

(六) 预防

1. 洗手　医护人员的手是传播 VAP 病原菌的重要途径。严格执行洗手规则是预防 VAP 的基本措施。每次接触到呼吸道分泌物、处理完冷凝水后均应有效地洗手；戴手套操作也要养成洗手的习惯，防止交叉感染。

2. 器械的消毒灭菌　呼吸机管道的污染是 VAP 病原体的重要来源。呼吸器设备专人管理，定期对湿化瓶、简易呼吸器、面罩等进行灭菌；定时更换和消毒呼吸机气路导管，注意更换呼吸管道时间间隔>7 天，有明显污染时随时更换。过于频繁的更换，会增加肺炎的危险；气道通路中的冷凝水及时清除，防止倒流及误吸；定期更换消毒呼吸机的空气过滤器、传感器和气体滤过管道等。

3. 病室管理　患者气管插管或气管切开后，下呼吸道与外界直接相通，丧失了上呼吸道的湿化、温化、过滤作用。外界环境中的异常菌群易侵入下呼吸道而并发感染。患者安置在监护病房，病室内温湿度适宜，保持室内温度在 22～26℃，相对湿度在 55%左右。医护人员进入病房应衣帽穿戴整齐；严格控制探视，家属应穿隔离衣，戴口罩、帽子，换拖鞋，避免交叉感染；保持 ICU 环境清洁，地面、物表 500mg/L 的含氯消毒液擦拭 2 次。特殊感染患者要严格床边隔离，并应用密闭式气管内吸痰技术。做好死亡、出院及转科患者的终末消毒。

4. 气道管理　重视人工气道的管理和无菌操作技术的培训，特别是吸痰技能的训练。其中较深部位的分泌物抽吸，是降低 VAP 发生的首要措施，做到抽吸无菌化，定时、有效地抽尽气道内分泌物，保证气道的通畅；同时也要加强气道的湿化和局部抗生素的雾化吸入。有助于加强局部抗菌消炎、解痉和稀释痰液的作用，对预防感染有一定的作用。

5. 口咽部管理　每日进行口腔护理，及时清理口腔分泌物。气管切开者切口周围每日换药。

6. 控制胃内容物反流　胃腔病原菌是引起气管插管患者发生 VAP 的病原菌重要来源。在机械通气患者中，胃内容物反流很常见。采取半卧位，是减少胃内容物反流进入下呼吸道的简单有效方法。

7. 提高机体免疫防御功能与生物制剂　全身或局部免疫防御功能受损是住院患者易发生肺炎的原因之一。加强重症患者的营养支持、积极维持内环境的平衡、合理使用糖皮质激素及细胞毒药物。

8. 加强病原菌的监测、针对性地选用抗生素　根据药物敏感试验合理地选择抗生素，多种抗生素联合用药时，超过 1 周，特别容易并发真菌感染，应加强对痰液及大小便的真菌监测，防止全身真菌感染。

9. 加强感染控制教育　科室院感小组发挥主观能动性，加强责任心，经常督促检查制度落实情况，对存在的问题及时提出整改措施。

近年来国外开始用选择性消化道去污染（SDD）或选择性口咽去污染（SOD）来预防气管导管相关性感染的发生，即采用抗生素（如多黏菌素E、两性霉素B等）进行口咽清洗及肠道给药，结果证实可有效防止这些部位来源微生物所致的呼吸道感染。但SDD或SOD的应用仍存在很大争议。

在预防新生儿VAP的措施中，抬高床头30°～45°，口腔护理等干预措施与VAP的关系在成人已得到广泛研究，但在新生儿相关研究仍极少，尚有待进一步加强相关内容的研究。

三、败血症

（一）概述

败血症（septicemia）的新定义是指微生物进入血液循环并在其中繁殖、释放毒素和代谢产物，并可诱导细胞因子引起严重毒血症和全身感染；过去的定义指致病菌侵入血液循环，并在其中繁殖和产生毒素所造成的全身性感染，有时还在体内产生迁移病灶。目前仍是婴幼儿期很重要的疾病，其发生率约占活产婴儿的1‰～10‰，早产婴儿中发病率更高。菌血症（bacteremia）指细菌侵入人体循环后迅速被清除，无毒血症，不发生任何症状。

文献报道，患儿发生败血症的时间为入院后4～39天，平均（14.2±10.1）天。新生儿院内感染败血症发生率为1.19%，占新生儿败血症的18.86%。

病原菌中革兰阴性菌占42.4%，以肺炎克雷伯菌为主；革兰阳性菌占21.2%；真菌占36.4%，以念珠菌为主。表皮葡萄球菌、不动杆菌、铜绿假单胞菌、大肠埃希菌也是引起败血症常见的病原菌。

近年来医院感染的病原菌的谱型变化较大，革兰阳性球菌逐渐减少，革兰阴性杆菌不断增加，尤以条件致病菌增加幅度较大。

（二）危险因素

早产儿、低出生体质量儿、留置PICC导管、气管插管、长时间应用广谱抗生素尤其是第三代头孢菌素、应用激素、住院时间长和菌原始定植等是院内感染败血症发生的高危因素。

（三）临床表现

新生儿院内感染败血症临床表现多样化，主要表现为反应差、拒乳、体质量减轻或不增、黄疸、发热腹胀皮肤硬肿、肝脾肿大、呼吸窘迫或暂停、气促、皮肤瘀点瘀斑、体温不升、休克、皮疹等。

（四）诊断

新生儿院内感染败血症诊断标准参考中华医学会儿科学分会新生儿学组制定的新生儿败血症确诊标准和中华人民共和国卫生部制定的医院感染诊断标准。同时符合以下3项：

1. 产科转入新生儿在分娩过程中和产后获得的感染或新生儿在入院48小时后发生的感染，考虑院内感染；

2. 临床出现体温改变、黄疸、反应差、拒乳等以及实验室检查示白细胞改变（$>20\times 10^9/L$ 或 $<5\times 10^9/L$）或者杆状核细胞比值升高（≥0.2）或者 CRP 增高（≥3.0μg/ml）等非特异性感染指标改变临床考虑败血症。

3. 血液培养分离出致病菌，或者连续 2 次培养分离出同一条件致病菌，确诊新生儿败血症。

（五）治疗

确诊败血症后，根据病情给予静脉营养，静脉注射丙种球蛋白，红细胞、血小板输注等支持治疗，低血压者予扩容及血管活性药物——多巴胺、多巴酚丁胺治疗，同时予预防性抗真菌药物 10～29 天。

（六）预防

1. 触摸、插入、更换或包扎血管内导管前、后，均要洗手或手消毒。插管或更换导管的覆盖物时，均要戴手套。插入中心静脉导管时采用最高的无菌屏障保护措施（戴口罩、帽子、无菌手套、穿无菌手术衣，铺大无菌单）。

2. 留置 PICC 管时严格按照无菌操作规范进行操作，置管后由专业护士进行护理。出现医院感染时，因感染源未明，为排除可能的因素，予拔除 PICC 管，并对导管尖端、置管侧缸管及对侧肢体血管进行抽血培养检查了解病原体情况。

3. 有气管插管的患儿由于操作易损伤患儿呼吸道黏膜，增加患儿的免疫负担，导致易感性增加。本组患儿入院后均需机械通气治疗，也增加了医院感染的机会。

4. 合理使用抗菌药物，目前广谱抗生素的应用已成为临床常规，而且多为两种抗生素联用，这些可致正常菌群失调，易产生一些条件致病菌，从而有机会迅速繁殖而致病。

5. 医务人员加强手的消毒、严格掌握侵入性操作的指征及无菌操作规程。

四、鹅　口　疮

（一）概述

新生儿鹅口疮（neonatal thrush）又称急性假膜型念珠菌性口炎（acute pseudomembranous candidiasis）或雪口病，是新生儿期口腔白色念珠菌感染所致的口腔黏膜炎症，多见于新生儿，近 2%～5%的新生儿会发病。营养不良、腹泻、长期使用广谱抗生素或糖皮质激素的患儿也易发生此病。本病大都通过不洁食具、乳具、乳头、乳母手指等感染，新生儿也可由产道感染。在新生儿室中可引起流行。

（二）危险因素

1. 新生儿鹅口疮胎龄越小、体重越小患病率越高。研究表明，胎龄小于 28 周的新生儿发生鹅口疮的危险性是胎龄大于 37 周的 4.1 倍；体重小于 2kg 的新生儿鹅口疮发生的危险性是体重大于等于 4kg 的 4.1 倍，证实了不同胎龄、体重组新生儿鹅口疮发生率有极显著性差异。因此，对早产儿、低体重儿喂养要制订合理科学的方法，使得体重尽快达到正常范围。

2. 住院时间越长，鹅口疮的发生率越高。住院小于 7 天鹅口疮发生率为 39.7%，住院大于等于 7 天鹅口疮发生率为 60.2%。

3. 与侵入性操作和医源性交叉感染有关。呼吸机的应用、气管插管、反复吸痰、各种留置通路的建立都增加了皮肤、黏膜损伤的机会，改变了呼吸道的环境，增加了感染机会。

4. 医务人员手的污染。洗手制度不严格，洗手、手卫生的依从性差。尤其在患儿多、工作人员少、工作量大的情况下问题更为突出。

5. 忽视对喂奶用具的清洁消毒，配奶卫生，尿布、包被、毛巾等护理用具的管理都是医源性交叉感染的因素。

6. 新生儿喂养方式有关。本研究表明，母乳喂养的鹅口疮发生率（29.4%）低于人工喂养（70.5%）。

（三）临床表现

在口腔黏膜上出现白色凝乳块样物，常见于颊黏膜、齿龈、舌、上颚等处，有时可波及咽部。初起时，呈点状或小片状，而后融合成大片状乳白色膜，略凸起，边缘不充血。此白膜不易拭去，强力擦去后，表面渗血，黏膜潮红，白膜又迅速生成，一般不影响吮奶，不流涎，无全身症状。如果病变蔓延至咽后壁、食管、肠道或喉头、气管，则患儿可出现呕吐、呛奶、音嘶、呼吸困难等，如无继发细菌感染则无发热，白色念珠菌偶可侵入血液导致败血症或脑膜炎等严重并发症。

（四）诊断

1. 诊断依据

（1）在口腔黏膜上出现点状或小片状白色乳凝块样物，可融合成片，不易擦去，强行剥离后局部黏膜潮红、粗糙、可有溢血，以颊黏膜多见，齿龈、舌面、上腭亦可受累。

（2）取上述白膜少许，放在玻片上，加 10%氢氧化钠 1 滴，在显微镜下可见真菌菌丝和孢子。

具有上述第（1）项，排除溃疡性口炎等其他口炎，可临床诊断为鹅口疮；如同时具有第（2）项可做病原学确诊。

2. 鉴别诊断　本病须与溃疡性口腔炎区别，后者为细菌感染所致，患儿口腔黏膜充血水肿明显，有多个溃疡，表面有渗透性假膜覆盖，呈灰白色，易拭去。患处疼痛明显，伴流涎、拒食，常有发热，局部淋巴结肿大，血白细胞增多。分泌物涂片，培养可发现细菌。

（五）治疗

用 2%～3%的碳酸氢钠溶液清洗口腔后，局部涂 1%甲紫液，每日 2 次。病变面积较大者，用新配制的制霉菌素溶液（10 万～20 万 U/ml），涂口腔，每日 3 次，或口服制霉菌素 25 万～50 万 U/d，并同时服用维生素 B_2 和维生素 C。

除了上述常用的治疗方法外，近年来还有许多方法用于临床。如：度米芬含片联合 2%的碳酸氢钠液；克霉唑混合鱼肝油；微生态活菌双歧杆菌片；伊曲康唑加蒙脱石散；生物溶菌酶加特比萘芬；0.5%酮康唑联合蒙脱石散治疗鹅口疮等，都有很好的疗效，可根据具体情况选用。

（六）预防

鹅口疮多见于腹泻、使用广谱抗生素或肾上腺皮质激素的患儿，其发病原因主要为乳具消毒不严、乳母乳头不洁或喂奶者手指污染所致。所以鹅口疮的预防应做到以下几点：

1. 接触婴儿前后应洗手，食具严格消毒，乳母奶头保持清洁；

2. 喂奶前洗手，做好一切消毒措施，切断传染途径，防止感染传播和交叉感染；

3. 尽量避免使用广谱抗生素和激素，或缩短疗程，加强全身支持疗法，提高机体抗病力，防止正常菌群生态环境改变而造成真菌增生和感染；

4. 加强口腔护理。传统式口腔护理可用生理盐水达到清洁口腔的目的。但有研究表明新生儿应用碳酸氢钠盐水进行口腔护理，能有效地预防鹅口疮的发生。碳酸氢钠盐水不仅有清洁口腔和杀菌作用，同时因碳酸氢钠是碱性液体，所以可改变微生物的酸性环境而抑制细菌的生长，使口腔酸碱度维持在正常范围。

五、轮状病毒性腹泻

（一）概述

轮状病毒性腹泻（rotavirus diarrhea）是人轮状病毒（human rotavirus）感染引起新生儿流行性腹泻的最常见病原之一，2 岁以下婴幼儿普遍易感。因其多发生在秋冬寒冷季节，故亦称秋季腹泻。轮状病毒在环境中较稳定，不易自然灭活。如新生儿病房收入已感染了轮状病毒的新生儿，很容易造成暴发流行。但大便中找到轮状病毒，不可即认为是腹泻的病原，因正常大便中也可找到该病毒。在流行中如大部分患儿大便中轮状病毒的核苷酸或基因构形相同，方可认为是流行的病因。

（二）传染源

1. 带有病原的产妇。

2. 已感染的新生儿。

3. 携带病原的医护人员。

4. 被污染的新生儿生活用品。

5. 被污染的医疗用品。

（三）传播途径

1. 胎盘传播　轮状病毒可以在多种细胞中复制，包括子宫颈和卵巢的组织细胞，轮状病毒通过血-胎盘屏障感染胎儿，可能是导致新生儿感染的原因之一。

2. 母乳传播　母亲携带轮状病毒可能通过乳汁将轮状病毒传染其婴幼儿患轮状病毒性肠炎。

3. 医源性传播　医护人员通过诊疗、护理行为，以及使用污染的医疗器械，忽视手卫生，住院环境拥挤，抗生素使用的不合理，均可使患儿的易感性升高。

4. 粪-口途径　是轮状病毒最主要的传播途径。病毒可通过污染的奶具、生活用品传播。

5. 呼吸道传播　临床和流行病学特征均表明轮状病毒感染可累及呼吸道。许多轮状病毒感染患儿有上呼吸道感染症状。但呼吸道传播途径在轮状病毒感染中的地位以及与消化系统感染之间的关系，尚待进一步研究。

（四）发病机制

轮状病毒肠炎的发病机制目前认为，位于小肠绒毛最表面的乳糖酶是该病毒的靶酶，病毒侵犯绒毛远端刷状缘的肠上皮细胞，并在细胞内繁殖。致上皮细胞微绒毛发生断裂、融合、消失等，致局部参与黏膜消化的各种酶，尤其乳糖酶活性下降，引起吸收功能障碍导致腹泻。

（五）临床表现

新生儿轮状病毒感染潜伏期1～3天。早期的主要病症为呕吐，多数出现体温升高，大约是在37.5～38.5℃，少数可有呼吸道症状如咳嗽、流涕等。随后伴有腹泻，每天大便的次数增多，有的新生儿可以达到20次/天左右。在早期的粪便形状呈烂便或稀米汤的样子，无脓血，并且量较多。由于大便的次数比较多，患儿较早出现脱水的症状，表现为精神萎靡、表情淡漠、嗜睡、皮肤松弛、尿少、口干喜饮等，若不及时地采取治疗措施，常常会导致死亡。

（六）诊断标准

1. 患儿入院时都无腹泻症状，也不处于腹泻潜伏期，而出现腹泻、呕吐等情况。

2. 实验室检查 粪便大多呈水样，16%～30%有白细胞，50%有黏液，免疫电镜检查亦可检出轮状病毒颗粒，敏感性较高。酶联免疫吸附检测法是目前多数实验室选用的方法，有高度敏感性和特异性。感染后5天，血清出现IgM抗体，感染后2～4周后出现IgG或IgA。

（七）治疗

目前尚无治疗轮状病毒性腹泻的特效药物，一般都是对症治疗，纠正患儿的脱水、酸中毒。对于腹泻症状轻的孩子可用口服补液的方法进行纠正。症状重一些的孩子可用静脉输液的方法纠正脱水和酸中毒，近年来，干扰素（IFN）也被用来治疗轮状病毒感染，这种药可以抑制病毒在人体内的繁殖，从而减轻症状，缩短病程。

（八）预防

1. 切断感染源 新生儿轮状病毒性腹泻主要是消毒隔离和治疗患者，以切断感染源。

（1）如发现流行已难避免，立即将直接或间接接触过的婴儿集中在一个病房，每天做大便培养，严密观察腹泻的发生。对大便培养阳性者再另集中隔离。

（2）一旦发现新生儿腹泻就应立即隔离患儿和其父母，并积极治疗患者。

（3）将已康复的婴儿集中在一起，大便培养阴性3次后出院，未发生腹泻的新生儿也另集中在一间，经过潜伏期（1～3天）后大便培养阴性3次后方可出院。

（4）疫苗预防：预防轮状病毒性腹泻的最理想的措施是服用RV疫苗，刺激机体产生局部和血清两方面的抗体。从早期的单价口服活疫苗到近年的多价口服活疫苗，对有效防治RV感染性腹泻，取得了显著成绩。但是，疫苗的研制仍在继续，目前还没有一个世界公认最理想的RV疫苗，发展新一代更高效、更廉价、肠道外接种的疫苗是将来的方向。我国兰州生物制品研究所开发研制的口服轮状病毒活疫苗，2000年已获国家正式生产批号，这种疫苗的有效保护率是73.72%，通过预防接种遏制轮状病毒性腹泻。

2. 消毒灭菌

（1）工作人员应特别注意手的清洗，每接触一患儿后应再洗手，方可接触另一婴儿，定时作手拭子、鼻腔拭子和大便培养，阳性者暂脱离病室或婴儿室。喂奶前需戴消毒手套然后装奶头。对有粪便污染的尿布和床单需集中在一起，消毒后才可送出病室。

（2）腹泻流行的新生儿室都应检疫，不收新患者。病室在流行期间应每天消毒，地板湿拖，家具湿揩，不让灰尘飞扬，定时作空气、地板、墙壁和家具拭子培养。任何病儿出院后，原床位上的用品如被褥、被单、枕头及病床都应消毒。可以口服轮状病毒活疫苗，这种疫苗的有效保护率是73.72%，通过预防接种遏制轮状病毒性腹泻。

六、新生儿脐炎

（一）概述

新生儿脐炎（neonatal omphalitis）是指细菌入侵脐残端，并且在其繁殖所引起的急性软组织炎症，是新生儿感染、败血症、破伤风的主要感染途径。世界卫生组织统计全世界每年有四百万新生儿死亡，其中多数发生在发展中国家。感染是导致新生儿死亡的重要原因之一。每年有四十六万新生儿死于严重细菌感染，而脐炎是其中重要原因之一。

有文献报道，回顾性调查了 7 年住院新生儿 2354 例，新生儿脐炎院内感染 98 例，发病率达 4.16%。出生后 2～3 天发生感染的 13 例（占 13.26%），出生后 4～5 天发生感染的 55 例（占 56.12%），出生后 6～7 天发生感染的 30 例（占 30.62%）。从中可以看出出生后 4～5 天感染者最多占所有感染发病者一半以上。

春季出生 606 例，发生感染的 18 例（占 2.9%），夏季出生 713 例发生感染的 52 例（占 7.3%），秋季出生 590 例，发生感染的 22 例（占 3.7%），冬季出生 445 例，发生感染的 6 例（占 1.35%），从中可以看出夏季发生感染者居多。

常见的病原菌：金黄色葡萄球菌、大肠埃希菌，其次为溶血性链球菌、铜绿假单胞菌或混合细菌感染等。

（二）病因

新生儿的脐带中含两条动脉及一条静脉血管外包有华通胶，内含大量水分当胎儿娩出，脐带剪断后，由于脐血管本身的收缩和重力作用，大量水分逸出，脐带迅速干瘪。脐带开始自然坏死、脱落，在这一过程中，常伴有炎性分泌物产生，有的呈血性。脐带脱落的机制是脐带残端干燥及收缩后与腹壁表皮相连接处出现裂口，最后脱落，愈合后形成脐。正常情况下，脐带于出生后 4～6 天干燥脱落。脐带在脱落过程中分泌胶质，它相当于创面上的异物，若分泌增多，则可为细菌繁殖创造了良好的条件。新生儿脐炎是新生儿最常见、最易患的一种疾病，脐部炎症的总称，是常见的新生儿院内感染之一。

在断脐时，或断脐后，消毒处理不严，护理不当就很容易造成细菌污染，引起脐部发炎。医院获得性感染，大多与医务人员手带细菌，执行无菌技术操作不严格有关。

（三）临床表现

初起时脐带根部发红，脐窝湿润、流水，随后很快脐周围皮肤出现红肿，脐窝流出带臭味的浆液脓性分泌物。如不及时治疗，脐周皮肤红肿加重，或形成局部脓肿，细菌及其毒素极易从脐血管的断口处进入血循环引起菌血症，并很快地由菌血症发展为败血症甚至脓毒血症，抢救不及时可危及生命。患儿还可出现发热、不吃奶、精神不好、烦躁不安等全身中毒症状。在临床上，约有 30%～50%的败血症患儿并发化脓性脑膜炎，这是因为新生儿血脑屏障功能不完善，细菌会随血液长驱直入进入脑子而引发化脓性脑膜炎，病势凶险，死亡率高，幸存者也常有合并硬脑膜下积液、低钠综合征、失明、失聪、癫痫或痴呆等。有的患儿会变成慢性脐炎，局部形成像小樱桃样肿物的脐部肉芽肿，常常流黏性分泌物，经久不愈。少数病儿脐部感染沿残留的血管（后来萎缩，医学上称为“镰状韧带”）上行，形成镰状韧带处脓肿或肝脓肿，亦属于病情较重的一类。

（四）诊断

脐炎的诊断并不困难。可根据脐部红肿、有分泌物，有时可见肉芽肿，长期有分泌物即可确诊。外周血白细胞总数及中性粒细胞增高，或者查 CRP（C-反应蛋白）明显增高，则有助于诊断。如怀疑脐炎引起败血症时，可辅以血培养检查。

（五）治疗

1. 保持局部干燥，以杜绝细菌繁殖。勤换尿布，防止尿液污染。

2. 局部换药：用 3%过氧化氢溶液冲洗局部 2～3 次后用络合碘消毒，或用甲紫每日涂 2～3 次。

3. 如果形成脓肿者，需及时切开引流换药。若变为慢性肉芽肿者，使用局部烧灼，肉芽较大应手术切除。

4. 抗生素治疗：一般新生儿时期首选青霉素，加氨苄西林效佳。一旦孩子发生菌血症或败血症，则需尽快住院治疗，选准抗生素，足程足量，以控制病情发展，及早治愈。

（六）预防

1. 断脐时严格执行无菌操作，做好断脐后的护理，保持局部清洁卫生。

2. 新生儿所用的床上物品、内裤、毛巾及婴儿尿布等，以抗菌织物制成的为好。

3. 医护人员在接触每个婴儿前后特别是接触破损皮肤及各种分泌物前后都应严格按要求洗手，给婴儿脐部换药时要戴无菌手套，换下的敷料严格按感染性医疗废物进行处理。

4. 尽量减少探视人员，注意环境控制，减少新生儿的感染机会。

七、经外周置入中心静脉导管相关性血流感染

（一）概述

经外周置入中心静脉导管（peripherally inserted central catheter，PICC）自 1986 年在美国生产并运用以来，因其有效、安全、方便等优点，为危重新生儿提供了良好的静脉通道。国内早在 1996 年就已将 PICC 应用于危重新生儿。尽管如此，PICC 在使用过程中由于使用和管理的不当可能出现各种相关的并发症，而导管相关性血流感染（catheter-related bloodstream infections，CRBSI）是置管后最常见、最严重的并发症，其发生率可在 3%～60%之间。

PICC 相关性感染的相关因素：新生儿 PICC 相关性感染的发病率与医院规模、科室设备及中心静脉导管的类型相关。患儿自身的免疫状态、疾病的严重程度、置管时机、部位等均是影响感染率的重要因素。

（二）流行病学

Lorcnte 等研究表明中心静脉导管相关局部感染的发生率为 4.74/1000 天，动脉导管相关的局部感染率为 0.97/1000 天，经股静脉、颈静脉置入中心静脉导管的导管相关局部感染发生率高于经锁骨下静脉置入中心静脉导管者。Chien 等对加拿大 17 个 NICU 中 19 507例新生儿进行队列对照研究表明，使用 PICC 者 CRBSI 发生率高于脐静脉置管者，且出生体重越低，其 CRBSI 发生率越高。此外，研究发现年龄、性别、置管部位与感染发生率无关，而置管时间与感染发生率呈正相关，患儿体重与感染发生率成负相关。而导管产品规格型号对 PICC 相关性感染的影响目前尚没有明确的报道，曾经有报道在 PICC 应用中，有阀导管比无阀导管所引起的并发症的发生率更低，但感染率两者之间并无明显差异。

1. 病原 PICC 相关性感染常见的病原体为凝固酶阴性的葡萄球菌（coagulase negative staphylococcus，CONS），其次为革兰阴性杆菌和真菌。革兰阴性杆菌以超广谱 β-内酰胺酶大肠埃希菌、肺炎克雷伯杆菌为主。PICC 相关性 CONS 感染患儿预后较好，但革兰阴性杆菌和真菌败血症患儿的死亡率较高。Chien 等报道了 322 例 PICC 相关性感染新生儿，病原菌中 CONS 占 79.8%，其他革兰阳性菌占 9.6%，革兰阴性菌占 3.4%，真菌占 6.2%。近年来，真菌引起的 PICC 相关性感染发病呈上升趋势，其后果往往更为严重。闫钢风等研究新生儿重症监护病房（NICU）72 例新生儿 PICC 置管病例 83 例次的临床资料，结果导管相关感染发生 15 例次（18.1%），导管相关感染率 10.2/1000 置管日。共分离菌株 11 株，其中凝固酶阴性葡萄球菌 4 株，鲍曼不动杆菌 3 株，肺炎克雷伯杆菌 2 株。屎肠球菌 1 株，近平滑假丝酵母 1 株。结论留置 PICC 新生儿发生的导管相关血流感染多由条件致病菌引起，耐药严重；加强感染防治措施能减少 PICC 相关感染发生。

2. 感染途径

（1）外源性感染：细菌通过穿刺点沿导管爬行进入体内。临床表现为沿静脉走向出现红肿热痛。

1）操作技术：静脉炎是 PICC 置管最常见的并发症，Agllea 认为，75%的静脉炎的发生与护士的穿刺技巧有关，穿刺次数与静脉炎的发生呈正相关，因此，在静脉炎的预防中，提高护士的穿刺技巧和成功率势在必行。许璧瑜等认为 PICC 置管后发生机械性静脉炎的原因与所选择导管的型号和导管材料有关，所以应尽量选择型号最小、最细的导管穿刺。置管时导管应避免与尖锐器材接触，推注压力不可大于 10ml 注射器压力，以免导管破损。此外，PICC 置管后，少数患者上肢静脉对导管发生异物反应，加之患者紧张致使血管收缩痉挛，也可造成上肢肿胀、疼痛、静脉炎的发生，影响治疗。

2）无菌技术：由于 PICC 插管为侵入性操作，如无菌操作不严，易将细菌在操作过程中带人血液循环，且由于长期留置，易成为细菌感染的通道。皮下隧道转移是造成血管内感染的主要方式。故有学者提出消毒前先用肥皂水彻底清洁穿刺点皮肤 2 次，面积＞20cm×20cm，用碘伏消毒穿刺部位，范围 10cm×10cm，略大于敷贴面积。此外，穿刺所造成的静脉壁损伤等，也可造成局部炎症。尤其在危重症患者，临床常反复从导管取血标本或加入药物，这些操作会增加患者被感染的机会。所以，在做与导管相关的操作时，应严格无菌原则。

3）维护技术：如肝素帽和可来福接头使用后保护不当而被污染，或连接输液器时消毒不严格、不彻底，均可将细菌带入管腔而引起感染。SIRGE-SERRA 等研究表明，污染的接头最有可能引起 CVC-RI 及脓毒症，提出“接头学说”理论。Salzman 等研究表明 50%以上的 CVC-RI 在发生前或同时导管接头培养呈阳性，且接头培养阳性时，CVC-RI 也十分严重。Bozzetti 认为附加连接装置可导致 0.4%的污染发生，增加一个装置，污染的发生率几乎加倍（0.78%）。长期留置导管者，其导管使用频率高，同时增加了导管接头污染的机会。导管作为一种异物长时间留置在血管内，它可随着患者头颈部的活动，有可能发生导管尖端对血管侵蚀，损伤血管内膜引起静脉炎，产生血栓，引起导管感染。故有学者提出：最好选用无菌透明胶带敷贴，以增加穿刺部位的可视性，以便及早发现并发症，并能减少导管的移动和外来的污染，肝素帽 3～5 天更换 1 次，可来福接头 7～10 天更换 1 次，每日输液时，用乙醇严格消毒，范围包括肝素帽和可来福接头的顶端及周边，然后再连接输液器，液体输完封管后，用无菌纱布包扎并固定。

（2）内源性感染：导管内节段菌落移生。患儿输液时出现发热、寒战，但外周及穿刺点无异常。或临床无症状，但血培养及导管培养阳性。

1）年龄：薛巧云、郝立新在PICC使用导管发生输液反应及导管感染的原因分析中发现：高龄患者（>80岁）体质弱，免疫功能低下，抗感染能力差，且住院时间长，易发生感染。此外，年龄较小者血管管腔较细，所以导管对血管内膜损伤刺激较大，故发生静脉炎的几率较成人高。

2）免疫力：根据文献报道，静脉置管的感染与免疫功能呈负相关。即免疫功能越低，感染率越高。慢性淋巴细胞性白血病患者置管后由于血小板数量少，凝血机制差，针眼处常有少量渗血，这是细菌繁殖很好的培养基，且白血病患者本身免疫力低下，极易发生感染，所以置管10天便出现感染症状。对于肿瘤化疗患者，由于免疫功能低下和白细胞减少，更增加了感染的机会。如化疗后中性粒细胞减少时，可引起感染；肝病患者本身抵抗力下降是容易引起感染的主要因素；肝硬化因长期营养不良，机体抵抗力下降，加之脾功能亢进，红细胞、白细胞、血小板均减少，因而干扰和削弱了免疫功能，同时由于肝功能障碍，白蛋白均有不同程度的下降，白蛋白低，组织修复缓慢，隧道形成较慢，细菌可沿皮肤导管壁进入血液循环并寄存在管壁而引起局部感染，甚至体温升高。此外，过敏体质的患者，容易对导管材料及敷料过敏引发静脉炎及皮肤感染，所以应用PICC要慎重。

3）血管选择：穿刺部位红、肿、痛的出现与穿刺血管的粗细有关，血管越细，发生率越高。主要由于穿刺针太粗，对血管壁的刺激性大，为机械性静脉炎。所以，穿刺时要选择粗大弹性好的血管。PICC置管一般选择肘部的头静脉、贵要静脉、正中静脉，其中贵要静脉管径粗、直、静脉瓣少，且在置管体位下是导管头部到位最直、最短的途径，故作为首选血管。另外，血管瓣膜或分叉的解剖变异，亦可导致导管抵着瓣膜或血管分叉处，而不能插到位，当输注化疗药后刺激血管内膜可导致静脉炎的发生。

（三）危险因素

1. 胎龄、体重　多项研究表明，胎龄≤32周、出生体重≤1500g与感染明显相关。

2. 留置时间　导管留置时间是导管相关感染的主要危险因素之一，置管留置时间越长，感染发生率越高。其中1～7天发生率最低，8天以上发生率增高。

3. 穿刺部位的选择　张葆荣等报道，128例应用PICC患儿，发生感染12例，感染率为9.4%。不同穿刺部位的感染率分别为贵要静脉2.86%，肘正中静脉9.76%，头静脉10.0%，大隐静脉29.41%，颈外静脉、股静脉和颞浅静脉为0。

4. 特殊药物的应用药物因素　葡萄糖、氨基酸、脂肪乳等是细菌的良好培养基，若将受污染的药液经PICC导管输入，细菌就会停留于导管内生长繁殖。且由于导管这个异物的存在，细菌不会被机体的免疫系统完全清除，很难被抗菌药物所杀灭，所以可以引起相关性感染。此外，病情危重患者输液种类多，如抗生素、静脉高营养液、激素、化疗药物的反复长期使用，容易引起静脉炎的发生。

5. 操作经验　操作者技术如不够熟练，反复穿刺会造成对血管内壁及皮下组织的损伤，局部组织修复时间延长，细菌侵入机会增加。操作过程中无菌操作的忽视、置管的熟练程度欠佳及无菌物品的保存应用不当，都会增加感染的风险。

6. 环境影响微粒污染　输液、药物配置过程中的多次加药及穿刺均会带入微粒，输液环境中的细小微粒也可能进入药液。因而，微粒污染是输液中普遍存在的并发症。有关病理学研究证实，皮下组织、毛发样杂物、表皮及表皮下组织进入血液循环后滞留毛细血管内，机化、钙化形成异物性肉芽肿或炎性包块引发感染，尤其是深静脉置管，针头型号大，多次穿刺，其滞留物较多。

（四）发病机制

插管处皮肤细菌移行并定植于导管末端是短期经外周置入导管发生感染的最常见途径，导管连接处的污染并于管内定植是长期导管感染的主要原因。导致导管相关性感染的重要发病机制来自血管内装置的材料和导致感染的病原体的内在毒力。一些导管材料不平，增加某些种类微生物的黏附性，这些材料制成的导管特别利于微生物定植及感染。另外，有些材料易导致血栓形成，增加了微生物定植和导管相关感染发生的机会。微生物的黏附性也是导管相关感染发生的重要发病机制。如金黄色葡萄球菌和 CONS 比其他病原体更易黏附在聚合物表面，且 CONS 可产生细胞外多糖，可增强细菌抵御宿主防御机制。

（五）诊断及治疗

1. PICC 相关性感染的定义　依据 2001 年美国感染病学会和美国危重医学学会、美国医院流行病学学会共同制定的《血管内导管相关感染处理指南》，PICC 相关性感染包括：①穿刺点局部感染：导管出口部位出现硬结或红斑，发热、疼痛或触痛，有脓性分泌物；②导管相关性血流感染：PICC 留置的患者有菌血症或败血症，从导管头端和外周血培养中分离出相同的微生物。

2. PICC 相关性感染的诊断和治疗

（1）目前国际上公认的 PICC 相关性感染的确诊依据：

1）穿刺点局部感染：导管出口部位出现硬结或红斑，发热、疼痛或触痛，有脓性分泌物。此类感染多见于夏季；

2）PICC 相关性血源性感染：导管前端细菌培养结果与末梢血一致；定量血培养结果表明导管样本培养的菌落数明显多于周围血培养；临床与培养确诊的败血症往往对抗生素治疗不敏感，但拔管后即缓解。

（2）治疗：对于新生儿 PICC 穿刺点局部感染，可先清除局部脓性分泌物，予抗生素软膏涂擦，无菌纱布覆盖后敷贴固定，每天换药 1 次，至局部感染症状得到控制。对于新生儿 PICC 相关性血源性感染，要有选择性的应用抗生素。在未获得血培养结果之前即要选用抗生素治疗，以后根据血培养结果及细菌药敏试验并在对患儿全面衡量的基础上选用合适的抗生素。抗生素的应用对新生儿 PICC 相关性感染的控制具有重要意义，它具有避免菌群定植，控制局部和/或系统性感染的蔓延发展等保护作用。此外，按照通常新生儿血源性感染进行一般的对症、支持治疗，并可根据患儿情况适当应用免疫球蛋白等治疗。

（六）预防

1. 环境要求　在行 PICC 治疗时，环境要整洁，避免不必要人员走动，防止尘埃飞扬，监测和保护操作环境。

2. 团队培训　强化无菌技术，严格执行操作流程，做到早发现早干预，并建立登记跟踪报告制度。

3. 评估与监测　每天至少评估 PICC 导管 1 次，并在 PICC 记录单上做好详细的记录。

4. 手部卫生 进行PICC操作前必须手部消毒，手部未消毒不能触摸导管插管部位，使用手套不能减少手部消毒的必要性。

5. 无菌技术 留置导管时建立最大的无菌屏障，护理过程中应保持无菌。

6. 导管部位护理：2%葡萄糖酸氯己定醇消毒皮肤预防感染效果最好，插导管前应让消毒剂留在插管部位皮肤至少2分钟。

7. 插管部位辅料管理 使用符合规定的合格医疗用品。根据伤口的情况选择透明贴膜，高热、出汗、穿刺点出血、渗出的患者选择无菌纱布。无菌纱布更换1次/2天，无菌透明辅料1～2次/周；纱布或辅料出现潮湿、松动或可见污染时立即更换。

(李卫光 姚 希 李六亿 袁晓宁 杨雪松 邓明卓 张越巍 陈 辉 杜明梅 刘运喜 周 炯 马小军 秦小平)

参考文献

1. 李六亿，刘玉村．医院感染管理学．北京：北京大学医学出版社，2010
2. 胡必杰，何礼贤，殷少军，等．上海市下呼吸道医院感染回顾性队列研究．中国抗感染化疗杂志，2002，2（2）：74-77
3. 戴瑞鸿，林果为，林唐金，等．内科学新理论与新技术．第2版．上海科学技术教育出版社，2002：144-160
4. 胡必杰，何礼贤，张杏怡，等．我国医院内肺炎流行病学现状：20世纪90年代发表论文的荟萃分析．中华医院感染学杂志，2001，11（3）：177-181
5. USA CDC. Guideline for prevention healthcare associated pneumonia，MMWR，2004，53（RR03）：1-36
6. 马荣华，左泽兰．关注气管导管预防呼吸机相关性的研究进展．中华护理杂志，2008，43（8）：747-749
7. 李卫光，秦成勇，王一兵，等．山东省12所综合医院ICU目标性监测分析．中华医院感染学杂志，2009，19（4）：384-386
8. Hidron A，Edward J，Patel J，et al. Antimicrobial-resistant pathogens associated with healthcare-associated infections：annual summary of data reported to the national healthcare safety network at the Centers for Disease Control and Prevention，2006—2007. Infect Control and Hosp Epidem，2008，29：996-1011
9. Archibald LK，Jarvis WR. Healthcare-associated infection outbreak investigations by the Center for Disease Control and Prevention，1946—2005. Am J Epidemiol，2011，174（11 suppl）：s47-s64
10. 胡必杰，刘荣辉，谢多双．呼吸机相关肺炎预防与控制最佳实践．上海：上海科学技术出版社，2012
11. Kim Lam Soh. Critical carenurses' knowledge in preventing nosocomial pneumonia. Aust J Ad Nur，2007，24（3）：19-25
12. Alexio VG，Ierodiakono V，Dimopoulos G，et al. Impact of patient position on the incidence of ventilator-associated pneumonia：a meta-analysis of randomizes controlled trials J Crit Care，2009，24：515-522
13. Koff MD，Corwin HL，Beach ML，et al. Reduction in ventilator associated pnumonia in a mixed intensive care unit after initiation of a novel hand hygiene program. J Crit Care，2011，26（5）：489-495
14. Rosenthal VD，Alvarez-Moreno C，Villail-Gomez W，et al. Effectiveness of multidimensional approach to reduce ventilator-associated pneumonia in pediatric intensive care unit of 5 developing countries：In-

ternational Nosocomial infection Control Consortium findings. Am J Infect Control，2001，39（1）：1-5
15.《机械通气临床应用指南》. 中华医学会重症医学分会 . 2006
16. 蒲丹，张卫东，谭成，等 . 多种干预措施对呼吸相关性肺炎发生的影响 . 中华医院感染学杂志，2011，21（20）：4211-4213
17. 刘振声，金大鹏，陈增辉 . 医院感染管理学 . 北京：军事医学科学出版社，2000
18. 陆再英，钟南山 . 内科学 . 北京：人民卫生出版社，2008
19. Healthcare Infection Control Practices Advisory Committee. Guideline for Prevention of Catheter-Associated Urinary Tract Infections. 2009
20. Association for Professionals in Infection Control and Epidemiology. Guide to The Elimination of Catheter-Associated Urinary Tract Infections（CAUTIs）
21. 医院感染管理办法 . 中华人民共和国卫生部令 48 号
22. 卫生部办公厅关于印发《外科手术部位感染预防与控制技术指南（试行）等三个技术文件的通知》. 卫办医发［2011］187 号
23. Mangram AJ，Horan TC，Pearson ML，et al. Guideline for prevention of surgical site infection. Infect Control Hosp Epidemiol，1999，20（4）：247-278
24. Cheadle WG. Risk factors for surgical site infection. Surg Infect（Larchmt），2006，7（Suppl 1）：S7-11
25. Rioux C，Grandbastien B，Astagneau P. Impact of a six-year control programme on surgical site infections in France：results of the INCISO surveillance. J Hosp Infect，2007，66（3）：217-223
26. Johnson B，Starks I，Bancroft G. The effect of care bundle development on surgical site infection after hemiarthroplasty：An 8-year review. J Trauma Acute Care Surg，2012，72（5）：1375-1379
27. WS/T313—2009. 医务人员手卫生规范
28. WS/T312—2009. 医院感染监测规范
29. WS310. 1—2009. 医院消毒供应中心第 1 部分：管理规范
30. WS310. 2—2009. 医院消毒供应中心第 2 部分：清洗消毒及灭菌技术操作规范
31. WS310. 3—2009. 医院消毒供应中心第 3 部分：清洗消毒及灭菌效果监测标准
32. GB50333—2002. 医院洁净手术部建筑技术规范
33. 王力红 . 医院感染典型病例分析与防控要点 . 北京：人民卫生出版社，2010
34. Prospero E，Cavicchi A，Bacelli S，et al. Surveillance for surgical site infection after hospital discharge：a surgical procedure-specific perspective. Infect Control Hosp Epidemiol，2006，27（12）：1313-1317
35. 林三仁，译 . 胃肠道感染 . 第 2 版 . 北京：人民卫生出版社，2006
36. 李益农，杨雪松 . 消化系统疾病药物治疗学 . 北京：清华大学出版社，2008
37. 徐秀华 . 临床医院感染学 . 第 2 版 . 长沙：湖南科学技术出版社，2005
38. Association of Professionals in Infection Control and Epidemiology. APIC Text of Infection Control and Epidemiology. 3rd Ed. Washington D. C. 2009
39. 郑芝田 . 胃肠病学 . 第 3 版 . 北京：人民卫生出版社，2000
40. 熊德鑫 . 现代肠道微生态学 . 北京：中国科学技术出版社，2003
41. Starr J. Clostridium difficile associated diarrhoea：diagnosis and treatment. BMJ，2005，331（7515）：498-501
42. Aslam S，Hamill RJ，Musher DM. Treatment of Clostridium difficile-associated disease：old therapies and new strategies. Lancet Infect Dis，2005，5（9）：535
43. Gregor Gorkiewicz. Nosocomial and antibiotic-associated diarrhoea caused by organisms other than *Clostridium difficile*. International Journal of Antimicrobial Agents，2009，33：S37-S41

44. McDonald LC, Killgore GE, Thompson A, et al. An epidemic, toxic genevariant strain of *Clostridium difficile*. N Engl J Med 2005, 353: 2433-2441
45. 倪菊平，刘春艳．导管相关性血流感染的研究进展．国际外科学杂志，2012，39（1）：30-33
46. 蒲丹，陈敏，张卫东．导管相关血流感染研究进展．华西医学，2009，24（3）：800-802
47. 刘坤，袁晓宁，武迎宏，等．北京市三级医院 ICU 医院感染目标性监测分析．中华医院感染学杂志，2012，22（2）：248-250
48. 周晴，胡必杰，高晓东，等．2009—2010 年上海市 65 所医院 ICU 导管相关性感染目标性监测分析．中华医院感染学杂志，2011，21（12）：2408-2410
49. 中华医学会重症医学分会．血管内导管相关感染的预防与治疗指南（2007）．中国实用外科杂志，2008，6（28）：413-421
50. 马坚，胡必杰．导管相关性血流感染的预防控制指南 2011 年版本．中华医院感染学杂志，2011，21（12）：2648-2650
51. 吴安华，罗晓燕．血管内导管相关感染诊断和治疗的循证医学指南．中华医院感染学杂志，2002，12（11）：875-877
52. 邹鹤娟，李光辉．血管内导管相关感染诊断和处理临床指南：美国感染病学会 2009 年更新．中国感染与化疗杂志，2010，10（2）：81-84
53. O'Grady, Alexander, et al. Guidelines for the Prevention of Intravascular Catheter-Related Infections. Clinical infectious diseases, 2011, 52 (9): e162-93
54. Edwards JR, Peterson KD, Mu Y, et al. National Healthcare Safety Network (NHSN) Report, data summary for 2006 through 2008, issued December 2009. Am J Infect Control, 2009, 37 (10): 783-805
55. Mermel LA, Allon M, et al. Clinical practice guidelines for the diagnosis and management of intravascular catheter-related infection: 2009 Update by the Infectious Diseases Society of America. Clin Infect Dis, 2009, 49 (1): 1-45
56. 陈淼，徐红华，戴李华．脓毒症相关概念的进展．中国急救医学，2004，24（8）：591-593
57. 郭艳青，郑爱民，段美丽．脓毒症的流行病学研究进展．中国现代医药杂志，2008，10（8）：133-135
58. 刘世伟，郭飞．脓毒症的研究进展．现代医药卫生，2009，25（15）：2330-2332
59. 李云婷．脓毒症发病机制与治疗进展．中国实用内科杂志，2006，26（17）：1349-1351
60. 周荣斌，周高速，郭凯．2008 年严重脓毒症和脓毒性休克治疗指南简读．中国急救医学，2008，28（3）：226-229
61. Baoli Cheng, GuoHao Xie, Shanglong Yao, et al. Epidemiology of severe sepsis in critically ill surgical patients in ten university hospital in China. Crit Care Med, 2007, 35 (11): 1-10
62. Dellinger RP, Levy MM, Carlet JM, et al. Surviving Sepsis Campaign: International guidelines for management of severe sepsis and septic shock: 2008. Crit Care Med, 2008, 36 (1): 297-327
63. 蔡文灿，李瑞青，张志珍，等．医院临床输血感染的相关环节分析．中国医药科学，2011，1（24）：145-146
64. 何晓凤．医院输血相关感染预防与控制．中外医学研究，2011，9（7）：111
65. 陈辉莲．血液和血液制品的不安全因素分析及对策探讨．医学综述，2010，16（4）：604-607
66. 高峰．输血安全和临床输血概论．外科理论与实践，2004，9（6）：11-15
67. 王星华，方国恩，戚中田．输血感染与输血安全．中国实用外科杂志，2009，29（4）：323-326
68. 全国人大常委会．中华人民共和国献血法．1997
69. 邓敏．神经外科手术医师感染专率调查．中华医学杂志，2000，24：131

70. 江玉泉，徐卫萍，吴承远，等．颅脑手术后发生颅内感染的危险因素探讨．山东大学学报（医学版），2003，41：689-691
71. 赵新亮，申长虹，甄自刚．神经外科术后颅内感染的临床研究．中华医院感染学杂志，2006，16：277-279
72. 徐明，史中华，唐明忠，等．神经外科患者脑脊液细菌流行病学和耐药性 10 年监测．北京医学，2007，29：583-586
73. 郭伟，张杰．颅脑手术后中枢神经系统感染的病原学及药敏分析．北京医学，2011，33：721-723
74. 李耘，吕媛，王珊．2010 年度卫生部全国细菌耐药监测报告 _ 脑脊液分离细菌耐药监测．中华医院感染学杂志，2011，21：5152-5156
75. Ratilal B，J Costa，C Sampaio. Antibiotic prophylaxis for surgical introduction of intracranial ventricular shunts. Cochrane Database Syst Rev，2006，3：CD005365
76. McClelland S，Hall WA . Postoperative central nervous system infection：incidence and associated factors in 2111 neurosurgical procedures. Clin Infect Dis，2007，45：55-59
77. Lietard C，V Thebaud，G Besson，et al. Risk factors for neurosurgical site infections：an 18-month prospective survey. J Neurosurg，2008，109：729-734
78. Van de Beek D，Drake J，Tunkel A. Nosocomial Bacterial Meningitis. N Engl J Med，2010，362：146-154
79. Fung，HB，Chang JY，Kuczynsk S. A practical guide to the treatment of complicated skin and soft tissue infection. Drugs，2003，63（14）：1459-1480
80. 常致德．烧伤创面修复与全身治疗．北京：北京出版社，1993
81. 郭应禄，祝学光．外科学．北京：北京大学医学出版社，2003
82. 陈辉，张国安．烧伤病房病原菌分布与抗药性分析及对策．中华外科杂志，2007，45（13）：898-901
83. 景福琴，郭华，苏富萍，等．烧伤 ICU 患者医院感染相关因素及预防对策．基层医学论坛，2008，12（4）：338-339
84. 苗立群，李丽．1168 例医院感染患者病原菌的调查及其影响因素的探讨．微生物学杂志，2009，29（1）：103-106
85. 周红梅，王墅雅，王为．烧伤患者医院感染的分析与预防措施．中华医院感染学杂志，2008，18（8）：1093-1094
86. 韦清蓉，曾海金，周淑梅．大面积烧伤患者院内感染分析及管理措施．现代医药卫生，2007，23（12）：1782-1783
87. 王春翠．烧伤外科医院感染分析．中华医院感染学杂志，2006，16（7）：768-770
88. 邓诗琳，曹丽萍，苏东．烧伤患者细菌感染及其耐药性分析．中国危重病急救医学，1995，10：732-734
89. Teresa C. Horan，MPH，Mary Andrus，et al. CDC/NHSN surveillance definition of health care-associated infection and criteria for specific types of infections in the acute care setting. Am J Infect Control，2008，36：324-326
90. Pscheidl E，Schywaksly M，Tschaikowsky K，et al. Fish oil-supplemented parenteral diets normalize splanchnic blood flow and improve killing of translocated bacterial in a low-dose endotoxin rat model. Crit Care Med，2000，28（5）：1489-1496
91. 黎介寿．加强对肠屏障功能障碍的研究．中华医学杂志，1999，79（8）：581-582
92. 张果，伦明辉，刘海光，等．禁食降低肠黏膜屏障的形态学观察及对肠道细菌移位的影响．大连医科大学学报，2003，1：25-27

93. McManus AT, et al. Comparison of quantitative microbiology and histopathology in divided burn-wound biopsy specimens. Arch Surg, 1987, 122 (1): 74-76
94. Milchell V, et al. Precise diagnosis of infection in burn wound biopsy specimens. Combination of histologic technique, acridine orange staining, and culture. J Burn Care Rehabil, 1989, 10 (3): 195-202
95. 陈哲峰，范卫民，李翔，等．国内人工关节术后假体周围感染的细菌学分析．南京医科大学学报，2009，5：721-725
96. Bauer TW, Brooks PJ, Sakai H, et al. A diagnostic algorithm for detecting an infected hip arthroplasty. Orthopedics, 2003, 26: 929 -930
97. 宋炎成，张慧慧，卢华定，等．CRP、ESR在关节置换手术前后变化及其临床意义．中国矫形外科杂志，2008，16 (11)：823-825
98. Al- Maiyah M, Hill D, Bajwa A, et al. Bacterial contaminants and antibiotic prophylaxis in total hip arthroplasty. J Bone Joint SurgBr, 2005, 87: 1256 -1258
99. Van Kasteren ME, Mannien J, Ott A, et al. Antibiotic prophylaxis and the risk of surgical site infections following tatal hip arthroplasty: timely administration is the most important factor. Clin Infect Dis, 2007, 44 (7): 921-927
100. Walsh TJ, Anaissie EJ, Denning DW, et al. Treatment of aspergillosis: clinical practice guidelines of the Infectious DiseasesSociety of America. Clin Infect Dis, 2008, 46: 327-360
101. Treatment of Aspergillosis: Clinical Practice Guidelines of the Infectious Diseases Society of America. IDSA Guidelines for Aspergillosis • CID 2008: 46 (1 February) • 327
102. Pascual A, Calandra T, Bolay S, et al. Voriconazole therapeutic drug monitoring in pts with invasive mycoses improvesefficacy and safety outcomes. Clin Infect Dis, 2008, 46: 201-211
103. Herbrecht R, et al. Voriconazole versus amphotericin B for primary therapy of invasive aspergillosis. NEngl J Med, 2002, 347: 408-415
104. Guidelines for Prevention of Nosocomial Pneumonia. Morbidity and Mortality weekly report, 1997, 46: RR-1
105. The Johns Hopkins ABX Guide. Diagnosis and Treatment of Infectious Diseases. 2nd ed
106. 血液病/恶性肿瘤患者侵袭性真菌感染的诊断标准与治疗原则．第三次修订．中华内科杂志，2010，49 (5)：451-454
107. Pappas PG, Rex JH, Sobel JD, et al. Guidelines for treatment of candidiasis. Clin Infect Dis, 2009, 8: 503
108. Benson CA, Kaplan JE, Masur H, et al. Treating opportunistic infections among HIV-infected adults and adolescents: Recommendations from the CDC, the National Institutes of Health and the HIV Medicine Association of the IDSA. Clin Infect Dis, 2005, 40: S131
109. Medical Letter Consultants. Antifungaldrugs. TreatGuidel Med Lett, 2005, 3: 7-14
110. Spellberg BJ, Filler SG, Edwards JE. Current treatment strategies for disseminated candidiasis. Clin Infect Dis, 2006, 42: 244-251
111. Cornely OA, Maertens J, Winston DJ, et al. Posaconazole vs. fluconazole or itraconazole prophylaxis in pts with neutropenia. NEngl J Med, 2007, 356: 348-359
112. 中华人民共和国卫生部．新生儿病室建设与管理指南（试行）．2010
113. 中华儿科杂志编辑委员会，中华医学会儿科学分会呼吸学组，中华医学会儿科学分会急救学组，中华医学会儿科学分会免疫学组．儿童医院获得性肺炎管理方案（2010版）．中华儿科杂志，2011，49 (2)：106-115
114. 李仲智．急救和新生儿科诊疗常规——北京儿童医院诊疗常规．北京：人民卫生出版社，2010

115. 金汉珍．实用新生儿学．第 3 版．北京：人民卫生出版社，2003
116. 黄蝶卿，陈照梅．早产儿呼吸机相关性炎的预防措施．中国感染控制杂志，2008，7（1）：65-66
117. 林真珠，王惠珍．预防新生儿呼吸机相关肺炎的护理进展．护理学报，2010，17（6A）：13-15
118. Siempos Ⅱ，Vardakas KZ，Falagas ME. Closed Tracheal Suction systems for Prevention of Ventilator-asociated Pneumonia. Br J Anaesth，2008，100（3）：299-306
119. 董青艺，陈平洋，谢宗德，等．新生儿院内感染败血症 30 例回顾性分析．中国妇幼保健，2010，28（6）：523-526
120. 马俊苓，郑军，田秀英，等．新生儿真菌败血症 18 例分析．中国围产医学杂志，2010，13（4）：296-297
121. Healy CM，Campbell JR，Zaccaria E，et al. Fluconazole prophy-laxis in extremely low birth weight neonates reduces invasive candidiasis mortality rates without emergence of fluconazole-resistant Candida species. Pediattics，2008，121：703-710
122. 董梅，王丹华．重视新生儿感染性腹泻的防治．中国新生儿科杂志，2011，26（2）：73-75
123. 周萍．细菌感染性腹泻研究进展．中国预防医学杂志，2007，7（4）：359-360
124. 闫会丽，陈名武，陈兰举．轮状病毒传播途径研究进展．国际儿科学杂志，2008，35（4）：328-330
125. 王斌．婴幼儿念珠菌性口腔炎防治研究．中国社区医师，2010，12（27）：110
126. Umesh D. Parashar，Christopher J. Gibson，Joseph S. Bresee，et al. Rotavirus and Severe Childhood Diarrhea. Emerging Infectious Diseases，2006，12（2）：304-306
127. 程明，王亚均．自制依曲康唑口腔涂剂治疗新生儿鹅口疮临床分析．中国现代医生，2009，34：85
128. 高玲．新生儿脐炎原因分析及护理．中国现代药物应用，2009，3（24）：189-190
129. 宋红玲，倪杰．PICC 导管相关性感染的危险因素 Logistic 多元回归分析．护理实践与研究，2010，7（11）：1-3
130. 闰钢风，曹云，胡晓静，等．新生儿经外周置入中心静脉导管相关血流感染的临床研究．中国小儿急救医学，2011，18（1）：44-49
131. 陶连琴，朱婧，谢微微，等．新生儿血管内导管相关感染的临床分析．中国新生儿科杂志，2011，26（2）：102-103
132. Jardine LA，lnglis GD，Davies MW. Proghylactic systemic antibiotics toReduce morbidity and mortality in neonates with central venous catheters. Cochrane Database Syst Rev，2008，23（1）：CD006179
133. Brilli RJ，Spading KW，Lake MR，et al. The Business Case for Preventing Ventilator-associated Pneumonia in Pediatric Intensive Care Unit Patients．Jt Comm J Qual Patient Saf，2008，34（11）：629-638
134. 李明珠．常见新生儿医院感染问题及对策．中国新生儿科杂志，2010，25（2）：65-67

第七篇 医院重点部门的医院感染管理

第二十一章 概　　述

据统计，每年有5%的人住院，全球每年约有3亿住院患者。医院感染是指住院患者在医院内获得的感染，在住院接受医疗服务的患者中，由于每一个病区所救治患者的原发病和患者基础情况不同，所采取的诊疗措施的特点不同等涉及的医院感染的危险因素不同，导致发生医院感染患者感染的部位不同，在防控医院感染时所要采取的措施也要针对重点人群和危险因素各异。而且患者及探视、陪护人员流动性较大，一旦发生医院感染，如若控制措施不利，引起暴发的可能传播途径较复杂，波及范围和感染累及人数难以预见。据我国医院感染监控网2010年现患率调查结果发生医院感染患者14 674例，15 701例次，医院感染现患率为3.60%。

医院内部的各种建筑物之间和医院内外部之间，存在着复杂和密切的联系。患者进入医院接受门诊或者住院治疗，探视者看望患者、食物和医药用品从外部运入医院、医疗废物和尸体的运出、医院内各部分的联系、医院工作人员和培训人员在医院内的活动等，形成了医院的人流和物流。在医院里，大量人员流动的情况下，有许多的区域和环节对患者本身、其他患者或者医务人员来说存在一定的发生感染的风险，所以对医院的人流、物流有如下的基本要求：

1. 交通要便捷、安全，路线标志要明确，能够保证必要的隔离要求，医院中各个彼此紧密联系的部门之间交通线要尽量短。

2. 医院的对内和对外部分要有各自的独立性，既联系又分隔。医院中的传染病病区或感染性疾病科必须有单独的通道。

3. 洁污通道要分开。

除了上述的基本要求之外，医院各部门因其业务特点，均有各自医院感染的具体的管理内容和模式。

一、门急诊系统医院感染管理

综合医院应设立发热门诊、肝炎门诊、肠道门诊等，及时分检发热患者以及传染病患者。发现传染病患者要及时转诊或者隔离治疗，特别是某种传染病流行季节应加强。凡确诊传染病的诊室以及用具应及时消毒，一般候诊室、大厅、候诊椅等也要定期消毒。发现传染病患者要填报传染病卡片，及时上报有关部门。

门诊各科室布局上应合理，使患者从挂号、候诊、就诊、检查、化验、治疗、取药等路线尽量缩短，尽量不使人流往返重复，以减少交叉感染的机会。

二、病房的医院感染管理

病房是医院的重要组成部分，住院患者中多是病情较重及免疫功能低下者，因此，病房的医院感染防控是医院感染管理的重点。除了有一套完整的消毒隔离制度之外，要定期开会总结近期本科室医院感染发生情况；监督本科室人员执行无菌技术操作规程及消毒隔离制度；组织本科室预防、控制医院感染知识的培训；做好对卫生员、配膳员、陪住和探视者的卫生学管理。

特殊病房包括产房和母婴同室、新生儿病房、儿科病房、传染病病房、骨髓移植病房以及重症监护病房（ICU）。其中收治的患者均有一定的特殊性，其患者具有多种易发感染的高危因素，所以消毒隔离要求较高，对医务人员无菌操作水平、手卫生、消毒隔离制度的依从性均要求很高。也是医院感染防控工作的重点部门。

三、手术室（部）医院感染管理

手术室是大量的消毒灭菌物品的用物单位，也是手术医生、护士、麻醉师等相关专业人员汇集的场所。因此，其消毒隔离以及各项感染防控措施的落实质量直接影响手术患者的预后及医院的医疗效果。手术室医院感染管理水平是手术室工作质量的体现，手术室的合理设计与布局、手术物品的清洗、消毒、灭菌与监测、无菌操作的严格执行，是控制手术室医院感染的关键。为此，要控制手术相关感染，最重要的是建立健全一整套手术室科学管理系统和管理对策，实施手术室科学化管理确保手术室安全，防止医院感染发生。

四、消毒供应中心医院感染管理

医院的消毒供应中心是对各种诊疗器械、敷料以及其他物品的清洗、消毒、灭菌以及储存、发放无菌物品的场所，消毒供应中心的工作质量，与医院感染的发生密切相关。因此，消毒供应中心的消毒灭菌质量的控制，是防控医院感染的重要措施。

五、血液净化室医院感染管理

为防控血液净化室感染的发生，应明确分区，血液净化室划分为以下三区：清洁区（办公室、生活区、治疗室、水处理间、清洁库房）；污染区（候诊区、接诊区、透析治疗区、处置室）；感染病区（乙型肝炎及丙型肝炎等传染病患者透析专区，治疗车等相关医疗用具专区专用，在专用的医疗用具及排班表、病历及相关文件上做专用标识）。

六、医技科室医院感染管理

检验科检验分析患者的各种血液、体液、排泄物和组织标本等，都属于疑有异常情况的标本，所以在检验过程和标本用后的处理过程中，都要做到标准预防，工作人员应正确掌握操作技术，严格执行各项操作要求。

药剂科必须保证药品不被病原菌污染，以防止通过药品引起感染。应及时为临床提供抗菌药物信息，监督临床医护人员抗菌药物使用情况并反馈临床。

其他医技科室如放射科等均应按照本专业职业技术要求，严格执行各项操作要求，并做好医院感染防控。

七、其他科室的医院感染管理

医院的洗衣房、太平间等均应按照国家相关规定，做好医院感染的防控工作。

（马文晖）

第二十二章 各部门医院感染管理

医院各部门及各诊疗环节均涉及医院感染的防控问题。ISO9001 认证以及 JCI 认证工作中，各部门的医院感染防控措施的制订、实施以及效果评价作为了重要的评价内容。医院各部门的医院感染措施的实施，为防范临床医疗风险，保障患者医疗安全提供有力支持。尤其是患者集中，采取医疗措施较多的部门如 ICU、新生儿病房、普通病房、产房、婴儿室等部门的医院感染防控措施的实施与医院感染发生率的高低密切相关，应当予以高度重视。本章将对上述各重点部门的医院感染工作分别进行详细论述。

第一节 普通病房医院感染管理

建立健全病房医院感染管理组织是防控医院感染的前提，科室应成立医院感染管理小组，成员包括科主任、护士长、兼职感控医生、兼职感控护士。

医院感染管理小组主要职责是在医院感染管理委员会的领导下，负责科室医院感染管理的各项工作，认真执行《医院感染管理办法》、《医院消毒技术规范》等法律法规及技术规范。根据本科室医院感染的特点，制定管理制度及防控措施并组织实施，使科室医院感染管理做到管理科学化、行动规范化、工作制度化；定期开会总结近期本科室医院感染发生情况；监督本科室人员执行无菌技术操作规程及消毒隔离制度；组织本科室预防、控制医院感染知识的培训；做好对卫生员、配膳员、陪住、探视者的卫生学管理；对医院感染病例及感染环节进行监测，采取有效措施，降低本科室医院感染发生率；发现有医院感染流行趋势时，及时报告医院感染管理科，并积极协助调查；一旦发生医院感染暴发事件，应按照《医院感染管理办法》规定，逐级上报。

在建章立制的基础上，普通病房的医院感染管理主要体现在对环境、人员、医用物品以及医疗废物的管理以及消毒隔离措施的执行等几个方面。

一、环境管理

（一）建筑布局及设施配备

普通病房应配备治疗室、换药室、处置室（污物间）、配膳室、盥洗室、卫生间等辅助用房且布局合理，洁污分开，区域划分明确，标志清楚，尽可能避免洁污交叉。

在病区的末端，应设一间或多间隔离病室。用于特殊感染患者的临时隔离。受条件限制的医院，同种感染性疾病、同种病原体感染患者可安置于一室，病床间距宜大于

0.8m。病情较重的患者宜单人间安置。病房床位数单排不应超过 3 床，双排不应超过 6 床。

诊疗区域应安装非手触式流动水洗手设施。应配备洗手皂液或者肥皂，盛放皂液的容器应为一次性使用。肥皂应保持清洁与干燥。应配备干手物品或者设施，避免二次污染。应配备合格的速干手消毒剂。

（二）环境卫生学要求

1. 空气　普通病房采用自然通风法保持室内空气清新洁净。温度适宜时，每天开窗 2 次，每次 30 分钟。普通病房治疗室、换药室空气监测每季度一次，合格标准分别为：空气≤500cfu/m^3。

2. 物表　病房各种物体表面湿式清洁，保持无肉眼可见污迹及尘埃，每天用 500mg/L 含氯消毒液擦拭消毒 1 次。普通病房治疗室、换药室物表每季度监测一次，合格标准分别为≤10cfu/cm^2。

3. 地面湿式清洁，保持无肉眼可见污迹及尘埃。

不得检出乙型溶血性链球菌、金黄色葡萄球菌及其他致病性微生物。在可疑污染情况下进行相应指标的检测。高危婴儿室及母婴同室的物体表面和医护人员手上，不得检出沙门菌。

二、功能区域管理

1. 病房　病房内病床的排列应平行于采光窗墙面。单排一般不超过 3 床，特殊情况不得超过 4 床；双排一般不超过 6 床，特殊情况不得超过 8 床。平行两床的净距不应小于 0.80m。单排病床通道净宽不应小于 1.10m，双排病床（床端）通道净宽不应小于 1.40m。病房门应直接开向走廊，不应通过其他用房进入病房。

2. 治疗室　进入治疗室人员必须戴口罩。非工作人员严禁进入治疗室。治疗室不得存放用后的污染物品及私人物品。每日用 500mg/L 含氯消毒液擦拭桌面、台面、盒盖等物体表面 1 次。每日用紫外线照射消毒 30 分钟。治疗室的抹布、墩布应专用。按规定做好环境卫生学监测，监测结果存档 3 年备查。

3. 换药室的管理　无菌伤口与感染伤口必须分室换药，无菌换药室由专人负责，室内物品专用。每日早晨用紫外线照射 30 分钟消毒空气。各种治疗、护理及换药操作应按清洁伤口、感染伤口、隔离伤口依次进行。特殊感染伤口如：炭疽、气性坏疽、破伤风等应在隔离病房内就地换药，不得将患者移入换药室换药。

4. 卫生间的管理　卫生间、浴室每天清扫，保持清洁无异味。

5. 处置室的管理　室内地面及各种物体表面每天用 500mg/L 含氯消毒液擦拭 2 次。医疗废物分类放置，室内张贴医疗废物处理流程图。

三、人员管理

（一）医务人员

日常工作中实施标准预防。发现特殊感染或传染病患者，要按有关规定实行隔离，并采取相应消毒及职业防护措施，需要报告的及时上报有关部门。进修医生入院前进行医院感染防控知识的培训，严格执业范围，严格执行各专业操作的要求，严格执行本部门的消毒隔离制度。

（二）患者

对患者的入院教育应包括医院感染防控的内容，包括手卫生等。

（三）家属

对家属的探视及陪护教育应包括医院感染防控的内容，包括手卫生等。

（四）其他

包括护工和卫生员等人员的培训应包括医院感染防控的内容。

四、物品管理

（一）无菌物品管理

一次性使用无菌医疗用品应依据《一次性使用无菌医疗器械管理办法》建立采购、验收、保管、发放等制度，严格执行并做好记录。一次性使用无菌医疗用品，以最小包装存放于无菌物品柜内；用后的处理按照《医疗卫生机构医疗废物管理办法》中的有关规定执行。一次性使用无菌医疗用品不得重复灭菌使用。

可重复使用的无菌物品应一人一用一灭菌，用毕送供应室统一清洗及灭菌。自行灭菌物品需存放于无菌物品柜内，按灭菌时间先后顺序放置，左拿右放、上拿下放、外拿里放，严格执行先灭菌先使用原则。使用前须仔细检查灭菌有效期及包装的完整性，包装破损、包装潮湿、超过灭菌有效期的物品严禁使用。打开无菌包前须检查包外的标识：灭菌失效期及指示胶带变色是否合格，不合格者严禁使用；包内放置化学指示卡者打开包后须检查化学指示卡变色是否合格，不合格者严禁使用。无菌包一经打开应在 24 小时内使用，否则必须重新灭菌。严防操作过程中的污染，遇有污染随时更换。无菌干燥镊子罐每 4 小时更换，使用中如遇污染随时更换。

（二）防护用品的管理

各病房应根据临床专业操作需要，配备口罩、手套、隔离衣、防护服、护目镜、防水围裙等防护用具，方便医务人员取用。

（三）消毒药剂的管理

专人负责消毒药剂的配制的使用，定期更换，定期监测并记录。

五、消毒隔离措施的实施

严格执行医院消毒隔离的相关规定。

六、手卫生

各种诊疗、护理操作都离不开医务人员的双手，患者之间、医务人员之间、医务人员与患者之间，都可能通过手的直接接触而导致病原体的传播，而医务人员的手由于经常接触各种感染性物质及其污染品，在医院感染的接触传播中的作用不能低估。而这些手上的病原体又通过接触患者、各种医疗器械、病房内的物品等传播给易感者，从而导致医院感染的发生。据报道，医务人员洗手前手污染严重，手部平均带菌量为（161.21±8.98）cfu/cm^2，经洗手后，手部带菌量明显减少，平均带菌量降至（15.87±6.96）cfu/cm^2，说明了洗手的重要性。在防控医院感染的诸多措施中，手卫生是预防和控制医院感染、保障患者和医务人员安全最重要、最简单、最有效、最经济的措施。

病房、护理站及相关辅助用房等处均须安装流动水洗手设施或者是配备速干手消毒剂，有条件者安装非手触式流动水洗手设施及防止交叉污染的干手设施。

当手部有血液或其他体液等可见污染时，应用肥皂或皂液和流动水洗手。手部没有可见污染，宜使用速干手消毒剂消毒双手代替洗手。

洗手要使用流动水，采用“六步”洗手法：①掌心擦掌心；②手指交错，掌心擦掌心；③手指交错，掌心擦手背，两手互换；④两手互握，互擦指背；⑤指尖摩擦掌心，两手互换；⑥拇指在掌中转动，两手互换。

使用速干手消毒剂消毒双手应取适量的速干手消毒剂于掌心。按照六步洗手法揉搓的步骤进行揉搓。揉搓时保证手消毒剂完全覆盖手部皮肤，直至手部干燥。

七、合理使用抗菌药物

抗菌药物的应用涉及临床各科，正确合理应用抗菌药物是提高疗效、降低不良反应发生率以及减少或减缓细菌耐药性发生的关键。依照《抗菌药物临床应用指导原则》合理使用抗菌药物，治疗用药时积极查找病原菌、做药敏实验、减少经验用药。以减少耐药菌株的产生及保护患者正常菌群的微生态平衡。

八、临床标本的采集及运送

在各类临床标本的采集过程中，要采取标准预防的原则，规范操作，避免环境的污染及医务人员的暴露，做到标本采集后及时送检。在标本送检过程中，做好保护，避免标本的遗撒。

九、医疗废物的管理（临时存储、交接、运送）

做好医疗废物的分类收集，在存放期间避免遗撒，避免相关操作人员的再次暴露。及时收集运送到医院的医疗废物暂存处，以便医院集中运送处理。

十、加强各类人员培训，树立防控医院感染的理念

实现有效的医院感染防控，重要的是提升各类人员防控医院感染的理念。各级医疗机构可以针对本机构的不同特点开展专项培训和人员分层培训。专项培训包括手卫生、抗菌药物合理使用、加强耐药菌监测、标准预防、职业防护等；人员分层培训包括医师的培训、护理人员的培训、护工的培训以及患者及家属的培训。

医师的培训重点在严格无菌操作、规范侵入性操作、合理诊治患者、合理使用抗菌药物，提高患者自身抵抗力等方面。医师在进行各项诊疗操作中均应严格遵守无菌操作原则。自身患有感染性疾病的应积极治疗并采取适宜措施，防止将感染传播至患者或同事。侵入性操作极易破坏人体的正常屏障作用，可能将某些条件致病菌带入机体内或导致正常菌群异位定植。因此要求医生在进行各项诊疗操作时均需严格遵循无菌技术操作原则，减少有创性检查治疗的频度，尽量减少各种导管的留置时间，根据病情及时拔除。抗菌药物的合理应用体现在选择的药物品种、剂量、用药时间、给药途径及疗程是否与患者的感染状况及其生理、病理状态相适应，目的是有效控制感染，同时防止人体内菌群失调，减少

患者药品不良反应及细菌耐药性的产生。

预防感染的措施首先涉及护理人员，要做好任何护理操作，都离不开消毒、灭菌和隔离技术。正确应用隔离技术和严格执行护理管理制度是预防外源性感染的前提，而运用现代护理和管理手段则是降低医院感染发生率的重要途径。护理人员在进行护理操作中均应严格遵守无菌操作原则，如导尿、抽血、注射、输血等。规范操作，减少污染利器伤等感染性职业伤害。我国大量流行病学调查资料分析证明，哪里护理管理工作做得好，哪里的医院感染发生就少。要加强护理人员相关知识培训，如手卫生、标准预防、职业防护等。在进行护理工作时，要严格执行消毒灭菌原则和无菌操作技术规范。

目前很多综合医院使用护工进行患者日常的护理，对护工上岗前的培训非常重要。培训内容应包括生活护理、消毒隔离知识，其中应重点培训正确洗手及手消毒的时机及方法。

对患者及家属进行预防感染知识宣教，做到个别教育与集中宣传相结合，文字宣传与口头宣传相结合。利用查房、定期召开工作座谈会、召集探视亲属宣传等多种形式，介绍有关预防医院感染的方法，使患者及家属懂得感染的危害性及预防方法，主动配合医疗护理工作，减少感染机会。加强病区管理、减少探视人次等，也是防控医院感染的重要措施。

第二节　重症监护病房医院感染管理

重症医学（critical care medicine，CCM）是研究危及生命的疾病状态的发生、发展规律及其诊治方法的临床医学学科。重症监护病房（intensive care unit，ICU）是重症医学学科的临床基地，它为因各种原因导致一个或多个器官与系统功能障碍危及生命或具有潜在高危因素的患者，及时提供系统的、高质量的医学监护和救治技术，是医院集中监护和救治重症患者的专业科室。重症医学和 ICU 自 20 世纪 80 年代进入我国，到 90 年代中后期，从业者已经达到相当的规模，国内各大医院纷纷成立重症监护病房，并且从一开始单一的中心重症监护病房逐渐发展成为专科的重症监护病房，其中包括呼吸重症监护病房、心脏重症监护病房、神经科重症监护病房、外科重症监护病房、儿科重症监护病房、急诊重症监护病房等。2005 年 3 月，中华医学会重症医学分会成立，同时颁布了第一个《中国重症加强治疗病房（ICU）建设和管理指南》。2009 年 1 月，原卫生部发文，临床增加一级诊疗科目——重症医学科，重症医学的发展步入了快车道。ICU 作为 20 世纪医学的重要进展之一，其挽救生命、支持技术的水平，直接反映了医院综合救治能力，体现医院整体医疗实力，是现代化医院的重要标志之一。ICU 的出现是医学发展史上的一次飞跃，但它也带来了新的问题，其中很重要的一方面就是重症监护病房医院感染的增加。

危重症医学的发展离不开现代化的医疗技术和设备，这其中包含了心肺复苏、气管插管技术的出现、数代呼吸机的更新、心电监测、血流动力学监测技术的发展等。随着医生对危重疾病认识水平的提高和新医疗设备和技术的不断出现，危重症医学正处于快速发展的阶段。但在 ICU 患者抢救成功率大大提高的同时，越来越多的医疗干预措施，尤其是介入性操作已经成为医院感染发生的危险因素。加之 ICU 患者的病情危重、自身免疫力低下，不合理使用抗菌药物，环境因素以及患者间的交叉感染等，导致ICU患者无论是发生内源性或是外源性医院感染的机会都有所增加，ICU成为医院感染的高发区域，医院感染成为导致抢救失败的重要原因。

医院感染的发生不仅增加危重患者的治疗难度和死亡率，还会增加医疗费用，降低医疗资源的效益。国外报道中ICU患者的医院感染发生率可达26%，发生医院感染患者的死亡率高达60.9%，与无医院感染者的22.1%在统计学上有显著性差异。医院感染发生率因国家和地区不同而有较大差异。2005年英国公共健康实验室服务中心PHLS进行的调查显示，住院患者的医院感染发生率为10%，发生医院感染患者的住院费用是未发生医院感染者的3倍，且要为医院感染的诊治花费约5500美元的额外费用及增加11个住院日。美国每年发生200万例以上医院感染，造成超过40亿美元的额外费用和8万病例死亡。我国原卫生部医院感染监控管理培训基地公布的1998—2003年5年的监测结果显示，依医院级别及专业的不同，医院感染发生率为0.21%～8.25%，平均3.92%，如果考虑漏报率的因素，实际感染率将会更高。国内有研究显示，发生医院感染的患者比未发生医院感染的患者平均住院日延长7天，平均每例医院感染多花费总医疗费16026.66元。张文新等研究发现，平均住院日与出院人数、病床周转次数和病床使用率呈显著负相关，与治愈率呈正相关。这就意味着发生医院感染不仅增加患者痛苦和经济负担、影响预后，还延长住院时间、降低医院病床周转率，影响医院的社会效益和经济效益。因此，有效控制ICU医院感染的发生是提升医疗技术和服务质量的重要方面，应为临床医生和医院管理者所重视。

一、ICU医院感染管理的基本要求

（一）管理组织与职责

1. 管理组织　临床科室的医院感染管理组织是医院感染管理组织体系中的一线力量，ICU应建立医院感染管理小组，全面负责本科室医院感染管理工作。为保证ICU医院感染管理工作的顺利开展，医院感染管理小组成员应包括负责ICU全面工作的科主任、ICU专职护士长和负责病房日常运转的医师组组长。医院感染管理小组在科主任的领导下开展工作，保障完善的管理制度及其有效落实，保证医院感染管理的执行力。

2. 医院感染管理小组职责

（1）根据本ICU医院感染的特点，制定并不断完善医院感染管理相关规章制度，并组织实施，落实于诊疗护理工作实践中。

（2）监督本科室人员执行无菌操作规则、消毒隔离制度及各种医院感染管理规章制度，对本ICU医院感染管理的相关环节进行自查，发现问题，定期研究分析ICU医院感染预防与控制工作存在的问题和医院感染流行趋势，并制定改进方案，推动ICU医院感染防控工作持续改进。

（3）对医院感染病例及感染环节进行监测，采取有效措施，降低本科室医院感染发生率；发现有医院感染暴发流行趋势时，及时报告医院感染管理科和业务主管部门，并积极协助调查，配合控制。

（二）管理制度建设

1. 医院感染防控的基本制度　ICU医院感染防控涉及患者、医护人员、相关医疗操作规程、消毒隔离及环境卫生等多个方面。其中，医院感染病例监测与上报、消毒隔离及环境卫生学监测是ICU防控医院感染的基础。ICU至少应制定医院感染病例监测与上报制度、消毒隔离制度及环境卫生学监测制度等涉及医院感染防控基础工作的基本制度，并将制度的落实贯穿于临床实践，才能有效防控医院感染，减少医疗质量的缺陷。在制度落实过程中，结合临床实践发现问题，不断完善制度，做到持续改进。

2. 培训制度　重症医学作为一个单独的学科，专业性日益增强，特别是一些三级综合医院，还设置有以专科为特色的ICU，这就为临床医学生及各级别医院提供了一个新的学习领域，与此同时，ICU的医护人员也相应增加了进修人员、实习学生等流动性强的医护人员。为保证ICU所有医护人员都了解医院感染防控知识，应针对ICU医院感染特点建立人员岗位培训和继续教育制度，对新入职及流动医护人员在上岗前进行医院感染防控知识的培训，对ICU专职的医护人员定期进行医院感染防控新措施、新进展的知识进行培训，保证ICU临床一线医护人员掌握医院感染防控知识与防控措施。

3. 重点部位医院感染防控制度　ICU以侵入性操作多为其显著特点之一，气管插管、使用呼吸机、中心静脉置管、留置导尿等操作导致的器械相关性感染——呼吸机相关肺炎（VAP）、血管内导管相关性血流感染（CRBSI）、导尿管相关泌尿系感染等是ICU医院感染的重点部位。ICU应制定针对重点部位的感染控制制度与防控措施，减少重点防控部位医院感染的发生率。

（三）医院感染管理基本要求

1. 医院感染防控知识培训　ICU所有涉及医院感染防控的相关工作人员，包括医生、护士、进修人员、实习学生、保洁人员、标本运送人员等，均应接受医院感染预防与控制相关知识的培训，了解医院感染防控相关措施，并在日常工作中严格执行。

2. 合理使用抗菌药物　ICU是耐药菌感染与定植的高危区域，也是抗菌药物应用较多的科室之一，由于患者的病情特点，超广谱与特殊抗菌药物应用频繁，此特点决定了ICU也是诱发细菌耐药的重要场所。因此，ICU抗菌药物的应用和管理必须遵循国家相关法规、文件及指导原则，合理使用抗菌药物。

3. 正确处置医疗废物　ICU由于侵入性操作较多，医疗废物的种类也随之增加，尤其是被血液、体液污染的锐器，如处理不当，一方面对医务人员会造成锐器伤，另一方面，一旦流失也会造成社会危害。故ICU医疗废物的处置应遵循《医疗废物管理条例》、《医疗卫生机构医疗废物管理办法》和《医疗废物分类目录》的有关规定，正确处置医疗废物。

4. 患者家属及探视者宣教　医护人员应向ICU患者家属做好宣教，向探视者宣讲医院感染预防和控制的相关规定，取得家属和探视者的认同，共同做好医院感染的防控，降低患者医院感染发生风险。

二、建筑布局及必要设施的管理

（一）ICU建筑布局及必要设施的管理要求

1. 建筑布局的不合理是医院感染防控的难点，对医院感染的防控会造成无法弥补的缺陷。因此，医院在新建ICU、对ICU改扩建时，应由医院感染专职人员审阅图纸，建筑布局符合医院感染防控要求时方可进行。

2. ICU 的整体建筑布局应以洁污分开为原则，有相对独立的功能分区，放置病床的医疗区域、医疗辅助用房区域、污物处理区域和医务人员生活辅助用房区域等相对独立；有相对合理的包括人员流动和物流在内的医疗流向，有条件的医院可设置不同的进出通道，避免污物由相对污染的区域向洁净的区域逆流，避免洁净的物品由洁净区向相对污染区逆流的流程。

3. 医院的感染管理部门应不定期到 ICU 进行督查，及时发现其建筑布局和设施的损坏、不合理使用等因素，督促其改进；ICU 医院感染管理小组应对本科建筑布局及设施定期自查，保证其符合医院感染防控要求。

（二）ICU 的建筑布局和必要设施

ICU 应位于方便患者转运、检查和治疗的区域，宜接近手术室、医学影像学科、检验科和输血科（血库）等，能随时为患者提供床旁 B 超、X 线摄片以及生化和细菌学等实验室检查。以上布局可方便 ICU 重症患者实施相应的诊疗措施，一方面避免原本免疫力较低的重症患者在诊疗过程中因过度的转运或外出而导致内源性或外源性医院感染，另一方面，也尽可能地避免了感染患者因转运而使感染在医院内播散，造成交叉感染。

ICU 病床数量应符合医院功能任务和实际收治重症患者的需要，病床数过多超过临床实际需求，会造成医疗资源的浪费；病床数过少，没有充足的周转病床，会造成病床过满，不利于感染患者的隔离与感染传播的控制。三级综合医院 ICU 床位数为医院病床总数的 2%～8%，床位使用率以 75%为宜，应保证每天留 1 张空床，以备有特殊感染患者需要隔离时应急使用。全年床位使用率平均超过 85%时，应提醒管理者适度扩大 ICU 规模。

为有效防止交叉感染，ICU 每床使用面积应不少于 $15m^2$，床间距应大于 1m；每个病房至少应配备 1 个单间病房，使用面积不少于 $18m^2$，用于收治隔离患者。有条件的医院也可设置正、负压病房，用于免疫力低下或传染病患者的隔离。如 ICU 设有正压或负压病房，正/负压病房的设置应符合相关建筑标准。有研究显示，由于可由正压切换到负压的隔离室设置不当或切换故障时房间内外的人都有感染的危险，所以不再推荐这种正负压切换的房间。

轻松舒适的环境有利于患者病情的好转，适宜的温湿度不利于病原体生长，有利于防治感染，特别是呼吸道感染。ICU 应具备良好的采光条件，未安装封闭式通风和空气消毒设备的 ICU 还应具备良好的通风条件，以保证病房内空气清新。医疗区域内的温度应维持在（24±1.5）℃左右，湿度应维持在 30%～70%为宜。

ICU 装饰应遵循不产尘、不积尘、耐腐蚀、防潮防霉、防静电等原则，以便实施清洁消毒措施。不应在室内摆放干花、鲜花或盆栽植物；不应在室内及走廊铺设地毯；不应在 ICU 入口处放置踏脚垫；不应在门把手上缠绕织物等；这些物品可成为一些病原体很好的宿主及传播媒介，不利于环境中病原体的清除。

国内外大量的研究已证明，充分的手卫生能明显减少医院内病原体的接触传播，降低医院感染发生率。我国原卫生部已于 2009 年颁布并实施《医务人员手卫生规范》，ICU 因重症患者集中，患者免疫力低下，更容易受条件致病菌的感染，执行好的手卫生制度，对 ICU 医院感染的防控有着更为重要的意义。ICU 应配备足够的手卫生设施。医疗区域应设置非手触式洗手设施和手部消毒用品，洗手设施或手部消毒用品与床位数比例应不低于 2∶1，开放式病床应至少每 2 床 1 套快速手消毒用品，单间病房应每床 1 套洗手设施和手消毒设施。因肥皂为医护人员交叉使用，又不易保持干燥，容易滋生病原体，以医护人员的手和肥皂为传播媒介，造成患者的交叉感染。有研究显示，医务人员洗手使用的肥皂上病原体的数量可达 500cfu/cm^2。故不应使用肥皂而应使用皂液洗手，皂液以一次性包装为宜，若使用非一次性包装，包装物品应定期清洁并消毒后方可重复使用。应配备干手用品，并避免二次污染，推荐使用一次性干手纸巾。

三、ICU 的人员管理

（一）医护人员的管理

1. ICU 应配备足够数量、受过专门训练、掌握重症医学的基本理论、基础知识和基本操作技术、掌握医院感染预防与控制知识和技能、具备独立工作能力的专职医护人员。其中医师人数与床位数之比应为 0.8∶1 以上，护士人数与床位数之比应不低于 2.5～3∶1。中华医学会危重症医学分会对北京市重症监护病房的现状进行了调查，参加调查的 64 家医院中有 126 个重症监护病房，1090 张病床。从事危重症医学专业的专职医生有 497 名，非专职医生有 269 名，专职护士有 1870 名。医生、护士、床位比为 0.7∶1.71∶1，远低于国际水平。从这些数据可以看出相对于床位数来讲，医生和护士数量不足。医护配备数量不足，就会造成医护人员的工作量大、心理压力大，工作时注意力不易集中，容易出现差错。尤其是护士配备不足，对患者的隔离及感染防控措施的执行力不够，会增加患者的感染风险。

2. 人员的防护　ICU 患者医院感染的危险因素众多，总体上可概括为内源性和外源性两大类，内源性因素即与患者自身有关的因素，包括患者的病情及自身免疫力；外源性因素即与患者诊疗相关的医源性因素，包括医疗环境和医疗干预措施。研究报道患者原发病、营养状况、血制品、广谱抗菌药物、大剂量激素、使用呼吸机、中心静脉插管、留置导尿、手术、昏迷等均为医院感染的危险因素。由于 ICU 患者的病情危重，免疫力低，危险因素多，无论是发生内源性或是外源性医院感染的风险都会增加。另外，ICU 的医护人员的诊疗操作较多，有些操作程序复杂，增加医护人员职业伤害的危险，因此，ICU 人员的防护应强调双向防护，既要防止病原体从医护人员传播给患者，也要防止病原体从患者传播给医护人员，造成医护人员的感染，或使医护人员成为传播媒介，造成病原体的播散和交叉感染。

基于以上因素，一方面，患有呼吸道感染、腹泻等感染性疾病的医护人员，应避免直接接触患者，以防止患者受到感染。另一方面，医护人员做好自身的职业防护，以避免成为病原体的传播媒介和自身的血液体液暴露造成职业伤害。

（1）日常医疗工作中，医护人员应采取标准预防措施。所谓标准预防（standard precaution），即针对医院所有患者和医务人员采取的一组预防感染措施。包括手卫生，根据预期可能的暴露选用手套、隔离衣、口罩、护目镜或防护面屏等防护用品，以及安全注射。也包括穿戴合适的防护用品处理患者环境中污染的物品与医疗器械。标准预防基于患者的血液、体液、分泌物（不包括汗液）、非完整皮肤和黏膜均可能含有感染性因子的原则。虽然暴露后预防措施能够有效降低感染的风险，但要全面防护医务人员血（体）液职业暴露，暴露前的普遍防护就显得尤为重要。我国原卫生部在 2004 年就出台了《医务人员艾滋病病毒职业暴露工作指导原则（试行）》，包括暴露前普遍防护原则、暴露后处理原则等，但有调查显示，知道该原则的医务人员不到半数，可见该指导原则在医务人员中的普及情况并不好。ICU 是诊疗操作集中的区域，更应加强医务人员对该原则的认识，提高对防护知识的知晓度，因此，ICU 必须加大宣传和培训的力度，使医护人员增强职业防护，尤其是暴露前的普遍防护的意识。

为增加医护人员主动防护的依从性，ICU 应配备足量的、方便取用的个人防护用品，如口罩、帽子、手套、护目镜、防护面罩、隔离衣等。我国对医用外科口罩、医用防护口罩及医用一次性防护服均有相应的行业标准或国家标准（YY-0469、GB19583、GB19582），管理人员应对所配备的防护用品定期检查，保证所配备的防护用品符合国家标准并在有效期内，以免造成因不易获得合格的防护用品而造成医护人员防护不到位，使医护人员自身或患者受到不必要的伤害，甚至受到传染病病原体的感染，预后不佳，增加患者痛苦，也为社会增加经济负担。

（2）医务人员应正确选择防护用品，掌握防护用品的正确使用方法。防护用品使用得当可有效阻断病原体的传播，保护医护人员和患者，但如使用不当，也会增加病原体的播散，甚至因此而导致感染。例如，反复用手接触口罩外表面，或一次性口罩收起后又重复使用，都会导致口罩外表面上的病原体通过手或衣服口袋等媒介，又播散到环境中或传给患者；戴着被病原体污染的手套接触清洁环境，也会把病原体播散到环境中等。我国原卫生部已于 2009 年发布《医院隔离技术规范》，其中对各种操作应该采用的防护措施及防护用品的正确使用方法，做了详细规定，ICU 的工作人员，应依据《医院隔离技术规范》，正确选择和使用防护用品。

（3）研究表明，进入 ICU 不更衣、不换鞋不会引起空气中细菌含量增高，人员活动、频繁开门是造成空气中细菌含量增多的主要因素。保证工作服和工作鞋的清洁度也是减少细菌带入 ICU 内的主要环节。因此，进入 ICU 可不更衣、不换鞋，工作人员仅需保持工作服和鞋的清洁，并尽量控制人员流动，减少门的开关次数，限制人员进入，是有助于降低 ICU 医院感染的措施。有研究表明，医护人员工作服的衣袖易受到污染，从而成为病原体的传播媒介，故如能保持室内温度和湿度适宜，医护人员宜穿短袖工作服。

（4）ICU 是利器伤和血液体液暴露的高危区域，而我国又是乙肝的高发区，乙肝报告发病率呈逐年上升趋势，乙肝发病及乙肝感染处于较高水平。国内外大量研究资料表明，积极推广乙肝疫苗的有效接种是当前预防乙型病毒性肝炎最有效的手段。因此，ICU 工作人员岗前应进行乙肝表面标志物的检测，乙肝表面抗体阴性者，岗前推荐注射乙肝疫苗。

（5）加强医务人员手卫生。医务人员的手卫生对于控制医院感染具有非常重要的意义。据美国疾病预防控制中心估计，约 33.3%的医院感染可以通过良好的手部卫生行为来控制；朱霞云等调查 330 名临床医务人员的手卫生状况显示，医务人员洗手前手部带菌量平均值为（161.16±8.93）cfu/cm^2，洗手后为（15.82±6.91）cfu/cm^2，洗手后手部带菌量明显减少。洗手是一种最基本的、最简便易行的有效预防和控制病原体传播的手段，做好卫生洗手是控制外源性医院感染的主要措施。作为与患者接触密切的医护人员，如何做到规范洗手、提高洗手依从性是当前医院感染管理及护理管理的重要课题。美国疾病控制预防中心（CDC）于 2002 年颁布了《医疗机构手卫生指南》，我国原卫生部也于

2009年发布了《医务人员手卫生规范》，对医务人员洗手和手消毒的原则及时机，以及正确的洗手和手消毒方法进行了详细阐述。行为教育可有效提高医务人员的洗手行为的方法和依从性，应加强ICU医护人员的手卫生培训，管理部门建立必要的洗手管理和监测制度，以提高医务人员的无菌意识和自我保护意识为切入点，提高手卫生的依从性和执行力。

（二）患者的管理与隔离

1. 为避免交叉感染，患者应按照以下原则进行安置　应将感染、疑似感染与非感染患者分区安置，以使非感染患者不易受到感染患者病原体的播散而发生感染。对特殊感染患者进行隔离，并在标准预防的基础上，根据疾病的传播途径（接触传播、飞沫传播、空气传播），采取相应的隔离与预防措施。

2. 多重耐药菌感染或定植患者和重症感染患者，由于治疗困难，一旦发生感染后果比较严重，对患者造成伤害较大，甚至导致死亡，故应实施相对严格的隔离措施。宜单间隔离；如隔离房间不足，可将同类耐药菌感染或定植患者集中安置，并设醒目的标识。护理过程是护理人员与患者频繁密切接触的过程，病原体容易通过护士的手、工作服、及护理工具等媒介在患者间传播。为减少护理过程造成的医源性交叉感染，宜施行分组护理，护理人员相对固定。

（三）探视者的管理

由于探视者自身的感染状况为不可控因素，应尽量减少探视，以减少探视者带入的外源性病原体感染患者。医院应明示探视时间，限制探视者人数；探视者进入ICU宜穿专用探视服，为避免交叉感染，探视服专床专用，每一患者出院时终末消毒；探视者可不换鞋，污染明显时可穿鞋套或更换专用鞋。探视呼吸道感染患者时，探视者应佩戴一次性口罩；明确患有呼吸道感染性疾病的探视者应避免探视ICU患者。探视者进入病室前后应洗手或用速干手消毒剂消毒双手。

四、环境卫生学要求

ICU的患者病情危重，手术切口、使用呼吸机、深静脉置管、留置导管等侵入性操作繁多，患者免疫力普遍较弱。环境中的病原体和条件致病菌可以通过空气、接触等传播途径污染伤口或无菌的操作部位，成为感染源，是医院感染的重要危险因素。有研究表明，病原菌经空气传播是医院感染的重要途径之一，存在于上呼吸道分泌物、伤口脓液、排泄物、皮屑等的微生物，可通过讲话、咳嗽、打扫房间、人员走动、物品传递、空气流动等污染空气。因环境污染造成的医院感染的暴发国内外也时有报道。因此，环境卫生对医院感染的预防与控制有重要意义。ICU的环境卫生要达到一定标准，才能避免因外环境污染造成医院感染，从而影响患者预后。

我国的《医院消毒卫生标准》（GB15982）中明确规定，空气中的细菌菌落数应≤200cfu/m^3，物体表面细菌菌落数应≤5cfu/cm^3，医务人员手细菌菌落数应≤5cfu/cm^3，均不应检出乙型溶血性链球菌、金黄色葡萄球菌及其他致病微生物。原卫生部发布的《医院空气净化管理规范》和《医疗机构消毒技术规范》中对重症监护病房的空气及物体表面的消毒方法也有明确规定，ICU应根据国家标准和规范制定本科室的环境卫生学监测及消毒隔离制度。科室医院感染管理小组应定期自查，医院主管部门履行监管职责，进行督查，保证制度落实，环境卫生学达标，为患者提供安全的医疗环境。环境卫生消毒方法和基本要求如下：

（一）空气消毒方法和要求

随着科技及经济的发展，我国一些规模较大的医院ICU越来越多的采用空气洁净技术，进行空气净化。但空气洁净技术对设备的维护与检测要求较高，一旦设备出现故障，会造成空气质量不达标，如未能及时发现，长此以往，存在严重的隐患，甚至造成医院感染暴发和流行。因此，使用空气洁净技术的ICU，必须做好设备的维护与检测，保持洁净设备的有效性。

ICU的医疗区域也可采用定时开窗通风的方法进行空气消毒。使用空气消毒器进行空气消毒，空气消毒器应符合《消毒管理办法》要求，按照原卫生部消毒产品许可批件批准的方法正确使用并定期维护，保证空气消毒器的正常运行。ICU也可使用紫外线照射等其他能够使空气达到卫生标准值要求的方法进行空气消毒，但应遵循《医疗机构消毒技术规范》要求，根据消毒目的选用正确的方法和操作流程。

（二）物体表面消毒方法和要求

ICU所有物体表面应保持清洁，无可见污染。医护人员办公家具及设备物体表面、患者床单元物体表面及地面应使用适宜的消毒剂溶液（使用浓度根据消毒目的按说明书配制）每天擦拭消毒。诊疗、护理患者过程中所使用的非一次性物品（如监护仪、导联线、输液泵、微量注射泵、氧气流量表、心电图机、听诊器、血压计等）表面，应每天使用适宜的消毒剂擦拭消毒。多重耐药菌感染或定植的患者，医疗器械、设备应专人专用，或一用一消毒，以防多重耐药菌的医院内传播，引起医院感染暴发。床单、被服、床间隔帘应保持清洁，如有血液、体液或排泄物等污染，应随时更换。患者的便盆和尿壶如使用专用清洗消毒机集中处理，应一用一消毒；无集中处理设备的ICU，患者的便盆及尿壶应专人专用，每天清洗、消毒，腹泻患者的便盆应一用一消毒。呼吸机外壳及面板应每天擦拭消毒，外部管路及配件应一人一用一消毒或灭菌，长期使用者应每周更换，内部管路的消毒按照厂家说明书进行。

五、器械相关感染的防控

医疗干预措施是医院感染发生的危险因素之一，也是医院感染特有的传播方式，尤其是介入性操作，它既可将外环境细菌带入人体内，引起外源性感染，也可将自体细菌带至身体其他部位而引起内源性感。有研究表明接受介入性诊疗者医院感染发病率是未接受介入性诊疗者的3.13倍（$OR=3.13$），是重要的危险因素。Arakawa S的研究也得出类似结果。介入性诊疗还可能导致患者免疫力不同程度下降，从而诱发医院感染。研究显示，气管切开、气管插管/气管切开机械通气、中心静脉插管、留置导尿、肠内营养的患者医院感染发生的危险性增加。而这些操作和器械都是ICU常见操作和常用器械，因此，ICU预防器械相关感染应成为感染预防的重点之一。

器械相关感染与操作人员的技术水平和熟练程度，以及医疗器械和操作部位的消毒是否严格关系密切。ICU应对操作人员进行岗前培训，培训合格后方可独立操作。培训的内容应包括各种操作的适应证、操作规程、无菌技术、重要的感染预防的环节等，还应包括各种导管等的拔管指征，在患者病情允许情况下，尽可能缩短导管的留置时间，以减少医院感染发生风险。ICU 常见的器械相关感染的预防要点如下：

（一）中央导管相关血流感染的预防和控制措施

1. 导管相关血流感染的发生危险与留置时间密切相关，研究表明，随着留置时间的延长，导管相关感染的发生风险明显增加。故应严格掌握中央静脉导管的留置指征，每日评估留置导管的必要性，患者病情允许的情况下，尽早拔除导管。

2. 常见的置管部位有锁骨下静脉、颈内静脉和股静脉，因置管部位受污染的程度不同，置管部位不同，导管相关血流感染的发生率也有明显差别。文献报道，普通导管锁骨下静脉置管感染率为 10.8%～28.0%；而股静脉置管感染率高达 27.6%～47.3%。锁骨下静脉和颈内静脉置管的感染率低于股静脉置管，故置管部位应优先选择锁骨下静脉。

3. 严格执行无菌技术，采用最大无菌屏障，是预防感染的基本要求。研究显示，使用氯己定-乙醇进行皮肤消毒可有效减少局部细菌载量，美国 CDC 于 2011 年发布的导管相关性血流感染的防控指南推荐采用含氯己定浓度>0.5%的乙醇溶液进行皮肤消毒，我国《医疗机构消毒技术规范》规定，穿刺部位消毒可用有效含量≥2g/L 氯己定-乙醇溶液擦拭消毒。

4. 无感染征象时，不宜常规更换导管，不宜定期对穿刺点涂抹送培养。当临床疑有导管相关性血流感染时，如无禁忌，应立即拔管，导管尖端送检做培养，同时送血培养。部分导管相关性血流感染仅通过拔管就可以治愈。

（二）导尿管相关尿路感染的预防和控制措施

1. 留置导尿是医院泌尿系感染的直接危险因素，并随留置的时间延长危险性呈数倍的增加。临床应严格掌握留置导尿指征，仅仅为了采集尿标本、作尿培养或其他诊断，或对患者留置导尿以代替护理等，对于能通过其他途径自主排尿的患者不应留置导尿管。应每日评估留置导尿管的必要性，尽早拔除导尿管。

2. 对于确实需要留置导尿的患者，应采取严格无菌操作原则，保持引流通畅，防止滑脱。留置导尿期间应做好外阴及尿道口的清洁消毒护理，以减少细菌定植。保持尿液引流系统的密闭性，保持集尿袋低于膀胱水平，防止反流而造成逆行感染。

3. 长期留置导尿管应定期更换，普通导尿管 7～10 天更换，特殊类型导尿管按说明书更换，更换时应将导尿管集尿袋同时更换。

（三）呼吸机相关肺炎的预防和控制措施

1. 呼吸机相关肺炎的发生也跟气管插管和使用呼吸机的时间呈正相关，故使用呼吸机的患者应每天评估呼吸机及气管插管的必要性，尽早脱机或拔管。

2. 呼吸机相关肺炎的主要发病机制是口咽部定植菌被误吸入下呼吸道和肠道病原菌的纵向移位，研究发现各种原因造成的胃内细菌的逆向定植是机械通气患者口咽部定植菌的主要来源。床头抬高可预防胃内容物反流，减少呼吸机相关肺炎的发生。无禁忌证者应将患者头胸部抬高 30°～45°，并应协助患者翻身拍背及震动排痰。另外，有效的口腔护理也可以减少口咽部细菌的定植，ICU 患者应使用含 0.1%～0.2%氯己定的消毒剂溶液进行口腔护理，每 6～8 小时一次。

3. 在进行与气道相关的操作时应严格遵守无菌技术操作规程。需使用呼吸机的患者，宜选择经口气管插管，如进行气管切开，切开部位应保持清洁、干燥。

4. 应做好呼吸机内外管路的清洁消毒，以避免交叉感染。呼吸机管路湿化液应使用无菌水或煮沸的冷开水。

六、医院感染的监测

ICU应常规开展医院感染病例监测，定期对医院感染发生率、感染部位构成比、病原微生物进行统计，分析其变化趋势。发现异常监测数据，立即调查，分析相关危险因素和防控工作存在的问题，及时采取积极的预防与控制措施，警惕医院感染的暴发。ICU应制定医院感染暴发处置及上报制度，对疑似医院感染暴发及时上报相关部门，并进行流行病学调查，分析判断其可能的传播途径，制定并采取相应的控制措施，有效控制其蔓延。

ICU应开展细菌耐药性和多重耐药菌监测，定期对监测结果进行统计分析。临床医生应了解本病区常见菌对各类抗菌药物的耐药率，作为指导其经验用药的重要依据。对感染患者积极采集相应标本做微生物检测和药敏试验，根据药敏结果有针对性地选择敏感抗菌药物进行治疗。加强多重耐药菌监测，做好相应记录，对耐甲氧西林金黄色葡萄球菌（MRSA）、耐甲氧西林凝固酶阴性葡萄球菌（MRCNS）、耐糖肽类肠球菌（GRE，包括VRE）、耐青霉素肺炎链球菌（PRSP）等常见多重耐药的革兰阳性球菌，和产超广谱β-内酰胺酶（ESBLs）、碳青霉烯酶、金属β-内酰胺酶的肺炎克雷伯菌、大肠埃希菌等肠杆菌科细菌及多重耐药/泛耐药铜绿假单胞菌、不动杆菌属等ICU常见多重耐药菌进行监测，定期分析其流行趋势，发现聚集性发生或阶段性流行或疑似暴发情况应立即实施有效控制措施，将其控制在萌芽时期，避免造成严重的多重耐药菌医院感染暴发事件。

ICU应积极开展目标性监测，对导管相关性血流感染、呼吸机相关性肺炎、导尿管相关性泌尿系感染等常见的感染进行重点监测，定期分析其发生率及危险因素，针对其危险因素及监测中发现的问题，制定改进措施，树立“零容忍”的理念，做到持续改进，降低其感染发生率，提高医疗质量。

ICU应每季度对物体表面、医务人员手进行环境卫生学消毒效果监测。ICU新建或改建以及病室环境的消毒方法改变时，或怀疑医院感染暴发与环境因素相关时，应随时进行监测，以发现感染源，及时采取措施，控制感染源，切断传播途径。

在当今的信息化时代，信息化管理在医院发展中形成了一种新型标准管理模式，医院信息系统在医院感染管理中的作用越来越突出。运用信息化工具可以节省人力和时间，并能够更及时的监测到相关信息，可以有强大的数据汇总和分析功能。有信息化管理基础的医院，ICU也应运用信息化手段，建立医院感染监测信息系统，积极开展对医院感染的预警和报警机制的研究，将医院感染预防和控制关口前移，有效降低医院感染发生率，提高抢救成功率。

第三节　新生儿病房医院感染管理

一、概　　述

新生儿（neonate，newborn）是指从出生脐带结扎至生后 28 天内的婴儿。根据胎龄、体重等的不同可分为以下几类：

（一）根据胎龄分类

1. 早产儿　胎龄不满 37 周。

2. 足月儿　胎龄 37 周到不满 42 周，为正常儿。

3. 过期儿　胎龄满 42 周及以上。

（二）根据体重分类

1. 低出生体重　出生体重＜2500g。

极低出生体重儿＜1500g。

超低出生体重儿＜1000g。

2. 正常体重儿　出生体重 2500～3999g。

3. 巨大儿　出生体重≥4000g。

（三）根据体重与胎龄关系分类

1. 小于胎龄儿　出生体重在同胎龄体重第 10 个百分位数以下。

2. 适于胎龄儿　出生体重在同胎龄体重第 10～90 个百分位数之间。

3. 大于胎龄儿　出生体重在同胎龄体重第 90 个百分位数以上。

（四）根据出生后周龄分类

1. 早期新生儿　指生后 7 天以内的新生儿。

2. 晚期新生儿　指生后第二周至第四周末的新生儿。

新生儿出生后足月，体重正常，适于胎龄，无异常情况为正常儿。否则，有各种异常，如低体重儿、早产儿或有疾病等均为高危儿。

（五）高危新生儿

高危新生儿（high risk infant）是指已发生或有可能发生危重疾病而需要特殊监护的新生儿。

二、新生儿病房医院感染的特点

新生儿病房收治的多是病情重、体重低、发育不全和营养不良的新生儿，对外界环境的适应能力差，容易受病原菌的侵袭。是医院感染的高危人群。近年来，我国不同省市、不同级别的医院，发生了多起新生儿医院感染暴发事件，造成了新生儿的死亡。不但给医院造成了恶劣的社会影响，而且还造成了家庭的悲剧。因此，要加强新生儿病房的管理，通过有效的实施感染控制措施，避免医院感染暴发事件的发生。

（一）新生儿医院感染现状

近年来，医院感染管理越来越受到重视。各级医疗机构在做好全面监测的同时，针对新生儿病房的特点，普遍开展了目标性监测，不断加强了意识，提高了管理水平，国内医院感染发生率在 4.5%～11.4%。不同级别的医院，不同的地区，收治新生儿来源的不同，其医院感染率差异也较大。

根据首都儿研所 2009—2011 年的监测，共收治新生儿 2949 例，其中有 91 例发生医院感染，感染率为 3.09%。呼吸道感染占 47.25%，其中上呼吸道感染占 27.47%，下呼吸道感染占 19.78%。胃肠道感染占 39.56%，皮肤感染占 2.20%，口腔感染占 10.99%，其他感染占 2.20%。

引起新生儿医院内感染的细菌以革兰阴性杆菌为主，如大肠埃希菌、肺炎克雷伯杆菌、变形杆菌、铜绿假单胞菌、不动杆菌属，其中多重耐药的鲍氏不动杆菌检出率逐年增加，应引起高度重视。鼠伤寒沙门菌及志贺菌属感染的暴发流行在新生儿病房也偶有发生。金黄色葡萄球菌、表皮葡萄球菌、凝固酶阴性葡萄球菌和肠球菌是医院内感染常见的革兰阳性球菌。真菌感染如念珠菌、曲霉菌和某些其他条件致病性真菌为二重感染的常见致病菌，多发生于应用抗菌药物和皮质激素的患者以及粒细胞减少患者。严重的侵袭性真菌病给临床治疗造成困难，使患儿死亡率增加。病毒也是新生儿医院内感染的重要病原体。常见的病毒性院内感染有呼吸道合胞病毒和副流感病毒所致的呼吸道感染、流感、风疹等。新生儿对鼻病毒最易感，柯萨奇病毒 B 可引起新生儿感染并形成流行。由轮状病毒和诺如病毒所致的腹泻多发生于新生儿和老年人。单纯疱疹病毒、巨细胞病毒和疱疹-水痘病毒皆可在医院内形成流行。

（二）新生儿感染的主要因素

1. 新生儿本身的因素　新生儿普遍易感。尤其是早产儿及低出生体重儿，其对感染的高度易感性主要是因为免疫功能发育不全。新生儿特别是早产儿。吞噬细胞功能不足，所以其细胞内的杀毒作用减弱。免疫球蛋白系统不能通过胎盘，特别是分泌型 IgA 缺乏。新生儿易患呼吸道和肠道感染性疾病。

2. 医护人员因素　通过医务人员污染的手直接或间接接触传播是新生儿感染的一个重要途径。医务人员手上革兰阴性杆菌携带率为 20%～30%。由于空气很少传播革兰阴性菌，通过接触传播是很重要的途径。医护人员手卫生的依从性低、不严格执行洗手制度、缺乏合适的洗手设备、工作紧张没有时间洗手、共用擦手巾等均是院内感染的人为因素。

3. 侵入性操作因素　医院感染的发生与侵入性操作有很大关系。由于新生儿免疫功能相对低下，患病新生儿常常需要侵入性器械的使用如气管插管、静脉插管、导尿、气管内插管，这些器械为微生物侵入机体提供了途径，增加了医院感染的危险性。

4. 医疗用品消毒不严　室内的医疗器械和某些固定装置如导管、插管、雾化器、暖箱、蓝光箱、治疗车、婴儿床、空调机，以及生活用品如奶具、沐浴用具、包裹婴儿用物等的污染均是发生感染的途径。

5. 抗菌药物的长期应用　对于新生儿出现的病症，医师们为了尽快控制疾病，往往在药物敏感性试验结果出来之前就使用广谱抗菌药物，且疗程长、剂量大，容易造成正常菌群紊乱、耐药菌株增多、细菌变异和发生二重感染等，导致医院感染率上升。

6. 隔离措施不到位　由于病种不同如肺炎、腹泻、败血症等，患儿不能分室居住，不能做到分组护理。各种病原体高度集中，医源性交叉感染的机会增加，造成患儿病程迁延。如腹泻入院的患儿数天后出现呼吸道感染症状等，在临床上时有发生，甚至一个病室数人被交叉感染。

7. 环境因素　新生儿病房建筑布局不合理，不符合医院感染控制的要求，没有形成相对独立的区域。床距过小，由于医院条件所限，在患病高峰季节，在一个病室内连续加床，致使室内人员过多。病房原则上不陪护、不探视。

8. 空气不洁净　空气污染是造成新生儿呼吸道感染的主要原因。新生儿病房的人员密集，尤其是秋冬季节，不能保证通风和足够的新风量，空气消毒设备配备不到位，造成空气污浊，给清洁消毒工作带来了一定困难。致使许多附着在尘埃和飞沫中的病原微生物随空气流动飞扬，而造成空气污染。

9. 医院感染措施落实不到位　医院感染控制是一个系统工程，医院感染控制的理念和思路是贯穿日常工作的各个环节。各级医疗机构按照各种规范的要求，都制定了许多相关的制度，但关键是落实不到位，尤其是在院感控制的细节上和隐患上，落实规章制度的依从性上，还有所差距。完全凭借医护人员的责任心和职业道德的约束是不够的，还要加强督促检查，促进各项制度的落实。

三、新生儿病房医院感染控制措施

（一）布局流程

1. 新生儿病室的建筑布局应当符合医院感染预防与控制的有关规定，做到洁污区域分开，功能流程合理。新生儿病房应当设置在相对独立的区域，接近新生儿重症监护病房。分区明确设立非感染病室、感染新生儿室、治疗室、配奶室、沐浴室、处置室、工作人员更衣室、办公室和接待室等，流程合理。

2. 新生儿无陪护病室每床净使用面积不少于 $3m^2$，床间距不小于 1m。有陪护病室应当一患一房，净使用面积不低于 $12m^2$。

（二）加强管理

1. 建立和完善了各项规章制度　如新生儿病房消毒隔离制度、新生儿室医院感染管感染病例报告、工作制度、探视制度、保洁措施、医疗废物处理规定等。医务人员应本着对工作高度负责的态度，自觉遵守和执行医院的各项规章制度，各科室要认真落实医院感染管理措施，加强医院感染知识和管理制度的学习，并定期抽查考核，使医务人员自觉遵守各种无菌操作及消毒制度。一旦发现医院感染病例要及时组织医务人员研究和讨论。

2. 建立科室感染管理小组　由科室主任、医院感染监控医师和护士长负责落实医院感染控制的各项要求。根据科室的具体情况制定相关制度，督促、培训、指导、实施有效的措施，控制医院感染的发生，保证医院感染监控网络的运行。开展感染管理质量定期与随机检查，达到持续改进的目的。

3. 新生儿病室应当根据床位设置配备足够数量的医师和护士，人员梯队结构合理其中医师人数与床位数之比应当为 0.3∶1 以上，护士人数与床位数之比应当为 0.6∶1 以上。工作人员出人新生儿病房必须更衣、洗手方可入室，必要时戴口罩。加强隔离防护用品的管理，洁污分开，定位放置。新生儿病室应当严格限制非工作人员进入，患感染性疾病者严禁入室。医务人员在诊疗过程中应当实施标准预防，并严格执行无菌操作技术。

4. 医疗用品的管理

（1）手术使用的医疗器械、器具及物品必须达到灭菌标准。

（2）一次性使用的医疗器械、器具应当符合国家有关规定，不得重复使用。

（3）呼吸机湿化瓶、氧气湿化瓶、吸痰瓶应当每日更换清洗消毒，呼吸机管路消毒按照有关规定执行。

（4）蓝光箱和暖箱应当每日清洁并更换湿化液。同一患儿长期连续使用暖箱和蓝光箱时，应当每周消毒一次，用后终末消毒。

（5）接触患儿皮肤、黏膜的器械、器具及物品应当一人一用一消毒。如雾化吸入器、面罩、氧气管、体温表、吸痰管等。

（6）患儿使用后的奶嘴用清水清洗干净，高温或微波消毒；奶瓶由配奶室统一回收清洗高温消毒，有条件者可采用灭菌。盛放奶瓶的容器每日必须清洁消毒；保存奶制品的冰箱要定期清洁与消毒。配奶间用具专用，应用后煮沸消毒或灭菌。

（7）新生儿使用的被服、衣物等应当保持清洁。新生儿一人一床，被单、床单、浴巾、小毛巾、枕套按规定换洗，污染后及时更换。患儿出院后床单位要进行终末消毒。

5. 手卫生管理　新生儿病室房间内至少设置 1 套洗手设施、干手设施或干手物品，洗手设施应当为非手触式。每位患儿床单位旁放手消毒剂，提高医务人员对洗手的依从性。医务人员在接触患儿前后均应当认真实施手卫生。诊疗和护理操作应当以先早产儿后足月儿、先非感染性患儿后感染性患儿的原则进行。接触血液、体液、分泌物、排泄物等操作时应当戴手套，操作结束后应当立即脱掉手套并洗手。手卫生检测菌落数≤10cfu/cm^2，无沙门菌检出。

6. 加强医疗废物的管理　按规定进行医疗废物的分类、收集标识醒目，由专人运送到指定地点，进行终末处理，避免环境污染。

（三）控制

1. 空气物理消毒方法　通风、紫外线消毒、空气过滤技术、空气消毒机等。

2. 新生儿室应保持病房应保持整洁，适宜温度 24～26℃，相对湿度 50%～55%。应当保持空气清新与流通，每日通风不少于 2 次，每次 15～30 分钟。有条件者可使用空气净化设施、设备。每日用动态消毒机消毒两次，做好记录。

3. 医疗环境，室内的地面、家具、医疗器械（各种暖箱、新生儿床、监护仪、呼吸机等）、各种台面、治疗车、门把手、水龙头、洗手液盒、病例夹和门窗等每日保持清洁必要时用消毒液擦拭。做到一桌一巾，拖布专用，标识明确、分类清洗消毒。生活垃圾和医用垃圾分开放置。加强对陪护及探视工作的管理。

4. 感染患者和非感染患者应分室放置，同类感染相对集中。感染和有多重耐药菌感染的新生儿应当采取隔离措施并作标识。特殊感染患者应单独安置，传染病和可疑传染病要按传染病常规隔离，传染患儿的各类污染物品和排泄物严格按先消毒后排放的原则处理。发现特殊或不明原因感染患儿，要按照传染病管理有关规定实施单间隔离、专人护理，并采取相应消毒措施。所用物品优先选择一次性物品，非一次性物品必须专人专用专消毒，不得交叉使用。

（四）严格执行各项无菌技术操作、规范使用诊疗物品及医疗器械

必须具有严格的无菌观念。严格执行各项无菌操作规程，尤其是在护理使用呼吸机、静脉导管、泌尿道置管的患儿时。

（五）合理使用抗菌药物

抗菌药物的不合理应用已成为医院管理部门和临床医师共同关注的问题。新生儿病房抗菌药物的使用率为100%，因此尽量保持患儿体内正常的生态平衡，合理使用抗菌药物就显得尤为重要。在使用过程中一般不建议采用三联用药，尽可能不使用广谱抗菌药物，应结合临床治疗效果和药物敏感性试验选用抗菌药物。长期使用抗菌药物，机体防御屏障的正常菌群遭到破坏，增加革兰阴性杆菌和真菌感染机会，故易发生肠炎、鹅口疮和尿布皮炎等。加强新生儿眼部、脐、臀、口腔等皮肤黏膜护理，有利于防止病原菌的生长繁殖和感染的发生。同时要加强细菌耐药的监测，及时向临床反馈监测结果，指导临床合理使用抗菌药物。

（六）做好生物监测

按要求监测物体表面（暖箱消毒前后、奶具、监护仪等）、工作人员的手、一次性物品，空气培养等，如发现不合格者，找出原因重新进行消毒处理，再次进行监测，直到合格为止。工作人员每年体检1次，包括胸透、咽培养及HBsAg。患儿入院时应做直肠、咽拭子细菌定植监测，住院过程中应每周监测直肠、咽拭子细菌定植情况，及时发现问题并采取有效措施。

综上所述，做好医院综合消毒管理工作是控制医院感染的重要措施，发现问题后采取有效措施，积极解决，通过规范化、制度化和常规化等综合管理，才能有效地控制医院感染的发生。

第四节　产房与母婴同室医院感染管理

产房是新生命诞生的“摇篮”，担负着母子生命安全的重任。作为孕产妇集中分娩及治疗的场所，每天都要产生大量的血液体液，容易成为细菌的繁殖地，产妇分娩中生殖道损伤、宫腔胎盘剥离的创面等削弱身体防御能力的各种因素为细菌繁殖创造了条件，极易引起感染。医务人员频繁接触产妇体液、血液，增加了职业暴露及发生潜在感染的危险性。产房属于医院的高危科室，属于医院感染中重点监测与管理的部门之一。产房医院感染管理工作质量的好坏，直接影响到产妇及新生儿的健康。为了有效防止医院感染的发生，产房必须从多方面综合考虑，切实做好感染防治工作。

（一）环境管理

1. 布局及环境

（1）产房宜与手术室、产科病房和新生儿室相邻近。环境清洁、安静、通风、采光条件好。

（2）产房的布局、设施、环境条件与手术室要求基本相同。产房内的布局应分无菌区、清洁区、污染区，各区域之间标志明确。污染区包括洗澡更衣室、卫生间、换鞋及推车转换处、卫生处置间等。清洁区设置办公室、待产室、敷料准备室、器械室，刷手间、隔离待产室等。无菌区包括分娩室、隔离分娩室及无菌物品存放室等。

（3）各区之间用门隔开，或设立明显的分界标志。一个分娩室内最多设两张产床，每张产床使用面积应不少于16m^2。

（4）设隔离待产室（床）、隔离分娩室（床）。

2. 环境的清洁卫生

（1）保持室内整洁，空气清新、无污染。有条件的可配备空气消毒净化装置。产房温度应保持在22～24℃；湿度以60%～65%为宜。

（2）产房应建立严格的清洁卫生制度，每日湿式清洁，每周彻底清洁消毒一次。

（3）保持室内空气流通新鲜，每日通风，手术或助产前、后消毒室内空气，可使用紫外线灯照射、动态空气净化消毒装置。定期进行一次环境卫生学监测，必要时随时监测。

（4）每日手术前、后及两台手术或助产之间，用清洁拖布拖擦地面。若有血迹或污染，必须立即以适宜的消毒液擦拭干净。拖布按照划分区域固定使用，不得混用。

（5）每日手术或助产前、后，用清洁湿抹布擦拭桌子、仪器和手术治疗台的表面。如有污染时用浸有消毒液的抹布擦拭。床单位每日用消毒剂擦拭。

（6）隔离待产室及隔离分娩室使用后，物品及其环境进行终末消毒后再按常规处理。

（二）人员管理

1. 产房工作人员必须树立严肃认真的工作态度，严格的无菌观念，认真执行各项技术操作规程和质量标准，认真执行手卫生规范；医护人员应熟悉各种常用的消毒、灭菌方法。

2. 工作人员、进入产房人员需更换产房专用鞋，戴好帽子、口罩。离开产房时，应脱去产房专用着装，或更换外出衣和外出鞋，再进入时必须穿戴新的着装。产妇进入分娩室应更衣、裤、鞋。

3. 手术或助产中，应尽量避免或减少人员活动和进出。限制参观、实习人员的数量，减少人员流动。

4. 工作人员应身体健康，无传染性疾病。凡有急性呼吸道感染、肠胃炎、皮肤渗出性病灶和多重耐药菌株携带者不应在产房工作。

5. 建议每年对工作人员进行健康体检，孕期工作人员应测试对风疹病毒的敏感性，必要时接种风疹疫苗。

6. 医务人员应正确使用防护用品；接触血液、体液、分泌物、排泄物等操作时应当戴手套，进行可能产生喷溅的诊疗操作时，应戴护目镜或防护面罩，穿防护服。操作结束后应当立即脱掉手套并洗手。

（三）物品管理

1. 无菌物品按照无菌物品管理规定进行管理与放置。无菌包在使用前，必须检查包装、有效日期和灭菌指示标志等。灭菌后的物品必须在有效期内使用。

2. 床及产床每次使用后必须更换床上用品，清洗、消毒后备用。

3. 产妇、工作人员的拖鞋应每日洗刷、消毒。

4. 各类物品包括体温计、给氧系统、指甲剪、器具盒等，均应按常规进行清洁、消毒。

5. 可重复使用的新生儿复苏设备，每次使用后均应进行消毒或灭菌。

6. 吸引器、吸引瓶及吸引管等用后应清洗、消毒后干燥保存。

7. 氧气湿化瓶使用后进行清洗消毒，并干燥保存备用，氧气湿化液应使用无菌水，每次使用前加入。

（四）助产和手术中预防医院感染的措施

1. 助产或手术前，应严格刷手或用外科手消毒剂擦洗双手及双臂，手套被刺破及处理脐带和缝合伤口前，应更换新的无菌手套。必要时戴防护眼镜。

2. 助产使用的器械应与处理脐带的器械分开使用。严禁用侧切剪刀处理脐带。

3. 处理脐带前必须用消毒液纱球擦手；缝合侧切伤口前应更换无菌手套；脐带残端可使用碘酊或其他适宜的消毒剂烧灼，以预防感染。

4. 疑有宫腔感染时，应立即留取培养，以便指导产后或术后抗生素的使用。

5. 及时清理新生儿的口腔和上呼吸道内吸入物，防止吸入性肺炎。

（五）产妇的感染管理

1. 在待产期间，检查产妇时必须严格执行无菌操作，减少不必要的肛检次数，如需阴检，必须严格消毒外阴部，戴无菌手套，手套涂以无菌润滑剂。

2. 产妇需要留置导尿管时，应严格执行留置导尿的无菌操作规范。

3. 产后 3 天内或会阴拆线前，可先用 0.1%苯扎溴铵（新洁尔灭）液或其他适宜的消毒液冲洗外阴部，最后擦洗肛门；再用温生理盐水冲洗外阴部，每日 2 次。严重撕裂或较大较深的切口需每次大便后冲洗，观察侧切口愈合情况，如有发热、红肿、渗出等异常情况应及时处理，必要时做血培养及细菌培养。

（六）隔离孕产妇的感染控制

1. 凡患有或疑有传染性疾病，如 HBsAg 阳性及肝功能异常、沙门菌感染、单纯性水痘、风疹、有化脓性感染灶的产妇，均应收入隔离待产室（床）待产，在隔离分娩室分娩，并按隔离技术规范的要求进行护理和助产。

2. 分娩后用过的所有器具，应密闭包装后注明“感染”，尽快送消毒供应中心统一进行清洗、消毒、灭菌处理；无法立即处理的应采取保湿措施。布类物品均须装入隔离污衣袋内，送洗衣服统一处理。

3. 废弃物按医疗废物的管理要求分类收集、处置并双袋法包扎。

4. 断脐后的新生儿应用清洁的包被保护，并直接送隔离婴儿室或母婴同室隔离。新生儿可注射免疫球蛋白阻断感染，并按新生儿计划免疫进行免疫注射。

5. 产妇离开隔离分娩室或手术室后，必须用消毒液擦拭室内物体表面和地面，必要时进行室内空气消毒。如有严重感染的产妇，应进行终末消毒及卫生学监测，达到要求后方可使用。

母婴同室的医院感染管理

20 世纪 90 年代初，世界卫生组织和联合国儿童基金会提出了改革传统的母婴分室制度后，母婴同室在我国大部分医院得到实施。母婴同室不仅有利于母亲的身体健康，也有利于婴儿的生长发育，但母婴 24 小时同住一室，加上探陪人员多，人流量大，易造成室内空气污染及疾病传播等，且由于产妇及婴儿此时特殊的生理特点，机体抵抗力低下，易发生院内感染，对医院感染管理带来新的问题，因此加强母婴同室的医院感染管理极为重要。

（一）母婴同室的管理

1. 房间面积每间 18～20m^2，每张产妇床位的使用面积应≥5.5～6.5m^2，每个婴儿 1

张床位，占地面积不少于 0.5～1m^2；每个房间不超过 3 组母婴床位，必要时配备空气消毒设备。有条件的医疗单位可安装隔音设备、根据临床工作需要设置新生儿保暖箱等。

2. 房间宽敞明亮，通风条件好，室内无灰尘，环境清洁，空气清新，并有洗手设施。可每日上、下午各开窗通风 1 次，每次 15～30 分钟。如使用室内空气消毒机须按卫生行政管理部门批准的方法使用。有人的情况下不应使用臭氧消毒器和化学消毒剂喷雾消毒。

3. 母婴室中所有医疗仪器设备、器械、护理用品等必须是一婴一用一消毒或灭菌。体温表母婴分开使用；止血带一人一用一消毒；使用中的氧气湿化瓶每日消毒，湿化用水应用无菌水，每日更换；吸痰管一婴一用一灭菌。

4. 新生儿使用的被服、衣物、尿布（最好使用纸尿裤）和浴巾等物品，需经过消毒处理。

5. 新生儿用的眼药水、扑粉、油膏、沐浴液、浴巾、治疗用品等应一婴一专用，不得混用。如患有眼疾，左、右眼的滴眼液要分开，防止交叉感染。

6. 室内用品、母婴床、家具等物体表面用清水或清洁剂湿式擦拭，每日 1 次；地板用湿式拖把擦拭每日 1～2 次；每周大扫除 1 次。当有病原体污染时，可用 1000～2000mg/L 含氯消毒剂作用 30 分钟后擦拭或使用其他适宜的消毒剂消毒。各室卫生工具专用，擦布一桌一布，扫床一床一巾，用后清洗、消毒，晾干备用。

7. 床单位、新生儿保温箱要及时进行清洁（无明显污染时）、消毒（有明显污染时），床上用品用可采用湿热消毒或紫外线照射消毒，有条件可应用床单位消毒机或设立整体床单位清洗消毒中心。住院时间较长者，每周应进行床单位消毒，有污染时随时消毒。

8. 配奶间应保持清洁，物体表面可擦拭消毒，必要时进行空气消毒；每周彻底清洁、消毒 1 次。奶瓶奶嘴等应一用一消毒。

9. 严格执行探视制度，控制探视人员，在规定的探视时间内探视，每次每床只限 1 人入室探视。探视人员必须洗手，避免婴儿接触不清洁的手及衣物。探视人员不得随意触摸新生儿及将新生儿抱出室外，以防交叉感染。

10. 母婴一方患有感染性疾病时，均应及时与其他正常母婴隔离。如产妇发生急性呼吸道感染、病毒性肝炎、单纯疱疹、肺结核、水痘、风疹、化脓性感染、沙门菌感染等，与其他母婴隔离，并暂停哺乳，以防感染扩散。工作人员进入母婴隔离室，必须穿戴隔离衣、帽子、口罩。

11. 产妇及新生儿出院后，母婴室应进行彻底清洁消毒后方可收治其他人员。

（二）新生儿沐浴的管理

1. 新生儿应每日沐浴（病情不允许者除外），制定新生儿沐浴操作流程，流程应符合医院感染管理的要求。

2. 室温保持 24～28℃，相对湿度 50%～60%，保持空气清新，注意通风。

3. 洗澡结束后，整理用物，清洁地面、水池，紫外线空气消毒。

4. 护理人员给婴儿洗澡前，应洗手、戴防水围裙。

5. 新生儿沐浴水温以 38～40℃为宜。沐浴时先洗脸部、头部、上半身、再洗下半身，并注意观察全身情况。注意保护眼睛、耳朵，勿将水灌入耳鼻及口腔内，防止发生中耳炎及吸入性肺炎。

6. 新生儿沐浴用品应一用一消毒，或使用一次性用品，禁止交叉使用。

7. 新生儿沐浴使用的防水围裙及防水袖套应每日消毒，拆褓及包褓要严格分台，台布每日一用一换，磅秤上的消毒巾一婴一用一换，用后清洗灭菌。

第五节　骨髓移植病房医院感染管理

造血干细胞移植是治疗血液系统恶性疾病最为有效的方法之一。治疗过程中需要为患者进行根治剂量的放疗或化疗，最大限度地清除体内的肿瘤细胞，同时抑制或摧毁免疫系统，再输入正常的造血干细胞并植活，达到免疫系统重建和恢复。在造血和免疫功能重建之前，患者处于极度免疫缺陷的状态，极易合并严重感染。因此，造血干细胞移植的患者，有赖于全环境保护（total environmental protection，TEP）。

全环境保护（TEP）指采取必要的措施，达到体内外环境的高度净化，从而预防和减少感染的发生。全环境保护包括空间环境和人体环境的净化两个方面：空间环境指患者所处的整个外部生活空间，要求达到空间环境的最佳净化。而空气层流洁净病房（lamina air flow room，LAFR）的使用，对于减少外源性微生物引起的感染，提高造血干细胞移植的成功率起到了重要作用，同时也符合了患者对空间环境净化的要求。为了维护层流洁净病房环境，对造血干细胞移植病房的工作人员、患者、及患者所需物品的消毒要求极为严格。人体环境包括患者的体表环境与体内环境。凡是能与空气直接接触的人体部位，如全身皮肤、指（趾）甲缝、毛发、眼、耳、鼻腔、口腔、咽部、呼吸道、肛周以及会阴部均属体表环境，是微生物侵入机体的屏障。体内环境包括消化系统、循环系统、各组织器官及浆膜腔等，是内源性感染的主要场所。文献报道 TEP 的内容包括：①层流无菌室（laminar air flow bioclean room）的应用；②患者体表的无菌化护理；③患者肠道净化；④医护人员自身净化；⑤系统的微生物监测。已有研究显示，对患者采取全环境保护措施，能使总的感染率下降，感染日数缩短，当白细胞数（0.2～0.5）$\times 10^9$/L 中的患者仅 3.41%发生感染，而普通病房的感染率则高达 100%。

一、空气层流洁净病房

TEP 有赖于 LAFR。LAFR 帮助患者渡过骨髓空虚期。因此，保持 LAFR 的无菌环境至关重要。

空气层流无菌室是环境保护的主要装置，其基本结构为高效过滤器（high efficiency particulate aerosol，HEPA）。它能清除 99.97%以上的大于 0.3μm 的尘粒和细菌，从而使空气中浮游的微生物控制在一定范围内，使患者处于基本无菌的生活空间，保持 LAFR 在患者进住过程中的无菌状态。完备的 LAFR 包括 1 室、2 室、3 室和 4 室。由于各医院移植室条件不同，其作用可以不同。4 室为百级层流洁净室，装有高效过滤器，作为患者居住；3 室 2 室为过渡区域可放置无菌物品、摆口服药超净台以及医护的工作区等；1 室为更衣室，为工作人员更换无菌衣。内部压力高于外部压力，洁净空间压力高于非洁净空间压力。温度 22～26℃，湿度 50%～60%，噪音<55db。LAFR 竣工后，应进行洁净度测试，细菌培养合格才可使用。

（一）LAFR 环境的日常维护

有研究报道护理人员在室内走动、换衣、操作均可增加空气中微生物的含量。因此，工作人员进入层流室操作动作要轻柔、幅度要小。另外，空气中的微生物大多附着在 0.5μm 灰尘粒子上，绝大多数细菌一般直径为 0.5～5μm。在空气中几乎全部黏附于尘埃上，形成 5～10μm 直径的生物性粒子而悬浮着。同理，病毒的颗粒虽然极其微小，但能穿过高效过滤器，病毒在空气中的传播也需要粘在尘埃粒上子。因而空气中的微生物灰尘增多，直接影响层流室的空间环境。LAFR 中人员的增多，较大幅度的动作不仅使空气中的灰尘粒增多，而且造成气流紊乱，使 LAFR 的洁净度下降。因此无特殊情况，进入四室的工作人员限制在 2 人。

层流室内的高效过滤器能有效地洁净空气，但不能去除物体表面的微生物的污染。所以 LAFR 内要加强对墙面、地面、家具、物品表面的消毒，并随时清除室内的医疗及生活垃圾。

1. LAFR 的环境　使用 0.5%醋酸氯己定及 2‰含氯消毒剂交替擦拭消毒。洁净室内清洁消毒顺序为 4 室每日擦拭墙面、地面及各个角落 2 遍。3 室每日擦拭地面 2 遍，并随时保持环境整洁，医疗垃圾及生活垃圾及时清除。2 室及 1 室每日上下午各擦拭地面 2 次。4 室内各家具表面及物品的表面每日用 75%乙醇纱布擦拭 1 遍。

2. 患者所用物品的更换

（1）生活用物：所有物品均需经过消毒灭菌后才能送进层流洁净室内。患者所有衣物、书籍、帽子、口罩等能耐受高温的物品均用高压灭菌法消毒，并采用双蒸法。不能耐受高温的物品用 0.5%醋酸氯己定溶液浸泡 30 分钟或环氧乙烷气体消毒后方可进入 4 室。

（2）污染物品：患者床边的垃圾袋随时更换，以确保洁净室内空气的清洁。

3. 工作人员进入洁净室方法　工作人员在 1 室更换 2 室拖鞋，洗手后更换分身隔离服、戴口罩、帽子进入 2 室。更换 3 室拖鞋并用快速手消毒液消毒双手进入 3 室。进入 3 室后消毒双手，更换 4 室拖鞋、穿无菌隔离衣、戴无菌手套进入 4 室进行各项治疗和操作。

（二）患者出洁净室后的终末消毒

1. 清洁环境　第 1 遍用 0.5%醋酸氯己定溶液擦拭，第 2 遍用 0.5‰含氯消毒剂擦拭。各室擦拭顺序依次为 4 室→3 室→2 室→1 室，室内擦拭顺序依次为屋顶→室内墙壁→室内摆放的物品及家具→地面。

2. 物品的摆放　家具的柜门及抽屉均应打开，使消毒蒸汽充分接触物体表面。

3. 消毒　消毒房间保持密闭，关闭风机、排风扇空调等通风设备，以免影响消毒效果。

（1）过氧乙酸喷雾法：过氧乙酸是一种杀菌能力较强的高效消毒剂，属过氧化物类消毒剂，它依靠其强大的氧化能力破坏蛋白质的基础分子结构，从而达到快速杀灭微生物的目的。其杀菌谱广，能有效杀死细菌繁殖体，迅速杀灭各种微生物，包括病毒、细菌、真菌及芽胞。呈无色透明液体，具弱酸性，有刺激性酸味，易挥发，可溶于水与乙醇溶液中，使用方便。过氧乙酸大体有两种，一种是浓度为 20%左右（一般无爆炸危险），含有稳定剂；另一种为目前临床上常用的配合型，是把过氧乙酸加工成 A、B 两种剂型。A 型为冰醋酸，B 型为过氧化氢，平时分开存放。使用前将 A、B 液混合，将 A 液倒入 B 液中，静置 24 小时。配制好后置于通风阴凉处保存。一般配制好的过氧乙酸消毒液有效期为 14 天。配制前注意检查消毒液的有效期。按 $15ml/m^3$ 过氧乙酸喷雾消毒，消毒后密闭 12～24 小时。患者进入洁净室前打开洁净室的风机进行通风。

（2）等离子空气消毒机：等离子空气消毒机是一个空气净化消毒机，能有效杀灭真菌、细菌、病毒和孢子，抵抗医院内感染。

工作原理：等离子空气消毒机吸进室内空气，气流经过 HEPA-MD™反应器处理后，再将消毒后的清洁空气释放到室内。它有极高的空气循环率（每小时 10～20 倍室内容量），通过稀释过程，迅速降低室内空气污染程度。通常，因为开门导致的污染程度峰值在 10 分钟内降低 90%，并将其维持在低水平。等离子空气消毒机有 1.95 米高，它将空气从地面吸进，再将其吹回到天花板。后者确保一种最优的气流模式，通过科恩达效应以防止被处理的房间存在污染死角。此外，通过与周围空气的适当混合，人类活动（护理或其他）的污染积聚可达到最小。

消毒：层流洁净室风机调至 1 挡，等离子空气消毒器的摆放对准层流洁净室开门的方向，打开机器的进风口及开关，调节风速为高挡，消毒时间为 4 小时。

（三）感染性患者出洁净室后的终末消毒

感染性的患者由于本身携带有感染灶，如肺部感染，出血性膀胱炎等，患者出洁净室后，洁净室如未进行严格的消毒，会导致下一位患者感染相同的致病菌，因此，终末消毒需要比未感染患者居住的洁净室消毒要严格。

1. 过氧乙酸溶液消毒　首先用过氧乙酸溶液喷雾消毒密闭 2 小时后，分别用 0.5%醋酸氯己定溶液和 0.5‰含氯消毒剂擦拭，擦拭后再用过氧乙酸溶液喷雾消毒密闭 12 小时后使用。

2. 等离子空气消毒器　分别用 0.5%醋酸氯己定溶液和 0.5‰含氯消毒剂擦拭，擦拭后再使用等离子空气消毒器消毒。

（四）初效过滤器的消毒

1. 可复用型　患者转出层流洁净室后，用 0.5‰含氯消毒剂浸泡 30 分钟，洗净晾干后以备下次使用。

2. 不可复用型　每位患者出层流洁净室后重新更换新品。

（五）高效过滤器的检测

1. 按 GB/T6165—1985《高效空气过滤器性能试验方法透过率和阻力》规定的方法检验，其透过率≤0.1%（即效率≥99.9%）或对粒径≥0.1μm 微粒的计数透过率≤0.001%（即效率≥99.999%）的过滤器为高效空气过滤器。

2. 高效过滤器使用粒子计数器检测，气流速度为 0.15～0.3m/s，当气流速度衰减后要同时检测层流室洁净度，影响洁净度等级时立即更换，未影响洁净度等级，则每 4～5 年更换 1 次。

二、患者的准备

（一）患者进入洁净室前的准备

患者进入无菌层流室前 1 日理发、洗澡。入洁净室当日用皮肤消毒液淋浴 20 分钟。淋浴时着重清洗脐周、外耳道、外阴及肛周。药浴后患者穿无菌病号服，戴脚套，以 4 层无菌被单包裹，坐在用无菌单覆盖的轮椅上推进3室，然后褪去无菌单及脚套，更换4室拖鞋，进入无菌层流室。入洁净室后再次更换无菌病号服。

（二）患者入洁净室后护理

1. 口腔护理　患者每日用5%碳酸氢钠（改变口腔内的PH值，预防口腔真菌感染）和口泰（预防口腔细菌感染）交替漱口，每次用漱口水含漱1～2分钟。同时在三餐后进行口腔护理，防止口腔感染。

2. 眼睛护理　每日用利福平及0.25%氯霉素眼药水交替滴眼，氯霉素滴眼液和利福平眼药水均是广谱抗生素，以预防结膜炎、角膜炎。如移植后眼部出现干燥、无泪的表现，可用人工泪缓解症状，告知患者不得揉眼，防止将细菌带入眼内引起感染。

3. 鼻腔护理　每日4次用0.25%氯霉素眼药水滴鼻，每个鼻孔滴1滴，滴后让患者用力深吸气，使氯霉素眼药水均匀吸附在鼻腔，以防止鼻腔感染；每日用棉签沾2%碘仿油膏涂抹鼻腔3次，每个鼻孔用一根棉签，防止鼻腔感染。如鼻腔中有鼻痂，指导患者勿用手挖鼻腔以免引起鼻出血，预防鼻腔脓肿形成。

4. 肛周护理　由于肛周皮肤皱褶较多，容易藏污纳垢，因此特别注意肛周皮肤的清洁。当患者白细胞低于1×10^9/L时，每日两次使用碘伏水（1000ml水+1ml碘伏）坐浴15～20分钟后擦干，并用2%碘仿油膏涂抹肛周；每次便后用上述碘伏水清洗，并涂2%碘仿油膏，以预防肛周感染。

5. 皮肤护理　每日用0.5‰醋酸氯己定溶液全身擦浴（包括洗脸、洗手、擦身、泡脚）以防止皮肤感染，更换干净柔软的内衣裤。

6. 外阴护理　每日清洗外阴2次，男患者清洗时注意洗净包皮及冠状沟处分泌物。女患者清洗时注意洗净大小阴唇处分泌物。以防止外阴感染。女患者月经期间，禁止坐浴，以防逆行感染。

（三）药品的消毒

患者的口服药及静脉药需在超净台内配制。

1. 超净台的日常维护　从超净台吹出来的空气是经过高效过滤器过滤，可除去99.97%直径0.3μm以上的微粒。每天在操作开始前，提前启动超净台和紫外线灯，30分钟后关闭紫外灯，再用75%乙醇擦拭层流洁净台顶部、两侧及台面，顺序为从上到下，从里向外进行消毒；然后打开照明灯后方可进行摆药或配制药液。超净台内尽量避免在操作台上摆放过多的物品，较大物品之间的摆放距离宜约为15厘米；小件物品之间的摆放距离约为5厘米。避免任何液体物质溅入高效过滤器，高效过滤器一旦被弄湿，很容易产生破损及滋生霉菌。每月应当做一次动态浮游菌监测。方法：将直径9cm普通营养琼脂平板打开，放置在操作台上5分钟，封盖后进行细菌培养，菌落计数。

2. 口服药　带有外包装的口服药使用0.5%醋酸氯己定溶液浸泡消毒30分钟，无法浸泡的口服药品使用紫外线照射消毒30分钟。进行紫外线消毒时，应考虑到紫外线的穿透力较差，故照射药片时要将药片的正反两面分别消毒，最后在超净台内摆药。口服药杯提前浸泡在0.5%醋酸氯己定溶液消毒30分钟，擦干后放在超净台内备用。

3. 静脉药　将所有的静脉药拆除外包装后，浸泡在0.5‰的醋酸氯己定溶液中15分钟，无法浸泡的药品使用75%的乙醇擦拭，置于超净台内配制药液。

4. 无菌双蒸饮食　在口服抗生素的同时给予无菌饮食，患者的饮食需在家烹饪完毕后送入病房内，护士再使用微波炉高火加热 5 分钟后，给患者食用。水果类应清洗干净后去皮，在家煮熟后送入病房，微波炉高火加热 3 分钟即可食用。

三、层流室内微生物的监测

《医院消毒卫生标准》规定医院Ⅰ、Ⅱ、Ⅲ类环境室内环境空气中细菌总数依次为≤10cfu/m^3、≤200cfu/m^3、≤500cfu/m^3 为合格标准。Ⅰ类环境包含层流洁净病房，这类环境要求空气中的细菌总数≤10cfu/m^3，采用层流通风，使空气中的微生物减到此标准以下。

（一）采样方法

目前国内许多医院均使用沉降法进行静态环境的细菌学监测，但有研究表明真正造成医院感染的是日常操作过程中人员的活动、仪器的移动和运转等因素对病房的空气造成的不同程度污染。因此我们通过监测动态环境了解层流洁净病房的空气质量情况。

1. 布点方法　室内面积≤30cm^2，设内、中、外对角线 3 点，内外点布点部位距墙壁 1m 处，室内面积＞30cm^2，设 4 角及中央 5 点，4 角的布点部位距墙壁 1m 处。

2. 沉降菌用平板暴露法　将普通营养琼脂平板（直径 9cm）放在室内各采样点处，采样高度距离地面 1.5m，采样时将平板盖打开，扣放于平板旁，暴露 5 分钟，扣好送检。

3. 浮游菌用撞击式空气微生物监测仪（内装营养琼脂采样平板）进行采样。

（二）检测方法

将送检的平板及采样后的采样条置于 37℃温箱培养 48 小时，计数菌落数。

（三）检测时间

每月 1 次。

（四）结果判定

Ⅰ类区域：细菌总数≤10cfu/m^3，未检出致病菌为消毒合格。

第六节　手术室（部）医院感染管理

手术部（室）的通用管理要求

手术部（室）作为承担医院手术的独立部门是医院感染管理的重点部门之一。在医疗服务的过程中，手术操作是感染风险最关键的环节之一，由于手术感染的成因复杂，有患者因素、疾病的因素、技术的因素、设备材料的因素、管理因素、环境的因素等多环节、多因素，因此，手术部（室）的医院感染管理是保障患者手术安全、保障医院手术质量的重中之重。就手术部（室）和医院感染管理而言，通常应包括建筑布局、规章制度、人员管理、器械管理、物品管理、环境控制、感染监测、培训教育等八个方面。

（一）管理要求

根据原卫生部 2006 年《医院感染管理办法》和 2009 年下发的《医院手术部（室）管理规范（试行）》的规定，医院手术部（室）应建立医院感染管理小组，由手术部（室）主任，护士长和感染管理兼职人员（护士和麻醉师）组成。主要负责本部门医院感染的管理，制定并不断完善本部门的感染控制方案，组织具体实施，保障手术过程的无菌操作；

环境的污染控制；器械及设备的管理；协调感染相关的人和事物等，保障患者手术安全。

（二）规章制度

手术部（室）预防与控制医院感染制度，是规范涉及手术操作全过程的医疗行为，保障手术安全的重要措施。近20年来，我国各地区各级医疗机构在手术部（室）的管理方面积累了很多有益的经验。鉴于我国地域辽阔，发展不平衡，不同地区存在较大差异，为了便于对基层医院的指导和学习，根据手术感染的风险特点，本教材参考了专家们的意见与医院管理评审要求，从管理的角度，应按以下制度作为框架，医院可在此基础上结合本医院的实际情况有所拓展。

1. 手术部（室）预防与控制医院感染的基本原则　手术部（室）建筑布局应符合国家的相关标准，满足手术部（室）环境污染控制的要求，应成立医院感染管理小组，制订预防医院感染基本制度，有条件的医院可设隔离或负压手术间。根据手术部（室）洁净等级与感染的风险合理安排手术的区域与台次。

2. 手术部（室）无菌技术操作制度　本制度应参考外科、基础护理等医疗操作规范，根据无菌操作的基本原理，为保障手术全过程的无菌操作而制定，其中应包括术前准备和术中控制，如无菌器械台的铺设，医护上台前的准备，无菌手术衣的穿着，手术区域的皮肤消毒，手术器械的传递，术中意外的处理等。

3. 手术人员手卫生制度　2009年，原卫生部发布了《医务人员手卫生规范》对医院医务人员的手卫生作了较详细的规定，其中涉及了医院洗手和外科手消毒，但未涉及外科洗手和外科手消毒剂，为此在以后制定的手术部（室）医院感染管理规范中对此进行了补充，同时在手术过程的感染控制中，外科洗手和消毒剂的选择是至关重要的。为此各级医院还应参考国家相关规定结合自己医院的实际情况，对手术人员的手卫生进行规定，这也是手术安全的关键环节。

4. 手术人员感染控制基本知识培训制度　在医院感染预防与控制中医务人员感染控制意识是至关重要的，通常医院手术部（室）流动人员较多，除手术室的护士与麻醉师外，手术科室的医生、进修医师、实习医师，教学医院还会有实习护士及观摩手术的人员，此外手术部（室）还有保洁人员、维修的工程人员、物品耗材的运送人员、药品的运送人员等。因此应针对这些人员的特点制定和安排相关的感染控制知识的培训，这些培训应包括两部分，其一是岗前培训，即针对临进短期进入手术部（室）前的培训，其二是长期在手术部（室）工作人员的继续教育培训。

5. 手术部（室）预防医院感染相关制度　这部分制度主要涉及手术部（室）全过程管理的制度，包括参观与外来人员管理制度、更衣制度、医护人员职业安全制度、手术部（室）清洁消毒与隔离制度、仪器设备管理制度、外来器械管理制度、感染手术的管理制度、日常清洁管理制度、环境清洁消毒效果监测制度、手术器械管理制度、手术敷料管理制度、接送手术患者制度、无菌物品管理制度、一次性物品管理制度、病理标本送检制度、医疗废物管理制度、精密仪器及腔镜管理制度及突发感染相关事件的控制措施等。

6. 环境管理制度　这部分制度应针对手术部（室）环境而制定，以环境的污染控制为目的，以日常监控为手段，其中应包括，环境清洁的基本要求和工作流程，空调通风系统日常清洁与管理，空调净化设备过滤器阻力和空调器积水盘清洁度的日常监测记录制度。

（三）建筑布局

关于手术部（室）的建筑布局我国先后出台过《医院洁净手术部建筑规范》GB50333—2002，北京市针对洁净的手术部的过程管理出台了《医院洁净手术部污染控制规范》DB11/408—2007等；对我国手术室的规模，基本建设要求等有了具体的要求和规定。

1. 关于手术部（室）的通道　在医院的建设中手术部（室）的建筑布局合理性与科学性是医院品质的体现，手术部（室）是现代医学诊疗技术高度集中应用区域，也是现代外科技术展现的窗口，手术部（室）的所有建筑与布局均应围绕开着降低手术风险，保障患者安全为目标。考虑到维持手术顺利进行的需求，原则上要求手术部（室）应该做到医患分开，洁污分开。

手术部（室）人员包括医护人员、患者、保洁人员、物品运送人员等，从物品与器械而言又可分为无菌物品和污染物品；手术部（室）通常应包含四条通道：即医护人员的进出通道，患者的进出通道，无菌物品的通道与污染物品的通道。但是，很多基层医院的手术部（室）只有一条主要通道。为此对于新建或改扩建的手术部（室）应充分考虑污染控制的原则，至少建立两条通道，将人、物、洁、污、医、患分开，既能提高工作效率，也能保证环境的污染控制。对于短期没有改扩建计划的单通道手术部，应采有效的管理措施保障医、患、洁、污分开有效污染，减少医院感染的目的。

2. 关于手术间的大小　我国目前针对于手术间面积的具体要求尚未找到明确的规定但手术间面积过于狭小，不利于无菌操作。《医院手术室建设标准》中规定了手术间的面积，即“洁净手术室的面积分四级（小、中、大、特大），其中小型手术室净面积为20～25m^2”。

美国建筑家协会保健设施部会出版的《医院及医疗设施的建筑设计指南》中对手术室的最小面积做了规定：①一般手术室37.16m^2；②心血管、脑外科手术室55.74m^2；③骨科手术室55.8m^2；④内镜下手术室32.6m^2。在日本的千叶县的千叶大学医学部附属医院的无菌手术室（BCR）的面积是75m^2（9.5m×7.9m）。日本医科大学附属千叶北总医院的心脏血管外科手术室的面积是88.7m^2（10.2m×8.7m）。英国HBN 26 Facilities for surgical procedures：Volume 1中关于手术间的4.69中规定，“所有的住院患者手术间的推荐标准大小是55m^2”主要考虑了清洁或维修以及开展微创手术的需求。

鉴于以上依据及我国具体国情，拟发布的《手术部（室）感染控制规范》中提出“一个手术间只能有一张手术床，净使用面积不应少于30m^2”，这对于规范我国综合医院手术部（室）的建设，保障手术操作安全是非常重要的。

3. 关于手术间的保温设备　目前国际上关于患者围术期的体温维持是降低手术感染的重要措施之一证据已有很多，尽管患者体温维持的基本设施，可以在建筑上体现，手术间的温度维持和保温箱等，也可以通过维持围术期体温的一般设备如保温床、保温毯等设施实现。

4. 关于感染手术间的安设置与使用管理　在医院手术室的建设中感染手术间的设置始终是困扰我们的问题，将感染手术间设在手术部（室）的初端与末端各有利弊，基于目前我国大多数医院仍以通道式的布局为主，所以前者设置感染患者出入的流线是最短的，利于手术部内的污染控制，但又是手术部（室）人流出入的必经之路，不利于整体污染的控制。而后者设置，患者又将穿过整个手术部（室）似乎也不利于整体的污染控制。参考国外的手术部的管理，通常是不设感染手术间的，这主要是基于标准预防的理念。无论手术切口的等级以及病的人情况如何，手术过程中均会有血液与体液暴露，如果为控制血源性传播性传播性疾病的手术而单纯设置感染手术间意义并不显著，实际上感染手术间更多的应针对呼吸道传播性疾病或其他不明原因的传染病或感染性疾的手术而设置。为此基于医院的情况，有条件的医院应将感染手术间置于手术部（室）的盲端，自成区域，除了有独立的通风系统外还在设计中考虑留出前室，有独立的出入口也可与急诊手术共用通道。暂时不具备独立设置感染手术间条件的医院，应根据标准预防的原则采取普遍预防的措施，通过管理制度和流程将呼吸道传播性疾病或其他不明原因的传染病或感染性疾的手术感染的暴露风险降到最低。

在日常工作中遇到最普遍的问题是感染手术间手术后的处理原则与流程，首先我们应明确在此讨论的感染手术的定义和范畴，按照美国 NHSN 将手术切口分为四个等级，即清洁、清洁-污染、污染与感染。根据这个分级我们可能认为处于感染症的手术应在感染手术间进行，但实际上在我国传统上是将患有血源性传播传播和传染性疾病的患者视为感染手术间的使用对象。近年来伴随着医院感染管理学科的进展与学术交流很多管理者已经认识到标准预防的理念在手术部（室）的医院感染管理中的重要意义，因此人们已不再单纯地依靠感染手术间来预防控制手术相关的感染，更多的情况是通过感染手术间来防控对呼吸道传播性疾病或其他不明原因的传染病或感染性疾的手术对环境和对医务人员的影响。

因此法定传染性疾患者者的择期手术，应建议患者先治疗处理感染期的传染病，当传染期与传染期过后，再行手术。如果病情严重必需手术治疗的患者，则首先考虑在感染手术间进行手术，手术前应通知参与手术的所有医务人员除了手术中做好基本的防护措施外，手术后，无论是否的血液体液暴露的污染，均应对手术间的所有物体表面进行彻底的清洁与消毒。

关于感染手术间空气的消毒，应视患者的感染病原而定如果其主要传播途径是接触传播，清洁消毒的重点应在物体表面与污染物的处理，辅以常规的通风手段如自然通风，紫外线照射或原卫生部批准的空气消毒器械。如果患者的感染病原菌是通过呼吸道传播。建议手术尽量安排在负压手术间进行，术中做好医护人员的呼吸道防护，术后则应对净化设备进行清洁、消毒或更换。

5. 关于刷手区的设置　国内关于手术部（室）刷手区的设置要求多局限于区域的设置和基本设施要求，但针对刷手池的面积与数量的规定鲜有涉及，本文参考了英国 NHSN 关于手术部建筑规范中的要求，有一定借鉴。

刷手间应足够大，能容纳医务人员同时刷手和来回走动而没有互相污染或被周围设施污染的风险。还应有空间安放壁挂式的手套提供装置及固定于地面的垃圾箱。

每个术间最少应有一个够 3 人使用的嵌入式的刷手的洁净区（最小面积 $7m^2$）。水槽和家具应安置在便于手部、手臂清洁的高度。设计和排水系统应能确保在术前无菌准备的过程中地板不会变得湿滑。此外，地板也应是防滑的。

需要非触摸式的水龙头。感应式水龙头可以提供为完成刷手要求的充足运转时间。水龙头的推荐长度为 250mm，感应距离为 200～250mm，最短运转时间为 20 秒。在刷水池侧面除了设置壁挂式纸巾架外，还应设置检修门，以便于维护恒温阀和水龙头的检修和维护。

6. 洗涤液和指甲刷的供应设备　刷手池边缘应距地面高 1m。考虑到感染控制，刷手池边应设有内缘，因在刷手过程中会有污染的水从肘部向后流入水池。刷手池边缘下方的区域吸引碎屑，存在潜在感染风险。防溅挡板应是一片防水材料制成的薄板，也可是用聚氨酯或墙釉进行密封的装修。

（四）人员管理

手术部（室）的人员分两类，一类是手术部（室）本身的工作人员如手术室的护士、麻醉师、保洁人员等，另一类是临时进入手术部（室）的医务人员，各手术科室的医师、见习学生、进修人员、设备维修人员等。从医院感染控制的角度出发，应分别针对不同人员进行管理。

1. 手术部（室）人员　除了具有相关资质外还，应掌握医院感染预防与控制的相关知识。知识的掌握需要主要通过岗前培训和继续教育的方式实现。岗前培训应具有准入性质，要求医务人员掌握本部门的医院感染控制的基本知识如外科手卫生、手术衣的管理、无菌手术器械的识别、接台手术、器械清洗消毒的流程、锐器伤的防范等。继续教育应每年进行，主要是对手原有知识的巩固与新知识的更新，如本医院手术感染的特点，手术切口病原菌的特点、皮肤消毒剂的使用范围、洁净手术间的管理等。这些培训有助于医院感染控制措施的落实。

2. 临时进行手术部（室）的人员　临时进入手术部（室）的人员又分为医务人员和工勤人员，医务人员除手术人员外还包括进修人员及各种以学习为目的的参观及见习与实习人员；工勤人员又分为设备维修人员、物品配送人员、保洁人员等，因此各医院应针对本单位的特点制定具体制度和工作流程，如要求所有进入人员掌握的基本需知包括更衣、洗手、出入、路线等，手术人员还应包括无菌操作技术、手消毒剂的使用、皮肤消毒剂的使用、手术器械的使用与管理、高质耗材的应用与管理、手卫生的监测与环境的维护等。

（五）设备管理

现代医疗技术的进展可在手术部（室）的得到充分体现，由于设备复杂也给污染控制带来了难度。

1. 设备的分类　按使用功能可划分为以下六类：

（1）建筑设施类：手卫生装置、光源、电源、气源计时器、冰箱、温箱、观片灯、多功能吊塔、对讲机和多媒体系统等。

（2）空气净化消毒设备：初中高效滤过器、加压风机、空气加湿器、回风与送风装置；静压差仪、温湿度显示仪；非净化手术间还包括空气消毒机、紫外线灯等。

（3）手术设备：手术床、手术灯、电刀、摄像系统、手术器械、器械车、平车、参观台、脚凳、体位装置等。

（4）麻醉、抢救设备：麻醉机、监护仪、血液回收机、输液装置、加温仪、血气分析仪、除颤器等。

（5）专科手术仪器：C 型臂机、显微镜、氩气刀、氦气刀、超声刀、电子气压止血器、血管闭合系统、动力设备、各科内镜、胆道镜、导航仪、体外循环机等。

（6）清洗、消毒、灭菌设备：压力蒸汽灭菌器、低温灭菌器、器械清洗机、超声清洗机、快速灭菌器等。

2. 污染控制的管理

（1）制定各类设备的管理工作制度和工作流程。

（2）按类别设专人负责设备的接收、安置、使用、清洁、维修、保养的跟踪、反馈记录；提交增添、破损、报废计划并建立设备档案。

（3）每天手术开始前和结束后应对设备进行彻底清洁与消毒。可冲洗设备部分应进行冲洗与消毒，不可冲洗部分应用擦拭清洁，有些设备表面还需用70%乙醇擦拭。特殊器械应遵守厂商的清洁指导手册进行。

（4）手术中临时进入手术室的设备，也应在进入手术室前先进行擦拭清洁消毒。

（5）手术用显微镜应相对固定放置在手术间，术中用无菌显微镜套罩住显微镜臂及手术操作区，保留手术镜、第一助手镜，手术结束后清洁擦拭，镜头纸擦拭目镜。

（6）手术中定位设备C型臂机可放置手术间或专用房间，手术中用C型臂机定位时，须用无菌大单包裹近手术野端，手术切口上铺一块无菌大单，C型臂机主机及显示器均在手术间内，不得将C臂机显示器放在手术间外。

（7）麻醉机和其他呼吸设备的管理：麻醉机在使用过程中直接与患者呼吸道相通，机器内部管道容易受到污染，因此，每天应对麻醉机和其呼吸设备进行清洁与消毒方法参照厂家说明书。

（8）麻醉机外表面每台手术结束后用清水擦拭（每日1次）。污染严重的可用医用乙醇75%擦拭或厂家推荐的表面消毒方法。

（9）麻醉机外置回路：包括麻醉机呼吸管路、螺纹管、湿化器、麻醉面罩、呼吸袋等。麻醉面罩、和外部通气管道可使用一次性的产品，一人一用。麻醉面罩、管道、接头、湿化器、呼吸袋等可参照WS310.2的方法进行清洗消毒。医务人员在清洗消毒前应穿戴必要的防护用品，如口罩、帽子、防护镜、手套等。

如果采用机械清洗消毒，应将麻醉机外置回路的部件完全拆卸，各部件按清洗消毒机厂商操作说明所述方法放置，若外置回路上有血渍、痰痂等污物，可预先加酶浸泡，再放入清洗消毒机内清洗。按照清洗消毒机厂商的说明选择适宜的程序进行清洗消毒。清洗温度应达到85～90℃。清洗、消毒、烘干自动完成后，装入清洁袋内干燥保存备用。手工清洗消毒时应注意，麻醉机外置回路的各处连接是否彻底地拆除，检查管道内有无痰痂、血渍及其他污物残留。管路消毒前应是否按要求清洗干净。浸泡消毒时是否全部浸泡在消毒液中，管路不应有死弯，中空物品腔内不应有气泡存在。如采用环氧乙烷消毒，管路应干燥并采用独立包装。

（10）手术中可使用无菌灯柄调节手术灯的位置，避免用刺激性的化学消毒剂擦拭手术灯，可用75%乙醇或清水擦拭。

（11）手术动力设备的清洁消毒：手术动力设备包括气动式和电动式两种，动力工具使用完毕后应立即清洁，一般没有电路的机械部分拆卸后可用清水洗；带有电路的部件用湿布擦拭，各孔隙可喷入专用清洗剂，用布擦干。

1）主机清洗：断开电源，用75%乙醇或清水擦拭。

2）脚踏开关的清洗：用75%乙醇或清水擦拭，避免用水浸泡，建议用塑料保护套保护脚踏开关，避免血液和液体污染。

3）电池的清洁：用干布擦干，避免水浸泡。

4）手柄的清洗：用专用清洁剂清洗，干布擦干或用高压气枪吹干。

5）器械组件的清洗：拆开各组件，如钻头、锯片、磨头等用流动水清洗，放入在酶液中浸泡，再用流动水冲洗、擦干。

6）动力工具的灭菌参照产品的使用说明书，采用压力蒸汽灭菌、环氧乙烷或过氧化氢等离子低温灭菌。

7）加温输液器、充气升温机和手术间的温箱均可用75%乙醇或清水擦拭，一用一消毒。

（六）器械物品管理

手术部（室）的器械和物品按使用特点，通常可分为一次性使用与循环复用的两大类。

1. 一次性使用的无菌手术器械　手术部（室）有大量的一次性使用无菌医疗器械如一次性吻合器、缝合器、引流瓶和吸引器头等，无论是否直接接触患者，均应为取得卫生行政主管部门批准的产品，并一次性使用。一次性无菌物品使用前应检查外包装质量、消毒灭菌日期，以无菌方式打开后用无菌持物钳夹取放入无菌区内，不得将物品倾倒或翻扣在无菌台上。

2. 循环复用的器械　手术部使用的所有循环复用物品应确证经过彻底清洁，经反复消毒灭菌仍安全可靠的物品。物品反复使用应确保消毒、灭菌的质量，并应根据循环复用物品的材质，选择匹配的包装材料、适宜的消毒灭菌方式、安全的有效期限、正确的保存环境。

（1）手术器械的循环复用应严格按照WS310.2的规定清洗、消毒、打包、灭菌。

（2）外来医疗器械应由专人接收、清点，遵守WS310.2标准清洗，消毒灭菌后方可使用。使用后按WS310.2规定清洗消毒后方可送出。

（3）精密手术器械和不耐热手术器械的处理应遵循生产厂家提供的使用说明或指导手册，具体要求，如下：

1）遵循清洗、酶泡、蒸馏水充分冲洗的清洗消毒原则。

2）配备相应的清洗消毒设备：超声清洗器、干燥设备、无孔纱布或软布、专用清洗刷、低温灭菌设备等。

3）手术器械使用后应及时进行清洗，如不能及时清洗，应放入盛有蒸馏水的容器中，防止器械上的沾染物干燥、附着。

4）手术器械清洗后应进行检查，保证器械清洁和功能完好（带铰链或锁扣的器械如显微剪刀，确认剪口的排列和齿纹互相咬合；棘齿类器械，确认能夹紧第一个齿）。

5）打开器械包时在器械的尖锐部位应套保护套。

6）精密器械的清洗消毒灭菌宜根据器械厂商的建议方法，能耐受高温、高压的器械首选压力蒸汽灭菌，不能耐受高温高压的可采用低温灭菌方法。

7）用于特殊感染患者的器械应单独清洗、消毒灭菌。

8）人工清洗应取放动作轻柔，避免相互碰撞，清洗时，关节部位需用软毛刷仔细刷洗。角膜接触镜应采用蒸馏水擦洗，建议采用低温甲醛蒸汽灭菌方法。

9）超声清洗适用于精密贵重器械、锐利器械，如内眼剥膜器械：显微内眼剪、显微内眼镊、显微内眼钩等，应采用加酶超声清洗方法，低温灭菌。

10）眼内异物器械应先手工清洗，再用蒸馏水加酶超声清洗。超声清洗时保证器械全部没于液面之下并独立放置，避免器械互相接触。清洗后干燥、加防护套，低温灭菌。

3. 消毒液的种类　手术部常使用的消毒液分为：手术区域皮肤和伤口消毒液、医务人员手卫生消毒液、器械清洗消毒液、环境消毒液、标本浸泡液等。

（1）手术区域皮肤或黏膜消毒液：如2%～3%碘酊，75%乙醇脱碘或用0.5%～1%的碘伏等；创伤伤口消毒液可用3%过氧化氢消毒液等；葡萄酸氯己定等。

（2）所有外用消毒液应设专人管理、领取、摆放并应与静脉输液等体内使用液体分开放置。消毒液的保存应根据厂家说明书要求，选择适宜的位置、环境、度、避光保存。

（3）所有类型的消毒液应按照厂家说明书上的要求正确使用、监测及保存。

（4）专人负责对配制后的消毒液随时进行有效浓度的监测并记录，对消毒液存放的器皿应一用一清洁消毒。

（七）环境控制

手术部（室）的环境控制主要包括，空气净化、人员控制、物流控制、保洁流程；污染后清洁；卫生学监测等。

层流净化是近年来在现代化手术室常用的技术之一。由于我国经济发展的不平衡，非净化手术室有不少见。通常为维持手术部（室）空气能满足一定的卫生学指标，无论是否有空气净化装置，人员控制、物流管理、有效清洁都是三大主重要控制措施之一，除此之外，净化手术间还需要按相要求，定期对净化设备进行保养检修和维护，否则净化设备本身将成为新的污染源。

关于手术室环境卫生学监测，年来伴随着我国医院感染管理学科的发展已有了突飞猛进的发展，特别是对净化手术部的动态监测，事实上手术的感染控制应从过程管理着手，这已是专家们的普遍共识，国内传统的管理模式是基于事后的监测，这种方法即只是为了监测而监测，根本起不到手术部（室）环境污染风险的早发现，手术部位感染的早期预防。2007年北京市组织院感专家与中国建筑科学空调所合作，针对洁净手术室的管理与动态监测在充分调研、文献分析、现场数据收集的基础上，制定了北京市地方标准《洁净手术部污染控制标准》，标准出台后对在北京地区取得了较好的成效，也得到了医院手术室管理者的好评。

众所周知，造成手术切口医院感染的主要危险因素是在手术操作过程中，手术动态过程中洁净度的维持至关重要。动态空气细菌监测指标较静态空气细菌指标更为敏感有效，更能反映洁净手术部实际空气质量。根据标准进行监测，及时发现问题，确保了手术室的空气质量，对降低手术风险起到保驾护航的重要作用。北京市地方标准——医院洁净手术部污染控制规范（DB11/408-2007）出台多年来积累了很好的经验，对一般手术部（室）和洁净手术部（室）的环境监测、卫生学监测、消毒剂使用效果的监测、医务人员手卫生效果监测，尤其是对净化手术部的动态监测十分必要。基于上述原因，手术室环境卫生学监测，特别是对净化手术部的动态监测不能认为依据不足，我国既有理论依据又有实践依据。

（八）感染监测

手术部（室）的医院感染防控监测的目的是为了早期发现手术风险，通常可分为常规监测和专项监测两种。

1. 一般手术部（室）环境常规监测　每日晨由专人监测手术部（室）温度、相对湿度并记录。术前（包括接台手术）由专人检查（目测）限制区内（手术部（室）、辅助间、内走廊）环境，包括地面、台面、墙壁是否清洁有序。

每周由专人监测手术部（室）空调装置的进风口、回风口的清洁状态并记录。每季度对空气卫生学效果按25%进行抽测，有问题随时监测，监测方法遵照《消毒技术规范》。定期对空气消毒设备的现场消毒效果进行检测。

2. 一般手术部（室）环境专项监测　如果怀疑术后患者感染与手术室环境相关，宜使用浮游菌撞击法进行手术部（室）空气细菌菌落总数监测。空气消毒设备与空调设备检修或更换后，应按照GB159122的要求进行手术部（室）静态空气细菌菌落总数监测。

3. 洁净手术部（室）环境常规监测　洁净手术部（室）在建设完工后应按照GB50333标准进行工程验收。洁净手术部（室）的空气净化系统宜开展日常监测，至少每1～2年进行环境污染控制指标的综合性能评价。在综合性能检测时，应对过滤器及其安装边框的泄漏及密闭性按GB50591的要求进行检测。空气净化器卫生学指标监测应在物体表面擦拭消毒后，室内空气消毒前进行。宜定期对手术部（室）进行沉降菌或浮游菌的动态抽测，至少在一年内抽测完毕。每日晨由专人监测手术部（室）温度、相对湿度、静压差，并记录。每日术前（包括接台手术）由专人监测（目测）限制区内［手术部（室）］、辅助间、洁净走廊）环境，包括地面、台面、墙壁是否清洁有序。每周由专人监测手术部（室）空气净化装置的回风口栅栏、网面、管道内壁的清洁度并记录。每月对非洁净区局部空气净化装置送、回风口设备进行清洁状况的检查。每年由有资质的工程质检部门对洁净手术部（室）的空气净化系统进行综合性能检测。

4. 洁净手术部（室）环境专项监测　如果怀疑术后患者感染与手术室环境相关，应使用浮游菌撞击法进行手术部（室）动态空气细菌菌落总数监测。动态浮游菌撞击法细菌菌落总数采样，应选择不少于3个手术进程进行采样。

净化设备检修或更换后，应按GB50333附录E使用沉降法进行手术部（室）静态空气细菌菌落总数监测，标准参照GB50333中表3.0.3，采样方法参照GB159122。物体表面监测，如果怀疑术后患者感染与手术室环境相关时应按照GB159122方法对手术部（室）的物体表面进行监测。

5. 医务人员手卫生监测　每月应对手术医护人员进行手卫生效果的抽测，抽测人数应不少于日平均手术量医护人员总数的1/10。监测方法应按照WS/T313方法进行。

手术部位的监测可由医院感染管理部门负责，并建立定期信息通报制度，怀疑手术切口感染与手术环境在关时，可及时分析监测数据查找原因果断采取控制措施，保证患者安全。

第七节　消毒供应中心的医院感染管理

消毒供应中心（central sterile supply department，CSSD）是医院内承担各科室所有重复使用诊疗器械、器具和物品清洗消毒、灭菌以及无菌物品供应的部门，在医院感染/

医源性预防与控制中发挥着举足轻重的作用。医院 CSSD 管理模式分为集中式和分散式。集中式是将医院所有需要清洗消毒和灭菌的器械、器具和物品回收至消毒供应中心进行处理。分散型的特点为既有消毒供应中心，又有手术部消毒物品供应中心，也有的医院采用在手术室清洗、打包后送消毒供应中心（室）灭菌，使用物品由各个使用部门分别进行管理，消毒供应中心处于从属地位。20 世纪 80 年代以前，消毒供应中心称为供应室或消毒供应室，供应室或消毒供应室的主要任务是满足科室对玻璃注射器、针头、输液（血）器以及共用的导尿包、腰穿包等的需要；专科器械种类和数量较少，手术器械、妇产科、五官科、口腔等科室的诊疗护理器械以及急诊科的开胸包等，由手术室和各临床科室自行负责清洗包装，部分供应室或消毒供应室仅承担灭菌工作，输液热源反应及注射部位感染时有发生，有时甚至威胁患者生命。1988 年，我国原卫生部从行政管理角度颁布了《消毒供应室验收标准（试行）》，重点规范了注射器、输血和输液器的清洗消毒和管理。但伴随社会经济、科技的快速发展，医院诊疗技术发生了显著变化，大量介入性诊断、微创手术及诊疗技术普遍应用，在提高医疗服务水平的同时增加了患者发生医院感染/医源性感染的风险。为此，经学习和借鉴发达国家管理的成功经验，结合我国国情，原卫生部于 2009 年 4 月 1 日正式颁布了 WS310.1－2009《医院消毒供应中心　第 1 部分：管理规范》、WS310.2－2009《医院消毒供应中心　第 2 部分：清洗消毒及灭菌技术操作规范》和 WS310.3－2009《医院消毒供应中心　第 3 部分：清洗消毒及灭菌效果监测标准》3 项强制性卫生行业标准（以下简称“3 项标准”），并于 2009 年 12 月 1 日正式实施。

国外为保证 CSSD 的消毒灭菌质量，预防医院感染的发生，采用了不同的标准和措施。在美国，医院 CSSD 执行美国医疗器械协会推荐的美国医疗器械促进协会（AMMI）标准，除了控制过程质量外，十分强调对工作效果的监测，如清洗效果及灭菌效果。强调通过物理监测、化学监测和生物监测确定灭菌物品是否合格。这与我国医院消毒供应工作的质量管理比较相似。在欧洲，医院 CSSD 执行工业行业标准，主张通过第三方的质量认证予以保证最终的质量，质量认证是从工作起始环节开始，包括 CSSD 的资质、工作人员及管理人员的资质、各阶段清洗（初洗、漂洗、终末漂洗及灭菌蒸汽）用水标准、各种设备与器械的标准等。工作人员操作必须严格遵循规范、标准的流程，并有记录证明执行的正确性。灭菌过程的监测，在医院从灭菌器的安装质量确认开始，贯穿于操作过程及灭菌结束整个过程。在我国香港地区，在香港医院管理局统一管理下，多数医院采取集中消毒供应的工作方式。

医院 CSSD 中医院感染防控最主要的对象为通过诊疗器械、器具及用品导致的医院感染和医源性感染。诊疗器械从以往单一的金属材质发展为集光学、电子等技术，由混合材质（金属、塑胶等）构成的复合型产品，形状、结构复杂，管腔类器械增加，向传统的清洗、消毒/灭菌技术提出挑战，医院感染防控对其用后的处置要求提高，难度加大。器械的清洗消毒和/或灭菌效果与手术切口或各种侵袭性诊疗之后患者的感染密切相关。某些发达国家研究证实，手术切口感染在住院患者医院感染总数中占有重要比例，有的排第三位，有的为第二位，约占 14%～16%，感染原因约 20%与器械相关。说明手术切口和侵袭性诊疗部位感染的预防，除加强手术部及医务人员无菌技术操作、相关环境等管理外，加强器械与用品清洗、消毒灭菌工作的管理是极其重要的环节。我国一些医疗机构以缩短平均住院日、降低医疗支出而逐步深化的医院改革，手术台次同期相比大幅增长，部分医院根据“以患者为中心”的宗旨不断调整着各部门的职责，医院消毒供应工作承担的任务和内容都在发生改变，从玻璃注射器、输液瓶变为手术器械与复杂、精密的器械等，消毒供应中心已成为医院感染防控的心脏。

一、医院及相关职能部门在CSSD管理中的责任

（一）医院

1. 为降低CSSD医院感染风险的发生，医院应采取集中管理的方式，对所有需要消毒或灭菌后重复使用的诊疗器械、器具和物品由CSSD回收，集中清洗、消毒、灭菌和供应。实现集中管理的方式可以是：第一，医院内所有的重复使用的诊疗器械、器具和物品全部回收到CSSD，由CSSD统一进行清洗、消毒、灭菌和供应；第二，鉴于个别医院受建筑布局的限制，CSSD的面积无法满足工作的需要，则临床科室或手术室的消毒供应室和操作人员应由CSSD统一管理，按照统一规定、操作流程开展工作，同时还应创造条件逐步过渡到集中处置。

2. 医院应理顺CSSD的管理体制，使其在院长或相关职能部门的直接领导下开展工作。CSSD不仅是全院可复用的诊疗器械和物品的处置及供给中心，同时也是医院感染控制的重点部门，服务范围涉及手术室、临床科室、门诊或本机构以外的一些医疗机构，职责涉及清洗消毒的相关技术、感染控制、环境卫生、设备管理、建筑等方面，工作过程中，需要与多部门多专业的人员沟通、联系与协调，而这些沟通与协调的顺畅与否首要条件是要有一个合适的管理体制，需要从医院整体的角度上去协调。另外CSSD工作内容的复杂性，决定了它在与其他部门或相关专业沟通过程中，需要掌握和了解相关的国家法律、法规、技术标准等，才能做出专业的判断，而这些专业的横向沟通与协调，更需要垂直的领导体制。

3. 应将CSSD纳入本机构的建设规划，使之与本机构的规模、任务和发展规划相适应。CSSD的建设是医院的一项重要的基础性建设，与医院规模、任务包括未来发展应协调一致，否则将影响或制约医院的发展。如某些医院扩大临床科室包括手术室建设的同时，未将CSSD的建设同步建设，则造成CSSD与医院的规模不相符合，无法满足医院的需要。同时CSSD的工作质量涉及很多环节和相关部门，如建筑设计、设备维修部门、后勤保障部门、感染控制等。如果相关部门的质量不能保障，CSSD的质量将难以控制，因此医院必须将CSSD质量管理纳入到医疗质量管理中，作为医疗质量的内容之一，综合协调，全面管理。

4. 鼓励符合要求并有条件医院的CSSD为附近医疗机构提供消毒供应服务。集中管理在发达国家已有成功经验，如英国在疯牛病后，政府投入大力资金，用于改造和加强医院的消毒供应管理，全英国只有250家的CSSD被允许工作，承担着近2500多家包括个体诊所、牙科诊所、社区等医疗机构器械、物品的回收、消毒、灭菌和供应工作，建立了统一的管理、操作流程和监管机制。

（二）相关职能部门

1. CSSD工作的顺利开展，医院感染防控措施的落实均需相关职能部门给予支持、指导和监督。如根据医院的规模、CSSD的工作量和任务合理调配CSSD工作人员。相关职能部门包括护理管理部门、医院感染管理部门、人事管理部门、设备及后勤管理等部门。

2. 落实岗位培训制度；将消毒供应专业知识和相关医院感染预防与控制知识纳入CSSD人员的继续教育计划，并为其学习、交流创造条件。

3. 对CSSD新建、改建与扩建的设计方案进行卫生学审议；对清洗、消毒与灭菌设备的配置与质量指标提出意见。对CSSD清洗、消毒、灭菌工作和质量监测进行指导和监督，定期进行检查与评价。

4. 发生可疑医疗器械所致的医源性感染时，组织、协调CSSD和相关部门进行调查分析，提出改进措施。

5. 负责设备购置的审核（合格证、技术参数）；建立对厂家设备安装、检修的质量审核、验收制度；专人负责CSSD设备的维护和定期检修，并建立设备档案。保证CSSD的水、电、压缩空气及蒸汽的供给和质量，定期进行设施、管道的维护和检修。定期对CSSD所使用的各类数字仪表如压力表、温度表等进行校验，并记录备查，保障设备的正常使用。

6. 物资供应、教育及科研等其他部门，应在CSSD主管院长或职能部门的协调下履行相关职责，保障CSSD的工作需要。

二、CSSD医院感染管理的基本要求

（一）管理方式

医院CSSD的管理模式决定了医院感染防控的区域。医院CSSD管理模式目前主要为分散式和集中式。分散式管理的特点是器械、器具或物品的处理部分在消毒供应中心，部分在手术部。手术室消毒物品供应中心对手术部内复用的器材实行管理，它的优点是循环器材的数量少，可省去传递过程，便于手术室器具的专门管理。也有的医院采用在手术室清洗、打包后送消毒供应中心（室）灭菌，使用物品由各个使用部门分别进行管理，消毒供应中心处于从属地位。分散型的缺点是限于各部门条件和人员的配备，而影响清洗质量，灭菌效果有可能受影响，同时占用科室空间，护理人员除负责本科室护理任务外，还需承担清洗消毒的工作，增加工作量。集中式管理是指重复使用的器械、器具或物品回收、清洗、消毒、干燥、检查、装配、包装、灭菌、检测、储存、运送和发放等过程均由有经验和经过培训的专业人员来完成，形成有效、规范的循环流程，减少污染扩散，简化作业程序，减少设备投入和人员编制。这种形式同时便于管理和质量控制，有利于操作上的安全性、专业性、科学性和质量的一致性及经济上的合理性，节省了空间，减少了设备重复投入及维修成本，有效运用人力资源，提高人员的专业水平，达到提高质量、提高效率和预防医院感染发生的目的。

因此，医院CSSD应采取集中管理的方式，对所有需要消毒或灭菌后重复使用的诊疗器械、器具和物品由CSSD回收，集中清洗、消毒、灭菌和供应。便于医院对人员、场地、设备、设施的集中配置，提高其使用效能，利于医院感染管理部门的重点管理。

（二）管理制度建设

1. 医院感染防控的常规制度　CSSD应根据自身工作特点建立健全岗位职责、操作规程、消毒隔离、质量管理、监测、设备管理、器械管理（包括外来医疗器械）及职业安全防护等管理制度和突发事件的应急预案，从而加强CSSD内部管理。

2. 与相关科室的联系制度　CSSD工作涉及许多科室，并随着诊疗技术的发展，专科

器械越来越多，这就需要 CSSD 主动了解各科室专业特点、常见的医院感染及原因，掌握专用器械、用品的结构、材质特点和处理要点，并对科室关于灭菌物品的意见有调查、有反馈，落实持续改进，并有记录。

3. 质量管理追溯制度　实现集中管理后的 CSSD，即器械及物品处置和供应于一身，每个工作过程、环节都有可能出现质量问题，在出现质量问题后，应该能及时召回有质量问题的器械或物品，把对患者的损害降到最低程度。追溯是了解原因帮助找出有可能出现质量问题的器械或物品的基础；也是 CSSD 科学管理的重要体现。做到“源头可追溯，流向可跟踪，产品可召回”，从 CSSD 的处置以及患者使用的全过程进行控制。目前我国许多医院开发了 CSSD 信息系统，利用信息系统提高了工作效率和质量，较以前的手工记录和书写更加快捷、准确，减少了漏填和错填的发生。

4. 培训制度　消毒供应中心的员工是一个特殊的群体，除护士外还有工人，德国 CSSD 的人员需通过专业机构培训认证后持证上岗，但我国在这方面还没有相关规定。因此为保证所有工作人员胜任 CSSD 岗位要求，了解医院感染防控的相关知识，应建立与岗位职责相应的岗位培训和继续教育制度，包括各类诊疗器械、器具和物品的清洗、消毒、灭菌的知识与技能；相关清洗、消毒、灭菌设备的操作规程；职业安全防护原则和方法；医院感染预防与控制的相关知识。

三、建筑布局的管理

（一）建筑布局的管理要求

1. CSSD 的工作区域包括去污区，检查、包装及灭菌区（含独立的敷料制备或包装间）和无菌物品存放区。工作区域的划分应遵循物品流程由污染区到清洁区，无交叉且无逆流的现象；空气流向由相对清洁的区域到污染的区域；去污区保持相对负压，检查、包装及灭菌区保持相对正压的基本原则。

2. 医院 CSSD 建筑布局一旦不符合医院感染的基本原则，重新改建将很困难，不仅造成浪费，甚至可能无法改变。因此，在新建、扩建和改建医院 CSSD 时，应组织有经验的专家进行充分论证，广泛听取医院感染管理、机械设备、空调等相关专家和使用部门 CSSD 人员的意见和建议。避免 CSSD 建成后不符合国家规定，不能满足医院的需求，从而影响医院的整体管理。

（二）建筑布局

1. CSSD 的位置建议接近手术室、产房和临床科室，或与手术室有物品直接传递专用通道，方便 CSSD 及时回收或运送，提高工作效率，节约成本，最大限度地减少运送途中对环境的污染等，不建议建在地下室或半地下室，但如果通过技术处理，环境可以达到要求的，也可建在地下室或半地下室。

2. 为保证 CSSD 的工作环境要求，避免受到污染，CSSD 周围的环境应清洁、无污染源（包括垃圾站、医疗废物暂存处等），区域相对的独立。CSSD 的内部通风良好，便于空气流通，微生物的扩散；采光良好，防止眼睛疲劳，造成工作失误，如刺伤工作人员或检查质量难以保证。

3. 因为 CSSD 三区的性质、任务、管理重点各不相同，如去污区主要负责彻底去污，防止污染带出来，检查、包装及灭菌区是防止污染被带入，对器械造成二次污染。因此去污区、检查、包装及灭菌区和无菌物品存放区之间应设实际屏障，实际屏障可以为设备或墙体。去污区与检查、包装及灭菌区之间应设洁、污物品传递通道；并分别设人员出入缓冲间（带），缓冲间（带）应设洗手设施，采用非手触式水龙头开关，便于工作人员实施手卫生。无菌物品存放区内不可以设洗手池，潮湿的环境利于细菌的繁殖。

4. 检查、包装及灭菌区的专用洁具间必须采用封闭式设计，避免污染外部环境。

5. CSSD 工作区域的天花板、墙壁应无裂隙，不落尘，地面与墙面踢脚及所有阴角均应采用弧形设计，以便于清洁和消毒。电源插座应采用防水安全型，防止漏电。地面应进行防滑处理，并且耐腐蚀和便于清洁。地漏应该采用防返溢式。污水则应集中排放到医院污水处理系统进行处理。

四、人员管理

（一）人员的数量

人员是正常开展工作，医院感染防控措施的实施者。CSSD 人员数量的配备应充分考虑医院的规模、性质和开展的业务，因为即使相同规模的医院，开展的业务不同，CSSD 工作量也会不同。CSSD 管理者应学会测量本院的工作量，根据 CSSD 的实际工作量及各岗位的需求，科学、合理的配置具有职业资格的护士、消毒员和其他工作人员。

（二）人员防护

工作人员应严格遵守清洗、消毒、灭菌操作规程和消毒与隔离制度，参加预防医院感染相关法律、法规培训，掌握安全防护知识及措施、方法及报告程序，严格执行标准预防。病房污物回收人员应戴圆帽和手套，可以戴口罩；去污区人员主要负责彻底去除器械、器具或物品上的污染，并防止污染被带出去污区，因此除戴圆帽、手套和口罩外，还应穿隔离服/防水围裙，根据操作要求戴护目镜或面罩；检查、包装及灭菌区人员防护的目的是防止将污染物带入，对器械造成二次污染，因此工作人员应戴圆帽，穿专用鞋，根据操作要求戴口罩或手套（或具有防烫功能的手套）；无菌物品存放区人员应戴圆帽，穿专业鞋。

（三）手卫生

正确实施手卫生是落实标准预防的措施之一。CSSD 虽然不直接接触患者，但器械上仍会有患者的血液、体液和分泌物以及其污染。因此工作人员进入工作区应洗手，接触患者血液、体液和分泌物以及其污染的物品后应洗手和手消毒。手部没有肉眼可见污染时，宜使用速干手消毒剂消毒双手代替洗手。污染区穿脱隔离衣前后，摘脱手套后，污染操作后接触清洁物品如设备、门把手、电话、电脑等环境设施前，离开污染操作区，各项清洁操作前，进入清洁区前，环境卫生整理后，接触无菌物品前，发送和回收物品中均应洗手或卫生手消毒。还应配备干手物品，如采用擦拭手巾应一次一用一消毒，防止反复使用污染双手。

五、环境卫生学及管理要求

（一）去污区的要求

去污区是进行回收、分类、清洗、消毒（包括运送器具的清洗消毒等）的区域，为污染区域，温度维持在 16～21℃，相对湿度 30%～60%，换气次数 10 次/小时。专设并固定使用分类操作台、清洗水池、洗手池、洁具清洗池等。地面、台面被血液、体液等污染后，随时进行清洁和消毒处理。每班次应进行环境清洁或消毒并清除废弃物。此区域内的物品及设备未经清洗或消毒处理，不得进入检查、包装及灭菌区。

（二）检查、包装及灭菌区的要求

检查、包装及灭菌区是进行器械检查、装配、包装辅料整理、包装以及灭菌区域，有器械检查与包装间、辅料包装间、灭菌间等，温度维持在 20～23℃，相对湿度 30%～60%，换气次数 10 次/小时。检查、包装及灭菌区，操作区域面积大、操作人员多，物品流动量大，容易增加空气中的微粒（包括灰尘、棉絮、皮屑、毛发等），造成环境的污染。微粒是微生物传播载体，可以随着气流而流动、也可以因摩擦使微粒表面带有静电吸附在器械和物体表面，一些大的微粒自由落体沉降在器械表面。微粒污染直接影响器械的清洁、消毒和灭菌质量，影响无菌物品储存的环境。据有关调查显示，每分钟操作人员产生 0.3μm 以上微粒，站立不动产生的微粒为 10 万个，做手、前腕、颈、头部动作微粒可达 50 万个。如果 4～5 人集中于一处，之前的动作产生的微粒可增加 1.5～3 倍。因此，加强人员、环境卫生的管理是控制污染的重点。同时消毒后的物品，尤其是待包装的物品，避免随意接触，减少污染的几率。

（三）无菌物品存放区的要求

无菌物品存放区是放置复用及去除外包装一次性使用无菌物品的区域，负责灭菌物品交接与发放的任务。温度应低于 24℃，相对湿度低于 70%，换气次数 4～10 次/小时。此区应减少非工作人员进入，遵守灭菌物品储存原则。灭菌后的物品避免随意接触，减少污染的几率。一次性使用无菌物品应在辅助区拆除外包装后再送到无菌物品存放区。

六、设备设施及耗材的管理

（一）设备设施的管理

1. 必要的专业设备、设施是保障 CSSD 工作正常开展的基础条件，医院可以根据实际情况，如 CSSD 的规模、工作量、任务等，配置相应数量和比例设备和配套设施。去污区应配有污物回收器具、分类台、手工清洗池、压力水枪、压力气枪、超声清洗装置、干燥设备及相应清洗用品等。检查、包装设备应配有带光源放大镜的器械检查台、包装台、器械柜、敷料柜、包装材料切割机、医用热封机及清洁物品装载设备等。灭菌设备及设施应配有压力蒸汽灭菌器、无菌物品装、卸载设备等。根据需要配备灭菌蒸汽发生器、干热灭菌和低温灭菌装置。各类灭菌设备应符合国家相关标准，并设有配套的辅助设备。储存、发放设施应配备无菌物品存放设施及运送器具等。

2. 推荐配置机械清洗消毒设备。机械清洗消毒既可以降低人力成本，也可避免由于手工操作不规范导致的清洗不彻底等，这也是很多国家都在使用机械清洗消毒的原因。如清洗不彻底致有机物残留，酸性氧化电位水将无法发挥消毒作用，影响消毒效果；灭菌因子也难以穿透附着在器械表面的有机物，影响灭菌效果。

（二）耗材的管理

1. CSSD 涉及许多耗材，正确的选择和使用耗材，可以保证清洗、消毒和灭菌的质量，因此医院在选择耗材时，需注意根据器械的材质（如高分子、不锈钢等）、污染物种类，选择与之相适宜的清洁剂。润滑剂应该选择具有水溶性，且与人体组织有较好的相容性。

2. 水的质量是影响器械清洗效果的重要条件，无论是手工清洗还是机械清洗，都离不开对水的需求。由于不同种类的水，所含的成分不同，对器械洗涤后的效果影响也不同。医院应解决CSSD冷热自来水、软水、纯化水或蒸馏水供应问题，便于对器械进行清洗，减少水垢的产生。

3. 包装材料应有利于灭菌因子穿透，具有微生物屏障作用，原材料无毒、无害，不脱落纤维絮，符合国标GB/T 19633《最终灭菌医疗器械的包装》的要求。纺织品还应为非漂白织物，包布除四边外中间不能有缝线或缝补，维持微生物屏障作用。

4. 消毒灭菌监测材料应选择具有原卫生部消毒产品卫生许可批件的。自制测试标准包应该符合《消毒技术规范》有关要求，不符合要求的不应使用。

七、器械清洗、消毒及灭菌操作流程的要求

（一）清洗流程的要求

1. 影响因素　清洗是指去除医疗器械、器具和物品上污物的全过程，包括冲洗、洗涤、漂洗和终末漂洗。影响清洗质量的重要因素有清洁剂、清洗用水及设备。清洁剂应选择符合国家相关标准和规定，低泡、与器械的材质（如高分子、不锈钢等）、污染物种类相适宜。洗涤用自来水水质应符合GB5749—1985《生活饮用水卫生标准》的规定；纯化水应符合电导率≤15μS/cm（25℃）。

2. 清洗方法　清洗不彻底，残留的污染物会形成生物膜，影响消毒质量，造成灭菌失败，并且还可造成器械锈蚀、腐蚀和损坏，缩短器械的使用寿命。因此应根据器械材质和精密程度选择有效的清洗方法。耐湿耐热的器械采用机械清洗方法；精密、复杂器械采用手工清洗方法；污染量较重的器械应进行预处理清洗后再作常规清洗；精密器械的清洗，应遵循生产厂家提供的使用说明或指导手册。手工清洗可以针对性地的去除器械上湿性、干性的血渍和污渍、锈迹、水垢、化学药剂残留、医用胶残留等。手工清洗时水温最好在15～30℃；去除干固的污渍应先用酶清洁剂浸泡，再刷洗或擦洗；刷洗操作应在水面下进行，防止产生气溶胶；管腔器械应用压力水枪冲洗，可拆卸部分应拆开后清洗；应选用相匹配的刷洗用具、用品，不应使用钢丝球类用具和去污粉等用品，避免器械磨损。手工清洗后的器械应及时进行消毒处理后传送到检查、包装与灭菌区，避免二次污染。清洗池、清洗用具等应每天清洁与消毒。超声波清洗水温应控制在35～45℃将器械放在清洗设备专用篮筐中，浸没在水面下；设定清洗时间最好为3～5分钟，可根据器械污染情况适当延长清洗时间，不宜超过10分钟；清洗时应盖好超声清洗机盖子，防止产生气溶胶。清洗消毒器清洗的器械、器具和物品应充分接触水流；器械轴节应充分打开；可拆卸的零部件应拆开；管腔类器械应使用专用清洗架；精细器械和锐利器械应固定放置；冲洗、洗涤、漂洗时应使用软水，终末漂洗、消毒时应使用纯化水。预洗阶段水温应≤45℃；金属器械在终末漂洗程序中应使用润滑剂。塑胶类和软质金属材料器械，不应使用酸性清洁剂和润滑剂；设备舱内、旋臂应每天清洁、除垢。清洗的环境即去污区应保持清洁，及时去除台面污染物和杂物，防止微粒污染产生。

（二）消毒流程的要求

1. 消毒处理特指污染器械清洗后，进行消毒的过程，可使用化学或物理的方法杀灭

或清除传播媒介上的病原微生物。消毒方法首选机械热力消毒，如自动化清洗消毒机；少量精密器械可采用75%乙醇消毒；大量手工清洗器械可采用酸性氧化电位水流动冲洗浸泡消毒，或取得国务院卫生行政部门卫生许可批件（新研发、对器械没有腐蚀性）的消毒药械进行消毒。

2. 消毒后的干燥目的是去除消毒后器械上的残留水，以防止细菌的生长和锈蚀。根据器械的材质选择适宜的干燥温度，金属类干燥温度70～90℃；塑胶类干燥温度65～75℃。无干燥设备以及不耐热器械、器具和物品可使用消毒的低纤维絮擦布进行干燥处理。穿刺针、手术吸引头等管腔类器械，应使用压力气枪或95%乙醇进行干燥处理。不应使用自然干燥方法进行干燥。

（三）灭菌流程的要求

1. 灭菌是指杀灭或清除传播媒介上一切微生物，包括细菌芽胞和非致病微生物的处理。灭菌的影响因素包括灭菌设备的效能、灭菌方法及程序的选择、操作人员技能水平等、灭菌前的清洗去污、制作包装等。因此，灭菌操作人员需要全面了解和掌握质量要求，严格执行灭菌操作规程和进行全面的灭菌过程质量监测和质量追溯，以保证灭菌成功。

2. 常规灭菌方法包括热力灭菌和低温灭菌方法。热力灭菌方法包括湿热灭菌法和干热灭菌法。湿热可使菌体蛋白凝固、变性；干热可使菌体蛋白氧化、变性、碳化和使电解质浓缩引起细胞的死亡。湿热灭菌方法中的压力蒸汽灭菌方便、效果好、无毒，因此，是目前医院消毒供应中心使用主要的灭菌方法。医院消毒供应中心常用灭菌设备还有干热灭菌器、低温环氧乙烷灭菌器、过氧化氢等离子低温灭菌器等。

八、清洗、消毒及灭菌质量监测

（一）清洗质量监测

1. 器械、器具或物品清洗质量监测　日常监测应以目测为主，每件清洗后的器械、器具和物品都应检查。目测是目前全世界公认的一种清洗效果监测方法，操作简单，效果明显。材质表面光滑的器械如盆、盘、碗等，可通过肉眼直接目测检查；复杂器械、器械关节或缝隙处等，使用带光源放大镜（4～6倍）检查，以提高检查效果；管腔器械可以采用专用探条进行探查。对每件器械均应进行清洗消毒质量检查，并且重点检查齿牙、咬合面、关节等复杂部位。清洗后的器械表面及其关节、齿牙应光洁，无血渍、污渍、水垢等残留物质和锈斑视为合格。不合格器械应视污染性质进行再处理。肉眼可观测到的血渍、污渍应返回污染区重新进行清洗；放大镜下观测到的微量污渍可直接使用75%～80%的乙醇擦拭去污，乙醇仅适用于不锈钢材质或金属、玻璃等类材质。其他材质慎用，应返回污染区重新清洗或去污处理。目前国内外对清洗效果的评价方法很多，但没有一个被医院广泛接受、公认的标准方法。除目测外，监测方法还有蛋白残留量测定、潜血测试、标准污染物测试和ATP三磷酸腺苷监测等。

2. 清洗消毒设备清洗质量监测　清洗消毒设备的清洗质量应根据设备运行中显示的参数、器械清洗质量的目测检查、清洗测试物监测结果、清洗用水监测等指标综合起来分析。在设备每次运行中还应观测喷淋壁的旋转、喷水口有无堵塞等运行情况。每批次清洗的物理参数符合清洗设备厂商的技术标准，并在误差范围内视为合格；不符合标准的清洗循环，视为清洗失败，应重新进行清洗工作，清洗设备停止使用，进行检修；对清洗不合格的物品，应分析原因，并采取相应的措施。设备循环参数符合标准，而测试物监测结果不符合标准，查找原因予以纠正。

（二）消毒质量监测

1. 湿热消毒监测　消毒供应中心在物品检查包装前应对其进行消毒，以保障检查包装灭菌区环境和操作人员的安全。一些物品经过消毒后会直接用于患者，因此，为保证消毒效果和质量应进行消毒质量监测。每次消毒设备运行时，通过设备自动测试打印记录，观测消毒维持的时间和温度，或 A0 值是否符合消毒质量标准。监测不合格，应及时查找原因或修正参数；消毒后直接使用的物品应重新消毒处理。

2. 化学消毒剂消毒监测　化学消毒剂必须以足够浓度在适当温度下保持与器械、器具或物品的表面接触特定时间，才能达到消毒的要求。不同种类的消毒剂所需的浓度、温度及暴露时间不同，必须严格按照消毒产品卫生许可批件中的规定使用，包括使用中的注意事项。应记录消毒剂监测日期、消毒剂名称、具体监测的浓度等项目、监测结果、监测人签名等；监测记录留存≥6 个月；监测不合格应立即纠正后使用。

3. 器械消毒监测　经过消毒后可直接供应临床部门使用的器械物品应定期进行消毒效果测试，如呼吸机管路及其配件。应每季度进行消毒效果的监测，由检验室进行细菌培养。直接使用的消毒物品的抽样，则根据消毒后直接使用物品的种类而定，原则上是选取有代表性的和难于消毒的物品 3～5 件进行监测。监测结果不合格，应从清洗、消毒方面查找原因并改进，不合格的物品重新清洗消毒。

（三）灭菌质量监测

1. 物理监测　由于灭菌过程的特殊性，无法用肉眼或其他直接的方法进行监测，只能通过间接的手段对其过程进行监控，物理监测指通过灭菌器自带的探头对关键物理参数进行监测和记录的方法。物理监测能马上显示监测结果，及时发现灭菌失败，对部分灭菌失败较敏感；其局限性是灭菌器温度探头一般位于排气口上方，无法监测包裹中心部位温度，监测结果只能反映灭菌器炉腔温度，如局部灭菌物品装载过密，则该部位的实际温度可能比显示的温度低。另外，物理监测的缺陷也包括了探头等需要定期校验。物理监测很重要，但不能代替化学监测和生物监测。

2. 化学监测　化学监测指利用某些化学物质对某一杀菌因子的敏感性，使其发生颜色或形体改变，以指示杀菌因子的强度（或浓度）和（或）作用时间是否符合消毒或灭菌处理要求的制品。化学监测能帮助发现因不正确的包裹、不正确的装载和灭菌器故障等引起的灭菌失败。其局限性是化学监测“合格”并不能证明该监测物品无菌。化学监测仅是整个灭菌质量考核体系中的一部分，应同时结合物理监测、生物监测来综合评价灭菌过程的有效性。

3. 生物监测　生物是唯一含有活的微生物（芽胞）对该灭菌过程进行监测和挑战的监测技术。它能够直接反映该灭菌过程对微生物的杀灭能力和效果，是最重要的监测手段。因为灭菌过程的目的就是要杀灭微生物，而对灭菌过程最大的挑战来自于对该灭菌过程有最大抗力的芽胞。灭菌器和灭菌循环参数的设定都是基于对特定芽胞的杀灭，生物指示剂是灭菌器和灭菌循环设计的基础和出发点，所以在实际灭菌的工作中生物指示剂的地位不可替代，是最重要的监测方法。但生物监测也不能代替物理监测和化学监测。

随着医院信息化的普及，CSSD信息化管理也于近几年开始发展。通过信息系统获得监测数据和信息，可以评价CSSD的工作质量，及时发现各个科室灭菌包的储存时限，提前预警，促进CSSD质量标准的落实和质量的持续改进，并将CSSD的医院感染预防和控制关口前移，可以有效预防医院感染的发生。

第八节　内镜室医院感染管理

一、内镜相关医院感染概述

（一）特点

内镜作为一种侵入人体腔内的仪器，因其材料特殊，构造精细，存在许多管腔、窦道，许多部件不耐高温、高压，怕腐蚀，只能采用低温消毒或消毒剂浸泡，又因其造价高，医院内镜数量少，使用频率高等原因，给内镜消毒带来许多困难，成为造成医院感染交叉传播的重要原因。文献报道较多的是内镜被细菌污染后再感染患者，尤其是那些免疫功能低下的患者。最常见的感染细菌为假单胞菌属，容易定植于内镜或内镜洗消机中。Raymard对294所内镜中心调查发现22例因检查引起的感染病例（7例铜绿假单胞菌感染，3例大肠埃希菌感染，3例隐孢子虫感染，1例丙型肝炎病毒感染，8例其他感染）。Spaek报道377例内镜引起的感染中，铜绿假单胞菌感染为200例，沙门菌感染为84例，分枝杆菌感染80例，乙肝病毒感染1例，其他感染12例。由于病毒感染潜伏期较长，明确病毒感染与内镜操作之间的关系，即对病毒感染的确定非常困难。因此关于内镜诊疗导致肝炎等病毒感染的文献报道较少。

（二）导致内镜相关感染的常见原因

1. 内镜内腔狭窄，结构复杂，污染微生物不易除去。
2. 未刷洗或未完全灌注内镜的内腔道，过夜前内腔未干燥。
3. 使用消毒剂不当，浓度或作用时间不足。
4. 内镜附件未经灭菌处理。
5. 受污染的水瓶或清洗消毒机未定期清洗消毒或监测。

因此严格执行内镜消毒技术规范，防止因内镜检查导致交叉感染，是值得临床重视的问题。

凡是进入人体无菌组织、器官或经外科切口进入人体无菌腔室的内镜及附件，如腹腔镜、脑室镜、关节镜等，大部分为硬式内镜，必须灭菌。硬式内镜的诊疗应当在达到标准的手术区域内进行，并按照手术室的要求进行管理。此类内镜的灭菌在消毒供应室进行并应当遵循消毒供应室相关要求。本章节所阐述的重点是软式内镜，即在内镜室（诊疗中心）进行诊疗及消毒的感染管理。

二、内镜室的管理

（一）人员管理

从事内镜诊疗和内镜清洗消毒工作的医务人员，应当具备内镜清洗消毒方面的知识，接受相关的医院感染管理知识培训，严格遵守有关规章制度。工作人员进行内镜诊疗或清洗消毒时，应遵循标准预防原则和《WS/T 311 医院隔离技术规范》的要求做好个人防护，穿戴必要的防护用品，如防水围裙、口罩、护目镜或防护面罩、帽子、手套、专用鞋等。医疗机构应配备专门的清洗消毒工作人员，其数量与本单位软式内镜诊疗工作量相适应。

（二）建筑布局

建筑面积应当与医疗机构的规模和功能相匹配，设立患者候诊室（区）、诊疗室、清洗消毒室、内镜贮藏室等。内镜诊疗室每个诊疗单位应当包括：诊疗床1张、主机（含显示器）、吸引器、治疗车等。配备手卫生装置，采用非手触式水龙头。内镜的清洗消毒应当与内镜的诊疗工作分开进行，分设单独的清洗消毒室和内镜诊疗室。清洗消毒室应当保证通风良好，因为大多数化学消毒剂均具有刺激性气味，对操作人员存在不同程度的伤害，因此作为职业防护的一项重要措施，必须保证清洗消毒室通风良好。最好采用“上送下回”式排风系统，并保证足够的新风量。不同系统（如呼吸系统、消化系统）内镜的诊疗工作应当分室进行；不能分室进行的，应当分时间段进行；不同系统内镜的清洗消毒设备应当分开。

（三）内镜清洗消毒机与手工清洗

调查显示，欧美国家使用内镜清洗消毒机的比例较高，约80%～100%。中国各医院使用自动清洗消毒机的比例正在快速增长。内镜清洗消毒机与手工清洗各有优势，其中自动清洗消毒机具有降低人工、减少工作人员消毒剂暴露时间、洗消过程标准化；缺点是费用高、小孔道不能消毒、所需时间长。但自动清洗机也不能替代预处理和第一步的手工清洗与漂洗。软式内镜及附件数量应与诊疗工作量相适应，这是保证充足的清洗消毒周转时间的基础。有条件的医院宜配备内镜清洗消毒机，其要求具有原卫生部卫生许可批件，具备清洗、消毒、漂洗、自身消毒功能，宜具备测漏、水过滤、干燥、数据打印等功能。手工清洗消毒应配备基本清洗消毒设备与物品，如清洗槽、漂洗槽、消毒槽、终末漂洗槽；全管道灌流器，宜配备动力泵（与全管道灌流器配合使用）；各种内镜专用刷；压力水枪和压力气枪；超声波清洗器等。

1. 内镜清洗消毒手工操作流程

（1）预处理：内镜从患者体内取出后，应立即用含有医用清洗液的湿巾或湿纱布擦去外表面污物，擦拭用品应一次性使用；反复送气与送水至少10秒；将内镜的先端置入装有清洗液的容器中，启动吸引功能，抽吸清洗液直至其流入吸引管。软式内镜使用后的污染物成分主要包括血液、糖类、脂肪类、蛋白类物质，尤其是以蛋白质为主的黏多糖，极容易干涸造成清洗的困难，以内腔壁污染更为严重，近年来发展起来的鼻胃镜、软式带腔喉镜等管腔极细的内镜，此问题尤其突出。因此内镜检查结束离开患者身体后，清洗越早效果越好；而最快又最针对性的，就是床旁预处理。

（2）测漏：早期发现内镜破损问题的唯一办法就是每次清洗前进行测漏。国内对测漏的忽视是导致内镜寿命大大降低的重要因素；同时，内镜内腔破损也是消毒失败的重要因素之一，必须强调测漏。而鉴于国内大多数医疗机构患者数量大，内镜数量相对较少，每次清洗前进行测漏可操作性较差，因此规定，手工清洗消毒或使用无测漏功能清洗消毒机的，应每天于工作结束时对当天使用的软式内镜测漏一次；条件允许时，宜每次清洗前测漏。测漏情况应有记录。

（3）清洗：在清洗槽内配制清洗液，将内镜、按钮和阀门完全浸没于清洗液中。刷洗软式内镜的所有管道，刷洗时应两头见刷头，并洗净刷头上的污物；反复刷洗至没有可见的碎屑及组织为止。连接全管道灌流器，并将全管道灌流器与动力泵连接，采用流动浸泡方式清洗各管道。如无动力泵，应先用注射器吸取清洗液通过全管道灌流器冲洗各管道，再将各管道内充满清洗液进行浸泡。清洗液应每清洗一条内镜后更换。通过清洗可以使微生物污染平均减少到 4log（99.99%）。没有充分的手工清洗，残留在内镜表面和孔道的生物膜将阻碍下一步的消毒效果。

（4）漂洗：将清洗后的内镜连同全管道灌流器，以及按钮、阀门移入漂洗槽内。连接动力泵，充分冲洗内镜各管道至无清洗剂残留。用流动水冲洗内镜的外表面、按钮和阀门。向各管道充气至少 30 秒（如无动力泵，可使用压力气枪、注射器充气），去除管道内的水分。

（5）消毒（灭菌）：将内镜连同全管道灌流器，以及按钮、阀门移入消毒槽，并全部浸没于消毒液中。连接自动灌流器装置，采用流动浸泡方式进行消毒（灭菌），作用至规定时间。更换手套，向各管道至少充气 30 秒，去除管道内的消毒液。实验证明，高水平消毒可以使微生物污染减少到 6log（99.9999%）

（6）终末漂洗：将内镜连同全管道灌流器，以及按钮、阀门移入终末漂洗槽。连接动力泵，用过滤水或灭菌水充分冲洗内镜各管道至无消毒剂残留。用过滤水或灭菌水冲洗内镜的外表面、按钮和阀门；采用浸泡灭菌的内镜应在专用终末漂洗槽内使用灭菌水进行漂洗。若使用自来水直接进行终末漂洗，则往往导致内镜消毒不合格，因水龙头水含菌量高。

（7）干燥：将内镜、按钮和阀门置于铺设无菌巾的专用干燥台。无菌巾每 4 小时更换一次，污染、潮湿随时更换。用 75%乙醇或异丙醇冲洗所有管道。用压力气枪、洁净压缩空气向所有管道充气至少 30 秒，至其完全干燥。

（8）储存：内镜干燥后储存于镜室（柜）内，镜体应悬挂，弯角固定钮应置于自由位，并将取下的各类按钮和阀门单独储存。

2. 内镜清洗消毒机操作流程

（1）使用内镜清洗消毒机前应先遵循手工清洗操作中的第 1～4 步规定对内镜进行预处理、测漏、清洗和漂洗。

（2）清洗和漂洗可在同一清洗槽内进行。

（3）内镜清洗消毒机应用遵循产品使用说明。

（4）无干燥功能的内镜清洗消毒机，应遵循手工清洗操作规定进行干燥。

尽管各种内镜“指南”或“规范”对医疗机构都是强制性的，但无论欧美和日本，还是印度和中国，均存在着执行指南和规范不够严格的情况，如普遍存在清洗消毒设备不全、消毒时间不够、内镜孔道处理不当等问题。同时，某些医院领导对内镜清洗消毒重视不够，对内镜导致疾病传播的意义认识不清等各种原因，导致在内镜室的软硬件投入方面不足，人员、设备设施不足。各医院应严格执行内镜清洗消毒技术规范，认真落实，以减少由内镜诊疗活动引起的感染传播危险。

（四）质量控制要求

内镜室应做好内镜清洗消毒的登记工作，登记内容应包括：诊疗日期、患者 ID、使用内镜的编号（内镜编号应具唯一性）、清洗消毒时间以及操作人员姓名等事项。对连续使用的消毒剂、灭菌剂应遵循《内镜清洗消毒技术操作规范》要求进行浓度监测，并登记。内镜清洗消毒机新安装、维修，以及更换清洗用水、消毒剂、清洗剂时，应遵循生产厂家的使用说明或指导手册进行检测，并记录；检测合格后方可使用。消毒内镜应每季度进行生物学监测，灭菌内镜应每月进行生物学监测。监测数量：内镜数量少于等于 5 条的，每次全部监测；多于 5 条的，每次监测数量不低于 5 条。消毒、灭菌质量监测资料的保留期应≥3 年。

（五）其他

1. 医用清洗剂　应选择适用于内镜的医用清洗剂，如酸性（pH≤6.5）、中性（pH 6.5～7.5）、碱性（pH≥7.5）、含酶医用清洗剂。或可根据需要选择特殊用途的，如抗菌、去除生物膜等作用的医用清洗剂。

2. 消毒剂及灭菌剂　应选择适用于内镜的合法有效的消毒剂，其应用遵循产品使用说明。高水平消毒可选用邻苯二甲醛、戊二醛、过氧乙酸（内镜专用）、二氧化氯、酸性氧化电位水等；灭菌可选用戊二醛、过氧乙酸等。

3. 镜库（柜或室）　内表面应光滑、无缝隙便于清洁和消毒，镜库应通风良好，保持干燥。

4. 每日诊疗工作开始前，必须对当日拟使用的消毒类内镜进行再次消毒，方可用于患者诊疗。但也有学者认为，如保存得当，至少 7 天内内镜保持合格状态或在 10～14 天内给当天第一个患者使用，无须另外消毒；虽然这些观点比较节省人力物力，但这需要大样本多中心的更多研究数据证实，以保证患者的安全。

第九节　血液透析中心（室）医院感染管理

血液透析是使用血液透析机及其相应配件，利用血液透析器的弥散、对流、吸附和超滤原理给患者进行血液净化治疗的措施，是一种较安全、易行、应用广泛的血液净化方法之一。随着血液透析技术疗法的广泛应用，伴随而来的各种感染已成为世界性的严重问题。血液透析患者一直被美国疾病预防控制中心（CDC）列为医院感染的高危险群。因血液透析患者免疫力差，以长期反复穿刺血管作为治疗的通路，血液在体外的循环，致血行感染的几率增高。血液透析感染是较常见的医院感染。近年来血液透析（HI）患者日益增多，资料显示感染是导致尿毒症透析患者死亡的第二位原因，仅次于心血管疾病。加强血液透析中心（室）医院感染的预防控制，有助于早期预防和治疗，提高患者生存率及生活质量，降低医疗费用，缩短住院时间。

一、血液透析中心（室）医院感染管理要求

1. 血液透析中心（室）应贯彻落实国家血液透析医院感染管理相关法规，结合本医疗机构具体情况，建立健全岗位职责、技术操作规范、消毒隔离、质量管理、监测、设备

管理及操作规程、职业安全防护等管理制度和突发事件的应急预案。

2. 医务人员应在血液透析工作中遵循医院感染管理、标准预防原则和 WS/T313 的要求，并重点做好经血传播疾病的预防与控制工作。

3. 应建立医务人员的继续教育制度，医务人员应接受血液透析相关的岗位培训，正确掌握以下知识和技能：①血液透析医院感染的特点及预防与控制相关知识；②无菌技术操作和消毒隔离的基本原则与技能。③仪器设备（水处理、血液透析机、透析器复用及相关物品等）、环境的消毒知识和技能。④职业防护原则和方法。

4. 对经血传播疾病，如乙型肝炎病毒（HBV）、丙型肝炎病毒（HCV）、梅毒螺旋体及艾滋病病毒（HBV）感染患者，应在隔离区进行专机透析，每例患者间应常规进行透析机表面及内置管路的消毒。

5. 隔离区患者使用的设备和物品如透析机、血压计、听诊器、治疗车及耗材等应专区使用并有标识。隔离透析区护理人员宜相对固定，不宜同时护理非隔离透析区的患者。

6. 患有呼吸道感染和/或发热患者，透析时应戴外科口罩；经空气传播疾病患者按 WS/T311 5.3 的要求进行透析，或将患者转诊到有条件的医疗机构诊疗。

7. 应建立患者档案，在排班表、病历及相关文件对感染患者作明确标识。

8. 应定期对血液透析中心（室）医院感染预防与控制进行督导检查，做到持续质量改进。

二、血液透析中心（室）医院感染预防与控制

（一）建筑布局

1. 血液透析中心（室）应布局合理，标识清楚，分为工作区域和辅助区域，区域间不交叉。工作区域包括候诊区、接诊区、治疗准备区、透析治疗区、医护办公室、水处理区、配液区、库房、污物处理区等。开展透析器复用的，应设置复用间。辅助区域包括工作人员更衣室、卫生间等。

2. 治疗准备区环境应达到 GB15982 中规定的Ⅲ类环境要求。透析治疗区包括普通透析治疗区、隔离透析治疗区和急诊透析治疗区；应光线充足、通风良好；环境应达到 GB15982 中Ⅲ类环境的要求。每 4～6 个透析单元应配备一套手卫生设施，采用非手触式水龙头开关，并配备适量的速干手消毒剂。少于 4 个透析单元的隔离区也应配备手卫生设施。透析治疗区的每个透析单元面积宜不少于 3.2m^2，床（椅）间距宜不小于 1m。

（二）环境清洁与消毒

1. 血液透析中心（室）环境与物体表面，应保持清洁、干燥，每次透析结束后进行消毒，遇明显污染随时清洁与消毒。

2. 地面和物体表面消毒可采用 500mg/L 有效氯的含氯消毒液擦拭消毒。物体表面消毒也可用 1000mg/L 季铵盐类消毒液擦拭消毒。当地面和物体表面有血液、体液或分泌物污染时，先用吸湿材料去除可见的污染物，再进行清洁与消毒。

3. 空气净化可选用下列方法　①通风；②集中空调通风系统；③循环风紫外线空气消毒器或静电吸附式空气消毒器或其他获得原卫生部消毒产品卫生许可批件的空气消毒器；④紫外线灯照射消毒；⑤化学消毒；⑥能使消毒后空气中的细菌总数≤4cfu/(5min·

9cm 直径平皿）、获得原卫生部消毒产品卫生许可批件的其他空气消毒产品。

4. 每例患者透析结束后应更换床单、被套及枕套。

5. 医疗废物的处置应遵循《医疗废物管理条例》及其相关配套文件的规定。

（三）医务人员的职业防护要求

1. 应配备个人防护用品，包括手套、口罩、隔离服、防水围裙、面罩、护目镜及洗眼装置等。

2. 应定期对医务人员进行 HBV 和 HCV 标志物的监测。HBV 血清标志物阴性的医务人员应进行乙肝疫苗接种，具体接种方法遵循疫苗使用说明。

（四）经血传播疾病的预防

近年来，国内外均发生过经血传播疾病在血液透析中心（室）的医院感染暴发。导致经血传播疾病医院感染暴发的原因很多：如医务人员未经培训，隔离透析区护理人员同时护理非隔离透析区的患者。经血传播疾病患者与普通患者共用同一血液透析机。预防与控制经血传播疾病医院感染，可采取以下措施。

1. 第一次透析的患者或由其他医疗机构转入的患者应在治疗前进行 HBV、HCV、梅毒螺旋体及 HIV 感染的相关检查。HBV 表面抗原阳性患者应进一步行 HBV-DNA 及肝功能指标的检测；HCV 抗体阳性的患者，应进一步行 HCV-RNA 及肝功能指标的检测。登记患者检查结果，并保留原始资料。

2. 长期透析的患者应每 6 个月进行 1 次 HBV、HCV、梅毒螺旋体及 HIV 感染的相关检查；登记并保留原始资料。

3. 血液透析患者存在不能解释肝脏转氨酶异常升高时，或怀疑可能感染 HBV 或 HCV 的患者或有高危因素的患者（如输血等），应进行 HBV、HCV、梅毒螺旋体及 HIV 感染的相关检查，并于第 3、第 6 个月再次复查相关指标（即 0、3、6 原则），登记并保留原始资料。结果均为阴性，可使用复用透析器。

4. 感染指标结果未出而需要紧急行血液透析者，应暂时安排在急诊透析区。

5. 下列情况应使用一次性透析器　①经血传播疾病（HBV、HCV、梅毒螺旋体及 HIV 感染）患者；②感染指标结果未出而需要紧急行血液透析者；③怀疑可能感染 HBV 或 HCV 的患者或有高危因素的患者（如输血等）。

（五）血管通路的感染预防

1. 自体动静脉内瘘的感染预防　①应在穿刺彻底清洁穿刺部位；②应最大化消毒内瘘穿刺部位；③医务人员在穿刺前应洗手并且戴上清洁手套，不应随意触碰其他物品，如被污染，应立即更换；④在皮肤消毒前应确定穿刺位置，穿刺成功后固定穿刺针及时将输液贴或创可贴或无菌敷料覆盖穿刺部位；⑤动静脉管路与动静脉穿刺针连接时应遵循无菌操作；⑥使用自体动静脉内瘘进行治疗的全过程中，相关操作均应遵循无菌技术操作原则。

2. 移植物血管内瘘的感染预防　①应最大化消毒内瘘穿刺部位，消毒次数应多于自体动静脉内瘘；②应在皮肤消毒前确定穿刺位置，穿刺成功固定穿刺针后，在穿刺针眼处可涂抹抗菌药物药膏预防感染，并及时将输液贴或创可贴或无菌敷料覆盖穿刺部位；③治疗结束后，覆盖在穿刺部位的输液贴或创可贴或无菌敷料取下的时间应长于自体动静脉内瘘处；④其他预防措施同自体动静脉内瘘。

3. 长期导管的感染预防　①血液透析的导管护理，应由受过相关培训的透析中心（室）医务人员执行。②置管操作时应评估环境是否符合要求。③每次进行透析治疗时，应评估导管出口处有无感染、脱出症状，评估导管端口有无裂痕，并进行换药。④接触长期导管时应遵循《手卫生规范》。⑤导管帽或导管接头在打开前应使用消毒剂（不影响管材质量的）浸泡消毒。⑥打开的长期导管端应避免长时暴露于空气中，可将无菌肝素帽或注射器接在导管末端，导管腔应保持无菌。⑦在打开导管帽前时，患者应戴外科口罩，头应偏向另一侧，医护人员应戴手套及外科口罩。⑧使用长期导管进行治疗的全过程中，相关操作均应遵循无菌技术操作原则。

4. 临时导管的感染预防　①换药时，应最大化消毒置管部位（范围大于无菌敷料）。②置管部位敷料使用无菌纱布。③其他预防措施同长期导管的感染预防。

（六）设备/设施及耗材的医院感染管理要求

1. 水处理系统　为避免死腔导致的细菌滋生，水处理系统宜采用直接供水模式。若必须采用间接供水模式时，应达到《YY 0793.1 血液透析和相关治疗用水处理设备技术要求》的相关要求。储水罐应每周消毒一次，疑有污染时应及时消毒。消毒方法应遵循生产厂商的使用说明。水处理系统的消毒应遵循厂家的使用说明，监测细菌总数及内毒素应在消毒前采样，并根据监测结果制定消毒频率。若透析用水细菌数大于 50cfu/ml 或内毒素大于 0.5EU/ml，应采取干预措施。每次消毒后应测定消毒剂的残余浓度，消毒剂残留量应达到：过氧乙酸$<1\times10^{-7}$；游离氯<0.5mg/L。

2. 透析机的消毒　每次透析结束后，应对透析机表面和机器内部管路进行清洁与消毒。消毒方法应遵循透析机的使用说明。透析时如发生透析器破膜，应及时对透析机内部及表面进行彻底消毒，方可再次使用。传感器保护罩渗漏时应立即对透析机污染表面进行清洁与消毒并更换。透析机排液管不应直接接入排水管，应有一定的气隔。

3. 透析液配制容器　每次使用前用透析用水将容器内外冲洗干净，并在容器上标明日期，使用时间不应超过 24 小时。每周至少消毒 2 次，消毒后用透析用水冲净。

4. 透析浓缩液宜使用一人份包装。

5. 一次性使用的无菌物品应为合格产品。一次性使用的血液透析器、滤器及管路不应重复使用。

6. 消毒剂应合法有效，使用中消毒剂的浓度应遵循产品说明中的要求并记录。

三、血液透析中心（室）血液透析器复用的管理

血液透析器复用首先主要是由于经济原因，后来发现血液透析器复用可降低透析器首次使用综合征，改善透析膜的生物相容性，使过敏反应的发生率降低。目前，在美国至少75%的患者血液透析器复用。但血液透析器复用处理不当，可出现很多问题，如血液透析器复用消毒不充分造成患者医院感染。所以应加强血液透析器复用的管理。

血液透析器复用应用于同一患者。对可能通过血液传播的感染性疾病患者使用的血液透析器不应复用。复用透析器下机后应及时处理，其具体操作程序应遵循原卫生部《血液透析器复用操作规范》。血液透析器的血室和透析液室应无菌，血液透析器应注

满消毒液，消毒液的浓度至少应达到规定浓度的90%。血液透析器的血液出入口和透析液出入口均应消毒。血液透析器外壳应使用与血液透析器外部材料相适应的消毒液浸泡消毒。

常用消毒剂及贮存条件的规定遵循表22-1。

表22-1　常用消毒剂及储存条件

消毒剂名称	浓度	最短消毒时间及温度	消毒后有效期
过氧乙酸	0.3%～0.5%	6小时（20℃）	3天
Renalin	3.5%	11小时（20℃）	14～30天

四、血液透析中心（室）医院感染监测及其相关要求

（一）医院感染监测基本要求

应开展经血传播疾病感染、血管通路感染如导管相关感染、自体动静脉内瘘感染，人造血管内瘘感染等监测。发生与血液透析相关的医院感染暴发时，应根据《医院感染管理办法》、《医院感染暴发报告及处置管理规范》的相关规定进行处置、上报。

（二）细菌及内毒素监测

1. 透析用水的监测　细菌监测应每月1次，采样部位为反渗水供水管路的末端，细菌数<100cfu/ml。内毒素监测应每3个月1次，采样部位为反渗水供水管路的末端，内毒素<1EU/ml。如有储水装置，也应进行细菌和内毒素的监测，采样部位应在出口点，监测频率和要求同上。

2. 透析液的监测　应每月进行透析液的细菌监测，在透析液进入透析器的位置收集标本，细菌数<100cfu/ml。应每3个月进行透析液的内毒素监测，留取标本方法同细菌培养，内毒素<1EU/ml。透析液的细菌和内毒素监测每年应覆盖所有透析机。

3. 细菌检测　既可参考AAMIRD52—2002，也可参考ISO/DIS13959，建议参考ISO/DIS13959，因为有研究表明：ISO/DIS13959的培养方法使细菌检出率提高。内毒素检测应遵循中国药典《细菌内毒素检查法》。

（三）透析机表面表面消毒效果的监测

应每月对透析机表面的消毒效果进行监测，透析机表面的细菌菌落总数应≤10cfu/cm^2。

（四）环境微生物监测

每月应对空气、物体表面及医务人员手进行微生物监测，登记并保留原始资料。空气监测的细菌菌落总数应≤4cfu/(5min·9cm直径平皿)，物体表面监测的细菌菌落总数应≤10cfu/cm^2，卫生手消毒，监测的细菌菌落总数应≤10cfu/cm^2。

第十节　口腔门诊医院感染管理

口腔门诊在医院感染管理中一直是感染控制的重点部门，之所以成为重点是源于口腔医学本身的特点和部分传染性疾病的传播途径。随着社会经济与口腔医学的发展，越来越多的人开始重视口腔的预防保健，而我国口腔疾病患病率高达97.6%，口腔诊疗服务的需求量非常大。2011年我国卫生事业发展统计公报中显示全国传染病上报病毒性肝炎1 372 344例、艾滋病20 450例。经血传播疾病发病率的不断上升，给口腔诊疗机构提出严格的要求，庞大的口腔就诊患者中是否携带传染性疾病这一点是未知的，如果在口腔诊疗过程中各操作环节控制不严，极易导致患者的医源性感染与口腔医务人员的职业暴露。美国CDC1993年9月30日统计显示，63个感染HIV的医务人员中有33个牙科医生和学生。口腔医疗环境下如果不加以预防和控制，医务人员和患者均有获得医源性感染的危险。

口腔是个有菌的环境，自婴儿出生起，就开始有各种微生物定植，目前已鉴定的微生物多达400多种，数量也大的惊人，约有120亿个微生物。这些微生物寄居在口腔的各个部位，一般情况下并不致病，与机体处于正常平衡状态。只有细菌数量、寄居部位或机体免疫应答发生改变时，这些细菌才会成为机会致病菌引起疾病。鉴于口腔的这些特点，口腔的诊疗操作与其他专业有很大的区别，几乎所有的操作均是在有菌的环境下进行，即便是口腔内的手术也不是绝对的无菌操作。所以，我们的感染控制重点在于避免患者间、医患间的交叉感染和医务人员的职业暴露。口腔诊疗的各个环节均需要所有从事诊疗服务人员（口腔科医生、护士、技工、管理人员等）的共同参与，才能将措施确实有效的落实到位。

一、口腔诊疗器械管理

口腔诊疗器械是用于预防、诊断、治疗口腔疾患，可重复使用的器械、用具和物品，不包含一次性使用的器械与物品。口腔器械的正确处理是保障医疗安全的基础。器械的清洗、消毒、灭菌是一系列繁琐的过程，需要有专门的设备、适当的操作空间与经过培训的专业人员。

（一）口腔器械处理基本原则

按照器械可能导致感染的危险程度，将口腔诊疗器械分为三个等级，即高、中、低三个级别。工作当中我们可以按照给出的定义对所用器械进行分类。

1. 口腔器械分级

（1）高度危险口腔器械：是指穿透软组织、接触骨、进入或接触血液或其他无菌组织的口腔器械。

（2）中度危险口腔器械：是指接触黏膜或破损皮肤，不穿透软组织、不接触骨、不进入或接触血液或其他无菌组织的器械。

（3）低度危险口腔器械：是指不接触患者口腔或间接接触患者口腔，参与口腔诊疗服务，虽有微生物污染，但在一般情况下无害，只有受到一定量的病原微生物污染时才造成危害的口腔器械，表 22-2 所列器械分类供大家参考。

表 22-2　口腔器械危险程度分类

危险级别	口腔器械名称
高度危险器械	拔牙器械：拔牙钳、牙挺、牙龈分离器、牙根分离器、牙齿分离器、凿等 牙周器械：牙洁治器、刮治器、牙周探针、超声工作尖等 根管器具：根管扩大器、各类根管锉、各类根管扩孔钻、根管充填器等 手术器械：包括种植牙、牙周手术、牙槽外科手术用器械、种植牙用和拔牙用牙科手机等。 其他器械：牙科车针、排龈器、刮匙、挖匙、电刀头等
中度危险器械	检查器械：口镜、镊子、器械盘等 正畸用器械：正畸钳、带环推子、取带环钳子、金冠剪等 修复用器械：去冠器、拆冠钳、印模托盘、垂直距离测量尺等 各类充填器：银汞合金输送器 其他器械：牙科手机*，卡局式注射器，研光器，吸唾器，用于舌、唇、颊的牵引器，三用枪头，成形器，开口器，金属反光板，拉钩，挂钩，橡皮障夹，橡皮障夹钳等
低度危险器械	调刀：模型雕刻刀、钢调刀、蜡刀等 其他用具：橡皮调拌碗、橡皮障架、打孔器、牙锤、聚醚枪、卡尺、抛光布轮、技工钳等

注：*牙科手机灭菌后清洁保存

2. 口腔器械处理要求

（1）口腔器械应达到一人一用一消毒/灭菌。

（2）高度危险口腔器械应达到灭菌水平。

（3）中度危险口腔器械应达到灭菌水平或高水平消毒。

（4）低度危险口腔器械应达到中或低水平消毒。

表 22-3　包装材料无菌有效期

包装类型	纺织材料和牙科器械盒	一次性纸袋	一次性皱纹纸和医用无纺布	一次性纸塑袋
有效期	7 天	30 天	180 天	180 天

3. 口腔器械储存　消毒灭菌后的器械可以根据其危险程度、使用频率等选择合适的外包装或储存区域。对于储存器械的外环境应保持清洁、干燥。高度危险的器械应无菌保存，可以选择表 22-3 所列材料包装及储存期限。门诊量较大，器械使用频繁的部分高危口腔器械，如拔牙钳、牙挺、洁治器、牙周探针等可以裸露灭菌，灭菌后使用带盖的不锈钢容器盛装，但应立即使用，最长不超过 4 小时。清洁区应配备物品存放柜（架）或存放车，并应每周对其进行清洁消毒。目前国内外尚无关于中、低度危险

器械消毒/灭菌后储存方式和储存时间的研究，这类器械传播疾病的危险程度低，欧洲一些国家对于这类器械一般不包装，消毒/灭菌后直接置于清洁干燥的容器内或器械车内保存，每周对储存的区域和器械进行彻底的清洁消毒。为避免工作中出现拿错或过期使用等问题，诊室内器械车储存的器械按照危险程度与包装材料的不同分开放置，并标有便于区分的标识。

（二）口腔器械处理区

口腔器械的集中处理有利于消毒、灭菌质量的保证。器械处理区应有独立的房间，在房间内根据工作流程划分出功能区域，如回收清洗区、保养包装区与灭菌区、物品存放区等。需要注意的一点是回收清洗区与保养包装区间应有物理屏障，如在两区间设防水喷溅的隔水板，以避免污染包装材料。

1. 设备配备　根据口腔诊疗服务开展的具体情况配备一定数量的灭菌器、超声清洗机、热清洗消毒机和自动注油养护机等。设备的配备可以减少人力资源的配置和职业暴露伤的发生。

2. 回收清洗　口腔的器械种类多，结构复杂，为保证清洗质量，建议选择机械设备进行清洗。器械在使用后，如不能及时转运到器械处理区，应浸泡在含酶清洁剂或清洁水内，保持器械上污染物不干燥，特别是牙科小器械使用后即刻进行预浸保湿，便于后期污染物的去除。牙科小器械一般比较锐利，而且体积较小，极易划伤手，临床工作中应首选超声清洗机进行清洗，如确需手工清洗时，需借助长柄的工具进行刷洗，尽量避免职业暴露。中、低度危险的口腔器械，除牙科手机外，使用后可直接放入热清洗消毒机内进行清洗消毒，清洗消毒后放入清洁干燥的容器内备用。

3. 检查保养　清洗干燥后的器械可通过目测或使用带光源放大镜进行检查，对清洗不合格的器械应重新处理。损坏或变形的器械应及时更换，特别是对一些钻针、扩大针、牙科手机夹持部位进行检查，以避免发生治疗过程中器械折断与车针飞出等危险。牙科手机需要在每次使用后进行清洁润滑，根据使用的牙科手机品牌选择适宜的清洁润滑油，牙科手机除轴承需要注油外，夹持车针的部位（卡盘或称三瓣簧）需至少每日注油1次，以保证夹持车针的牢固性。

4. 灭菌　口腔诊疗器械的灭菌首选压力蒸汽灭菌，不建议选用化学制剂浸泡或化学蒸汽灭菌。ISO—13060 明确定义容积小于 60L 的为小型灭菌器，小型高压灭菌器在国内外口腔领域应用广泛，因更适用于口腔器械包装小、周转快等的特点。但是它的缺点是对于口腔的一些碳钢、钨钢等材质的器械有腐蚀，这部分器械更适合干热灭菌。口腔常用金属小器械、各类调拌刀、正畸用钳子等也适合干热灭菌，牙科手机不宜选用干热灭菌。灭菌过程中我们需要注意的是无论我们选择何种类型的灭菌器，首先要仔细阅读使用说明书，根据说明书来撰写一个便于操作的流程，并培训操作人员。这个流程中包括开关机、灭菌设备的基本维护、灭菌程序的选择、灭菌参数的观察、灭菌物品的正确装载等。关于灭菌效果监测方法参考第八篇的第三章医院消毒灭菌效果监测，这里不再赘述。

二、口腔诊疗环境管理

环境因素的影响是决定感染发生、发展与转归的重要条件。口腔的诊疗环境在医疗过程中会受到不同程度的污染，而成为一些微生物的寄居地，虽然没有确切的研究证明疾病的传播与其有直接的联系，但是物体表面上的细菌会通过医务人员手或其他交叉接触而传播到清洁的物体表面或器械上，增加了患者和医务人员罹患疾病的几率。口腔诊疗环境包括诊室空气环境、环境物体表面。环境物体表面又分为临床接触面和非临床接触面。临床接触面即诊疗操作过程中常触及和容易被污染的物体表面（如牙科综合治疗台），非临床接触面（如地板、墙壁、洗手池、办公桌等）很少传播疾病，所以不像临床接触面那样要求严格。

（一）口腔诊室空气

口腔诊室在诊疗过程中通过牙齿预备、超声洁治、义齿打磨等操作产生大量的气溶胶及粉尘，污染了诊室内的空气，而微生物气溶胶根据其粒子直径大小可进入呼吸道的不同部位，比如接诊一位流行性腮腺炎患者，病毒可以通过唾液或飞沫传播给在诊室内的人员。另外，诊疗过程中产生的粉尘与刺激性气体等能够损害呼吸道黏膜，降低屏障作用，进而导致疾病。口腔诊室的空气流通在呼吸道疾病的传播中有重要意义。目前，大部分口腔诊室采用紫外线灯作为空气消毒的主要方法，实际上紫外线只适用于无人状态下的室内空气消毒，不适合持续污染的口腔诊疗环境。口腔诊室的空气质量可以通过在中央空调送风系统中加装空气消毒过滤装置、无中央空调通风系统的可以使用静电吸附式空气消毒器或其他方式（能够在有人状态下使用的消毒净化设备）来解决诊室内持续的空气污染问题。

（二）环境物体表面

我们对环境的物体表面清洁消毒策略应考虑以下因素：①直接接触患者的可能性；②手接触的频率；③受环境微生物（如污物、灰尘、水）等污染的可能性。任何物体表面在消毒前的清洁都是必要的，清洁是减少微生物负荷，增强消毒剂杀菌效果的保障。临床接触面与患者接触多、污染程度高，除需要彻底的清洁外，还需进行有效的消毒。非临床接触面在没有明显的血液、唾液污染的情况下使用清洁剂对物体表面进行清洁就可以，如有明显的污染可以选用中低水平的消毒剂进行消毒。国外口腔诊所常采用经过 FDA 认证的清洁消毒剂，这种消毒剂是表面活性剂、消毒剂和抑菌剂的复合制剂，它既可以去污，又能够对微生物起到很好的杀灭效果，而且对牙科综合治疗台表面相容性较好。国内目前也有合成的清洁消毒制剂，但是含氯制剂对牙科综合治疗台表面、椅位表面等有腐蚀和漂白作用，所以在选择表面消毒剂时要详细阅读使用说明或参考生产厂推荐使用的消毒剂。

1. 临床接触面　口腔操作过程中产生的喷雾、飞沫及医务人员戴手套接触患者唾液、血液后直接触摸治疗台的操作台面、灯的开关、调灯把手以及牙科手机、吸唾器、三用枪、洁治器等的连接部位，以上部位会被不同的带菌者污染，这些物体表面应在每个患者间进行清洁消毒，对于不能充分清洁消毒的表面，可选用防水材质的屏障进行防护。需要强调的是使用隔离膜也不能完全代替清洁消毒，因隔离膜有时会被尖锐的器械刺破而污染到物体表面，所以即使用隔离膜也应对表面进行清洁消毒（图 22-1）。

2. 非临床接触面　如地面、周围台面、牙椅（患者/医生）、墙壁等使用一般清洁剂进行清洁即可。当如这些表面有明显的血液、唾液等污染物时，再选择中低水平消毒剂进行清洁消毒。

3. 口腔诊室治疗区域内不应放有非必需的设备和材料。口腔辅助材料应使用带盖的容器盛装，摆放时应远离治疗区，避免治疗过程中被污染。

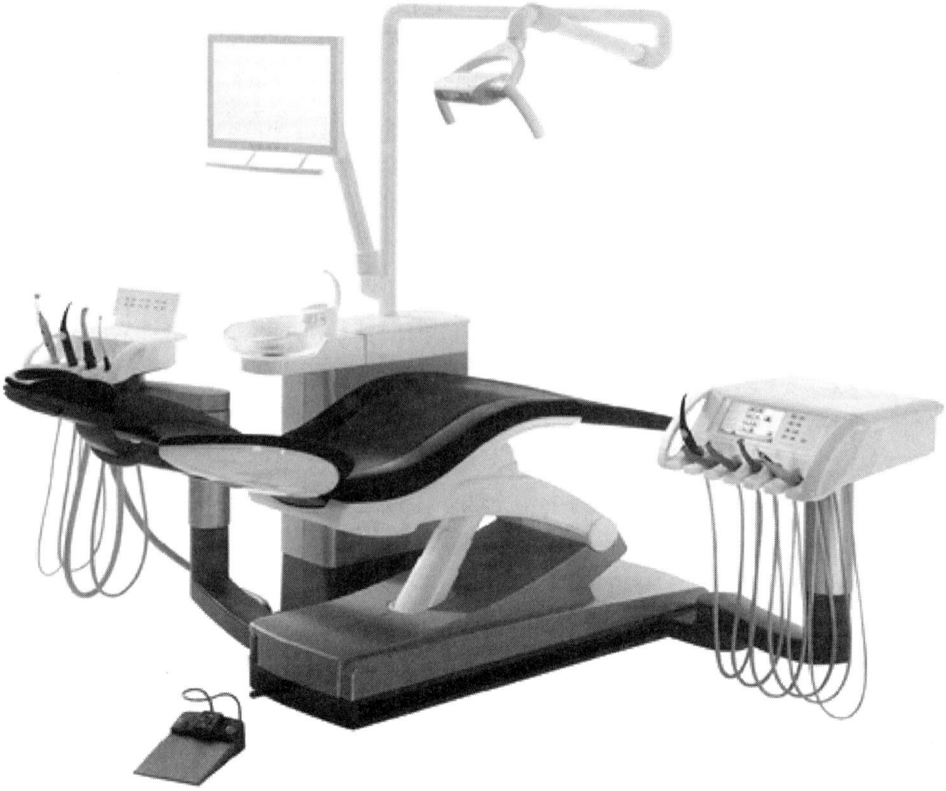

图 22-1　牙科综合治疗台临床接触面

三、口腔设备感染控制

口腔医学的发展使得口腔设备的品种不断增多，这些设备在使用中会直接或间接的接触患者口腔，设备及连接的导线等在诊疗环境下也容易受到污染。建议医生在本次治疗中不涉及的设备应尽量存放于清洁干燥的器械柜内，以减少其被污染的机会。

1. 光固化机（光敏固化灯）是用于聚合光固化复合树脂修复材料的卤素光装置。光固化机前端使用时可能碰到口腔黏膜或被唾液污染，使用后应使用 75%乙醇或生产厂家推荐的清洁消毒剂对其表面进行擦拭消毒，也可以使用透明的隔离膜来避免交叉污染。另外光固化灯产生卤素光对眼睛有损伤，在使用过程中医务人员应戴防护目镜，同时注意保护患者的眼睛。

2. 牙髓活力测定器是口腔诊疗中用于判断牙髓活力的仪器　测试仪的探测棒尖端进入口腔，容易被污染，进入口腔的电极应采取中水平的消毒处理，需注意不能采取浸泡消毒，以免损坏电路。

3. 根管长度测定仪是用于测定根管长度的仪器　测量用具可高温灭菌后清洁保存，或采用中水平消毒剂消毒，仪器表面使用中性的清洁剂进行擦拭。

4. 超声洁牙机是利用频率为 20kHz 以上的超声波振动进行洁治和刮治牙石、牙菌斑

的口腔医疗仪器　超声洁牙机、电源线等在每个患者使用后进行清洁，如有明显血液、唾液污染时可使用中水平消毒剂进行消毒，洁牙手柄和工作尖为可卸部分，并且多为金属材质，可选择高温高压灭菌。

四、口腔治疗用水的感染控制

口腔诊疗用水根据使用途分为冷却高速转动牙科机头用水、超声洁牙用水、漱口水、三用枪用水，种植牙用水等。根据使用中的危险程度可将口腔诊疗用水分为无菌水和非无菌水两个等级，无菌水主要用种植牙、使用机器设备辅助拔牙等，无菌水中的内毒素应低于0.25Eu/ml。非无菌水主要用于牙科综合治疗台，如牙体预备、牙科手机的冷却降温等，非无菌水卫生要求细菌总数≤100cfu/ml，符合生活饮用水标准。

微生物的生命离不开水，因为水是细胞的重组成部分，还是一种起着溶剂和运输介质作用的物质，参与细胞内水解、缩合、氧化和还原等反应。在有些情况下，由于水与溶质或其他分子结合而不能被微生物所利用的水称为结合水，而可以被微生物利用的水称游离水。游离水的多少可用水活度 a_w 来表示。纯水的活度是1.00，微生物能在 a_w 值0.63～0.99之间的培养基中生长。水活度低会降低微生物的生长。牙科综合治疗台供水可以选择软化水加消毒装置，降低水活度或使用冷却沸水，减少牙科水系统的生物膜形成。

（一）牙科综合治疗台水系统去污措施

牙科综合治疗台水系统污染，一是因为系统中的水静止而造成原水的细菌繁殖，还有治疗过程中患者血液或唾液回吸到管路系统中。下列减少污染的措施可根据具体配备情况选择单独使用或相结合使用：①仔细阅读生产厂商给出的使用说明，并检查重要参数；②可以使用消毒设备对水系统进行消毒，但此消毒设备必须经过卫生部门批复，对牙科设备无腐蚀作用，并能够有效降低水中的微生物；③如果消毒设备是后安装的，就要消除已经生成的细菌性生物膜，以便能够保持低微生物的初始状态；④向牙科综合治疗台输送水的设备必须安装防回吸阀，并加强防回吸阀的日常维护，以保证其工作的有效性；⑤每天工作前（不带有传动装置）对所有出水点放水冲洗1～2分钟，这样可以减少水静止时产生的微生物聚集繁殖的数量；⑥治疗患者前（带有传动装置）应排水、气数秒，以排除器械多余的油，避免治疗过程将多余的油注入患者口腔；⑦每个患者治疗结束后，则需要冲洗20～30秒，以便能够将回吸的污物充分排出；⑧选用自动清洗消毒的牙科综合治疗台；⑨独立储水罐供水的要定期更换储水罐内水，并对储水罐进行清洁和消毒。

（二）牙科综合治疗台水系统监测

德国每隔12个月进行1次微生物采样，但是考虑到我国各地水质与温度等的变化较大，建议每隔半年或每季度对供水系统进行1次微生物检测。如在治疗过程中怀疑感染病例因水污染引起，应立即取水样进行微生物检测。检测指标细菌菌落总数应≤100cfu/ml，不得检出总大肠埃希菌与致病菌。德国微生物监测指标中除总细菌数外，军团菌不应超过1KBE/ml。

五、口腔诊疗中需注意的其他感染控制问题

1. 印模消毒一直是许多口腔医务人员比较困惑的问题，因为有些印模为“藻酸盐材

料”吸水性强，在采用浸泡消毒后会膨胀影响后期义齿制作的精度。印模取出后的继续制作环节与口腔技工联系紧密，而不存在对其他患者造成交叉感染的危险。我们控制的环节可以关口后移，放到职业防护上。从患者口腔取出的印膜即刻使用流动水冲洗，冲洗可以祛除大量的唾液和细菌，然后直接制作石膏模型，在此期间操作人员应戴手套和口罩，如需要对石膏模型进行打磨，操作人员应戴防尘口罩，避免粉尘的吸入。

2. 口腔吸唾器使用中需注意的问题　临床操作中常出现吸唾器吸到软组织（如口腔内壁或舌体），这样导致吸引器的负压突然封闭，移开后压力迅速变化会将已吸走的冷却水、血液和唾液反流到患者口腔内，这样会造成患者口腔内的污染，还有可能导致污物吸入气管等危险。有研究表明如果吸引装置高于患者口腔吸唾部位，污物在重力的作用下也会回流到患者口腔内。因此治疗过程中要特别注意吸引器的放置位置。

3. 放射感染控制　口腔放射包括口内X线片和口外X线片照射。口内拍片时是将胶片直接放于患者口内或使用持片夹固定后放于口腔内被照射部位，照射完成后从患者口腔内取出胶片送暗室冲洗，这一过程涉及患者的手和唾液，操作者的手、公用持片夹和胶片冲洗等环节的污染。每个患者使用的持片夹应进行中水平以上消毒、对患者进行口内操作和传送口内牙片的口腔放射工作人员应戴隔离手套，并于每个患者间更换；患者口含放射装置部位应使用隔离套，避免患者间唾液的交叉污染。

六、口腔职业暴露伤的预防

国内外有许多关于职业暴露的例子及研究。口腔医务人员在执业中血源性暴露风险更高，由于传染病的潜伏期问题，传染病感染者从外表无法辨别，却具有传染性，医务人员在临床工作中面对更多的是潜在的传染源。为减低职业暴露的危险，口腔医务人员应在操作过程中采取标准防护，对接触的任何污物、使用后的器械等均视为传染源。还要了解职业感染危险—高危险环节、学会如何预防、如何正确紧急处理，配合医学随访。

1. 口腔职业暴露的传播途径　①直接接触有感染源的血液、唾液；②结膜、鼻腔及口腔黏膜接触到已感染患者近距离喷出的含有病原体的飞沫；③吸入悬浮于空气中长期存活的病原体；④被污染的口腔器械刺伤。

2. 职业暴露源　艾滋病病毒、乙肝病毒、丙肝病毒、流感病毒、麻疹病毒、流行性腮腺炎病毒、风疹病毒、巨噬细胞病毒、疱疹病毒、结核分枝杆菌、其他呼吸道病毒和细菌等均是口腔医务人员职业过程中常见的暴露源。

3. 口腔医务人员的职业暴露方式常发生在以下几个环节　①被患者的牙齿刮伤；②口腔治疗时支点不稳，如牙周手工洁治/刮治时被器械划伤；③治疗过程中被放置不当的污染器械划伤；④进行飞沫操作时，患者血液唾液喷溅到眼睛里；⑤回收处理污染的口腔器械被扎伤、划伤；⑥同事间配合操作，传递器械时划伤、刺伤；⑦特殊设备导致的刺伤，如口腔无痛注射仪（single tooth anesthesia，STA）由于麻药与注射针之间传送药液的距离大，针的放置位置固定在仪器旁，这种结构经常被医务人员忽视，在使用后回针、卸针时极易造成误伤。

4. 口腔医务人员在职业暴露预防中需要强化记住以下几点　①采用标准防护，根据治疗过程中产生的污染情况佩戴合适的口罩、帽子、防护眼镜/面罩、手套等；②落实手卫生，即便戴隔离手套也应洗手；③非急诊口腔疾患可延期治疗，如结核患者的洁牙、正畸等；④使用橡皮障或治疗前氯己定类消毒剂漱口，减少飞沫与喷溅的微生物含量；⑤进行侵袭性操作时，保证足够的光线；⑥借助工具处理污染的锐利器械；⑦采用间接传递锐利器械的方式，如放在台面，由需要者自取；⑧使用容易导致职业暴露的仪器设备时要详细阅读使用说明。职业暴露后的处理请参考第十篇医务人员职业暴露与防护。

第十一节　感染性疾病科（门诊）医院感染管理

一、科室设立

近年来，不断出现的传染病疫情严重威胁人民群众的生命健康，原已被控制的传染病死灰复燃，新的传染病陆续出现，突发性传染病暴发流行时有发生。另外，由于各种原因导致的耐药菌株不断增加，使感染性疾病发病率上升，治疗难度加大，感染性疾病对人民群众身体健康和生命安全具有潜在的严重威胁。为提高二级以上综合医院对传染病的筛查、预警和防控能力及感染性疾病的诊疗水平，实现对传染病的早发现、早报告、早治疗，及时控制传染病的传播，有效救治感染性疾病，保护人民群众身体健康，2004 年原卫生部下发文件，要求二级以上综合医院在 2004 年 10 月底前建立感染性疾病科，没有设立感染性疾病科的医疗机构应当设立传染病分诊点。

感染性疾病科的设置要相对独立，内部结构做到布局合理，分区清楚，便于患者就诊，并符合医院感染预防与控制要求。为了合理使用有限的资源，可将发热门诊、肠道门诊等整合为感染性疾病门诊。感染性疾病科门诊应设置在医疗机构内的独立区域，与普通门（急）诊相隔离。二级综合医院感染性疾病科门诊应设置独立的挂号收费室、呼吸道（发热）和肠道疾病患者的各自候诊区和诊室、治疗室、隔离观察室、检验室、放射检查室、药房（或药柜）、专用卫生间；三级综合医院感染性疾病科门诊还应设置处置室和抢救室等。感染性疾病科门诊应配备必要的医疗、防护设备和设施。设有感染性疾病病房的，其建筑规范、医疗设备和设施应符合国家有关规定。

二、人员要求

1. 定期对科室工作人员进行有关传染病防治知识的培训，培训内容包括传染病防治的法律、法规及专业知识，如疾病流行动态、诊断、治疗、预防、职业暴露的预防和处理等。

2. 对科室工作人员定期考核，考核合格后方可上岗。

3. 工作中做好个人防护，尽量防止和避免职业暴露，一旦发生职业暴露，应立即采取补救措施。

4. 医护人员应接受必要的疫苗预防接种。

5. 养成良好的卫生习惯，不得留长指甲、不佩戴首饰，进入病房时应按防护规程穿戴好工作帽、工作服、必要时穿隔离衣及鞋套等，私人物品不得带入感染病区。

6. 医务人员必须了解、掌握传染病病种及分类、不同传染病的报告时限和内容要求，及时、准确报告传染病。

7. 工作人员职责

（1）医师职责：

1）认真履行医师的义务，在诊疗工作中规范执业。尊重患者的知情权和选择权，注意保护患者隐私。

2）遵守医院各项规章制度，并能熟练掌握传染病防治的法律、法规、规章和规定。

3）及时筛查传染病患者，正确诊疗和转诊传染病患者。

4）认真填写传染病报告卡，并按规定的时限和内容及时、准确报告传染病。

5）严格执行消毒隔离制度，在做好自身防护工作的同时，配合护士做好消毒隔离工作。

6）对就诊患者进行感染性疾病的健康教育。

（2）护士职责：

1）认真履行护士的义务，在护理工作中规范执业。尊重患者的知情权和选择权，注意保护患者隐私。

2）遵守医院各项规章制度，熟练掌握感染性疾病护理知识、技能和传染病防治的法律、法规。

3）负责就诊患者的登记工作。

4）帮助、指导呼吸道发热患者戴口罩，并引导患者到指定地点候诊。

5）认真做好消毒隔离工作，熟练掌握常用消毒液的配制、使用方法和注意事项，并监督消毒隔离措施落实到位。

6）按《医疗废物管理条例》做好医疗废物管理工作。

7）对就诊患者进行感染性疾病的卫生宣传教育。

（3）卫生员职责：

1）遵守各项规章制度。

2）在护士的指导下，进行清洁、消毒工作，所用器械、工具分区使用。

3）严格遵守医疗废物管理规定，及时按分类清运各种医疗废物。

4）认真做好清洁、消毒工作并做好工作记录。

三、建筑布局与隔离要求

（一）感染性疾病科门诊的要求

患者通道和医务人员通道分开；发热门诊患者通道应与肠道门诊患者通道分开。

门诊内应明确划分污染、半污染和清洁区，三区应相互无交叉，并有醒目标志。清洁区包括医务人员专用通道、值班室、更衣间、休息室与库房；半污染区为治疗室、药房（或药柜）、医护人员穿脱个人防护装备区等；污染区为挂号收费室、候诊区、诊室、隔离观察室、检验室、放射检查室、患者专用卫生间等。

各诊室的部分功能可以合理合并，如挂号收费、配药、化验等，医护人员可以共用，而患者不能交叉，必须有不同的窗口为患者提供服务；公用区域内的医护人员应做好个人防护与手卫生。

实行挂号、诊疗、收费、配药、化验与隔离观察等“一条龙”服务模式。对受场地限制，暂不能实现“一条龙”服务模式的单位，可配备专人为患者送标本、配药、交费等。

发热门诊、肠道门诊均应设立临床疑似病例的专用单人隔离观察室。发热患者隔离观察室及有条件的单位的肠道门诊隔离室外建议设立缓冲间，为进出人员提供穿脱个人防护装备的场地与手卫生设施，同时阻隔与其他区域的空气直接对流。

专区必须达到四固定、六分开，四固定指：“人员固定、诊室固定、医疗器械设备固定、门诊时间固定”。六分开指：“挂号分开、候诊分开、检验分开、收费分开、取药分开、厕所分开”。

肠道门诊空气气流必须与发热门诊完全分隔，互不相通，具有通风、排风设施。

各门诊应独立设立患者专用卫生间，污水纳入医院污水处理系统。

（二）感染性疾病病区的要求

应设在医院相对独立的区域，远离儿科病房、重症监护病房和生活区。设单独入、出口和入、出院处理室。

中小型医院可在建筑物的一端设立感染性疾病病区。应分区明确，标识清楚。不同种类的感染性疾病患者应分室安置；每间病室不应超过 4 人，病床间距不应少于 1.1m。病房应通风良好，自然通风或安装通风设施，以保证病房内空气清新。应配备适量非手触式开关的流动水洗手设施。

（三）感染性疾病患者的就诊流程

见图 22-2。

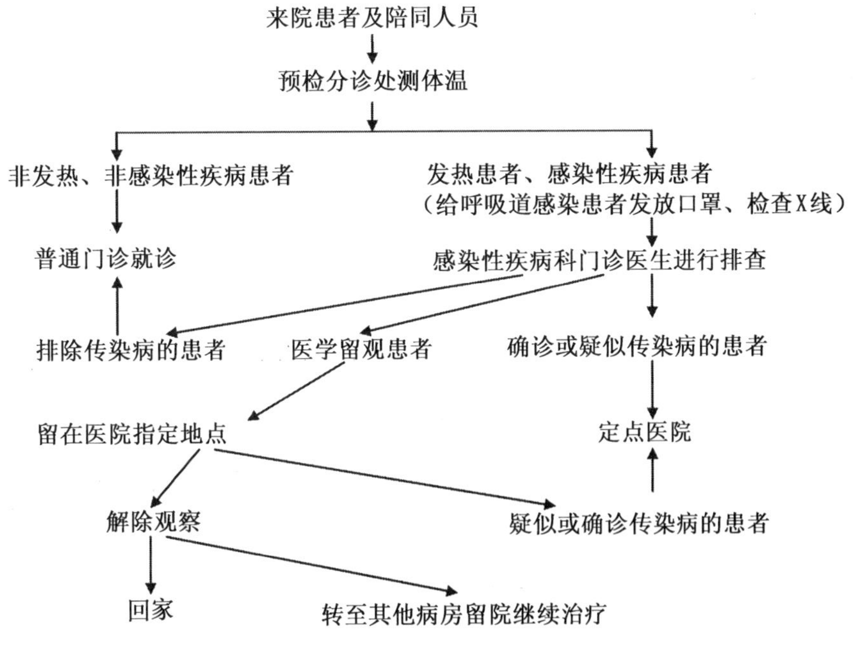

图 22-2　感染性疾病患者就诊流程

四、个人防护

1. 工作人员在工作区域应按照隔离技术规范的要求，采取标准预防措施。

2. 工作人员进入污染区域工作，必须更换衣服、鞋袜，除去手表、戒指、耳环等，剪短指甲，戴帽子、医用口罩。进入清洁区前，须先在缓冲区摘下工作帽、口罩，脱去工作衣、隔离衣及鞋。

3. 手部皮肤有损伤者，接触患者时应戴手套。

4. 医护人员每次诊疗操作前均应认真洗手或应用快速手消毒剂搓擦消毒双手，使用专用毛巾或一次性纸巾。

5. 工作人员出入呼吸道传染病室时，要随手关门，防止病室中微生物污染中间环境及其他病室。

6. 进入污染区的工作人员，不经手部卫生处理不可接听电话或签收文件，可由未污染工作人员代理或传达。

7. 工作人员在污染区域内禁止吸烟、进食。

8. 工作期间医务人员应尽量避免患者对着自己的面部咳嗽或打喷嚏，如果因此污染，须立即清洗消毒。

9. 患者和患者污染的物品，未经消毒不得进入清洁区。

10. 工作人员不得穿污染工作服、隔离衣进入清洁区。

五、消毒隔离措施

1. 严格按照《医院感染管理办法》、《医院消毒卫生标准》和《消毒技术规范》对感染性疾病科门诊的设施、设备、医用物品等进行消毒。

2. 按规范要求定期对消毒效果进行监测，必要时随时监测。

3. 诊室应定时通风，诊桌、诊椅、诊查床等应每日清洁，被血液、体液污染后及时消毒处理。

4. 与患者皮肤直接接触的诊查床（罩）、诊垫（巾）要一人一用一清洁或消毒。听诊器每天清洁或消毒、血压计袖带每周清洁或消毒，遇污染时随时消毒。

5. 重视日常清洁工作。保持诊室、病房的地面整洁、干净，人流量多时加强清洁次数。重视厕所的清洁卫生。室内桌、椅、门把每日2次用有效氯250～500mg/L含氯消毒液或其他适宜的消毒剂擦拭消毒。

6. 用过的一般诊疗器械可使用有效氯500mg/L的含氯消毒液中浸泡消毒或采用其他适宜的消毒方法消毒。

7. 每日下班前地面用有效氯250mg/L的含氯消毒液拖擦。不要以消毒为目的在门诊出入口放置踏脚垫，也不要在门把手上缠绕织物。研究表明这些措施不能有效降低环境微生物的浓度，反而增加微生物污染的潜在危险。

8. 接诊可疑霍乱患者后，应立即更换隔离衣和床单、被污染的物品置于有效氯500mg/L的含氯消毒液浸泡1小时。如医院安装了统一的污水处理系统且检测合格，患者呕吐物及排泄物可直接倒入下水道处理；如无统一的污水处理系统，可加含氯消毒液或漂白粉混合静置2小时后倒入下水道。可复用便器、痰盂等用有效氯500mg/L的含氯消毒液浸泡 2 小时。留观的肠道传染病患者转诊后，应进行终末消毒，必要时进行空气消毒；布类和器械密闭包装做好标识后送洗衣房或消毒供应中心统一处理。

六、物资与设备配备

1. 肠道门诊需配备有 2 张以上孔床、3 张以上观察床；发热门诊至少 2 间诊室。

2. 感染性疾病科内应为医护人员、患者和陪同就医者提供方便、有效的手卫生设施与相关用品，如流动水、非手接触式水龙头、洗手液、速干手消毒剂、干手设施等。

3. 感染性疾病科内必须配备足够的个人防护设备，如外科口罩、N95 口罩、防护服、隔离服、手套等。

4. 门诊人员出入口、窗户等处应设立防蝇等设备。

5. 感染性疾病科门诊内必须配备消毒药品和器械，如含氯消毒剂、漂白粉、喷雾器等。

6. 感染性疾病科内的化验室应严格按照实验室生物安全进行管理，配备普通冰箱、温箱、暗视野显微镜等必须设备。

7. 诊疗区域内至少配备一台能够上网的电脑和一台传真机。

七、医疗废物管理

1. 感染性疾病科门诊患者产生的生活垃圾应按医疗废物处理。

2. 严格执行《医疗废物管理条例》，认真做好医疗废物的分类收集、登记、转运、处理等工作。

3. 诊疗区域内的医疗废物集中暂存场所应有明显标志，每天至少清运一次，必要时随时清理；保持场所的清洁卫生，无污物遗撒、液体污物溢出现象。

第十二节　检验科（实验室）医院感染管理

一、检验科（实验室）与医院感染管理的关系

（一）检验科（实验室）的医院感染控制

1. 医院检验人员长期接触具有生物危害的标本，容易造成检验人员自身和工作环境的污染。

2. 根据 WHO《实验室生物安全手册》（第三版，2004）及中华人民共和国国家标准《实验室生物安全通用要求》（GB19489—2008），作为患者标本集散地，检验科应加强检验人员的自我防护，减少职业暴露，确保环境的生物安全。

3. 根据中国人民出版社《医院感染指南》（卫医发［2006］73 号，2006 年 2 月 27 日印发），加强检验科医院感染管理，对控制和预防医院感染的发生有着十分重要的作用。

4. 在近些年，发生的东北农业大学实验室 28 名师生感染布鲁菌事件和非典期间新加坡、中国台湾省和北京发生的三起实验室 SARS 感染事件，都是由于实验员未能严格执行生物安全管理要求与病原微生物标准操作造成的。

（二）检验科（实验室）在医院感染管理中的作用

1. 遏制医院感染的暴发　各种类型的微生物都可以引起医院感染，检验科微生物室担负着各种病原微生物的分离鉴定工作，可根据《医院感染指南》进行病原学监测，及时发现可能发生的院内感染，遏制医院感染的暴发。

2. 加强耐药性监测　临床微生物检验室可随时监测医院重症监护病房等重点科室常见的病原菌及其耐药特征，定期反馈实验室资料，总结细菌药敏试验，指导临床合理使用抗生素。若查出高度传染性微生物或发现多重耐药菌，应及时报告医院感染管理科，早发现、早预防，避免院内感染的暴发流行。

3. 加强细菌学监测　病原菌可存在于患者、医护人员及医院的环境中，是重要的感染源，医疗器械污染、空气污染、环境污染和医护人员携带病原菌都是医院感染的媒介因素，微生物室对感染源、媒介的细菌监测，特别是对一些医院重要的病原菌，如耐甲氧西林葡萄球菌等进行重点监测，可及时发现感染源，早期预防医院感染的发生。

随着科技的不断发展，临床检验尤其是微生物检验的研究已成为当今医学界最重要的生命学科之一，并逐渐成为指导临床感染诊断和治疗的重要依据。

二、检验科规范化的医院感染管理

1. 检验科（实验室）感染管理中存在的问题

（1）功能区域划分不清：检验科用房面积紧张，并且存在布局不合理，清洁区、半污染区与污染区混杂以及紫外线灯放置不合要求等现象。

（2）规章制度不健全：随着医学科学的迅速发展，卫生行政管理部门加强了对医院感染的监测和管理。但其主要是对检验科医疗废物进行无害化处理，保护环境，而医院有关检验科内控制医源性感染的规章制度不健全，对购买控制医源性感染的设备和仪器投入很小，科室人员很少有机会参加医院感染方面的学习班和会议，科内预防医源性感染的措施也不健全。

（3）缺乏自我防护意识：操作中不按实验室操作程序和规章制度办，例如不戴防护口罩、帽子、手套；工作人员穿着污染的工作服进休息间，或在实验室内吃零食和吸烟，在实验中途接听电话等。检验科工作人员对医院感染工作未意识到其重要性，对其管理的目的和意义认识不足，重检验轻防护的思想较严重，对医院感染的管理和措施只是停留在口头和文字上。

（4）设施不全消毒液使用不规范：隔离衣、防护眼镜、通风设备等不足。而且由于检验科用房比较紧张，所以造成布局和作业流程不合理，预防医源性感染的设备不能正常使用。未按要求使用消毒液，选择浓度配制方法错误，消毒有效时间掌握不准确。检验产生的废液、废物和使用过的一次性检验用品管理不当，有流入社会或市场的危险。

2. 严格贯彻落实国家相关的法律法规

（1）加强培训：建立职业生物安全教育培训制度，定期组织检验人员学习《医院管理规范》、《消毒技术规范》、《医院感染管理办法》、《病原微生物室生物安全管理条例》、《医院感染指南》等相关法律法规知识。除理论学习外，同时请医院感染专职人员现场指导，规范无菌操作技术并考核，合格后方能上岗。实习生和进修人员也要进行安全岗位教育，通过考核后方能进入实验室工作。

（2）提高检验人员防护意识和能力：检验人员每天都在接触各类患者血液、体液、分泌物和排泄物等大量具有感染性的样本，因此必须增强自我防护意识，严格按照标准检验操作规程操作，防止对自身和工作环境的污染；工作人员还应高度认识环境污染的危害性，严格按《消毒技术规范》、《医院感染管理办法》等法规要求进行医院感染控制的相关操作，避免医院感染的发生。

（3）成立医院感染管理小组：检验科应建立和完善职业暴露、特殊病原菌监测等相关医院感染监测和报告系统，专人负责，及时报告，尽早预防院内感染的发生和制订相关对策。

三、加强实验室生物安全防护

根据中华人民共和国国家质量监督检验检疫总局中国国家标准化管理委员会制订的《实验室生物安全通用要求》（GB19489—2008），临床实验室所用设施、设备和材料（含防护屏障）等均应符合国家相关的标准和要求。主要生物安全防护措施如下：

（一）实验室内布局设计合理

1. 区域合理布局　严格区分清洁区、污染区、半污染区，各区洁具专用，抹布分区放置，拖把系上不同颜色标签，严禁清洁区和污染区的混用；控制非本室操作人员的进入。

2. 仪器合理摆放　离心机、振荡器严格放在有气流外排、便于操作的实验台上，防止气溶胶污染；科学的安装排气扇、空调等电器，减少因空气流通不畅造成的对实验室内的污染，同时安装空气消毒设施，定时消毒。

（二）标本流程的管理

1. 检验科每天接收和处理大量带有病原体的临床标本，所有临床送检标本均应由经过医院感染专业培训的人员负责收集运送，配置专用器具及防护用品，按规定时间、路线到各临床科室收集，对盛装标本的器具严格定位放置，并按要求及时清洗、消毒。

2. 各实验室工作人员对标本检验前、中、后的处理制出安全防护流程表，并张贴在实验室墙壁。接收标本窗台的玻璃窗应与外墙齐，不留外窗台，防止患者将标本乱丢乱弃，形成新的污染源。对标本、培养物外溢、泼洒或器皿打破造成的污染，应立即采用400～700mg/L有效氯溶液洒于污染表面30～60分钟，清理污染物的拖把用后需用上述消毒液浸30分钟。

（三）医用垃圾的消毒管理

1. 区分医用与生活垃圾　医用垃圾与生活垃圾分开存放，各种污物、废弃物应分类收集、处理。一次性医疗废物应根据用量大小分别放置在不同规格的黄色防漏医用塑料袋内，生活垃圾放置在黑色塑料袋内，由专人负责送往医院的焚烧炉中焚毁；盛装垃圾的桶具安排工作人员定期消毒；各种自动化仪器产生的医疗废物参照仪器的维护、消毒要求按《消毒技术规范与法规》进行。

2. 明确医疗废物分类　按照《医疗废物管理条例》《医疗卫生机构医疗废物管理办法》要求，医疗废物分5类，即感染性、病理性、化学性、损伤性和药物性。对于胸腹水、尿液、分泌物等感染性废弃物应放在专用消毒容器内，贴上废物警示标识；损伤性废物放在特制的黄色塑料利器盒内，锐器投放口保证只进不出，有一定厚度且不易摔破，盒外有醒目的医疗废物警示标识。

3. 过程管理　微生物室医疗废物应由专人、专用消毒容器、定期收集、定点销毁。整体灭菌过程中，所有步骤和所用材料均需完整有效地记录，而且灭菌过程中的每个步骤操作均由受过专业训练的人员完成。

4. 样品泄漏及废物处理　泄漏的样本和污染物应及时用消毒液擦拭或浸泡，按照《医疗废物管理条例》处理。

（四）检验报告单应消毒后再发出

消毒方法有：微波消毒、紫外线照射（2 面均要照射）、臭氧熏蒸法等。可用便携式紫外线消毒器，距检验报告单表面小于 3cm，缓慢移动照射大于 1 秒，报告单 2 面均要照射到。

（五）菌种及血清样品的保存和使用

血清样本应保存在专门的冰箱；留取的菌种应标记清楚放入安全容器内并标明菌名、来源和时间放指定位置保存，并加锁防护。任何人不得私自外传和使用血清样本和菌种，如因实验需要，应征得科主任同意。

（六）特殊病原菌的报告

如出现以下病原微生物：霍乱弧菌、鼠疫耶尔森菌、艾滋病病毒、布氏菌、炭疽菌、麻风杆菌、产气荚膜杆菌等，应立即报告科主任，并采取相应防护。

（七）职业暴露后的处理

当皮肤污染或针刺伤、切割伤时，应立即用肥皂和大量流水冲洗，尽可能挤出损伤处的血液，再用 75%乙醇或其他皮肤消毒剂进行消毒处理，并在第一时间报告感染管理科，评估感染的危险性，实施科学的预防和控制。

（八）生物安全柜的使用

操作严格按说明书执行，仪器故障及时排除，每年要进行滤膜的达标检测，并做记录。生物安全柜台面的清理、消毒由操作人员进行并记录。

（九）实验室常规消毒

医疗废物不得随意摆放，必须放入指定的容器内。对于重复使用的物品（如移液管、试管等）应高压灭菌消毒，工作室内消毒采取紫外线灯照射和桌面、地面用含氯（一般为 500mg/L）消毒液擦拭相结合。工作室桌面每天工作前后各擦拭消毒一次，由科室工作人员负责；地面擦拭消毒由保洁员负责；实验室紫外线消毒每天由夜班人员负责实施，记录《实验室清洁整理记录表》。

四、加强实验室个人生物安全防护

检验人员每天不仅与众多的门诊患者直接接触，而且还要接触大量的临床标本，如血液、尿液、粪便、体液、分泌物等，部分标本可能含有各种致病的微生物，有着较强的传染性，其本身就具有发生医院感染的许多潜在危险因素，医院感染的发生率比其他科室要多，因此是医院感染发生的高危人群，也是医院感染重点监护对象，应当高度重视个人生物安全防护。个人生物安全防护要点如下：

（一）个人防护装备

根据《实验室生物安全通用要求》，实验室所用任何个人防护装备在危害评估的基础上，按不同级别的防护要求选择适当的个人防护装备。实验室对个人防护装备的选择、使用、维护应有明确的书面规定、程序和使用指导。

1. 实验室防护服　实验室应确保具备足够的有适当防护水平的清洁防护服可供使用；不用时，只应将清洁的防护服置于专用存放处；污染的防护服应于适当标记的防漏袋中放置并搬运；每隔适当的时间应更换防护服以确保清洁，当知道防护服已被危险材料污染应立即更换；离开实验室区域之前应脱去防护服。

当具潜在危险的物质极有可能溅到工作人员衣服上时，应使用塑料围裙或防液体的长罩服。在这种工作环境中，如必要，还应穿戴其他的个人防护装备，如手套、防护镜、头部面部保护罩等。

2. 面部及身体保护　处理样本的过程中，如可产生含生物因子的气溶胶，应在适当的生物安全柜中操作。在处理危险材料时应有许可使用的安全眼镜、面部防护罩或其他的眼部面部保护装置可供使用。

3. 手套　手套应在实验室工作时可供使用，以防生物危险、化学品、辐射污染，冷和热，产品污染，刺伤、擦伤和动物抓咬伤等。手套应按所从事操作的性质符合舒服、合适、灵活、握牢、耐磨、耐扎和耐撕的要求，并应对所涉及的危险提供足够的防护。应对实验室工作人员进行选择手套、戴手套和脱手套的培训。

4. 鞋　鞋应舒适，鞋底防滑。推荐使用皮制或合成材料的不渗液体的鞋类。在从事可能出现漏出的工作时可穿一次性防水鞋套。在实验室的特殊区域（例如有防静电要求的区域）或 BSL3 和 BSL-4 实验室要求使用专用鞋（例如一次性或橡胶靴子）。

5. 呼吸防护　当要求使用呼吸防护装备时，其使用和维护的作业指导书应包括在相应活动的安全操作程序手册中。呼吸器应只能按照作业指导书及培训的要求使用。

（二）严格执行临床实验室操作规程

1. 强调双向防护、保障医疗安全　既要防止疾病从患者传至医务人员，又要防止疾病从医务人员传至患者。在采集血液标本时，采血者必须穿工作服、戴口罩、帽子、手套，严格执行静脉采血操作规程。严格按照美国 CDC《手卫生指南》和我国《消毒技术规范》、《医院感染管理学》等标准进行手卫生的相关操作，使用专用的快速手消毒剂，改进洗手设施，执行多步洗手法，配置感应式手烘干机，禁止使用公共毛巾等。

2. 避免锐器伤　操作规范是每位采血人员必备的基本功，应避免针刺和锐器伤。检验人员针刺伤发生率虽然低于护士锐器刺伤率，但检验科日常使用的吸管、试管等玻璃制品很多，工作中稍有不慎就可能被划伤，一旦该样本含血源性传播的病原体，检验人员感染血源性传染病的可能性就极大增高。有文献报道，被相应病原体污染的锐器刺伤后 HIV 的感染率为 0.3%，HBV 的感染率为 6.0%～30.0%，HCV 的感染率为 0.4%～6.0%，医务人员被针刺伤是职业暴露乙型肝炎、艾滋病等血源性传染病的主要原因。所以，检验人员在分离标本时要认真操作，仔细观察，观察玻璃试管的安全状态，用两只手配合打开胶塞盖，不能忙乱。对装有污染针具、利器的容器在丢弃之前必须消毒、一旦发生意外刺伤时，须按照职业暴露相关法规进行有效的处理，实施局部处理措施后，及时上报医院感染管理科登记并进行相关检测、疫苗接种或治疗。

3. 气溶胶的防护　按照《实验室生物安全通用要求》，在能产生气溶胶的大型分析设备上应使用局部通风防护，在操作小型仪器时使用定制的排气罩；在可能出现有害气体和生物源性气溶胶的地方应采取局部排风措施；所有进行涡流搅拌的样本应置于有盖容器内。

五、临床微生物实验室在医院感染管理中的作用

医院感染的预防和控制在很大程度上依赖于临床微生物实验室，准确的微生物学检验是判定医院感染的基础和有效依据，因此临床微生物实验室在医院感染管理中起着重要的作用。

（一）医院感染源的细菌性监测

各种类型的微生物都可以引起医院感染，应及时进行微生物学检验，为临床提供准确的病原学诊断。此外，应在医院感染流行暴发时进行细菌分型。目前细菌分型方法很多，如分子分型、血清学分型、噬菌体分型等，以分子分型最为可靠，可根据基因型别判定流行的可能性及流行范围，并采取相应措施控制感染。

1. 对环境的细菌学监测　医院内聚集有大量患者，是各种病原体高度集中的地方。一些医院感染常见的病原菌能在医院潮湿的环境及空气中存活很长时间，通过一定方式进入易感患者体内，引起医院感染。微生物室应定期对环境，特别是医院感染发病率较高的科室或病房（如手术室、ICU 等）作微生物学监测，以便及时发现传染源，了解传播途径和规律，为医院制订感染的预防和控制措施提供依据。

2. 对消毒、灭菌效果的评价　医疗器械的消毒灭菌质量对医院感染的预防和控制有重要的影响。如 1998 年深圳市某医院发生的一起以龟型分枝杆菌脓肿亚型为主的混合感染暴发流行事件，其原因就是由于手术器械灭菌不彻底，造成了 58.85％的手术患者发生医院感染。医院使用的消毒灭菌方法很多，为了保证消毒灭菌的彻底性，防止医院感染的暴发流行，临床细菌室应定期对医院的消毒灭菌效果进行监测。如用嗜热脂肪芽胞杆菌作为压力蒸汽灭菌的生物指示剂，用枯草芽胞杆菌黑色变种作为紫外线杀菌的指示菌，用金黄色葡萄球菌和枯草芽胞杆菌黑色变种作为化学消毒剂杀菌的指示菌。

（二）医院感染媒介的细菌学监测

1. 对医疗器械和一次性医疗用品的细菌学监测　临床上常常借助一些医疗器械（如各种纤维内镜、导管、血液透析机等）来实现对疾病的诊断和治疗。这些器械的使用多为侵袭性操作，会损伤皮肤或黏膜的防御屏障。若器械消毒不严或无菌操作不当，可将微生物带入患者体内，增加患者的感染机会。有统计显示，导尿患者菌血症的发生率是非导尿患者的 5.8 倍。可见对医疗器械的细菌学监测对防止或减少医源性感染有重要意义。此外，由于使用方便、便于保存，大量一次性医疗用品（输液器、注射器等）在各级医疗单位广为应用，因而也成为引发医源性感染的重要媒介。为了防止因一次性医疗用品生产企业灭菌不彻底而导致感染，对购进的一次性用品须按规定抽样进行无菌试验和热原筛检监测，合格后方可发放临床使用。

2. 对医护人员手的细菌学监测　大量流行病学调查证实，医护人员的手是医院感染的重要传播媒介。医护人员从事的许多诊疗工作都是由手完成的，手上的微生物数量往往比其他人多。有人对 400 名医护人员的手进行检测发现，其接触患者污物后未洗手时手的带菌率为 100％。因此，医护人员手的消毒在预防医院感染中具有重要作用。按照规范要求对医护人员的手进行细菌学监测，对督促其达到相应的手卫生标准、阻断疾病的传播有

重要意义。

（三）易感人群的细菌学监测

住院癌症患者、重症监护患者及白血病骨髓移植患者等都是易感人群，对其除作感染病原菌耐药性监测外，还应进行环境细菌学监测、呼吸道和肠道正常菌群监测等。

（四）细菌耐药性监测

目前临床上抗菌药物使用不合理，使耐药菌株不断出现，并且产生多重耐药。临床微生物室负责各种临床标本的细菌鉴定和药敏试验，可随时监测医院重症监护病房等重点科室常见的病原菌及其耐药特征，定期反馈实验室资料，总结细菌药敏试验，将资料反馈给临床，指导临床合理使用抗菌药物。可以做到早发现、早预防，避免院内感染的暴发流行。

（五）快速感染学诊断在医院感染管理中的应用

1. CRP（C-反应蛋白）作为急性时相蛋白在各种急性炎症、组织损伤、心肌梗塞、手术创伤、放射性损伤等疾病发作后数小时迅速升高，并有成倍增长之势。病变好转时，又迅速降至正常，其升高幅度与感染的程度呈正相关。CRP 可用于细菌和病毒感染的鉴别诊断：一旦发生炎症，CRP 水平即升高，而病毒性感染 CRP 大都正常；脓毒血症 CRP 迅速升高，而依赖血培养则至少需要 48 小时，且其阳性率不高，上述都可为医院感染诊断争取时间。

2. 1，3-β-D-葡聚糖抗原（G 试验）和曲霉半乳甘露聚糖抗原（GM 试验）的检测已成为临床诊断（疑诊）的微生物学重要检查依据，侵袭性真菌感染（invasive fungual infection，IFI）的发病率呈逐年上升趋势。1，3-β-D-葡聚糖（1，3-beta-d-glucan，BG）广泛存在于除接合菌、隐球菌之外的真菌细胞壁中，占真菌细胞壁成分的 50%以上，在酵母菌中含量最高，其他微生物如细菌、病毒，以及动物、人体细胞均无此成分。G 试验阳性提示可能为曲霉或念珠菌感染，但通常在临床症状和影像学出现变化数天之前表达阳性，因此 G 试验可为 IFI 的诊断提供更早更准确的依据。

（六）分子生物学对病原体的同源性分析在医院感染管理中的作用

1. 分子生物学对病原体同源性分析的必要性　引起医院感染常见细菌一般是大肠埃希菌、铜绿假单胞菌和金黄色葡萄球菌等，随着医学进步，危重患者抢救成活率上升，医院感染的细菌渐渐从革兰阴性杆菌转向革兰阳性球菌和念珠菌。凝固酶阴性葡萄球菌、肠球菌和念珠菌是血液感染的最常见细菌，这些细菌正倾向于对多种抗菌药物耐药，临床微生物实验室必须重新制定病原菌的鉴定和药敏试验原则。医院感染另一个重要原因是“正常菌群”所致的感染，这要求临床微生物实验室不仅要更新医院感染的检测方法，还要增加新的知识。近年来，分枝杆菌、单纯疱疹病毒和水痘带状疱疹病毒等引起的医院感染也呈上升趋势，利用分子生物学检测势在必行。

2. 分子生物学的先进性　了解院内病原菌分布和亲缘关系，对于明确医院感染的流行病学和建立合理的感染控制措施是非常重要的。通常采用各种分型技术来确定病原菌的亲缘性，病原体的分型包括传统分型法和现代分型法，传统分型法如抗生素、血清学、生物素、细菌素和噬菌体分型，这些分型法有时很有用，但变易性太大，工作量也大且耗时过长，不利于医院感染的监控。现代分型技术包括蛋白质检测方法和 DNA 检测方法。蛋白质检测技术如同工酶电泳（multilocus enzyme electrophoresis，MLEE）、免疫印迹技术

(immunoblot)，DNA 的检测方法如质粒分析（plasmid analysis)、染色体 DNA 的限制性核酸内切酶技术（restriction endonuclease analysis of chromosomal DNA)、核糖分型（ribotyping)、脉冲电场凝胶电泳（pulsed gelelectrophoresis，PFGE）和聚合酶链反应(polymerase chain reaction，PCR）技术。这些技术应用范围广，可分型细菌、真菌、病毒和原虫。近年来，随着分子生物学技术在实验诊断中的广泛应用，使得细菌鉴定、耐药基因检测、分子流行病学调查更加准确、快速，在判定感染的暴发、鉴定感染病原菌、寻找感染源等方面起着重要的作用。

综上所述，检验科（实验室）在医院感染控制中占有举足轻重的位置，不仅要做好自身的感染控制防护，还要发挥科室的主观能动性，为医院感染控制起到应有的作用。

第十三节 洗衣房、太平间的医院感染管理

一、洗衣房的感染管理

医院洗衣房是承担医院布草洗涤和消毒工作的科室。医院布草是指医院及其他医疗卫生机构可重复使用的织物。医院需要洗涤的布草不仅有患者的住院服、工作人员的工作服，还有大量的医疗用布草。洗衣房的产品涉及医院所有科室，其工作质量与医院感染管理工作密切相关。为了更好地控制医院感染，提高医疗质量，加强对洗衣房医院感染管理是有重要意义。北京市质量技术监督局于 2009 年 12 月 12 日发布了北京市地方标准 DB11《医院布草洗涤卫生规范》(DB11/662—2009)，由北京市卫生局于 2010 年 7 月 1 日起组织实施。该规范对医院布草洗涤和消毒的场所、人员、洗涤技术指标、储存运输、检测、验收等规定了具体要求，为洗衣房的医院感染管理提供了很好的管理标准。

（一）洗衣房的建筑布局

洗衣房是接收全院污染布草的地方，是受到污染最严重的部门之一，因此洗衣房的位置必须要远离医疗生活区，以免对其他部门造成污染。经过洗衣房清洗消毒的清洁布草又被送到全院各科室重复使用，其工作场所的卫生条件关系到清洁布草的质量，因此洗衣房周围必须卫生条件良好，以免清洁布草受到来自环境的污染。在洗衣房建设选址时，应远离垃圾处理站 10m 以上，要保证附近没有有害气体、烟雾、灰尘和其他有毒有害物质污染源；周围环境应无裸露土壤，防止灰尘量过大，应无积水坑洼，以防蚊蝇等害虫孳生。

洗衣房的建筑布局与院内感染控制密切相关，必须要符合污洁分开的原则。洗衣房合理的布局是运送污染布草与清洁布草的通道应分开，且通道间不应有交叉。要有单独的区域对无特殊污染的布草进行分类，原则上不要对污染布草进行清点，以减少对环境污染及对工作人员的感染机会。如必须清点则强调地点及做好人员防护，应禁止在病区内清点。在洗涤工作区域应严格按功能进行分区，按照布草洗涤的清洗、消毒、整理、存放工作流程分成污染区和清洁区，两区间应有实际隔离屏障，应有明显标识，要以达到节约人力、物力，提高工作效率为原则设置。在洗涤场所进口处和洗涤场所内适当的位置，应设置洗手设施，水龙头宜采用非手动式开关；应有良好空气流通，保持空气从清洁区向污染区流动；应有能够满足工作需要的给排水系统，有防止污水源通过排水管道进入洗涤场所的有

效措施，以保证避免交叉感染。洗涤场所内应配备齐全的消防安全设施，并在规定的有效期内，以保障安全生产。贮存区域要通风干燥，无蚊虫老鼠蟑螂，地面墙壁易于清洁为宜。单独设置更衣休息和浴厕，以保护工作人员不被感染。

（二）洗衣房工作人员的管理

洗衣房工作人员应接受健康检查，体检合格方可参加工作，急性传染性疾病、化脓性皮肤病或渗出性皮肤病患者不应参与直接接触清洁布草的工作。上岗前，要先参加卫生培训。污染区的工作人员，应按照《医院隔离技术规范》WS/T311 要求，严格执行标准预防。清洁区工作人员进行烘干、压熨、折叠、发放等过程中，应按照《医务人员手卫生规范》WS/T313 要求，保持手清洁卫生，防止布草受到污染。严格落实各项技术操作规程，确保布草清洗消毒合格。

（三）洗衣房工作管理

工作区域内应无蟑螂等有害生物，地面、墙面和工作台应平整、不起尘、易于清洁，室内空气、清洁台面和工作人员的手均不得检出致病微生物，室内空气细菌菌落总数不得达到或超过 $2500cfu/m^3$，清洁台面及工作人员的手细菌菌落总数均不得达到或超过 $5cfu/cm^2$。当物表和地面有明显血液、体液或分泌物污染时，应及时使用有二氧化氯等环境消毒剂进行遮盖，消毒后收集、清理，对被污染的物体表面用二氧化氯等环境消毒液进行擦拭消毒。

要制定合理的工作流程，确保人流、物流做到洁、污分开，不交叉。物流按照洗涤区→烘干熨烫区→清洁衣物存放处的顺序，由污到洁，顺行通过，不得逆流。

污染区包括未洗涤的布草接收、分类、预洗、主洗、漂洗、中和和污车清洗、消毒、存放处。接收未洗涤的布草后首先应进行分类，分为工作人员使用过的布草、婴幼儿用过的布草、产房手术室患者用过的布草、普通患者布草、有明显污染的布草、特殊感染患者用过的布草等。分类后的布草应分别洗涤：对工作人员布草和普通患者布草应分别洗涤；对婴幼儿布草及产房手术室患者布草应分别专机专用；对有明显污染的布草、特殊感染患者布草应分别专机洗涤。主洗涤分为热洗涤和冷洗涤两种洗涤方法，主要根据污染的布草的具体情况进行选择。热洗涤要求在冷洗涤去污后逐步加温至水温≥70℃，洗涤时间 25 分钟，或水温≥90℃，洗涤消毒时间 10 分钟；冷洗涤过程也要求在冷洗涤去污后使用有效消毒剂如含氯消毒剂、二氧化氯、臭氧等消毒液浸洗 20 分钟以上。主洗后进行漂洗，每次漂洗时间不应低于 3 分钟，每次漂洗间隔应进行一次脱水，漂洗次数应不低于 3 次。最后一次漂洗后进入中和程序，中和后水中的 pH 值应达 6.5～7.4。

清洁区包括烘干、熨烫、修补、折叠、质检、储存、发放以及洁车存放处。熨烫、修补、折叠过程严防清洗后的布草污染。洗涤后的布草要进行质检，不符合要求的应进行返工。

在对污染布草与清洁布草进行下收下送时要使用固定的污染与清洁车辆，使用完的车辆应及时进行清洗消毒。运送布草应包装严密、不散落，既防止污染布草对环境的污染，也要保护清洁布草不受到环境的污染。注意包装材料必须无毒、无害。下收下送时间应注意避开高峰时间，选择好路线，以防和患者、医务人员争抢电梯等，既有感染机会又浪费时间。对于收集的被传染病污染的布草，要求包装严密、不易散开同时，要分类明确，标识清楚，利于采取正确的清洗消毒方式。

（四）清洁布草的技术要求

洗涤后的布草布草外观整洁、不变形、无破损；无水渍、无污渍、无异物、无异味。细菌总数≤200cfu/100cm^2；不得检出致病微生物；对婴幼儿布草还应重点进行金黄色葡萄球菌和沙门菌属检测。

（五）清洁布草的运输和储存

清洁布草包装运输过程必须防止污染，应使用密闭车辆运输。清洁布草应储存在清洁干燥处，无霉菌滋生，储存过程中应防止污染（即烟雾、灰尘、湿气和寄生虫等），储存时间不应超过1个月。清洁布草储存应放在通风干燥的货架上，货架距离地面≥20cm，距离墙面≥5cm，距离屋顶≥50cm。注意摆放不要过于密集，保证布草的通风，注意室内湿度，防止布草回潮。手术用的布草要有大单遮盖好。

（六）清洁布草的验收及检测

目前有许多大医院将污染的布草委托专业的洗涤公司进行清洗消毒，医院洗衣房负责交接工作，应在清洁布草交付时由医院检测、验收并记录。检测方法为外观检测用目测，细菌检测按照GB15982—1995附录A进行；pH值检测采用pH值试纸测定或化学试剂滴定；室内空气检测按GB/T18883进行；工作区域清洁台面及工作人员的手检测按照GB15982—1995附录A进行。记录要求内容有：布草的名称、数量、质地、外观、作业方式、洗涤时间、送取件时间、委托单位名称及联系方式、清洗机构名称及联系方式、监督单位名称及电话。记录应有专职质检人员和业务员签字，应有清洗机构盖公章。记录应一式三份，一份清洗机构存档，一份附在洗涤后的清洁布草的外包装上，一份交委托单位保存。记录的可朔期为6个月，记录的保存期为1年。

二、太平间的医院感染管理

患者因抢救无效去世后，护理人员要进行遗体料理，然后送往太平间暂存。遗体料理是为使遗体清洁、姿势良好，以维持良好的外观；使遗体易于辨认；使家属得到安慰，减轻哀痛。但遗体均携带有许多的致病微生物，减少遗体中的病原微生物的传播，保护医护人员在操作中不受到感染，保护周围环境不受到污染，对医护人员的防护要求，对太平间的设施、条件及管理是医院感染管理工作中的一部分。

（一）太平间的选址及建筑要求

太平间是医疗机构内用于临时存放遗体的场所。应设在隐蔽处，并与其他功能区域和主体建筑有适当隔离，不应影响病患者就医诊治的医疗环境，以及不影响住院患者的心理活动，卫生防护距离应在25m以上。太平间可独立建造或设于医疗病房楼地下室，宜单独设通向医疗机构外的专用通道，遗体运送路线应避免与出入医疗机构主要人流路线交叉，以隔离太平间的部分病菌扩散，维护公众健康安全。但与病房和急诊室有平坦的小径相连，以便于遗体的运送。要求配置完善、清晰、醒目的标识系统。有条件时在太平间附近设置遗体解剖室，利于进行病理解剖，明确死亡原因。

太平间的设施应选用环保节能型的设备用品和材料，要利于清洗消毒和隔离。墙面、地面、天花板要使用防水耐腐蚀的建材，满足用消毒液擦洗、熏蒸的要求，墙角要有弧度，不得形成死角，利于清洁。太平间各功能用房内应设通风口，宜有自然通风和天然采光。应采取防蚊、防蝇、防雀、防鼠以及防止其他动物侵入的措施，防止昆虫媒介疾病的传播。应有存放遗体的冷藏、冷冻设施，以满足不同情况的需求，防止遗体腐坏。遗体停放数宜按总病床数的2%计算。太平间的遗体冷藏箱最高一层存遗抽屉的下沿高度不宜大于1.30m。

太平间的内部平面布置和通道形式应符合功能流程短捷，可选用尽端布置、中心布置、侧向布置或环状布置中的一种。太平间应设给水、排水设施并采用防腐蚀排水管道，排水管道内径不应小于75mm。太平间的厕所应为水冲式并符合GB/T 17217相应的卫生标准值。

太平间应设手卫生设施并配备自动（或脚踏）洗手设备、烘手器、机械通风装置。值班室、客户等候室、工作人员更衣室应有消毒设备。

开展遗体防腐整容服务的太平间，防腐整容室的使用面积不宜小于$15m^2$。防腐整容室与冷冻（藏）室宜设内门相通，遗体冷藏室和防腐整容室之间应设置隔离带，防止病原微生物的传播和扩散。防腐整容室内的洗池和操作台应阻燃、耐腐蚀、易冲洗。防腐整容室应单独为工作人员设自动消毒装置，洗涤池应采用非手动开关，并应防止污水外溅。防腐整容台的一端均应安装水池，另一端应有冲洒装置。遗体防腐整容产生的废弃物，应在医疗废物焚烧炉集中焚烧。

宜设遗体告别室以满足家属的需求。开展遗体告别服务的太平间，告别室的使用面积不宜少于$25m^2$，同时应单独配备告别室预备间和客户休息室。

（二）太平间的管理

太平间应制订全面有效的管理制度，要保证有专门的人员负责对遗体进行管理，进入太平间的遗体要经过规范的处理，确保遗体符合卫生要求。要有24小时的值班制度，负责人员要做到24小时内随叫随到，以防遗体在病区停放时间过长。要有太平间的消毒隔离管理制度，明确对工作人员在搬运遗体时的防护要求，要戴口罩、帽子、手套，穿胶鞋及隔离衣。进行各项操作后脱掉手套后必须及时清洗双手。搬运遗体的担架、推车要专用，用后及时消毒处理。停放遗体的台面要一用一消毒。每天要坚持定时通风，并要保持对室内的物体表面、地面清洁卫生，每次搬运遗体后均要求及时清扫及消毒。若室内地面、墙面及天花板受到污染，要用有效的消毒剂及时消毒。

（三）遗体处理

一般患者去世后遗体料理按常规的护理要求进行。护理人员首先要穿戴整齐，戴手套，戴口罩，先需填写尸体识别卡3张，备齐用物携至床旁。要与家属当面清点死者物品并交给家属，向家属解释并劝其离开，必要时用屏风遮挡后操作。移开床旁桌、椅，撤去治疗用物，放平床架，使尸体仰卧，头下垫枕，双臂放于身体两侧，松开罩单、毛毯、棉被、中单、大单，取下罩单置于污物袋中，毛毯、棉胎放于护理车上，留被套遮盖尸体，推闭眼睑，洗脸，嘴不能闭紧者，轻揉下颌，如有义齿代为装上，用弯钳夹棉花填塞口、鼻、耳、肛门、阴道，棉花不能外露。脱去衣裤，依次擦洗上肢、胸、腹、背、下肢。如有胶布痕迹用松节油擦净；有伤口者更换敷料；有引流管应拔出后再缝合伤口。并用蝶形胶布封闭、包扎。然后穿好衣裤，系一尸体识别卡于死者手腕部。梳理头发。取下被套和枕（可直接将遗体放入尸袋内，尸袋上系第二张尸体识别卡后再送太平间）。将尸体平行移向床的对侧，大单、橡胶中单和中单塞于患者身下。尸单斜铺于病床同侧，将尸体移在尸单上，取下大单、橡胶中单、中单，置于污物袋中。将尸体四肢拉直，脚尖向上，以上下两端遮盖头部和脚，再把左右两边整齐地包好，用绷带固定颈部、腰及踝部。将尸体移回原位，第 2 张尸体识别卡系在腰部的尸单上。用大单盖好尸体，将尸体及第 3 张尸体识别卡交太平间工作人员。

对患有鼠疫、霍乱的甲类传染病，天花、炭疽、麻风、传染性非典型肺炎死亡的遗体，要进行特殊的消毒处理。护理人员首先做好个人防护，先穿好刷手服，后穿防护服，戴内手套（包住衣袖），戴内口罩，再穿隔离衣，戴帽子、护目镜，再戴外口罩，最后戴外手套（包住衣袖）。其终末处理程序为首先使用浸有 0.5%过氧乙酸棉球堵塞七孔，再用浸有 0.5%过氧乙酸的布单严密包裹，将包好后的遗体放在密闭不透水的尸体袋内，然后在双袋包裹好的尸体袋外再喷洒 0.5%过氧乙酸。处理好后的遗体要联系专门的火化场用专车尽快运走火化。对于床单位、床上用品彻底灭菌或焚烧，室内严格终末消毒。

（四）遗体存放管理

存放于太平间的遗体，其停放时间不宜超过 72 小时。停放过遗体的空间应进行消毒处理。太平间内有传染源存在时应进行随时消毒，对可能受到病原微生物污染的物品和场所进行预防性消毒，遗体从太平间运出后，应立即对遗体冷冻（藏）柜进行终末消毒。

不应在太平间及其附属设施内存放患有鼠疫、霍乱的甲类传染病，天花、炭疽、麻风、传染性非典型肺炎死亡的遗体，严禁举行告别仪式等殡仪活动，应立即通知殡仪馆用专用接运车运走并及时火化。

（五）遗弃衣物处理

各级医疗机构内法定传染病逝者的遗弃衣物均应按医疗废物收集和处置。病室及床单位、所有用物按传染病患者终末消毒处理。

总之，医疗机构应重视医院布草的处理，防止医院藉布草传播感染，同时也是为患者、工作人员创造清洁、美观舒适的环境。

处理好辞逝者，使之安息，安慰其家属，同时防止疾病的传播具有重要的意义。

（马文晖　赵　霞　秦小平　刘　坤　钱慧军　颜　霞　武迎宏
巩玉秀　张　宇　杜明梅　刘运喜　邓　敏　吴艳艳　刘翠梅
谢　迁　曹晋贵　马文杰　钟秀玲　沈雪莲）

参考文献

1. 吴安华，任南，文细毛，等．159 所医院医院感染现患率调查结果与分析．中国感染控制杂志，2005，4（1）：12-17
2. 综合医院建筑设计规范（JGJ49—1988）．中华人民共和国建设部，中华人民共和国卫生部
3. 医院感染管理办法（2006）．中华人民共和国卫生部
4. Widmer AF. Replace hand washing with use of a waterless alcohol hand rub. Clin Infect Dis，2000，31（1）：136-143
5. 抗菌药物临床应用指导原则（2004）．中华医院管理学会药事管理专业委员会
6. 王枢群，张邦燮．医院感染学．重庆：科学技术文献出版社，1990
7. 朱士俊．现代医院感染学．北京：人民军医出版社，1998
8. 刘振声．医院感染管理学．北京：军事医学科学出版社，2000
9. 高建萍．手术室医院感染控制与管理．中华医院感染学杂志，2007，17（6）：712-713
10. 中华人民共和国卫生部．新生儿病室建设与管理指南（试行）．2010

11. 中华人民共和国卫生部．医院感染诊断标准（试行）．中华医学杂志，2001，81：314-320
12. 中华儿科杂志编辑委员会，中华医学会儿科学分会呼吸学组，中华医学会儿科学分会急救学组，中华医学会儿科学分会免疫学组．儿童医院获得性肺炎管理方案（2010 版）．中华儿科杂志，2011，49（2）：106-115
13. 李仲智．急救和新生儿科诊疗常规——北京儿童医院诊疗常规．北京：人民卫生出版社，2010
14. 金汉珍．实用新生儿学．第 3 版．北京：人民卫生出版社，2003
15. 黄蝶卿，陈照梅．早产儿呼吸机相关性炎的预防措施．中国感染控制杂志，2008，7（1）：65-66
16. 林真珠，王惠珍．预防新生儿呼吸机相关肺炎的护理进展．护理学报，2010，17（6A）：13-15
17. Siempos II，Vardakas KZ，Falagas ME. Closed Tracheal Suction systems for Prevention of Ventilator-asociated Pneumonia. Br J Anaesth. 2008. 100（3）：299-306
18. 董青艺，陈平洋，谢宗德，等．新生儿院内感染败血症 30 例回顾性分析．中国妇幼保健，2010，28（6）：523-526
19. 马俊苓，郑军，田秀英，等．新生儿真菌败血症 18 例分析．中国围产医学杂志，2010，13（4）：296-297
20. Healy CM，Campbell JR，Zaccaria E，et al. Fluconazole prophy-laxis in extremely low birth weight neonates reduces invasive candidiasis mortality rates without emergence of fluconazole-resistant Candida species. Pediattics，2008，121：703-710
21. 董梅，王丹华．重视新生儿感染性腹泻的防治．中国新生儿科杂志，2011，26（2）：73-75
22. 周萍．细菌感染性腹泻研究进展．中国预防医学杂志，2007，7（4）：359-360
23. 闫会丽，陈名武，陈兰举．轮状病毒传播途径研究进展．国际儿科学杂志，2008，35（4）：328-330
24. 王斌．婴幼儿念珠菌性口腔炎防治研究．中国社区医师，2010，12（27）：110
25. Umesh D. Parashar，Christopher J. Gibson，Joseph S. Bresee，et al. Rotavirus and Severe Childhood Diarrhea. Emerging Infectious Diseases，2006，12（2）：304-306
26. 程明，王亚均．自制依曲康唑口腔涂剂治疗新生儿鹅口疮临床分析．中国现代医生，2009，34：85
27. 高玲．新生儿脐炎原因分析及护理．中国现代药物应用，2009，3（24）：189-190
28. 宋红玲，倪杰．PICC 导管相关性感染的危险因素 Logistic 多元回归分析．护理实践与研究，2010，7（11）：1-3
29. 闰钢风，曹云，胡晓静，等．新生儿经外周置人中心静脉导管相关血流感染的临床研究．中国小儿急救医学，2011，18（1）：44-49
30. 陶连琴，朱婧，谢微微，等．新生儿血管内导管相关感染的临床分析．中国新生儿科杂志，2011，26（2）：102-103
31. Jardine LA，lnglis GD，Davies MW. Proghylactic systemic antibiotics toReduce morbidity and mortality in neonates with central venous catheters. Cochrane Database Syst Rev，2008，23（1）：CD006179
32. Brilli RJ，Spading KW，Lake MR，et al. The Business Case for Preventing Ventilator-associated Pneumonia in Pediatric Intensive Care Unit Patients ．Jt Comm J Qual Patient Saf，2008，34（11）：629-638
33. 李明珠．常见新生儿医院感染问题及对策．中国新生儿科杂志，2010，25（2）：65-67
34. 柳国胜．新生儿重症监护室感染的预防策略．实用儿科临床杂志，2008，23（22）：1726-1728
35. 颜霞．实用血液科护理及技术．北京：科学出版社，2008
36. 陶慧清，陈艳华，王惠珍．全环境保护的研究进展．南方护理学报，2005，12（5）：15-17
37. 方会涛，付菊芳，白燕妮，等．全环境保护预防恶性血液病患者大剂量化疗后感染的效果评价．现代护理，2004，10（8）：695-696
38. 刘振声．医院感染管理学．北京：北京军事医学科学出版社，2000

39. 肖兰香，周玲莉．空气层流无菌室不同状态下洁净度的比较．护士进修杂志，2000，15（5）：331-332
40. 宗东升，陈玉爽．过氧乙酸的特性及其使用方法．辽宁药物与临床，2004，7（1）：36-37
41. 耿莉华．医院感染控制指南．北京：科学技术文献出版社，2004
42. 中华人民共和国卫生部．消毒供应室验收标准（试行）．2002
43. 中华人民共和国卫生部．医院消毒供应中心　第1部分：管理规范（WS310.1—2009），2009
44. 中华人民共和国卫生部．医院消毒供应中心　第2部分：清洗消毒及灭菌技术操作规范（WS310.2—2009），2009
45. 中华人民共和国卫生部．医院消毒供应中心　第3部分：清洗消毒及灭菌效果监测标准（WS310.3—2009），卫生部，2009
46. 齐久梅．消毒供应中心集中管理实施与持续改进．中华医院感染学杂志，2012，22（14）：3118
47. 丑利花，姚绍纲，陈炳兴．CSSD质量控制追溯系统软件设计与应用效果．中国消毒学．2012，29（12）：1121-1122
48. 中华人民共和国国家质量监督检验检疫总局．最终灭菌医疗器械的包装（GB/T 19633-2005），2005
49. 中华人民共和国卫生部．消毒技术规范，2002
50. 中华人民共和国卫生部．生活饮用水卫生标准（GB5749-1985），1985
51. 中华人民共和国卫生部．生活饮用水检验标准方法无机非金属指标（GB/T5750.5-2006），2006.
52. Cheung RJ，Ortiz D，DiMarino AJ Jr. GI endoscopic reprocessing practices in the United States. Gastrointest Endosc，1999，50（3）：362-368
53. Spach DH，Silverstein FE，Stamm WE. Transmission of infection by gastrointestinal endoscopy and bronchoscopy. Ann Intern Med，118（2）：117-128
54. 卫生部．内镜清洗消毒技术规范（2004年版）
55. Savey A，et al. A large nosocomial outbreak of hepatitis C virus infections at a hemodialysis center. Infect Control Hosp Epidemiol，2005，26（10）：810
56. Saxena AK. The impact of nurse understaffing on thetransmission of hepatitis C virus in a hospital-based hemodialysis unit. Med Princ Pract，2004，13（3）：129-135
57. Sartor C，et al. Transmission of hepatitis C virus between hemodialysis patients sharing the same machine. Infect Control Hosp Epidemiol，2004，25（7）：609-611
58. Delarocque-Astagneau E，et al. Outbreak of hepatitis C virus infection in a hemodialysis unit：potential transmission by the hemodialysis machine? Infect Control Hosp Epidemiol，2002，23（6）：328-334
59. Froio，et al. Contamination by hepatitis B and C viruses in the dialysis setting. Am J Kidney Dis，2003，42（3）：546-550
60. 诸葛健．微生物学．第2版．北京：科学出版社，2010
61. Jacquelyn G. Black. 微生物学：原理与探索．北京：化学工业出版社，2008
62. 李梦东．实用传染病学．第3版．北京：人民卫生出版社，2001
63. 章小缓．牙科诊疗的感染控制．广州：世界图书出版公司，2005
64. 徐岩英．口腔医院感染控制的原则与措施．北京：北京医科大学、中国协和医科大学联合出版社，1998
65. Raghunath Puttaiah. Infection control and occupational safety recommendations for oral health professionals. New Delhi：Dental council of india，2007
66. 张志君．口腔设备学．成都：四川大学出版社，2001
67. 刘正．口腔生物学．第3版．北京：人民卫生出版社，2007
68. Guidelines for Infection Control in Dental Health-Care Settings，American，2003

69. Australian Dental Association Guideline for Infection Control. Australian，2002
70. Infektion sprävention in der Zahnheilkunde-Anforderungen an die Hygiene. Germany，2006
71. Niewoehner DE. Pathological changes in the peripheral airway of young smokers. N Eng J Med，1974，291：755
72. 刘翠梅，沈曙铭．口腔诊室空气消毒方法的研究．中华医院感染学，2008，18（2）：227
73. 刘东玲，卢爱工．控制口腔供水质量的措施．中华医院感染学杂志，2007，17（3）：359
74. 林凯，马红雨，魏利召，等．检验科医院感染管理的现状与措施．中华医院感染学杂志，2008，18（4）：548-549
75. 邵永生，马淑慧，王域平，等．加强检验科医院感染规范化管理．中华医院感染学杂志，2011，1：117-118
76. 林岩，徐凤琴，陈丽容，等．医务人员职业暴露的危险因素分析与对策．中华医院感染学杂志，2007，17（8）：986
77. 毛向红，赵惠芬，潘红．留置导管与医院感染．中华医院感染学杂志，2005，15（5）：90-91
78. 段巧玲．微生物检验在医院感染控制中的地位和意义．检验医学与临床，2008，5（16）：1021-1022
79. Helio S. Sader，Richard J. Hollis，Michael A. Pfaller. The use of molecular techniques in the epidemiology and con trol of infections d iseases. Clin Lab Med，1995，15（2）：407-425
80. Kevin D. Dieckhaus，Brain W. Cooper. Infection control concepts in critical care. Crit Care Clin，1998，14（1）：55
81. Cockerill FR，Smith TF. Response of the clinical microbiology laborato ry to emerging（new）and re-emerging infectious diseases. J Clin Microbiol，2004，42（6）：2359-2365
82. DB11/662—2009《医院布草洗涤卫生规范》
83. DB11/T《医疗机构太平间建设与殡仪服务技术规范（征求意见稿）》
84. WS/T313《医务人员手卫生规范》
85. JGJ49—88《综合医院建筑设计规范》
86. GB15982—1995《医院消毒卫生标准》
87. WS/T311—2009《医院消毒隔离技术规范》

第八篇 消毒与灭菌

第二十三章 消毒与灭菌的概念

第一节 有关消毒与灭菌的基本概念

一、基本概念

（一）消毒灭菌的定义

1. 人们的日常生活中经常提到“消毒”，但对消毒的基本概念并不十分清楚，经常将消毒和灭菌混为一谈。从定义角度讲，广义的消毒包括消毒、灭菌、抗菌和防腐。其中的消毒（disinfection）是杀灭或清除传播媒介上病原微生物，使其达到无害化的处理。达到无菌程度的消毒称灭菌；对活组织表面的消毒称抗菌；防止食品等无生命有机物腐败的消毒称防腐。消毒中提到的杀灭是指用物理、化学或生物的方法把大多数致病微生物杀死，清除是通过过滤（如用高效过滤器）、超声波清洗或者冲洗等方法，把致病微生物去除掉。这里要强调的是，消毒是对病原微生物而不是所有的微生物，目的是把病原微生物处理到不引起发病、不再致病、不再感染人的程度。

2. 灭菌与消毒有本质上的区别，灭菌是杀灭或清除传播媒介上的一切微生物，达到灭菌保证水平的方法。一切微生物包括致病微生物和非致病微生物。灭菌保证水平（sterility assurance level，SAL）是指灭菌后产品上存在单个活微生物的几率，国际上规定产品的灭菌保证水平为 10^{-6}，即在经灭菌处理后应使终末产品未达到灭菌要求的最大几率（每个样本中有菌存活的几率）不超过百万分之一。即若物品的原带菌量为 10^{6}，达到 10^{-6} 灭菌保证水平所需要的时间应为 12 个 D 值。D 值是杀灭 90% 的微生物所需要的时间。

（二）医院消毒工作的意义

医院是患者和病原微生物携带者集中的场所，容易出现某些疾病的特殊传播途径，例如针刺、输血等造成的院内感染，医护人员的手和诊疗用具也容易成为疾病传播的媒介，侵入性器械、插管、导尿管造成的创伤，外科手术破坏了机体到屏障的完整性，以及某些化学、免疫抑制剂的使用引起机体的抵抗力下降，使某些本来不致病的或在一定条件下才能致病的细菌成为医院内感染的病原微生物。

消毒是切断传染病传播途径的重要措施，在医院感染控制中，消毒和灭菌在预防与控制内源性感染和外源性感染方面发挥着重要作用。医疗器械的消毒、灭菌，医院环境的消毒等措施，将病原体杀灭于外环境，保护患者免受其感染。另外从传染病的角度来说，医院也是疫源地，是存在传染源或曾经存在传染源的场所，因此医院应当做好随时消毒和终末消毒。医院又具有没有明确传染源存在的特征，因此，医院也应当做好预防性消毒，做好医院的清洁、消毒和隔离工作。

二、消毒的分类

根据杀灭微生物的种类和效果不同，消毒可分为灭菌、高水平消毒、中水平消毒和低水平消毒。

（一）灭菌

灭菌（sterilization）指可以杀灭或清除传播媒介上的一切微生物，包括致病微生物和非致病微生物，达到灭菌保证水平的方法。属于此类的方法有：热力灭菌、电离辐射灭菌、微波灭菌、过氧化氢低温等离子体灭菌等物理灭菌方法，以及使用戊二醛、环氧乙烷、过氧乙酸、过氧化氢、甲醛等化学灭菌剂在规定的条件下，以合适的浓度和有效的作用时间进行灭菌的方法。

（二）高水平消毒

高水平消毒（high level disinfection）指可以杀灭各种病原微生物的消毒方法。包括一般细菌繁殖体、分枝杆菌、病毒、真菌及其孢子和细菌芽胞（能杀灭大部分细菌芽胞）。能够达到高水平消毒的化学消毒剂和物理消毒法有：戊二醛、二氧化氯、过氧乙酸、过氧化氢、一般含氯、含溴消毒剂、酸性氧化电位水等，在规定的条件下，以合适的剂量或浓度和有效的作用时间进行消毒，及巴氏湿热消毒法和紫外线等。

（三）中水平消毒

中水平消毒（middle level disinfection）指可以杀灭和去除分枝杆菌、一般细菌繁殖体、病毒、真菌及其孢子等多种病原微生物，但不能杀灭细菌芽胞的消毒方法，能够达到中水平消毒的化学消毒剂和物理消毒法有：碘类消毒剂（碘伏、碘酊、氯己定碘等）、醇类和氯己定，醇类和季铵盐（双链季铵盐）类化合物的复配消毒剂、酚类等消毒剂在规定的条件下，以合适的强度、剂量或浓度和有效的作用时间进行消毒的方法，以及超声波等。

（四）低水平消毒

低水平消毒（low level disinfection）指只能杀灭大多数细菌繁殖体、部分病毒和部分真菌的方法，能够达到低水平消毒的化学消毒剂有：单链季铵盐类消毒剂（苯扎溴铵等）、双胍类消毒剂如氯己定等，以合适的浓度和有效的作用时间进行消毒的方法，以及通风换气、冲洗等机械除菌方法。

三、微生物对理化因子的抗力

（一）微生物对化学消毒剂的抗力一般认为细菌芽胞的抗力最强，可作为高水平消毒的指标微生物，其次为结核分枝杆菌，可作为中水平消毒的指标微生物，然后依次是亲水性病毒、真菌、细菌繁殖体、亲脂性病毒。近些年来随着人们对朊病毒研究的不断深入，发现其对化学消毒剂和热力因子的抗力比芽胞更强，已经引起了消毒和医院感染控制专家的高度重视，并将其列入了微生物的抗力表中（表 23-1）。

表 23-1　微生物对化学消毒剂的抗力（由 A 到 G 为由弱到强）

A：艾滋病毒、正黏病毒、副黏病毒、疱疹病毒、豆苗病毒、冠状病毒、其他有包膜病毒、革兰阴性杆菌、某些丝状真菌、革兰阳性球菌、人乙肝炎病毒
B：金黄色葡萄球菌、双向性和丝状真菌、酵母菌、藻类、某些革兰阴性杆菌、细菌繁殖体
C：腺病毒
D：轮状病毒、某些真菌孢子、脊髓灰质炎病毒、鼻病毒、微小病毒（SSDNA）、甲肝病毒
E：结核分枝杆菌
F：细菌芽胞、枯草杆菌芽胞、梭状杆菌芽胞
G：朊病毒

（二）微生物对紫外线的抗力

对微生物来讲，一般认为细菌芽胞对理化因子的抗力是最强的，但对紫外线的抗力，霉菌孢子的抗力远高于细菌芽胞，见表 23-2～表 23-4。

表 23-2　细菌对紫外线的抗力

细菌种类	UV 照射剂量（$\mu W \cdot s/cm^2$）
大肠埃希菌	3900
沙门菌	4000
溶血性链球菌	5500
金黄色葡萄球菌	6000
霍乱弧菌	6500
白喉杆菌	6500
结核分枝杆菌	10000
铜绿假单胞菌	10500
枯草杆菌	11000
鼠伤寒沙门菌	15200
枯草杆菌芽胞	22000

表 23-3　病毒对紫外线的抗力

病毒种类	UV 照射剂量（$\mu W \cdot s/cm^2$）
脊髓灰质炎病毒	6600
流感病毒	6600
甲型肝炎病毒	8000

表 23-4　真菌对紫外线的抗力

真菌种类	UV 照射剂量（$\mu W \cdot s/cm^2$）
扩展青霉菌	22000
灰绿霉菌	88000
黄曲霉菌	99000
黑根霉菌	220000

（三）微生物对热力的抗力

121℃条件下，杀灭 10^6 cfu 的嗜热脂肪芽胞杆菌所需时间为 12 分钟，而杀灭相同数量的枯草杆菌黑色变种芽胞所需要的时间小于 1 分钟。但在相同的干热条件下，枯草杆菌黑色变种芽胞的抗力比嗜热脂肪杆菌芽胞更强。故在通常情况下，嗜热脂肪杆菌芽胞作为湿热灭菌的指标微生物，而枯草杆菌黑色变种芽胞作为干热灭菌的指标微生物（表 23-5）。

表 23-5　各种微生物对湿热的抗力

微生物种类	80℃	100℃	121℃	134℃
病毒	1～5min			
细菌繁殖体	1～5min			
酵母菌	1～5min			
霉菌	1～5min			
真菌和霉菌孢子	5～10min	1min		
低抗力细菌芽胞		1～60min		
嗜热脂肪杆菌芽胞		60min～60h	8min	1min
耐热细菌芽胞				超过 6h
朊病毒			120min	18min

四、常用消毒灭菌方法

消毒灭菌方法分为三类，物理法、化学法和生物法，常用的方法主要是前两类。

物理法是通过物理因子杀灭或去除病原微生物的方法，主要是以热力、紫外线、红外线、微波、静电吸附、电离辐射、超声波、过滤、强光等物理因子制成的消毒灭菌器械。

化学法是通过化学因子杀灭病原微生物的方法，化学法根据化学因子产生的方式不同又可分为消毒剂和产生化学因子的消毒器械。消毒剂有：醛类消毒剂，如戊二醛、甲醛、邻苯二甲醛；过氧化物类消毒剂，如二氧化氯、过氧乙酸、过氧化氢；含氯消毒剂，如次氯酸钠、次氯酸钙、二氯异氰脲酸钠、三氯异氰脲酸；含溴消毒剂、如二溴海因、溴氯海因等，含碘类消毒剂，如碘伏、碘酊、氯己定碘、醇类消毒剂，如乙醇、异丙醇；胍类消毒剂，如氯己定、聚六亚甲基双胍，季铵盐类消毒剂，如新洁尔灭、洁尔灭、氯型季铵盐、溴型季铵盐。消毒器械有：环氧乙烷灭菌器、低温甲醛灭菌器、过氧化氢气体等离子体低温灭菌器、戊二醛气体消毒柜、酸性氧化电位水生成器、臭氧水生成器、臭氧空气消毒机、二氧化氯发生器、次氯酸钠发生器等。

（一）常用物理方法

1. 压力蒸汽灭菌器

（1）压力蒸汽灭菌器的种类：

1）下排气式压力蒸汽灭菌器：该灭菌器主要是利用重力作用原理，冷空气质量大，聚集在柜室的下面，热蒸汽质量小，聚集在柜室的上面，通过不断加入热蒸汽，将空气由上而下的从柜室的下排气口将冷空气完全排挤出，使柜室内温度、压力逐渐升高，达到规定的要求后维持一定的时间，从而达到灭菌的目的。

2）预真空式灭菌器：该灭菌器利用抽气机先将灭菌器柜室的绝对压力抽至 2.0～2.7kPa（15～20mmHg）形成负压，然后通入蒸汽，压力达 205.8kPa（2.1kg/cm²），温度达 132℃或以上，使之得以迅速穿透到物品内部进行灭菌处理。灭菌后，抽真空使灭菌物品迅速干燥。此类灭菌器空气排出较彻底，热力穿透迅速，可在 132～134℃进行灭菌处理，所需灭菌作用时间短。但不宜用于瓶装液体的灭菌，灭菌物品装放不宜过少，以避免产生小装量效应。

3）脉动真空压力蒸汽灭菌器：该类灭菌器通过机械采用抽真空和通入蒸汽多次交替作用，使柜室形成负压，空气排除更彻底，升压和升温更迅速，使尽快压力达到 205.8kPa（2.1kg/cm²），温度达到 132℃或以上，蒸汽更容易穿透到物品，进行灭菌处理。蒸汽开始灭菌，到达灭菌时间后，抽真空使灭菌物品迅速干燥。

4）快速卡式灭菌器：该灭菌器采用自动程序，将蒸馏水注入小型加热器中产生蒸汽，然后将蒸汽注入到卡式盒内，排出空气，维持一定的温度和时间，达到灭菌要求。

（2）杀灭微生物作用：压力蒸汽灭菌能够杀灭包括细菌芽胞在内的所有微生物，对嗜热脂肪杆菌芽胞，121℃作用 8 分钟可完全杀灭，134℃只需要作用 1 分钟即可杀灭。

（3）杀灭微生物机制：压力蒸汽灭菌属于湿热灭菌，可使蛋白质凝固变性及酶的活性丧失，导致微生物死亡。微生物受到热力作用时其蛋白质分子运动加速，相互撞击，使连接肽链的副链断裂，分子有规律排列的紧密结构变为无序的散漫结构，大量的疏水基暴露于分子表面，并相互结合成为较大的聚合体而凝固、沉淀，使微生物的酶和结构蛋白被破坏，从而达到杀灭微生物的目的。

（4）压力蒸汽灭菌的影响因素：

1）冷空气排出程度对灭菌效果的影响：灭菌器柜室内和灭菌物品包内的冷空气若未排彻底，柜内温度会低于设定的温度，压力也与压力表不符，灭菌物品包内冷空气的存在还会影响蒸汽的穿透，从而导致灭菌失败。冷空气的排出与柜内压力、温度的关系见表 23-6。

表 23-6　冷空气的排出情况与柜室内温度和压力的关系

压力/MPa	冷空气的排出量及柜室内温度（℃）				
	全排出	排出 2/3	排出 1/2	排出 1/3	未排出
0.034	109	100	94	90	72
0.069	115	109	105	100	90
0.103	121	115	112	109	100
0.138	126	121	118	115	109
0.173	130	126	121	118	115
0.207	135	130	128	126	121

2）灭菌物品包大小对灭菌效果的影响：被灭菌物品包的大小对灭菌效果有一定影响，包过大，蒸汽不易穿透达到包的中央，可到导致灭菌失败，包的大小以 50cm×30cm×30cm 为宜。

3）灭菌物品包的方置方法和放入量对灭菌效果的影响：灭菌物品包码放过紧、过满不利于蒸汽的流通和穿透。放入量过少，柜内空间的空气比包内空气的抽出快得多，柜室内的气压较快下降，使控制系统转入冲入蒸汽程序，此时灭菌物品包内冷空气并未完全抽出，从而影响灭菌效果，这就是常说的小装量效应。

4）有机物对灭菌效果的影响：被灭菌物品受有机物污染时，应先清洗去除有机物，然后经消毒、干燥、打包后进行灭菌处理。

（5）适用范围：适用于耐高温、耐高湿的医用器械和物品的灭菌。

（6）使用方法：压力蒸汽灭菌的方法见表 23-7。

表 23-7　压力蒸汽灭菌所需时间

物品种类	121℃下排气	132℃预真空	132℃脉动真空
硬物裸露	15	4	4
硬物包裹	20	4	4
织物包	30	4	4

（7）注意事项：

1）灭菌设备应每日检查一次，检查内容包括：检查门框与橡胶垫圈有无损坏，是否平整，门的锁扣是否灵活、有效；检查压力表在蒸汽排尽时是否到达零位；由柜室排气口倒入 500ml 水，查有无阻塞；关好门，通蒸汽检查是否存在泄漏；检查蒸汽调节阀是否灵活、准确、压力表与温度计所标示的状况是否吻合，排气口温度计是否完好；检查安全阀是否在蒸汽压力达到规定的安全限度时被冲开。

2）手提式和立式压力蒸汽灭菌器主体与顶盖必须无裂缝和变形；无排气软管或软管锈蚀的手提式压力蒸汽灭菌器不得使用。

3）卧式压力蒸汽灭菌器输入蒸汽的压力不宜过高，夹层的温度不能高于灭菌室的温度。

4）预真空和脉动真空压力蒸汽灭菌器每日进行一次 B-D 测试，检测柜室内的空气排除效果。

5）下排气、预真空及脉动真空压力蒸汽灭菌器的具体操作步骤、常规保养和检查措施，应按照厂方说明书的要求严格执行。

2. 干热灭菌器

（1）特性：干热灭菌器是通过电加热消毒，其作用原理是在柜内安装远红外线加热管，通过 30～1000μm 的热射线产生热能，此热能不需要介质传导，可直接产生，故升温速度快，一般可达到 300℃，通过选装件可达到 500℃。

干热灭菌器的优点是穿透力强，对金属和锐器的腐蚀性没有蒸汽那样强，对玻璃器皿没有腐蚀性。不同的加热方式亦有不同的特点：

1）气套加热或搁板加热方式：搁板加热方式能大大加快加热速度，缩短处理时间。从真空层向搁板传热，温度能达到 200℃。通过搁板对箱体进行加热，传热直接，减少了干燥时间，与传统的加热方式相比，加热速率增加 6 倍，加热温度能达到 300～400℃。

2）干燥方式：有自然对流，或空气循环方式。采用自然对流方式的烘箱，常用于热力学过程，加热保存，热处理，热测试，以及温度高达 250℃的常规干燥过程。采用空气循环方式的烘箱，常用于对干燥要求比较高的热力学过程，这些过程往往需要补充新鲜空气，缩短干燥时间，精确的加热控制，而且能在短时间内能达到 250℃。

3）灭菌后快速冷却：灭菌后通过加入过滤空气，使物品快速冷却，大大缩短灭菌所需时间。

（2）杀灭微生物能力：不同微生物对干热的耐受情况有所不同，160℃时细菌芽胞杀灭所需时间为 60 分钟，而 180℃时仅需要 10 分钟，见表 23-8。

表 23-8　不同微生物对干热的致死时间

微　生　物	不同干热温度℃致死所需要的时间（分钟）	
	160	180
细菌繁殖体	3	<1
病毒	3	<1
霉菌、酵母菌	3	<1
肝炎病毒	3	<1
炭疽杆菌芽胞	6	<1
破伤风杆菌芽胞	12	2
肉毒杆菌芽胞	30	5
嗜热脂肪杆菌芽胞	30	5
泥土嗜热杆菌芽胞	60	10

（3）杀灭微生物机制：干热灭菌时空气中无水分，故其杀菌机制与湿热不同，主要靠高温氧化作用，导致细菌细胞缺水、干燥，代谢酶无活力，内源性分解代谢停止，干热高温也可使蛋白质变性，微生物原浆质浓缩，导致微生物死亡。

（4）杀灭微生物效果影响因素：

1）含水量的影响：微生物本身含水量不同时，杀灭所需要的温度和时间有所不同。例如，卵磷脂凝固所需要的温度（表 23-9）。

表 23-9　卵磷脂凝固所需要的温度

物　　质	含水量%	温度℃
卵磷脂	50	56
卵磷脂	25	74～80
卵磷脂	18	80～90
卵磷脂	6	145
卵磷脂	0	160～170

2）温度和时间的影响见表 23-10。

表 23-10　干热灭菌温度与时间的关系

温度（℃）	温度（℉）	时间（min）
180	360	30
170	340	60
160	320	120
150	300	150
140	285	180
121	250	过夜

（5）适用范围：适用于耐高温物品的消毒和灭菌，例如玻璃、陶瓷、搪瓷、金属类制品及油脂、粉末等医疗用品的消毒和灭菌。

（6）使用方法：该法是将待灭菌的物品放入特定的干热灭菌箱内，通过加热的方法达到灭菌的目的。灭菌条件为：160℃ 2 小时，170℃ 1 小时，180℃ 30 分钟。

（7）注意事项：

1）待灭菌的物品灭菌前应洗净，以防附着在表面的污物炭化。

2）玻璃器皿干烤前洗净后应完全干燥，灭菌时勿与烤箱底、壁直接接触。灭菌后温度降至 40℃以下再开箱，以防炸裂。

3）物品包装不易过大，安放的物品不能超过烤箱箱体内高度的 2/3，物品间应留有空隙，粉剂和油脂的厚度不得超过 1.3cm。

4）纸包和布包的消毒物品不要与箱壁接触，温度一般不超过 160℃，特殊情况可以达到 170℃，否则会引起燃烧、变黑或碳化。

5）使用过程中，如发现有电源线损坏、漏电等现象，应马上停止使用，请专业人员修理。

（8）干热灭菌的不足之处：

1）加热慢，由于传导媒介较差，热扩散和穿透时间较长。

2）需要较长的灭菌周期。由于热吸收的原因，干热的杀菌速度慢，故需要较长的暴露周期。

3）需要高的温度，高温可对物品造成损坏。

4）物品的损坏，由氧化过程决定，干热灭菌是氧化的过程，此过程加速了对物品的损坏。

5）超载时需要延长加热时间，器械上的有机物会被烧焦或炭化。

3. 紫外线消毒

（1）理化特性：紫外线是一种电磁波，波长在 10～400nm 之间，可分为 A、B、C 和真空 4 个波段，其中以 C 波段杀菌效果最好。目前常用的杀菌灯为石英管低压汞蒸汽灯，其发出的紫外线 95%的波长为 253.7nm 。

（2）杀灭微生物效果：紫外线可以杀灭各种微生物，包括细菌繁殖体、芽胞、分枝杆菌、病毒、真菌、立克次体和支原体等。

（3）杀灭微生物机制：紫外线主要对微生物的核酸、蛋白质及酶起破坏作用，导致微生物死亡。

（4）杀灭微生物的影响因素：紫外线辐照能量低，穿透力弱，仅能杀灭直接照射到的微生物，因此消毒时必须使消毒部位充分暴露于紫外线。用紫外线杀灭被有机物保护的微生物时，应加大照射剂量。空气和水中的悬浮粒子也可影响消毒效果。

紫外线消毒的适宜温度范围是20～40℃，温度过高过低均会影响消毒效果，可适当延长消毒时间。用于空气消毒时，消毒环境的相对湿度低于80%为好，否则应适当延长照射时间。

（5）毒性和对物品的损害：紫外线能量较大，极易对人体造成伤害。如果裸露的肌肤被紫外线灯照射，轻者会出现红肿、疼痒、脱屑；重者甚至会引发癌变、皮肤肿瘤等。紫外线照射到眼睛还可引起结膜、角膜发炎，长期照射可能会导致白内障。产生高浓度臭氧的紫外线灯管，可造成人员吸入臭氧中毒。臭氧对金属有腐蚀作用。

（6）适用范围：紫外线灯管适用于被微生物污染的表面，水和空气的消毒。紫外线空气消毒机适用于医疗机构、病原微生物实验室、有卫生要求的生产车间、需要消毒的公共场所及家庭居室等场所在有人或无人条件下的室内空气消毒。紫外线消毒箱（柜）适用于不耐热餐具和物品的消毒，例如，塑料、竹木类制品等。

（7）使用方法：

1）紫外线灯管：常用的室内悬吊式紫外线灯对室内空气消毒时，安装的数量平均为 $1.5W/m^3$，照射时间不少于30分钟。用于物体表面消毒时，照射剂量一般为，对一般细菌繁殖体污染的物品不得低于 $10\ 000\mu W \cdot s/cm^2$；对细菌芽胞污染的物品不得低于 $100\ 000\mu W \cdot s/cm^2$，对真菌孢子污染的物品不得低于 $600\ 000\mu W \cdot s/cm^2$。

2）循环风紫外线空气消毒器：这种消毒器采用低臭氧高强度紫外线灯和过滤系统组成，可以有效地滤除空气中的尘埃，将进入消毒器的空气中的微生物杀死。且由于该紫外线几乎不产生臭氧，消毒时环境中的臭氧浓度一般小于 $0.16mg/m^3$，故可在有人的条件下使用。按产品说明书安装消毒器和使用。一般开机器60分钟后即可达到消毒要求。

3）高臭氧紫外线消毒柜：高臭氧紫外线杀菌灯管的功率在30W以上，消毒作用时间在90分钟左右，整个消毒程序在120分钟以上，可杀灭细菌芽胞。消毒程序完毕后，还应进行30分钟的烘干，在烘干的同时也使残留的臭氧完全分解。

（8）注意事项：

1）用于物体表面消毒的照射剂量：杀灭一般细菌繁殖体时，照射剂量不得低于 $10\ 000\mu W \cdot s/cm^2$；杀灭细菌芽胞的照射剂量不得低于 $100\ 000\mu W \cdot s/cm^2$，杀灭真菌孢子的照射剂量不得低于 $600\ 000\mu W \cdot s/cm^2$。

2）保持紫外线灯管表面的清洁。

3）消毒室内空气时，房间内应保持清洁干燥，减少尘埃和水雾，温度低于20℃或高于40℃或相对湿度大于60%时应适当延长照射时间。

4）用于消毒物体表面时，应便于紫外线直接照射被消毒物体表面。消毒纸张、织物等粗糙表面时，要适当延长照射时间，且两面均应受到照射。

5）不得使紫外线光源直接照射到人体，以免引起损伤。

6）使用高臭氧紫外线灯管或紫外线消毒柜时，环境中臭氧浓度应低于 $0.16mg/m^3$，以防止臭氧泄漏，造成人员吸入臭氧中毒。

7）使用过程中，如发现有电源线损坏、漏电或臭氧泄漏等现象，应马上停止使用，请专业人员修理。

8）紫外线灯的检测：普通型或低臭氧型直管型 30W 紫外灯新灯管的应≥90μW·s/cm²，高强度直管型 30W 紫外线新灯管的辐照度值应≥180μW·s/cm²，使用中的灯管的辐照度值在灯管下方垂直 1m 的中心处，应≥70μW·s/cm²。低于此值及时更换。

4. 高压静电吸附式空气消毒器

（1）该技术采用蜂巢针棒型双区静电杀菌除尘器，其电极由放电针和放电棒组成，接地区接地板极为蜂巢状接地极形成电离区。放电针具有良好的电离空气的作用。放电棒与蜂巢状极板形成受尘区，光滑圆棒表面与蜂巢接地极板之间形成均匀的电场。在施加同一电压时，放电针、棒与蜂巢状极板之间形成不同场强的电场。附着在灰尘颗粒上的微生物在经过静电场时，通过电场的作用，被吸附在集尘板上，从而达到杀菌除尘的作用。这种结构具有较好的机械强度，可使用很薄的材料，减少结构的重量，降低成本，并可获得较大的积尘面积。

（2）杀灭微生物作用：在电场强度为 8kV/cm 时，风速为 9m/s 的条件下，对一次性通过中央空调通风系统内高压静电杀菌除尘净化系统的空气中的自然菌的平均杀灭率大于 90%。连续开机 30 分钟，对白色葡萄球菌的杀灭率大于 99.90%。采用模块组合式，可根据空调系统的要求进行串、并联组合，适用于各种结构、各种风量空调系统。

（3）杀灭微生物机制：添加过滤系统，不仅可过滤和吸附空气中带菌的尘埃，也可吸附微生物。

（4）适用范围：主要用于有人在条件下室内空气消毒。

（5）使用方法：在一个 20～30m² 的房间内，使用一台柜机式静电式空气消毒器，一般消毒 60 分钟后，可达到国家卫生标准。

（6）注意事项：

1）所用消毒器的循环风量（m³/h）必须是房间体积的 8 倍以上。

2）应定期对电极板进行清洗，或请专业人员定期维护。

（二）常用化学方法

1. 戊二醛　戊二醛（glutaraldehyde）于 1908 年由 Harries 和 Tank 首次合成。1962 年，Pepper 和 Liebermen 在寻找甲醛的代替物时，发现戊二醛具有杀微生物作用。1963 年，Stonehill 等发现适当的碱性戊二醛溶液具有杀芽胞的功能，并于该年底将戊二醛配方作为化学灭菌剂使用进入市场。近年来的研究焦点集中在应用的范围和改进戊二醛的活性上。

（1）理化特性：分子式 $C_5H_5O_2$，分子量 100.13，呈无色或淡黄色液体，挥发性低，有醛的气味。戊二醛常用灭菌浓度为 2%。国外还有 2.5%和 3.4%的戊二醛产品。

（2）杀灭微生物效果：戊二醛具有广谱的杀菌活性，2%的戊二醛在 pH 值 7.5～8.3 时，作用 1 分钟，能杀灭细菌繁殖体，作用 10 分钟可杀灭病毒和结核分枝杆菌。其最重要的特点是具有较好的杀灭细菌芽胞的活性，2%的戊二醛对多数细菌芽胞杀灭率达 99.99%所需要的时间小于 3 小时。其杀芽胞活性优于 8%的甲醛。作用 20 分钟，可使分枝杆菌减少 4.0～6.0 个对数值，但也有耐戊二醛的分枝杆菌的报道，尤其是临床分离的结核分枝杆菌对戊二醛等抗力差异很大，最长 1 小时才能杀灭。一般认为 2%的戊二醛杀灭分枝杆菌至少要 1 小时以上。对 2%以下的戊二醛及其复方消毒剂，用于消毒或灭菌时，应提供充分的相关材料以证明其有效性（表 23-11）。

表 23-11　戊二醛与甲醛对不同芽胞杀灭效果的比较

细菌芽胞	杀灭时间（h）	
	2%活性戊二醛	8%甲醛
globigii 杆菌芽胞	2～3	>3
枯草杆菌芽胞	2	>3
tetari 梭状杆菌芽胞	<2	>3
perfringeens 梭状杆菌芽胞	2～3	>3

（3）杀菌机制：戊二醛的杀菌机制主要是醛基在起作用，醛基与细胞表面、外膜蛋白、核酸结合，可抑制 RAN、DAN 和外膜蛋白的合成，抑制细胞酶的活性，导致细菌迅速死亡。Thomashe Russell（1974 年）发现 0.1%低浓度戊二醛可抑制细菌芽胞发芽，2%浓度的戊二醛可杀灭芽胞。认为酸性戊二醛能与芽胞表面发生交互作用且结合在其表面，而碱性戊二醛可穿透芽胞。Gerald Mcdonnell 对戊二醛杀灭各种微生物的机制做了进一步的描述（表 23-12）。

表 23-12　戊二醛对各种微生物的作用机制

靶微生物	作用机制
细菌芽胞	低浓度抑制芽胞发芽，高浓度杀灭芽胞，可能与干扰外膜层有关
分枝杆菌	详细作用不清楚，可能包括对分枝杆菌细胞壁的作用
不产生芽胞的细菌	与革兰阳性菌外膜层有关，与革兰阴性菌蛋白质中氨基酸的交联有密切关系，抑制细胞的转运过程
真菌	真菌细胞壁是初始靶位点，干扰外层多糖
病毒	急性机制不详，但对蛋白质、DNA 有交联作用和外壳的变化
朊病毒	作用机制不详

（4）杀菌作用的影响因素：

1）作用浓度和作用时间：作用浓度和时间对杀菌效果的影响最为明显，杀菌效果与作用浓度和时间成正比。但对细菌芽胞的作用浓度应不小于 2%，低于 2%时，即使延长作用时间也不能得到可靠的杀灭效果。

2）pH 值的影响：戊二醛的杀菌效果与其溶液的酸碱度有关，一般说来在酸性环境下，形成戊二醛的聚合体，性质比较稳定，在碱性环境下，主要以戊二醛单体形式存在，醛基暴露出来，杀菌效果好。pH 在 4～9 的范围内，pH 愈高杀菌效果愈好，在 7.5～8.3 时，杀菌作用最强，大于 9 时，戊二醛由单体迅速聚合，暴露的醛基减少，导致杀菌效果下降乃至丧失。

3）温度的影响：温度对戊二醛杀菌效果的影响不如的其他消毒剂明显，较低温度下戊二醛仍有杀菌作用，温度升高杀菌效果增强，温度在 20～60℃时，温度系数 Q_{10} 值为 1.5～4.0。

4）理化因子的协同杀菌作用：戊二醛溶液中加入阳离子和非离子表面活性剂有明显的增效作用，在1.0%～1.3%的戊二醛中加入季铵盐类阳离子表面活性剂，可产生于2%戊二醛相同的杀菌效果。加入非离子表面活性剂后可明显缩短杀菌作用时间。超声波和微波与戊二醛亦有协同杀菌作用。

5）有机物的影响：有机物对戊二醛杀菌效果的影响不十分明显，10%的小牛血清和3%的牛血清白蛋白对杀菌效果基本无影响。

（5）毒性和对物品的损坏：戊二醛对人体有中等毒性，对皮肤黏膜有刺激性和致敏作用。有报道表明，使用戊二醛消毒后的器材，由于未彻底去除残留的戊二醛，曾引起患者的大肠炎以及眼角膜损伤。对呼吸道黏膜有刺激作用，大量接触戊二醛可引起变态反应性皮炎、哮喘、鼻出血、鼻炎等病症。因此，对戊二醛操作者的安全防护十分重要，美国规定空气中的戊二醛最高允许浓度为0.2mg/L。经过实践认为0.2%的戊二醛对眼睛、鼻子、咽喉仍有刺激作用，故美国工业卫生组织建议将最高允许浓度调整为0.05mg/L。建议使用戊二醛时，应注意加强通风换气（7～15次/小时），最好安装抽风装置，配备手套和呼吸防护装置。近些年有报道表明戊二醛有致畸、致突变和致癌作用，欧洲一些国家例如英国、法国等已禁止使用戊二醛。

戊二醛对金属有腐蚀作用，用于金属物品的消毒时应加入防腐蚀剂亚硝酸钠。

（6）戊二醛消毒剂的分类：根据溶液的pH值不同戊二醛消毒剂可分为酸性戊二醛、中性戊二醛和碱性戊二醛。

碱性戊二醛一般为二元包装，分别为2%戊二醛和碳酸氢钠，使用前将两包装混合，调整pH值到7.5～8.3之间故称为碱性戊二醛。碱性戊二醛具有较好的杀灭细菌芽胞的特点，杀灭芽胞达到消毒水平一般需要30～60分钟。达到灭菌水平需要10小时。该类产品连续使用的有效时间为1～2周，医院消毒最常用的戊二醛为此类戊二醛。

中性戊二醛为一元包装，是在酸性戊二醛中加入少量碳酸氢钠，调整pH值到7.0左右，即为中性戊二醛，其稳定性好于碱性戊二醛，杀菌作用优于酸性戊二醛。

酸性戊二醛一般为一元包装，一般是在2%的戊二醛中加入非离子表面活性剂或阳离子表面活性剂，亦称强化戊二醛，pH值在3.5～4.5之间，具有较好的杀菌作用，但杀灭细菌芽胞的时间长于碱性戊二醛。其化学性质较稳定，有效期可在2年以上。

（7）适用范围：戊二醛主要适用于不耐热的医疗器械和精密仪器等的消毒与灭菌，及内镜的消毒和灭菌。

（8）使用方法：

1）灭菌处理：常用浸泡法。将清洗、晾干待灭菌处理的医疗器械及物品浸没于装有戊二醛的容器中，加盖，浸泡10小时后，无菌操作取出，用无菌水冲洗干净，并用无菌纱布擦干后使用。

2）消毒：用浸泡法，将清洗、晾干的待消毒处理医疗器械及物品浸没于装有戊二醛的容器中，加盖，一般20～45分钟，取出后用灭菌水冲洗干净并擦干。

3）2%的戊二醛一般可连续使用7～14天，国外有3.4%的戊二醛可连续使用28天。

（9）注意事项：

1）戊二醛对手术刀片等碳钢制品有腐蚀性，使用前应先加入0.5%亚硝酸钠作为防锈剂。

2）戊二醛对皮肤黏膜有刺激性，接触戊二醛溶液时应戴橡胶手套，防止溅入眼内或吸入体内。

3）盛装戊二醛消毒液的容器应加盖，放于通风良好处。

2. 甲醛　甲醛（formaldehyde）作为一种灭菌剂，其优点是杀菌力强、广谱、对金属腐蚀性小、使用方便。其主要缺点是刺激性和毒性。

（1）理化特性：甲醛的分子式为 CH_2O，分子量 30.03，呈无色液体，有强烈辛辣的刺激性气味。易溶于水、醇，性质活泼。在常温下可聚合成固体的甲醛聚合体。在 80℃以上可形成稳定的甲醛气体。用于消毒时通常制成 35%～38%的甲醛溶液，亦称福尔马林溶液。

（2）杀灭微生物作用：甲醛具有广谱的杀菌活性，0.5%～1%的甲醛作用 60 分钟，或 4%的甲醛作用 30 分钟可杀灭细菌繁殖体，0.5%～5%的甲醛作用 5～120 分钟可灭活多种病毒。2%的甲醛在作用 32 小时或 8%的甲醛作用 6 小时可杀灭细菌芽胞。

（3）杀菌机制：甲醛的杀菌机制主要是作用于核酸碱基中的氨基，蛋白质分子的氨基、羧基、巯基，以羟甲基替代敏感的氢原子，引起核酸的损伤和蛋白质分子的破坏，从而导致微生物的死亡。

（4）杀菌作用的影响因素：

1）作用浓度和时间的影响：甲醛溶液的作用浓度越高和作用时间越长杀菌效果越好，但在甲醛熏蒸消毒时，空气中的甲醛达到饱和时，再增加浓度只能增加聚合作用，对杀菌作用没有增强。

2）温度的影响：甲醛的杀菌效果随温度的升高而增强，5%的甲醛水溶液杀灭炭疽杆菌芽胞，在 20℃时需要 32 小时，37℃时只需 1.5 小时。温度升高对提高甲醛熏蒸的消毒效果更为明显，环境温度提高，可减少空气中甲醛在物体表面的再聚合，也可增加甲醛气体的穿透力，从而提高了甲醛的杀菌效果。在 15～35℃之间，甲醛杀灭细菌繁殖体的温度系数（Q_{10}值）为 2，杀灭细菌芽胞的 Q_{10}值为 4～5。

3）湿度的影响：甲醛熏蒸消毒时，在一定相对湿度范围内湿度增加，消毒效果增强。韩友圻等证明当相对湿度从 30%增加到 55%时，平均杀菌指数增加 0.8345。甲醛气体灭菌时，相对湿度一般较宜在 70%～100%。对棉织类物品消毒时，相对湿度应在 70%～90%。

4）有机物的影响：甲醛气体的穿透力较差，将枯草杆菌芽胞悬液与蛋白胨的混合液干燥于表面后，可影响杀菌效果，很难将其完全杀灭。

（5）毒性和对物品的损坏：甲醛为较高毒性的物质，在我国有毒化学品优先控制名单上甲醛高居第二位。甲醛对皮肤黏膜有强烈的刺激作用，其急性中毒症状为对咽黏膜和呼吸道黏膜有急性刺激作用，轻者引起流泪、咳嗽，重者可引起支气管炎、血痰、甚至窒息死亡。皮肤接触过久可角质化和变黑，有的可引起湿疹样皮炎。空气中最高允许限量为 $1mg/m^3$。

口服甲醛溶液可引起呕吐、腹痛、导致中枢神经系统损害，严重的可引起休克、死亡。人口服甲醛的最小致死量为 36g。甲醛有致突变和致癌作用。

甲醛对一般物体无损害作用。

（6）适用范围：甲醛主要适用于纸张、皮毛服装、不耐热的医疗器械和精密仪器等的熏蒸消毒，及非常时期（例如非典时期）医院和传染病房的终末熏蒸消毒。

（7）使用方法：甲醛熏蒸消毒处理时，应将被消毒物品放置在密闭的房间内，相对湿度维持在70%～90%，温度在18℃以上，被消毒物品之间应留有充分的空间，保证良好的消毒效果。消毒后应通风，使甲醛气体散尽。甲醛对人有毒性和刺激性，应做好对操作人员的防护。加热熏蒸使用35%～40%的甲醛，按25ml/m^3的量直接加热熏蒸12小时；化学熏蒸，用40ml/m^3 35%～40%的甲醛加上30g/m^3高锰酸钾混和熏蒸12小时，混合后甲醛蒸汽即可释放出来。甲醛熏蒸可以对喷雾消毒达不到的地方，如抽屉、柜子里面、所有缝隙之间、床垫内部等起到较好的消毒作用。

简易的甲醛熏蒸箱由于消毒灭菌效果不可靠，且在正压条件下使用，对环境造成污染，对操作者造成伤害，已不推荐使用。

（8）注意事项：

1）熏蒸消毒时被消毒物品应摊开放置，中间应留有空隙，污染的表面应尽量暴露，以便与甲醛气体充分接触。

2）甲醛熏蒸消毒后应去除残留的甲醛；可用通风方式去除甲醛气体，必要时可用氨水中和残留在物体表面上的甲醛。

3）甲醛对人体有毒副作用，使用时应注意呼吸道和皮肤黏膜的防护。熏蒸消毒时操作者一定要带全面型呼吸防护器、手套等。

3. 过氧乙酸　过氧乙酸（peracetic acid，PAA）于1902年由Freer和Novy首次报道其属于优良的消毒剂和冷灭菌剂后，人们逐渐认识到过氧乙酸是一种比过氧化氢更有效的杀菌剂，具有广谱、快速、高效、低毒性残留的特点。在低温和有机物存在的条件下仍然具有杀芽胞活性。因此广泛地应用于医疗领域。

（1）理化特性：过氧乙酸又叫过醋酸，分子式$C_2H_4O_3$，分子量为76.05，为无色透明弱酸性液体，易挥发，有很强的挥发性气味，腐蚀性强，有漂白作用。性质不稳定。可杀灭细菌繁殖体、真菌、病毒、分枝杆菌和细菌芽胞。具有广谱、高效、低毒、对金属及织物有腐蚀性，受有机物影响大，稳定性差等特点。其浓度为16%～20%（g/100ml）。

（2）杀灭微生物作用：PAA对细菌繁殖体、病毒和分枝杆菌杀灭速度快，效果好。Baldry的报道表明10～15mg/L的PAA，作用5分钟可杀灭大肠埃希菌，75～100mg/L，作用5分钟可杀粪肠球菌，25～83mg/L，作用5分钟可杀酵母菌，400mg/L，作用5分钟可灭活脊髓灰质炎1型病毒，2000mg/L，作用30分钟可杀灭枯草杆菌黑色变种芽胞（枯黑芽胞）。

（3）杀菌机制：PAA具有较强的氧化作用和酸化作用，其中氧化作用是主要作用，可以破坏芽胞的通透性屏障，导致核心物质的漏出，破坏和溶解核心物质，分解DNA的碱基，使DNA的碱基双链解开或断裂，导致微生物的死亡。

（4）杀菌作用的影响因素：

1）作用浓度和时间的影响：作用浓度和时间对杀菌效果的影响最为明显，杀菌效果与作用浓度和时间成正比。

2）温度的影响：在5℃时杀灭李斯特菌和肠球菌的有效浓度为90mg/L，而当温度升高至20℃时，杀灭两菌的有效浓度为45mg/L。温度对PAA杀灭芽胞效果也有较大影响，浓度相同，温度为8℃时，作用60分钟，可使细菌芽胞降低2个杀灭对数值，当温度升高至 20℃和 40℃时，使细菌芽胞降低 2 个杀灭对数的所需的作用时间分别是 20 分钟和 5 分钟。另外，在低温的条件下只要给予充分的浓度和作用时间，PAA 仍然具有杀芽胞活性（表 23-13）。

表 23-13　不同温度和浓度条件下 PAA 的杀芽胞活性

温度℃	不同浓度（mg/L）杀灭芽胞所需要的时间（min）				菌种名称
	5000	10 000	20 000	30 000	
37	10	10	<0.5	<0.5	炭疽杆菌芽胞
20	20	10	5	<0.5	炭疽杆菌芽胞
4	>60	20	20	<0.5	炭疽杆菌芽胞
0	—	—	—	1	枯草杆菌黑色变种芽胞
−30	—	—	—	6	枯草杆菌黑色变种芽胞
−40	—	—	—	60	枯草杆菌黑色变种芽胞

3）pH 值的影响：作为一种弱酸，过氧乙酸在酸性环境下更具杀菌活性，使用 0.03%的 PAA，在 pH 值为 2 时，对枯草杆菌黑色变种芽胞的杀灭对数值为 4.0；当 pH 为 5 时，对其的杀灭对数值仅为 2.0。

在碱性条件下，其杀芽胞效果明显下降（表 23-14），但高浓度时仍然具有杀菌作用。

表 23-14　不同 pH 值条件下 0.03%PAA 对枯黑芽胞的杀灭效果*

pH 值	2	4	5	7	8
杀灭对数值	4	3	2	1	<1

注：* 试验作用温度为 20℃，作用时间为 30 分钟

4）有机物的影响：在有机物存在的条件下，PAA 对细菌和真菌达到同样效果所需的浓度要提高 5～20 倍。有机物也可阻碍和减弱 PAA 对细菌芽胞的杀灭作用。

（5）毒理学特性和对物品的损害：40%的 PAA 的半数致死量为 1540mg/kg，亚慢性口服毒性研究表明，在 8 周内动物的生长没有改变。急性刺激毒性为 13 439mg/m^3。35%的 PAA 蒸汽可以使人流泪，吸入后可引起对鼻腔的刺激。Busch 等的研究表明 0.4%～0.8%的 PAA 可用作人体皮肤消毒剂，1%和 3%的 PAA 被认为是肿瘤促进剂，但 0.3%的 PAA 无促进肿瘤生长作用。水中含 2%的 PAA，使用 6 个月可使 10%的动物发展成皮肤肿瘤。故 PAA 被认为是一种弱的完全致癌物质，但分解后的 PAA 没有致癌作用。

（6）适用范围：适用于耐腐蚀物品消毒灭菌、环境地面、墙面、排泄物容器及空气等的消毒。其蒸汽也可用于衣被、信件、纸张等的消毒。

（7）使用方法：消毒液配制：过氧乙酸一般为二元包装，A 液为冰醋酸液和硫酸的混合液，B 液为过氧化氢，使用前按产品使用说明书要求将 A、B 两液混合后产生过氧乙酸，在室温放置 24～48 小时后即可使用。

1）空气的消毒：将房屋密闭后用过氧乙酸含量为 0.1%～0.2%的消毒剂溶液，按每立方米 20ml 的量，使用气溶胶喷雾器进行喷雾消毒，作用 1 小时后即可开门窗通风。

2）地面、墙壁、电梯表面等的消毒：地面、墙壁、电梯表面等可用过氧乙酸含量为 0.1%～0.2%的消毒剂溶液喷洒，作用 15～30 分钟。也可用过氧乙酸含量为 0.1%的消毒剂溶液拖地。

3）对经常使用或触摸物品的消毒：对家具、桌台面、玩具、门把手、水龙头、电话机等人体接触较多的物品可用过氧乙酸含量为 0.2%～0.5%的消毒剂溶液进行浸泡、喷洒或擦拭消毒，作用 15～30 分钟。

4）毛衣、毛毯、被褥、化纤尼龙制品、书报、纸张的消毒。

对毛衣、毛毯、被褥、化纤尼龙制品和书报、纸张等，可采取过氧乙酸熏蒸消毒。熏蒸消毒时，将欲消毒衣物悬挂室内（勿堆集一处），密闭门窗，糊好缝隙，用过氧乙酸含量为 15%的消毒剂溶液，按每立方米 7ml，放置瓷或玻璃容器中，加热熏蒸 1～2 小时。

5）食饮具的消毒：餐（饮）具可用过氧乙酸含量为 0.5%溶液浸泡 30 分钟后，再用清水洗净。

（8）注意事项：

1）过氧乙酸不稳定，应贮存于通风阴凉处，并在使用说明书中标识的有效期内使用。

2）消毒剂稀释液应在临用前配制，配制时，操作人员应戴手套、口罩和护目镜，谨防溅入眼内或皮肤黏膜上，一旦溅上，即时用清水冲洗。

3）配制溶液时，忌与碱或有机物相混合。

4）过氧乙酸消毒剂对金属有腐蚀性，对织物有漂白作用，应慎用。必须用时，浸泡消毒后，应及时用清水冲洗干净。

5）消毒被血液、脓液等污染的物品时，需适当延长作用时间。

6）熏蒸消毒时要注意防火。

7）过氧乙酸消毒剂为外用消毒剂，严禁口服。

4. 过氧化氢　1818 年，法国化学家 Thenard 首次报道了过氧化氢（hydrogen peroxide HP）。1858 年，英国医生 B. W. Richardson 记载了过氧化氢具有除去腐臭的能力，因此将其作为消毒剂使用。Schumb 于 1955 年报道了过氧化氢作为食品如牛奶和新鲜果汁的防腐剂，以后逐步被人们认识，作为消毒剂。过氧化氢属高效消毒剂，具有广谱、高效、速效、无毒、对金属及织物有腐蚀性。杀菌作用受有机物影响很大，过氧化氢容易受热分解，易被过氧化氢酶等破坏，最终产物是氧和水。

（1）理化特性：过氧化氢又叫双氧水，是一种强氧化剂。分子式 H_2O_2，分子量 34.015。为无色透明弱酸性液体，味微苦，纯品稳定性好。可与任何比例的水混合，亦可溶解于乙醇或乙醚，稀释液不稳定。作为灭菌剂一般浓度为 10%～25%，作为消毒剂其浓度在 3%～6%。可杀灭细菌繁殖体、真菌病毒、分枝杆菌和细菌芽胞。具有广谱、高效、低毒、对金属及织物有腐蚀性，受有机物影响大，稳定性差等特点。

（2）杀灭微生物作用：过氧化氢对细菌繁殖体、真菌、病毒和分枝杆菌均有杀灭作用。表 23-15 表明了 3%的过氧化氢杀灭 90%的各种微生所需要的时间。

表 23-15　3%的 HP 对各种微生物的 D 值

微生物名称	D 值（min）
嗜血流感杆菌	0.29
铜绿假单胞菌	0.40
枯草杆菌	0.50
大肠埃希菌	0.57
表皮葡萄球菌	1.82
金黄色葡萄球菌	2.35
黏质沙雷菌	3.86
白色念珠菌	3.99
镰刀霉菌	4.92
黑曲霉菌	8.55
近平滑念珠菌	18.30

注：＊细菌 7×10^5cfu/玻片，使用 3%的 HP 溶液 7ml。
25.8%的 HP，在 24℃条件下，杀灭各种芽胞的时间为 0.8～7.3 分钟

（3）杀菌机制：过氧化氢是一种氧化剂，可使细菌细胞分子或原子发生电离，引起细胞壁上的脂链断裂，使细胞屏障结构遭到破坏，造成细胞膜渗透压和通透性的改变，细胞内容物漏出，有毒物质进入菌体内，导致细菌死亡。HP 的主要杀菌作用并非其分子本身，而是通过光化学作用、电离辐射、重金属和转换金属离子的催化作用是其分解成羟基自由基（—OH）、活性氧及衍生物，通过改变微生物的通透性屏障，破坏微生物的蛋白质、酶、氨基酸和核酸，导致微生物的死亡。

（4）影响杀菌效果的因素：

1）pH 值：过氧化氢在酸性环境下，对某些细菌的杀菌效果明显增强（表 23-16）。Sagripanti 等的研究表明 HP 在 pH 值在 2～10 的范围内杀菌效果有小量改变。加入一些酸性物质，例如，苯甲酸等不但可以起到稳定作用，还可以增加杀菌效果。

表 23-16　不同 pH 值条件下过氧化氢对细菌的杀菌活性

pH 值	最小抑菌浓度 mg/L			
	铜绿假单胞菌 ATCC15442	克雷白肺炎球菌 ATCC4352	粪链球菌 ATCC10541	金黄色葡萄球菌 ATCC6538
5.0	5	25	25	无生长
6.5	10	25	25	5
8.0	50	25	25	5

注：引自 J Appl Bacteriol，1983，54：417-423

2）温度：温度升高可增强过氧化氢的杀菌活性，在室温条件下，过氧化氢仅有缓慢的杀芽胞作用，当温度达到 70℃时，10%的 HP 杀灭芽胞的时间仅需 1 分钟，国外也有在无菌包装过程中，使用 35%HP 与 80℃高温处理方法的报道。

3）有机物可降低过氧化氢的杀菌作用，用于脓、血、便等有机物污染的物品消毒时，应适当提高浓度或延长作用时间。

（5）毒性和对物品的损坏：过氧化氢对小鼠的急性经口毒性 LD_{50}＞10 000mg/kg，属于实际无毒级，主要是过氧化氢在肠内吸收前已被分解。过氧化氢浓缩液对皮肤、黏膜、尤其是对眼黏膜有刺激性。过氧化氢蒸汽可引起呼吸道炎症。吸入 35％的 HP 能引起脑损伤甚至死亡。空气中最高允许浓度为 1.4mg/m^3。但过氧化氢不是致癌和致突变物质。

（6）适用范围：适用于丙烯酸树脂制成的外科植入物、隐形眼镜、不耐热的塑料制品、餐具、服装、饮水和空气等消毒和口腔含漱、外科伤口清洗。

（7）使用方法：

1）消毒液配制：根据有效含量，按稀释比例将水和过氧化氢混合稀释成所需浓度。

2）消毒处理：常用消毒方法有喷雾、浸泡、擦拭等。

用气溶胶喷雾器以 1.5％～3.0％的浓度，20ml/m^3的用量对室内空气和物体表面进行喷雾消毒，作用 1 小时。

将清洗、晾干的待消毒物品浸没于装有 3％过氧化氢的容器中，加盖，浸泡 30 分钟。用 1％～1.5％过氧化氢漱口；亦可用 3％ 过氧化氢液冲洗伤口。

（8）注意事项：

1）过氧化氢应贮存于通风阴凉处，用前应测定有效含量。

2）稀释液不稳定，临用前现配制。

3）配制溶液时，忌与还原剂、碱、碘化物、高锰酸钾等强氧化剂相混合。

4）过氧化氢对金属有腐蚀性，对织物有漂白作用。

5）使用浓溶液或操作浓缩的 HP 时，应戴橡胶手套、护目镜，穿防护服，防止 HP 溅入眼内或皮肤、黏膜上，一旦溅上，及时用大量清水冲洗。

6）消毒被血液、脓液等污染的物品时，需适当延长作用时间。

5. 二氧化氯　1802 年，Chenevix 首次制备出了黄绿色二氧化氯（chlorine dioxide）气体。1811 年，Humpheny Davey 在实验室内制成了二氧化氯，1947 年后逐步应用于消毒领域。二氧化氯属高效消毒剂，具有广谱、高效、速效杀菌作用。对金属有腐蚀性，对织物有漂白作用，消毒效果受有机物影响很大的特点，二氧化氯活化液和稀释液不稳定。

（1）理化特性：二氧化氯分子式 ClO_2，分子量为 67.45，在常温下为黄绿色气体，有强烈的刺激性气味。二氧化氯溶于水后可制成无色、无味、透明的液体。二氧化氯液体和气体对温度、压力和光较敏感，通常二氧化氯溶液以较稳定的亚氯酸盐和氯酸盐的形式存在。

（2）杀灭微生物作用：二氧化氯属高效消毒剂，对细菌繁殖体、病毒、真菌和细菌芽胞均有杀灭作用，具有广谱、高效、速效杀菌的特点。100mg/L 的二氧化氯作用 30 秒，对大肠埃希菌的杀灭率达 99.999％；250mg/L 的二氧化氯，作用 5 分钟，可 100％杀灭白色念珠菌；500mg/L 的二氧化氯作用 10 秒，可杀灭猪霍乱沙门菌、金黄色葡萄球菌、铜绿假单胞菌，作用 5 分钟，可 100％杀灭须发癣菌；作用 30 分钟，可杀灭 99.99％的炭疽杆菌芽胞。

（3）杀灭微生物机制：二氧化氯溶液中不含次氯酸或次氯酸根形式的有效氯，故其作用不是氯化作用，而是氧化作用。这种氧化作用比氯化作用至少强 2.5 倍。通过这种强大的氧化作用，氧化分解导致氨基酸连断裂、蛋白质失去功能，从而使微生物死亡。Aieta等报道了大肠埃希菌与二氧化氯作用后可使钾离子快速流失，进而观察到细菌外膜的破裂和外膜渗透性的全面改变。脊髓灰质炎病毒与二氧化氯作用后，减弱了 RNA 合成的程度。

（4）对杀灭微生物作用的影响因素：

1）pH 值的影响：二氧化氯溶液是以稳定的亚氯酸盐和氯酸盐的形式存在，使用前需要使用柠檬酸或盐酸活化，活化率与 pH 有关，pH 值越低，活化率越高，杀菌效果越好。

2）温度的影响：二氧化氯随温度升高而增强。

3）有机物的影响：有机物可减弱二氧化氯的杀菌作用。

（5）毒性和对物品的损坏：二氧化氯对大鼠经口 LD_{50} 为 2.5mg/kg，经呼吸道的 LD_{50} 大于 5.7mg/kg。急性静脉毒性试验，亚氯酸钠 LD_{50} 为 112.8mg/kg，氯酸钠 LD_{50} 为 222.8mg/kg。对小鼠的急性经口毒性试验，LD_{50} 10 000mg/kg，属于实际无毒级。

未加入防腐蚀剂的二氧化氯溶液对不锈钢、铜、铝、碳钢有中等以上程度的腐蚀性。对织物有漂白作用。

（6）适用范围：适用于医疗卫生用品、食品加工、餐（茶）具、生活饮用水及环境物体表面等消毒。

（7）使用方法：

1）消毒液配制：二氧化氯消毒剂一般为二元包装，A 液主要是亚氯酸钠，B 液为活化剂，成分一般为柠檬酸，使用前将 A 液和 B 液混合生成二氧化氯溶液，稀释至所需要的浓度使用。

2）消毒处理：常用消毒方法有浸泡、擦拭、喷洒等方法。

将清洗、晾干的待消毒或灭菌物品浸没于装有二氧化氯溶液的容器中，加盖。对细菌繁殖体污染物品的消毒，用二氧化氯 100～250mg/L 溶液浸泡 30 分钟；对肝炎病毒和结核分枝杆菌污染物品的消毒，用二氧化氯 500mg/L 溶液浸泡 30 分钟；对细菌芽胞污染物品的消毒，用二氧化氯 1000mg/L 浸泡 30 分钟。

对大件物品或其他不能用浸泡法消毒的物品用擦拭法消毒。消毒所用浓度和作用时间与浸泡法相同。

对一般污染的表面，用二氧化氯 500mg/L 均匀喷洒，作用 30 分钟；对肝炎病毒和结核分枝杆菌污染的表面，用二氧化氯 1000mg/L 均匀喷洒，作用 60 分钟。

生活饮水消毒：二氧化氯用于生活饮用水消毒，不仅能快速杀灭微生物，还可以除去水中的异味，并且不产生大量的三氯甲烷和其他有害物质。在饮用水源水中加入二氧化氯 1～2mg/L，作用 15～30 分钟，可使大肠埃希菌数达到饮用水卫生标准。

（8）注意事项：

1）A 液和 B 液混合后产生的二氧化氯溶液不稳定，应现用现配。

2）配制溶液时，忌与碱或有机物相混合。

3）二氧化氯对金属有腐蚀性，金属制品经二氧化氯消毒后，应迅速用清水冲洗干净并沥干。

6. 苯酚　酚类化合物作为抗微生物制剂应用始于 1815 年，当时煤焦油作为抗菌剂和消毒剂使用。自lister创立防腐外科以来，逐步合成、分离、筛选了几百种酚的衍生物，新的酚类衍生物与苯酚相比具有杀菌效果更好，低毒、刺激性小等特点，在医院中得到了广泛的应用。酚类消毒剂是指含有酚结构的一类消毒剂，羟基直接连在苯环上的有机化合物成为酚，根据苯环上连接羟基的多少可分为一元酚和多元酚，一元酚中常用的主要为苯酚、甲酚。多元酚主要为对氯间二甲苯酚、三氯羟基二苯醚等。

(1) 理化性质：苯酚又称石炭酸，分子式 C_6H_6O，分子量94.11，无色或淡红色针状、块状或三棱状结晶，遇光或在空气中颜色逐渐变深，沸点181.7℃，熔点为38.5～43℃，性质稳定可溶于水或酒精。

(2) 对微生物的杀灭作用：苯酚属于低效消毒剂，可杀灭细菌繁殖体、某些包膜病毒，但对其他多数病毒灭活作用较弱，常温下对细菌芽胞无作用。对大肠埃希菌、金黄色葡萄球菌等细菌繁殖体的最小抑菌浓度为0.2%。温度为20℃时，作用10分钟，杀灭伤寒杆菌、痢疾杆菌、金黄色葡萄球菌化脓性链球菌以及结核分枝杆菌的浓度为1.0%～1.7%。

(3) 杀灭微生物机制：苯酚的杀菌机制主要是苯酚可作用于细胞壁和细胞膜，破坏细胞的通透性，并渗入细胞内，破坏其基本结构，使菌体内容物溢出，使胞浆蛋白凝固，酶的活性丧失。

(4) 对微生物杀灭作用的影响因素：

1) pH值的影响：苯酚消毒剂pH值越低，消毒效果越好，pH值为6时的杀菌效果比pH值为10时高一倍。在碱性环境下，苯酚可形成苯酚盐，这些盐可很容易的溶解在水中，且具有溶解游离酚的作用，导致杀灭微生物的能力下降。

2) 有机物的影响：有机物对苯酚的杀菌效果有一定的影响，Karabit的研究表明，使用0.5%的苯酚研究对不同浓度金黄色葡萄球菌的D值时发现，细菌浓度为 10^6 cfu/ml时，D值为2.25小时，当细菌浓度升值为 10^8 时，D值也上升了近3倍，达6.4小时。认为可能与细菌高较浓度引起有机负载的增加有关。

3) 温度的影响：温度升高可增强杀菌能力，温度从20℃提高到40℃时，杀菌作用时间可减少一半。常温下5%苯酚对细菌芽胞无杀灭作用，当温度升高到80℃，或作用浓度为1%，温度为98℃时，杀灭芽胞所需要的时间均为15分钟。

4) 氯化钠、氯化钙、氯化亚铁乙醇等可增强苯酚的杀菌活性，可使用生理盐水配置苯酚消毒液以提高其杀菌效果。

(5) 毒性和对物品的损坏：苯酚对大白鼠的经口 LD_{50} 为0.5g/kg，口服0.3g苯酚即可使人出现严重症状，3g可致人死亡。苯酚溶液对皮肤、黏膜有刺激性，可引起刺麻感，甚至皮炎；可引起婴儿的高胆红素血症，因此，不提倡用于婴儿的摇篮、婴儿抚育箱以及幼儿园玩具、物品等的消毒。在空气中最高的允许浓度为5mg/m^3。高浓度对金属具有腐蚀作用，多次使用会使织物变黄、橡胶和塑料制品变硬变脆，油漆剥蚀脱落。

(6) 使用范围：苯酚主要使用于物体表面的消毒和卫生洁具的消毒。例如家具、地板、墙面、便盆、痰盂等。

(7) 使用方法：使用1%～5%的苯酚溶液，喷洒、擦拭、浸泡消毒作用30～60分钟。

(8) 注意事项：

1）毒性大，易残留，不得用于食品和食具的消毒。

2）刺激性强，一般情况不作为皮肤、黏膜消毒剂使用。

3）若不慎使皮肤接触了高浓度苯酚，可使用乙醇擦拭去除。

7. 甲酚

（1）理化性质：甲酚（甲基苯酚）为煤酚皂（来苏尔）的主要成分，分子式为C_7H_8O，分子量108.14，甲酚为2-甲基苯酚、3-甲基苯酚、4-甲基苯酚三种异构体的混合物。将植物油和氢氧化钠混合加热制成肥皂，趁热加入甲酚和蒸馏水制成浅棕色透明的煤酚皂液，沸点191～121℃，熔点为30～36℃，可溶于水或乙醇。

（2）对微生物的杀灭作用：煤酚皂溶液与苯酚的杀菌性能相似，属于低效消毒剂，可杀灭细菌繁殖体、亲脂性病毒，对结核分枝杆菌和真菌有一定的杀菌作用，但对亲水性病毒和细菌芽胞无作用。

（3）杀灭微生物机制：煤酚皂溶液破坏细胞膜的结构，增加细胞膜的通透性，穿透和破坏细胞壁，凝集和沉淀菌体蛋白，使蛋白质变性；灭活细菌的酶系统，使酶的活性丧失，导致微生物的死亡。

（4）对微生物杀灭作用的影响因素：

1）有机物的影响：有机物可降低煤酚皂的杀菌效果。

2）温度的影响：温度升高可增强杀菌能力，其程度与苯酚相似。

3）氯化钠、氯化钙、氯化亚铁乙醇等可增强苯酚的杀菌活性，肥皂可降低其表面张力，用量适当可增强杀菌效果。硬水可降低煤酚皂的杀菌效果。

（5）毒性和对物品的损坏：煤酚皂溶液毒性较大，气味易滞留，对人体有一定毒性，作业现场空气中允许的阈值为$22mg/m^3$；对皮肤有一定刺激和腐蚀作用，可引起次麻感，高浓度可使皮肤发白或产生红斑，甚至引起皮炎，一般不宜用于黏膜消毒。本品在环境中不易降解，可污染水源和环境。已被公认为对人体有毒性，近年来已被其他消毒剂所取代。

（6）使用范围：苯酚主要使用于物体表面的消毒和卫生洁具的消毒。例如家具、地板、墙面；便盆、痰盂等。

（7）使用方法：使用1%～5%的煤酚皂溶液，喷洒、擦拭、浸泡消毒作用30～60分钟。

（8）注意事项：同苯酚。

8. 卤化酚　酚苯环上的氢被卤素取代的酚类消毒剂称为卤化酚类消毒剂，其杀菌性能明显强于苯酚，水溶性有所降低，且仍具有酚的臭味和毒副作用。目前在国内使用较多的是4-氯-3，5-二甲基苯酚。

（1）理化特性：常用的有4-氯-3，5-二甲基苯酚（对氯间二苯酚），是一种白色结晶物质，熔点为155℃，在水中溶解度为0.03%，易溶于乙醇、醚和碱性溶液中，在25℃时，其pKa值为9.7。

（2）对微生物的杀灭作用：对细菌繁殖体如金黄色葡萄球菌、铜绿假单胞菌、伤寒沙门菌、酿脓链球菌具有杀灭作用，对结核分枝杆菌仅有较低的杀菌活性，而对细菌芽胞无杀灭活性。

（3）杀灭微生物机制：卤化酚的杀菌机制与苯酚相似，但由于卤素取代了氢，可促进卤化酚的电离以增加溶液的酸性，从而增强了杀菌能力。一般认为卤化酚类消毒剂的杀菌能力比非卤化酚类消毒剂强 3～30 倍。

（4）对微生物杀灭作用的影响因素：

1）有机物的影响：有机物可降低其杀菌效果。

2）pH 值的影响：pH 值降低时杀菌能力增强。例如 2，3，4-三氯苯酚杀灭伤寒杆菌达到相同效果时，pH 值 8.2 时所需要的浓度是 pH 值 7.2 时的 3 倍。

3）温度的影响：温度增高杀菌效果增强。

（5）毒性和对物品的损坏：酚类衍生物的毒性要小于苯酚，刺激性也相对较小（表 23-17），故国外将酚类衍生物取代了苯酚，用于手、皮肤黏膜的消毒。

表 23-17　各种酚类衍生物的毒副作用

酚类消毒剂	大鼠经口 LD_{50}（mg/kg）	对皮肤刺激	对黏膜刺激	经皮毒性
2-苯基苯酚	2700	+	++	−
苄基苯酚	3360	++	++	
4-氯-3 甲基酚	1830	++	++	−
2-苄-4-氯苯酚	5000	++	++	−
4-氯-3，5-二甲基苯酚 PCMX	3830	+	+	−
5，5’-二氯 2，2’-二羟基-二苯基甲烷（DC）	3310	−	+	−
五氯酚	150	++	++	++

美国的注册机构如 EPA、FDA 要求活性物质和产品在注册时提供这些物质的毒性资料作为申报资料的一部分，在食品、药品和化妆品添加剂中对其进行限量控制。欧盟对这类产品作为化妆品和纺织品中防腐剂的条款中，对这类产品的种类和最大允许浓度已有限量要求。

对物品的损坏主要为多次使用后可使织物变黄，橡胶制品老化变脆。

（6）适用范围：主要适用于物体表面消毒和手消毒。

（7）使用方法：一般用 1%的水溶液浸泡、擦拭或喷洒消毒物体表面，作用 15 分钟。

（8）注意事项：同苯酚。

9. 乙醇　早在古埃及时代就有用乙醇处理眼部感染的报道。乙醇的抗菌功能的首次科学研究是在 1875 年 Buchholtz 的醇类研究中。乙醇用于皮肤消毒始于 20 世纪 30 年代，调查表明，1948 年美国 64%的医院用乙醇作为皮肤消毒剂使用。近年来乙醇作为其他消毒剂的助溶剂和增效剂使用，如乙醇与氯己定、碘、苯扎溴铵等复配，其效果更加。

（1）理化特性：乙醇又称酒精，分子式 C_2H_5OH，分子量为 46.07，为无色透明液体。属于中效消毒剂，可杀灭不形成芽胞的细菌、分枝杆菌、病毒，但所有浓度对细菌芽胞均无效。具有速效、无毒、对皮肤黏膜有刺激性、对金属无腐蚀性，受有机物影响很大，易挥发、不稳定等特点。

（2）对微生物的杀灭作用：乙醇能迅速杀灭细菌繁殖体，60%～75%的乙醇作用 1 分钟可杀灭金黄色葡萄球菌、大肠埃希菌、化脓性链球菌、铜绿假单胞菌、伤寒杆菌、淋病奈瑟菌等，作用5分钟可杀灭分枝杆菌。75%的乙醇作用1分钟，对流感病毒、肝炎病毒、艾滋病毒等均有良好的灭活作用。乙醇能抑制细菌芽胞的发芽，但无杀灭作用。

（3）杀灭微生物机制：乙醇具有脱水作用，使蛋白质变性沉淀，这种作用是在有水的条件下进行的，并非醇的浓度越高作用越强，一般认为70%～75%时的杀菌作用最强。乙醇渗入到微生物细胞内，可使细胞溶解破坏、酶的活性受到抑制。

（4）对微生物杀灭作用的影响因素：

1）浓度：由于水对乙醇发挥杀菌作用十分重要，70%～75%的浓度时杀菌效果最强，浓度低于30%时杀菌作用很弱，浓度过高杀菌作用亦有所减低（表23-18）。

表23-18　不同浓度乙醇杀菌所需作用时间

乙醇浓度（%）	大肠埃希菌	金黄色葡萄球菌	铜绿假单胞菌	溶血性链球菌
100	24h	7d	2h	15min
90	15min	30min	5min	5min
80	1min	2min	2min	10s
70	30s	5min	1min	10s
60	20s	30min	30s	10s
50	20s	2h	30s	20s
40	2min	4h	2min	2min
30	2min	24h	30min	30min
20	—	—	24min	24h
10	—	—	14d	3d

2）有机物的影响：有机物对乙醇的杀菌作用影响很大，因乙醇可使蛋白质变性、凝固形成保护层，阻碍其分子渗入菌体，使杀菌作用减弱。因此不宜用乙醇消毒被脓、血、便等有机物污染的物体表面。

3）温度的影响：温度增高，乙醇的杀菌作用增强。

4）乙醇与碘、氯己定、季铵盐等有协同杀菌作用。

（5）毒性和对物品的损坏：一般使用情况下乙醇对人体无毒，个别人对乙醇有过敏现象，接触后可引起皮疹、红斑。乙醇对黏膜有刺激作用，一般不用于黏膜消毒。乙醇有脱脂作用，经常用其洗手可导致皮肤粗糙、干裂。所以手消毒液中一般加有皮肤调理剂。乙醇一般对物品无损害，但经常使用乙醇消毒橡胶和塑料制品会使其变硬，用于纤维内镜消毒，可使其胶合处变软。

（6）使用范围：适用于手、皮肤、环境表面及医疗器械的中低水平消毒等。

（7）使用方法：消毒处理常用消毒方法有浸泡法和擦拭法。

1）对细菌繁殖体污染的医疗器械等物品的消毒：可将待消毒的物品放入带盖容器中，用75%的乙醇溶液浸泡10分钟以上；对听诊器、B超探头、血压计、叩诊锤等可用75%的乙醇溶液擦拭作用5分钟以上。

2）对卫生手消毒：75%的乙醇涂擦，作用1分钟以上，对外科手消毒，75%的乙醇溶液浸泡作用5分钟以上。

3）对皮肤的消毒：用75%乙醇棉球涂擦作用5分钟。

（8）注意事项：

1）乙醇不得用于医疗器械和物品的灭菌处理，临床上用乙醇消毒采血针、针灸针容易导致经血传播疾病的感染。

2）乙醇不宜直接用于有脓、血、便等有机物污染物体的消毒，需要对这些医疗器械或物品消毒时应先清洗、沥干后再消毒。

3）必须使用医用乙醇，严禁使用工业乙醇消毒和作为原材料配制消毒剂。对乙醇过敏者慎用。

4）涂有醇溶性涂料的物体，不宜用乙醇进行消毒处理。

5）乙醇易燃，储存时忌明火。

10. 异丙醇　1855年，法国人M. 贝特洛首先报道用丙烯和硫酸经水合制得异丙醇，称间接水合法。1919年，美国人C. 埃利斯对此进行了工业开发。1920年底，美国新泽西标准油公司采用埃利斯法建立了生产装置，正式投入生产。1951年，英国卜内门化学工业公司开始用丙烯直接水合法生产异丙醇。其后，各国相继采用此法并对其进行了改进。

（1）理化性质：异丙醇为无色透明可燃性液体，气味类似乙醇，分子式为C_3H_8O，分子量为60.10。沸点为82.5，可以任意比例与水混溶。具有速效、无毒、对皮肤黏膜有刺激性、对金属无腐蚀性，受有机物影响很大，易挥发、不稳定等特点。

（2）对微生物的杀灭作用：异丙醇属中效消毒剂，可杀灭细菌，真菌、分枝杆菌，病毒，但不能杀灭细菌芽胞。对细菌和病毒的杀灭效果强以乙醇。30%的浓度作用5分钟可杀灭大肠埃希菌，50%的浓度作用1分钟可杀灭金黄色葡萄球菌。

（3）杀灭微生物机制：异丙醇可破坏蛋白质的肽链，使蛋白质变性凝固，导致微生物死亡。侵入菌体细胞，解脱蛋白质表面的水膜，使细胞内含氮和磷化合物漏出，干扰破坏微生物的酶，影响新陈代谢。溶解和破坏细胞膜的功能，产生抑菌、杀菌作用。

（4）对微生物杀灭作用的影响因素：

1）浓度的影响：异丙醇浓度在30%～90%的范围内均有杀菌作用，但浓度为70%杀菌作用最强。浓度过高或过低对杀菌效果都有影响，浓度过高，与菌体接触时可使菌体表层蛋白凝固，形成保护层，阻碍消毒剂的渗透，使菌体的抗力增强。浓度过低，达不到杀菌的剂量。

2）有机物的影响：醇类消毒剂有使蛋白凝固作用，容易在菌细胞表面形成保护层，影响杀菌效果，故不宜使用该类消毒剂消毒被脓、血、便污染的物品。

3）温度的影响：温度升高其对微生物的杀菌效果相对增强，但增强幅度不如酚类、醛类消毒剂明显。

4）与乙醇一样，异丙醇与碘、氯己定、季铵盐等有协同杀菌作用。

（5）毒性和对物品的损坏：异丙醇属于轻度有毒物质，空气中允许浓度为980mg/m^3，超过允许浓度时，对呼吸道黏膜和眼结膜有刺激，可引起组织坏死。对皮肤有轻到中度刺激，无致癌作用。异丙醇已广泛用于皮肤消毒剂、化妆品、生发剂等，未发现全身中毒现象，反复接触可发生皮肤干燥、脱脂、皲裂等。

（6）适用范围：适用于手、皮肤、医疗物品和物体表面的消毒。

（7）使用方法：

1）对细菌繁殖体污染的医疗器械等物品的消毒：可将待消毒的物品放入带盖容器中，用70%的异丙醇溶液浸泡 10 分钟以上；对听诊器、B 超探头、血压计、叩诊锤等可用 70% 的异丙醇溶液擦拭作用 5 分钟以上。

2）卫生手消毒：用 70%的异丙醇与氯己定或季铵盐作为杀菌有效成分，辅以皮肤调理剂等配成的手消毒剂，涂擦作用 1 分钟以上；对外科手消毒，70%的异丙醇溶液浸泡 5 分钟以上。

3）皮肤的消毒：用 70%异丙醇棉球涂擦作用 5 分钟。亦可用 70%的异丙醇与氯己定或季铵盐作为杀菌有效成分，辅以皮肤调理剂等配成的皮肤消毒剂，涂擦作用 3～5 分钟。

（8）注意事项：

1）异丙醇不宜直接用于有脓、血、便等有机物污染物体的消毒，需要对这些医疗器械或物品消毒时应先清洗、沥干后再消毒。

2）必须使用医用异丙醇，严禁使用工业异丙醇消毒和作为原材料配制消毒剂。对醇过敏者慎用。

3）涂有醇溶性涂料的物体，不宜用异丙醇进行消毒处理。

4）异丙醇易燃，储存时忌明火。

11. 含氯消毒剂　1827 年，英国已将次氯酸钠用于环境的消毒。在我国也广泛用于医院和疫源地的消毒。含氯消毒剂为高效消毒剂，液体形式为次氯酸钠，固体形式为次氯酸钙、二氯异氰脲酸钠等。其特点为广谱、高效、低毒，有强烈的刺激性气味，对金属有腐蚀性，对织物有漂白作用，受有机物影响很大，消毒液不稳定。含氯消毒剂是指溶于水后能产生次氯酸的消毒剂。其品种较多，可分为无机化合物类和有机化合物类，最常用的无机化合物类为次氯酸钠、次氯酸钙、最常用的有机化合物为二氯异氰尿酸钠、三氯异氰尿酸等。

（1）理化特性：

1）次氯酸钠分子式为 NaOCl，分子量为 74.5，有效氯含量大于 10%（g/g），纯品为白色粉末，通常为灰绿色结晶，有很强的刺激性气味，在空气中不稳定。工业上将氯气通入氢氧化钠溶液中，制成白色或淡黄色次氯酸钠乳液，有效氯含量为 10%以上，pH 值为 10～12，这种乳状液性质较稳定，能与水相混溶。但随着稀释度增加，pH 值降至 7～9，其稀释液不稳定，有效氯下降较快。且遇光、遇热加速分解。

2）次氯酸钙：分子式为 $Ca(OCl)_2$，分子量为 142.98。是漂白粉、漂白粉精中的主要成分。将氯气通入石灰中制成的混合物即为漂白粉，又称含氯石灰或绿化石灰。主要成分为次氯酸钙，约 32%～36%，另含有氯化钙、氧化钙、氢氧化钙等。漂白粉为白色粉末，有氯臭味，有效氯含量 25%～32%，其稳定性差，可逐渐吸收空气中的水分和二氧化碳而分解。将氯化石灰乳经过结晶分离，在溶解喷雾干燥即制成漂白粉精，其为白色粉末，有氯臭，易溶于水有少量沉渣。有效氯含量为 80%～85%。性质比较稳定，受潮不易分解，溶液呈碱性，pH 值随浓度增加而升高，对物品有较强的腐蚀和漂白作用。

3）二氯异氰尿酸钠：分子式 $C_3N_3O_3Cl_2Na$，分子量 219.95，有效氯含量大于 60%（g/g），有浓厚的氯味。易溶于水，溶解度为 25%，溶液为弱酸性，1%的水溶液的 pH 值为 5.8～6.0，浓度增加，pH 值变化很小。粉剂性质比较稳定，即使在高温、高湿环境下有效氯下降程度也较小。吸潮后有效氯下降，但将其烤干后有效氯仍然可以回升。其水溶液的稳定性较差，单纯二氯异氰尿酸钠水溶液在18～24℃条件下存放1周，有效氯可下降20％。

4）三氯异氰尿酸：分子式$C_3N_3O_3Cl_3$，分子量232.42，有效氯含量大于89.7％（g/g）。性质稳定，耐储存，在水中的溶解度为2％，水溶液的稳定性差。

（2）对微生物的杀灭作用：含氯消毒剂对细菌繁殖体、真菌、病毒、分枝杆菌和细菌芽胞均有杀灭作用。

（3）杀灭微生物机制：含氯消毒剂主要靠次氯酸起作用，其杀菌机制包括三个方面，即次氯酸的氧化作用、新生氧作用和氯化作用。氧化作用主要是含氯消毒剂在水中解离产生次氯酸，次氯酸作用于菌体蛋白，并与细胞壁发生作用，侵入到细胞内与蛋白质发生氧化作用、破坏磷酸脱氢酶，使糖代谢失调导致细菌死亡。新生氧作用主要是由次氯酸分解形成新生态氧，将菌体蛋白质氧化。氯化作用是氯直接作用菌体蛋白，与细胞膜蛋白质的结合，形成氮-氯复合物，从而干扰了细胞的代谢。氯原子可使细胞膜通透性改变，或是细胞膜发生机械性损伤破裂，促进细胞内容物渗出导致微生物死亡。

（4）对微生物杀灭作用的影响因素：

1）pH值的影响：含氯消毒剂溶液中的pH值是杀菌效果的最大影响因素，pH值升高，次氯酸分解成次氯酸根离子，杀菌活性大大下降，pH值降低，杀菌活性增强。Charlton等在研究次氯酸钙对bacillus metiens芽胞的杀灭效果时发现，溶液中含100mg/L有效氯，pH值为8.2时与溶液中含1000mg/L有效氯，pH值为11.3时的杀灭效果相同。主要是由于pH值降低，次氯酸的浓度增加，且次氯酸的浓度与杀菌速度是紧密相关的。

2）浓度的影响：在pH值和温度相同的条件下，含氯消毒剂有效氯浓度越高，杀菌效果越好。

3）温度的影响：含氯消毒剂随温度升高，杀菌效果增强，总的来说，在3℃时要产生与20℃时同样的杀菌效果，浓度要提高2.5倍，作用时间要延长9倍。

4）有机物的影响：糖和淀粉不影响含氯消毒剂的杀灭效果，但其他有机物，例如胰蛋白胨、蛋白胨、卵白蛋白、体液、组织、微生物和植物等，这些蛋白质性有机物可消耗消毒剂的有效成分，使有效成分的浓度降低，杀菌效果下降。特别是使用低浓度有效氯的消毒剂时，这种情况尤其明显。

（5）毒性和对物品的损坏：各种含氯消毒剂的毒性有所不同，各种含氯消毒剂的急性经口毒性见表23-19。

表23-19　各种含氯消毒剂对大鼠的急性经口毒性

消　毒　剂	大鼠急性经口毒性LD_{50}（/kg）
次氯酸钙（有效氯65％）	1.3g
次氯酸钠（有效氯5.255％）	6.4g
二氯异氰脲酸钠（有效氯63％）	1.4g
三氯异氰脲酸	406mg

有机氯消毒剂被用于饮用水消毒时，引起人们的广泛关注，由于氯化作用可产生三氯卤化物，是一种潜在的致癌物质。1974 年，美国环境保护局就生活应用水的安全问题已经立法。美国科学家发现，在用氯处理水时，某些有机污染物可形成被叫做三氯甲烷的腐殖酸。建议因水中的三氯甲烷的最高含量不得超过 0.1mg/L。1998 年，EPA 又建立了新的饮水标准，三卤甲烷的浓度不得超过 80ppb。次氯酸与甲醛反应生成二氯甲醚，与盐酸反应生成有毒的氯气。

含氯消毒剂一般对金属有腐蚀性，对有色织物有漂白作用。

（6）适用范围：适用于餐（茶）具、物体表面、非金属医疗用品、环境、患者排泄物、医院污水等消毒。

（7）使用方法：

1）消毒液配制：根据不同含氯消毒剂产品的有效氯含量，用自来水将其配制成所需浓度溶液。

2）消毒处理方法：常用的消毒方法有浸泡、擦拭、喷洒与干粉消毒等。

3）将待消毒的物品放入装有含氯消毒剂溶液的容器中，加盖。对细菌繁殖体污染的物品的消毒，用含有效氯 500mg/L 的消毒液浸泡 10 分钟以上；对细菌芽胞污染的物品用含有效氯 2000～5000mg/L 消毒液浸泡、擦拭或喷洒作用 30 分钟以上。

4）餐饮具的消毒：医院营养食堂和宾馆饭店的餐饮具，可用含 250mg/L 有效氯的次氯酸钠消毒液浸泡消毒 30 分钟，对传染病院或传染患者使用的餐饮具，可根据传染病的病原体的抗力情况，选用适当剂量进行消毒处理。

5）地面、工作台面和地面等，日常卫生应以清洁为主，需要消毒时，可用 250～500mg/L 的有效氯的消毒剂擦拭消毒作用 5～10 分钟。

6）医院污水的消毒：使用 50mg/L 的有效氯作用 2 小时以上，污水排放应符合 GB18466 医疗机构水污染物排放标准。

7）对排泄物的消毒，用含氯消毒剂干粉加入排泄物中，使含有效氯 10 000mg/L，略加搅拌后，作用 2～6 小时，对医院污水的消毒，用干粉按有效氯 50mg/L 用量加入污水中，并搅拌均匀，作用 2 小时后排放。

（8）注意事项：

1）外用消毒液，不得口服。置于儿童不易触及处。

2）使用时应戴手套，避免接触皮肤。如消毒液溅上眼睛，应立即用水冲洗，严重者应就医。

3）粉剂应于阴凉处避光、防潮、密封保存；水剂应于阴凉处避光、密闭保存。所需溶液应现用现配。

4）配制漂白粉等粉剂溶液时，应戴口罩、橡胶手套。喷洒后有强烈的刺激性气味，人员应离开现场。

5）未加防锈剂的含氯消毒剂对金属有腐蚀性，不应做金属器械的消毒；加防锈剂的含氯消毒剂对医疗器械消毒后，应用无菌蒸馏水冲洗干净，并擦干后使用。

6）对织物有腐蚀和漂白作用，不应用于有色织物的消毒。

7）用于餐具的消毒后，应及时用清水冲洗。用于餐饮具、瓜果、蔬菜消毒的，产品的重金属含量（以 Pb 计）应≤1.0mg/L，砷含量（以 As 计）应≤0.05mg/L；消毒后应用清水洗净。

8）消毒时，若存在大量有机物时，应提高使用浓度或延长作用时间。

9）用于污水消毒时，应根据污水中还原性物质含量适当增加浓度。

12. 碘伏　1932 年，Gershenfeld 首次合成了 PVP 碘伏，20 世纪 50 年代制成消毒剂，并得到广泛的应用，目前我国已有几十种不同配方的碘伏消毒剂。该消毒剂属于中效消毒剂，具有速效、低毒，对皮肤黏膜无刺激并无黄染，稳定性好，对铜、铝、碳钢等二价金属有腐蚀性，受有机物影响很大等特点。

（1）理化特性：碘伏是以表面活性剂为载体和助溶剂的不定性络合物，其分子量和分子式因表面活性不同而异。阳离子、阴离子或非离子均可作为碘伏中的表面活性剂，以非离子表面活性剂络合后的稳定性最好，国内常用的非离子表面活性为聚乙烯吡咯酮 polyvinyl pyrolidone，PVP）。此碘伏具有杀菌谱广、气味小、对皮肤、黏膜无刺激性、毒性低、溶解性好、对金属无腐蚀作用、无黄染等优点。

（2）杀灭微生物作用：碘伏有广谱杀菌作用，能够杀灭细菌繁殖体、真菌、分枝杆菌、病毒、但不能杀灭细菌芽胞。5000mg/L 的有效碘作用 1 分钟，可杀灭金黄色葡萄球菌、大肠埃希菌、铜绿假单胞菌、白色念珠菌等。500mg/L 的有效碘，作用 5 分钟，同样可杀灭上述细菌达到消毒要求。碘伏对病毒已有较好的灭活作用，有效碘 1000mg/L，作用 1 分钟，对 HIV 的灭活率达 99.98%，完全灭活需要有效碘的浓度为 2500mg/L。

（3）杀灭微生物机制：碘在水溶液中主要以 I_2、HOI、OI^-、H_2O^+I、I^-、I_3^-、IO_3^- 的形式存在，其中 I_2、HOI、H_2O^+I 被认为最有杀菌活性，I_2 能迅速穿透细胞壁，直接与菌体蛋白和酶蛋白发生卤化反应。HOI 具有很强的氧化能力，可破坏通透性屏障，使蛋白质和酶发生氧化，导致微生物的死亡。

（4）对微生物杀灭作用的影响因素：

1）游离碘浓度的影响：载体对碘伏游离碘的释放有一定影响，不同的载体，游离碘的释放速度不同。有效浓度和作用时间相同时，不同载体的碘伏的杀菌效果也有所不同。

2）有机物的影响：有机物可降低碘伏的杀菌活性，因此，对有脓、血、便污染的皮肤黏膜消毒时，应尽量将污物清洗干净，以确保消毒效果。

3）温度的影响：温度对碘伏的杀菌作用有一定影响，当温度由 20℃上升至 40℃时，碘伏溶液中游离碘的浓度可上升 1 倍以上，杀菌作用明显增强。

4）pH 值的影响：碘伏 pH 值在 2～8 的范围内时，pH 值偏低时效果较好。若在碘伏中加入冰乙酸，可增强其杀菌效果。

（5）毒性及对物品的损害：碘伏的毒性较小，属于低毒类消毒剂，对皮肤黏膜无刺激，无明显地致癌作用。应用碘伏偶尔可引起过敏皮肤反应。碘伏对铝、铜、铁等二价金属有腐蚀作用。

（6）适用范围：适用于手、皮肤、黏膜、手术切口部位、伤口创面、注射和穿刺部位等的消毒。

（7）使用方法：消毒液配制：根据有效碘含量用灭菌蒸馏水将碘伏稀释成所需浓度。

1）对外科洗手消毒：用含有效碘 2500～5000mg/L 的消毒液擦拭作用 3 分钟。

2）对皮肤、黏膜用擦拭法消毒：消毒时，用浸有碘伏消毒液的无菌棉球或其他替代物品擦拭被消毒部位。对于手术部位及注射部位的皮肤消毒，用含有效碘 2500～

5000mg/L 的消毒液局部擦拭 2 遍，作用共 2 分钟。

3）对口腔黏膜及创口黏膜创面消毒，用含有效碘 500～1000mg/L 的消毒液擦拭，作用 3～5 分钟。注射部位消毒也可用市售碘伏棉签（含有效碘 2000mg/L）擦拭，作用 2～3 分钟。

4）对阴道黏膜及伤口黏膜创面的消毒，用含有效碘 250mg/L 的消毒液冲洗 3～5 分钟。

（8）注意事项：

1）碘伏应于阴凉处避光、防潮、密封保存。

2）碘伏对二价金属制品有腐蚀性，不应做相应金属制品的消毒。

3）消毒时，若存在有机物，应提高药物浓度或延长消毒时间。

4）避免与拮抗药物同用。

5）对碘过敏者慎用。

13. 碘酊

（1）理化性质：碘酊又称碘酒，是由 2%的碘和 1.5% 的碘化钾与 50%乙醇制成的溶液，配制时先将碘化钾溶解在乙醇溶液中，然后再加入碘制成碘酊溶液。

（2）对微生物的杀灭作用：碘酒有广谱、快速杀灭细菌作用，50mg/L 有效碘作用 10 分钟可杀灭各种细菌繁殖体。1%碘酊作用 3 分钟可杀灭细菌繁殖体、真菌灭活病毒。

（3）杀灭微生物机制：与碘伏相同。

（4）对微生物杀灭作用的影响：碘酊中加入过量的碘化钾，溶液中有大量的碘化物存在，可使游离碘变为过碘化物，使杀菌效果受到影响。

（5）毒性和对物品的损坏：碘具有毒性，人口服 0.1g 可产生不适，口服 2～3g 可引起死亡。碘中毒时可引起呕吐、虚脱、痉挛以致昏迷。长期过量摄入碘，可导致慢性碘中毒。主要表现为各个系统的损害。空气中碘的阈值为 $1mg/m^3$。碘对金属有腐蚀性，可使有色织物着色，天然物品沾碘也较难洗掉。

（6）使用范围：适用于注射部位、穿刺部位、皮肤、黏膜等的消毒。

（7）使用方法：

1）对皮肤、黏膜用擦拭法消毒。消毒时，用浸有 2%碘酊消毒液的无菌棉球或其他替代物品擦拭被消毒部位，作用 2 分钟。

2）对于手术部位及注射部位皮肤消毒，用 2%碘酊消毒液在被消毒部位局部擦拭 2 遍，作用 1 分钟。

（8）注意事项：

1）碘酊有着色作用，不适用于织物类产品的消毒。

2）碘酊有腐蚀作用，慎用于金属物品的消毒。

14. 苯扎溴铵

（1）理化特性：苯扎溴铵的化学名称为溴化十二烷基二甲基苄基铵，别名新洁尔灭。分子式 $C_{21}H_{38}NBr$，分子量为 384.46。本品为淡黄色胶状或蜡状固体，有不良香气，味极苦；易溶于水，水溶液澄清，强力振摇时可产生大量泡沫；性质稳定，耐热、耐光、无挥发性，可长期储存。

（2）对微生物的杀灭作用：苯扎溴胺属于低效消毒剂，可杀灭一般细菌繁殖体和部分真菌和亲脂病毒，不能杀灭细菌芽胞，对分枝杆菌的效果也较差。但对细菌芽胞有较强的抑菌作用。

（3）杀灭微生物机制：季铵盐类消毒剂在水中水解后带正电荷，吸附于细胞的表面，逐步进入细胞质的类质层和蛋白层，可改变细胞的通透性使菌体破裂，细胞内容物外溢。高度聚集在细胞表面，形成离子为团，影响细菌的新陈代谢，使蛋白质变性、代谢酶的活性丧失。导致微生物的死亡。

（4）对微生物杀灭作用的影响因素：

1）温度的影响：苯扎溴铵的杀菌作用随温度的升高而逐渐加强。在 10℃条件下，0.1%的苯扎溴铵将布片载体上的铜绿假单胞菌全部杀灭的时间为 15 分钟，而在 50℃达到相同效果所需的时间仅为 3 分钟。0.1%的苯扎溴铵杀灭铜绿假单胞菌的 Q_{10} 为 1.47。

2）pH 值的影响：苯扎溴铵在碱性条件下杀菌效果较好，pH 值为 10 时，杀菌效果最佳。溶液 pH 值为 3 时所需的杀灭浓度是 pH 值为 9 时的 10 倍。

3）拮抗物质的影响：阴离子表面活性剂如洗衣粉、洗涤灵等洗涤剂、肥皂、碘、碘化钾、硝酸银、硫酸锌、酒石酸、硼酸、水杨酸、枸橼酸及其盐类，氯化锌、白陶土、过氧化物、磺胺类药物以及钙、镁、铁、铝等金属离子对其均有拮抗作用。

4）有机物的影响：有机物如，脓、血、便等可减弱苯扎溴铵的杀菌作用，严重者可降低 95%以上，因此使用苯扎溴铵消毒时，应将被消毒物体表面的有机物清洗干净。

5）水质硬度的影响：配制苯扎溴铵溶液时，水的硬度过高会降低其杀菌能力，因此，配制季铵类消毒剂时最好使用纯化水。

6）棉织物品的影响：溶液中的苯扎溴铵可被棉花、纤维等织物吸附，可使有效浓度降低，影响杀菌效果。

（5）毒性和对物品的损坏：苯扎溴铵的毒性低，安全、无味、无刺激性。对金属无腐蚀性。

（6）使用范围：主要用于手、皮肤黏膜的消毒、环境与物体表面的消毒。

（7）使用方法：

1）手卫生消毒：1000mg/L 的苯扎溴铵，擦拭、浸泡，作用 1 分钟。

2）皮肤消毒：500～1000mg/L 的苯扎溴铵，擦拭、浸泡，作用 5～10 分钟。

3）黏膜消毒：500mg/L 的苯扎溴铵，冲洗、浸泡，作用 5 分钟。

4）物体表面消毒：1000～2000mg/L 的苯扎溴铵，擦拭、浸泡、喷洒，作用5～10 分钟。

（8）注意事项：

1）苯扎溴铵不能杀灭分枝杆菌和细菌芽胞，故不能作为灭菌剂浸泡灭菌器械等无菌物品，也不得用于分枝杆菌污染物品的消毒。

2）不得与肥皂、洗衣粉、洗涤灵等阴离子表面活性剂混用。也不可与其他拮抗物质配伍使用。

3）配制该消毒剂溶液时，应使用纯化水。

4）溶液易被微生物污染，应随用随配，放置时间不宜过长，溶液发黄、混浊或沉淀较多时，应立即更换。

15. 苯扎氯胺

理化特性：苯扎氯铵的化学名称为氯化十二烷基二甲基苄基铵，别名洁尔灭。分子式 $C_{21}H_{38}NCL$，分子量为340.61。本品为具有芳香气味的淡黄色液体，pH值为6.6～7，易溶于水。化学性质稳定，耐热、耐光、无挥发性；在酸性和碱性溶液中均能解离为带正电荷的长链阳离子。

对微生物的杀灭作用、杀灭微生物机制、对微生物杀灭作用的影响因素、毒性和对物品的损坏、使用范围、使用方法和注意事项与苯扎溴铵基本相同。

16. 氯己定　氯己定于1950年首次在英国ICI公司的实验室合成，并发现其具有较高的抗菌活性、低毒性、与皮肤黏膜较强的亲和性。这些特性决定了氯己定主要用于皮肤、伤口、黏膜和口腔等领域消毒。

(1) 理化特性：氯己定又称洗必泰，分子式 $C_{22}H_{30}CL_2 \cdot N_{10} \cdot 2C_2H_4O_2$，分子量625.56。性状为白色的结晶粉末。无臭、苦味、难溶于水，在乙醇中溶解。常与无机酸和有机酸形成盐。例如醋酸氯己定和葡萄糖酸氯己定等，均属低效消毒剂，具有速效杀菌作用，对皮肤黏膜无刺激性、对金属和织物无腐蚀性，受有机物影响轻微，稳定性好等特点。

(2) 对微生物的杀灭作用：氯己定对革兰阳性和革兰阴性细菌繁殖体有杀灭作用，但对分枝杆菌和细菌芽胞仅有抑菌作用。

(3) 杀灭微生物机制：氯己定可吸附于细胞表面，破坏细胞膜，使胞浆成分渗漏，高浓度时可使胞浆凝固，也可抑制细菌脱氢酶的活性。

(4) 对微生物杀灭作用的影响因素：

1) 温度的影响：氯己定的杀菌作用随温度的升高而增强。

2) pH值的影响：氯己定在碱性条件下杀菌效果好。随溶液pH值低于8时，杀菌效果下降。

3) 拮抗物质的影响：阴离子表面活性剂如，肥皂、洗衣粉、洗涤灵等洗涤剂、吐温-80与氯己定有拮抗作用。阿拉伯胶、硝酸银、蜂蜡、硫酸铜、硫酸锌、甲醛、红汞、藻元酸钠、羧甲基纤维素钠与氯己定混用可降低其杀菌效果。

4) 有机物的影响：有机物可减弱氯己定的杀菌作用，如，脓、血、便、牛奶等可降其杀菌效果。

(5) 毒性和对物品的损坏：葡萄糖酸氯己定、醋酸氯己定对小鼠的急性经口毒性 LD_{50} 分别为1800mg/kg和2000mg/kg，皮下注射的 LD_{50} 分别为145mg/kg和320mg/kg。用0.5%的醋酸氯己定溶液代替饮水，连续喂养数代，大白鼠两年无异常发现。氯己定难为人体吸收，人每天服用2g盐酸氯己定，连续一周无中毒现象。0.5%的氯己定对人体皮肤无刺激作用。1%的氯己定长期使用可引起皮肤红斑，处理烧伤和创伤表皮可引起疼痛。

(6) 适用范围：适用于卫生手消毒、外科手消毒、手术部位皮肤消毒、黏膜消毒等。

(7) 使用方法：

1) 手卫生消毒：大于2g/L的葡萄糖酸氯己定，擦拭或浸泡，作用1分钟。

2) 外科手消毒：在清洁基础上，2～45g/L的葡萄糖酸氯己定，擦拭或浸泡3分钟。

3) 手术部位及注射部位的皮肤的消毒：用5000mg/L醋酸氯己定-乙醇（70%）溶液局部涂擦2遍，作用2分钟；对伤口创面消毒，用5000mg/L醋酸氯己定水溶液涂擦创面 2～3 遍，作用 2 分钟。外科洗手可用相同浓度和作用时间。

4）对阴道、膀胱或伤口黏膜创面的消毒：用 500～1000mg/L 醋酸氯己定水溶液冲洗，至冲洗液变清为止。

（8）注意事项：

1）勿与肥皂、洗衣粉等阴性离子表面活性剂混合使用或前后使用。

2）冲洗消毒时，若创面脓液过多，应延长冲洗时间。

17. 环氧乙烷气体灭菌　据文献记载，1859 年，Wurtz 首先发现了环氧乙烷（Ethylene Oxide，简称 EO）又名氧化乙烯或氧丙烷。但将其作为消毒与灭菌剂应用是在 1936 年，由 Schrader 与 Bossert 发现 EO 与 CO_2 相混合，可用于杀灭各种害虫和细菌。1937 年，Gross 与 Dixon 发现 EO 对试验的 48 种微生物都有杀灭作用。1940～1943 年间，Griffith 和 Hull 共同出版了多本书籍并申请专利。1949 年，Phillips 和 Kaye 对 EO 进行了系统而较全面的研究。此后，Ernst 和 Shull、Ernst 和 Doyle、Kereluk 和 Lloyd 以及其他学者对 EO 的灭菌机制、影响因素、急、慢性毒性、灭菌效果、腐蚀性及其在环境中的变迁等进行了广泛深入的研究。20 世纪 50 年代起，EO 开始用于医院灭菌，据调查，20 世纪 90 年代中期，美国几乎所有的医疗机构都具备 EO 灭菌设备。而国内的一些大城市如北京、上海、广州的大部分大医院都具备进口 EO 灭菌器。由于最新的 EO 灭菌设备能提供十分安全的保证，因此 EO 仍将是医院里最重要的低温灭菌方法。

（1）EO 的理化特性：EO 是一种简单的环氧化合物，分子式为 C_2H_4O，分子量为 44.05；在常温、常压下为无色气体。当温度低于 10.8℃时，液化成无色透明的液体。具有芳香的醚味，可闻出的气味阈值为 500～700mg/L，这就意味着如周围环境嗅出 EO 气味，则空气浓度至少高于 500mg/L，远远高于美国 NIOSH（美国国家职业安全与卫生研究所）制定的 EO 最高容许接触水平。EO 易燃易爆，其最低燃烧浓度为 3%（30 000mg/L）；为防止 EO 爆炸和燃烧，常加入惰性气体。EO 在 4℃时比重为 0.884，沸点为 10.7℃，其密度为 1.52，因此 EO 液体在室温条件下很易挥发成气体；由于 EO 比重比水轻，如直接将 EO 排入水中，则可能会有大量 EO 溢出至周围环境，因此在一般情况下，医院内 EO 的排放可首选大气。EO 遇水可形成乙二醇。EO 蒸汽压比较大（表 23-20），蒸汽压越大则对物品的穿透性也越强；据报道，EO 5 分钟能穿透 0.1mm 厚的聚乙烯或聚氯乙烯薄膜，22 分钟能穿透 0.04mm 厚的尼龙薄膜，26 分钟能穿透 0.3mm 的氯丁胶布，41 分钟能穿透 0.39mm 厚的丁基橡胶布。因为要充分达到对物品的灭菌效果，灭菌剂必须能充分接触物品的各个表面（内、外、浅、深）。EO 的这种高穿透性大大提高了其灭菌效果。这也决定了为什么 EO 是工业和医院的最主要的低温灭菌方法。

表 23-20　不同温度下 EO 的蒸汽压

温度（℃）	蒸汽压（mmHg）
−20	1.09
10.7	760
20	1094
25	1300
29	1500
30	1560
50	2967

（2）杀灭微生物作用：环氧乙烷杀菌力强，杀菌广泛，是一种广谱灭菌剂。能够杀灭包括细菌繁殖体、芽胞、病毒和真菌孢子在内的所有微生物，也可破坏肉毒毒素。

（3）EO 的杀菌机制：一般认为是由于 EO 能与微生物的蛋白质、DNA 和 RNA 发生非特异性烷基化作用。水溶液中的 EO 能与蛋白质上的游离羧基（—COOH），氨基（$-NH_2$），硫氢基（—SH）和羟基（—OH）发生烷基化作用，取代不稳定的氢原子而形成带有羟乙根（CH_2CH_2OH）的化合物，蛋白质上的基团被烷基化，使蛋白质失去了在基本代谢中需要的反应基，阻碍了细菌蛋白质正常的化学反应和新陈代谢，从而导致微生物死亡。到目前为止，所有资料显示 EO 杀菌作用是不可逆的，也就是说 EO 是灭菌剂（sterile agent）而不是消毒剂（disinfectant）。而且根据各种临床、科研结果显示 EO 是所有化学消毒剂或灭菌剂中灭菌效果最好的一种化学灭菌剂。

环氧乙烷能抑制一些微生物酶的活性，包括磷酸致活酶、肽酶、胆碱化酶和胆碱酯酶。环氧乙烷也和 DNA 和 RNA 发生烷基化作用而导致微生物的灭活。

（4）杀灭微生物的影响因素：

1）时间：气体灭菌不是一个快速过程，灭菌时间必须足够杀灭微生物，其时间长短受灭菌物品的洁净程度、微生物的湿润和含水量、所用包装材料的种类和密度、包裹的大小和灭菌负荷的装载情况、EO 的浓度、灭菌时温度、EO 气体类型等因素影响。灭菌包内所载物品因其制造材质和包装材料不同，灭菌时间有所不同，灭菌时间必须确保负荷内最难灭菌之物品达到灭菌效果。在同样条件下，装载方式和装载量不同也会影响灭菌的时间。灭菌锅温度及 EO 浓度也会影响灭菌循环时间；温度或 EO 浓度越高，所需灭菌时间越短；温度低，则需较长的灭菌时间或较高的 EO 浓度。灭菌时间同时也受锅内压力及 EO 气体循环方式的影响；有效的 EO 气体循环，可以协助锅内负荷均匀的润湿及加热。EO 气体类型不同，灭菌时间也不同，100%纯 EO 气体比 EO 混合气体灭菌时间要短。一般医院使用的灭菌器灭菌时间为 1～5 小时不等，其时间的长短须根据灭菌器生产商的产品说明书。

2）温度：EO 灭菌时，温度会影响微生物杀灭的速率，据测算，温度每升高 10℃，芽胞杀灭率提高一倍，温度可增加 EO 的穿透力。医院使用的灭菌器，一般设置的温度在 49～60℃之间，少量不能耐受此温度物品，可选择 35～38℃之间，但此时必须提高 EO 的浓度或延长灭菌时间。在灭菌阶段，温度下降可能会导致灭菌失败；按照美国医疗器械促进协会（AAMI）的要求，灭菌器温度误差不能超过±5℃；灭菌器的温度通常已预先设置好，常设置两个温度（如 37℃和 55℃）供不同需要选择。

3）EO 的浓度：EO 的浓度通常以 mg/l 表示，医院灭菌器常用的浓度为 450～750mg/L，在一定的温度和相对湿度水平下，EO 浓度升高（从 50～500mg/L），微生物杀灭率也显著增加，灭菌时间也随着 EO 浓度达到其最高点而相应缩短。在 5～37℃条件下，浓度提高一倍达到相同杀菌效果所需时间加少一半。但 EO 浓度超过 500mg/L，并没有显著提高微生物的杀灭率，甚至反而降低其杀灭率（表 23-21）。实际灭菌时，因考虑 EO 的损失包括 EO 的水解、吸附等，选择的浓度应比相对浓度最高点要高。

表 23-21　EO 灭菌的浓度最高点

温度（℃）	相对湿度（%）	相对浓度最高点（mg/l）
25	30～50	900
30	30～50	800
35	30～50	700
40	30～50	550

4）相对湿度：灭菌物品的含水量、微生物本身的干燥环境和灭菌环境的相对湿度对

EO 灭菌作用是至关重要的。如 EO 浓度为 600mg/L，温度为 54℃，相对湿度为 40%，其杀灭微生物能力为相对湿度为 0%的 10 倍。其原因主要是：①在碱基化反应过程中水是必需的反应剂，水与 EO 反应以打开其环氧基团促使其与微生物作用；②水促进 EO 穿透，干燥的 EO 其穿透速率会大大降低；③湿化可帮助加热被灭菌物品以达到所设定的温度。

保持相对湿度的第一步是灭菌物必须先被预湿，一般要求灭菌物放在 50%相对湿度的环境条件下至少 2 小时以上；第二步应保持锅内足够的湿度以便杀灭微生物。很多研究数据已证实灭活微生物理想的相对湿度约为 30%，然而实际情况，EO 锅体内要求的相对湿度范围为 40%～80%，以保证有足够的动力推动湿气进入包装和物品内。但是必须注意被灭菌物品上不能有水滴或水分太多，以免造成 EO 稀释和水解。细菌含水量和灭菌环境的水分之间的相对比例，对 EO 的杀菌效果也有明显影响。

目前湿化方式有两种，比较落后的方式是腔体内加除湿片或湿毛巾，其缺点主要是湿度水平较难控制，也不能加热物品。目前新的加湿方式是在负压条件下自动喷射水蒸汽，此过程又叫湿化阶段，通常需 20 分钟或更长。其优点为：湿度均匀；湿度水平较易控制；能加热物品。20 世纪 90 年代后期推出最新型的灭菌器配备湿度探测装置，能直接监测锅体内相对湿度水平，如不能达到其设定的最低相对湿度水平，会自动停止灭菌，重新湿化。

温度、时间、浓度和湿度是影响 EO 灭菌效果的关键参数，但不像压力蒸汽和干热灭菌存在理想的参数值以达到灭菌的效果，因此很难规定确切的灭菌参数。生物指示剂是唯一综合反映 EO 灭菌效果的方法。

5）EO 灭菌包装材料要求：用于 EO 灭菌的包装材料至少需具备以下特点：一是必须允许 EO 灭菌剂穿入；二是能耐受一定的湿度；三是能较容易地去除 EO 残留。常见的 EO 包装材料见表 23-22。

表 23-22　EO 灭菌的包装材料

能接受的包装材料	不能接受的包装材料
剥离式包装袋	各种金属箔
Tyvek	玻璃纸
聚乙烯-聚酯薄膜	PVC
纸/聚乙烯-聚酯薄膜	不能通透的聚丙烯膜
纸/聚丙烯-聚酯薄膜	尼龙
聚乙烯塑料袋	玻璃
包裹材料	布
无纺布	纸涂层或未涂层
硬质容器	纸或 Tyvek 盖的塑料盒

（5）毒性和对物品的损坏：

1）急性毒性：

①临床表现：大量吸入 EO 可引起呼吸道刺激、头昏、虚弱、恶心和呕吐（立即或事后发生）、胸痛和神经毒性反应。液态 EO 可引起皮肤刺激、皮炎和水泡。眼睛接触 EO 可引起严重眼损伤。高浓度气体泼溅可引起严重眼刺激和损伤。消化道接触 EO 是不常见的暴露途径，液态 EO 进入消化道，具有腐蚀性，可对消化道黏膜引起严重的刺激和烧伤。

②急救处理：过度接触 EO 后，应迅速将患者移离中毒现场，立即吸入新鲜空气，尽快看医生。皮肤接触后，用水冲洗接触处至少 15 分钟，同时脱去脏衣服，用水和肥皂冲洗污染区，并尽快就医。眼接触液态 EO 或高浓度 EO 气体至少冲洗眼 10 分钟，立即就医。消化道接触后，应尽快通知医生或毒性控制中心，喝 1～2 杯水，用手触咽喉背面引

发呕吐；神志不清者，不可引发呕吐或喂入任何物品。

2）慢性毒性：关于EO对人的慢性毒性，Joyner（1964年）曾对生产EO的1个工厂进行调查，被调查工人平均工龄在10年以上，车间内空气中EO的浓度为5～10mg/L，结果未发现明显异常，化验结果也未发现有慢性中毒的证据。美国职业安全健康研究所（NIOSH）于80年代对全国14个工厂的18 254名接触EO的工人死因进行了分析，在此期间工作环境中EO的TWA（8小时平均时间加权浓度）为4mg/L，结果发现：除白血病和淋巴瘤有轻微上升，其他肿瘤和其他慢性疾病的死亡率属正常范围，没有证据证明白血病和淋巴瘤的上升与接触EO有关；但NIOSH（1989年）仍将EO作为一可疑致癌物，并可能有生殖毒性和神经毒性。

鉴于EO是一可疑致癌物，1984年NIOSH规定时量平均浓度（TWA）和容许接触水平（PEL）从原来的＜50mg/L下降为＜1mg/L，AL（作用水平）＜0.5mg/L，15分钟采样接触不能超过5mg/L；如果环境中EO浓度低于AL，则可以不需要或减少常规环境浓度监控。

（6）EO的排放及环境控制：

1）EO安全防护原则：EO是一种易燃易爆化学品，当空气中浓度超过3%时，会发生爆炸，操作时务必应遵守下列安全原则：

①保证EO灭菌器及气瓶（或气罐）远离火种如火柴、点燃的烟头、火花和静电。

②EO气瓶或气罐应严格按照国家制定的有关易燃易爆物品贮存要求进行处理。

③EO灭菌环境中空气中的EO浓度不得超过1mg/L。

④应对EO工作人员进行专业知识和紧急事故处理的培训。

⑤按照生产厂商要求定期对EO灭菌设备进行清洁、维修和调试。

⑥EO在贮存瓶、输送管道、灭菌柜中有聚合倾向，应经常清洗管道、灭菌器和贮存瓶。

2）EO灭菌锅的安装要求：EO是一易燃易爆有毒物，所以EO灭菌锅必须安放在通风良好的地方，应避免安装在通风差和空间太小地方；切勿将EO锅或气罐置于接近火源的地方，并尽量远离主要的通道。为使以后维修及定期保养工作方便，EO锅之各侧（包含）上方应预留51cm的空间，房间通风系统不应是重新循环类型，室内的空气交换每小时至少应在10次以上，EO灭菌锅应安装专门的排气管道，且与大楼其他排气管安全隔离，进入室内的空气必须能确实流经EO灭菌锅，再排出室外，尽量不要有死角存在。休息室、储存室应远离灭菌锅和气瓶（气罐贮存处），如具备适当的空间和局部排风系统，并不需要专门的房间安装EO灭菌锅。通风系统应包括：①室内空气交换每小时至少10次以上，并保证灭菌区域呈负压（相对其他工作区域）；②专门的EO排气管系统；③合理的空气流动方式；④局部排风罩（如果需要）。

3）EO的排放：关于EO的排放，1994年美国EPA（环境保护署）主要对商业灭菌有明确的排放规定，而对医院没有明确的排放规定。

氟利昂（CFC）作为一个防爆剂可以防止EO的爆炸，但由于CFC破坏臭氧层，1987年中国、美国等22个国家签署了蒙特利尔公约，逐步禁止使用CFC。美国等发达国家已于1996年1月禁止使用CFC，中国也明确了禁止使用CFC的时间表。医院环氧乙烷的排放首选大气排出，安装时要求：①必须有专门的排气管道系统；②排气管材料必须为

EO不能通透，如铜管等；③距排气管排气口7.6米范围内不得有任何易燃物或建筑物的入风口如门、新鲜空气入口、打开的窗户等；④若排气管的垂直部分长度超过3米时必须加装集水器，勿使排气管有凹陷或回圈造成水汽聚积或冬季时结冰，阻塞管道；⑤排气管应导至层顶，并于出口处反转向下，以防止水汽留在管壁或造成管壁阻塞；⑥必须请专业的安装工筑师，并根据EO灭菌锅生产厂商的要求进行安装。

如只能向水中排放，由于大多数排水管装置有空气裂口而引起EO逸出。灭菌锅的热气也会产生向上气流推动EO朝上排出。因此必须绝对保证EO气体不能回流至工作环境：可采取以下几种方法：①可将EO收集箱安装在EO灭菌锅排气口外，即时去除EO蒸汽。EO收集箱应包围所有开放的下水道，整个下水道系统必须封闭；②可安装液/气分离器，液体可直接排入下水道，气体按前述方法排出；③此排气方式必须安装在通风良好最好无人工厂房间，排气口呈负压。如有条件的话，可将EO解毒后进行排放。对于EO工业灭菌必须进行解毒，而医院灭菌如无特殊规定可直接排入大气（医院用EO量很少)。一般可采用下述解毒方法：①催化剂分解EO为二氧化碳和水，然后直接排入大气中，此种方法尤其适合医院使用；②吸收物吸收EO，此种方法只能处理少量EO，可用于排风柜或临时排放；③加酸水解，可用浓硫酸使EO分解为乙二醇和二氧化碳，工业中主要使用此种方法；④回收，由于投资较高，主要用于工业灭菌。

4）EO的残留：EO残留主要是指EO灭菌后留在物品和包装材料内的EO和它的两个副产品ECH（氯乙醇乙烷）和EG（乙二醇乙烷)。接触过量EO残留（尤其是移植物）可引起患者灼伤和刺激、溶血、破坏细胞等；影响EO的残留与下列因素有关：

①材料类型：PVC和聚氨酯吸收EO量较多，需较长的通风时间。Teflon和尼龙吸收EO量很低，但结合的非常紧密，也需较长通风时间。聚乙烯和聚丙烯吸收量中等，但通风时释放较易。而金属、玻璃完全不吸收EO，因此一般可直接使用，无需通风（表23-23）。

表23-23　不同条件下各种物品最低通风时间（小时）

材　料	室内空气（℃）	机械通风（50℃）	通风柜（60℃）
金属和玻璃			
不包裹	可立即使用		
包裹	2	2	2
外用橡胶*	24	8	5
外用聚乙烯和聚丙烯*	48	12	8
塑料除外聚氯乙烯*	6（4天）	12	8
聚氯乙烯	168（7天）	12	8
塑料**	168（7天）	12	8
内置起搏器	504（21天）	32	24

注：*不用塑料包装

**用塑料包装或接触人体组织

②物理参数：同样材料，越厚越难排出残留。如 0.8mm 塑料排残留速度是 1.6mm 塑料的 3 倍；同样材料，同样重量物品，表面积越大，越易排出残留。聚合物密度也影响 EO 吸收和排出，密度越大，吸收较低，但结合较紧，不易排出；而密度低则吸收较多，排出较容易。

③包装、装载和装载量：装载量越大，装载越密，包装越紧越大则排出越难。

④灭菌和通风参数：通风时温度越高，所需时间越短。

⑤灭菌物品的用途：如移植物则需较长通风时间。

⑥与自然通风相比，机械通风能提供很大的安全保证，且时间短、不污染工作环境，因此美国医院 EO 灭菌不允许用自然通风法。美国 AAMI 对机械通风的标准是：60℃，通风 8 小时；50℃，通风 12 小时；38℃，通风 32～36 小时。对于某些特殊的物品如移植物可能需延长通风时间。美国 AAMI 根据使用时间不同将物品分为三类，根据其分类不同，制定最高残留量标准（表 23-24）。

表 23-24　美国 EO 及其有害化合物的最大允许值（mg/L）

器械名称	EO	ECH	EG
宫内避孕器	5	10	10
接触镜片	25	25	500
与黏膜接触的器械	250	250	5000
与血液接触的器械（体外）	25	25	250
与皮肤接触的器械	250	250	5000
体内植入物（100g 以上）	250	250	5000
体内植入物（10～100g）	100	100	2000
体内植入物（10g 以下）	25	25	500

5）其他国家有关残留量标准：法国药典终归定 EO 最大残留量为 2mg/L。德国健康署要求无 EO 残留发现，其测试方法灵敏度至少为 1mg/L。我国国家标准中规定：一次性医疗用品经 EO 灭菌或消毒出厂时，EO 残留不大于 10μg/g。

医院用 EO 灭菌器可分为两大类型：混合气体型和 100%纯 EO 型。一般来说，现代化自动 EO 灭菌器必须能提供 4 个基本参数的质量控制，才能避免 EO 的灭菌失败，并有很高的安全保证。一般要求：①暴露于 EO 气体的时间一般从 60 分钟～8 小时不等（混合气体灭菌时间较长）；②灭菌温度一般有两个：热循环为 49～60℃，冷循环为 35～37.8℃；③气体浓度可从 450～1200mg/L 不等；④腔体内湿度范围为 30%～70%RH。因此选购 EO 灭菌器，必须充分了解 EO 灭菌器如何控制这些关键参数，其最大误差多少，如参数达不到标准，灭菌器是否有终止的功能。

EO 灭菌器在设计时必须具备以下特点以保证其安全性：①门锁自动关闭：EO 气体释放后，锅门须自动关闭，无法打开。如需强行中止循环，必须等 EO 气体排出后，锅门方可打开；②门密封良好：能保证正压灭菌时，EO 气体不易外泄；③凹槽垫圈物：既保证门开启或关闭时不易受损，其特殊的封闭性能又能保证密封完整；④最后真空和脉冲式洗涤：灭菌完毕后，最后真空和脉冲式洗涤能有效去除EO残留；⑤能报警，一旦机器出现故障包括EO的泄漏，机器能及时响亮地报警；⑥自动排气：万一断电和出现其他故障，能自动将锅内EO排出；⑦灭菌器具有灭菌/通风双重功能，灭菌完毕后，直接进入通风阶段，通风完毕，物品取出后可直接使用。

6）环氧乙烷灭菌器的类型分为混合气体型EO灭菌器和100%纯EO气体型灭菌器，由于EO本身为易燃易爆气体，为了防止EO燃烧爆炸，常加入防爆剂如CO_2（8.5%EO，91.5%CO_2），CFC（88%CFC，12%EO）等。目前CFC已被禁止，国外已采用氢氯氟化碳（HCFC，8.6%EO，91.4%HCFC）（美国EPA规定2030年HCFC将被禁止）来暂时代替CFC。国内尚无法生产HCFC，且HCFC价格较贵，目前只能用CO_2作为混合气体。混合气体型EO灭菌器有以下特点：CO_2作为混合气体具有不破坏环境，价格适中等优点，但其不足之处为：①两种混合气体（EO和CO_2）会产生分层现象，尤其是压力不足时，可能影响灭菌质量；②促使EO形成聚合物，堵塞管道；③灭菌时腔体内压力较大，可能容易造成物品破碎；④由于不能提供足够压力，每瓶气体一般只能使用1/2；⑤混合气体均采用钢瓶式通过管道向锅内供气，务必注意管道阀门处不能有任何泄漏；⑥整个灭菌阶段是正压过程；⑦灭菌时间较长。

100%纯EO气体主要是用小剂量EO气罐（如目前每罐气体最多也不超过100～200g，以便降低EO爆炸和泄漏危害性。100%纯EO灭菌锅具有以下特点：①无需外源式管道，EO气罐是放入腔体内自动刺破后释放EO气体；②灭菌时间较短；③整个灭菌过程为负压，不易泄漏；④气罐储存时要注意安全，防止泄漏和爆炸。

（7）在临床的适用范围：EO在临床上有着广泛的用途，常用于EO灭菌的设备仪器包括：

1）内镜的灭菌，可用于硬式和软式内镜：关节镜、气管镜、膀胱镜、胃镜、肠镜、纵隔镜、眼底镜、耳镜、咽镜、直肠镜、前列腺切除器、胸腔镜、尿道镜。

2）医疗设备和仪器的灭菌：可用于麻醉设备、人工肾、透热设备、电线、表头、心肺机、呼吸、治疗设备、血透机。电钻、电烧器、电刀笔、牙钻、显微手术器械、神经刺激器、压力计、外科手术器械、骨钻、针头、人工关节。

3）橡胶和塑料制品的灭菌：导管、扩张器、引流管、气管内插管、外科手套、被单、气道插管、扩阴器、气管内插管、手套、起搏器、心瓣膜、喷雾器、培养皿、注射器。

4）其他：书、玩具、线形探条、探条、温度计、缝线。

（8）使用方法：

1）大型环氧乙烷灭菌器（5m^3以上）：适用于大件物品和大量的物品。用药量：0.8～1.2kg/m^3，温度55～60℃，相对湿度60%～80%，作用6小时。

2）中型环氧乙烷灭菌器（1～5m^3）：适用于一次性诊疗用品和内镜灭菌。用药量：灭菌800mg/L；消毒450mg/L。温度55～60℃，相对湿度60%～80%，作用6小时。

3）小型环氧乙烷灭菌器（<1m^3）：适用于一次性诊疗用品和内镜灭菌、病例、纸张、信件的消毒。用药量：800～1000mg/L。温度55～60℃，相对湿度60%～80%。作

用 6 小时。

（9）注意事项：

1）环氧乙烷钢瓶应存放于无火源、转动马达、无日晒、通风好、温度低于 40℃的地方。

2）吸取或分装液态环氧乙烷时，须先将容器用冰水冷却。操作人员应戴防毒口罩，若不慎将液体落于皮肤黏膜上，必须立即用水冲洗 0.5 分钟。

3）投药及开钢瓶时不能用力过猛，以免药液喷出。

4）经常检查环氧乙烷泄漏情况。可用含 10%酚酞的饱和硫代硫酸钠溶液浸湿滤纸，贴于疑漏气处，如滤纸变红，即证明有环氧乙烷泄漏，应立即进行处理。

5）热水加热环氧乙烷容器时，必须先打开阀门；移出热水后，才能关闭阀门。

6）灭菌后的物品，放入解析器内清除残留环氧乙烷。

7）环氧乙烷通水后形成有毒的乙二醇。故不可用于食品的消毒灭菌。

（10）EO 灭菌的优缺点：

1）EO 灭菌的优点：①EO 可用于不耐高温、不耐湿物品的灭菌；②环氧乙烷被认为是一种灭菌效果最好的化学灭菌剂，可杀灭所有微生物包括细菌芽胞；③穿透性强，可用以各种难通透部位的灭菌：如有些较细、较长的导管用其他低温灭菌方法很难达到灭菌效果，而只能用 EO 或辐照；④对物品损坏小，由于 EO 杀灭微生物是利用烷基化原理而非氧化过程，因此对物品损坏非常小，对不耐热精密仪器灭菌有着非常广泛的用途；⑤灭菌时，可以用各种包裹材料包裹，便于储存、运输，打开包裹即可使用避免了交叉污染的危险；⑥有标准的化学、生物监测手段，从而可以有效地控制灭菌质量，及时发现灭菌失败的包裹；⑦有几十年的使用经验。

2）EO 灭菌的缺点：①整个灭菌循环时间较长，其原因是需较长时间通风以去除 EO 残留；②EO 有毒，是可疑的致癌物，必须控制室内空气中 EO 的浓度低于国家规定的标准；③EO 易燃易爆，储存和灭菌时绝对不能泄露。必须选择安全的灭菌器，进行安全操作的和储存。

18. 臭氧消毒　1840 年德国化学家发明了臭氧消毒技术，1856 年被用于水处理消毒行业。目前，臭氧已广泛用于水处理、空气净化、食品加工、医疗、医药、水产养殖等领域，对这些行业的发展起到了极大的推动作用。

（1）理化特性：臭氧可使用臭氧发生器制取，其生成原理为臭氧可通过高压放电、电晕放电、电化学、光化学、原子辐射等方法得到，原理是利用高压电力或化学反应，使空气中的部分氧气分解后聚合为臭氧。臭氧的分子式为 O_3，是一种强氧化剂。其稳定性差，在空气中很快会自行分解为氧气或单个氧原子，而单个氧原子能自行结合成氧分子。

（2）杀灭微生物作用：可杀灭细菌繁殖体、病毒、真菌等，并可破坏肉毒杆菌毒素。

（3）杀灭微生物机制：其杀菌过程属生物化学氧化反应。通过氧化分解细菌内部葡萄糖所需的酶，破坏它们的细胞器和 DNA、RNA，使细菌的新陈代谢受到破坏，导致细菌死亡。也可透过细胞膜组织，侵入细胞内，作用于外膜的脂蛋白和内部的脂多糖，使细菌发生通透性畸变而溶解死亡。

（4）杀灭微生物影响因素：

1）臭氧消毒受有机物的影响较大，物体表面消毒时，应将物体本身清洗干净，否则要提高作用浓度和延长作用时间。

2）相对湿度对臭氧消毒有明显的影响：物体表面消毒，相对湿度大于60%，效果较好，低于60%对消毒效果有明显影响。

（5）毒理学特性和对物品的损坏作用：臭氧对人体呼吸道黏膜有刺激，空气中臭氧浓度达1mg/L时，即可嗅出，达2.5～5mg/L时，可引起脉搏加速、疲倦、头痛，人若停留1小时以上，可发生肺气肿，以致死亡。故臭氧用于消毒空气，必须是在无人的条件下，消毒后至少过30分钟才能进入。臭氧为强氧化剂，对多种物品有损坏，浓度越高对物品损坏越重，可使金属腐蚀、橡胶老化、变色，弹性减低，以致变脆、断裂，使织物漂白褪色等。

（6）使用范围：可用于空气、水和物体表面消毒。

（7）使用方法：

1）对空气消毒：用臭氧消毒空气，必须是在封闭空间，且室内无人条件下使用，其臭氧浓度应≥20mg/m^3，作用时间不得少于30分钟。

2）对水消毒：臭氧可用于医疗机构对诊疗用水（非注射用水）、污水以及公共场所的水处理。对诊疗用水（非注射用水）消毒：一般加臭氧量0.5～1.5mg/L，水中保持剩余臭氧浓度0.1～0.5mg/L，维持5～10分钟。对于水质较差，加臭氧量应在3～6mg/L。

3）对水污染物的消毒：经臭氧处理的水污染物的微生物排放指针应符合《GB 18466 医疗机构水污染物排放标准》中表1的要求，而污水处理站周边大气污染物最高允许浓度应符合《GB 18466 医疗机构水污染物排放标准》中表3的要求。

4）对物体表面消毒：用臭氧气体对物体表面消毒，由于作用缓慢，其浓度应≥60mg/m^3，相对湿度≥70%，作用时间60～120分钟才能达到消毒效果。用臭氧水对物体表面消毒，其出水口含臭氧的浓度>10mg/L，作用时间≥60分钟。

（8）注意事项：

1）臭氧用于空气消毒时，不得在有人的情况下使用，消毒后要开窗通风，环境中臭氧浓度应≤0.16mg/m^3，人员方可进入。

2）臭氧水生成机工作时，在人呼吸带（距地面1.2～1.5m），臭氧浓度应≤0.16mg/m^3。

（三）美国CDC关于针对不同物品应用消毒灭菌方法的建议

对于不同危险程度的物品，美国CDC给出了相应的消毒灭菌方法（表23-25），与此同时还强调了在医疗卫生领域，消毒灭菌方法的选用是动态变化的，当有消毒灭菌新产品问世时，个人/机构应以FDA、EPA相关规定及文献报道为依据，决定是否选用该消毒剂或灭菌程序。

表 23-25　消毒与灭菌方法

对　象	灭　菌		消　毒		
	高度危险性物品（侵入无菌组织、脉管系统或血液流经部位）		高水平［中度危险性物品；直接接触黏膜或破损皮肤（牙科器械除外）］	中水平（部分中度危险性物品[1] 和低度危险性物品）	低水平（低度危险性物品；接触完整皮肤）
	程序	灭 菌 时 间	程序（消毒时间 12～30min，温度≥20℃）[2,3]	程序（消毒时间≥1m）[9]	程序（消毒时间≥1m）[9]
光滑硬质表面[1,4]	A	MR	D	K	K
	B	MR	E	L[5]	L
	C	MR	F	M	M
	D	10h，20～25℃	H	N	N
	F	6h	I[6]		O
	G	12m，50～56℃	J		
	H	3～8h			
橡胶管及介入导管[3,4]	A	MR	D		
	B	MR	E		
	C	MR	F		
	D	10h，20～25℃	H		
	F	6h	I[6]		
	G	12m，50～56℃	J		
	H	3～8h			
聚乙烯管及介入导管[3,4,7]	A	MR	D		
	B	MR	E		
	C	MR	F		
	D	10h，20～25℃	H		
	F	6h	I[6]		
	G	12m，50～56℃	J		
	H	3～8h			
有透镜器械[4]	A	MR	D		
	B	MR	E		
	C	MR	F		
	D	10h，20～25℃	H		
	F	6h	J		
	G	12m，50～56℃			
	H	3～8h			
温度计（口式和直肠式）[8] 铰链型器械[4]	A	MR	D		K[8]
	B	MR	E		
	C	MR	F		
	D	10h，20～25℃	H		
	F	6h	I[6]		
	G	12m，50～56℃	J		
	H	3～8h			

缩写的解释：

A：热力灭菌，包括蒸汽或干热空气（详见厂商说明，蒸汽灭菌时间3～30分钟）。

B：环氧乙烷气体（详见厂商说明，通常灭菌时间为1～6小时，另需50～60℃条件下通风解析8～12小时）。

C：过氧化氢低温等离子体（对管腔器械管径及长度的限制详见制造商操作指南，通常灭菌周期为45～72分钟）。

D：戊二醛类制剂（戊二醛浓度≥2%，当浓缩型戊二醛制剂需稀释使用时须谨慎操作）；1.12%戊二醛和1.93%苯酚及其盐类复合制剂。某戊二醛制剂声称，35℃浸泡5分钟，可达到高水平消毒。

E：0.55%邻苯二甲醛（OPA）。

F：7.5%过氧化氢（对铜、锌、黄铜有腐蚀性）。

G：过氧乙酸，0.2%及以上浓度的过氧乙酸可杀灭芽胞。过氧乙酸浸泡装置操作温度为50～56℃。

H：7.35%过氧化氢和0.23%过氧乙酸复合制剂；1%过氧化氢和0.88%过氧乙酸复合制剂（对金属器械有腐蚀性）。

I：巴氏消毒，清洗处理后，70℃ 30分钟。

J：次氯酸盐，电解食盐现场制备有效氯>650～675mg/L，单次使用（对金属器械有腐蚀性）。

K：70%～90%乙醇或异丙醇。

L：次氯酸钠（5.25%～6.15%家用84消毒液按1∶500的比例稀释，有效氯>100mg/L）。

M：酚类清洁消毒剂（使用时按标签进行稀释）。

N：碘类清洁消毒剂（使用时按标签进行稀释）。

O：季铵盐类清洁消毒剂（使用时按标签进行稀释）。

MR：制造商说明书。

NA：不适用。

注：

1. 参见水疗部分内容。

2. 暴露于消毒剂的时间越长，消毒效果越好。依据FDA关于高水平消毒剂的要求，作用时间10分钟不足以杀灭所有表面细菌，尤其是那些难以清洗的细小管腔以及其他大量有机物和细菌污染部位。2%戊二醛杀灭结核分枝杆菌和非结核分枝杆菌，最短作用时间为20分钟20℃。某些高水平消毒剂，依靠提高杀分枝杆菌速度（例如，邻苯二甲醛12分钟20℃）或作用温度（例如，2.5%戊二醛5分钟35℃，自动内镜清洗消毒机0.55%邻苯二甲醛5分钟25℃），缩短了杀灭结核/非结核分枝杆菌作用时间。

3. 管腔应用高水平消毒剂或液体化学灭菌剂完全灌注，避免灌注过程中产生气泡。

4. 如必要，进行材料兼容性研究。

5. 微生物培养物或浓缩液溅撒时，应使用含1000mg/L有效氯的次氯酸钠消毒液（5.25%～6.15%家用84消毒剂按1∶50比例稀释，有效氯>1000mg/L），该消毒剂溶液对某些表面有腐蚀性。

6. 巴氏消毒（清洗消毒机）处理呼吸治疗仪或麻醉器械，是公认的高水平消毒替代方法。一些研究对某些巴氏消毒设备的杀菌效果尚存异议。

7. 如必要，进行热稳定性研究。

8. 在任何再处理阶段，直肠式和口式温度计都不能混放。

9. 根据法律规定，使用者应严格遵照EPA注册产品的标签说明操作。若不按照标签说明使用，由此所引发的任何后果由使用者承担，并可能面临美国农业法（FIFRA）的诉讼。

五、医院诊疗器械消毒灭菌中存在的问题

（一）关于医疗器械的分类问题

有人认为按照对患者危险性对医疗器械的分类方法过于简单，未考虑如何处理复杂的医疗器械，特别是不耐热的医疗器械，以及杀灭特定微生物的问题。有时候在选择使用何等水平的消毒是比较困难，例如对属于关键性器材的关节镜、腹腔镜，应该使用灭菌还是高水平消毒就有争论。采用压力蒸汽灭菌，效果可靠，但这类器械大多不耐热，采用其他低温灭菌技术同样可以达到灭菌要求，但这些技术或是灭菌时间长，或是灭菌成本高，灭菌后能减少感染的危险性也缺乏证据。又如上消化道内镜属于半关键性器材，但在使用活检钳时或用于消化道静脉曲张严重出血的患者时，是否还是半关键性器材等，这些器械由于使用的目的和对象不同，而存在着器械分类的交叉问题。

（二）关于内镜消毒问题

软式内镜由于不耐热，结构复杂、设计精密、容易损坏，较难于消毒。Mehta AC 等报道表明，1992 年 7 月，一项与内镜相关的医源性感染的调查发现 281 例感染是由胃肠镜引起的，96 例是由支气管镜引起的。这些感染的临床表现范围从无症状的细菌生长到患者死亡均有。沙门菌属和铜绿假单胞菌是胃肠镜感染的主要病原体，结核分枝杆菌、非典型分枝杆菌、铜绿假单胞菌是支气管镜传播的病原体。传播的主要原因是没有合理的清洗，不正确地选择消毒剂，或未遵循推荐的清洗消毒程序。对 71 支经过灭菌或消毒处理，准备用于下一个患者前的支气管镜内部孔隙，进行细菌培养发现有 23.9%含有 10^5 以上等细菌。自动内镜清洗处理机也与感染的暴发或细菌的产生有关。因此改进自动内镜清洗消毒机和内镜本身均可有效的控制感染的发生。例如，在改进自动清洗消毒机方面，日本已发明了可自动刷洗内镜活检通道和气、水通道的酸性氧化电位水清洗消毒机，清洗消毒全过程仅用 7 分钟。在改造内镜方面，有人设计了无孔道内镜，有可反复处理的无孔道内镜和由无菌保护套组成的可处理单元，即外壳、空气、水抽吸通道，远端窗、内镜控制外套。去掉了易造成污染的通道和表面，因此可减少任何病原体的交叉感染。

关于内镜消毒的指标微生物问题，各国的标准亦有不同，美国 FDA 将 100%杀灭结核分枝杆菌作为内镜高水平消毒的依据。欧盟将 99.99%杀灭结核分枝杆菌作为必选依据，杀灭细菌芽胞减少 4lg 值作为可以选用的指标，但不是必选指标。我国目前尚无专门针对内镜消毒的微生物指标，医疗器械高水平消毒根据方法的不同需要杀灭细菌芽胞下降 3lg～5lg 值。这显然存在一些问题，因为通常情况下，人体内是不存在细菌芽胞的，对于支气管镜，杀灭结核分枝杆菌应该是合理的指标。

关于内镜的清洗消毒的时间问题：美国 FDA 批准的戊二醛消毒剂，在 25℃条件下，100%杀灭结核分枝杆菌的作用时间为 45 分钟。其实验基础是建立在 2%的马血清作为有机干扰物，并在 25℃的条件下 100%杀灭 10^6 cfu/ml 结核分枝杆菌。而在美国的内镜清洗消毒指南中规定的消毒时间为 20 分钟。这是因为消毒前的清洗可平均减少 4lg 值的微生物数量，清洗是非常有效的去除微生物和干扰消毒剂活性的有机物的方法。内镜高水平消毒采用 20 分钟正是建立在这种彻底清洗基础上的。我国批准的戊二醛消毒剂用于高水平消毒的实验基础是 3.0%的牛血清白蛋白作为有机干扰物，并在 20℃的条件下杀灭 10^6 cfu/ml 的细菌芽胞减少 3～5lg 值，时间一般为 45～60 分钟。而原卫生部《内镜清洗消毒操作技术规范》中规定用于消化内镜的消毒时间为 10 分钟。这也是基于在彻底清洗的基础上。但是无论是美国的 20 分钟，还是中国的 10 分钟，近年没有在产品的标签上反映出来，这与没有控制清洗消毒效果的技术有关，产品标签上也不能标明清洗后可缩短多少消毒时间。这一问题也同样存在于其他消毒剂中。因此，有关部门在制定内镜清洗消毒规范时，应根据清洗后消毒的实验结果制定各种消毒产品的消毒时间，而不能笼统地说按原卫生部批准的消毒产品的高水平消毒方法进行。

关于腹腔镜与关节镜美国 CDC 和 APIC 的准则为：对腹腔镜与关节镜等进入无菌机体组织的器材，应先灭菌处理后再使用，如果无法灭菌，至少应进行高水平消毒处理，然后使用无菌水冲洗，并使用无污染的方法进行干燥。但也有人认为高水平消毒即可，在对

117 000 次会员的调查，以及 10 000 次的医院调查中，发现使用高水平处理产科的腹腔镜，发生感染的几率为很低，小于 0.3%。其中有些感染是通过脐带周围的皮肤带入腹腔的（如表皮葡萄球菌、类白喉菌）。在对 12 505 例使用关节镜的回顾性调查中，使用 2% 的戊二醛浸泡 15～20 分钟处理，感染率为 0.04%（5 例）其中 4 例为金黄色葡萄球菌引起，1 例为厌氧菌引起。由于这些细菌对戊二醛非常敏感，其来源可能还是皮肤。现有的证据不能说明关节镜的高水平消毒可增加感染的机会。

（三）牙科器材消毒问题

牙科器械成为引起病源微生物的传播已是不争的事实，美国牙科协会推荐外科与穿透软组织或骨骼的器材（如镊子、解刨刀、骨凿、外科钻等）属于关键器材，必须灭菌处理或一次性使用。不穿入穿透软组织或骨骼的器材（如汞合金凝固剂、冲洗用水、空气的注射器），可能与组织接触，应属于半关键性器材，也应灭菌处理。与半关键性器材应高水平消毒的原则有矛盾之处。但目前国内外均是按此法施行的。美国 CDC 和 FDA 还建议，不能用热力灭菌的手机应进行更新，使其耐热。即不耐热又不能更新的手机应停止使用。对能耐热力灭菌的关键类器材、半关键类器材不推荐使用化学消毒，例如环氧乙烷灭菌对牙科器材灭菌并不是好的方法，因为很难保证牙科手机腔内的清洁和干燥。暴露的操作表面应随时消毒、可使用 EPA 注册的医院消毒剂。英国牙科患者接受治疗时均戴平光眼镜，防止治疗时产生的气溶胶通过眼结膜造成感染，不失为一种经济实用的防止感染的好方法。

（四）污染 HBV、HIV、结核分枝杆菌器材的消毒

对污染了患者血液的 HBV、HIV 或呼吸道分泌物的结核分枝杆菌的半关键医疗器材，应该使用高水平消毒还是灭菌、是否要与其他患者使用过的半关键性器材区别处理，目前国际上普遍认为应采用高水平消毒，并且接受标准预防的观点，即将所有患者都视为可能存在血液传播的病原体。然而，有些医院，采用了与普通患者不一样的消毒程序，这种做法背离了标准预防的原则。严格讲，在医院区别患者是否感染了 HBV、HIV 或结核分枝杆菌是很困难的，许多患者 HIV、分枝杆菌感染后并没有马上出现临床症状，即使有特殊的消毒程序也不能保证所有感染者均能被筛查出来，所以标准预防的原则应该适用于所有患者。

（五）朊毒体的灭活

医院消毒灭菌中唯一需要特殊处理的病原体是朊毒体，主要原因一是朊毒体能够抵抗常规的灭活处理方法，常规的压力蒸汽灭菌和化学灭菌剂处理均不能灭活该病毒。二是朊病毒具有极高的传染性，该病患者的脑、脊索和眼组织具有极高的传染性。受污染的人生长激素、促性腺激素、角膜、心包、硬脑膜移植物均可导致医源性传播。已有使用乙醇和甲醛消毒的植入脑电极导致医源性传播的报道。目前推荐使用的压力蒸汽灭菌，132℃下排气式灭菌器至少作用 30 分钟，于真空压力蒸汽灭菌器，需要 134～138℃作用 18 分钟。法国医院内普遍采用需要 134～138℃作用 18 分钟的灭菌方法，以防止疯牛病的传播。对关键性和半关键性器材也可先在 1N 盐酸中浸泡 1 小时，再用 121℃压力蒸汽灭菌 30 分钟。

（六）化学消毒剂的毒性和环境污染问题

使用消毒剂造成对人体的危害，从对皮肤黏膜的刺激到过敏或误服导致人员死亡均有发生。例如，英国有两名护士使用戊二醛导致过敏死亡。使用消毒剂时应根据消毒对象和目的的不同选择适合的种类、浓度和时间。同时做好个人防护，减少消毒剂对人体皮肤、眼黏膜和呼吸道黏膜造成的伤害。由于化学消毒剂可污染环境、水或排污系统，欧美国家已制定相应的法律，不允许将某些化学消毒剂（例如戊二醛、甲醛、酚等）排入排污系统，以减少对环境、水源的污染。如果医院的排放超出了最高允许浓度，可通过更换消毒剂的种类，例如戊二醛改用过氧化氢或过氧乙酸，酚改为季铵盐化合物，或者作为有害物质集中无害化处理等方法解决。

对医疗器材和呼吸道诊疗设备，欧洲国家建议使用热力消毒的方法，尽量少用消毒剂，例如使用自动清洗消毒机，通过使用热水、洗涤剂、90℃热空气或蒸汽，可清洗和消毒从患者的便盆到外科器材、麻醉管道等。减少了消毒剂的使用。对非常难以清洗的外壳和麻醉器材，可使用洗涤剂、延长时间至20～30分钟，再使用90℃热水消毒，达到清洁消毒的目的。

化学消毒剂的使用存在消毒后在器械上的残留，对患者有毒副作用，有毒物质职业暴露，和消毒后需用水冲洗，又再次污染的可能，用后的消毒剂排入污水处理系统，增加了对环境、水源的污染等问题。目前，一些毒性大、污染环境的化学消毒剂例如戊二醛、甲醛、酚已逐渐被物理消毒的方法或污染小、对人体危害小的消毒产品所取代。

（七）消毒剂的耐药性问题

随着临床上耐药菌菌株的增加，人们对消毒剂的耐药性也愈加关注。有人发现MRSA对氯己定、洁尔灭、季铵盐、二胨二苯氧基丙烷的抗力强于MSSA。携带有庆大霉素耐药性质粒的金黄色葡萄球菌，对季铵盐、二脒二苯氧基丙烷也具有抗性。虽然，耐消毒剂的微生物有增加的趋势，但目前消毒剂的使用剂量远远超过观察到的细菌抗药性的剂量，例如，酚和季铵盐的表面消毒使用剂量分别为400mg/L和500mg/L，而细菌对这两种消毒剂的抗药性的浓度低于15mg/L。在常用消毒剂的使用浓度下，对抗菌药物耐药的细菌与敏感株一样，对消毒剂均敏感，对多种抗菌药物耐药与不耐药的菌株，例如，耐万古霉素的肠球菌、金黄色葡萄球菌、多重耐药的结核分枝杆菌等，对季铵盐、戊二醛、碘伏、乙醇、含氯消毒剂在使用浓度下均是敏感的。基于上述原因，国际上包括美国CDC不推荐使用特殊的措施，消毒多重耐药的患者的房间或非关键性器材，任何EPA注册的消毒剂均可使用。

（八）对标准预防概念的理解问题

标准预防的概念是指将所有患者都视为可能存在血液传播的病原体。而事实上在制定法规标准时，对感染了某些特殊病原体的患者用过的医疗器材采用了与一般患者不同的、更为严格的消毒灭菌方法，或在集体的医疗护理过程中，对特定的患者使用特殊的消毒灭菌方法，例如对某些重要人物，应采用高水平消毒的方法时，改用了灭菌的方法，甚至灭菌两次。导致了对患者医疗护理的双重标准，违背了标准预防的原则。这些问题有可能导致对一般患者的器材的处理时，放松要求、简化程序，导致清洗消毒不彻底，引起院内感染。也可能引起过度消毒灭菌、导致医疗资源的浪费、对加速医疗器材的老化，增加职业暴露的危险和加重环境的污染等问题的发生。

（九）我国医疗机构消毒灭菌及消毒产品存在的问题

2004年，原卫生部对湖南、河北、四川、重庆进行了专项抽检工作，对内镜消毒效果不合格率为35.14%（13/37），其中以戊二醛消毒后不合格最为严重，不合格率为48.0%（表23-26、表23-27）

表23-26　不同地区内镜消毒效果的比较

地　区	例　数	不合格数	不合格率
湖南	10	3	30.0%
河北	9	2	22.2%
四川	8	2	25.0%
重庆	11	6	54.5%
共计	37	13	35.14%

表23-27　不同方法内镜消毒效果的比较

产品种类	例　数	不合格数	不合格率
2%戊二醛	25	12	48.0%
含氯消毒剂	3	1	33.3%
酸性氧化电位水	6	0	0
清洗消毒机	3	0	0

对湖南、河北、四川、重庆、北京的医疗机构应用空气消毒机39次消毒室内空气后的检测结果表明合格率为84.6%（表23-28）。

表23-28　使用不同空气消毒机消毒效果的比较（平板沉降采样法）

消毒机种类	抽检数量（台）	平板沉降采样	
		合格数（台）	合格率（%）
臭氧类	15	11	73.3
紫外线静电吸附类	8	8	100
高效过滤、静电吸附类	14	12	85.7
循环风紫外线类	2	2	100
合计	39	33	84.6

2003年，原卫生部对18个省市采样的78件皮肤黏膜消毒剂的消毒效果和标示情况监测，结果表明，白色念珠菌杀灭效果合格36件，合格率为46.2%；标识合格27件，合格率为34.6%；白色念珠菌杀灭效果和标识全部合格23件，合格率为29.5%（表23-29）。

表 23-29　各省市抽检的皮肤黏膜消毒剂的合格率的比较

抽检省市	抽检数量	消毒效果		标识		总合格数	总合格率
		合格数	合格率	合格数	合格率		
陕西省	20	9	45.0%	5	25.0%	5	25.0%
湖北省	18	8	44.4%	5	27.8%	5	27.8%
北京市	20	12	60.0%	11	55.0%	9	45.0%
海南省	20	7	35.0%	6	30.0%	4	20.0%
合计	78	36	46.2%	27	34.6%	23	29.5%

55 件省市审批的样品中，白色念珠菌杀灭效果合格 20 件，合格率为 36.4%。标识合格 10 件，合格率为 18.2%。白色念珠菌杀灭效果和标识全部合格 9 件，合格率为 16.4%。21 件原卫生部审批的样品，白色念珠菌杀灭效果合格 15 件，合格率为 71.4%。标识合格 17 件，合格率为 81.0%。白色念珠菌杀灭效果和标识全部合格 13 件，合格率为 61.9%。另有 2 件样品没有批准文号，其白色念珠菌的杀灭效果和标识情况均不合格（表 23-30）。

表 23-30　原卫生部和省级卫生厅（局）审批的皮肤黏膜消毒剂的合格率的比较

审批（备案）	抽检单位数	消毒效果		标识		总合格数	总合格率
		合格数	合格率	合格数	合格率		
各省市	55	20	36.4%	10	18.2%	9	16.4%
原卫生部	21	15	71.4%	17	81.0%	13	61.9%
合计	76	35	46.1%	27	35.5%	22	28.9%

注：无批准文号的样品数目为 2 件

这些情况说明无论是消毒产品本身，还是在医疗机构的应用均存在一些问题，这些问题应该引起高度重视，并应采取切实有效的方法加以控制和解决。

第二节　消毒与灭菌的合格标准

医院消毒灭菌标准是保证消毒灭菌效果的重要参考依据，国内外对此标准均很重视。原卫生部 1995 年制定了 GB158982 医院消毒卫生标准，2002 年原卫生部制定了医疗卫生机构消毒技术规范，2012 年原卫生部修订了 GB15982 医院消毒卫生标准，规定了医院消毒卫生标准、医院消毒管理要求以及检查方法，适用于各级各类医疗机构，各级疾病预防控制机构和采供血机构按照执行。

一、各类环境和物体表面消毒合格标准

Ⅰ类环境为采用空气洁净技术的诊疗场所，分洁净手术部和其他洁净场所。Ⅱ类环境为非洁净手术部（室）、产房、导管室、血液病病区、烧伤病区等保护性隔离病区、重症

监护病区、新生儿室等。Ⅲ类环境为母婴同室、消毒供应中心的检查包装灭菌区和无菌物品存放区、血液透析中心（室）、其他普通住院病区等。Ⅳ类环境为普通门（急）诊及其检查、治疗室；感染性疾病科门诊和病区。此四类环境应符合表23-31的要求。

表23-31　各类环境空气、物体表面菌落总数卫生标准

环境类别	空气平均菌落数[a] cfu/皿	空气平均菌落数[a] cfu/m^3	物体表面平均菌落数 cfu/cm^2
Ⅰ类 洁净手术部环境 其他洁净场所	符合GB 50333要求 ≤4.0（30min）[b]	 ≤150	≤5.0
Ⅱ类环境	≤4.0（15min）	—	≤5.0
Ⅲ类环境	≤4.0（5min）	—	≤10.0
Ⅳ类环境	≤4.0（5min）	—	≤10.0

注：[a] cfu/皿为平板暴露法，cfu/m^3为空气采样器法。
[b] 平板暴露法检测时的平板暴露时间

怀疑医院感染暴发或疑似暴发与医院环境有关时，应进行目标微生物检测。

二、医务人员手消毒合格标准

卫生手消毒后医务人员手表面的菌落总数应≤10cfu/cm^2。

外科手消毒后医务人员手表面的菌落总数应≤5cfu/cm^2。

三、医疗器材消毒灭菌合格标准

高度危险性医疗器材应无菌。

中度危险性医疗器材的菌落总数应≤20cfu/件（cfu/g或cfu/100cm^2），不得检出致病性微生物。

低度危险性医疗器材的菌落总数应≤200cfu/件（cfu/g或cfu/100cm^2），不得检出致病性微生物。

四、治疗用水卫生要求

1. 血液透析治疗用水卫生要求

（1）透析用水卫生要求：细菌菌落总数≤100cfu/ml；内毒素≤1EU/ml；不得检出致病菌；电导率≤10μs/cm；化学污染物指标和消毒冲洗后透析管路中的消毒剂指标残留符合原卫生部《医疗机构血液透析室管理规范》2010年的规定。

（2）透析液卫生要求：细菌菌落总数≤200cfu/ml；内毒素≤2EU/ml；不得检出铜绿假单胞菌、沙门氏菌和大肠菌群；A浓缩液和B浓缩液配制和使用时应遵循以下原则：A浓缩液配制后使用时限不得超过72小时；B浓缩液应现用现配，配制后使用时限不得超过 24 小时。配制 A 液或 B 液的搅拌容器和盛装 A 液和 B 液桶应定期进行消毒，至少使用 72h 后进行一次消毒，消毒后应及时用透析水冲洗，使其消毒剂残留标准达到《血液净化标准操作规程》（2010 年版）规定要求，并做好消毒记录。

2. 口腔科用水卫生要求　口腔冲洗水或手机应为蒸馏水，水中细菌菌落总数≤100cfu/ml，不得检出铜绿假单胞菌、沙门氏菌和大肠菌群；储水瓶（罐）冲洗水应及时更换，保持无味、无色、无浑浊，保存时间最长不得超过 72 小时，储水瓶（罐）使用后应消毒和冲洗。

3. 湿化水卫生要求　湿化水（呼吸机湿化瓶、氧气瓶、储水瓶、蓝光箱、暖箱等）应是无菌水，细菌菌落总数应为 100cfu/ml；不得检出致病菌；使用中的湿化瓶（储水罐）及湿化液应每日更换，保持清洁、无味、无色、无浑浊，最长使用时间不得超过 24 小时。储水瓶（罐）使用后应浸泡消毒，冲洗淋干后封闭保存。

4. 用于压力蒸汽灭菌器械的用水应为纯化水或软水，电导率为≤15μs/cm（25℃）。

5. 内镜器械冲（清）洗用水应符合 GB5749《生活饮用水卫生标准》的要求，不得检出致病菌。

6. 外科洗手和卫生洗手用水应符合 GB5749《生活饮用水卫生标准》的要求，不得检出致病菌。

7. 配制消毒剂用水应符合 GB5749《生活饮用水卫生标准》的要求，不得检出致病菌，如配置灭菌剂时应用无菌水配制，容器应灭菌后使用。

五、污水处理合格标准

污水消毒后排放应符合 GB18466—2005 中医疗机构水污染物排放标准（表 23-32、表 23-33）。

表 23-32　传染病、结核病医疗机构水污染物排放限制

序　号	控制项目	标准值
1	粪大肠菌群/(MPN/L)	100
2	肠道致病菌	不得检出
3	肠道病毒	不得检出
4	结核杆菌	不得检出
5	pH	6-9
6	化学需氧量（COD） 浓度/(mg/L) 最高允许排放负荷/［g/(床位·d)］	60 60
7	生化需氧量（BOD） 浓度/(mg/L) 最高允许排放负荷/［g/(床位·d)］	20 20

续表

序　　号	控 制 项 目	标　准　值
8	悬浮物（SS） 浓度/(mg/L) 最高允许排放负荷/[g/(床位·d)]	 20 20
9	氨氮（mg/L）	15
10	动植物油（mg/L）	5
11	石油类/(mg/L)	5
12	阴离子表面活性剂/(mg/L)	5
13	色度/(稀释倍数)	30
14	挥发酚/(mg/L)	0.5
15	总氰化物/(mg/L)	0.5
16	总汞/(mg/L)	0.05
17	总镉/(mg/L)	0.1
18	总铬/(mg/L)	1.5
19	六价铬/(mg/L)	0.5
20	总砷/(mg/L)	0.5
21	总铅/(mg/L)	1.0
22	总银/(mg/L)	0.5
23	总 α/(Bq/L)	1
24	总 β/(Bq/L)	10
25	总余氯[1),2)]（mg/L） （直接排入水体的要求）	0.5

注：1）采用含氯消毒剂的消毒的工艺控制要求为：消毒接触池的接触时间≥1.5h，接触池出口总余氯 6.5～10mg/L。

2）采用其他消毒剂对总余氯不做要求。

表 23-33　综合医疗机构和其他医疗机构水污染排放限值（日均值）

序　号	控 制 项 目	排 放 标 准	预处理标准
1	粪大肠菌群/(MPN/L)	500	5 000
2	肠道致病菌	不得检出	—
3	肠道病毒	不得检出	—
4	pH	6～9	6～9

续表

序　号	控 制 项 目	排 放 标 准	预处理标准
5	化学需氧量（COD） 浓度/(mg/L) 最高允许排放负荷/［g/(床位・d)］	 60 60	 250 250
6	生化需氧量（BOD） 浓度/(mg/L) 最高允许排放负荷/［g/(床位・d)］	 20 20	 100 100
7	悬浮物（SS） 浓度/(mg/L) 最高允许排放负荷/［g/(床位・d)］	 20 20	 60 60
8	氨氮（mg/L）	15	—
9	动植物油（mg/L）	5	20
10	石油类/(mg/L)	5	20
11	阴离子表面活性剂/(mg/L)	5	10
12	色度/(稀释倍数)	30	—
13	挥发酚/(mg/L)	0.5	1.0
14	总氰化物/(mg/L)	0.5	0.5
15	总汞/(mg/L)	0.05	0.05
16	总镉/(mg/L)	0.1	0.1
17	总铬/(mg/L)	1.5	1.5
18	六价铬/(mg/L)	0.5	0.5
19	总砷/(mg/L)	0.5	0.5
20	总铅/(mg/L)	1.0	1.0
21	总银/(mg/L)	0.5	0.5
22	总 α/(Bq/L)	1	1
23	总 β/(Bq/L)	10	10
24	总余氯[1),2)]（mg/L）	0.5	0.5

注：1）采用含氯消毒剂的消毒的工艺控制要求为：

排放标准：消毒接触池的接触时间≥1h，接触池出口总余氯 3～10mg/L。

预处理标准：消毒接触池的接触时间≥1h，接触池出口总余 2～8mg/L。

2）采用其他消毒剂对总余氯不做要求。

医疗机构污泥排放合格标准应符合表 23-34 要求。

表 23-34 医疗机构污泥排放标准值

医疗机构类别	粪大肠菌群数/MPN/g	肠道致病菌	肠道病毒	结核杆菌	蛔虫卵死亡率/%
传染病医疗机构	≤100	不得检出	不得检出	—	>95
结核病医疗机构	≤100	—	—	不得检出	>95
综合性医疗机构和其他医疗机构	≤100	—	—	—	>95

六、消毒剂的卫生要求

1. 灭菌剂、皮肤黏膜消毒剂应使用符合《中华人民共和国药典》的纯化水或无菌水配制，其他消毒剂的配制用水应使用去离子水。

2. 使用中消毒液的有效浓度应符合使用要求；连续使用的消毒液每天使用前应进行有效浓度的监测。

3. 用于灭菌消毒剂应无菌；对皮肤毒液应符合 GB27951—2011 皮肤消毒剂卫生要求，用于完整皮肤消毒剂菌落总数≤10cfu/ml（g），霉菌和酵母菌≤10cfu/ml（g），不得检出致病菌；用于破损皮肤的消毒剂应无菌。使用中消毒液的菌落总数应≤50cfu/ml，霉菌和酵母菌≤10cfu/ml（g），不得检出致病性菌（金黄色葡萄球菌、铜绿假单胞菌、乙型溶血性链球菌）。用于黏膜消毒的消毒剂应符合 GB27954—2011 黏膜消毒剂通用要求。

七、消毒器械的卫生要求

1. 使用中消毒器械的杀菌因子强度应符合使用要求。紫外线灯应符合 GB 19258 的要求，使用中紫外线灯（30W）的辐射照度值应≥70μw/cm^2。

2. 工作环境中消毒器械产生的有害物浓度（强度）应符合相关规定。紫外线空气循环风消毒器的工作环境的臭氧浓度应<0.10mg/m^3。产生臭氧的消毒器械的工作环境的臭氧浓度应<0.16mg/m^3。环氧乙烷灭菌器工作环境的环氧乙烷浓度应<2mg/m^3。

第三节 消毒灭菌技术进展

一、消毒观念的改变

（一）手消毒

医疗机构医护人员的手卫生取消了消毒剂泡手消毒，毛巾擦手的方法，改用流动水洗手，速干手消毒剂和免冲洗消毒剂揉搓手消毒。减少了污染的消毒剂、肥皂和毛巾等造成对医务人员手的二次污染问题，也使得医务人员手卫生的依从性更强。

（二）供应室消毒

洗消程序由消毒→清洗→灭菌，改为清洗→消毒（冲洗）→灭菌。前者考虑了对操作人员的保护，先消毒后对清洗消毒操作人员感染的风险会减小，但同时存在一些弊端，一是消毒剂的剂量要大大提高，如作用浓度要提高和作用时间要延长，这样随之带来的问题是对器械的损害、对操作者的伤害、对环境的化学污染和医疗资源的浪费等。改为前清洗后，上述问题迎刃而解，但增加了操作者微生物感染的风险，同时对医院污水的处理要求也提高了，这就要求操作者在清洗操作前一定要做好个人防护，医院应配备污水处理系统，防止医院污水对环境的污染。

（三）实验室生物安全

过去微生物实验室多使用洁净工作台，此工作台为正压环境下操作，只对实验样品进行保护，防止实验样品被污染，忽视了对操作者感染的风险和对环境的污染问题。现在改用生物安全柜，采用负压环境下操作对实验样品、操作人员和环境均起到保护作用，并且对病原微生物（包括条件致病菌）进行分级管理，不同级别的病原微生物的实验操作要在相应级别的实验室里进行，防止病原微生物的扩散。

（四）对公共场所中央空调系统的清洗消毒处理

2003 年以前，中央空调系统从设计、安装、使用、维护对清洗和消毒没有要求。对通过中央空调系统感染呼吸道疾病的危险没有防范意识，而由中央空调系统引起的军团病等的感染时有报道。2003 年后，原卫生部对中央空调系统，包括风管管壁、冷却水、机组等和送风的空气质量均提出了具体要求，未达到要求的应进行清洗和消毒。

（五）医疗废物处理

2003 年以前，医疗废物的处理程序由先毁形，然后消毒，再打包焚烧。在毁形的过程中增加了医务人员感染的风险，同时未毁形的一次性使用医疗用品流入社会，被非法重复使用后，增加了医院感染的风险。大量的医疗废物焚烧增加了大气中致癌物质二噁英的含量。2003 年后，原卫生部将医疗废物处理改为分类存放，集中储运进行消毒灭菌处理。环保部还积极鼓励和推荐非焚烧技术，例如，采用蒸煮法、干热灭菌法、化学处理法、微波处理法、电子加速器法等。减少了医院感染的机会，降低了焚烧过程对大气环境造成的污染。

二、消毒技术研究进展

随着现代医学诊疗设备的不断发展，一些价格高、结构复杂，对温度、湿度比较敏感的光、电设备和高分子材料等，例如内镜、导管、植入物等在临床大量使用，传统的压力蒸汽灭菌、环氧乙烷灭菌、紫外线消毒等设备已不能满足这些诊疗设备用品的消毒灭菌的需要，特别是一些不耐热、不耐湿、需要周转快的诊疗器械。因此，低温灭菌设备如过氧化氢气体等离子体灭菌器、低温甲醛蒸汽灭菌器，消毒设备如酸性氧化电位水生成器等作用温度低、作用时间短、周转快、依从性好、对环境污染小的消毒灭菌设备不断涌现，很好地满足了临床的需求。近年来，在美国多用医用过氧化氢气体低温等离子体灭菌器替代环氧乙烷对上述物品进行灭菌处理，而欧洲则多用低温甲醛蒸汽灭菌器对这类物品进行灭菌处理。

（一）消毒器械研究进展

1. 过氧化氢气体等离子体低温灭菌　美国强生公司首先研制成功了低温等离子体灭菌器产品，1996 年其 Sterrad 100S 产品获得美国 FDA 批准上市，此后又研制出 Sterrad 200 和 NX 40 型等系列产品。到目前已有 3000 多台设备在全世界范围使用。中国目前已有10余家过氧化氢气体等离子体低温灭菌器生产厂家，并在医疗卫生领域广泛应用。原卫生部行业标准WS310.2—2009《医院消毒供应中心第2部分：清洗消毒及灭菌技术操作规范》中已将过氧化氢气体低温等离子体灭菌列入低温灭菌方法中。

（1）过氧化氢（H_2O_2）气体等离子体的产生及理化特性：H_2O_2气体等离子体低温灭菌器的结构主要是由灭菌腔及真空系统、过氧化氢注入与控制、等离子体激发源与调配系统、配电系统、自动程序软件控制系统等组成。选用H_2O_2作为灭菌介质，最主要的原因是利用H_2O_2自身具有较强的氧化杀菌的效能，形成等离子体后具有辅助杀菌作用；灭菌结束后，H_2O_2等离子体复合成分子状态更加稳定的H_2O和O_2，从而不产生有毒的残留物，对人无危害及环境无污染。

借助等离子体灭菌器中机械装置，将H_2O_2汽化定量注入灭菌室内，经特定的真空和射频电磁场等物理条件激发产生辉光放电，形成H_2O_2等离子体。其可能的反应方程式为：

（1）$H_2O_2 \rightarrow HO^{\cdot} + HO^{\cdot}$　　（$HO^{\cdot}$为氢氧自由基）

（2）$HO^{\cdot} + H_2O_2 \rightarrow H_2O + HO_2^{\cdot}$　　（$HO_2^{\cdot}$为过羟自由基）

（3）$H_2O_2 \rightarrow H_2O_2^{\cdot}$　　（$H_2O_2^{\cdot}$为激发态的过氧化氢分子）

（4）$H_2O_2^{\cdot} \rightarrow H_2O_2 +$ 可见光/紫外线　　（3.3～3.6eV）

（5）$HO^{\cdot} + HO^{\cdot} \rightarrow H_2O + O^{\cdot}$　　（$O^{\cdot}$为活化氧原子）

（6）$HO^{\cdot} + O^{\cdot} \rightarrow H^{\cdot} + O_2$　　（$H^{\cdot}$为活化氢原子）

（7）$HO^{\cdot} + HO_2^{\cdot} \rightarrow H_2O + O_2$

从上述H_2O_2等离子体形成过程中可以看出：H_2O_2等离子体中含有氢氧自由基$HO^{\cdot}$、过羟自由基$HO_2^{\cdot}$、激发态$H_2O_2^{*}$、活性氧原子$O^{\cdot}$、活化氢原子$H^{\cdot}$等活性成分和紫外线。

（2）杀灭微生物作用：过氧化氢气体自身具有较强的氧化杀菌的能力，配合H_2O_2等离子体中的活性离子以及紫外线具有很高的动能，从而极大地提高了与微生物蛋白质和核酸物质的作用效能，可在极短的时间内使包括细菌芽胞在内的所有微生物死亡。

（3）H_2O_2气体等离子体低温灭菌器的作用机制：H_2O_2气体等离子体低温灭菌器的运行过程可以看出，其灭菌作用主要有二个阶段：

第一阶段：在真空状态下，将少量H_2O_2液体提纯、气化，使其均匀地扩散到灭菌柜室内、器械表面及管腔内壁，并保持一定的扩散作用时间，使大部分芽胞被杀灭；

第二阶段是将H_2O_2气体分子激发成等离子体，借助其中包含的大量高活性基团、高速粒子和紫外线等，共同作用于物品表面上的微生物，在短时内使其灭活，起到辅助杀菌的目的。与此同时，将剩余的H_2O_2分解成水和氧气，从而使灭菌后不会残留有害物质。

因此可以认为，H_2O_2气体等离子体低温灭菌过程是H_2O_2气体化学杀灭起主要作用，H_2O_2气体等离子体物理杀灭起辅助作用，后者更主要的是分解过氧化氢，去除残留的作用。

（4）杀灭微生物影响因素：有机物、温度、水分、氯化钠、材质等均会对H_2O_2气体低温等离子体灭菌效果有影响。

1）有机物的影响：有机物增加可使管腔类器械的灭菌效果降低，将25%、12%和6%的牛血清白蛋白污染的载体放置在管腔中的最难灭菌的部位，经H_2O_2气体等离子体低温灭菌器灭菌后，平均杀灭对数值分别为 2.36、3.65 和 4.78。表明随着有机物的增加，灭菌效果会大大降低。这主要是由于过氧化氢气体只能通过管腔开口进入器械管腔内，过氧化氢与有机物作用后消耗了一定量的过氧化氢，作用后的分解产物水和氧气也占据了管腔内的空间，阻碍了未反应的过氧化氢气体的进入，使过氧化氢气体浓度达不到灭菌的要求，导致灭菌的失败。

2）温度和压力的影响：过氧化氢气化需要温度和压力及两者的匹配关系，使过氧化氢达到沸点，气化后产生过氧化氢气体，温度为 50℃，压力为 1320Pa 时及温度为 60℃、压力为 2333Pa 时，过氧化氢可达到沸点。温度降低时，压力也要相应地降低才能使过氧化氢达到沸点气化，否则只降低温度时，过氧化氢仍处于液体状态，而液体状态下，过氧化氢不能均匀地扩散在柜室内，从而导致灭菌失败。

3）不同材质对灭菌效果的影响：过氧化氢的理化性质比较活泼，可与铁、铜、铬、铅、银、锰等金属及其盐类发生反应。灭菌不锈钢材质的器械时，过氧化氢会与不锈钢中的铁反应，分解部分过氧化氢，从而影响灭菌效果。所以一般来讲，H_2O_2气体等离子体低温灭菌器可以对 1mm 内径，长度为 2m 的聚四氟乙烯管腔类器材进行灭菌处理，而只能对 0.5m 长的同样内径的不锈钢管腔类器材进行灭菌处理。

(5) 毒性和对物品的损坏：过氧化氢的急性经口毒性 LD_{50} 为 4060mg/kg（大鼠经皮）；LC_{50} 为 2000mg/m^3，4 小时（大鼠吸入）微生物致突变作用，对鼠伤寒沙门菌为 10μL/皿；大肠埃希菌为 5mg/L。国际癌症研究机构（IARC）对过氧化氢的致癌性评价为动物可疑阳性。

过氧化氢为爆炸性强氧化剂，其自身不燃，但能与可燃物反应放出大量热量和气体而引起着火爆炸。过氧化氢在 pH 值为 3.5～4.5 时最稳定，在碱性溶液中极易分解，在遇强光，特别是短波射线照射时也能发生分解。当加热到 100℃以上时，开始急剧分解。它与许多有机物如糖、淀粉、醇类、石油产品等形成爆炸性混合物，在撞击、受热或电火花作用下能发生爆炸。过氧化氢与许多无机化合物或杂质接触后会迅速分解而导致爆炸，放出大量的热量、氧和水蒸汽。浓度超过 74%的过氧化氢，在具有适当的点火源或温度的密闭容器中，会产生气相爆炸。过氧化氢长时间接触金属物品有一定的腐蚀作用。

(6) 应用范围：适用于不耐湿、不耐热诊疗设备和用品的灭菌，光、电设备和高分子材料的灭菌，1mm 内径、50cm 长度金属管腔类及 1mm 内径、2000cm 非金属管腔类诊疗器械的灭菌。

此外，水及溶解在水中的盐类对灭菌效果亦有影响，主要是水可以堵塞管腔，水中的盐类可以在水分蒸发后附着在物体表面，影响 H_2O_2气体的穿透效果，导致灭菌失败。

(7) 使用方法：H_2O_2气体等离子体低温灭菌器的工作过程：

1）置入灭菌物品：按使用说明书的规定将待灭菌的物品放入灭菌器灭菌柜室内，将灭菌室门关闭密封；

2）抽真空：启动真空泵抽除空气，使灭菌室内达到足够的低压（30～80Pa，大气压为 10 万 Pa）；此时灭菌室内物品上若有残留水分即被完全抽干。

3）注入 H_2O_2 溶液：定量注入 H_2O_2 并在灭菌室内汽化，使其扩散渗透至整个灭菌室，并环绕着所有需要灭菌的物品周围及管腔内壁，此过程主要是对微生物起杀灭作用。

4）等离子体化：再次抽真空（达到 50～150Pa），通过输入电磁波能量来产生一个适当的电场，借助灭菌室内的金属电极激发灭菌腔内 H_2O_2 气体分子的碰撞和解离，产生辉光放电形成低温等离子体，此过程主要是辅助杀灭微生物，分解过氧化氢使之不残留于器械表面，灭菌过程完成并切断外接电磁场后，H_2O_2 等离子体重新结合生成更稳定的氧和水蒸汽分子。至此，设备完成第一个灭菌循环，一般需要再重复上述 3、4 步骤采用二循环或三循环直至完成整个灭菌过程，以达到灭菌保证水平。

5）恢复灭菌室内气压：关闭等离子激发源，引入经除菌过滤的空气使灭菌室恢复至大气压。打开灭菌室门，取出灭菌物品。

（8）注意事项：

1）物品灭菌前应彻底清洗干净，干燥后再进行打包、灭菌处理。

2）待灭菌物品的干燥情况对灭菌过程和效果有影响，特别是管腔类器械中的水分未吹干，过氧化氢气体不能充分进入到管腔内部，会导致灭菌失败。

3）需要专用灭菌包装材料，如硅树脂器械盒或特卫强（Tyrek/plastic 灭菌包装袋）灭菌包装袋。使用其他包装不能保证过氧化氢气体及其等离子体的穿透效果，从而影响灭菌效果。

4）由于该项灭菌技术的穿透性相对较差，物品装载时应按说明书要求的装载量，并采取单层摆放的方法，物品之间不应太紧密，上层物品与柜室顶部应有一定的空间。

5）该灭菌技术不适用于灭菌纸、织物、液体类物品。

（9）H_2O_2气体等离子体灭菌器的优缺点：

1）优点：灭菌过程快速（47～73 分钟），可用于不耐热、不耐湿物品（50℃）许多医疗器械可用，灭菌后无残留，对环境和工作人员安全，安装、操作、监测较简单。

2）缺点：不适用于纸、织物、液体类物品的灭菌，灭菌锅容积较小，对内镜及导管类用品有管腔直径和长度等限制，需要特别的包装和容器。

综上所述，过氧化氢等离子体低温灭菌技术，作为新型医疗灭菌产品，具有低温快速、节能环保的显著特点。经过国内外多家科研单位和公司的不断开发和研制，性能更加完善的产品将不断涌现，为医疗单位手术室、供应室的低温灭菌提供多方面的选择。随着该产品生产企业扩大产品产量、提高质量，不断降低设备采购成本和使用成本，在不远的将来，H_2O_2气体等离子体低温灭菌器可以普及到众多基层医院手术室，与小型脉动蒸汽灭菌器配套互补，解决临床接台手术中贵重器械的快速低温灭菌问题，以提高医疗服务水平。

2. 低温蒸汽甲醛灭菌器　20 世纪 90 年代，国内大多数医院对不耐热、忌湿易腐蚀医疗器械的消毒，普遍使用甲醛气体熏蒸消毒，即将甲醛液体放入有机玻璃柜或熏蒸箱中，使其在室温条件下通过自然挥发或加热产生甲醛蒸汽熏蒸，起到消毒作用。因甲醛本身毒性较强，其熏蒸箱既无抽真空负压装置，也无过滤系统，对操作环境会有较大的污染，对操作人员有可能造成伤害，由于无抽真空系统，甲醛的穿透力也不强，消毒灭菌效果亦无法保证。原卫生部 2002 年技术消毒规范规定：①用甲醛消毒箱消毒物品时，不可用自然挥发法；②环境温度和相对湿度对消毒效果影响较大，消毒时应严格控制在规定范围；③被消毒物品应摊开放置，中间应留有一定空隙，污染表面应尽量暴露，以便甲醛气体有效地与之接触；④消毒后，一定要去除残留甲醛气体，也可用抽气通风或用氨水中和法；⑤甲醛有致癌作用，不可用于室内空气消毒。因此，使用甲醛消毒箱消毒物品时，存在较多的局限。老一代低温蒸汽甲醛灭菌器由瑞典的公司生产，使用的是35%～40%的甲醛溶液，通过加热产生甲醛蒸汽，起到消毒灭菌作用。这种灭菌柜虽然通过在负压状态下灭菌，解决了环境中甲醛的泄漏问题，但由于使用的甲醛浓度较高，去残留和对环境的污染问题仍然未能很好地解决。而新一代的低温蒸汽甲醛灭菌器由西班牙的公司生产，使用的是2%甲醛和3%乙醇溶液，大大降低了甲醛的使用浓度，在不影响灭菌效果的同时，减少了甲醛的排放量，从而减少了对环境的污染。本节主要介绍新一代产品。

（1）特性：甲醛的分子式为 CH_2O，分子量30.03，呈无色液体，有强烈辛辣的刺激性气味。易溶于水、醇，性质活泼。在常温下可聚合成固体的甲醛聚合体。在80℃以上可形成稳定的甲醛气体。

低温甲醛蒸汽灭菌器是通过控制温度和压力，交替注入2%的甲醛和3%的乙醇溶液，使甲醛和乙醇形成稳定的气体，起到消毒灭菌作用，消毒灭菌后通过反复气洗去除残留于器械和物体表面的甲醛，该设备具有穿透力强，灭菌时间短，效果可靠，对环境污染小等特点。

（2）杀灭微生物作用：甲醛可杀灭细菌、真菌、病毒、分枝杆菌和细菌芽胞。

（3）杀菌机制：甲醛主要是作用于核酸碱基中的氨基，蛋白质分子的氨基、羧基、巯基，以羟甲基替代敏感的氢原子，引起核酸的损伤和蛋白质分子的破坏，从而导致微生物的死亡。甲醛中加入乙醇的目的是为了防止甲醛聚合，使醛基充分暴露出来，更好的发挥杀菌作用。

（4）杀菌作用的影响因素：

1）作用浓度和时间的影响：甲醛溶液的作用浓度越高和作用时间越长杀菌效果越好，但在甲醛熏蒸消毒时，空气中的甲醛达到饱和时，再增加浓度只能增加聚合作用，对杀菌作用没有增强。

2）温度的影响：甲醛的杀菌效果随温度的升高而增强，5%的甲醛水溶液杀灭炭疽杆菌芽胞，在20℃时需要32小时，37℃时只需1.5小时。温度升高对提高甲醛熏蒸的消毒效果更为明显，环境温度提高，可减少空气中甲醛在物体表面的再聚合，也可增加甲醛气体的穿透力，从而提高了甲醛的杀菌效果。在15～35℃之间，甲醛杀灭细菌繁殖体的温度系数（Q_{10}值）为2，杀灭细菌芽胞的 Q_{10} 值为4～5。

3）湿度的影响：甲醛熏蒸消毒时，在一定湿度范围内相对湿度增加，消毒效果增强。韩友圻等证明当相对湿度从30%增加到55%时，平均杀菌指数增加0.8345。甲醛气体灭菌时，相对湿度一般较宜在70%～100%。对棉织类物品消毒时，相对湿度应在70%～90%。

4）有机物的影响：有机物可影响甲醛的杀菌效果。

（5）毒性和对物品的损坏：甲醛为较高毒性的物质，在我国有毒化学品优先控制名单上甲醛高居第二位。甲醛对皮肤黏膜有强烈的刺激性作用，其急性中毒症状为对咽黏膜和呼吸道黏膜有急性刺激作用，轻者引起流泪、咳嗽，重者可引起支气管炎、血痰、甚至窒息死亡。皮肤接触过久咳角质化和变黑，有的可引起湿疹样皮炎。空气中最高允许限量为 $1mg/m^3$。

口服甲醛溶液可引起呕吐、腹痛、导致中枢神经系统损害，严重的可引起休克、死亡。人口服甲醛的最小致死量为36g。甲醛有致突变和致癌作用。

甲醛对一般物体无损害作用。

（6）适用范围：主要适用于纸张、皮毛服装、不耐热的医疗器械和精密仪器等的熏蒸消毒，及非常时期（例如非典时期）医院和传染病房的终末熏蒸消毒。

（7）使用方法：新型低温甲醛灭菌器灭菌程序分为 5 个阶段。

1）准备阶段：先经 60～78℃预热、脉动抽真空 4 次，交替进行 2%甲醛与 3%乙醇混和溶液的注入和抽真空过程。

2）保持阶段：灭菌时间为 60℃，30 分钟；78℃，10 分钟。

3）解析阶段：以去除灭菌物品中和灭菌器内的甲醛，烘干。

4）气洗阶段：进一步去除灭菌物品中和灭菌器内的甲醛。

5）通风，再气洗阶段，使关机开门时空气甲醛浓度为小于 0.07mg/m^3。

新型低温甲醛蒸汽灭菌器的优点：甲醛浓度低、残留小、排放量低，对环境污染小。甲醛和乙醇混合后使醛基完全暴露，灭菌效果好，灭菌作用时间相对缩短。

（8）注意事项：

1）甲醛对人体有一定的毒性和刺激性，使用时应注意防护。

2）温度、相对湿度对甲醛的杀菌效果影响较大，处理时应将灭菌条件控制在要求范围内。

3）甲醛气体穿透性较差，拟消毒物品码放时应保持一定距离，污染表面尽量暴露在外面。

4）排放限值，下水道排出甲醛的浓度为 0.01%，关机开门空气甲醛浓度为小于 0.07mg/m^3。

3. 过氧乙酸液体灭菌器　过氧乙酸（PAA）液体灭菌系统是由美国研制开发高效环保的灭菌器械，该机独创了“即时灭菌技术——JIT 技术”，专为连台手术而设计；无需包装、干燥、储存而直接消毒、灭菌后使用；即消即用。特殊设计的快速连接器可充分保证对细小腔隙的消毒效果；不仅可消毒硬式内镜，更适合消毒软式内镜设备。在低浓度和低温条件下仍可杀菌，有机物对其杀菌效果影响小、无毒性残留等。目前在世界范围内均有应用。

（1）过氧乙酸液体灭菌操作系统（SYSTEM 1）的特点：该系统使用 0.2%的过氧乙酸溶液，其中加入了美国申请专利配方的稳定剂，pH 为 6.4，接近中性，不但使溶液稳定，而且使内镜及器械不受腐蚀损伤，具有高度水溶性，易冲洗，无毒害残留；灭菌在正常压力、温度为 50～56℃条件的灭菌箱内进行，通过灭菌剂的循环流动来灭菌所有物品；循环流动的灭菌剂不仅可消毒物品，还可冲洗物品表面的沉渣，起到清洁作用；灭菌时间短。

（2）杀灭微生物作用：可杀灭包括细菌芽胞在内的所用微生物。杀灭细菌芽胞的能力是戊二醛活性的 32 倍，是甲醛活性的 64 倍，也可灭活细菌毒素。

（3）杀灭微生物机制：过氧乙酸对微生物的杀灭作用主要依靠其强氧化能力，可破坏细菌的通透性屏障，进而破坏和溶解核心、使核酸、蛋白质等物质破坏漏出，导致微生物死亡。

（4）杀灭微生物影响因素：

1）温度的影响：在 5℃时杀灭李斯特菌和肠球菌的有效浓度为 90mg/L，而当温度升高至 20℃时，杀灭两种菌的有效浓度为 45mg/L。温度对过氧乙酸杀灭芽胞效果也有较大影响，温度为 8℃时，作用 60 分钟，可使细菌芽胞降低 2 个杀灭对数值，当温度升高至

20℃和40℃时，细菌芽胞降低2个杀灭对数的所需的作用时间分别是20分钟和5分钟。另外，在低温条件下只要给予充分的浓度和作用时间，过氧乙酸仍然具有杀芽胞活性（表23-35）。

表 23-35　不同温度和浓度条件下过氧乙酸的杀芽胞活性

温度℃	不同浓度（mg/L）杀灭芽胞所需要的时间（min）				菌种名称
	5000	10 000	20 000	30 000	
37	10	10	<0.5	<0.5	炭疽杆菌芽胞
20	20	10	5	<0.5	炭疽杆菌芽胞
4	>60	20	20	<0.5	炭疽杆菌芽胞
0	—	—	—	1	枯草杆菌黑色变种芽胞
−30	—	—	—	6	枯草杆菌黑色变种芽胞
−40	—	—	—	60	枯草杆菌黑色变种芽胞

2）pH值的影响：作为一种弱酸，过氧乙酸在酸性环境下更具杀菌活性，使用0.03%的PAA，在pH值为2时，对枯草杆菌黑色变种芽胞的杀灭对数值为4.0，当pH值为5时，对其的杀灭对数值仅为2.0。

在碱性条件下，其杀芽胞效果明显下降（表23-36），但高浓度时仍然具有杀菌作用。

表 23-36　不同pH条件下0.03%过氧乙酸对枯黑芽胞的杀灭效果*

pH值	2	4	5	7	8
杀灭对数值	4	3	2	1	<1

注：*试验作用温度为20℃，作用时间为30分钟

3）有机物的影响：在有机物存在的条件下，过氧乙酸对细菌和真菌达到同样效果所需的浓度要提高5～20倍。有机物也可阻碍和减弱过氧乙酸对细菌芽胞的杀灭作用。

（5）毒性和对物品的损坏：40%的PAA的半数致死量为1540mg/kg，亚慢性口服毒性研究表明，在8周内动物的生长没有改变。急性刺激毒性为13 439mg/m³。35%的PAA蒸汽可以使人流泪，吸入后可引起对鼻腔的刺激。Busch等的研究表明0.4%～0.8%的PAA可用作人体皮肤消毒剂，1%和3%的PAA被认为是肿瘤促进剂，但0.3%的PAA无促进肿瘤生长作用。水中含2%的PAA，使用6个月可使10%的动物发展成皮肤肿瘤。故PAA被认为是一种弱的完全的致癌物质，但分解后的PAA没有致癌作用。PAA对金属有腐蚀作用，用于金属物品消毒时应加入缓蚀剂。

（6）适用范围：该灭菌器专门设计了5种不同的器械托盘；不仅适用于硬式内镜，也适合软式内镜和附件以及其他器械的消毒灭菌。包括腹腔镜、宫腔镜、阴道镜、软性的胃镜、肠镜、乙状结肠镜、支气管镜、鼻窦镜、纤维支气管镜、胸腔镜、脉管镜、显微手术器械等。

（7）使用方法：该机采用电脑程序全自动控制，全过程自动完成，全部灭菌时间为25～30分钟，过氧乙酸灭菌时间为12分钟，灭菌循环程序（表23-37）。处理过程自动监测，自动报警提示灭菌过程监测到的问题；灭菌过程完成后，自动打印灭菌结果。

表23-37　SISTEM 1灭菌操作系统循环参数

步　骤	液　体	作用时间（min）	温度（℃）	总液体量
充满	0.2μm过滤水	3～6	43～46	10L
灭菌	0.2%过氧乙酸 用0.2μm过滤水配制的适当缓冲液稀释	12	50～56	用过滤水稀释PAA到适宜的使用浓度，加热到正确的温度，然后灭菌计时开始
冲洗1	0.2μm过滤水	2～3	43～46	10L
冲洗2	0.2μm过滤水	2～3	43～46	10L
冲洗3	0.2μm过滤水	2～3	43～46	10L
冲洗4	0.2μm过滤水	2～3	43～46	10L
干燥	—			—

进入机器的水也可使用可饮用的自来水或反渗水，温度必须在43～46℃

（8）注意事项：

1）灭菌时，应按说明书进行装载，装载量过多可影响灭菌效果。

2）过氧乙酸为强氧化剂，操作时应尽量小心，一旦溅到眼睛里，应立即使用清水冲洗。

3）过氧乙酸不稳定，应贮存于通风阴凉处，并在使用说明书中标识的有效期内使用。

4.酸性氧化电位水生成器　为了减少MRSA造成的医院内感染，1987年日本首次研发了酸性氧化电位水生成器，该生成器可将经过软化处理的自来水中加入低浓度的氯化钠（溶液浓度小于0.1%），在有离子隔膜式电解槽中电解后，从阳极一侧生成的具有高氧化还原电位，低浓度有效氯的酸性水溶液称为酸性氧化电位水。该水具有较强的氧化能力和快速杀灭微生物作用，其杀菌的有效性、对人体的安全性、对环境无染等优点已取得了共识。中国从1995年开始研究酸性氧化电位水，其优越的杀菌性能和良好的环保特性很快得到了中国同行的认可，2012年原卫生部颁布实施了GB28234—2011酸性氧化电位水生成器安全与卫生标准，目前已有包括日本、韩国在内的34个企业的35个产品取得了原卫生部的卫生许可批件。并在医疗机构、公共卫生领域、食品加工行业、农业畜牧业得到了广泛的应用。

酸性氧化电位水（在日本被称为强酸性电解水）是一种具有高氧化还原电位（ORP），低pH值、含低浓度有效氯的水，这种水具有较强的氧化能力和快速杀灭微生物作用。

（1）理化特性：酸性氧化电位水是一种无色透明的液体，具有氯味，其ORP在大于1100mV，pH值在2.0～3.0之间，有效氯含量一般为50～70mg/L。主要生成物为次氯酸、氯气、盐酸、活性氧、活性羟基、过氧化氢。在室温、密闭、避光的条件下，较稳定，而在室温暴露的条件下，不稳定，可自行分解成自来水，故不宜长期保存，最好现用现制备。

（2）酸性氧化电位水产生的原理和方法：三宅晴久（1994 年）和小川俊雄（1995 年）对酸性氧化电位水产生的原理和隔膜的作用进行了较为详细的描述。酸性氧化电位水是将添加了 0.05% NaCl 的自来水，通过酸性氧化电位水生成机中带有高密度离子隔膜的组合电解槽电解而成。由于这种离子隔膜具有将电解槽的阳极侧和阴极侧分开，并可使阳离子从阳极槽进入阴极槽，阻碍阴离子从阴极槽进入阳极槽，同时可防止在阴极和阳极生成的气体混合的特点。食盐水通过电解解离成 H^+、OH^-、Na^+ 和 Cl^-，在阳极槽中的 Na^+ 和 H^+ 可通过离子隔膜进入阴极槽。而阴极槽中的 OH^- 和 Cl^- 不能通过离子隔膜进入阳极槽。在阳极槽中，OH^- 结合于阳极一侧或得正电子，成为 OH，随着 $4OH \rightarrow 2H_2O + O_2$ 的反应，4OH 变成为水和氧气，于阳极侧的电解槽中就剩下来 $4H^+$，即反应式（1）。Cl^- 按照反应式（2）可生成 Cl_2，然后按反应式（3）进一步与水反应生成 HCl 和 HOCl，由于阳极槽中 H^+、HCl 和 HOCl 的积累，所以从阳极槽得到的水会显酸性，且含一定浓度的有效氯（图 23-1）。

阳极　$H_2O \rightarrow 1/2O_2 + 2H^+ + 2e^-$　（1）

　　　$2Cl^- \rightarrow Cl_2 + 2e^-$　（2）

　　　$Cl_2\ (aq) + H_2O \rightarrow HCl + HOCl$　（3）

阴极　$2H_2O + 2e^- \rightarrow H_2 + 2OH^-$

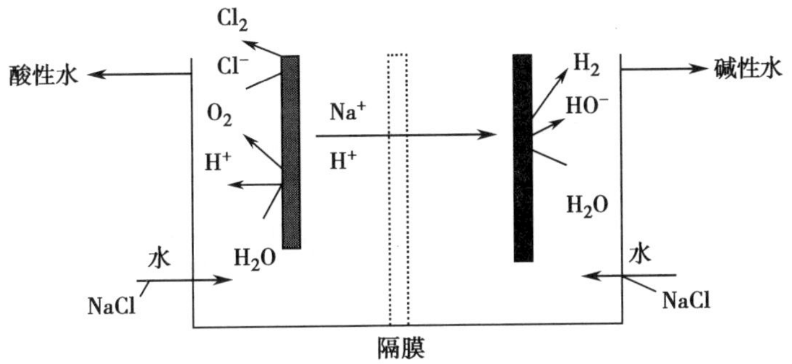

图 23-1　酸性氧化电位水产生的原理

（3）对微生物的杀灭作用：

1）酸性氧化电位水可快速杀灭各种细菌繁殖体。应用悬液试验，酸性氧化电位水与菌悬液比例大于 99∶1 时，对甲氧西林敏感的金黄色葡萄球菌、MRSA、表皮葡萄球菌、粪肠球菌、大肠埃希菌 O157：H7、克雷伯肺炎球菌、铜绿假单胞菌、伤寒沙门菌、黏质沙雷菌、副溶血弧菌的杀灭时间均小于 10 秒钟。对单纯疱疹病毒、巨细胞病毒、艾滋病毒和脊髓灰质炎病毒 1、2、3 型，HBVDNA 及 HBsAg 的抗原性均有很好的灭活和破坏作用。作用 30 秒对 Rhodstorula sp.、白色念珠菌、土曲菌（aspergillus terreus）和毛孢子菌（trichesperon）的杀灭率均大于 99.90%。在不加有机物的条件下，酸性氧化电位水作用 10～20 分钟可 100%杀灭枯草杆菌黑色变种芽胞。

2）2005 年，中国疾病预防控制中心环境所消毒检测中心，应用悬液定量杀灭试验，在有机干扰物牛血清白蛋白浓度为 0.3%的条件下，酸性氧化电位水（有效氯浓度为 44mg/L，pH 值 2.65，ORP 值为 1176mV）与菌悬液比例为 99∶1 时，作用时间为 30

秒，对金黄色葡萄球菌、大肠埃希菌、铜绿假单胞菌的杀灭数值均大于 5.0；对白色念珠菌的杀灭对数值均大于 4.0。分别作用 5 分钟和 20 分钟，对脊髓灰质炎病毒 1 型疫苗株和枯草杆菌黑色变种芽胞的杀灭对数值为大于 4.0 和 5.0。

（4）杀菌机制：酸性氧化电位水的杀菌机制主要是次氯酸起作用，近年来崛田国元（2004 年）对酸性氧化电位水的杀菌机制进一步的研究发现次氯酸在反应过程中可产生活性羟基（—OH），活性氧（O_2）在 1100mV 的氧化还原电位的条件下也可生成 H_2O_2，进而生成—OH，而—OH 是一种强氧化剂，对细菌的核酸、蛋白和代谢酶具有分解和灭活作用，与生物体内中性粒细胞的杀菌机制非常相似（图 23-2）。

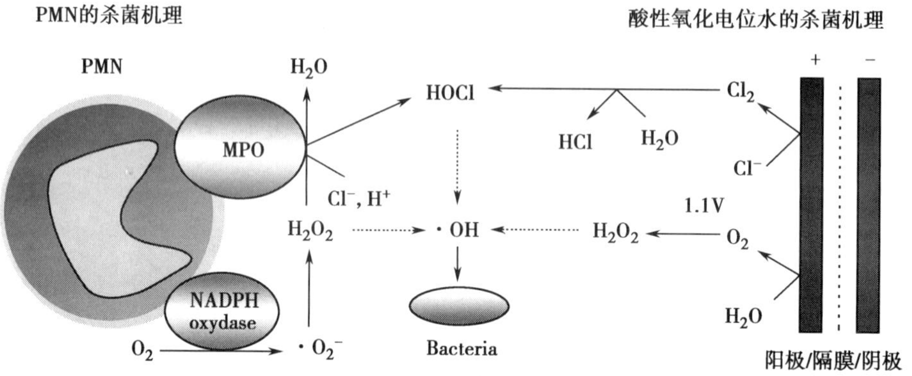

图 23-2　酸性氧化电位水的杀菌机制

注：PMN 为中性粒细胞，MPO 为髓过氧化物酶，NADPH 为还原型辅酶Ⅱ，oxylase 为氧化酶

（5）影响酸性氧化电位水杀菌效果的因素：

1）有机物：由于酸性氧化电位水的杀菌效果受有机物的影响较大，芝烨彦（1995 年）研究了在酸性氧化电位水中加入不同浓度的人血清、酵母、马血清、牛血清等 6 种有机物对金黄色葡萄球菌、表皮葡萄球菌、大肠埃希菌、克雷伯肺炎球菌等 11 种细菌杀灭效果的影响。表明各种有机物对酸性氧化电位水杀灭不同细菌的效果均有影响，随有机物浓度的增加，杀菌效果下降。除了人血清以外，其他五种有机物浓度相同时，延长杀菌作用时间，酸性氧化电位水的杀菌效果相同。

2）温度：薄玉霞（1999 年）报道，酸性氧化电位水杀灭枯草杆菌黑色变种芽胞的效果随作用温度的升高而增强，在杀菌作用温度为 10℃、20℃和 30℃的条件下，作用 10 分钟的杀灭率分别为 72.59%、94.09%和 99.69%，作用 20 分钟时的杀灭率分别为 99.31%、99.99%和 100%。由此可见随温度的升高，酸性氧化电位水杀菌能力提高。此种性能与含氯消毒剂的性能是一致的。

3）保存条件：酸性氧化电位水易受光线、空气、温度的影响，使 ORP 值和有效氯下降，pH 值上升。因此，最好先用现制备，如需保存，应存放于密闭、避光的塑料桶内，不得超过 3 天。

4）氯化钠浓度：电解时自来水中加入氯化钠的浓度与酸性氧化电位水中 pH、ORP 值和有效氯的浓度有关，随着自来水中加入氯化钠的含量的下降，酸性氧化电位水的 pH 值上升，而 ORP 和有效氯含量下降，可导致杀菌效果下降。目前认为加入 0.05%的氯化钠（纯度为 99%以上）较为适宜。浓度过高，电解效率低时，可在酸性氧化电位水中残留大量的氯离子（Cl^-），而这些氯离子是造成对金属腐蚀的主要因子。

5）水的硬度：由于各个国家和不同地区自来水的硬度不同，在电解过程中，会影响酸性氧化电位水的质量，减少电极的寿命，影响消毒效果，故在自来水硬度较高（超过50mg/L）时，应在自来水与酸性氧化电位水生成机之间加装软水处理器，以保证酸性氧化电位水的质量和消毒效果。

（6）毒理学特性及对物品的损害：小宫山宽机（1999 年）从以下几个方面对酸性氧化电位水的安全性进行了比较详细报道。

1）急性口服毒性：以 50ml/kg 体重的酸性氧化电位水对小鼠口服用药未见毒性症状。属实际无毒。

2）皮肤一次刺激和皮肤累积刺激性：对家兔皮肤上的伤口一天 1 次连续 5 天滴下未见伤口发生变化，以老鼠的足部为对象进行一天 30 次（一次浸泡 15 或 30 秒）的反复用药试验（3 个月），对皮肤的变化进行血液学、生物化学、病理组织学方面的观察，未见老鼠皮肤及全身有异状。

3）急性眼刺激性：滴下酸性氧化电位水 72 小时后观察，家兔角膜、虹膜、结膜等未见变化。

4）皮肤增大反应：在土拨鼠皮内一周 3 次注入酸性氧化电位水后观察，未见皮肤发生（水肿、红斑）变化。

5）口腔黏膜刺激性：用酸性氧化电位水以流水方式作用田鼠颊囊 30 分钟后，经肉眼及病理组织学观察未见变化。

6）细胞毒性：在取自人、小鼠、田鼠的细胞培养液中添加酸性氧化电位水 12 小时后检测其结果，表明高浓度酸性氧化电位水对细胞的增殖略有抑制，高浓度以下未见变化，认为其毒性小于其他常用消毒剂。

7）染色体异常诱发性：在哺乳动物培养细胞中直接添加或添加有代谢活性物质的酸性氧化电位水后蓄积在分裂中期的细胞上，调查染色体异常情况，结果均未见变化。

8）以志愿者为对象的皮肤试验：以健康成年男性及女性志愿者为对象频繁使用酸性氧化电位水研究其安全性，使用从数种装置生成的酸性氧化电位水（有效氯浓度 20 和 40mg/L）流水洗手，每日 15 次，每次 2 分钟，洗后不进行皮肤保养，连续试验 5 天，经皮肤科医师认定，有轻度干燥、红斑和手纹消失等轻度损害，但几乎全部在试验后迅速恢复。如果有适度的皮肤保养，并且每周有 1～2 天停止使用酸性氧化电位水，将不会出现上述情况。

9）对金属的腐蚀性：通过酸性氧化电位水对金属的腐蚀性试验，应用酸性氧化电位水对 4 种金属连续浸泡 72 小时，每 24 小时更换 1 次酸性氧化电位水，结果表明：酸性氧化电位水对不锈钢无腐蚀作用，可用于各种医疗器械的清洗消毒，但对铜、铝和碳钢有中度腐蚀作用，应慎用于此类金属材料物品的消毒。

N. Tanaka 等（1999 年）研究了酸性氧化电位水的金属的腐蚀性，并与 0.1%的次氯酸钠进行了比较，将 SUS316 不锈钢置于避光密闭的酸化点位水的容器中不搅动，在室温 25℃条件下连续浸泡 36 天，每天更换 1 次，在 30 倍放大的显微镜下发现仅对不锈钢有很小程度的凹陷腐蚀。

为了防止长期使用或使用不当造成对金属物品的腐蚀，对金属物品消毒后应用碱性电解水中和或用自来水冲洗稀释。

（7）适用范围：可用于内镜的消毒，清洗后灭菌前手术器械的消毒，一般物体表面、织物和卫生洁具的消毒，食饮具、食品加工器具及瓜果蔬菜的消毒，手、皮肤和黏膜的消毒。

（8）使用方法：

1）医疗器械和用品的消毒：灭菌前手工清洗手术器械和用品的消毒 用含酶清洗液浸泡清洗，净水冲洗后，用酸性氧化电位水流动冲洗浸泡消毒 2 分钟，净水冲洗 30 秒，取出烘干或用无菌布拭干后，再按要求进行灭菌处理。

内镜的消毒：按原卫生部《内镜清洗消毒技术操作规范》2004 年版的要求，用清洁剂和多酶洗液清洗，净水冲洗后浸入酸性氧化电位水，并用盥洗器将酸性氧化电位水出水口与内镜各孔道连接，流动冲洗浸泡消毒 3～5 分钟，然后净水冲洗 30 秒，取出烘干或用无菌布拭干。

一般诊疗用品的消毒　充分洗净后，用酸性氧化电位水冲洗浸泡 3～5 分钟。

2）卫生手消毒：先用碱性还原电位水冲洗 20 秒，然后用酸性氧化电位水流动冲洗消毒 1 分钟，再用碱性还原电位水或自来水冲洗 10 秒。手部污垢较多时，应先清洗干净，再按上述方法进行消毒处理。

3）皮肤与黏膜的消毒：皮肤的消毒　用无纺布浸入酸性氧化电位水中反复擦洗被消毒部位 3～5 分钟。

会阴部及阴道手术的消毒　用酸性氧化电位水冲洗消毒，作用 3～5 分钟。

口腔和咽部的消毒　用酸性氧化电位水反复含漱 3～5 次。

4）一般物体和环境表面的消毒：清洗干净后，用酸性氧化电位水流动冲洗浸泡消毒，作用 3～5 分钟；或反复擦洗消毒 5 分钟。

5）织物的消毒：一般织物的消毒　清洗干净后，用酸性氧化电位水流动浸泡消毒3～5 分钟。

拖布、抹布的消毒　漂洗干净后，用酸性氧化电位水流动浸泡消毒 10 分钟。

（9）注意事项：

1）生成器必须严格按照说明书操作，并应按说明书的要求定期维护、保养，维修保养时务必拔下电源插头。

2）酸性氧化电位水对光线敏感，水中所含有效氯浓度会随时间推移而下降，生成后应尽早使用，最好现用现制备。贮存时应选用避光、密闭、硬质聚氯乙烯材质制成的容器，室温条件下不超过 3 天。

3）每次使用前，应在使用现场酸性氧化电位水出水口处，分别测定 pH 值和有效氯浓度。pH 值应为 2.0～3.0，有效氯浓度应为 50～70mg/L。

4）对除不锈钢以外的金属物品有一定的腐蚀作用，应慎用。

5）对含有机物较多的物品消毒时，应彻底清除有机物，然后再进行消毒处理。

6）酸性氧化电位水为外用消毒产品，不可直接饮用。

7）皮肤敏感人员操作时应戴手套。

8）不得将酸性氧化电位水和其他药剂混合使用。

9）如仅排放酸性氧化电位水，长时间可造成排水管道等的腐蚀，故排放后应再排放少量碱性还原电位水或自来水。

（二）消毒剂研究进展

近年来，医务人员防护意识的增强，环保意识的提高，一些依从性好、高效、低毒、环保类的消毒剂更容易为人们所接受，并且在医疗机构得到了广泛的使用，例如，邻苯二甲醛用于内镜的消毒，双链季铵盐用于物体表面的消毒、双胍类消毒剂用于皮肤黏膜的消毒，愈来愈普遍的进入到了医疗机构，并且发挥了较好的作用。

1. 邻苯二甲醛　(ortho-phthalaldehyde，OPA)，是一种重要的医药化工中间体，以前主要用于胺类生物碱、荧光计组胺测定试剂及医药检验方面。自从 1994 年 Alfa 等人将其用于内镜消毒，且发现其具有良好的消毒效果，国外对 OPA 的消毒方面进行了许多研究，已经将其开发成为一种新型的高效消毒剂，并通过了美国 FDA 认证，在医疗器械的高水平消毒，特别是内镜的消毒中广泛使用。

(1) 理化特性：邻苯二甲醛为芳香族双醛化合物，分子式为 $C_8H_5O_2$，分子量为 134.14。成品为淡黄色针状结晶体，能溶于水、醇和醚。OPA 有两个活泼的醛基，本身性质不稳定，在碱性环境中更容易被氧化，形成邻醛基苯甲酸和邻苯二甲酸。邻苯二甲醛溶液 pH 值在 3～9 时，理化性能相对稳定。所以可制成一元包装产品出售。邻苯二甲醛消毒剂的使用浓度一般为 0.55%，该溶液呈无色透明状，无不良气味。其杀灭微生物能力随 pH 值升高而增强。

(2) 杀灭微生物作用：对细菌繁殖体、病毒和分枝杆菌杀灭速度快，效果好。对戊二醛与过氧乙酸耐药的分枝杆菌杀灭效果良好；0.55%邻苯二甲醛在 20℃的条件下，作用 12 分钟可杀灭牛分枝杆菌、铜绿假单胞菌、致病性真菌、脊髓灰质炎病毒和艾滋病毒等。邻苯二甲醛不能完全杀灭细菌芽胞达灭菌要求，对枯草杆菌芽胞的杀灭试验证明，在实验温度为 20～25℃下，当单独邻苯二甲醛的浓度为 5000mg/L 时，消毒作用 270 分钟，杀灭对数值仅 0.09。增加邻苯二甲醛的浓度达 20g/L 时，同样作用时间，杀灭对数值仅达 3.82。国内生产的邻苯二甲醛和乙醇复配的消毒剂，邻苯二甲醛浓度为 0.55%时，作用 4 小时，对枯草杆菌黑色变种芽胞的杀灭对数值可达 4.0。

(3) 杀灭微生物机制：对细菌繁殖体的作用，walsh 等发现邻苯二甲醛与细菌的细胞壁或细胞膜作用形成牢固的交联结合，造成菌体内外物质交换功能障碍，导致细菌的正常生理功能不能进行，促进了细胞死亡。对细菌芽胞的作用，Cabrera 等认为 OPA 对芽胞内层膜的重要蛋白造成了损害，从而导致了芽胞的死亡。

(4) 对微生物杀灭作用的影响因素：

1) 作用浓度和时间的影响：0.5%浓度的邻苯二甲醛对细菌繁殖体的杀灭效果受时间影响不大，作用 5 分钟，均能达到杀灭对数值大于 5。但杀灭细菌芽胞不能达到灭菌要求，对枯草杆菌芽胞的杀灭试验证明，在实验温度为 20～25℃下，当邻苯二甲醛的浓度为 0.5%时，消毒作用 270 分钟，杀灭对数值仅 0.09。增加邻苯二甲醛的浓度达 2%时，同样作用时间，杀灭对数值仅达 3.82。

2) 温度的影响：有研究表明 0.3%的邻苯二甲醛在 20℃时，作用 20 小时，对枯草杆菌芽胞的杀灭对数值可大于 5，温度上升至 35℃时，杀灭对数值可大于 5 仅需作用 3 小时。

3) pH 值的影响：pH 值对 OPA 的杀菌效果有明显影响，在碱性环境下的杀菌效果明显好于酸性环境，有研究表明2%的邻苯二甲醛pH值为6.5时，作用6.5小时，对枯草杆菌芽胞的杀灭对数值为3.82，pH值上升至8.0时，作用相同的时间，杀灭对数值可达到5.0。

4）有机物的影响：有机物对OPA的杀灭效果有一定影响，Chan-Myers等研究了马血清对0.3%的OPA杀灭金黄色葡萄球菌和铜绿假单胞菌的影响时发现，在5%、20%、40%的马血清存在的条件下，作用时间为5分钟时，随马血清浓度的升高，杀菌效果明显下降。作用时间为10分钟时，杀菌效果没有变化。

（5）毒理学特性和对物品的损害：0.55%邻苯二甲醛具有中等毒性，对小鼠的急性经口毒性试验，半数致死剂量为121mg/kg，毒性低于戊二醛（半数致死剂量为78mg/kg），但远高于过氧乙酸（半数致死剂量为1540mg/kg），对皮肤和眼睛有轻度刺激。目前尚未有邻苯二甲醛致畸、致癌作用的报道。OPA挥发性小，无刺激性气味，但其蒸汽对呼吸道和眼黏膜有刺激，可引起鼻子、喉咙、支气管的刺痛，严重者可引起咳嗽、胸部不适、头痛和呼吸困难。

对不锈钢无腐蚀性，对物品损坏作用小。

（6）适用范围：0.55%邻苯二甲醛作为高效消毒剂主要应用于不耐热物品和内镜的消毒。目前已被美国FDA批准用于内镜的消毒。最低有效浓度为0.3%，重复使用期限不超过14天。

（7）使用方法：内镜消毒：将清洗、沥干后的待消毒处理内镜或医疗器械浸没于装有0.55%的邻苯二甲醛的容器中，加盖，浸泡12分钟，取出后用灭菌水冲洗干净并擦干。各国和地区使用戊二醛的剂量见表23-38。

表23-38　各国和地区使用邻苯二甲醛的剂量

国家和地区	浓度（%）	使用温度（℃）	作用时间（min）
美国	0.55	20	12
加拿大	0.55	20	10
欧洲	0.55	20	5

（8）注意事项：

1）使用时应注意防护，避免接触眼睛、皮肤和衣物，如不慎接触，应立即用水冲洗。避免接触邻苯二甲醛蒸汽，以免刺激呼吸道和眼黏膜。

2）医疗用品和内镜消毒后使用前，必须用灭菌水冲洗去处残留的消毒剂，防止患者出现过敏反应。

3）避免接触食物。

2. 二甲基乙内酰脲卤化衍生物　主要为二溴海因（二溴二甲基乙内酰脲）和二氯海因（二氯二甲基乙内酰脲）

（1）理化性状：二溴海因和二氯海因是甲基海因卤化后的衍生物，理化性质相近，为白色或微黄色结晶或结晶粉末。具有漂白粉气味，活性卤素含量可达70%～98%，属于一种较新型的消毒剂，溶解于水后产生次溴酸或次氯酸，起到杀灭微生物的作用。

（2）杀灭微生物作用：可杀灭各种微生物，包括细菌繁殖体、芽胞、真菌和病毒，属高效消毒剂。该类消毒剂气味较小，性质稳定，释放出溴后，剩余产物很快被光、氧和微生物分解为氨和二氧化碳，不污染环境。

（3）杀菌机制：在水中释放出次溴酸或次氯酸的氧化作用，次溴酸或次氯酸释放出新生态氧的新生氧作用，释放出活性氯和活性溴与含氮的物质发生反应形成氯化铵和溴化铵，后两者可干扰细胞的代谢作用。对细菌芽胞亦有破坏作用，使芽胞的通透性屏障受损，核心物质漏出，导致芽胞死亡。

（4）杀菌效果影响因素：温度升高杀菌效果增强，pH 值在偏酸环境时（5.8～7.0）杀菌效果最佳、有机物增多时，可降低杀菌效果。

（5）毒理学特性和对物品的损害。

（6）适用范围：可用于污水和游泳池水消毒、一般物体表面的消毒等。

（7）使用方法：

1）消毒液的配制：加有助溶剂的国产二溴海因消毒剂有效溴含量 50%，易溶于水，使用时可用去离子水配成消毒液，或将浓的二溴海因消毒液用去离子水配成所需浓度的消毒液。采用浸泡、擦拭或喷洒法消毒。

2）游泳池水消毒：按规定的浓度计算出溴氯-5，5-二甲基乙内酰脲的需要剂量，溶解后加入游泳池水中，或将溴氯-5，5-二甲基乙内酰脲置于游泳池配套的平衡水箱内，通过游泳池循环系统进人游泳池水体，使游泳池水中的总有效卤素浓度达到 1.2 ～1.5mg/L。

3）污水消毒：计算污水体积，并按照溴氯-5，5-二甲基乙内酰脲 1000～1500mg/L 的总有效卤素量计算所需量。先将药剂溶于少量清水，再投入污水中，混匀后作用 90～100 分钟。

4）一般物体表面消毒：常用浸泡、擦拭和喷洒等方法。溴氯-5， 5.-二甲基乙内酰脲总有效卤素 200～400mg/L，作用 15～20 分钟；1， 3.-二溴-5， 5.二甲基乙内酰脲有效溴含量 400～500mg/L，作用 10～20 分钟。

（8）注意事项：

1）消毒剂应于阴凉、干燥处密封保存。

2）消毒液现用现配，并在有效期内用完。

3）用于金属制品消毒时，可适当加入防锈剂亚硝酸钠。

4）对餐具果蔬消毒后，应用净水冲洗。

3. 双链季按盐类消毒剂　该消毒剂于 20 世纪 80 年代由美国首次发明和应用，带有 1 个亲水基和两个亲油基（如两个癸基），具有较好的成胶束性和更强的降低表面活性的能力，在硬度较大的水中也有较好的溶解性。具有较强的杀灭微生物的能力，杀菌能力比苯扎溴铵优越。性能稳定，溶解性强，去污能力强，耐高温，低毒性，无残留危害等特点。在美国、日本、欧洲、中国台湾省已得到广泛的应用。杀菌浓度低，一般使用千分之几即可，毒性与刺激性低，溶液无色，不污染物品，无腐蚀、漂白作用，气味较小，水溶性好，表面活性强，使用方便，性质稳定，耐光、耐热、耐贮存。

（1）基本结构：双链季铵盐为阳离子表面活性剂。其分子结构可分为阳离子集团、阴离子两部分。阳离子集团多由 4 个有机根与氮原子结合而成，为杀菌的有效部分。阴性离子多为卤素、硫酸根或其他类似的阴性离子。

(2) 主要双链季铵盐消毒剂有：双癸基二甲基氯化铵（百毒杀），双癸基二甲基溴化铵，溴化双（十二烷基二甲基）乙撑二铵，又名新洁灵消毒液，正烷基（C_{14} 50%、C_{12} 40%、C_{16} 10%）二甲基苄基氯化铵，双癸基二甲基氯化铵和正烷基（50% C_{14}、40% C_{12}、10% C_{16}）二甲基苄基氯化铵组成的复方消毒剂等。

(3) 杀灭微生物作用：能够有效杀灭细菌繁殖体、真菌、乙型肝炎病毒，对细菌芽胞有一定的杀灭作用。对革兰阳性菌的抑菌效果优于对革兰阴性菌效果。单烷基以 $C_{12\sim14}$ 最好，双烷基以 C_8、C_{10} 最好（双链），双烷基比单烷基好。

(4) 杀菌机制：降低界面能，易富集于细菌表面，改变菌体细胞壁的通透性，影响细胞传递活性与能量代谢，抑制菌体某些酶的催化活性，使菌体蛋白变性。抑菌效果与烷基链长度有关。

(5) 毒理学特性和对物品的损害。

(6) 适用范围：主要用于手的卫生消毒、皮肤（包括小伤口）和黏膜的消毒、环境物体表面的消毒和医疗器械中低水平的消毒（美国 EPA 1989 年发放注册号）。与醇复配的消毒剂可用于外科手消毒。

在使用浓度下对不锈钢基本无腐蚀，对其他金属基本无腐蚀或轻度腐蚀。

(7) 使用方法：

1) 非多孔硬质表面的消毒：

①清洁对象：冲洗、擦拭或浸泡消毒，用季铵盐含量为 200～1000mg/L 的消毒溶液作用 1～10 分钟；喷雾消毒，用季铵盐含量为 800～1200mg/L 的消毒溶液作用 5～10 分钟。

②污染对象：冲洗、擦拭或浸泡消毒，用季铵盐含量为 400～1200mg/L 的消毒溶液作用 5～20 分钟；喷雾消毒，用季铵盐含量为 1000～2000mg/L 的消毒溶液作用 10～30 分钟。

对于与食品接触物品的消毒，使用消毒液的季铵盐含量不宜超过 1000mg/L，消毒后必须用水充分冲洗后方可接触食品。

2) 多孔表面的消毒：

①清洁对象：浸泡消毒，用季铵盐含量为 400～1200mg/L 的消毒溶液作用 5～20 分钟；喷雾消毒，用季铵盐含量为 1000～1200mg/L 的消毒溶液作用 5～20 分钟。

②污染对象：浸泡消毒，用季铵盐含量为 600～1600mg/L 的消毒溶液作用 5～30 分钟；喷雾消毒，用季铵盐含量为 1000～2000mg/L 的消毒溶液作用 10～30 分钟。

纤维与织物可吸收季铵盐，消毒时应注意控制被消毒物品的数量，并适当加大使用剂量或延长作用时间，消毒后应清洗干净。

3) 手、皮肤、黏膜的消毒：

①手的卫生消毒：清洁对象用季铵盐含量为 400～1200mg/L 的消毒溶液擦拭或浸泡，作用 1 分钟；污染对象用季铵盐含量为 600～2000mg/L 的消毒溶液擦拭或浸泡，作用 1 分钟。

②皮肤、黏膜的消毒：冲洗消毒，用季铵盐含量为 400～1000mg/L 的消毒溶液作用 2～5 分钟；擦拭或浸泡消毒，用季铵盐含量为 500～2000mg/L 的消毒溶液作用 2～5 分钟。

③小伤口（皮肤表面的细小擦伤、搓伤）的消毒：用1000～1300mg/L苯扎氯铵或1000～2000mg/L氯化苄铵松宁涂擦或冲洗，作用1～5分钟。

(8) 注意事项：

1) 外用消毒剂，不得口服。置于儿童不易触及处。

2) 避免接触有机物和拮抗物。不能与肥皂或其他阴离子洗涤剂同用，也不能与碘或过氧化物（如高锰酸钾、过氧化氢、磺胺粉等）同用。

3) 根据实测结果标示对金属的腐蚀性情况。

4) 低温时可能出现浑浊或沉淀，可置于温水中加温。

5) 一旦发生应用消毒液引起的眼睛不适或刺激，立即用大量水冲洗。

6) 高浓度原液可造成严重的角膜以及皮肤、黏膜灼伤，操作时须穿戴防护服、眼罩、面罩与橡胶手套。一旦接触，应立即用大量水轻轻冲洗15～20分钟，检查有无灼伤以确定是否需要就医。

4. 聚六亚甲基胍

(1) 理化特性：聚六亚甲基胍分子式为$(C_7H_{16}N_3Cl)_n$，属于双胍类消毒剂，原料为一种白色粉末、无特殊气味，易溶于水，水溶液为无色或浅黄色。分解温度大于400℃。

(2) 对微生物的杀灭作用：对金黄色葡萄球菌、大肠埃希菌、铜绿假单胞菌和白色念珠菌具有杀灭作用。

(3) 杀灭微生物机制：聚六亚甲基胍的胍基具有很高的活性，聚合后带有很强的正电性，很容易被通常带负电的细菌、病毒所吸附，从而抑制了细菌病毒的分裂功能，使其丧失了繁殖能力。另外吸附于微生物表面的聚合物堵塞了微生物的呼吸通道，使微生物窒息死亡。

(4) 对微生物杀灭作用的影响因素：

1) 温度的影响：聚六亚甲基胍杀菌效果受温度的影响较小，温度为10～30℃时，盐酸聚六亚甲基胍消毒剂2000mg/L稀释液，作用时间为1分钟，对金黄色葡萄球菌平均杀灭率均为99.95%以上。

2) pH值的影响：碱性条件可增强盐酸聚六亚甲基胍杀菌效果，酸性条件可降低其杀菌效果。盐酸聚六亚甲基胍消毒剂2000mg/L的稀释液杀金黄色葡萄球菌的作用，pH值在9.5±0.5杀菌效果无影响；pH值在5.5±0.5时，对盐酸聚六亚甲基胍消毒剂含量为2000mg/L的稀释液杀金黄色葡萄球菌的作用有轻度影响。0.1%以上的肥皂可明显降低其杀菌效果，当肥皂浓度低于0.001%时影响不大，一般洗手后残留的肥皂对杀菌效果无明显影响。

3) 有机物的影响：少量有机物存在对盐酸聚六亚甲基胍杀菌作用影响不大，大量有机物可减弱盐酸聚六亚甲基胍杀菌作用。试验证明，在菌悬液中含有25%的小牛血清对含量盐酸聚六亚甲基胍消毒剂2000mg/L的稀释液杀金黄色葡萄球菌的作用无影响，含有50%小牛血清对盐酸聚六亚甲基胍消毒剂含量为2000mg/L的稀释液杀金黄色葡萄球菌的作用有中度影响。

(5) 毒理学特性和对物品的损害：聚六亚甲基胍为高分子聚合物，不易被动物体内组织吸收，故对高等动物细胞基本无影响，用1%聚六亚甲基胍进行小鼠急性经口毒性试验，其半数致死量雌、雄小鼠均大于10 000mg/kg属实际无毒级；0.5%聚六亚甲基胍的眼刺激试验积分为 3.0 分属无刺激性；0.5％聚六亚甲基胍的急性皮肤刺激试验积分为 0 分，属无刺激性；故对人体皮肤、黏膜无刺激，无致畸、无致癌作用。0.5％聚六亚甲基胍对不锈钢、碳钢、铝基本无腐蚀，对铜有轻度腐蚀。易降解，对环境无污染。

（6）使用范围：适用于外科手消毒、卫生手消毒、皮肤黏膜消毒及物体表面的消毒。

（7）使用方法：

1）外科手消毒：在清洁基础上，其应用液中有效含量≤5g/L，擦拭或浸泡消毒，作用时间≤3 分钟。

2）卫生手消毒：应用液中有效含量≤5g/L，擦拭或浸泡消毒，作用时间≤1 分钟。

3）皮肤消毒：应用液中有效含量≤5g/L 擦拭消毒，作用时间≤5 分钟。

4）黏膜消毒：应用液中有效含量≤5g/L 水溶液，擦拭或冲洗消毒作用时间≤5 分钟。

5）物体表面消毒：应用液中有效含量≤10g/L，擦拭或浸泡消毒作用时间≤10 分钟。

（8）注意事项：

1）外用消毒剂，不得口服。

2）使用胍类消毒剂切忌与肥皂、阴离子等配伍。

3）消毒皮肤前，必须先清洁皮肤，带污垢的物体表面消毒前也应先清洁。

4）避光、密闭、在阴凉处保存。

5）黏膜消毒仅限于医疗机构的诊疗过程使用。

（三）灭菌效果指示器材研究应用进展

随着科学技术的发展，医学诊疗和消毒灭菌设备种类的增多，消毒灭菌法律法规、标准规范的制订，使灭菌指示器材也有了长足的进步，特别是低温灭菌技术的开发与应用，促进了相应的灭菌效果指示器材发展。

1. 化学指示卡

（1）定义：显示由暴露于某一灭菌过程中的物理和（或）化学条件的改变导致的一个或多个预定过程变量变化的系统。

（2）分类：目前国际上根据 ISO111140—1 将化学指示卡分为六类。

第 1 类：过程指示卡　用于单个物品或包装，指示物品是否经过了灭菌过程，以区分灭菌或未灭菌物品，例如化学指示胶带，化学指示标签及用于单一器械灭菌过程指示的器材指示卡。

第 2 类：特殊监测化学指示卡　用于灭菌器或灭菌标准的特效实验操作，例如，各种 B-D 试纸，用于监测在 133～135℃预真空灭菌器。

第 3 类：单一参数化学指示卡　用于灭菌过程中单一关键参数的测试，例如温度指示卡（剂）、气体浓度指示卡（EO、甲醛）等。

第 4 类：多参数化学指示卡　具有两个或以上关键参数，例如，环氧乙烷灭菌指示卡，设定值为 900mg/L，60 分钟，根据 ISO15882—2003 提供的上下限值，相对湿度大于 30％，时间至少 45 分钟，环氧乙烷浓度为 675mg/L 时，指示卡可达到终点，相对湿度小于 30％，指示卡不能达到终点。

第 5 类：综合性化学指示卡　是一种专用于对各灭菌过程中规定范围内的所有评价参数起作用的指示卡，其设定值需达到灭活值，该灭活值是通过参考设定的试验菌的 D 值和Z值确定的。

第6类：仿效指示卡　用于对各灭菌周期规定的范围内所有评价参数起作用的指示卡，其设定值以所选的灭菌程序设置值为依据。此类的允许指示最严格的，因此此类化学指示卡的对特定灭菌过程中关键参数指示的可信度最高。例如，蒸汽灭菌指示卡设定值为134℃，维持时间为3.0分钟，依据ISO15882—2003的要求（允许的误差：温度1℃，时间6%）暴露条件，温度≤132℃，时间≤2.75分钟，可接受的指示卡应显示失败。暴露条件，时间≥134℃，时间≥3.0分钟，可接受的指示卡应显示通过。

我国消毒技术规范指示将化学指示物分为包外的化学指示胶带或标签，用于指示是否经过了灭菌过程；包内化学指示卡，用于指示是否灭菌合格。以及B-D测试卡，用于预真空压力蒸汽灭菌器的抽真空效果测试。

（3）化学指示卡的选择：化学指示卡是通过对灭菌过程中参数的表达来间接反映灭菌效果的，不同类型的化学指示卡适用于某一特定灭菌程序，且检测验证灭菌条件有所不同，使用者应根据所采用的特定程序选择合适的化学指示卡。产品提供的设定值可以帮助用户进行选择。

（4）化学指示卡的应用：

1）包外化学指示卡：包外化学指示卡的作用是区分已处理和未处理的物品，而不是鉴别是否达到了适当的灭菌参数，主要包括第1类过程指示卡。所有需进行灭菌的设备，其包装上都应附有或印有灭菌指示带、指示卡、指示图。所有执行灭菌操作的包装上也应附有或印有指示卡。在灭菌后和使用前均应对这些指示带、指示卡或指示图进行验证，以确保物品已经过了灭菌过程。

2）包内化学指示卡：化学指示卡用于进行灭菌处理的包裹、托盘、容器内部时，可反映这些特定位置的关键参数达成情况，例如，填充物、填充方式、打包技术及灭菌器故障等诸多因素对关键参数的达成造成的影响。化学指示卡应放置在包裹、托盘、容器内灭菌剂可渗入的区域，该区域可以是包裹、托盘、容器或灭菌器空腔的中心，对于未包装的物品，至少应在需要灭菌物品的托盘上放置一个化学指示卡。包内化学指示卡通常根据期使用目的在3、4、5、6类化学指示卡中进行选择。

3）特殊监测指示卡：用于蒸汽渗入或空气排出测试，需要在空的灭菌器中进行，测试包装可以是用户提供的、事先制造的，一次性的或使用次数有限的。这些设备的使用要参考厂家的技术说明书。

4）对管腔类器械灭菌效果的监测时，配合灭菌过程验证装置（PCD）使用。

（5）使用中应注意的问题：

1）无论是包装外用还是内用的化学指示卡，都是用于监测灭菌程序，证明其达到了特定的参数。有些器械由于清洁不当而残留的可见污染物，或受到其他污染，则其经过功能正常的灭菌器在可接受的参数下处理后仍是有菌的。若器械未清洁，也就不能对其灭菌。由于化学指示卡对清洁度及微生物的存在均无反应，因此它也不能用于测定这些情况。

2）操作部门应将所有程序的操作明确成文。由于灭菌套装程序含了复杂的步骤，包括清洁、去污、拆分、检查、组装、包装、最终灭菌、存储及运送，因此必须制定确定的方法，以区分所有物品在灭菌程序的每一个阶段的状态。

3）整个灭菌程序的有效应包括产品（已灭菌物品）的身份记录与追溯；灭菌器的校准、检修和效力测试；以及灭菌程序的机械、化学及生物学监测。绝不能只依靠灭菌保证程序的单个要素（包括不同的灭菌检测器）来确保无菌。要确保灭菌应持续观察灭菌器性能的各个方面及灭菌程序，并始终遵从制定好的政策和操作手册。

2. 生物指示物

（1）定义：含有对特定的灭菌过程具有确定抗力的可存活微生物的测试系统。

（2）分类：根据生物指示物观察结果的时间可将其分为普通型生物指示剂和快速型生物指示剂双重监测系统。

1）普通型生物指示剂：嗜热脂肪芽胞杆菌生物指示物通过 24～96 小时培养，以颜色变化判断结果。指示物中嗜热脂肪杆菌芽胞（ATCC 7953 或 SSIK 31 株）的含菌量应为（5.0×10^5～5.0×10^6）cfu/片，在（121±0.5)℃条件下，D 值为 1.3～1.9 分钟，杀灭时间（KT 值）≤19 分钟，存活时间（ST 值）为≥3.9 分钟。

2）快速型生物指示剂双重监测系统（快速酶荧光生物指示剂或者快速读出生物指示剂）。

工作原理：底物→细菌产生的酶→被催化→产生可发荧光的物质→在专用机器口通过荧光激发器（紫外线）→荧光阅读器→判断通过或失败。快速型生物指示剂一般在 1～4 小时提供生物监测结果，对 132～135℃下排气式灭菌，可在 1 小时产生荧光；对 132～135℃预真空或者 121℃下排气式灭菌可在 3 小时产生荧光，并可通过 48 小时进一步培养通过颜色变化最终确定灭菌效果是否符合要求。

（3）生物指示剂的应用：验证灭菌过程是否对微生物的杀灭有效，是灭菌过程监测方法中最严格的方法。

1）压力蒸汽灭菌器常规 BI 监测：美国医疗中心服务专业人员协会（ASHCSP）规定每天进行 BI 监测，植入物每锅进行监测，生物监测结果为阴性后方可放行。美国手术室注册护士协会/医疗器械促进委员会（AORN/AAMI）规定每周进行 BI 监测，推荐每天监测。对植入物要求每锅进行监测，生物监测结果为阴性后方可放行。

2）作为植入物的放行的依据：根据 AAMI ST79，2006 规定，只有在生物监测结果出来，并为阴性后，方可对植入物的灭菌放行。快速灭菌不应该用于植入物，如果出现紧急情况需要使用快速灭菌方法进行植入物的处理时，必须使用快速生物指示剂和第五类化学指示剂进行监测。直到快速生物监测结果为阴性后，方可放行。不能单独使用第五类化学指示剂对植入物的灭菌效果进行监测。

3）配合灭菌过程验证装置（PCD）使用。

（4）使用中应注意的问题：监测所用的生物指示物应取得原卫生部卫生许可批件或符合相关规定，并在有效期内使用。

3. 物理参数指示器材　传统的物理参数指示器材用于压力蒸汽灭菌监测的主要是留点温度计，用于干热灭菌检测的是多点温度测定仪，而这些器材均有缺点，留点温度计只能测定温度，不能测定作用的时间，也不能对柜内温度实时监测。多点温度测定仪由于有导线相连，设备门关闭不严，温度测定不准确，使用起来很不方便。

目前德国、美国已有可实时监测的温度/压力数据记录器，用于压力蒸汽灭菌物理参数的监测，及干热灭菌温度记录仪，用于干热灭菌物理参数监测。这些记录仪体积小，重量轻，携带方便，存储容量大，可同时记录温度、压力和时间。非常适合用于现场热力灭菌效果的监测。

（1）温度/压力数据记录器：

温度检测范围：－40～150℃，压力记录范围：0～5bar，记录时间：1秒～8小时自由设定记录容量：压力、温度各9000个数据，电池寿命：3年，重量：140g，直径×高：48mm×28mm。

灭菌结束后将该记录仪与智能信号转换器连接，使用配套软件，可在电脑上阅读、处理、存储和打印记录内容。也可以实时监测灭菌过程中的物理参数。

（2）干热温度数据记录器：温度数据记录器＋大隔热盒，检测最高温度320℃，温度数据记录器＋小隔热盒，检测最高温度250℃，灭菌结束后将该记录仪与智能信号转换器连接，使用配套软件，可在电脑上阅读、处理、存储和打印记录内容。也可以实时监测灭菌过程中的物理参数。

4. 灭菌过程验证装置　随着微创手术技术和内镜诊疗器械的发展，在消毒灭菌过程中也大量使用了低温灭菌技术，传统的标准测试包式的灭菌效果检测方法已明显不适用于对管腔类器械灭菌效果的验证。1973年，由英国的斯图亚特根据低温甲醛蒸汽穿透效果的研究，提出了灭菌过程验证装置 process challenge device（简称 PCD）的理念，并设计出了一种螺旋状的装置，其管腔长度为15英尺（455cm）内径为3mm，紧密的盘成11.5cm的螺旋状，故称螺旋状测试物。管腔长度与内径的比例约为1500∶1，放置指示物仓室的长度为30mm，内径为6mm，总体积为32ml。通过对放入仓室内纸条上芽胞的生长情况的检测，验证对管腔类诊疗器械的灭菌效果。后来根据各专业和企业的特点，陆续研究出了各种PCD，例如：紧凑型PCD和一次性使用PCD，使PCD的理论研究、产品开发、标准法规的制定有了长足的进步，现就PCD的应用及应注意的问题总结如下：

（1）PCD的定义：对某一灭菌过程构成特定的抗力，用于评价该灭菌过程有效性的装置。

（2）PCD的分类：根据不同的分类方法可将其分为：

1）根据包装分类：根据对被模拟的灭菌对象的不同，PCD可分为辅料类和管腔类。

①辅料类：是针对压力蒸汽灭菌的抗力或灭菌因子穿透难度的不同，以及被灭菌的对象主要为实体器材，布包/敷料包/多孔材料物品等而设计的，主要有标准测试包和一次性使用的测试包两种。标准测试包为由16块全棉手术巾组成的体积为230mm×230mm×150mm，重量为（900±30）g的棉布包，内部中央位置可放入生物指示物和化学指示物。一次性使用测试包为多层纸组成的体积为110mm×150mm×120mm，重量为（900±30）g的纸包，中间有一小槽，可放入生物指示物和化学指示物。

②管腔类：大型灭菌器标准EN285和小型灭菌器的国际标准BS EN /ISO13060，将器材表面的凹陷深度大于直径的器材、有空腔或盲端的器械，定义为管腔类器械，此类器械大多需要低温灭菌的方法，管腔类PCD是针对此类器械设计的。现有螺旋型和紧凑型PCD两种，前者由一个不锈钢管或聚四氟乙烯管和一个在一端与其相连的含有化学指示卡的金属（或高分子材料）舱组成。后者由内部为金属管，金属管一端和一个含有化学指示条的金属容器相连，外部为人造材料保护外舱组成。

2）根据PCD内所放置的指示物分类：在美国AMIIST79中按所放入指示物的不同

将 PCD 分为三类。①化学 PCD：在装置中放入一片第五类化学指示卡（CI）；②生物 PCD：在装置中放入一支生物指示物（BI）或一支含酶 BI；③生物和化学混合 PCD：在装置中放入一支 BI 和一片第五类 CI 或一支 BI 和一支含酶 CI。

3）根据不同灭菌方法进行分类：根据 EN867—5、YY0646—2008 及 GB9588—2008 的要求，适用于压力蒸汽灭菌法的 PCD 符合如下要求 ① 螺旋形 PCD：管腔部分材质为聚四氟乙烯，管壁厚度：（0.5±0.025）mm；管内直径：（2.0±0.1）mm；软管长度：（1500±15）mm；重量：（10.0±0.1）g，密封舱材质为不锈钢，PCD 内部自由容积（装置内部总容积减去指示物固定器容积的（6±1）%。密封舱筒的容积和内部的自由容积的比率是确定蒸汽穿透难易程度的重要因素，不能随意改变；②紧凑型灭菌过程验证装置（compact-PCD）的构成由内部为金属管，金属管一端和一个含有化学指示条的金属密封舱相连，外部为人造材料保护外舱。

适用于环氧乙烷灭菌法的 PCD：根据 EN1422 制作要求，适用于环氧乙烷灭菌的批量监测和设备的验证，采用全不锈钢材质，长度是 4.55m，管腔的直径是 3mm；适用于环氧乙烷灭菌器的过程监测和效果验证。适用于批量监测，采用不锈钢和高分子材料，其管腔长度为 1.5m，管腔直径 2mm，且符合 EN867—5 的要求。

适用于低温甲醛蒸汽灭菌法的 PCD：符合 EN14180 和 15424 的规定，用于低温蒸汽甲醛灭菌的批量监测和验证。根据 EN14180 和 DIN 58946，第 13 章甲醛气体灭菌器性能测试的规定，低温甲醛灭菌的 PCD 的材质应为非金属材料，内径为 2mm，长度为 1.5m，有特定的盲端结构，且符合 EN867—5 的要求。

过氧化氢气体低温等离子体灭菌为较新的灭菌技术，相应的 PCD 正在研制中。

（3）PCD 在灭菌过程监测中的应用：

1）PCD 的选择：PCD 的选择与灭菌的方法、灭菌器类型和灭菌物品的种类有关，目前尚无适用于所有灭菌器及灭菌方法的万能 PCD，不同的灭菌物品，如：中空物、（烧杯、容器、管状物），多孔物（包布，衣物、纺织品），无孔物（手术器械或实心物品），管腔类器械和用品（内镜、导尿管）应使用相应的 PCD。其原则为：①用于模拟单包裹的抗力时，PCD 的抗力（即灭菌因子穿透难度），应等同或高于该包裹；②用于模拟灭菌循环的特定批次的抗力时，PCD 的抗力应等同或高于该批次的任何一个包裹，即高于最难的包裹；③压力蒸汽灭菌，主要对物品包、实心器材，应选择标准包或一次性使用测试包；④低温灭菌，主要针对管腔类器材，应选用管腔类 PCD；⑤对特殊器材和特殊包装，可视具体情况而定。

2）不同类型 PCD 的应用：①标准包及一次性使用指示卡测试包设计并通过测试证明其对压力蒸汽灭菌过程的抗力大于或者等于典型的敷料包的抗力，可用于对织物类包裹和实心器械灭菌效果的监测；②紧凑型 PCD 主要用于实心器材、简单的腔体器材和辅料类物品灭菌效果的监测；③螺旋型 PCD 主要用于低温灭菌技术中对管腔类物品灭菌效果的监测，使用时应根据灭菌因子的不同选用相应的 PCD。

3）用于日常监测：因为 PCD 可以很容易、方便、快捷地使用，故可以用于常规负荷的监测，也可用于灭菌器效能的常规检测和灭菌器效能的资格认证。

美国 ANSI/AAMI ST 79：2006 中规定，对植入物灭菌后放行必须使用生物 PCD，一次性使用生物测试包（BI PCD，即 1 支生物指示剂和 1 支第 5 类化学卡），并一定要等到生物监测结果为阴性方可放行。如有紧急情况必须提前放行，必须书面记录并解释提前放行的原因。如随后生物指示物为阳性，应立即通知外科医生和院感办的相关人员。对非植入物符合常规放行，可选择含一支 BI 的 PCD，或含一支 BI 和一片第 5 类综和指示物的 PCD，或含一片第 5 类综和指示物的 PCD（表 23-39）。

表 23-39　PCD 在灭菌过程的检测中的应用

采用标准	常规负载放行		灭菌器效能常规检测	灭菌器资格认证
	非植入物	植入物		
美国 ANSI/AAMI ST 79：2006	推荐每天，至少每周 1 次，可选用含一支 BI 或一支 BI 和一片第 5 类综合 CI 或一片第 5 类综合 CI 的 PCD。	每锅须用含一支 BI 和一片第 5 类综合 CI 的 PCD	每周推荐使用 满载运行 含一支 BI 的 PCD	空载 含一支 BI 的 PCD 连续检测 3 次
中国原卫生部行业标准 WS310—3 2009	每周 1 次 标准生物测试包或生物 PCD，或使用一次性标准生物测试包	每锅须做 按照灭菌装载物品的种类，可选择具有代表性的 PCD，标准生物测试包或生物 PCD，或使用一次性标准生物测试包	每周 1 次 满负荷运行 标准生物测试包或生物 PCD，或使用一次性标准生物测试包	空载 可使用含一支 BI 的 PCD 连续检测 3 次

原卫生部行业标准 WS310—32009《医院消毒供应中心第 3 部分：清洗消毒及灭菌效果监测标准》4.4 灭菌质量的监测中规定：①按照灭菌装载物品的种类，可选择具有代表性的 PCD 进行灭菌效果的监测。灭菌管腔类器械宜进行管腔 PCD 监测，生物监测每周一次，可使用生物 PCD 或一次性标准生物测试包；②紧急情况灭菌植入型器械时，可在生物 PCD 中加用 5 类化学指示物。5 类化学指示物合格可作为提前放行的标志，生物监测的结果应及时通报使用部门；③小型压力蒸汽灭菌器因一般无标准生物监测包，应选择灭菌器常用的、有代表性的灭菌包制作生物测试包或生物 PCD，并置于灭菌器最难灭菌的部位，且灭菌器应处于满载状态。生物测试包或生物 PCD 应侧放，体积大时可平放。

4）用于灭菌设备的确认：对预真空灭菌器的设备确认或放行，根据 EN285 的规定，灭菌器如需要灭菌腔体器材，必须进行空腔负载试验。空腔负载试验必须采用符合 EN 867—5 的管腔 PCD 进行。

美国 ANSI/AAMI ST79：2006 中规定对于灭菌器效能检测和资质认证必须使用含 BI 的 PCD，也可再加一片或几片化学指示物的 PCD。并且要求空锅连续做 3 次，作为灭菌器合格的依据。

中国 FDA 制定的医药行业标准 YY0679—2008《医用低温蒸汽甲醛灭菌器》标准中规定灭菌器性能测试时，微生物测试应使用 PCD，并对 PCD 的包装、数量和在柜室内的放置方法等提出了具体要求。

中国 FDA 制定的医药行业标准（ YY0646—2008）《小型蒸汽灭菌器—自动控制型》中对 A 类空腔负载试验要求使用 PCD，并且能用于证明当达到预定的控制水平时，符合该标准用于确认 A 类空腔负载的灭菌过程验证装置，能够获得其要求的灭菌条件。

中国 FDA 制定的医药行业标准（GB8599—2008）《大型蒸汽灭菌器技术要求》中对用于鉴定管腔类器械灭菌效果的空腔负载试验的测试设备中要求使用 PCD 进行测定，以确定在达到设定的控制参数水平时，空气稀释程度足以使蒸汽均匀地渗入管腔测试体内部。

（4）PCD 的优势和存在的问题：

1）辅料类 PCD 的优势和存在的问题：

①主要优势：A 辅料类物品，有能力验证敷料类物品、简单的腔体内部是否得到灭菌；B 标准包可重复使用；C 一次性测试包操作方便；D 无需打开每个灭菌包就可确定整个批量的灭菌效果，结果判断简单明了；E 标准包的使用成本较低。

②存在的问题：A 仅适用于验证敷料类物品、简单的腔体内部是否得到灭菌，不适用于管腔类器械灭菌过程的验证；B 标准包使用较繁琐，每次使用后的棉布要清洗晾干，重新打包；C 对不同类型的灭菌器，尤其是抽真空方式不同时，一次性使用测试包与标准包穿透性的符合率是否相同还有待进一步研究；D 一次性使用测试包的使用成本较高。

2）管腔 PCD 的优势和存在的问题：

①主要优势：A 模拟空腔器械和辅料类物品，有能力验证简单的腔体，敷料类物品和管腔器材的内部是否得到灭菌；B 在低温灭菌过程中其有效性已得到充分的证实；C 既适用于生物监测，也适用于化学监测；D 简单易用，每一批量中的各个灭菌包无需再单独放置化学指示条。无需打开每个灭菌包就可确定整个批量的灭菌效果。指示条的颜色变化使得对结果的解释简单明了。

②存在的问题：A 管腔 PCD 对灭菌器的技术要求高；B 在压力蒸汽灭菌时，由于蒸汽质量等原因产生的不可压缩气体不容易进入到管腔内，可能造成错误的结果；C 在每次使用前必须完全干燥，否则可能造成错误结果；D 价格较高。

（5）使用中应注意的问题：

1）不能在蒸汽难以穿透的位置放置包内化学指示物时应使用 PCD。

2）使用灭菌难度高于批次中任意包裹的 PCD 监测作为灭菌合格的放行依据。

3）非手术或高危包可以不必放置包内化学指示物，但应使用 PCD 进行批量监测，以作为批量放行的依据。

4）管腔器械的灭菌必须使用管腔装置的 PCD 监测。

5）批量监测中，PCD 应模拟灭菌器中最难灭菌的情况。

6）螺旋型 PCD 对于管腔类器械更具有代表性，标准测试包和一次性使用测试包对于辅料类物品更具有代表性。

7）对于螺旋型 PCD 更大范围的使用，还需要在未来进行更多更有结论性的测试。

8）在使用化学 PCD 作为每锅负荷放行的依据时，必须使用第 5 类化学指示物，因为第 5 类综合指示物与生物指示物的致死曲线是正相关的。

（李新武）

参考文献

1. 薛广波．消毒灭菌防腐保藏．第2版．北京：人民卫生出版社，2008
2. Seymours. Block Disinfection，sterilization，and preservation. 第五版 2011 by LIPPINCOTT WILLIAMS &WILKINS
3. 卫生部．消毒技术规范．2002
4. H. Tanaka，Y. Hirakata，M. Kaku，et al. Antimicrobial activity of superoxidized. Journal of Hospital Infection，1996，34：43-49
5. 李新武，孙守宏．酸化电位水对微生物的杀灭效果及其作用机理的初步研究．中华流行病学杂志，1996，17：95-98
6. C. A. Loshon，E. Melly，B. Setlow，et al. Analysis of the Killing of spores of Bacillus subtilis by a new disinfectant，Sterilox Journal of Applied Microbiology，2001，91：1051-1058
7. 丁培，李新武，袁洽匡．不同存放条件对酸性氧化电位水理化性能和杀菌效果的影响．中国消毒学杂志，2003，20（3）：179
8. Kunimoto Hotta. Acid electrolyzed saline solution and medical application. J Jpn Soc Intensive Care Med，2000，7：97-105
9. 樱井幸弘，阿香惠美子，佐藤绢子，等，酸化水用简便，强力，迅速内视镜消毒法，消化器内视镜，1995，7：6-9
10. 年维东，梁晋雨，张齐联．氧化电位水对消化内镜消毒效果评价．中华消化内镜杂志，1998，15（1）：8-11
11. 李建辉，周丽雅，林三仁，等．氧化电位水对消化内镜消毒效果的研究．中华消化内镜杂志，2004，21（3）：174-176
12. A. M. Middle，M. V. Chadwick，J. LSaderson，et al. Comparison of a solution of super-oxdized water (Sterilox) with glutaraldehyde for the disinfection of brochoscopes，contaminated in vitro with Mycobacterium tuberculosis and Mycobacterium avium-intracellulare in sputum. Journal of Hospital Infection，2000，45：278-282
13. JUN HAENG LEE，POONG-LYUL RHEE，JEONG HWAN KIM，et al. Efficacy of electrolyzed acid water in reprocessing patient-used flexible upper endoscopes：Comparison with 2% alkaline glutaraldehyde. Journal of Gastroenterology and Hepatology，2004，19：897-903
14. N. Tanaka. The Cleaning and Disinfecting of Hemodialysis Equipment Using Electrolyzed Strong Acid Aqueous Solution. Aritf Organs，1999，23（4）：303-309
15. 缪洁萍，陈贵民，李丽霞，等．强氧化电位水进行复用透析器消毒的临床观察．中华流行病学杂志，1999，20（6）：392
16. N. Tanaka. The Use of Electrolyzed Solution for Cleaning and Disinfecting of Dialyzers. Aritf Organs，2000，24（412）：921-928
17. 何晓红，纪正，张玉珠，等．高氧化还原电位酸性水对产后会阴伤口冲洗消毒效果观察．中国消毒学杂志．1999. 8（2）：113-114
18. M. A. Martin，M. A. Gallagher. An investigation of the efficacy of super-oxidised water for the disinfection of dental unit water lines. British Dental Journal，2005，198：353-354
19. 日本强酸性电解水学会．强酸性电位水的规格基准（医疗篇）．2000
20. ISO11140—1—2005 Sterilization of health care products ——Chemical indicators——Part 1：General requirements
21. STUART J. LINE1，J. K. PICKERILL. Testing a steam-formaldehyde sterilizer for gas penetration

efficiency. J Clin Path，1973，26：716-720
22. 中华人民共和国医药行业标准 YY0646—2008. 小型蒸汽灭菌器自动控制型
23. 中华人民共和国国家标准 GB9588—2008. 大型蒸汽灭菌器技术要求
24. EN867—5—2001 NON-BIOLOGICAL SYSTEMS FOR USE IN STERILIZERS - PART 5：SPECIFICATION FOR INDICATOR SYSTEMS AND PROCESS CHALLENGE DEVICES FOR USE IN performance testing for small sterilizers type B and type S.
25. 中华人民共和国卫生行业标准 WS310—3. 2009. 医院消毒供应中心清洗消毒及灭菌效果监测标准
26. 美国 AAMI TIR31：2003 过程验证装置/测试包在医疗机构中的应用
27. 美国 AAMIST79：2006 医疗产品灭菌和灭菌保障
28. EN 14180：2003，Sterilizers for medical purposes-Low temperature steam and formaldehyde sterilizers-Requirements and testing，NEQ
29. 中华人民共和国医药行业标准 YY0679—2008. 医用低温蒸汽甲醛灭菌器
30. ISO11140—6 Sterilization of health care products — Chemical indicators — Part 6：Class 2 indicators and process challenge devices for use in performance testing of steam sterilizers
31. The European Standard EN 14180：2003 Sterilizers for medical purposes — Low temperature steam and formaldehyde sterilizers — Requirements and testing
32. INTERNATIONAL STANDARD ISO15882—2003 Sterilization of health care products —Chemical indicators — Guidance for selection，use and interpretation of results
33. 中华人民共和国卫生部，血液透析质量管理规范（2010）
34. GB18466-2005 医疗机构水污染物排放标准

第二十四章 医院常用的消毒灭菌方法

第一节 医疗用品的危险性分类

1968年，斯伯丁（Earle H. Spaulding）为帮助医护人员正确选择诊疗用品的消毒灭菌方法，专门设计了一种用于区分患者诊疗物品和器械消毒灭菌的有效方案。这种分类方案非常清晰和符合逻辑，已被保留、改良，并被医院感染控制专业人员和其他人员在具体实施消毒或灭菌时成功应用。斯伯丁认为，如果根据使用时的感染危险度而将患者诊疗仪器和物品分为高度危险性、中度危险性和低度危险性三类的话，那么消毒灭菌的要求就很容易被医务人员理解。美国CDC的《手卫生和医院环境控制指南》、《医务人员和公共卫生人员HIV和HBV感染预防指南》和《医疗机构环境感染控制指南》中都使用了这一术语。

一、高度危险性物品

（一）高度危险性物品的定义

高度危险性物品指的是一旦被任何微生物污染，使用后都会具有高度感染风险的物品。临床上进入无菌组织或血（脉）管系统的物品应灭菌，因为任何微生物污染都可能导致严重的感染风险。这一类物品包括手术器械、心导管、导尿管、植入物和在无菌体腔内使用的超声探头。

（二）高度危险性物品的灭菌

临床使用的高度危险性物品都应是无菌产品，复用物品尽可能选择压力蒸汽灭菌进行处理；对热敏感的物品可选择环氧乙烷灭菌、过氧化氢低温等离子灭菌。如果不适合于上述方法的，可使用液体化学灭菌剂进行灭菌；物品在灭菌前应进行适当的清洁处理，并且按照批准的使用范围、使用浓度、作用时间（满足作用温度和pH值条件），液态化学灭菌剂可实现可靠的灭菌效果。

理想情况下，进入无菌组织的腹腔镜和关节镜在两个患者之间应进行灭菌。然而在美国，有时候这类器械在患者之间仅进行高水平消毒。因为设计复杂（例如狭长的管腔、铰链），具有灵活的内镜结构，这些器械难以进行有效的清洁和高水平消毒或灭菌。任何高水平消毒或灭菌操作之前应进行彻底的清洗。尽管灭菌对确保患者安全更好，但没有文献报道过当进行正确清洗和高水平消毒后，使用这些高水平消毒后的腔镜导致的感染暴发。

二、中度危险性物品

（一）中度危险性物品的定义

中度危险性物品原意指的是接触黏膜或不完整皮肤的物品，国内为避免误导仅指接触黏膜的物品。这一类物品包括呼吸治疗和麻醉设备、某些内镜、喉镜叶片、食管测压探头、肛门直肠测压导管、隔膜装配环。这些医疗设备除允许少数细菌芽胞存在外，应清除其他任何微生物。完整的黏膜，如肺部和胃肠道，通常能抵抗常见的细菌芽胞的感染，但对其他的微生物敏感，如细菌、分枝杆菌和病毒。

（二）中度危险性物品的消毒

1. 常规消毒要求　中度危险性物品至少需要使用化学消毒剂进行高水平消毒。美国 FDA 明确规定，戊二醛、过氧化氢、邻苯二甲醛、过氧乙酸和过氧化氢消毒液如果满足杀灭微生物条件，即为可靠的高水平消毒剂。当选择一种消毒剂用于某些医疗物品的消毒时，还应考虑与待消毒物品作用后的化学相容性，避免消毒过程导致对物品的损害。传统的高水平消毒定义为完全清除物品、器械里面或表面除了少数细菌芽胞外其他所有的微生物，高水平消毒后应能清除足够的病原体来预防感染的传播。

用无菌水、过滤水或自来水清洗内镜和冲洗管道可预防消毒剂残留所致的副作用（如消毒剂介导的结肠炎）。高水平消毒后，使用无菌水对物品漂洗和冲洗，能防止自来水中细菌的污染，例如非结核分枝杆菌、军团菌或革兰阴性杆菌如假单胞菌。也可在自来水或过滤水（0.2μm 过滤器）冲洗后，应用乙醇冲洗和气枪进行管道的干燥。气枪干燥最有可能通过消除利于细菌生长的潮湿环境来显著地降低藏匿在内镜上的细菌污染。冲洗后应使用防止内镜再污染的方式进行干燥和储存。

2. 眼压计、宫颈膜片配件环、低温外科仪器和腔内探头的消毒　对于其他中度危险性物品，消毒方法差异较大（如扁平眼压计、直肠/阴道探头、低温外科仪器和膜片配件环）。美国 FDA 要求器械生产厂家在他们的器械说明书上至少要包括一种有效的清洗和消毒/灭菌方案。正如所有的药品和设备一样，使用者应熟悉产品说明。

（1）眼压计的消毒：一项调查研究显示对于扁平眼压计，还没有统一的消毒方法，临床实践中消毒时间从 15 秒～20 分钟不等。考虑到眼压计末端有传播病毒的潜在危险［如单纯疱疹病毒（HSV）、腺病毒或 HIV］，美国 CDC 推荐眼压计末端要擦拭清洁，并用 3%过氧化氢、5000mg/L 含氯消毒剂、70%乙醇或 70%异丙醇进行消毒 5～10 分钟。然而，更多近期的调查数据表明，3%过氧化氢和 70%异丙醇不能有效杀灭可导致流行性角膜结膜炎的腺病毒和类似病毒，因此不应用来消毒扁平眼压计。已经观察到 1∶10 的次氯酸钠（有效氯 5000mg/L）和 3%的过氧化氢会造成 Schiotz 眼压计的结构损害。消毒后，眼压计应彻底地用自来水漂洗和风干，才能再次使用。尽管这些消毒剂和消毒时间应杀死能造成眼部感染的病原菌，但没有一项研究能直接支持这一观点。美国眼科学会预防眼科感染的标准仅仅关注一种潜在病原体：HIV。因为在临床上希望使用简短的去污步骤，所以有时就用 70%的异丙醇擦拭眼压计的末端。初步的报告显示用乙醇拭子擦拭眼压计末端然后让乙醇自己挥发可以有效地除掉 HSV、HIV 和腺病毒。然而，因为这些研究重复的很少，并且在指定的实验室中进行，所以在推广这一技术之前需要再做进一步的研究。

另外两份报告发现用70%异丙醇拭子对不同患者使用间的气动式眼压计末端进行擦拭消毒会造成由腺病毒8型引起的流行性角膜结膜炎暴发。

(2) 其他接触黏膜物品的消毒：对其他接触黏膜的物品的消毒技术做出评价的研究很有限，这些物品包括宫颈膜片配件环、低温外科探头、经食管超声心动图探头和用于超声扫描的阴道/直肠探头等。美国CDC的Lettau、Bond和McDougal支持宫颈膜片配件环生产厂家的建议，提出的具体方法是先用肥皂水洗涤，然后浸泡于70%的乙醇中15分钟。即使因为醇类灭活小RNA病毒的活性有限而不能归类于高水平消毒剂，但是这种消毒方法足以灭活HIV、HBV和HSV。至今尚无关于乙醇或其他消毒剂灭活HPV的数据，因为完整的病毒在体外很难得到复制。因此，即使乙醇经过15分钟应杀死妇科相关病原体，但没有直接支持这一措施的临床研究。

(3) 探头的消毒：阴道探头用于超声图像扫描。阴道探头和其他所有的没有探头帽的腔内探头属中度危险性物品，因为它们直接接触黏膜（如阴道、直肠、咽部）。虽然使用探头帽可改变其危险性分类，这篇指南建议对每个患者使用的探头用新的保险套/探头帽。因为保险套/探头帽会破损，相关研究提示探头也应进行高水平消毒；也有研究发现即使在使用前无菌的阴道超声探头帽也有非常高的穿孔率（三种产品分别有0%、25%和65%的穿孔率），这些研究结果更加支持上述建议。一项研究发现，在用于获取卵母细胞后，两个供应商提供的使用过的阴道探头帽均有非常高的穿孔率（75%和81%），其他研究显示使用保险套后穿孔率较低（2.0%和0.9%）。发现在保护探头方面，保险套比商业用的探头帽效果好（保险套与探头帽的穿孔率分别为1.7%和8.3%）。这些研究强调了在两次检查中间对探头进行常规消毒的必要性。尽管很多超声探头生产商推荐使用2%的戊二醛对受污染的经阴道传感器进行高水平消毒，但这一方法遭到质疑，因为这会缩短传感器的使用寿命，并且对配子和胚胎有毒副作用。消毒阴道传感器可选方案是：先机械去除传感器上的凝胶，然后用肥皂和水清洗传感器，再用70%乙醇擦拭或用500mg/L的含氯消毒液中浸泡2分钟，最后用自来水漂洗和风干。上述或其他方法的有效性并没有通过严格的实验室验证或临床使用进行证实。其他探头如直肠、低温外科探头和经食管探头或器械也应在患者使用之间进行高水平消毒。

外科操作中使用的超声探头也会接触机体的无菌部位，可以使用无菌套覆盖这些探头以减少探头的被污染水平和感染危险。然而，因为探头套不能完全保护探头，这些探头应像其他危险性物品一样，在两个患者使用之间进行灭菌；如果做不到，至少应进行高水平消毒后再套上无菌探头套。

一些低温外科探头是不能完全被浸泡的。在消毒的时候，探头的末端应浸泡在高水平消毒剂中作用适当的时间；探头中其他任何与黏膜接触的部分，可以直接浸泡或用布包起来浸泡在高水平消毒剂中进行消毒，并达到推荐的作用时间。消毒后应使用自来水漂洗并且在使用之前进行干燥。如果使用不可浸泡的探头的医疗机构，应尽快更换成可完全浸泡消毒的探头。

和其他高水平消毒流程一样，对探头进行适当的清洗是必要的，这样能保证随后的消毒成功。一项研究表明，当用毛巾清洁探头后，接种在阴道超声探头上的细菌繁殖体会减少。关于这些探头被潜在的病毒（如HBV和HPV）污染的程度，和通过清洗达到的去除效果（如使用毛巾），尚无相关资料报道。

3. 美国 CDC《医疗机构消毒灭菌指南》关于其他中度危险性设备消毒的建议

（1）即使使用了探头防护物，也需要对其他诸如直肠探头、阴道探头、氩氦刀探头等的中度危险性设备进行清洁和高水平消毒，消毒产品应对工作人员、患者、探头和恢复的生殖细胞（如果适用）无毒。使用高水平消毒剂时应按照美国 FDA 批准的消毒时间。

（2）如有探头防护物，则使用探头防护物或防护套减少微生物的污染水平。使用探头防护时，不可使用更低水平的消毒剂或不按照建议采用适用的消毒剂，因为这些防护物或安全套会防护失败。

（3）高水平消毒后，应漂洗所有的物品。对可能接触了上呼吸道黏膜（例如鼻、咽、食管）的中度危险性器械进行乙醇漂洗之后，再用灭菌水、过滤水或自来水进行漂洗。

（4）对接触直肠（例如直肠探头、肛门镜）或阴道（例如阴道探头）黏膜的中度危险性器械应用无菌水或过滤水进行漂洗而不用自来水进行漂洗的建议。

（5）擦拭清洁眼压计头，然后将其浸泡在 5000mg/L 含氯消毒液或 70%乙醇中 5～10 分钟进行消毒。

三、低度危险性物品

（一）低度危险性物品的定义

低度危险性物品指是那些与完整皮肤接触但不与黏膜接触的物品。完整皮肤对大部分微生物来说是有效屏障；因此与完整皮肤接触的物品是“低度危险的”。低度危险性患者护理物品如便盆、血压袖带、拐杖和计算机。与高度危险性物品和某些中度危险性物品不同，大多数低度危险性可复用物品可以在它们使用的地点去污，不需要送到消毒供应中心进行集中处理。实际上当它们作为低度危险性物品使用并且没有接触破损皮肤和/或黏膜时，不会传播传染性致病因子给患者。

低度危险性环境表面包括床栏、一些食物器皿、床旁桌、病房家具和地面。低度危险性环境表面经常被手触摸（如床旁桌、床栏），可能会通过医务人员污染的手或手接触医疗设备后医疗设备再接触患者导致二次传播。应定期使用拖布和抹布对环境表面进行低水平消毒。然而，它们通常不能被彻底清洁和消毒，而且，如果不定期更换水-消毒剂混合液（如每 3～4 个房间，少于 60 分钟的间隔），用拖布清洁地面的过程实际上能将微生物污染扩散到整个病区。在一项研究中，标准的清洗对严重污染的拖布的去污是可接受的，但是酚醛化学消毒效果较差。因此建议经常清洗拖布（如每天）。当需要清洁低度危险性表面上的污斑时，浸渍消毒剂的一次性使用毛巾也能用作低水平消毒。

（二）低度危险性物品的清洁消毒

美国 CDC《医疗机构消毒灭菌指南》关于低度危险性物品清洁消毒的建议：

1. 对低度危险性医疗用品进行消毒处理，消毒剂的使用浓度应符合要求。

2. 按照产品标签所示的安全预防措施和使用指南，用美国 EPA 注册的医院消毒剂对低度危险性医疗用品（例如血压计袖带）进行消毒。

3. 对有明显污物污染的低度危险性医疗用品应至少进行消毒或根据常规进行消毒（即每例患者使用后或每日一次或每周一次）。

4. 如果没有专用的一次性用品，在有接触传播危险的患者使用后，在下一个患者使用前，应对低度危险性医疗用品进行消毒。

四、斯伯丁分类方法实施中的问题

（一）分类过于简单化

实施斯伯丁分类方法消毒方案的一个问题是过于简单化。例如这个方案没有考虑到对热敏感的复杂医疗器械使用后处理或灭活某些特殊类型的传染性病原体［例如朊病毒，即克-雅病（CJD）病原体］的问题。因此在某些情况下，即使考虑到对患者的危险类型，要选择某种消毒方法仍然困难，这是事实。尤其对于少数高度危险性医疗器械（如关节镜、腹腔镜），是否应进行灭菌或高水平消毒还存在争议。对耐热的器械（如许多不锈钢器械）应首选压力蒸汽灭菌，但一些物品因为对热敏感而不能进行压力蒸汽灭菌。如果常规使用环氧乙烷低温灭菌可能会很费时间（新的技术，如过氧化氢等离子体灭菌能提供更快的循环次数）。然而，缺少这些物品灭菌后能减少感染率的证据。这些仪器中许多新的款式能耐受压力蒸汽灭菌，这对于高度危险性物品来说是首选方法。

（二）内镜等中度危险性物品难判断

实施斯伯丁分类方法的另一个问题是处理中度危险性器材（如内镜）。内镜可能与一种接触人体无菌组织的高度危险性器材相结合，例如用于上消化道探查的内镜，当与用到无菌活检钳时或用于某个食管静脉大出血的患者时，它还是属于中度危险性物品吗？如果实施了高水平消毒，并且内镜上除了细菌芽胞外没有其他任何微生物，那么这种器材不应具有感染风险，应属于中度危险类别。内镜采用适当的高水平消毒后，因芽胞导致细菌感染尚未见报道。

（三）最佳消毒时间有待统一

实施斯伯丁分类方法的第三个问题是，高水平消毒的最佳作用时间还没有被确定或不同的专业组织要求不同，导致消毒不同类型中度危险性物品的方法不同（如内镜、眼压计、腔内传感器、低温外科仪器和隔膜配套环）。使用液态化学灭菌剂/高水平消毒剂的说明都应慎重，直到明确有更简便有效的替代方法用于临床器械的消毒灭菌。

第二节　选择消毒灭菌方法的原则

一、选择消毒、灭菌方法的原则

1. 使用合法、有效的消毒剂和消毒器械，并按照规定使用的范围和方法在医疗机构和疫源地等消毒中使用。

2. 根据物品污染后的危害程度选择消毒、灭菌方法

（1）高度危险性物品：必须选用灭菌方法处理。

（2）中度危险性物品：一般情况下达到消毒即可，可选用中水平或高水平消毒法。但中度危险性物品的消毒要求并不相同，有些要求严格，例如消化内镜、支气管镜等必须达到高水平消毒，需采用高水平消毒法消毒。

（3）低度危险性物品：一般可用低水平消毒方法，或只作一般的清洁处理即可，仅在特殊情况下，才做特殊的消毒要求。例如，在有病原微生物污染时，必须针对所污染病原

微生物的种类选用有效的消毒方法。

3. 根据物品上污染微生物的种类、数量和危害性选择消毒、灭菌方法

（1）对受到细菌芽胞、真菌孢子、分枝杆菌和经血传播病原体（乙型肝炎病毒、丙型肝炎病毒、艾滋病病毒等）污染的物品，选用高水平消毒法或灭菌法。

（2）对受到真菌、亲水病毒、螺旋体、支原体、衣原体和病原微生物污染的物品，选用中水平以上的消毒方法。

（3）对受到细菌繁殖体和亲脂病毒等污染的物品，可选用中水平或低水平消毒法。

（4）对存在较多有机物的物品消毒时，应加大消毒药剂的使用剂量和（或）延长消毒作用时间。

（5）消毒物品上微生物污染特别严重时，应加大消毒药剂的使用剂量和（或）延长消毒作用时间。

4. 根据消毒物品的性质选择消毒方法　选择消毒方法时需考虑，一是要保护消毒物品不受损坏；二是使消毒方法易于发挥作用。应遵循以下基本原则：

（1）耐热、耐湿的物品和器材，应首选压力蒸汽灭菌；耐高温的玻璃器材、油剂类和干粉类等可选用干热灭菌。

（2）不耐热、不耐湿以及贵重物品，可选择过氧化氢低温等离子灭菌、环氧乙烷灭菌或低温蒸汽甲醛气体灭菌。

（3）器械的浸泡灭菌，应选择对金属基本无腐蚀性的消毒剂。

（4）选择表面消毒方法，应考虑表面性质，光滑表面可选择紫外线消毒器近距离照射，或液体消毒剂擦拭；多孔材料表面可采用喷雾消毒法。

5. 外来器械和植入物灭菌

（1）外来医疗器械：医疗机构应要求器械供应商提供器械清洗、包装、灭菌方法和灭菌循环参数，并遵循其灭菌方法和灭菌循环参数的要求进行灭菌。

（2）植入物灭菌：①医疗机构应要求器械公司提供植入物的材质、清洗、包装、灭菌方法和灭菌循环参数，并遵循其灭菌方法和灭菌循环参数的要求进行灭菌；②植入物灭菌应在生物监测结果合格后放行；③紧急情况下植入物的灭菌，应遵循 WS 310《医院消毒供应中心 第 1 部分：管理规范》、《医院消毒供应中心 第 3 部分：清洗消毒及灭菌监测标准》的要求：紧急情况灭菌植入型器械时，可在生物 PCD 中加用第 5 类化学指示物。第 5 类化学指示物合格可作为提前放行的标志，生物监测的结果应及时通报使用部门。

（3）动力工具：动力工具分气动式和电动式，一般由钻头、锯片、主机、输气连接线、电池等组成。应按照器械使用说明的要求对各部件进行清洗、包装与灭菌。

6. 美国 CDC《医疗机构消毒灭菌指南 2008》关于“医院消毒灭菌方法选择的建议”

（1）对不会被高温、蒸汽、压力或湿度损坏的高度危险性物品和外科器械首选压力蒸汽灭菌。

（2）处理或使用前将蒸汽或热灭菌的物品进行冷却。

（3）使用的设备、灭菌器和容器或外包装遵循生产商推荐的并与政府机构和专业组织发布的指南相一致的灭菌时间、温度或其他操作参数（例如气体浓度、湿度）。

（4）对高温或湿度敏感的高度危险性器械，选择低温灭菌技术（例如环氧乙烷、过氧化氢气体低温等离子体）进行灭菌。

（5）环氧乙烷灭菌器灭菌的外科和内科物品，使用前应进行解析（例如聚氯乙烯管要求 50℃12 小时，60℃8 小时）。

（6）过氧乙酸浸泡系统能用于对热敏感的可浸泡的内科和外科物品的灭菌。

（7）用过氧乙酸浸泡系统进行灭菌的高度危险性物品应立即使用（例如不能完全防止物品被污染，因此不能贮存）。

（8）耐受高温的物品（例如粉剂、油）能进行干热灭菌（例如 170℃60 分钟）。

（9）有关灭菌器循环参数（例如时间、温度、浓度）需符合灭菌器生产商的技术说明。

（10）由于狭窄管腔器械对所有低温灭菌技术是一项挑战，而且直接接触灭菌剂是有效灭菌所必需的，因此应确保灭菌剂与污染表面进行直接接触（例如用过氧乙酸处理的内镜应与管腔冲洗器相接触）。

二、清洗、消毒、灭菌基本程序

（一）特殊污染物品的处理程序

原卫生部于 2009 年发布的消毒供应中心行业标准规定，被朊毒体、气性坏疽及突发原因不明的传染病病原体污染的诊疗器械、器具和物品，应执行 WS 310.2《医院消毒供应中心 第 2 部分：清洗消毒及灭菌技术操作规范》中规定的处理流程，即先消毒再清洗。

1. 朊病毒污染的处理流程

（1）疑似或确诊朊毒体感染的患者宜选用一次性诊疗器械、器具和物品，使用后应进行双层密闭封装焚烧处理。

（2）可重复使用的污染器械、器具和物品，应先浸泡于 4%氢氧化钠溶液内作用 60 分钟，再清洗、消毒，压力蒸汽灭菌应选用 134～138℃ 18 分钟，或 132℃ 30 分钟，或 121℃ 60 分钟。

（3）使用的清洁剂、消毒剂应每次更换。

（4）每次处理工作结束后，应立即消毒清洗器具，更换个人防护用品，进行洗手和手消毒。

2. 气性坏疽污染的处理流程应符合《消毒技术规范》的规定和要求。应先采用含氯消毒剂 1000～2000mg/L 浸泡 30～45 分钟后，有明显污染物时应采用含氯消毒剂 5000～10 000mg/L 浸泡至少 60 分钟后，再清洗、消毒灭菌。

3. 突发原因不明的传染病病原体污染的处理应符合国家即时发布的规定要求。

（二）其他复用医疗器械和物品的处理程序

除上述三种特殊污染外，其他复用医疗器械和物品都是先清洗，再消毒灭菌。

三、消毒工作中的个人防护

消毒因子大多对人是有害的，因此，在进行消毒时工作人员一定要有自我保护意识和采取自我保护的措施，以防止消毒事故的发生和因消毒操作方法不当可能对人体造成的伤害。

1. 热力灭菌　干热灭菌时应防止燃烧；压力蒸汽灭菌应防止发生爆炸事故及可能对操作人员造成的灼伤事故。

2. 紫外线、微波消毒　应避免对人体的直接照射。

3. 气体化学消毒剂　应防止有毒有害消毒气体的泄漏，经常检测消毒环境中该类气体的浓度，确保在国家规定的安全范围之内；对环氧乙烷气体消毒剂，还应严防发生燃烧和爆炸事故。

4. 液体化学消毒剂　应防止过敏和可能对皮肤、黏膜的损伤。

5. 处理锐利器械和用具应采取有效防护措施，以避免可能对人体的刺、割等伤害。

第三节　复用医疗用品的消毒灭菌

一、医疗用品消毒灭菌前的准备

（一）清洗要求

1. 重复使用的诊疗器械、器具和物品应由消毒供应中心及时回收后，进行分类、清洗、干燥和检查保养。手工清洗适用于复杂器械、有特殊要求的医疗器械、有机物污染严重器械的初步处理以及无机械清洗设备的情况等；机械清洗适用于大部分常规器械的清洗。具体清洗方法及注意事项遵循 WS 310.2—2009《医院消毒供应中心第 2 部分：清洗消毒及灭菌技术操作规范》的要求。

2. 有管腔和表面不光滑的物品，应用清洁剂浸泡后手工仔细刷洗或超声清洗。能拆卸的复杂物品应拆开后清洗。

3. 清洗用水、清洁剂等的要求遵循 WS 310.1《医院消毒供应中心第 1 部分：管理规范》的规定。

4. 手工清洗工具如毛刷等每天使用后，应进行清洁、消毒。

（二）去污技术

去污是通过物理和化学方法去除物品上有机物、无机物和传染性微生物，使其达到比较安全的水平。清洗去污是消毒或灭菌成败的关键。

1. 影响去污效果的因素

（1）物品结构的复杂性：如管腔细小和表面不光滑的物品很难清洗；一般情况下，可拆卸的物品必须拆卸清洗。

（2）污染物的性质和数量：污染物的表面张力越大，污染越严重越难去除。

（3）物品上污染物存在的状况：干涸的有机污染物更难以去除。

2. 去污的方法

（1）自来水清洗：可保持血等污染物潮湿，但对软化或去除干的污物无效；自来水只适用于污染较轻、无有机物污染、表面光滑物品的清洗。

（2）医用清洗剂：可保持血等污染物潮湿，松解干涸的污物，金属医疗器械宜选用 pH 中性清洗剂，以防止对精密医疗器械的损坏。

（3）酶清洗剂：酶可有效地分解和去除干和湿润的有机污物；酶有单酶和多酶，前者只能分解污物中的蛋白质，后者可分解蛋白质、脂肪、淀粉等有机污物。如配合使用超声波，清洗效果更佳。

3. 去污的过程　包括 6 个步骤：分类、浸泡、清洗、自来水漂洗、去离子水漂洗、干燥。

（1）分类：医疗器械和用品使用完毕应立即进行分类，锐利物品必须放在防刺容器内，保持湿润防止干燥，如不能在 2 小时之内及时清洗，须将物品保湿处理。

（2）浸泡：为防止污物变干，软化和去除污物；对于有大量有机物污染或污染物已干可先用酶清洗剂浸泡 2 分钟以上。

（3）清洗：分手工清洗、机械清洗、超声清洗。

1）手工清洗：手工清洗是去污不可缺少的一步，尤其是一些结构较复杂物品，如各种内镜、导管等，在机洗前必须先进行手工清洗；清洗人员必须注意自身保护：戴橡胶手套、面罩，穿防水衣服或穿围裙和袖套；头套完全遮盖头发。需有专用清洗间、清洗槽；清洗时动作应轻巧避免水泼溅和气溶胶形成。

2）机械清洗：有全自动和半自动清洗器和专用设备清洗器；一般包括预清洗、加清洗剂主清洗（加温至 45℃）、清水漂洗和最后清水漂洗消毒（水温为 80～93℃，10 分钟）和干燥过程。

3）超声清洗：超声波主要是用于去除医疗器械缝隙，细小管腔和关节内污物碎屑，超声清洗前，必须先初步手工清洗，以除去大的污物；在使用前应让机器运转 5～10 分钟以排除溶解在清洗液中的空气；加酶可提高超声清洗的效率；清洗液应及时更换。

4）自来水漂洗：手工清洗完毕，可先用自来水漂洗，接着用去离子水漂洗。

（4）干燥：漂洗完毕，应尽快将物品干燥。

（5）注意事项：

1）保证每次清洗彻底，否则污物凝固影响以后清洗效果和破坏物品。

2）清洗前避免污物变干。

3）复杂器械、污染严重器械机洗前必须手工清洗，有机物污染较重、污物已干、结构较复杂的物品应拆卸，预先用酶清洗剂浸泡 2 分钟以上。

4）锐利物品分类和清洗时要格外注意自身保护，防止刺伤；避免污物与身体的直接接触。

（三）工作流程

1. 回收

（1）使用者应将重复使用的诊疗器械、器具和物品与一次性使用物品分开放置；重复使用的诊疗器械、器具和物品直接置于封闭的容器中，由 CSSD 集中回收处理；被朊毒体、气性坏疽及突发原因不明的传染病病原体污染的诊疗器械、器具和物品，使用者应双层封闭包装并标明感染性疾病名称，由 CSSD 单独回收处理。

（2）不应在诊疗场所对污染的诊疗器械、器具和物品进行清点，采用封闭方式回收，避免反复装卸。

（3）回收工具每次使用后应清洗、消毒，干燥备用。

2. 分类

（1）应在 CSSD 的去污区进行诊疗器械、器具和物品的清点、核查。

（2）应根据器械物品材质、精密程度和适用的清洗方法等进行分类处理。

3. 清洗

（1）清洗方法包括机械清洗、手工清洗和超声清洗。

（2）机械清洗适用于大部分常规器械的清洗。手工清洗适用于精密、复杂器械的清洗和有机物污染较重器械的初步处理。

（3）清洗步骤包括冲洗、洗涤、漂洗、终末漂洗。

（4）精密器械的清洗，应遵循生产厂家提供的使用说明或指导手册。

4. 消毒

（1）清洗后的器械、器具和物品应进行消毒处理。方法首选机械热力消毒，也可采用75％乙醇、酸性氧化电位水或其他有效的消毒方法进行消毒。

（2）消毒后直接使用的诊疗器械、器具和物品，湿热消毒温度应≥90℃，时间≥5 分钟，或 A_0 值≥3000；消毒后继续灭菌处理的，其湿热消毒温度应≥90℃，时间≥1 分钟，或 A_0 值≥600。

5. 干燥

（1）宜首选干燥设备进行干燥处理。根据器械的材质选择适宜的干燥温度，金属类干燥温度 70～90℃；塑胶类干燥温度 65～75℃。

（2）无干燥设备的及不耐热器械、器具和物品可使用气枪、擦布进行干燥处理。

（3）穿刺针、手术吸引头等管腔类器械，应使用压力气枪或 95％乙醇进行干燥处理。

（4）不应使用自然晾干方法进行干燥。

6. 器械检查与保养

（1）应采用目测或使用带光源放大镜对干燥后的器械、器具和物品进行检查。器械表面及其关节、齿牙处应光洁，无血渍、污渍、水垢等残留物质和锈斑；功能完好，无损毁。

（2）清洗质量不合格的，应重新处理；有锈迹，应除锈；器械功能损毁或锈蚀严重，应及时维修或报废。

（3）带电源器械应进行绝缘性能等安全性检查。

（4）应使用润滑剂进行器械保养。不应使用液状石蜡等非水溶性的产品作为润滑剂。

7. 包装

（1）包括装配、包装、封包、注明标识等步骤。器械与敷料应分室包装。

（2）包装前应依据器械装配的技术规程或图示，核对器械的种类、规格和数量，拆卸的器械应进行组装。

（3）手术器械应摆放在器械筐或有孔的盘中进行配套包装。

（4）盘、盆、碗等器皿，宜单独包装。

（5）剪刀和血管钳等轴节类器械不应完全锁扣。有盖的器皿应开盖，摞放的器皿间应用吸湿布、纱布或医用吸水纸隔开；管腔类物品应盘绕放置，保持管腔通畅；精细器械、锐器等应采取保护措施。

（6）灭菌包重量要求：器械包重量不宜超过 10 公斤，敷料包重量不宜超过 5 公斤。

（7）灭菌包体积要求：下排气压力蒸汽灭菌器不宜超过 30cm×30cm×25cm；脉动预真空压力蒸汽灭菌器不宜超过 30cm×30cm×50cm。

（8）包装方法及材料：

1）灭菌包装材料应符合 GB/T 19633 的要求。开放式的储槽不应用于灭菌物品的包装。纺织品包装材料应一用一清洗，无污渍，灯光检查无破损。

2）硬质容器的使用与操作，应遵循生产厂家的使用说明或指导手册。

3）灭菌物品包装分为闭合式包装和密封式包装。手术器械采用闭合式包装方法，应由 2 层包装材料分 2 次包装。

4）密封式包装如使用纸袋、纸塑袋等材料，可使用一层，适用于单独包装的器械。

（9）封包要求：

1）包外应设有灭菌化学指示物。高度危险性物品灭菌包内还应放置包内化学指示物；如果透过包装材料可直接观察包内灭菌化学指示物的颜色变化，则不放置包外灭菌化学指示物。

2）闭合式包装应使用专用胶带，胶带长度应与灭菌包体积、重量相适宜，松紧适度。封包应严密，保持闭合完好性。

3）纸塑袋、纸袋等密封包装其密封宽度应≥6mm，包内器械距包装袋封口处≥2.5cm。

4）医用热封机在每日使用前应检查参数的准确性和闭合完好性。

5）硬质容器应设置安全闭锁装置，无菌屏障完整性破坏时应可识别。

6）灭菌物品包装的标识应注明物品名称、包装者等内容。灭菌前注明灭菌器编号、灭菌批次、灭菌日期和失效日期。标识应具有追溯性。

二、医疗用品的灭菌方法

（一）压力蒸汽灭菌

1. 适用范围　适用于耐热、耐湿诊疗器械、器具和物品的灭菌，下排气压力蒸汽灭菌还适用于液体的灭菌；不适用于油类和粉剂的灭菌。

2. 压力蒸汽灭菌操作程序　包括灭菌前物品的准备、灭菌物品装载、灭菌操作、无菌物品卸载和灭菌效果的监测等步骤。具体要求遵循 WS 310.2《医院消毒供应中心 第 2 部分：清洗消毒及灭菌技术操作规范》的要求。

3. 灭菌器类别　根据排放冷空气的方式和程度不同，分为下排气式压力蒸汽灭菌器和预排气压力蒸汽灭菌器两大类；还有正压脉动排气的卡式压力蒸汽灭菌器。

4. 灭菌方法

（1）下排气压力蒸汽灭菌：下排气压力蒸汽灭菌器包括手提式压力蒸汽灭菌器和卧式压力蒸汽灭菌器等，灭菌程序一般包括前排气、灭菌、后排气和干燥等过程，具体操作方法遵循生产厂家的使用说明或指导手册。灭菌器的灭菌参数一般为温度 121℃，压力 102.9kPa，器械灭菌时间 20 分钟，敷料灭菌时间 30 分钟。下排气压力蒸汽灭菌器不能用于管腔器械的灭菌。

手提式和立式压力蒸汽灭菌器，应检查主体与顶盖有无因伤引起裂缝和变形；有自动程序控制装置的灭菌器，使用前应检查规定的程序是否符合灭菌处理的要求。手术包的重量不超过 7kg，体积不超过 30cm×30cm×25cm，包装不宜太紧，填装量不得超过柜室容积的 85%，应将难于灭菌的大包放在中层，将中包放在下层，小包放在上层，垂直安放，上下左右均应留有空隙，避免与灭菌室四壁接触，以利蒸汽通过。在灭菌过程中，加热要均匀，加热速度不能太快，输入蒸汽的压力不宜过高，夹层的温度不能高于灭菌室的温度。

（2）预排气压力蒸汽灭菌：灭菌器的灭菌程序一般包括3次以上的预真空和充气等脉动排气、灭菌、后排气和干燥等过程，具体操作方法遵循生产厂家的使用说明或指导手册。灭菌器的灭菌参数一般为温度132～134℃，压力205.8kPa，灭菌时间4分钟以上。

（3）快速压力蒸汽灭菌程序：适用于裸露的耐热、耐湿诊疗器械、器具和物品的灭菌。快速压力蒸汽灭菌程序可分为：下排气、正压排气和预排气压力蒸汽灭菌。其灭菌参数如时间和温度由灭菌器性质、灭菌物品材料性质（带孔和不带孔）、是否裸露而定。下排气快速灭菌程序不能用于管腔器械的灭菌。具体操作方法遵循生产厂家的使用说明或指导手册（表24-1）。

表24-1　快速压力蒸汽灭菌（132～134℃）所需最短时间

物品种类	下排气		正压排气		预排气	
	灭菌温度（℃）	灭菌时间（min）	灭菌温度（℃）	灭菌时间（min）	灭菌温度（℃）	灭菌时间（min）
不带孔物品	132	3	134	3.5	132	3
带孔物品	132	10	134	3.5	132	4
不带孔＋带孔物品	132	10	134	3.5	132	4

5.注意事项

（1）每天设备运行前应进行安全检查，检查内容包括：

1）灭菌器柜门密封圈平整无损坏，柜门安全锁扣灵活、安全有效。

2）灭菌器压力表处在“0”的位置。

3）由柜室排气口倒入500ml水，检查有无阻塞。

4）关闭灭菌器柜门，通蒸汽检查有无泄漏。

5）检查蒸汽调节阀是否灵活、准确，压力表与温度计的标示是否吻合，排气口温度计是否完好。

6）记录打印装置处于备用状态。

7）电源、水源、蒸汽、压缩空气等运行条件符合设备要求。

（2）灭菌结束后，压力表在蒸汽排尽时应在“0”位。

（3）检查安全阀是否在蒸汽压力达到规定的安全限度时被冲开。

（4）手提式和卧式压力蒸汽灭菌器主体与顶盖应无裂缝和变形；不应使用无排气软管或软管锈蚀的手提式压力蒸汽灭菌器。

（5）卧式压力蒸汽灭菌器输入蒸汽的压力不宜过高，夹层的温度不能高于灭菌室的温度。

（6）预排气压力蒸汽灭菌器应在每日开始灭菌运行前空载进行B-D试验，检测其空气排除效果。

（7）下排气、预排气压力蒸汽灭菌器的具体操作步骤、常规保养和检查措施，应遵循生产厂家的使用说明或指导手册。

(8) 快速灭菌程序不应作为物品的常规灭菌程序。应急情况下使用时，一般适用于灭菌裸露物品，或使用灭菌器配套的使用卡式盒或专用灭菌容器盛放。灭菌后的物品应尽快使用，不应储存，无有效期。

(9) 灭菌包重量要求：器械包重量不宜超过10kg，敷料包重量不宜超过5kg。

(10) 灭菌包体积要求：下排气压力蒸汽灭菌器不宜超过30cm×30cm×25cm；预排气压力蒸汽灭菌器不宜超过30cm×30cm×50cm。

(11) 应进行灭菌器的预热。

(二) 干热灭菌

干热灭菌包括有焚烧、烧灼、干烤三种，这里特指干烤，其特点是灭菌温度高、速度较快、无残留毒性，对锐利器械基本无损害。目前，国内外主要有机械对流型、金属传导型、红外线辐射型三种类型的干热灭菌器。其中，金属传导型干热灭菌器尤其适用于单件手术刀、剪、针等锐利手术器械的灭菌。

1. 适用范围　适用于耐热、不耐湿、蒸汽或气体不能穿透物品的灭菌，如玻璃、金属等医疗用品和油类、粉剂等制品的灭菌。

2. 灭菌方法　采用干热灭菌器进行灭菌，灭菌参数一般为：150℃，150分钟；160℃，120分钟；170℃，60分钟；180℃，30分钟。

锐利手术器械干热灭菌前的准备同压力蒸汽灭菌，器械必须彻底清洗干净，以防在高温下附在器械表面的有机物炭化。干热灭菌时，重器械应放在支撑架上；精密仪器（眼科白内障手术刀等）用2层纱布严密包裹，以免机械损坏，然后放入有网眼的灭菌盒内；针头洗涤干净后，放入试管内；缝合针则插入纱布块中，再用单层平纹布包好。器械的排放不能超过柜室高度的2/3，相互间应留有空隙；在灭菌过程中不能打开柜门与放入新的器械，否则灭菌时间应从柜室温度回到灭菌温度时重新算起。锐利手术器械干热灭菌的设置温度为160℃ 2小时，或180℃ 0.5小时。

凡士林纱布、纱条，因蒸汽难以穿透，适宜用干热灭菌。先将准备好的纱布、纱条放入盒内，纱布、纱条装放不宜太多太厚，厚度以不超过1.3cm为宜，再倒入已融化的凡士林，待灭菌。灭菌条件为160℃ 2小时，或180℃ 0.5小时。但干热灭菌后油纱布、纱条因过于枯干而不利于临床应用，且成盒的凡士林纱条又很难在24小时内用完，建议小包装灭菌。

3. 注意事项

(1) 灭菌时灭菌物品不应与灭菌器内腔底部及四壁接触，灭菌后温度降到40℃以下再开启灭菌器柜门。

(2) 灭菌物品包体积不应超过10cm×10cm×20cm，油剂、粉剂的厚度不应超过0.6cm，凡士林纱布条厚度不应超过1.3cm，装载高度不应超过灭菌器内腔高度的2/3，物品间应留有空隙。

(3) 设置灭菌温度应充分考虑灭菌物品对温度的耐受力；灭菌有机物品或用纸质包装的物品时，温度应≤170℃。

(4) 灭菌温度达到要求时，应打开柜体的排风装置。

(5) 灭菌操作应遵循生产厂家的使用说明或指导手册。

（三）过氧化氢低温等离子灭菌

1. 适用范围　适用于不耐热、不耐湿的诊疗器械的灭菌，如硬式内镜。电外科器械等接台手术诊疗器械的灭菌。不适用于布类、纸类、水、油类、粉剂等材质的灭菌。

2. 灭菌原理　目前对过氧化氢低温等离子灭菌技术比较认可的作用原理：在一定真空度和温度条件下注入55%以上过氧化氢消毒液；过氧化氢汽化、穿透、覆盖到管腔器械的内、外表面；过氧化氢协同45～55℃温度杀灭微生物；最后阶段启动等离子电源，一方面产生消毒因子协同作用达到最终灭菌水平，另一方面等离子体快速解离器械表面的过氧化氢变成水和氧气，灭菌后没有毒副物质残留，这样器械灭菌出舱后就可立即投入使用，实现接台手术器械快速周转需要。

3. 灭菌程序　过氧化氢低温等离子灭菌应在专用的过氧化氢低温等离子体灭菌器内进行，一次灭菌过程包含若干个循环周期，每个循环周期包括抽真空、过氧化氢注入、扩散、等离子化、通风五个步骤。医院应遵循过氧化氢低温等离子体灭菌生产厂家的操作使用说明书，根据灭菌物品种类、包装、装载量与方式不同，选择合适的灭菌程序，每种程序应满足相对应的温度、过氧化氢浓度和用量、灭菌时间等灭菌参数。

过氧化氢低温等离子灭菌一般设置两个程序：快速程序（单循环）仅供灭菌效果检验使用，医院不能选择用于器械灭菌处理，分预真空阶段（抽真空到70Pa启辉，约16分钟）；注入阶段（抽真空到50Pa注入过氧化氢，约6分钟）；扩散阶段（约8分钟）；等离子阶段（抽真空到75Pa启辉，约6分钟）；有些设备还增加预等离子或预加热程序。标准程序（双循环）用于医院器械的灭菌，需连续进行2次单循环，全程60分钟左右。国产部分灭菌器设置了加强程序（三循环），声称可灭菌复杂管腔类器械，但没有相应检测数据，也未经原卫生部批准，医院选择使用时务必慎重。

4. 灭菌效果影响因素

（1）过氧化氢浓度：过氧化氢浓度越高灭菌效果肯定越好，但由于使用成本和技术限制，目前都选择使用60%过氧化氢为灭菌剂。有国产企业在过氧化氢汽化前设置提纯装置，证实可提高灭菌效果。但过氧化氢浓度过低，就会增加进入灭菌舱的水分，既会降低灭菌舱温度影响协同消毒效果，也会因抽真空过程在器械表面形成冰片，影响汽化过氧化氢穿透，导致灭菌失败。因此我们需要关注瓶装过氧化氢使用中的浓度，确保每个循环注入的过氧化氢浓度合格。

（2）过氧化氢注入量：如果过氧化氢注入量过少，汽化后无法覆盖到器械各个表面，会导致灭菌失败；但如果注入量过多就无法使过氧化氢全部汽化，未汽化的过氧化氢溶液会影响汽化过氧化氢的穿透而影响灭菌效果。注入过多过氧化氢也会影响灭菌后期等离子体的解离效果，曾有使用国产设备的医院抱怨灭菌后器械“灼手”或器械表面有白色残留物，这些就是注入过氧化氢过多没有完全被解离造成的残留，严重影响器械的使用安全。因此单循环过氧化氢注入量不能太少也不能过多，需要根据设备综合性能研发、确定。

（3）过氧化氢汽化：足量过氧化氢完全汽化并有效穿透、覆盖到器械的内外表面是实现灭菌的前提，如果汽化不好，过氧化氢无法穿透到管腔器械内外表面，就会导致灭菌失败。汽化与灭菌程序抽真空形成真空度和灭菌舱温度有关，目前还没有汽化条件的完整研发数据，国产设备如何保证每个循环的过氧化氢汽化效果是提高灭菌稳定性的关键环节。

(4) 过氧化氢的穿透：过氧化氢有效穿透是实现灭菌的基本保证，这与过氧化氢是否完全汽化有关，也与灭菌设备的抽真空方式和形成真空度有关，更与管腔器械结构、灭菌包装和装载方式等有关，这些都是灭菌质量监测的关键控制点。

(5) 灭菌物品的干燥：如果灭菌物品中存在一定的水分，既会降低灭菌舱的温度影响协同消毒效果，也会在抽真空过程中形成器械表面冰片，导致汽化过氧化氢无法穿透到器械表面，造成灭菌失败。强生灭菌设备有灭菌物品湿度报警装置，如果灭菌物品干燥不彻底，灭菌程序无法启动并报警；但目前国产灭菌设备还没有这样的装置，医院现场调研时发现未经彻底干燥的物品仍能启动灭菌程序，灭菌效果可想而知。

(6) 作用温度：强生灭菌程序要求的作用温度是45～55℃，而国产灭菌设备由于技术问题，一般灭菌舱壁温度只能达到35～40℃，更不要说灭菌舱内物品的温度。温度低既影响过氧化氢汽化，也影响与过氧化氢的协同作用；实际使用中可通过灭菌器预热、灭菌物品预热来提高灭菌效果，但要注意连续不间断预热对瓶装过氧化氢使用浓度的影响。

(7) 元器件质量：真空泵跟抽真空方式和形成真空度有关，影响过氧化氢汽化和穿透。等离子电源与等离子强度有关，影响协同消毒作用和灭菌后过氧化氢的解离，目前灭菌设备采用的有高压电场、高频电磁场、低频电磁场等，有的采用舱外产生等离子体方式，孰优孰劣有待进一步研究论证。灭菌舱的材质跟热辐射、导热均匀有关，也跟等离子状态有关，同样影响灭菌效果。

5. 注意事项

(1) 灭菌物品应清洗干净、干燥。

(2) 灭菌物品的包装材料应符合YY/T0698.2的非织造布如特卫强无纺布和YY/T0698.5复合型组合袋的要求。

(3) 灭菌包不应叠放，不应接触灭菌腔内壁。

6. 目前医院使用中存在的问题　2009年，原卫生部为掌握过氧化氢低温灭菌技术在我国医院的使用现状，组织专家分2组赴北京、山东淄博、广州、深圳、武汉、杭州、上海、成都、哈尔滨等地对30多家医院进行现场调研，重点向消毒员了解过氧化氢低温等离子灭菌器的使用情况和遇到过的问题，如医院主要在处理哪些物品，待灭菌物品如何准备、包装和装载，瓶装过氧化氢加液的使用周期，灭菌器的效果监测和使用维护、是否掌握该灭菌方法的注意事项等内容，并查看了有关灭菌监测记录，听取了医院使用中的相关意见。调研发现医院主要用于腹腔镜、宫腔镜、关节镜等腔镜器械，光纤、导航器材，骨科、泌尿科等微创手术器械、导管的灭菌。通过与消毒员座谈了解到，企业基本能对医院进行灭菌器使用的技术培训，消毒员对灭菌方法的适用范围、灭菌程序的选择、待灭菌物品的清洗和干燥要求、灭菌物品的包装和装载要求、过氧化氢的使用浓度、灭菌效果的监测和记录等技术关键点也有一定了解，但对灭菌质量的控制存在模糊认识，医院强烈要求原卫生部规范等离子灭菌的操作程序。医院目前都采用化学指示胶带（卡）和生物指示剂对灭菌效果进行监测，有记录，但使用的监测器材都是生产商提供，医院觉得不可信。调研发现问题：采用瓶装过氧化氢加液方式的都是使用完了再添加或更换瓶，绝大多数医院的使用时间都超过2周，甚至长达2个月，无法保证每次过氧化氢的使用浓度。绝大多数医院都把灭菌器放在手术室使用，由于清洗条件限制，无法保证器械的清洗效果，尤其是灭菌前器械的干燥，基本采用晾干、高压气枪，没有专门干燥设备，对灭菌质量造成隐患；实际使用中多方反映因湿度问题导致灭菌器运作故障。有个别医院选择使用的快速程序或单循环，个别医院处理可用于压力蒸汽灭菌的器械，还有些医院的灭菌物品装载方式叠加、过多不符合要求。

（四）环氧乙烷气体灭菌

环氧乙烷是一种灭菌剂，穿透力强，对物品无损害，可以用做手术包的灭菌。但是，环氧乙烷灭菌周期长，安全性较差，易燃易爆且有残留毒性，温度、湿度对灭菌效果影响大。目前，医院多采用小型环氧乙烷灭菌柜进行灭菌，使灭菌效果更可靠，使用更安全。一般医院多采用小型环氧乙烷灭菌器，灭菌器有良好的耐压性能（$8.0kg/cm^2$）和密封性能，能抽真空度 $0.4kg/cm^2$，能自动定量准确加药，自动调节温度和相对湿度，自动控制灭菌时间。

1. 适用范围　适用于不耐热、不耐湿的诊疗器械、器具和物品的灭菌，如电子仪器、光学仪器、纸质制品、化纤制品、塑料制品、陶瓷及金属制品等诊疗用品。不适用于食品、液体、油脂类、粉剂类等灭菌。

2. 灭菌方法

（1）灭菌程序：包括预热、预湿、抽真空、通入汽化环氧乙烷达到预定浓度、维持灭菌时间、清除灭菌柜内环氧乙烷气体、解析灭菌物品内环氧乙烷的残留等过程。

（2）灭菌时应采用100％纯环氧乙烷或环氧乙烷和二氧化碳混合气体。

（3）应按照环氧乙烷灭菌器生产厂家的操作使用说明或指导手册，根据灭菌物品种类、包装、装载量与方式不同，选择合适的温度、浓度和时间等灭菌参数。采用新的灭菌程序、新类型诊疗器械、新包装材料使用环氧乙烷气体灭菌前，应验证灭菌效果。

（4）除金属和玻璃材质以外的灭菌物品，灭菌后应经过解析，解析时间：50℃，12小时；60℃，8小时；残留环氧乙烷应符合 GB/T 16886.7 的要求。解析过程应在环氧乙烷灭菌柜内继续进行，输入的空气应经过高效过滤（滤除≥0.3μm 粒子 99.6％以上）；或应放入专门的通风柜内，不应采用自然通风法进行解析。

3. 灭菌前物品准备与包装

（1）灭菌物品应彻底清洗干净。

（2）包装应采用专用的包装材料包括纸、包装袋（纸袋、纸塑袋等）、非织造布、硬质容器。包装材料应分别符合 YY/T 0698.2 、YY/T 0698.4、YY/T 0698.5 和 YY/T 0698.8 的要求，新型包装材料应符合 GB/T19633 的有关规定。包装操作要求应符合 WS 310.2《医院消毒供应中心 第 2 部分：清洗消毒及灭菌技术操作规范》的要求。

4. 灭菌物品装载

（1）灭菌柜内装载物品周围应留有空隙，物品应放于金属网状篮筐内或金属网架上；纸塑包装应侧放。

（2）物品装载量不应超过柜内总体积的 80％。

5. 注意事项

（1）灭菌器安装应符合要求，包括通风良好，远离火源，灭菌器各侧（包括上方）应预留 51cm 空间。应安装专门的排气管道，且与大楼其他排气管道完全隔离。

（2）应有专门的排气管道系统，排气管应为不通透环氧乙烷的材料如铜管等制成，垂直部分长度超过 3m 时应加装集水器。排气管应导至室外，并于出口处反转向下；距排气口 7.6m 范围内不应有易燃易爆物和建筑物的入风口如门或窗；排气管不应有凹陷或回圈。

（3）环氧乙烷灭菌气瓶或气罐应远离火源和静电，通风良好，无日晒，存放温度低于 40℃，不应置于冰箱中。应严格按照国家制定的有关易燃易爆物品储存要求进行处理。

（4）每年对工作环境中环氧乙烷浓度进行监测并记录。在每日 8 小时工作中，环氧乙烷浓度 TWA（时间加权平均浓度）应不超过 1.82mg/m^3（1mg/L）。

（5）消毒员应经专业知识和紧急事故处理的培训。过度接触环氧乙烷后，迅速将其移离中毒现场，立即吸入新鲜空气；皮肤接触后，用水冲洗接触处至少 15 分钟，同时脱去脏衣服；眼睛接触液态环氧乙烷或高浓度环氧乙烷气体至少冲洗眼 10 分钟，并均应尽快就诊。

（6）灭菌应在环氧乙烷灭菌器内进行。

（五）微波灭菌

微波是一种高频率、短波长的电磁波。目前，消毒中常用（915±25）MHz 和（2450±50）MHz 微波，输出功率则几百至几千瓦不等。微波主要适用应急器材的快速灭菌，医院在抢救患者过程中经常有器材短缺或损坏，急需使用时，对少量急用器材用（2450±50）MHz 的微波炉对医用插管、导管照射 5～7 分钟；可用 WXD-650A 型微波快速灭菌器（2450±50）MHz、650W 微波和 0.5%醋酸氯己定协同作用 5 分钟灭菌，并可在手术台边进行灭菌；通常微波不能处理金属物品，但金属器械以湿布包裹后，用（2450±50）MHz、3.0kW 功率微波照射 5 分钟可达灭菌。

用于微波灭菌的手术包，体积不超过 12cm×12cm×12cm，手术包的包布必须具有相当的湿度，一般以从水中取出拧干不滴水为宜，含水量为 30%左右，否则不能达到灭菌效果。在功率为 3.0kW 时，开机照射 5 分钟即可。需要注意的是：所有的微波炉都有冷点位置，该点不能接受灭菌辐射，因此要将待灭菌物品放在电转动盘上，微波炉工作时还应保持电压稳定，并加强防护，防止微波对工作人员的伤害。

（六）电离辐射灭菌

电离辐射灭菌是用放射性同位素 γ 射线或电子加速器产生加速粒子辐射处理物品，杀死其中的微生物，使达到灭菌的方法。电离辐射的波长很短，它的穿透力特别强，杀死微生物的能力大，可对包装后的医疗器械进行灭菌。用它灭菌时，不升高温度，特别适用于加热灭菌易损坏的物品，如塑料、食品、生物组织、生物制品及某些药品的灭菌。目前国内多以 C_0^{60} 电子加速器作为辐射源。各类手术缝线均适宜用电离辐射灭菌。灭菌条件为：每个缝线单位初始污染菌<1000cfu，或初始污染菌数<100cfu/g，照射剂量为 2.5Mrad。缝线的不均匀度在 1.5 以下。目前，医院内普遍使用的吸收型肠线、尼龙线、金属丝线等大多采用此种方法灭菌。灭菌时将手术缝线密封包装，在使用时打开包装，直接取用。

（七）低温甲醛蒸汽灭菌

低温甲醛蒸汽灭菌是在负压状态下，蒸汽使甲醛汽化，提高甲醛的穿透能力，更好地发挥杀灭微生物的效能，克服了甲醛熏蒸存在的杀菌时间长、杀菌效果差、穿透性差、使用范围窄、残留气味大、有毒性等缺点，可用于热敏器材的灭菌。低温甲醛蒸汽灭菌的适用范围：各种内镜如关节镜、腹腔镜、支气管镜、结肠镜、胃镜、十二指肠镜、喉镜等；眼科手术使用的热敏器械；塑料制品如线筒、导管、透热缆线等。

1. 适用范围　适用于不耐湿、热的诊疗器械、器具和物品的灭菌，如电子仪器、光学仪器、管腔器械、金属器械、玻璃器皿、合成材料物品等。

2. 灭菌方法

（1）低温甲醛蒸汽灭菌程序应包括：预热，预真空、排气，蒸汽注入、湿化、升温，反复甲醛蒸发、注入，甲醛穿透，灭菌（在预设的压力、温度下持续一定时间），反复蒸汽冲洗灭菌腔内甲醛，反复空气冲洗、干燥，冷却，恢复灭菌舱内正常压力。

（2）根据低温甲醛蒸汽灭菌器的要求，采用 2%复方甲醛溶液或甲醛溶液（35%～40%甲醛）进行灭菌，每个循环的 2%复方甲醛溶液或甲醛溶液（35%～40%甲醛）用量根据装载量不同而异。灭菌参数为：温度 78～90℃，灭菌时间为 90～120 分钟。

3. 注意事项

（1）应采用取得原卫生部消毒产品卫生许可批件的低温甲醛蒸汽灭菌器，并使用专用灭菌溶液进行灭菌，不应采用自然挥发或熏蒸的灭菌方法。

（2）低温甲醛蒸汽灭菌器操作者应培训上岗，并具有相应的职业防护知识和技能。

（3）低温甲醛蒸汽灭菌器的安装及使用应遵循生产厂家使用说明书或指导手册，必要时应设置专用的排气系统。

（4）运行时的周围环境甲醛浓度应$<0.5mg/m^3$，灭菌物品上的甲醛残留均值$\leqslant 4.5\mu g/cm^2$。在灭菌器内经过甲醛残留处理的灭菌物品，取出后可直接使用。

（5）灭菌包装材料应使用与压力蒸汽灭菌法相同或专用的纸塑包装、无纺布、硬质容器，不应使用可吸附甲醛或甲醛不易穿透的材料如布类、普通纸类、聚乙烯膜、玻璃纸等。

（6）装载时，灭菌物品应摊开放置，中间留有一定的缝隙，物品表面应尽量暴露。使用纸塑包装材料时，包装应竖立，纸面对塑面依序排放。

（7）消毒后，应去除残留甲醛气体，采用抽气通风或用氨水中和法。

（八）戊二醛浸泡灭菌

戊二醛具有很强的杀菌作用，能在常温下达到灭菌水平，而且对器械基本无腐蚀。当 pH 值为 7.5～8.5 时，戊二醛杀菌作用最强，pH 值>9 时则迅速聚合，丧失杀菌作用。国内外推荐使用的器械浸泡灭菌的浓度为 2%戊二醛。浸泡前先将待灭菌的锐利器械进行常规消毒、清洗、干燥处理，处理后的器械应无水滴，无水珠，然后将其放入 2%戊二醛中，加盖浸泡 10 小时即达到灭菌。浸泡手术刀等碳钢类锐利手术器械时，应在戊二醛中加入 0.5%亚硝酸钠防锈，并可提高其杀菌能力。戊二醛对皮肤黏膜有强度刺激，可引起皮炎和过敏，因此灭菌后的器械必须用无菌蒸馏水彻底冲洗干净，并无菌拭干后方能再次作用。国内曾发生多起因戊二醛浸泡手术器械导致的术后非结核分枝杆菌感染，原卫生部已明确规定耐热耐湿的手术器械禁止使用戊二醛浸泡灭菌。

三、手术敷料的灭菌

（一）灭菌前准备

1. 手术敷料灭菌前应存放于18～22℃，相对湿度35%～70%的环境。

2. 棉布类敷料可采用符合YY/T 0698.2要求的棉布包装；棉纱类敷料可选用符合YY/T 0698.2、YY/T 0698.4、YY/T 0698.5要求的医用纸袋、非织造布、皱纹纸或复合包装袋，采用小包装或单包装。

（二）灭菌方法

1. 棉布类敷料和棉纱类敷料应首选压力蒸汽灭菌。

2. 符合YY/T 0506.1要求的手术敷料，应根据材质不同选择相应的灭菌方法。

四、接台器械的清洗消毒灭菌

接台器械的清洗是目前医院比较棘手的难题。接台器械一般都在医院手术室清洗，但手术室缺乏规范的清洗场所、必要的清洗设施、合格的清洗人员，无法保证接台器械的清洗质量，因此医院要完善接台器械的清洗条件，逐步由消毒供应室统一管理接台器械的清洗，确保清洗质量。

接台器械的灭菌目前比较可行的是过氧化氢低温等离子灭菌，灭菌周期短，灭菌后马上就能使用。压力蒸汽灭菌的快速灭菌程序也常用于接台器械的处理，但大多数管腔器械不能耐受高温。过去很多基层医院使用过氧乙酸灭菌系统用于接台腔镜器械的灭菌，但由于该系统冲洗接口不可能和所有管腔口径匹配、冲洗用无菌水质量较难保障、灭菌后器械运送到手术室过程存在污染隐患，其灭菌有效性受到质疑。

五、快速灭菌

（一）快速灭菌的需求

手术室的日程安排很紧，为了配合每个外科医生，通常将手术安排在邻近的手术室。需要同类型器械套件的同类型手术可以在上一台手术后立即安排。许多手术室没有足够的器械套件配合类的日程安排。由于预算的限制，许多机构可能不愿意为特定手术购买多套器械。库存和时间限制可能使器械很难以打包方式进行灭菌。但是，美国医疗机构评鉴联合会和一些国家卫生部门都指出，这些不能作为过度使用快速灭菌的理由。

其他因素也造成了快速灭菌的使用频率增加。国外大部分医院都至少有一个使用个人专用器械的外科医生，他不希望由医院的工作人员来对他的器械进行再处理。他/她可能在几个医院进行手术，而且只有一套器械，因此不想让器械留在医院进行打包灭菌。这些私人器械被带进医院时没有处理和灭菌。即使这些器械是作为“无菌包裹”送到的，但其运输和处理未受到医院工作人员的监督，所以必须进行去污和灭菌，以确保其无菌。

（二）关于快速灭菌应用的建议

1. 美国医疗器械促进协会（AAMI）　美国医疗器械促进协会最近发布了美国国家标准ST 79《医疗机构压力蒸汽灭菌和无菌保证综合指南》。声明只有当发生以下情形时，考虑快速灭菌：

（1）实际操作应确保恰当的清洗和去污、检查，并将器械放在托盘或快速灭菌推荐容器内。

（2）区域的建筑布局能将灭菌后的物品直接运送到使用地点。

（3）制定流程，并遵守和审核以确保在运输到使用地点过程中的无菌转运和人员安全。

（4）快速灭菌后，要立即使用物品。

2. 美国手术室注册护士协会（AORN）　美国手术室注册护士协会发布“推荐操作和指南”是基于AAMI标准和最佳的手术室操作，代表AORN的AAMI委员会成员，确保AAMI推荐的操作对手术套件的环境是可行的。这些标准说明：

（1）根据临床状况选择性进行快速灭菌，并在受控的方式下进行。

（2）把快速灭菌的使用控制到最低。

（3）只有当没有足够的时间用更好的包装或容器方式处理时，才考虑快速灭菌。

（4）不能因为器械库存不充足而使用快速灭菌。

并且，只有在以下情形时才能使用快速灭菌：

（1）必须拿到并遵守器械生产者的指南。

（2）所有器械和管腔都要彻底清洗。

（3）器械在容器或托盘上的放置要允许蒸汽穿透。

（4）有一个以无菌方式运输到无菌区的流程。

（5）进行记录并保留监测结果，以便将灭菌后的物品追溯到具体患者。

3. 美国医疗机构评鉴联合会JCI　美国医疗机构评鉴联合会对快速灭菌操作有以下要求：

（1）只在意外情形下使用。

（2）不能作为一般周转器械的常规灭菌（需要立即使用）。

（3）确保每日的计划不要求多次使用相同器械，并有足够的时间处理器械。

（4）如有必要可增加器械库存，以尽可能避免快速灭菌。

（5）制订计划，提高快速灭菌质量，或减少快速灭菌次数。

（6）频繁使用快速灭菌要引起注意。

（7）记录要细致和充分，以追溯器械到使用的患者。

4. 美国CDC《医疗机构消毒灭菌指南》规定

（1）植入物不能采用快速灭菌，除非迫不得已。

（2）不应为了便利、不购买其他设备或节省时间而使用快速灭菌。

（3）使用快速灭菌时，确保达到以下参数：①物品置于灭菌容器（FDA批准用于快速灭菌的容器）或支架上前先进行清洁；②将物品从灭菌器传递至患者过程中防止外源性污染；③用物理、化学和生物监测器材对灭菌器的效果进行监测。

（4）快速灭菌过程中不能使用包装材料和容器，除非灭菌器和包装材料/容器是快速灭菌专用。

（5）必要时用快速灭菌对需要立即使用的医疗物品进行灭菌（例如不小心掉落的器械进行再处理）。

(6) 必要时，用快速灭菌对在使用前不能进行包装、灭菌或贮存的医疗物品进行灭菌。

(三) 快速灭菌的记录

美国医疗器械促进协会（AAMI）建议，对每个快速灭菌循环都要做好详细的记录。医院消毒供应中心员工在记录灭菌循环最终数据方面做得非常好，但是一些外科手术部门对快速灭菌循环的记录没有足够重视，也没有执行常规质量保障流程以记录数据。事实上，记录对于流行病学的追踪，对于将灭菌循环追溯到具体患者，和对于已经快速灭菌物品的即时评估，都非常必要。

每次快速灭菌循环的记录要包括：①患者姓名；②快速灭菌装载物品内容；③使用的灭菌循环的类型；④循环参数；⑤快速灭菌原因；⑥负责快速灭菌装载物品放行用于患者的人员的签名。

(四) 植入物的快速灭菌

根据美国食品和药品管理局要求，植入物就是放置在手术或自然形成的人体内腔的器械，要停留在体内 30 天或更长时间。这样的器械包括：脑动脉瘤夹，臀部或胸部假体、薄片或螺栓。

美国手术室注册护士协会（AORN）不认同对植入型器械进行快速灭菌，因为这种灭菌增加了手术部位受感染的风险：这是医疗器械相关感染的首要诱因。相反，此协会建议，仔细计划、库存管理和与供货者合作很重要。

美国医疗器械促进协会（AAMI）规定，植入型医疗器械不能被快速灭菌。如果它们必须要做快速灭菌，就意味着在得知它们的生物指示物结果前就放入了患者体内，那么必须要做好植入物提前放行的记录。并且，必须填好植入物提前放行例外表格。

六、内镜消毒灭菌

随着医疗水平的提高，内镜的使用范围越来越广泛，它不仅用于检查，还可直接给患者做手术。由于内镜直接接触人体的血液和黏膜组织，在治病的同时，也给患者增加了感染的危险，因此内镜的消毒灭菌有严格的操作流程，它要经过初洗、酶洗、清洗、消毒液浸泡等多道工序，工作人员在清洗消毒内镜时，也应当按要求穿戴必要的防护用品，以防工作人员受伤感染。为规范内镜的灭菌工作，原卫生部下发关于印发《内镜清洗消毒技术操作规范（2004 版）》的通知，自 2004 年 6 月 1 日起施行。原卫生部要求各级各类医疗机构必须高度重视内镜消毒工作，将内镜消毒质量纳入医疗质量和医疗安全管理。开展内镜诊疗业务的医疗机构必须按照《规范》的要求进行自查和整改工作，建立健全并落实有关内镜消毒的各项规章制度，切实保证消毒质量，严格预防和控制因内镜消毒问题导致的医院感染。《内镜清洗消毒技术操作规范（2004 版）》的主要要求如下。

(一) 内镜消毒灭菌的管理要求

开展内镜诊疗工作的医疗机构应当制定和完善内镜室管理的各项规章制度，并认真落实。从事内镜诊疗和内镜清洗消毒工作的医务人员，应当具备内镜清洗消毒方面的知识，接受相关的医院感染管理知识培训，严格遵守有关规章制度。内镜的清洗消毒应当与内镜的诊疗工作分开进行，分设单独的清洗消毒室和内镜诊疗室，清洗消毒室应当保证通风良好。根据工作需要，按照以下要求配备相应内镜及清洗消毒设备：

1. 内镜及附件　其数量应当与医院规模和接诊患者数相适应，以保证所用器械在使用前能达到相应的消毒、灭菌合格的要求，保障患者安全。

2. 基本清洗消毒设备　包括专用流动水清洗消毒槽（四槽或五槽）、负压吸引器、超声清洗器、高压水枪、干燥设备、计时器、通风设施，与所采用的消毒、灭菌方法相适应的必备的消毒、灭菌器械，50ml 注射器、各种刷子、纱布、棉棒等消耗品。

3. 清洗消毒剂　多酶洗液、适用于内镜的消毒剂、75%乙醇。

（二）内镜及附件的清洗、消毒或者灭菌必须遵照以下原则

1. 凡进入人体无菌组织、器官或者经外科切口进入人体无菌腔室的内镜及附件，如腹腔镜、关节镜、脑室镜、膀胱镜、宫腔镜等，必须灭菌。

2. 凡穿破黏膜的内镜附件，如活检钳、高频电刀等，必须灭菌。

3. 凡进入人体消化道、呼吸道等与黏膜接触的内镜，如喉镜、气管镜、支气管镜、胃镜、肠镜、乙状结肠镜、直肠镜等，应当按照《消毒技术规范》的要求进行高水平消毒。

4. 内镜及附件用后应当立即清洗、消毒或者灭菌。

5. 医疗机构使用的消毒剂、消毒器械或者其他消毒设备，必须符合《消毒管理办法》的规定。

6. 内镜及附件的清洗、消毒或者灭菌时间应当使用计时器控制。

7. 禁止使用非流动水对内镜进行清洗。

（三）内镜消毒灭菌前的清洗

软式内镜使用后应当立即用湿纱布擦去外表面污物，并反复送气与送水至少 10 秒，取下内镜并装好防水盖，置合适的容器中送清洗消毒室。清洗步骤、方法及要点包括：

1. 水洗

（1）将内镜放入清洗槽内：①在流动水下彻底冲洗，用纱布反复擦洗镜身，同时将操作部清洗干净；②取下活检入口阀门、吸引器按钮和送气送水按钮，用清洁毛刷彻底刷洗活检孔道和导光软管的吸引器管道，刷洗时必须两头见刷头，并洗净刷头上的污物；③安装全管道灌流器、管道插塞、防水帽和吸引器，用吸引器反复抽吸活检孔道；④全管道灌流器接 50ml 注射器，吸清水注入送气送水管道；⑤用吸引器吸干活检孔道的水分并擦干镜身。

（2）将取下的吸引器按钮、送水送气按钮和活检入口阀用清水冲洗干净并擦干。

（3）内镜附件如活检钳、细胞刷、切开刀、导丝、碎石器、网篮、造影导管、异物钳等使用后，先放入清水中，用小刷刷洗钳瓣内面和关节处，清洗后并擦干。

（4）清洗纱布应当采用一次性使用的方式，清洗刷应当一用一消毒。

2. 酶洗

（1）酶洗液的配制和浸泡时间按照产品说明书。

（2）擦干后的内镜置于酶洗槽中，用注射器抽吸多酶洗液 100ml，冲洗送气送水管道，用吸引器将含酶洗液吸入活检孔道，操作部用多酶洗液擦拭。

（3）擦干后的附件、各类按钮和阀门用多酶洗液浸泡，附件还需在超声清洗器内清洗 5～10 分钟。

（4）多酶洗液应当每清洗 1 条内镜后更换。

3. 清洗

(1) 多酶洗液浸泡后的内镜，用水枪或者注射器彻底冲洗各管道，以去除管道内的多酶洗液及松脱的污物，同时冲洗内镜的外表面。

(2) 用50ml的注射器向各管道充气，排出管道内的水分，以免稀释消毒剂。

(四) 内镜的消毒灭菌

内镜采用化学消毒剂进行消毒或者灭菌时，应当按照产品使用说明进行，并进行化学监测和生物学监测。2%碱性戊二醛浸泡消毒或者灭菌时，应当将清洗擦干后的内镜置于消毒槽并全部浸没消毒液中，各孔道用注射器灌满消毒液。非全浸式内镜的操作部，必须用清水擦拭后再用75%乙醇擦拭消毒。

需要灭菌的内镜采用2%碱性戊二醛灭菌时，必须浸泡10小时。

采用化学消毒剂浸泡灭菌的内镜，使用前必须用无菌水彻底冲洗，去除残留消毒剂。

(五) 内镜附件的灭菌方法

1. 活检钳、细胞刷、切开刀、导丝、碎石器、网篮、造影导管、异物钳等内镜附件必须一用一灭菌。首选方法是压力蒸汽灭菌，也可用环氧乙烷灭菌、2%碱性戊二醛浸泡10小时灭菌，或者选用适用于内镜消毒的消毒剂、消毒器械进行灭菌，具体操作方法遵照使用说明。

2. 弯盘、敷料缸等应当采用压力蒸汽灭菌；非一次性使用的口圈可采用高水平化学消毒剂消毒，如用有效氯含量为500mg/L的含氯消毒剂或者2000mg/L的过氧乙酸浸泡消毒30分钟。消毒后，用水彻底冲净残留消毒液，干燥备用；注水瓶及连接管采用高水平以上无腐蚀性化学消毒剂浸泡消毒，消毒后用无菌水彻底冲净残留消毒液，干燥备用。注水瓶内的用水应为无菌水，每天更换。

3. 灭菌后的附件应当按无菌物品储存要求进行储存。

(六) 硬式内镜的清洗消毒

硬式内镜的清洗步骤、方法可参照《硬式内镜清洗消毒及灭菌技术操作指南》进行。

1. 使用后立即用流动水彻底清洗，除去血液、黏液等残留物质，并擦干。

2. 将擦干后的内镜置于多酶洗液中浸泡，时间按使用说明。

3. 彻底清洗内镜各部件，管腔应当用高压水枪彻底冲洗，可拆卸部分必须拆开清洗，并用超声清洗器清洗5～10分钟；能上机清洗的采用机械清洗。

4. 器械的轴节部、弯曲部、管腔内用软毛刷彻底刷洗，刷洗时注意避免划伤镜面。

(七) 硬式内镜的灭菌方法

1. 适于压力蒸汽灭菌的内镜或者内镜部件应当采用压力蒸汽灭菌，注意按内镜说明书要求选择温度和时间。

2. 环氧乙烷灭菌方法适于各种内镜及附件的灭菌，不耐热、不耐湿的内镜及附件可选择过氧化氢低温等离子灭菌、环氧乙烷等低温灭菌方法。

3. 不能采用压力蒸汽灭菌的内镜及附件可以使用2%碱性戊二醛浸泡10小时灭菌。

4. 用消毒液进行灭菌时，有轴节的器械应当充分打开轴节，带管腔的器械腔内应充分注入消毒液。

5. 采用化学消毒剂浸泡灭菌的硬式内镜，灭菌后应当用无菌水彻底冲洗，再用无菌纱布擦干。

6. 灭菌后的内镜及附件应当按照无菌物品储存要求进行储存。

（八）美国 CDC《医疗机构消毒灭菌指南》关于内镜清洗消毒的阐述

1. 内镜清洗消毒现状　医生使用内镜来诊断和治疗大量的医学疾病。在现代医学中，尽管内镜代表了一种有价值的诊断和治疗工具，并且据报道与使用它们有关的感染率非常低（大约每 1 800 000 次操作中有 1 个感染），但是与污染的内镜有关的医源性感染暴发要比其他任何医疗器械多。为了预防医源性感染的传播，所有对热敏感的内镜（如胃肠镜、支气管镜、鼻咽镜）应进行适当的清洗并且至少在每次使用后进行高水平消毒。高水平消毒应该能杀灭所有的微生物，尽管当有大量细菌芽胞存在时，少量芽胞仍会存活下来。

由于软式内镜进入的体腔类型，导致它们在每一次使用时会污染大量的微生物（生物负荷）。例如，在使用后的软式胃肠镜上发现的生物负荷达到从 10^5 cfu/ml 到 10^{10} cfu/ml，在吸引管腔发现的负荷最高。清洗前气管镜的平均负荷为 6.4×10^4 cfu/ml，清洗降低了 4～6 个对数值的微生物污染水平。对于 HIV 污染的内镜，一些调查显示清洗完全清除了内镜上的微生物污染。同样的，其他的调查发现当器械被适当的清洗后，EtO 灭菌或者浸泡于 2%戊二醛 20 分钟是有效的。

美国 FDA 列出了一张适用于诸如软式内镜对热敏感的医疗器械的液态化学灭菌剂和高水平消毒剂清单（ http：/www.fda.gov/cdrh/ode/germlab.html）。目前 FDA 批准和销售的制剂包括：≥2.4%戊二醛，0.55%邻苯二甲醛（OPA），0.95%戊二醛和 1.64%酚类/苯酚盐，7.35%过氧化氢和 0.23%过氧乙酸，1.0%过氧化氢和 0.08%过氧乙酸，7.5%过氯化氢。这些产品具有优异的抗菌活性；然而其中的一些过氧化物类消毒剂［如 7.5%过氧化氢、1.0%过氧化氢和 0.08%过氧乙酸（后一种产品不再销售）］据报道会导致内镜表面和功能的损害。使用者应与器械生产商核实杀菌剂与器械相容性的相关信息。如果杀菌剂是由 FDA 批准的，那么按照标签说明来使用是安全的；然而，专业人员应查阅科研文献获取关于人体安全或物质相容性的最新资料。很少用环氧乙烷来对软式内镜灭菌，因为它需要一个长的处理过程和通风时间（如 12 小时），且对工作人员和患者都具有潜在危害。在美国，最常用来处理内镜的两种产品是戊二醛和一种自动化的、应用过氧乙酸的液态化学灭菌法。美国胃肠内镜学会（ASGE）建议内镜消毒使用不含表面活性剂的戊二醛，因为表面活性剂中的皂类残留物难以在清洗过程中除去。在许多医疗机构，邻苯二甲醛已经开始取代戊二醛，因为与戊二醛相比，它有几个潜在的优点：不会刺激眼睛和鼻腔，不要求活化或暴露监测，在美国高水平消毒只需 12 分钟。FDA 没有批准的和不应用于内镜消毒的消毒剂包括碘伏、含氯溶液、醇类、季铵盐化合物和酚类消毒剂。这些消毒剂可能还在美国以外的国家使用，但其使用应受到强烈反对，因为缺乏杀灭所有微生物的有效性或物质不相容性的证明。

基于检测数据，APIC、胃肠病学护士联合学会（SGNA）、ASGE、美国胸科医师学院和一个多社团指南均推荐 2%戊二醛在一定条件下进行高水平消毒（如器械浸泡在 2%戊二醛溶液中，20℃至少 20 分钟达到高水平消毒）。FDA 批准的高水平消毒要求是用>2%的戊二醛，在 25℃下作用 20～90 分钟，依赖于对产品的三层试验，包括 AOAC 杀芽胞试验、分枝杆菌模拟现场试验和现场试验。假设在消毒之前进行了充分的清洗，这个研究支持 20℃下，使用>2%戊二醛作用 20 分钟的有效性，而 FDA 批准的产品标签要求提高安全线（作用时间），以应对清洗操作中可能出现的失误。选择在 20℃下作用 20 分钟的医疗机构，是基于 2003 年 7 月 1A 推荐的 SHEA 建议书“胃肠道软式内镜处理的多学会指南”。

软式内镜的消毒特别困难，并且容易造成损害，因为其设计复杂、材料精细。在对这些器械进行任何灭菌或高水平消毒之前应仔细清洗。不好好清洗会导致灭菌或消毒失败，并造成感染暴发。

1992 年 7 月，一项仅与内镜相关的医源性感染的调查发现 281 例感染通过胃肠镜传播，96 例通过支气管镜传播。临床表现差异很大，从无症状到死亡均有。沙门菌属和铜绿假单胞菌反复被鉴定为胃肠镜传播的病原菌，而结核分枝杆菌、非典型分枝杆菌和铜绿假单胞菌是支气管镜传播的最常见的病原菌。造成传播的主要原因是清洗不充分，选择不恰当的消毒剂，没有执行推荐的清洗和消毒方法，内镜设计或自动化内镜清洗消毒机存在缺陷。没有执行已制定的指南已经陆续导致胃肠镜和支气管镜相关的感染。一个涉及多个州的调查发现，在完成所有的消毒和灭菌程序后且用于下一个患者之前，71 条胃肠镜内腔的细菌培养中有 23.9%的细菌菌落数≥100 000 个［25 个机构中有 9 个还在使用已被撤离市场的一种产品（ 6 个机构使用 1∶16 戊二醛酚盐），或者使用的消毒方法不被 FDA 批准作为高水平消毒剂（碘伏）或不是消毒剂］。还没有严格估算由于不适当清洗消毒内镜造成的感染发生率。

自动内镜清洗消毒机（AER）与人工清洗消毒相比有几点优势：它们自动进行且对几个重要步骤的处理实施标准化，减少了必要的处理步骤被省略的可能性，还减少人员暴露于高水平消毒剂或化学灭菌剂。AERs 的失败与感染暴发或微生物定植有关，而 AER 水过滤系统也许不能够可靠地提供“灭菌”或无菌的漂洗水。AER 和设备之间建立正确的连接器对于确保消毒剂和漂洗水的完全流通至关重要。另外，十二指肠镜之类的内镜［如内镜逆行胰胆管造影（ERCP）］，含有需要冲洗压力的特点（如 elevator-wire 管腔），大多数 AERs 实现不了，应人工使用 2～5ml 注射器进行冲洗。直到新的十二指肠镜具有更宽的 elevator 管腔，AERs 才能可靠地完成处理。与可拆卸的内镜部件有关的感染暴发，如吸引阀和设计为插入软式内镜的内镜附件如活检钳，强调了清洗的重要性，以便在高水平消毒或灭菌前清除所有外来物质。现在可使用的几种阀门类型是一次性使用产品（如支气管镜阀门）或能进行压力蒸汽灭菌的产品（如胃肠镜阀门）。

像内镜一样，AER 需要更进一步改进和重新设计，这样它们才不会成为潜在的感染来源。内镜提供的一次性组件可能替代传统的液体化学高水平消毒或灭菌。另一项新技术是胶囊照相机经口吞下后，途经消化道，并将小肠的彩色照片传输到体外接收器。这种胶囊目前还不能替代结肠镜检查。

医疗机构应严格遵循已公布的内镜器械清洗和消毒要求。遗憾的是，质量检查显示操作人员没有始终如一的遵循操作指南，导致感染暴发不断发生。为了确保操作人员训练有素，每一个从事内镜清洗操作的人员应接受从业前和每年的技能测试。

2. 内镜处理流程　在测漏试验后，用化学消毒剂对内镜进行消毒或灭菌包括五个步骤：

（1）清洗：机械地清洗内镜内表面和外表面，包括用水和洗涤剂或含酶清洁剂刷洗并冲洗内腔（浸泡内镜前建议进行测漏试验）。

（2）消毒：把内镜浸泡于高水平消毒剂中（或化学灭菌剂），并将消毒液注入所有可通入的管腔（去除气泡以保证，例如吸引/活检管腔和注气/注水管腔，并按产品推荐的时间持续浸泡一段时间。

（3）漂洗：用无菌水、过滤水（常与AERs合用）或自来水（如，在使用时达到联邦清洁水标准的高质量饮用水）冲洗内镜和所有的管腔。

（4）干燥：用乙醇漂洗插入管道和管腔内部，在消毒后和储存前用气枪进行干燥。

（5）储存：以防止再次污染和促进干燥的方式储存内镜（如垂直悬挂）。使内镜保持干燥可极大地降低漂洗水中微生物再次污染内镜的可能性。一项研究显示处理过的储存在通风壁橱并垂直悬挂的内镜（如通气/注水管腔、吸引/活检管腔）总体来说是没有细菌生长的［24小时为100%，7天为90%（一个管腔里有1cfu的凝固酶阴性葡萄球菌）］。其他的调查发现高水平消毒后立即检测所有的内镜均无细菌存在，135条内镜中仅有4条在随后5天的评估中呈阳性（内镜表面培养出皮肤细菌）；所有冲洗样本仍是无菌的。因为自来水中含有少量的微生物，一些研究者建议只能使用无菌水（价格可能稍贵）或AER过滤水。只能使用无菌水或过滤水的建议与已公布的指南或科研文献不符，指南允许自来水，也可用乙醇漂洗和气枪干燥。此外，也没有发现用自来水冲洗后再用乙醇漂洗和气枪干燥导致疾病传播的证据。AERs通过细菌过滤器（如0.2μm）产生过滤水。在一项研究中提到，1996—2001年期间，滤过的漂洗水曾被认定为细菌污染的来源，他们对内镜附件和吸引管腔及AERs的内腔进行了细菌培养，并报道1996～1998年间采集的样本中，有8.7%的样本存在细菌生长，其中54%为假单胞菌属。在引进热水管道冲洗系统后（60℃，每天60分钟），阳性培养的频率降到了约2%，且仅极少数分离株＞10cfu/ml。除了内镜清洗消毒的步骤外，还应制定管理规范，确保使用者知道某条内镜是进行了充分的清洗和消毒（如用一个房间或壁橱仅存放处理过的内镜）还是没有被处理。当使用者把内镜放到治疗车上时，会对这条内镜是否处理过产生疑惑。尽管一个指南建议内镜使用前立即进行清洗消毒（如十二指肠镜），其他的指南并不这么要求，而且除了围手术期注册护士协会（AORN）之外，专业组织建议只要经过正确的清洁消毒处理，使用前无需再重复处理。作为质控的一部分，医务人员可以考虑对处理过的内镜进行随机细菌监测培养，以确保高水平消毒和灭菌的质量。处理过的内镜，除了代表外源性环境污染的少量相对无害的细菌外（如凝固酶阴性葡萄球菌、杆菌属、类白喉杆菌），应没有病原微生物存在。尽管建议至少每月对内镜终末漂洗水进行微生物的培养，但没有制定微生物标准及常规内镜培养的评价标准。此外，被清洗消毒处理后，无论是处理过内镜的常规培养还是终末漂洗水，都不能证实内镜上的细菌数与感染之间的关联。如果对处理过的内镜进行培养，则对内镜的采样检验可评估水的质量和处理过程中的其他重要的步骤（如消毒效果、消毒时间、清洗）。文献已描述多种对内镜和水进行采样的方法。评价内镜清洗或内镜处理的效果的新方法（如检测ATP）已经被评估，但仍未建立内镜处理结果的评价标准。

在医疗环境外用来运输清洁和处理过的内镜的装载盒不应用来储存内镜或在医疗机构内运输仪器。污染的内镜决不应放在装载盒里，因为盒子已被污染。当从盒子里取出内镜，并经过适当处理后再放回盒子时，盒子会再次污染内镜。应丢弃污染的装载盒。

感染控制人员应确保机构的内镜清洗消毒灭菌方法与国家指南一致，并对处理内镜的场所进行周期性（如至少每年）的感染控制检查，确保政策的依从性。发现违反政策的行为应进行记录，并及时纠正。对于没有使用高水平消毒剂对内镜进行消毒的情况，有人已经评估了患者暴露于潜在污染的内镜而获得HIV、HBV和HCV的可能性。已有报道管理高水平消毒或灭菌失误事件的 14 步方法。血源性和其他传染性病原体的可能传播突显了严格感染控制的重要性。

3. 腹腔镜和关节镜　尽管患者之间使用的腹腔镜和关节镜处理的最低标准是高水平消毒，但这种方法仍然在争论当中。然而，高水平消毒和灭菌两派均无足够的数据下结论。高水平消毒的支持者参考个体调查或机构的经验，分别涉及 117 000 和 10 000 个以上腹腔镜操作，得出使用高水平消毒处理妇科腹腔镜器械后的感染率很低（<0.3%）。在个体调查中，仅有一例感染与芽胞有关。此外，还发现了使用碘伏和乙醇备皮后，脐部皮肤仍有常见细菌的生长（如表皮葡萄球菌、类白喉菌）；在一些案例中，从盆腔浆膜表面或腹腔镜镜头上发现类似的微生物，提示可能是从皮肤带微生物至腹膜腔的。灭菌的支持者关注细菌芽胞传播感染的可能性。研究者提出几种不是所有的腹腔镜都需要灭菌的理由：在腹腔镜操作时，仅有有限数目的微生物（通常≤10）被带入腹膜腔；破坏极少的组织进入腹腔内部结构造成极微小的损伤；腹膜腔允许存在少量的细菌芽胞；器械容易清洗和消毒；外科无菌是相对的；硬式管腔设备的自然生物数量本来就低；没有证据表明高水平消毒取代灭菌会增加感染风险。随着腹腔镜胆囊切除术的出现，关注高水平消毒是合理的，因为妇科中手术所致组织损伤程度和细菌污染比腹腔镜操作要严重。没有完全拆卸、清洗和高水平消毒腹腔镜零部件会导致患者感染。一份研究数据表明，用于妇科操作的腹腔镜，在压力蒸汽灭菌前，进行拆卸清洗和适当的重新组装不存在感染风险。

正如进入无菌体腔部位的腹腔镜和其他器械，关节镜在使用前按理应进行灭菌。老的文献显示这些仪器在美国通常（57%）仅进行高水平消毒。一篇较新的调查（应答率仅5%）报道 31%的医疗机构使用高水平消毒，其余的使用灭菌程序。使用高水平消毒而不是灭菌，大概是因为感染发生率低，其中极少数感染被认为可能与选用高水平消毒剂而非灭菌无关。一项 12 505 次关节镜操作的回顾性调查发现，当关节镜浸泡于 2%戊二醛15～20 分钟时，感染率为 0.04%（5 例感染）：4 例感染由金黄色葡萄球菌引起，第 5 例是厌氧链球菌感染。因为这些微生物对诸如 2%戊二醛的高水平消毒剂非常敏感，所以这些感染最有可能来源于患者的皮肤。有报道 2 例产气荚膜梭菌关节炎，他们是用戊二醛作用一定时间进行消毒的，而这个时间对芽胞是无效的。

尽管获得的数据有限，但是都没有表明对关节镜和腹腔镜进行高水平消毒会对患者造成感染风险。例如，一项对比环氧乙烷灭菌和戊二醛高水平消毒处理关节镜和腹腔镜（每 1000 个操作）的前瞻性研究发现，两种方法在感染风险上没有显著的统计学差别（即环氧乙烷，7.5/1000 操作；戊二醛，2.5/1000 操作）。尽管腹腔镜和关节镜应进行高水平消毒还是灭菌的争论在设计良好的临床随机试验论文发表前不会结束，但应遵循本指南的规定，即腹腔镜、关节镜和其他进入正常无菌组织的内镜，在每次使用前应灭菌；如果做不到，应至少进行高水平消毒。

（九）美国 CDC《医疗机构消毒灭菌指南 2008》关于内镜高水平消毒建议

1. 检测破损的内镜时，作为每个重复处理循环的一部分，应先检测软式内镜有无渗漏。未能通过测漏实验的任一内镜都不能用于临床，需要对该内镜进行修复。

2. 使用后立即用与内镜相容的含酶清洁剂彻底清洗内镜。自动和手工消毒前的清洗是必需的。

3. 尽可能完全地拆卸内镜的组件，并将所有组件完全浸没在含酶清洁剂中。对耐热的组件进行压力蒸汽灭菌。

4. 冲洗和洗刷所有能进入的管腔以去除所有的有机物（例如血液、组织）和其他的残留物。用软布或海绵或刷子清洁内镜的外表面和附件。持续刷直至刷子上不再出现碎屑。

5. 使用与内镜管腔和孔径相符合的清洁刷（例如刷毛应接触到表面）。清洁用品（例如刷子、布）应是一次性的，或如果不是一次性的，则在每次使用后应进行彻底的清洗和高水平消毒或灭菌。

6. 含酶清洁液（或清洁剂）每次使用后应丢弃，因为其不具有杀灭微生物作用，因此不会抑制微生物的生长。

7. 每次使用前，对接触正常无菌组织的内镜（例如关节镜、膀胱镜、腹腔镜）应进行灭菌；如果条件不允许，则至少进行高水平消毒。对关节镜、腹腔镜、膀胱镜进行高水平消毒后应用无菌水冲洗。

8. 逐步淘汰作为高危器材但又不能进行压力蒸汽灭菌的内镜（例如关节镜、腹腔镜）。条件允许，应替换成能用压力蒸汽灭菌的内镜。

9. 插入内镜、破坏黏膜屏障的可复用配件（例如活检钳或其他切割设备）应机械清洗（例如超声清洗活检钳），并在两个患者使用之间对这些配件进行灭菌。

10. 对可复用的内镜配件应进行超声清洗，以去除难以清洁部位的污物和有机物。

11. 接触黏膜的内镜和配件作为中度危险性物品进行处理，每个患者使用后至少进行高水平消毒。

12. 用 FDA 批准的灭菌剂或高水平消毒剂进行灭菌或高水平消毒。

13. 在清洗后，用含有戊二醛、戊二醛苯酚/苯酚盐、邻苯二甲醛、过氧化氢以及过氧化氢和过氧乙酸的合剂进行高水平消毒，然后进行冲洗和干燥（参见表 1 的推荐浓度）。

14. 处理中度危险性医疗器材时，消毒时间长于最短有效时间时需谨慎，因为高水平消毒剂的消毒时间延长，很可能会损坏精密、复杂的器材，如软式内镜。食品和药品管理局（FDA）批准的高水平消毒剂的消毒时间各有不同。

15. 联邦条例遵循 FDA 批准的高水平消毒剂的标签标签说明。FDA 注册的关于＞2%戊二醛进行高水平消毒的标签说明是，25℃下消毒时间 20～90 分钟，取决于产品的三级试验结果，包括 AOAC 杀芽胞试验、分枝杆菌的模拟现场试验和现场应用试验。

16. 若干项科学研究和专业组织都支持＞2%戊二醛在 20℃下消毒 20 分钟的有效性；该有效性是假定消毒前进行了充分的清洗，但是 FDA 标签说明包含了额外的安全余地，以适应执行过程中可能出现的小偏差。医疗机构选择在 20℃下 20 分钟的做法是根据 2003 年 7 月 SHEA 意见书上的 IA 建议，“软式胃肠道内镜再处理的多协会指南”。

17. 使用 FDA 批准的高水平消毒剂时，参照生产商推荐的消毒条件。某些产品要求的室温下消毒时间比戊二醛短（例如 0.55%邻苯二甲醛 20℃的暴露时间为 12 分钟，7.35%过氧化氢加 0.23%过氧乙酸 20℃的暴露时间为 15 分钟），因为它们可使分枝杆菌迅速失活，或者减少消毒时间是因为温度升高后，杀灭分枝杆菌的活性增强（例如 35℃下 2.5%戊二醛为 5 分钟）。

18. 再处理时，应选择与器械材质相容的消毒剂或化学消毒剂。如果内镜生产商警告禁止使用对内镜有功能损害（有或者无外表损伤）的化学试剂，则不能用这些化学试剂对内镜进行再处理。

19. 将内镜完全浸入高水平消毒剂中，确保所有的管腔都充满消毒剂。条件允许情况下，尽快淘汰不能浸泡消毒的内镜。

20. 高水平消毒后，用灭菌水、过滤水或自来水对内镜进行漂洗，并冲洗管腔，以防止残留的消毒剂对患者产生不良效应（例如消毒剂导致的结肠炎）。随后再用 70%～90% 的乙醇或异丙醇进行漂洗。

21. 用乙醇冲洗所有的管腔后，用高压气流冲洗管腔，减少水源性病原体污染内镜可能性，并促使其干燥。

22. 将内镜垂直悬挂，促使其干燥。

23. 贮存内镜，防止受损或污染。

24. 用于提供程序内的冲洗溶液的水瓶及其连接管每日至少灭菌或高水平消毒一次。灭菌或高水平消毒后，水瓶内灌满灭菌水。

25. 对每项操作都进行记录，并记录下述内容：患者的姓名和病历号（如果有的话）、操作、日期、内镜医师、用于内镜再处理的系统（如果再处理区不止有一个系统）和序列号或其他用于标识所用内镜的标识符。

26. 通过设计，使使用和消毒内镜的场所为工作人员和患者提供一个安全的环境。用换气设备（例如通风系统、外排管道）使所有人员对潜在有毒蒸汽（例如戊二醛蒸汽）的暴露最小化，不能超过化学灭菌剂或高水平消毒剂蒸汽浓度的容许限制（例如 ACGIH 和 OSHA 的容许浓度）。

（十）内镜消毒灭菌的其他建议

1. 对液体灭菌剂/高水平消毒剂进行常规检测，以确保含有最低有效浓度的活性成分。每天（或更频繁）用合适的化学指示剂（例如戊二醛化学指示剂检测戊二醛的最低有效浓度）检测溶液，并记录检测的结果。如果化学指示剂显示浓度小于最低有效浓度，则丢弃溶液。液体灭菌剂/高水平消毒剂超过生产商建议的再使用期限后不能再使用（邻苯二甲醛为 14 天）。

2. 为再处理内镜的工作人员提供器械专用的再处理说明书，确保开展正确的清洗和高水平消毒或灭菌。内镜再处理的所有工作人员要求定期开展能力测验（例如新上岗时，每年）。

3. 对使用化学试剂的所有人员进行培训，包括使用消毒剂操作时可能产生的生物、化学和环境危害。

4. 配备 PPE（例如手套、长袍、护目镜、面罩或防护罩、呼吸防护设备），并妥善使用，防止工作人员暴露于化学试剂和微生物（例如 HBV）。

5. 如果用自动内镜清洗消毒器（AER），将按照 AER 生产商说明书将内镜和所有的管道连接件置于清洗消毒器中，确保所有的内表面暴露于高水平消毒剂/化学灭菌剂中。

6. 如果使用 AER，确保内镜能在 AER 中进行有效的再处理。此外，确保开展了所有要求手工清洁/消毒的步骤（例如大多数 AER 可能都无法有效消毒十二指肠镜的升降电线槽）。

7. 综述 FDA 建议和科学文献关于导致感染发生的缺陷报告，因为设计缺陷和不恰当的操作和实践都会使 AER 的有效性下降。

8. 制订方案，确保使用者能很容易地鉴别出内镜是否进行了正确的处理和是否准备好可以用于患者。

9. 在医疗机构外不能用运输清洗和再处理过的内镜的携带箱贮存内镜或在医疗机构内运输。

10. 出于质量控制目的对内镜或漂洗水常规进行微生物检测，目前尚无此类建议。

11. 开展环境微生物检测需采用标准的微生物检测方法。

12. 如果出现了内镜相关的感染聚集性事件，对可能的传播途径（例如人-人，同源）和传染源进行调查。

13. 向单位感染控制和风险管理的负责人以及 FDA 报告内镜相关感染的暴发事件。告知当地和州卫生部门、CDC 和生产商。

14. 对于使用后按照本指南的建议进行了处理的内镜，临使用前再处理没有提出建议。

15. 将内镜和 AER 的生产商提供的再处理说明书进行比较，解决相冲突的建议。

七、口腔诊疗器械的消毒灭菌

口腔诊疗器械种类繁多，形状复杂，使用频繁，污染严重，消毒灭菌较难。口腔诊疗器械被认为是乙型肝炎病毒（HBV）、丙型肝炎病毒（HCV）、艾滋病病毒（HIV）等血液传播性疾病和消化道传染病的传播媒介。我国是乙型肝炎大国，约有 1 亿人口携带乙肝病毒，HIV 防控形势也令人担忧。因此，切断经口腔器械传播途径是预防经血液传播疾病的重要手段。加强和改进口腔器械消毒灭菌工作，对预防医院感染，尤其是控制外源性感染的发生具有非常重要的作用。为规范我国口腔诊疗器材的消毒灭菌工作，原卫生部于 2005 年下发关于印发《医疗机构口腔诊疗器械消毒技术操作规范》的通知，自 2005 年 5 月 1 日起施行。原卫生部要求各级各类医疗机构必须高度重视口腔诊疗器械消毒工作，将口腔诊疗器械消毒质量纳入医疗质量和医疗安全管理。开展口腔科诊疗科目服务的医疗机构必须按照《规范》的要求进行自查和整改工作，建立健全并落实有关口腔诊疗器械消毒的各项规章制度，切实保证消毒质量，达到《规范》要求，预防和控制因口腔诊疗器械消毒问题导致的医院感染和医源性感染。《医疗机构口腔诊疗器械消毒技术操作规范》的重点要求如下。

（一）口腔诊疗器械的消毒灭菌原则

医疗机构应当根据口腔诊疗器械的危险程度及材质特点，选择适宜的消毒或者灭菌方法，并遵循以下原则：

1. 进入患者口腔内的所有诊疗器械，必须达到“一人一用一消毒或者灭菌”的要求。

2. 凡接触患者伤口、血液、破损黏膜或者进入人体无菌组织的各类口腔诊疗器械，包括牙科手机、车针、根管治疗器械、拔牙器械、手术治疗器械、牙周治疗器械、敷料等，使用前必须达到灭菌。

3. 接触患者完整黏膜、皮肤的口腔诊疗器械，包括口镜、探针、牙科镊子等口腔检查器械、各类用于辅助治疗的物理测量仪器、印模托盘、漱口杯等，使用前必须达到消毒。

4. 凡接触患者体液、血液的修复、正畸模型等物品，送技工室操作前必须消毒。

5. 牙科综合治疗台及其配套设施应每日清洁、消毒，遇污染应及时清洁、消毒。

6. 对口腔诊疗器械进行清洗、消毒或者灭菌的工作人员，在操作过程中应当做好个人防护工作。

（二）口腔诊疗器械的清洗

1. 口腔诊疗器械使用后，应当及时用流动水彻底清洗，其方式应当采用手工刷洗或者使用机械清洗设备进行清洗。牙科手机需配置专门的清洗消毒机。

2. 有条件的医院应当使用加酶洗液清洗，再用流动水冲洗干净；对结构复杂、缝隙多的器械，应当采用超声清洗。

3. 清洗后的器械应当擦干或者采用机械设备烘干。

4. 口腔诊疗器械清洗后应当对口腔器械进行维护和保养，对牙科手机和特殊的口腔器械注入适量专用润滑剂，并检查器械的使用性能。

5. 根据采用的消毒与灭菌的不同方式对口腔诊疗器械进行包装，并在包装外注明消毒日期、有效期。采用卡式压力蒸汽灭菌器灭菌器械，可不封袋包装，裸露灭菌后存放于无菌容器中备用；一经打开使用，尽快用完。

（三）口腔诊疗器械的灭菌

牙科手机和耐湿热、需要灭菌的口腔诊疗器械，首选压力蒸汽灭菌的方法进行灭菌，或者采用环氧乙烷、过氧化氢等离子体等其他灭菌方法进行灭菌。对不耐湿热、能够充分暴露在消毒液中的器械可以选用化学方法进行浸泡消毒或者灭菌；在器械使用前，应当用无菌水将残留的消毒液冲洗干净。

（四）美国 CDC《医疗机构消毒灭菌指南 2008》关于口腔科器械和表面管理的建议

1. 将穿破软组织或骨骼（例如拔牙钳、手术刀片、骨凿、牙周刮器和外科牙钻）的牙科器械归类为高度危险性的器械，应在每次使用后进行灭菌或丢弃。此外，对于不穿破口腔软组织或骨骼但是可能接触口腔组织并耐热（例如汞合金压缩器、三用枪头）的牙科器械，每次使用后也应进行灭菌，尽管这类器械被归为中度危险性。热敏的中度危险性器械清洁后至少进行高水平消毒。

2. 低度危险性的临床接触表面，例如未遮盖的操作面（例如台面、开关、灯手柄）都应用屏障进行保护，或在两个患者之间用中水平消毒剂（例如 EPA 注册的可杀灭结核分枝杆菌的医院消毒剂）或低水平消毒剂（例如 EPA 注册的用于杀灭 HIV 和 HBV 的医院消毒剂）进行消毒。

3. 在患者诊疗递送过程中被戴手套的手频繁接触、有可能被血液或体表污染或难于清洁的低度危险性临床接触表面用屏障防护罩进行防护。防护罩有明显污物或破损时，应对防护罩进行更换，并且常规更换（例如两个患者之间）。每日结束时，或有明显污物时，对保护的表面进行消毒。

第四节　特殊污染物品和场所消毒

一、朊毒体、气性坏疽和突发不明原因传染病的病原体污染物品和环境的消毒

（一）朊毒体

1. 消毒方法

（1）感染朊毒体患者或疑似感染朊毒体患者宜选用一次性使用诊疗器械、器具和物品，使用后应进行双层密闭封装焚烧处理。

（2）可重复使用的被感染朊毒体患者或疑似感染朊病毒患者的高度危险组织（大脑、硬脑膜、垂体、眼、脊髓等组织）污染的中度和高度危险性物品，可选以下方法之一进行消毒灭菌，且灭菌的严格程度递增。

1）将使用后的物品浸泡于4%氢氧化钠溶液内作用60分钟，然后按WS 310.2《医院消毒供应中心 第2部分：清洗消毒及灭菌技术操作规范》中的方法进行清洗、消毒与灭菌，压力蒸汽灭菌应采用134～138℃ 18分钟，或132℃ 30分钟，或121℃ 60分钟。

2）将使用后的物品采用清洗消毒机（宜选用具有杀朊毒体活性的清洗剂）或其他安全的方法去除可见污染物，然后浸泡于4%氢氧化钠溶液内作用60分钟，并置于压力蒸汽灭菌121℃，30分钟；然后清洗，并按照一般程序灭菌。

3）将使用后的物品浸泡于4%氢氧化钠溶液内作用60分钟，去除可见污染物，清水漂洗，置于开口盘内，下排气压力蒸汽灭菌器内121℃灭菌60分钟或预排气压力蒸汽灭菌器134℃灭菌60分钟。然后清洗，并按照一般程序灭菌。

（3）被感染朊毒体患者或疑似感染朊毒体患者高度危险组织污染的低度危险物品和一般物体表面应用清洁剂清洗，根据待消毒物品的材质采用10 000mg/L的含氯消毒剂或1 mol/L氢氧化钠溶液擦拭或浸泡消毒，至少作用15分钟，并确保所有污染表面均接触到消毒剂。

（4）被感染朊毒体患者或疑似感染朊毒体患者高度危险组织污染的环境表面应用清洁剂清洗，采用10 000mg/L的含氯消毒剂消毒，至少作用15分钟。为防止环境和一般物体表面污染，宜采用一次性塑料薄膜覆盖操作台，操作完成后按特殊医疗废物焚烧处理。

（5）被感染朊毒体患者或疑似感染朊病毒患者低度危险组织（脑脊液、肾、肝、脾、肺、淋巴结、胎盘等组织）污染的中度和高度危险物品，传播朊毒体的风险还不清楚，可参照上述措施处理。

（6）被感染朊毒体患者或疑似感染朊毒体患者低度危险组织污染的低度危险物品、一般物体表面和环境表面可只采取相应常规消毒方法处理。

（7）被感染朊毒体患者或疑似感染朊毒体患者其他无危险组织污染的中度和高度危险物品，采取以下措施处理：

1）清洗并按常规高水平消毒和灭菌程序处理。

2）除接触中枢神经系统的神经外科内镜外，其他内镜按照国家有关内镜清洗消毒技术规范处理。

3）采用标准消毒方法处理低度危险性物品和环境表面，可采用500～1000mg/L的含氯消毒剂或相当剂量的其他消毒剂处理。

2. 注意事项

（1）当确诊患者感染朊毒体时，应告知医院感染管理及诊疗涉及的相关临床科室。培训相关人员朊毒体相关医院感染、消毒处理等知识。

（2）感染朊毒体患者或疑似感染朊毒体患者高度危险组织污染的中度和高度危险物品，使用后应立即处理，防止干燥；不应使用快速灭菌程序；没有按正确方法消毒灭菌处理的物品应召回重新按规定处理。

（3）感染朊毒体患者或疑似感染朊毒体患者高度危险组织污染的中度和高度危险物品，不能清洗和只能低温灭菌的，宜按特殊医疗废物处理。

（4）使用的清洁剂、消毒剂应每次更换。

（5）每次处理工作结束后，应立即消毒清洗器具，更换个人防护用品，进行洗手和手消毒。

（二）梭状芽胞杆菌（气性坏疽病原体）

1. 消毒方法

（1）伤口的消毒：采用3%过氧化氢溶液冲洗，伤口周围皮肤可选择碘伏原液擦拭消毒。

（2）诊疗器械的消毒：应先消毒，后清洗，再灭菌。消毒可采用含氯消毒剂1000～2000mg/L浸泡消毒30～45分钟，有明显污染物时应采用含氯5000～10 000mg/L浸泡消毒≥60分钟。然后按规定清洗，灭菌。

（3）物体表面的消毒：手术部（室）或换药室，每例感染患者之间应及时进行物体表面消毒，采用500mg/L含氯消毒剂擦拭。

（4）环境表面的消毒：手术部（室）、换药室、病房环境表面有明显污染时，随时消毒，采用1000mg/L含氯消毒剂擦拭。

（5）终末消毒：手术结束、患者出院、转院或死亡后应进行终末消毒。终末消毒可采用3%过氧化氢熏蒸，3%过氧化氢按照20ml/m^3气溶胶喷雾。

（6）织物：患者用过的床单、被罩、衣物等单独收集，需重复使用时应专包密封，标识清晰，压力蒸汽灭菌后再清洗。

2. 注意事项

（1）患者宜使用一次性诊疗器械、器具和物品。

（2）医务人员应做好职业防护，防护和隔离应遵循WS/T311的要求；接触患者时应戴一次性手套，手卫生应遵循WS/T 313的要求。

（3）接触患者创口分泌物的纱布、纱垫等敷料、一次性医疗用品、切除的组织如坏死肢体等双层封装，按医疗废物处理。医疗废物应遵循《医疗废物管理条例》的要求进行处置。

（三）突发不明原因传染病的病原体

突发不明原因的传染病病原体污染的诊疗器械、器具与物品的处理应符合国家届时发布的规定要求。没有要求时，其消毒的原则为：在传播途径不明时，应按照多种传播途径，确定消毒的范围和物品；按病原体所属微生物类别中抵抗力最强的微生物，确定消毒的剂量（可按杀芽胞的剂量确定）；医务人员应做好职业防护。

二、HBV、HCV、HIV或结核分枝杆菌污染设备的消毒

美国CDC对于被HBV、HCV、HIV或TB污染的器械进行高水平消毒的建议是恰当的，因为实验证明高水平消毒剂灭活这些病原体和其他污染中度危险性物品的病原体是有效的。然而，有些医疗机构还是修订了用于已知或怀疑被HBV、HIV或结核分枝杆菌感染的患者的内镜消毒流程。这与假定所有患者感染了经血传播病原体的标准预防的观念不一致。有几项研究明确地提出，在临床上无法将感染HBV或HIV的患者从未被感染的

患者中鉴别出来。另外，很多患者分枝杆菌感染的临床表现不明显。在大多数情况下，医院对内镜使用 EtO 灭菌而不用消毒方法，因为他们认为这种方法减少了感染风险。不常规使用 EtO 对内镜进行灭菌，因为耗费时间太长；内镜和其他中度危险性器材应用相同方法进行管理，不论患者是否感染有 HBV、HCV、HIV 或者结核分枝杆菌。

一个人工消毒流程以清除实验性污染内镜上的 HCV 的评估报告提供了一些证据说明清洗和用 2%的戊二醛作用 20 分钟应会防止传播。一项使用实验性污染的宫腔镜的研究发现，通过 PCR 检测 HCV，在用清洁剂清洗后，34 份样本中只有 1 个（3%）阳性，但在用 2%戊二醛浸泡 20 分钟后，没有一份阳性样本。另外一项研究显示，内镜用于慢性 HCV 感染患者后，清洗和用戊二醛消毒 3～5 分钟可完全去除内镜上的 HCV（用 PCR 技术检测）。同样的，PCR 也用来检测实验性污染的内镜，经过标准的消毒后能完全清除 HCV；HCV 抗体阳性患者使用过的内镜，在高水平消毒之后未检测出 HCV RNA。酚类和含氯消毒剂抑制 HCV 活性，表现为酚类抑制 HCV 的聚合和复制，但氯是无效的，可能是因为它的浓度较低，以及在有机物存在时会被中和。

三、血液透析室消毒

血液透析系统包括血透机、供水系统、水处理系统和分配系统。在血透过程中，患者会感染血源性病毒和致病菌。在血液透析中心，清洗和消毒是感染控制的重要组成部分。处理人工肾，血液透析机和水处理系统的消毒剂由 EPA 和 FDA 管理。

低度危险性物体表面［即透析床或透析椅、工作台面、透析机的外表面和设备（剪刀，止血钳，镊子，血压计袖带，听诊器）］应用 EPA 注册的消毒剂消毒；如果物品明显地受到血液污染，可以使用结核菌杀菌剂（或明确标注有针对 HBV 和 HIV 的消毒剂），或用 1∶100 稀释的次氯酸盐溶液（500～600mg/L 有效氯）进行处理。这一程序完成两个目标：定期去除污染和保持对患者良好照顾的环境。血液透析器用过氧乙酸、甲醛、戊二醛、柠檬酸巴氏消毒法和含氯消毒剂消毒。血液透析系统常常用含氯消毒剂（如次氯酸钠）、甲醛液、巴氏消毒法、臭氧或过氧乙酸进行消毒。所有产品应按照生产厂家的说明使用。一些透析系统使用热水消毒以控制微生物污染。

美国最多有 82%的血液透析中心对同一个患者使用过的透析器用高水平消毒进行处理。然而，一家大型透析机构决定淘汰重复使用透析器，到 2002 年，重复使用透析器的机构减少到 63%。常用于透析器再处理的两种消毒剂是过氧乙酸和甲醛；72%使用过氧乙酸消毒，20%使用甲醛消毒。另外，4%的机构使用戊二醛或巴氏消毒法与柠檬酸联合消毒。感染控制的建议，包括血透病房的消毒、灭菌和对 HBsAg 阳性患者使用专用透析机的处理，在两篇综述中有详细陈述。医疗器械促进协会（AAMI）公布了透析器重复使用的建议。

第五节　医院消毒剂的合理使用

消毒剂是医院落实各项消毒工作的重要工具和载体，正确、合理使用消毒剂应当是医务人员熟练掌握的基本技能，但近年来，因消毒剂使用不当引发的医院感染事件时有发生，需要医院管理部门加强消毒剂规范使用的培训，确保消毒剂使用的安全性和有效性。

一、消毒剂使用管理要求

1. 医院使用的消毒剂应符合国家有关法规、标准和规范等管理规定，并按照规定的范围和方法使用。不应使用过期、失效的消毒剂；不应采用甲醛自然熏蒸方法消毒医疗器材；不应采用戊二醛熏蒸方法消毒、灭菌管腔类医疗器材。

2. 含氯消毒液、过氧化氢消毒液等易挥发的消毒剂应现配现用；过氧乙酸、二氧化氯等二元、多元包装的消毒液活化后应立即使用。灭菌剂、皮肤黏膜消毒剂应使用符合《中华人民共和国药典》的纯化水或无菌水配制，其他消毒剂的配制用水应符合《生活饮用水卫生标准》(GB5749)。

3. 使用中消毒液的有效浓度应符合使用要求；连续使用的消毒液每天使用前应进行有效浓度的监测。灭菌用消毒液的菌落总数应为0cfu/mL；皮肤黏膜消毒液的菌落总数应符合相应标准要求；其他使用中消毒液的菌落总数应≤100cfu/mL，不得检出致病性微生物。

4. 采用化学消毒、灭菌的医疗器材，使用前应用无菌水（高水平消毒的内镜可使用经过滤的生活饮用水）充分冲洗以去除消毒剂残留。

5. 2011年，我国发布了8项化学消毒剂卫生标准：《二氧化氯消毒剂卫生标准》(GB26366)、《胍类消毒剂卫生标准》(GB26367)、《含碘消毒剂卫生标准》(GB26368)、《季铵盐类消毒剂卫生标准》(GB26369)、《含溴消毒剂卫生标准》(GB26370)、《过氧化物类消毒剂卫生标准》(GB26371)、《戊二醛消毒剂卫生标准》(GB26372)、《乙醇消毒剂卫生标准》(GB26373)，分别规定了消毒剂的原料和技术要求、应用范围、使用方法、检验方法、标签说明书以及包装、运输和贮存的要求。

二、常见消毒剂的临床应用

（一）戊二醛

1. 戊二醛消毒剂多为二元或三元包装，有效含量要求2.0%～2.5%，使用前需先加入pH调节剂（碳酸氢钠），再加防锈剂（亚硝酸钠）充分混匀。市场也有一元包装的戊二醛，不需要活化直接使用，据称此类产品的戊二醛稳定性好、挥发少、刺激味轻，值得期待。戊二醛消毒需作用20分钟，灭菌需作用10h；活化后戊二醛的连续使用时间应≤14天。

2. 戊二醛的毒性问题越来越受到关注，器械处理后又不易充分冲净残留，建议医院限制用途，主要用于胃镜的高水平消毒。《戊二醛消毒剂卫生标准》规定戊二醛不应用于物体表面的擦拭或喷雾消毒、室内空气消毒、手和皮肤黏膜的消毒。近年来基层医院多次发生因戊二醛浸泡手术器械导致非结核分枝杆菌感染事件，《医疗机构消毒技术规范》规定耐热耐湿手术器械禁止使用戊二醛浸泡灭菌。

3. 美国CDC《医疗机构消毒灭菌指南》①2%戊二醛在室温下作用20分钟是实现可靠消毒的最短有效时间；②2%戊二醛作为高水平消毒剂使用时最低有效浓度应为1.0%～

1.5%；③使用中戊二醛浓度监测频率取决于使用频度，如每日使用需每日监测，每周使用则使用前监测，每天使用 30 次应每使用 10 次监测 1 次；④一些分枝杆菌，如龟分枝杆菌对戊二醛有很强的抵抗力，应引起关注；⑤内镜管路残留戊二醛所致结肠炎能通过对内镜彻底冲洗预防发生；⑥戊二醛使用现场可通过包括管道排气罩、空气交换系统（7～15 次/小时换气）、能吸收戊二醛蒸汽的无管通风柜、浸泡容器的密封盖、个人防护措施（如腈或丁基橡胶手套、护目镜）以最大限度地减少医务人员皮肤黏膜的接触。

（二）邻苯二甲醛（OPA）

1. 美国 FDA 在 1999 年批准邻苯二甲醛为高水平消毒剂。OPA 与戊二醛比较的优势①在较宽的 pH 值范围内（pH 3～9）具有较好的稳定性；②没有已知的对眼和鼻腔的刺激性，几乎不具有能感受到的气味；③使用前不需要活化；④具有良好的材料兼容性。OPA 潜在的缺点是能使蛋白质染色成灰色（包括未防护的皮肤），但彻底清洗干净的器械和容器是不会染成灰色的。各国对 OPA 高水平消毒要求的时间不同，如欧洲、亚洲、拉丁美洲是 5 分钟；加拿大和澳大利亚是 10 分钟；美国是 12 分钟。美国 FDA 批准的方法“自动内镜清洗机内液体的温度应保持在 25℃，OPA 消毒时间是 5 分钟”。

2. 邻苯二甲醛适用于不耐热诊疗器械的浸泡消毒，医院主要用于替代戊二醛用于胃镜的高水平消毒。OPA 消毒液的含量一般为 0.55%，原液直接使用，我国要求内镜消毒作用 5 分钟；连续使用应≤14 天，使用中消毒液含量低于 0.3%时应更换。配制时应采用专用塑料容器，避免着色。

（三）甲醛

甲醛曾经是医院空气消毒的经典消毒剂，2004 年 WHO 推荐甲醛用于中国 CDC 病毒所 SARS 污染实验场所的消毒。由于甲醛的毒性和去残留问题，美国职业安全与卫生管理局（OSHA）认为甲醛在工作场所应进行控制，8 小时暴露时间加权平均暴露浓度为 0.75mg/L。我国不建议常规使用甲醛进行医院空气消毒，也不允许甲醛自然挥发熏蒸消毒医疗用品。低温甲醛蒸汽灭菌器通过 2%复方甲醛溶液，联合蒸汽、温度（78～90℃）对不耐热的管腔器械进行灭菌，灭菌维持时间 90～210 分钟。

（四）过氧乙酸

1. 过氧乙酸能快速杀灭所有微生物，且在有机物中能保持杀菌作用，甚至在温度较低时也有杀芽胞作用，使用后也不产生有害的分解产物，但其腐蚀性和不稳定性限制了在医院的应用。

2. 临床科室可用 0.2%～0.5%过氧乙酸浸泡消毒体温表 10～30 分钟，但要做到现配现用有难度；因腐蚀性和对环境物品的损坏，目前医院很少采用过氧乙酸喷雾或熏蒸对空气进行消毒。

3. 复用透析器可选择 0.3%～0.5%过氧乙酸浸泡消毒 6 小时（20℃），消毒后过氧乙酸残留应<1mg/L，但现场检测有难度；0.5%过氧乙酸消毒液也可用于血透制水管路的消毒，一般 1 个月 1 次，浸泡过夜，应注意管道腐蚀性。

4. 过氧乙酸灭菌系统曾广泛用于基层医院接台管腔器械的快速灭菌，用过滤水（0.2μm）定量稀释过氧乙酸至 0.2%，在 50℃左右条件下将过氧乙酸在机器里循环并泵入内镜管道，持续 12 分钟，以消除外表面、管腔和附件的污染，再用无菌水冲洗。但由于系统冲洗接口不可能和所有管腔口径匹配、冲洗用无菌水质控较难、灭菌后器械运送到手术室过程存在污染隐患，其灭菌有效性受到质疑。

（五）过氧化氢

医院主要采用3%过氧化氢用于深部伤口的冲洗消毒，很少选择过氧化氢喷雾用于空气消毒。过氧化氢低温等离子灭菌技术已广泛应用于微创手术接台器械的快速灭菌，主要利用汽化的高浓度过氧化氢（≥55%）弥散、穿透，并协同温度（50℃）和等离子过程实现灭菌后器械即时使用。国外有报道采用专门设备通过雾化过氧化氢对洁净场所的空气和环境表面进行消毒，国内制药行业已有应用。

（六）碘酊和碘伏

1. 碘酊是最经典的皮肤消毒剂，在临床应用中因消毒后需要脱碘、对伤口有刺激等问题，医护人员觉得使用不方便，但注射、穿刺及手术部位的皮肤消毒应首选碘酊。碘酊不应用于破损皮肤、眼及口腔黏膜的消毒，不应用于碘酊过敏者，过敏体质者也慎用。

2. 碘伏是碘、增溶剂和表面活性的混合物，它能产生复杂的缓释碘库并且释放少量的游离碘于水溶液中。因为使用后不需要脱碘，相对无刺激，碘伏已在临床广泛应用。碘伏因载体不同品种很多，皮肤消毒基本都选择原液（有效碘2000～5000mg/L）擦拭；口腔黏膜及创面采用含有效碘1000～2000mg/L的碘伏擦拭消毒；对阴道黏膜及创面采用消毒用含有效碘500mg/L的碘伏冲洗；消毒作用3～5分钟。临床使用碘伏棉签/棉球用于注射部位皮肤消毒时应确保消毒时间，不能擦拭后立即注射。

（七）氯己定

氯己定分醋酸氯己定和葡萄糖酸氯己定。氯己定有累积活性，能持续抗菌，常与醇类复配用于外科手消毒和卫生手消毒。20 000mg/L葡萄糖酸氯己定-乙醇消毒液常用于手术部位、注射部位的皮肤消毒。国外建议使用20 000mg/L葡萄糖酸氯己定对耐药菌患者沐浴以去定植，也可用于患者术前皮肤沐浴。

（八）乙醇和异丙醇

WHO《医疗活动中手卫生指南》大力推广醇类消毒液用于手卫生；研究证实70%～80%的乙醇可灭活亲水性病毒如甲肝病毒和肠道病毒（如脊髓灰质炎病毒）。美国CDC《医疗机构消毒灭菌指南》认为"人们普遍低估了醇类的杀菌特性"，乙醇的最佳杀菌浓度60%～90%（V/V），60%～80%乙醇有很强杀病毒作用，能杀灭所有亲脂性病毒和许多亲水性病毒；乙醇能有效地用于口腔和直肠温度计的消毒。

（九）季铵盐消毒剂

苯扎溴铵是单链季铵盐的代表，是低效消毒剂，常与醇类消毒剂等复配，用于环境物体表面消毒和皮肤消毒。双长链季铵盐（如二癸基二甲基溴化铵和二辛基二甲基溴化铵）提高了杀菌活性（在硬水中能保持活性并且对阴离子表面活性剂有兼容性），有持续抗（抑）菌能力，国外已广泛用于医院环境物体表面的消毒。美国EPA注册的季铵盐消毒剂可用于消毒接触完整皮肤的诊疗器械。

（十）含氯消毒剂

1. 次氯酸钙类含氯消毒粉主要用于患者分泌物、排泄物等消毒，一般使用干粉使有效氯含量达到 10 000mg/L，搅拌后作用 2 小时；对医院污水消毒，干粉按有效氯 50mg/L 投加，搅拌作用 2 小时后排放。

2. 次氯酸钠类含氯消毒液（一般含有效氯 50 000mg/L）兼有去污能力，适合特殊污染器械的浸泡消毒，一般采用含有效氯 2000～5000mg/L 消毒液作用 30 分钟以上。

3. 含氯泡腾片的主要成分是三氯异氰脲酸或二氯异氰尿酸钠，稳定性好，有效期 1～2 年，储存和配制都很方便，适合临床科室分散备用。

4. 医院疫点消毒可用含氯消毒液喷洒：对一般污染的物品表面，用含有效氯 400～700mg/L 的消毒液均匀喷洒，作用 10～30 分钟；对经血传播病原体、结核分枝杆菌等污染表面的消毒，用含有效氯 2000mg/L 的消毒液均匀喷洒，作用 60 分钟。

5. 不建议常规使用含氯消毒液对医院环境、物体表面进行消毒；国外只有在明显血液污染或明确芽胞污染时考虑使用含氯消毒液。

（十一）酸性氧化电位水

酸性氧化电位水由专门的机器电解低浓度氯化钠溶液而成，有效氯含量 60mg/L±10mg/L，pH 值 2.0～3.0，氧化还原电位（ORP）≥1100mV，残留氯离子＜1000mg/L。酸性氧化电位水杀菌活性受有机物影响很大，器械和物品消毒前应彻底清洗干净，消毒时应反复冲洗、流动浸泡消毒。不能仅用浸泡方法消毒。用于内镜消毒时应配置专门的清洗机，确保清洗效果。酸性氧化电位水对光敏感，有效氯浓度随时间延长而下降，最好现制现用；储存应选用避光、密闭、硬质聚氯乙烯材质制成的容器，室温下贮存不得超过 3 天。每次使用前，应在使用现场酸性氧化电位水出水口处，分别检测 pH 值、氧化还原电位和有效氯浓度。

（十二）二氧化氯

二氧化氯消毒剂多为二元包装，使用前应先按说明书活化；一元包装的粉剂及片剂也需按说明书配制成消毒液。二氧化氯消毒液主要用于环境物体表面消毒，对细菌繁殖体污染物品用 100～250mg/L 二氧化氯消毒液消毒 30 分钟，对肝炎病毒和结核分枝杆菌污染物品用 500mg/L 二氧化氯消毒 30 分钟，对细菌芽胞污染物品用 1000mg/L 二氧化氯消毒 30 分钟。因使用前要活化，又有腐蚀性，医院很少选择二氧化氯消毒液进行环境、物品的消毒，目前主要使用二氧化氯发生器用于医院污水消毒。原卫生部曾批准二氧化氯空气消毒器，利用二氧化氯气体进行消毒，还能兼顾室内物体表面消毒，且有显著净化除味效果，适合医院手术室、ICU、输液大厅等使用。国外有专门用于内镜消毒的二氧化氯消毒装置。

（十三）环氧乙烷

环氧乙烷是一种灭菌剂，穿透力强，对物品无损害，是医院最早应用的低温灭菌方法；环氧乙烷的灭菌参数一般为温度（55±2)℃，相对湿度 60%～80%，环氧乙烷浓度 600～800mg/L，作用 4 小时。但环氧乙烷灭菌后需解析，工作周期较长，无法满足接台器械灭菌的需求；环氧乙烷气体易燃易爆，有残留毒性，使用现场有安全隐患。医院使用小型环氧乙烷灭菌器时，要关注对使用场所环氧乙烷浓度进行监测（≤$2mg/m^3$）；灭菌后物品必须进行环氧乙烷解析（50℃至少通风 10 小时）后才能存放、使用，解析方法应通过测定灭菌物品的环氧乙烷残留量进行确认；不同物品、不同装载、不同包装材料的灭菌参数都应经过验证后应用。

（十四）生物消毒剂

生物消毒剂（biological disingfectants）是利用从动植物组织中提取的天然抑菌成分、多肽、生物酶类及基因工程方法生产的生物酶类、多肽和化学方法合成多肽等配制的消毒剂，由于对物品无腐蚀，对皮肤黏膜无刺激，毒副作用低，无残留危害，备受关注。生物消毒剂根据其活性成分分植物源、抗菌肽、噬菌体、生物酶（包括溶菌酶和溶葡萄球菌酶）、几丁质酶 、过氧化物酶 、核酶等。目前研究比较成功的是复合溶葡萄球菌酶制剂，由溶葡萄球菌酶和溶菌酶复配而成，可以高效杀灭细菌、真菌及病毒等，可用于所有创面感染的预防和治疗，对 MRSA 感染有特效；也能杀灭口腔常见的葡萄球菌、链球菌、白色念珠菌、病毒等致病微生物，可用于牙龈炎、咽喉炎、冠周炎等口腔常见疾病的辅助治疗和上呼吸道感染、龋齿的预防。

三、消毒剂使用的注意事项

（一）耐药菌污染的消毒

美国 CDC《医疗机构消毒灭菌指南》认为：①在目前使用的消毒剂接触条件和浓度下，没有数据显示耐药菌对化学消毒剂的敏感性比敏感菌低；②基于研究数据，不需要修改常规的消毒方案，因为常规消毒方法对耐药菌株是有效的；③证据和综述表明微生物暴露于消毒剂会导致对消毒剂的耐受性增强，然而因耐受水平低，而实际使用消毒剂的浓度高得多，因此不太可能影响消毒剂的有效性。

（二）消毒剂微生物污染

美国 CDC《医疗机构消毒灭菌指南》：被污染的消毒剂偶尔成为医疗机构感染和假流行的媒介已有 50 年历史。假单胞菌属（如铜绿假单胞菌）是消毒剂中分离出来的最常见的菌株，约占 80%。预防使用中消毒液的微生物污染，首先要正确按照生产商推荐的使用浓度进行稀释使用；消毒剂外在污染的原因主要是用于稀释的水、污染的容器及配制和/或使用消毒剂的场所污染，应对使用者进行培训避免发生；另外消毒剂应按产品说明进行储存。

医院使用消毒剂必须严格遵循相关标准、规范要求，按照批准的使用范围和使用方法合理应用，不能随意乱用；使用前要了解具体消毒剂的注意事项，如安全性、现配现用、活化后使用等；同时要关注使用中消毒液的浓度监测、更换时间和污染问题。现场使用中消毒剂的杀菌能力受多种因素影响，应慎用化学灭菌方法。邻苯二甲醛是当前最受关注的新型消毒剂，主要替代戊二醛用于胃镜的高水平消毒，期望能解决戊二醛的职业暴露风险；腐蚀性小、相容性好的双链季铵盐消毒剂在医院环境物体表面消毒的应用需逐步推广；生物消毒剂研究正不断深入，在医院感染控制领域的应用前景也越来越明朗；未来化学消毒剂的研究方向重点解决过氧化物类消毒剂的腐蚀性和稳定性，低腐蚀性的过氧乙酸已开始应用于不锈钢器械的灭菌，过氧化氢气体消毒灭菌正逐步应用，二氧化氯气体消毒灭菌同样值得关注，期待不久临床消毒剂应用能有更多更好的选择。

第六节　医院空气净化技术

一、自然通风和机械通风

（一）自然通风

自然通风（nature ventilation）是利用医院建筑物内外空气的密度差引起的热压或风力造成的风压，促使空气流动而进行的通风换气。WHO 于 2009 年发布《医疗机构感染控制的自然通风》（Natural Ventilation for Infection Control in Health-Care Settings）指南，阐述了自然通风与医院感染控制的关系，介绍了医院诊疗场所布局与相邻区域的建筑设计，以提供控制感染的有效自然通风。自然通风需要特别的设计，开口包括窗户、门、太阳能烟囱、风塔、溪流通风设备，而不是简单形式的开窗通风；自然通风依赖于气候、建筑设计和人为因素。

1. 自然通风的优点

（1）由于是利用自然力和大风口，自然通风一般可以更经济的获得高通风率。

（2）自然通风更节省能源，特别是如果不需要加热时。

（3）设计良好的自然通风系统，能够获得最佳采光。从技术角度讲，自然通风可以分为简单自然通风系统和高科技自然通风系统；后者是计算机化控制，可以与机械通风系统配合使用。

（4）如果设计合理，自然通风完全可以信赖。特别是当与机械通风系统结合，即采用混合式通风方式时，尽管某些现代化自然通风系统可能比机械通风系统设计与构建更昂贵，但效果可靠。一般而言，自然通风优势在于它能够以一个简单的系统，提供低成本、高效率的空气交换率。尽管其空气交换效果显著，但建筑物配置设计和运行良好的现代化自然通风系统，可以通过使用自然力获得非常高的空气交换率。

2. 自然通风的不足

（1）自然通风是易变的，取决于相对于室内环境的室外气候条件。两种驱力产生的风速（风和温差）变化多样。自然通风控制困难，气流在某些部位会很高，而其他部位又会没有气流流动。在某些不利气候条件下，有可能导致低空气交换率。

（2）由于缺乏持续良好的压力梯度，风向难以控制。会存在走廊与邻近房间相互污染的风险。

（3）自然通风无法使用过滤器；气候原因、安全考虑、文化背景导致大家不习惯打开门窗而关闭；在这样的环境下通风率会非常低。

（4）自然通风仅在自然力可用时起效；当需要高通风量的时候，恰恰对风力的要求更高。

（5）自然通风系统常常会停止工作，正常的运行会因多种原因而终止。这些原因包括门窗未打开、设备损坏（对高科技通风系统而言）、公共设施故障（对高科技通风系统而言）设计不良、维修不当、疏于管理。

（6）尽管简单的自然通风系统的维护费用很低，如果安装不恰当，缺乏维护经费，其通风效果大打折扣，导致空气传播病原体传播的风险增加。这些问题可以通过良好的设计或使用混合式通风来克服。其他可能的缺陷，比如噪音、空气污染、带菌飞虫、安全保卫等也需要考虑。由于这些问题，自然通风系统不但不能作为感染控制的有效设施，反而能够通过这些设施造成感染性疾病的传播。

（二）机械通风

机械通风（mechanical ventilation）是通过安装通风设备，利用风机、风扇等运转产生的动力，使空气流动而进行的通风换气。机械通风系统包括通风设备、通风管、排气罩（或送风口）和净化设备。WHO《医疗机构感染控制的自然通风》中对机械通风和自然通风的优点和不足进行了比较。

1. 机械通风的优点

（1）机械通风系统可以稳定地保持设计风速，不用考虑外部温度与风力的变化影响；机械通风可以轻易地与空调系统整合，室内的温湿度也能够控制。

（2）机械通风系统可以安装过滤系统，排除危险微生物、微粒、异味、其他异常气体。

（3）机械通风系统可以控制气流路径。例如控制气流使空气传播感染患者的区域空气远离易感人群。

（4）机械通风可以在任何有电力的地方工作。

2. 机械通风的不足

（1）机械通风系统常不按预期工作，可能出于各种原因而中断正常运作，包括设备故障、公共服务中断、设计不良、保养不善或不正确的管理。如果该系统服务设备很重要，必须保证其正常运转，连续工作，所有的设备就必须要备份（这是昂贵和不易实现的）。

（2）机械通风系统的安装和运行维护费用会很高。如果一个机械通风系统安装不适宜，运行维护短缺，其作用将大打折扣。由于诸如此类的这些问题，机械通风系统就不但不能作为医院感染控制的重要工具，反而会成为一个媒介，导致感染性疾病的传播。

机械通风和自然通风优缺点汇总见表24-2。

表24-2　机械通风和自然通风优缺点汇总表

	机械通风	自然通风
优点	适用于所有气候条件和空调环境	适用于温暖环境和温带气候条件
	更加可控的和舒适的环境	较少资金投入；运行和维护相对简单
	由住户对环境进行小范围控制	利用自然环境可实现高通风率大范围的控制
缺点	昂贵的安装和维护	容易受室外气候和/或住户行为的影响
	设备故障问题	更难预测，分析和设计
	从设备中产生噪声的危害	当炎热，潮湿或寒冷的时候会减少居住者的舒适性水平，无法建立负压隔离区的压力，但可提供适当的设计；噪音，高科技的自然通风和机械通风有部分相同的局限性和缺点

（三）机械通风与自然通风的选择

机械通风还是自然通风，取决于医院的基本需求、能够提供的资源以及提供最佳感染防控，降低风险的通风系统所付出的成本。例如，在英国，全国卫生服务政策将机械通风系统限制在主要医疗区域使用，如空气传播隔离病房，手术室和相关房间。病房通常无需机械通风，通过打开窗户自然通风，通常是最常见的解决方案。同时还指出，“空气处理是医院的主要能源消耗者之一，早期的医院研究表明，出于节约的目的，在所有非临床区域应使用自然通风，现在英国的全国卫生服务指南也采纳这个结论”。与此相反，美国暖通空调工程师协会设计指南则要求所有区域均需要安装机械通风设备。

从感染控制的角度而言，理论上自然和机械通风系统的感染控制同样有效。但自然通风只能在具有自然风力的条件下，打开通风口和排气管道时才有用，且受制于当地的风向、风力、空气清洁程度等。而另一方面，机械通风系统的安装、使用和维护必须正确且恰当，否则会造成感染性飞沫核在通风系统的浓聚，反而会增加疾病传播的风险。因此，采用何种方式为主的通风需要多方面的综合权衡。

（四）不同场所通风的最低限度要求

1. WHO《医疗场所感染控制的自然通风（2009）》　自然通风的最低限度要求是：空气传播隔离病房：160 L/(s・患者)（注：平均每小时通风量），最低限度为 80 L/(s・患者)；普通病房和门诊：60 L/(s・患者)；走廊和没有固定患者的其他空间：2.5 L/(s・m^3)。但在走廊进行患者护理和其他紧急情况下，通风量需达到隔离病房或普通病房的标准。所以，设计时必须考虑到通风量能够随医疗工作的变化而变化。当自然通风不能满足推荐的通风量规定，则必须采用其他替代的通风系统，如混合通风和机械通风系统。WHO 将此建议归为“一般建议”。

2. 美国《医疗机构设计和建筑指南（2010）》　对不同场所的通风要求是：空气传播隔离病房/环境保护病房组合体与相邻区域的压差为正压，每小时新风换气次数是 2 次，最小总 ACH 是 12 次，且要求所有废气直接排向室外，不能通过室内设备进行空气循环。空气传播隔离病房的前厅与相邻区域的压差以及每小时新风换气次数没有要求，最小总 ACH 要求是 10 次，对废气排放也没有要求，但也不能通过室内设备进行空气循环。

3. 美国国家标准委员会 ANSI/ASHRAE/ASHE 170—2008《医疗机构通风标准》从“与邻室的压差关系”、“最小新风换气次数”、“最小总换气次数”、“房间所有排风直接排出室外”、“通过室内设备的自循环风量”这几个方面对通风进行要求，其中空气传播隔离病房/环境保护病房组合体以及空气传播隔离病房的前厅的相关要求与《医疗机构设计和建筑指南（2010）》指南是一致的，另外对普通病房、环境保护病房和空气传播隔离病房的要求如下：普通病房对压差、排风以及自循环风量没有要求，只要求最小新风换气次数每小时 2 次，最小总 ACH 6 次；环境保护病房要求与相邻区域为正压，最小新风换气次数每小时 2 次，最小总 ACH 12 次，排风以及自循环风量没有要求；空气传播隔离病房要求与相邻区域为负压，最小新风换气次数每小时 2 次，最小总 ACH 12 次，排风直接排向室外，通过室内设备的自循环风量没有要求。

（五）通风效果的评价

通风效果可以通过以下四个方面进行评价：①系统是否能够提供足够的通风量；②总的气流方向是否从洁到污（如隔离间或实验室等限制区）；③系统将室外空气传输进入室

内的效果如何；④室内各区域的空气污染物外排的效果如何。

通常用两个指标来评价通风效果，分别是空气交换效率和通风效率。前者是显示新鲜空气进入室内均匀分布的效果，通风效率指标则显示空气污染物从室内排出的效果。空气交换效率可以通过每小时空气交换量和房间里的空气平均寿命来计算。对于塞式通风，空气交换效率是100%。最充分的混合流通风，空气交换效率也只有50%。局部通风的效率介于50%～100%两者之间，但短路气流模式的空气交换效率不足50%。通风效率可以通过微量可衰变气体示踪物或气流速度等的测量以及气流分布模型模拟等来评价。

（六）通风与医院感染控制

目前，通风直接降低疾病的传播风险的证据几乎没有，但是许多研究表明，通风不足会增加疾病的传播。

1. 通风不足或低通风率与空气传播疾病的暴发与感染增加相关。

2. 高通风率可以降低感染风险。对于非隔离病房，换气次数少于2次，医务人员的结核皮肤实验阳转率明显增高。高通风率可以提供高稀释容量，从而必然会降低感染传播的风险。因此，通风良好的区域，结核等其他空气传播疾病传播感染的风险大大降低。

3. 目前尚无传播疾病的飞沫传播与通风率之间关系的报道。这符合飞沫传播的物理学原理，一般的通风对飞沫传播不构成影响。

4. 来自污染地的气流能够导致感染的进一步扩散。感染率随着距离感染源的位置渐远而降低。但作为气流降低感染传播的必要条件之一，是感染源局部的病原体空气浓度足够高（不管是源于高感染强度还是低通风率）。尽管没有足够的资料来支持上述观点，但由此看来，气流对污染源区域的足量空气稀释，可有效控制感染的进一步传播，尽管最小稀释度的确切数值，尚无研究报告可以提供。

二、过滤和洁净技术

（一）过滤技术在医院感染控制应用的理论依据

1963年，伦敦的公共卫生中心实验室Noble的研究结果表明：①空气中的微生物大多附着在尘埃粒子上；②空气中与疾病有关的带菌粒子直径一般为4～20μm；③来自人体的微生物主要是附着在12～15μm的尘埃粒子上；④大多真菌以单个孢子的形式存在于空气中，也有些可与其他尘粒凝并。病毒本身尽管很小，但在空气中附着在尘粒上跟细菌粒子相差无几，有研究表明，穿透空气过滤器的病毒与细菌并无太大差别。因此过滤技术可以去除空气中带微生物的尘埃粒子。

（二）空气过滤器

GB/T14295—2008《空气过滤器》规定了空气过滤器（air filters）的术语与定义、分类与标记、要求、试验方法、检验规则以及产品的标志、包装、运输和贮存等。

1. 亚高效过滤器（sub-HEPA filter）　按标准规定的方法检验，对粒径≥0.5μm微粒的计数效率大于或等于95%而小于99.9%的过滤器。

2. 高中效过滤器（high efficiency filter）　按标准规定的方法检验，对粒径≥0.5μm微粒的计数效率大于或等于70%而小于95%的过滤器。

3. 中效过滤器（medium efficiency filter）　按标准规定的方法检验，对粒径≥0.5μm微粒的计数效率小于70%的过滤器。其中中效1型过滤器计数效率大于或等于60%、中效 2 型过滤器计数效率大于或等于 40%而小于 60%、中效 3 型过滤器计数效率大于或等于 20%而小于 40%。

4. 初效过滤器（roughing filter）　按标准规定的方法检验，不满足中效及以上级别要求的过滤器。其中初效 1 型过滤器计数效率大于或等于 50%、粗效 2 型过滤器计数效率大于或等于 20%而小于 50%、粗效 3 型过滤器标准人工尘计重效率大于或等于 50%、粗效 4 型过滤器标准人工尘计重效率大于或等于 10%而小于 50%。

各种空气过滤器额定风量下的效率和阻力见表 24-3。

表 24-3　空气过滤器额定风量下的效率和阻力

指标 类别	代号	迎面风速（m/s）		额定风量下的效率（E）%	额定风量下的初阻力　Pa	额定风量下的终阻力　Pa
亚高效	YG	1.0	粒径≥0.5μm	99.9>E≥95	≤120	240
高中效	GZ	1.5		95>E≥70	≤100	200
中效 1	Z1	2.0		70>E≥60	≤80	160
中效 2	Z2			60>E≥40		
中效 3	Z3			40>E≥20		
初效 1	C1	2.5	粒径≥2.0μm	E≥50	≤50	100
初效 2	C2			50>E≥20		
初效 3	C3		标准人工尘计重效率	E≥50		
初效 4	C4			50>E≥10		

（三）高效空气过滤器

GB/T13554—2008《高效空气过滤器》规定了高效空气过滤器（high efficiency particulate air filters）和超高效空气过滤器的分类、技术要求、质量检验规则以及产品标志、包装、运输、存放等的基本要求。

1. 高效空气过滤器（high efficiency particulate air filter）　用于进行空气过滤且使用 GB/T 6165《高效空气过滤器性能试验方法 效率和阻力》规定的钠焰法检测，过滤效率不低于 99.9%的空气过滤器（表 24-4）。

表 24-4　高效空气过滤器性能

类别	额定风量下的钠焰法效率	20%额定风量下的钠焰法效率	额定风量下的初阻力 Pa
A	99.99%>E≥99.9%	无要求	≤190
B	99.999>E≥99.99	99.99%	≤220
C	E≥99.999	99.999%	≤250

2. 超高效空气过滤器（ultra low penetration air filter）　用于进行空气过滤且使用 GB/T 6165《高效空气过滤器性能试验方法 效率和阻力》规定的计数法检测，过滤效率

不低于 99.999%的空气过滤器（表 24-5）。

表 24-5　超高效空气过滤器性能

类别	额定风量下的计数法效率	额定风量下的初阻力 Pa	备　　注
D	99.999%	≤250	扫描检漏
E	99.9999%	≤250	扫描检漏
F	99.99999%	≤250	扫描检漏

（四）洁净技术

洁净技术（air cleaning technology）是指为了达到规定的洁净度级别，有效地控制微粒的污染，对环境温度、噪声、照度、静电、微振等都有相当要求的多功能的综合整体，是集建筑装饰、净化空调、纯水纯气、电气控制等多种专业技术于一体的技术。洁净技术通过科学设计的多级空气过滤系统清除空气中的悬浮微粒及微生物，创造符合相应洁净度要求的场所。洁净技术在医疗机构主要应用于手术室、静脉输液配制中心。洁净手术室就是应用空气洁净技术，控制手术室的空气过滤、截面积风速、换气次数、气流方向、回风、排风、静压差，最大限度地清除手术区的悬浮微粒及微生物，避免和预防术后感染，保障手术患者生命安全。实际工作中有人会把洁净室扩大化，看到换气次数、压差等要求就以为一定要建洁净室，这是不对的；只有有明确洁净度要求的场所才需要采用洁净技术进行施工和建设。

1. 空气洁净度（air cleanliness）　洁净环境内单位体积空气中含大于和等于某一粒径的悬浮粒子的允许统计数。ISO 14644《洁净室及相关受控环境 第一部分 空气洁净度的分级》根据空气中悬浮粒子浓度来划分洁净室及相关受控环境中空气洁净度的等级，规定如表 24-6。

表 24-6　洁净室及洁净区选列的悬浮粒子洁净度等级

ISO 等级序数（N）	大于或等于表中被考虑的粒径的最大浓度限值（pc/m^3）					
	0.1μm	0.2μm	0.3μm	0.5μm	1μm	5μm
ISO Class 1	10	2				
ISO Class 2	100	24	10	4		
ISO Class 3	1000	237	102	35	8	
ISO Class 4	10 000	2370	1 020	352	83	
ISO Class 5	100 000	23 700	10 200	3520	832	29
ISO Class 6	1 000 000	237 000	102 000	35 200	8320	293
ISO Class 7				352 000	83 200	2930
ISO Class 8				3 520 000	832 000	29 300
ISO Class 9				35 200 000	8 320 000	293 000

2. 洁净室（clean room）　ISO14644—1《洁净室及相关受控环境 第 1 部分：空气洁净度的分级》对洁净室的定义："空气悬浮粒子浓度受控的房间、房间的建设和使用方式要尽可能减少室内引入、产生和滞留粒子，室内其他相关参数如温度、湿度和压力按要求

进行控制”。该定义的前半部分基本上说明什么是洁净，这是一个使粒子的进入、产生、滞留最少化的房间。要实现这一点，首先要使大量的送风经过高效过滤器的过滤；这种送风的目的在于：①稀释并清除室内人员和设备散发出的粒子和细菌；②向房间加压，确保房间外面的“脏空气”不会流入洁净室。其次，洁净室的建筑材料不产生粒子且便于清洁。最后，在洁净室工作的人员应穿着专门的服装罩住身体，使他们散发的粒子和微生物最少。洁净室还可以控制温度、湿度、声音、照明、振动，但这些特性并非洁净室所专有。

3. 单向流/层流（unidirectional air flow/laminar flow）洁净手术室（clean operating room）　①垂直层流手术室是在手术台上方布放高效过滤器，侧墙的下部布回风口。气流的上部平行垂直，成层流状态，下部则向回风口倾斜，层流受到了破坏。在手术台的台面上及四周的外延区域形成洁净层流区，局部区域获得高洁净度。为了保证手术区洁净度，高效送风口的面积必须充足，Ⅰ级手术室应大于 6.2m^2，在 0.8m 的高度上送风速度应不小于 0.25m/s。无影灯安装在送风口中间，为减少无影灯影响气流，多采用小护罩的骨架式无影灯，大背壳式无影灯对气流影响大，不宜使用；②水平层流手术室的特点是水平送风，送风墙面布放高效过滤器，回风墙面在送风墙对面，布置粗效过滤器，起过滤和均流作用，阻止室内飘浮的纤维和尘粒污染风管，保护后级过滤器，患者的脚应向送风口，头部一侧的麻醉师和麻醉器械正好处于下风向，以防止麻醉气体的污染。水平层流手术室的高效过滤器、静压箱、送风口安装在手术室侧面，不占用手术室高度，因此层高偏低的手术室可采用水平层流方式。它占用面积大，为了克服尘埃的重力沉降，送风速度要高于垂直层流风速，不低于 0.3m/s，即送风量要提高；③选用层流方式，同手术室的建筑结构有关。实验证明，垂直层流细菌消失快，含尘浓度低，但切口与气流方向垂直，而主刀医生头部正好在切口的上风向。而水平层流切口与气流平行，因此水平层流切口的污染要大于垂直层流。国外水平层流手术室多于垂直层流手术室，目前国内为了节约手术室占地面积，垂直层流手术室采用多。临床实际应用中现场涉及医务人员操作和设备设施的阻挡，无法真正实现单向流洁净技术。

4. 局部单向流洁净手术室　国内医院的 100 级手术室是局部单向流洁净室；从送风天花到手术台水平面是 100 级单向流，可以确保手术野上方的空气质量；手术台周围则是 1000 级洁净度周边区。

5. 非单向流/乱流（nonunidirectional air flow/turbulence flow）洁净手术室　过滤后洁净空气由顶部或侧面几个送风口送入，洁净空气迅速向四周扩散，与室内空气相混合，并将室内空气经回风口排除，由于洁净空气稀释了原有空气中的菌尘浓度，使之达到相应的洁净度级别的要求。乱流洁净室气流布置应以最短的距离使洁净空气吹送到手术台面，以减少洁净系统被污染的机会，其洁净度可达 1000～100 000 级，这主要是由送风量决定的，即换气次数决定的，换气次数达到每小时 40 次时，其洁净度可保证达 1000 级洁净度，Ⅱ级洁净手术室，即标准洁净手术室。手术室发尘量一定、回风比一定时，手术室洁净度高（空气中细菌浓度低），循环次数就高。乱流洁净室的特性指标有三个：①换气次数：其作用是保证有足够进行稀释的干净气流。②气流组织：其作用是保证能均匀地送风和回风，充分发挥干净气流的稀释作用。因此要求单个风口有足够的扩散作用，全室风口布置均匀，数量多一些好，要尽量减少涡流和气流回旋。③自净时间：是洁净室从污染状态回复到正常稳定状态能力的体现，越短越好；乱流洁净室的自净时间一般不应超过30分钟。

6. 洁净手术室应用　英国Whightington医院整形外科医生D. J. Charnley从1966年开始采用垂直平行流洁净手术室，通过分析1959—1970年5000多例人工股关节置换手术的资料，发现感染率从8.9%降低到0.5%，证明了洁净手术室减少人工股关节置换手术感染率的有效性（表24-7）。同期美国在新墨西哥州的巴顿医院建造了世界上最早的层流洁净手术室，也取得了成效。如何应用洁净技术降低术后感染率成为医院环境控制领域的研究热点，早期瑞士和英国科技人员做了大量的工作，后来德国和日本也加入了这项研究，在丰富的实践基础上，相继形成了系统的控制理论与完善的技术措施，如英国卫生技术备忘HTM2025，德国工程师协会标准DIN1946第4部分《医院通风空调》和DIN4799《手术室送风系统测试》，以及日本HEAS-02《医院空调设备设计和管理指南》等。我国在1988年颁布的JGJ49—1988《综合医院建筑设计规范》就提出了一般手术室、无菌手术室和洁净手术室概念；为使医院洁净手术部在设计、施工和验收方面既符合卫生学的标准，又满足空气洁净技术的要求，2002年建设部联合原卫生部，具体由中国卫生经济学会医疗卫生建筑专业委员会会同有关设计、研究单位共同编制《医院洁净手术部建筑技术规范》（GB50333—2002），标准规定了洁净手术部的组成和等级，各用房的具体技术指标，对建筑环境、平面和装饰的原则要求，洁净手术室必须配置的基本装备及其安装要求，规定了气流组织、系统构成及系统部件和材料的选择方案、构造和设计方法，还规定了适用于洁净手术部的医用气体、给水排水、配电和消防设施配置的原则，最后对施工、验收和检测的原则、制度、方法做了必要的规定。各国这些标准与指南对手术室建设起了很大的规范与推动作用。

表24-7　英国Charnley医生人工股关节置换手术术后感染观察研究

手术室空气处理方式	时间（年）	换气次数（次/小时）	沉降菌（个/小时）	手术数量	术后感染率（%）
一般开放形式，排风	1961	—	80～90	190	8.9
Ⅰ型封闭式电集尘器	1962	10	25	108	3.7
Ⅱ型封闭式电集尘器	1963～1965	80	18	1079	2.2
垂直单向流洁净室	1966～1968	300	0	1929	1.5
垂直单向流洁净室（改良手术衣）	1969～1970	300	0	2152	0.5

7. 美国不认同洁净技术降低术后感染的作用　美国并不十分相信空气洁净技术对降低术后感染率的过大作用，认为单向流气流可以有效地降低室内悬浮菌和表面菌浓度，但不能有效降低感染率。只要求对进行整形手术、关节置换和器官移植等手术的手术室的送风末端设置高效过滤器。美国经过大量的调查统计，所有数据都不能说明单向流手术室中的手术感染率一定比一般手术室要低得多，或者说在统计数字上得不出显著差异。许多美国整形外科医生在普通净化手术室进行股关节手术，术后感染率只有0.45%（2年的报告），完全可与单向流洁净手术室相比。多数美国医学专家不提倡手术室采用单向流。为此美国医务界和工程界已经过几次大讨论，才逐步取得一致的意见，认为室内悬浮菌只有

在下列情况下才对手术切口有显著影响：①空气处理系统被污染；②其他正在运行中的空气处理系统出现问题；③高风险的特殊手术过程，如器官移植。

8. 国外不再明确空气是导致术后感染的传播途径　2002年由德国医疗卫生协会DGKH、瑞士医疗卫生协会SGSH、奥地利卫生和微生物及预防医学会OGHMP起草的《医院暖通空调设计与运行指南（草案）》（Guidelines (draft)：designing and operating heating，ventilation and air-conditioning in hospitals），该指南认为除了对器官移植要求严格的无菌过程之外，不再明确地将空气作为外科术后局部感染的传播途径，或者说术后感染与空气中悬浮菌相关性不大。而指南将“空调系统被证实为送风污染源”作为理论认识上的突破，这种提法非同一般。指南对控制手术途径空气途径感染的主要观点为：①临床和微生物学研究表明非器官移植手术中，空气并非是适合能引起局部术后感染的微生物生长的环境；②器官移植手术中，空气环境适合能引起局部术后感染的微生物的生长。它的作用就像是内部自生感染源一样，但现有的研究结论还无法阐明其作用机制；③手术床和器械台区域内空气中的细菌会对外科手术造成直接或间接的感染；④临床和微生物学研究表明室内手术床附近和远离手术室的房间的空气不能造成术后感染。以上感染过程再认识与感染控制理论的发展明确表明悬浮菌仅影响整形手术、关节置换和器官移植等手术成功率，而对一般手术的术后感染影响很小，特别是手术区外的悬浮菌则影响更小。如果我们依据上述理论将一般手术中的控制重点放在控制接触感染、自身感染等而非悬浮菌感染，则可大大降低作为稀释用的风量，大大降低抵御室外污染的正压控制要求，则为降低一般手术室的造价和运行费用创造了有利条件。

（五）洁净手术室设计、施工、使用和维护要点

1. 设计阶段

（1）首先要论证医院的需求，是不是一定要建洁净手术室，建多少间，建哪些级别的。医院院感管理人员和手术室护士长必须参与论证。

（2）洁净手术室的设计先要广泛收集、取长去短，再请相关专家论证定稿。

（3）招标文件中要规定具体的细节，如新风口的过滤装置要求、手术室回风口采用平板式结构、除湿加湿装置的要求、每个房间配置压差显示、竣工验收要求、系统使用和维护培训等。

（4）最好多跑几家医院听听使用后发现的问题，怎么在设计中避免问题。

（5）不建议设计正负压切换的手术室。

（6）一个机组带几个手术室合适要结合每天的手术量来考虑。

2. 施工阶段

（1）施工单位一定要有建造洁净手术室的经验，最好在确定前安排人员去施工单位曾经建造的洁净手术室参观，了解目前运行中的问题（问护士长），防止劣质工程。

（2）洁净手术室是一个整体，净化机组和空调机组不能分包施工，内装饰也不能分包，更不能出现2个施工单位建造一个洁净手术室。

（3）严格按确定的设计图纸施工，不能随意变更；如有变更需请相关专家现场确认。

（4）新风口的过滤装置、手术室回风口、除湿装置、房间的压差显示等细节问题需要在施工中逐一落实。

（5）避免不必要的高档装饰。

(6) 综合性能检测最好请当地有资质的疾病预防控制中心进行检测。由于洁净手术室的每个技术指标都是有关联的，同次检测必须对所有指标进行检测，不能一个指标不合格下次只测一个指标。

3. 使用和维护管理

(1) 首先要对使用洁净手术室的医务人员和维护人员进行专业培训，让他们熟悉洁净手术室的使用、维护和管理要求。

(2) 医院要配备专门的工程人员进行洁净手术室的维护和管理，特别是新风口的维护、空气过滤器的维护、空调机组和净化机组的维护、除湿装置的维护、风速/压差/湿度等指标的监测记录。

(3) 手术室要有专人负责洁净手术室的内部管理，如回风口的清洁、温湿度的监测记录、接台手术的自净和清洁消毒、异常情况的报告等。

(4) 合理安排洁净手术室的使用，限制每次手术的人员；注意控制区和休息区的人员通道，避免直进直出。

(5) 加强新风口过滤装置和新风处理机组的清洁和更换，保护高效过滤器。空气过滤器的更换理论上根据阻力变化来判定，不能按所谓的“使用时间要求”来更换。一般要求勤换粗效过滤器和中效过滤器；高效过滤器根据洁净度检测结果决定是否更换。

(6) 不建议每月或每季对洁净手术室空气细菌菌落数进行常规监测；发现异常情况时可随时进行菌落数监测或委托专业机构检测。一般每年邀请专业检测机构对洁净手术室的综合性能指标进行检测。

三、紫外线消毒

(一) 紫外线消毒的应用

在20世纪30～40年代，研究者尝试利用紫外线消毒（ultraviolet germicidal irradiation，UVGI）控制空气传播传染病方面的实验。1936年，Hart采用紫外线为一公爵大学手术室空气进行消毒，减少了外科手术伤口的感染。1941—1942年在费城一所学校进行麻疹疫情控制发现，安装紫外线消毒器的教室中患传染病的学生人数比没有安装紫外线消毒器的教室大大减少。直到20世纪50年代末，Riley等人成功应用紫外线消毒消除了一家医院排风中存活的肺结核分枝杆菌后，紫外线消毒才又重新引起了人们的重视。

(二) 正确应用紫外线消毒技术

过去人们总是认为直接在室内进行紫外线辐照消毒比在送风系统中消毒效果更好，中国的医院也大多以紫外线灯在室内直接照射作为消毒措施，现在需要改变这样的观念。为了在室内有人时仍可进行紫外线消毒，已经成功研发循环风式紫外线消毒器，由于其具有良好的光屏蔽性和高辐射照度并带有光亮内圆筒反射器，取得很好的消毒效果。原卫生部《医院消毒技术规范（2002）》允许在医院Ⅱ类环境中使用循环风紫外线消毒器。

(三) 推动紫外线消毒技术在空调通风系统中的应用应积极而慎重

不能用紫外线消毒装置简单代替空气过滤器，其次，空气过滤器的配置应满足相关规范要求，且紫外线消毒装置只有与空气过滤器合理组合才能发挥更大的效应。在空调通风系统中宜将紫外线消毒装置设置在空气处理机组内盘管的出口侧，以对物体表面和流经的空气进行消毒，改善送风质量，降低感染空气传播疾病的风险；推荐在免疫力低下人群聚集的场所应用紫外线消毒技术。

（四）紫外线消毒在通风空调系统中的应用

自20世纪以来，紫外线消毒技术有了较大的发展，但是紫外线消毒装置的设计水平并没有相应的提高。早在20世纪40年代国外就出现了紫外线空气消毒装置设计规范，目前通用电气（1950年）、飞利浦（1985年）等编制的使用手册仍在使用。近年来，紫外线消毒装置的分析和建模取得了很大的进展，然后迄今为止仍没有一个统一的紫外线消毒设计规范。在通风空调系统中通常将紫外线消毒装置设置在空气处理机组或风道内，对系统表面和流经的空气进行消毒（但紫外线会使人造纤维滤料、过滤器密封垫迅速降解，需要使用玻璃纤维的过滤器）。由于紫外线穿透性很差，照射表面要确保清洁，如果等空调机组内部、风机盘管、冷凝水盘出现积尘、长霉后再安装紫外线是没有用处的。在空气处理机组内紫外线灯可以以任何角度安装在盘管的入口侧或出口侧，在靠近盘管侧间隔安装以便使紫外线照射发布均匀。一般来说把紫外线消毒装置安装在盘管的出口侧效果比较好，同时又可以加强对盘管出口侧冷凝水盘的照射；但为了确保对流经空气的辐照剂量，最佳的方法是放弃会冷凝水盘的照射，将紫外线灯安装在盘管出口侧通道处。紫外线灯管的合理布置与安装取决于空气处理机的结构型式和灯管种类。紫外线灯管应全天连续工作，持续进行紫外线辐照，使空调机组内部保持一定的紫外线辐照剂量，从而抑制微生物的滋生。紫外线消毒装置需要定期清洁、检查与更换，特别要防止意外破损。

（五）紫外线消毒技术系统的维护至关重要

紫外线消毒技术的杀菌效率取决于目标菌是否在足够强度的紫外线辐射中暴露足够时间，且紫外线灯在使用过程中辐照强度会逐渐降低，因此，对紫外线消毒系统进行定期维护至关重要。原卫生部《消毒技术规范（2002年）》要求对紫外线灯的强度进行定期测定，并及时更换。美国有关指南中也提出按照生产商的建议对紫外线消毒系统的灯管进行定期更换（一般是使用1000小时或一年后），并清洁灯管上的灰尘，同时每月对灯管表面的积尘检查一次。

（六）紫外线消毒技术能否预防手术部位感染目前仍有争议性

美国疾病预防控制中心的《医疗机构环境感染控制指南（2003）》和《预防手术部位感染指南（1999）》都不推荐使用紫外线消毒技术来预防手术部位感染，前者将此建议归为ⅠB类，反对在手术室使用紫外线灯。但是指南的该观点所引用的文献，以及其他未引用的文献似乎都是支持高处使用紫外线消毒系统的有效性。《Ultraviolet Germicidal Irradiation Handbook》一书的作者则认为《医疗机构环境感染控制指南2003》的这一建议在未来的修订中会进行修改。

四、化学消毒

采用化学方法进行空气消毒时，一般只有在无人情况下使用，主要用于局部、明确污染空间的终末消毒；消毒时应封闭空间，消毒后一般需开窗通风30分钟以上方可进入使用。

（一）甲醛熏蒸消毒

甲醛是用于医院空气消毒的经典消毒剂，WHO曾在2004年推荐甲醛用于中国CDC病毒所SARS污染实验场所的消毒。由于甲醛的毒性和去残留问题，加上甲醛使用方法也不太适于医院现场消毒，原卫生部《消毒技术规范》规定“甲醛不宜用于医院空气消毒”。

（二）过氧乙酸消毒

过氧乙酸可以采用熏蒸消毒和气溶胶喷雾用于特殊污染空间的终末消毒，但其腐蚀性和刺激性限制了应用。《消毒技术规范》规定：喷雾法采用电动超低容量喷雾器，使用5000mg/L过氧乙酸消毒液，按照20～30ml/m^3的用量进行喷雾消毒，作用60分钟；熏蒸法将过氧乙酸稀释成0.5%～1.0%水溶液，加热蒸发熏蒸2小时，过氧乙酸用量按1g/m^3计算。

（三）过氧化氢消毒

过氧化氢通常采用气溶胶喷雾法进行空气消毒，一般采用3%过氧化氢消毒液按照20～30ml/m^3的用量喷雾消毒，作用30～60分钟。

（四）臭氧消毒

臭氧一般利用臭氧空气消毒器进行消毒，20mg/m^3浓度的臭氧作用30分钟，消毒后应开窗通风≥30分钟，人员方可进入室内；有人情况下室内空气中允许臭氧浓度为0.16mg/m^3。由于医院一般无条件检测空气中臭氧浓度，臭氧发生装置制取臭氧的能力和使用寿命也有限，现在很少采用臭氧进行空气消毒。

（五）二氧化氯气体消毒

二氧化氯消毒液喷雾进行空气消毒会对环境物体表面产生腐蚀性，现在有公司研发了二氧化氯气体空气消毒器用于污染空间的终末消毒，可用于污染手术室、ICU等诊疗场所的空气消毒。

（六）国外对空气化学消毒的建议

美国CDC在2008年发布的《医疗机构消毒灭菌指南》（Guideline for Disinfection and Sterilization in Healthcare Facilities，2008）中对“空气消毒”是这样描述的：“医院病房已经使用消毒剂喷雾技术控制细菌。消毒剂喷雾这项技术是一项不令人满意的清除空气和物体表面污染的方法，不推荐用于日常患者护理区域一般的感染控制。美国医疗机构很少使用消毒剂喷雾对患者护理区域的空气和物体表面进行消毒。医疗机构空气污染的消毒方法在另一个指南（即美国CDC《医疗机构环境感染控制指南》2003）中论述。”

五、我国普遍实施而循证感控不建议的空气净化实践

（一）采用化学喷雾方法对诊疗场所室内空气进行消毒

美国疾病预防控制中心《医疗机构消毒灭菌指南（2008）》明确不推荐化学喷雾作为诊疗场所空气消毒的常规方法。化学喷雾消毒一般只能在无人情况下使用；消毒后要充分开窗通风换气，防止化学消毒剂残留对进入人群的影响；还应注意化学消毒剂对环境物体表面和设备设施的腐蚀性；由于是一过性消毒，大量研究证实消毒后诊疗场所空气中细菌数马上就恢复到消毒前的水平，因此对改善日常诊疗过程中的空气质量、切断空气传播的作用不大。

（二）采用中草药或化学消毒剂熏蒸对室内空气进行消毒

中草药烟熏消毒因增加空气中尘埃颗粒，文献证实消毒后反而会增加室内空气的污染，不建议医院使用。化学消毒剂熏蒸消毒一般用于特殊污染场所的终末消毒；同样只能

在无人情况下使用；消毒后要充分开窗通风换气，防止化学消毒剂残留对进入人群的影响；还应注意化学消毒剂对环境物体表面和设备设施的腐蚀性；同样是一过性消毒，对改善日常诊疗过程中的空气质量、切断空气传播的作用不大。

（三）在诊室、病房到处安装紫外线灯作为常规空气消毒方法

过去由于消毒手段缺乏，国内医院的空气消毒大多依靠紫外线灯照射来完成；但紫外线灯在使用中存在对人体健康影响、照射消毒穿透力差、消毒效果影响因素多、只能无人情况下使用、有臭氧残留、灯管辐照强度测定麻烦等实际问题，我们在国外医疗机构诊疗区域几乎见不到紫外线灯的使用；现在医疗机构空气净化技术越来越丰富，等离子体空气消毒技术、通风技术、过滤技术、空气消毒装置等成熟的方法已成为主流，我们完全可以放弃传统的紫外线灯照射消毒方法。国外指南建议紫外线消毒技术主要作为一种辅助手段，配合空气过滤技术用于空调通风系统。

（四）采用臭氧发生装置对室内空气进行消毒

过去有人高举“紫外线灯照射有死角、臭氧气体消毒无死角”来推广臭氧进行诊疗场所的空气消毒，但臭氧在实际应用中问题不少，如国内臭氧发生装置常常不稳定、使用中臭氧消毒器很难稳定达到空气消毒所需的有效浓度；消毒效果受温湿度影响大；发生装置的使用寿命普遍较短，医院又不注意及时更换导致形式消毒；加上消毒时必须在无人空间，消毒后需要彻底通风换气使空气中臭氧的残留浓度低于 $0.16mg/m^3$ 才能使用，临床实际使用的机会很少。国外相关空气净化的指南未见臭氧用于空气消毒的建议。

（五）随意安装排风扇作为机械通风的手段

机械通风是美国推崇的医疗机构诊疗场所常规空气净化手段，但机械通风需要专门的工程设计和设施配置，才能实现相应的通风换气次数、通风效率和气流组织。国内医院随意在诊疗场所安装排风扇加强通风效果，无法保证室内的气流组织和换气效率的合理性，甚至造成更大范围的污染，需要我们在实际工作中加以关注和改正。

（六）把所有手术室都建成洁净手术室

洁净手术室降低术后感染的作用国内外尚有一些争议，一些国外指南已明确不再将空气作为外科术后感染的传播途径或者说术后感染与空气中悬浮菌相关性不大，目前相对比较一致的建议是“器官移植、关节置换、整容外科等特殊手术使用洁净手术室”；但目前国内医院在手术室新、改、扩建时，不考虑医院的手术类型和实际需求，把所有手术室都建造成洁净手术室，不仅造成硬件资源浪费，也大大增加手术成本和使用管理难题，需要专业人员积极引导和呼吁，避免更多的浪费和使用管理问题。

（七）建造洁净消毒供应中心、洁净 ICU 等洁净场所

目前国内一些医院在新改扩建时，都会考虑把消毒供应中心重症监护病房建成 10 万级洁净度的洁净场所，这是值得商榷的。消毒供应中心为什么要建成洁净场所？有人说是因为消毒供应中心行业标准对去污区和检查包装灭菌区提出了“压差”要求，更多人认为无菌物品存放区需要采用洁净技术建成无菌室，其实这些观念都是错误的；去污区的相对负压和检查包装灭菌区的相对正压是可以通过区域进出风量控制来实现的，不需要洁净技术；无菌物品存放区根本不需要无菌区的要求；美国国际医疗护理物料管理学会（IAH-CSMM）颁布的《消毒供应技术手册》对消毒供应中心环境控制也没有洁净度的要求。重症监护病房兼有保护性环境和空气隔离病房的特性，对空气过滤、换气次数、压差等有具体的要求，但不需要达到洁净度的要求；美国疾病预防控制中心《医疗机构环境感染控制指南（2003）》在“保护性环境”中建议“新建的监护室不要使用空气洁净系统（Ⅱ类)”。临床实际工作中使用洁净重症监护病房后，因为新风量不足、换气次数不够、异味难以清除、患者和医护人员都无法在洁净区域适应等原因，往往无法正常运转；一些医院甚至把建好的洁净重症监护病房重新开窗使用。

（八）建造可以正负压切换的手术室或空气隔离病房

美国疾病预防控制中心《医疗机构环境感染控制指南（2003)》明确指出，“现有的医疗机构可以设置压差转换的房间（即可以通过控制房间的通风来手动切换成正压和负压状态)。这些房间在新建医疗机构和局部翻修改建时将不被允许建设，不鼓励使用现有的正负压转换房间，因为这样是很难保证正确的压差的，特别是负压设置，手动改变室内压差存在潜在的错误。”美国建筑师协会则认为“很多设施不具有正负压切换的能力”。而目前国内很多医院的新建手术室、空气隔离病房都设置了具有正负压切换功能的房间，需要我们特别关注；在实际使用过程中要加强对压差的即时监测和验证，避免压差混乱可能造成的传播扩散。

六、我国医院空气净化最佳感控建议

1. 规范使用通风技术　在医院基建设计阶段关注整体的空气净化工程，尽可能参照WHO《医疗机构感染控制的自然通风（2009)》和美国国家标准委员会 ANSI/ASHRAE/ASHE 170—2008《医疗机构通风标准》要求，在诊室和病房配置相应要求的通风工程设施，实现可控的换气次数、换气效率、相邻房间的静压差。

2. 合理应用紫外线消毒技术　充分利用空气过滤技术和紫外线消毒装置的联合作用，实现对管道内送风空气和外排空气的消毒。限制紫外线灯在各类诊室和病房的随意安装；制定正确的紫外线灯使用、维护、更换操作规程，确保紫外线灯使用安全和消毒质量。

3. 规范医院手术部建设　医院手术部应分一般手术部和洁净手术部；建立洁净手术部建设的论证制度，医院感染控制专业人员应提前介入洁净手术室的设计、施工和验收。规范洁净手术室的使用和维护，并配置专业工程人员进行日常管理，确保洁净系统正常运行。

4. 推广一般手术部的建设　医院普通手术室可采用末端过滤器不低于高中效过滤器的空调系统或全新风通风系统；室内保持正压，换气次数不得低于 6 次/小时；适用普通外科、妇产科等手术，肛肠外科及污染类等手术。

5. 严格空气消毒器的使用和管理　严格按照器械供应商的产品说明书，在规定的使用空间、使用条件下进行安装、使用，建立日常维护和主要元器件的更换流程，定期验证空气消毒器的实际使用效果。

6. 不建议常规在诊疗场所进行化学消毒液、中草药的喷雾或熏蒸消毒。特殊污染空间的终末消毒应先考虑环境、物体表面的消毒和清洁。

7. 消除空调通风系统的污染　医院使用的空调机组尽量做到不积尘、不积水、易清洗，无法避免积尘的空气过滤器和盘管要通过机组的设计确保其易更换、易清洗。

第七节　环境物体表面消毒

一、环境表面消毒的必要性

（一）低度危险性环境表面

有效使用消毒剂是防止医院相关感染发生的多重策略的一部分。物体表面被认为是低度危险性物品，因为它们接触完整的皮肤。使用低度危险性物品或接触低度危险性表面而导致患者或员工感染的风险极小。因此，是否常规使用化学杀菌剂对医院地面和低度危险性物品进行消毒是有争议的。1991 年，有一项研究扩展了 Spaulding 方案，把低度危险性环境表面分为居室表面和医疗设备表面。用于居室表面和医疗设备表面的消毒剂的级别是类似的。但是，清洁消毒频率是不同的（见推荐）。医疗设备表面（如血压计袖带，听诊器，血液透析设备和 X 线设备）可被传染性病原体污染，从而导致医源性感染的播散。鉴于此，低度危险性医疗设备表面应用 EPA 注册的低或中水平消毒剂进行消毒。某种消毒剂的使用将会提供抗菌活性，这一过程可以通过最小附加成本或工作量来实现。环境表面（如床旁桌）也会通过医务人员的手导致交叉传播，因为医务人员用手接触了被污染的物体表面、医疗设备、患者而受感染。

（二）低度危险性表面使用消毒剂的理由

对低度危险性表面使用消毒剂的 7 个原因中，有 5 个是特别值得注意的，并且支持使用杀菌清洁剂。第一，医院地板因空气中细菌沉降而受污染：通过接触鞋、轮子和其他物体；偶尔还会被溅出物污染。清除微生物是控制医源性感染的组成部分。一项关于清洁医院地板的调查里，使用肥皂和水（减少 80%）减少细菌数的效果比使用酚类消毒剂（减少 94%～99.9%）差。然而，地板消毒几小时后，细菌数量逐渐回升到处理前的水平。第二，清洁剂受污染后会成为患者环境中细菌的播散源。调查显示，如果使用的是肥皂和水而不是消毒剂，拖布水在清洗过程中会变得越来越脏并且受细菌污染。比如，在一项研究中，不含消毒剂的肥皂和水中的细菌在清洁完 1 个病房后，其数量从 10cfu/ml 增加到 34 000cfu/ml，而消毒剂溶液中的细菌污染没有变化（20cfu/ml）。靠近患者的污染物体表面（如床栏）经常被患者和工作人员接触而导致患者零距离暴露。一项研究中，使用清洁剂清洁地板和患者房间内的家具，发现清洁后，患者环境物体表面的细菌污染增加了（平均增加 103.6cfu/24cm^2）。另外，有报道在血液肿瘤科病房发生铜绿假单胞菌的感染暴发，它被认为与物体表面污染有关，当清洁设备时用清洁液替代了消毒剂用于清洁患者的环境，而其他研究证明环境清洁在控制鲍曼不动杆菌的暴发中起作用。一些研究还显示，在清洁方法不能从物体表面清除污染的情况下，使用抹布擦拭其他物体表面，污染就会传播到这些物体表面和使用布料的手。第三，CDC 隔离指南建议低度危险性物品被血液、体液、分泌物或排泄物污染后要清洗和消毒。同样的，指南推荐对某些病原菌，除了清洗，消毒床旁设备和环境物体表面（如床护栏、床头桌、推车、床头柜、门把手和水龙头手柄）是有必要的，如肠球菌，可以在非生命环境中长期存活。第四，OSHA 要求被血液和其他潜在污染物质（如羊水，胸水）污染的表面也要消毒。第五，在整个机构使用单一的产品既能简化培训又能简化操作。

（三）地板清洁

只使用清洁剂清洁地板的理由也存在，因为低度危险性物体表面造成特定的医院相关感染流行的机会是很小的，并且没有发现用清洁剂清洁地板和使用消毒剂在医院相关感染率方面有什么不同。然而，这些研究规模小，时间短，因为医院相关感染的发生率是很低的，导致统计效率低。医院感染发生率低，很难显示统计到的干预措施的效果。因为居家表面相关疾病传播的危险最低，一些研究者建议不管是清洁剂还是消毒剂/清洁剂，都可以使用。没有数据显示对地板进行表面消毒能降低医院相关感染发生率，但一些数据表明使用消毒剂与降低微生物负荷有关。其他资料显示患者周围的环境（如床旁桌，床护栏）和门诊患者的环境能被流行病学方面重要的微生物（如 VRE、MRSA）污染；并且数据显示，这些微生物生存于医院的各种物体表面，一些学者建议这些物体表面应定期消毒。医院或病房内使用的织物，由于患者经常来回移动（如布帘），上面的污染清除也应考虑。一项研究结果证明了使用 3%的过氧化氢喷雾织物的效果。应进一步研究评价手经常接触和不常接触时低度危险性环境物体表面污染的水平，并且要研究是否对高频率接触的患者周围的一些物体表面（如床护栏）需要更高频率的消毒。无论在医疗设施表面是否使用清洁剂或消毒剂，表面应进行日常清洗，或者当弄脏或污染时随时清洗，以提供优美舒适的环境和防止潜在污染的物质作为医源性感染的来源。人们设计的具有接触杀菌功能或具有持久抗菌活性的表面（已基-聚乙烯基吡啶）的价值有待于进一步评价。

（四）拖布和抹布

一些调查者认为湿拖布和湿抹布的微生物污染严重，并且这些污染有发生传播的潜在可能。他们指出，用污染的抹布擦拭硬表面能造成手、设备和其他表面的污染。一些发表的数据资料被用于制定政策来有效规范重复使用的抹布去污和维护。例如，加热是抹布最可靠的处理措施，用清洁剂清洗后，干热 80℃持续 2 小时即有去污的效果。然而，如果拖布头含有石油化工产品、器材中或者其气体孔道内部有纱布，干热过程可能会造成火灾发生（美国卫生保健协会，私人通信，2003 年 3 月）。另外，用次氯酸盐（4000mg/L）浸泡抹布 2 分钟后，在 13 个抹布中有 10 个没能检到存活的微生物。如果重复使用抹布或拖布，应进行日常去污，以防止在清洁过程中造成表面污染，继而这些表面上的微生物通过医务人员的手从这些表面转移到患者或器械上。有些医院开始采用一种新的地板清洁技术，使用的是超细纤维材料。超细纤维材料有细密的构造，聚酯纤维或聚酰胺（nylon）纤维，大约是人的头发的 1/16。与普通棉布拖布相比，超细纤维带有正电荷能吸附灰尘（带负电荷），比其他常规的棉布拖把更容易吸附。超细纤维材料也能被消毒剂弄湿，如季铵盐消毒剂。在一项研究中，对超细纤维系统的试验表明，和线拖布相比，当使用清洁剂清洁后大多数细菌能被清除（94%比 68%）。消毒剂的使用不能增加对细菌的清除，这一点已被超细纤维系统证明（95%比 94%）。然而，与普通的线拖布相比使用消毒剂能显著提高对细菌的清除效果（95%比 68%）（WA Rutala，未公布的数据，2006 年 8 月）。超细纤维系统也能防止微生物在病房与病房之间的传播，因为每个病房使用的都是新的超细纤维垫。

二、美国CDC《医疗机构消毒灭菌指南2008》医疗机构环境表面清洁和消毒建议

1. 常规的有液体溅出或物体表面有明显污物时，应清洁室内物体表面（例如地板、桌面）。

2. 常规（例如每天或每周3次）及表面有明显污物时消毒（或清洁）环境表面。

3. 按照生产商说明正确使用消毒（或清洁剂）产品，按照推荐的使用方法——稀释、材料相容性、贮存、有效期、安全使用和处置。

4. 医疗区域的墙壁、百叶窗和窗帘有明显污染或污物时进行清洁。

5. 根据设施要求，按需准备消毒液（或清洁剂），并经常更换（例如每三人间病房更换地板擦拭液，至少每60分钟更换一次）。

6. 定期清洁拖把头和抹布以防止污染（例如每日至少洗涤一次并晾干）。

7. 对医疗区域的下述地方用一步操作和EPA-注册的家用医院消毒剂：①表面污物的性质还不确定（例如血液或体液污染与普通粉尘或灰尘）；②不确定这些表面上是否存在多重耐药菌。

8. 在非医疗区域（例如行政办公室），用清洁剂和水清洁表面即可。

9. 高水平消毒剂/液态化学灭菌剂不能用于消毒低度危险性物体表面。

10. 用EPA-注册的医院消毒剂（清洁剂）润湿清洁抹布，定期（例如每日或每周三次）清洁水平表面。按照生产商说明配制消毒剂（或清洁剂）。

11. 按照标签上的安全措施和使用说明，用EPA-注册的医院消毒剂对低度危险性表面进行消毒。大多数EPA-注册的医院消毒剂标签的作用时间均为10分钟。但是，多项科学研究证实，医院消毒剂对病原体有效的作用时间至少为1分钟。按照法律，应遵循EPA注册产品上所有适用的标签说明。如果使用者选择的作用条件不同于EPA注册产品上的标签说明，则使用者得承担不遵循标签说明使用而导致的伤害，并可能按FIFRA遭到强制执行。

12. 消毒剂不能用于清洁使用中的婴儿摇篮和保温箱。如果消毒剂（例如酚类消毒剂）用于婴儿摇篮和保温箱的终末清洁，则在再次使用前需用水对这些物品的表面进行彻底漂洗并晾干。

13. 迅速去除和清洁溅出的血液和其他有潜在感染性的污物。根据联邦条例规定废弃血液污染的物品。

14. 对溅出血液或其他有潜在传染性材料（OPIM）的场所的消毒，进行下列操作。用防护手套和其他适合本项操作的PPE（例如，有尖头的物品用镊子拾捡，将尖头物品放置在利器盒内）。用EPA注册的结核分枝杆菌消毒剂，EPA列出的D和E类注册消毒剂（例如标签上特别声称对HIV或HBV有效的产品，或新稀释的次氯酸盐溶液），对溅出血液污染的区域进行消毒。血液或OPIM少量溅出液（例如＜10ml）污染的无孔类物体表面消毒，选用1∶100稀释的次氯酸钠溶液（例如5.25％～6.15％次氯酸钠溶液的1∶100稀释液，有效氯浓度为525～615mg/L）。如果有大量（例如＞10ml）血液或OPIM溅出，或实验室的培养物溅出，为了减少清洁过程中尖利物刺伤的感染风险，清洁前先用1∶10稀释的次氯酸钠溶液进行消毒。再用1∶100稀释的次氯酸钠溶液进行去污

后的终末消毒。

15. 如果溅出物含有大量的血液或体液，用一次性的吸收材料清洁可见物，并将污染物放置在合适、有标记的容器中。

16. 用防护手套和其他合适的 PPE 来完成此类操作。

17. 在局部艰难梭状芽胞杆菌感染发生率高的科室或发生暴发环境中，用 5.25%～6.15%次氯酸钠稀释溶液（例如家用漂白水 1∶10 稀释液）对环境进行常规消毒。目前，尚没有能杀灭艰难梭状芽胞杆菌芽胞的 EPA-注册产品。

18. 不是每日新鲜配制的含氯消毒液，可将其置于有盖、不透明的塑料瓶中，室温下能贮存 30 天，但是 30 天后，有效氯浓度将减少 50%［例如，第 0 天时 1000mg/L 的氯（约 1∶50 稀释）到第 30 天时将降至 500mg/L］。

19. 首选 EPA-注册的次氯酸钠产品，但是如果没有此类产品，也可使用一般的次氯酸钠溶液（例如家用的漂白水）。

三、美国 CDC《医疗机构环境感染控制指南 2003》关于环境物体表面清洁消毒阐述

（一）将医疗机构内的环境表面进行了分类

医疗机构内的环境表面主要分为两大类，一是医疗表面（如医疗仪器按钮或把手、推车、牙床等），二是卫生表面（如地板、墙面、桌面等）。

医疗表面推荐覆盖保护方法。当在不同患者之间医生戴着手套操作仪器、或者仪器表面很可能被患者血液体液污染、或仪器表面很难清洁时，医疗仪器表面可以覆盖一次性使用的薄膜、锡纸、防水纸等，如牙椅、治疗台和灯把手，要求一患者一更换。每个患者诊疗结束后，工作人员在手套摘除前，将覆盖物丢弃；在下一个患者的诊疗工作前，医生进行完手部卫生后、戴手套之前，铺上新的覆盖物。

卫生表面分为两大类：一是手很少接触的表面，如地面和天花板；二是手经常接触的表面，如桌面、门把手、床栏杆、灯开关、病房厕所的墙面、门帘窗帘的边缘等。根据卫生表面的分类，清洁工作的频率可以适当调整。手经常接触的卫生表面的清洁工作要比很少接触的卫生表面频繁。采用湿式打扫，肥皂加水，或者使用清洁剂，日常不需要进行消毒。

（二）描述了血液和体液溅污的清洁策略、提出了“覆盖消毒”的理念

工作人员应该首先用吸湿的材料（如一次性纸巾，使用后丢弃于防渗漏、正确标识的容器内）去除可见的有机物，然后清洁和去污染。如果污染表面无孔，可使用普通的次氯酸钠溶液（如家用的漂白粉），1∶100 的稀释液去除表面的污染。

（三）描述了耐药的革兰阳性球菌（MRSA 和 VRE）可能的传播途径、提出了耐药菌的控制措施要点

研究表明 MRSA 和 VRE 的传播途径主要有三条：①患者间直接接触；②通过医护人员的手间接传播；③手接触污染的环境表面和患者护理设备等方式进行传播。因此，认真清洁病房环境和医疗设备有利于全面控制 MRSA、VISA 或 VRE 的传播。预防 VRE 或 MRSA 的经手传播应是防控的重点。常规清洁和消毒室内表面，如地板和墙，以及患者护理单元表面，如床栏足以使这些微生物失活。MRSA 和 VRE 对低度或中度消毒剂敏感，如乙醇、氯酸钠、季铵类化合物、酚类和碘伏，可按推荐的浓度用于环境表面的消毒。

（四）提出了环境微生物的采样原则

1970 年，美国 CDC 和美国医院协会主张停止对环境的进行常规培养，因为医院感染发生率与空气或环境表面中总的微生物污染程度不相关，且环境表面或空气中微生物含量的允许水平也没有可供参考的、有意义的标准。

只有当发生以下四种情况时，才进行环境采样：

1. 感染暴发或感染流行时，环境因素在感染传播中有流行病学意义，这就需要流行病学数据的支持。

2. 科研的需要，适当进行环境采样。

3. 监测潜在的危险环境状况，证明有危险的病原体存在，或证明危险的病原体已被成功清除。

4. 为了质量控制而采样，以评估措施的效果或是确保设施体系按照规范和预期结果执行，主要有两种情况，使用细菌芽胞作为灭菌进程的生物监测和透析用水、透析液的每月进行一次培养。

（五）提出了医院内织物与床上用品的清洁管理和地垫的使用问题

强调在病区内接收污衣时，尽量减少抖动避免气溶胶的产生；污染的衣服密封运输。洗衣时，热水洗涤建议水温至少 71℃清洗 25 分钟。在手术室或严格控制感染区域的入口，不要使用带粘贴功能的地垫。在病区如烧伤病房、手术室、实验室和 ICU 内避免使用地毯。

（六）病区环境表面的清洁与消毒策略建议

1. 选择在 EPA 注册的消毒剂，尽可能按照生产厂家说明书的建议使用。

2. 不要使用高效消毒剂或液体化学杀菌剂对环境表面进行消毒。

3. 在病区内不得喷洒消毒剂。

4. 在病区内避免采取大面积地进行清洗方法，以免产生雾、气溶胶或尘埃扩散。

5. 白天或晚上最后一个手术结束后，使用一次性的真空吸尘器、拖把和 EPA 注册的医用的消毒剂对手术室进行清洁和消毒。

6. 在手术间或严格控制感染区域的入口处，不要使用带粘贴功能的地垫。

7. 在免疫缺陷或过敏体质的患者专用的病区内应采用适当的除尘方法。每天使用少量的 EPA 注册的医用清洁剂湿润抹布对地面进行湿扫避免起灰尘。避免使用起灰尘的方法来除尘（如带毛的拖把或抹布）。

8. 应对吸尘器进行维护和保养，在重点区域配置高效粒子阻隔过滤器。

9. 处理空气或对走廊打磨时将过敏体质或免疫缺陷患者房间的房门关上以使气溶胶的暴露最小化。

10. 当对婴儿室或新生儿室的环境表面进行低效或中效消毒时，避免不必要的消毒剂残留在环境表面以减少暴露机会。

11. 当使用酚类消毒剂对婴儿区进行消毒时，根据生产厂家的使用说明进行正确稀释浓度或使用混合的成分。

（七）血液和体液喷溅的清洁与消毒建议

1. 及时清洗和去除血液或其他溅出的潜在感染物。

2. 对于血液或血液污染的体液的溅出应采用适当的清洗除污程序。进行清洁时戴保护性的手套或其他个人防护用品；如果溅出物中含大量的血液或体液，应使用一次性的可吸收性材料进行清洁，使用后丢在有标志的容器中；使用粘有消毒剂的织物或擦手纸进行擦拭，使其表面干燥。

3. 使用 EPA 注册的具有抗结核菌作用的医用消毒剂或杀菌剂，在 EPA 目录 D 和 E（产品明确标明杀灭 HIV 或 HBV 病毒的功能）。

（八）地垫管理建议

1. 避免在重点病区如烧伤病房、手术室、实验室和 ICU 的体液溢出使用地垫。

2. 采用以下适当程序对地垫溅出物污染进行管理：对血液或体液溢出点进行清洁。如果发生在地垫缝隙的污染，那么更换含有体液或血液的那块地垫。

3. 对潮湿的地垫进行彻底干燥以免生长真菌，更换潮湿达 72 小时的地垫。

4. 在有免疫缺陷或过敏体质患者的病房和走廊不可使用地垫。

（九）特殊病原体处理建议

1. 使用标准的清洗和消毒程序控制耐药的革兰阳性菌如 MRSA、VRE 污染的环境。高度注意床栏、床头柜、门把手、水龙头等这些频繁接触的物体表面时的清洁和消毒；确保保洁人员的清洗和消毒程序的依从性；应贴接触隔离标识，使用一次性医疗用品如血压计套袖最大限度降低 MDROs 交叉感染。

2. 在有免疫缺陷患者的儿科监护病房和病区，呼吸道和肠道病毒环境污染采用标准的清洗和消毒程序进行环境控制。

3. 物体接触的污染的清洁表面，使用中、低效消毒剂，请遵生产厂家的使用说明。

（十）环境采样建议

1. 在医疗机构避免随意对未直接接触微生物的空气、水和环境表面进行采样。

2. 有证据表明，作为流行病学调查一部分，环境微生物采样对查明污染源有帮助。

3. 微生物采样一般只用于质量控制目的：①灭菌过程的生物监测；②每月对透析机的透析水和透析液的培养；③感染控制措施实施或方法改变后短期的评价。

（十一）织物管理建议

1. 对于被污染的纺织品或者纤维织物尽可能减少搅动，防止污染空气或者工作人员。

2. 在使用点包装或盛放被污染的纺织品或者纤维织物。

3. 如果洗衣过程使用循环热水的话，用水温＞71℃的含清洁剂的水洗涤，并且时间≥25 分钟。

4. 不用对干净的纺织品进行常规的微生物学采样调查。

5. 在疾病的调查中如果有流行病学的证据证明纺织品和衣物在疾病的传播中起作用，则需要对它们进行微生物学的采样调查。

6. 在新生儿重症监护病房使用干净的纺织品（洗涤过但不是无菌的）。

7. 保持床垫干燥，当它们潮湿了或者弄脏了就扔掉，尤其是在烧伤病区。

8. 如果可以的话在不同的患者之间使用环境保护局注册的物品对防潮的床垫套进行清洗和消毒。

9. 如果使用完全用纺织品做的床垫套的话，在不同的患者之间需要更换并且对床垫套进行清洗。

10. 在不同的患者间对枕套或者可洗涤的枕头进行清洗，或者是它们被人体的污物污染的时候也需要进行清洗。

四、医院环境地面、墙面的清洁与消毒标准操作规程

1. 地面和墙面清洁

（1）进行地面和墙面清洁时，穿戴好个人防护用品。

（2）地面每日进行常规的清洁工作，墙面建议每周进行一次清洁除尘工作，可以视污染情况进行适当调整。日常清洁后不需要进行消毒。

（3）采用湿式打扫，必要时可采用清洁剂。拖地时，按照“后退式”方式。

（4）患者出院（或其他原因离开）后，不论其是否为感染性疾病患者，病床以及周围家具和地面均应采用清水进行彻底的清洁，如果被患者的血液、体液、呕吐物、分泌物和排泄物污染时还需消毒，再采用清水擦拭清除消毒残留。

（5）洗拖把与抹布的水池应以高低水池加以区分；需要采用水桶盛水来洗涤抹布或拖把时，该水桶更换清水的指标不是视水的浑浊度，而以清洁 1 个房间为更换依据，必要时同一个清洁房间可以更换多次水。

（6）不同区域的抹布和拖把应做到专区专用，并用颜色加以标记；用后洗净，处理患者血液、体液、呕吐物、分泌物和排泄物污染区域的抹布和拖把还需消毒，再洗净，悬挂晾干，备用。

2. 地面、墙面消毒

（1）呕吐物、分泌物和排泄物污染的地面、墙面消毒：

1）先使用蘸有浓度为 5000mg/L 有效氯含氯消毒剂溶液的布，或卫生纸覆盖在呕吐物、排泄物等上（如消毒剂溶液不足，可以在覆盖物上连续滴加，以不流水为宜），作用 30 分钟后，用覆盖物包裹呕吐物、排泄物，一起丢入黄色塑料医疗废物专用袋，按感染性医疗废物处置。

2）以污染物为中心，从外围 2m 处，由外向内采用蘸有浓度为 1000mg/L 有效氯含氯消毒剂溶液的抹布进行擦拭（包括该范围内的各类物体表面，如病床、床柜、墙面及地面等），作用 30 分钟后，再用清水清洗。

3）如患者呕吐于洗手盆中，则以洗手盆为中心，从外围 1m 处，由外向内采用蘸有浓度为 1000mg/L 有效氯含氯消毒剂溶液的抹布擦拭各类物体表面，如水池、水龙头、墙面及地面，作用 30 分钟后，再用清水清洗。

4）在实施覆盖消毒时，应在覆盖消毒区域附近的显眼处，竖立醒目的消毒警示标牌，告知此处正在实施覆盖消毒，消毒作用时间的起止点，以及消毒责任人（最好有联系方式）等信息。

5）不得对污染呕吐物、排泄物的地面和墙面直接采用普通的拖把、抹布进行清洁处理。

（2）血液污染的地面和墙面的消毒：

1）消毒的方法与步骤，与上述的呕吐物、分泌物和排泄物污染的处理相同。

2）消毒剂可选择含氯消毒剂，但更建议使用亲脂类病毒敏感的乙醇溶液。在覆盖用的布或卫生纸上加 75％乙醇，其用量以不流水为宜。经血液传播的病毒大多为对乙醇敏感的亲脂类病毒。

（3）注意事项：

1）在对地面和墙面使用含氯消毒溶液擦抹消毒时，将门窗关闭 30 分钟，通过含氯消

毒剂的自然挥发作用，也可达到对空气的消毒效果；当消毒完成后，开启门窗通风换气。

2）在实施环境消毒时，应做好个人防护，尤其应注意眼部、呼吸道的防护；在使用含氯消毒剂时应了解其具有强力的漂白作用和腐蚀性。

五、床单位的清洁与消毒标准操作规程

床单位包括病床、床垫、枕芯、毛毯、棉被、床单等，病床应湿式清扫，做到每日清洁消毒，当患者出院、转院、死亡，床单位必须进行终末消毒。对于具备条件的医院，终末消毒可以采取床单位集中处置的方法，医院设置床单位消毒供应中心，使用压力蒸汽消毒器、病床清洗消毒器等对床单位进行清洗消毒（图 24-1）。

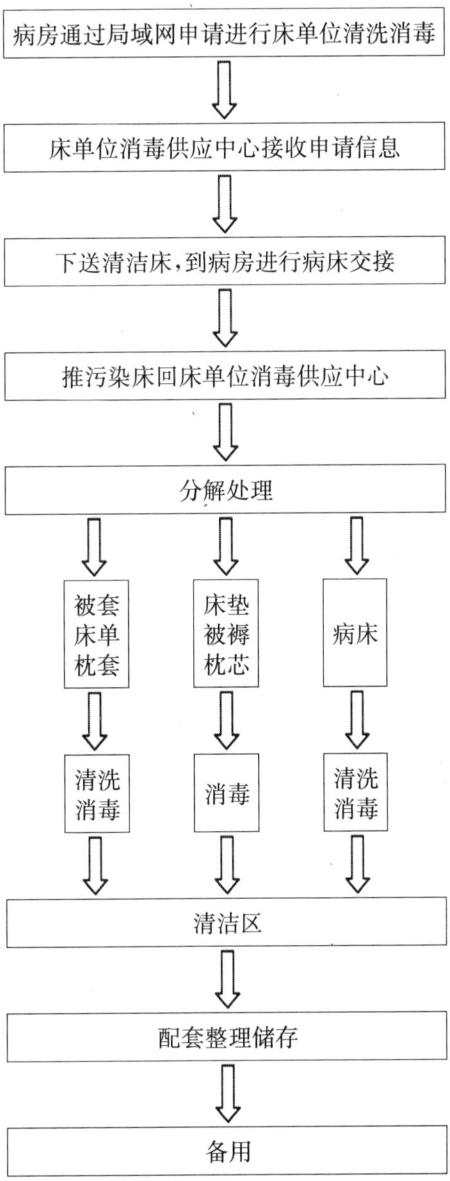

图 24-1　床单位的清洁与消毒标准操作规程

1. 拆卸床单、被套及枕套

(1) 传统的更换方法：适用于尚未实现床单位集中清洗消毒的医院，更换时尽可能动作轻柔，避免灰尘、棉絮等飞扬。

1) 工作人员着装整齐，洗净双手，戴口罩，将用物按要求放置于推车上，推到床旁；

2) 将床单元上的床单、枕套和被套撤下，放入推车的污衣袋内；特殊病原体感染的患者使用后的物品放入双层黄色塑料袋内，标识明确；

3) 用快速手消毒剂进行手消毒，若手部有可见污染，需要流动水洗手，必要时进行卫生手消毒；

4) 将车推回处置间，将污染被服交洗衣房洗涤，用热水加清洁剂清洗消毒推车，或用500mg/L含氯消毒剂擦拭车身后清水擦拭，去除残留的消毒剂；抹布用500mg/L的含氯消毒剂浸泡30分钟，清水冲洗晾干备用。

(2) 集中清洗消毒：具备床单位消毒供应中心的医院，可集中床单位的各种物品到消毒供应中心去污区拆卸并清洗消毒。工作人员做好自身防护，在污染区要穿隔离衣，穿鞋套，戴口罩、帽子和乳胶手套。

2. 床的清洁消毒

(1) 使用中的常规清洁消毒：

1) 工作人员首先配制好消毒液，将清水桶、消毒液桶、清洁干燥的毛巾桶放置推车上，推到床旁。

2) 坚持“一床一巾一消毒”的原则，对病床床栏进行清洁或消毒。

3) 清洁消毒的方法和频次：普通患者的床栏每日清洁至少一次，直接清水擦拭；被患者血液、体液、呕吐物、分泌物和排泄物污染的床栏，小量污染可直接用含消毒剂的抹布擦拭，如果污染量大，先用可含有消毒剂的吸湿的材料包裹移除污染物后，用有效氯500～1000mg/L的含氯消毒剂，蘸湿抹布擦拭平行擦拭后，再用清水擦拭；多重耐药菌感染患者的床栏消毒频次应增加至2～3次/日，污染时随时消毒。

(2) 病床的终末消毒：

1) 集中清洁消毒方法：

① 床清洗消毒器：例如瑞典进口Getinge9100系列清洗消毒器，是一种高容量、落地式清洗消毒器，用于病床的清洗、热力消毒及干燥。使用时将床推入机器定位槽内并固定，按照产品说明书，根据污染程度选择不同的程序，如水温和消毒时间。工作人员严格执行床单位的接收、分类、清洗、消毒、整理、下送流程，并做好职业防护。

② 流动蒸汽床单位消毒器：在医院固定位置，最好距离病房电梯较近处或医院床单位消毒供应中心，安装流动蒸汽床单位消毒器。压力蒸汽消毒器通过抽真空的方式，保证蒸汽均匀穿透多孔材质的床垫、被褥、枕芯，达到蒸汽消毒的目的。安装流动蒸汽床单位消毒设备，一般为分体式设备，即两个柜室，1个柜室消毒床架，采用100～105℃流动蒸汽，连干燥带消毒，每个循环5分钟，自动程序控制；另一个柜室消毒床垫、被褥、枕芯，采用105℃流动蒸汽，每批次能消毒6副床单位，每次5分钟，消毒与干燥连续自动控制。

2) 对于未集中处置的医院，可以选用床单位臭氧消毒机床旁进行终末消毒。床单位臭氧消毒法的原理是消毒机内的臭氧发生器产生臭氧（每套发生器产生臭氧量为2000～

3000mg/h)，通过管道输送到密闭塑料罩内，对塑料罩内的床单位（包括床垫、被褥和枕芯）进行熏蒸消毒。臭氧熏蒸消毒方法为：将床单位置于塑料罩内，连接臭氧发生器管道；启动抽气机抽气 1 分钟；启动臭氧发生器产生臭氧熏蒸消毒 40～60 分钟；停止臭氧发生器，静置 2～2.5 小时，取出床单位结束消毒。具体应根据厂家提供的说明书进行操作。需要注意的是，使用这种臭氧消毒机不能完全代替床单位的清洁。

六、织物回收、转运、分类、清洗、消毒标准操作规程

（一）工作流程管理

1. 回收

（1）织物应分类放入完好无损的包装袋或包装容器内，装载不能过满，并做到有效封口。

（2）污染或潮湿有可能浸湿布袋的织物应使用专用防水袋或容器专门放置。

（3）严禁在病区进行污染织物的清点，并尽量减少抖动。

（4）接收清点织物时不可随意堆放、践踏、拖拉。

（5）包装袋或包装容器外有醒目的标识，注明内容物的品名。

（6）包装袋或包装容器每次使用后应及时清洁或消毒。

2. 转运

（1）清洁与污染的织物运送路线应为两条不同的路线，不可交叉，并尽可能地缩短路线，避开人员集中的区域。

（2）清洁与污染的织物不应混装，应有实际隔离屏障，宜使用不同的车辆进行转运。

（3）转运车辆宜为密闭式，易清洗。运送过污染织物的车辆应及时进行清洁或消毒，清洁织物运送车定期进行清洁消毒。

（4）运送织物过程中，所装载的织物不可超载，保证运送车辆的密闭性。

3. 分类

（1）分类的基本原则为：按质地分类、按颜色分类、按污垢类型分类、按污垢程度分类、按最终处理方式分类。

（2）宜分为工作人员和患者织物类，普通患者和特殊感染患者织物，手术室、产房等科室患者织物，有明显污染的织物，成人和婴幼儿织物等。

（3）分拣过程中注意是否夹杂有尖锐物品（如针头、手术刀、玻璃碎片等），并及时拣出。

4. 清洗

（1）污染织物存放时间不宜过长，尽量做到一到达洗衣房就立即洗涤。

（2）宜选用前进后出式洗涤机，减少前进前出式洗涤机的污染织物类和清洁织物类交叉污染。

（3）洗涤过程中，不可过量装载，待洗涤的干衣装机量宜为洗涤机承载量的 70%～80%。

（4）婴幼儿织物类、产房、手术室等科室患者织物应专机洗涤，并做到专机专用；有明显污染的织物类、特殊感染的患者织物类应专机洗涤；工作人员与患者的织物类应分别洗涤。如无条件，应按织物类的污染程度分批洗涤。

（5）主洗方式分为冷水洗涤和热水洗涤，宜依据污染织物的具体情况选择使用。低温洗涤可清除人体排泄物、血迹、药渍，而高温洗涤可消毒、增加织物类的亮度。

（6）冷水洗涤（22～25℃）主要依靠含氯制剂或含活性氧洗涤剂来减低微生物的污染量，可选用有效氯含量为300mg/L的消毒液浸泡30分钟。

（7）选择热水洗涤，建议水温至少71℃，洗涤时间25分钟或水温≥90℃，洗涤时间10分钟。

（8）清洁剂的使用种类和投入量应根据污垢的种类、污染程度和实际装机量进行选择；消毒剂（氯漂或氧漂）宜在漂白环节中加入，水温60℃左右投入才能发挥最佳效果。

（9）最后的冲洗环节应加入可以中和洗涤用水、清洁剂中的碱性成分的弱酸剂，以减少对患者皮肤的刺激，且可有效杀灭一些微生物。

（10）医院织物不考虑常规干洗。

5. 消毒

（1）洗涤程序中利用高温、氯漂或氧漂以及酸化步骤可达到有效杀灭微生物的作用。

（2）熨烫过程中的高温可提供额外的重要的消毒作用。

（3）一些特殊织物类（如外科手术铺巾、复用的手术衣等）须经灭菌后方可使用。

6. 储存与发放

（1）清洁织物应按照不同的使用病区分类储存，并有明显的标识。

（2）清洁织物应放置于干燥、通风的物架上。

（3）严格按照“先入先出”的原则进行发放，储存时间不应超过1个月。

（4）固定专人管理，建立出入库登记档案，记录的保存期至少为1年。

7. 特殊感染的患者织物处置

（1）疑似确诊为朊毒体感染的患者被服使用后应用双层袋单独密闭封装焚烧处理。

（2）气性坏疽污染的织物类应先采用含有效氯500mg/L的消毒液浸泡30分钟后，再按照洗涤程序处理。

（3）突发原因不明的传染病病原体污染的织物处理应符合国家当时发布的规定要求。

（二）人员管理

1. 建立并遵循医院感染管理制度。定期接受医院感染知识培训。

2. 急性传染性疾病及化脓性或渗出性皮肤病患者不应参与直接接触清洁织物类的工作。

3. 工作人员应按照《医务人员手卫生规范》（WS/T313—2009）的要求，严格执行手卫生。

4. 污染区工作人员应按照《医院隔离技术规范》（WS/T 311—2009）的要求，严格执行标准预防。

（三）洗涤场所管理

1. 合理布局，设置清洁区和污染区，两区之间应有实际隔离屏障，有明显标识；各区内的不同工作区域应明确划分，应有明显标识。

2. 在合适的位置设置流动水洗手设施和手卫生用品，水龙头应为非手触式。

3. 保持良好的空气流通，气流方向应从清洁区向污染区流动。

4. 各区域的内饰应选用易清洁的材质，无死角及裸露的管道，并定期进行保洁。

5. 各区域保持清洁干燥，无霉菌滋生，并且应有防止苍蝇、老鼠及蟑螂等有害动物的措施。

6. 污水排放应符合医疗机构水污染物排放标准（GB18466—2005），并保持畅通，严禁溢出。

7. 当洗涤场所物体表面、地面被血液、体液污染时，应及时用消毒液进行擦拭消毒。

（四）其他

1. 不推荐对织物进行常规细菌检测，除非怀疑医院感染暴发与之相关时。

2. 定期更换职业防护用品。

3. 所选用的清洁剂、消毒剂应符合国家相关标准和规定。

七、诊疗相关设备表面的清洁和消毒标准操作规程

1. 低度危险的诊疗设备，听诊器、血压计袖带、透析机表面、仪器把手和控制键等，根据其污染的性质和程度，通常只要求清洁或进行低、中水平消毒。

2. 小面积表面的消毒（如体温计）一般建议使用浓度为70%～90%的乙醇或丙醇，有时候也可用于仪器表面的消毒（如听诊器和呼吸机）。

3. 如果被血液污染，必须使用通过EPA注册的具有杀灭HBV/HIV能力的消毒剂，如5.25%次氯酸钠按1∶10或1∶100稀释（如果设备是耐腐蚀的）。

4. 季铵盐类消毒剂，特别是新一代季铵化合物（即第四代，双链或烷基季铵盐），有较好的持续杀菌能力，因此具备相应资质的季铵盐化合物适用于与完好皮肤接触的医疗设备消毒。使用时稀释应按产品说明书执行。

5. 在执行消毒程序之前使用水+清洁剂或水+酶制剂认真清洗诊疗设备表面，消除可见的有机残留物（如血液和组织中残留）和无机盐。

6. 诊疗设备使用后尽快清洁，避免污染物干燥造成清除困难。

7. 确保选定的清洁剂或酶清洁剂与诊疗设备表面的金属和其他材料兼容，确保足够冲洗量以去除清洁剂残留不干扰随后的消毒处理。

8. 检查诊疗设备表面的完整，如果受损的设备表面使清洁不能达到预期目的，并影响下一步的消毒，则应该丢弃或进行修复。

9. 不要使用高效消毒剂或液体化学杀菌剂对低度危险设备表面进行消毒。

10. 应按消毒剂注册说明书所标的安全防范措施和使用方法使用。

11. 确保低度危险的诊疗设备出现明显污染时立即消毒，如无明显污染定期消毒（如每个患者使用后或每天一次或每周一次）。

12. 如果不是一次性的设备，一名患者使用过的低度危险诊疗设备，在另一名患者使用前应进行消毒。

13. 当物体表面处于以下情况时使用屏障保护：①在进行患者护理时频繁地被手套接触；②容易被体液污染；③难以清洁。

14. 不透气的纸张、铝箔和塑料或者防水盖子均适用于作屏障保护。如用塑料包裹覆盖牙科治疗用的操作灯把。覆盖物应该在操作者还戴着手套的情况下去除或丢弃，操作者脱手套并进行手卫生后，必须在接待下一位患者之前用清洁的材料覆盖。

八、耐药菌污染环境物体表面的清洁与消毒标准操作规程

环境物体表面根据受污染的程度分为两大类：一是难以直接接触到耐药菌的环境表面，如墙面、天花板等；二是手经常触摸、容易被耐药菌直接或间接污染的环境表面，包括床头柜、床旁桌椅、床栏、窗台、治疗带、饮水机、电视机、病房门把手、厕所地面及用物表面、水龙头手柄、洗手盆、电视遥控器等。

1. 对耐药菌污染的环境表面进行清洁消毒时，应做好个人防护，如穿好工作服、鞋，戴手套等。

2. 遵循湿式清扫的原则，各类洁具专用，标识清楚，分开放置。拖把、抹布使用后应先洗净，用合适的消毒剂（如 500mg/L 含氯制剂）浸泡消毒、再洗净悬挂晾干备用。拖把头、抹布也可以用清洗机进行清洗、烘干备用。

3. 对耐药菌污染的环境表面必须加强保洁工作，ICU 每天消毒 3 次，普通病房每天至少 1 次。当出现或者疑似有多重耐药菌感染暴发时，应适当增加清洁和消毒频次。消毒溶液的种类和浓度依据耐药菌的种属和抗性进行选择。

4. 对易受污染的环境表面，按由洁到污的顺序进行清洁消毒工作，先擦拭接触相对较少的环境表面，如饮水机、电视机、电视柜、治疗带等；再擦拭经常接触的，如床旁桌、床尾、床栏、床头等；最后清洗消毒洗手盆、水龙头手柄、厕所内地面及用物表面。擦完一个物表更换一块抹布。

5. 病房地面每天用消毒液拖拭 2～3 次。1.5m 以上的墙面、天花板、中央空调过滤网定期（每周 1 次）进行清洁。

6. 地面等环境表面被血液或排泄物污染后，不应直接使用拖把或抹布进行清理，应采取覆盖消毒措施。具体如下：采用蘸有消毒液的织物类或吸水强的纸类覆盖污染物表，依据污染物量的多少滴加消毒液。等达到消毒液作用的有效时间后（一般≥30 分钟），戴手套将织物类或纸类擦拭或包裹污染物丢弃。再用清水清洁污染处及周边 2m 的环境表面。

7. 耐药菌患者出院、转科等离开病房后，应对病床等所有环境表面进行终末消毒，包括窗帘或屏风、1.5m 以下的墙面等，过氧化氢雾化消毒设备是可选方法。用合适的消毒液进行彻底的擦拭消毒，再采用清水擦拭清除残留的消毒剂。对床褥、枕芯等可采用床单位臭氧消毒机或压力蒸汽消毒器进行消毒处理。

九、多重耐药菌污染诊疗设备表面的清洁与消毒标准操作规程

容易被多重耐药菌污染的诊疗设备包括：体温计、输液泵和支架、氧气流量表、呼吸机控制面板/旋钮、血压计袖带、听诊器、呼叫按钮、床头桌、床上托盘、床架和控制器，压舌板、开口器、舌钳子、吸引器、呼吸机及麻醉机的螺纹管、氧气面罩等。

（一）多重耐药菌污染诊疗设备表面的清洁与消毒要求

1. 医院应制定多重耐药菌污染诊疗设备表面的清洁与消毒管理制度，清洁消毒技术与程序，对不同的诊疗物品表面、污染物性质采取不同的清洁消毒方法。

2. 进行医疗表面清洁消毒时，应做好个人防护，尤其应注意眼部、呼吸道的防护。

3. 每天工作开始前和结束后对诊疗物品表面进行湿式擦拭。

4. 特殊的仪器要提供维护和保养说明，内容必须包括仪器适合使用的消毒剂、是否防水，一旦污染如何去除等内容，粘贴在仪器表面显眼的位置。

5. 清洁医疗表面的抹布应做到每清洁一个单位物品（物品表面）一清洗，不得一块抹布连续擦抹两个不同的医疗表面。不同区域的抹布应做到专区专用。

6. 对多重耐药菌感染的患者，设立醒目的蓝色接触隔离标志，对使用的诊疗物品做到专人专用。

（二）被多重耐药菌污染的诊疗设备和物品表面的清洁与消毒方法

1. 听诊器、血压计、体温计、输液架等要专人专用，并及时消毒处理。轮椅、担架、床旁心电图机等不能专人专用的医疗器械、器具及物品要在每次使用后用75%乙醇或含氯消毒剂500mg/L擦拭消毒，清水冲净，擦干，清洁干燥保存备用。

2. 血压计袖带在清洁的基础上使用含有效氯500mg/L的消毒剂浸泡30分钟后再清洗干净，晾干备用。

3. 开口器、舌钳、压舌板等器具，用后应先清洗去污，擦干，耐高温的器具如开口器、舌钳、压舌板可选择压力蒸汽灭菌后清洁干燥保存备用。

4. 心电监护仪、微量输液泵、呼吸机等医疗器械的面板或旋钮表面、计算机键盘和鼠标、电话机、患者床栏杆和床头桌、门把手、水龙头开关等，采用适宜的中效或高效医用消毒剂（可用75%乙醇或含氯消毒剂500mg/L）擦拭消毒后用清水擦拭，每天必须仔细擦拭、消毒。

5. 如被患者血液、体液污染时应当立即消毒。出现多重耐药菌感染暴发或者疑似暴发时，应当增加清洁、消毒频次。

6. 患者出院、转科（院）、死亡等离开后，对床单元应使用500mg/L含氯消毒剂擦拭终末消毒。

第八节　医院传染病疫点消毒

一、鼠疫疫点和疫区消毒

（一）室内环境表面与空气的消毒

可用含有效氯1000～2000mg/L消毒液，或2000～5000mg/L过氧乙酸，按300ml/m^{2}对患者居室内进行喷雾消毒；也可使用季铵盐类消毒剂或酚类消毒剂等符合国家卫生标准、卫生规范和相关规定要求的消毒剂进行消毒。肺鼠疫可用上述消毒剂浓度及剂量，对小隔离圈内房屋全面进行喷雾消毒后，对室内空气，将过氧乙酸稀释成5000～10 000mg/L水溶液，在60%～80%相对湿度，室温下加热蒸发，过氧乙酸量按1g/m^{3}计算，熏蒸消毒2小时。

（二）污染用具消毒

对污染的一般耐热耐湿物品，如被罩、食具、茶具、玩具等可煮沸30分钟，蒸汽或压力蒸汽按常规消毒；含有效氯1000～2000mg/L消毒液浸泡消毒1～2小时，或用符合国家卫生标准、卫生规范和相关规定要求的消毒剂进行消毒。对那些怕热或怕湿的物品，如棉絮、棉衣裤、皮张、毛制品等应送专业环氧乙烷消毒站消毒处理。

（三）排泄物、分泌物的消毒

患者的排泄物、分泌物、呕吐物等应有专门容器收集，用含有效氯 20 000mg/L 消毒液，按粪、药比例 1∶2 浸泡消毒 2 小时；若有大量稀释排泄物，须用含有效氯 70%～80%漂白粉精干粉，按粪、药比例 20∶1 加药后充分搅匀，消毒 2 小时，或用符合国家卫生标准、卫生规范和相关规定要求的消毒剂进行消毒。

（四）其他污染物品的消毒

对污染的含水分高的食物，应加热消毒后废弃；对污染的干燥食物或粮食须加热消毒后弃去。污染的垃圾、生活废物，猫、狗等窝垫草等应焚烧杀灭病原体。

（五）尸体处理

因患鼠疫死亡的患者尸体，医疗机构应会同当地疾病预防控制机构负责消毒处理，首先用 5000mg/L 过氧乙酸液或有效氯 5000mg/L 的含氯消毒液浸泡过的棉花堵塞口、耳、鼻、肛门、阴道等自然孔穴，再用上述消毒液喷洒全尸，然后再用浸泡过上述消毒液的被单或其他布单严密包裹尸体后，必须立即就近火化；不具备火化条件的农村、边远地区或民族地区，可选择远离居民点 500m 以外，远离饮用水源 50m 以外的地方，将尸体在距地面 2m 以下深埋，坑底及尸体周围垫撒 3～5cm 漂白粉。

（六）室内外环境处理

对被鼠疫患者污染的室内外环境应进行消毒、灭鼠、灭蚤和捕杀染病动物。

二、霍乱疫点和疫区消毒

（一）患者排泄物、分泌物等的消毒

稀便与呕吐物消毒按稀便及呕吐物与消毒剂以 10∶1 的比例加入漂白粉干粉（含有效氯 25%～32%）；成形粪便按粪、消毒剂比例 1∶2 加入含有效氯 10 000～20 000mg/L 含氯消毒液，经充分搅拌后，作用 2 小时。干燥排泄物处理前应适量加水稀释浸泡化开后，再按上法消毒。

（二）环境表面消毒

污染的房间、厕所、走廊等表面，应先消毒再清除明显的排泄物；对泥土地面还应刮去污染表土（另行消毒）后再用含有效氯 2000～5000mg/L 含氯消毒剂或 5000mg/L 过氧乙酸消毒；对非泥土地面用有效氯 1000～2000mg/L 或 2000mg/L 过氧乙酸消毒；其用量按地面性质不同而异，一般最低用量为 100～200ml/m^2，最高可用 1000ml/m^2，以喷洒均匀、透湿、不流水为限。

（三）用具消毒

对耐热耐湿物品，如棉织物、金属、陶瓷、玻璃类物品，用加热煮沸 30 分钟或压力蒸汽灭菌，也可用有效氯 1000mg/L 的含氯消毒剂浸泡 1～2 小时，也可使用季铵盐类消毒剂或其他符合国家卫生标准、卫生规范和相关规定要求的消毒剂进行消毒。对怕热怕湿物品，如书籍、文件、字画、污染的棉絮、皮毛制品、羽绒制品等，可用环氧乙烷消毒柜处理。

注：熏蒸消毒应在密闭环境中进行，室内相对湿度应在 80%以上，温度应在 30～

40℃为宜。对不怕湿物品，如各种塑料制品、用具、容器、人造纤维织物等，可用含有效氯 1000～2000mg/L 消毒液或 2000mg/L 过氧乙酸液浸泡 30 分钟或擦拭表面消毒。或用符合国家卫生标准、卫生规范和相关规定要求的消毒剂进行消毒。对污染的精密仪器、家电设备等物品可用乙醇、季铵盐类消毒剂擦拭消毒。

（四）餐饮具的消毒

患者用后的餐饮具用 80℃左右热水清洗 2～5 分钟，或用含有效氯 250mg/L 的溶液浸泡 30 分钟；严重污染者应煮沸消毒 30 分钟或在 500mg/L 有效氯溶液中浸泡 30 分钟以上。

（五）饮用水消毒

集中式供水出厂水余氯量不得低于 0.5mg/L，末梢水余氯量不得低于 0.05mg/L。分散式供水如直接从江、河、渠、塘、井取用水者，应在盛水容器内按每升水加入 1～5mg 有效氯消毒剂进行消毒，要求作用 30 分钟后，余氯量应达 0.5mg/L。

（六）污水消毒

可采用次氯酸钠、液氯、二氧化氯、臭氧消毒污水。污水排放标准按 GB 18466《医疗机构水污染物排放标准》中 4.1 执行；若污染污水已排放出去，应对污水沟进行分段截流加氯消毒，常用药物及浓度应根据污水有机物含量投加有效氯 20～50mg/L 的含氯消毒剂，作用 1.5 小时后，余氯应大于 6.5mg/L，或用符合国家卫生标准、卫生规范和相关规定要求的消毒剂进行消毒。

（七）尸体处理

同鼠疫处理。

三、乙、丙类传染病疫源地消毒原则

1. 经消化道传播的伤寒、副伤寒、细菌性痢疾、甲型和戊型病毒性肝炎、脊髓灰质炎等传染病及炭疽病原体污染的环境、物品、污水、粪便等的消毒，按以下方法进行操作：

(1) 室内环境表面的消毒：用有效氯 1000～2000mg/L 含氯消毒液或 2000mg/L 过氧乙酸消毒溶液依次作喷雾消毒，用量为 200～300ml/m^2；对抵抗力较低的细菌繁殖体，也可使用季铵盐类和酚类消毒剂进行消毒；有芽胞污染时，应使用 5000mg/L 有效氯或 5000mg/L 过氧乙酸消毒溶液喷雾消毒。

(2) 被污染饮食用具的消毒：用煮沸消毒 30 分钟，或用含有效氯 250mg/L 消毒液浸泡 30～60 分钟，或用符合国家卫生标准、卫生规范和相关规定要求的消毒剂进行消毒。

(3) 饮用水消毒后应符合 GB 5749 的要求。

(4) 被污染的污水，有污水处理站的，应达到 GB 18466《医疗机构水污染物排放标准》要求后排放。没有污水处理设施的，可加入含氯消毒剂消毒 90 分钟，余氯量应达到 6.5mg/L。

(5) 剩余食物的消毒：患者的剩余食物煮沸 1 小时或焚烧，可疑食物不得饲养家畜。

(6) 排泄物、分泌物等消毒后必须达到无害化。消毒方法按霍乱疫点处理；但对肝炎患者粪便等的消毒用含有效氯 10 000mg/L 消毒液按粪：药为 1：2 加入，搅拌作用 6 小时，对稀便可按按 5：1 加入漂白粉（有效氯含量 25%～32%）。

（7）患者尸体经严密包裹后立即火化或深埋。炭疽患者用过的治疗废弃物和有机垃圾应全部焚烧。

（8）死畜尸体等的处理：

1）畜类尸体经严密包裹后火化或深埋：已确诊为炭疽的家畜应严禁解剖，必须整体焚烧。一头200～500kg的死畜焚烧时需要汽油或柴油100～120kg，先在地下挖一条宽1～1.5m，长3～3.5m，深1m的长沟，用铁条架于沟上，然后在铁条上加木柴100kg，同时准备长条形钢钎，将死畜置木柴上，然后点燃，当畜体腹部胀大时，用钢钎将畜皮刺破，以防内脏等物四溅，陆续添加汽油或柴油，直到烧成骨灰为止。

2）病畜排泄物的消毒：病畜排泄物按5∶1加入漂白粉（有效氯含量25%～32%），消毒2小时后，深埋2m以下，不得用作肥料。根据情况，亦可选用其他含氯消毒剂干粉或溶液处理，但其最终有效氯浓度不少于40000mg/L。

3）病畜圈舍的消毒：病畜或死畜停留过的地面、墙面用5000mg/L过氧乙酸或有效氯10 000mg/L消毒液，按100～300ml/m^2药量，连续喷洒3次，间隔1小时。若畜圈地面为泥土时应将地面10～15cm的表层泥土挖起，然后按土∶药为5∶1拌加漂白粉（有效氯含量25%～32%），深埋于2m以下。

4）病畜污染的饲料、杂草和垃圾应焚烧处理。

2. 经呼吸道途径传播的肺炭疽、白喉、肺结核、传染性非典型肺炎等传染病病原污染的室内空气，地面墙壁、用具等按鼠疫处理要求进行消毒处理。肺炭疽病家的空气可采用过氧乙酸熏蒸，药量3g/m^2（即20%的过氧乙酸15ml，15%的过氧乙酸20ml），置于搪瓷或玻璃器皿中加热熏蒸2小时，熏蒸前应关闭门窗，封好缝隙，消毒完毕后开启门窗通风；亦可采用气溶胶喷雾消毒法，用2%过氧乙酸8ml/m^3，消毒1小时，或用符合国家卫生标准、卫生规范和相关规定要求的消毒剂进行消毒。

3. 经皮肤、黏膜接触传播的艾滋病、梅毒、淋病等传染病病原体污染的物品、排泄物等，必须进行严格消毒处理，特别是艾滋病应按甲类传染病消毒要求进行消毒处理。

（1）环境、用具消毒：

1）被患者血液、体液、排泄物和分泌物污染的地面，墙壁、桌椅、床、柜、车辆等均应采取有效的消毒措施；用次氯酸钠或二氯异氰尿酸钠等含氯制剂进行喷洒、浸泡、擦拭消毒，药液有效氯含量按污染轻重和性质可用1000～2000mg/L；污染的血液和排泄物用最终含量为5000～10 000mg/L有效氯，作用20～60分钟后及时冲洗，或用符合国家卫生标准、卫生规范和相关规定要求的消毒剂进行消毒。

2）传染性废物，按《医疗废物管理条例》及有关规定集中处理，没有条件时，应由专人负责消毒或焚烧处理。

3）运输工具的消毒：运送患者、病畜、死畜或皮毛时严禁污染地面或路面，运输工具应铺上或覆盖塑料布，运送完毕后，污染的塑料布立即焚烧处理。

4）医疗器械的消毒：按WS 310.2《医院消毒供应中心 第2部分：清洗消毒及灭菌技术操作规范》执行。

5）内镜的消毒：按照内镜清洗消毒技术相关标准和卫生规范执行。

（2）手及皮肤、黏膜消毒：日常接触用季铵盐类、胍类、醇类及含碘类消毒剂消毒手、皮肤及黏膜，或用符合国家卫生标准、卫生规范和相关规定要求的消毒剂进行消毒。

皮肤污染含 HIV 的血液、体液及分泌物等用含有效氯 250～500mg/L 的次氯酸钠或 2000mg/L 过氧乙酸溶液冲洗血迹。

（3）衣物、皮毛制品的消毒：建议送环氧乙烷等专业消毒站进行处理。

（4）皮毛等不耐湿热物品的消毒：可能污染炭疽的皮毛、毛衣、人造纤维、皮鞋和书报等消毒，最好选用环氧乙烷熏蒸，药量为 600mg/L，30～40℃，相对湿度 60%，消毒 48 小时。畜毛可用 2%硝酸或 10%硫酸溶液浸泡 2 小时，皮张也可用 2.5%盐酸溶液加入 15%食盐使溶液保持在 30℃以上浸泡 40 小时后取出（每千克皮张用 10L 溶液），再放入 1%氢氧化钠溶液中浸泡 2 小时以中和盐酸，然后用清水冲洗，晒干。

4. 经血及血液制品途径传播的乙型、丙型、丁型病毒性肝炎、艾滋病等传染病病原体污染的物品必须进行严格消毒处理。

（1）环境物品的消毒：HBV 对环境污染也较严重，应消除或杀灭外环境和物品中污染的病毒。对耐热耐湿物品，如棉织物、金属、陶瓷、玻璃类物品，用加热煮沸 30 分钟或压力蒸汽灭菌，也可用 1000mg/L 有效氯的含氯消毒剂浸泡 1～2 小时，也可使用季铵盐类消毒剂或其他符合国家卫生标准、卫生规范和相关规定要求的消毒剂进行消毒。

（2）皮肤、黏膜的消毒：污染的手用含 0.5%氯己定的 70%乙醇溶液 3ml 搓擦双手，或用含季铵盐类、碘类消毒剂洗刷 3 分钟，也可用季铵盐、胍类、含碘类消毒剂擦拭消毒，或用符合国家卫生标准、卫生规范和相关规定要求的消毒剂进行消毒。

四、朊毒体污染物的处理

朊毒体类感染因子对理化消毒及灭菌因子的抵抗力很强，消毒及灭菌处理困难。对该病患者或疑似患者污染的手术器械、物品及分泌物、排泄物等的消毒参照如下处理方法。

（一）焚烧

1. 适用于所有的一次性使用的器械、材料和废物。

2. 暴露于高感染性组织的所有器械的首选方法。

（二）耐热器械压力蒸汽灭菌或化学方法

1. 浸泡于 4% NaOH 或有效氯浓度为 20 000mg/L 次氯酸钠中 1 小时，在下排气式压力蒸汽灭菌器中 121℃灭菌 1 小时，清洗后常规灭菌。

2. 浸泡于 4% NaOH 或有效氯浓度为 20 000mg/L 次氯酸钠液中 1 小时，取出并用水冲洗后转到一个容器中，在下排气式压力蒸汽灭菌器中 121℃灭菌 1 小时或真空压力蒸汽灭菌器中 134℃灭菌 18 分钟，然后清洗并常规灭菌。

（三）物体表面和热敏器械用化学方法

1. 用 4% NaOH 或有效氯 20 000mg/L 次氯酸钠溶液中作用 1 小时，擦干并用水冲洗。

2. 不能耐受 NaOH 或次氯酸的任何表面，用水清洁、冲洗干净。

（四）干燥物品的压力蒸汽灭菌或化学处理法

1. 能耐受 NaOH 或次氯酸钠溶液中的小型干燥物品，首先应浸泡于 4% NaOH 或有效氯 20 000mg/L 次氯酸钠液中作用 1 小时，擦干并用水冲洗，然后在真空压力蒸汽灭菌器中≥121℃灭菌 1 小时。

2. 不能耐受 NaOH 或次氯酸钠的任何大小的大型干燥物品应在真空（多孔负载）压

力蒸汽灭菌器中 134℃灭菌 1 小时。

（五）压力蒸汽灭菌和化学处理的注意事项

1. 下排气式压力蒸汽灭菌器　空气通过灭菌柜室底部的口由蒸汽置换排出。下排气式压力蒸汽灭菌器被设计用于溶液和器械常规去污染和灭菌。

2. 真空（多孔负载）压力蒸汽灭菌器　空气经抽真空排出并被蒸汽替换。真空（多孔负载）压力蒸汽灭菌器用于外科使用的清洁器械、长手术外衣、敷料、毛巾和其他材料的灭菌，不适合液体灭菌。

五、其他传染病疫源地消毒原则

对新发传染病，不明原因传染病的疫源地消毒，应根据其流行病学特点和危害程度的不同按《疫源地消毒总则》中传染病疫源地消毒原则的相关要求进行消毒处理。

（胡国庆）

参考文献

1. 中华人民共和国国家标准 GB 15982—2012. 医院消毒卫生标准
2. 中华人民共和国卫生行业标准 WS/T 367—2012. 医疗机构消毒技术规范
3. 美国 CDC. Guideline for Disinfection and Sterilization in Healthcare Facilities. 2008
4. 美国 CDC，HICPAC. Guidelines for Environmental Infection Control in Health-Care Facilities. 2003
5. 中华人民共和国卫生行业标准 WS/T 368—2012. 医院空气净化管理规范
6. 中华人民共和国卫生行业标准 WS 310. 1-2009. 医院消毒供应中心 第 1 部分：管理规范
7. 中华人民共和国卫生行业标准 WS 310. 2-2009. 医院消毒供应中心 第 2 部分：清洗消毒及灭菌技术操作规范
8. 中华人民共和国卫生行业标准 WS 310. 3-2009. 医院消毒供应中心 第 3 部分：清洗消毒及灭菌效果监测规范
9. 中华人民共和国国家标准 GB 19193-2003 疫源地消毒总则
10. 卫生部 医疗机构口腔诊疗器械消毒技术操作规范（2005）
11. 卫生部 内镜清洗消毒技术操作规范（2004）
12. 中华人民共和国国家标准 GB 27955-2011 过氧化氢气体等离子体低温灭菌装置的通用要求
13. 胡必杰，胡国庆，卢岩．医疗机构空气净化最佳实践．上海：上海科学技术出版社，2012
14. 胡必杰，倪晓平，覃金爱．医院环境物体表面清洁与消毒最佳实践．上海：上海科学技术出版社，2012
15. 胡国庆，徐燕，潘协商，等．邻苯二甲醛消毒剂杀菌效果及相关性能评价，中国公共卫生，2009，25（4）：468-469
16. 胡国庆．我国过氧化氢低温等离子灭菌技术应用现状与管理，中国消毒学杂志，2011，28（3）：353-355
17. 胡国庆．八部消毒剂新国标重点内容解读，中国消毒学杂志，2012，29（6）：512-515
18. 胡国庆．消毒剂临床应用进展，中国护理管理，2012，12（7）：15-18
19. 胡国庆．《医院消毒卫生标准》应用追踪评价，中国卫生标准管理，2012，3（4）：07-14
20. 胡国庆，段亚波．GB15982-2012《医院消毒卫生标准》新变化，中国感染控制杂志，2013，12（1）：1-4
21. 胡国庆，段亚波．GB15982-2012《医院消毒卫生标准》内容解读（一），中国消毒学杂志，2013，30

(7)：649-652

22. 胡国庆，段亚波 . GB15982-2012《医院消毒卫生标准》内容解读（二），中国消毒学杂志 2013，30 (8)：752-757
23. 美国疾病预防控制中心 . Guidelines for Preventing the Transmission of Mycobacterium tuberculosis in Health-Care Settings. 2005
24. 美国 CDC. Guideline for Isolation Precautions：Preventing Transmission of Infectious Agents in Healthcare Settings. 2007
25. WHO. Guidelines on Hand Hygiene in Health Care. 2009
26. 美国国家标准委员会 ANSI/ASHRAE/ASHE 170—2008. Ventilation of health care facilities. 2008
27. WHO. Natural Ventilation for Infection Control in Health-Care Settings. 2009
28. 中华人民共和国国家标准 GB50333—2002. 医院洁净手术部建筑技术规范 . 2002
29. 中华人民共和国国家标准 GB/T14295—2008. 空气过滤器 . 2008
30. 中华人民共和国国家标准 GB/T13554—2008. 高效空气过滤器 . 2008
31. JGJ49—1988. 综合医院建筑设计规范 . 1988
32. 中华人民共和国医药行业标准 YY0646—2008. 小型蒸汽灭菌器自动控制型
33. 中华人民共和国国家标准 GB9588—2008. 大型蒸汽灭菌器技术要求
34. 中华人民共和国医药行业标准 YY0679—2008. 医用低温蒸汽甲醛灭菌器
35. 任伍爱，张青 . 硬式内镜清洗消毒及灭菌技术操作指南 . 北京：北京科学技术出版社，2012

第二十五章 医院消毒灭菌效果监测

第一节 供应室、手术室消毒灭菌效果监测

医院供应室、手术室的消毒灭菌工作是医院消毒工作的重点，但是，长期以来由于消毒灭菌工作不能给医院直接带来效益，医院不够重视，领导关注度不够，导致供应室建筑简陋，流程不合理，设备条件差，清洗以手工为主；消毒以84消毒液为主，消毒灭菌效果无完善的监测手段，清洗、消毒质量难以保证；无追溯管理系统，发生问题后也无法查出原因。随着我国经济的发展，医疗器械的进步，微创手术、内镜技术、植入物的发展，以及对环保的要求不断提高，1988年《医院消毒供应室验收标准（试行）》早已不能适应新形势的要求。2009年，原卫生部颁布了WS310.1—2009、WS310.2—2009和WS310.3—2009，全面系统地对消毒供应使得工作进行了规范，将原来的分散模式转变为集中管理模式，多科室向供应中心集中，多家医院向中心医院集中，合理利用卫生资源（人、设备、房屋等），并向规模化、专业化转型。因此，节省了空间，避免重复设置，设备集中使用，充分发挥作用，故节省设备及维修成本；有效运用人力资源，提高效率，进一步落实“以患者为中心”，各尽其责，便于管理，适应了消毒供应工作专业化发展和保证医疗安全的需要。尤其是WS310.3—2009医院消毒供应中心——第三部分清洗消毒及灭菌效果监测标准，对121℃下排气和132℃于真空压力蒸汽灭菌、小型压力蒸汽灭菌和快速压力蒸汽灭菌，过氧化氢等离子灭菌、低温甲醛蒸汽灭菌和环氧乙烷灭菌等的消毒灭菌效果监测提出了具体的要求，为保证医疗机构消毒供应中心的消毒灭菌效果提供了科学的监测手段。

一、通用要求

1. 应专人负责质量监测工作。

2. 应定期对清洁剂、消毒剂、洗涤用水、润滑剂、包装材料等进行质量检查，检查结果应符合《医院消毒供应中心 第1部分：管理规范》WS 310.1—2009的要求。

3. 应定期进行监测材料的质量检查，包括抽查原卫生部消毒产品卫生许可批件、卫生学安全性评价报告及有效期等，检查结果应符合要求。自制测试标准包应符合原卫生部《消毒技术规范》的有关要求。

4. 设备的维护与保养应遵循生产厂家的使用说明或指导手册对清洗消毒器、灭菌器进行日常清洁和检查。

5. 按照以下要求进行设备的检测与验证

（1）清洗消毒器应遵循生产厂家的使用说明书或指导手册进行验证。

（2）压力蒸汽灭菌器应每年对压力和安全阀进行检测校验。

（3）干热灭菌器应每年用干热温度测定仪对灭菌器各层内、中、外各点的温度进行物理监测。

（4）低温灭菌器应遵循生产厂家的使用说明书或指导手册进行验证。

二、清洗质量监测

（一）器械、器具和物品清洗质量的日常监测

在检查包装时进行，应目测和（或）借助带光源放大镜检查。清洗后的器械表面及其关节、齿牙应光洁，无血渍、污渍、水垢等残留物质和锈斑。

（二）器械、器具和物品清洗质量的定期抽查

每月应至少随机抽查3～5个待灭菌包内全部物品的清洗质量，检查的内容同日常监测，并记录监测结果。

1. 清洗消毒器及其质量的日常监测　应每批次监测清洗消毒器的物理参数及运转情况，并记录。

2. 清洗消毒器及其质量的定期监测

（1）对清洗消毒器的清洗效果可每年采用清洗效果测试指示物进行监测。当清洗物品或清洗程序发生改变时，也可采用清洗效果测试指示物进行清洗效果的监测。

（2）监测方法应遵循生产厂家的使用说明书或指导手册；监测结果不符合要求，清洗消毒器应停止使用。清洗效果测试指示物应符合有关标准的要求。

（3）清洗消毒器新安装、更新、大修，更换清洗剂、消毒方法，改变装载方法等时，应遵循生产厂家的使用说明或指导手册进行检测，清洗消毒质量检测合格后，清洗消毒器方可使用。

三、消毒质量监测

1. 应监测、记录每次消毒的温度与时间或 A_0 值。监测结果应符合原卫生部行业标准《医院消毒供应中心 第2部分：清洗消毒及灭菌技术操作规范》WS310.2—2009的要求。

2. 应每年检测清洗消毒器的主要性能参数。检测结果应符合生产厂家的使用说明或指导手册的要求。

3. 化学消毒　应根据消毒剂的种类特点，定期监测消毒剂的浓度、消毒时间和消毒时的温度，并记录，结果应符合该消毒剂相应的国家标准和规定。

4. 消毒效果监测　消毒后直接使用物品应每季度进行监测，监测方法及监测结果符合GB 15982的要求。每次检测3～5件有代表性的物品。

四、灭菌效果的监测

（一）基本要求

1. 对灭菌质量采用物理监测法、化学监测法和生物监测法进行，监测结果应符合WS310.3—2009标准的要求。

2. 物理监测不合格的灭菌物品不得发放；并应分析原因进行改进，直至监测结果符合要求。

3. 包外化学监测不合格的灭菌物品不得发放，包内化学监测不合格的灭菌物品不得使用。并应分析原因进行改进，直至监测结果符合要求。

4. 生物监测不合格时，应尽快召回上次生物监测合格以来所有尚未使用的灭菌物品，重新处理；并应分析不合格的原因，改进后，生物监测连续三次合格后方可使用。

5. 灭菌植入型器械应每批次进行生物监测。生物监测合格后，方可发放。

6. 按照灭菌装载物品的种类，可选择具有代表性的PCD进行灭菌效果的监测。

7. 灭菌器新安装、移位和大修后的监测　应进行物理监测、化学监测和生物监测。物理监测、化学监测通过后，生物监测应空载连续监测三次，合格后灭菌器方可使用。对于小型压力蒸汽灭菌器，生物监测应满载连续监测三次，合格后灭菌器方可使用。预真空（包括脉动真空）压力蒸汽灭菌器应进行B-D测试并重复三次，连续监测合格后，灭菌器方可使用。

8. 对于低温灭菌方法包括环氧乙烷灭菌法、过氧化氢气体等离子低温灭菌法和低温甲醛蒸汽灭菌法等，新安装、移位、大修、灭菌失败、包装材料或被灭菌物品改变，应对灭菌效果进行重新评价，包括采用物理监测法、化学监测法和生物监测法进行监测（重复三次），监测合格后，灭菌器方可使用。

（二）监测原则

应强调灭菌全过程的质量控制，灭菌前、清洗、消毒、包装、装放有明确的规定和要求，灭菌过程中对排气、温度、压力有实时监测手段，灭菌后有检查、存放要求和可追溯系统。

（三）灭菌效果监测

1. 压力蒸汽灭菌器灭菌效果监测

（1）物理检测方法：

1）使用压力温度记录器对灭菌器内的温度压力进行实时监测：检测时，将压力温度检测器放于灭菌器温度最低的部位，关好柜门，经过一个完整灭菌过程后，柜内的压力和温度已完整的记录在记录仪中，将检测器取出后与连接器连接并通过专用软件，显示灭菌柜内各时间点的温度和压力，以判断柜内灭菌温度和压力参数是否符合要求。

2）结果判定：每次灭菌应连续监测并记录灭菌时的温度、压力和时间等灭菌参数。温度波动范围在3℃以内，时间满足最低灭菌时间的要求，同时应记录所有临界点的时间、温度与压力值，结果应符合灭菌的要求。

（2）化学监测法：使用化学指示物包括包外、包内化学指示物用于灭菌过程和灭菌效果的监测，灭菌后即可观察结果，结果易判断。

1）检测方法：灭菌包包外应有化学指示胶带或标签，高度危险性物品包内应放置包内化学指示卡，置于最难灭菌的部位。如果透过包装材料可直接观察包内化学指示物的颜色变化，则不必放置包外化学指示物。经过一完整灭菌周期后，观察化学指示物颜色的变化，判定是否达到灭菌合格要求。

2）结果判定：

①化学指示卡监测法：化学指示卡色块颜色变化达到了标准色，表示达到了灭菌所要求的温度和作用时间，所有的化学指示卡色块颜色变化达到了标准色，表明达到了灭菌效果。但每次灭菌只要有 1 个化学指示卡变色不合格，应判定该次灭菌不合格。

②化学指示胶带和化学指示标签监测法：用于指示灭菌过程，化学指示胶带和化学指示标签色块颜色变化达到了标准色，表示经过了灭菌过程，但不能指示灭菌效果。

（3）B-D 试纸法：使用 B-D 试纸对预真空和脉动真空压力蒸汽灭菌器抽真空度的监测，每日空载进行一次 B-D 试验。

1）B-D 测试包的制作方法：B-D 测试包由 100％脱脂纯棉布或 100％全棉手术巾折叠成长 30cm±2cm、宽 25cm±2cm、高 25～28cm 大小的布包；将专用 B-D 测试纸，放入上述布包的中间；制成的 B-D 测试包的重量要求为 4kg±5％。或采用一次性使用或反复使用的 B-D 测试包。

2）B-D 测试方法：测试前先预热灭菌器，将 B-D 测试包水平放于灭菌柜内灭菌车的前底层，靠近柜门与排气口底前方；柜内除测试包外无任何物品；134℃，不超过 3.5 分钟后，取出测试包，观察 B-D 测试纸颜色变化。

3）结果判定：B-D 测试纸均匀一致变色，说明 B-D 试验通过，灭菌器可以使用；变色不均说明 B-D 试验失败，可再重复一次 B-D 测试，合格，灭菌器可以使用；不合格，需检查 B-D 测试失败原因，直至 B-D 测试通过后该灭菌器方能使用。

4）注意事项：监测所用化学指示物应取得原卫生部卫生许可批件，并在有效期内使用。

（4）生物监测法：经过完整的灭菌周期后，通过观察抗力稳定的生物指示物的生长与否，直接反映灭菌效果是否符合要求，此法观察直观、效果可靠。生物检测法应每周监测一次，紧急情况灭菌植入型器械时，可在生物 PCD 中加用 5 类化学指示物。5 类化学指示物合格可作为提前放行的标志，生物监测的结果应及时通报使用部门。采用新的包装材料和方法进行灭菌时应进行生物监测。

1）用于压力蒸汽灭菌效果监测的生物指示剂：

①对指示菌株的要求：指示菌株为耐热的嗜热脂肪杆菌芽胞（ATCC 7953 或 SSIK 31 株），菌片含菌量为（5.0×10^5～5.0×10^6）cfu/片，在（121±0.5)℃条件下，D 值为 1.3～1.9 分钟，杀灭时间（KT 值）≤19 分钟，存活时间（ST 值）为≥3.9 分钟。试验用培养基为溴甲酚紫葡萄糖蛋白胨水培养基。

②对标准试验包的要求：由 16 条 41cm×66cm 的全棉手术巾制成。制作方法：将每条手术巾的长边先折成 3 层，短边折成 2 层，然后叠放，制成 23cm×23cm×15cm 的测试包，将至少一个标准指示菌片装入灭菌小纸袋内或至少一个自含式生物指示剂，置于标准试验包的中心部位。

③对生物 PCD 的要求：将至少一个标准指示菌片或一个自含式生物指示剂，置于生物 PCD 最难灭菌的部位，对开放式管腔应放在管腔的中间部位，对有盲端的 PCD，生物

指示物应放在盲端处。

2）检测方法：经一个灭菌周期后，在无菌条件下，取出标准试验包中的指示菌片，投入溴甲酚紫葡萄糖蛋白胨水培养基中，经（56±1）℃培养7天（自含式生物指示物按说明书执行），观察培养基颜色变化。检测时设阴性对照和阳性对照。

3）结果判定：每个指示菌片接种的溴甲酚紫蛋白胨水培养基都不变色，判定为灭菌合格；若有一个指示菌片接种的溴甲酚紫蛋白胨水培养基，由紫色变为黄色时，则灭菌不合格。

4）注意事项：①监测所用菌片或自含式菌管应取得原卫生部消毒产品卫生许可批件或进行了卫生安全性评价，并在有效期内使用；②如果一天内进行多次生物监测，且生物指示剂为同一批号，则只设一次阳性对照即可。

2. 小型压力蒸汽灭菌器灭菌效果监测　应选择一次性使用标准测试包或生物PCD，置于灭菌器最难灭菌的部位，且灭菌器应处于满载状态。一次性使用标准测试包或生物PCD应侧放，体积大时可平放。采用快速压力蒸汽灭菌程序灭菌时，应直接将一支生物指示物，置于空载的灭菌器内，经一个灭菌周期后取出，规定条件下培养，观察结果。

3. 快速灭菌器灭菌效果监测　监测快速121℃下排气和132℃预真空压力蒸汽灭菌效果时，可直接将一片包内化学指示物置于待灭菌物品旁边，进行化学监测。

4. 干热灭菌器灭菌效果监测

（1）物理监测法：WS310.3—2009中规定，每灭菌批次应进行物理监测。常用的监测方法为将多点温度检测仪的多个探头分别放于灭菌器各层内、中、外各点，关好柜门，引出导线，由记录仪中观察温度上升与持续时间。温度在设定时间内均达到预置温度，则物理监测合格。

（2）化学监测法：

1）检测方法：将既能指示温度又能指示温度持续时间的化学指示剂3～5个分别放入待灭菌的物品中，并置于灭菌器最难达到灭菌的部位。经一个灭菌周期后，取出化学指示剂，据其颜色及性状的改变判断是否达到灭菌条件。

2）结果判定：检测时，所放置的指示管的颜色及性状均变至规定的条件，则判为达到灭菌条件；若其中之一未达到规定的条件，则判为未达到灭菌条件。

3）注意事项：检测所用的化学指示剂需取得原卫生部消毒产品卫生许可批件或进行了卫生安全性评价，并在有效期内使用。

（3）生物检测法：

1）指示菌株：枯草杆菌黑色变种芽胞（ATCC 9372），菌片含菌量为（5.0×10^5～5.0×10^6）cfu/片。其抗力应符合以下条件：在温度（160±2）℃时，其D值为1.3～1.9分钟，存活时间≥3.9分钟，死亡时间≤19分钟。

2）检测方法：将枯草杆菌芽胞菌片分别装入灭菌中试管内（1片/管）。灭菌器与每层门把手对角线内，外角处放置2个含菌片的试管，试管帽置于试管旁，关好柜门，经一个灭菌周期后，待温度降至80℃时，加盖试管帽后取出试管。在无菌条件下，加入普通营养肉汤培养基（5ml/管），以（36±1）℃ 培养48小时，观察初步结果，无菌生长管继续培养至第7天。

3）结果判定：阳性对照组培养阳性，阴性对照组培养阴性，若每个指示菌片接种的肉汤管均澄清，判为灭菌合格；若阳性对照组培养阳性，阴性对照组培养阴性，而指示菌片之一接种的肉汤管混浊，判为不合格；对难以判定的肉汤管，取 0.1ml 接种于营养琼脂平板，用灭菌 L 棒或接种环涂匀，置（36±1)℃培养 48 小时，观察菌落形态，并做涂片染色镜检，判断是否有指示菌生长，若有指示菌生长，判为灭菌不合格；若无指示菌生长，判为灭菌合格。

4）注意事项：检测所用的指示菌片需取得原卫生部消毒产品卫生许可批件或进行了卫生安全性评价，并在有效期内使用。

5. 环氧乙烷灭菌器灭菌效果监测

（1）仪器监测法：按照 GB 18279—2000 医疗器械 环氧乙烷灭菌确认和常规控制 附录 C 中 C3.1 的要求进行。

（2）化学监测法：每个灭菌物品包外应使用包外化学指示物，作为灭菌过程的标志；每包内最难灭菌位置放置包内化学指示物，通过观察其颜色变化，判定其是否达到灭菌合格要求。

（3）生物指示物监测法：

1）每灭菌批次均应进行生物监测。

2）生物指示物用枯草杆菌黑色变种芽胞（ATCC 9372）

抗力要求为：菌量在（5×10^5～5×10^6）cfu/片，在环氧乙烷剂量为（600±30）mg/L，作用温度为（54±2)℃，相对湿度为 60%±10%条件下，其杀灭 90%该微生物的 D 值为 2.6～5.8 分钟，存活时间应≥7.8 分钟，死亡时间应≤58 分钟。

使用菌片监测灭菌效果时，菌量为（5×10^5～5×10^6）cfu/片。

3）检测方法：

①常规生物测试包的制备：取一个 20ml 无菌注射器，去掉针头，拔出针栓，将生物指示剂放入针筒内，带孔的塑料帽应朝向针头处，再将注射器的针栓插回针筒（注意不要碰及生物指示物），之后用一条全棉小毛巾两层包裹，置于纸塑包装袋中，封装。

②用枯草杆菌黑色变种芽胞置于常规生物测试包内，对灭菌器的灭菌质量进行监测。常规生物测试包放在灭菌器最难灭菌的部位（整个装载灭菌包的中心部位）。灭菌周期完成后应立即将生物指示物从被灭菌物品中取出，(36±1)℃培养 7 天（自含式生物指示物应遵循产品说明），观察培养基颜色变化。同时设阳性对照和阴性对照。

4）结果判定：阳性对照组培养阳性，阴性对照组培养阴性，试验组培养阴性，判定为灭菌合格。阳性对照组培养阳性，阴性对照组培养阴性，试验组培养阳性，则灭菌不合格；同时应进一步鉴定试验组阳性的细菌是否为指示菌或是污染所致。

5）注意事项：监测所用化学和微生物指示物必须取得原卫生部消毒产品卫生许可批件或进行了卫生安全性评价，并在有效期内使用。

6. 过氧化氢等离子灭菌器灭菌效果监测

（1）物理监测法：每次灭菌应连续监测并记录每个灭菌周期的临界参数如舱内压、温度、过氧化氢的浓度、电源输入和灭菌时间等灭菌参数。灭菌参数符合灭菌器的使用说明或操作手册的要求。

（2）化学监测法：每个灭菌物品包外应使用包外化学指示物，作为灭菌过程的标志；每包内最难灭菌位置放置包内化学指示物，通过观察其颜色变化，判定其是否达到灭菌合格要求。

（3）生物监测法：应每天至少进行一次灭菌循环的生物监测，监测方法应符合国家的有关规定。

7. 低温甲醛蒸汽灭菌器灭菌效果监测

（1）物理监测法：每灭菌批次应进行物理监测。详细记录灭菌过程的参数，包括灭菌温度、湿度、压力与时间。灭菌参数符合灭菌器的使用说明或操作手册的要求。

（2）化学监测法：每个灭菌物品包外应使用包外化学指示物，作为灭菌过程的标志；每包内最难灭菌位置放置包内化学指示物，通过观察其颜色变化，判定其是否达到灭菌合格要求。

（3）生物监测法：应每周监测一次，监测方法应符合国家的有关规定。

第二节　使用中消毒液监测

一、消毒剂的微生物污染问题

曾有人报道污染的消毒剂和手消毒剂溶液导致的医院相关感染。认为高水平消毒剂/液体化学灭菌剂与内在或外在的污染造成的暴发无关。低水平消毒剂包括氯己定、季铵盐和酚类消毒剂等容易被污染。铜绿假单胞菌是从污染的消毒剂中分离出来的最常见的菌株。该菌在稀释的消毒剂中继续生存生长的能力很强，究其原因可能与假单胞菌的营养多样化有关，其特有的外膜构成了杀菌剂通过的有效屏障和（或）外排系统。尽管消毒剂的原液在生产过程中未被污染，但是未稀释的酚、醛类消毒剂在使用过程中能被假单胞菌污染。在大多数描述的污染消毒剂相关疾病中，表明这些消毒剂曾被用于消毒患者诊疗物品，如膀胱镜、心导管和体温计等。

为了降低细菌在消毒剂中的生长率和因使用这些污染产品造成的各种医院相关感染的威胁，应采取以下措施：一是有些消毒剂不应进行稀释；那些需要稀释的，应正确地配制符合厂家推荐的使用浓度。二是感染控制专业人员应了解导致消毒剂在使用时污染的原因，并且对使用者进行培训以防污染再次发生。以往有文献报道普通消毒剂的外在污染来源主要有加水稀释的操作，污染的容器和配制和（或）使用的医院场所存在污染。三是消毒剂溶液应按产品说明书进行储存。

二、消毒剂有效成分的检测方法

1. 常用检测方法一般为滴定法，有条件的可使用仪器法，具体方法见原卫生部《消毒技术规范》2002年版。

2. 浓度试纸测定法　戊二醛、含氯类、过氧乙酸、二氧化氯等消毒剂已有浓度试纸，可按说明书要求使用。检测所用消毒剂有效成分浓度试纸必须取得原卫生部消毒产品卫生许可批件或进行了卫生安全性评价，并在有效期内使用。

三、使用中消毒液染菌量的检测方法

（一）检测方法

1. 涂抹法　用无菌吸管吸取消毒液 1.0ml，加入 9.0ml 含有相应中和剂的采样管内混匀，用无菌吸管吸取上述溶液 0.2ml，滴于干燥普通琼脂平板，每份样品同时做 2 个平行样，一平板置 20℃培养箱培养 7 天，观察霉菌生长情况，另一个平板置 35℃培养箱培养 72 小时记数菌落数，观察细菌生长情况，同时按消毒技术规范的原则分离致病菌。

消毒液染菌量（cfu/ml）＝每个平板上的平均菌落数 × 50

2. 倾注法　用无菌吸管吸取消毒液 1.0ml，加入到 9.0ml 含相应中和剂的无菌生理盐水采样管中混匀，分别取 0.5ml 放入 2 个灭菌平皿内，加入已熔化的 45～48℃ 的营养琼脂 15～18ml，边倾注边摇匀，待琼脂凝固，培养方法同涂抹法。

消毒液染菌量（cfu/ml）＝每个平板上的平均菌落数 × 20

（二）结果判断

消毒液染菌量≤100cfu/ml，并未检出致病菌为合格。

（三）注意事项

消毒剂采样后应在 1 小时内检测。

第三节　紫外线消毒效果监测

一、一般要求

紫外线适用于室内空气，物体表面的消毒。常用的室内悬吊式紫外线灯对室内空气消毒时安装的数量为平均 $1.5W/m^3$，照射时间不少于 30 分钟。

用于物体表面消毒的照射剂量：杀灭一般细菌繁殖体时，照射剂量不得低于 $10\ 000\mu W \cdot s/cm^2$；杀灭细菌芽胞的照射剂量不得低于 $100\ 000\mu W \cdot s/cm^2$，杀灭真菌孢子的照射剂量不得低于 $600\ 000\mu W \cdot s/cm^2$。

二、紫外线灯管辐照度值的测定

（一）辐照剂量的计算方法

辐照剂量为紫外线在被照射物品的表面处的辐照强度和照射时间的乘积。故根据紫外线光源在被照物体表面的强度，可以计算出需要照射的时间，例如，应用紫外线照度计实测某紫外灯对实验台面的照射强度值为 $80\mu W/cm^2$，污染的微生物可能是细菌芽胞，杀灭芽胞需要的辐照剂量是 $100\ 000\mu W \cdot s/cm^2$，因此对此试验台面消毒需要照射的时间为：$100\ 000\mu W \cdot s/cm^2 \div 80\mu W/cm^2 = 1250$ 秒≈21 分钟。

（二）紫外线灯管辐照度值的测定

1. 紫外线灯的检测　普通型或低臭氧型直管紫外灯（30W）。

新灯管的辐照度值在灯管垂直下方 1m 的中心处，应≥90μW/cm²，使用中的灯管的辐照度值在灯管下方垂直 1m 的中心处，应≥70μW/cm²。低于此值应予更换。

2. 检测方法　开启紫外线灯 5 分钟后，将测定波长为 253.7nm 的紫外线辐照计探头置于被检紫外线灯管下垂直距离 1m 的中央处，待仪表稳定后，所示数据即为该紫外线灯管的辐照度值。

3. 结果判定　普通 30W 直管型紫外线灯，新灯辐照强度 ≥90μW/cm² 为合格；使用中紫外线灯辐照强度≥70μW/cm²为合格；30W 高强度紫外线新灯的辐照强度≥180μW/cm²为合格。

4. 注意事项

(1) 保持紫外线灯表面的清洁。

(2) 测定时电压 (220±5) V，温度 20～25℃，相对湿度<60%，紫外线辐照计必须定期在计量部门检定，并在有效期内使用。

(3) 不得使紫外线光源直接照射到人体，以免引起损伤。

(三) 紫外线强度指示卡监测方法

1. 特点　该指示卡检测法简便，快速，但其结果为间接指标，不能直接得到辐照度值。

2. 检测方法　开启紫外线灯 5 分钟后，将化学指示卡置于被检紫外线灯下垂直距离 1m 的中央处照射 1 分钟。

3. 结果判定　观察该指示卡上色块的颜色变化，并与标准色块比较，普通 30W 直管型紫外线灯，新灯辐照强度 ≥90μW/cm² 为合格；使用中紫外线灯管辐照强度≥70μW/cm²为合格。

4. 注意事项　检测所用指示卡必须取得原卫生部消毒产品卫生许可批件或进行了卫生安全性评价，并在有效期内使用。

三、紫外线消毒效果的监测方法

(一) 物体表面消毒效果监测

1. 菌片的制备

(1) 指标微生物：枯草杆菌黑色变种芽胞 ATCC9372 大肠埃希菌 8099。

(2) 染菌载体：玻璃片 10mm×10mm 使用前需经脱脂和灭菌处理。

(3) 染菌方法：取菌悬液 10μl 均匀涂布于玻璃片上，干燥，使回收菌量为 (5×10^5～5×10^6) cfu/片。

2. 检验方法　将染菌玻片放于待检测的物体表面，紫外线照射后（对异型、高照度型，或非 30W 功率等灯管的照射距离，随产品用途和使用方法而定），将染菌玻片立即放入含 5.0ml PBS 试管中，电动混匀器震荡 20 秒或各振敲 80 次。取洗液按原卫生部《消毒技术规范》的要求进行活菌培养计数。阴性对照组，以同次实验用培养基或 PBS 接种培养基培养，观察有无细菌生长。

3. 结果判定　每次试验中的阳性对照菌片，检测回收菌量均应在 (1×10^6 cfu/片～5×10^6) cfu/片，阴性对照组应无菌生长，对细菌及其芽胞和真菌的杀灭对数值均≥3.00。可判为消毒合格。

4. 注意事项　染菌时，防止将菌液污染玻片的背面和侧面。

(二) 空气消毒效果监测

1. 指标微生物　空气中的自然菌。

2. 采样时间　在消毒处理后、操作前进行采样。

3. 检测方法

(1) 布点方法：室内面积≤$30m^3$，设内、中、外对角线 3 点，内、外点布点部位距墙壁 1m 处；室内面积>$30m^3$，设 4 角及中央 5 点，4 角的布点部位距墙壁 1m 处。

(2) 将普通营养琼脂平板（直径为 9cm）放在室内各采样点处，采样高度为距地面 0.8～1.5m 处，采样时将平板盖打开，扣放于平板旁，暴露至规定的时间，盖好立即送检。

(3) 将送检的平板置（36±1)℃温箱培养 48 小时，计数菌落数，若怀疑与医院内感染暴发有关时，应进行目标微生物的检测。

4. 结果计算　平均每个平皿的菌落数 cfu/(暴露时间·平皿)

5. 结果判定　非洁净手术部（室)、非洁净骨髓移植病房、产房、导管室、新生儿室、器官移植病房、烧伤病房、重症监护病房、血液病房去空气中细菌菌落总数≤4cfu/(15min·直径 9cm 平板)。

儿科病房、母婴同室、妇产科检查室、人流室、治疗室、注射室、换药室、输血科、消毒供应中心、血液透析中心、急诊室、化验室、各类普通病房、感染疾病科门诊及其病房空气中细菌菌落总数≤4cfu/(5mn·直径 9cm 平板)。

6. 注意事项　采样前，关好门、窗，在无人走动的情况下，静止 10 分钟进行采样。

(李新武)

参考文献

1. GB15982-2012《医院消毒卫生标准》
2. WS/T 367-2012《医疗机构消毒技术规范》
3. WS/T368-2012《医院空气净化管理规范》
4. WS310.1-2009 医院消毒供应中心第 1 部分：管理规范
5. WS310.2-2009 医院消毒供应中心第 2 部分：清洗消毒剂灭菌技术操作规范
6. WS310.3-2009 医院消毒供应中心第 3 部分：清洗消毒及灭菌效果监测标准

第九篇 医院感染的隔离预防

第二十六章 隔离与预防

一、隔离技术的发展

对传染病患者采用隔离的方法控制其传播古来有之。现代隔离技术可追溯至19世纪70年代的美国，1877年，美国的医学教科书中阐述了传染病患者的隔离策略，还设立了独立的传染病医院、传染病简易隔离病房等隔离救治机构。当时，各类传染病患者被集中安置在同一房间内，不久就发生了交叉感染。

进入20世纪，随着人们对传染性疾病的理解进一步深入，隔离的理念发生了转换，医院开始将不同的传染病患者按不同病种分别安置于不同房间或区域。另外，无菌技术逐渐被掌握和应用，隔离预防技术逐步完善。又经过了半个多世纪的探索，20世纪70年代，美国建立起不同的隔离系统。1970年，美国疾病预防和控制中心（CDC）制定了《医院隔离技术》，阐述了各种隔离方法，并且于1975年和1978年两次修订，随着传染病的流行病学知识的发展，将隔离措施进行了相应修订，建立了HIV、多重耐药菌、嗜肺军团菌等新发感染的隔离预防措施。

1983年，美国CDC又对隔离技术进行了重大修订，编制了《医院隔离技术指南》，并将其列入美国CDC《医院感染预防和控制》指导性文件中，建立了A、B两个隔离系统：A系统，即疾病类别隔离系统，该系统包括了严密隔离、接触隔离、肠道隔离、抗酸杆菌隔离、呼吸道隔离、血液与体液隔离、伤口与引流隔离等7个类别。隔离实践中，指南推荐使用隔离指示卡，用7种颜色隔离指示卡代表7类隔离，疾病名称写在卡片正面，隔离措施写在背面；指南包括了选择使用隔离衣、口罩、手套，污物处理以及患者单间隔离等内容。该系统方便、简洁、易于掌握。至20世纪70年代中期，美国93%的医疗机构采用了这种隔离系统。但是其对某种疾病特异性差，存在对某一特定疾病过度隔离或隔离不足的问题。B系统，即疾病特异隔离系统，每个隔离措施的选用都是基于特定疾病传播的流行病学特征，在隔离指示卡已列出的各种隔离措施中选择需要的措施，有针对性，节约费用。但要求医务人员必须经过严格训练，还要有高度责任心。

A、B系统针对的是确诊感染者或疑似感染者，而艾滋病，乙型肝炎等疾病诊断前对医务人员的危险性远超过诊断后。为了减少血源性感染传播，1985年，美国CDC提出了普遍预防（universal precaution）用于血源性感染的隔离预防。普遍预防认为所有的血液和体液均有感染性，除了强调预防针刺伤和使用传统的隔离屏障（如手套、隔离衣）以外，也包括了在需要复苏、进行某种操作和使用通气设备时，使用口罩和眼镜以防止黏膜的暴露。它的实施可有效降低医务人员暴露于艾滋病等经血传播疾病的职业危险，但花费大，某些具有潜在感染危险的非血源性物质没有得到应有的重视。

1987 年，又发展出了体内物质隔离（body substance isolation，BSI）系统，该系统对普遍预防进行了补充，BSI 系统提出患者所有身体物质，如血液、体液、分泌物、排泄物和其他体液均需隔离预防。它是一个与 A、B 系统并行的隔离系统，也是对 A、B 系统的必要补充，但需要注意的是耐甲氧西林的葡萄球菌（MRSA）、耐万古霉素肠球菌（VRE）、耐药结核分枝杆菌等多重耐药菌的感染，经此隔离预防难以完全阻断。

至此，发展出了多种隔离方法，但多个隔离系统并行，在执行中容易混淆，难以准确把握。因此，美国医院感染控制顾问委员会（Healthcare Infection Control Practice Advisory Committee，HICPAC）对隔离系统进行了修订，新的系统中综合了普遍预防和体内物质隔离，提出了标准预防（standard precaution）的概念，该法遵循双向防护的原则，认为全部患者的血液、体液、分泌物、除汗液以外的排泄物均具有传染性，接触这些物质须采取标准预防措施，与此同时，确定感染的传播途径有空气传播、飞沫传播和接触传播 3 种，并提出了基于传播途径的隔离预防。2007 年，美国 HICPAC 更新的《隔离预防指南：预防病原体在医疗机构传播》再次确认了标准预防和基于传播途径的隔离预防体系，增加了呼吸道卫生/咳嗽礼仪、安全注射、高危险及涉及椎管穿刺等操作时戴口罩、保护性环境管理作为标准预防的新要素，本次修订中，用新的术语——医疗相关感染（healthcare associated infections，HAIs）替代医院感染（nosocomial infection），来解决获得感染的地点难以确定的问题。

我国原卫生部 2009 年 4 月 1 日发布了《医院隔离技术规范》，该标准于 2009 年 12 月 1 日执行，其中借鉴并采纳了美国 CDC 与 HICPAC 的隔离体系，作为国家卫生行业标准规定了各级各类医院隔离预防技术标准，要求针对患者诊疗、护理的隔离预防应在标准预防的基础上，基于疾病传播途径的不同，采取相应的隔离措施。

二、隔离基本概念与基本原则

（一）隔离基本概念

1. 感染链（infection chain） 感染在医院内传播的三个环节，即感染源、传播途径和易感人群，这三个环节共同构成了感染链，隔离措施的目的就是切断这三个环节其中之一。

2. 感染源（source of infection） 指病原微生物自然生存、繁殖并排出的宿主或场所。医疗相关感染的感染源主要源于患者、医疗保健人员、患者家属、探视者以及环境中污染物品；感染既可为活动性感染，也可以是无症状带菌或潜伏期的感染；呼吸道和胃肠道定植的微生物是常见的感染微生物。

3. 传播途径（modes of transmission） 指病原微生物从感染源传播到易感人群的路径。不同的病原体传播途径不同，确认的传播途径有空气传播、飞沫传播和接触传播。空气传播（airborne transmission）是指带有病原微生物的微粒子（$\leqslant 5\mu m$）通过空气流动导致的疾病传播，肺结核、水痘、麻疹是三种主要的经空气传播的疾病。飞沫传播（droplet transmission）则是指带有病源微生物的飞沫核（$>5\mu m$），在空气中短距离（1m 内）移动到易感人群的口、鼻黏膜或眼结膜等导致的传播。从上述定义不难看出，飞沫传播的传播范围比较局限，而空气传播可能在更大的范围内实现，因而空气传播的疾病的隔离措施要较飞沫传播的疾病更加严格。接触传播（contact transmission）是病原体通过手、媒介物直接或间接接触导致的传播，手是医院感染最常见的媒介。

4. 易感人群（susceptible host）　对某种疾病或传染病缺乏特异性免疫力而容易感染的人群。影响感染性疾病发生发展的因素很多，大多数与宿主自身健康状况和免疫状况有关，另外感染源作用于宿主的特征也是非常重要的因素，包括致病性、毒力和抗原特性，如感染剂量、疾病发生机制、暴露途径等。正是由于上述因素的差异，同样暴露于病原微生物，有些人不发病，而有些人可能发展成严重疾病甚至死亡。

5. 隔离（isolation）　又称隔离预防，是指采用各种方法、技术，防止感染因子从患者及携带者传播给他人的一种措施。

6. 区域隔离（area isolation）　是指将感染源（患者或病原携带者）安置在指定的地点或特殊环境中，使他们与普通患者分开，并对指定的地点或特殊环境及时消毒处理，以防止疾病的传播和不同病种间的交叉感染。

（二）隔离基本原则

隔离是针对外源性感染的措施，基本原则是严格管理感染源、阻断感染传播途径、保护易感人群，以达到切断感染链，降低外源性感染发生和暴发的目的。有效隔离的基本原则：

1. 医疗结构建筑设计应具有隔离预防的功能，各个功能区域布局要合理，区域划分要明确，并设有清楚的标识。明确服务流程，洁、污分开，人流、物流分开。应注意新建与改建医院或病区的通风系统，应按照功能分区要求安装。

2. 遵循“标准预防”的原则，按照《医院隔离技术规范》的要求，制定并落实隔离制度，同时按照基于传播途径的预防，针对特定疾病选择隔离防护措施。

3. 加强医务人员隔离与防护知识与技能的培训，掌握常见感染病的传播途径、隔离方法和防护技术，熟练掌握操作规程。配置合适、必要的防护用品，并保证正确使用。

4. 加强隔离措施执行的监督、检查与指导，及时改进存在的问题，实现持续质量改进的目标，保证隔离措施有效并正确实施。

三、建筑布局与隔离要求

（一）建筑分区

医院内区域划分：根据获得感染危险性的高低和污染程度分为 4 个区域。同一等级分区的部门和科室应当相对独立，高危险区和极高危险区的科室应当相对独立，并与普通病区和生活办公区分开，通风系统区域化。

1. 低危险区　包括行政管理区、教学区、图书馆、生活服务区等。

2. 中等危险区　包括普通门诊、普通病房等。

3. 高危险区　包括感染疾病科门诊、感染疾病科病房等。

4. 极高危险区　包括手术室、重症监护病房、器官移植病房等。

（二）各病区的建筑布局与隔离要求

1. 呼吸道传染病病区　呼吸道传染病病区适用于经呼吸道传播疾病患者的隔离。呼吸道传染病病区中建筑布局要求有三区和两通道。三区指清洁区、潜在污染区和污染区，清洁区（clean area）指的是呼吸道传染病病区中不易受到患者血液、体液和病原微生物等物质污染及传染病患者不应进入的区域。包括医务人员的值班室、卫生间、男女更衣室、浴室以及储物间、配餐间等。潜在污染区（potentially contaminate area）是该病区中位于清洁区与污染区之间，有可能被患者血液、体液和病原微生物等物质污染的区域，包括医务人员的办公室、治疗室、护士站、患者用后的物品、医疗器械等处理室，内走廊等。污染区（contaminated area）是该病区中传染病患者和疑似传染病患者接受诊疗的区域，包括被其血液、体液、分泌物、排泄物污染物品暂存和处理的场所。包括病室、处置室、污物间以及患者入院、出院处理室等。两通道（two passages）分别是医务人员通道和患者通道。医务人员的通道出入口应设在清洁区一端，患者通道出入口设在污染区一端。另外应在两通道和三区之间设立缓冲间（buffer room），即清洁区与潜在污染区之间、潜在污染区与污染区之间设立的两侧均有门的小室，缓冲间两侧的门不应同时开启。另外，病区应有良好的通风设施。

呼吸道传染病病区中三区之间应标识清楚，严格服务流程和三区的管理。不同类的传染病患者应安排在不同的病室，当同种疾病患者安置于同一病室时，两病床之间距离不少于 1.1m，疑似患者应单独安置，经空气传播疾病的隔离病区应设有负压病室（negative pressure room），负压病室由病室和缓冲间构成，通过缓冲间与病区走廊连接。病室内的气压宜为－30Pa，缓冲间的气压宜为－15Pa，空气的流动方向按照清洁区向污染区。病室的通风系统是负压通风，上送风，下排风，送风口与排风口要尽量远离，使室内空气有效循环，一般排风口设置在病床床头附近，下缘距离地面应高于 10cm。送风应经过初、中效过滤，排风应经过高效过滤处理以确保对环境无害，换气＞6 次/小时。负压病房的门窗要保持关闭，病室内设置独立卫生间，洗手装置和卫浴设施，配备室内对讲。一间负压病室内宜安排一名患者，无条件时可以安排同种疾病患者。

2. 感染性疾病病区　感染性疾病病区适用于主要经接触传播患者的隔离。该病区应设在相对独立的区域，配备单独的入口、出口和入、出院处理室，中小型医院可在建筑物的一端设立，病区设置应远离儿科、ICU 和生活办公区。

病区内应做到分区明确，标识清楚。不同疾病患者分室安置，每间病室内患者数不应超过 4 人，病床间距不应小于 1.1m。保证病房内通风良好、空气清新，还应配备非手触式开关的流动水洗手设施。

3. 普通病区　普通病区是医院中所占比例最大的区域，在每个普通病区的末端，应当设置一间或多间隔离病室。感染性疾病患者与非感染性疾病患者应当分室安置，病情严重的患者应尽量安置于单人间内。受条件限制，患同种感染性疾病、同种病原体患者可以安置于同一病室，病床间间距大于 0.8m。病室床位数应控制，单排不超过 3 床，双排不应超过 6 床。

4. 门诊　普通门诊应当设立单独的出入口、设置问讯、预检分诊、挂号、候诊、诊断、检查、治疗、交费、取药等区域。儿科门诊应自成一区，设立单独的预检分诊、隔离诊察室等。感染疾病科门诊、普通门诊、儿科门诊应分开挂号、候诊。诊室应当通风良好，应配备适量的流动水洗手设施和速干手消毒剂。

5. 急诊科　急诊科应设立单独的出入口，预检分诊、诊查室、隔离诊查室、抢救室、治疗室、观察室等，如条件允许还应设立独立的挂号、收费、取药、化验、X线检查、手术室等。急诊观察室床间距应不小于1.2m。急诊诊室的手卫生配置与门诊诊室相同。急诊观察室应按病房要求管理。

四、个人防护用品的使用

个人防护用品（personal protective equipment，PPE）是用于保护医务人员避免接触感染性因子的各种屏障用品，包括口罩、手套、护目镜、防护面罩、防水围裙、隔离衣、防护服等，合理使用个人防护用品，正确实施手卫生，落实防护技术是有效隔离的关键环节。

（一）口罩

口罩可保护医疗保健人员免于接触来自患者的感染性物质，如呼吸道分泌物，同时在无菌操作中使患者免于接触来自医疗保健人员鼻部和口腔的感染性病原体；咳嗽患者佩戴口罩，可防止其感染性呼吸道分泌物播散给他人。

1. 口罩的分类　医疗机构常用的口罩有三种：

（1）纱布口罩（mask）：保护呼吸道免受有害粉尘、气溶胶、微生物及灰尘伤害的防护用品。

（2）外科口罩（surgical mask）：能阻止血液、体液和飞溅物传播的，医护人员在有创操作过程中佩戴的口罩。

（3）医用防护口罩（respirator）：能阻止经空气传播的直径≤5μm感染因子或近距离（<1m）接触经飞沫传播的疾病而发生感染的口罩。医用防护口罩的使用包括密合性测试、培训、型号的选择、医学处理和维护。

2. 口罩的使用

（1）口罩的适用情况：①一般医疗活动，可佩戴纱布口罩或外科口罩。纱布口罩应保持清洁，定期更换、清洁与消毒；外科口罩一次性使用；②手术室工作或护理免疫功能低下患者、进行体腔穿刺等可能有血液、体液飞溅的操作时应戴外科口罩；③接触经空气、飞沫传播的呼吸道感染患者时，应戴医用防护口罩；④口罩潮湿后、受到患者血液、体液污染后，应及时更换；每次佩戴医用防护口罩进入工作区域之前，应进行密合性检查，保证不漏气。

（2）口罩的佩戴方法：

1）外科口罩的佩戴方法：①将口罩罩住鼻、口和下巴，口罩下方带系于颈后，上方带系于头顶中部；②将双手指尖放在鼻夹上，从中间位置开始，用手指向内按压，并逐步向两侧移动，根据鼻梁形状塑造鼻夹；③调整系带的松紧度。

2）医用防护口罩的佩戴方法：①一手托住防护口罩，有鼻夹的一面背向外；②将防护口罩罩住鼻、口及下巴，鼻夹部位向上紧贴面部；③用另一只手将下方系带拉过头顶，放在颈后双耳下；④再将上方系带拉至头顶中部；⑤将双手指尖放在金属鼻夹上，从中间位置开始，用手指向内按鼻夹，并分别向两侧移动和按压，根据鼻梁的形状塑造鼻夹。上述五步如图 26-1 所示。

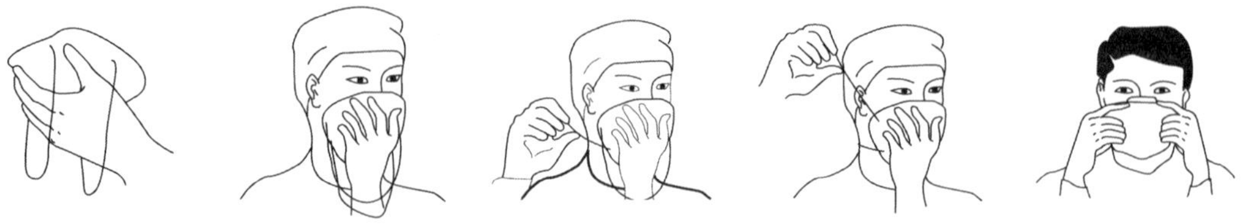

①　②　③　④　⑤

图 26-1　医用防护口罩的佩戴方法

在进入工作区域之前，要进行密合性检查：将双手完全盖住防护口罩，快速的呼气，若鼻夹附近有漏气应调整鼻夹，若四周漏气，应调整到不漏气为止。

3）摘口罩方法：不要接触口罩前面（污染面），先解下下面的系带，再解开上面的系带，用手仅捏住口罩的系带丢至医疗废物容器内。

（二）手套

手套的正确使用可防止病原菌通过手在人群中传播和污染环境。是有效保护医生、患者和环境的防护用品。常用的手套有清洁手套和无菌手套两种。诊疗护理不同的患者之间应更换手套；操作完成后脱去手套，应按规定程序与方法洗手，戴手套不能替代洗手，必要时进行手消毒；操作时发现手套有破损时，应及时更换；戴无菌手套时，应防止手套污染。

1. 手套的选择　接触患者的血液、体液、分泌物、排泄物、呕吐物及污染物品时，应戴清洁手套；进行手术等无菌操作、接触患者破损皮肤、黏膜时，应戴无菌手套。

2. 无菌手套的戴脱方法

（1）戴无菌手套方法：①打开手套包，一手掀起口袋的开口处；②另一手捏住手套翻折部分（手套内面）取出手套，对准五指戴上；③掀起另一只袋口，以戴着无菌手套的手指插入另一只手套的翻边内面，将手套戴好；④将手套的翻转处套在工作衣袖外面，见图 26-2。

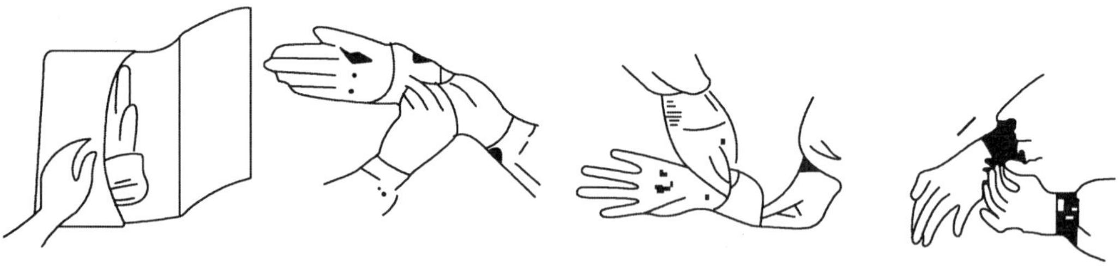

①　②　③　④

图 26-2　戴无菌手套方法

（2）脱手套的方法：①用戴着手套的手捏住另一只手套污染面的边缘将手套脱下；②戴着手套的手握住脱下的手套，用脱下手套的手捏住另一只手套清洁面边缘，将手套脱下；③用手捏住手套的内面，丢至医疗废物容器内。如图 26-3。

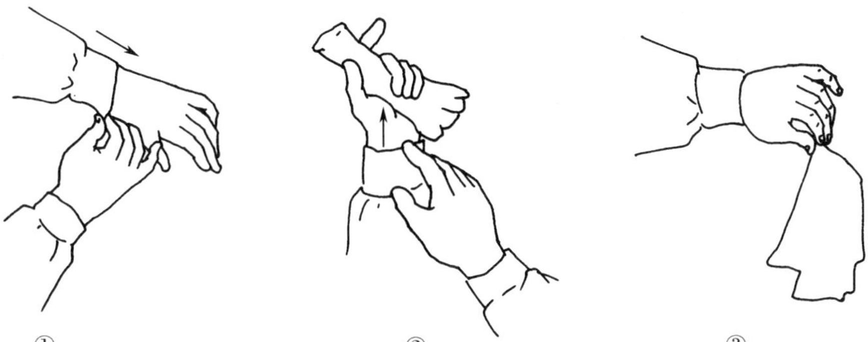

图 26-3　脱手套的方法

（三）护目镜与防护面罩

护目镜（protective glass）是防止患者的血液、体液等具有感染性的物质溅入人体眼部的用品。防护面罩（face shield）防止患者血液、体液等具有感染性的物质溅到人体面部的防护用品。佩戴前应检查有无破损，佩戴装置有无松懈，用后有效清洁与消毒。

1. 护目镜和防护面罩的适用情况

（1）在进行诊疗、护理操作时，可能发生患者血液、体液、分泌物等喷溅。

（2）近距离接触经飞沫传播的传染病患者时应戴护目镜或防护面罩。

（3）为呼吸道传染病患者进行气管切开、气管插管等近距离操作时，可能发生患者血液、体液、分泌物喷溅时，应使用全面型防护面罩。

2. 护目镜、防护面罩的戴摘方法

（1）戴护目镜或防护面罩：戴上护目镜或防护面罩，调整至舒适。

（2）摘护目镜或防护面罩：捏住靠近头部或耳朵的一边摘掉，放入回收容器或医疗废物桶内。

（四）隔离衣和防护服

隔离衣（isolation gowns）用于保护医务人员避免受到血液、体液或其他感染性物质的污染或用于保护患者避免感染的防护用品。根据与患者接触的方式包括接触感染性物质的情况和隔离衣阻隔血液和体液的可能性选择是否穿隔离衣和选择其型号。防护服（disposable gowns）是临床医务人员在接触甲类或按甲类传染病管理的乙类传染病患者时所穿的一次性防护用品。应具有良好的防水、抗静电、过滤效率和无皮肤刺激性，穿脱方便，结合部严密，袖口、脚踝口应为弹性收口。

1. 隔离衣和防护服的适用情况

（1）需要穿隔离衣的情况：①接触经接触传播的感染性疾病患者如传染病患者、多重耐药菌感染患者等时；②对患者实行保护性隔离时，如大面积烧伤患者、骨髓移植患者等患者的诊疗、护理时；③可能受到患者血液、体液、分泌物、排泄物喷溅时。

（2）需要穿防护服的情况：①临床医务人员在接触甲类或按甲类传染病管理的乙类传染病患者时；②接触经空气传播或飞沫传播的传染病患者，可能受到患者的血液、体液、分泌物、排泄物喷溅时。

2. 隔离衣和防护服穿脱方法

（1）隔离衣的穿脱方法：

1）穿隔离衣的方法：①右手提衣领，左手伸入袖内，右手将衣领向上拉，露出左手；②换左手持衣领，右手伸入袖内，露出右手，勿触及面部；③两手持衣领，由领子中央顺着边缘向后系好颈带；④再扎好袖口；⑤将隔离衣一边（约在腰下 5cm）处渐向前拉，见到边缘捏住；⑥同法捏住另一侧边缘；⑦双手在背后将衣边对齐；⑧向一侧折叠，一手按住折叠处，另一手将腰带拉至背后折叠处；⑨将腰带在背后交叉，回到前面将带子系好。如图 26-4。

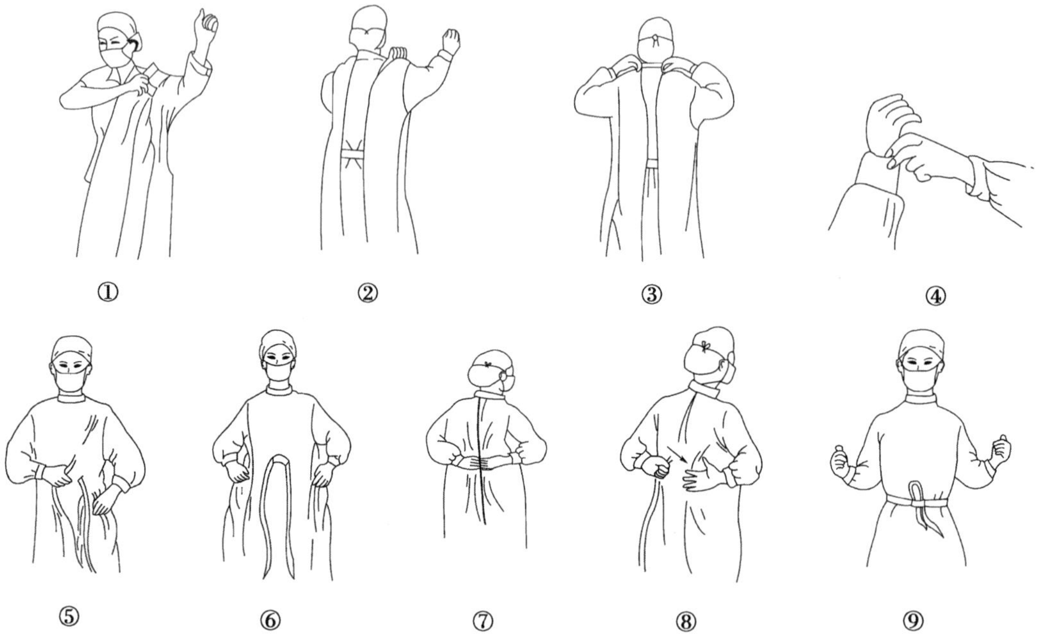

图 26-4　穿隔离衣的方法

2）脱隔离衣的方法：①解开腰带，在前面打一活结；②解开袖带，塞入袖袢内，充分暴露双手，进行手消毒；③解开颈后带子；④右手伸入左手腕部袖内，拉下袖子过手；⑤用遮盖着的左手握住右手隔离衣袖子的外面，拉下右侧袖子；⑥双手转换逐渐从袖管中退出，脱下隔离衣；⑦左手握住领子，右手将隔离衣两边对齐，污染面向外悬挂污染区；如果悬挂污染区外，则污染面向里。⑧不再使用时，将脱下的隔离衣，污染面向内，卷成包裹状，放入回收袋中或丢至医疗废物容器内。见图 26-5。

（2）防护服的穿脱方法：

1）穿防护服的方法：联体或分体防护服，应遵循先穿下衣，再穿上衣，然后戴好帽子，最后拉上拉锁的顺序。

2）脱防护服的方法：

A. 脱分体防护服时：①先将拉链拉开；②向上提拉帽子，使帽子脱离头部；③脱袖子、上衣，将污染面向里放入医疗废物袋；④脱下衣，由上向下边脱边卷，污染面向里，脱下后置于医疗废物袋。如图 26-6。

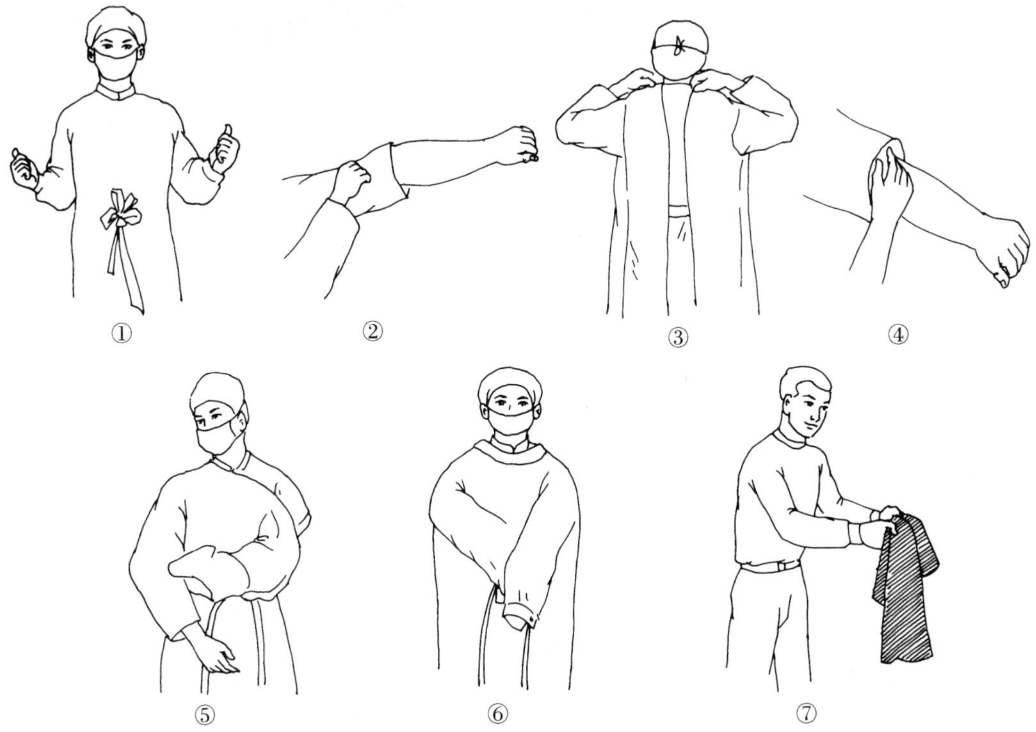

图 26-5　脱隔离衣的方法

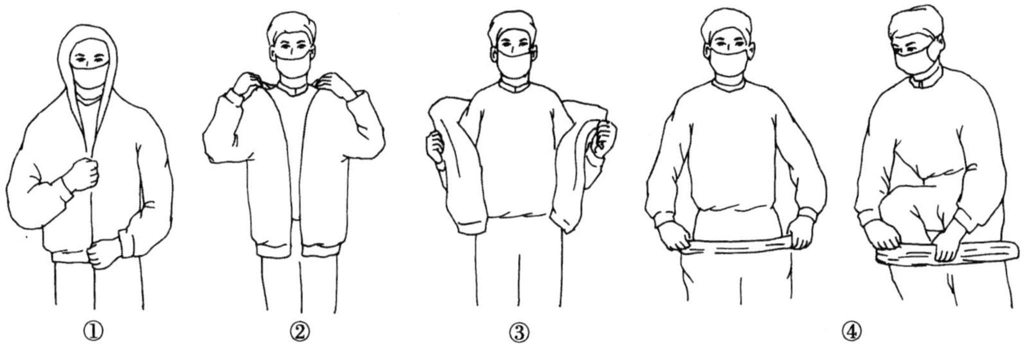

图 26-6　脱分体防护服的方法

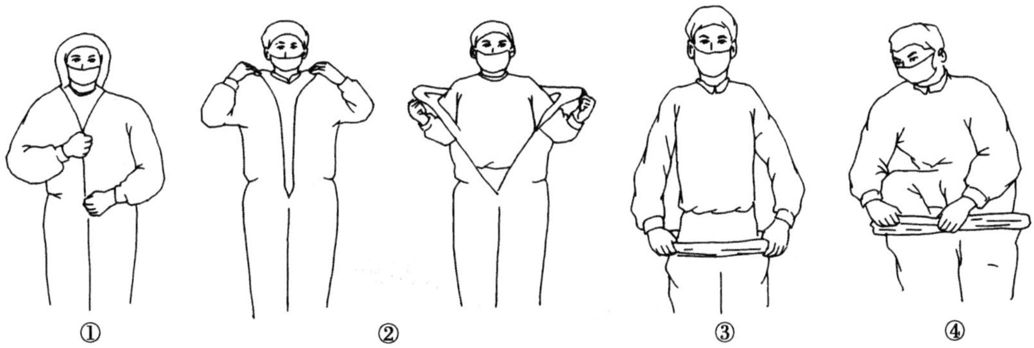

图 26-7　脱联体防护服的方法

B. 脱联体防护服时：①将拉链拉到底；②向上提拉帽子，使帽子脱离头部，脱袖子；③由上向下边脱边卷；④污染面向里直至全部脱下后放入医疗废物袋内。如图 26-7。

（五）其他个人防护用品

1. 鞋套　鞋套应具有良好的防水性能，并且要一次性应用。从潜在污染区进入污染区，从缓冲区进入负压病室时应穿鞋套。鞋套应在规定区域内穿，离开该区域时及时脱掉，破损应及时更换。

2. 防水围裙　防水围裙分为重复使用的围裙和一次性使用的围裙。可能有患者血液、体液、分泌物及其他污染物喷溅、进行复用医疗器械的清洗时应穿防水围裙。一次性防水围裙一次性使用，受到明显污染时应及时更换；重复使用的塑胶围裙，用后应及时清洗与消毒；遇有破损或渗透时，应及时更换。

3. 帽子　帽子分为布制帽子和一次性帽子。进入清洁环境前、进行无菌操作时应戴帽子。被患者血液、体液污染时，应立即更换。布质帽子应保持清洁，定期更换与清洁。一次性帽子应一次性使用。

五、隔离技术

隔离技术（skill of isolation）是指为达到隔离预防的目的而采取的一系列操作和措施。隔离技术发展至今，标准预防与基于传播途径的隔离预防被广泛应用，其有效性已被大量循证研究所证实，并随着流行病学的发展不断完善和发展。标准预防应用于医院内所有的患者，而不考虑其是否诊断为感染性疾病；而基于传播途径的隔离预防应用于怀疑或诊断有感染性病原体感染的患者。两者相互补充，有机结合，形成较为安全完善的隔离预防体系。

近年来，新的感染性疾病不断出现，甚至引起了暴发，原有传染病的再次流行，使人们认识到需要建立新的隔离预防策略与强化已有的隔离措施，美国 2007 年新的指南中，将呼吸道卫生/咳嗽礼仪、安全注射、特定椎管内穿刺感染控制、保护性环境管理等方法和技术纳入标准预防，以强化现有的隔离预防体系。

（一）标准预防

1. 概念　标准预防（standard precautions）是针对医院所有患者、医务人员和进入医院的人员采用的一种预防措施。无论患者是否有疑似或确定的感染，接触患者的血液、体液、分泌物等汗液以外的排泄物、患者的黏膜及非完整皮肤时，均认为有携带可传播的病原体的可能，均采取相应的隔离与防护措施。

2. 基本要求

（1）防止血源性和非血源性疾病传播；实现双向防护，既防止疾病从患者传至医务人员，又防止疾病从医务人员传至患者，同时保护了医护人员和患者。

（2）根据疾病的主要传播途径（空气传播、飞沫传播、接触传播），采取相应的空气隔离、飞沫隔离和接触隔离措施，多重途径传播的疾病要联合应用多种隔离方式。

（3）有呼吸道症状的患者、探视者、医务人员等均视为有传染性，应采取呼吸道卫生/咳嗽礼仪推荐的感染控制措施，预防传染性非典型肺炎（SARS）等呼吸道传染病的传播。

（4）强调实施安全注射以预防乙型肝炎等疾病暴发。

（5）椎管穿刺等特殊注射需戴口罩预防呼吸道菌群引起的脑膜炎。

3. 隔离防护措施　对医院内所有患者实施的感染预防措施，主要包括实施手卫生；根据预期的暴露情况，正确使用手套、隔离衣/防护服、口罩、眼罩或面罩等个人防护用品；安全注射；接触患者环境中可能被体液污染的设备物品时应戴手套防止感染传播；重复使用的医疗器械、器具和被服在应用于另一患者前应进行正确的清洁、消毒或灭菌处理；利器正确处理；患者安置等内容。

（1）手卫生：接触患者的血液、体液、分泌物、排泄物或者受到上述物质污染的物品后应当洗手或手消毒；在摘掉手套之后和接触不同患者之间也应当洗手或手消毒。

（2）个人防护用品使用：

1）手套：在接触患者的血液、体液、分泌物、排泄物或者受到上述物质污染的物品时应戴手套；在接触患者黏膜或破损皮肤时应戴手套。

2）防护服：在患者诊疗过程中，如果医务人员的衣服或暴露的皮肤可能接触到患者的血液、体液、分泌物、排泄物时，应着防护服。

3）口罩、护目镜和面罩：在患者诊疗中可能发生的血液、体液、分泌物、排泄物的喷洒或飞溅时，应佩戴口罩、护目镜和面罩，特别是在吸痰或气管插管操作时。

（3）物体表面、环境、衣物清洁与消毒：受污染的物表清洁时应防止微生物污染的蔓延，在清洁可见的污染物时，应戴手套；清洁后要实施手卫生。建立定期清洁与消毒医院环境的制度，床栏、床头桌、椅、门把手等经常接触的物体表面是清洁消毒的重点。处理和运输被血液、体液、分泌物、排泄物污染的被服、衣物时，应密封运送，防止医务人员皮肤暴露、污染工作服和环境。

（4）利器管理：在进行侵袭性诊疗、护理操作过程中，推荐使用具有防刺性能安全注射装置；保证光线充足，操作视野清晰，防止被针头、缝合器、刀片等利器刺伤或划伤；禁止弯折或徒手接触使用过的利器；需要重复使用的利器，请用单手回套的方式处理，一次性的利器禁止针头回帽；使用过的利器应放在防刺的利器盒中。

（5）急救：急救场所需要进行心肺复苏操作时，应用简易呼吸囊（复苏袋）或其他通气装置代替口对口人工呼吸的方法，避免唾液等分泌物。

4. 新增加的标准预防隔离技术

（1）呼吸道卫生/咳嗽礼仪：呼吸道卫生/咳嗽礼仪适用于就诊时有咳嗽、鼻塞、流涕或呼吸道分泌物增多等呼吸道体征，但尚未诊断患有可传播呼吸道疾病的患者及其陪护者。有证据表明，2003 年 SARS 暴发与没有及时对呼吸道症状的患者、探视者、医务人员等采取简单的感染源控制措施有很大关联，这向我们敲响了警钟。在传染病发生的早期，在医疗机构采取简单的控制感染源的隔离措施可预防 SARS 等呼吸道传染病的播散和暴发。

呼吸道卫生/咳嗽礼仪基本要素包括：①医务人员、患者、探视者教育；②张贴标识，用通俗易懂的语言向患者及陪同人员宣传需要隔离的体征并指导实施；③感染源控制：咳嗽时用纸巾盖住口鼻并立即丢弃用过的纸巾，当患者能够耐受时，在适当的时候佩戴外科口罩；④接触呼吸道分泌物后实施手卫生；⑤空间隔离：在可能的情况下，尽量与呼吸道感染者在候诊区内保持 1m 以上的间距；⑥医务人员检查或照顾有呼吸道感染症状和体征的患者时应戴外科口罩，严格执行手卫生；患呼吸道感染性疾病的医务人员应尽量避免与患者直接接触，特别是高危患者，如条件不允许，至少应该戴口罩后再接触患者。

打喷嚏、咳嗽时盖住口鼻或戴口罩可有效预防感染患者的呼吸道分泌物散入空气，人与人之间距离小于 1m 时，可增加经飞沫传播疾病的感染机会。

(2) 安全注射：安全注射要求每次注射均使用无菌一次性使用的注射器及针头，防止注射器具和药品的污染；尽可能使用单剂量包装药品而非多剂量包装，尤其在需要将药物分给多个患者时。因不安全注射导致乙型肝炎等疾病的暴发多因为医务人员感染控制意识不强、对无菌技术不理解或不遵从造成的。医疗机构应加强培训，教育全体医务人员了解并遵从感染控制建议和无菌技术、建立规范性制度并监督落实。

(3) 特定椎管内穿刺的感染控制：该项隔离技术主要强调在置入导管、经椎管穿刺等高危操作（脊髓造影、硬膜外麻醉等）时应戴口罩，防止口咽部菌群对穿刺部位的污染，预防呼吸道菌群导致的脑膜炎。

（二）基于传播途径的隔离预防

确认的感染性病原体的传播途径主要有三种：接触传播、飞沫传播和空气传播。有些感染传播迅速，用标准预防不足以有效隔离控制，而且已经有疑似或确定的诊断。此时，应在实施标准预防的基础上，针对病原体的传播途径采取相应的隔离措施。基于传播途径主要有三种与传播途径对应的隔离技术，分别是空气隔离、飞沫隔离和接触隔离；有些疾病通过多种传播方式传播的感染性疾病应联合应用多种隔离预防措施。

1. 接触传播疾病的隔离预防

(1) 接触传播（contract transmission）：是指病原微生物通过手、媒介物直接或间接接触而传播，是最常见的传播方式，包括直接接触传播和间接接触传播。

1) 直接接触传播：是指病原体由一个人直接传给另外一个人，不需要有污染的物体或人为中介。患者之间，医务人员与患者之间，医务人员之间都有通过直接接触传播疾病的可能性。

如隔离措施不到位，在患者和医务人员的直接接触传播在诊疗过程中很容易实现。例如，患者血液或被血液污染的体液接触医务人员的黏膜或破损的皮肤直接进入其体内；医务人员直接接触疥疮患者皮肤，疥螨由感染者直接传给未戴手套的照顾者；没有戴手套的医疗保健人员为单纯疱疹病毒患者做口腔护理后感染疱疹性化脓性指头炎，也可以是单纯疱疹病毒通过未戴手套的患有疱疹性化脓性指头炎的医疗保健人员的手传给患者。

另外，患者的自身感染也可认为是自身直接接触感染，如病原体从已感染的切口传递至身体其他部位，粪便中的革兰阴性杆菌传递到鼻咽部等。

2) 间接接触传播：指病原体从感染源排出后，经过某种或某些感染媒介如医务人员手、医疗仪器设备、病室内的物品等传播给易感者。大量研究显示医务人员污染的手对间接接触传播起到了重要作用，因为手经常接触各种感染性物质及污染物品，很容易再经接触将病原体传播给其他医务人员、患者或物品。呼吸道合胞病毒、铜绿假单胞菌等病原菌通过共用玩具在儿科患者中传播；外科手术器械、内镜等清洗、消毒或灭菌不彻底造成感染在患者间的传播均属于间接接触传播；在护理 MRSA、VRE 感染或定植的患者后，工作服、隔离衣等个人防护用品可能被潜在的病原体污染，污染的衣物有可能将感染性病原体传给后续患者也属于该类型。

(2) 接触隔离适用情况和具体措施：适用于确诊或可疑感染了经接触传播疾病（如肠

道感染、多重耐药菌感染、皮肤感染等）的患者，在标准预防的基础上，还应采用接触隔离措施：

1）患者应安置在单人隔离房间，无条件时同种病原体感染的患者可安置于一室。隔离病室应有隔离标志，并限制人员出入。

2）限制患者活动范围，尽量减少转运；如需要转运时，应采取有效措施，减少对其他患者、医务人员和环境表面污染。

3）医务人员接触隔离患者的血液、体液、分泌物、排泄物等物质时，应戴手套；离开隔离病室前，接触污染物品后应摘除手套，洗手和手消毒，手上有伤口时应戴双层手套。

4）医务人员进入隔离病室从事可能污染工作服的操作时，应穿隔离衣；离开病室前，脱下隔离衣，按要求悬挂，并每天更换进行清洗和消毒。也可以使用一次性隔离衣，用后按医疗废物管理要求进行处置。

2. 飞沫传播疾病的隔离预防

（1）飞沫传播（droplet transmission）：感染源产生带有病原微生物的飞沫核（$>5\mu m$），在空气中短距离移动到易感人群的上呼吸道称飞沫传播。飞沫可在感染患者咳嗽、打喷嚏、谈话时产生，或在吸痰、气管插管、引导性咳嗽、心肺复苏等过程中产生。鼻黏膜、眼结膜及口腔是呼吸道病毒的感染门户。携带感染性病原体的呼吸道飞沫直接从感染者呼吸道传送至易感者黏膜表面而发生感染传播。

飞沫传播实际是接触传播的一种形式，所以一些通过飞沫传播的感染性病原体也可以通过直接接触或间接接触而传播。飞沫传播的最大距离目前仍不确定，基于特定感染的研究显示飞沫传播的确定危险区域为患者周围 1m 的距离。

（2）飞沫隔离的适用情况和具体措施：适用于确诊或可疑感染了经飞沫传播的疾病，如百日咳、白喉、病毒性腮腺炎、流行性脑脊髓膜炎、冠状病毒相关的 SARS 等疾病，在标准预防的基础上，还应采用飞沫传播隔离预防。具体措施如下：

1）患者或可疑患者安置在单人隔离病房，无条件时，相同病原体感染的患者可安置于一室。

2）应限制患者活动范围，减少转运；当需要转运时，医务人员应注意防护；患者病情允许时，应戴外科口罩，并定期更换。

3）可能的情况下患者之间、患者与探视者之间相隔距离应保持在 1m 以上，探视者应戴外科口罩。

4）加强通风，空气可不进行特殊处理。

5）医务人员应严格执行区域流程，在不同的区域，穿戴不同的防护用品，离开时按照要求摘脱，并正确处理使用后物品。

6）医务人员与患者近距离（1m 以内）接触，应戴帽子、医用防护口罩；进行可能产生喷溅的诊疗操作时，应戴护目镜或防护面罩，穿隔离衣/防护服；当接触患者及其血液、体液、分泌物、排泄物等物质时应戴手套。

某种特殊情况下，一般不以飞沫方式传播的病原体也会进入空气并漂浮一定距离，如以接触传播为最常见传播方式的金黄色葡萄球菌，在上呼吸道感染者中由鼻部进入空气播散的机会增加，这种特殊的接触传播的疾病也应联合采取多种隔离措施。

3. 空气传播疾病的隔离预防

（1）空气传播（airborne transmission）：空气传播是以空气为媒介，在空气中带有病原微生物的微粒子（≤5μm）随气流流动，远距离播散，引起感染传播，又称微生物气溶胶传播。含有感染性病原体的，可吸入的飞沫核或小颗粒，经过一段时间和空间后仍有感染性。

（2）空气隔离的适用情况和具体措施：适用于已经确诊或可疑的经空气传播的疾病，如肺结核、水痘、麻疹等。预防经空气传播的疾病需要在标准预防的基础上，还应采取空气隔离措施。具体措施包括：

1）患者应安置在负压病房内，使用特殊的空气处理和通风系统，容纳并安全取出感染源；一间负压病房只宜安排一个患者，无条件时可安排同种呼吸道感染疾病患者于同一房间；诊疗工作应有计划，集中治疗护理，减少出入频率；限制患者到本科室外活动；出院时患者物品应消毒处理后，方可带出医院。没有负压病房时，无条件时，相同病原微生物感染患者可安置于一室，疑似患者应单独安置。

2）没有负压病房时，应将患者安置在独立的、通风良好的隔离区域内，达到区域隔离预防的要求，单间隔离。隔离病房/室内两病床之间距离不少于1.1m；单间隔离，不同种传染患者应分室安置，严格空气消毒；各区安装符合手卫生要求的手卫生设施。

3）无条件收治时，应尽快转送至有条件收治呼吸道传染病的医疗机构进行收治，并注意转运过程中医务人员的防护。

4）当患者病情允许时，应戴外科口罩，并限制其活动范围。

5）医务人员应严格执行区域流程，在不同的区域，穿戴不同的防护用品，离开时按要求摘脱，并正确处理使用后物品。

基于传播途径的预防隔离措施全面、简洁。各医疗机构应综合考虑可利用的资源情况，制定操作性强、可行的隔离指导原则。

医疗机构本身的特征，如护理队伍水平、患者安全文化建设等诸多因素将影响隔离预防措施执行的依从性，是影响病原体传播的重要因素。医疗机构应开展感染控制项目，加强行政管理，提高感染防控措施的依从性。

（姚　希　李六亿）

参考文献

1. 李六亿，刘玉村．医院感染管理学．北京：北京大学医学出版社，2010
2. 刘振声，金大鹏，陈增辉．医院感染管理学．北京：军事医学科学出版社，2000
3. 中华人民共和国卫生部．医院隔离技术规范．2009
4. Siegel JD，Rhinehart E，Jackson M，et al. Guideline for Isolation Precaution：Preventing Transmission of Infectious Agents in Healthcare Settings，2007

第二十七章 手卫生与医院感染

一、手卫生概述

（一）手卫生与医院感染的历史

1. 国外手卫生历史　保持手部清洁是个人卫生的体现，而将手的清洁和消毒与医院感染联系起来要追溯到19世纪初的法国。1822年，一个法国的药剂师发现含氯或含苏打的水洗手可以去除解剖尸体后手上的异味，他建议医务人员或陪护的亲属在接触患有传染病的患者后应用含氯的溶液湿润双手来防止传染病传播。

1846年，奥地利医生塞麦尔维斯发现由医生接生的产妇死于产褥热的几率高于由护士接生的产妇，通过观察，他发现医生同时承担接生和尸体解剖的工作，虽然解剖尸体后用肥皂洗手，手上仍然残余尸体的气味，用这样的手接生导致了产褥热，他大胆猜想产褥热是由存在于解剖尸体上的一种物质引起的，他称之为“尸体微粒”。他要求医生在解剖尸体后和接触不同的患者之间用含氯的溶液洗手，他的这项措施在当地一家医院实施后，医院中医生接生的产妇死于产褥热的比例迅速下降并保持在一个较低的水平。可惜的是，当时由于宗教的原因，通过清洁和消毒手预防疾病传播的观念并没有得到认可和提倡，直到后来发现了细菌，人们才将感染性疾病与微生物联系起来，同时也接受了洗手和手消毒在预防疾病传播中的作用。

1961年，美国公共卫生署发布了手卫生的培训视频，建议医务人员在接触患者前后用肥皂和水洗手。1975年美国CDC发布了手卫生的指南，并于1985年进行了修订。指南中指出在接触一般患者前后用非抗菌皂洗手，接触高危患者前后或进行侵袭性操作时应用抗菌皂洗手，在没有条件洗手时推荐用乙醇手消毒剂。之后的10年中，美国APIC（Association for Professionals in Infection Control）和HICPAC（Healthcare Infection Control Practices Advisory Committee）也分别发布了手卫生的指南，这两个指南都强调了乙醇手消毒液在手卫生中的重要作用，指出其应用可以更加广泛。

2002年，美国多家医院感染相关的协会通力合作，编制了美国现行的手卫生指南。指南不仅提出了适用于美国的手卫生的要求和方法，还提供了大量循证医学的证据证实了手卫生在医院感染防控中的重要性。2005年，WHO（World Health Organization）也编制了手卫生指南，对全球的手卫生工作推进起了重要作用。

2. 我国手卫生发展历史与现状　我国医院感染管理的工作起步较晚，直至20世纪80年代才从国外引进了手卫生的概念，开始调查我国医务人员手部污染状况，并对实施手卫生的方法进行了推广。2006 年，北京、上海和广州 3 个城市不同级别的 12 所医院进行的手卫生执行状况的调查显示：医务人员手卫生执行率总体上不到 60%，手卫生状况亟待改善，其他医院所做的调查也支持该研究的结论。

2009 年 4 月 1 日，我国发布了《医务人员手卫生规范》（以下简称《规范》），并于 2009 年 12 月 1 日正式实施。该规范规定了医务人员手卫生的管理与基本要求、手卫生设施、洗手与卫生手消毒、外科手消毒、手卫生效果的监测等。《规范》的出台是对全国手卫生改善的一项重要举措，旨在规范医疗机构中手卫生的硬件设施和医务人员的手卫生行为。这是我国第一次用行业标准的方式来规范和推广手卫生工作，具有划时代的意义。

（二）手卫生的概念

手卫生（hand hygiene）是医务人员洗手、卫生手消毒和外科手消毒的总称。洗手（hand washing）是指医务人员用肥皂（皂液）和流动水洗手，去除手部皮肤污垢、碎屑和部分致病菌的过程。而卫生手消毒（antiseptic hand rubbing）则是指医务人员用速干手消毒剂揉搓双手，以减少手部暂居菌的过程。外科手消毒（surgical hand antisepsis）是指外科手术前医务人员用肥皂（皂液）和流动水洗手，再用手消毒剂清除或者杀灭手部暂居菌和减少常居菌的过程，使用的手消毒剂可具有持续抗菌活性。

（三）手卫生的目的

通过加强手卫生，降低与预防外源性感染，提高医疗质量，保障患者和医务人员的安全；同时通过控制感染，减少医疗费用的支出，减轻医务人员的工作量，缩短平均住院日，提高医院的经济效益，最终使患者、医院和社会共同受益。

（四）手卫生与医院感染的关系

1. 手部皮肤的细菌　手部皮肤上的细菌，寄生于皮肤表面和深层的汗腺、毛囊和皮脂腺内。根据细菌寄生深度不同将其分为两类：

常居菌（resident skin flora）存在于皮肤深层的细菌，能从大部分人体皮肤上分离出来的微生物，是皮肤上持久的固有寄居菌，数量是相对固定的，多为非致病菌，如凝固酶阴性葡萄球菌、丙酸杆菌属、一些棒状杆菌属、不动杆菌属和某些肠细菌家族的成员。不易被机械的摩擦清除，需要使用一定的消毒剂将其清除。常居菌与医院感染关系不大。

暂居菌（transient skin flora）位于皮肤表层死亡的表皮细胞层间以及指甲下裂隙或皲裂处，是皮肤与其他物品接触时滞留在皮肤上的。这类菌群由环境污染细菌组成，数量和种类变化不定，与每个人接触物品的种类、污染的程度和对手的清洁习惯密切相关。医务人员可通过直接接触患者或接触患者周围环境获得，与医院感染密切相关。暂居菌中有一部分是致病菌，常见有大肠埃希菌、葡萄球菌及铜绿假单胞菌。这些细菌在皮肤上的存活时间一般不足 24 小时，经常洗手随时会清除这类细菌。

常居菌和暂居菌可以相互转化，如果长时间不进行手部皮肤的彻底消毒，暂居菌就会进入毛囊、汗腺和皮脂腺内，并变成常居菌。反之常居菌也会移居到皮肤的表面，称为暂居菌。经常注意手部皮肤清洁的人，其细菌数量和种类要比不注意者少。一项研究表明进行一次手部皮肤彻底消毒之后，被消毒部位的细菌种类和数量，大约需要 1 周的时间才能恢复到原来的水平。另外，皮肤的破损使细菌更容易种植到各层皮肤，其完整性的破坏增加了患者和医护人员的感染几率。

长期的临床实践证明，机械性的手部皮肤清洁，是减少手部细菌行之有效的重要方法。Lowbury 等报道，肥皂洗手 30 秒，手部皮肤上的金黄色葡萄球菌的对数减少值为 2.54；铜绿假单胞菌的对数减少值为 2.8。常驻菌不易用肥皂彻底洗掉，某些暂居菌，如金黄色葡萄球菌会在皮肤上很快繁殖，因而去除这些菌时必须用机械清洁法与化学消毒法相结合，才能取得满意的效果。

2. 手与医院感染传播　手作为传播医院感染的媒介，需要完成如下环节：第一，患者携带的病原体要直接或通过物品间接传播到医务人员手上；第二，病原体必须能在医务人员的手上存活；第三，医务人员没有进行正确有效的手卫生；第四，携带活病原体的手直接接触或通过物品间接接触了其他患者。这四个环节是手作为传播媒介的必要条件，可以看出，对于在外界环境可以存活的病原体通过正确有效的手卫生措施就可以切断该传播环节，中止了手传播病原的途径。

3. 手卫生与医院感染　由于手是导致病原微生物在医患之间交叉感染的主要传播媒介，而通过正确的手卫生可以显著地减少手上携带的潜在病原体，从而有效地控制医院感染，所以手卫生已经成为降低医院感染最可行和最重要的措施。

早在一百多年前，奥地利医师塞麦尔维斯首先证实了洗手的价值。在 20 世纪 60 年代，国家卫生研究所和普通外科办公室（National Institutes of Health and the Office of the Surgeon General）进行的一项前瞻性对照研究证明，护士接触带有金黄色葡萄球菌的婴儿后不洗手即接触婴儿较用六氯酚消毒后手后再接触婴儿，其感染微生物的机会更多，速度更快。有资料表明，婴儿室的婴儿自出生至出院的感染率与接触婴儿护士的手是否经过清洁消毒有明显关系，护士接触婴儿前不洗手婴儿的感染率为 2.65%，经洗手后婴儿的感染率降为 1.24%。美国于 2002 年颁布的“手卫生指南”所引用的大量临床报告也证实了手卫生实施的有效性。

同时，手卫生措施也是标准预防的重要措施之一，而标准预防是目前国内外公认的控制医院感染的基本措施，可以看出手卫生对医院感染预防与控制有效性得到了广泛的认可。

4. 手卫生依从性与医院感染　一些研究表明，保持洗手的习惯，良好的依从性可使各种微生物的感染率降低，还有大量的研究提示感染与医务人员缺乏依从性或工作量过大有关，这种关系主要体现在手卫生的坚持上。在关于中心静脉导管相关性血流感染的危险因素的研究中，在剔除混杂因素后，患者与护士的比例成为血液感染的一个独立的危险因素，提示护理人员的缺乏，可导致这种感染的增加。护士缺乏可使患者特别集中的单位的 MRSA 更容易扩散，因为这时护士容易忽视手卫生。在职医务人员数低于需要量，容易导致忽视这些感染控制措施。有调查表明在工作高峰，接触患者前坚持洗手的仅仅为 25%，但是医务人员相对充裕时坚持洗手的达 70%，监测表明在这个时期住院的患者发生感染的机会是平常的 4 倍。

影响手卫生依从性的因素很多，流行病学研究中，医生和护工的依从性较之护士差，男性医务人员、ICU 工作人员依从性差，并且在周末的依从性要比工作日好。医务人员反映出的影响手卫生依从性的因素有：手卫生设施使用不便，工作量大，对手部皮肤的刺激，对手卫生的必要性认识不足甚至怀疑等。另外，增加手卫生的依从性需要改变医院全体医务人员的群体行为，因此管理者的重视和医院内重视感染防控的氛围是至关重要的。

二、手卫生的管理

（一）制定手卫生的管理制度、提供必要的手卫生设施

1. 手卫生制度 手卫生是控制医院感染的重要措施，将措施制度化能便于医务人员执行和管理人员的管理，因此医院在《医务人员手卫生规范》的指导下，结合本院实际情况，制定科学而可行的手卫生制度是手卫生管理必不可少的环节。并且还应当提出严格执行落实该制度的具体措施。

2. 手卫生设施 手卫生设施是手卫生措施实施的物质基础，便捷的手卫生措施可以有效提高手卫生依从性。因而医院应建设或改善手卫生设施，选择有效又无刺激的手清洁剂和手消毒剂，为医务人员提供良好、便捷的洗手设备和设施，提高全体医务人员洗手的自觉性。

（二）开展培训

手卫生的实施涉及的人员面广，需要广大医务人员和医院管理层、临床科室、医技科室等多层面、多部门的配合，因此需要开展广泛的培训，培训的形式和内容应根据培训的对象和目的不同而进行调整，使他们掌握必要的手卫生知识与方法以保证洗手效果，提高医务人员的无菌观念和自我保护意识，加强全院的手卫生意识，使各部门明确各自职责以更好地配合。

（三）财力与物力的支持

WHO 的手卫生指南指出医疗机构应当为手卫生工作的推进提供便利的条件，财力与物力的支持是其中必备条件，指南还指出：医院应当为手卫生的实施提供条件，包括提供合适的、可及性好的手卫生设施和手卫生产品，如洗手设施、速干手消毒剂，这些都是医务人员执行手卫生措施必不可少的条件。

（四）监督与指导

从医院管理角度，为了手卫生制度能落实，手卫生措施能有收效，加强对全院临床、医技及有关部门手卫生的监督和指导是十分必要的，包括了对手卫生设施的管理；对医务人员的指导以提高手卫生的依从性，使广大的医务人员将手卫生变成自觉行动；以及对医务人员手卫生依从性的监测和反馈。

三、手卫生设施

手卫生设施是实施手卫生的条件，依据其用途分为一般手卫生设施和外科手消毒设施，下面将分别介绍：

（一）一般手卫生设施

1. 洗手设施

（1）一般洗手设备：洗手应采用流动水，因而都要配备流动水设施，水龙头要位于洗手池的适当位置。手术室、产房、导管室、层流洁净病房、骨髓移植病房、器官移植病房、重症监护病房、新生儿室、母婴室、血液透析病房、烧伤病房、感染疾病科、口腔科、消毒供应中心等重点部门必须配备非手触式水龙头开关，有条件的医疗机构在诊疗区域均宜配备非手触式水龙头开关。

（2）清洁剂：洗手的清洁剂可为肥皂或皂液，使用固体肥皂应保持干燥，盛放皂液的

容器宜一次性使用，重复使用的容器应做到每周清洁和消毒。当皂液发生浑浊或变色时及时更换。

（3）干手设施：洗手后应正确进行手的干燥，干手设施最好是一次性使用的纸巾，也可使用纯棉小毛巾，一用一消毒，也可以选用其他可避免手再次污染的方法。

2. 卫生手消毒剂　医院应当配制合格的速干手消毒剂，最常应用于手部皮肤消毒的消毒剂有乙醇、氯己定、碘伏、乙醇与氯己定的复合制剂等。选用的产品应为符合国家有关规定的产品。为了避免污染，产品最好使用一次性包装。另外，在选用卫生手消毒剂时应考虑医务人员对选用的手消毒剂应有良好的接受性，产品的接受性将对手卫生的依从性造成影响，选用的手消毒剂应当无异味、无刺激性，有条件的医院可以选用能保护手部皮肤的产品。

3. 手卫生设施可及性　手卫生设施的可及性也是影响手卫生依从性的重要因素。无论是洗手设施还是其他手卫生设施的设置原则都是方便使用，尽量在病房、治疗室等都设置洗手设施，在查房过程中可携带速干手消毒剂，便于在接触患者前后实施手卫生。

（二）外科手卫生设施

1. 外科洗手设施

（1）手术部（室）洗手设施：应采用流动水洗手，有条件的医院可使用过滤水或经过消毒处理的水。水龙头必须是感应式或脚踏式等非手触式开关。清洁剂可使用肥皂或皂液，最好使用皂液，清洁剂的保存同一般手卫生设施的要求。

术前洗手用的洗手池大小、高矮应该适宜，能有效防止洗手水溅出，池壁光滑无死角，易于清洁。洗手池应设在手术间附近，数量根据手术台的数量设置，通常不应少于手术间数。洗手池上缘高度距离地面以1m为宜。两水池的间距应≥50cm；或两个水龙头的间距≥150cm，这样可避免刷手时因飞溅而造成的相互污染。洗手池由于经常处于潮湿状态，有利于细菌滋生，应每日清洁并消毒，消毒时用含有效氯为500mg/L的消毒剂。

（2）其他用品：还应配备术前清洁指甲的工具和干手用品。如果用毛刷则大小、刷毛软硬度要合适。刷手工具应有专人负责，定期检查质量，发现有不合格时必须及时更换，也可使用一次性的刷手工具。刷手工具应放在方便取用的位置，一用一消毒，在消毒前必须先用清水冲洗干净并干燥。干手巾是最常用的干手设备，干手巾应每人一用，用后清洁、灭菌；盛装在灭菌的容器中。

另外还要配备计时器、洗手流程图及说明图等，有助于规范手卫生方法。

2. 外科手消毒剂　手术部（室）应配备外科手消毒剂，并取得原卫生部卫生许可批件，有效期内使用。常用外科手消毒剂有氯己定与醇类的复合制剂、碘伏和4%氯己定等；消毒液应放置在非手触式的出液器中，包装宜一次性使用，对于重复使用的容器应每周清洁和消毒。

四、手卫生方法

（一）一般手卫生方法

1. 一般手卫生遵循的原则　洗手和卫生手消毒是一般手卫生的两种方法，在两者之间进行选择时遵循的原则是：当手部有血液或其他体液等肉眼可见的污染时，应用肥皂（皂液）和流动水洗手。当手部没有肉眼可见污染时，宜使用速干手消毒剂消毒双手代替洗手。洗手和卫生手消毒的指征如下：

（1）洗手或卫生手消毒的指征：在如下情况下，选择洗手或卫生手消毒两者之一即可：①直接接触每个患者前后，从同一患者身体的污染部位移动到清洁部位时；②接触患者黏膜、破损皮肤或伤口前后，接触患者的血液、体液、分泌物、排泄物、伤口敷料等之后；③穿脱隔离衣前后，摘手套后；④进行无菌操作、接触清洁、无菌物品之前；⑤接触患者周围环境及物品后；⑥处理药物或配餐前。

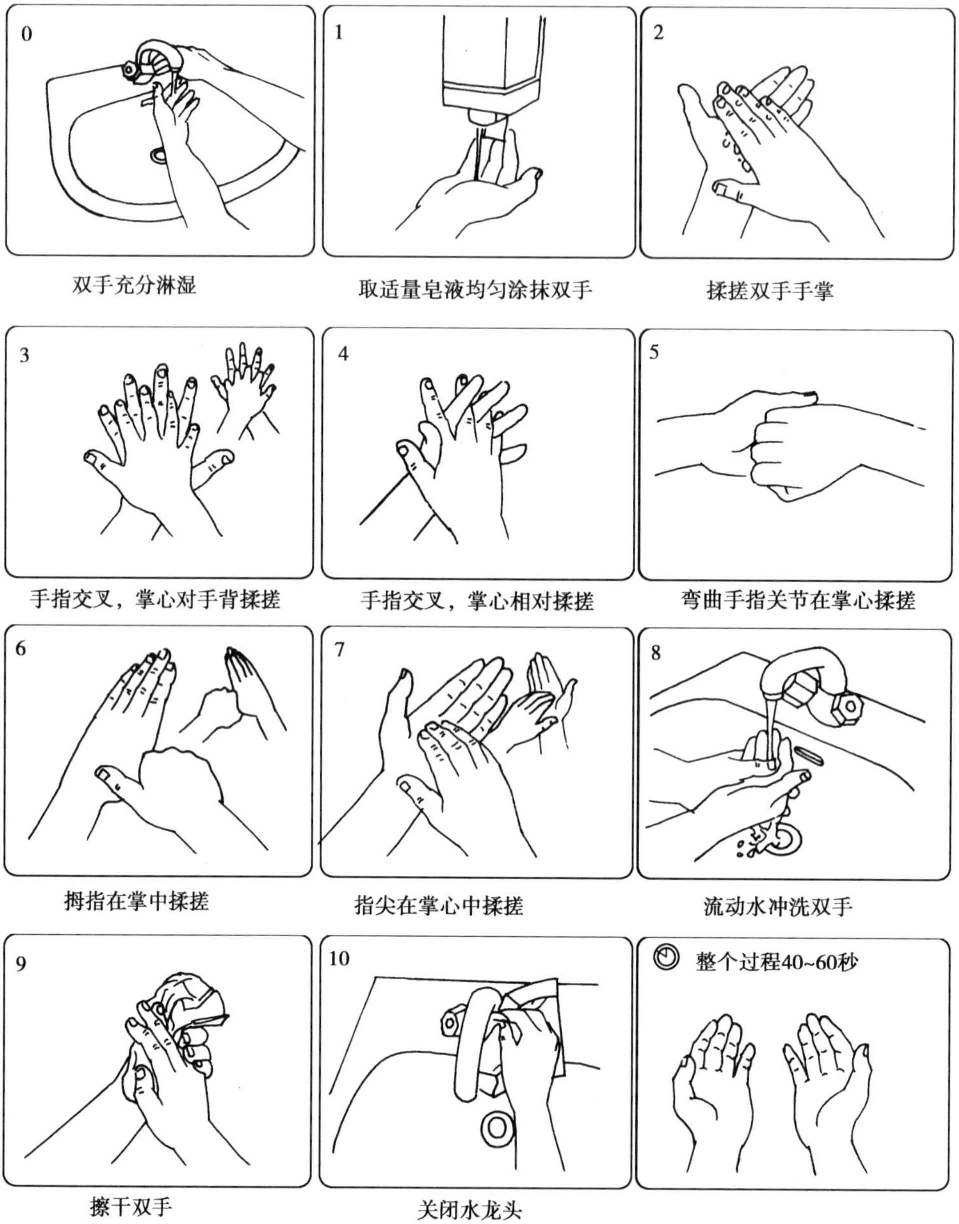

图 27-1　洗手的步骤

（摘自 The WHO Guidelines on Hand Hygiene in Health Care and Their Consensus Recommendations）

（2）先洗手后卫生手消毒的指征：在如下情况下，需要先进行洗手，然后进行卫生手消毒：①接触患者的血液、体液和分泌物以及被传染性致病微生物污染的物品后；②直接为传染病患者进行检查、治疗、护理或处理传染患者污物之后。

2. 洗手的方法

（1）医务人员洗手方法：应按照下述 6 步法进行洗手，具体方法见图 27-1：①在流动水下，使双手充分淋湿；②取适量肥皂（皂液），均匀涂抹至整个手掌、手背、手指和指缝；③认真揉搓双手至少 15 秒，应注意清洗双手所有皮肤，包括指背、指尖和指缝；④在流动水下彻底冲净双手；⑤擦干双手，干手时避免二次污染；⑥取适量护手液护肤。一次正确的洗手过程约耗时 40～60 秒。

（2）注意事项：洗手过程中应当注意：①清洗容易污染致病菌的指甲、指尖、指甲缝和指关节等部位；②彻底清洗戴戒指等饰物的部位，因为这些部位容易藏污纳垢；③如水龙头为手拧式开关，要注意随时清洁水龙头开关。

3. 卫生手消毒的方法

（1）卫生手消毒的特点：卫生手消毒是用速干手消毒剂完成手卫生，无需用水、清洁剂和干手用品，简单便捷，近年来在临床上被广泛推荐，在医务人员手未受到明显污染时，使用速干手消毒剂可代替洗手。速干手消毒剂具有作用快速、使用方便，杀菌效果好，较好的皮肤护理，节约工作时间、提高效益和提高医护人员对手卫生的依从性等特点。

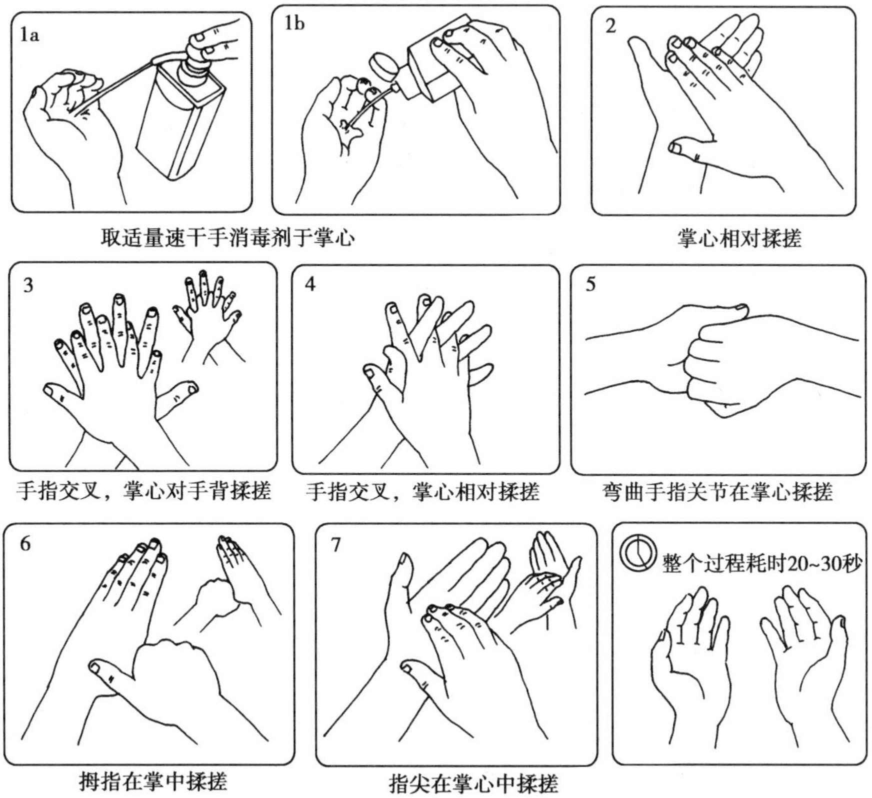

图 27-2　卫生手消毒的步骤

（摘自 The WHO Guidelines on Hand Hygiene in Health Care and Their Consensus Recommendations）

（2）卫生手消毒的方法：卫生手消毒的具体步骤如图 27-2 所示：①取适量速干手消毒剂于掌心；②认真揉搓双手至少 15 秒，应注意揉搓双手所有皮肤，包括指背，指尖和指缝，直至手部干燥。整个过程耗时 20～30 秒，即达到卫生手消毒的目的。

（3）注意事项：速干手消毒剂是保证卫生手消毒效果、提高手卫生依从性的重要用品，使用速干手消毒剂的注意事项包括：①速干手消毒剂应符合国家的有关规定，为合格产品；②对皮肤无刺激性，临床医务人员良好的接受性；③应有良好的速干手消毒剂分配系统，如在治疗室、护士站、医师、护士办公室、病房门口等应安装取液器，在治疗车、查房用病历车等放置速干手消毒剂；④速干手消毒剂中不含有清洁剂，所以没有去污作用，因此在双手明显污染时应洗手。

（二）外科手消毒方法

1. 外科手消毒遵循的原则　总体上，外科手消毒必须遵循：先洗手、后消毒；不同患者手术之间、手套破损或手被污染时，应重新进行外科洗手与手消毒。

2. 外科手消毒剂的选择　外科手消毒剂是决定外科手消毒是否符合要求的重要用品，选择的时候应当慎重，要求满足以下三点要求：①选用的产品应符合国家法规的相关规定，除满足一般手消毒剂的条件外，应有持续杀菌效果，并按照生产厂家的使用说明使用；②选用的外科手消毒剂应被广大医务人员所接受；③购买之前应当先评估产品的出液器功能。

3. 外科手消毒的方法　外科手消毒包括洗手和消毒两个步骤，两者缺一不可，并且不能颠倒先洗手后消毒的步骤。

（1）洗手方法与要求：外科手消毒的方法是医务人员的必备技能，本书不再在细节上赘述，仅提出原则上的要求：①洗手之前应先摘除手部饰物，并修剪指甲，长度应不超过指尖；②取适量的清洁剂清洗双手，前臂和上臂下1/3，并认真揉搓。清洁双手时，应注意清洁指甲下的污垢和手部皮肤的皱褶处；③流动水冲洗双手、前臂和上臂下 1/3。使用干手物品擦干双手、前臂和上臂下 1/3。

（2）手消毒方法：外科手消毒的常用方法有两种，即冲洗手消毒方法和免冲洗手消毒方法。无论用哪种消毒方法，手消毒剂的取液量、揉搓时间及使用方法都应当遵循产品的使用说明。

（3）冲洗手消毒方法：取适量的手消毒剂涂抹至双手的每个部位、前臂和上臂下1/3，并认真揉搓 2～6 分钟，用流动水冲净双手、前臂和上臂下 1/3，无菌巾彻底擦干。流动水应达到 GB5749 的规定。特殊情况水质达不到要求时，手术医师在戴手套前，应用醇类手消毒剂再消毒双手后戴手套。

传统的外科手消毒 10 分钟的揉搓对皮肤的损伤较大，近来临床研究表明，揉搓 2～6 分钟和 10 分钟，手消毒效果没有显著差异，所以建议外科手消毒揉搓 2～6 分钟即可；由于减少外科手消毒的揉搓时间还可提高医务人员的依从性，从而也可提高手消毒效果。

（4）免冲洗手消毒方法：取适量的免冲洗手消毒剂涂抹至双手的每个部位、前臂和上臂下 1/3，并认真揉搓直至消毒剂干燥。

4. 注意事项

（1）不应戴假指甲，保持指甲和指甲周围组织的清洁。

（2）在整个手消毒过程中应保持双手位于胸前并高于肘部，使水由手部流向肘部。

（3）洗手与消毒可使用海绵、其他揉搓用品或双手相互揉搓。

（4）术后摘除外科手套后，应用肥皂（皂液）清洁双手，然后进行其他的操作。

(5) 用后的清洁指甲用具、揉搓用品如海绵、手刷等，应放在指定的容器中；揉搓用品应每人使用后消毒或者一次性使用；清洁指甲用品应每日清洁与消毒。

五、手卫生效果监测

（一）监测要求

医院应每季度对手术部（室）、产房、导管室、层流洁净病房、骨髓移植病房、器官移植病房、重症监护病房、新生儿室、母婴室、血液透析病房、烧伤病房、感染疾病科、口腔科等部门工作的医务人员手进行消毒效果监测；当怀疑医院感染暴发与医务人员手卫生有关时，应及时进行检测，并进行相应致病微生物的检测。

（二）监测方法

1. 采样时间　在接触患者、进行诊疗活动前采样。

2. 采样方法　被检者五指并拢，用浸有含相应中和剂的无菌洗脱液浸湿棉拭子，在双手指曲面从指根到指端往返涂擦 2 次，一只手涂擦面积约 $30cm^2$，涂擦过程中同时转动棉拭子，将棉拭子接触操作者的部分剪去，投入 10ml 含相应中和剂的无菌洗脱液试管内，及时送检。

3. 检测方法　将采样管在混匀器上振荡 20 秒或用力振打 80 次，用无菌吸管吸取 1.0ml 待检样品接种于灭菌平皿，每一样本接种 2 个平皿，平皿内加入已融化的 45～48℃的营养琼脂 15～18ml，边倾注边摇匀，待琼脂凝固，置（36±1）℃温箱培养 48 小时，计数菌落。

细菌菌落总数计算方法：细菌菌落总数（cfu/cm^2）＝平板上菌落数×稀释倍数/采样面积（cm^2）

（三）手卫生合格的判断标准

卫生手消毒，监测的细菌菌落总数应≤$10cfu/cm^2$；外科手消毒，监测的细菌菌落总数应≤$5cfu/cm^2$。

六、手卫生依从性监测

（一）概念

1. 定义　手卫生依从性是指医务人员实施临床操作，在手卫生的时机中，实际实施手卫生的时机数的比例，常用百分率（%）表示。

2. 计算方法

依从性（%）＝（实施手卫生时机数/应手卫生时机数）×100%

计算式中，实施手卫生时机数是指医务人员在临床工作中实施手卫生的时机数，包括洗手和使用速干手消毒剂消毒手的时机数之和；应手卫生时机数是指被观察者洗手时机数，即至少有一个洗手指征的时机数。

（二）监测方法

1. 监测目的　手卫生依从性是评价手卫生实施状况的重要指标，监测手卫生依从性可以得到医务人员手卫生状况的重要信息；通过监测实施改善手卫生状况的干预措施前后的依从性变化，评价干预措施的效果；监测结果向医务人员进行反馈，以持续改进手卫生状况；通过计算不同的依从性下感染率的不同，评估手卫生行为在医院感染防控中所起的作用；同时有助于医院感染暴发调查。

2. 监测方法

(1) 直接监测法：直接方法包括观察、患者评价或自我报告。其中，直接观察法是评价手卫生依从性的“金标准”。

1) 直接观察法：直接观察法是由接受过培训的调查员通过观察直接收集手卫生依从性的信息。此法收集的数据可靠性好，并且可以收集到更加完善的数据，包括了医务人员不同操作、不同时间段、不同指征的手卫生依从情况，这些信息有助于发现手卫生工作的薄弱环节，从而确立手卫生工作推进的重点。直接观察法在监测依从性的同时还可以评价手卫生方法的正确性。但是该法耗费人力物力，统一培训过程和判断手卫生时机的标准有困难，因而推广起来有一定的难度。

为了保证结果的可靠性，用直接观察法监测手卫生依从性需要遵循以下原则：

①要有明确观察的范围，即观察的地点；②每个观察周期，每个部门（或人员类型）需观察至少 200 个手卫生时机；③要观察到医院人员有直接接触患者的操作时手卫生依从状况；④一个观察阶段一般不超过 20 分钟（特殊情况可±10 分钟）；⑤一个调查员不要同时观察三个以上对象。

2006 年，我国北京、上海、广州的 12 所医院进行的手卫生依从性调查采用了直接观察法，该研究所用的调查表见表 27-1，该表不仅适用于我国的手卫生监测，也可适用于其他发展中国家。

表 27-1　中国医务人员执行手卫生现状调查表

医院名称：																				日期(DD/MM/YYYY)：						
			人员(标记)				手卫生时机(Y/N)				手卫生操作：水和肥皂(标记)			手卫生操作：ABHR(Y/N)		手套(Y/N)				房间环境						
																				房间内				房间外		
观察序号	病房/部门名称	时间(hh:mm)	医生	护士	其他临床人员	其他非临床人员	接触病人前	接触病人后	接触病人的环境表面后	摘手套后	水和肥皂；≥15秒	水和肥皂；<15秒	水	有ABHR	使用ABHR	手套指征	有手套	使用手套	接触每个病人后丢弃手套	房间水池数目	有肥皂(Y/N)	水池周围无障碍(Y/N)	房间里使用的床位数目	房间外水池(Y/N)	水池周围无障碍(Y/N)	有肥皂(Y/N)
1																										
2																										
3																										
4																										
5																										
6																										
7																										
8																										
9																										
10																										
Y/N：是/否																										
ABHR＝速干手消毒剂																										

2）授权患者监督法：授权患者监督法是鼓励患者监督医务人员在接触患者前是否洗手，授权患者应该为他们的诊疗（包括控制感染）负责。

由于患者难以用统一客观的标准评价医务人员的手卫生依从性，因而用此法评价手卫生的依从性可靠性较差，但可以有效改善手卫生状况。

3）医务人员自我评价法：该法是由医务人员自我评价，但有研究证明，医务人员自己报告的依从性与直接观察的实际情况不相符，自我评价倾向于高估自己手卫生的依从性。

（2）间接监测法：间接方法包括监测物品（如肥皂或手揉搓剂）的消耗量和电子监测洗手池的使用率等。从而间接估计手卫生依从状况的变化趋势，用间接监测法不能得到个体手卫生依从性的值，只能通过横向或纵向比较来看一个科室或病区总体上手卫生依从性的相对高低和变化趋势。由于观测的指标是客观测量得到的。该法得到的数据客观，可以有效避免选择偏倚和回忆偏倚。

（3）监测方法比较：上述的各监测方法各有利弊，在实际工作中应当按照具体情况选择恰当的方法，各种方法的优缺点见表 27-2。

表 27-2　手卫生依从性监测方法优缺点分析

监测方法		优　点	缺　点
直接监测法	直接观察	评价依从性“金标准”； 可以得到不同科室、操作的手卫生依从性； 可以同时评价手卫生方法的正确率	耗费人力、财力； 结果受“霍桑效应”①的影响； 存在抽样误差； 培训过程和评价标准难做到标准化
	患者评价	能获得某些依从性的信息； 能够提高手卫生依从性	没有培训患者如何观察，评价标准未标准化； 患者可能非自愿参与
	自我评价	节省人力物力； 可以在此过程中提高医务人员的手卫生意识	结果的真实性差
间接监测法	监测肥皂和速干手消毒剂用量	比直接监测法花费少 可以避免选择偏倚②和回忆偏倚③	未考虑工作量的影响 只能估计变化趋势，不能得到具体的率
	电子监测	比直接监测法耗资少 避免“霍桑效应”	这种形式不能监测到所有的洗手和卫生手消毒

注：①霍桑效应：被研究者由于知道了自己成为了特殊被关注的对象后，所出现的改变自己行为或状态的现象。②选择偏倚：由于选择观察的对象不能很好代表研究的全部人群，而使得研究结果偏离真实情况。③回忆偏倚：由于被调查者记忆失真或不完整造成调查结果与实际情况不符。

（姚　希　李六亿）

参考文献

1. 李六亿，刘玉村．医院感染管理学．北京：北京大学医学出版社，2010
2. 医务人员手卫生规范．中华人民共和国卫生部．2009
3. Boyce JM, Pittet D. Guideline for hand hygiene in health-care setting: Recommendation of the Health-care Infection Control Practice Advisory Committee and the HIPPAC/SHEA/APIC/IDSA hand hygiene

task force. www. cdc. org. 2002

4. Didier Pittet MD MS, Benedetta Allegranzi MD, et al. The World Health Organization guidelines on hand hygiene in health care and their consensus recommendations. Infection control and hospital epidemiology, 2009, 30: 611-622

5. 韩黎，朱士俊，郭燕红，等．中国医务人员执行手卫生的现状调查．中华医院感染学杂志，2006，16(2)：140-142

6. J. P. Haas, E. L. Larson. Measurement of compliance with hand hygiene. Journal of Hospital Infection, 2007, 66: 6-14

第二十八章　传染病在医院中的预防与控制

传染病因具有传染性和流行性等特征，极易导致医院感染的流行。患者的抵抗力降低和易感性增加，医疗措施所致的高感染风险以及患者密集的医院环境，加大了医院感染传播的风险。在医院感染中约有97%是散发，只有3%是流行，但是，医院内传染病的流行可引起医务人员和患者的恐慌，严重时常破坏医院的正常工作秩序，影响医院声誉，医院感染的流行受到人们的广泛重视。为保障患者和医务人员的医疗安全，医院必须采取综合有效的预防和控制措施，控制医院内传染病的传播。

第一节　甲类及按甲类管理的传染病在医院中的预防与控制

一、传染病分类及管理

(一) 传染病分类

2004年新修订的《中华人民共和国传染病防治法》，将传染病分为甲、乙、丙三类。

甲类传染病共2种，包括鼠疫和霍乱。

乙类传染病当时定为25种，包括传染性非典型肺炎、艾滋病、病毒性肝炎、脊髓灰质炎、人感染高致病性禽流感、麻疹、流行性出血热、狂犬病、流行性乙型脑炎、登革热、炭疽、细菌性和阿米巴性痢疾、肺结核、伤寒和副伤寒、流行性脑脊髓膜炎、百日咳、白喉、新生儿破伤风、猩红热、布鲁菌病、淋病、梅毒、钩端螺旋体病、血吸虫病、疟疾。

2009年3月，甲型H1N1流感疫情暴发，4月30日，经国务院批准，原卫生部宣布，将甲型H1N1流感（原称人感染猪流感）纳入《中华人民共和国传染病防治法》规定的乙类传染病，并采取甲类传染病的预防、控制措施。并将甲型H1N1流感（原称人感染猪流感）纳入《中华人民共和国国境卫生检疫法》规定的检疫传染病管理。经过对甲型H1N1流感的监测发现，虽然甲型H1N1流感发病率很高，但疾病的严重程度与季节性流感相似。同年7月，原卫生部宣布将甲型H1N1流感由乙类传染病甲类管理调整为乙类传染病并采取乙类传染病的预防控制措施。2013年，国家又决定对甲型H1N1流感、人感染高致病性禽流感以及人感染H7N9禽流感三种传染病进行调整。其中，甲型H1N1

流感由乙类传染病调整为丙类，归为季节性流感；人感染高致病性禽流感由乙类传染病甲类管理调整为乙类传染病乙类管理；将人感染 H7N9 禽流感纳入国家法定传染病管理。至此，乙类传染病增至 26 种。

丙类传染病共 11 种，包括流行性感冒、流行性腮腺炎、风疹、急性出血性结膜炎、麻风病、流行性和地方性斑疹伤寒、黑热病、包虫病、丝虫病，除霍乱、细菌性和阿米巴性痢疾、伤寒和副伤寒以外的感染性腹泻病。为加强手足口病防治工作，原卫生部于 2008 年 5 月 2 日决定，将手足口病列入传染病防治法规定的丙类传染病进行管理。

（二）传染病管理

国家对传染病依法实施分类管理的原则，分类管理是传染病防治工作的基本措施。传染病有多种，如果不分轻重缓急，都以固定的程序和方法干预每一种传染病，很难达到预期的防治效果。只有对不同传染病采取适当的预防控制措施，才能有序的开展工作，达到理想的防治效果。

二、甲类传染病特点和管理要求

（一）甲类传染病特点

甲类传染病传染性强，病死率高，存在暴发流行的危险。一旦发生甲类传染病流行，危害极大，不仅严重伤害人体健康，还可夺去数以亿计人的生命，严重时可影响经济和社会发展。

（二）管理要求

为了预防、控制和消除甲类传染病的发生和流行，保障人体健康和公共卫生。国家对甲类传染病严格实施依法报告、控制和管理。

1. 甲类传染病是烈性传染病，列为国际检疫传染病，一经发现，必须及时向世界卫生组织通报。

2. 甲类及按甲类管理传染病采取的预防控制措施，由国务院卫生行政部门报经国务院批准后予以公布并实施。

3. 医疗机构发现和/或收治甲类传染病患者时，必须采取以下措施。

（1）对患者、病原携带者，予以隔离治疗，隔离期限根据医学检查结果确定。

（2）对疑似患者、确诊前在指定场所单独隔离治疗。

（3）对医疗机构内的患者、病原携带者、疑似患者的密切接触者，在指定场所进行医学观察和采取其他必要的预防措施。医学观察包括在家医学观察、集中医学观察和入院医学观察。通过医学观察，可以使这些人在疾病的潜伏期和进展期内获得及早诊断治疗，或进行必要的预防性投药，同时又可以减少或避免病原体的传播。医学观察是必要的医学干预措施，是确保切断传播途径的重要环节。

（4）拒绝隔离治疗或者隔离期未满擅自脱离隔离治疗的，可以由公安机关协助医疗机构采取强制隔离治疗措施。

4. 对已经发生甲类传染病病例的场所或者该场所内的特定区域的人员，所在地的县级人民政府必须上报并取得上一级人民政府批准后，可以实施隔离措施。在隔离期间，实施隔离措施的人民政府应当对被隔离人员提供生活保障。隔离人员有工作单位的，所在单位不得停止支付其隔离期间的工作报酬。

5. 传染病暴发、流行时，县级以上地方人民政府必要时可以报经上一级人民政府决定采取以下紧急措施。

（1）限制或停止集市、影剧院演出或者其他人群聚集的活动。

（2）停工、停业、停课。

（3）封闭或者封存被传染病病原体污染的公共饮用水源、食品以及相关物品。

（4）控制或扑杀染疫野生动物、家畜家禽。

（5）封闭可能造成传染病扩散的场所。

6. 传染病暴发、流行时，县级以上地方人民政府报经上一级人民政府决定，可以宣布本行政区域部分或全部为疫区，国务院决定并宣布跨省、自治区、直辖市的疫区。疫区内可以对出入疫区的人员、物资和交通工具实施卫生检疫。

7. 省、自治区、直辖市人民政府可以决定对本行政区域内的甲类传染病疫区实施封锁。但封锁大、中城市疫区或封锁跨省、自治区、直辖市的疫区，以及封锁疫区导致中断干线交通或封锁国境的，由国务院决定。

8. 传染病暴发、流行时，根据传染病疫情控制的需要，国务院有权在全国范围内，县级以上人民政府有权在本行政区域内紧急调集人员或者调用储备物资，临时征用房屋、交通工具以及相关设施和设备。

9. 传染病暴发、流行时，药品和医疗器械生产、供应单位应当及时生产、供应防治传染病的药品和医疗器械。铁路、交通、民用航空经营单位必须优先运送处理传染病疫情的人员以及防治传染病的药品和医疗器械。

10. 患甲类传染病死亡的患者尸体，应当将尸体立即进行卫生处理，就近火化。

三、预防鼠疫的医院内传播

鼠疫是由鼠疫耶尔森菌引起的一种急性烈性传染病，是国际检疫的传染病，也是传染病防治法规定的甲类传染病。本病属于典型的自然疫源性疾病，一般先在鼠类及其他啮齿动物间流行，常借染菌蚤类为媒介或经呼吸道传播，引发人间疫情。本病在世界各地均有流行，进入21世纪流行有增无减，且呈明显上升趋势。截至2012年，中国判定和划分12种类型的鼠疫自然疫源地，动物鼠疫不断。人间鼠疫从1985年的2个省（青海、西藏），截至2012年底，扩大到云南、内蒙古、新疆、甘肃、黑龙江、吉林、辽宁、河北、宁夏、陕西、广东、广西、福建、浙江、江西、四川、贵州19个省（自治区），301个县（市、旗），疫源地面积达152万平方公里。尽管鼠疫流行在人类历史上产生过重大影响，但今天我国对鼠疫控制卓有成效，部分地区虽有偶发疫情，大都被控制在局部区域。鼠疫通常可分为腺鼠疫、肺鼠疫、败血症鼠疫等类型。临床主要表现为高热、淋巴结肿痛、出血倾向，肺部特殊炎症等。

（一）鼠疫的传染源

鼠疫为人畜共患疾病，传染源包括：

1. 染疫动物　自然感染鼠疫的动物都可以作为人间鼠疫的传染源（据统计，世界上有300多种），包括啮齿类动物（鼠类、旱獭等）、野生食肉类动物（狐狸、狼、猞猁、鼬等）、野生偶蹄类动物（黄羊、岩羊、马鹿等）、家养动物（犬、猫、藏系绵羊等）。其中，最主要的传染源是鼠类和其他啮齿类动物。

2. 鼠疫患者　各型患者均为传染源，肺鼠疫患者是人间鼠疫的重要传染源，在疾病早期即具有传染性。败血症型鼠疫早期的血液有传染性、腺鼠疫在脓肿发生破溃后或被蚤类叮咬时也可作为传染源。无症状感染者不具有传染性。

（二）鼠疫的传播途径和流行特征

1. 鼠疫的传播途径　鼠蚤叮咬是主要的传播途径，蚤类含有病原体，可通过叮咬或瘙痒受损部位侵入人体。

（1）经跳蚤叮咬传播：人类鼠疫的首发病例多由跳蚤叮咬所致，最常见的是印鼠客蚤，该蚤在世界性范围内分布广泛，主要寄生于家栖鼠类。其次是不同类型鼠疫自然疫源地宿主动物的主要寄生蚤。

（2）经直接接触传播：人类通过捕猎、宰杀、剥皮及食肉等方式直接接触染疫动物或直接接触患者的脓血或痰液而感染。鼠疫杆菌可以通过手部伤口，包括非常细小的伤口，如手指的倒刺等进入人体，然后经淋巴管或血液引起腺鼠疫或败血症型鼠疫。

（3）经飞沫传播：肺鼠疫患者或动物呼吸道分泌物中含有大量鼠疫杆菌，可通过呼吸、咳嗽将鼠疫杆菌排入周围空气中，形成细菌微粒及气溶胶，造成肺鼠疫传播。

（4）实验室感染：鼠疫实验室工作人员由于防护不严、操作不当和实验室事故，可通过吸入、锐器刺伤等途径感染。

2. 鼠疫的流行特征

（1）流行情况：近几十年来，没有发生人间鼠疫的流行，但局部暴发接连不断。人间鼠疫以亚洲、非洲、美洲发病最多，我国主要发生在云南和青藏高原。世界各地存在着许多鼠疫自然疫源地，啮齿类动物感染长期持续存在，呈现反复的流行与静止交替，随时对人类构成威胁。

（2）季节性：人间鼠疫夏秋季为发病高峰，主要与鼠类繁殖活动有关。

（3）职业性：人间鼠疫感染常与职业有关，如放牧者和狩猎者。

（三）人群易感性

人群对鼠疫普遍易感，没有天然免疫力，在流行病学上表现出的差异与接触传染源的机会和频次有关。有一定数量的隐性感染。病后可获得持久免疫力。

（四）鼠疫的潜伏期

鼠疫的潜伏期较短，一般在1～6天之间，多为2～3天，个别病例可达8～9天。其中，腺型和皮肤型鼠疫的潜伏期较长，约为2～8天；原发性肺鼠疫和败血症型鼠疫的潜伏期较短，约为1～3天。曾经接受疫苗预防注射者，潜伏期可长达9～12天。

（五）鼠疫的医院感染控制

由于社会经济的发展和交通的便利，人间鼠疫发生后，患者不断到医疗水平较高的医院就诊，疫情就有从自然疫源地向城市扩散的危险。做好医疗机构鼠疫的预防和控制工作就尤为重要。

1. 隔离传染源

（1）门急诊的预检筛查：各级医疗机构实行首诊医师负责制，门急诊的接诊医师，根据临床和流行病学资料高度怀疑患者为鼠疫时，尤其对有肺部症状的疑似肺鼠疫患者应立即实施隔离，采取防止呼吸道飞沫传播的预防措施，并立即向属地疾病预防控制机构或鼠疫防控专业机构报告。尽快留取相应标本送检，以便及早进行诊断。如果患者在10天内与肺鼠疫患者有密切接触，或可能曾经暴露于感染鼠疫杆菌的蚤类，或与感染鼠疫杆菌动物的体液或组织直接接触，或接触过有感染事故发生的实验室的工作人员，在实验室确诊前就应及早给予特效抗菌药物予以治疗。

（2）门急诊疑似鼠疫患者的安置和转运：

1）患者安置：高度疑似鼠疫患者，应安排独立的房间，避免与其他患者接触，减少对环境的污染，降低医务人员和其他患者被感染的风险。对有肺部症状的疑似鼠疫患者，应提供一次性外科口罩，并限制患者屋外活动。

2）患者转运：对鼠疫患者和疑似鼠疫患者，原则上应就地、就近隔离治疗。如接诊单位不具备诊疗条件，应尽快用负压救护车将患者转到传染病医院或临时隔离病房。转运中疑似肺鼠疫患者应戴口罩，途中禁止抛洒废物。运送患者到达目的地后，运送车辆和车上物品应进行彻底消毒。

（3）住院患者的隔离：

1）收治鼠疫患者的病区应独立并远离其他病区，医院应以病区为中心划定小隔离圈，无关人员严禁入内。

2）患者和疑似患者应分区域隔离，各型鼠疫患者应分别隔离。

3）疑似患者单间隔离，同型实验室确诊鼠疫患者可同住一室。

4）肺鼠疫患者有条件应安排在负压隔离病房，排出室外的空气应经过滤除菌。

5）肺鼠疫和疑似肺鼠疫患者病情允许应戴一次性外科口罩，并限制在室内活动。

（4）密切接触者的隔离：接触者应进行为期 9 天的医学观察，曾接受预防接种者应检疫 12 天。

2. 切断传播途径　鼠疫杆菌最适生长温度为 28～30℃，最适 pH 值为 6.9～7.1，鼠疫杆菌离开人体后适应外环境的能力较差，存活能力不强，但当获得适宜的新宿主，则繁殖迅速，毒力极强。对高温、紫外线和各种常用化学消毒剂均很敏感。5%来苏尔 3～5 分钟可杀灭鼠疫杆菌，100℃1 分钟即可死亡，但对干热和寒冷抵抗力较强，在 160℃干热条件下能耐受 1 分钟，－30℃仍可以存活。因此，针对鼠疫杆菌的特点和疾病的传播途径，采用有效的杀蚤和消毒方法，可有效控制鼠疫的流行。

（1）灭蚤、灭鼠：收治鼠疫患者的医疗机构要坚持灭鼠、灭蚤工作，患者入院时要求全部更衣，将换下的衣服立即密封进行热力杀蚤或喷洒沙虫剂。

（2）鼠疫患者居住的病房墙面、地面及门窗可用 1000～2000mg/L 含氯消毒剂或其他有效消毒剂每天 2 次擦拭消毒。同时，也可以用紫外线照射消毒。

（3）患者污染的物体和仪器设备表面消毒：可采用 1000mg/L 含氯消毒剂或 0.2%～0.5%过氧乙酸进行擦拭消毒，精密仪器表面可采用 75%乙醇擦拭消毒。不能用化学消毒剂或压力蒸汽消毒的大型仪器、设备，可选用甲醛熏蒸消毒，药量为 50ml/m^3，密闭门窗，作用 24 小时。

（4）患者的分泌物、排泄物、呕吐物消毒：稀薄的排泄物或呕吐物，每 1000ml 可加含氯石灰 50g 或 20 000mg/L 有效氯含氯消毒剂溶液 2000ml，搅匀放置 2 小时。无粪的尿液每 1000ml 加入干含氯石灰 5g 或次氯酸钙 1.5g 或 10 000mg/L 有效氯含氯消毒剂溶液 100ml 混匀放置 2 小时。成形粪便不能用干含氯石灰消毒，可用 20% 含氯石灰乳剂（含有效氯 5%），或 50 000mg/L 有效氯含氯消毒剂溶液 2 份加于 1 份粪便中，混匀后，作用

2 小时。医院污水二级处理系统正常运转的传染病医院，可直接倒入厕所，经医院污水处理系统消毒后排放。

（5）患者污染的织物类消毒：耐热耐湿的纺织品，如衣服、床单、被罩等。有条件的医疗机构最好选用一次性水溶性包装袋封装后，密闭送至洗衣房直接入洗衣机，采用 80℃高温水洗涤 30～40 分钟。也可煮沸消毒 30 分钟，或用 1000mg/L 含氯消毒剂浸泡 30～60 分钟后洗涤，或选用压力蒸汽、环氧乙烷灭菌后洗涤。不耐湿热的被褥、毛毯等，可采用过氧乙酸熏蒸消毒，熏蒸消毒时应将欲消毒被褥悬挂室内，并封闭门窗，每立方米用 15％的过氧乙酸 7ml（$1g/m^3$），放置瓷或玻璃器皿中加热熏蒸 1～2 小时后开窗通风。

（6）患者的餐具食具消毒：尽量选择一次性餐具，用后焚烧处理。亦可选用煮沸消毒 15～30 分钟，或流通蒸汽消毒 30 分钟，或采用 0.5 过氧乙酸或 1000mg/L 含氯消毒剂浸泡 30 分钟后清水冲净。

（7）盛装吐、泻物容器的消毒：直接入卫生洁具清洗机清洗消毒，或选用 0.5％过氧乙酸或 5000mg/L 含氯消毒剂浸泡 30 分钟后清水冲净晾干备用。

（8）患者尸体处理：鼠疫患者死亡后，用浸有 0.5％的过氧乙酸或 2000mg/L 有效氯的含氯消毒剂棉球，填塞口、鼻、肛门、阴道等开放处，并以浸有上述浓度消毒液的被单包裹尸体后，装入不透水的尸体袋内密封，尽快火化。

（9）医疗废物处理：按照国家医疗废物管理条例，严格分类，密闭运输，集中无害化处置。

3. 保护易感人群

（1）加强个人防护：参与医疗救治的医务人员或进入疫区的工作人员必须穿隔离衣或防护衣，穿鞋套或胶鞋。戴帽子和医用防护口罩，接触患者或污染物戴手套，摘手套后立即进行手卫生。对患者实施近距离操作时，戴护目镜或护目屏，实施气管插管等产生气溶胶操作时，戴全面呼吸防护器。

（2）预防性服药：药物可选用四环素、多西环素（强力霉素）、磺胺、环丙沙星等。必要时可肌内注射链霉素进行预防性治疗，疗程均为 7 天。如口服复方新诺明，成人每天 1.6g，间隔 12 小时服一次，或口服四环素，成人每天 1～2g，间隔 6～12 小时服一次。

（3）预防接种：鼠疫杆菌疫苗通常于接种 10 天后产生抗体，1 个月后达高峰，免疫期可维持 1 年。预备进入疫区的医务人员，最好在进入病区前 10 天进行疫苗注射。

（4）禁止床旁探视，有条件可通过视频电话探视。

四、预防霍乱的医院内传播

霍乱是由霍乱弧菌引起的急性烈性肠道传染病。一般是通过污染的水、食物和日常生活接触而传播，发病急，传播快，在人群中容易形成流行。临床特征为剧烈腹泻、呕吐、大量米泔样排泄物、水电解质紊乱和周围循环衰竭，严重休克者可并发急性肾衰竭。霍乱属国际检疫传染病，在《中华人民共和国传染病防治法》中被列为甲类传染病。

（一）霍乱的传染源

患者和带菌者是霍乱的主要传染源，患者在发病期间可连续排菌，尤其是重型患者吐泻量大，含菌量多，污染周围环境严重。轻型患者在临床上不易确诊，常得不到及时的隔离和治疗。隐性感染者多达 59％～75％，且不易检出。轻型患者和隐性感染者在疾病传播上起着重要作用。

（二）霍乱的传播途径和流行特征

1. 传播途径

（1）污染的水源和食物。

（2）苍蝇作为媒介传播。

（3）日常的生活接触。

2. 流行特征　霍乱在热带地区常年均可发病，在我国夏秋季为流行季节，高峰期在7～10月间。

（三）人群易感性

人群对霍乱普遍易感。病后可获得一定免疫力，但持续时间短，可再次感染。

（四）霍乱的潜伏期

本病潜伏期一般为1～3天，短者为数小时，长者可达7天。

（五）病原体特性

霍乱弧菌对热、干燥、酸性环境和一般消毒剂均敏感，干燥2小时或煮沸1～2分钟可杀灭，在正常胃酸中仅能存活4～5分钟，0.2%～0.5%过氧乙酸溶液可立即将其杀死。但在自然环境中可存活较长时间，尤其在pH值8.4～8.6的碱性环境中生长繁殖快。在江、河、海水中埃尔托生物型可生存1～3周，在鱼、虾、壳类食物中可存活1～2周，在合适的外环境中可存活1年以上。

（六）霍乱的医院感染控制

1. 隔离传染源

（1）肠道门诊的疫源检索：

1）医疗机构应设立标识醒目的肠道疾病专用门诊，进行肠道传染病的预检筛查工作，对来诊腹泻患者进行登记，及时留取便标本送检，以便及早发现霍乱患者和疑似患者。

2）对疑似患者必须就地实施单间隔离治疗，立即向当地疾病预防控制机构报告，区县疾病预防控制机构接报后立即对病例进行实验室复核，复核阳性者，2小时内完成传染病的网络直报工作。

3）确诊患者用专用救护车转运到当地指定传染病医院，转运过程应有专人护送，并随身携带盛装吐泻物的容器，避免造成沿途污染。

4）对陪同家属和密切接触者，在疾病预防控制机构和卫生监督部门的指导监督下，实施居家隔离，进行便检和预防性投药，2次便检阴性方能解除隔离。

（2）住院患者的隔离：

1）将患者和疑似患者安置在医院相对独立的感染性疾病科进行隔离治疗。

2）疑似和临床诊断病例单间隔离，实验室确诊病例可同住一室。

3）患者限制活动区域。

4）教育患者养成良好卫生习惯，坚持饭前便后认真洗手。

2. 切断传播途径

（1）加强饮水和食品购入、加工的管理，餐饮提供人员应定期体检并保持良好的个人卫生，防止医院用水和食品污染。

（2）开展灭蝇、灭蟑螂工作，保证虫害密度达到国家卫生标准。

（3）患者吐泻物彻底消毒，并采用适宜有效的方法处理患者粪便污染物品。

（4）医务人员坚持有效的手卫生，接触污染物戴手套，摘掉手套后洗手，防止不洁的手造成患者间的交叉感染。

（5）病房环境、物体表面、患者餐具、污染织物、吐泻物和容器、患者尸体处理，参照《消毒技术规范》执行。

3. 保护易感人群

（1）医务人员防护：进入病区的医务人员，需穿工作衣裤，戴口罩、帽子，穿工作鞋。进入病室接触患者或患者周围的物品、仪器，或处理污染物，应加穿隔离衣。离开病室应脱掉隔离衣并进行手卫生。

（2）密切接触者可进行预防性服药：一般应用多西环素 200mg 顿服，次日口服 100mg，也可服用诺氟沙星，每次 200mg，每日 3 次，连服 2 天。

（3）限制探视，病情危重确需探视者，需在医务人员指导下严格防护后进行。

五、预防传染性非典型肺炎的医院内传播

传染性非典型肺炎，世界卫生组织将其称为严重急性呼吸综合征（severe acute respiratory syndromes），简称 SARS。是一种由新型冠状病毒引起的急性呼吸道传染病，传染性极强，具有在区域、群体中暴发流行和病情进展迅速、病死率较高等特点。主要通过短距离飞沫、接触患者呼吸道分泌物和密切接触传播。临床上急性起病，以发热为首发和主要症状，伴有畏寒、头痛、肌肉和关节酸痛、乏力、干咳少痰、白细胞减少等症状，部分患者出现腹泻、恶心、呕吐等消化道症状。严重者出现气促、呼吸加速，但常无上呼吸道的卡他症状，重症病例可出现呼吸窘迫综合征和多脏器功能衰竭。

2002 年 11 月 16 日，首例 SARS 病例在我国广东省被发现，其后疫情迅速蔓延，我国和世界部分国家和地区发生暴发、流行。累计感染 8000 多人，死亡近千人。SARS 的流行对人民健康构成了严重威胁，给社会经济带来巨大冲击。2003 年 4 月，我国将 SARS 列入法定管理传染病。2004 年，中华人民共和国传染病防治法将其列为乙类传染病，采取甲类传染病的预防、控制措施。

（一）传染源

患者是主要传染源，通常认为症状明显的患者传染性强，如打喷嚏、频繁咳嗽，或使用呼吸机，呼吸道分泌物中含有大量病毒。少数患者有腹泻，排泄物中发现病毒。此外，在患者早期血液中也发现了病毒。潜伏期患者传染性低或无传染性，作为传染源意义不大。隐性感染者是否有传染性，目前尚无足够证据。果子狸、蝙蝠、蛇等动物体内分离出与 SARS-C_0V 基因序列高度同源的冠状病毒，提示这些动物可能是 SARS 病毒的寄生宿主和本病的传染源。

（二）传播途径和流行特征

1. 传播途径

（1）飞沫传播：近距离飞沫传播是本病的主要传播途径，急性期患者的咽拭子，痰标本中检测到 SARS-C_0V，当患者咳嗽、打喷嚏，含有病毒的颗粒喷溅到易感者的口鼻黏膜，或经吸入病毒引起感染。

（2）空气传播：易感者吸入含有病毒的气溶胶，是空气传播的一种方式。

(3) 血液传播：患者早期血液中检测到病毒，理论上输血相关感染和利器伤相关感染是可能的。但血液传播目前没有相关案例支持。

(4) 消化道传播：部分腹泻患者中的排泄物发现了病毒，不能排除肠道传播的可能性。经粪便传播目前未得到证实。

(5) 接触传播：通过手接触患者的呼吸道分泌物、消化道排泄物或其他体液，或者间接接触患者污染的物品和环境，再经污染的手接触口、眼、鼻黏膜导致的感染。

(6) 实验室传播：多个案例证实 SARS 可通过实验室传播，实验室人员在处理 SARS 标本时未严格实施操作规程和恰当的个人防护措施，导致实验室人员感染的发生。

2. 流行特征　SARS 暴发流行于冬末春初，有显著的家庭和医院聚集发病现象，社区发病以散发为主，主要流行于人口密集的中、大城市，农村地区发病较少。

(三) 人群易感性

人群普遍易感，发病者以青壮年居多，儿童发病率较成人低，但原因尚不清楚。医务人员和 SARS 症状期的密切接触者是本病的高危人群。从事 SARS-C_0V 相关实验室的工作人员和果子狸等动物的饲养和销售人员，也是可能被感染的高危人群。患病后机体可产生特异性抗体，免疫力持续 1 年以上。

(四) 传染性非典型肺炎的潜伏期

本病潜伏期一般为 1～16 天，常见 3～6 天，平均 4～5 天。

(五) 病原体特性

SARS-C_0V 对外界的抵抗力和稳定性要高于其他人类冠状病毒。在室温物体表面上可存活 3～4 天，尿液中至少 1 天，腹泻患者的粪便中至少 4 天以上，最长的可在粪便中存活 30 天。SARS 病毒对温度敏感，随温度升高，抵抗力下降。在 37℃可存活 4 天，56℃ 90 分钟，75℃ 30 分钟可使病毒灭活。但在－80℃保存稳定，4℃可存活 21 天。紫外线照射和过氧乙酸对 SARS 病毒有很好消毒作用。

(六) 传染性非典型肺炎的医院感染控制

1. 隔离传染源

(1) 感染性疾病科的预检筛查：

1) 按照原卫生部规定，二级以上医院都应设立感染性疾病科，一级以下医疗机构需设立预检筛查室。感染性疾病科和预检筛查室要在医院入口处有醒目的就诊指引，同时门急诊要做好预检分诊工作，对发热患者要引导到感染性疾病科就诊。发现 SARS 患者或疑似病例时，应立即请专家会诊并尽快向疾病预防控制机构报告，做到早发现、早报告、早隔离、早治疗。

2) 发现符合疑似或临床诊断病例时，应立即以专用车辆将患者转往指定医院。

3) 对陪同 SARS 患者就诊的密切接触者，应提供一次性外科口罩，并在疾病预防控制机构的指导下，居家或在指定地点接受为期 14 天的医学观察。

(2) 留观和（或）住院患者的隔离：

1) 将患者和疑似患者安置在医院相对独立的感染性疾病科进行隔离治疗。

2) 病室保持通风良好，有条件应将患者收治在负压隔离病房。

3) 给患者提供一次性外科口罩并要求患者佩戴口罩。

4) 限制患者到室外活动。

5）疑似和临床诊断病例单间隔离，实验室确诊病例可同住一室。

6）对患者进行宣教，留观或住院期间注意手卫生和呼吸道卫生。

7）不设陪护、禁止探视和患者间接触。

2. 切断传播途径　由于传播途径尚未完全清楚，有效的预防控制措施还有待探讨。但隔离患者和密切接触者，严格实施消毒，良好通风，加强个人防护已被证实是减少疾病传播的有效措施。

（1）患者转出后诊室必须进行终末消毒后才能安排接诊下一个患者。

（2）病室环境，仪器设备和物体表面每天用适宜消毒剂进行擦拭消毒，有污染随时消毒。

（3）病区空气流向应保证由清洁区向污染区，每小时换气应大于 12 次。空调通风系统应保证局部循环，防止清洁区与污染区或收容疑似与确诊患者区域间空气的交叉污染。

（4）严格医务人员手卫生，防止感染经污染手导致的传播。

（5）患者使用的呼吸机及其呼吸管路，氧气湿化瓶和雾化设备，用后要彻底消毒。

（6）患者的痰液、粪便和呕吐物严格消毒。

（7）医疗废物按照国家《医疗废物管理条例》严格分类、密闭运送，集中无害化处置。

（8）加强实验室安全管理，严格操作规程和个人防护措施。

（9）严格医院污水处理，SARS 流行期间，收住患者的医院应监测污水消毒效果，保证达标排放。

3. 保护易感人群　目前尚无肯定的预防药物，恢复期患者血清对 SARS 的被动预防作用没有得到充足的资料证实。疫苗还处于临床试验阶段。保护易感人群应重点做好以下几点：

（1）为 SARS 患者和疑似患者提供任何诊疗服务时，都必须严格医学防护，穿工作衣裤和工作鞋，戴帽子、医用防护口罩；近距离接触患者时应加穿隔离衣、戴护目镜或护目屏；接触患者或污染物要戴手套；进行产生气溶胶或可能发生体液、血液喷溅的操作时，如气管插管、气管切开、尸体解剖等，应穿胶鞋或鞋套、穿防护服或防水隔离衣，戴正压全面呼吸防护器。

（2）保持良好的个人生活习惯，足够睡眠、避免过度劳累。

（3）养成良好的卫生习惯，坚持勤洗手，不用脏手揉眼睛、抠鼻子。咳嗽、打喷嚏用手绢或纸巾遮盖口鼻部，有呼吸道症状时及时就医，并在外出时戴口罩。

（4）疫情流行期间，尽量减少外出，不到人群密集的场所。

六、预防炭疽（肺炭疽）的医院内传播

炭疽是由炭疽杆菌引起的一种急性动物源性传染病。主要在牛、羊、骆驼、马、骡等食草动物中发生。人类通过接触感染的病畜和染菌的皮、毛、肉或食用病畜的肉制品以及从污染环境吸入炭疽杆菌等途径感染。炭疽主要分为三种类型：皮肤炭疽、肺炭疽和肠炭疽。其中肺炭疽在临床上是最严重的一种，又称吸入性炭疽，不仅传染性强，而且对人的健康危害严重。通常起病较急，初始肺炭疽的症状与感冒相似，2～4 天后症状加重，表

现高热、呼吸困难，出现胸痛、咳血痰、发绀和大汗。肺部有啰音及喘鸣，X线胸片显示纵隔增宽，支气管肺炎和胸腔积液征象。患者常并发败血症、休克、脑膜炎死亡，病死率高达 80%～100%。近年来人们担心恐怖分子将炭疽杆菌芽胞用作战场和恐怖袭击的生物武器，因此，炭疽引起世界各国的高度关注。我国将炭疽列为乙类传染病，将肺炭疽按甲类传染病进行预防与控制。

（一）传染源

1. 主要是患病的食草动物，如马、牛、羊、骆驼，其次是猪和狗等受染的家畜。

2. 人与人的传播尚未确定。

（二）传播途径和流行特征

1. 传播途径

（1）接触传播：直接接触感染动物的皮、毛和肉可引起皮肤炭疽。人直接或间接接触染疫动物的分泌物或排泄物可感染，患者的痰液、粪便和病灶渗出物具有传染性。

（2）呼吸道传播：处理动物皮毛时，吸入带炭疽杆菌芽胞的尘埃，引起肺炭疽。

（3）消化道传播：食用未充分加热的带菌肉食，可引起肠炭疽。

（4）实验室传播：微生物实验室发生雾化释放炭疽杆菌芽胞，人吸入性炭疽菌引起感染。

2. 流行特征　由于人类对炭疽杆菌感染的敏感性较低，尚未发现本病的流行，大部分为散发病例。感染多发生于农牧民、屠宰、兽医、皮毛加工和肉类加工等特定人群。由于动物疫苗的广泛接种，部分发达国家家畜中的炭疽已被消除，但在发展中国家每年都有一定数量的散发病例。

（三）人群易感性

人群普遍易感，多见于农牧民、屠宰、皮毛加工，兽医及实验室人员。感染后可获较持久免疫力。

（四）炭疽的潜伏期

潜伏期为 1～5 天，最长潜伏期可至 2 周。肺炭疽可短至 12 小时，肠炭疽可于 24 小时内发病。

（五）病原体特性

炭疽杆菌为革兰染色粗大的阳性杆菌，长 5～10μm，宽 1～3μm，无鞭毛，可形成荚膜，镜下形态呈竹节状，在体外环境下可形成芽胞。炭疽杆菌对紫外线、加热和常用消毒剂均十分敏感。但炭疽杆菌芽胞耐受性强，能耐受 140℃干热 1～3 小时或 100℃湿热 5 分钟。在尸体和自然环境可存活数年，在土壤中长期持续存在。煮沸 10 分钟或用高锰酸钾、甲醛等消毒剂，可以杀死芽胞。

（六）炭疽（肺炭疽）的预防与控制

1. 炭疽的动物源性预防　采取以控制动物炭疽为主的综合性措施。如对疫区食草动物进行减毒疫苗的接种，定期进行动物检疫、病畜治疗和焚烧深埋病畜尸体。畜牧收购、运输、屠宰加工要经过兽医检疫。对可疑污染的皮毛原料应消毒后再加工。避免或减少炭疽的动物源性传播。

2. 炭疽（肺炭疽）的医院感染控制

(1) 隔离传染源：

1) 严格传染病的筛查：医院感染性疾病科和门急诊严格对来诊患者的预检筛查，发现肺炭疽患者或疑似患者要采取严格隔离措施，并在诊断后 2 小时内填写传染病报告卡并向属地 CDC 进行网络直报。

2) 严密隔离疑似患者和密切接触者：①对可疑肺炭疽患者和陪同就医的密切接触者应立即提供一次性外科口罩；②患者或疑似患者实施就地隔离，病室保持通风良好；③限制患者室外活动；④教育患者勤洗手和保持呼吸道卫生。

3) 确诊患者尽快用专用车辆将患者送至传染病医院进行隔离治疗。

4) 患者应住负压隔离病房，病室空气交换每小时大于 12 次。

5) 疑似患者和临床诊断患者单间隔离，实验室确诊病例可同住一室。

(2) 切断传播途径：

1) 肺炭疽患者病室内空气排出室外前必须经过滤消毒，防止周围环境的污染。

2) 疑似患者和确诊患者收住区域的空调系统必须是独立循环，防止因污染气溶胶导致的交叉感染。

3) 患者呼吸道分泌物、粪便污染的仪器、设备、物品等必须严格消毒。

4) 患者用过的床单、被套、衣物等污染织物，应直接投入密闭包装袋内，直接入压力蒸汽灭菌器或消毒剂浸泡消毒后清洗，也可以直接入洗衣机 80℃洗涤 40 分钟，防止抖甩扬尘污染环境。

5) 患者使用后的呼吸机应严格进行终末消毒。呼吸机管路直接入消毒液中浸泡消毒或直接入清洗机进行清洗。

6) 严格实验室生物安全管理，坚持正确的操作规程，防止生物气溶胶污染导致感染的发生。

7) 医疗废物严格处理。

8) 收容肺炭疽患者期间，医院污水要严密监测，保证达标排放。

9) 严格按甲类传染病进行患者尸体处理。

(3) 保护易感人群：

1) 进入肺炭疽病区的医务人员或进入疫区的工作人员可接种炭疽杆菌疫苗或炭疽芽胞疫苗，以预防炭疽感染。

2) 医务人员进入病区要严格进行医学防护。穿工作衣裤和工作鞋，戴帽子、医用防护口罩。接触患者和污染物要戴手套，摘手套后立即洗手。近距离接触患者和（或）进行可能产生喷溅的操作时，要戴护目镜并加穿隔离衣，穿胶鞋或鞋套。实施产生气溶胶操作时，要戴全面呼吸防护器。

第二节　乙类和丙类呼吸系统传染病在医院的预防与控制

感染在全世界仍然是一个主要的疾病原因，有效的感染控制可以为改善人类生存状况作出巨大贡献。随着新发传染病的不断出现，尤其是近年来 SARS、人感染高致病性禽流感和甲型

H1N1 流感在全球范围内的广泛流行，呼吸系统传染性疾病在医院感染控制的重要性日趋显现。医疗机构是人群聚集的特殊环境，每天有成千上万人在医院内流动，包括患者、陪护家属、探视人员、医疗物资配送和医疗废物运输人员等。很多感染性疾病的早期症状是非特异的，给临床诊断带来困难；而有些传染病在初发时就具有很强的传染性，人群对新发传染病又普遍缺乏免疫力，这些都加大了传染病在医院内的控制难度，各级医疗机构必须时刻保持高度警觉，早期识别，立即隔离高传染性患者，有效遏止传染病在医院内的传播。

一、呼吸系统传染病对人类的挑战

传染病始终是危害人民生命和健康的主要敌人。新中国成立以来，国家在传染病防控上取得了巨大成绩，人民大众也一直没有停止与传染病进行顽强的抗争，但是迄今很多传染病尚未得到有效控制。特别是一些新发呼吸道传染病的不断出现，如 SARS、人感染高致病性禽流感和甲型 H1N1 流感等；老的呼吸系统传染病也不甘寂寞，如肺结核、水痘、麻疹等频繁扰民。我国结核病发病率居世界第二，是世界上 22 个结核病高负担国家之一，结核病的死亡人数超过了其他传染病死亡人数的总和，在农村和贫困地区尤为严重，是因病致贫、因病返贫的主要疾病之一。如何控制呼吸系统传染病在医院的聚集出现，保证医疗安全，是对医院管理者提出的要求和挑战。《国际卫生条例》指出，要特别关注一些可引发全球性公共卫生紧急事件的呼吸系统病原体，并要求世界各国必须建立应对突发公共卫生事件的应急体系，不断提高防范突发传染病危害的能力。

（一）呼吸系统传染病的特点

呼吸系统传染病大多可通过空气传播。病原体可在空气中随风大面积扩散，具有传播速度快，隔离条件高，感染控制难度大等特点。

1. 空气是微生物生存的载体　空气既是微生物扩散的介质，又是微生物的生境之一。微生物一般很少单独浮游于空气中，通常是依附在气溶胶和尘埃颗粒中。部分空气传播病原体对外界抵抗力强，在环境中存活时间较长，如结核菌在飞扬中的空气中可存活 8～10 天，在潮湿处能生存 20 周以上；悬浮在空气中的麻疹病毒颗粒也能存活几个小时。有报道，麻疹病例发生在未曾面对面接触过患者的人，而该继发患者曾经在空气流通不畅的房间里停留过一段时间，而这个房间又刚刚接诊过麻疹患者。因此，对于暴露在封闭房间的易感个体，麻疹患者的咳嗽可能是一个重要的病毒来源。有传染性的患者离开房间 2 个小时，易感者进入该房间也可能被传染。

2. 呼吸系统传染病传播速度快　呼吸道传染病患者，咳嗽、咳痰是常见的临床症状。患者咳嗽、打喷嚏时病原体可随飞沫喷出，由于重力作用，大于 100μm 的含菌飞沫微粒很快坠落在地面或物体表面。由于水分蒸发，飞沫可形成小于 5μm 的飞沫核，如通风不良，飞沫核可在空气中飘浮 5 小时。落在地面、物体表面的痰沫干后也可与尘埃混合在一起，当擦拭物体表面、扫地、走路或吹风时又可使这种含菌尘埃飞扬到空气中。由于空气无孔不入，病原体又可在空气中较长时间漂浮，借助风力病原体可向周围大面积扩散，形成长距离传播。当人们大量吸入这些含菌的飞沫核或尘埃后，即可感染发病。由于病原体的空中传输，呼吸系统传染病具有传播速度快、易引起聚集发病等特点。

3. 患者隔离条件要求高　为了减少空气传播疾病对环境的污染和对其他人健康的伤害，有条件的医疗机构应将需要空气传播防范的传染患者单独收住在空气隔离房间（负压房间）。空气隔离房间要求每小时换气6～12次，房间的门要关闭，并保证气流由室外经大厅向病房内有组织流动，空气在排出房间前要经过消毒。但空气隔离病房在很多医疗机构尚不具备，单间隔离需要更多房间，在患者收容压力下往往做不到，且负压病房运行费用昂贵。这些因素影响了空气传播疾病的隔离，给传染病防控带来了困难。

（二）呼吸道传染病的挑战和医疗机构应对感染的措施

由于呼吸系统传染病的传播特性，为医务人员提供良好的工作环境，为患者提供安全的就医环境，有效减少医院感染发生，是医疗机构面临的挑战，也是各级医疗机构管理者的责任和义务。

1. 医疗机构面临的挑战

（1）许多呼吸系统传染病的早期症状和体征是非特异的，大多数都以发热、咳嗽、咽痛等为主要症状，给医师临床诊断带来困难。

（2）这些疾病在发病初期就具有很强的传染性，患者就诊时就作为重要传染源。由于诊断不明确，又不能及时隔离患者，是导致医院感染聚集出现的高风险因素。

（3）医疗机构内就医患者人数多，致使就医环境拥挤，加之诊室通风不良，为呼吸道传染病的传播提供了便利条件。

（4）在诊疗过程中，如气管切开、气管插管以及吸痰、进行支气管镜检查等操作，使病原体气雾化，利于病原体的传播。

（5）一些新发呼吸系统传染病在初发时没有诊断试剂，或快速诊断试剂非常昂贵，在经济欠发达地区无法广泛使用，阻碍了疾病的早发现、早诊断、早隔离、早治疗。

（6）一些新发呼吸系统传染病没有特效药和疫苗，不能有效地进行感染控制。

2. 医疗机构应对呼吸道传染病控制原则

（1）医疗机构应建立完善的疾病控制和（或）医院感染管理组织，由专人负责医院内传染病的控制和医院感染的管理，并认真履行职责。

（2）医疗机构应建立、健全呼吸道传染病的预检筛查、感染控制、感染监测等制度和应对突发传染病在医院内播散的应急预案，逐步形成长效管理机制。

（3）在医务人员和患者中广泛开展疾病和健康教育培训，提高对呼吸系统传染病的认知度，逐步提高对疾病的诊断水平和预防能力，确保各项感染控制措施的落实。

（4）定期进行呼吸道传染病接诊流程的演练，不断提高医务人员的应急能力。

（5）加强对患者和工作人员医源性感染的监测，对感染控制措施落实情况进行督导和评估，并及时反馈结果，不断提高感染控制质量。

二、控制呼吸系统传染病在医院内的传播

（一）感染性疾病科和（或）预检筛查室的建设

二级以上综合医院接诊患者数量大，是患者首诊就医的地方。为提高医院感染性疾病诊疗和感染控制水平，增强医院预防、控制传染病的能力，2009年9月，原卫生部颁布了《关于二级以上综合医院感染性疾病科建设的通知》。按照原卫生部的要求，认真落实感染性疾病科建设的有关规定，做到早发现、及时隔离急性呼吸道传染患者，是保护人民群众身体健康和生命安全，促进经济和社会稳定发展在医疗卫生工作中的具体体现。

1. 感染性疾病科和预检筛查室的建设选址

（1）医疗机构相对独立的区域，利于患者隔离治疗。

（2）交通方便，便于患者就诊。

（3）选择地基比较平坦的地段，防止积水潮湿以及微生物繁殖。

（4）选择附近有比较完善市政公用系统的区域，以利污水排放。

（5）注重医疗废物处置，以保证周围环境的卫生。

2. 感染性疾病科和预检筛查室布局流程要求　感染性疾病科和预检筛查室内部结构应做到布局流程合理，分区清楚，有醒目标识，便于患者就诊，并符合医院感染预防与控制要求。见图28-1～图28-3。

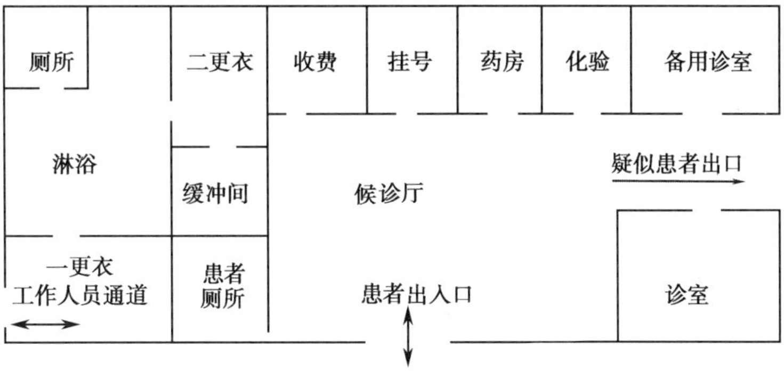

图28-1　预检筛查室建筑布局（传染病接诊室）

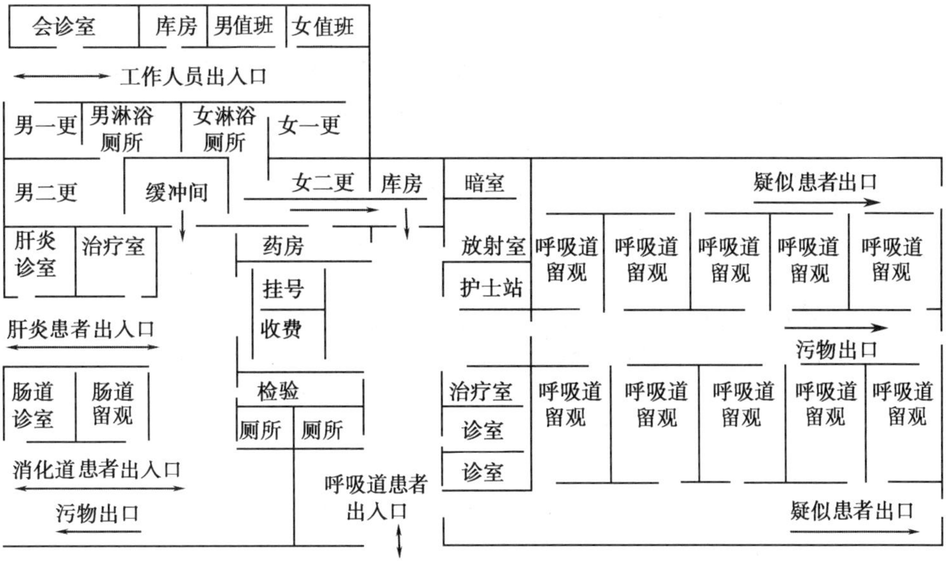

图28-2　感染性疾病科建设布局（设有一定床位的感染性疾病科）

（1）医院感染性疾病科门诊应设置独立的挂号收费室、呼吸道和肠道疾病患者的各自候诊区和诊室、治疗室、隔离观察室、检验室、放射检查室、药房、专用卫生间。

（2）综合医院感染性疾病科门诊还应设置处置室和抢救室等。

（3）有感染性疾病病房的，其建筑规范、医疗设备和设施应符合国家有关规定。

（4）感染性疾病科内部有明确的三区划分。清洁区、潜在污染区和污染区分区明确，各区之间无交叉，有明显标识。

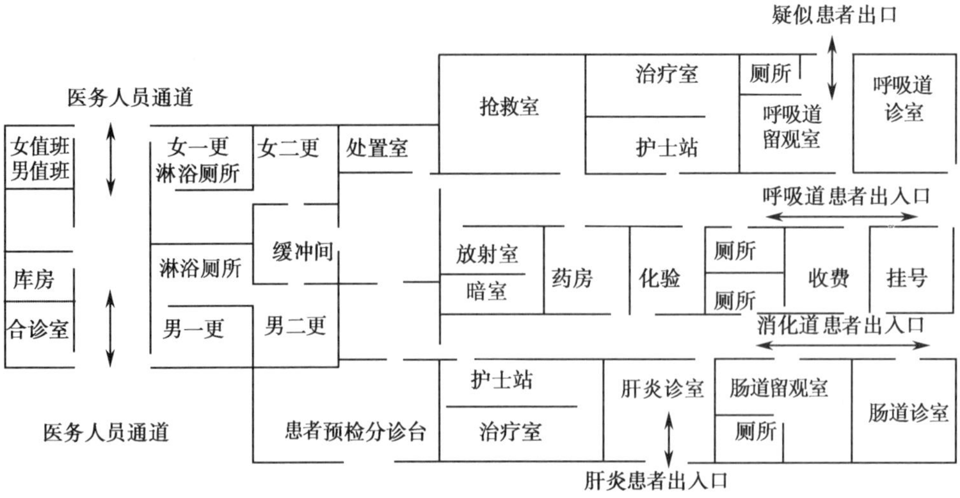

图 28-3　感染性疾病科建设布局（传染病专用门诊）

（5）人流物流洁污分开。设医务人员专用通道，呼吸道患者和消化道患者各自专用通道。

（6）呼吸道患者诊疗区可采用自然或机械措施保证通风良好，并维持合理的空气流向。有条件的医疗机构，应建立负压空气隔离室，负压空气隔离室应设缓冲间，并保证不同区域的压力梯度，驱使空气由内走廊，向缓冲间，进入病室，最后通过厕所的排风系统排出室外，见图 28-4。采用空调系统或设备时，应遵照国家有关规定，在回风口上设置阻隔式高中效空气过滤设备。该装置的初阻力应不大于 20Pa，对微生物的一次通过清除效率在 90%以上，对颗粒物的一次通过清除效率（计重）应不低于 95%。空调系统或设备的新风应至少设置粗效和中效过滤器或整体式净化机组。

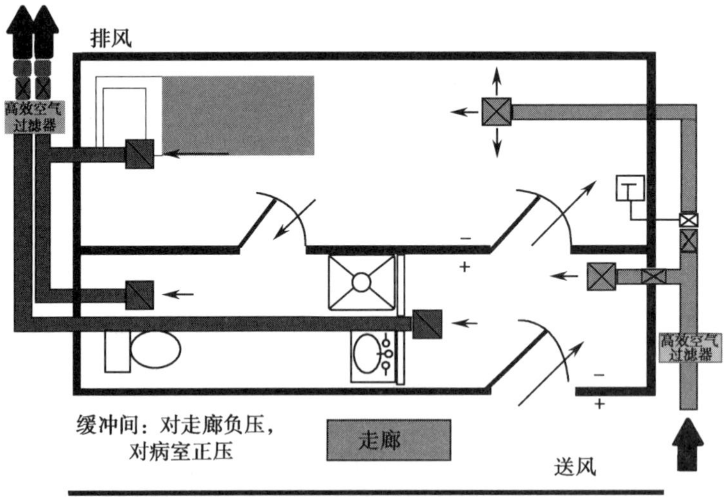

图 28-4　负压空气隔离室

3. 感染性疾病科和（或）预检筛查室的功能定位

（1）感染性疾病科和预检筛查室应具备与医院级别、功能和任务相适应的场所、设备、设施和人员，以保障各项工作及时有效开展。

（2）预检筛查室（传染病接诊室）：将防控传染病的关口前移，履行预防为主、有效防范的职能，对就诊患者详细询问病史，进行初步检查，对可疑传染病患者安全转送到设置传染病门诊的医疗机构。

（3）感染性疾病科（传染病专用门诊，图 28-3）：是对就诊患者进行预检、分诊，做到传染病的早发现、早隔离、早治疗，对需要留院观察的病例及时转送到辖区内设置隔离留观室或隔离病房的医疗机构内。

（4）设有一定床位的感染性疾病科（图 28-2），是医院大内科的一个重要分支学科，属于临床业务科室。承担各种感染性疾病的诊断、鉴别诊断，以及医疗救治任务。为各类抗感染药物的合理应用提供专业咨询和指导，同时参与传染病的隔离、消毒等院内感染防控工作。

（二）急性呼吸系统疾病的早期识别和隔离

1. 严格筛查　在医院入口处，设立分诊台，安排专人对有急性呼吸系统感染症状的患者进行预检筛查，以早期识别潜在高风险患者。

2. 认真分诊　患者一旦筛查可疑，应立即安置单独的、远离其他患者、通风良好的感染性疾病科。避免在候诊大厅候诊。

3. 提供优先服务　患者一旦筛查可疑，要建立通往病房的快捷通道，尽快提供有关诊断和治疗措施，减少患者在人群中暴露的时间，降低其他患者和医务人员被感染的风险。如果本医疗机构无法提供相应诊治，应及早进行转诊。

4. 科学进行鉴别诊断　感染性疾病科以及各临床一线医务人员，对潜在风险的急性呼吸道感染疑似患者应结合流行病学资料和临床症状和体征，进行早期识别，认真进行鉴别诊断。

（1）流行病学调查：

1）周围人群有无聚集性发病现象。

2）近期是否去过出现有潜在风险的急性呼吸系统感染患者聚集的地区。

3）当地动物有无出现不明原因的发病或死亡，与病、死动物是否有接触史。

4）当地社区或医院呼吸系统感染患者的发病率和就诊率是否有明显增高现象，并且与患者有过密切接触。

5）是否为实验室接触病原微生物的工作人员，近期发生过职业暴露。

6）近期是否接触禽类或野生动物或暴露于这些动物排泄物及其污染的环境等。

（2）临床症状：出现了不明原因的急性发热，体温超过 38℃，伴有咳嗽和气促等呼吸道感染症状。

（三）疑似和（或）确诊急性呼吸道感染病例的报告

各级各类医疗机构的医务人员发现不明原因疑似或确诊急性呼吸道感染病例（符合不明原因肺炎病例），应立即报告医疗机构相关部门，由医疗机构在 12 小时内组织本单位专家组进行会诊和排查，仍不能明确诊断的，应立即填写传染病报告卡，注明“不明原因肺炎”并进行网络直报。不具备网络直报条件的医疗机构，应立即向当地县级疾病预防控制机构报告，并于24小时内将填写完成的传染病报告卡寄出，以便开展流行病学调查，及时隔离留观可能的传染源。县级疾病预防控制机构在接到电话报告后，应立即进行网络直报。

（四）疑似和（或）确诊呼吸道感染患者的安置

对具有传播风险的患者，医务人员应采取适当的隔离措施安置患者，以防止疾病传播。

1. 有条件的医疗机构应将具有潜在风险的急性呼吸系统感染患者安置在通风良好的房间或空气隔离病房（负压房间），病室应保证每小时空气交换次数大于12次，并控制空气流向，以有效阻断病原体的空气传播，减少呼吸系统传染病的医源性传播。为达到病室通风良好，医院一般采用自然通风和机械通风两种通风方式。

（1）自然通风：是通过打开门窗，让新鲜的空气自由进出。自然通风是利用室外风压（风向、风速）和建筑物内外空气的密度差，促使空气流动。使室内污秽的空气自然排出，同时由室外补进新鲜空气。自然通风应门窗全部打开，形成对流，以促进空气的流通。

（2）机械通风：通过安装通风设备，如利用风机、风扇等运转产生的动力，驱动室内外空气的流动和交换，以达到通风换气的目的。机械通风一般分为以下三种方式。

1）机械送风与机械排风并用方式：这种通风方式能根据需要设定换气次数或保持室内的正、负压，通风效果最好。适用于卫生条件要求较高的场所。

2）机械送风与自然排风并用方式：这种方式室内只能保持正压，不能保持负压。由于送风可使室内有害气体扩散，适用于污染源分散及室内空气污染不严重的场所。

3）自然进风与机械排风方式：能有效地保持室内负压。适用于留观或收住急性呼吸道感染患者室内空气污染较重的场所。要求所有门窗保持关闭，最小循环通风次数是每小时12次。保证空气由公共清洁区域向患者区域流动。排出室外空气需经低阻高效过滤器，排风口应远离门窗和行人马路。

2. 将疑似或临床诊断患者分别安置于单独房间，以避免疾病的交叉感染。

3. 当条件不允许时，可将相同诊断的患者或疑似患者安置在采取相同感染预防控制措施的病房。最好将实验室相同诊断的患者安置在一起，否则，有发生感染的风险。如果在实验室诊断前，需要将类似的疑似患者安置在同一病房时，必须采取以下措施。

（1）病床的间距要大于1.1m。

（2）进入该病房的人数尽可能减到最少。

（3）安排专门的护理团队。

（4）患者使用的诊疗物品固定专用，避免患者共用仪器设备。如果条件不允许，需要在下一个患者使用前消毒设备。

（5）定期清洁、消毒公共区域。

（6）确保患者、探视者和护理人员经常洗手。

（五）对疑似和（或）确诊呼吸道感染患者的教育

在门诊和病房等处，通过滚动屏、宣传栏或讲座等方式，教育患者注意呼吸道卫生，养成良好的个人卫生习惯。

1. 告知患者咳嗽或打喷嚏时用手绢或纸巾掩盖口鼻部，丢弃纸巾后立即进行手卫生。

2. 为患者提供一次性外科口罩，并建议佩戴口罩。

3. 养成经常洗手的良好习惯。

三、医源性感染控制措施

预防和控制医院感染，是保障患者安全，提高医疗质量以及维护医务人员职业健康的一项重要工作，越来越受到全世界医学界的广泛关注。促使医院感染发生的原因很多。由于疾病谱的变化和人口老龄化程度的不断提高，患者免疫力降低，易感人群迅速增加；随着医学技术的快速发展，各种介入性诊断治疗技术的不断应用，给病原体创造了潜在感染的途径；医院感染控制措施薄弱；拥挤的医院就医环境；医务人员工作中未实施标准预防；污染物品没有规范消毒等，这些都便于医源性感染的传播。

在医疗机构内有两个主要的感染源：一方面是患感染症的患者，患者可以通过各种途径将病原体排出，导致患者之间的交叉感染。尤其是通过咳嗽、打喷嚏，使含有病原体的飞沫喷到周围空气中，医院中的其他患者直接吸入病原体可引起感染的发生。另一方面是由于患者体液、血液、排泄物、分泌物、伤口渗出液等污染诊疗用品、器械和仪器，下一个患者在使用前又未经有效消毒导致的感染性疾病传播。因此，无论何时，只要给患者提供服务，无论诊断与否，为保护患者和医务人员健康，都应当采用标准预防措施。

（一）标准预防

标准预防（standard precaution）是针对医院所有患者和医务人员采取的一组预防感染措施，包括手卫生、根据预期可能的暴露选用手套、隔离衣、口罩、护目镜或防护面屏，以及安全注射。也包括穿戴合适的防护用品处理患者环境中污染的物品与医疗器械。

标准预防是基于患者血液、体液、分泌物（不包括汗液）、非完整皮肤和黏膜均可能含有感染性因子的原则。

标准预防是最基础的医院感染防控措施，正确实施标准预防，能够有效预防和控制医院感染发生。标准预防包括的主要措施有手卫生；穿戴个人防护用品，避免接触患者体液以及伤口；呼吸道卫生；避免针刺伤和其他锐器伤；环境和仪器设备的清洁和消毒；织物的清洁以及医疗废物的正确处理等。

1. 手卫生　有足够的证据证明，不能适当的实施手卫生被认为是导致医院获得性感染和多重耐药菌传播的重要途径，很多医院感染的暴发和医护人员的手污染有关。多项研究显示，改善手部卫生可以降低30％的医院感染。手卫生被认为是最简单、最便捷、最经济、最有效地防止医源性感染的重要手段。

（1）手部的正常菌群：正常人体皮肤上主要有两种细菌寄居。一种是固定菌群又称常驻菌，另一种是转移菌群，也称暂驻菌。

1）常驻菌：常驻菌通常居住在皮肤角质层上皮细胞下面，也可以在皮肤表面发现。常见的常驻菌有表皮葡萄球菌、人型葡萄球菌和其他凝固酶阴性葡萄球菌、棒状杆菌和部分真菌。常驻菌有两个主要保护功能：抗外来微生物以及在微生态系统中竞争营养。常驻菌致病潜力低，通常很少与感染有关，但可被介入性器械带入体内而致病，一旦致病，常规方法很难去除。常驻菌也可以侵入无菌体腔、眼睛或非完整皮肤内引起感染。

2）暂驻菌：暂驻菌主要集中在表层皮肤，一般不在皮肤上繁殖，但它们会在皮肤表面存活。暂驻菌通常由医护人员在直接接触患者而获得或接触患者附近污染的环境表面而获得。暂驻菌存活期较短，但致病潜力高，是大部分医院感染病原体和耐药菌传播的主要原因。暂驻菌的感染依赖于皮肤表面的微生物种类、数量和皮肤潮湿度。很多医护人员的手可能持久定植金黄色葡萄球菌、G^-杆菌或真菌等病原体。通过普通洗手可以降低暂驻菌的定植。

（2）手部病原体的传播：通过医护人员的手将医院相关性病原体从一个患者传播至另外一个患者需要 5 个连续的要素。

1）微生物出现在患者皮肤上，或已经传播到了患者周围的物品上。

2）微生物必须传播到医护人员的手上。

3）微生物必须能够在医护人员的手上存活至少数分钟。

4）医护人员洗手被忽略或手消毒一定是不正确的，或使用的是不合格的手卫生产品。

5）医务人员污染的手和另外的患者或物品直接接触，而这个物品会和患者直接接触。

（3）手卫生实施的影响因素：为了控制医院病原体通过手传播，近些年，许多国家开展了手卫生运动，进行了广泛的手卫生宣传并制定了手卫生规范或指南。但在全世界，手部卫生规范操作的依从性依然很差。许多负面因素影响了医务人员对手卫生规范的执行。因此，改善手部卫生是控制感染所面临的重大挑战之一。不遵守手卫生规范有以下常见原因。

1）工作繁忙，医务人员与患者的接触率太高，没有足够的洗手时间。

2）手消毒剂引起的皮肤刺激或对洗手产品过敏。

3）缺少符合要求的洗手设备或不易得到手卫生产品。

4）缺乏手卫生的书面政策或相关指南。

5）缺乏对医务人员的鼓励或问题反馈，不能以科学的数据说明改进手卫生对医院感染发生的确切影响。

6）缺乏洗手知识的教育或缺少遵守规则的文化或传统，以至部分医务人员对不洗手的危险性认识不足，日常医疗工作中不能自觉坚持手卫生行为。

7）因推荐的洗手时间太长，工作中难以达到要求。

（4）手卫生原则：进行手卫生之前，应评估手的污染情况，以便选择适宜的手卫生方法。

1）当手表面有血液或其他体液可见污染或可疑接触含孢子微生物污染物时，应当用流动水和皂液或肥皂（肥皂日常要干燥保存）洗手。

2）如手上无可见污染物时，用含乙醇的速干手消毒剂消毒双手。

3）在做任何操作前，要保证手的干燥。

（5）手卫生的实施：

1）直接接触患者前后。

2）摘手套后。

3）不论是否戴手套，进行侵袭性操作前。

4）接触体液、排泄物、黏膜、非完整皮肤或伤口敷料后。

5）护理操作从污染部位移到清洁部位时。

6）接触患者附近的物品后（包括医疗设备）。

7）咳嗽、打喷嚏时用手遮盖后和便后。

（6）手卫生方法：常规洗手是去除污染和感染性微生物，并从手上去除组织、体液。洗手的目的在于降低手部的菌落数量，同时需要保持皮肤的完整性。正确的洗手技术能确保彻底地清洗双手的每一个部位。

2. 坚持呼吸道卫生　呼吸道卫生又称咳嗽礼节，是控制呼吸道疾病传播的重要措施。在医疗机构应教育和鼓励所有患者、医务人员以及探视者无论在何时何地都应注意呼吸道卫生，以减少含呼吸道分泌物颗粒的传播。

（1）什么是呼吸道卫生：见图 28-5。

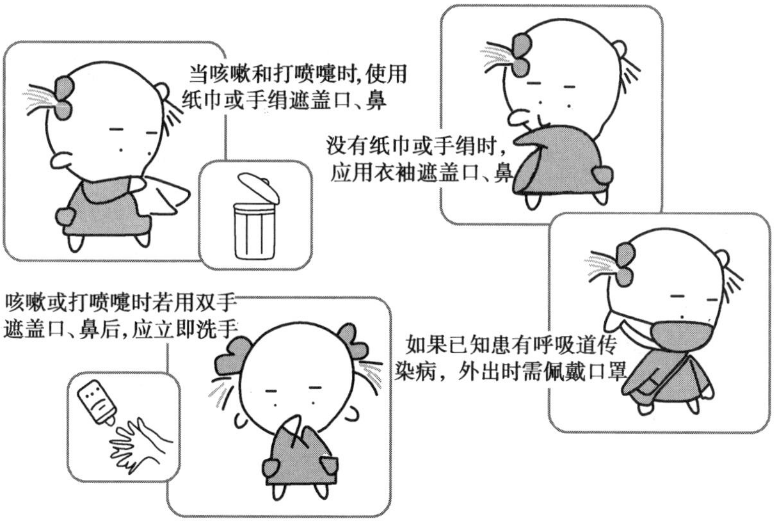

图 28-5　呼吸道卫生

（2）呼吸道卫生主要提倡的内容：

1）不随地吐痰。

2）当咳嗽和打喷嚏时，用纸巾或手前臂挡住口、鼻部。

3）将用过的纸巾丢弃到废物箱。

4）吐痰或打喷嚏后，立即进行手卫生。

5）在医疗机构内，有急性呼吸道感染症状患者，建议佩戴外科口罩。

3. 污染物品和仪器设备的清洁和消毒　患者使用过的医疗设备和物品，尤其是急性呼吸系统传染患者使用过的呼吸机及其管路，常被大量呼吸道分泌物污染，并有可能传播疾病。为减少微生物通过污染物品、仪器的传播，应根据物品污染程度，物品和仪器的用途以及所需消毒级别，采用适宜的方法进行消毒处理。

（1）根据医院物品的危险性进行消毒处理：

1）进入无菌组织器官内部的器材，或与破损的组织、皮肤黏膜密切接触的器材和用品。可采用压力蒸汽或低温灭菌方法处理。

2）与正常黏膜相接触，而不进入无菌组织内的器械或物品。一般采用高效消毒方法，如呼吸机管路、麻醉机管道、气管镜、喉镜等，在手工拆卸、清洗的基础上，可直接入清洗机，采用化学消毒剂或 90℃的水温进行热清洗，呼吸机管路清洗后，需用 80℃左右的温度进行干烤消毒后备用。

3）直接或间接地和健康无损的皮肤接触的医疗物品，如听诊器、血压计等一般诊疗物品，急性呼吸系统传染病患者，最好固定专用，如不能专用，应在下一个患者使用前进行有效消毒。

（2）污染设备和物品正确的消毒处理方法：

1）污染物品拿出病室前，要装袋密封。袋上要贴上标签，然后进行消毒处理。

2）使用过的仪器设备应避免接触医务人员的皮肤、黏膜和衣服。

3）根据设备的性质和用途选择适当的清洁和消毒方法。

4）在消毒呼吸道设备和清洗呼吸管路过程中，为防止清洗时水中可能的病原体污染，应采取有效的个人防护措施，如戴面屏、橡胶手套，穿隔离衣和防水围裙。

5）可重复使用的器械和物品必须用清洗剂充分洗涤后，直至肉眼观察没有污渍，并彻底干燥后，才进行消毒或灭菌处理。

4. 医院环境的清洁与消毒　医院环境是住院患者在院内获得病原体的主要来源。病原体可以通过一个或多个途径，如通过空气、接触、公共媒介等，从潜在病原体贮主向患者传播。有报道，新患者入住曾收治难辨梭状芽胞杆菌感染腹泻患者的病房后，感染危险性增加，这证明对患者的诊疗环境进行保洁是必要的。对医院环境常规进行清洁，能防止潜藏致病微生物并为其生长提供适宜环境的贮菌源的长期存在。清洁的环境，可以提供安全和高水平的医疗。

（1）医院环境分类：根据病原体可能的污染情况和患者所处环境可能引发的感染风险。将医院环境分为高风险和低风险区域。

1）高风险区域：①患者血液、体液喷溅的表面；②可能受血液、体液及耐药菌污染的工作环境，如重症监护病房和血液透析室，由于需要经常进行侵入性操作，这些科室很多环境表面通常有病原体存在，对患者构成特殊感染风险；③直接或间接接触免疫功能低下或受损患者，如新生儿、器官移植、烧伤、血液和肿瘤患者的环境表面；④可能受患者排泄物、分泌物污染或手频繁接触的物体表面，如厕所、床栏杆和门把手等；⑤感染性疾病暴发区域和收治传染病患者的环境。

2）低风险区域：①不与患者直接或间接接触的表面，如病室的窗户、窗帘、地面、墙壁等。②非收住患者区域的环境表面。

（2）医院环境清洁消毒原则：

1）高风险区域：每日要用中效消毒剂至少清洁和消毒3次。

2）低风险区域：定期用洗涤剂和水进行清洁，大多数情况可以不用消毒剂，除非有污染（血液喷溅）发生。有资料证实，地板无论是否使用消毒剂，细菌的染菌情况大约在清洁后2小后恢复到常态。

（3）医院环境保洁要求：净化医院环境不仅可以减少潜在微生物的存在，还有着重要的美学意义，可以给患者带来舒适感，增加患者对疾病治疗和恢复的信心。

1）医院应制订保洁的书面政策和操作程序。

2）保洁人员应经过培训，严格操作规程并责任明确。

3）为保洁人员提供充足的保洁工具和必要的防护用品，保洁人员工作时必须穿戴适宜的个人防护用品，如橡胶手套、隔离衣或防水围裙、防水胶靴等。

4）对病房定期进行保洁，污染后要立即进行清洁。保证医院环境从视觉上是清洁、没有灰尘的。因为90%的微生物存在于肉眼可见的灰尘中。可疑感染病原体与环境有关时，应增加清洁消毒频次。

5）病室内尽可能避免放置不必要的设备和家具，以方便清洁工作开展。

（4）环境清洁注意事项：大多数病原体可在环境中存活很长时间，为减少病原体的环境传播，实施保洁工作时应注意以下几点。

1）清洁过程中应采用湿式保洁，避免扬尘。去污染过程中要始终保持环境通风良好。

2）接触过患者皮肤或黏膜的物品或医务人员频繁接触的物体表面，需要在清洁后进行消毒。

3）每天清洁患者周围的所有水平表面，每个患者出院后以及新患者入院前应及时清洁。

4）对于被大量血液、体液溢出污染的任何区域，可用吸湿材料去除可见污物或用5000～10 000mg/L含氯消毒剂覆盖10分钟，然后用纸巾擦干净，再用500mg/L含氯消毒剂进行擦拭消毒。

5）保洁工具如地拖、抹布等用后要及时清洗消毒并晾干，清洁剂、消毒溶液避免二次浸泡使用。

6）任何接触过有潜在风险的急性呼吸系统感染患者的检查台或设备，使用后立即用消毒剂擦拭消毒。

7）维持医院环境表面和设备的干燥，防止微生物在潮湿的物体表面和设备中的滋生。

8）清洁人员结束保洁后，应脱去防护用品并立即进行手卫生。

5．避免针刺和其他锐器伤害　根据全球注射网络估计，全世界每年大约要进行160亿次注射，增加了利器刺伤的机会。美国每年发生锐器伤80万～100万例次，护士利器伤害率明显高于医生，大约占80%以上。利器伤已经成为主要的职业伤害之一。防止针刺和其他锐器伤是标准预防中的一项重要内容，可有效预防经血传播疾病的感染。

（1）利器伤的主要环节：在日常繁忙的医疗工作中，意外发生利器伤的环节很多，使医务人员处于经血液传播感染的危险之中。

1）注射、抽血、静脉穿刺等操作时患者突然移动或从患者身上拔除针头时。

2）采取标本将血液注入试管取下针头时。

3）输液结束拔针后撕掉固定胶布以及剪掉输液器针头时。

4）将裸露的针头拿到集中处置处分离针头和针管时。

5）给针头套帽。

6）开启封装药物的安瓿过程。

7）手术中传递刀剪或缝合针刺伤。

（2）锐器伤预防建议：

1）禁止将使用后的一次性针头重新套上针头帽，有意折弯、毁型。不要用手将针头与注射器分开，或用手摆弄针头或注射器。

2）除非注射前或手术中，不要将针头或刀片等锐利部分对着身体部位。无论在任何情况下，不要把器械锐利端传递给别人。

3）使用安全器械和尖锐物处理系统，减少锐器的暴露。使用后的锐器应当直接进入耐刺、防渗漏的利器盒，或者利用针头处理设备进行安全处置，也可以使用具有安全性能的注射器、输液器等以防刺伤。

4）禁止用手直接接触使用后的刀片，可用止血钳将刀片从刀柄上取下。

5）利器盒要方便可及，以便操作者在需要时能及时就近丢弃用过的利器。利器盒应耐刺穿并具不透水功能，利器盒一经封闭就不能打开。

6）医务人员在进行侵袭性诊疗、护理操作过程中，要保证充足的光线，并特别注意防止被针头、缝合针、刀片等锐器刺伤或划伤。

6. 织物的清洁与消毒　每一个患者新入院都需要干净、新清洗过的衣服和床上用品。因为已经证明，患者使用过的床单、衣服等织物含有患者的皮屑和可能的致病微生物。处理患者用过的床单，尤其是在密闭的空间抖动污染织物时可能会增加空气传播微生物的风险。

（1）污染织物的处理原则：

1）医院应制定污染织物的收集、运输流程和清洗操作规范。

2）有专人负责污染织物的处置工作，并经培训上岗。

3）定期更换、清洗患者的床单、被罩等。患者出院或有污染随时进行换洗。

4）干净的织物在贮存和运输过程中确保不被再次污染。

（2）处理污染织物的注意事项：

1）所有用过的针织物都应放在结实、不透水的袋子或容器中，以保证运输中不会出现物品洒落。有条件医院最好使用一次性水溶性污衣袋。

2）任何时候都要避免抖动患者用过的织物，防止污染周围环境。

3）处理特殊感染患者污染的织物应在清洗前先消毒。可采用压力蒸汽、75℃以上的高温水洗涤或消毒剂浸泡消毒。

4）针织物表面有固体污物，如粪便等，应立即去除污物。处理过程中应避免对人和周围环境的污染。

5）处理使用过的织物要严格个人防护，并防止锐器刺伤。如分拣人员要戴防水手套，穿防水隔离衣或塑料围裙，脱掉防护用品后要及时进行手卫生。

7. 患者尸体的处理

（1）急性呼吸道患者死亡后，应立即对尸体进行处理，填塞各孔道，并将尸体放置于全封闭、不渗漏的袋子中，以避免尸液的渗漏。因为尸液中含有病原体，可能导致疾病的传播。

（2）搬运尸体时，医务人员及其他工作人员应穿戴个人防护用品，如戴外科口罩、护目镜或防护面罩，以避免体液飞溅污染；穿防水隔离衣并戴一次性乳胶手套，以避免潜在感染风险。

（3）家庭成员瞻仰尸体时，要穿戴合适的个人防护用品，避免直接接触尸液。按甲类管理的呼吸道传染患者的尸体，限制开追悼会，尸体尽快火化。

8. 医疗废物的正确处理　严格执行国家《医疗废物管理条例》和地方法规要求，安全妥善处理医疗废物。

（1）处理医疗废物人员要严格个人防护，接触废物以及脱掉防护用品后应及时进行手卫生。

（2）使用符合要求的包装物，严格进行分类收集，收集废物时要避免产生气溶胶。

（3）使用专用密闭运输工具沿院内指定路线进行运输，严防医疗废物遗撒污染环境。

（4）坚持集中无害化处置原则，移交集中处置单位时，要严格交接手续，防止医疗废物遗失或流向社会。

（二）根据疾病传播途径采取的预防措施

在医疗实践中，除了坚持标准预防措施，对于已知或疑似有高度传染性或流行性的病原体感染的患者，还应针对传播途径，实施额外的预防措施。因为有些病原体可通过空气、飞沫和接触干燥皮肤或受污染的表面传播。

1. 飞沫传播的预防　接触经飞沫传播疑似或确诊患者时，都要采取飞沫防范措施。飞沫传播病原体可通过患者咳嗽、打喷嚏、谈话或支气管镜检查时产生大于 5μm 的飞沫来传播疾病。这类疾病包括 SARS、人感染高致病性禽流感、甲型 H1N1 流感、流行性感冒、白喉、百日咳、腮腺炎、风疹等疾病。大于 5μm 的飞沫通常在空气中不会停留很长时间，并且传播距离常小于 1m。飞沫会因重力作用落在物体表面、眼睛或口鼻黏膜上引起疾病的传播。飞沫传播预防措施包括：

（1）将患者安置在单独房间，或将一组相同诊断或相同风险的患者安置在一个房间，并保持患者间距离至少 1m 以上。

（2）尽量避免转移患者，如果转移患者不可避免，要采取严格防范措施。

（3）近距离接触患者（1m 内），应戴外科口罩。

（4）患者医疗设备最好固定专用。

（5）建议患者出病房时佩戴外科口罩。

（6）去除个人防护用品后需立即进行手卫生。

2. 空气传播的预防　颗粒小于 5μm 的飞沫核悬浮在空气中时间较长，可以长距离传播，远在几公尺以外的易感宿主，可通过吸入含有病原体的飞沫核引起感染。空气传播疾病包括肺结核、麻疹、水痘等。接触这些空气传播疾病或不明原因的急性呼吸系统传染病时，应采取空气传播预防措施。

（1）将患者单独安置于通风良好的房间，如果条件允许，应安置在空气传播隔离病房（负压病房），保证每小时换气次数 12 次以上，并控制气流方向。房间的门窗要关闭，排出室外的空气需要过滤消毒。

（2）医务人员进入空气传播隔离病房，应佩戴呼吸保护设备，如医用防护口罩或外科口罩，医用防护口罩应确保每次使用前都进行口罩的密合性试验达标。

（3）限制患者移动，教给正确的呼吸道卫生。患者检查必须出房间时，应佩戴外科口罩遮住口鼻部。

（4）脱去个人防护用品后，应当立即进行手卫生。

3. 接触传播的预防　接触传播可以是皮肤与皮肤的接触，也可以从一个患者到另一个患者或经过医务人员的手导致的微生物传播。一些呼吸系统传染病，除了通过空气或飞沫传播，同时还可通过接触传播。病原体可以通过呼吸道分泌物污染医务人员和患者的手和环境物体表面，如果手接触污染的物体表面，再接触结膜或口鼻黏膜后，即可引起感染发病。需要采取的接触传播预防措施包括：

（1）尽可能将患者收治在单人房间，如果没有独立房间，可将相同诊断患者安置在同一病房。

（2）尽量减少患者出入限制区域，并减少患者间的接触。

（3）条件允许尽量保证医疗物品和设备专人专用，如果共用，必须在下一个患者使用前进行清洁消毒。

（4）尽量减少移动患者，如不可避免，要严格执行隔离防范措施。

（5）医务人员进入病房接触患者时，要戴手套，穿隔离衣。接触患者后，要立即安全脱去手套和隔离衣，并在去除个人防护用品后立即洗手。

（6）除非操作需要，否则不要接触污染的物体和设备表面。

（7）工作中双手尽量避免接触脸部、眼睛和口鼻，因为手可能已被污染。

四、肺结核的医源性感染控制

结核病是由于感染结核分枝杆菌引起的慢性传染病，结核病严重危害人类健康，成为全球重大公共卫生问题。全世界每年大约有 890 万新病例和 170 多万人死亡。我国结核患者数居世界第二位，是世界上 22 个结核病高负担国家之一。每年有 13 万人死于结核病，超过了其他传染病死亡人数的总和。

结核分枝杆菌对外界抵抗力强，能在潮湿处存活 20 周以上，烈日曝晒要 2 小时，70%的乙醇需要接触 2 分钟。但对湿热较敏感，煮沸 1 分钟可灭活病菌。

（一）肺结核医院传播的风险

1. 在医疗机构内，经常进行的各项诊疗操作，如支气管镜检查、吸痰、脓肿切开引流等，由于通风不良，重复应用的诊疗器械污染，或由于防护不到位，肺结核（包括多重耐药性结核病）向医务人员和患者传播时有发生。

2. 在许多地区，医务人员比普通人群感染潜伏性或活动性肺结核的危险正在上升。

3. 艾滋病病毒和结核分枝杆菌联合感染的患者有非常高的风险发展为活动性肺结核，大约每 100 人每年中有 3～10 个发病。

（二）肺结核医院感染的防控措施

许多资料证实，有效的感染控制措施可减少结核病在医疗机构的传播风险。

1. 加强感染管理

（1）建立健全肺结核医源性感染预防与控制制度。

（2）加强筛查，提高对结核病症状的警觉性，早期发现、及时隔离门急诊和住院患者中的结核患者，并开展有效的抗结核治疗，减少疾病传播的风险。

（3）避免对活动性肺结核患者进行诱发咳嗽的操作，如支气管镜检查等。

（4）开展教育与培训，使全体医院员工自觉遵从感染控制措施。

（5）连续监测控制措施的落实，并评价控制措施的效果，以便持续改进工作。

2. 患者的隔离　许多肺结核患者不需要住院治疗，尤其是在资源有限的地区。但需要院内护理的下列患者在住院过程中应强制隔离在空气隔离病室。

（1）可疑患者在排除肺结核或确诊肺结核之前。

（2）患者经过有效治疗，临床症状得到改善之前。

（3）连续 3 个痰涂片呈现阴性并排除耐酸杆菌之前。

（4）由多重耐药菌感染的肺结核患者。

3. 环境控制

（1）需要住院治疗的肺结核患者，应住在独立的空气隔离病房，直至不再有传染性，以减少结核病对工作人员和其他患者的传染。

（2）避免不必要的转移患者，患者必须出病房做检查时应佩戴一次性外科口罩。

（3）空气隔离病房排出的空气应通过高效过滤器，高效过滤器可去除 99.97%直径大于 0.3μm 的颗粒物。隔离病房的排风口应远离进风口和患者候诊区。

（4）使用紫外线消毒设备，以灭活空气中的病原体。房间内安装的紫外线灯，可采用反向上照射法（灯直接朝向天花板），以减少杀菌过程中对患者皮肤和眼睛造成的伤害。

4. 医务人员防护

（1）医务工作者在诊疗护理肺结核患者时应戴医用防护口罩（N95 口罩），以充分保护自己免于吸入带菌的空气或飞沫。

（2）暴露活动肺结核患者后结核菌素皮肤试验阳性者，高度怀疑潜伏肺结核感染，应给予药物（异烟肼）进行预防治疗。

五、麻疹的医源性感染控制

麻疹是由麻疹病毒引起的一种急性呼吸道传染病。其病毒颗粒可在空气中悬浮数小时，是已知最有传染性的病原体之一。通过多年免疫接种，麻疹的发病率已明显下降，但仍是主要的传染病致死原因，全世界每年约有 100 万儿童死于麻疹。

麻疹病毒体外抵抗力弱，对热、紫外线和一般消毒剂敏感，56℃30 分钟可灭活。但耐寒冷和干燥，室温下可存活数日，－70℃可存活 5 年以上。

（一）麻疹在医院传播的风险

1. 麻疹患者在出皮疹 3～5 天之前和发烧前 1～2 天就有传染性。而疾病早期的症状又无特异性，临床医师难以及早做出明确诊断。

2. 麻疹患者的传染期几乎持续了整个病程，从疾病的前驱期一直延续到出皮疹 4 天后都有传染性。

3. 患者在医院滞留时间长，候诊室就医人数密集，空气流通差，患者直接或间接接触到麻疹病毒是医源性感染的主要危险因素。

（二）麻疹的医院感染控制

1. 严格门急诊和感染性疾病科的预检筛查，对发热伴有出疹的患者应立即送至空气流通的隔离室，限制患者不到医疗机构的共同候诊区，以减少患者之间的传播。

2. 维持麻疹疫苗的高接种覆盖率，是预防麻疹最重要的策略，可最大限度地减少易感者。

3. 对暴露接触者 72 小时之内接种麻疹疫苗，可有效预防暴露者感染麻疹，有效性高达 68%以上。对先天性免疫缺损或使用免疫抑制剂患者可注射丙种免疫球蛋白。

4. 对麻疹没有免疫力的工作人员，应严格个人防护，接触患者需戴外科口罩。

5. 限制患者室外活动，必须出病室应提供并建议佩戴一次性外科口罩。

六、流行性感冒的医源性感染控制

流行性感冒简称流感，是由流感病毒引起的急性呼吸道传染病。本病具有潜伏期短，传染性强，传播迅速快，波及范围广，发病率和病死率高等特点，尤其是甲型流感病毒极易变异，常引起反复流行和大流行，是人类面临的主要疾病之一。20 世纪人类曾发生 4 次流感大流行，每次大流行都给人民的生命财产和经济发展带来灾难性打击。

流感病毒不耐酸，在 pH 值 6.5～7.9 间最稳定，不耐热，100℃1 分钟即可灭活。对干燥、紫外线、甲醛、乙醚、乙醇及常用消毒剂都很敏感。但在4℃可存活1个多月，真空干燥或−20℃以下可长期保存。

（一）流行性感冒在医院传播的风险

1. 流感患者在症状出现前1天和发病后7天都有传染性，增加了对疾病的早期识别和感染控制的难度。

2. 疾病可由医务人员向其他医务人员和患者传播，也可由患者向医务人员和其他患者传播。

3. 由于流感病毒不断变异，疫情事先难预测，流感疫苗的保护作用局限，人群易重新感染反复发病。

（二）流行性感冒的医院感染控制

1. 为防止院内医务人员和陪护者向患者传播，有急性呼吸道感染症状的人不应照顾感染高风险的患者。应考虑限制有流感症状的医务人员继续工作。

2. 隔离患者和疑似患者至通风良好的病室，在医院期间提供口罩并要求佩戴口罩，减少疾病对其他患者和医务人员的威胁。

3. 限制有急性呼吸道症状的人探视高危患者。

4. 有资料证明，在流感季节数星期前有计划的接种流感疫苗，可降低发热性呼吸系统疾病的发病率和医务人员的缺勤率，以及疾病的死亡率。

5. 在流感流行期间，加强公共场所的通风，减少医院聚会活动，必要时可考虑应用预防性抗病毒药物。

6. 做好个人防护，医务人员接触流感患者时应戴外科口罩，并坚持手卫生。

七、预防人感染高致病性禽流感的医院内传播

人感染高致病性禽流行性感冒（简称人禽流感），是由禽甲型（A型）流感病毒中某些亚型毒株引起的一种新发急性呼吸道传染病。人禽流感主要通过直接接触感染的禽类及其分泌物和排泄物，吸入病毒颗粒，以及直接接触病毒株被感染。人感染高致病性禽流感呈急性起病，早期临床表现类似普通流感。主要表现为发热，体温大多持续在39℃以上，可伴有流涕、鼻塞、咳嗽、咽痛、头痛和全身不适。部分患者可有恶心、腹痛、腹泻、稀水样便等消化道症状。重症患者病情发展迅速，可出现肺炎、急性呼吸窘迫综合征、肺出血、胸腔积液、全血细胞减少、肾衰竭、败血症、休克及Reye综合征等多种并发症。

世界卫生组织报道，从2003年到2008年2月12日，全球已有12个国家，共有356人感染高致病性禽流感，其中222人死亡。我国截至2008年2月12日，人禽流感确诊病例为27例，死亡17例。由于感染人禽流感的高病死率以及可能出现的病毒变异，世界卫生组织专家曾警告说，如禽流感在人间传播将比“非典”更具杀伤力。国际上将其列为反生物恐怖内容之一。我国将人感染高致病性禽流感列为乙类传染病，并按乙类传染病进行预防和控制。

（一）传染源

1. 主要为患禽流感或携带禽流感病毒的鸡、鸭、鹅等家禽，特别是鸡；但不排除其他禽类或猪、猫等成为传染源的可能。

2. 患者是否为传染源有待进一步确认。

（二）传播途径和流行特征

1. 传播途径

（1）呼吸道传播：经呼吸道吸入病毒颗粒是主要的传播途径。

（2）接触传播：通过密切接触感染的禽类及其分泌物、排泄物，受病毒污染的水等，以及直接接触病毒毒株被感染。

（3）人食用未煮熟的病、死禽肉及制品有发生感染病例的报道；泰国动物园发现，给老虎和豹喂食感染的生鸡，发生了禽流感向猫科动物的传播。但是否通过消化道传播未得到证实。

（4）2006 年 5 月 23 日，世界卫生组织发表的声明，印尼出现一个家庭多人感染禽流感，并导致 6 人死亡。感染病例呈现出家庭聚集性和无流行病学接触史的现象，不能排除“人传人”的可能。但目前尚无人与人传播的确切证据。

2. 流行特征　在通常情况下，禽流感只在禽类中引起感染或传播，一般不感染人类。1997 年首次发生了禽甲型流感病毒 H5N1 由禽到人的传播。自此之后，相继有 H9N2、H7N9、H7N7 亚型感染人类和 H5N1 再次感染人类的报道。

（三）人群易感性

任何年龄均具有易感性，但 12 岁以下儿童发病率较高，病情较重。常见的高危人群包括：

1. 与不明原因病死家禽接触的人员。
2. 与感染禽流感家禽密切接触的人员。
3. 从事家禽养殖业及其同地居住的家属。
4. 销售及宰杀家禽工作者。
5. 接触禽流感病毒株或污染材料的实验室工作人员。
6. 在发病前 1 周内到过家禽饲养、销售及宰杀等场所者。
7. 与禽流感患者有密切接触的人员。

（四）人感染高致病性禽流感的潜伏期

潜伏期一般为 1～3 天，通常在 7 天以内。

（五）病原体特性

禽流感病毒对低温抵抗力较强，在有甘油保护的情况下可保持活力 1 年以上。病毒在水中可存活 1 个月，在粪便中可存活 1 周，在 pH 值＜4.1 的条件下也具有存活能力。但禽流感病毒对热比较敏感，65℃加热 30 分钟或煮沸 100℃2 分钟以上可灭活。病毒在直射阳光下 40～48 小时即可灭活，如果用紫外线直接照射，可迅速破坏其传染性。病毒对乙醚、氯仿、丙酮等有机溶剂均敏感。常用消毒剂容易将其灭活，如氧化剂、稀酸、十二烷基硫酸钠、卤素化合物（如含氯石灰和碘剂）等都能迅速破坏其传染性。

（六）人感染高致病性禽流感的预防与控制

防控人感染高致病性禽流感的关键就是要做到早发现、早报告、早隔离、早治疗。努力控制疫情的传播，尽量减少疾病对人类健康的伤害。

1. 控制传染源

（1）加强对禽类疾病的监测：一旦发现禽流感疫情，动物防疫部门应立即按照国家有关规定，封锁疫区（疫点周围 3km），捕杀疫区内的全部家禽，并对疫区周围 5 公里范围内的所有家禽实施疫苗紧急免疫接种。防范高致病性禽流感疫情向人间传播，预防控制可能出现的人禽流感疫情，保障人民群众的身体健康与生命安全。

（2）加强对接触禽类人员的监测：对与病、死禽类的密切接触者，在疫区内实施医学观察7天，当这些人员出现流感样症状，应立即进行流行病学调查，采集患者标本送至指定实验室检测以明确病原，并同时采取相应的防控措施。

（3）加强流感样病例和不明原因肺炎的筛查：医院感染性疾病科和门急诊要开展不明原因肺炎和流感样病例的筛查，以便及早发现人禽流感患者。

（4）疑似患者的处理：发现疑似人感染高致病禽流感病例，应立即实施单间隔离治疗，请专家会诊，并于诊断后24小时内依法认真填写《传染病报告卡》，或通过电话、传真或计算机网络向当地疾病预防控制机构报告疫情。并将疑似患者用专用负压车送至指定传染病医院进行隔离治疗。

（5）住院患者隔离：

1）将疑似、临床诊断病例实施单间隔离，实验室确诊病例可同住一室。病室最好为负压，排出室外的空气要经过消毒处理。

2）限制患者去室外活动。

3）给患者发放一次性外科口罩，并要求佩戴口罩。

4）教育患者做好手卫生和咳嗽礼节。

（6）禽流感疑似病例和确诊病例密切接触者的隔离：对与出现症状后的患者或疑似患者共同生活、居住、护理或直接接触过病例的呼吸道分泌物、排泄物和体液的人员，应在疾病预防控制机构的监督指导下实施医学观察7天。

2. 切断传播途径　人感染高致病性禽流感主要经呼吸道和密切接触传播，针对传播途径采取适宜的控制措施，可以有效阻断疾病的传播。

（1）对疫区内捕杀的禽类进行深埋或焚烧处理。

（2）对动物疫源地进行彻底消毒。

（3）对患者的分泌物、排泄物污染的容器，严格进行消毒。

（4）患者污染的仪器、设备和物体表面坚持用适宜消毒剂进行擦拭或浸泡消毒。

（5）患者污染的织物类密闭包装送至洗衣房，直接入洗衣机80℃水温洗涤40分钟。

（6）加强检测标本和实验室病毒株的生物安全管理，严格执行操作规程，防止实验室感染及传播。

（7）严格医疗废物处理。

3. 保护易感人群

（1）严格职业防护：接触人感染高致病性禽流感患者或疑似患者应穿工作衣裤和工作鞋。戴帽子、医用防护口罩，接触污染物应戴手套，摘掉手套后洗手。接触患者或进行可能产生喷溅的操作时，应穿隔离衣、戴护目镜。进行产生气溶胶操作时，应佩戴全面呼吸防护器。

（2）高危人群预防性服药：对密切接触疑似和确诊患者的医护人员，病、死禽密切接触者及现场处理疫情的工作人员，必要时可试用抗流感病毒药物或采用中医中药进行辨证施防。

（3）开展大众健康宣传教育和爱国卫生运动：广泛开展面向公众的健康教育活动和爱国卫生运动，提高群众的健康意识和自我防护能力。注意饮水卫生，不吃未熟的肉类和蛋类等食品，养成勤洗手的良好个人卫生习惯。

第三节　经血传播疾病在医院的预防与控制

经血传播疾病是指一类可以通过血液、血制品途径传播的传染性疾病。血液和血制品能拯救生命，但血液和血制品也可以作为病原体的载体传播疾病。经血液传播的病原体有很多，目前受到医疗机构关注的可经血液传播的疾病主要有病毒性肝炎、艾滋病、巨细胞病毒感染、EB病毒感染、梅毒、疟疾及人类T细胞白血病等。这些疾病的病原体主要存在感染者的外周血液中，通过输入被污染的血液与血制品、污染的医疗器械及工作中的疏忽而感染。曾有报道，一些医疗操作曾造成了经血传播疾病的暴发，如血液透析感染丙肝事件、违规采血给患者输血导致多人感染艾滋病，以及2011年8月，台湾大学医院和成功大学医院发生的将一个HIV感染者的器官分别给5个人进行了器官移植，导致数个器官接受者面临感染艾滋病的危险。因此，在医疗机构遵守相关标准措施，可有效防止血源性感染疾病的发生。

一、艾滋病的医院感染预防与控制

艾滋病又称获得性免疫缺陷综合征（AIDS），是由人类免疫缺陷病毒（HIV）引起的慢性传染病。艾滋病病毒侵入人体后主要破坏人体免疫功能，使人体发生多种不可治愈的感染和肿瘤，最后导致感染者死亡。本病发病缓慢、传播迅速，病死率极高，目前已经成为严重威胁人类健康的重大传染病之一。自1981年美国疾病预防控制中心报道首例艾滋病患者以来，艾滋病在全球以惊人的速度传播，至少有199个国家和地区发现了HIV感染者。联合国艾滋病控制规划署和世界卫生组织估计，全球HIV感染者至少8000万人，已有2480万人死于AIDS。我国1985年发现首例AIDS患者，艾滋病流行进入快速增长期。截至2007年10月底，全国累计报告艾滋病病毒感染者和艾滋病患者223 501例，其中AIDS患者62 838例，死亡22 205例。据专家估计，目前全国艾滋病病毒感染者超过100万，其中艾滋病患者约8.5万人。对于艾滋病，至今还没有能够治愈的特效药，也没有可用于预防的有效疫苗。在当前医疗条件下，一旦感染发病，都会在一定时间内死亡。因此，这一严重传染病已经引起世界卫生组织和各国政府的高度关注。我国政府将艾滋病列为乙类传染病进行管理，并在传染病防治法中特别强调，“各级人民政府应当加强艾滋病的防治工作，采取预防、控制措施，防止艾滋病的传播”。

（一）传染源

艾滋病患者及HIV携带者是传染源。无症状而HIV抗体阳性的感染者更具有传染病学意义。

（二）传播途径

目前公认的传播途径主要有3种：性接触、血液接触和母婴传播。

1. 性接触传播　性接触是目前世界HIV传播的主要途径。性接触包括同性恋和异性恋。据WHO估计，目前全球HIV感染患者中有3/4是通过异性性接触感染。性接触过程中，性器官摩擦所致黏膜细微破损，病毒即可通过黏膜破损处侵入机体致病。

2. 经血传播 输入被 HIV 污染的血液或血制品，在发展中国家因输血感染占全部 HIV 传播病例的 10%；静脉注射毒品共用注射器；医务人员工作中被 HIV 污染的利器刺伤、破损皮肤受污染和血液体液的意外喷溅；接受 HIV 感染者的器官移植；人工授精；通过 HIV 污染的器械、仪器设备而感染。

3. 母婴传播 感染 HIV 的孕妇可经胎盘在子宫内将病毒传给胎儿，也可在生产过程中经产道分泌物和产后母乳喂养过程中传给婴儿。在不采取任何预防措施的情况下，母乳喂养的人中母婴传播发生率大约是 20%～30%。

目前尚未有通过食物、水、蚊虫叮咬和日常生活接触而传播 HIV 的证据。

（三）人群易感性

人群普遍易感。静脉药瘾者、男性同性恋和性乱者为高危人群。

（四）潜伏期

艾滋病的潜伏期平均 9 年，有的可短至数月，有的长达 15 年才发展为 AIDS。一旦发病，大多数于 3 年内死亡。

（五）病原体特性

HIV 对外界抵抗力低，对物理、化学环境变化及广泛使用消毒剂高度敏感。不耐热，56℃ 30 分钟能灭活病毒。0.2%的次氯酸钠只需 5 分钟就能灭活。一般消毒剂如 75%乙醇、含氯石灰、2%戊二醛等都能达到消毒作用。但对紫外线和 r 射线以及 0.1%的甲醛均不敏感。

（六）预防与控制

艾滋病在全球范围内的迅速蔓延，对人类健康构成了极大威胁，给人类的生产、生活、国家的发展以及安全造成了巨大影响。预防艾滋病已成为各国关注的问题。我国政府把艾滋病的预防作为关系民族兴衰、社会稳定、经济发展和国家安全的战略问题纳入到政府工作的议事日程。尽管国家做了很多努力去控制艾滋病的流行，但 HIV 感染仍以很快的速度播散着。为保证医疗安全，各医疗机构应按照国家的要求，努力预防艾滋病的医院感染发生。

1. 控制传染源

（1）对来医院就诊或住院的患者，开展并提倡 HIV 感染者主动报告的宣传和要求，在进行高风险的医疗操作前，主动进行 HIV 的筛查，以便早期发现 HIV 感染者，为隔离治疗提供便利。

（2）对已知的 HIV 感染者，进行各种侵入性操作，有可能导致经血传播疾病感染风险时，应安排在隔离治疗间或隔离手术室，使用固定的仪器设备进行操作。

（3）对具有 HIV 感染症状、体征和/或 $CD4^{+}$ T 淋巴细胞降至 200/mm^3 以前的患者，及早给予抗病毒药物治疗，以降低患者血液中的病毒载量和发生机会感染的可能。一旦有血液污染，可由于病毒含量低，从而减少感染发生的几率。

2. 切断传播途径

（1）为患者提供安全的血液和血制品：从正规渠道购入血液和血制品，规范采购手续。严格选择供血者，对献血员进行 HIV 筛选检测，正确采集、储藏血液等措施，能够有效预防与输血有关的 HIV 感染。

（2）预防母婴传播：给予 HIV 感染的孕妇及新生儿进行母婴垂直阻断治疗，是有效预防疾病传播的方法。

(3) 严格医疗器械的消毒与灭菌：对可重复应用的医疗器械和物品，应根据物品使用的可能风险，严格进行消毒或灭菌，防止 HIV 经污染器械、仪器设备的传播。

(4) 规范医疗：严格各项诊疗常规和操作规程，避免因疏忽导致的器官移植等感染事件的发生。

(5) 严格个人防护：医务人员工作中严防被利器刺伤，避免血液、体液意外喷溅，接触污染物戴手套，防止职业暴露感染发生。

(6) 暴露后干预：对意外发生职业暴露的员工，应及早进行暴露后干预措施。美国 CDC 调查显示，及时有效的暴露后处理可以使 HIV 感染率降低 81%。暴露后干预措施包括：

1) 伤口局部紧急处理：发生利器伤后应立即用皂液和流动水清洗污染处的皮肤，如有伤口，应当由近心端向远心端轻轻挤压，避免挤压伤口局部，尽可能挤出损伤处的血液，再用皂液和流动水反复进行冲洗。受伤部位的伤口冲洗后，应当用消毒液，如 75% 乙醇或聚维酮碘溶液进行消毒，并包扎好伤口。如黏膜发生血液或体液喷溅，应当反复用生理盐水冲洗干净。

2) 暴露者的基线监测和检测暴露源：职工发生职业暴露后，在进行局部紧急处理的基础上，应立即抽取被暴露者的血样做相应的本底检测，抗体基线检测十分重要，因为从 HIV 职业暴露到抗体产生至少要 2 周时间，只有首次检测结果阴性，才能排除既往的 HIV 感染。如果暴露者既往有 HIV 的化验结果，则应详细记录。暴露者还应分别在暴露后 1 个月、3 个月和 6 个月追踪检测 HIV 抗体，以分析并给予结论是否发生了职业暴露感染。暴露源有已知检验结果，应详细记录。如暴露源没有血清学化验结果，最好做快速试验，如果暴露源有急性 HIV 综合征的症状，应同时检测病毒载量。

3) 咨询和感染风险评估：根据暴露源的病毒载量水平，同时结合暴露时的情况进行感染风险评估，以确定暴露级别和是否需要暴露后的药物预防。

4) 预防性药物治疗：经评估确认发生了一级暴露，暴露源的病毒载量水平为重度，或者发生二级暴露，暴露源的病毒载量水平为轻度，或者暴露源的病毒载量水平不明，可使用基本用药程序。发生二级暴露，暴露源的病毒载量水平为重度，或者发生三级暴露，暴露源的病毒载量水平为轻度或者重度时，使用强化用药程序。基本用药程序为两种反转录酶抑制剂，使用常规治疗剂量，连续使用 28 天。强化用药程序是在基本用药的基础上，同时增加一种蛋白酶抑制剂，使用常规治疗剂量，连续使用 28 天。目前 WHO 推荐抗反转录病毒药物为齐多夫定（叠氮胸苷，AZT）、拉米夫定（3TC）和茚地那韦（IDV）的联合应用。预防性用药应当在发生艾滋病病毒职业暴露后尽早开始，最好在 4 小时内实施，最迟不超过 24 小时，即使超过 24 小时也应实施预防性用药。临床研究表明，医务人员发生 HIV 职业暴露后，平均 4 小时开始进行齐多夫定（AZT）治疗，结果使血清阳转的可能性降低了 81%。

3. 保护易感人群

(1) 在门诊大厅或病房，广泛宣传艾滋病的基本知识，如限制病毒感染者结婚，建议已婚感染者避孕，提倡性接触时使用避孕套。使群众了解艾滋病的预防方法，增强自我保护意识，做好自我防护。

（2）努力排除对 HIV 感染者的排斥和非议，使感染者能履行主动报告的义务，自觉实施减少传播的行为。这是一项长期而艰巨的工作，需要全社会各方面的相互配合。

（3）设立容易得到的、可以接受的、持久的无偿性的咨询和 HIV 的检测并做到广泛普及，这有助于及早发现感染源，对易感者实施保护，这是有效预防 HIV 传播的重要策略。

二、病毒性肝炎的医院感染预防与控制

病毒性肝炎是由多种肝炎病毒引起，在全世界范围内均有发生并严重影响人类健康的一组流传很久的，以肝脏损害为主的传染性疾病。目前公认有五种能引起急、慢性肝炎的病毒，分别为甲型、乙型、丙型、丁型和戊型肝炎病毒。其中乙型、丙型、丁型主要经血液、体液等胃肠外途径传播，而甲型、戊型主要经粪-口途径和水源性传播。近些年发现，有 10%～15%的病毒性肝炎患者是由非甲～戊型肝炎病毒引起的，20 世纪 90 年代中期以后，通过研究又发现了庚型（GBV-C）、输血传播病毒（TTV）和 Sen 病毒（SENV）。这些病毒是否引起病毒性肝炎尚未有明确定论 。

（一）乙型病毒性肝炎的医院感染防控

乙型病毒性肝炎是一种广为流传的常见传染病，全世界大约有 20 亿人曾受病毒感染，其中 3.5 亿人为慢性乙肝病毒携带者，约有 75%的患者生活在亚洲。中国是乙型病毒性肝炎高发国家，发病形势严峻，防治任务艰巨。据专家估计，前些年，我国大约有 1.2 亿人口长期携带乙肝病毒，有慢性病毒性肝炎患者 2000 万，每年死于乙型肝炎相关的肝患者数约 28 万例。前些年国家已把乙型肝炎疫苗接种纳入了儿童计划免疫项目，疫苗经费全部由各级地方财政承担。由于疫苗的普遍接种，近些年，我国人群中乙肝病毒携带率已经明显下降。

1. 传染源　主要是急、慢性乙型肝炎患者和病毒携带者（HBsAg）。由于 HBsAg 携带者常无临床症状，不易被发现，因此，HBsAg 携带者更具有传染病学意义。

2. 传播途径

（1）血液、体液传播：乙型肝炎患者的血液中病毒含量很高，大约每毫升血液中有上亿个 HBV 病毒微粒，只需微量的污染血液进入人体就可能引起感染，如输入血液和血制品，手术、注射、内镜检查、拔牙、血液透析、器官移植，以及共用剃刀、牙刷等均可造成疾病的传播。目前已证实，唾液、精液、汗液、阴道分泌物和乳汁等体液中也含有病毒，因此密切生活接触、性接触均可能传播疾病。

（2）母婴传播：有资料报道，人群中有 40%～50%的 HBV 感染是由母婴传播造成的。母婴传播包括宫内感染、围生期传播和分娩后传播。宫内感染主要是由胎盘获得，可能与妊娠期胎盘轻微剥离有关。经精子或卵子传播虽有报道，但还未得到公认。围生期和分娩过程是母婴传播的主要方式，婴儿因破损的皮肤或黏膜接触母亲血液、羊水或阴道分泌物而受染。分娩后母婴传播主要是母婴间的密切接触所致。虽然乳汁中可检测到 HBV 病毒，但有研究显示，母乳喂养与人工喂养引起的 HBV 感染没有明显差异。

（3）其他途径传播：经破损的呼吸道和消化道黏膜或通过吸血昆虫叮咬传播，理论上有可能，但目前未得到有效证实。

3. 人群易感性　抗-HBs 阴性者都是高危人群。尤其是 HBsAg 阳性母亲的新生儿，

HBsAg 阳性者的家属，需要反复输血和血制品的患者，血液透析患者，与血液、体液接触机会较多的医务人员，多个性伴侣者，吸毒静脉药瘾者，有机会重复接触病毒，自身体内又没有相应抗体，发生感染的危险性明显增加。

4. 潜伏期　乙型病毒性肝炎潜伏期 1～6 个月，平均 2～3 个月。

5. 病原体特性和流行特征

（1）病原体特性：乙型肝炎病毒（HBV）的抵抗力很强，对热、干燥、低温、紫外线及一般浓度的消毒剂都能耐受。在 37℃可存活 7 天，56℃6 小时，在血清中 30～32℃可保存 6 个月，－20℃可保存 20 年。煮沸 10 分钟或 65℃10 小时可使 HBV 传染性消失，压力蒸汽灭菌可将病毒灭活。对 0.2％苯扎溴铵和 0.5％过氧乙酸敏感。

（2）流行特征：

1）乙型病毒性肝炎作为世界性分布的传染病可分为高度、中度和低度流行区。我国属高度流行区，并且在流行趋势上有明显地区性差异，乡村高于城市、南方高于北方。

2）有性别差异，男性高于女性。

3）有家庭聚集发病现象，与母婴传播和日常生活密切接触有关。

4）婴幼儿感染多见，新生儿不具有来自母体的先天性抗-HBs，因而感染较多。

5）以散发为主。

6）无明显季节性。

6. 预防与控制　预防乙型病毒性肝炎在医院的传播，应根据传染病的流行环节，采取综合防控措施。

（1）控制传染源：

1）将急性期的乙型病毒性肝炎患者收治在综合医院的感染性疾病科或传染病医院进行隔离治疗，住院期间患者限制活动区域，避免与其他患者直接接触。

2）慢性乙型病毒性肝炎患者或病毒携带者，应定期到医院的肝炎门诊检查病毒复制指标，对病毒复制活跃的患者，应给予合理的抗病毒治疗。

3）对职工定期进行健康体检，限制乙肝病毒感染者从事食品制作、饮食服务和医院婴儿室的工作，防止感染向其他职工和患者传播。

（2）切断传播途径：

1）加强血液和血制品正规采购渠道，给患者输血前严格操作规程和查对制度，防止疾病经血途径的传播。

2）加强器官移植的管理，防止 HBV 经器官移植的传播。

3）被患者血液、体液污染的医疗器械和用品，必须严格进行消毒和灭菌，重复应用的医疗用品实行一人一用一消毒，防止患者间的交叉感染。

4）对 HBV 感染的孕妇，应采取主动或被动免疫措施，降低母婴的传播。

5）医院员工应根据医疗操作时的职业暴露风险，采取适宜的防护措施，如接触血液、体液及污染物，必须戴手套。防止血液、体液的可能喷溅要穿隔离衣、戴护面屏等。

6）医务人员诊疗护理工作中，应高度警觉被利器刺伤，一旦发生职业暴露，应及时报告医院感染管理科，并及时实施暴露后干预措施。在进行局部处理后，经风险评估，如果被刺伤者既往接种过疫苗，近 1 年内抗-HBs 抗体＞10mIU/ml 时，不需做进一步处理。对于未接种过疫苗或抗-HBs 抗体＜10mIU/ml 时，应预防性注射乙肝高效价免疫球蛋白和乙肝疫苗的全疗程。乙肝高效价免疫球蛋白应在暴露后尽早使用，最好在48小时内，最迟不超过1周。接种疫苗后，应在最后一剂疫苗接种1～2个月后进行病毒抗体追踪检测，以确定是否有了合适的血清学反应。

（3）保护易感人群：

1）在医院门急诊广泛宣传乙型病毒性肝炎的预防知识，使大家增强对疾病的自我防护意识。

2）医疗机构应按照原卫生部的规定，给医务人员免费接种乙肝疫苗，并提供工作中必要的防护用品。

（二）丙型病毒性肝炎的医院感染防控

丙型肝炎病毒（HCV）是1989年经分子克隆技术发现的，是原来称之为非甲非乙型肝炎患者的主要致病病毒。丙型病毒性肝炎是主要的经血传播疾病之一。世界卫生组织1999年资料统计，全世界有1.7亿人感染HCV，约占全球人口的3%。其中50%～90%为静脉吸毒者，90%以上为输注凝血因子的血友病患者，10%～50%为血液透析者，5%～20%为诊所就诊患者，1%～3%为医疗保健人员。我国丙型肝炎感染率为3.2%，约有3000万例感染者。近些年血液透析和重复使用注射器导致的丙肝事件时有报道，给人民的健康构成极大威胁，给医院的声誉造成了负面影响。各医疗机构必须重视医院感染管理工作，采取有力措施，控制丙型病毒性肝炎的医源性传播。

1. 传染源　本病的主要传染源是急、慢性丙型肝炎患者和无症状病毒携带者，急性期患者发病前12天就有传染性，血清中可检出HCV RNA。

2. 传播途径

（1）血液、体液传播：

1）通过输入污染的血和血制品传播：20世纪80年代后期到90年代中期，输血和输入血制品曾是最主要的传播途径，当时输血后肝炎有70%以上是丙型肝炎，近年来，随着筛查方法的改善，输血感染的传播方式已经得到明显控制。但对于反复需要输血和血制品的患者、器官和骨髓移植患者，以及接受血液透析的患者，仍存在感染丙肝的危险。

2）注射传播：使用非一次注射器和针头、静脉注射毒品等，均可导致丙型肝炎的传播。有资料显示，50%～90%的吸毒者在开始静脉注射毒品的数月内就会感染HCV。

3）使用未经严格消毒的医疗器械：病毒经破损的皮肤和黏膜传播，如进行结肠镜、胃镜等检查、牙科的诊疗过程感染等。

（2）母婴传播：有报道，HCV可通过胎盘传播给胎儿，HCV RNA阳性的母亲产出的新生儿约2%～8%感染HCV。病毒也可通过孕妇生产过程中感染，有些研究指出，剖宫产可降低围生期HCV感染的危险。但尚未肯定HCV可通过哺乳传染给婴儿。

（3）性接触传播：有资料表面，HCV可经性传播，但通过性传播感染的危险较HBV低。多个性伴侣和同性恋较长期性伴侣有高感染风险。

（4）日常生活密切接触传播：散发的HCV感染患者中有40%的无明确输血及血制品、看牙病以及注射史。大多数与家庭中生活密切接触有关，如共用指甲刀、洗浴和理发工具等。

3. 人群易感性　未感染过HCV的人，对HCV普遍易感。抗-HCV并非保护性抗体，由于HCV基因的高度变异性，感染后不同株之间无交叉免疫。

4. 潜伏期　丙型病毒性肝炎潜伏期为 2 周～6 个月，平均 40 天。

5. 病原体特性　由于血液、体液中 HCV 含量较少，对外界抵抗力较低。HCV 对有机溶剂敏感，如 10% 的氯仿可杀灭 HCV，煮沸、紫外线等也可使 HCV 灭活，血清经 100℃ 5 分钟或 60℃10 小时，1/1000 甲醛 37℃6 小时处理均可使病毒传染性丧失。血制品中的 HCV 可用干热 80℃72 小时或加入变性剂使其灭活。

6. 预防与控制

(1) 控制传染源：急性期患者应及时入住传染病医院对其实施隔离治疗，慢性患者应定期到医院感染性疾病科进行复诊，对病毒复制活跃者，应及时给予抗病毒治疗。

(2) 切断传播途径：

1) 广泛进行宣传教育，HCV 感染者或病毒携带者禁止献血，并不得从事婴儿室和儿科的诊疗和护理工作。

2) 规范各种操作规程，坚持各种医疗和注射实行一人一针一管，严格可重复医疗器械的消毒和灭菌，加强血制品管理，防止 HCV 经注射、手术、血液透析、输血和器官移植等导致的传播。

3) HCV 感染的孕妇，在妊娠期和生产时应采取有效措施，降低母婴传播。

4) 医务人员在进行各项诊疗护理工作中，要采取适宜的防护措施，防止职业暴露发生。

5) 暴露后预防：坚持接触后局部紧急处理原则，并在暴露后 24～48 小时内完成暴露源患者和发生暴露的医务人员的抗-HCV 情况的调查。目前没有可推荐的接触后干预措施。为了早期排除接触者是否感染 HCV，应在接触后 4～6 周后检测 HCV-RNA 或在接触 4～6 个月后进行丙肝抗体和丙氨酸转氨酶的追踪检测。

(3) 保护易感人群：

1) 各级医师在为患者治疗过程中，应严格掌握输血适应证，减少输血感染 HCV 的危险。

2) 目前对 HCV 没有特异性免疫预防措施。

三、梅毒的医院感染预防与控制

梅毒是由梅毒螺旋体（TP）引起的一种慢性破坏性较大的全身性感染性疾病。据 WHO 估计，世界上每年有 1000 万～2000 万梅毒病例。新中国成立以前，我国的梅毒发病率很高，大约为 5%～10%。新中国建立后，国家开展声势浩大的宣传和性病的防治活动，历经 15 年的大规模防治，流行于中国 450 余年的梅毒，于 20 世纪 60 年代，在中国大陆基本绝迹。进入 20 世纪 80 年代，随着改革开放，国内外人员交往日益增多，梅毒等性病又死灰复燃，部分地区呈现流行蔓延之势。1990～1994 年，全国 38 个监测点资料，梅毒发病率的年平均增长率为 23.07%，占性病的第四位。南京皮肤性病研究所统计，1996 年梅毒的发病率比 1995 年增长了 37.6%。如此高的增长率，向人民提出了挑战，同时也给医院感染防控带来了新的问题和困难。

（一）传染源

梅毒患者是唯一的传染源，硬下疳及二期梅毒皮肤损伤处均有梅毒螺旋体存在。

（二）传播途径

1. 接触传播 梅毒可通过直接接触和间接接触传播。如通过性交或类似性行为由皮肤或黏膜破损处传染。在成人中，性接触是梅毒的主要传播途径。同性恋和异性恋大约各占50%，单次暴露传染概率接近25%，直接性接触感染占95%。未经治疗的患者在感染1年内最富传染性，随病期延长传染性逐渐降低，病期超过4年者无接触传染性。梅毒螺旋体还可通过污染的衣物、食具及卫生洁具等作为媒介传播疾病。

2. 母婴传播 患梅毒的孕妇在妊娠16周后就可通过胎盘感染胎儿，导致先天梅毒、流产、早产或死胎。未经治疗的女性，尽管病期超过4年已无接触传染性，但仍可通过孕期传染给胎儿。梅毒螺旋体还可在生产过程中，由于新生儿的皮肤擦伤处感染而发生硬下疳。

3. 输血及污染医疗器械传播 由输入患者的血液被感染。还可经注射针头感染梅毒，常在穿刺部位发生下疳。

（三）人群易感性

人类对梅毒无先天或自然免疫，人群普遍易感。

（四）潜伏期

初期（一期）梅毒的潜伏期长短不一，短的可5～10天，最长的可达90天，一般在2～4周，平均为3周。

（五）病原体特性

梅毒螺旋体又称苍白螺旋体，因其透明而不易染色而得名。梅毒螺旋体的抵抗力极弱，对热、干燥特别敏感。离体后干燥1～2小时即死亡。40℃失去传染性，加热100℃立即死亡。对多数化学消毒剂敏感，如过氧化氢溶液、苯酚及乙醇可在短时间内杀死螺旋体。但螺旋体耐湿耐寒力较强，在潮湿的器具和毛巾中可存活数小时，血液中的螺旋体存放在4℃冰箱可存活3天，在0℃环境可存活1～2天，在－70℃环境下可存活数年。

（六）预防与控制

梅毒的防控，必须贯彻预防为主，防治结合的方针，做到卫生、公安、妇联、宣传等有关部门多单位联合行动，进行综合治理。采取坚决取缔暗娼及色情服务场所，收容管教娼妓和嫖客等措施，有效遏止梅毒的性传播。

1. 控制传染源

（1）通过普查，并鼓励高危人群（如男性同性恋和妓女）定期检查和接触线索追查，以便及早发现梅毒患者，积极给予免费治疗，使之彻底治愈，防止再传播，这是预防梅毒有价值的措施。

（2）梅毒患者在住院期间应给予隔离治疗，尤其硬下疳及二期梅毒有皮肤破损者要限制与其他患者密切接触。

2. 切断传播途径

（1）梅毒患者污染的衣物等织物类应密闭送洗衣房，直接入洗衣机用70℃水，洗涤30分钟。

（2）患者的餐具专用，用后可用压力蒸汽灭菌或百度流动蒸汽消毒15分钟。

（3）卫生洁具如便盆等，可直接入卫生洁具清洗机进行高温清洗消毒，也可采用500mg/L的含氯消毒剂浸泡消毒30分钟后用清水冲洗干净晾干备用。

（4）严格医疗器械和物品的消毒和灭菌，防止梅毒经污染医疗用品的传播。

（5）严格血源的管理，保证患者安全用血。

（6）梅毒患者，建议采取措施限制怀孕，以减少先天梅毒患者的出现，确保孩子出生质量。

（7）医务人员工作中防止锐器刺伤，如果意外被梅毒血清阳性患者血液污染的针头等利器刺伤或破损皮肤持续接触暴露源的血液，首先坚持接触后局部紧急处理原则，在知情同意的基础上，可考虑给予青霉素 80 万 U，每日 1 次，肌内注射，连续使用 10～15 天。也可给予苄星青霉素（长效西林），每次 240 万 U，分两侧臀部肌内注射，每周 1 次，肌内注射，共 2～3 次。

3. 保护易感人群

（1）医疗机构应开展梅毒的防病宣传，使人们提高自我防病的意识和能力。

（2）在各项诊疗护理工作中，医务人员要根据风险评估，采取适宜的防护措施，防止职业暴露感染发生。

（李素英）

参考文献

1. David A. Warrell Timothy M. Cox John D. Firth. 牛津传染病学. 北京：人民卫生出版社，2011
2. 中华人民共和国.《传染病防治法》. 2004
3. 朱相远，韩全意，丁巍，等. 中华人民共和国传染病防治法释义. 北京：中国市场出版社，2004
4. 中华人民共和国卫生部. 鼠疫诊疗方案. 2011
5. 卫生部应急办公室，中国疾病预防控制中心. 鼠疫防控应急手册（2009 年版）. 北京：北京大学医学出版社，2009
6. 中华人民共和国卫生部. 消毒技术规范. 2006
7. 中华人民共和国国务院. 医疗废物处理条例. 2003
8. WHO. 国际卫生条例. 2005
9. WHO. 呼吸系统传染性疾病的医院感染控制指南. 2007
10. 徐秀华，易霞云，吴安华，等. 临床医院感染学. 湖南：湖南科学技术出版社，1998
11. 龙振华. 实用梅毒病学. 北京：北京科学技术出版社，2009
12. WHO. 世界卫生组织保健中手部卫生准则. 2005
13. 中华人民共和国卫生部. 医务人员手卫生规范. 2009
14. 杨绍基. 传染病学. 北京：人民卫生出版社，2005
15. R. Wenzel Bearman T. Brewer J-P Butzler. 医源性感染控制指南. 第 4 版. 美国：国际传染病协会（ISID），2008
16. 中华人民共和国卫生部. 医院隔离技术规范. 2009

第二十九章　特异性感染的医院感染防控

特异性感染是指病原体感染人体后，可以引起较为独特的病变，在病程的演变及临床治疗处置等方面都不同于一般病原体感染。如朊毒体病、破伤风、气性坏疽等。

第一节　朊毒体病的医院感染预防与控制

朊毒体病是由朊毒体引起的一大类人和动物都可致病的亚急性、慢性，以中枢神经系统退行性变性，呈现传染性、散发性和遗传性发病等特点，被称之为“传染性海绵状脑病”或“朊毒体感染”的疾病。朊毒体有不同的株型，可引起不同的朊毒体病。目前已知的具有传染性的人类朊毒体病，如库鲁病、克-雅病和新变异型克-雅病等。还有些是遗传性疾病，如家族性克-雅病、杰茨曼-斯脱司勒-史茵克综合征和致死性家族性失眠症等。克-雅病是人类最常见的朊毒体疾病。

一、朊毒体病的流行病学

（一）传染源

感染朊毒体的动物和人均可成为传染源。

（二）传播途径

朊毒体病的传播途径目前还不十分清楚，但已证明的途径主要包括医源性传播和消化道传播。通过输入污染的血液和血制品是否能引起克-雅病的传播，虽然目前还没有明确定论，但已引起了人们的极大关注。

1. 医源性传播　一些克-雅病患者已被证实是由医源性途径导致的感染，如注射垂体来源激素（生长激素、促性腺激素）、器官移植（硬脑膜、脊髓和角膜）以及通过污染的手术器械传播。

2. 消化道传播　食用感染宿主的肉或脑组织，可导致感染本病。如库鲁病的被发现，就是在巴布亚-新几内亚东部高原偏僻的土著部落，有食用已故亲人内脏和脑组织以示缅怀的传统习俗，导致了该病在当地传播。后来该国通过法律禁止食用人脑，随着这一习俗的废除，库鲁病基本消失。有报道，人类新变异型克-雅病很可能是食用了疯牛病的牛肉所致。

3. 其他途径　2004 年，英国报道 2 例患者可能因输血感染了新变异型克-雅病。因此，经血液和血制品传播的风险已受到足够重视，许多国家已经采取一系列措施来预防输血传播朊毒体病。

（三）人群易感性

人群普遍易感，感染朊毒体后尚未发现产生保护性免疫。

（四）潜伏期

潜伏期长，可达数年至数十年。

（五）病原体特性和流行特征

1. 病原体特性　朊毒体是一种分子量很小的新致病因子，不同于以核酸复制为遗传基础的细菌、病毒等任何病原微生物。它是一种缺乏核酸，不需核酸复制而能自行增殖的有感染性的蛋白质。

朊毒体由于不含核酸，因此能够耐受水解、修饰、剪切或能使核酸失活的各种处理方法，如煮沸、紫外线照射、电离辐射等。但许多蛋白质变性剂，如尿酸和苯酚等，可降低其感染性或使其感染性不可逆地失活。

朊毒体对高压蒸汽和一些化学剂较敏感，如压力蒸汽 132℃作用 1 小时或使用氢氧化钠、次氯酸盐、浓甲酸均可显著降低污染物的传染性。用 1mol/L 氢氧化钠溶液浸泡 1 小时可完全灭活感染因子，用有效氯 16 500mg/L 的次氯酸钠溶液处理 2 小时，预真空压力蒸汽灭菌 134～138℃作用 18 分钟，或 132℃作用 60 分钟，可使疯牛病的脑组织丧失传染性。

2. 流行特征　克-雅病是世界范围性疾病，多为散发，年发病率约为百万分之一。克-雅病常累及 50～75 岁年龄段人群，平均发病年龄为 65 岁左右。新变异型克-雅病患者年龄比较年轻，范围为 16～41 岁。库鲁病多发于妇女和儿童。

二、朊毒体病的医源性感染控制

鉴于朊毒体难以对付，感染危害严重，目前尚无有效的病原治疗，亦无疫苗保护易感人群。因此，做好朊毒体医院感染的预防与控制极为重要。

（一）管理传染源

1. 由于目前朊毒体的传播途径不十分清楚，加强患者隔离管理实属必要。有条件医院应将患者收容在单独房间，同种病原体感染患者可同住一室。

2. 常规进行血源性病原体的筛查和筛除有高危背景和高危行为的献血员的措施，可显著降低经血传播疾病感染的危险。

3. 规范器官移植和生物制品的使用，严格器官捐献的标准。防止朊毒体病经医源性传播。

4. 对感染动物和可疑感染动物（疯牛病和羊瘙痒症）进行宰杀，并严格处理染疫动物尸体。防止感染动物肉制品流向社会。

（二）切断传播途径

1. 临床严格掌握器官移植的捐献标准和患者输血以及生物制品使用指征，提倡自体输血或尽量采用成分输血和去白细胞血。对可能感染朊毒体人的血液、组织或器官不得用于生物制品的生产。防止疾病通过器官移植、输血或使用组织提取物传播。

2. 医务人员严格个人防护，接触患者时穿工作服，戴帽子、口罩。处理血液、体液等污染物要戴手套，手有破损要戴双层手套并避免直接接触血液、体液。有可能发生血液体液意外喷溅时要穿隔离衣、戴护目镜或护面屏。

3. 严格污染器械和物品的消毒处理

(1) 被朊毒体患者污染的器械、器具和物品，使用科室应双层封闭包装并标明感染性疾病名称，由消毒供应中心单独回收处理。

(2) 被朊毒体患者污染的可重复应用的器械和用品，供应室要先浸泡于 1mol/L 氢氧化钠溶液内作用 60 分钟后清洗，再用压力蒸汽灭菌，灭菌可选用 134～138℃ 18 分钟，或 132℃ 30 分钟，或 121℃ 60 分钟。欧美国家的有关机构已提出，神经外科手术器械应为一次性使用器械，以避免克-雅病的传播。

(3) 污染织物如患者的床单、被罩等应单独放置密闭不透水的包装袋内并标明感染性疾病名称，密闭送至洗衣房，直接入压力蒸汽灭菌器消毒，或用有效氯 10 000～20 000mg/L的含氯消毒剂浸泡 2 小时后再清洗。

4. 患者房间的物体表面可用 1000～2000mg/L 的含氯消毒剂进行擦拭消毒。

5. 对于没有保留价值的废弃物，严格按照医疗废物进行焚烧处理。

(三) 保护易感人群

宣传朊毒体病的相关知识，不断提高大家对疾病的认知度，自觉作好疾病的预防和控制工作。

第二节 气性坏疽的医院感染预防与控制

气性坏疽通常又称梭状芽胞杆菌性肌坏死，是由一群梭状芽胞杆菌引起的一种快速进展的急性严重特异性感染性疾病。致病菌产生的外毒素可引起严重毒血症及肌肉组织的广泛性坏死，病情发展迅速，病死率高。患者早期临床表现为表情淡漠，头晕、头痛、恶心、呕吐、出冷汗、烦躁不安、高热、脉搏快速，呼吸急促，并有进行性贫血。自觉伤口局部沉重，有包扎过紧感。以后，突然出现患部“胀裂样”剧痛，这种疼痛为特征性的疼痛，不能用一般止痛剂缓解。患部肿胀明显，压痛剧烈。伤口周围水肿、皮肤苍白、紧张发亮。随着病变进展，静脉淤滞，皮肤很快变为紫红色，进而变为紫黑色。伤口内肌肉由于坏死，呈暗红色或土灰色，失去弹性，刀割时不收缩，也不出血，犹如煮熟的肉。伤口周围皮肤有捻发音，表示组织间有气体存在。轻轻挤压患部，常有气泡从伤口逸出，并有稀薄、恶臭的浆液样血性分泌物流出。伤口分泌物涂片检查有大量革兰染色阳性杆菌，X 线检查伤口肌群间有气体。晚期患者有严重中毒症状，血压下降，最后出现黄疸、谵妄和昏迷。如处理不及时，患者常丧失肢体，甚至死亡。气性坏疽多见于战伤、地震损伤，以及日常各种原因的严重创伤。

一、气性坏疽的流行病学

导致气性坏疽多数病例以 A 型产气荚膜杆菌为主，其他如水肿杆菌、败血杆菌等均可介入。梭状芽胞杆菌是腐物寄生菌，普遍存在于泥土、人及动物的肠道或粪便中。气性坏疽多为散发，日常生活中产生的损伤或医源性损伤都可导致感染发生，如臀部手术、臀部注射，或大块的肌肉和大动脉的损伤、开放性骨折、烧伤等。在地震或战争时，如果撤离或治疗时间的延误，可出现气性坏疽的暴发。少数情况下，气性坏疽也可在没有伤口的情况下发生，气性坏疽可以是阴囊和会阴处的原发感染。气性坏疽患者的死亡率可达11%～31%，但如果不治疗，死亡则无一例能幸免。

（一）传染源

在医院内，气性坏疽患者是主要的传染源。病原体大量存在于患者坏死组织和渗出液中，以及被伤口分泌物污染的敷料、器械和物品等表面。

（二）传播途径

1. 接触传播　接触患者伤口的坏死组织和渗出液，接触污染的敷料和织物，尤其是接触者皮肤有破损，病原体可通过破损伤口侵入感染。病原体也可通过医务人员污染的手从一个患者传播到另一个患者。

2. 可疑气溶胶传播　伤口冲洗过程中产生气溶胶污染空气、环境等，恰好附近有介入性操作或开放性伤口患者的存在，有引发感染的风险。

3. 污染的诊疗器械传播　被病原体污染的医疗器械或物品，未经有效消毒和灭菌，如拔牙、手术等操作导致感染的发生。

（三）人群易感性

梭状芽胞杆菌广泛存在，容易进入伤口，但不一定致病。疾病的发生依赖于下列多种因素：

1. 有伤口存在，尤其是组织肌肉广泛损伤或大片坏死的患者。

2. 人体抵抗力低下。

3. 伤口局部氧浓度降低，伤口的缺氧环境适合梭状芽胞杆菌生长。如大量失血或休克，局部血供障碍。伤口污染泥土、弹片或被覆盖物覆盖。尤其是进行臀部、会阴部手术，接近粪源性细菌，或使用止血带时间过长等，都容易发生气性坏疽。

（四）潜伏期

潜伏期1～4天，常在伤后3天发病，亦可短至24小时，个别情况下可短至1～6小时。

（五）病原体特性和流行特征

1. 病原体特性　气性坏疽的致病菌为厌氧菌，革兰染色阳性，可形成芽胞，产生外毒素。梭状芽胞杆菌在自然界广泛存在。在有氧的环境下，菌体不能生长，还能抑制毒素的产生。当皮肤有破损尤其是伤口处有坏死组织，异物存在，或缺血使伤口局部氧浓度降低，有利于细菌大量繁殖生长。

梭状芽胞杆菌对氧化剂敏感。用3%的过氧化氢、0.5过氧乙酸、臭氧、1∶1000的高锰酸钾液，以及煮沸1小时或压力蒸汽灭菌等，都可抑制其生长繁殖或杀灭病原体。

2. 流行特征　多为散发，偶有暴发。多见于战争、地震伤害导致的创伤感染暴发。日常生活中的严重损伤以及结肠直肠手术等，也可导致感染发病。

二、气性坏疽的医源性感染控制

（一）管理传染源

1. 战争、地震等伤害引起开放性伤口患者较多时，应认真做好预检分诊工作，将可疑感染患者与其他患者分开，以减少患者之间的交叉感染。

2. 接诊患者车辆的铺单应采用一次性防渗透床单，并做到一人一用，用后严格按照医疗废物焚烧处理。

3. 确诊或可疑气性坏疽患者应单间隔离，伤口局部必须进行彻底清创，在伤后6小时内清创，几乎可完全防止气性坏疽的发生。即使受伤已超过6小时，在大量抗生素的使用下，清创术仍能起到良好的预防作用。清创后的伤口可用3%过氧化氢或1∶1000高锰酸钾溶液冲洗、湿敷，对已缝合的伤口，应将缝线拆开，敞开引流。

4. 固定换药室、手术间，诊疗物品固定专用。换药和手术结束后，房间严格终末消毒。

5. 加强病区管理，严格探视制度，做好疾病的预防宣传工作。

（二）切断传播途径

1. 科室对气性坏疽患者使用后的可重复应用的医疗器械和用品，要双层密闭包装，并标明感染性疾病名称后，送消毒供应中心集中处理。供应室应先采用含氯或含溴消毒剂1000～2000mg/L浸泡30～45分钟后，有明显污染物时应采用含氯消毒剂5000～10 000mg/L浸泡至少60分钟后，再进行清洗和灭菌处理。

2. 病室物体表面可用3%过氧化氢或1000mg/L含氯消毒剂进行擦拭消毒。精密仪器可采用2%戊二醛擦拭消毒。耐腐蚀设备可采用0.5%过氧乙酸浸泡或擦拭消毒。

3. 患者衣服、床单以及医务人员的工作服、隔离衣等织物，用后单独收集包装，密闭送洗衣房，经压力蒸汽灭菌后再清洗。

4. 医疗废物放置双层包装袋内，粘贴标识，密闭送医疗废物暂存处，交集中处置单位焚烧处理。

5. 截肢后的肢体，采用过氧化氢处理后，专用袋密闭封装，注明特殊感染标识，交火葬场火化，并做好交接登记。

6. 患者出院后，病室可采用0.5%过氧乙酸或3%过氧化氢喷雾消毒，在室温下，药量为20～30ml/m^3，密闭作用30～60分钟。也可采用15%的过氧乙酸熏蒸消毒，用量1g/m^3 加等量水加热熏蒸，密闭门窗1小时后开窗通风。

7. 严格手卫生制度，接触患者前后、接触污染物质后都要认真进行手卫生。

（三）保护易感人群

1. 加强防病的宣传，使医务人员和患者了解疾病的特性，做到疾病的早发现、早治疗，因为早诊断和及时治疗是保存患者肢体和挽救生命的关键。早隔离确诊或疑似患者，还可减少疾病的传播。

2. 医务人员接触患者应做好个人防护，进入病室必须穿隔离衣，戴口罩、帽子，接触伤口或污染物戴手套。给患者冲洗伤口，为防止喷溅或吸入气溶胶，应戴外科口罩及护目镜。医务人员皮肤有伤口或渗出性皮炎等，应戴双层手套或暂时调离现岗位。

3. 主动免疫保护方法仍在试验中。

第三节　破伤风的医院感染预防与控制

破伤风是一种急性致死性疾病。是由破伤风杆菌经皮肤或黏膜伤口侵入人体，在缺氧环境下生长繁殖，产生毒素而引起的以阵发性肌肉强直收缩和痉挛为主要临床特征的特异性感染。

一、破伤风的流行病学

破伤风杆菌是革兰染色阳性厌氧性芽胞杆菌，广泛存在于自然环境，如灰尘、土壤和人畜粪便中。甚至在医院和手术室的空气中也可检出。主要发病为免疫接种开展不充分的贫穷国家，好发人群为青年和新生儿，男性较女性多发。在发病的不同年龄组中，老年人和婴儿死亡率高。在20世纪80年代，全世界有100万新生儿死于破伤风，新生儿破伤风死亡率高达60%～80%。成人破伤风死亡率在20%～60%。老年患者和潜伏期短于4天的患者死亡率更高。由于有效的疫苗接种以及重症监护和机械通气的使用，20世纪90年代，该病的发病率明显下降，在全世界范围内约使70万人免于死亡。

（一）传染源

在医院内破伤风感染患者是主要的传染源。破伤风杆菌仅停留在伤口局部繁殖。伤口处组织和分泌物可检出大量病原体。

（二）传播途径

1. 接触传播　皮肤破损处接触患者伤口分泌物或被病原体污染的物品，可导致感染发生。也可通过医务人员污染的手，将破伤风杆菌从一个感染患者，传播到下一个经常需要伤口护理的患者。

2. 可疑气溶胶传播　进行伤口冲洗或清创，产生大量携带病原体的气溶胶，导致周围环境和空气严重污染，附近患者正好有开放性伤口和多次实施侵入性操作，有感染发病的报道。

3. 通过污染医疗用品传播　患者污染的医疗器械和物品，下一个患者使用前未经有效消毒灭菌，可导致疾病的传播。

（三）人群易感性

未接受免疫接种，尤其是皮肤有破损者都为易感人群。但伤口内有破伤风杆菌，并不一定都发病。破伤风的发生除了与细菌数量多，毒力强以及缺乏免疫力等情况外，伤口局部有坏死组织、活动性炎症和异物存在导致的厌氧环境，是破伤风发生的有利条件。

（四）潜伏期

破伤风的潜伏期平均为7～10天，也可短至24小时或长达数月、数年。约有90%的患者在受伤后2周内发病。潜伏期和前驱期越短，疾病就越严重。

（五）病原体特性和感染特征

1. 病原体特性　破伤风杆菌是专性厌氧菌，可形成芽胞。菌体易杀灭，但芽胞有特殊的抵抗力，须经煮沸30分钟，压力蒸汽10分钟或用苯酚浸泡10～12小时可将其杀灭。

2. 感染特征　破伤风杆菌无法侵入正常的皮肤与黏膜，一般都是发生在创伤后。破伤风杆菌的滋生繁殖需要无氧环境。破伤风芽胞必须在组织内氧化还原电位低至150mV时才能迅速繁殖。未经清创处理污染严重的伤口、组织缺血坏死、引流不畅或伤口合并需氧化脓菌感染时，破伤风便容易发生。少数破伤风可在无明显伤口存在的情况下出现，如皮肤非常细微的伤口沾染土壤、粪肥或接触锈蚀的金属物品也可能被感染，因为有15%～25%的患者没有近期受伤的经历。破伤风可发生于手术后和肌内注射药物后，偶发于手术摘除留在体内多年的异物后。也可并发于烧伤、溃疡、冻伤、坏疽、开放性骨折、人工流产和产后。新生儿破伤风常见于脐带残端消毒不严格的接生技术。

二、破伤风的医源性感染控制

坚持预防为主的方针，破伤风是可以预防的。常见的措施是加强劳动保护，防止创伤发生。注射破伤风类毒素进行主动免疫。一旦意外发生创伤，坚持伤口的正确处理，及时进行被动免疫，可预防疾病发生。

（一）管理传染源

1. 对患者实施单间隔离，同种病原体感染患者可同住一室。保持病室环境安静，防止光声刺激。

2. 患者诊疗物品固定专用。

3. 换药或手术最好固定在隔离房间，每次进行伤口清创或换药后，房间都必须进行终末消毒。

（二）切断传播途径

1. 普及新法接生技术，产科严格脐带残端消毒处理，减少新生儿感染破伤风。

2. 严格医疗器械和用品的消毒灭菌，防止病原体经污染医疗器械、设备及用品导致的感染发生。

3. 患者污染的织物类，如衣服、被套等，密闭包装送洗衣房，直接入清洗机，用80℃水温洗涤40分钟。

4. 患者房间的物体表面，可用500mg/L有效氯或有效溴消毒剂进行擦拭消毒，有污染随时消毒。

5. 对没有保留价值的废弃物，如患者伤口敷料等，严格按照医疗废物进行焚烧处理。

6. 医务人员工作中严格个人防护，进行伤口冲洗时应穿隔离衣、戴口罩和护面屏。接触伤口或污染物戴手套，手有破损戴双层手套或暂时调离工作岗位。

7. 严格实施手卫生，医务人员接触患者前后要严格消毒双手。

（三）保护易感人群

1. 加强职业防护，尽量避免发生创伤，一旦发生皮肤或黏膜破损，应及时正确处理伤口。

2. 对于严重污染的伤口及时进行彻底清创，如切除无活力的组织，清除异物，打开死腔，敞开伤口，充分引流等措施，可减少或防止破伤风的发生。

3. 对于从事容易发生创伤的医院工作人员，如总务处的水暖工、维修工、医疗废物处理人员等，可给予注射破伤风类毒素（ATT），使人体获得自动免疫。采用破伤风类毒素基础免疫通常需要注射3次。首次皮下注射0.5ml，间隔4～6周再注射0.5ml，第2针的6～12个月后再注射0.5ml。以后每隔5～7年皮下注射类毒素0.5ml，作为强化注射。一般抗体产生是在首次注射类毒素10天左右，30天后达到有效保护抗体浓度。接受全程主动免疫者，伤后仅需皮下注射类毒素0.5ml，即可在3～7天产生有效的保护抗体。国外一些国家推荐每10年进行一次ATT的免疫接种，以维持人群的免疫水平。

4. 对于未进行过破伤风主动免疫注射而发生创伤的医院员工，尤其被锈蚀的金属刺伤，且伤口细而深，可注射破伤风抗毒血清（TAT）或人体破伤风免疫球蛋白（TIG）

进行被动免疫。破伤风抗毒血清是最常用的被动免疫制剂。常用剂量是1500IU肌内注射，伤口污染严重或受伤超过12小时，剂量加倍，有效作用可维持10天左右。TAT是血清制品，容易发生过敏反应，注射前必须做皮肤过敏试验，TAT皮肤试验过敏者，常采用脱敏注射方法。脱敏注射时，应仔细观察接受注射者的各种变化，防止致死性过敏反应的发生。如出现面色苍白，出皮疹、血压下降等症状，应立即停止注射，马上给予肾上腺素皮下注射和吸氧等抢救措施。人体破伤风免疫球蛋白预防剂量为250～500IU，一次注射后免疫效能10倍于TAT，可在体内维持4～5周。如果距离最后一次接种ATT已超过5年的感染或较大创伤者，推荐再给予接种一次0.5ml ATT，可减少破伤风发病的几率。但不推荐鞘内和伤口周围局部浸润注射破伤风抗毒血清，因其效果不肯定。

（李素英）

参考文献

1. David A. Warrell，Timothy M. Cox，John D. Firth. 牛津传染病学. 北京：人民卫生出版社，2011
2. 杨绍基. 传染病学. 北京：人民卫生出版社，2005
3. 陈孝平，石应康，邱贵兴，等. 外科学. 第2版. 北京：人民卫生出版社，2010
4. 杨华明，易滨. 现代医院消毒学. 第2版. 北京：人民军医出版社，2009
5. 中华人民共和国卫生部. 消毒技术规范. 2006
6. 中华人民共和国卫生部. 医务人员手卫生规范. 2009
7. 中华人民共和国卫生部. 医院隔离技术规范. 2009

第三十章　多重耐药菌感染的预防与控制

一、基本概念

细菌的多重耐药（multidrug-resistant，MDR）不是天然固有耐药，而是后天获得性耐药，与抗菌药物使用压力有关。对临床使用的三类或三类以上抗菌药物同时呈现耐药的细菌即可称为多重耐药菌。

针对葡萄球菌属，一般把体外药敏试验中耐甲氧西林/耐苯唑西林/耐头孢西丁的金黄色葡萄球菌及凝固酶阴性葡萄球菌视作多重耐药菌，分别称为耐甲氧西林金黄色葡萄球菌（MRSA）及耐甲氧西林凝固酶阴性葡萄球菌（MRCNS）。

针对肠球菌属，由于其天然耐药谱较广，因此，一般是将后天获得了耐药基因的耐万古霉素的粪肠球菌和屎肠球菌称为多重耐药肠球菌菌（VRE）。而对于临床上较少见的鹑鸡肠球菌、铅黄肠球菌和黄色肠球菌等，虽然大部分也对糖肽类耐药，但这种耐药性属天然固有耐药，因此多重耐药菌的监测一般不将其包括在内。

针对 G^- 杆菌，对以下五大类抗菌药物（抗假单胞菌头孢菌素类、含有 β-内酰胺酶抑制剂的复合制剂、氨基糖苷类、氟喹诺酮类、碳青霉烯类）中≥3 类抗菌药物耐药即视作多重耐药，一般包括多重耐药的非发酵菌（如铜绿假单胞菌、鲍曼不动杆菌等）、产超广谱 β-内酰胺酶（ESBLs）和高产头孢菌素酶（AmpC）的肠杆菌科细菌（如大肠埃希菌、肺炎克雷伯菌、阴沟肠杆菌等）。

随着抗菌药物使用压力的增大及细菌多重耐药程度的加剧，近些年又出现了泛耐药（pan-drug-resistant，PDR）菌株（俗称“超级细菌”），则是较多重耐药更为严重的一种耐药情况，主要是指多重耐药菌的耐药谱进一步扩大，如耐万古霉素的金黄色葡萄球菌（VRSA）、耐碳青霉烯类的 G^- 杆菌：如产碳青霉烯酶（KPC ）/产金属 β-内酰胺酶（如 NDM-1、IMP、VIM、GIM、SIM、SPM 等型别）的鲍曼不动杆菌、铜绿假单胞菌、肺炎克雷伯菌、大肠埃希菌、产酸克雷伯菌、阴沟肠杆菌、变形杆菌、弗劳地枸橼酸菌、普罗威登菌、摩根摩根菌等。

二、多重耐药菌的耐药机制

细菌对抗菌药物的耐药机制可有多种，最重要者为产生灭活酶如 β-内酰胺酶、氨基糖苷钝化酶等；其次为靶位改变如青霉素结合蛋白（ PBPs）改变等；其他尚有胞膜通透性改变，使药物不易进入；细菌泵出系统增多增强以排出已进入细菌内的药物；以及胞膜主动转运减少、建立新的代谢途径、增加拮抗药物等，两种以上的机制常可同时启动。细菌特别是条件致病菌，因经常有机会与各种抗菌药物接触，故在细菌细胞内的质粒、染色体、转座子、整合子等上可有耐药基因或多种耐药基因的积聚，并藉结合、转导和转化而在不同种细菌、革兰阳性菌和革兰阴性菌间彼此频繁交换，耐药基因一旦获得则会较长期存留。转座子和整合子（以及更小的DNA片段）由于分子量小和活动自如，故在耐药基因转移和MDR形成中起主导作用。

（一）耐甲氧西林葡萄球菌（MRS）

MRS因其染色体mecA基因编码产生变异的低亲和力的青霉素结合蛋白2a（PBP2a），造成该葡萄球菌对目前所有可用的β-内酰胺类抗菌药物都耐药，该菌同时对氨基糖甙类、大环内酯类抗生素和克林霉素交叉耐药，仅对糖肽类抗生素（万古霉素和替考拉宁）敏感及噁唑烷酮类抗菌药物—利奈唑胺。MRS包括MRSA和MRSCN，其中MRSA已成为世界范围内主要的医院感染病原菌之一。

（二）产超广谱β-内酰胺酶（ESBLs）**的肠杆菌科细菌**

ESBLs由克雷伯菌属、大肠埃希菌和奇异变形杆菌等肠杆菌科细菌产生，由质粒介导，因TEM-1、TEM-2和SHV-1突变导致。临床观察发现肠杆菌科细菌对β-内酰胺类药物（包括青霉素类、头孢菌素类和氨曲南）耐药，但对碳青霉烯类和头霉烯类药物敏感，对部分含有β-内酰胺酶抑制剂的复合制剂也敏感。值得注意的是，我国第三代头孢菌素在临床应用以头孢噻肟和头孢哌酮的量最大，容易选择出对头孢噻肟耐药而对头孢他啶敏感的CTX-M型超广谱β-内酰胺酶。TEM来源的经典ESBL（耐头孢他啶为主）在我国并不多见。

（三）泛耐药的革兰阴性杆菌

已有细菌通过产生碳青霉烯酶、金属β-内酰胺酶、外膜蛋白通道缺失、通过外排泵将药物泵出细胞等诸多机制而导致其对碳青霉烯类耐药。更为复杂的是渗透障碍和泵出机制常涉及多种类型的抗菌药物，如氟喹诺酮类、氨基糖苷类和替加环素等。同时革兰阴性杆菌的多种耐药基因可整合在可移动的遗传元件上，能在不同的细菌中传播，为临床抗感染治疗和医院感染控制带来极大困难。

（四）耐万古霉素肠球菌（VRSA）

金黄色葡萄球菌因携带上来源于肠球菌的*vanA*基因而导致对万古霉素的高水平耐药（MIC≥32μg/ml）。

三、多重耐药菌的演变历史及现状

（一）MRSA

MRSA于1961年由英国首次报道。美国于1968年开始报道。到20世纪80年代，MRSA已在全世界的许多医院流行。在一些亚洲国家，70%～80%的金黄色葡萄球菌是MRSA。中国上海市1980年以前MRSA仅占所有金黄色葡萄球菌的5%，但在1985年已上升至24%，1992年后更是高达50%～70%。

美国NHSN2006～2007年监测报告显示：MRSA占检出的金黄色葡萄球菌的56.2%。我国原卫生部全国细菌耐药监测网（Mohnarin）监测数据显示：2005～2006年MRSA与MRSE的检出率分别为62.9%和72.8%；2006—2007年MRSA与MRSE的检出率分别为 56.1 %和 81.0 %；2008 全年 MRSA 与 MRSE 的检出率分别为 67.6%和 83.2%；2009 年全年 MRSA 与 MRSE 的检出率分别为 58.5%和 75.8%。

（二）VRE

自 1985 年人们首次发现耐万古霉素的肠球菌（vancomycin-resistant Enterococcus，VRE）（1987 年首次报道）之后，仅仅几年时间 VRE 就传遍了全世界。到 20 世纪 90 年代中期，几乎所有医院都发生了耐万古霉素肠球菌的感染。在 1989 年之前，几乎所有从血液中分离到的肠球菌都对万古霉素敏感，但到了 2000 年，某些地区肠球菌耐药菌株的比例已上升到 25.9%。一份来自美国的数据表明，屎肠球菌对万古霉素的耐药率由 1995 年的 26%上升到 1997 年的 49%。

美国 NHSN 2006～2007 年监测数据显示：耐万古霉素的肠球菌（VRE）占检出肠球菌的 33.3%。我国原卫生部全国细菌耐药监测网（Mohnarin）监测数据显示：2005—2006 年 VIE 的检出比例为 2%，未检出 VRE；2006—2007 年对万古霉素耐药的粪肠球菌和屎肠球菌分别占 1.3%和 3.2%；2008 年对万古霉素耐药的粪肠球菌和屎肠球菌分别占 0.4%和 2.8 %；2009 年全年对万古霉素耐药的粪肠球菌和屎肠球菌分别占 1.2%和 4.2%。肠球菌出现对万古霉素耐药以及对氨基糖甙类抗生素和氨苄西林的高水平耐药已对临床抗感染治疗构成威胁，VRE 已成为不容忽视的院内感染病原菌之一。

（三）VRSA

由于 MRSA 在全球范围的大量出现，迫使万古霉素和替考拉宁等糖肽类抗生素在临床上的使用越来越多，最终导致 20 世纪末出现对糖肽类敏感性降低甚至耐药的金黄色葡萄球菌（GISA 和 GRSA ）。1997 年，日本报道了一株对万古霉素敏感性降低（MIC≥8μg/ml）的金黄色葡萄球菌（VISA ）。截止到 2002 年，世界范围内已有 11 个国家共 24 例 VISA 感染的报道。2002 年美国 CDC 报道了两株对万古霉素高水平耐药（MIC≥32μg/ml）的金黄色葡萄球菌（VRSA ）。2004 年美国报道了第三株 VRSA，2005 年美国又报道了第四株 VRSA。可以预料在未来的时间里，葡萄球菌对糖肽类抗生素的耐药性将更为普遍。我国迄今为止尚无发现 VRSA 的报道。

（四）耐药的革兰阴性杆菌

英国 20 世纪 90 年代初即有产 ESBLs 的肺炎克雷伯菌引起院内感染暴发的报道。1991 年，美国首次报道了对碳青霉烯类耐药的鲍曼不动杆菌（carbapenem-resistant A. baumannii，CRAB ）引起医院感染的暴发流行。随后，许多国家相继发现碳青霉烯类耐药鲍曼不动杆菌暴发或局部流行的现象。而仅对黏菌素敏感的鲍曼不动杆菌（colistin-only-sensitive A. baumanni，COS-AB）及泛耐药鲍曼不动杆菌（pan-drug resistant A. baumannii，PDR-AB ）的出现则更是引起全球广泛的关注。上海某大型综合教学医院 2004 年首次出现 COS-AB 暴发流行；同年，北京某大型综合教学医院也出现了 COS-AB 暴发流行。特别是近几年来，泛耐药鲍曼不动杆菌的暴发流行情况在部分地区已呈“失控”趋势。

美国 NHSN 2006～2007 年监测报告显示：铜绿假单胞菌和鲍曼不动杆菌对碳青霉烯类的耐药比例分别为 25.3%和 25.6%～36.8%；大肠杆菌对碳青霉烯类的耐药率为 0.9%～4.0%，对头孢曲松或头孢他啶的耐药率为 5.5%～11.0%；不同感染部位感染的肺炎克雷伯杆菌对碳青霉烯的耐药率为 3.6%～10.8%，对头孢曲松或头孢他啶的耐药率为 21.2%～27.1%。

我国原卫生部全国细菌耐药监测网（Mohnarin）监测数据显示：2005—2006 年，铜绿假单胞菌和鲍曼不动杆菌对碳青霉烯类的耐药比例分别为 10.6%和 10.4% 。2006—2007 年铜绿假单胞菌和鲍曼不动杆菌对碳青霉烯类的耐药比例为别为 33.2%和 23.4%。大肠埃希菌、肺炎克雷伯菌产 ESBLs 比例分别为 35.3%和 24.6%。2008 年铜绿假单胞菌和鲍曼不动杆菌对碳青霉烯类的耐药比例分别为 21.8%和 41.8%。2009 年，铜绿假单胞菌和鲍曼不动杆菌对碳青霉烯类的耐药比例分别为 27.3%和 45%以上；大肠埃希菌和肺炎克雷伯杆菌中产 ESBLs 菌株分别占 66.2%和 46.5%，对碳青霉烯类的耐药比例分别为<1%和<3%。

四、我国与发达国家细菌耐药形势之比较

将我国近几年的监测数据与国外同期数据比较，不难发现我国细菌耐药情况较发达国家更为严重。美国及欧洲大部分国家 MRSA 分离比例多在 5.0% ～ 40.0%，而我国高达 58.5%；大肠埃希菌中产 ESBLs 菌株比例欧美国家在 6%～30%左右，而我国为 66.2%；铜绿假单胞菌对亚胺培南的耐药率美国为 18.3%，而我国为 27.3%；美国鲍曼不动杆菌中对碳青霉烯类耐药比例为 25.6%～36.8%，我国则为 45%以上。当然，我国迄今为止尚无发现 VRS 的报道以及 VRE 1.2%～4.2%的检出比例远低于美国的 33.3%，这一点似略感安慰。但总体衡量与评价，我们必须清醒而客观地认识到，我国耐药菌感染的防控面临着较发达国家更为严峻的挑战，发达国家与地区在耐药控制与抗菌药物管理方面的经验值得我们很好地借鉴。

五、多重耐药菌日益增多的成因

在正常情况下由染色体介导的耐药性，耐药菌往往带有一定缺陷，而质粒介导产生的耐药菌则与敏感菌一样，可迅速生长繁殖。但无论质粒或染色体介导的耐药性，一般只发生于少数细菌中，难与占压倒优势的敏感菌竞争，故其危害性不大；只有当敏感菌因抗菌药物的选择性压力（ selective pressure）而被大量杀灭后，耐药菌才得以迅速繁殖而成为优势菌，并导致各种难治性感染的发生。因此耐药菌尤其是 MDR 的发生和发展是抗菌药物广泛应用，特别是无指征滥用的后果。产 ESBLs 菌株的出现主要与三代头孢菌素的大量应用所造成的抗菌药物压力有关。为治疗产 ESBLs 菌株引发的感染，临床上多应用碳青霉烯类进行治疗，而大量碳青霉烯类药物的应用导致耐碳青霉烯类的铜绿假单胞菌和鲍曼不动杆菌日益增多，近年来更是诱导出耐碳青霉烯类的肠杆菌科细菌，如产 KPC 的肺炎克雷伯杆菌，KPC 能够水解包括碳青霉烯类在内的所有 β-内酰胺类抗生素。近期在全球范围内广受关注的新德里金属 β-内酰胺酶 1 号（NDM-1）耐药基因存在于质粒上，能够在肠杆菌之间传递，耐药性极强，携带此耐药质粒的细菌仅对粘菌素和替加环素敏感，而这两种药物尚未引入我国的临床治疗中，因此，携带 NDM-1 的“超级耐药菌”感染一旦暴发，后果堪忧。许多临床医生为了追求所谓的“最佳”抗感染疗效，一味地使用强效广谱抗菌药物，既很少考虑患者自身的具体情况，也不考虑诱导产生耐药菌的危害，缺乏必要的合理用药知识和减少耐药菌的全局观念，同时也存在部分商业利益驱使的因素，当然也不排除在医患关系紧张的大环境下医生有自我保护心理，上述诸多因素的综合作用的

结果就是不合理应用的现象愈演愈烈。

六、全球各国遏制多重耐药菌的行动

在20世纪90年代末至2000年间，世界卫生组织就细菌耐药的问题召开了一系列正式的顾问委员会会议、专家工作组会议以及相关协商会议，目的在于评估因细菌耐药对公众健康所造成的日益严重的威胁及相关控制措施的效果，并出台了一系列的推荐意见。上述的诸多努力和工作，最终在2001年以编制了《世界卫生组织控制细菌耐药性的全球策略》及一系列的支持性背景资料和技术指南而得以体现。为做好耐药菌感染的防控工作，美国的医院感染监测系统（National Nosocomial Infections Surveillance，NNIS，1970年建立，现已并入美国医疗安全网National Healthcare Safety Network，NHSN）、欧盟医院感染监控系统（Hospital in Europe Link for Infection Control through Surveillance，HELICS，1994年建立）以及欧洲细菌耐药监测系统（European Antimicrobial Resistance Surveillance System，EARSS，1998年建立）等都定期公布耐药菌监测结果，藉此指导相关国家及地区的耐药菌防控工作。我国原卫生部、中医药管理局、解放军总后勤部原卫生部联合于2004年颁布了《抗菌药物临床应用指导原则》，为推进我国抗菌药物合理应用奠定了基础，也体现我国政府遏制抗菌药物滥用的决心。为配合《抗菌药物临床应用指导原则》的实施，原卫生部于2005年正式发文（卫办医发［2005］176号）建立“全国细菌耐药监测网”（Ministry of Health National Antimicrobial Resistance Investigation Net，Mohnarin）与“抗菌药物应用监测网”，目的在于掌握我国抗菌药物应用与细菌耐药状况，制订相应管理措施，为临床抗菌药物选择提供技术支持。北京大学第一医院临床药理研究所受原卫生部委托承担了全国细菌耐药监测网的组织实施工作。该监测网建立后，每年均发布耐药菌监测信息。

为进一步遏制因抗菌药物滥用导致细菌耐药流行，避免人类进入无药可用的“后抗生素”时代的危境，世界卫生组织在2007年的世界卫生报告中将细菌耐药列为危害公共安全的人为因素之一，并要求各成员国积极应对。2011年更是将世界卫生日的主题定为：抵御耐药性——今天不采取行动，明天就无药可用！（Antimicrobial resistance：no action today，no cure tomorrow）。为响应世界卫生组织的号召，也为了应对我国日益严重的细菌耐药形势，原卫生部办公厅于2008年6月发布了关于加强多重耐药菌医院感染控制工作的卫办医发〔2008〕130号文件，指出近年来，多重耐药菌（MDRO）已经逐渐成为我国医院感染的重要病原菌，对医疗机构提出以下要求：第一，应加强多重耐药菌的医院感染管理，有效预防和控制多重耐药菌在医院内的传播，保障患者安全。第二，加强对耐甲氧西林金黄色葡萄球菌（MRSA）、耐万古霉素肠球菌（VRE）、产超广谱β-内酰胺酶（ESBLs）的细菌和多重耐药的鲍曼不动杆菌等实施目标性监测，及时发现、早期诊断多重耐药菌感染患者和定植患者，加强微生物实验室对多重耐药菌的检测及其对抗菌药物敏感性、耐药模式的监测，根据监测结果指导临床对多重耐药菌医院感染的控制工作。医疗机构发生多重耐药菌感染的暴发时，应当按照《医院感染管理办法》的规定进行报告。第三，加强医务人员的手卫生。第四，严格实施隔离措施。第五，切实遵守无菌技术操作规程。第六，加强医院环境卫生管理。第七，加强抗菌药物的合理应用。第八，加强对医务人员的教育和培训。该文件还同时要求地方各级卫生行政部门应加强对医疗机构的监管。

为加大抗菌药物合理使用管理力度。原卫生部办公厅发布的2008年的48号及2009年的38号两个文件，2012年8月1日起施行的《抗菌药物临床应用管理办法》，均要求进一步加强抗菌药物临床应用管理。

2010年9月，一篇发表在权威医学杂志《柳叶刀：传染病》上的文献，报道了研究者在印度、巴基斯坦和英国的许多地区均分离到可以产生新型金属β-内酰胺酶（新德里金属β-内酰胺酶1号，NDM-1）的超级耐药细菌。这些细菌由于NDM-1及其他耐药基因的共同作用，对现今几乎所有类型的抗生素都具有耐药性。为在我国及时发现产该类酶的菌株并防止其造成暴发流行，原卫生部于2010年9月28日印发了《产NDM-1泛耐药肠杆菌科细菌感染诊疗指南（试行版）》，指导全国的防控工作。2011年原卫生部发布实施《多重耐药菌医院感染预防与控制技术指南（试行）》。

为进一步加强医疗机构抗菌药物临床应用管理，促进抗菌药物合理使用，有效控制细菌耐药，保证医疗质量和医疗安全，原卫生部决定自2011—2013年，在全国范围内开展抗菌药物临床应用专项整治活动。该专项整治活动重点内容包括：

（一）明确抗菌药物临床应用管理责任制

医疗机构主要负责人是抗菌药物临床应用管理第一责任人，将抗菌药物临床应用管理作为医疗质量和医院管理的重要内容纳入工作安排；明确抗菌药物临床应用管理组织机构，以及各相关部门在抗菌药物临床应用管理中的职责分工，层层落实责任制，建立、健全抗菌药物临床应用管理工作制度和监督管理机制。

卫生行政部门与医疗机构主要负责人、医疗机构主要负责人与临床科室负责人分别签订抗菌药物合理应用责任状，根据各临床科室不同专业特点，科学设定抗菌药物应用控制指标。卫生行政部门和医疗机构把抗菌药物合理应用情况作为院长、科室主任综合目标考核以及晋升、评先评优的重要指标。原卫生部和省级卫生行政部门将抗菌药物临床应用情况纳入医院评审、评价和临床重点专科建设指标体系。

（二）严格落实抗菌药物分级管理制度

医疗机构明确本机构抗菌药物分级管理目录，对不同管理级别的抗菌药物处方权进行严格限定，明确各级医师使用抗菌药物的处方权限；采取有效措施，保证分级管理制度的落实，杜绝医师违规越级处方的现象。特殊使用级抗菌药物不得在门诊使用。

（三）建立抗菌药物遴选和定期评估制度、加强抗菌药物购用管理

严格控制抗菌药物购用品种、品规数量，保障抗菌药物购用品种、品规结构合理。三级综合医院抗菌药物品种原则上不超过50种，二级综合医院抗菌药物品种原则上不超过35种；口腔医院抗菌药物品种原则上不超过35种，肿瘤医院抗菌药物品种原则上不超过35种，儿童医院抗菌药物品种原则上不超过50种，精神病医院抗菌药物品种原则上不超过10种，妇产医院（含妇幼保健院）抗菌药物品种原则上不超过40种。同一通用名称注射剂型和口服剂型各不超过2种，具有相似或者相同药理学特征的抗菌药物不得重复采购。头霉素类抗菌药物不超过2个品规；三代及四代头孢菌素（含复方制剂）类抗菌药物口服剂型不超过5个品规，注射剂型不超过8个品规；碳青霉烯类抗菌药物注射剂型不超过3个品规；氟喹诺酮类抗菌药物口服剂型和注射剂型各不超过4个品规；深部抗真菌类抗菌药物不超过5个品种。

（四）加大抗菌药物临床应用相关指标控制力度

综合医院住院患者抗菌药物使用率不超过 60%，门诊患者抗菌药物处方比例不超过 20%，急诊患者抗菌药物处方比例不超过 40%，抗菌药物使用强度力争控制在每百人天 40DDDs 以下。口腔医院住院患者抗菌药物使用率不超过 70%，门诊患者抗菌药物处方比例不超过 20%，急诊患者抗菌药物处方比例不超过 50%，抗菌药物使用强度力争控制在每百人天 40DDDs 以下。肿瘤医院住院患者抗菌药物使用率不超过 40%，门诊患者抗菌药物处方比例不超过 10%，急诊患者抗菌药物处方比例不超过 10%，抗菌药物使用强度力争控制在每百人天 30DDDs 以下。儿童医院住院患者抗菌药物使用率不超过 60%，门诊患者抗菌药物处方比例不超过 25%，急诊患者抗菌药物处方比例不超过 50%，抗菌药物使用强度力争控制在每百人天 20DDDs 以下（按成人规定日剂量标准计算）。精神病医院住院患者抗菌药物使用率不超过 5%，门诊患者抗菌药物处方比例不超过 5%，急诊患者抗菌药物处方比例不超过 10%，抗菌药物使用强度力争控制在每百人天 5DDDs 以下。妇产医院（含妇幼保健院）住院患者抗菌药物使用率不超过 60%，门诊患者抗菌药物处方比例不超过 20%，急诊患者抗菌药物处方比例不超过 20%，抗菌药物使用强度力争控制在每百人天 40DDDs 以下。住院患者手术预防使用抗菌药物时间控制在术前 30 分钟～2 小时（剖宫产手术除外），抗菌药物品种选择和使用疗程合理。Ⅰ类切口手术患者预防使用抗菌药物比例不超过 30%，其中，腹股沟疝修补术（包括补片修补术）、甲状腺疾病手术、乳腺疾病手术、关节镜检查手术、颈动脉内膜剥脱手术、颅骨肿物切除手术和经血管途径介入诊断手术患者原则上不预防使用抗菌药物；Ⅰ类切口手术患者预防使用抗菌药物时间不超过 24 小时。

（五）加强临床微生物标本检测和细菌耐药监测

接受抗菌药物治疗的住院患者抗菌药物使用前微生物检验样本送检率不低于 30%，接受限制使用级抗菌药物治疗的住院患者抗菌药物使用前微生物检验样本送检率不低于 50%；接受特殊使用级抗菌药物治疗的住院患者抗菌药物使用前微生物送检率不低于 80%。开展细菌耐药监测工作，定期发布细菌耐药信息，建立细菌耐药预警机制，针对不同的细菌耐药水平采取相应应对措施；医疗机构按照要求向全国抗菌药物临床应用监测网报送抗菌药物临床应用相关数据信息，向全国细菌耐药监测网报送耐药菌分布和耐药情况等相关信息。

（六）落实抗菌药物处方点评制度

医疗机构充分运用信息化手段，每个月组织对 25%的具有抗菌药物处方权医师所开具的处方、医嘱进行点评，每名医师不少于 50 份处方、医嘱，重点抽查感染科、外科、呼吸科、重症医学科等临床科室以及Ⅰ类切口手术和介入诊疗病例。医疗机构根据点评结果，对合理使用抗菌药物前 10 名的医师，向全院公示；对不合理使用抗菌药物前 10 名的医师，在全院范围内进行通报。点评结果作为科室和医务人员绩效考核重要依据。对出现抗菌药物超常处方 3 次以上且无正当理由的医师提出警告，限制其特殊使用级和限制使用级抗菌药物处方权；限制处方权后，仍出现超常处方且无正当理由的，取消其抗菌药物处方权。药师未按照规定审核抗菌药物处方与用药医嘱，造成严重后果的，或者发现处方不适宜、超常处方等情况未进行干预且无正当理由的，医疗机构应当取消其药物调剂资格。医师处方权和药师药物调剂资格取消后，在 6 个月内不得恢复。

（七）建立完善省级抗菌药物临床应用和细菌耐药监测网

省级卫生行政部门建立本辖区抗菌药物临床应用监测网和细菌耐药监测网，与全国抗菌药物临床应用监测网和细菌耐药监测网互联互通；定期公布本辖区抗菌药物临床应用情况和细菌耐药监测情况，督促和指导本辖区医疗机构合理应用抗菌药物。各省级抗菌药物临床应用监测网和细菌耐药监测网应当在 2012 年 6 月 1 日前正式运行，2012 年 12 月底向原卫生部提交 2012 年度监测报告。

（八）建立抗菌药物临床应用情况通报和诫勉谈话制度

医疗机构要定期对临床科室和医务人员抗菌药物临床应用情况进行汇总，并向核发其《医疗机构执业许可证》的卫生行政部门报告。对非限制使用级抗菌药物临床应用情况，每年报告一次；对限制使用级和特殊使用级抗菌药物临床应用情况，半年报告一次。原卫生部和省级卫生行政部门根据监测和医疗机构上报情况对医疗机构抗菌药物使用量、使用率和使用强度进行排序，对于未达到相关目标要求并存在严重问题的，召集医疗机构第一责任人进行诫勉谈话，并将有关结果在一定范围内予以通报。

（九）完善抗菌药物管理奖惩制度、严肃查处抗菌药物不合理使用情况

卫生行政部门按照《中华人民共和国药品管理法》、《中华人民共和国执业医师法》和《医疗机构管理条例》等法律法规，将抗菌药物临床应用合理性评估结果作为医师职称晋升、评先评优、定期考核、收入分配、绩效考核等工作的重要内容，加大对于抗菌药物不合理使用责任人的处理和惩罚力度，加大对合理使用抗菌药物行为的奖励力度，引导医务人员摒弃不合理用药行为，逐步树立良好的执业风气和合理用药氛围。对于存在抗菌药物临床不合理应用问题的医师，卫生行政部门或医疗机构应当视情形依法依规予以警告、限期整改、暂停处方权、取消处方权、降级使用、暂停执业、吊销《医师执业证书》等处理；构成犯罪的，依法追究刑事责任。对于存在抗菌药物临床不合理应用问题的科室，医疗机构应当视情形给予警告、限期整改；问题严重的，撤销科室主任行政职务。对于存在抗菌药物临床不合理应用问题的医疗机构，卫生行政部门应当视情形给予警告、限期整改、通报批评处理；问题严重的，追究医疗机构负责人责任。

为进一步加强医疗机构抗菌药物临床应用管理，规范抗菌药物临床应用行为，提高抗菌药物临床应用水平，促进临床合理应用抗菌药物，控制细菌耐药，保障医疗质量和医疗安全，原卫生部于 2012 年 4 月 24 日发布了《抗菌药物临床应用管理办法》，该办法自 2012 年 8 月 1 日起施行。

七、多重耐药菌防控措施

（一）政府层面高度重视多重耐药菌的防控工作是解决问题的前提

由于细菌多重耐药属后天获得性耐药，抗菌药物滥用是其根本成因，因此国家卫生行政部门应加大对抗菌药物合理使用的指导与监管工作，只有国家重视了，各医疗机构才会真正重视，才会投入必要的人力物力将耐药菌防控措施落实到位。只有各医疗机构均切实加强抗菌药物临床应用管理工作，切实采取多重耐药菌防控措施，才能彻底解决诱导耐药及多重耐药菌在各医疗机构间交叉传播的问题。

（二）做好多重耐药菌监测的信息化建设

有的放矢才能取得成效，监测工作对于评估耐药形势和评价控制措施的有效性均具有重要作用。监测工作需临床微生物实验室与医院感染控制部门协同完成。临床微生物实验室一旦检测出多重耐药菌，最好是LIS系统能在第一时间以醒目的方式自动反馈在临床科室及医院感染控制部门的网络终端，因此有条件的医院应力争在其HIS系统中实现LIS系统与医院感染监测系统及医嘱系统的链接，以保证临床科室和医院感染管理部门在第一时间获得多重耐药菌信息，便于临床及时隔离患者及感控人员及时指导临床的防控工作以及发现多重耐药菌暴发流行趋势，采取有针对性的防控措施避免发生多重耐药菌更大范围的播散。尚未建立医院信息系统的医疗机构应制定具可行性的渠道畅通的多重耐药菌结果通报制度，以保证临床和医院感染管理部门及时获知相关信息。

（三）做好多重耐药菌感染/定植患者的隔离及其周边环境的清洁消毒

1. 隔离患者　对多重耐药菌感染/定植患者应实施接触隔离。临床医生接到多重耐药菌报告后要立即开出“接触隔离”医嘱，护士执行医嘱在患者床头卡上增加“接触隔离”警示标识，全体医务人员严格执行“接触隔离”消毒隔离措施，患者相应部位的标本“多重耐药菌”检测阴性后方可解除隔离。

对于确诊/疑似多重耐药菌感染/定植的患者首选单间隔离，特别要优先单间隔离那些不能自行控制分泌物或排泄物的患者，因其更容易造成感染的传播。没有单间隔离条件时，对同种多重耐药菌感染/定植患者可采用同室或同区域隔离。当同室/同区域隔离条件也不具备时，可将多重耐药菌感染/定植患者与感染风险较小、住院时间短的患者相邻安置。有一点需要注意的是医院里有相当比例的多重耐药菌是患者入院时带入的，特别是由其他医院转入的危重患者，往往会带着多重耐药菌感染入院，因此对于肯定/高度怀疑携带多重耐药菌新入院患者宜先期采取预防性隔离并及时送检标本，视检测结果再进行预防性隔离措施的调整，此种关口前移的防控方法会收到事半功倍的控制效果。

2. 做好患者周边环境的清洁与消毒工作　清洁及消毒可能被耐药菌污染的环境及设备表面，包括靠近患者的物品（如床挡、小餐桌、床头桌、床旁各种仪器的按钮、旋钮、键盘、鼠标）及被频繁触摸的物品（如门把手、病房内卫生间内外的表面）表面，且清洁及消毒频率要高于其他触摸机会小的物品的表面。多重耐药菌感染/定植患者的一般性诊查用品（如听诊器、血压计、体温计、叩诊锤、手电筒等）应专人专用，定期消毒。不能专人专用的设备、器具及用品，应在每次使用后即刻擦拭消毒或采用屏障保护。患者转出/出院/死亡后床单位及其周边环境以及专用器具应进行较为彻底的消毒，消除耐药菌被传给下一位患者的隐患。

（四）做好手卫生及严格遵守无菌操作规则

因多重耐药菌最主要的传播途径是接触传播，因此做好手卫生对于防控耐药菌感染至关重要。医院应配备必要的实施手卫生的硬件设施及用品，如流动水、非手触式水龙头、一次性包装皂液、干手纸巾、速干手消毒剂等。全体医护人员严格遵循手卫生规范，接触含有多重耐药菌的血液、体液、分泌物、排泄物等应戴手套，操作完毕立即摘掉手套并洗手。及时密闭沾染多重耐药菌的医疗废物。医院应对医护人员的无菌操作技术制定严格的培训及考核制度，定期培训及考核，发现问题及时整改。

（五）改善抗菌治疗方案、合理使用抗菌药物

要减少细菌耐药性，一是要限制和减少抗菌药物的使用，二是要改善抗菌药物的使用，其最重要的是合理选择抗菌药物。要提倡临床用药的多元化，使用选择压力较小的抗菌药物，同时要加强病原学检查并根据药敏试验的结果调整用药。一旦检出多重耐药菌，临床微生物实验室应增加药敏试验的范围，补充备选药物，进行联合药敏试验，为临床医师有效治疗患者提供更多的帮助。要对现有的抗感染疗效较好的抗菌药物进行保护性使用，这一点对于延缓耐药菌的出现以及保持药物的临床抗感染能力至关重要。由于抗菌药物与其他常见病多发病用药相比具有研发成本高，使用寿命短，后期利润低等缺点，因此医药公司研发抗菌药物积极性较低，近20年来几乎没有什么真正意义上的新抗菌药物问世，因此，对现有抗菌药物品种的科学使用和保护性使用将是我们在未来的岁月里能否有效治疗临床细菌感染的关键性措施。

（六）加强对医护人员有关抗菌药物合理使用知识的宣教并同时加大监管力度

医生抗菌药物使用存在不合理现象，主要原因是缺乏相关的知识，因为抗菌药物的合理应用涉及很多相关领域的知识，例如病原微生物学知识，抗菌药物分类及各大类不同品种的抗菌谱及抗菌特点，抗菌药物药效学知识，抗菌药物药代动力学知识，抗菌药物过敏表现，患者自身脏器功能状况对药物选择的限制，患者年龄、妊娠哺乳期的特殊用药禁忌等。因此临床医护人员必须树立终身学习、与时俱进的理念，积极参加相关培训。各医院也要重视对医护人员的继续教育工作，为其参加培训创造良好的氛围和条件，还需有必要的相关考核。

医院的药事管理委员会应下设抗菌药物合理使用管理小组。除专业因素外，毋庸讳言也存在一些其他非专业因素的作用，对此需要抗菌药物管理工作组充分发挥顶层把控作用。医院的医务处、门诊部、医院感染管理科及药剂科要充分沟通和协作，各司其职，各尽其责，定期抽查抗菌药物分级使用情况及运行病历和终末病历抗菌药物使用的合理性情况，发现问题及时整改。

（张京利）

参考文献

1. Matthew E. Falagas1，Patra K. Koletsi1，Ioannis A. Bliziotis. The diversity of definitions of multidrug-resistant（MDR）and pandrug-resistant（PDR）Acinetobacter baumannii and Pseudomonas aeruginosa Med Microbiol，2006，55：1619-1629
2. 戴自英．多重耐药菌感染在临床上的重要意义．中华传染病杂志，1999，17（2）：77-78
3. 倪语星．细菌耐药及其临床——泛耐药细菌．辽宁医学杂志，2005，19（6）：281-283
4. 王辉，孙宏莉，宁永忠，等．不动杆菌属多重耐药及泛耐药的分子机制研究．中华医学杂志，2006，86（1）：17-22
5. 杨莉，韩立中，孙景勇，等．多重耐药鲍曼不动杆菌中仅黏菌素敏感菌株的分子流行病学研究．中华医学杂志，2006，86（9）：592-595.
6. 孙宏莉，王辉，陈民钧．甲氧西林耐药的金黄色葡萄球菌耐药性及分子流行病学调查．中华微生物学和免疫学杂志，2005，25（2）：137-141
7. Alicia I Hidron MD，Jonathan R Edwards MS，Jean Patel PhD，et al. Antimicrobial-Resistant Pathogens Associated With Healthcare-Associated Infections：Annual Summary of Data Reported to the National Healthcare Safety Network at the Centers for Disease Control and Prevention，2006—2007. Infect Control Hosp Epidemiol，2008，29（11）：996-1011
8. 肖永红．卫生部全国细菌耐药监测网（Mohnarin）介绍．中国抗生素杂志，2008，33（10）：577-578

9. 吕媛，郑波，李耘，等．卫生部全国细菌耐药监测（基础网）报告（2009年度）// 第八届全国抗菌药物临床药理学术会议论文集．北京：中国药理学会临床药理学专业委员会，北京大学临床药理研究所，2010：23-24

10. World Health Organization. WHO Global Strategy for Containment of Antimicrobial Resistance. WHO/CDS/CSR/DRS/2001.2

11. 倪语星．对医院感染耐药问题的早期认识．诊断学理论与实践，2009，8（5）：466-468

12. 孙明伟，郑焙文，高福，等．人类与病原菌的军备竞赛：NDM-1耐药基因与超级细菌．生物工程学报，2010，26（11）：1461-1472

第三十一章 医院建筑布局与医院感染的预防

医院是以向人们提供医疗护理服务为主要目的的公共场所，其服务对象不仅包括患者和伤员，也包括处于特定生理状态的健康人（如孕妇、产妇、新生儿）以及完全健康的人（如来医院进行体格检查或口腔清洁的人），同时还有大量的陪同人员、探视人员以及工作人员。每天人员流量很大，人群高度密集，人员成分复杂，因此医院的空气、各种设备、设施极易受到各种致病菌的严重污染，其中有不少为多重耐药菌，人们在这样的环境中时刻受到感染的威胁。医院如何通过功能的分区利用建筑屏障将不同的人流、物流、气流分隔开，减轻院内环境的污染程度，是预防医院内感染发生的重要措施。

第一节 环境与医院感染

前来医院就诊及住院治疗的患者，大部分都处于机体抵抗力减低或低下的状态，极易受到各种致病微生物的侵袭，营造一个清洁卫生、空气新鲜的良好环境，是减少院内感染，帮助患者尽快康复的重要条件。早在2005年世界患者同盟就提出“五个清洁”：即清洁的双手、清洁的产品、清洁的实践、清洁的器械、清洁的环境，作为保障患者医疗安全的重要措施组成部分，主题是“清洁卫生更安全”。营造清洁的就医环境，是避免污染的扩散，减少感染的传播的简单、经济的方法。因此，医院环境卫生管理是医院感染管理的重要组成部分。

一、环境保洁要求

面对每天巨大的人员流量，医院保持环境清洁的压力非常大，为了给患者营造良好的就医环境，应制定保洁工作制度，加强对保洁工作的管理。

（一）医院室外环境保洁的要求

1. 地面的清洁与消毒　应将医院的外环境分成若干区域，确定专人负责，按照《医疗机构消毒技术规范》中对地面的清洁与消毒要求，坚持每日在上班前完成清扫，为避免扬尘应湿式清扫，为保持良好的卫生状态需随时处理被污染的地面。当地面无明显污染时，采用湿式清洁。当地面受到患者血液、体液等明显污染时，先用吸湿材料去除可见的污染物，再清洁和消毒。对感染高风险的部门的地面，应保持清洁、干燥，每天进行消毒。注意所用消毒剂种类及浓度要符合国家相关规定。

2. 废弃物的管理　严格落实对医疗废物的相关管理规定，制订本单位的各项管理制度，做好垃圾分类管理工作，认真落实每个交接环节、转运过程的相关规定。按要求设立规范的医疗垃圾与生活垃圾暂存处，严禁混用，并有专门的管理人员，医院感染管理部门要定期检查本单位对医疗废物管理工作制度的落实情况，发现问题及时反馈责任人，立即整改，以有效防控对环境产生危害。

（二）手卫生管理

医务人员要严格落实《手卫生规范》，按规范要求做好洗手或做好手部消毒，以防止对周围物表造成污染；对需戴手套进行的操作结束后要及时摘下手套，禁止戴被污染的手套随意触摸周围环境而造成污染。

（三）室内环境保洁的要求

1. 保证病房内有适宜的温湿度，有良好的采光或照明条件，安静无噪音污染，使患者感到舒适。空气过分干燥易损伤患者的呼吸道黏膜而致呼吸道感染易发，易出现静电对人与电子设备不利；空气湿度过大会使人感到胸闷，环境易生霉菌。

2. 有良好的通风条件，定时通风换气，利于有害气体、污染物的排放。必要时进行空气消毒，以防止院内感染的发生。良好的自然通风是最经济、最有效的防控空气传播疾病的手段。

3. 保证病房内物表清洁卫生，当受到明显污染时，先用吸湿材料去除可见的污染物，然后再清洁和消毒。

4. 病床应湿式清扫，一床一套，床头柜一桌一抹布。对床单元（含床栏、床头柜等）的表面进行定期清洁和（或）消毒，遇污染应及时清洁与消毒；患者出院时应进行终末消毒。

5. 病房地面无明显污染时，采用湿式清洁。当地面受到患者血液、体液等明显污染时，先用吸湿材料去除可见的污染物，再清洁和消毒。

6. 患者生活卫生用品如毛巾、面盆、痰盂（杯）、便器、餐饮具等，保持清洁，个人专用，定期消毒；患者出院、转院或死亡进行终末消毒。消毒方法可采用中、低效的消毒剂消毒；便器可使用冲洗消毒器进行清洗消毒。

7. 直接接触患者的床上用品如床单、被套、枕套等，应一人一更换；患者住院时间长时，应每周更换；遇污染应及时更换。更换后的用品应及时清洗与消毒。消毒方法应合法、有效。

8. 间接接触患者的被芯、枕芯、褥子、病床隔帘、床垫等，应定期清洗与消毒；遇污染应及时更换、清洗与消毒。甲类及按甲类管理的乙类传染病患者、不明原因病原体感染患者等使用后的上述物品应进行终末消毒，消毒方法应合法、有效，其使用方法与注意事项等遵循产品的使用说明。

9. 定期开展除蚊蝇、灭蟑螂、灭鼠的工作，以预防生物媒介传染病的传播。

10. 对病房内的空气、物表要定期进行细菌学监测，以监督清洁和消毒效果。

11. 病房内的配餐间，必须设专用的洗涤池，严禁在洗涤池内洗涤其他物品，以保证患者的餐具不受到污染。

（四）污物处理的管理

加强病区内污物处置的管理，如严禁在病区内清点污染的被服，需就地处理的污物要按相关规范要求处置，需转运的要包装好再用专门工具运送，防止对周围的环境造成污染。

病房内的污物处置间，是病区内对可重复利用的患者用物品进行就地清洗消毒的场所，是保洁用品清洗消毒的场所，还是各种废弃物暂时存放的场所，因此污物处置间的卫生保洁尤其重要。保洁用品必须首先保证清洁卫生，否则就将成为污染传播媒介。要求拖把、地巾必须分区使用，必须有明确标识，不得交叉使用，备用状态的拖把、地巾要按规范要求进行消毒，干燥保存。

二、医院卫生循环

德国卫生研究所于2005年提出医院卫生循环概念，将病房使用过的污染器械装入收集箱，送至医院中心供应室消毒灭菌；供应室对各病区送来的污染器械集中清洗和消毒灭菌，然后将清洁的器械分送至各病区，此器械物品的循环过程成为大卫生循环；各病区内需就地清洗消毒然后再使用的器械物品的循环称之为小卫生循环。

医院大卫生循环的管理重点在于对中心供应室、洗衣房以及医疗废物的规范管理。中心供应室、洗衣房分别负责全院各部门的污染器械、污染布草的下收及无菌物品、清洁布草的下送工作，保洁人员负责全院各区域的环境保洁及医疗垃圾、生活垃圾的接收、转运工作。

我国原卫生部于2010年颁布了医疗机构中心供应室三个管理规范，对其在管理、清洗消毒灭菌及监测方面做了明确的要求。医院感染管理部门应定期按照规范要求，监督检查本单位中心供应室的具体落实情况。

目前各医院洗衣房状况不同，有的医院自己设有洗衣房，有的医院已经洗消社会化，由专门的洗衣公司负责取走污染的布草，清洗消毒后送回医院，洗衣房负责与洗衣公司交接工作。总体情况是不论何种洗消方式，洗衣房下收污染布草，然后将清洁布草下送至各部门的职责不变。医院感染管理部门要定期检查洗衣房工作人员在下收下送工作中对各项制度的落实情况。严禁在病区内清点污染的布草，以免对病区环境造成污染。运送洁污布草的车辆一定要分开，按规定清洗消毒车辆。工作人员应做好职业防护。洗衣房的洁净布草的存贮必须符合卫生要求。

保洁人员要严格落实医疗废物的相关管理制度，做好与各部门医疗垃圾交接工作，在转运过程中一定要使用密闭的专用工具，一旦发生泄漏，必须立即启动应急预案，防止对环境造成污染。医疗垃圾暂存处必须符合国家相关规定，严防丢失、泄漏造成危害。

医院小卫生循环是指各病区内需就地处理的污染物品的处理再利用的过程。因此小卫生循环的管理水平与病房内环境的保洁状况，有非常密切的关系。几年来，环保的理念在医院文化中占有重要位置，尽量减少一次性物品的使用，既节约资源，又可以减少医疗垃圾的产生量，从而不仅节约医院的垃圾处理费用，更是减少在医疗垃圾处理过程中对环境造成的污染。在病房中需反复使用患者物品，其中包括引流瓶、便盆、尿壶、清洗盆、花瓶等。这些物品被污染后，需在病区内的污物处理间内进行清洗消毒，然后重新使用。

消毒方式的选择原则是以经济、环保、安全为主要目的，因此能选用物理热能消毒的物品，应首选热消毒。减少化学浸泡，既经济又减少对环境的污染，对人员健康的影响。在污物倾倒的过程中，可产生大量的气溶胶，其中可携带有大量多重耐药菌、病毒等有害物质，从而造成对环境的污染。因此加强对小卫生循环的管理，体现了医院绿色环保的先进文化理念，是提高医院感染管理水平的有效措施之一。在德国医院管理规范中，规定每25张床必须配置一台采用热力消毒的全自动快速清洗消毒器，在比利时规定每30张床必须配置一台全自动快速清洗消毒器，使倾倒污物、清洗、消毒的过程均在一个密闭系统中进行，这不仅保证了每个科室必要的处理能力，有效减少一次性物品的使用，又可有效保护环境不受到污染，从而有效防控院内感染的发生。同时对耐热器械采用热消毒，有效减少化学消毒剂对环境的污染，又可达到环保的目的。

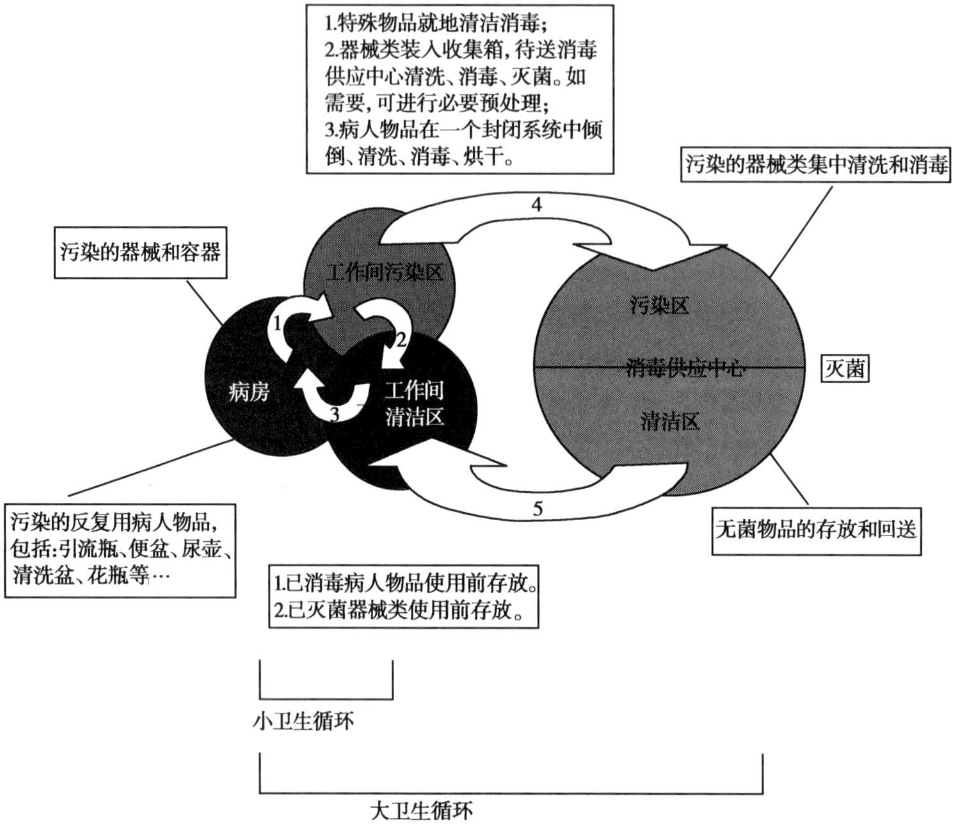

图 31-1　医院卫生循环示意图

三、各部门的环境卫生要求

医院各部门的工作性质不同，对环境的要求标准也不同，环境卫生学监测内容包括对空气、物体表面和医护人员的手。《医院消毒卫生标准》GB15982-1995及《医院空气净化管理规范》WS/T368—2012制定了不同部门的监测标准（表31-1）。

各类环境监测结果不得检出乙型溶血性链球菌、金黄色葡萄球菌及其他致病微生物。母婴同室、新生儿、儿科病房的物体表面和医护人员手上不得检出沙门菌。

医院应对感染高风险部门如手术部（室）、产房、导管室、层流洁净病房、骨髓移植病房、器官移植病房、重症监护病房、新生儿室、母婴同室、血液透析中心（室）、烧伤病房的空气净化与消毒质量进行监测。

表 31-1　细菌菌落总数卫生标准

环境类别	范　围	标准 空气 cfu/m³	 物体表面 cfu/cm²	 医护人员手 cfu/cm²
Ⅰ类	层流洁净手术室、层流洁净病房	≤10	≤5	≤5
Ⅱ类	普通手术室、产房、新生儿病房、普通保护性隔离室、供应室无菌区、烧伤病房、重症监护病房	≤200	≤5	≤5
Ⅲ类	儿科病房、妇产科检查室、注射室、换药室、供应室清洁区、急诊室、化验室、各类普通病房和房间	≤500	≤10	≤10
Ⅳ类	传染病科及病房	—	≤15	≤15

医院应对感染高风险部门每季度进行监测；洁净手术部（室）及其他洁净场所，新建与改建验收时以及更换高效过滤器后应进行监测；遇医院感染暴发怀疑与空气污染有关时随时进行监测，并进行相应致病微生物的检测。

洁净手术部（室）及其他洁净场所，根据洁净房间总数，合理安排每次监测的房间数量，保证每个洁净房间能每年至少监测一次，其监测方法及结果的判定应符合 GB50333 的要求。

未采用洁净技术净化空气的部门，其监测方法及结果的判定应符合 GB15982 的要求。

（一）手术室的环境卫生要求

要依据《医院消毒隔离技术规范》的要求，制订手术室的消毒隔离管理制度。每日清洁必须湿式清扫，每周固定一天为卫生日。接送患者的车应定期消毒，车轮应每次清洁，车上的物品要保持清洁。接送隔离患者的车应专车专用，用后严格按相关规定消毒。严格控制进入手术室的人员数量；医务人员严格遵守进出手术室的相关规定。每月进行环境卫生学、物体表面、使用中的消毒液、手术人员手的微生物监测。对于应隔离的患者，严格执行隔离工作流程，手术器械及物品要按照病原体的特点选择合适的消毒方式。术后，手术间给予终末消毒。严格执行医疗废物管理制度，手术废弃的物品必须按感染性、损伤性病理性废物分类处置。

在《医院洁净手术部建筑技术规范》GB50333—2002 中，对洁净手术室分级、主要洁净辅助用房分级的环境标准有明确规定，其环境空气中的细菌菌落总数监测的结果要符合 GB50333—2002 中规定的标准。

2007 年 1 月 11 日，北京市质量技术监督局发布了《医院洁净手术部污染控制规范》DB11/408—2007 的地方标准，其明确做出了环境管理的标准。要求洁净手术部的净化系统应在手术前 30 分钟开启，术前的风速、压力、湿度等指标应符合 GB50333 中关于手术级别的要求，术前应有相关数据记录。现场工作人员数量宜符合 GB50333 的要求。手术敷料应采用不脱落纤维与尘粒的织品。应有有效期内的污染控制指标的日常监测数据记录。洁净用房的维护结构内表面和各种设备、用具的表面均应适用化学消毒，其清洁消毒工作应在每次开机前和手术结束后进行，净化空调系统应连续运行到清洁、消毒工作完成后，Ⅰ～Ⅱ级用房为完成后不短于 20 分钟，Ⅲ～Ⅳ级用房为完成后不短于 30 分钟。不同级别洁净用房的清洁、消毒物品（拖布、抹布）应分别设置，不应混用。拖布、抹布应使用不易掉纤维的织物材料制作。拖布应使用片状形式，用后应立即洗净、消毒、烘干。未清理消毒完的手术室不得接纳下一台手术。手术结束后，按《医疗机构消毒技术规范》的相关要求清洁地面和物体表面，污染的血迹应立即用浸有消毒剂的抹布擦净。

（二）中心供应室

要严格落实管理制度，分区清楚且区间有实际屏障，人员不逆行。下收下送车辆要洁污分开，每日清洗消毒，分区存放。对无菌物品存放区的温湿度要有监测记录，以保证存放条件符合要求，保证存放物品质量。对墙壁、地面要注意维护，保证光滑、耐清洗，定期按医院卫生消毒标准监测环境卫生状况。

在2009年原卫生部颁布的三个《医院消毒供应中心》WS310.1-3规范中，不仅对供应室的清洗消毒及监测工作做出了明确规定，对工作环境的通风要求也有明确规定。在原卫生部2012年4月5日颁布，今年8月1日实施的《医疗机构消毒技术规范》中，对供应室的空气消毒效果监测结果规定为空气中的细菌菌落总数≤4cfu /（5min·直径9cm平皿）。

（三）血液透析中心

应有合理的布局，乙型肝炎病毒、丙型肝炎病毒、梅毒螺旋体及艾滋病病毒感染的患者应当分别在各自隔离透析治疗间或者隔离透析治疗区进行专机血液透析，治疗间或者治疗区、血液透析机相互不能混用。

透析治疗区、治疗室等区域应当达到《医院消毒卫生标准》中规定Ⅲ类环境的要求。患者使用的床单、被套、枕套等物品应当一人一用一更换。患者进行血液透析治疗时应当严格限制非工作人员进入透析治疗区。

医务人员进入透析治疗区应当穿工作服、换工作鞋。医务人员对患者进行治疗或者护理操作时应当按照医疗护理常规和诊疗规范，在诊疗过程中应当实施标准预防，并严格执行手卫生规范和无菌操作技术。每次透析结束后，应当对透析单元内透析机等设备设施表面、物品表面进行擦拭消毒，对透析机进行有效的水路消毒，对透析单元地面进行清洁，地面有血液、体液及分泌物污染时使用消毒液擦拭。

管理好医疗废物，严防对周围环境造成污染。

血液透析室应当建立医院感染控制监测制度，开展环境卫生学监测和感染病例监测。发现问题时，应当及时分析原因并进行改进；存在严重隐患时，应当立即停止透析工作并进行整改。

（四）产房

应有合理的布局分区，符合洁污分开的要求，分为污染区、清洁区和无菌区，区域间有明显标识。天花板、墙面、地面无裂隙，表面光滑易清洁。应设有疑似及传染病产妇的待产、分娩专用区，严格落实消毒隔离操作规程，用后予以终末消毒。必须对产房进行湿式清洁，每周设有固定的清洁日。对于交给医院处理的胎盘，按感染性医疗废物进行焚烧。每月应进行环境卫生学、物体表面、使用中的消毒液、医护人员手的微生物学监测。空气中的细菌菌落总数≤4cfu/(15min·直径9cm平皿)。

（五）重症医学科

重症医学科应具备良好的通风、采光条件。医疗区域内的温度应维持在（24±1.5)℃

左右。具备足够的非接触性洗手设施和手部消毒装置，单间每床1套，开放式病床至少每2床1套。重症医学科应当严格限制非医务人员的探访；确需探访的，应穿隔离衣，并遵循有关医院感染预防控制的规定。感染患者应当依据其传染途径实施相应的隔离措施，经空气传播感染的患者应当安置在负压病房进行隔离治疗。重症监护病房物体表面细菌菌落总数≤5cfu/cm^2；空气中的细菌菌落总数≤4cfu/(15min·直径9cm平皿)。

（六）感染性疾病科

2007年1月11日，北京市质量技术监督局发布了《医院感染性疾病科室内空气卫生质量要求》DB11/409—2007的地方标准，对感染性疾病科空气的物理性、化学性指标做了规定。感染疾病科门诊及其病房等物体表面细菌菌落总数≤10cfu/cm^2；空气中的细菌菌落总数≤4cfu/(5min直径9cm平皿)。

四、特殊病原体污染的环境消毒

（一）朊毒体

朊毒体（朊毒体名称在国际上有争议，有人称朊病毒）是一种蛋白质感染性粒子，与病毒或者细菌均不同；朊毒体在感染个体体内分布不均一：一般来说，神经组织是高危组织，而脊髓液、淋巴组织相对较低（vCJD例外）；朊毒体对常规化学和物理消毒方法有超强的抵抗力。化学消毒液对它没有明显作用，常规高压灭菌（如134℃ 3分钟）后也仍然保留有致病性，对高剂量离子和红外线照射也有很强的抵抗性；所有朊毒体病在出现临床表现后均会导致死亡；朊毒体病不会通过日常接触传播。人类朊毒体病部分是传染性疾病，有些是遗传性疾病。在传染性疾病中，医源性传播是一种重要的传播途径。目前尚未发现有效的疗法，而且在疾病的临床前期也没有简易的方法能够诊断TSE病原，因而欲控制其传染，切断它在医院中的传播就显得非常重要。

被朊毒体患者或疑似感染朊毒体患者高度危险组织污染的环境表面应用清洁剂清洗，采用10 000mg/L的含氯消毒剂消毒，至少作用15分钟。并确保所有污染表面均接触到消毒剂。

被感染朊毒体患者或疑似感染朊毒体患者低度危险组织（脑脊液、肾、肝、脾、肺、淋巴结、胎盘等组织）污染的中度和高度危险物品，传播朊毒体的风险还不清楚，可参照上述措施处理。

被感染朊毒体患者或疑似感染朊毒体患者低度危险组织污染的低度危险物品、一般物体表面和环境表面可只采取相应常规消毒方法处理。

被感染朊毒体患者或疑似感染朊毒体患者其他无危险组织污染的中度和高度危险物品，采取以下措施处理：

1. 清洗并按常规高水平消毒和灭菌程序处理。

2. 除接触中枢神经系统的神经外科内镜外，其他内镜按照国家有关内镜清洗消毒技术规范处理。

3. 采用标准消毒方法处理低度危险性物品和环境表面，可采用500～1000mg/L的含氯消毒剂或相当剂量的其他消毒剂处理。

为防止环境和一般物体表面污染，宜采用一次性塑料薄膜覆盖操作台，操作完成后按特殊医疗废物焚烧处理。

（二）气性坏疽病原体

气性坏疽是由梭形芽胞杆菌引起的一种严重的以肌组织坏死为特征的急性特异性感染疾病，气性坏疽的感染率高死亡率也高，未治者死亡率可达100%，80%气性坏疽患者须截肢。早期诊断和及时治疗是关键，根本方法是彻底清洁伤口，严格隔离，所用医疗器具敷料严格消毒焚毁。

1. 物体表面的消毒　手术部（室）或换药室，每例感染患者之间应及时进行物体表面消毒，采用0.5%过氧乙酸或500mg/L含氯消毒剂擦拭。

2. 环境表面的消毒　手术部（室）、换药室、病房环境表面有明显污染时，随时消毒，采用0.5%过氧乙酸或1000mg/L含氯消毒剂擦拭。

3. 终末消毒　手术结束、患者出院、转院或死亡后应进行终末消毒。终末消毒可采用3%过氧化氢或过氧乙酸熏蒸，3%过氧化氢按照20ml/m^3气溶胶喷雾，过氧乙酸按照1g/m^3加热熏蒸，湿度70%～90%，密闭24小时；5%过氧乙酸溶液按照2.5ml/m^3气溶胶喷雾，湿度为20%～40%。

4. 织物　患者用过的床单、被罩、衣物等单独收集，需重复使用时应专包密封，标识清晰，压力蒸汽灭菌后再清洗。

（三）突发不明原因传染病的病原体

突发不明原因的传染病病原体污染的环境与物品的处理应符合国家届时发布的规定要求。没有要求时，其消毒的原则为：在传播途径不明时，应按照多种传播途径，确定消毒的范围和物品；按病原体所属微生物类别中抵抗力最强的微生物，确定消毒的剂量（可按杀芽胞的剂量确定）；医务人员应做好职业防护。

第二节　建筑设计与医院感染

建筑是文化的符号，表达了时代的精神，建筑文化随历史的发展、人类的进步而前进更新。医院建筑和其他建筑一样，要求适用、经济和美观，有遇到意外的灾难、火情便于疏散和安全转运患者的足够的安全通道。体现医院的文化理念同时要确保安全，所谓适用是指房屋布局、内部结构适合医院发挥其防病治病的功能，满足科、教、研、防工作的需要；经济是指房屋造价低廉，投资少，效益好；美观是指房屋造型新颖，颜色协调，与周围环境相呼应，给人以建筑美的感受。但医院建筑又有自己显著的特点，医院它不仅是容纳患者的建筑，而且是给患者以关爱、接受医疗护理使其处于最佳恢复健康状态的地方，但又是一个易于造成交叉感染的场所，因此，医院的建筑布局与医疗相关感染密切相关，对建筑和设施的卫生要求特别高。本章将以医院感染控制的视角切入，讨论医院建筑布局。

在布局上要严格将生活区和医疗区分开，清洁区与污染区分开，病房与门诊相对隔离。通风系统不仅要保持舒适度，节省能源，更要改善病房的空气质量，减少空气中病原体的污染。重点部门的建筑要有利于空气流通和净化，特别是其室内装饰材料如墙壁、地面等设施的材质应能便于清洗、消毒，耐腐蚀，易打理，无毒无污染环保，色彩淡雅，明快；流程顺畅，洁污分流，功能齐全，既方便医疗护理和患者，可以给人以安静、祥和的医疗护理和患者的休养环境，又有污物、污水的处理辅助的条件，能满足和符合相关法律、法规的要求。总之，医院建筑设计布局有利于医疗相关感染控制的要求，确保医疗安全。

一、医院设计的一般要求

医院的整体布局要为患者提供一个安静、舒适、优美、清洁的适于康复的环境。医院建筑的设计要充分考虑到各方面的需求与安全。医院一般可分为医疗区、教学科研区、行政办公区、后勤综合区等，各个不同功能的分区要明确、合理，既联系方便又不互相干扰，其中医疗区的设置最为关键。医院建筑要根据患者、医院工作人员和医疗流程的需求，进行设计和布局，以达到节约时间，提高工作效率，保障医疗安全、利于医疗管理以及方便患者的目的。还要结合医院工作的特点，如综合医院的工作量大，内容繁杂，各部门，各科室既有自己的独立性，又有密切的联系，医院建筑不仅要适应其各部门的特点，又必须使其有机地联系起来，构成一个整体；此外，在考虑上述问题的同时，还要符合卫生学要求，考虑患者康复的需要，如日照和自然通风是构成医院微小气候的基本因素，包括空气温度、湿度、空气成分，空气中细菌和灰尘的含量、风速、辐射等是在医院建筑设计中必须考虑到的内容。

从医院感染控制角度看，首先在医院选址时应选在交通方便，宜面临两条城市道路的地方；以满足医院人流量大的需求，便于人流疏散，防止人群不必要的高密度长时间聚集在一个相对封闭的空间内。其次是要充分考虑环境安静，远离污染源，远离易燃、易爆、有毒物品的生产和贮存区；并远离高压线路及其设施，为患者提供利于康复的环境；医院不应邻近少年儿童活动密集场所，防止对其造成环境污染，影响儿童健康。

（一）布局合理

在平面设计上应做到功能分区合理，洁污路线清楚，做到人流、物流有明确的洁污分流，避免或减少交叉感染；应保证住院部、手术部、功能检查室、内镜室、教学科研用房等处的环境安静、清洁；病房楼应获得最佳朝向，使病房获得良好的通风采光，利于有害气体、尘埃的排放及除菌；对废弃物的处理，应作出妥善的安排，并应符合有关环境保护法令、法规的规定，医院出入口不应少于两处，人员出入口不应兼作尸体和废弃物出口。太平间、病理解剖室、焚毁炉应设于医院隐蔽处，并应与主体建筑有适当隔离，尸体运送路线应避免与出入院路线交叉。在各部门内部，合理分区，如划分出无菌操作区、清洁区、和污染物品处置区，区与区之间要有明显标识，有实际屏障。各部门要有合理的空气流向、人员流动通道、物流通道，要保证流向为从洁到污，不交叉。随着信息技术在医疗技术、医疗设备、医院管理等方面不断应用，也促使医院的布局与从前相比，发生了很大的变化，因为信息流会使传统的人流、物流发生巨大改变。

（二）要保证医疗用房有足够的面积

必要的使用面积、足够大的空间间距是防止交叉感染的重要物质条件，因此在医院建筑设计中，必须根据不同的医疗需求来设计医疗用房的面积。我国在《综合医院建筑设计规范》中明确要求：在多人间病房，要保证两床间距不少于 80cm，床与墙壁距离不少于

60cm；监护病床的床间净距不应小于1m；在隔离病房每病房不得多于2床，还要设专用厕所，传染病病房两床之间的净距离不得小于1.10m；核医学病房每病室不得多于3床，平行两床的净距不应小于1.50m，病房内宜单设浴厕。血液透析室要求每个血液透析单元使用面积不得少于3.2m²，水处理间的使用面积不得少于水处理机所占面积的1.5倍，如开展透析器复用的，必须设置复用间；在内镜诊疗中心，要求必须设置独立的清洗消毒间；在新生儿病室，无陪护病房每床净使用面积不少于3m²，有陪护的病房应当一患儿一房，且净使用面积不低于12m² 的相关规定。

（三）要提供充足的手卫生设施

《医务人员手卫生规范》要求医务人员，在直接接触患者前后、对患者实施诊疗护理操作前后、接触患者体液或者分泌物后、摘掉手套后、接触患者使用过的物品后、从患者的污染部位转到清洁部位实施操作时，应当实施手卫生。手上有明显污染时，应当洗手；无明显污染时，可以使用速干手消毒剂。因此为医患双方提供充足的洗手池，并要求设计在合理的位置，以确保医护患者和探视家属的洗手，也是保证及提高洗手依从性的前提条件。对有些重点院内感染防控部门，其洗手的水龙头要足够并必须是非手触式开关，以充分保证清洗干净的双手不被再次污染。

（四）易于清洁的设计

医院内许多部门一方面极易受到污染，一方面又对卫生条件要求非常高，因此在建筑设计时要充分考虑易于保洁，严禁造成卫生死角。如地面、墙裙、墙面、顶棚，应便于清扫、冲洗，其阴角、阳角均宜做成圆角；卫生洁具宜与地面不留死角；水池的上下水管路不暴露，手术室不能留有地漏，防止下水管路对室内空气环境造成污染。

（五）适合的建筑材料

医院建筑材料应满足易清洁、无污染、无辐射、耐腐蚀的要求，表面应光滑耐磨，不同功能区应选用能满足相应需求的材料，如手术室、无菌操作室、灼伤病房等洁净度要求高的用房，其室内装修材料应满足易清洁、耐腐蚀、不易长菌、抑菌、防霉防潮、不起尘、不开裂的要求；放射科、脑电图室等用房的地面应防潮、绝缘。生化检验室和中心实验室的部分化验台台面、通风柜台面、采血与血库的灌液室和洗涤室的操作台台面、病理科的染色台台面及相关的洗涤池均应采用防酸碱、易冲洗、不着色、不吸水、光滑不利于细菌生长，易于清洁、耐燃烧的面层；排水管亦应采用耐腐蚀材料。

（六）合理的通风系统

医院需要良好的通风系统，以满足排除有害物质，防控院内感染的发生。应遵循经济、绿色环保的原则，根据各部门的建筑形式、卫生标准要求及工作内容不同而设计不同的通风系统。如自然通风很好的普通病房、门诊部门，只需在卫生间、污物处置间加装机械排风装置，即可引导空气流向，使病房、诊室内带有病原体、尘埃、异味、余热、余湿的污浊空气通过污染较重的区域排出。在呼吸道隔离病房，则需机械通风装置，形成室内一定负压，新风自屋顶送入，回风口设置在患者床头侧，并安装过滤除菌装置，使污染的空气在室内最短时间停留，同时排除的空气已经得到清洁除菌。在层流手术室和层流病房，则需保持室内为一定正压，以保护室内空气不受到外界的污染，而需要在送风口安装过滤装置以满足室内空气的洁净（详情请参照相关标准、规范）。

二、重点部门防控医院感染的建筑设计要求

（一）洁净手术部

必须满足洁净手术部的建筑标准要求，洁净手术部选址应位于院内上风侧，远离污染源。洁净手术部要自成一区，与中心供应室、输血科、重症医学科、放射科、病理科、外科的路径短捷。洁净手术部必须分为洁净区与非洁净区，两区间设有缓冲间。内部通道可采用单通道、双通道及多通道。洁净区内按手术室内洁净度不同而分区，不同区间应设有隔断门。最洁净手术室设在洁净区内干扰最小的区域。应设置专用污物集中地点。

（二）中心供应室

中心供应室的建筑必须符合《医院消毒供应中心第 1 部分：管理规范》WS310.1—2009 的要求。基本要求为中心供应室宜接近手术室、产房、和临床科室，或与手术室有物品直接传递专用通道。周围环境应清洁无污染源，区域相对独立；内部通风、采光良好。建筑布局应分为辅助区域和工作区域。工作区域建筑原则应保证物品由污到洁，不交叉、不逆流。空气流向为由洁到污，去污区保持相对负压，检查、包装及灭菌区保持相对正压。污染区、清洁区及无菌区应设有实际屏障，三区之间应设洁、污物品传递通道，并分别设人员出入缓冲间，其间应设洗手设施，水龙头应采用非手触式开关。

（三）产房

合理的产房布局应有严格的分娩（无菌）区、待产（清洁）区和污染物品处置区的三个分区，根据功能设有产房和隔离产房、待产室和隔离待产室，以接诊正常产妇和患有感染性疾病产妇，防止院内感染的发生。要有独立的器械清洗间，不得与其他处置室合并，防止在清洗污染的器械时造成污染。应有明确的洁污通道，易于无菌物品与污染的器械、布草及医疗垃圾的发放、回收管理。

（四）ICU

重症医学科的建筑应满足《重症医学科建设与管理指南（试行）》的要求，为医护人员提供便利的观察条件和在必要时尽快接触患者的通道。重症医学科应设在方便患者转运、检查和治疗的区域，并宜接近手术室、医学影像学科、检验科和输血科（血库）等。装饰必须遵循不产尘、不积尘、耐腐蚀、防潮防霉、防静电、容易清洁和符合防火要求的原则。重症医学科的整体布局应该使放置病床的医疗区域、医疗辅助用房区域、污物处理区域和医务人员生活辅助用房区域等有相对的独立性，以减少彼此之间的干扰和控制医院感染。重症医学科应具备良好的通风、采光条件。医疗区域内的温度应维持在（24±1.5)℃左右。具备足够的非接触性洗手设施和手部消毒装置，单间每床 1 套，开放式病床至少每 2 床 1 套。重症医学科每床使用面积不少于 15m^2，床间距大于 1m，患者之间的隐私保护建议使用屏风式隔离阻挡屏障，避免使用隐私帘，防止耐药菌株藏身导致感染及传播；每个病房最少配备一个单间病房，使用面积不少于 18m^2，用于收治隔离患者。

（五）感染性疾病科

自 2004 年原卫生部印发了《关于二级以上综合医院感染性疾病科建设的通知》以来，感染性疾病科在综合医院的作用越来越重要，它不仅承担着全院传染病预检分诊及诊疗传染病患者的工作，而且在抗感染领域的作用日益增加，因此加强对感染性疾病科的医院感

染管理工作，有重大现实意义。首先感染性疾病科应建在相对独立的区域，感染性疾病科要设单独的挂号室、收费处、候诊区、检验、药房、治疗室、抢救间和专用卫生间，使发热、肠道疾病患者与普通患者不交叉。感染科内部布局要做到清洁区、半清洁区及污染区分区清楚，工作人员通道与患者通道分开。发热门诊和肠道门诊要彼此分开，人流、物流不交叉，防止发生院内感染。各功能分区应采用独立的空调系统，并要注意各空调分区能相互封闭，避免空气交叉感染；对于利用自然通风或辅之以机械排风的机构，要注意保持清洁区位于通风的上风侧；对收治呼吸道传染患者的隔离病房，在排风入口加高效过滤器。要有足够的手卫生设施，水龙头采用非手触式。

（六）洗衣房

洗衣房的建筑设计要做到洁污通道分开，使接收与下送工作无交叉，防止洁净布草受到污染的机会。内部按功能分为污染区与清洁区，两区间设有实际屏障及标识。要有能够满足需要的手卫生设施，水龙头采用非手触式。排水设施要能够满足工作需要，污水不得返流回工作场所。设置单独接收场所，设置独立的生活区。

（沈雪莲　钟秀玲）

参考文献

1. GB15982—1995《医院消毒卫生标准》
2. GB50333—2002《医院洁净手术部建筑技术规范》
3. JGJ49—88《综合医院建筑设计规范》
4. WS/T367—2012《医疗机构消毒技术规范》
5. WS/T313《医务人员手卫生规范》
6. WS310.1-3《医院消毒供应中心》
7. 卫医政发〔2009〕9号《重症医学科建设与管理指南（试行）》
8. WS/T368—2012《医院空气净化管理规范》
9. DB11/408—2007《医院洁净手术部污染控制规范》
10. DB11/409—2007《医院感染性疾病科室内空气卫生质量要求》

第三十二章 医院空气的净化

一、概 述

（一）空气与医院感染

医院空气中的病原微生物是易感人群在医院获得经空气传播疾病的重要危险因素，同时也是外科切口感染病原体的来源。通过医院内空气的净化可以减少空气中的微生物水平，降低呼吸道传染病和手术部位感染发生的危险性。

（二）医院空气净化的概念

空气净化（air purification）是降低室内空气中的微生物、颗粒物等使其达到无害化的技术或方法。空气净化针对的是微生物、颗粒和气态污染物，其中微生物是医院感染最关注的成分。

二、集中空调通风系统

现代医院建筑中，集中空调通风系统（central air-conditioning ventilation systems）是重要的组成部分，它是指为使房间或封闭空间空气、温度、湿度、洁净度和气流速度等参数达到设定的要求，而对空气进行集中处理、输送、分配的所有设备、管道及附件、仪器仪表的总和。该系统不仅要保持室内舒适、温湿度适宜，还起到了保持室内空气清新、清除污染空气、降低室内病原微生物水平从而保护易感人群的作用。

医院集中空调通风系统一般包括以下部件：送风设备、空气过滤设备、湿度调节设备、采暖和制冷设备、风扇、通风管道、排风设备等，各部件有机结合完成其功能，过滤器的效果不佳、安装不当或者维护不当都会降低该系统的运行效果，都可能增加医院内经空气传播感染性疾病的风险。

（一）集中空调通风系统的运行

典型的集中空调通风系统的运行模式：首先室外空气通过低效-中效过滤器进入系统中，该步骤滤除了空气中的大颗粒物和大部分微生物，这部分称为新风。室内空气一部分通过回风口和回风管路回到循环系统中，这部分称为回风，新风与回风混合，进入温湿度调节设备中，温湿度都调节至适宜水平，通过一组高效过滤器进一步净化，形成洁净空气分配至各病区室内。卫生间等空气污浊的区域无回风通路。室内空气除去进入回风系统的其他部分，或直接排出与室外空气混合达到稀释净化的效果，或通过高效过滤器实现净化。

（二）空气过滤

空气过滤器是用物理的方法滤除空气中颗粒的设备，空气过滤器按照过滤功效分为低效过滤器、中效过滤器、高效过滤器三种。

低效-中效过滤器用于新风进入温湿度调节设备之前的过滤，它的过滤效率对于直径在1～5μm的空气颗粒在20%～40%，它的特点是对空气的阻力小，但是不能滤除直径较小的颗粒，因此小颗粒可以进入温湿度调节设备。

高效过滤器用于已经通过空气调节设备后的新风与回风混合气体的过滤，传染病隔离负压病房也用于排风口的空气净化。普通高效过滤器对于直径1～5μm的空气颗粒的过滤效率为90%，高效颗粒空气过滤器（HEPA过滤器）对于直径≥0.3μm的空气离子的滤过效率高达99.97%。可以根据需要选择适当的高效过滤器，普通的高效空气过滤器可以满足包括普通手术室在内的医院大多数区域的空气净化要求，有特殊要求的区域需要采用高效颗粒空气过滤器（HEPA过滤器），例如经空气传播的传染病隔离病房、骨髓移植手术室等。

（三）温湿度调节

温度和湿度是两个影响室内舒适度的核心指标，集中空调通风系统中有温湿度调节设备，一般设置在高效过滤之前。

按照负担室内温湿度负荷所用的介质种类，可分为全空气系统、空气-水系统、制冷剂系统和全水系统四种：①在全空气空调系统中，空调房间的室内热湿负荷全部由经过处理的空气来承担，利用空调装置送出风调节室内空气的温度、湿度。空气经集中设备处理后，通过风管送入空调房间；②在空气-水系统中，空气和水都被送至空调房间，借以共同承担空调房间的冷、热负荷。由于水的密度和比热都较大，从而大大降低了空调房间对空气介质的需求量，现今世界各国盛行是带风机盘管结构的空气-水系统；③制冷剂系统通过制冷剂的蒸发或凝结负担空调房间的冷热负荷，用于单独房间或局限区域的空调机组一般属于这一类；④全水系统全部靠水来负担空调房间的冷热负荷，能够适应许多建筑物灵活性的需要，并投资较低，但因卫生条件差而较少被采用。

根据空调系统使用的空气来源分类，空调系统可以分为直流式系统、封闭式系统和回风式系统。直流式系统使用的空气全部来自室外，吸收余热、余湿后又全部排掉，室内空气百分之百的交换，卫生条件最好，但耗能最多。封闭式系统恰好相反，它全部采用室内再循环空气，最节能，但卫生条件最差。回风式系统使用的空气一部分为室外新风，另一部分为室内回风，所以这种系统既经济又符合卫生要求，在医院使用比较广泛。根据使用回风次数的多少又分为一次回风系统和二次回风系统。

三、医院空气净化方法

（一）物理净化方法

用物理的手段达到净化空气的目的，有着操作简便，残留的有害物质少，对环境的负面影响小的优点，因而是最常用的一种空气净化方法。常用的有通风、集中空调通风系统和紫外线消毒三种。

1. 通风　通风是一种经济、有效的空气净化方法，可以满足一般的空气净化要求，应用最为广泛。根据通风是否借助机械设备分为以下两种：

（1）自然通风：自然通风指利用建筑物内外空气的密度差引起的热压或风力造成的风压来促使空气流动而进行的通风换气，是一种自然清除微生物的有效方法。由于自然通风不借助任何设备，自然通风的效果受到自然环境和气候的影响。医疗机构用这种空气净化方法时，应注意考虑季节、室外风力和气温的因素，综合考虑，适时开窗通风。

自然通风的优点和缺点显而易见：优点是操作简单，成本低廉，不需要动力，运行管理方便，通风量随气候条件和室外风速适时调节，利用的是天然的空气净化作用。缺点是过程控制有一定的难度，不能根据需求调整通风状况，效果不易预测和评价。因而，在医院内有特殊要求的病区内自然通风不适用或者仅可以作为辅助的空气净化手段。

（2）机械通风：机械通风是利用风机、风扇等运转产生的通风动力，使空气流动，以达到通风换气的目的。自然通风由于受到较多因素的影响往往不能满足要求，因而安装通风设备进行机械通风是自然通风的有效补充。

根据送风和排风方式的不同，机械通风可分为三种：①机械送风与自然排风，这种方式是通过机械送风使室内的有害气体扩散，同时保持正压，实现自然排风。它适用于污染源分散及室内空气污染不严重的场所，送风口最好设置于远离门窗的位置；②自然送风与机械排风，这种方式能有效地保持室内负压。适用于室内空气污染较重的场所，但是由于送风不通过任何设备，对于新风的卫生条件无法控制，故此法不宜在手术室、产房及ICU等卫生条件较高的场所。采用这种机械通风方式时，排风口不要设置于门的附近，最适当的位置是门对侧的墙面上，以保证能形成有效的空气流通；③机械送风与机械排风，这种方式能根据需要设定换气次数和室外内压力，通风效果较好，适用于卫生条件要求较高的场所。

（3）注意事项：选择通风方式和室内的气压时，要充分考虑房间的功能要求、相邻房间的卫生条件和室内外的环境因素。另外，通风受当地的气候条件、环境温度等因素的影响，尤其是自然通风。因此要按照具体气象条件选择通风方式、通风时间和调试设备。

2. 集中空调通风系统　医院的集中空调通风系统是用来控制室内的温度、湿度、气流、灰尘、细菌以及有害气体等，以保证室内空气符合卫生学要求。

（1）设计原则：集中空调通风系统开始设计时，应对医院各部门、各房间的功能要求、设备概况、卫生条件等进行详细的调查，并根据调查结果确定空气调节分区、方式及负荷等。设计时，应当考虑到空气的流向，防止污染的空气逆流，对污染有病原体和有害气体的空气，在排出之前应进行处理。

设计应当满足日后使用的要求，空气调节的分区应使用灵活，空调系统大小应当尽量根据房间的功能要求，并且对清洁和污染的房间分别设置空气调节系统。空气调节系统应能适应未来变化的可能，不论冷源、热源以及风道等，均应适当留有余地，还要考虑到减震和降低噪音的要求。

对于手术部（室）、ICU、产房等特殊区域，应具有可靠的空气调节设备，包括冷源和热源设备。另外，这些区域不宜使用风机盘管、诱导器以及整体式空调箱。

（2）空调系统的卫生学要求：空调系统应当满足卫生学的要求，保证室内空气的洁净与安全。首先，冷却水、冷凝水不应检出嗜肺军团菌，空调风管的积尘中不应检出致病微生物，风管表面细菌总数和真菌总数均应≤10cfu/cm^2；风管内表面的积尘量应≤

$20g/m^2$。

其次，空调系统新风量参考国家公共场所卫生标准的有关要求；空调系统送风应满足表 32-1 的要求。再次，空气净化消毒装置不应释放有毒有害物质，装置的卫生安全性应满足表 32-2 的要求；净化消毒装置的性能应满足表 32-3 的要求。

表 32-1　空调送风卫生学要求

项　　目	要　　求
可吸入颗粒物（PM10）	≤$0.08mg/m^3$
细菌总数	≤$500cfu/m^3$
真菌总数	≤$500cfu/m^3$
β-溶血性链球菌等致病微生物	不应检出

表 32-2　净化消毒装置的卫生安全性要求

指　　标	要　　求
臭氧浓度	≤$0.10mg/m^3$
紫外线强度（装置周边 30cm 处）	≤$5\mu w/cm^2$
TVOC 浓度	≤$0.06mg/m^3$
PM10 浓度	≤$0.02mg/m^3$

表 32-3　净化消毒装置性能的卫生学要求

指　　标	条　　件	要　　求
装置阻力	正常送排风量	≤50Pa
颗粒物净化效率	一次通过	≥50%
细菌净化效率	一次通过	≥50%
连续运行效果	24 小时运行前后净化效率比较	效率下降<10%
消毒效果	一次通过	除菌率≥90%

（3）注意事项：①在空调通风系统启动之前，应掌握系统自身的特点，明确每一系统所服务的楼层和房间的详细情况，制定出相应的预案，明确突发情况的应对措施，并落实专人负责；②应确保空调机房和空调新风口周围环境清洁，正确引入新风。空调系统采气口周围环境应保持清洁，送入的空气为新鲜室外空气。不应间接从机房内、楼道内和天棚吊顶内吸取新风。新风采气口与排风系统的排风口不应短路。空调通风的机房应保持干燥整洁，不应堆放无关物品；③定期进行空调系统各部件的清洁与消毒；④定期进行冷却塔与冷却水系统的清洗与消毒；⑤空调通风系统内宜安装空气消毒除菌装置。

（4）呼吸道传染病暴发期间的空调系统调节：呼吸道传染病暴发期间，应调节空调系统，以加强室内外空气流通的措施。①全空气空调系统，原则上应采用全新风运行，且保证新风口安全可靠，远离排风口，如果设备不能全新风运行，并且对回风或新风无消毒措施的病房宜停止使用；②水-空气空调系统（即风机盘管空调系统），应按最大新风量运行，且新风量不应低于卫生标准（$30m^3$/(人·小时)，不能达到标准者应通过合理开启门窗，加强通风换气，以保证足额新风量，并要确保各房间均能独立通风，方可运转送风，对于空调设备无新风，又不能开窗通风换气的病房也应当停止使用；③对于采用独立式空调器（机）供冷、供热的房间，应合理开启部分门窗，使空调房间有良好的自然通风；当空调关闭时，应及时打开门窗，加强室内外空气流通；对于不能开启外窗，且设备无新风、排风系统的房间宜停止使用。

为改善空调房间内外空气流通，全空气空调系统与水-空气空调系统每天空调启用前或关闭后的新风和排风机多运行1小时。对于有空气净化、消毒装置的空调通风系统，应在保证空气净化、消毒装置有效的情况下，方可正常运转，并且要保证应急反应系统和预案切实可行。

暴发期间，医疗机构收治确诊和疑似病患的隔离区是控制传染源的重要区域，该区域的空气调节系统还有一些特殊要求：①首先应当保证隔离医院、隔离病房的空调系统按病区划分，对于应急改造及新建的医院应当注意要满足该要求；②隔离区不应采用有循环回风的全空气系统，也不应采用任何形式的绝热加湿装置；③空调通风系统应按排风量大于送风量进行设计、调试与运行，以确保各病房处于负压状态；④有条件的医疗机构，其空调通风系统与空调房间宜设计和配置压力测试、调节与控制手段，以确保清洁区、潜在污染区和污染区的空气压力级差，以保证病区内空气有序流动；⑤空调通风系统内应设计和配备完善、合格的各级空气过滤装置与消毒装置；⑥隔离病房、卫生间采用公用竖排风，应确保卫生间排气扇及屋面排风机正常运行，没有倒灌，防止通过卫生间交叉感染；⑦隔离病房的排风应当高空排放，应远离新风进口，其所有用过的各种空气过滤器应集中进行无害化处理；⑧隔离病房的空调凝结水应分区集中收集，经消毒处理后方可排入下水道。

3. 紫外线消毒　紫外线消毒适用于无人状态下病房、治疗室等室内空气的消毒。是用紫外线灯采取悬吊式或移动式直接照射。安装时紫外线灯（30W紫外线灯，在1.0m处的强度$>70\mu W/cm^2$）应均匀分布，照射强度平均$\geq 1.5W/m^3$，照射时间≥30分钟。

使用紫外线消毒应注意：①使用的紫外线灯表面应保持清洁，一般每2周用乙醇棉球擦拭1次，发现灯管表面有灰尘、油污时，应随时擦拭；②紫外线灯消毒室内空气时，房间内应保持清洁干燥，减少尘埃和水雾，温度低于20℃或高于40℃，相对湿度大于60%时，应适当延长照射时间；③室内有人不宜使用紫外线灯照射消毒。

4. 循环风紫外线空气消毒器　该消毒器由高强度紫外线灯和过滤系统组成，可有效滤除空气中的尘埃，并可杀灭进入消毒器空气中的微生物。消毒器主要由过滤器、高强度紫外线杀菌器、静电吸附装置、负氧离子发生器、风机、定时器及机壳等构成。

（1）消毒原理：循环风紫外线空气消毒器是通过过滤、高强度紫外线和静电吸附三种作用共同达到消毒的效果。

1）过滤除尘除菌：是以物理的方法滤除空气中的尘埃和微生物，协同紫外线进行空气消毒。同时有效阻止尘埃对紫外线灯管辐射强度的影响。消毒器的过滤器可清洗重复使用，方便有效。

2）高强度紫外线杀菌：该设备采用低臭氧紫外线灯管组合成一个辐射强度达10 000 $\mu W/cm^2$以上的高强度紫外线杀菌器，室内空气在风机的作用下，循环通过紫外线辐射区而被消毒。

3）静电吸附除菌：是指采用静电场截获并杀灭细菌，协同高强度紫外线对空气进行循环消毒。

（2）使用方法：这种消毒方法适用于有人状态下的环境空气消毒。设备的开关机时间设定有程控定时和遥控定时两种方法，两者的选择根据环境消毒的需要。程控定时可控制消毒器按所设定的时间自动开机、运行和关机，一般用于每天固定时间的预消毒，用手揭开机器盖板即可调整设置程控器；遥控定时一般用于有人活动时的持续消毒或临时开机消毒。

（3）注意事项：为了达到好的消毒效果、保证设备使用安全，使用循环风紫外线空气消毒器时要注意：①消毒时应关闭门窗；②设备的进、出风口不应有物品覆盖或遮挡；③机器内严禁进水，如需用湿布清洁机器，须先切断电源；④定期检查机器工作状况，发现异常应立即检修；⑤过滤器 3～6 个月检查清洗 1 次，清洗过滤器时不应用毛刷类工具刷洗，水温不应超过 40℃，以免损坏过滤网；⑥每月应用乙醇棉球至少擦拭 1 次紫外线灯管，每 6 个月监测 1 次强度，如发现强度低于 6000$\mu W/cm^2$ 时，应及时更换灯管；⑦消毒时空气中臭氧浓度应低于 0.16mg/m^3；⑧使用的消毒器获得原卫生部消毒产品的卫生许可批件，操作方法遵循生产厂家的使用说明。

5. 静电吸附式空气消毒器

（1）消毒原理：采用静电吸附原理和过滤，以高频高压恒流电压，形成组合式静电场，产生正离子效应。正离子穿透细菌的细胞壁，渗透到细胞内部，破坏细胞内电解质，损害细胞膜，导致细菌死亡。

（2）使用方法：该法适用于有人状态下室内空气的消毒。操作方法遵循生产厂家的使用说明，具有操作简便，程控自动运行，具有预约开机和关机功能，可实现面板操作和遥控器操作双重控制。

（3）注意事项：静电吸附式空气消毒器使用时要注意①消毒器的循环风量（m^3/h）应大于房间体积的 8 倍；②使用的消毒器获得原卫生部消毒产品的卫生许可批件，操作方法遵循生产厂家的使用说明；③对人无毒无害，且可以连续消毒；④进风口预过滤器一般每 6 个月清洗 1 次，污染严重时每 3 个月清洗 1 次；⑤复合活性炭过滤器一般每年更换 1 次，污染严重时每 3～6 个月更换 1 次。

（二）空气洁净技术

空气洁净技术就是通过阻隔式超细玻璃纤维过滤器把绝大部分微粒阻留下来，保证过滤后的空气所含控制粒径以上的微粒数量在标准以内。空气洁净技术主要通过空气洁净室来实现的。空气洁净室要远离污染区，控制污染源扩散或定向扩散来阻断对洁净室的污染。

1. 空气洁净室分类

（1）按照送风方式分类：空气洁净室按照送风方式不同，可以分为单向流洁净室（即层流洁净室）、非单向流洁净室（即乱流型洁净室）和辅流洁净室（即矢流洁净室）三种。

1）单向流洁净室：单向流洁净室有垂直单向流和水平单向流两种，洁净度 100 级及以上的高级别的洁净室中，均采用单向流技术。实际应用中，单向流洁净室中的单向流仅在工作区这一有限区域内能够保证洁净空气沿平行流线以等速流动，其他部位仍采用非单向流。单向流洁净室包括流线平行度、乱流度和下限风速三个特性指标。

2）非单向流洁净室：在非单向流洁净室内，洁净空气从送风口送入室内时，迅速向四周扩散、混合，同时把几乎同量的气流从回风口排走，风口送出的干净气流稀释着室内污染的空气，冲淡室内的含尘浓度，一直达到平衡。气流扩散的越快、越均匀，效果越好。非单向流洁净室内气流的主要特点是流入和流出之间气流的流通截面是变化的，洁净室的截面比送风口截面大的多，因而在全室截面或全室工作区截面不能形成匀速气流，气流在室内不可能以单一方向流动。非单向流洁净室只能达到1000级及以下的洁净度。

3）辅流洁净室：辅流洁净室主要采用扇形或半球形辅流风口，从上部侧面送风，从对侧下部回风。由于气流斜向运动，污染空气在辅流洁净室内的滞留时间虽长于单向流洁净室，但短于非单向流洁净室的自净时间，符合洁净室要求气流能以较短甚至最短路径排污的特性。辅流洁净室造价低于单向流洁净室，洁净度可达到100级。缺点是风口和过滤器较常规的复杂一些，在非空态时容易产生涡流区。

（2）按照空气洁净度分类：空气洁净度是指洁净环境中空气含尘量多少的程度，用每升空气含有的≥0.5μm或≥0.1μm的微粒数量来衡量，空气洁净室按照空气洁净度不同，可分为100级、1000级、10 000级、100 000级和300 000级等5个级别，见表32-4。

表32-4　不同空气洁净度洁净室的特点

洁净级别	≥0.5μm	≥5μm
100级	350<粒子数≤3500	0
1000级	3500<粒子数≤35000	粒子数≤300
10 000级	35000<粒子数≤350 000	300<粒子数≤3000
100 000级	350 000<粒子数≤3 500 000	3000<粒子数≤30 000
300 000级	3 500 000<粒子数≤1 0500 000	30 000<粒子数≤90 000

（3）按照房间压力差分类：根据房间内与室外的压力差，洁净室可分为正压层流洁净室和负压层流洁净室。一般洁净室保持正压即可，有污染危险的洁净室应保持相对负压。正负压通过调节送风量与回风、排风量来保持压力差。

2. 洁净室的检查和维护　洁净室设备日常检查和维护是保证其正常工作和洁净效果的必要步骤。最好设专门维护操作人员，并制定运行手册，在运行开始前、启动时、运行中和停止后，都要遵循设备的使用说明进行保养与维护并记录。

空气处理机组、新风机组要注意定期检查，保持清洁。新风机组要每天检查1次，保持内部干净。新风机组中的过滤器要定期的检查和清洁，必要时要更换，来保证新风卫生学达标。通常推荐：低效过滤器每2天清洁1次，1～2个月就要更换；中效过滤器每周检查，每3个月更换；亚高效过滤器每年更换；末端高效过滤器最好能每年都检查一次，发现阻力超过设计初阻力150Pa或者使用3年以上时最好更换。排风机组中的中效、高效过滤器，每年更换。另外，回风口过滤器也应定期检查，每年更换1次，当遇特殊污染时，回风口过滤器要及时更换，并用消毒液擦拭回风口内表面，防止污染扩散。

（三）化学消毒法

1. 超低容量喷雾器法

（1）消毒原理：将消毒剂溶液雾化成20μm以下的微小粒子，在空气中均匀喷雾，使之与空气中微生物颗粒充分接触，形成气溶胶-蒸发分子体系，以达到彻底杀灭空气中微生物的目的。适用于无人状态下室内空气的消毒。

（2）消毒方法：将软管安装在喷雾器的插入口，喷头插入导气管另一端，药液瓶拧在喷头上，接通电源，即可喷雾。消毒前关好门窗，喷雾时按先上后下、先左后右、由里向外，先表面后空间，循序而进的顺序依次均匀喷雾。喷雾量宜依据表面的性质而定，以消毒剂溶液可均匀覆盖表面至全部湿润为度，作用 30～60 分钟。消毒完毕，打开门窗彻底通风。

（3）注意事项：①喷雾有刺激性或腐蚀性的消毒剂时，消毒人员应做好个人防护，佩戴防护手套、口罩，必要时戴防毒面罩，穿防护服；②喷前应将易腐蚀的仪器设备，如监护仪、显示器等物品盖好；③气溶胶喷雾难以湿透表面，对尘埃多及隐蔽表面应先清洁和充分暴露，或加大喷量；④消毒表面时，喷雾距离应大于 1.5～2m，防止局部表面用药过量或喷雾不匀；⑤化学消毒剂应为合格产品，且在有效期内使用。

2. 熏蒸法

（1）消毒原理：利用化学消毒剂具有的挥发性，在一定空间内通过加热或其他方法使其挥发完成空气消毒。适用于无人状态下室内空气的消毒。

（2）消毒方法：将消毒剂稀释成所需浓度的溶液，室温下加热蒸发。消毒剂用量、浓度、消毒时间和注意事项等遵循产品的使用说明。消毒前门窗关闭严密，消毒完毕，打开门窗彻底通风。

（3）注意事项：①化学消毒剂应为合格产品，且在有效期内使用；②消毒剂的浓度和消毒时间应合适；消毒房间的温度和湿度应适宜；③盛放药品的容器应耐腐蚀，大小适宜；④消毒后应充分通风换气，人员方可进入。

3. 常用化学消毒剂　空气消毒常用化学消毒剂有过氧化物类消毒剂和其他类消毒剂等。

（1）过氧乙酸：一般为二元包装，A 液为冰醋酸和硫酸的混合液，B 液为过氧化氢，使用前按照产品使用说明的要求，将 A、B 两液混合后室温放置 24 小时，以 0.5%的过氧乙酸气溶胶喷雾，对室内空气进行消毒，作用 1 小时。用量 20～30ml/m^3。

（2）过氧化氢：以 1.5%～3.0%过氧化氢气溶胶喷雾，对室内空气进行消毒，作用 1 小时。用量 20～30ml/m^3。

（3）注意事项：①过氧乙酸和过氧化氢不稳定，应贮存于通风阴凉处，用前应测定有效含量，根据测定的浓度进行稀释。过氧乙酸原液浓度不应低于 12%；②稀释液不稳定，临用前配制；③配制溶液时，过氧乙酸不应与碱或有机物混合；过氧化氢不应与还原剂、碱、碘化物、高锰酸钾等强氧化剂混合；④对多种金属有腐蚀性，对织物有漂白作用；⑤接触高浓度溶液时，应采取相应的防护措施，谨防溅入眼内或皮肤黏膜上。如不慎接触应及时用清水冲洗；⑥喷雾消毒应采用专用喷雾器。

四、空气净化效果监测

医疗机构应对重点部门空气净化的质量每季度进行监测，重点部门包括手术部（室）、产房、导管室、重症监护病房、新生儿室、母婴室、骨髓移植病房、器官移植病房等。当遇到医院感染暴发，并怀疑暴发与空气质量有关时，要及时进行监测。

（一）未采用空气洁净技术的场所

未采用空气洁净技术的普通房间在消毒处理后和进行医疗活动之前期间采样检测。采样的高度设定在与地面垂直高度为 80～150cm 的区域，采样的布点需要根据室内的面积大小调整：对于室内面积≤30m^2 的房间，在房间的对角线上设 3 个采样点，即中心一点、两端各距墙 1m 处各取一点；对于室内面积>$30m^2$ 的房间，设立东、西、南、北、中 5 点，其中东、西、南、北、中点均距墙 1m。

用直径为 9cm 的普通营养琼脂平板采样，平皿在采样点暴露 5 分钟后送检，置于 37℃条件下培养 24 小时，然后计数生长的菌落数。在常温下，送检时间不得超过 6 小时，若保存在 0～4℃条件，送检时间不得超过 24 小时。

要求消毒后空气中的细菌总数：Ⅱ类环境≤4cfu/(15min＊ϕ9cm 平皿)；Ⅲ类和Ⅳ类环境≤4cfu/(5min·ϕ9cm 平皿)。

(二) 洁净手术部（室）及其他洁净场所

1. 洁净手术部（室）及主要洁净辅助用房的分级　洁净手术部分为四级，以空气洁净度级别作为必要保障条件。不同等级的手术室洁净度不同，适用的手术类型也有差异，它们分别适用手术见表 32-5。洁净辅助用房的分级应符合表 32-6 的要求。

表 32-5　洁净手术室分级

等　级	手术室名称	手术切口类别	适用手术提示
Ⅰ	特别洁净手术室	Ⅰ	关节置换手术、器官移植手术及脑外科、心脏外科和眼科等手术中的无菌手术
Ⅱ	标准洁净手术室	Ⅰ	胸外科、整形外科、泌尿外科、肝胆胰外科、骨外科和普通外科中的Ⅰ类切口无菌手术
Ⅲ	一般洁净手术室	Ⅱ	普通外科（除去Ⅰ类切口手术）、妇产科等手术
Ⅳ	准洁净手术室	Ⅲ	肛肠外科及污染类等手术

表 32-6　主要洁净辅助用房分级

等　级	用房名称
Ⅰ	需要无菌操作的特殊实验室
Ⅱ	体外循环灌注准备室
Ⅲ	刷手间；消毒准备室；预麻室；一次性物品、无菌敷料及器械与精密仪器的存放室；护士站；洁净走廊；重症护理单元（ICU）
Ⅳ	恢复（麻醉苏醒）室与更衣室（二更）；清洁走廊

2. 监测方法

(1) 布点要求：洁净手术内分为手术区和周边区，手术区是指需要特别保护的手术台及其周围区域。Ⅰ级手术室的手术区是指手术台两侧边至少各外推 0.9m、两端至少各外推 0.4m 后（包括手术台）的区域；Ⅱ级手术室的手术区是指手术台两侧边至少各外推 0.6m、两端至少各外推 0.4m 后（包括手术台）的区域；Ⅲ级手术室的手术区是指手术台四边至少各外推 0.4m 后（包括手术台）的区域。Ⅳ级手术室不分手术区和周边区。Ⅰ级眼科专用手术室手术区每边不小于 1.2m。周边区是指洁净手术室内除去手术区以外的其他区域。

1) Ⅰ级洁净手术室手术区和洁净辅助用房局部 100 级区最少测点数为 5 点（双对角线布点）。Ⅰ级周边区最少测点数为 8 点，即每边内 2 点。

2) Ⅱ～Ⅲ级洁净手术室手术区最少测点数为 3 点（单对角线布点）。Ⅱ级周边区最少测点数为6点（长边内2点，短边内1点）；Ⅲ级周边区最少测点数为4点（每边内1点）。

3）Ⅳ级洁净手术室及分散布置送风口的洁净室，当面积>$30m^2$时，最少测点数为4点；当面积≤$30m^2$时，最少测点数为2点；布点应避开送风口正下方。采样方法：当送风口集中布置时，应对手术区和周边区分别检测，测点数和位置应符合上述规定；布点时应避开障碍物。当送风口分散布置时，按全室统一布点检测，测点可均布，但应避开送风口正下方。测点布置在距地面0.8m高的平面上。同时设培养基对照和操作过程对照。整个操作过程应符合无菌操作的要求。

（2）采样方法：当送风口集中布置时，应对手术区和周边区分别检测，测点数和位置应符合上述布点要求；布点时应避开障碍物。当送风口分散布置时，按全室统一布点检测，测点可以均匀分布，但应避开送风口正下方。采样点应在距地面0.8m高的平面上。同时设培养基对照和操作过程对照。整个操作过程应符合无菌操作的要求。

采样采用沉降法。用直径9cm培养皿在空气中暴露30分钟，盖好培养皿后经过培养得出的菌落形成单位数（cfu）。采样后应立即置于37℃条件下培养24小时，然后计数生长的菌落数。菌落数的平均值四舍五入进位到小数点后1位。

3. 监测结果的判定　洁净手术室细菌浓度的标准如表32-7，洁净辅助用房细菌浓度的标准如表32-8。空态或静态时都应该满足要求。

表32-7　洁净手术室细菌浓度的标准（空态或静态）

等级	沉降法细菌最大平均浓度		空气洁净度级别	
	手术区	周边区	手术区（级）	周边区（级）
Ⅰ	0.2cfu/(30min·ϕ9cm平皿)	0.4cfu/(30min·ϕ9cm平皿)	100	1000
Ⅱ	0.75cfu/(30min·ϕ90cm平皿)	1.5cfu/(30min·ϕ9cm平皿)	1000	10 000
Ⅲ	2cfu/(30min·ϕ9cm平皿)	4cfu/(30min·ϕ9cm平皿)	10 000	100 000
Ⅳ	5cfu/(30min·ϕ9cm平皿)		300 000	

表32-8　洁净辅助用房细菌浓度的标准（空态或静态）

等级	沉降法细菌最大平均浓度	空气洁净度级别
Ⅰ	局部：0.2cfu/(30min·ϕ9cm平皿)	局部100级
	其他区域0.4cfu/(30min·ϕ9cm平皿)	其他区域1000级
Ⅱ	1.5cfu/(30min·ϕ9cm平皿)	10 000级
Ⅲ	4cfu/(30min·ϕ9cm平皿)	100 000级
Ⅳ	5cfu/(15min·ϕ90cm平皿)	300 000级

（姚　希　李六亿）

参考文献

1. 医院空气净化管理规范. 中华人民共和国卫生部. 2012
2. CDC Guideline for environmental control in health-care facilities. MMWR, 2003, 52 (No. RR-10)

3. 公共场所集中空调通风系统卫生规范．中华人民共和国卫生部．2003
4. 医院洁净手术部建筑技术规范．中华人民共和国建设部．2002
5. 医疗机构消毒技术规范．中华人民共和国卫生部．2011
6.《采暖通风与空气调节设计规范》GBJ19—2001
7. 胡国庆．空气洁净技术及其在医院的应用．中国感染控制杂志，2003，2（4）：329-334

第三十三章 医疗废物的管理

第一节 医疗废物的定义和特性

一、医疗废物的定义

医疗废物是指医疗卫生机构在医疗、预防、保健以及其他相关活动中产生的具有直接或者间接感染性、毒性以及其他危害性的废物。包括医疗活动中产生的一切废物，如手术和包扎残余物，生物培养、动物试验残余物，化验检查残余物，传染性废物，废水处理污泥，废药物，废化学试剂、消毒剂，感光材料废物（如X线和CT检查中产生的废显影液及胶片）。医疗废物是高污染、高危险性的垃圾，虽然其产量仅占城市固体废物的3%，但其中可能含有多种传染性病菌、病毒、化学污染物、针头锐器及放射性等有害物质，具有极大的危险性，必须严格处理与管理，应该控制收集、运送、贮存和处理过程中可能发生传染性物质、有害化学物质的流散等，以确保居民健康和环境安全。国际上已将其列入控制危险废物越境转移及其处置的《巴塞尔公约》，我国的《国家危险废物名录》也将其列为头号危险废物。医疗废物如果处置不当，将对广大居民的身体健康和生命安全构成巨大威胁。

医疗废物分为感染性废物、损伤性废物、病理性废物、药物性废物和化学性废物五大类。感染性废物为携带病原微生物具有引起感染性疾病传播危险的医疗废物；损伤性废物为能够损伤人体的废弃的医用锐器；病理性废物为人体废弃物或医学实验动物尸体等废物；药物性废物为过期、淘汰、变质或者被污染的废弃的药物；化学性废物为具有毒性、腐蚀性、易燃易爆性的废弃的化学物品。根据医疗废物材质的不同感染性废物和损伤性废物又可分为塑料类、棉纤维类、玻璃类和其他材质类等组别，有利于按照材质进行无害化处置。

二、医疗废物的理化特性

医疗废物不同的理化特性决定了其处置方法的不同。

（一）医疗废物的物性与热解-焚烧特性

医疗废物的物性与热解-焚烧特性与医疗废物的处置密切相关，是医疗废物无害化处理的重要因素，也是保证全系统整体功能正常发挥的重要基础。一般说来，准确掌握医疗废物物性、热解特性和焚烧特性，对医疗废物无害化处置方案的规划、决定适宜的处置方式、配置设施和系统具有决定性作用。因此评价废物的组成是非常重要的，国家与国家之间很不相同，且在同一国家的不同医院也是不同的。这是与每个医院的性质、医疗废物管理政策、使用可重复使用的用品的比例等有关。众所周知医疗废物在焚烧处理时，被处理物的热值和焚烧结果好坏、处置成本费用高低有着密切的关系。热值高含水量低的废物焚烧效果好，相同热值时，含水量越高，焚烧效果越差，为达到一定炉温加入的助燃剂越多。调查表明，在医疗废物分类中，忽略了这一技术问题。在收集的废物中，存在数量不少的废液和被液体浸透的固体废物。由于废物总量不变，这类废物如采用非焚烧技术处理，不但可提高焚烧的质量，也能有效节省焚烧的成本费用。

（二）高分子材料废物的特性

高分子材料是以高分子化合物为基础的材料。高分子材料是由相对分子质量较高的化合物构成的材料。高分子材料按来源分为天然、半合成（改性天然高分子材料）和合成高分子材料。按特性分为橡胶、纤维、塑料、高分子胶粘剂、高分子涂料和高分子基复合材料等。用于一次性医疗器械和用品的材料主要是合成或半合成的高分子材料。

高分子聚合物通常安全无毒，但几乎所有的塑料制品都添加了一定成分的添加剂，使得塑料制品的可塑性和强度得到改善，从而满足塑料制品的各种使用性能。也导致了其水解和光解速率都非常缓慢，属于难降解有机污染物，在大气、降尘、生物、食品、水体和土壤等的污染以及河流底泥、城市污泥等介质中残留，并可以在焚烧过程中产生大量的持久性有机污染物（POPs）。适合于非焚烧技术处置。

高分子废物中的塑料废物主要有四种：聚乙烯、聚苯乙烯、聚氨酯和聚氯乙烯，其中以聚乙烯材料的塑料废物占比例最大。各种塑料材料的化学成分及性质见表 33-1。主要常见塑料医疗废物和相应的原料组分见表 33-2。

表 33-1　4 种主要医用塑料的化学成分及性质（wt）/%

成分及性质	聚乙烯	聚苯乙烯	聚氨酯	聚氯乙烯
水分	0.20	0.20	0.20	0.20
碳	84.38	86.91	63.14	45.04
氢	14.14	8.42	6.25	5.60
氧	0.00	3.96	11.61	1.56
氮	0.06	0.21	5.98	0.08
硫	0.03	0.02	0.02	0.14
氯	0.00	0.00	2.42	45.32
灰分	1.19	0.45	4.38	2.06

适合此类废物处置的非焚烧方法包括高温蒸汽处理技术、微波处理技术、等离子热解法和化学浸泡法。

（三）玻璃材料的特性

在医疗废物中玻璃材料大约占 8%，具有体积大，易碎伤人和价值低的特点。在压力蒸汽消毒过程中，瓶上有盖的容器不易被蒸汽穿透，消毒效果不佳，需做进一步的细分处理，可选择的处理方法包括用化学消毒剂浸泡、压力蒸汽、微波等消毒处理后，送玻璃制品厂熔炼再生利用。

表 33-2　常见塑料医疗废物和相应的原料组分

原料组分	常见塑料医疗废物
聚乙烯	注射器、导管、插管、导尿管、输血器、输液器等
聚丙烯	注射器、无纺布口罩、手套、手术衣、输液瓶等
聚氯乙烯	导管、插管、导尿管、输血器、输液器、输液瓶、输液袋、血浆袋、检查用具、诊疗用具等
聚对苯二甲酸乙二酯	无纺布、血液透析产品等

（四）金属材料的特性

金属材料在医疗废物中大约占2.5%，由于比重大，体积小的特点，十分适合做现场处理，试验表明，压力蒸汽对金属材料的消毒效果稳定可靠，消毒后的医用金属废物可回收利用。

第二节　医疗废物的产生

一、医疗废物的来源

医疗废物来源于医疗卫生机构的日常医疗、预防、保健以及其他相关活动中。也来源于医学科研机构和医学院校实验室。按照《医疗机构管理条例》和《医疗机构管理条例实施细则》中医疗机构的定义，医疗废物主要来自以下医疗卫生机构：

综合医院、中医医院、中西医结合医院、民族医医院、专科医院、康复医院；

妇幼保健院；

中心卫生院、乡（镇）卫生院、街道卫生院；

疗养院；

综合门诊部、专科门诊部、中医门诊部、中西医结合门诊部、民族医门诊部；

诊所、中医诊所、民族医诊所、卫生所、医务室、卫生保健所、卫生站；

村卫生室（所）；

急救中心、急救站；

临床检验中心；

专科疾病防治院、专科疾病防治所、专科疾病防治站；

护理院、护理站；

其他诊疗机构。

二、医疗废物的产生

医疗废物的产生有地域性差异，不同的国家、同一国家的不同地区可能不同。这主要取决于废物管理方法，卫生保健机构类型，医院的特殊性，使用一次性用品的比例及废物利用率等，因此建议各个国家、地区、医院应该开展医疗废物产生的调查，即使是有限的调查可能会提供比其他国家或机构的任何类型的数据估计本地废物的产生更可靠的数据。

20 世纪 80 年代由世界卫生组织（WHO）等国际组织所进行的几项医疗废物调查显示，不同国家间的医疗废物排放量有所不同，而且在一个国家，各级各类医疗服务机构的排放量也有所不同。医疗废物的排放量取决于许多因素，如已建立的医疗废物管理模式、医疗服务机构的类型、医院的专科特色、医疗服务过程中可再利用的用品比例，以及每日护理的患者数量等。通常高收入国家医疗废物的排放量较低收入国家高，大型综合医院的医疗废物的排放量较小型专科医院高。

一般情况下医院废物的比例应为：80%应为一般卫生保健废弃物，可按国内和城市废物管理制度正常处理；15%为病理性及感染性废弃物；1%的尖锐废弃物；3%为化学或药物的废物；少于 1%的特别废物，如放射性或抑制细胞生长的毒性药物或化学物质，压力容器，或破碎温度计和废旧电池。

在中等和低收入的国家，卫生保健废物的产生通常低于高收入国家。卫生保健机构与核工业相比，放射性废物的量较少。

表 33-3 世界卫生组织估计的不同地区医疗机构废物产生量

地　　区	医疗废物产生量［kg/(床・日)］
北美	7～10
西欧	3～6
拉丁美洲	3
东亚	
高收入国家	2.5～4
中等收入国家	1.8～2.2
东欧	1.4～2
东地中海地区	1.3～3

（一）不同国家和同一国家的不同医院医疗废物种类和数量不同

由于经济水平和医院类型的差异，卫生保健废物的种类、数量和成分比例有着很大的差异，实地调查是卫生保健废物管理的重要基础。不同国家医疗废物产生量见表 33-3。

（二）不同经济发展水平地区医疗废物分类和数量不同

在我国不同经济发展水平地区由于医疗废物监管力度、医务人员对医疗废物分类管理的认知水平上的不同，医疗废物分类状况呈现明显的差异。2006 年五省市调查结果显示（表 33-4），医疗机构对感染性废物、病理性废物、化学性废物和药物性废物实现分类收集的比例，在东部地区最高，为 85.5%；中部地区次之，为 66.7%；西部地区最低，为 61.5%。

表 33-4 不同经济发展水平地区医疗废物分类收集比例

地　　区	医疗废物分类收集比例（%）	医疗废物集中处置比例（%）
东部地区	85.5	95.1
中部地区	66.7	60.0
西部地区	61.5	78.6

一方面，这反映了东、中、西部地区医疗卫生机构监督和管理医疗废物的力度存在较大的差距；另一方面，各地区医疗废物终末处置方式的差异也是重要的影响因素。调查过程中发现，东部地区医疗废物实现集中处置的比例最高，95.1%的医院将医疗废物送往指定的集中处置机构，未建立集中处置机构的地区，也基本制定了详细的过渡实施方案；中部和西部地区，60%～80%的医疗机构将产生的医疗废物送往集中处置中心，其余医疗机构自行焚烧或填埋处置，对于自行焚烧或填埋处置的医疗机构，严格分类收集各类医疗废物徒增了临床医务人员的工作量，也不能达到医疗废物分类收集的目的。

不同地区由于经济发展水平、人口总数、医疗机构病床数、就诊人次、居民消费水平以及医疗服务水平的差异，医疗废物产生总量也有所不同。根据2006年五省市医疗废物管理状况调查结果显示，不同经济发展水平地区综合性医院医疗废物产生率见表33-5。

表33-5 2005年中国东中西部地区综合性医院单位医疗废物产生量

地　　区	医疗废物产生量[kg/(床·日)]
东部地区	0.50
中部地区	0.33
西部地区	0.29

由表33-5可见，不同地区综合性医院每床日医疗废物产生量以东部地区为最高，约为0.50kg；中部地区次之，为0.33kg；西部地区最低，为0.29kg。表现出与经济发展水平相一致的总体趋势。

（三）不同等级医疗机构医疗废物产生种类和数量不同

不同等级医疗机构由于服务内容、收治范围、医疗技术水平和服务人群的差异，导致其医疗废物的产生种类有所差别。相对于二级、三级医院，一级医院、社区卫生中心、门诊诊所等医疗机构很少或几乎不产生放射性废物、药物性废物、类似人体肢体的病理性废物，医疗废物主要以感染性废物和损伤性废物为主。二级以上医疗机构产生的医疗废物无论在种类还是数量上都明显高于二级以下医疗机构。

由于各级医疗机构的诊疗水平、接诊或住院患者疾病严重程度、医疗服务提供的范围和水平等因素的影响不同经济发展水平地区医疗废物的分类和数量存在较大的差异，即使同一发展水平地区的不同级别医疗机构，医疗废物的种类和数量也存在明显不同。2006年五省市医疗废物管理状况调查结果显示，不同经济发展水平地区不同等级的综合性医院医疗废物产生率见表33-6。

表33-6 不同经济发展水平地区、不同等级综合性医院医疗废物产生量

地　　区	医院等级	医疗废物产生量[kg/(床·日)]
东部	二级	0.41
	三级	0.60
中部	二级	0.48
	三级	0.41
西部	二级	0.30
	三级	0.36

由表33-6可见，东、中、西部地区不同等级医疗机构每床日医疗废物产生量有所不

同。一般情况下，三级医疗机构每床日医疗废物产生量高于二级医疗机构。但调查结果显示中部地区三级医疗机构医疗废物产生量反而低于二级医疗机构，这可能反映了不同等级医院医疗废物管理状况的不同，三级医疗机构对医疗废物的分类管理优于二级医疗机构，但也不能排除由于调查抽样以及样本量较小所导致的偏差。

（四）不同类型医疗机构医疗废物产生种类和数量不同

综合性医院和专科医院产生的医疗废物的种类也有所不同，即使同一类型医疗机构的不同部门医疗废物的产生种类也有所差异。如口腔医院或者综合性医院的口腔科产生的医疗废物主要包括探针、镊子、口镜、围巾、托盘等一次性口腔医疗器械等。传染病医院或综合性医院的感染性疾病科患者产生的所有废物包括生活垃圾均属于医疗废物；内科病房主要产生绷带、手套、注射器、注射针头、输液器和输液袋等；手术室和外科病房主要产生组织、器官、肢体等病理性废物；实验室主要产生药物性废物、化学性废物、感染性废物和损伤性废物等。

2006 年五省市医疗机构医疗废物管理状况调查分别对综合性医院、传染病医院和口腔医院的医疗废物产生量进行了调查。调查结果显示，传染病医院每床日医疗废物产生量远高于综合性医院，口腔医院医疗废物主要来自门诊患者，平均每门诊人次产生医疗废物 0.08kg。不同类型医疗机构医疗废物产生量存在显著的差异，如表 33-7 所示。

表 33-7　不同类型医疗机构医疗废物产生量

医疗机构类型	医疗废物产生量 [kg/(床・日)]	门诊医疗废物产生量 (kg/人次)
综合性医院	0.37	—
传染病医院	1.31	—
口腔医院	—	0.08

（五）中国医疗废物年产生量不断增加

据 2009 年在全国六省 48 所医院进行的调查显示，各医疗机构开放床位数、医疗废物产生量及一次性医疗器械和用品使用量基本呈逐年递增的趋势。见表 33-8～表 33-14。

表 33-8　2006～2009 年六省实际开放床位数的月均情况（单位：张）

	2006 年	2007 年	2008 年	2009 年
吉林	48.11	57.52	59.91	89.72
上海	3893.72	3985.22	4168.67	4321.24
江西	52.05	52.17	55.55	76.26
湖北	796.28	797.18	800.76	815.35
湖南	76.96	78.81	79.74	94.65
甘肃	40.33	41.44	45.9	62.49

表 33-9　2006～2009 年六省感染性废物的月均情况（单位：kg）

	2006 年	2007 年	2008 年	2009 年
吉林	14 010	20 115	25 695	17 707
上海	59 881	65 512	133 496	159 108
江西	30 598	32 798	35 493	40 062
湖北	17 709	20 149	23 612	29 215
湖南	51 311	49 560	60 531	56 182
甘肃	18 215	22 255	23 770	23 958

表 33-10　2006～2009 年六省输液器的月均使用情况（单位：个）

	2006 年	2007 年	2008 年	2009 年
吉林	23208.69	28839.46	34076.35	38263.61
上海	43667.42	47980.29	47868.6	51663.06
江西	20139.08	21475.17	22616.46	29690.41
湖北	15261.33	17625.67	20346.75	19408.89
湖南	32989.54	36998.1	39957.85	36846.59
甘肃	8621.36	8811.63	11000.77	10991.9

表 33-11　2006～2009 年六省注射器的月均使用情况（单位：个）

	2006 年	2007 年	2008 年	2009 年
吉林	8788.25	7838.54	9066.29	8928
上海	116725	143610.92	164218.25	139665.04
江西	84853.33	73843.94	105190.21	87289.22
湖北	33556.53	39070.38	41477.88	44984.11
湖南	142851.54	100666.67	160381.13	121807.56
甘肃	24083.64	29083.97	32110.58	36770.93

表 33-12　2006～2009 年六省一次性阴道窥器的月均使用情况（单位：个）

	2006 年	2007 年	2008 年	2009 年
吉林	1534.21	1726.88	1872.9	2190.31
上海	5520.95	6385	6490	6884.13
江西	1004.27	1200.1	1117.4	995.68
湖北	2020.83	2818.06	3435.71	3582.06
湖南	4610.33	5374.17	5608.83	5377.78
甘肃	783.57	884.88	990.18	1126.83

表 33-13　2006～2009 年六省一次性口腔器械的月均使用情况（单位：个）

	2006 年	2007 年	2008 年	2009 年
吉林	316.67	276.18	349.52	638.03
上海	6180	6610	7001.67	6767.59
江西	483.08	612.54	677.32	765.9
湖北	356.94	427.78	872.14	1261.11
湖南	370.36	445.47	346	541.87
甘肃	3317.71	2950.42	3502.08	4147.22

表 33-14　2006～2009 年六省血液透析管路的月均使用情况（单位：个）

	2006 年	2007 年	2008 年	2009 年
吉林	324.4	372.24	451.38	645.26
上海	481.23	870.13	1248.7	1275.44
江西	20.1	27.52	36.68	114.56
湖北	37.5	100.29	123.64	191.48
湖南	40.72	68.74	47.88	124.48
甘肃	184.98	501.63	535.1	987.56

由以上各图表可以看出，医疗废物总量不断增加，与床位数的不断增加有关，同时也与一次性使用医疗器械和用品的大量使用有关。

第三节　医疗废物的危害

在医疗卫生机构的医疗、预防、保健以及其他相关活动中可以产生大量的废物，其中85％的废物属于对人类、环境无危害的非危害性废物，非危害性废物可以视为生活废物而按照生活废物的处置方法进行处置。只有 15％对人类及环境直接造成危害即为危害性废物。危害性废物则称之为医疗废物，这类废物能对人类和环境造成很大影响。

一、医疗废物的危害性

医疗废物的危害性体现在以下几个方面：

1. 可以造成疾病的传播，此类医疗废物携带病原微生物具有引起感染性疾病传播的危险即感染性废物；

2. 可以造成人体损伤，同时可能导致感染性疾病传播的危险金属类废物及玻璃类废物；

3. 可以造成人体毒性伤害的毒性药物废物、化学性废物、重金属废物；

4. 涉及伦理道德问题及国家相关政策的人体组织类废物；

5. 可以造成人体放射性危害的放射性废物；

6. 由于医疗废物处置不当造成的环境污染，对人类和环境造成极大的危害。

二、各类医疗废物的主要危害

1. 感染性废物以传播感染性疾病为主。被患者血液、体液、具有传染性的排泄物污染了的废弃的器具和用品具有高度引发感染性疾病传播危险。但接触废物不一定都会使人和动物受到传染，废物所含的病原体可以通过下列途径传染给人体：皮肤的裂口或切口吸收（注射），黏膜吸收及罕见情况下由于吸入或摄取吸收。棉纤维类废物多为天然纤维类的一次性医疗用品，主要存在生物危害。

2. 金属性和玻璃性废物以损伤性锐器为主，锐器不仅造成伤口或刺孔，而且会由已被污染锐器的媒介感染伤口。由于这种伤害和传播疾病的双重风险，锐器被列为危险废物。关注的主要疾病是可能通过媒介的皮下导入传播的传染病，例如经血液传播的病毒感染。注射针头特别受到关注。这类锐器离开医院后，如不进行有效管理，也极有可能对废物处理处置人员和普通民众造成身体伤害，并进而引发相关疾病的发生。

3. 药物性废物涵盖多种多样的活性成分和各种制剂。根据其危害程度不同分为几类管理：

（1）一般性药物：对环境无明显危害，但要防止被不法再用，因此成批的过期药品应集中收回统一处理。

（2）细胞毒性药物：是一类可有效杀伤免疫细胞并抑制其增殖的药物，可用于抗恶性肿瘤，也用作免疫抑制剂。能作用于DNA（遗传物质），导致DNA损伤，包括致癌，诱变或致畸物质及某些抑制细胞增长的药物。因其有能力杀死或停止某些活细胞生长而用于癌症化疗，并且也更广泛的应用于器官移植的免疫抑制剂和各种免疫性疾病。细胞毒性废物的主要危害是在药物的准备过程中和处理废弃药物的搬运和处置过程中对处置人员造成严重危害。造成危害的主要途径是吸入灰尘或烟雾，皮肤吸收和摄入毒害细胞（抗肿瘤）药物、化学品或废物偶然接触的食品，或接触化疗患者的分泌物和排泄物。细胞毒性药物主要用于一些特殊部门如肿瘤科和放射治疗单位，不过在医院其他部门和医院外的使用正在增加。此类毒性废物产生可以有几个来源，包括以下内容：在药物管理和药物制备的过程中污染的材料，如注射器、针头、仪表、药瓶、包装；过期的、剩余的、从病房返回的药品；其中可能包含潜在或有害的被管理的抑制细胞生长的药物或代谢物的患者的尿液、粪便、呕吐物，这种毒性可以持续到用药后至少48小时，有时可以长达1周。

（3）疫苗和血液制品：均是无菌的，因此对环境无危害，主要要防止使用该类过期产品不法再用，因此对于过期的疫苗和血液制品要严格管理，以防流入社会，造成不良后果。

（4）用于卫生保健机构的许多化学品和药品是危险化学品（比如有毒、腐蚀性、易燃、活性的、对震动敏感的、毒害细胞或毒害基因的化学品）。在使用后或不再使用时（过期）即成为医疗废物。

毒性、腐蚀性和易燃易爆性的化学特点，决定着化学性医疗废物相比其他类别医疗废物更具危害性。显定影液属感光材料废物，含银、硼砂、酚化合物、苯化合物等，具有致畸、致癌、致突变危害。硫酸、盐酸等强酸溶液腐蚀性强，对上呼吸道有强烈刺激作用。甲醛易气化、易燃，蒸气能刺激呼吸系统，液体与皮肤接触能使皮肤硬化甚至局部组织坏死。二甲苯对中枢和自主神经具有麻醉作用并对黏膜有刺激作用。过氧乙酸易燃易爆、腐蚀性强，并有刺激性气味，直接排入下水管道，可腐蚀管道。戊二醛对皮肤、黏膜与呼吸道有刺激性，稳定性强不易降解，排入水体可造成污染。由于操作不当、处置不严，容易造成医务人员职业损害，威胁健康；以液态存在，容易被忽视或故意地未经安全处置直接排入城市污水管网，腐蚀管道，增加二次处理污水难度，排入江河湖泊，对人体健康和生态环境造成直接或间接危害，感光材料废物的直接排放还可造成贵金属资源的流失。

它们的毒性可能通过短期或长期暴露，以及包括灼伤在内的损伤产生作用。通过皮肤或黏膜吸收化学品和药品及因吸入或摄入而导致中毒。可能因易燃、腐蚀性或活性化学品与皮肤、眼睛或肺黏膜接触（如甲醛和其他易挥发化学品）而造成伤害。最常见的损伤是灼伤。

消毒剂构成一组特别重要的危险化学品，因为它们用量大而且往往有腐蚀性。另外，活性化学品可能形成毒性巨大的次级化合物。排入污水系统的化学残留物可能毒化生物污水处理设备的运作或接受水域自然生态体系。药品残余物可能具有同样的作用，因为它们包括抗生素、及其他药物、汞等重金属、苯酚和衍生物及其他消毒剂及防腐剂。

（5）病理性废弃物：主要涉及伦理道德观念和国家的相关政策的问题，废弃的人体组织、器官、肢体及胎盘应严格管理，妥善处理。要明确人体医疗废物的界定。

人体医疗废物是指由于医疗活动而脱离人体的无生命价值或者生理活性的器官、组织以及人体赘生物。人体医疗废物包括三部分，一是由于医疗活动而脱离人体的无生命价值或者生理活性的器官，胎盘即是；二是由于医疗活动而脱离人体的无生命价值或者生理活性的组织，如体液、血液等；三是由于医疗活动而脱离人体的无生命价值或者生理活性的赘生物，如肿块、肉瘤、结石、葡萄胎等。

按照《医疗废物管理条例》，第 2 条规定，“本条例所称医疗废物，是指医疗卫生机构在医疗、预防、保健以及其他相关活动中产生的具有直接或者间接感染性、毒性以及其他危害性的废物。”因此不管是胎死腹中还是出生后病亡的死婴都不属于“医疗废物”。原卫生部规定医疗机构必须将胎儿遗体、婴儿遗体纳入遗体管理，依照《殡葬管理条例》的规定，进行妥善处置。严禁将胎儿遗体、婴儿遗体按医疗废物实施处置。

（6）汞金属遗撒或丢弃后，造成对土壤和水源的污染，以及汞蒸汽对大气的污染，都给人体健康带来严重的危害。体温计打破汞流出蒸发后形成的蒸汽有很大的毒性，吸入到人体内可造成汞中毒，出现头痛、头晕、肌肉震颤等症状，也可致人体肾功能损害，尿中出现蛋白、管型等。

（7）放射性废物具备独特性，因为它们造成伤害的途径既包括外部辐射（接近或搬运），也包括摄入体内。伤害的程度取决于存在或摄入放射性物质的量及类型。放射性废物的射线量比较低，不会造成严重的伤害，但是接触所有程度的辐射都会带来某种程度的致癌风险。

放射性废物的常见组分、收集、处置及管理参照原卫生部《GBZ 133—2009 医用放射性废物的卫生防护管理》执行。

（8）处置和管理不当造成的伤害：

1）塑料类废物除了具有生物危害外，还具有化学性危害。塑料性废弃物主要来源于一次性医疗器械和用品。虽然塑料的主体——高分子聚合物通常安全无毒，但几乎所有的塑料制品都添加了一定成分的添加剂，使得塑料制品的可塑性和强度得到改善，从而满足塑料制品的各种使用性能。也导致了其水解和光解速率都非常缓慢，属于难降解有机污染物，在大气、降尘、生物、食品、水体和土壤等的污染以及河流底泥、城市污泥等介质中残留，并可以在焚烧过程中产生大量的持久性有机污染物（POPs）。其中有四种 POPs，它们分别是多氯二苯并对二嗯英（PCDD）、多氯二苯并呋喃（PCDF）、六氯代苯（HCB）和多氯联苯（PCB）。POP 具有以下特性：①环境持久性：在大气、水、土壤中半衰期较长，不易分解；②高脂溶性：生物浓缩系数（BCF）或生物积累系数（BAF）大于 5000，或 log Kow 值大于 5。经环境媒介进入生物体，并经食物链生物放大作用达到中毒浓度。能在食物链中富集或蓄积，对较高营养级生物造成毒害；③远距离迁移性：因半挥发性，可以蒸气形式或者吸附在大气颗粒物上，通过大气运动远距离迁移到地球各地，空气中半衰期>2 天，或蒸气压<1000Pa。因持久性，可通过河流、海洋水体或迁徙动物进行远距离环境迁移。这一特性使 POPs 传播在全球的每一个角落，高山和极地区都可监测到它们的存在；④潜在毒性：对人体和生态系统具有长期潜在毒性危害。能导致动物癌症，破坏神经系统和生殖系统，损坏免疫系统及肝脏，对环境和人类健康构成极大威胁。

2）多头管理导致管理链条断环。医院自行焚烧释放二嗯英；私自卖出包括针头、输液管在内的大量医疗废弃物；用医疗垃圾制造生活用品等现象屡见不鲜。

第四节　医疗废物的管理

为规范医疗卫生机构对医疗废物的管理，有效预防和控制医疗废物对人体健康和环境产生的危害，2003 年国务院颁布了《医疗废物管理条例》及一系列的配套文件。《医疗废物管理条例》从法规的高度确定了中国医疗废物分类管理的原则和集中处置方向，首次以法规的形式对医疗废物进行了界定，明确规定了医疗机构和医疗废物集中处置单位应当建立、建全医疗废物管理责任制，其法定代表人为第一责任人。使我国医疗废物管理有了法律保障，推动了我国医疗废物管理的规范化进程。

国内外的实践经验表明，医疗废物管理是一项复杂的系统工程，应通盘考虑环境、社会、经济和技术等多种因素的影响，力争社会效益和经济效益的综合平衡；立法部门和卫生保健、环保、环卫等执法部门及社会监督部门要在明确划分责、权、利的基础上密切配合，发挥整体合力；对医疗废物的产生、收集、储存、运输、处理处置的实施全过程跟踪管理。

一、医疗废物管理原则

根据医疗废物本身的特殊性及借鉴国内外的实践经验，对医疗废物的收集、储存、运输和处置要遵循的原则：遵循全过程管理、源头分类收集、密闭运输和集中处置的原则，以达到医疗废物处理无害化、减量化和资源化的目的。

（一）基本原则

1. 建立有效的医疗废物管理系统，在分类、收集、包装、转运、暂存和处置的整个过程中加强监管。

2. 加强一次性使用医疗器械和用品使用的管理，在保证医疗安全的前提下尽量使用可重复使用的医疗器械和用品。并在医疗废物分类、运送和存储过程中尽量减少包装产生的废物，在安全的前提下尽可能重复使用可利用的包装物，减少塑料包装物。

3. 选择使用无害化处置方法。

4. 在考虑公共卫生前提下，最大限度地提倡资源回收、再使用、再循环。

5. 密切关注科学知识和认知方面的技术进步和变化，采用已经试验成功的新技术、新措施，做好示范工作，替代已过时的不合理技术。

（二）采用最佳可行技术（BAT）和最佳环境实践（BEP）处理医疗废物、减少 POPs 排放

为预防和减少 POPs 的危害并最终将这类有毒化合物降低到环境和人类可接受的安全水平，2001 年 5 月 22 日，世界各国政府参加的国际公约大会在瑞典召开，会后签署了《关于持久性有机污染物的斯德哥尔摩公约》。公约的核心内容之一是立即着手减少并最终消除首批 12 种有毒的持久性有机污染物，其中包括人类无意生产的两种持久性有机污染物：多氯二苯并对二噁英（PCDD）和多氯二苯并呋喃（PCDF），公约附件 C 第二部分来源类别指出“PCDD、PCDF、六氯代苯（HCB）、多氯联苯（PCB）这四类物质同为在涉及有机物质和氯的热处理过程中无意形成和排放的化学品，均系燃烧或化学反应不完全所致。”医疗废物焚烧是重要排放源之一。采用最佳可行技术（BAT）和最佳环境实践（BEP）处理医疗废物，减少 POPs 排放，是缔约方履行公约的重要工作之一。减少医疗废物对人类健康及环境带来的危害应从以下几个方面着手：

1. 无害化　能进行产生地处置的医疗废物实行就地处置的原则，减少因转运带来的运输环节污染；所有的处置技术坚持最少污染物排放原则；必须科学地处置所有废物，认识到每种处置技术都有其不稳定性和局限性，终端监测和在线监测是必不可少的；经处置后的医疗废物对环境的综合影响应是最少的，在适当的范围内，如果处置成本的增加能明显减少 POPs 的排放，应充分考虑采用该类技术的可能性。另外要开发可降解的高分子材料产品，如聚乳酸、聚乙烯醇类高分子材料，同时不断开发能达到无害化处置各种医疗废物的方法。

2. 减量化　应该做到源头减量，即减少一次性医疗器械和用品的生产、采购和使用；减少包装用品的使用量；有些高端一次性医疗器械可重复使用；严格界定医疗废物与生活废物，杜绝生活废物进入医疗废物。减少化学性有害物质的使用。

（1）合理使用一次性医疗卫生用品：要做到合理使用，首先应当选择合理、适度的医疗方案，其次是要认真评估一次性医疗用品在医疗方案中作用和意义，做到必须用才用，可用可不用的坚决不用，鼓励医院建立一次性医疗用品控制指标。

（2）改变过分依赖一次性医疗卫生用品的倾向：一次性医疗卫生用品的出现和应用固然是医疗技术进步的一个体现，也曾经为控制医院感染发挥的一定作用。但随着一次性医疗卫生用品在医院的大量使用，监控手段的滞后，事实上其控制医院感染作用大幅降低，同时医务人员中存在过分依赖一次性医疗卫生用品的倾向，使医院一次性医疗卫生用品的使用量日益剧增，甚至在有些医院成为医疗辅材的主要内容。因此，增强医务人员的环保意识对减少一次性医疗卫生用品的使用有重大意义。

（3）医疗卫生机构积极推行从源头减少化学品使用调查结果显示，部分医疗卫生机构医学影像科使用数字放射成像技术替代传统模拟X线机成像，减少放射性胶片使用，还能进一步提高成像质量；口腔科使用压力蒸汽灭菌消毒替代化学灭菌剂浸泡，消毒灭菌效果好，更经济高效；内镜器械消毒使用现制备现使用的流动酸性氧化电位水，相比戊二醛消毒液作用更快速，容易冲洗且无刺激性气味等优势；病理科硬脂酸和组织脱蜡透明液替代二甲苯用于组织标本透明、脱蜡，更简便、经济，避免二甲苯对人体的危害及对环境的污染。

（4）加强医院消毒供应中心功能和作用建设：医疗机构应加强消毒供应中心的建设，为其开展的医疗活动提供合格的消毒灭菌用品，是提升医院感染控制工作水平的主要技术保障，因此加强医院消毒供应中心的作用建设对控制医院感染发生，减少一次性医疗卫生用品的使用量有重大的作用。

（5）慎行侵入性诊疗行为以减少感染性废物生产：医院医疗活动中应尽力选择不侵入性的新技术新方法，在减少患者痛苦的同时，也减少了感染性废物的生产。

3. 资源化

（1）充分利用医疗废物的资源，将无污染的有利用价值的废物，进行适当的处理后回收利用节约资源。

（2）高端一次性医疗器械再重复使用。国内外对于“医疗用品”的含义已经很清楚。而对于一次性的含义国外有不同的解释，一般认为“一次性”是指产品一次性使用后即报废不再重复使用。比较特殊的观点认为“一次性”是指在医疗机构只能一次性使用，如果由工厂回收进行必要的处理后可以再重复使用而不违背一次性的原则。我国采取请国务院就《医疗器械监督管理条例》相关条款作出解释的方式来解决个别一次性使用医疗器械重复使用的问题。2005年，我国原卫生部的《血液透析器复用操作规范》（卫医发［2005］330号）首次明确血液透析器可以重复使用，并明确血液透析器是否可以重复使用由国家食品药品监督管理局批准。2006年，为了减轻群众就医负担，在一定程度上缓解群众“看病难、看病贵问题”，原卫生部又提出建议，“可以先选择几种目前临床常用的、复用时对医疗质量、医疗安全和耗材本身的性能无影响、经国家食品药品监督管理局批准为一次性使用的高值耗材在部分大医院先行试点”。这些耗材包括：①心血管介入治疗中应用的大头导管、超声导管、起博电极；②血液净化治疗中的血滤器和透析器；③麻醉中应用的喉罩；④心脏外科手术中应用的心脏稳定器等。而在这些高值耗材中多数都属于高分子材料，因此能够经过规范处理后再使用也是减少医疗废物产生的一个很好的方法。

4. 开展科学研究、开发无害化医用材料　采用非焚烧方法处置塑料类废物是可以减少POPs产生的，但是，第一不是所有的非焚烧技术都能处理塑料类医疗废物。第二，处理后的塑料类医疗废物仍需要进行终末处置（填埋）。研究表明塑料在自然界可存在数十年至一百多年而不分解，由此导致填埋地的彻底荒废毁坏。

解决这一问题的最好的办法是研究开发可降解的高分子材料。可生物降解高分子材料（biodegradable polymeric materials）是指在一定时间和一定条件下，能被酶或微生物水解降解，从而高分子主链断裂，分子量逐渐变小，以致最终成为单体或代谢成二氧化碳和水的高分子材料。此类高分子包括淀粉、纤维素、蛋白质、聚糖、甲壳素等天然高分子，以及含有易被水解的酯键、醚键、氨酯键、酰胺键等合成高分子。生物降解高分子材料具有以下特点：易吸附水、含有敏感的化学基团、结晶度低、低相对分子质量、分子链线性化程度高和较大的比表面积等。目前生物降解型医用高分子材料已在临床上有所应用。其主要成分是聚乳酸、聚乙烯醇及改性的天然多糖和蛋白质等，在临床上主要用于暂时执行替换组织和器官的功能，或作药物缓释系统和送达载体、可吸收性外科缝线、创伤敷料等。其特点是易降解，降解产物经代谢排出体外，对组织生长无影响，目前已成为医用高分子材料发展的方向。

二、医疗废物管理策略

（一）建立完整的监管体系实现全过程管理

1. 医疗废物从产生、分类、收集、密闭包装到院内转运、暂存；院外转运、处置的整个流程应当处于严格和控制之下。

2. 对医疗废物全过程的管理涉及政府多部门、医疗卫生机构、集中处置中心、医疗用品和处置设备供应商等多方面相关利益，除了原卫生部与国家环境保护总局应制定并颁布相关配套技术标准和规范体系外，医疗卫生机构和集中处置中心的监管体系建设也是至关重要的。

3. 建立医疗卫生机构医疗废物管理体系，应以卫生行政区域划分的框架为主，地方政府牵头、职能部门落实、内部监督为主、外部监督为辅。应在政府的协调下通过科学评估和环保、卫生、财政等部门通力协作，制定专项收费标准，解决医疗废物中存在的价格问题，确保废物处置单位的长期稳定营运。卫生部门负责督促检查辖区内医疗机构的医疗废物管理情况；

4. 建立医疗废物集中处置中心管理体系，环保部门负责医疗废物整个处理过程（包括收集、运输、焚烧）的监管。

（二）建立信息系统实现信息化管理

2003 年 SARS 被控制之后，医疗垃圾管理的问题受到社会的关注，原卫生部于 2003 年 6 月 16 日，颁布了《医疗废物管理条例》，将医疗垃圾管理纳入了法制轨道。随后，专家们纷纷从 ISO14000 环境管理体系、伦理学、社会学等多角度探讨了医疗垃圾管理的问题。由此可见，医疗垃圾管理不仅是一个较新的医院管理难题，而且是一个重要的公共卫生问题。

信息技术革命使医疗垃圾实时监管统一平台的建立成为可能。随着条形码技术、射频识别技术、卫星定位技术的发展，带来服务和监管方式的新革命。随着医院信息系统（HIS）的普及化与信息化水平的提高，医院和专业废物处理公司的信息处理能力已大幅提高，推广垃圾的电子标签化管理、电子联单、电子监控和在线监测等信息管理技术，实现传统人工处理向现代智能管理的新跨越已具备良好的技术基础。在物流信息方面，广泛采用电子计算机系统进行管理，并已初步形成覆盖面广、横向纵向相结合的信息网络。以现代信息技术——GPS 结合 GPRS 技术实现可视化物流管理和实时定位为基础的专用物流信息网络正在加紧建设之中。随着信息港建设的不断发展，高速、宽带、高效的信息网络平台及 EDI 等五个骨干网络系统的基本建成，为环保部门实现医疗垃圾处理过程的全程监管提供了基础的信息支持和保障。

应开发和研制区域医疗废物监督管理软件和监管网络系统，监管软件包括医疗废物监测报告的软件开发和医疗机构监管系统终端建设等；监管网络系统包括区域医疗机构医疗废物监测报告网络系统、区域医疗废物集中处置单位医疗废物检测报告网络系统、医疗机构内部医疗废物管理网络系统、卫生行政部门/环境保护行政部门医疗废物监管信息网络系统等。使医疗废物监管系统化、规范化、科学化和现代化，提高监管的效率，防止医疗废物的流失以及对社会、环境等的危害，为卫生行政部门和环境保护部门制定医疗废物的宏观管理和相关政策提供科学依据。

1. 医疗机构内部信息管理系统　分析整个医疗废物处理流程，可以发现以下管理难点：

（1）医疗废物的交接：医院医疗垃圾处理的基本流程为医疗垃圾发生地的医务人员进行生活垃圾和医疗垃圾的分类，然后医疗垃圾运输工人与医疗垃圾发生地的护士进行交接手续按照规定时间和规定路线运输医疗垃圾与医疗垃圾周转站的人员进行交接手续，最后由医疗垃圾周转站的工人对医疗垃圾进行称重与医疗垃圾处理厂人员进行交接手续。如此看来，医疗垃圾由生成到外送至少经过 3 次交接，如果采用书面交接，不仅繁琐，而且散在的《医疗垃圾交接本》既是新的污染源，又可能造成交叉感染。

（2）医疗废物的追踪：虽然有医疗垃圾的书面交接，但是交接地点分散，无法对医疗垃圾的整个流程进行追踪，更无法追踪某一袋具有特殊意义的医疗垃圾。

（3）医疗垃圾的统计：由于工作量大，手工无法分科室、分地域、分类型、分时段、分人员地统计医疗垃圾的数量、重量和成本，所以也就无法根据统计信息进行质量控制、成本核算和绩效考核。

在对医院医疗废物管理的基本流程和管理难点进行分析的基础上，遵循《医疗废物管理条例》、ISO14000 环境管理体系标准和伦理学原则，利用 RFID 技术可以更加有效安全的管理医疗废物的全处理过程，利用信息技术建立一个平台，在此平台上进行从医疗废物的产生到医疗废物的完全处理过程的智能识别，跟踪等活动，医院的废弃物与废物处理厂之间的联系将实现一种信息化管理，该解决方案还用到射频识别、电子监控、卫星定位和一个信息化的网络平台。有效的加大监管了力度，实现了有效规范安全管理。

2. 区域医疗废物管理监管体系　建立网络信息系统，充分发挥行政部门和监督部门的监管职责。

（三）建立培训体系实现从业人员统一培训

高质量的从业人员队伍是实施医疗废物环境无害化管理的重要保障。加强对从业人员的相关知识和技能培训，既有利于保护从业人员的自身安全，也有利于提高其遵守相关法律法规的自觉性。

1. 建立全国培训体系，统一教材、统一师资、分级别、一层层培训，达到全员培训的目的。

2. 建立网络培训体系，做到网上咨询，随时解决临床的实际问题。

（四）建立科研体系加强对环境无害化处理处置技术的开发和推广

落后的医疗废物处理处置技术严重制约着对医疗废物的有效管理。要加大对这方面的科研投入。对于已经研制开发和引进的先进技术设备，要加强推广工作。要加快对土炉子的升级改造和更换工作。

（五）建立宣传体系大力提高公众防卫和环保意识

大力加强对公众的宣传教育力度，切实提高公众的卫生和环保意识，这对于发挥公众的舆论监督作用，完善法律法规建设，推动全面的环境无害化管理有着重要的意义。

三、医疗卫生机构内部医疗废物管理

医疗机构内部医疗废物的管理是整个医疗废物管理的源头，是极其重要的一环，其管理水平的高低，直接影响到我国医疗废物的管理水平，直接体现医疗废物管理中的基本原则即减量化、无害化与资源化，因此我们必须重视和抓好这一环节。本章主要就医疗机构内部医疗废物管理流程、管理体系、设施和设备的配置要求进行阐述。

（一）医疗废物管理流程

医疗机构应执行《医疗废物管理条例》及其配套文件，按照国家法规的要求，采取相应的废物处理流程，要按照各地区经济条件和医疗废物集中处置设施建立的情况，采取不同的处理流程，主要可归纳为以下两种方式：

1. 集中处置地区医疗废物管理流程　建立医疗废物集中处置中心的地区，应根据本地区的处置方法，制定具体的分类收集清单。医疗机构应根据分类清单制定医疗废物的管理流程。医疗废物的管理流程为：使用后废弃的医疗废物在产生地分类收集，并按照不同类别的要求，分别置于相应的医疗废物包装容器，由专人收集、交接、登记并运送到医疗废物暂存地暂存，交由医疗废物集中处置中心处置并做好交接登记，资料保存 3 年。

（1）医疗废物的分类：根据国家的法规医疗废物主要分为五类，包括感染性废物、病理性废物、损伤性废物、药物性废物和化学性废物，含汞类废物被划归在此类废物中。

在医疗机构中主要为感染性废物，其次为损伤性废物和病理性废物，药物性废物和化学性废物的量相对较少。

医疗废物产生部门按照上述原则，将医疗废物放置于相应的医疗废物袋内，锐器放置于防穿刺的锐器盒或容器内，但由于分类知识、分类标识的缺乏，常易致放置错误，如将感染性废物放于生活垃圾中，或将锐器放置于感染性废物袋中。因此要加强培训，严格按照国家医疗废物包装要求规范收集包装。

目前各地的处置方法不同且方法单一，不能按照完全相同的方法分类，为使分类与处置相衔接，各地应按照自己的处置方法制定分类收集清单。

（2）医疗机构内专人收集、交接、登记：医疗废物产生部门按照有关要求做好分类后，每天或达到包装袋 3/4 时，封口包扎，交由医疗废物院内转运人员进行收集，并在收集、交接时做好登记，登记项目包括日期、科室、医疗废物的种类、重量或数量及交接双方签名等内容。

（3）医疗机构医疗废物暂存地暂存：医疗废物由专门部门的人员收集后，按照规定的路线与时间，送到医院指定的暂存地进行暂存，暂存地应制定相关的管理制度，配备相应的设施包括上下水设施、消毒设施、病理性废物的保存设施和医疗废物暂存地管理人员的卫生设施等。暂存地应按照《医疗废物管理条例》的要求规范建设。

（4）医疗机构与集中处置单位的交接与登记：医疗机构应当将医疗废物交由取得县级以上人民政府环境保护行政主管部门许可的医疗废物集中处置单位处置，依照危险废物转移联单制度填写和保存转移联单。医疗卫生机构应当对医疗废物进行登记，登记内容应当包括医疗废物的来源、种类、重量或者数量、交接时间、最终去向以及经办人签名等项目。登记资料至少保存 3 年。

2. 分散处置地区管理流程

(1) 没有建立医疗废物集中处置中心的地区，其医疗废物的处理流程基本同已经建立集中处置中心的地区，其基本处理流程为：

使用后废弃的医疗废物→使用者根据分类的要求进行分类，并按照不同类别的要求，分别置于相应的医疗废物包装容器中→医疗机构内专人收集、交接、登记→送至医疗机构医疗废物处置地登记并进行处置，登记资料保存 3 年。

从上述流程可以看出，前面的步骤与建立了医疗废物集中处置中心的处理流程是相同的，只是在最后两步不同，医疗废物分散处置地区其医疗废物的处置多数是由产生单位根据其自身的条件，采取相应的处置措施，如采取医院自建的焚烧炉进行焚烧，对于没有焚烧炉的基层医疗机构则采取简单的焚烧，或自认为安全的地方填埋，或是先浸泡消毒后填埋。

(2) 目前有些地区开始尝试分级管理集中处置的管理流程，使边远地区分散的医疗废物产生点产生的医疗废物全部集中处置，解决了边远地区自行处置医疗废物所带来的危害。基本管理流程是：

1) 政府牵头，环保局、卫生局、物价局、财政局、发改委、国资局联合制定《医疗废物集中处置管理办法》，明确了医疗废物监管工作的职责分工、责任强化，院内由卫生牵头负责，院外由环保负责、医疗废物处置厂由国资物、财政和发改委负责，医疗废物收费、收费标准、政策出台、由物价局牵头负责。重点解决了医疗废物仅由卫生独家负责的局面，采取政府主导、各部门协助的工作模式。一是减轻了卫生部门的压力，二是有利于各项优惠政策的出台。三是各司其职的工作模式，加大了监管工作力度，有利于各级各类医疗机构的积极参与。

2) 对县以下乡镇卫生院、村卫生所、个体医疗机构医疗废物集中处置工作的主要做法是以县为行政区域，由县级卫生行政部门主牵头，采取市场运作加公司运作的方式，即每个县由县级卫生行政部门指定专人专班负责回收，回收公司每个县设一个办事处设定一个账号，以县为单位建立一个标准的医疗废物暂存转运间、统一使用回收公司发票、回收联单。医疗机构所产生的医疗废物实行村、个体诊所交到乡镇卫生院、乡镇卫生院集中交到县暂存转运间。县级暂存转运间交到市医疗废物处置中心的三级监管和网格化管理转运模式。实行层层把关，专人负责。收费由县级卫生行政部门指定专人或专班出面，个体诊所、村卫生室按规定标准交乡镇，乡镇办加上本机构床位 1.1 元标准由卫生行政部门指定专人，或专班交到县设置的指定账号，回收公司按总费用 50%标准返回到专人专班，作为专班或专人医疗废物人员运输费用的支出和各项其他开支，使所有各级各类医疗机构医疗废物全部进入医疗废物处置中心。

3) 强化监管，规范管理，加大违法案件的查处力度。

(二) 医疗机构内部医疗废物管理体系

目前，我国医疗机构医疗废物的处理已经建立了一套管理机制，包括建立医疗机构医疗废物管理小组、制定医疗废物管理相关部门的职责、制定医疗废物管理的有关规章制度、定期开展医疗废物管理知识的培训和开展医疗废物管理的监督、检查与反馈等，这套管理体系，对保障医疗机构医疗废物的规范化管理起到了积极的作用。

1. 成立医疗机构医疗废物管理小组　医疗机构医疗废物的管理涉及面广，包括行政部门、临床各科、医技科室、研究室、后勤部门、物业公司等部门，在医疗废物分类时，需要广大医务人员参与和支持，在医疗机构内部医疗废物管理的各流程中，需要进行各部门之间的协调，因此要做好该项工作，必须有一个领导机构，兼具管理和业务职能。

医疗卫生机构应当建立健全医疗废物管理责任制，其法定代表人或者主要负责人为第一责任人，切实履行职责，确保医疗废物的安全管理。医疗废物管理小组的组长为医疗机构的负责人或主管医疗的副院长，其成员一般由医务部门、护理部门、感染管理科、总务后勤、科研部门、物业公司等部门的负责人组成。

医疗废物管理小组对医疗机构医疗废物的管理、重大事情的决策方面起到了重要作用，但是有些医疗机构的管理小组是名存实亡。

2. 明确医疗废物管理相关部门的职责　医疗废物的管理涉及面广，有关部门的职责必须明确，才能把好医疗废物管理环节的每一个关口，做好医疗废物的分类、交接、转运与暂存等工作，并防止医疗废物的流失。

(1) 医疗废物管理小组的职责：负责对全院医疗废物处理的领导、协调与管理，制定全院医疗废物管理的方针政策，召开会议，解决有关问题。

负责医疗废物突发事件的组织、协调与处理工作。

负责医疗废物管理重大事件的决策等。

(2) 医疗废物管理相关部门的职责：医疗废物管理涉及医院感染管理科、总务后勤部门、医务部门、护理部门、医疗废物产生部门等。

感染管理科主要负责全院医疗废物的监督、检查、培训与技术指导；

总务后勤部门主要具体负责医疗废物分类收集、运送、暂时储存及医疗废物泄漏时的应急处理等各项工作；

医务、护理、科研部门主要负责组织医务人员、科研人员进行医疗废物管理知识的培训，发生医疗废物泄漏或突发事件时，配合医疗废物管理小组开展调查与处置工作；

医疗废物产生部门包括各临床科室、各研究室与实验室、各医技科室等所有产生医疗废物有关的部门，其主要职责为严格按照要求做好医疗废物的分类，严格按要求送指定地点暂存，并做好交接登记工作（实行三联单制度）和资料的保存。

3. 制定医疗废物管理的各项规章制度　医疗机构医疗废物的管理牵涉医疗机构的许多部门和广大的医务人员，是一项复杂的系统工程，因此我们要做好医疗废物的管理，必须根据国家的相关法律、法规，结合医院的具体实际情况，制定医疗废物管理的各项规章制度，做到用制度约束、规范人的行为。制定的制度应既有科学性，同时又具有可操作性，使医疗废物的管理规范化，便于监督与管理。

医疗机构内部医疗废物管理的规章制度主要有：

(1) 医疗机构内部医疗废物管理制度：主要包括医疗废物管理的基本要求，医疗废物管理有关部门的职责及医疗废物管理的具体措施等。

(2) 医疗机构内部医疗废物分类制度：医疗机构制定的医疗废物分类制度，一般包括医疗废物的分类及其监督、检查与培训等。医疗机构根据其自身的特点，制定详细的医疗废物分类目录，发放到医疗废物的产生部门，各产生部门严格按照分类目录的要求，做好医疗废物的分类工作。

(3) 医疗机构内部医疗废物行政处罚制度：为了加强医疗机构内部医疗废物的监督、检查与管理，各医疗机构根据国家的有关规定，结合本单位的具体情况，制定医疗机构内部医疗废物行政处罚制度，并具体实施。

(4) 医疗机构内部医疗废物管理流程：各医疗机构的地理位置、布局和各部门的分工不同，其医疗废物的管理流程则有所不同，因此各医疗机构会根据其自身的情况制定其医疗废物管理的流程。

(5) 医务人员及医疗废物收集、运送人员安全防护制度。

(三) 开展医疗废物管理的培训

医疗机构内部医疗废物的管理，近年来逐步受到重视，尤其是2003年传染性非典型肺炎流行暴发后，及国家颁布《医疗废物管理条例》及其配套文件，中国各省、市、自治区的各级卫生行政部门对医疗机构内部医疗废物的管理高度重视，针对不同级别的医疗机构举办了各种类型的医疗废物管理培训班、学习班。国家医院感染管理与控制的专业学术组织也协助卫生行政部门针对医疗废物管理开展相应的培训。医疗机构则根据工作需要，对医疗废物管理与处置工作中不同部门的人员按职责进行了大量的培训，如临床医务人员和护理人员重点进行医疗废物分类与收集要求的培训；保洁人员重点进行分类收集、包装要求、运送路线、遗撒处理的培训；医疗废物管理人员进行周转收集要求、暂存站的管理与转运交接的培训；所有医务人员均接受医疗废物管理中的职业防护和应急预案的培训。

培训的方式多种多样，有采取集中培训，也有采取制作小宣传册、宣传画、制作光盘等形式，如某些医疗机构根据其医疗废物的分类与运送特点制作了宣传画、医疗废物院内收集、运输流程与路线、联系电话与管理责任人等，张贴在医疗废物收集与暂存地，起到了良好的宣传与告示作用。如天津市环保局和卫生局合作，将天津市儿童医院作为试点，制作了医疗废物处理方式CD盘发至每个医疗单位作为宣传、培训手段。

(四) 开展医疗废物管理的监督、检查与反馈

医疗机构内部医疗废物的管理，除了有组织的保障、明确的职责、完善的管理制度、扎实的培训宣传外，必须对医疗废物管理的各个环节定期进行监督、检查，并把监督、检查的结果及时向有关人员反馈，根据需要在不同范围内进行公示。同时通过监督、检查以评价各项规章制度、各部门职责的落实、到位情况、培训与宣传的效果，以及医疗废物管理措施的绩效等。

医疗机构内部医疗废物的监督、检查多由感染管理科进行，监督、检查与反馈定期进行，监督、检查的方式也多种多样，如普查、抽查。有些医疗机构是由多个医疗废物管理相关部门联合进行监督、检查，这样更有利于医疗废物管理工作的及时沟通，和发现问题时的及时协调与解决。

在医疗废物管理的监督、检查中，很多医疗机构对医疗废物管理工作中发现的问题，还制定了相应的管理措施或制度，如医疗机构内部医疗废物管理的行政处罚办法，这些措施对加强医疗机构内部医疗废物的管理和防止医疗废物的流失起到了非常重要的作用。

第五节　医疗废物的分类收集、运送、贮存与运输

一、医疗废物的分类、收集和标签

中国医疗废物分类的指导思想是通过分类，科学地区分生活垃圾和医疗废物，达到医

疗废物减量化的目的；医疗废物经过合理的分类后，根据其材质和污染程度的不同，采用不同的无害化处置方式进行处理，以最大限度地减少对人体的危害和对环境的污染。医疗单位应该按照《医疗废物分类目录》对医疗废物实施分类收集和管理，确实达到分类收集、分类处置的目的。

（一）医疗废物分类收集原则

1. 按照《医疗废物分类目录》分类原则，结合所在地的处置方法分类收集。做到同种处置方法的废物放入同一种包装容器内，以减少包装容器的使用，尤其是一次性包装容器的使用。

2. 各种包装容器均应有医疗废物警示标识，并用不同颜色的包装容器或者标识，以区别不同的处置方法。同一种处置方法的废物放入同一种颜色的包装容器中。

3. 盛装医疗废物达到包装物或容器的 3/4 时，必须进行紧实严密的封口。放入容器内的医疗废物不得取出，并密闭运送。每个包装容器均就有中文标签，说明该医疗废物的产生地、种类、产生时间等信息。

4. 尽量减少一次性塑料包装物的使用，采用可重复使用的或非塑料的一次性包装容器。

5. 医疗废物中病原体的培养基、标本和菌种、毒种保存液等高危险性废物，必须首先在微生物实验室进行压力蒸汽灭菌或化学消毒处理，然后按感染性废物收集处理。

6. 隔离的传染患者或疑似传染患者产生的医疗废物必须使用双层包装物，并及时封闭。

7. 在盛装医疗废物前，应当对医疗废物包装物或者容器进行认真检查，确保无破损、渗漏和遗撒。

（二）医疗废物的分类收集与标签

按照医疗废物的特性、危害性、材质及处置方法分为五大类。

1. 感染性废物　携带病原微生物具有引起感染性疾病传播危险的医疗废物。主要包括：

（1）塑胶类废物：

1）被患者血液、体液、排泄物污染的废弃的塑胶类器具和用品：如一次性输血器、输血袋、透析器、透析管路、介入导管、阴道窥器、引流装置、吸痰管、呼吸管路、氧气面罩、雾化器、鼻导管、导尿管、集尿袋等；一次性托盘、一次性口镜；一次性手术衣、一次性手术大中单、一次性帽子、口罩、一次性换药碗；一次性使用橡胶手套、硅橡胶乳房；实验室使用的塑料试管、滴管、吸管、离心管等。

2）使用后的一次性使用无菌医疗器械：如一次性注射器、一次性输液器。

收集：有警示标志的黄色专用包装袋及黄色专用带盖废物桶。标签“塑胶类感染性废物”。

（2）棉纤维类废物：被患者血液、体液、排泄物污染的废弃的棉纤维类废物如引流条、纱布、绷带、棉球、棉签及其他各种敷料；废弃的污染被服。

收集：有警示标志的黄色专用包装袋及黄色专用带盖废物桶。标签“棉纤维类感染性废物”。

（3）金属类废物：被患者血液、体液、排泄物污染的废弃的非锐器金属类废物，如内固定钢板等。

收集：有警示标志的黄色专用包装袋及黄色专用带盖废物桶。标签“金属类感染性废物”。

（4）其他材质类废物：

1）被患者血液、体液、排泄物污染的废弃的其他材质类废物，如非锐器玻璃类以及纸类等。

2）隔离传染病患者、疑似传染病患者及突发原因不明的传染病患者的生活垃圾。

收集：有警示标志的黄色专用包装袋及黄色专用带盖废物桶。标签“其他材质类感染性废物”。

（5）实验室废物：

1）微生物实验室的病原体培养基、标本、菌种、毒种保存液和容器。艾滋病实验室、生物安全防护水平为三级、四级的实验室标本、容器和实验过程中产生的所有废弃物。

收集：在产生地经压力蒸汽灭菌后放入有警示标志的黄色专用包装袋、专用容器。标签“实验室感染性废物”。

2）其他实验室的血液、体液、分泌物等标本和容器。

收集：直接放入有警示标志的黄色专用包装袋、专用容器。标签“实验室感染性废物”。

2. 损伤性废物　能够损伤人体的废弃的医用锐器。

（1）废弃的金属类锐器：如医用针头、缝合针、针灸针、探针、穿刺针、解剖刀、手术刀、手术锯、备皮刀和各种导丝、钢钉等。

收集：直接放入有警示标志的黄色专用锐器盒，标签“金属类锐器”。

（2）废弃的玻璃类锐器：如盖玻片、载玻片、破碎的玻璃试管、细胞毒性药物和遗传毒性药物的玻璃安瓿等。

收集：直接放入锐器盒，标签“玻璃类锐器”。

（3）废弃的其他材质类锐器：如一次性镊子、一次性探针、一次性使用塑料移液吸头等。

收集：直接放入有警示标志的黄色专用锐器盒，标签“其他材质类锐器”。

3. 病理性废物　在诊疗过程中产生的人体废弃物和医学实验动物尸体等废物。

（1）废弃的肉眼难于辨认的人体组织、器官。

（2）动物组织及尸体。

（3）胎龄在16周以下或体重不足500g的死产胎儿。

（4）病理切片后废弃的人体组织、病理蜡块。

（5）传染病患者、疑似传染病患者及突发原因不明的传染病患者的胎盘；产妇放弃的胎盘。

收集：直接放入有警示标志的黄色专用包装袋及黄色专用带盖废物桶。标签“病理性废物”。

4. 药物性废物　过期、淘汰、变质或者被污染的一般性药品。根据其产生的危害和处置方法的不同又分为：

（1）批量废弃的一般性药品、细胞毒性药物和遗传毒性药物、疫苗及血液制品。

收集：有警示标志的黄色专用包装袋分类集中存放。标签“药物性废物”。

（2）过期、淘汰、变质或者被污染的废弃的少量药品及开启后剩余的少量药物。

（3）细胞毒性药物和遗传毒性药物的药瓶等。

收集：可并入感染性废物的其他材质类废物中，应在标签上注明：“含有药物性废物”。

5. 化学性废物　具有毒性、腐蚀性、易燃易爆性的废弃的批量化学物品及使用后的化学性废物。

（1）批量废弃的化学试剂：如乙醇、甲醛、二甲苯等。

（2）批量废弃的消毒剂原液：如过氧乙酸、戊二醛等。

（3）废弃的含重金属物质的器具、物品与药剂等：含汞血压计、含汞温度计、口腔科使用后的含汞物品、显（定）影液等。

收集：用有警示标志的黄色专用包装袋或容器分类集中存放，按危险废物处置，标签“化学性废物”。

（4）使用后的化学试剂：如联苯胺类（DAB）、甲醛、二甲苯等。

收集：用有警示标志的用黄色专用带盖废物桶分类存放，标签“某类化学性废物”。

6. 无集中处置单位的地区，按照《医疗机构医疗废物管理办法》的要求处置。原则上感染性塑胶类及损伤类废物应毁形灭菌处理后填埋；其他感染性废物应灭菌后填埋；病理性废物应送殡仪馆焚烧。

7. 其他要求

（1）《医疗废物分类目录》是医疗废物分类的原则，由于各地医疗废物处置方法不同，各地应该根据各自的处置方法，制定具有地方特点的分类收集方法。

（2）医疗活动中产生的未被血液、体液、排泄物污染的塑胶类医疗用品如输液袋（瓶）、一次性防护用品（如帽子、口罩、手套、防护衣、鞋套等）、无纺布、塑料类外包装物品；玻璃类如小药瓶、玻璃安瓿；纸类如耦合剂擦拭纸、卫生纸和纸类外包装物品；布类如废弃的未被污染的被服（如床单、被套、枕套等）等不属于医疗废物。一次性注射器和输液器无论是否污染均作为感染性废物处置。

（3）隔离传染病患者、疑似传染病患者及突发原因不明的传染病患者产生的医疗废物应当使用双层包装物，并及时密封。

（4）“批量废弃”指的是成批废弃的未使用过的药物、化学试剂和消毒剂。

（5）化学性废物和药物性废物均属于危险废物，应按危险废物管理和处置。

（6）收集容器执行国家环境保护总局、原卫生部发布的 HJ 421—2008《医疗废物专用包装袋、容器和警示标志标准》。

二、包装容器

斯德哥尔摩公约（POPs 公约）和行动守则指出要采用最佳可行技术（BAT）和最佳环境实践（BEP）模式，以有效减少 POPs 的排放，要采取措施达到医疗废物的减量化、无害化和资源化。在具体的措施中很重要的一条就是要建立有效的医疗废物管理系统，在分类、收集、包装、转运、暂存这一过程中，尽量减少包装产生的废物，在安全的前提下尽可能重复使用可利用的包装物，减少塑料包装物，将包装容器减至最低的需要量，因为包装物品多采用的是一次性使用的高分子材料物质，如锐器盒、垃圾袋、周转箱等。而且随着医疗量的不断增加，医疗废物的产生量不断增加，导致这些包装物品的不断增加。据原卫生部2009年对全国48家医院的调查显示，锐器盒、包装袋及周转箱从2006—2009年均有所增加。不但导致了费用的增加，同时也导致了由包装物而产生的废物的增加。

采用简洁、无渗漏、坚固的包装袋包装医疗废物，包装物和包装容器质量应达到规定标准，统一规格。

制作不同规格的医疗废物包装袋，使其和每天产生的医疗废物数量相匹配，减少无效体积，降低包装废物排放量。

用于传染性废弃物以及锋利的碎片的包装袋或容器应该不易被刺穿及防渗漏。这种容器可以是可循环利用的（不锈钢），也可以是一次性的（厚纸板）。装满的容器应该能够密闭。每种类型的废物收集容器均应贴有医疗废物的标识，及相应的、唯一识别的不同颜色的标识。

（一）收集容器的种类

1. 包装袋　用于盛装除损伤性废物之外的医疗废物初级包装，并符合一定防渗和撕裂强度性能要求的软质口袋。

2. 利器盒　用于盛装损伤性医疗废物的一次性专用硬质容器。

3. 周转箱（桶）　在医疗废物运送过程中，用于盛装经初级包装的医疗废物的专用硬质容器。

（二）包装物的标准

1. 包装袋标准

（1）包装袋在正常使用情况下，不应出现渗漏、破裂和穿孔。

（2）采用高温热处置技术处置医疗废物时，包装袋不应使用聚氯乙烯材料。

（3）包装袋容积大小应适中，便于操作，配合周转箱（桶）运输。

（4）医疗废物包装袋的颜色为淡黄，颜色应符合GB/T 3181中Y06的要求，包装袋的明显处应印制图33-1所示的警示标志和警告语。

（5）包装袋外观质量：表面基本平整，无皱褶、污迹和杂质，无划痕、气泡、缩孔、针孔以及其他缺陷。

（6）包装袋物理机械性能应符合表33-15的规定。

表33-15　包装袋物理机械性能指标

项　　目	指　　标
拉伸强度（纵、横向）	≥20
断裂伸长率（纵、横向）	≥250%
落膘冲击质量	130g
跌落性能	无破裂、无渗漏
漏水性	无渗漏
热合强度	≥10N/15mm

2. 利器盒标准

（1）利器盒整体为硬质材料制成，封闭且防刺穿，以保证在正常情况下，利器盒内盛装物不撒漏，并且利器盒一旦被封口，在不破坏的情况下无法被再次打开。

（2）采用高温热处置技术处置损伤性废物时，利器盒不应使用聚氯乙烯材料。

（3）利器盒整体颜色为淡黄，颜色应符合GB/T3181中Y06的要求。利器盒侧面明显处应印制图33-1所示的警示标志，警告语为“警告！损伤性废物”。

（4）满盛装量的利器盒从1.2m高处自由跌落至水泥地面，连续3次，不会出现破裂、被刺穿等情况。

（5）利器盒的规格尺寸根据用户要求确定。

3. 周转箱（桶）标准

（1）周转箱（桶）整体应防液体渗漏，应便于清洗和消毒。

（2）周转箱（桶）整体为淡黄，颜色应符合 GB/T 3181 中 Y06 的要求。箱体侧面或桶身明显处应印（喷）制图 33-1 所示的警示标志和警告语。

（3）周转箱外观要求

1）周转箱整体装配密闭，箱体与箱盖能牢固扣紧，扣紧后不分离。

2）表面光滑平整，完整无裂损，没有明显凹陷，边缘及提手无毛刺。

3）周转箱的箱底和顶部有配合牙槽，具有防滑功能。

（4）周转箱按其外形尺寸分类，推荐尺寸见表 33-16。

（5）周转箱物理机械性能应符合表 33-17 规定。

（6）周转桶应参照周转箱性能要求制造。

表 33-16　周转箱按其外形尺寸　单位：mm

长　度	宽　度	高　度
600	400	300
		400

表 33-17　周转箱物理机械性能指标

项　　目	指　　标
箱底承重	箱底平面变形量不大于 10mm
收缩变形率	箱体内对角线变化率不大于 1.0%
跌落性能	不应产生裂纹
堆码性能	箱体高度变化率不大于 2.0%

（三）标志和警告语

1. 警示标志的形式为直角菱形，警告语应与警示标志组合使用，样式如图 33-1 所示。

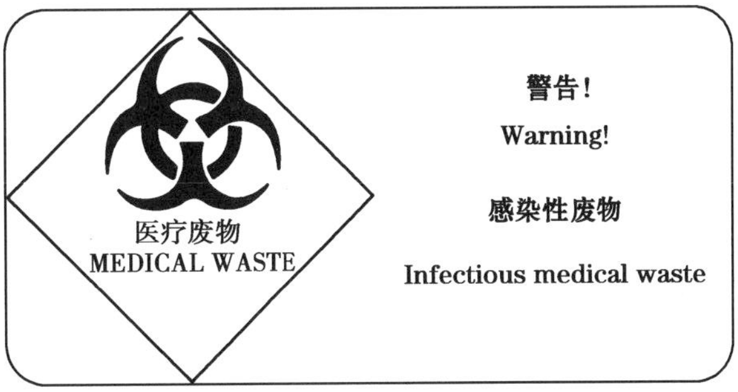

图 33-1　带警告语的警示标志

2. 警示标志的颜色和规格应符合表 33-18 的规定。

3. 带有警告语的警示标志的底色为包装袋和容器的背景色，边框和警告语的颜色均为黑色，长宽比为 2∶1，其中宽度与警示标志的高度相同。

4. 警示标志和警告语的印刷质量要求油墨均匀；图案、文字清晰、完整；套印准确，套印误差应不大于 1mm。

表 33-18　警示标志的颜色和规格

标志颜色		
	菱形边框	黑色
	背景色	淡黄（GB/T3181 中的 Y06）
	中英文文字	黑色
标志规格		
包装袋	感染性标志	高度最小 5.0cm
	中文文字	高度最小 1.0cm
	英文文字	高度最小 0.6cm
	警示标志	最小 12.0cm×12.0cm
利器盒	感染性标志	高度最小 2.5cm
	中文文字	高度最小 0.5cm
	英文文字	高度最小 0.3cm
	警示标志	最小 6.0cm×6.0cm
周转箱（桶）	感染性标志	高度最小 10.0cm
	中文文字	高度最小 2.5cm
	英文文字	高度最小 1.65cm
	警示标志	最小 20.0cm×20.0cm

三、医疗废物的转运、暂存及交接

（一）内部转运

1. 运送人员每天从产生科室收集的医疗废物达到专用包装物和利器盒的 3/4 左右体积时应当封闭转移，医疗废物产生的科室应当进行医疗废物登记。

2. 运送人员在运送医疗废物前，应当检查包装物或者容器的标签及封口是否符合要求，不得将不符合要求的医疗废物运送至暂时贮存地点。

3. 运送人员在运送医疗废物时，应当防止造成包装物或容器破损和医疗废物的流失、泄漏和扩散，并防止医疗废物直接接触身体。

4. 运送人员按照确定的内部运送时间、路线，使用防渗漏、防遗撒的、易于装卸和清洁的专用运送工具，与有关科室完成医疗废物移交与接受手续后，将科室移交的医疗废物封闭转移至暂时贮存场所暂存，禁止在运送过程中丢弃医疗废物。

5. 运送工具每天转运医疗废物后，应在指定的地点及时消毒和清洁。

（二）暂存

1. 医疗卫生机构建立的医疗废物暂时贮存设施、设备应当达到以下要求：

（1）远离医疗区、食品加工区、人员活动区和生活垃圾存放场所，方便医疗废物运送人员及运送工具、车辆的出入。

（2）有严密的封闭措施，设专（兼）职人员管理，防止非工作人员接触医疗废物。

（3）有防鼠、防蚊蝇、防蟑螂的安全措施。

（4）防止渗漏和雨水冲刷。

（5）易于清洁和消毒。

（6）避免阳光直射。

（7）设有明显的医疗废物警示标识和“禁止吸烟、饮食”的警示标识。

2. 医疗卫生机构应当建立医疗废物的暂时贮存设施、设备，不得露天存放医疗废物；医疗废物暂时贮存的时间不得超过 2 天。

（三）交接

1. 医疗卫生机构应当根据就近集中处置的原则，及时将医疗废物交由医疗废物集中处置单位处置。

2. 医疗卫生机构应当将医疗废物交由取得县级以上人民政府环境保护行政主管部门许可的医疗废物集中处置单位处置，依照危险废物转移联单制度填写和保存转移联单。

3. 医疗卫生机构应当对医疗废物进行登记，登记内容应当包括医疗废物的来源、种类、重量或者数量、交接时间、最终去向以及经办人签名等项目。登记资料至少保存 3 年。

4. 医疗废物转交出去后，应当对暂时贮存地点、设施及时进行清洁和消毒处理。

第六节　医疗废物管理中的职业安全与突发应急事件处置

一、医疗废物在分类、转运、交接过程中的职业安全

1. 医疗卫生机构应当对本机构工作人员进行培训，提高全体工作人员对医疗废物管理工作的认识。对从事医疗废物分类收集、运送、暂时贮存、处置等工作的人员和管理人员，进行相关法律和专业技术、安全防护以及紧急处理等知识的培训。

2. 医疗废物相关工作人员和管理人员应当达到以下要求：

（1）掌握国家相关法律、法规、规章和有关规范性文件的规定，熟悉本机构制定的医疗废物管理的规章制度、工作流程和各项工作要求。

（2）掌握医疗废物分类收集、运送、暂时贮存的正确方法和操作程序。

（3）掌握医疗废物分类中的安全知识、专业技术、职业卫生安全防护等知识。

（4）掌握在医疗废物分类收集、运送、暂时贮存及处置过程中预防被医疗废物刺伤、擦伤等伤害的措施及发生后的处理措施。

（5）掌握发生医疗废物流失、泄漏、扩散和意外事故情况时的紧急处理措施。

3. 医疗卫生机构应当根据接触医疗废物种类及风险大小的不同，采取适宜、有效的职业卫生防护措施，为机构内从事医疗废物分类收集、运送、暂时贮存和处置等工作的人员和管理人员配备必要的防护用品，定期进行健康检查，必要时，对有关人员进行免疫接种，防止其受到健康损害。

4. 医疗卫生机构的工作人员在工作中发生被医疗废物刺伤、擦伤等伤害时，应当采取相应的处理措施，并及时报告机构内的相关部门。

二、医疗废物管理中突发应急事件的处置

1. 医疗卫生机构应当制定医疗废物管理应急预案，防止医疗废物处置过程中突发应

急事件的发生和处置。

2. 医疗卫生机构发生医疗废物流失、泄漏、扩散和意外事故时，应当按照以下要求及时采取紧急处理措施：

（1）确定流失、泄漏、扩散的医疗废物的类别、数量、发生时间、影响范围及严重程度。

（2）组织有关人员尽快按照应急方案，对发生医疗废物泄漏、扩散的现场进行处理。

（3）对被医疗废物污染的区域进行处理时，应当尽可能减少对患者、医务人员、其他现场人员及环境的影响。

（4）采取适当的安全处置措施，对泄漏物及受污染的区域、物品进行消毒或者其他无害化处置，必要时封锁污染区域，以防扩大污染。

（5）对感染性废物污染区域进行消毒时，消毒工作从污染最轻区域向污染最严重区域进行，对可能被污染的所有使用过的工具也应当进行消毒。

（6）工作人员应当做好卫生安全防护后进行工作。

（7）处理工作结束后，医疗卫生机构应当对事件的起因进行调查，并采取有效的防范措施预防类似事件的发生。

（8）医疗卫生机构发生医疗废物流失、泄漏、扩散时，应当在48小时内向所在地的县级人民政府卫生行政主管部门、环境保护行政主管部门报告，调查处理工作结束后，医疗卫生机构应当将调查处理结果向所在地的县级人民政府卫生行政主管部门、环境保护行政主管部门报告。

（9）医疗卫生机构发生因医疗废物管理不当导致1人以上死亡或者3人以上健康损害，需要对致患者员提供医疗救护和现场救援的重大事故时，应当在24小时内向所在地的县级人民政府卫生行政主管部门、环境保护行政主管部门报告，并根据《医疗废物管理条例》的规定，采取相应紧急处理措施。

三、医疗废物管理相关法律法规与政策

1998年，原国家环境保护局、国家经贸委等四部委联合颁布了《国家危险废物名录》（环发［1998］089号），并于2008年修订，该名录中将医疗废物列为第01号危险废物。

2003年，国务院颁布了《医疗废物管理条例》（中华人民共和国国务院令 第380号）。该条例是为加强医疗废物的安全管理而制定的，内容涉及医疗废物管理的一般规定、医疗机构对医疗废物的管理、医疗废物的集中处置、监督管理、法律责任等。该条例是中国第一部关于医疗废物管理的法规文件，它的出台标志着中国的医疗废物管理从产生、暂存、运送、集中处置的全过程进入了规范化、法制化管理的轨道。

随后，原卫生部和国家环境保护总局又陆续颁布了《医疗废物分类目录》、《医疗卫生机构医疗废物管理办法》、《医疗废物管理行政处罚办法》、《医疗废物专用包装物、容器标准和警示标识规定》、《关于明确医疗废物分类有关问题的通知》等一系列法规及标准，从而进一步明确了医疗机构从医疗废物的产生与分类、内部转运、暂存管理、处置要求以及人员防护等具体责任和要求，标志着中国在医疗废物管理和处置方面进入到了一个全新发展阶段。

2004年颁布了《中华人民共和国固体废物污染环境防治法》和《中华人民共和国传

染病防治法》进一步从法律侧面对医疗废物管理做出规定。

（熊　薇）

参考文献

1.《医疗废物管理条例》．卫生部、环保部．2003

2. 国家环境保护总局监督管理司．中国环境影响评价培训教育：中国危险物品名录．北京：化学工业出版社，1992

3.《医疗废物分类目录》．卫生部、国家环境保护总局关于印发《医疗废物分类目录》的通知．卫生部、国家环境保护总局．2003

4. 程旭辉、杨欣．医用高分子材料的应用及发展前景．医疗装备．2006.10：32-33

5.《医疗机构管理条例实施细则》．卫生部．1994

6. 张承炎．医用高分子材料的应用研究及发展．中国医疗器械信息．2005.11（5）：35-38

7. WHO（1985）．Management of waste from hospitals and other health care establishments. Report on a WHO meeting，Bergen，28 June 21 July 1983，Copenhagen，World Health Organization Regional Office for Europe（EURO Report s and Studies，No. 97）

8. Liberti L，Tursi A，Costantina N，et al. Optimization of infectious hospital waste management in Italy. Part Ⅰ：Waste production and characterization study. Waste Manag Res，1994，12（5）：373-385

9. 全球环境基金（GEF）中国医疗废物可持续环境管理项目（PDF-B）医疗机构内部医疗废物管理现状调查与评估子项目研究报告．卫生部医院管理研究所．2007

10. 马俊伟，聂永丰，白庆中．中国医疗废物处理现状及对策分析．上海环境科学，http：//paper. solidwaste. com. cn/view/id _ 1410

11. 中国农村卫生发展项目医疗废物安全管理计划．中华人民共和国环境保护部．2008

12. 上海市医疗废物处理环境污染防治规定．http：//www. feijiu. net/infocontent/newdetail. aspx Nid＝11752

13. 危险废物越境转移及其处置巴塞尔公约．生物医疗和卫生保健废物无害环境管理技术准则（Y1；Y3），30-31

14. Safe management of wastes from health-care activeties. WHO. 1999

15. 最佳可行技术（BAT）与最佳环境实践（BEP）指南．联合国环境规划署 POPs 公约秘书处．2005

16. 陈志祥，张政委，田华，等．生物降解高分子材料在医药领域中的应用．化学推进剂与高分子材料，2005，3（1）：31-33

17. 临床输血技术规范．国家中医药管理局、总后卫生部卫生部办公厅．2000

18. GBZ 133—2009 医用放射性废物的卫生防护管理．中华人民共和国国家职业卫生标准

19. 陈扬，王开宇，刘富强．医疗废物非焚烧处理技术应用及发展趋势探讨．环境保护，2005，7：57-58

20. HJ/T 276—2006 医疗废物高温蒸汽集中处理工程技术规范（试行）．中华人民共和国环境保护行业标准

21. HJ/T 228—2005 医疗废物化学消毒集中处理工程技术规范（试行）．中华人民共和国环境保护行业标准

22. HJ/T 229—2005 医疗废物微波消毒集中处理工程技术规范（试行．中华人民共和国环境保护行业标准

23. 杨立新，曹艳春．人体医疗废物的权利归属及其支配规则．政治与法律，2006，1：65-72

24. 张流波．高值诊疗耗材复用处置．中国消毒学杂志，2008，25（4）：407-409

25. 董作仁．医疗废弃物做为循环资源可以再利用．环卫科技网．http：//www.cn-hw.net/html/sort067/200911/12176.html [2009-11-07]
26. Guidelines for Environmental Infection Controlin Health-Care Facilities. 美国 CDC，2003
27. Safe Manangment of Health Care Waste. 英国，2007
28. 赵胜利，黄宁生，朱照宇．塑料废弃物污染的综合治理研究进展．生态环境，2008，17（6）：2473-2481
29. 废弃危险化学品污染环境防治办法．国家环境保护总局令第 27 号，2005
30. Susan T. Glassmeyer. Disposal practices for unwanted residential medications in the United States. Environment International，2009，35：566-572
31. 余波．几种医疗废物处理技术综述．环卫科技网，http：//www.cn-hw.net/html/sort067/200906/10898.html [2009-06-30]
32. 周剑虹．医疗废物基本特性和实验研究．化工生产与技术，2008，15（3）：49-51，54
33. 陈扬，李培军，邵春岩，等．医疗废物非焚烧处理技术应用障碍分析及对策探讨．有色冶金设计与研究，2007，28（3）：27-29
34. 渥美和彦など．醫用高分子．东京：共立出版株式会社，1978
35. Almuneef M. et. Effective medical waste management：it can be done. Am J Infect Control，2003，31（3）：188-192
36. Moving Towards Mercury-Free Health Care：Substituting Mercury-Based Medical Devices. Toxics LinkDelhi，Mumbai，ChennaiIndia，2009
37. 清除医院中的汞——医疗保健机构的最佳环保实践．JCAHO 保健环境标准 1.3，2.3，4.0
38. Medical Waste Management Program California Department of Health Services. A Guide to Mercury Assessment and Elimination in HealthCare Facilities. September 2000. http：//www.dhs.ca.gov/ps/ddwem/environmental/Med _ Waste/medwasteindex.htm.
39.《医疗废物 专用包装物、容器标准和警示标识规定》．国家环境保护总局，环发［2003］188 号
40.《医疗卫生机构医疗废物管理办法》．卫生部．2003
41. 友谊医院轻松处理医疗垃圾．《中国自动识别技术》2009.19（4）；70-71
42. 郑星．化学性医疗废物在医疗卫生机构中处置现况调查．中国卫生监督杂志，2011，18（3）：250-260

第三十四章 医院污物、污水的处理

第一节 医院污物的处理

医院在诊疗活动及日常生活过程会产生各种废弃物，其中不仅有携带各种致病微生物的废物，还有会对人体造成伤害的多种利器，对人体有毒的化学物质等，这些医院废弃物不仅对医院内人员有造成感染、损伤的可能，同样可因为处理不当而造成对社会的危害，如被污染的医疗器械流入社会，被不法厂商当做原料制造生活用品，会造成大量接触者的感染。因此对医院废弃物的处理，是一项非常重要的工作。

一、基本概念

医院废弃物是指在诊疗和卫生处理过程中所产生的废弃物和传染病患者生活过程中产生的排泄物及垃圾。因其性质不同，对人体造成损害的方式不同，所以对医院废弃物的处理方式也不同。

二、医院废弃物的分类

（一）医疗废物

医疗废物是指医疗卫生机构在医疗、预防、保健以及其他相关活动中产生的具有直接或者间接感染性、毒性以及其他危害性的废物。其又分为五类：

1. 感染性废物　携带病原微生物、具有引发感染性疾病传播危险的医疗废物。主要为以下内容：

（1）被患者血液、体液、排泄物污染的物品：①棉球、棉签、引流棉条、纱布及其他各种敷料；②一次性卫生用品、一次性使用医疗用品及一次性医疗器械；③废弃的被服；④其他被患者血液、体液、排泄物污染的物品。

（2）医疗机构收治的隔离传染病患者或者疑似传染病患者产生的生活垃圾。

（3）病原体的培养基、标本和菌种、毒种保存液。

（4）各种废弃的医学标本。废弃的血液、血清。

（5）使用后的一次性使用医疗用品及一次性医疗器械视为感染性废物。

2. 损伤性废物　能够刺伤或者割伤人体的医用锐器。主要有医用针头、缝合针；各类医用锐器，包括解剖刀、手术刀、备皮刀、手术锯等；载玻片、玻璃试管、玻璃安瓿等。

3. 病理性废物　诊疗过程中产生的人体废弃物和医学实验动物尸体等。主要有：手术及其他诊疗过程中产生的废弃的人体组织、器官；医学实验动物的组织、尸体；病理切片后废弃的人体组织、病理蜡块等。

4. 药物性废物　过期、淘汰、变质或者被污染的废弃的药品。主要有：废弃的一般性药品，如抗生素、非处方类药品。

(1) 废弃的细胞毒性药物，包括：①致癌性药物，如硫唑嘌呤、苯丁酸氮芥、萘氮芥、环孢霉素、环磷酰胺、苯丙胺酸氮芥、司漠司汀、三苯氧胺、硫替派等；②可疑致癌性药物，如顺铂、丝裂霉素、阿霉素、苯巴比妥等；③免疫抑制剂。

(2) 废弃的疫苗、血液制品等。

5. 化学性废物　具有毒性、腐蚀性、易燃易爆性的废弃的化学品。主要有：医学影像室、实验室废弃的化学试剂；废弃的过氧乙酸、戊二醛等化学消毒剂；废弃的汞血压计、汞温度计。

6. 非医疗垃圾　特指使用后的各种玻璃（一次性塑料）输液瓶（袋），其未被患者血液、体液、排泄物污染的，不属于医疗废物范畴，需要单独收集。

7. 生活垃圾　医务人员和普通患者在日常生活中产生的废弃物。包括剩饭菜、果皮、果核、各种废纸以及排泄物、引流物等。

(二) 医院废弃物的收集方法及管理

收集原则为分类收集，设置不同颜色的污物袋，予以分类收集。黄色垃圾袋为感染性废物专用袋，白色垃圾袋为非医疗垃圾专用袋，黑色垃圾袋为生活垃圾专用袋，损伤性废物应用后立即放入专用利器盒内，严禁混放。

我国卫生行政部门对垃圾袋、利器盒均有具体质量标准，应严格落实到位，确保垃圾分类收集无污染。

国务院于2003年6月16日公布《医疗废物管理条例》，并即日予以实施，医疗机构对医疗废物的管理应严格落实国务院的管理条例，具体内容参见本书第三十三章。

(三) 医院废弃物的处理

医疗废物的处理由具有卫生行政部门和环保部门颁发的卫生许可证、经营许可证的集中处置单位统一收集处理。

非医疗废物的处理不必按照医疗废物进行管理，由有经营资质的公司回收处理，但这类废物回收利用时不能用于原用途，用于其他用途时应符合不危害人体健康的原则。

生活垃圾由环卫部门统一收集处理。

第二节　医院污水的处理

医院在医疗活动过程中及患者生活中用过的水均属于医院污水，其中含有各种病原体、重金属、消毒剂、有机溶剂、酸、碱以及放射性物质等，因此在排放入市政污水管道前，必须进行消毒处理，使其达到国家规定的排放标准，否则将会造成水源性传染病的暴发，造成对环境、土壤的污染，直接危害人民群众的健康。

一、医院污水的来源及危害

产生医院污水的主要部门有：诊疗室、化验室、病房、洗衣房、X线照像洗印、同位素治疗诊断、手术室、病理解剖室、太平间、动物房等；医院行政管理和医务人员排放的生活污水，食堂、单身宿舍、家属宿舍的排水。不同部门科室产生的污水成分和水量各不相同，如重金属废水、含油废水、洗印废水、放射性废水等。而且不同性质医院产生的污水也有很大不同。医院污水处理分为传染病医院和综合医院。医院污水来源及成分复杂，医院污水受到粪便、传染性细菌和病毒等病原性微生物污染，具有传染性，可以诱发疾病或造成伤害；牙科治疗、洗印和化验等过程产生污水含有重金属、消毒剂、有机溶剂等，部分具有致癌、致畸或致突变性，危害人体健康并对环境有长远影响；同位素治疗和诊断产生放射性污水，放射性同位素在衰变过程中产生 α、β 和 γ 射线，在人体内积累而危害人体健康。

医院污水处理后排放去向分为排入自然水体和通过市政下水道排入城市污水处理厂两类。传染病医院必须采用二级处理，并需进行预消毒处理。处理后排入自然水体的县及县以上医院必须采用二级处理。处理后排入城市下水道（下游设有二级污水处理厂）的综合医院推荐采用二级处理。

二、医院污水的处理原则

为了保护环境和人民群众的健康，严禁将医院的污水和污物随意弃置排入下水道。对医院污水产生、处理、排放的全过程应进行有效控制。在污水和污物发生源头处进行严格控制和分离，医院内生活污水与病区污水分别收集，减少产生量。为防止医院污水输送过程中的污染与危害，必须在医院就地处理。在处理过程中，既要有效去除污水中有毒有害物质，又要注意减少处理过程中消毒副产物产生和控制出水中过高余氯，保护生态环境。

传染病医院的污水和粪便宜分别收集。传染病医院患者的排泄物进行预消毒后排入化粪池。传染病医院污水在进入污水处理系统前必须预消毒，预消毒池的接触时间不宜小于0.5小时。常用的消毒剂有次氯酸钠、过氧乙酸和二氧化氯等，粪便消毒也可采用石灰。对于普通综合医院，可不设预消毒池。

三、医院污水处理设施选址

医院污水处理设施应与病房、居民区等建筑物保持一定的距离，并应设绿化防护带或隔离带。污水处理站周围应设围墙或封闭设施，其高度不宜小于2.5m，应留有扩建的可能，方便施工、运行和维护。应有方便的交通、运输和水电条件；便于污水排放和污泥贮运。

传染病医院及设有传染病病房的综合医院的污水处理站，其生产管理建筑物和生活设施宜集中布置，位置和朝向应力求合理，并应与处理构、建筑物严格隔离。

四、医院污水常用消毒技术

医院污水消毒是医院污水处理的重要工艺过程，其目的是杀灭污水中的各种致病菌。

医院污水消毒常用的消毒工艺有氯消毒（如氯气、次氯酸钠）、氧化剂消毒（如臭氧、二氧化氯、过氧乙酸）、辐射消毒（如紫外线、γ射线）。

1. 液氯消毒　是医院污水消毒中最常用的方式之一。氯（Cl_2）是一种广谱杀菌剂，氯消毒具有价格低，能有效杀死污水中的细菌和病毒，并具有持续消毒作用，余氯浓度易于测定和保持等优点。但氯气有毒，腐蚀性强，运行、管理有一定的危险性。

2. 次氯酸钠消毒　是利用商品次氯酸钠溶液或现场制备的次氯酸钠溶液作为消毒剂，利用其溶解后产生的次氯酸对水中的病原菌具有良好的杀灭效果，对污水进行消毒。

3. 二氧化氯消毒　二氧化氯作为强化氧化剂，杀菌力强，消毒作用不受水质酸碱度影响，作用快而持久，安全无毒，对环境无污染，而且具有脱色、除味的优点。

4. 臭氧消毒　臭氧，分子式为O_3，具有特殊的刺激性臭味，是国际公认的绿色环保型杀菌消毒剂。臭氧在水中产生氧化能力极强的单原子氧（O）和羟基（—OH），羟基（—OH）对各种致病微生物有极强的杀灭作用，单原子氧（O）具有强氧化能力，对各种病毒、细菌均有很强的杀灭能力。

臭氧消毒具有反应快、投量少；适应能力强，在pH值5.6～9.8、水温0～37℃范围内，臭氧消毒性能稳定；无二次污染；能改善水的物理和感官性质，有脱色和去嗅去味作用。但缺点是无持续消毒功能、只能现场生产使用、臭氧消毒法设备费用较高、耗电较大。

5. 紫外线消毒　消毒使用的紫外线是C波紫外线，其波长范围是200～275nm，杀菌作用最强的波段是250～270nm。紫外线消毒技术是利用特殊设计的高功率、高强度和长寿命的C波段紫外光发生装置产生的强紫外光照射流水，使水中的各种细菌、病毒、寄生虫、水藻以及其他病原体受到一定剂量的紫外C光辐射后，其细胞组织中的DNA结构受到破坏而失去活性，从而杀灭水中的细菌、病毒以及其他致病体，达到消毒杀菌和净化的目的。紫外线杀菌速度快，效果好，不产生任何二次污染，属于国际上新一代的消毒技术。但要求水中悬浮物浓度较低，以保证良好的透光性。

五、放射性废水的处理

（一）放射性废水来源

放射性废水主要来自诊断、治疗过程中患者服用或注射放射性同位素后所产生的排泄物，分装同位素的容器、杯皿和实验室的清洗水，标记化合物等排放的放射性废水。

（二）放射性废水的水质水量和排放标准

1. 放射性废水浓度范围为（3.7×10^2～3.7×10^5）Bq/L。

2. 废水量为100～200L/(床·天)。

3. 医院放射性废水排放执行新制定的《医疗机构污染物排放标准》规定：在放射性污水处理设施排放口监测其总α<1Bq/L，总β<10Bq/L。

六、医院污水排放要求

1. 医院污水经处理消毒后应达到以下标准

（1）连续3次各取样500ml进行检验，不得检出肠道致病菌、肠道病毒和结核分枝杆菌。

（2）总大肠杆菌数每升不得大于500个。

（3）当采用氯化法消毒时，接触时间和接触池出水中的余氯含量，应达到标准见表34-1。

表34-1　氯化法消毒时接触时间和总余氯量标准

医院污水类别	接触时间（h）	总余氯量（mg/l）
综合医院污水及含肠道致病菌污水	≥1	4～5
含结核菌污水	≥1.5	6～8

2. 污水构筑物中的污泥，必须经过无害化处理，污泥排放时应达到以下标准：

（1）蛔虫卵死亡率>95%。

（2）粪大肠杆菌值不小于10^{-2}。

（3）每10g污泥（原检样中），不得检出肠道致病菌和结核分枝杆菌。

3. 当污泥采用高温堆肥进行无害化处理时，堆肥温度必须大于50℃，并应持续5天以上。

4. 无上下水道设备或集中式污水处理构筑物的医院，对有传染性的粪便，必须单独进行消毒或其他无害化处理。

5. 医院污水经消毒和无害化处理后，其所含的污染物质与有害物质含量应符合现行的有关标准的要求。

（沈雪莲　钟秀玲）

参考文献

1. 国务院．《医疗废物管理条例》．2003年6月16日
2. GB18466—2005《医疗机构污染物排放标准》
3. 环卫发［2003］197号《医院污水处理技术指南》
4. 薛广波．现代消毒学．北京：人民军医出版社，2002

第十篇 医务人员职业暴露与防护

第三十五章 医务人员职业暴露

医院是各种人群聚集、疾病传播活跃的公共场所，其特殊的职业环境使得从事医疗服务的医务人员常暴露于各种职业伤害的危险中。在SARS暴发流行期间，医务人员的高感染率引起了国家和社会的广泛关注。自2003年以来，原卫生部相继出台了《医务人员传染性非典型肺炎防护工作指南》、《禽流感职业暴露人员防护指导原则》、《医务人员艾滋病病毒职业暴露防护指导原则》、《血源性病原体职业接触防护导则》等一系列规范，以指导医务人员正确防范、减少职业暴露导致的伤害。但由于基础研究起步较晚、相关教育培训不足以及经济发展水平制约等因素，职业暴露导致的伤害仍然严重威胁着医务人员的身心健康，已成为一个必须面对并亟待解决的重要公共卫生问题。

第一节 职业暴露的现状与危害

一、医务人员职业暴露现状

职业暴露是指由于职业关系而暴露在危险因素中，从而有可能损害健康或危及生命的一种情况。医务人员职业暴露是指医务人员在从事诊疗、护理活动过程中接触有毒、有害物质，或传染病病原体，从而损害健康或危及生命的一类职业暴露。

医院作为一个公共场所，面对的人群社会性质复杂，接触的疾病种类繁多、病症轻重不一，使在其从事服务工作的医务人员极易遭受伤害的侵袭。来自于美国劳工部2010年的调查研究显示，发生于医疗工作场所的非致命性工作相关性损伤的发病率已达到282.5/10 000人，远超过其他行业。我国医疗机构的职业伤害发生率更不容乐观。戴青梅等的研究显示，医务人员的职业损伤发病率为9.86%～74.06%，明显高于国外报道。美国职业安全与卫生研究所（NIOSH）数据显示，卫生保健工作者中每年发生锐器伤超过80万人次；国内毛秀英等的调查结果显示针刺伤的发生率为80.6%。多项研究证实HIV、HBV、HCV等20多种病原体可通过职业暴露传播。此外在一些突发公共卫生事件当中，由于标准预防意识不强，缺乏必要的职业防护，使得大量的医务人员成为院内感染的受害者。据2003年原卫生部公布，医务人员SARS感染率高达18.2%，其中北京为25.43%、天津39.38%。还有一些诸如人禽流感、猴痘、埃博拉等新型传染病也极有可能会成为21世纪医务人员新的职业伤害。

医院发生的职业暴露是一种特殊环境下的职业伤害，和其他职业暴露不同的是，发生于医务人员中的职业暴露不至于导致严重、或是急性的伤亡，但慢性的损伤或长期的疾病影响可能导致医务人员身心健康受到严重影响，而医务人员的健康问题直接会导致医院医疗工作的质量和水平下降，也会使患者的就医环境下降，因此，应对医务人员发生的职业暴露给予积极的关注。

二、医务人员职业暴露的相关因素

针对医务人员的职业暴露伤害，各个国家都给予了积极的关注，大量的调查研究显示，处于医疗特殊环境下的职业暴露包括职业危害因素导致的损伤和与工作有关疾病，包括物理性、化学性、生物性、心理性因素。

（一）物理性因素

1. 噪音　主要来源于各类仪器设备在工作时发出的声音。噪音不仅对人体听觉有明显损伤，对心血管也同样有损害，可导致高血压，同时使人烦躁、疲劳、注意力不集中等。

2. 辐射及电击伤　随着医学的飞速发展，各种射线、光波、磁波等进入疾病的诊断与治疗，医务人员接触各类射线的概率大大增多，长期接触这些射线及光波可致癌，而且还会影响女性的生育能力，导致不孕、流产、死胎等；由于大量的电器、仪器、设备投入临床，稍有不慎，可因短路、漏电、触电等发生意外事故。

3. 紫外线　医用 250μm 的紫外线能使空气中的氧分子分解成臭氧，起到杀菌作用。而臭氧是强氧化剂，对眼和肺是最具危害的刺激剂之一。能破坏呼吸道黏膜和组织，长期接触可致肺气肿和肺组织纤维化；眼睛接触可引起急性角膜炎、结膜炎。

4. 负重伤　由于医务人员职业的特殊性，部分工作需要医务人员长久站立，低头操作，来回奔走、穿梭，推拉、搬运车辆或重物，常导致颈椎病、腰肌劳损、椎间盘突出、下肢静脉曲张等。

5. 其他　使用压力蒸汽灭菌过程中不按操作流程操作导致的高温蒸汽烫伤等。

（二）化学性因素

1. 细胞毒性药物　医务人员在配制细胞毒性药物及给药过程中，注射器插入药瓶或针管排气时药物形成肉眼看不见的含有毒性微粒的气溶胶和气雾，通过皮肤黏膜或呼吸道进入。回收肿瘤患者用后的注射器、输液管等废弃物和排泄物时，也可能通过皮肤、呼吸道、口腔、黏膜等途径而受到低浓度药物的影响，日常频繁小剂量接触会因蓄积作用而产生远期影响，不但引起白细胞下降、自然流产率增高，而且有致癌、致畸、致突变的危险。

2. 化学消毒剂　医务人员经常接触的各种化学消毒剂，如过氧乙酸、含氯消毒剂、甲醛、戊二醛等，均具有较大的挥发性，对人体皮肤黏膜、呼吸道、神经系统均有一定损害，长期吸入可引起皮炎、过敏、哮喘等；醛类可使细胞突变、致畸、致癌。

3. 吸入麻醉药　麻醉药主要有乙醚、安氟醚、异氟醚等，长期吸入微量的麻醉气体可影响肝、肾功能，可引起胎儿畸形、自然流产等，同时对工作人员的听力、记忆力及操作能力也产生影响。

4. 其他　体温计、血压计等都含有汞，当不慎损害时，汞在常温下能持续挥发，可以通过呼吸道、消化道、破损的皮肤黏膜进入人体。汞具有一定的神经毒性和肾毒性，会对医务人员的健康造成影响。

（三）生物性因素

1. 锐器伤　在诊疗、护理操作过程中，医务人员直接接触患者飞血液、体液、分泌物、排泄物等，受感染的机会很多，而且日常工作经常接触刀、剪、各种针头等锐器，由于传递、安装和拆卸，医务人员极易受到锐器伤害。各种血源性传播疾病都可经污染锐器伤传播给医务人员，特别是 HIV、HBV、HCV，感染的概率分别达到 0.3%、6%～30% 和 0.8%～1.8%。

2. 皮肤黏膜暴露　由于在工作中要面对各种不同的患者，医务人员接触各种病原体的概率远比普通人群高。医务人员的皮肤黏膜经常暴露于患者的血液或体液（包括精液、阴道分泌物、滑液、脑脊液、胸膜液、心包液、腹膜液、羊水、唾液等）中，存在着医务人员与患者双向传播的危险。

3. 其他　患者呼吸道分泌物、伤口脓液、排泄物、皮肤碎屑等，干燥后形成菌尘，可通过咳嗽、喷嚏、清扫整理、人员走动、物品传递等扬起而污染空气及周围环境。一些医疗器械如呼吸机、雾化器、吸引器等在操作过程中也会把病原体播散到空气中。污染的空气可直接引起呼吸道感染、传播呼吸道疾病，医务人员长期处于这种污染的环境中，也有被感染的危险。

（四）心理性因素

在医院这个特定的环境中，要求医务人员在上班时间必须注意力高度集中，保持精神高度紧张，工作节奏快，所面临的工作性质具有高风险、高强度、高应激、无规律性，长期处于此环境中易造成严重的心理压力；加之上班时交往的人群是心理和生理双重受损的患者，常年目睹的是脓、血、粪、尿，耳闻的是呻吟、哭诉，身处这种特殊的职业环境，容易引起焦虑、烦躁、心理疲劳等不良情绪，甚至引起原发性高血压、血管紧张性头痛、消化道溃疡等疾病。

三、医务人员职业暴露的控制原则

医务人员职业暴露的控制应遵循职业病防治的优先等级原则，事先应根据职业危害的类别进行风险评估，以确定医护人员接触职业风险的水平与性质。

（一）对职业暴露的风险评估

风险评估的目的是评价工作活动和工作环境导致工作人员暴露于血液、体液或污染物品、环境的危险性。考虑的因素包括：

1. 暴露于血液、体液或污染物品、环境的类型和频率。

2. 接触废弃针头和注射器的数量和频率。

3. 暴露和重复暴露的因素。

4. 综合考虑工作场所规划、设计和工作流程，估计暴露于血液、体液/身体物质或污染材料的危险，包括灯光及工作台面等。

5. 得到相关医疗和急救服务的可能性。

6. 员工的安全工作流程知识和培训水平。

7. 个人防护用品的提供和使用。

8. 设备的适宜性。

9. 个体的危险因素，如皮肤损伤、皮炎和湿疹。

10. 处在暴露危险中的员工和其他人员数量。

11. 疫苗和暴露后防治措施。

12. 目前的危险控制方法和新危险控制方法的潜在需求。

（二）对职业暴露的风险控制

1. 消除风险　在工作场所中彻底消除危害因素是控制职业暴露危害的最有效途径。例如减少不必要的注射，优先考虑那些同样能达到有效治疗的其他方法（如口服或纳肛），从而减少血液或其他感染源的潜在暴露。

2. 风险替代　如果无法消除风险，可考虑实施较低风险的操作，例如尽可能减少锐器的使用，使用毒性较低的化学物质代替原有毒性较高的消毒剂等。

3. 工程控制　使用合适的机械、设备和方法来隔离危害物或将其移出工作场所，预防员工暴露。例如使用锐器盒或选用带有锐器伤防护装置的安全器械，尽可能隔绝医务人员与锐器的接触，从而减少锐器伤害。

4. 管理控制　通过制定政策限制危害的暴露。例如接种疫苗，组建职业安全预防委员会，制订职业暴露预防计划，去除所有不安全的设备，使用安全装置并持续培训等。

5. 行为控制　通过员工的行为管理控制职业危害的暴露。例如不必给用过的针头重新戴上帽套，将锐器盒放在与眼睛水平的高度并且在手臂所能及的范围，在锐器盒盛满之前倒空，在锐器处理处置之前制定操作程序等。

6. 个人防护装置　在医护人员和危害因素之间设置屏障和过滤。例如使用护目镜、面罩和防护服等。它们可以防止血液溅出引起的暴露，但不能防止针刺伤害。

四、医务人员职业防护的主要措施

（一）加强职业安全管理

1. 建立职业安全防护制度　建立完善的职业安全防护制度，制定工作流程、操作规范、职业暴露应急预案及职业损害的干预措施，并进行督导与考核；建立登记和报告制度及医务人员健康体检档案，定期体检，预防接种。严格执行制度和操作规程是杜绝职业暴露的有效措施之一。

2. 注重职业安全防护培训　将职业安全防护知识纳入培训计划、岗前培训和专业考核内容之一，使医务人员充分认识所从事工作职业感染的危险性和危害性，增强自我防护意识，自觉执行防护措施，正确使用防护用品，降低职业损伤的发生率。

3. 完善职业安全防护设施　易发生职业暴露的科室，必须配备各种防护用品，如乳胶手套、防水围裙、一次性隔离衣、胶鞋、口罩、帽子、护目镜、面罩以及发生职业暴露后的处理用品（如冲洗器）等。定期检查防护用品的性能和存放数量，使用或损坏后及时更换或补充；存放处应随手可取，使用方便。

（二）物理性职业暴露的防护

1. 防止或减少噪音　尽量做到操作准确、轻柔；做到说话轻、走路轻、操作轻、开关门轻；使用噪音小、功能好的新仪器、新设备；定期检查、维修、保养各种仪器、设备，保持其性能良好，吸引器应做到即开即用，各种监护仪器音量大小适宜，加强巡视，减少报警发生率，保持室内安静。

2. 减少辐射和避免电击伤　接触各类电离辐射的人员，一定要做好个人防护，使用时注意距离防护和时间防护，无法回避的人员应穿好铅衣，并在安全的范围内设置铅屏风，人员的安排要合理适当，次数均摊，避免短期内大量接受射线的照射；经常对医务人员进行安全用电知识讲座，严格按操作说明执行，用毕应先切断电源，地面保持干燥，防止漏电，定期检查与维修，确保机器性能良好。

3. 注意紫外线的使用　紫外线照射消毒时，应避免紫外线直射到皮肤和眼睛；进行强度监测时应戴防护面罩及眼镜。开关应安装在室外，消毒后30分钟方可入内，消毒后注意开窗通风。

4. 防止身体疲劳　工作中应重视姿势自我调节，尽量避免被动操作，保持良好工作姿势，做到省时省力。重视使用搬运患者的机械设备，如翻身床、对接床、车等，运用力学原理工作。平时加强锻炼，减少静脉曲张，预防颈椎病及腰肌劳损。

（三）化学性职业暴露的防护

1. 接触化学药物时　制定统一的化疗药物配制操作规程、防护措施及管理制度，操作时要穿防护服，戴口罩、手套、护目镜等，护士打开安瓿时应垫纱布，溶药时溶媒应沿瓶壁缓慢注入瓶底，以防粉末逸出，溶解后的药瓶要回抽气体以防瓶内压力过高，在抽药时针栓不能超过针筒的2/3，若有外露即刻用碘伏擦拭或用清水冲净，加强化疗废弃物的管理，废弃物应当用坚固的防渗漏带盖的容器收集，并注明细胞毒性废弃物，由专人专通道运送至废物暂存间。

2. 使用化学消毒剂时　减少空气污染，加强室内空气流通，定时开窗通风换气，添置通风装置，完善排污系统，加强医务人员的个人防护措施，在使用有刺激性消毒剂时，首先要做到妥善储存，放于阴凉处，避光保存；在配制时应戴防护手套、口罩、护目镜，防止消毒液喷溅到皮肤、眼内或呼吸道，一旦溅入及时用清水冲洗，盛装消毒液的容器应严密加盖。

3. 其他　使用麻醉剂时应选用密闭性能好的麻醉机，减少麻醉气体溢出，将排气管安装到室外排出废气。对漏出的汞可采用硫磺粉、碘伏溶液等与之反应，用水、甘油等覆盖或容器加盖密封，以防止汞的蒸发，并注意开窗通风。

（四）生物性职业暴露的防护

生物性职业暴露是医院内常见的一种职业伤害，污染的锐器伤是导致医务人员发生血源性传播疾病的最主要职业因素。因此要加强职业安全教育，提高医务人员的防护意识，严格执行标准预防措施，将所有患者的血液、体液、分泌物、排泄物等均视为传染源，都要进行隔离，都要执行标准预防。对手术室护士、外科医生等高危人群，应建立健康档案，定期查体，并进行有效的预防接种。手术术前均做乙肝、丙肝、艾滋病及梅毒的抗体检测，凡是阳性者均要严格执行消毒隔离制度。认真落实医务人员手卫生规范，规范收集、运送、暂存、处置医疗废物，切断感染性疾病传播途径。

（五）心理性职业暴露的防护

丰富业余生活是消除身心疲劳的上策，积极参加健康的娱乐和文化活动，减轻压力；合理饮食，适当锻炼，增强自身免疫能力。同时加强心理训练，调节情绪，保持良好的心态，改善客观工作环境及工作待遇，提高自身素质，建立良好的人际关系，创造和谐的工作氛围，减轻心理紧张，放松情绪，加大正面宣传力度，增强职业自豪感，以更高的热情投入到工作中。

总之，医务人员是高危的职业群体，尽管职业暴露不可能完全避免，但大部分是可以预防的。只有加强职业安全防护意识、严格执行各项操作规程及消毒隔离制度、调节心理压力、提高自我防护意识，这样才能有效地降低职业暴露感染风险，确保医务人员身心健康。

第二节　医务人员免疫接种

医务人员因其工作的特殊性，易患一些疫苗可以预防的疾病。例如因锐器伤导致血源性传播疾病感染，因吸入具有感染性的气溶胶导致肺结核等。被感染的医务人员在不知情的情况下，可能会继续传染他们的患者、同事、家庭成员以及与其密切接触的人员。因此从临床的角度来看，增强医务人员的免疫力十分重要，进行疫苗接种是解决这一问题的必要手段。

一、哪些医务人员需要进行预防接种

由美国CDC、ACP（医师学会）、IDSA（传染病协会）、APIC（传染病流行与控制专业委员会）参与并组成的专家组一致提出，需要对医务人员实施可预防疾病的疫苗的预防接种。根据ACIP、HICPAC（医院感染控制实施顾问委员会）的意见，2011年美国CDC发布了对医务人员实施疫苗接种的建议。预防性疫苗接种分为以下三类情况：

1. 强烈建议所有医务人员对一些疾病进行的预防接种。
2. 某些在特殊条件或环境下要求进行的一些疾病的预防接种。
3. 建议对普通成年人群易患的一些疾病进行预防接种。

对于新参加工作的医务人员来说，因其年龄、身体健康状况、工作背景等不尽相同，所以要针对个人不同的免疫状况和工作史制订不同的保健计划，这样才能合理地进行预防接种，得到相应的血清学评价结果。对于有些疫苗可预防的疾病，很多人已经有了自动免疫（如水痘），而有些疾病（如麻疹）大部分人也已经接受了相应的系列免疫接种，而对于乙型肝炎等疾病来说，大部分新员工都是需要进行免疫接种的。其他一些疾病，如流感，每年接种一次即可以取得很好的免疫效果。此外还需要针对不同的个体情况进行职业危险性评价，必要时进行其他的免疫接种或使用其他免疫措施以及适当的处理。

二、强烈建议医务人员通过预防接种预防的疾病

（一）乙型肝炎

1. 职业危险　乙型肝炎是由乙型肝炎病毒引起的传染病，可以通过血液、母婴以及

性传播。我国是乙型肝炎大国。根据2006年的全国乙型肝炎流行病学调查显示，我国现在慢性HBV感染者9300万人，其中慢性乙型肝炎患者2000万人，1～59岁HBeAg阳性携带率7.18%，5岁以下儿童为1%。

医院内的职业暴露主要是通过皮肤破口（针刺伤、手术切割伤等）以及黏膜接触感染患者的血液和体液。乙型肝炎病毒具有很强的传染性，对于没有免疫的人群，血液HBeAg阳性的患者通过针刺伤的传染性是血液HIV阳性患者的100倍。乙型肝炎导致的职业暴露，对全球的医务工作者都是一大威胁。发生乙型肝炎病毒的职业暴露后致病的风险取决于接触的血液的量以及患者的DNA的复制水平（每单位血液HBeAg的量）。病毒具有较好的环境稳定性，在物体的表面至少7天以上仍有传染性。

2. 疫苗 1981年乙型肝炎疫苗在美国上市。1982年，被推荐用于医务工作者。当时估计全美有10 000例医务人员感染发生在医疗或牙科领域。到2004年，医务人员感染乙型肝炎病毒的数量下降到约304例，这主要得益于执行暴露前疫苗接种和改善感染控制预防措施。

乙型肝炎疫苗接种的标准程序为：未接种过疫苗的成年人于0、1、6个月进行疫苗接种（表35-1）；快速接种程序是在0、1、2个月接种，但在12个月时必须进行第4次接种。ACIP建议全部医务人员以及有可能被针头等锐器刺伤的人员进行乙型肝炎疫苗的全程接种，并在接种完毕后1～2个月内进行抗体滴度的评价。

表35-1 医务人员的乙型肝炎疫苗接种

疫苗	重组乙型肝炎疫苗
	Engerix-B，每ml含HBsAg 20μg
	Recombivax HB，每ml含HBsAg 10μg
	建议年龄≥40岁的医务人员、有危险因素的无应答者使用Engerix-B
接种前免疫评价	不建议使用
接种程序	于第0、1、6个月接种，共3次
	第2、3次接种的间隔不应<30天
	快速接种程序于第0、1、2个月接种3次，在第12个月第4次接种
成人剂量	三角肌部位肌内注射1ml（不建议其他部位接种）
免疫原性	大多数（95%左右）健康成年人接种后会产生保护性免疫
接种后免疫评价	适于接触传染源或相关血液制品的医务人员及有皮肤受伤危险的医务人员；接种后1～2个月进行；再次确认血清抗体滴度是否≥10mIU/ml
附加接种	免疫状况良好的医务人员可进行
安全性	对怀孕没有影响，对免疫受损者没有影响
常见副作用	注射局部疼痛（20%），低热（3%）
	曾有报道可能引起脱髓鞘性疾病，但无重复大量病例证实

接种后无免疫应答的危险因素包括：年龄>40岁、吸烟、男性、免疫受损、HIV感染、血液透析治疗中、接收疫苗情况不佳、接种程序技术问题、肥胖以及剂量间隔不合理等。在一些个体中，不出现免疫应答还可能与遗传易感性有关。

3. 暴露后的预防 三种医务人员需要暴露后的预防（PEP）：①暴露后对疫苗呈慢性

无应答者；②暴露后未完成全程疫苗接种程序者；③暴露后完成了接种的全程程序，但未有足够的免疫应答。PEP 指导方针见表 35-2。

表 35-2　确定或可疑暴露于 HBV 的医务人员的处理

乙型肝炎免疫状态[a]	建议暴露后预防措施[b]
未接种过疫苗或接种程序尚未完成	
未接种过疫苗者	HBIG×1，开始疫苗接种[c]
暴露中进行了初级预防接种	HBIG×1，完成初种程序
已经完成全程接种，有确定的免疫力	
具有平均免疫应答水平 HBsAg≥10mIU/ml	无需处理
进行了初级接种和多次接种程序者	
已经完成全程接种，但免疫效果不确定者	
血清抗体滴度水平未报告者	
血清抗体滴度水平≥10mIU/ml	无需处理
血清抗体滴度水平＜10mIU/ml	按无应答处理
无应答者	
完成初级免疫程序，但处于无应答状态，第二轮接种未进行或尚未完成者	HBIG×1，进行第二轮接种或完成第二轮接种[d]
初级接种和第二轮接种均完成，但仍处于应答状态，确认第二轮接种已经完成	HBIG×2

注：a：如果有条件，应经常性地检测医务人员的 HBsAg 是否呈阳性，对于未接种过疫苗者来说，即使 HBsAg 呈阳性，亦需进行初级疫苗接种。

b：暴露后的预防应根据临床经验，对不同的患者情况、血源性暴露予以不同的处理。

c：常用的 HBIG 成人剂量为 0.06ml/kg，肌内注射。

d：建议在确定医务人员接触了 HBsAg 阳性患者后，应进行疫苗接种，此外给予 HBIG

慢性无应答者应考虑乙型肝炎易感性，并且任何可能的暴露应进行暴露评定，确定曾明显暴露于 HBsAg 阳性患者时，应给予乙型肝炎免疫球蛋白（HBIG）。

没有完成初级免疫接种程序又有暴露史的医务人员，需要注射 HBIG 并按规定完成疫苗接种的程序，其中免疫球蛋白的使用不会干扰疫苗接种。

完成了初级免疫全过程，且有暴露史的医务人员若未产生足够的免疫应答，就应接受血清学 HBsAb 滴度测评。如果检测结果显示个体具有免疫力（≥10mIU/ml），则无需使用免疫球蛋白。如果暴露时抗体滴度未检出或无保护性，应考虑该个体是否为无应答者，宜注射 HBIG。

暴露于感染源的医务人员完成了疫苗接种后，实验室检测结果示其以前即具有保护性 HBsAb 滴度者以及免疫系统一直保持正常者，无需注射 HBIG，干扰也无需对其进行暴露期的 HBsAb 滴度评价。即使抗体滴度水平因时间延长而减至无法检出的水平，在乙型肝炎潜伏期内这样的个体仍可以产生有效的遗忘性免疫应答。

当医务人员完成了疫苗接种程序后，确定产生了抗体，再处于暴露危险时，不需要使用 HBIG。然而，对于疫苗接种初种后血清 HBsAb 检测没有免疫力的医务人员，建议使用 HBIG。

（二）麻疹、腮腺炎和风疹

1. 职业危险　目前麻疹、腮腺炎、风疹对于医务人员来说仍然是一大威胁。因为感染这些病毒的患者首先会到医疗机构就诊，医务人员如果没有免疫力，就会成为一种职业性危险因素。例如麻疹通过空气传播，所以全部的医务人员及其他患者、家属都有被传染的危险。据估计医务人员比普通人群感染麻疹的危险性要高出13倍之多。在医务人员中不同的分工会有不同的感染构成比，护士为29%，内科医生为15%，相关卫生专业人员为11%，管理人员为11%，助理护士为4%，医护学生为4%。未接种疫苗的医务人员大量暴露于麻疹病毒中会导致严重的后果。1990—1991年麻疹暴发的资料显示，其中668例是在工作中被感染的医务人员，1/4有暴露史的医务人员接受了住院治疗，3人死亡。

2. 疫苗　目前的麻疹、腮腺炎、风疹疫苗均为活疫苗，是经过减毒过滤后的病毒株制成的，常见的3种成分共同组成的三联疫苗，也就是我们一般说的MMR，其每一种组分都是独立有效的一种疫苗，即麻疹活疫苗、腮腺炎活疫苗和风疹活疫苗。当个体只需要接种其中一种或两种疫苗时，也要求三联疫苗一次性注射，除非个体对其中某些组分有过敏反应。

关于接种麻疹疫苗的有关要求如下：①确实检出了保护性抗体的个体不需要接种；②曾患麻疹的个体不需要接种；③接受过2次活疫苗接种，第一次在1岁或1岁以上，第二次在首次接种后28日及以上接种者无需再接种。

MMR和单独组分的疫苗注射均为皮下注射，成人、儿童剂量均为0.5mg。医务人员应进行完整的疫苗接种程序，第二轮接种应在第一轮接种后28天或以上进行。对MMR或其组分成分有过敏史的医务人员，以及怀孕前或怀孕前28天内、严重免疫受损、全身使用皮质类固醇类药物的医务人员应避免接种MMR疫苗。

接种一种单一剂量的风疹疫苗后，95%的个体血清学检测会呈阳性，按程序接种两份剂量预防麻疹疫苗后，99%以上的个体都会呈现阳性。虽然血清抗体滴度值会随着时间的延长而下降，但当机体发生回忆免疫应答时，疫苗的有效成分能被重新激活。所以其免疫作用可以维持至少15年，甚至终身。一剂的腮腺炎疫苗接种可使97%的个体血清检验呈阳性，但其有效性研究显示，保护率为75%～95%之间。

3. 暴露后的预防　当一个没有免疫力的医务人员暴露于麻疹病毒时，PEP可以防止暴发性野毒株麻疹的发生及其产生的严重并发症。暴露72小时内接种MMR，疫苗可以发挥一定的保护作用。暴露6天内可使用普通免疫球蛋白（Ig），常用的PEP剂量为0.25ml/kg，对免疫受损者建议用量为0.5ml/kg，最大量为15ml。Ig只能提供短暂的保护作用，疫苗注射仍为PEP的首选方法，使用MMR的推荐程序见表35-3。

表35-3　适用于医务人员的MMR和组分疫苗接种

疫苗	MMR减毒活疫苗
	除非个体存在对疫苗或组分的过敏情况，否则均应接受疫苗的全程接种
接种前免疫评价	1957年以前出生的个体视为具有自然免疫力
	1956年以后出生者必须经健康记录等资料中确认曾患三种疾病或血清学检测具有免疫力，或曾接种过麻疹活疫苗2次，风疹和腮腺炎活疫苗1次，具有免疫力
接种程序	对未接种过任何一种疫苗的医务人员：第一轮接种2剂量，第二轮再接种2剂量的疫苗，两次时间间隔至少为28天

续表

	对只接种过一种麻疹疫苗或未接种过风疹、腮腺炎疫苗的工作人员：接种1剂量的疫苗
成人剂量	0.5ml，皮下注射
免疫原性	99%的个体在接种2剂量疫苗后，90%的个体在接种1剂量的疫苗后，75%～90%的个体在接种1剂量的腮腺炎疫苗后具有免疫力
接种后免疫评价	不建议进行
附加接种	不建议进行
安全性	禁忌情况：怀孕期间或孕前28天，存在严重的免疫受损的个体
常见副作用	一过性发热或皮疹（5%）
	关节痛（≤25%）或关节炎（≤10%），多见于女性和成年人

（三）水痘

1. 职业危险　水痘-带状疱疹病毒（VZV）分别导致两种不同的临床疾病，即水痘和带状疱疹（局限的或播散的），表示在一个先前曾暴露的宿主中疾病再度激活。水痘在医疗机构中的传播已经被广泛证实。患者、员工及到医院来的探视人员都是可能的传染源。水痘可以经与水痘或带状疱疹患者接触或与出疹前48小时尚无临床表现的水痘患者接触而传播。有报告显示，易感医务人员罹患率达2%～16%。来自英国一所医院的一项前瞻性研究发现，易感的医务人员和患者暴露于水痘病毒的罹患率为3.6%，而暴露于带状疱疹病毒的罹患率却高达17%。

2. 疫苗　水痘疫苗是20世纪70年代在日本首先被应用的，为一种减毒活疫苗。在世界范围内只有几家厂商生产。医务人员可以借助结核检验来进行水痘的筛查，阳性反应是血清保护性抗体存在的有力标志（但不推荐使用）。有研究显示，对35岁以下自己报告或未报告曾患水痘的医务人员进行过调查研究，发现有过水痘或带状疱疹病史的医务人员仅4.2%缺乏免疫力，反之，没有VZV史的36%缺乏免疫力。建议无感染史的医务人员需要进行疫苗接种或接受正式的血清学检验，以评价免疫水平。

水痘疫苗非常脆弱，必须被冷冻保存于－15℃或更低温度才能保证其效力。疫苗一旦解冻就必须在30分钟内使用，最好立即使用。注射部位为三角肌皮下注射，剂量为0.5ml。第二轮注射宜在4～8周以后进行，如果超过8周就没有必要再重新接种。但是不进行第二轮接种不会收到最佳的免疫效果。

水痘疫苗可以与其他疫苗在同一时间使用，但不宜在接种其他活疫苗后1个月内接种。患严重疾病、怀孕期间、使用血液制品（包括血浆、普通Ig、VZV高Ig、红细胞等）后5个月内不宜接种。使用水痘疫苗的推荐程序见表35-4。

表35-4　医务人员水痘疫苗的接种

疫苗	水痘减毒活疫苗
接种前免疫评价	医务人员自己报告水痘免疫史
	水痘病史不确定或无病史，血清学检验未见抗体阳性结果者，应接种疫苗（两项要求均呈阴性者接种疫苗）
接种程序	进行2轮接种，间隔4～8周
成人剂量	0.5ml，皮下注射

续表

免疫原性	2 轮注射后 99%免疫，1 轮注射后 78%免疫
接种后免疫评价	不要求
附加接种	不要求
安全性	怀孕期间或准备怀孕的 1～3 个月间禁忌接种
	免疫受损者，如恶性肿瘤患者或感染 HIV 者禁忌接种
常见副作用	水痘样皮疹
	注射局部疼痛

（四）流感

1. 职业危险　A 型流感和 B 型流感均可产生医院内传播，可由处于流感潜伏期到临床症状期的医务人员、其他患者及探视者传播。流感传染性最强的时期为出现临床症状前 1～2 天以及出现临床症状后的 4～5 天。医务人员带病工作是值得注意的问题。

2. 疫苗　一般供成年人接种的灭活疫苗有两种：全病毒灭活疫苗和减毒裂解疫苗。疫苗每年都需要更新，以适应流行病毒株的不断变化。流感疫苗宜在 9～12 月间接种，以预防冬季流感流行。接种后 2～4 个月后活性达到最高峰，但一般在 1 年左右时间内可发挥部分保护作用。疫苗应皮下注射，对疫苗成分或鸡蛋过敏者禁忌接种。无需进行疫苗前后的免疫评价。

3. 暴露后的预防　流感暴发流行期间，接种疫苗进行一级预防比二级预防更重要。当暴发出现时立即进行疫苗接种，并使用金刚（烷）胺、金刚乙胺等抗病毒药物可能会有帮助。较新的抗流感药物奥司他韦、扎纳米韦在抗流感病毒 A、B 中均有很强的效力。奥司他韦主要是针对过敏而研制的，但近期研究表明扎纳米韦也具有相似功效。使用流感疫苗的推荐程序见表 35-5。

表 35-5　医务人员流感疫苗的接种

疫苗	三联疫苗，灭活疫苗（灭活全病毒及裂解疫苗）
接种前免疫评价	不需要
接种程序	每年秋末、冬初季节接种 1 剂
成人剂量	0.5ml，皮下注射
免疫原性	＞90%
接种后免疫评价	不需要
复种	每年秋季确认了新病毒株复种
安全性	孕期、哺乳期安全
	现患有中、重度疾病者禁忌
常见副作用	局部反应，10%～15%
	全身症状（发热、肌肉痛等），1%

三、推荐医务人员选择接种的疫苗

在特定环境中工作的医务人员还会碰到一些大多数医务人员不会碰到的疫苗可预防的疾病，对那些增加暴露危险的医务人员可选择性的应用以下疫苗：

（一）结核疫苗

关于成人接种卡介苗（BCG）进行预防的效力是有争议的。ACIP 建议在两种情况下使用 BCG：①一级预防不成功，一级预防措施包括适当隔离、戴防护面罩等；②局部环境中常碰到耐药结核菌株。此外当有效的控制结核传播的预防措施无效时，所有医务人员均应接种该疫苗。

（二）甲肝疫苗

甲型肝炎病毒主要经粪-口途径传播，目前人群患病率并不高，所以医院内感染并不常见，甲型肝炎暴发可见于卫生环境不好的新生儿集中护理科室，不建议常规接种。

（三）脑膜炎疫苗

一般认为，医务人员偶然暴露于脑膜炎患者后，没必要进行脑膜炎疫苗接种，必要时给予适当的抗生素就可有效的 PEP。如出现暴发，有时采用广泛疫苗接种作为一级预防，但不建议常规接种。

（四）其他疫苗

接触伤寒沙门菌或隐性暴露于牛痘病原体的实验室工作人员应接种相应的疫苗；破伤风和白喉疫苗全部成年人均需接种，但第一次接种后 10 年是否需要再次接种仍有争议；成年人患有可能引起球菌性肺炎的疾病者、65 岁及以上人群需接种球菌性肺炎疫苗。

四、医务人员疫苗接种计划

一个成功的员工疫苗接种计划，首先要提供员工保健的专项资金。其次要有一个定期的、全面的观察每个员工疫苗接种情况的组织计划，例如新入员工刚开始工作时的免疫力评价，或每年的员工体检时分析各种疫苗接种情况的理想时机，可借此确认每一个医务人员是否已接种了要求的疫苗。

同时应开展以特定疫苗可预防疾病为目标的宣教活动，如乙型肝炎。专项教育包括医务人员被感染的危险性和对患者的危害，以及疫苗接种的安全性、有效性等情况，有助于提高员工对疫苗的接受率。特别是对流感疫苗，必须每年都接种一次以达到预防效果，开展秋冬流感宣教活动就很有意义。应讲明接种疫苗对医务人员来说无需任何支出，这样也可以提高接受率。另外，在工作单位或临床会议期间进行疫苗接种或对免疫者给予小的奖励也是有效方法之一。

第三节　不同传播途径疾病的防护

医务人员职业暴露的发生具有以下特点：一是接触的病原体未知。医务人员常常接触的是各类患者，病情各异，病种复杂，各类急慢性感染性疾病，甚至烈性传染病病原携带者如果混在一般患者中间，常常不易确诊，患者和医务人员之间的交叉感染机会始终存在；二是暴露的途径多。医护人员在工作中，既可通过直接接触患者污染的血液、体液（包括精液、阴道分泌物、脑脊液、滑膜液、胸膜液、心包液和羊膜液等），或间接接触病原微生物污染的环境、物品、食物、水等导致感染，也可通过飞沫或空气途径（如咳嗽、咳痰、喷嚏、谈话或支气管镜检查等）导致疾病传播。

研究发现至少 30 多种病原体或疾病可通过经皮肤损伤传播，包括新出现的病原体。

如出血热病毒、猴疱疹病毒和猴免疫缺陷病毒，甚至肿瘤。其中 HBV、HCV、HIV 及结核分枝杆菌职业暴露风险较高，对医务人员的健康和安全造成了严重危害。特别是近年来艾滋病的流行在我国已进入快速增长期，乙型及丙型肝炎患者和病原携带者人数众多，医务人员因锐器伤或其他暴露感染血源性传播疾病的问题日益突出。

目前，全球广泛采用标准预防来降低与卫生保健相关的不必要发生的风险。其概念是 90 年代美国 CDC 将普遍预防和体内物质隔离的许多特点进行综合形成，旨在降低经血液传播的病原体的传播风险以及其他病原体通过明确或尚未明确的途径传播的风险。标准预防是感染防控的基本措施，是为任何患者提供医疗服务时都必须执行的基本措施。同时要求在传染病存在时在标准预防的基础上按照疾病的传播途径实施空气、飞沫、接触隔离（额外预防）。经过国际社会数十年的验证，实施标准预防及额外预防是成功、有效、经济的职业暴露防护的主要策略。

一、标准预防

（一）概念

认定患者的血液、体液、分泌物、排泄物均具有传染性，必须进行隔离，不论是否有明显的血迹污染或是否接触不完整的皮肤与黏膜，接触上述物质者，必须采取防护措施。

（二）基本特点

1. 既要防止血源性疾病的传播，也要防止非血源性疾病的传播。

2. 强调双向防护，既防止疾病从患者传至医务人员，又防止疾病从医务人员传至患者。

3. 根据疾病的主要传播途径，采取相应的隔离措施，包括接触隔离、空气隔离和飞沫隔离。

（三）主要措施

1. 手卫生　接触血液、体液、排泄物、分泌物后可能污染时，脱手套后，要洗手或使用快速手消毒剂。

2. 手套　当接触血液、体液、排泄物、分泌物及破损的皮肤黏膜时应戴手套；手套可以防止医务人员把自身手上的菌群转移给患者的可能性；手套可以预防医务人员变成传染微生物时的媒介，即防止医务人员将从患者或环境中污染的病原体在人群中传播。在两个患者之间一定要更换手套；手套不能代替洗手。

3. 面罩、护目镜和口罩　戴口罩及护目镜可以减少患者的体液、血液、分泌物等液体的传染性物质飞溅到医护人员的眼睛、口腔及鼻腔黏膜。

4. 隔离衣　隔离衣是为了防止被传染性的血液、分泌物、渗出物、飞溅的水和大量的传染性材料污染时才使用。脱去隔离衣后应立即洗手，以避免污染其他患者和环境。

5. 可重复使用的设备　用过的可重复使用的设备已被血液、体液、分泌物、排泄物污染，为防止皮肤黏膜暴露危险和污染衣服或将微生物在患者和环境中传播，应确保在下一个患者使用之前清洁干净和适当地消毒灭菌。

6. 环境控制　保证医院有适当的日常清洁标准和卫生处理程序。在彻底清洁的基础上，适当地消毒床单、设备和环境的表面（床栏杆、床单位设备、轮椅、储物柜、洗脸池、门把手）等，并保证该程序的落实。

7. 被服　触摸、传送被血液、体液、分泌物、排泄物污染的被服时，为防止皮肤黏膜暴露和污染衣服，应避免搅动，以防微生物污染其他患者和环境。

8. 安全操作

（1）若要人为去除针头时，应借助其他器械设备，避免双手直接接触针头，并有准备、有计划地保护针套或去除针头。

（2）用后的针头及尖锐物品应弃于耐刺之硬壳防水容器内，且该容器应放在方便使用的地方。

（3）在需要使用口对口呼吸的区域内应备有可代替口对口复苏的设备（简易呼吸器），并应将复苏的设备清洁消毒，装袋备用。

二、额外预防

（一）概念

由于标准预防不能预防经由空气、飞沫途径传播的疾病，因此，对一些临床具有传染性的疾病在待诊或确诊后根据其传播途径采取相应的空气、飞沫、接触隔离与预防措施。

（二）隔离原则

1. 在标准预防的基础上，医院应根据疾病的传播途径（接触传播、飞沫传播、空气传播和其他途径的传播），结合本院的实际情况，制定相应的隔离与预防措施。

2. 一种疾病可能有多重传播途径时，应在标准预防的基础上，采取相应传播途径的隔离与预防。

3. 隔离病室应有隔离标志，并限制人员的出入，黄色为空气传播的隔离，粉色为飞沫传播的隔离，蓝色为接触传播的隔离。

4. 传染病患者或可疑传染病患者应安置在单人隔离房间。

5. 受条件限制的医院，同种病原体感染的患者可安置于一室。

6. 建筑布局应符合《医院隔离技术规范》中相应的规定。

（三）不同传播途径疾病的隔离与预防

1. 接触传播的隔离与预防　接触传播是指病原体通过手、媒介物直接或间接接触导致的传播。经接触传播的疾病如肠道感染、多重耐药菌感染、皮肤感染等患者，在标准预防的基础上，还应采取接触传播的隔离与预防。

（1）患者的隔离：患者最好安置在单人隔离房间。如果单人房间有限，优先把容易引起传播的患者（如持续引流、排泄不方便等）安置在单间；同种病原体感染的患者可安置于一室；如果与非感染患者或非同种病原体患者安置在一个房间时，避免与有高危感染因素或容易引起传播的患者安置在一起（如免疫功能低下或预期长时间住院的患者），另外要保证床间距大于1m，病床之间最好有帘子作为物理屏障，以减少患者间接触。限制患者活动范围，减少转运；如需要转运时，应把患者感染或定植的部位遮盖起来，以减少对其他患者、医务人员和环境表面的污染。负责转运的人员应做好个人防护。

（2）医务人员的防护：接触隔离患者的血液、体液、分泌物、排泄物等物质时，应戴手套；离开隔离病室前，接触污染物品后应摘除手套，洗手和（或）手消毒。手上有伤口

时应戴双层手套。进入隔离病室，从事可能污染工作服的操作时，应穿隔离衣；离开病室前，脱下隔离衣，按要求悬挂，每天更换清洗与消毒；或使用一次性隔离衣，用后按医疗废物管理要求进行处置。接触甲类传染病应按要求穿脱防护服，离开病室前，脱去防护服，防护服按医疗废物管理要求进行处置。

2. 空气传播的隔离与预防　空气传播是指带有病原微生物的微粒（$\leqslant 5\mu m$）通过空气流动导致的疾病传播。经空气传播的疾病如：肺结核、水痘等，在标准预防的基础上，还应采取空气传播的隔离与预防。

（1）患者的隔离：患者应安置在负压病房内，若没有负压病房最好转运到有负压病房的医疗机构。在流行暴发期间，负压病房不能满足需求时，可把确诊为同一病原体的患者安置在同一区域并远离高危患者，事先要向感染控制专家进行咨询，评估安全性，应用机械通风的方式以达到一定的负压水平。限制患者活动范围，减少转运；如需要转运时，建议患者戴外科口罩，并遵循呼吸道卫生/咳嗽礼节。如果水痘或结核患者身体有皮肤破溃，转运时应遮盖这些部位。如果患者戴着口罩，破溃部位已被遮盖，负责转运的人员无需戴口罩。应严格空气消毒。

（2）医务人员的防护：应严格按照区域流程，在不同的区域，穿戴不同的防护用品，离开时按要求摘脱，并正确处理使用后物品。进入确诊或可疑传染病患者房间时，应戴帽子、医用防护口罩；进行可能产生喷溅的诊疗操作时，应戴护目镜或防护面罩，穿防护服，当接触患者及其血液、体液、分泌物、排泄物等物质时应戴手套。限制易感的医务人员进入隔离房间（如没有接种过水痘、麻疹疫苗）。进入肺结核、水痘患者房间时要戴N95口罩或医用防护口罩，注意密合性试验。而对于接触麻疹患者时，没有建议具有免疫力的医务人员穿戴防护用品，也没有建议没有免疫力的医务人员穿戴什么型号的防护用品，没有强调一定要戴N95口罩。因为没有任何证据说明戴N95口罩可保护易感人群感染麻疹。

3. 飞沫传播的隔离与预防　飞沫传播是指带有病原微生物的飞沫核（$>5\mu m$），在空气中短距离移动到易感人群的口、鼻黏膜或眼结膜等导致的疾病传播。经飞沫传播的疾病如：百日咳、白喉、流行性感冒、病毒性腮腺炎、流行性脑脊髓膜炎等，在标准预防的基础上还应采取飞沫传播的隔离预防。

（1）患者的隔离：患者最好安置在单人隔离房间。如果单人房间有限，优先把有严重咳嗽症状、痰多的患者安置在单间。应减少转运，如需要转运时，建议患者戴外科口罩，并遵循呼吸道卫生/咳嗽礼节。患者病情允许时，应戴外科口罩，并定期更换。如果患者戴着口罩，负责转运人员无需戴口罩。应限制患者的活动范围；患者之间、患者与探视者之间相隔距离在1m以上，探视者应戴外科口罩；加强通风，或进行空气的消毒。

（2）医务人员的防护：应严格按照区域流程，在不同的区域，穿戴不同的防护用品，离开时按要求摘脱，并正确处理使用后物品；与患者近距离（1m以内）接触，应戴帽子、医用防护口罩（不建议常规佩戴护目镜或防护面罩）；进行可能产生喷溅的诊疗操作时，应戴护目镜或防护面罩，穿防护服；当接触患者及其血液、体液、分泌物、排泄物等物质时应戴手套。

第四节　个人防护用品的特点及正确使用

正确使用个人防护用品可以最大程度地防止职业伤害。那么，如何在诊疗活动中采取正确的使用个人防护用品，采取合适的隔离与预防措施，请参见第二十五章“隔离与预防”相关内容。

（索　瑶）

参考文献

1. Khanzode VV，J Maiti，PK Ray. Occupational injury and accident research：A comprehensive review. Safety Science，2012，50（5）：1355-1367
2. 戴青梅．国内外护理风险管理研究现状与展望．齐鲁护理杂志，2007，3：103-104
3. 范珊红．三级医院医务人员锐器伤调查与分析．中华医院感染学杂志，2011，21（20）：4273-4275
4. 毛秀英．部分临床护士发生针刺伤情况的调查．中华护理杂志，2003，38（6）：422-425
5. 刘丁．医院感染——医疗安全面临的挑战．重庆医学，2006，35（23）：2113-2114
6. 武秀敏．医务人员职业暴露危险因素分析与防护措施．齐鲁护理杂志：下旬刊，2011，17（5）：84-85
7. 张星华，徐遂转，魏春玲．医务人员职业危害因素及防护对策．中国感染控制杂志，2012，11（1）：68-69
8. 肖平．医务人员职业暴露与社会心理问题防范．卫生软科学，2005，19（5）：359-360
9. 张敏．血源性病原体职业危害风险及其预防控制策略．中国护理管理，2010，7：5-10
10. Ridzon R. Simultaneous transmission of human immunodeficiency virus and hepatitis C virus from a needle-stick injury. N Engl J Med，1997，336（13）：919-922
11. Harte JA. Standard and transmission-based precautions：an update for dentistry. J Am Dent Assoc，2010，141（5）：572-581
12. Occupational exposure to bloodborne pathogens；needlestick and other sharps injuries；final rule. Occupational Safety and Health Administration（OSHA），Department of Labor. Final rule；request for comment on the Information Collection (Paperwork) Requirements. Fed Regist，2001，66（12）：5318-5325
13. 贾会学，李六亿．《美国CDC隔离预防指南2007——防止感染因子在医疗机构内传播》介绍．中国护理管理，2009，11：7-10
14. 卫生部医院感染控制标准专业委员会．医院隔离技术规范．in WSIT 311-2009，2009
15. CDC，2007 Guideline for Isolation Precautions：Preventing Transmission of Infectious Agents in Healthcare Settings，T. H. I. C. Advisory，2007
16. McConnell EA. Gloves and the questions at hand. Nurs Manage，1998，29，5：41
17. Romney，MG. Surgical face masks in the operating theatre：re-examining the evidence. J Hosp Infect，2001，47（4）：251-256
18. 王力红．医用口罩的正确选择与使用．中华医院感染学杂志，2011，21（18）：3908-3909
19. Weber A. Aerosol penetration and leakage characteristics of masks used in the health care industry. Am J Infect Control，1993，21（4）：167-173
20. 薛志安．眼睛与面部的防护．安防科技：安全经理人，2004，7：32

21. 贾建侠．一次性鞋套对控制 ICU 医院感染的作用调查．中华医院感染学杂志，2009，4：406-408
22. Speller DC. Acquired immune deficiency syndrome：recommendations of a Working Party of the Hospital Infection Society. J Hosp Infect，1990，15（1）：7-34
23. Mastro TD. An outbreak of surgical-wound infections due to group A streptococcus carried on the scalp. N Engl J Med，1990，323（14）：968-972

第三十六章 医务人员针刺伤/锐器伤的危害及预防

医务人员职业暴露是医务人员从事诊疗、护理、科学实验等工作中受到物理、化学或生物等有害因素影响，直接或间接地对人体健康造成损害甚至危及生命的情况。美国在1984年的全国职业危害调查中发现，医疗保健服务在12种服务行业中职业危害发生率排名第4位。医院是患者高度聚集的场所，自从出现医疗护理事业之后，就存在职业暴露，医务人员长期暴露在生物、物理、化学等有害因素并存的医疗护理工作环境中，意外暴露于乙肝、丙肝、HIV等病毒感染者的血液、体液，或者被污染的针头及其他锐器刺破皮肤的情况时常发生，当其接触的皮肤黏膜有破损时极易造成交叉感染。随着医学科学的发展和社会的开放进步，以及各种诊疗技术的推广和侵入性操作的增多，医务人员发生职业暴露的机会增加，其身心健康受到严重危害甚至危及生命，成为一种较严重的公共卫生问题。

医务人员职业暴露包括生物性、物理性、化学性、社会心理等因素，易发生职业暴露的部位有手部、眼睛、鼻腔、脚、面部等，因为这些部位在操作中经常暴露于外界环境中，损伤的几率增大。自从1984年世界上报道了首例由职业暴露于被感染的血液而引起的HIV感染以来，医务人员与具有传染性疾病的患者接触而被感染的危险已成为医疗领域中一个引人关注的职业性问题。

我国于2002年开始实施《中华人民共和国职业病防治法》和《职业健康安全管理体系规范》(OHSMS)，对各项职业危害和职业病的管理和防护已经上升到了法律的高度。2004年6月1日原卫生部正式颁布《医务人员艾滋病病毒职业暴露防护工作指导原则试行》的文件，再一次敲响了医务人员职业安全管理的警钟。

预防医务人员的医院感染，做好职业防护，不仅是保护医务人员的健康，保证医疗质量安全，同时还是保证患者安全的有力措施。研究医务人员周围的职业暴露因素及其危害机制，对医务人员的职业防护有非常重要的意义。

第一节 医务人员职业暴露的风险

(一) 医务人员职业暴露的风险

大多数的职业暴露是不至于引起感染的，引起感染的主要因素有：感染病原微生物的种类，职业暴露接触方式以及接触的感染源的量，感染源中病原微生物的含量等。

1. 临床医务人员在进行诊疗、护理等操作时，特别是在紧急抢救外伤、出血、昏迷、呕吐、腹泻等患者时，不可避免地要接触患者的血液、体液、分泌物、排泄物等，如没有及时清洗或消毒易造成感染。

2. 临床医务人员在给艾滋病病毒、乙肝病毒等感染者进行手术、助产、人工流产及其他治疗时被手术刀割伤或被缝合针刺伤，若其皮肤有破损，接触这些可能携带病原微生物的污染物或污染器械时就可能会造成感染。

3. 临床医务人员在进行注射、穿刺、采血、污染器械处理等工作时，不慎被污染的锐器刺伤或被金属瓶盖、玻璃安瓿等割伤，可能会发生经血液传播的感染性疾病，如乙型肝炎、丙型肝炎、艾滋病等。

4. 检验科工作人员在技术操作中及操作后处理用物时被污染的器械损伤，可引发血源性感染。

5. 血库或化验室的工作人员被带有病原微生物的针头或玻璃损伤；

6. 尸解人员在给经血液传播的感染性疾病感染者做尸检时，被手术刀割伤。

7. 血液透析人员的伤口接触到经血液传播的感染性疾病感染者。

8. 医疗废物回收人员因自我预防意识差，预防职业暴露感染知识不足，以及职业暴露后处理不规范而增加了感染的机会。

（二）针刺伤/锐器伤与经血传播性疾病

血源性传播疾病　是指血源性病原体（bloodborne pathogens）通过血液传播（blood transmission）引起易感者感染的疾病或综合征。血液传播疾病是造成医务人员医院感染的主要原因，但经血液传播疾病所造成的医院感染常被忽视。许多致病因子可以通过血液传播，目前已确定的血源性传播疾病有乙型肝炎、丙型肝炎、获得性免疫缺陷综合征、巨细胞病毒感染、布氏杆菌病、梅毒、疟疾等，其中以乙型肝炎、丙型肝炎及获得性免疫缺陷综合征较为常见。

血源性传播疾病感染途径有皮肤刺伤、皮肤接触、黏膜接触，皮肤暴露于血源性病原体对医务人员是一种职业危险，其中约80%归因于针刺伤。职业感染乙型肝炎的病例首次报道于1949年；针刺伤引起HIV职业感染的病例首次报道于1984年；国内外种种资料表明，医务人员职业暴露中针刺伤（锐器伤）发生率居首位，是医务人员职业暴露最常见的途径，其次是意外直接接触血液，患者的体液、致病微生物通过破损的皮肤或黏膜进入医务人员的血液，而造成医务人员感染。

1. 血源性传播疾病的危害　有研究报道，医护人员职业感染血源性传播疾病的危险性是普通人群的2～19倍。血源性致病因子感染医务人员最常发生于徒手使用与安装针头或传递锐利的器械时。医务人员长时间从事采血、急救以及血液疾患的操作，接触到患者的血液可通过针刺、锐器割伤或者是患者的血液溅到医务人员的眼睛、口腔或者皮肤，接触血量越大，时间越长，机体获得致病因子的可能性和量越大。经血传播是近年来较受重视的一种传播方式。现已证实大多数职业性血源性疾病的病例大多是由人免疫缺陷病毒（HIV）、乙型肝炎病毒（HBV）、丙型肝炎病毒（HCV）三种病毒所引起，此外尚还有梅毒、疟疾、巨细胞病毒和弓形虫等。

血源性传播疾病的传播可以从患者到医务人员，也可以从医务人员到患者，是可以双向途径传播的。由于多数血源性传播疾病的传染能力很强，受到感染的医务人员不得不停止为患者提供有创性的操作服务，病情严重甚至要停止工作接受治疗。这无疑浪费了社会的人力资源，同时也给社会带来了诸多不稳定因素。医务人员在频繁接触感染患者的过程中，必须作好自我防护，以免造成自身感染。1988年美国CDC组织发布了全球防止HIV、HBV和其他血源性病原体在医疗机构传播的预防措施。加强医务人员血源性传播疾病感染的研究及预防控制非常重要。

2. 血源性传播疾病的预防　目前，经血源性传播疾病的流行趋势日益严重，已引起国内外各级卫生部门的高度重视。2009年，原卫生部发布《国家职业卫生标准——血源性病原体职业接触防护导则》，强调了血源性病原体职业防护的重要性。新加坡医院感染管理部门为了减少医院感染的风险，将实施全方位隔离预防技术，包括体内物质隔离法（body substance isolation，BSI）和类目隔离法（category specific isolation，CSI），如洗手、隔离室、手套、塑料围裙、锐利刀片收集盒、污物袋等7种方法及严格隔离、接触隔离、呼吸道隔离、结核病隔离、肠道隔离等7类隔离法。

医务人员要预防自身血源性传播疾病的发生，关键在于建立标准防护体系，强化自我防护意识，加强防护措施。血源性传播疾病感染的防护措施应当遵照标准预防原则，及对所有患者的血液、体液及被血液、体液污染的物品均视为具有传染性的病源物质。医务人员在诊疗、护理操作过程中，接触这些物质时，必须洗手、戴手套、戴口罩，必要时还应当穿戴具有防渗透性能的隔离衣或者围裙，严格遵守无菌技术操作规程，并加强基础护理，医务人员操作及护理过程中，要保证充足的光线，并特别注意防止锐器刺伤或者划伤，所有操作后应由操作者自己处理残局。

第二节　医务人员针刺伤/锐器伤的危害

1984年，《柳叶刀》杂志首次报道了医务人员因针刺伤感染HIV的个案，随后相继有更多病例报道。长期以来，人们多关注医疗服务过程中血源性传播疾病因交叉感染在患者中的传播，而对医务人员因职业暴露感染血源性传播疾病关注较少，事实上，随着医疗服务质量的提高及血源性致病因子筛检工作的普及，患者在院内感染血源性传播疾病已明显下降，而医务人员因意外针刺伤或其暴露感染血源性传播疾病的问题却日益突出，并且随着人群中血源性传播疾病如乙型病毒性肝炎、丙型病毒性肝炎、艾滋病病毒感染等患者的增多，职业暴露与受感染的危险也随之增加。目前医务人员的职业暴露性感染已成为医疗领域中一个重大的职业性问题。

近100年来，医学文献记载了至少30多种病原体或疾病可通过经皮肤刺伤传播，包括细菌、病毒和寄生虫等，其中对医务人员危害最大的是：艾滋病、乙型肝炎、丙型肝炎。医疗护理工作的对象是患者，其中许多是急、慢性传染病和没有症状的病原携带者，医务人员在工作过程中因针刺伤、锐器伤、黏膜或破损的皮肤接触了患者具有传染性的血液、分泌物、排泄物等容易引起生物性职业感染。

综合不同国家或地区的研究资料，1988年美国CDC组织发布了全国防止HIV、HBV和其他血源性病原微生物在医疗机构传播的预防措施，并调查发现，以乙型肝炎的感染率最高，约为30%左右，其次是丙型肝炎病毒感染和艾滋病病毒感染。了解HIV、

HBV、HCV 三种病毒的流行传播概况、暴露概况以及危害对职业性血源性传播疾病的预防至关重要。

一、乙型肝炎病毒（HBV）感染

1. 乙型肝炎的流行概况　乙型肝炎病毒（hepatitis B virus，HBV）感染呈世界性流行，但不同地区 HBV 感染的流行强度差异很大。据世界卫生组织报道，全球约 20 亿人曾感染过 HBV，其中 3.5 亿人为慢性 HBV 感染者，每年约有 100 万人死于 HBV 感染所致的肝衰竭、肝硬化和原发性肝细胞癌（HCC）。我国属乙肝感染高流行区，2006 年全国乙型肝炎流行病学调查结果表明，我国 1～59 岁一般人群 HBsAg 携带率为 7.18%。截至 2010 年底我国的慢性 HBV 感染者约已高达 9300 万人。

2. 职业暴露于 HBV 的概况　乙型肝炎是医务人员面临传播危险性最大的血源性疾病，主要涉及医疗护理人员、血库人员、病理学工作者和实验室人员。研究显示，医务人员感染 HBV 是普通老百姓的 5～6 倍，医务人员如果没有进行暴露后预防（PEP），HBV 职业暴露后感染的风险为 6%～30%；如果源患者的 HBeAg 阳性的话，感染的风险将更高。血液传播、针刺或皮肤黏膜接触、性接触及母婴传播是乙型肝炎传播的重要方式，而医务人员乙肝病毒暴露的传播途径最常见的感染途径是针刺伤和尖锐利器刺伤。

3. 职业暴露于 HBV 的危险性　乙肝的致病性较强，针刺伤发生时一般只需 0.004ml 血液就足以使受伤者感染乙肝，慢性感染及病毒携带者血液中 HBV 浓度很高，实践证明，HBsAg 阳性的血浆稀释 1000 万倍给易感者注射后仍可引起 HBV 感染。被携带乙型肝炎病毒的针头刺伤而发生乙型肝炎的危险性为 1/5。乙型肝炎病毒有很高的传染性，而血液传播是最常见的一种传播途径。近年来许多研究人员致力于对医疗保健工作者获得性血源性传播疾病的研究与评估，医务人员因职业暴露感染 HBV 的危险性明显高于 HIV 及 HCV，有研究证实发生暴露后 HBV 感染率高于 HIV 55 倍，高于 HCV 38 倍。艾滋病病毒在干燥环境中仅存活 10 分钟，而乙肝病毒可存活 1 周。接种乙型肝炎疫苗是预防 HBV 感染的最有效方法，尤其是未免疫人群以及医务人员、经常接触血液的医疗工作人员。

二、人获得性免疫缺陷综合征（AIDS）

1. 艾滋病的流行概况　艾滋病（acquired immunodeficiency syndrome，AIDS）为人免疫缺陷病毒（human immunodeficiency virus，HIV）引起的一种传染病。该病毒特异性地侵犯 $CD4^+$ T 淋巴细胞，临床表现为急性感染、无症状病毒携带、持续性全身淋巴结肿大综合征和艾滋病相关综合征，最后并发各种严重机会性感染（opportunistic infection）和恶性肿瘤，成为 AIDS，该病病死率极高。世界卫生组织、联合国儿童基金会和艾滋病规划署 30 日联合发布的《2011 年全球应对艾滋病行动进展报告》显示，2010 年底，约有 3400 万人携带艾滋病毒，较 2001 年增长 17%。据联合国艾滋病规划署、世界卫生组织和原卫生部联合专家组评估，截至 2011 年底，估计中国存活艾滋病感染者和患者 78 万。

2. 职业暴露于 HIV 的概况　原卫生部《医务人员艾滋病病毒职业暴露与防护工作指导意见（试行）》中指出：艾滋病病毒职业暴露是指医务人员从事诊疗、护理等工作中意外被艾滋病病毒感染者或者艾滋病患者的血液、体液污染了皮肤或者黏膜，或者被含有艾滋病病毒的血液、体液污染了的针头及其他锐器刺破皮肤，有可能被艾滋病病毒感染的情况。在职业暴露史上，最早暴露的是通过破损皮肤接触血液而感染，美国疾病预防控制中心对1981～1997年因职业暴露感染艾滋病病毒的52名医务人员的情况进行了统计，结果表明暴露情况最常见的是针刺伤或割伤。医务人员因为诊断、治疗或护理感染者，接触并暴露于艾滋病病毒传染源的机会较多，特别是在手术、助产、介入性检查等医疗操作中，接触污染的血液、体液、分泌物的机会多，加之操作中多使用器械，被锐器刺伤的概率高，所以医护人员尤其要高度重视职业暴露加强防护。

此外，无症状艾滋病病毒感染者对医务人员构成巨大的威胁，此类感染者没有自觉症状，没有阳性体征，一如常人，可以正常生活和工作，但是每一个HIV感染者都是传播艾滋病的危险传染源，医务人员对此要有高度的警惕。

3. 职业暴露于HIV的危险性　截至2001年，美国疾病预防控制中心（CDC）的监测显示：有57例确认经职业暴露感染HIV，其中经皮肤刺伤造成的感染48例，占84.2%。HIV感染与医务人员受沾染了AIDS患者带血的针头和设备刺伤皮肤有关，据报道，因针刺伤而感染HIV只需0.1ml血液。有研究资料表明，医务人员被HIV污染的针头刺伤后，发生HIV感染的几率为0.33%，黏膜表面暴露感染HIV的几率为0.09%。被利器刺伤后获得HIV的风险虽然很低，但是一旦被HIV感染，后果将是灾难性的。

在确定患者感染艾滋病后为其实施治疗并不是最可怕的，最可怕的是感染了艾滋病病毒的急诊患者（如车祸中的伤者、急诊入院的孕妇等），因为紧急处置前可能完全来不及做相关检查，根本不知道患者是艾滋病感染者。如果医护人员缺乏艾滋病防护意识以及暴露后及时、正确处理的知识和能力，是完全有可能因职业暴露而感染HIV的。

三、丙型肝炎（HCV）感染

1. 丙型肝炎的流行概况　丙型肝炎（hepatitis C）是一种常见的病毒性肝炎，在世界范围内广泛流行，是欧美、日本等国家导致肝硬化和肝病的最主要的病因。据世界卫生组织统计，全球的丙型肝炎病毒（hepatitis C virus，HCV）感染率为3%。据中国疾病预防控制中心传染病疫情报告数据显示近年来丙型肝炎发患者数在逐年上升，多地已出现丙型病毒性肝炎疫情的暴发，原卫生部公布的数据显示：2012年全国HCV的发病数为201622例，死亡数108例。

2. 职业暴露于HCV的概况　国内外学者根据流行病学的研究认为，HCV的主要传播途径50%可通过血液，10%可通过性接触，40%仍不十分明确，目前主要通过输血和血制品传播。近年来输血引起的丙肝时有发生，即使是最轻微的血液接触也可被感染。医务人员在医院特定的环境中，被感染的机会大大增加，接触血液的医务人员感染率高达50%～60%。据报道，被HCV污染的锐器刺伤感染HCV的比率为1.8%。

3. 职业暴露于HCV的危险性　丙型肝炎传播首次报道出现在1981年文献中，直到1989年有了可检测HCV的抗体之后，人们才集中对HCV职业性传播进行研究，并认为HCV传播危险性高于HIV但低于HBV，有研究显示针刺伤后当针内充满了血液或原患者合并感染HIV时，传播的危险性将增加。据统计，经过10～20年的慢性病程后，至少20%的患者发展为肝硬化，部分患者发展为肝癌。在欧美国家，丙型肝炎肝硬化已成为肝移植的主要原因。预防就是最根本的办法，而目前对丙型肝炎的暴露，尚未建立有效的预防措施，尚无疫苗预防 HCV 感染，只能通过加强相关教育及改善卫生条件预防 HCV 的传播。

第三节　针刺伤/锐器伤的预防和处理

一、针刺伤与锐器伤发生的概况

针刺伤（needle stick injuries）与锐器伤（sharp instrument injuries）是一种皮肤深部的足以使受伤者出血的意外伤害，是一种与创伤性操作相关的职业伤害，临床发生率极高，是直接导致医务人员发生血源性传播疾病最主要的危险因素，也是医务人员最常见的职业暴露。据美国疾病预防控制中心（CDC）估计，健康的医务人员（医师、护士、废物回收人员等）患传染病 80％～90％是由针刺伤所致，被针刺伤的医务人员中护士占 80％。近年来，世界上许多国家已开始重视医务人员的职业暴露，美国等国家发布了《针刺安全与预防法案》，以保护医务人员的职业健康。

据 WHO 估计，全球每年约 12 亿次注射量，其中 10％为免疫接种，90％为治疗性注射。根据美国 CDC 报道，美国每年至少有 100 万次针刺伤，医务人员平均每天就有 1 人死于血源性传播疾病。在我国直至今日，针刺伤与锐器伤在临床医疗、护理工作中是最常见的职业伤害与职业感染，据估计，我国 2010 年平均每人要输 8 瓶液体，原卫生部 2011 年对 6 省市（上海市、浙江省、广东省、四川省、陕西省、辽宁省）医务人员锐器伤进行基线调查发现，医务人员平均锐器伤发生率为 145.7 例/(百床·年)，以上两个数据都要远远高于欧美国家。

有研究表明，“一次性锐器误伤的调查”中 40％的受检者有过注射针头误伤史。锐器损伤传播血源性传染病的危险远远大于其他途径，临床医务人员每天完成大量注射、采血、输液、手术及使用后的针头处置工作，由于经常接触各种针头和利器，发生针刺伤/锐器伤的概率很高。医务人员刺伤后最易接触的是患者的血液、体液等，且多为危险性接触。在所发生的锐器伤中高危的污染锐器伤占据了相当的比例：有 8.2％～18.0％的污染锐器伤中患者确定有一种以上的血源性传播疾病，还有近 30％不能确定其传染性。

2001 年，美国护士协会对护士的调查发现，护士对护理职业健康和安全最关注的前 10 位问题是：工作压力过大、工作负荷过重、腰肌劳损、针刺伤/锐器伤后传染病、感染结核病、工作中受到攻击、乳酸过敏、夜班下班后回家遭遇车祸、接触化学物品、接触化疗药品。其中，对针刺伤（锐器伤）后发生传染病的担心排在第四位。国内相关文献调查亦发现：护士对职业暴露危害的担心程度介于非常担心与有点担心之间，其中以被针刺伤/锐器伤、接触患者的血液及可能会感染到传染病的担心程度最高。

医务人员因针刺伤/锐器伤感染职业性、血源性传播疾病严重危害身体健康，也是每个医务人员所面临的严峻问题。但是，国外几十年的监测和研究发现，大部分针刺伤/锐器伤可以通过尽量减少锐器使用、推广安全器具、规范诊疗操作、采取标准预防措施等来进行预防。

（一）医务人员对针刺伤/锐器伤职业暴露的困惑

医务人员已经越来越清楚地认识到，在临床的工作中每天都要面对越来越复杂的感染性疾病，医院将永久存在具有传染性的危险的病原微生物，其中有一些难以处理甚至无法处理。尽管采取了许多措施，医务人员不可能始终在无危险环境中行使其职责。任何一个医疗机构，任何一位医院工作人员，都有机会接触到感染患者。虽然美国CDC的评估表明：62％～88％的针刺伤/锐器伤害是可以预防的，可是并非所有医务人员在任何时候都会全面做好防护措施，也非任何时候都有条件做好全部预防措施。

（二）针刺伤/锐器伤的常见原因

针刺伤/锐器伤职业暴露常见原因有：

1. 医务人员对职业暴露的认识不足，缺乏自我保护意识。

2. 没有执行标准操作规程以及不安全的操作行为。

3. 个人习惯不良，不重视洗手，缺乏标准预防知识，不常规使用防护用具，以及职业暴露后处理不当。

4. 医疗护理工作量较大，工作环境拥挤、嘈杂、采光不良等。

5. 医疗护理对象不合作，有研究报道患者的突然运动可导致29％的锐器伤。

6. 针刺伤/锐器伤后是否引起血源性传播疾病的感染还与针头种类密切相关。有研究显示：同一直径的静脉穿刺针比缝合针可携带更多的血液，针头越粗、刺入深度增加或直接刺入动静脉则感染的机会增加。

7. 另外，我国目前在医务人员职业暴露管理方面还存在着其他问题：锐器使用过多、安全器具未很好推广、医务人员职业暴露预防培训不到位、锐器盒不符合要求、个人防护用品不足、暴露后措施不到位，职业暴露监测系统不完善等问题。

（三）容易发生针刺伤/锐器伤的情况

1. 医务人员是针刺伤/锐器伤多发生于销毁注射器时。

2. 医务人员将用过的锐器或注射器进行分离、浸泡和清洗时。

3. 将针套套回针头时。

4. 将血液或分泌物从一个容器转到另一个容器时。

5. 将针头遗弃在不耐刺的容器中。

6. 用完注射器后未及时处理针头。

（四）针刺伤/锐器伤的危险性以及应对措施

针刺伤与锐器伤已成为目前临床医务人员主要的职业伤害，却未引起医务人员的高度重视。相关调查发现，针刺伤和人类免疫缺陷病毒（HIV）、乙肝病毒（HBV）感染发生的风险性有很大的相关性，特别是HBV传染性更强。大量的数据表明：针刺伤是医务人员最常见的职业性伤害，具有潜在感染的危险。因此，落实好各项防止职业暴露的安全操作和个人防护措施，包括医疗实验室的布局，安全操作规章，废弃物的消毒处理，个人防护用品和健康监护的完善等。

二、针刺伤/锐器伤的预防与控制

（一）加强行政支持和管理

近年来世界卫生组织（WHO）及原卫生部高度重视医务人员职业接触感染问题，并就如何做到职业防护提出了许多有效的措施。各医疗机构高层领导的重视和经费投入是解决职业接触感染的有力保证。设专门的组织和管理系统，建立执行标准预防措施的监管制度，制订、实施医疗实验室安全操作和普遍性防护措施指南，规范锐器物使用的操作流程和针刺伤/锐器伤处理流程。

应加强职业暴露上报登记制度的落实，认真执行原卫生部医院感染管理相关规范，规范操作程序，减少各种危险行为发生，加强制度建设，取得各级领导的关注和支持。具体措施：建立严格的防护制度，制订长期培训计划，提高执行力度，树立标准预防的牢固理念，实施免疫计划方案，有政策及相关领导的支持、相关管理部门的重视及医务人员的共同努力，医务人员职业伤害是可以降至最低点的。

（二）加强职业防护教育、指导和监测

我国很多医务人员对职业暴露的认识不够导致了职业暴露后处理不重视，有部分医务人员甚至不了解什么是职业暴露，更谈不上处理、登记、报告。有些对职业暴露后的处理流程不熟悉，仅局限于简单的处理。

医院领导、医院感染管理部门和护理部通过普及标准预防知识来改变导致针刺伤/锐器伤的危险行为。加强对医务人员的职业防护知识的培训，包括职业暴露的主要途径、危险性和自我防护措施、医疗器械的处理、锐器伤的处理措施、医院感染知识和消毒隔离制度以及规范化的操作程序等，以提高全体医务人员预防血源性传播疾病的知识水平及自我防护能力。

医院感染管理部门将参加职业安全防护教育培训纳入年度考核项目；并指导对其伤口进行及时处理和对针刺伤/锐器伤后的医务人员开展 HBV、HCV 及 HIV 的流行病学调查；采取相应的干预措施，对医务人员针刺伤/锐器伤报告制度的实施进行定期检查和监督，使之自觉遵守防护要求，成为习惯性行为，降低医务人员与患者之间传播的危险性，从而有效地预防职业暴露后血源性疾病的感染。

（三）提供安全的工作环境和工作条件

医院诊疗环境包括医务人员的配液、治疗室以及患者所处的空间，即空气、物体表面和地面，其清洁与否关系到患者的就诊条件、舒适度，也关系到医务人员的安全。保持诊疗环境的清洁、明亮、干燥是对医疗机构预防医务人员针刺伤的基本要求。

与国外相比，我国刺针伤的防护用品相对较少，而防护用品对减少职业暴露有着重要作用。配备必要的安全设施，如改善手卫生的非接触式水龙头设施；为工作人员配备足够的防护用品，工作服、帽子、口罩、不易穿透的橡胶手套等。对诊疗和护理艾滋病病毒、乙肝病毒等感染患者的医务人员，尽可能提供具有安全保护性装置的产品，如真空抽血设备、安全留置针、无针密闭输液接头、带有安全滑套的针筒，可阻止和减少锐器伤害的发生。另外，医院应配备专职院感监控员，做好医务人员针刺伤后的管理。

（四）培养医务人员良好的工作习惯

美国加利福尼亚州于 1998 年颁布法令，要求针头和其他锐器的安装能预防针刺伤的工程控制装置。这条法令将医务人员职业安全的问题提高到了从未有过的高度，为有效减少被针头刺伤的危险提供了明确要求。

2008 年，美国 CDC 在其网站上发表了题为《设计、实施和评估锐器损伤》的工作手册，提出了详细的行为控制措施，行为控制又称工作实践控制（work-practice controls），是指通过员工的行为管理控制职业危害的发生，通常是以提出具体做法的方式以避免（如回套使用过的针头）或推动某种措施（如使用适当的容器处理锐器）的执行。下面以我国医院具体工作情况提出以下几点行为控制措施：

1. 尽量避免使用锐器，在进行必要的侵袭性操作时，一定要保障足够的光线，并特别注意防止被针头、缝合针、刀片等锐器刺伤或者划伤。

2. 使用有安全设计器械有效降低经皮损伤。安全设计包括取消不必要的针头、安全设计在使用时能自动激活，在处理过程中能保持有效的保护作用，如可以使用无针系统和使用后会自动回缩、覆盖或变钝的针头，从而既可以保护废物处理者又能保护使用者。

3. 做到一人一针一管一用，禁止只换针头不换注射器。

4. 禁止用双手将使用过的针头重新套上针帽，以免损伤自己的手指；采用单手复帽技术或使用一种器械夹持住针头鞘帽以复帽盖住针头，避免用手分离针头。

5. 不能将针尖指向身体任何部位，不将用过的器具传递给别人。禁止用手直接接触使用后的针头、刀片等锐器，手术时使用非接触技术传递锐器。

6. 用过的一次性注射器、针头、手术刀片和其他尖锐物品应当直接放入防水耐刺、防渗漏的锐器盒，容器置于尽可能接近这些物品使用的区域，容器外表应有醒目的标志，并集中送往指定地点焚烧，进行无害化处理。

7. 规范使用合格的锐器盒，锐器盒内锐器不能超过容器的 3/4。

8. 勿将锐利废弃物同其他废物混在一起，锐器盒放置于干燥、人少的地方，避免放于潮湿地方，锐器若突出于锐器盒及时借助工具将利器放入锐器箱，利用针头处理设备进行安全处置。

9. 在为不合作患者注射时，如果有发生针刺伤的可能，应取得他人的协助。

10. 加强高危医务人员的疫苗接种。

（五）加强医务人员职业防护意识以及落实标准预防措施

职业防护安全是近年来医务人员特别是护理人员越来越关注的话题，在医疗护理工作中存在着许多职业接触感染机会，职业接触感染大部分是可以预防的，为避免职业接触感染，医务人员在工作中对职业感染问题必须具有高度敏感性和警惕性，要有职业安全防范意识，采取防范措施，减少职业危害。

医务人员工作中所有操作步骤要程序化，规范化，时刻注意手卫生以及加强无菌观念，严格执行消毒隔离制度，突出标准预防操作的要点。并严格遵守医疗护理技术操作规范，污染器械分类消毒后洗刷，一次性器械消毒后销毁操作时要小心，尽量避免意外损伤。医务人员应掌握医院感染“标准预防”的基本原则和具体措施，并能根据具体情况，在必要时采取恰当的额外预防措施。

1. 洗手（hand washing）　洗手是预防医患之间传染病传播的最重要措施之一，手部清洁是医院感染控制中最简单也是最重要的环节，但目前我国报道医院内“手卫生执行状况较差”。接触患者后洗手率高于接触患者前及接触物品后，这说明医务人员的自我保护意识强，但保护他人及预防交叉感染的意识较差。医院感染管理部门应定期或有针对性地对医务人员进行《医务人员手卫生规范》培训，所有医务人员应严格执行。

2. 戴手套（glove utilization）　操作时戴手套十分重要，但临床现状并不乐观，调查显示，护理人员在工作中预料要接触患者血液或体液时只有 25.3%的人戴手套。有研究表明，戴两层手套能有效防止感染和降低感染率，若操作者皮肤有破损时必须戴两层橡胶手套，以防止病原微生物进入伤口。戴手套可以防止感染污物接触皮肤，也是防止血液意外接触的防护措施之一，戴手套还能减少暴露时进入伤口的血液量。因此，我们要求医务人员在进行接触患者血液、体液或破损的皮肤黏膜等操作时一定要戴手套；医务人员在两个患者之间实施检查或操作时一定要更换手套；医疗护理中接触溅出的血液或体液后要更换手套，操作完毕后应尽快脱去受污染的手套。手套用完后应丢弃，戴手套不能替代洗手。脱去手套后，即使手套表面上无破损，也应马上清洗双手。一副手套只能使用一次，操作中如手套破损要立即更换，脱手套后仍需立即彻底洗手。

3. 戴口罩（wearing mask）　一般诊疗活动，可佩戴纱布口罩或外科口罩；手术室工作或护理免疫功能低下患者、进行体腔穿刺等操作时应戴外科口罩，接触经空气传播或近距离接触经飞沫传播的呼吸道传染病患者时，应戴医用防护口罩。在有可能发生血液和体液喷溅的操作中应戴上面罩、口罩和防护镜。治疗每个患者后使用新的口罩，当口罩潮湿了或污染了，立即更换一只新的口罩。一只口罩使用不超过 4 小时，治疗过程中不可以用手套触摸口罩，离开诊室前，必须脱下口罩，不可以悬挂于颈脖上；医务人员实施检查或操作时应先戴口罩，洗手后戴手套；检查或操作结束后先脱手套，洗手后再摘口罩。使用后的口罩属于“医疗废物”，按医疗废物进行处理。

4. 其他防护措施　在有可能产生血液或体液喷溅或引起衣服污染的医疗护理活动中，还应穿隔离衣。外科医生在手术中，为了防止微粒、水、化学物质以及血液、体液等侵袭眼睛，应使用护目镜和面罩防止血液暴露。手术过程中传递刀、缝针时放慢速度，或将手术刀放在弯盘中传递，避免手-手直接接触。不可直接用手装卸刀片、弯曲或折断针头。清洗、消毒器械时，锐利器械单独放置，打包时器械尖锐端使用安全套，避免刺伤。

（六）规范职业暴露后的处理流程和完善追踪系统

医院应成立针刺伤职业暴露的报告系统和制度，制订针刺伤的应急预案，以便医护人员在发生针刺意外时，得到及时的咨询和处理，同时制定使用锐器时安全操作的守则。强化职业暴露与医院感染双重防护的督导管理，降低职业暴露与医院感染事件的发生率。

职业暴露后的追踪是了解暴露原因与预防再次暴露的重要手段。为了了解医疗卫生机构中锐器伤发生的情况，寻找锐器伤害的关键控制点，降低或消除锐器伤的发生，医疗机构应该开展医务人员职业暴露的目标性监测，建立职业暴露报告体系，登记并保存医务人员发生职业暴露的记录及处理情况，以便发生意外后，使医务人员及时得到咨询和心理支持。

美国的《针刺安全与预防法案》还有我国的《血源性病原体职业接触防护原则》都对职业暴露的监测做了明确的规定。具体的监测方法有医务人员锐器伤和血液、体液暴露的基本现状调查；具体的监测系统有美国 CDC 的 NaSH 系统和美国弗吉尼亚大学国际医务人员安全开发中心开发的职业暴露预防信息网络系统 EPINet，尤以 EPINet 在国际上使用较为广泛。目前，EPINet 已经有汉化版，并于 2008 年提供给中国免费使用。

（七）针刺伤后心理预防对策

大部分医务人员对血液传播性疾病针刺伤的职业暴露存在惧怕被传染而表现为紧张、焦虑、恐惧等心理，心理承受能力不足。医院应定期开展关于针刺伤知识教育讲座及心理培训等活动，建立职工健康档案，定期体检，对乙型肝炎标志物检查结果阴性者免费注射乙型肝炎疫苗。

三、针刺伤/锐器伤后的处理

（一）针刺伤/锐器伤后的处理原则

1. 及时局部处理原则。
2. 事故记录与报告原则。
3. 及时风险评估原则。
4. 预防性治疗原则。
5. 保密原则。
6. 知情同意的原则。
7. 定期随访原则。
8. 咨询服务与教育原则。

（二）针刺伤/锐器伤后的基本处理措施

在针刺伤/锐器伤发生后，应立即进行暴露后预防（postexposure prophylaxis，PEP），立即采取一整套预防控制措施。包括应急处理、对接触源的评价、对接触者的评价和接触后预防措施、咨询与随访等。

1. 及时局部处理　用肥皂液和流动水清洗污染的皮肤，用生理盐水冲洗黏膜；如有伤口，应当在伤口旁端轻轻挤压，尽可能挤出损伤处的血液，再用肥皂液和流动水进行冲洗；禁止进行伤口的局部挤压；受伤部位的伤口冲洗后，应当用消毒液，如75%乙醇或者0.5%碘伏进行消毒，并包扎伤口；被暴露的黏膜，应当反复用生理盐水冲洗干净。

2. 加强针刺伤/锐器伤职业暴露事故记录与报告　针刺伤/锐器伤职业暴露后要将暴露情况及时进行登记和报告，强化上报登记制度。从各监测系统上报登记情况看，存在漏报现象，且漏填项目较多，与医务人员不重视有关。医务人员发生针刺伤/锐器伤职业暴露后登记与风险评估是职业防护管理的重要内容，由医院感染管理部门具体负责。要建立专门的职业暴露登记本，对发生职业暴露人员的基本情况、暴露的种类、暴露发生的时间、地点及经过；暴露方式；暴露的具体部位及损伤程度；暴露源种类和含有艾滋病病毒的情况同时对暴露的危害进行风险评估；处理方法及处理经过，是否实施预防性用药、首次用药时间、药物毒副作用及用药的依从性情况；定期检测及随访情况。

3. 加强免疫预防　做好医务人员免疫预防工作，对医务人员和患者具有双重的保护作用。根据某种感染的危险程度和发生感染的频率进行预防接种，使用疫苗应尽量在医务人员进入高危工作之前进行。

四、常见针刺伤职业暴露疾病的具体预防控制措施

（一）AIDS职业暴露

1. 职业暴露于HIV的预防控制措施　为了保障我院医务人员及相关工作人员的职业安全，有效预防医务人员和相关工作人员在工作中发生职业暴露感染艾滋病病毒，原卫生部制定了《医务人员艾滋病病毒职业暴露防护工作指导原则（试行）》《全国艾滋病检查技术规范》《中国疾病预防控制中心关于下发艾滋病病毒职业暴露防护用药的通知》等相关技术方案。

医务人员是AIDS职业暴露的高危人群，因此医院感染管理部门应定期组织和开展AIDS职业暴露及相关知识的培训，增加医务人员对医疗环境中职业暴露感染危险性的认识，转变观念，工作中对职业暴露采取积极预防措施，提高警惕，做好个人防护，减少HIV职业暴露的发生。

2. 职业暴露于HIV的暴露分级和分型　医务人员发生艾滋病病毒职业暴露后，应当对其暴露的级别和暴露源的病毒载量水平进行评估，以确定是否实施预防性用药方案。一旦决定预防用药，应当在暴露后4小时内实施，最迟不得超过24小时，即使超过24小时，也应当实施预防性用药。

(1) 根据暴露源（含有艾滋病病毒的体液、血液或者被含有艾滋病等病毒的体液、血液污染的医疗器械、物品）的接触方式的不同，将艾滋病等病毒职业暴露级别分为三级。

1）一级暴露：暴露源为体液、血液或者含有体液、血液的医疗器械、物品；暴露类型为暴露源沾染了有损伤的皮肤或者黏膜，暴露量小且暴露时间较短。

2）二级暴露：暴露源为体液、血液或者含有体液、血液的医疗器械、物品；暴露类型为暴露源沾染了有损伤的皮肤或者黏膜，暴露量大且暴露时间较长；或者暴露类型为暴露源刺伤或者割伤皮肤，但损伤程度较轻，为表皮擦伤或者针刺伤。

3）三级暴露：暴露源为体液、血液或者含有体液、血液的医疗器械、物品；暴露类型为暴露源为刺伤或者割伤皮肤，但损伤程度较重，为深部伤口或者割伤物有明显可见的血液。

(2) 根据暴露源病毒载量水平分为轻度、重度和暴露源不明三种类型。

1）轻度：暴露源为艾滋病病毒阳性，但滴度低、艾滋病病毒感染者无临床症状、CD4计数正常者。

2）重度：暴露源为艾滋病病毒阳性，但滴度高、艾滋病病毒感染者有临床症状、CD4计数低者。

3）不能确定暴露源是否为艾滋病病毒阳性者，为暴露源不明型。

3. 职业暴露于HIV后采取的措施　用肥皂液和流动水清洗污染的皮肤，用生理盐水冲洗黏膜。（如受伤部位是眼睛，用无菌纱布饱蘸生理盐水擦拭或用不带针头的针筒冲洗，或使用洗眼器冲洗眼睛）。如有伤口，应当在伤口旁端轻轻挤压，尽可能挤出损伤处的血液，再用肥皂液和流动水进行冲洗；禁止进行伤口的局部挤压，尚无研究显示应用抗生素处理伤口或通过挤压伤口排除体液能进一步减少HIV传播的危险，但是应用抗生素并无禁忌。受伤部位的伤口冲洗后，应当用消毒液，如75%乙醇或者0.5%碘伏进行消毒，并包扎伤口；被暴露的黏膜，应当反复用生理盐水冲洗干净。医务人员随时有可能直接接触HIV感染者的血液或体液。不主张应用腐蚀剂或在伤口处注入抗生素或消毒剂。

4. 职业暴露于HIV后实施预防性用药方案　目前职业暴露的预防性治疗在美国及英联邦国家已经成为保障职业暴露安全的一种常规手段。HIV暴露后预防（简称PEP）是指可能受到艾滋病毒（HIV）感染的高危人群，通过尽早地使用抗病毒药物来阻断感染的预防治疗措施。医务人员职业暴露后所需进行的检验和预防所用药物，由医院感染管理办公室开检验单或处方，由医疗科审批后检查或取药。发生艾滋病职业暴露时预防性用药方案分为基本用药程序和强化用药程序。

(1) 发生一级暴露且暴露源的病毒载量为重度时，或者发生二级暴露且暴露源的病毒载量水平为轻度时。暴露源的病毒载量水平不明时。应基本用药。基本用药程序为两种反转录酶制剂，使用常规治疗剂量，连续使用 28 天。

（2）发生二级暴露且暴露源的病毒载量水平为重度时，发生三级暴露且暴露源的病毒载量水平为轻度或者重度时应强化用药程序。强化用药程序是在基本用药程序的基础上，同时增加一种蛋白酶抑制剂，使用常规治疗剂量，连续使用 28 天。

美国的 D. Card 及同事所做的研究表明医务人员暴露于 HIV 后，平均 4 小时开始进行齐多夫定治疗，结果显示 HIV 感染的风险降低了 81%。即时联合使用 2～3 种抗 HIV 药物，可以明显降低职业暴露后感染艾滋病病毒的危险性。采取补救措施的时间：预防性用药应当在发生艾滋病病毒职业暴露后尽早开始，最好在 2 小时内实施，最迟不得超过 24 小时；即使超过 24 小时，也应当实施预防性用药。

医务人员发生艾滋病病毒职业暴露后，医疗卫生机构应当给予随访和咨询。随访和咨询的内容包括：在暴露后的第 4 周、第 8 周、第 12 周及 6 个月时对艾滋病病毒抗体进行检测，对服用药物的毒性进行监控和处理，观察和记录艾滋病病毒感染的早期症状等。

5. 提供职业暴露于 HIV 的咨询服务和教育　尽管职业性暴露后 HIV 的感染并不常见，但医务人员一次暴露后引起的情绪反应经常存在。有时可能建议暴露者服用 4 周的预防药物，要求他们在行为上采取措施（比如限制性行为或使用安全套）以防止第二次传播，所有这些都会在几周或几个月内影响他们的生活。因此，必须向他们提供咨询服务和教育，如告知服用抗病毒药物可能带来的毒性以及定期监测的必要；讲解有关 HIV 传播知识，处理暴露者产生的有关预防及心理情感方面的各种问题。避免怀孕；避免捐献血液、血浆、器官、组织或精子等。如果暴露后的医务人员正在哺乳，还应当接受有关哺乳传播 HIV 风险的咨询，并考虑停止哺乳，尤其是高风险的暴露更是如此。

建议暴露后的医务人员对随访期间的急性疾病寻求医疗评价。尤其是以发热、肌痛、疲劳、不适、或淋巴结病为特征时，可能提示有急性 HIV 感染，但也可能提示是药物反应或其他医疗情况。

（二）乙型肝炎职业暴露

1. 职业暴露于 HBV 后采取的措施

（1）发生乙型肝炎及丙型肝炎的职业暴露后的处理：发生职业暴露后局部要紧急处理，即立即从近心端到远心端挤压伤口，同时用肥皂水及清水冲洗，再用 0.5%碘伏或 75%乙醇消毒伤口。因为短时间内采取适当的补救措施可以减少职业感染的几率。发生意外伤害后，源患者和伤者都应及时验血，并立即报告科内主任或护士长、负责人以及医院感染管理部门。医院感染管理部门根据伤者情况进预防用药及指导伤者定期血清学追踪。

（2）另外，应立即检测 HBsAg，乙型肝炎表面抗体、ALT 等，并在 3 个月和 6 个月内复查。

1）如乙肝职业暴露人员接种过乙型肝炎疫苗，且已知抗 HBs 阳性，抗 HBs 水平≥10mIU/ml 者，可不进行特殊处理；乙肝职业暴露人员抗 HBs 阳性，但抗 HBs 水平＜10IU/ml，除 24 小时内肌注乙肝免疫球蛋白（HBIG）200IU 外，需强化注射乙肝疫苗一次。

2）乙肝职业暴露人员如未曾注射疫苗的或抗-HBs 水平不详的伤者，应注射一剂 HBIG 200～400IU，并同时在不同部位接种一针乙型肝炎疫苗（20μg），于 1 个月和 6 个月分别接种第 2 针和第 3 针乙型肝炎疫苗（参照《慢性乙型肝炎防治指南》中华医学会肝病学会、中华医学会感染病学会联合制订）。职业暴露后采取补救措施的时间越早越好，最好在 24 小时内，最迟不超过 7 天。

2. 加强乙型肝炎疫苗免疫接种　预防乙型肝炎最有效的方法是注射乙型肝炎疫苗，通过主动免疫使身体产生抗体。

（三）职业暴露于 HCV 的预防

目前还没有 HCV 在体外存活的数据，流行病学研究结果提示，接触 HCV 阳性血液污染的环境并不是一个有效的 HCV 传播途径。现有的研究结果不支持使用免疫球蛋白作为 HCV 的暴露后预防，因为 HCV 没有保护性抗体，目前尚没有很好的 HCV 暴露后预防的方法。也有一部分研究发现早期预防性使用干扰素可以降低 HCV 的感染率，但其预防措施无法推广到锐器伤人群。尽管 HCV 暴露后没有有效的预防措施，但应该及早认识到是否感染 HCV，以便尽早开始治疗。

（四）职业暴露于梅毒的预防

梅毒（syphilis）是由梅毒螺旋体（treponema pallidum）引起的慢性性传播疾病。主要通过性接触和血液传播。本病危害极大，可侵犯全身各组织器官或通过胎盘传播引起流产、早产、死胎和胎传梅毒。医务人员职业暴露接触梅毒患者后应监测 RPR（非螺旋体抗原血清试验）和 TPHA（梅毒螺旋体抗原血清试验）。

1. RPR 可作为筛查，阳性有助诊断梅毒。滴度正常值 1∶2 或阴性。连续三次复查阴性可视为治愈。TPHA 为确证试验，一旦阳性就不会阴转，终生阳性。滴度高低对治疗没有参考价值。

2. 梅毒职业暴露后预防用药建议　推荐苄星青霉素，240 万 U，单次肌注。现在许多资料报道第三代或四代头孢治疗梅毒效好，如头孢曲松钠等。青霉素过敏者，可选用四环素类或大环类抗生素。

五、医务人员职业暴露后的监测与随访

医务人员发生血源性职业暴露后应对患者和当时人进行相应血源传播性疾病的检查，由有关专家和医院感染管理办公室提供咨询与随访监测。随访监测项目见表 36-1。

表 36-1　职业暴露后的检测与预防

暴露病种	检查项目	暴露后检查时间
HBV	肝功能、乙肝两对半	即刻、3 个月、6 个月
HCV	肝功能、丙肝抗体	即刻、1、3、6 个月
梅毒	TPHA	即刻、3、6 个月
HIV	HIV 抗体	即刻、4、8、12 周及 6 个月和 12 月

六、针刺伤预防用药的审批流程

各省市医院感染质控中心均设立血源性病原体职业暴露上报、分析系统，对锐器伤害

的发生率、发生人群、发生环节等进行分析改进。各医院感染管理部门承担院内锐器伤害登记、上报、追踪和管理的职能。医务人员发生职业暴露后，暴露者即刻电话报告医院感染管理部门，并及时向医院感染管理部门进行职业暴露登记；感染管理部门根据职业暴露的程度进行风险评估，确定暴露级别及是否需要预防用药；职业暴露人员持“职业暴露上报登记表”到医务部门审核，凭审签的检查单到门诊抽血检查，凭审签的处方到药房取药；医务部门设立职业暴露专项经费，并指定专人审签，检查单和处方审签后，及时电话通知相关部门协调实施，以确保职业暴露后的检查和治疗规范有序进行。

七、医务人员针刺伤/锐器伤的防护知识教育

2006年6月修订颁布的《医院感染管理办法》明确指出，“医院工作人员在医院内获得的感染也属医院感染”，可见预防和控制医院感染是维护医务人员职业健康的一项重要工作。

1. 发生针刺伤/锐器伤后不报告或报告不及时现象普遍，尽管医院设立相关部门对医务人员锐器伤害进行管理，建立针刺伤/锐器伤报告和登记制度，部分医务人员对职业暴露依旧麻痹大意，对发生感染存侥幸心理，认为既然暴露已经发生，报与不报无所谓，导致漏报或超时报告严重。应重视职业暴露相关知识教育，巩固和提高医务人员自身的防护知识水平。

2. 医院是各种疾病较为集中的场所，医务人员在高风险环境中工作，职业暴露常威胁着医务人员的身体健康。制定职业病防治计划和实施方案；建立、健全职业卫生管理制度和操作规程；建立、健全工作场所职业病危害因素监测及评价制度；举办以“血液传播性疾病职业暴露防护教育”为主的继续教育培训班，加强职业安全教育，采用具有安全装置的医疗护理用具，避免锐器伤。特别是对重点科室的人员加强防护知识和技能训练，牢固树立自我防护意识，修正不良操作行为，减少锐器伤发生。

3. 针对医疗工作环境中特定的危险因素，持续实施相关的职业安全和预防感染的继续教育，组织医务人员进行锐器安全操作培训。对医务人员定期体检，筛查传染病病史，必要时进行免疫接种。对新入院患者进行HBV/HCV/HIV筛查。传染性患者与非传染性患者分开收治。使用安全器械和尖锐物处理系统，减少锐器的暴露。进行可能接触患者血液、体液的诊疗和护理工作时，必须佩戴手套。操作完毕脱去手套后，应立即洗手。

八、总　　结

针刺伤/锐器伤是医务人员工作中常见的职业性损伤，是直接增加乙型肝炎、丙型肝炎、AIDS、梅毒等血源性疾病感染风险的主要职业伤害因素。

医院管理者应结合我国当前现状强调临床医务人员职业防护的重要性，创造良好的医疗护理环境，不断引进先进的医疗防护措施，规范临床医务人员的职业行为，对医务人员进行专门的职业防护培训，加强薄弱环节的重点监测与教育，为保障临床医务人员职业防护安全提供有效对策。医院感染管理工作人员应充分了解针刺伤/锐器伤的发生、发展规律，积极开展培训，完善管理流程，提高职业伤害的报告率，切实降低针刺伤/锐器伤发生率，保障广大医务人员的职业安全。医务人员严守操作规程，使用安全型注射针和无针密闭接头，是避免针刺伤的重要措施之一。应加强薄弱环节的重点监测与教育，不能存在

侥幸心理，不能认为损伤不会发生在自己身上。

医务人员处于特殊的工作环境，接触的是特殊的人群，职业环境发生职业暴露的危险因素复杂多样，且持久存在，因此告诫医务人员不能忽视自身职业防护，只有自身健康得到保障，才能更好地为患者服务，才能更好地为医疗卫生事业的发展贡献力量。

（杨　芸　郎耀雄）

参考文献

1. 毛秀英，吴欣娟，于荔枝，等．部分临床护士发生针刺伤情况的调查．中华护理杂志，2003，38（6）：422
2. Cardo DM，Culver DH，Ciesielski M，et al. Acase-control study of HIV seroconversion in health care workers after percutaneous exposure. N Eng U Med，1997，337：1485-1490
3. 余雪莲．临床护士发生针刺伤后低报告率的原因及对策．临床护理用药，2010，3（2）：92-93
4. 同俏静，叶志弘，朱雅芳．医务人员血源性职业暴露的风险管理．中华医院管理杂志，2007，23：252-254
5. 邢颜超，程维兴，杨柳．输血传播疾病标志物快速检测与职业暴露．临床军医杂志，2005，33，（2）：208-210
6. US Department of Labor Occupational exposure to blood borne pathogens in the telecommunications industry：1992，4，28. http. www. osha. gov
7. 肖平．医院职业暴露与预防．北京：人民卫生出版社，2004
8. 龚嘉德，赵善如，蔡彦硕，等．急诊医务人员工作伤害危险觉知之探究．台湾急诊医学，2003，5（3）：132-140
9. 代亚丽．艾滋病护理与职业防护．上海：上海第二军医大学出版社，2008：86
10. 李文．全方位隔离预防技术——新加坡医院感染管理的特色．实用护理杂志，1998，14（1）：53-54
11. 高虹，孙炎，任维宁．医务人员职业暴露危险因素分析及防护措施．中国当代医药，2001，18（1）：161-162
12. 中华医学会肝病学会，中华医学会感染病学会．《慢性乙型肝炎防治指南》，2010
13. 高明广，续绵．血源性疾病与医务人员的职业防护探讨［J］．中国厂矿医学，2004，17（6）：522-523
14. 陈亮．医疗机构艾滋病病毒的职业暴露危险评估及预防．海峡预防医学杂志，2006，12［4］：21-23
15. 程峰．职业暴露预防手册．北京：人民卫生出版社，2013
16. 中华预防医学会医院感染控制分会．《中国丙肝病毒性肝炎医院感染防控指南》，2012
17. 李映兰，罗贞．护士职业安全的危险因素及防护对策．实用护理杂志，2003，19（1）：67-68
18. 谢红珍，聂军．国外护士锐器伤发生与防治研究概况．中国职业医学，2003，30［6］：42-45
19. American Nurses Association. Nurses say health and safety concerns play a major role in employment decisions. Adv Nurs，2002，37（5）：411
20. 罗洪，余筱．美国医护人员被锐器伤害的有关管理法规．中华护理杂志，2002，37［11］：878-879
21. Guo Y L，shiao J，Chuang Y C，et al. Needlestick and sharps injures among health-care works in Taiwan. Epidemiol Infect，1999，122：259-265
22. 韩黎，朱士俊，郭燕红，等．中国医务人员执行手卫生的现状调查．中华医院感染学杂志，2006，16（2）：140-142
23. 张小容．护理人员职业防护问题及对策［J］．护理管理杂志，2013，3（1）：9
24. 中华人民共和国卫生部．医务人员艾滋病病毒职业暴露防护工作指导原则（试行），2004

25. 胡必杰，郭燕红，高光明，等．医院感染预防与控制标准操作规程（参考版）：上海：上海科学技术出版社，2010

26. 中华人民共和国卫生部．卫生部发布《血源性病原体职业接触防护导则》国家职业卫生标准的通告，2009

27. 郭燕红，胡必杰，刘荣辉，等．医院感染预防与控制临床实践指引（2013年）：上海：上海科学出版社，2013

中文名词索引

G

H

J

K

L

M

N

P

Q

Z